ENDODONTIA
PRINCÍPIOS E PRÁTICA

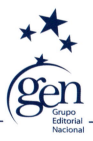

O GEN | Grupo Editorial Nacional – maior plataforma editorial brasileira no segmento científico, técnico e profissional – publica conteúdos nas áreas de ciências da saúde, exatas, humanas, jurídicas e sociais aplicadas, além de prover serviços direcionados à educação continuada e à preparação para concursos.

As editoras que integram o GEN, das mais respeitadas no mercado editorial, construíram catálogos inigualáveis, com obras decisivas para a formação acadêmica e o aperfeiçoamento de várias gerações de profissionais e estudantes, tendo se tornado sinônimo de qualidade e seriedade.

A missão do GEN e dos núcleos de conteúdo que o compõem é prover a melhor informação científica e distribuí-la de maneira flexível e conveniente, a preços justos, gerando benefícios e servindo a autores, docentes, livreiros, funcionários, colaboradores e acionistas.

Nosso comportamento ético incondicional e nossa responsabilidade social e ambiental são reforçados pela natureza educacional de nossa atividade e dão sustentabilidade ao crescimento contínuo e à rentabilidade do grupo.

ENDODONTIA
PRINCÍPIOS E PRÁTICA

MAHMOUD TORABINEJAD, DMD, MSD, PHD
Affiliate Professor of Endodontics, Department of Endodontics, University of Washington Seattle, WA, USA
Adjunct Professor, Department of Endodontics
School of Dentistry, Loma Linda University, Loma Linda, CA, USA
Adjunct Professor, Department of Endodontics
University of Pacific Arthur A. Dugoni School of Dentistry;
Adjunct Professor, Department of Preventive and Restorative Dentistry, Section of Endodontics
University of California in San Francisco School of Dentistry
San Francisco, CA, USA

ASHRAF F. FOUAD, DDS, MS
Freedland Distinguished Professor
Vice-chair, Division of Comprehensive Oral Health
Adams School of Dentistry, University of North Carolina
Chapel Hill, NC, USA

SHAHROKH SHABAHANG, DDS, MS, PHD
Associate Professor
Department of Endodontics
School of Dentistry
Loma Linda University
Loma Linda, CA, USA

Sexta edição

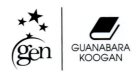

- Os autores deste livro e a editora empenharam seus melhores esforços para assegurar que as informações e os procedimentos apresentados no texto estejam em acordo com os padrões aceitos à época da publicação. Entretanto, tendo em conta a evolução das ciências, as atualizações legislativas, as mudanças regulamentares governamentais e o constante fluxo de novas informações sobre os temas que constam do livro, recomendamos enfaticamente que os leitores consultem sempre outras fontes fidedignas, de modo a se certificarem de que as informações contidas no texto estão corretas e de que não houve alterações nas recomendações ou na legislação regulamentadora.
- Data do fechamento do livro: 20/05/2022
- Os autores e a editora se empenharam para citar adequadamente e dar o devido crédito a todos os detentores de direitos autorais de qualquer material utilizado neste livro, dispondo-se a possíveis acertos posteriores caso, inadvertida e involuntariamente, a identificação de algum deles tenha sido omitida.
- **Atendimento ao cliente: (11) 5080-0751 | faleconosco@grupogen.com.br**
- Traduzido de:
ENDODONTICS: PRINCIPLES AND PRACTICE, SIXTH EDITION
Copyright © 2021 by Elsevier, Inc. All rights reserved.
First edition 1989
Second edition 1996
Third edition 2002
Fourth edition 2009
Fifth edition 2015
This edition of *Endodontics: Principles and Practice, 6th edition,* by Mahmoud Torabinejad, Ashraf F. Fouad, Shahrokh Shabahang is published by arrangement with Elsevier Inc.
ISBN: 978-0-323-62436-7
Esta edição de *Endodontics: Principles and Practice, 6ª edição,* de Mahmoud Torabinejad, Ashraf F. Fouad, Shahrokh Shabahang, é publicada por acordo com a Elsevier Inc.
- Direitos exclusivos para a língua portuguesa
Copyright © 2022 by
GEN | Grupo Editorial Nacional S.A.
Publicado pelo selo Editora Guanabara Koogan Ltda.
Travessa do Ouvidor, 11
Rio de Janeiro – RJ – 20040-040
www.grupogen.com.br
- Reservados todos os direitos. É proibida a duplicação ou reprodução deste volume, no todo ou em parte, em quaisquer formas ou por quaisquer meios (eletrônico, mecânico, gravação, fotocópia, distribuição pela Internet ou outros), sem permissão, por escrito, do GEN | Grupo Editorial Nacional Participações S/A.
- Capa: Bruno Gomes
- Imagem da capa: iStock (©alex-mit)
- Editoração eletrônica: Diretriz

Nota
Este livro foi produzido pelo GEN	Grupo Editorial Nacional, sob sua exclusiva responsabilidade. Profissionais da área da Saúde devem fundamentar-se em sua própria experiência e em seu conhecimento para avaliar quaisquer informações, métodos, substâncias ou experimentos descritos nesta publicação antes de empregá-los. O rápido avanço nas Ciências da Saúde requer que diagnósticos e posologias de fármacos, em especial, sejam confirmados em outras fontes confiáveis. Para todos os efeitos legais, a Elsevier, os autores, os editores ou colaboradores relacionados a esta obra não podem ser responsabilizados por qualquer dano ou prejuízo causado a pessoas físicas ou jurídicas em decorrência de produtos, recomendações, instruções ou aplicações de métodos, procedimentos ou ideias contidos neste livro.

- Ficha catalográfica

T635e
6. ed.

Torabinejad, Mahmoud
  Endodontia : princípios e práticas / Mahmoud Torabinejad, Ashraf F. Fouad, Shahrokh Shabahang ; tradução Andrea Delcorso, DT Consulting ; coordenação da revisão técnica Fernando dos Reis. - 6. ed. - Rio de Janeiro : GEN | Grupo Editorial Nacional S.A. Publicado pelo selo Editora Guanabara Koogan Ltda., 2022.
  528 p. ; 28 cm.

  Tradução de: Endodontics: principles and practice
  ISBN 978-85-9515-895-5

  1. Endodontia. 2. Polpa dentária. I. Fouad, Ashraf F. II. Shabahang, Shahrokh. III. Delcorso, Andrea. IV. Andretti, Fabio Luiz. V. Reis, Fernando dos. VI. Título.

22-77078
CDD: 617.6342
CDU: 616.314.18

Meri Gleice Rodrigues de Souza - Bibliotecária - CRB-7/6439

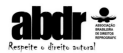

Revisão Técnica e Tradução

COORDENAÇÃO DA REVISÃO TÉCNICA

Fernando dos Reis
Especialista em Endodontia pela Academia Brasileira de Medicina Militar (Exército). Mestre em Endodontia pela São Leopoldo Mandic – Campinas. Doutorando em Endodontia pela São Leopoldo Mandic (Brasil) e Universidade de Buenos Aires (UBA), Argentina. Autor do livro *Tecnologias Endodônticas*, vol. 1, Grupo GEN, 2015. Autor de artigos nacionais e internacionais. Speaker oficial da Denco. Coordenador dos cursos de especialização em Endodontia da Fapes (São Paulo, SP), do Instituto Pós-Saúde (São Luís, MA), do IOA (Campo Grande, MS) e do CEOI (Florianópolis, SC).

REVISÃO TÉCNICA

Amanda Ribas
Especialista em endodontia pela ABO – Osasco. Mestranda em Endodontia pela São Leopoldo Mandic – Campinas. Professora dos cursos de especialização em Endodontia da Fapes (São Paulo, SP), do Instituto Pós-Saúde (São Luís, MA), do IOA (Campo Grande, MS) e do CEOI (Florianópolis, SC).

Ana Maria Oliva Cassará
Especialista em Endodontia pela Universidade Santo Amaro (UNISA). Mestranda em Endodontia pela São Leopoldo Mandic – Campinas. Professora dos cursos de especialização em Endodontia da Fapes (São Paulo, SP), do Instituto Pós-Saúde (São Luís, MA), do IOA (Campo Grande, MS) e do CEOI (Florianópolis, SC).

Beatriz Sawaya
Especialista em Endodontia pela Universidade Santo Amaro (UNISA). Mestranda em Endodontia pela Faculdade São Leopoldo Mandic – Campinas. Professora dos cursos de especialização em Endodontia da Fapes (São Paulo, SP), do Instituto Pós-Saúde (São Luís, MA), do IOA (Campo Grande, MS) e do CEOI (Florianópolis, SC).

Bruna Venzke Fischer
Especialista em Endodontia pela Zenith Educação Continuada, Florianópolis. Mestranda em Endodontia pela Universidade Federal de Santa Catarina. Professora dos cursos de especialização em cursos de especialização em Endodontia da Fapes (São Paulo, SP), do Instituto Pós-Saúde (São Luís, MA), do IOA (Campo Grande, MS) e do CEOI (Florianópolis, SC).

Denise Silva Cortez Gianezzi
Especialista em Endodontia pela Universidade Cidade São Paulo (UNICID). Mestre em Endodontia pela São Leopoldo Mandic – Campinas. Professora dos cursos de especialização em Endodontia da Fapes (São Paulo, SP), do Instituto Pós-Saúde (São Luís, MA), do IOA (Campo Grande, MS) e do CEOI (Florianópolis, SC).

Gustavo Ragozzini
Especialista em Endodontia pela FAPES-SP. Mestrando em Endodontia pela São Leopoldo Mandic-Campinas. Professor dos cursos de especialização em Endodontia da Fapes (São Paulo, SP), do Instituto Pós-Saúde (São Luís, MA), do IOA (Campo Grande, MS) e do CEOI (Florianópolis, SC).

Jonatas Cortez Gianezzi
Especialista em Endodontia pela APCD, Mogi das Cruzes. Especialista em Periodontia pela São Leopoldo Mandic – SP. Mestre e Doutorando em Periodontia pela Universidade de Guarulhos (UNG). Professor dos cursos de especialização em Endodontia da Fapes (São Paulo, SP), do Instituto Pós-Saúde (São Luís, MA), do IOA (Campo Grande, MS) e do CEOI (Florianópolis, SC).

TRADUÇÃO

Andrea Delcorso (Capítulos 1 a 9)
Fabio Luiz Andretti – IDEx Translations (Capítulos 10 a 22; Apêndices)

Colaboradores

Os editores gostariam de manifestar seu apreço e prestar sinceros agradecimentos a todos os colaboradores das edições anteriores, sem os quais esta nova edição não teria sido possível.

Hamid Abedi, DDS MS MBA
Clinical endodontist, Irvine, CA, USA

Kenneth Abramovitch, DDS, MS
Professor and Chair, Department of Oral Pathology, Radiology and Medicine, University of Missouri – Kansas City, School of Dentistry, Kansas City, MO, USA

Anita Aminoshariae, DDS, MS
Associate Professor, Endodontics, CWRU School of Dental Medicine, Cleveland, OH, USA

Ana Arias, DDS, MS, PhD
Professor of Conservative Dentistry, School of Dentistry, Complutense University, Madrid, Spain

Adham A. Azim, BDS
Division Head and Director of the Post-Graduate Program, Periodontics and Endodontics, University at Buffalo, Buffalo, New York, NY, USA

Brooke Blicher, DMD, Certificate in Endodontics
Clinical Endodontist, Upper Valley Endodontics, White River Junction, Vermont;
Clinical Instructor, Department of Restorative Dentistry and Biomaterials Science, Harvard School of Dental Medicine, Boston, MA, USA;
Assistant Clinical Professor, Department of Endodontics, Tufts University School of Dental Medicine, Boston, MA, USA;
Dental Staff, Department of Oral Surgery, Dartmouth Hitchcock Medical Center, Lebanon, VT, USA

Tatiana Botero, DDS, MS
Clinical Associate Professor, Cariology Restorative Sciences and Endodontics, Ann Arbor, MI, USA

Sami Chogle, BDS, DMD, MSD
Chair and Program Director, Graduate Endodontics, Boston University, Boston, MA, USA;
Adjunct Associate Professor, Graduate Endodontics, Case Western Reserve University, Cleveland, OH, USA

William Herbert Christie, DMD, MS, FRCD(C)
Retired Professor, Senior Scholar, Department of Restorative Dentistry, University of Manitoba, Winnipeg, Manitoba, Canada

Blaine Cleghorn, DMD, MS
Professor and Assistant Dean, Faculty of Dental Clinical Sciences, Dalhousie University, Halifax, Nova Scotia, Canada

Anibal Diogenes, DDS, MS, PhD
Professor and Vice Chair, Department of Endodontics, University of Texas Health Science Center at San Antonio, San Antonio, TX, USA

Melissa Drum, DDS, MS
Professor, Advanced Endodontics Director, Division of Endodontics, College of Dentistry, The Ohio State University, Columbus, OH, USA

Brad Eli, DMD, MS
Staff, Department of Dentistry, Scripps Memorial Hospital, La Jolla, CA, USA

Mohamed I. Fayad, DDS, MS, PhD
Clinical Associate Professor, Director of Research, Department of Endodontics, University of Illinois, College of Dentistry, Chicago, IL, USA

Natasha M. Flake, DDS, PhD, MSD
Associate Professor, Department of Endodontics, University of Washington, Seattle, WA, USA

Ashraf F. Fouad, DDS, MS
Freedland Distinguished Professor, Vice-chair, Division of Comprehensive Oral Health, Adams School of Dentistry, University of North Carolina, Chapel Hill, NC, USA

Brian Goodacre, DDS, MSD
Assistant Professor, Department of Prosthodontics, School of Dentistry, Loma Linda University, Loma Linda, CA, USA

Charles J. Goodacre, DDS, MSD
Distinguished Professor, Department of Restorative Dentistry, School of Dentistry, Loma Linda University, Loma Linda, CA, USA

Robert Handysides, DDS
Dean, Department of Endodontics, School of Dentistry, Loma Linda University, Loma Linda, CA, USA

Brad Johnson, DDS, MHPE
Professor and Head, Director of Postdoctoral Endodontics, Department of Endodontics, University of Illinois at Chicago, Chicago, IL, USA

James David Johnson, DDS, MS
Clinical Professor and Chair, Department of Endodontics, University of Washington School of Dentistry, Seattle, WA, USA

Mo Kang, DDS, PhD
Professor and Chairman, Department of Endodontics, UCLA School of Dentistry, Los Angeles, CA, USA

Philip Michaelson, MS, DMD
Private Practice, Endodontics, Professional Endodontics, Inc., Chagrin Falls, OH, USA

W. Craig Noblett, DDS, MS
Volunteer Faculty, University of California, San Francisco, CA; Private practice, Fresno, CA

Ali Nosrat, DDS, MS, MDS
Clinical Assistant Professor, Department of Endodontics, School of Dentistry, University of Maryland, Baltimore, MD, USA;
Private Practice, Centreville, VA, USA

John M. Nusstein, DDS, MS
Professor and Chair, Division of Endodontics, College of Dentistry, The Ohio State University, Columbus, OH, USA

Avina Paranjpe, BDS, MS, MSD, PhD
Associate Professor, Department of Endodontics, University of Washington, Seattle, WA, USA

Masoud Parirokh, DMD, MSc
Distinguished Professor, Department of Endodontics, School of Dentistry, Kerman University of Medical Sciences, Kerman, Islamic Republic of Iran;
Distinguished Professor, Endodontology Research Center, Kerman University of Medical Sciences, Kerman, Islamic Republic of Iran

Ove A. Peters, DMD, MS, PhD
Professor and Discipline Lead, Endodontics, School of Dentistry, The University of Queensland, Brisbane, Qld, Australia

Al Reader, DDS, MS
Professor, Division of Endodontics, College of Dentistry, The Ohio State University, Columbus, OH, USA

Ilan Rotstein, DDS
Professor and Chair, Endodontics, Orthodontics and General Practice Residency, Herman Ostrow School of Dentistry of USC, University of Southern California, Los Angeles, CA, USA;
Associate Dean, Continuing Education, Herman Ostrow School of Dentistry of USC, University of Southern California, Los Angeles, CA, USA

Richard A. Rubinstein, DDS, MS, FACD
Adjunct Clinical Associate Professor, Cariology, Restorative Sciences and Endodontics, University of Michigan, Ann Arbor, MI, USA

Nikita B. Ruparel, MS, DDS, PhD
Associate Professor, Department of Endodontics, UTHSCSA, San Antonio, TX, USA

Mohammad Sabeti, DDS, MA
Clinical Professor, PRDS, University of California at San Francisco, San Francisco, CA, USA

Nasser Said-Al-Naief, DDS, MS
Professor and Chair, OMFP Laboratory Director, Pathology and Radiology, OHSU, Portland, OR, USA;
Hospital Staff, OMFS, School of Medicine, OHSU, Portland, OR, USA;
Professor, Anatomic Pathology, School of Medicine, OHSU, Portland, OR, USA

Christine Sedgley, MDS, MDSc, FRACDS, MRACDS(ENDO), PhD
Professor and Chair, Department of Endodontology, Oregon Health and Sciences University, Portland, OR, USA

Frank Setzer, DMD, PHD, MS
Assistant Professor, Endodontic Clinic Director, and Predoctoral Endodontic Program Director, Department of Endodontics, University of Pennsylvania, Philadelphia, PA, USA

Shahrokh Shabahang, DDS, MS, PhD
Associate Professor, Department of Endodontics, School of Dentistry, Loma Linda University, Loma Linda, CA, USA

Renato Silva, DDS, MS, PhD
Associate Professor, Department of Endodontics, University of Texas Health Science Center at Houston, Houston, TX, USA

Tory Silvestrin, DDS, MSD, MSHPE
Chairman and Graduate Program Director, Department of Endodontics, School of Dentistry, Loma Linda University, Loma Linda, CA, USA

Fabricio B. Teixeira, DDS, MS, PhD
Professor and Chair, Department of Endodontics, University of Iowa, Iowa City, IA, USA

Yoshitsugu Terauchi, DDS, PhD
President, Endodontics, CT and MicroEndodontic Center, Yamato-shi, Kanagawa, Yamato City, Japan

Mahmoud Torabinejad, DMD, MSD, PhD
Affiliate Professor of Endodontics, Department of Endodontics, University of Washington Seattle, WA, USA;
Adjunct Professor, Department of Endodontics, School of Dentistry, Loma Linda University, Loma Linda, CA, USA;
Adjunct Professor, Department of Endodontics, University of Pacific Arthur A. Dugoni School of Dentistry;
Adjunct Professor, Department of Preventive and Restorative Dentistry, Section of Endodontics, University of California in San Francisco, School of Dentistry, San Francisco, CA, USA

Marco Aurelio Versiani, Lt. Col., DDS, MSc, PhD
Associate Researcher, Department of Restorative Dentistry, Dental School of Ribeirão Preto, University of São Paulo, Ribeirão Preto, São Paulo, Brazil

Richard Walton, DMD, MS
Professor Emeritus, Department of Endodontics, University of Iowa, Iowa City, IA, USA

Shane N. White, BDentSc, MS, MA, PhD
Professor, UCLA School of Dentistry, Los Angeles, CA, USA

Anne E. Williamson, DDS, MS
Associate Professor, Endodontics, University of Iowa, Iowa City, IA, USA

Prefácio

A principal responsabilidade dos dentistas sempre foi aliviar a dor dental e prevenir a perda de dentes. Apesar de seus esforços, muitos dentes desenvolvem cáries, sofrem lesões traumáticas ou são afetados por outras complicações que requerem cuidados endodônticos. A endodontia é uma disciplina da odontologia que trata da morfologia, fisiologia e patologia da polpa dental humana e de tecidos periapicais, bem como da prevenção e do tratamento de doenças e lesões relacionadas a esses tecidos. Seu escopo inclui o diagnóstico e o tratamento da dor de origem pulpar e/ou periapical, terapia pulpar vitalizada, procedimentos endodônticos regenerativos, tratamento não cirúrgico de canal radicular, retratamento cirúrgico ou não cirúrgico de casos de doenças persistentes e clareamento interno de dentes manchados. Em última análise, o objetivo primordial dessa disciplina é preservar a dentição natural. O tratamento de canal radicular é um procedimento bem testado, que há décadas vem proporcionando alívio da dor e restaurando a função e a estética dos pacientes. Milhões de pessoas esperam preservar sua dentição natural. Quando o canal é indicado, os pacientes devem estar cientes de que o procedimento é seguro e que apresenta elevado índice de sucesso se realizado adequadamente.

Assim como ocorre com outras especialidades odontológicas, a prática da endodontia possui dois elementos inseparáveis: arte e ciência. A *arte* consiste em executar procedimentos técnicos durante o tratamento do canal radicular. A *ciência* inclui os elementos científicos, básicos e clínicos, relacionados a condições biológicas e patológicas que regem a arte da endodontia por meio de princípios e métodos de tratamento baseado em evidências. O tratamento com base em evidências combina a melhor evidência clínica com a *expertise* clínica do dentista e com as necessidades e preferências de tratamento do paciente. Assim, um dos principais objetivos desta obra é integrar informações baseadas em evidências recentes referentes a avanços tecnológicos e científicos no campo da endodontia, de acordo com sua disponibilidade e adequação.

Como o número de endodontistas é insuficiente para atender às necessidades endodônticas da população que demanda esse cuidado, dentistas generalistas devem ajudar os endodontistas a preservar dentições naturais. Sua responsabilidade é diagnosticar doenças pulpares e periapicais e realizar tratamentos descomplicados de canal radicular. Na verdade, a maioria dos procedimentos endodônticos é realizada por clínicos gerais. Este nosso trabalho, escrito especificamente para estudantes de odontologia e profissionais generalistas, enfoca o conteúdo clínico e contém informações necessárias àqueles que pretendem agregar a endodontia em suas clínicas. Isso inclui diagnóstico e planejamento do tratamento, bem como o manejo de doenças pulpares e periapicais. Além disso, o clínico geral deve ter aptidão para determinar a complexidade do caso e definir se consegue realizar o tratamento necessário ou se a melhor opção é encaminhar o paciente.

A nova edição deste livro enfoca o conteúdo clínico, sem abordar a ciência básica, já que os leitores já a estudaram. Também revisamos a lista de conteúdo, de forma a incluir vários novos colaboradores para combinar e/ou eliminar capítulos, a fim de proporcionar mais atualizações e novas informações clinicamente relevantes.

Esta edição contém informações sobre a patogênese das doenças pulpares e periapicais, considerações sistêmicas para pacientes que necessitem de intervenção endodôntica, radiologia em endodontia – incluindo TCFC –, diagnóstico e planejamento do tratamento, diagnóstico diferencial de dor e radiolucências de origem não pulpar, complexidade de casos endodônticos e quando encaminhar a um endodontista, instrumentos endodônticos, anestesia local, tratamento de emergência, manejo de polpa vitalizada incluindo regeneração do complexo dentinopulpar, lesões traumáticas, anatomia do canal radicular, preparações de acessos, limpeza e moldagem, obturação e temporização, além de restauração de dentes tratados por endodontia e clareamento. A obra aborda ainda a etiologia, a prevenção e o tratamento de erros procedurais acidentais, bem como o tratamento de casos com doença persistente utilizando condutas cirúrgicas e não cirúrgicas e seus resultados, e oferecendo diretrizes quanto à avaliação desses procedimentos.

Este livro, conciso e atual, oferece, ainda, acesso a vídeos de procedimentos selecionados.

Endodontia: Princípios e Prática não pretende incluir todas as informações de referência sobre a arte e a ciência da endodontia nem se destina a ser um manual de técnicas laboratoriais pré-clínicas. Sua finalidade é fornecer ao leitor as informações básicas para a realização de tratamento de canal radicular e prover conhecimento contextual em áreas relacionadas. Este livro deve ser usado como elemento-chave para compreender a etiologia e o tratamento de dentes com doenças pulpares e periapicais, para que, então, o leitor possa expandir suas experiências em endodontia com casos mais desafiadores. Prestar atendimento de qualidade é a luz que guia o planejamento e a realização do tratamento adequado.

Gostaríamos de agradecer aos autores colaboradores por terem compartilhado seus materiais e suas experiências conosco e com nossos leitores; suas contribuições melhoram a qualidade de vida de milhões de pacientes. Também queremos agradecer nossos colegas e alunos que nos apresentaram casos e nos deram sugestões construtivas para melhorar a qualidade de nosso livro.

Mahmoud Torabinejad
Ashraf F. Fouad
Shahrokh Shabahang
2020

Material Suplementar

Este livro conta com o seguinte material suplementar:

- Vídeos de procedimentos.

O acesso ao material suplementar é gratuito. Basta que o leitor se cadastre e faça seu *login* em nosso *site* (www.grupogen.com.br), clique no menu superior do lado direito e, após, em *Ambiente de Aprendizagem*. Em seguida, clique no menu retrátil (≡) e insira o código (PIN) de acesso localizado na primeira capa interna deste livro.

O acesso ao material suplementar online fica disponível até seis meses após a edição do livro ser retirada do mercado.

Caso haja alguma mudança no sistema ou dificuldade de acesso, entre em contato conosco (gendigital@grupogen.com.br).

Conteúdo dos Vídeos

1 Patogênese das Doenças Pulpares e Periapicais

Vídeo 1.1 Introdução aos Vídeos de Endodontia
Vídeo 1.2 Inflamação Pulpar e Periapical

2 Considerações de Saúde Sistêmica no Paciente Endodôntico e na Endodontia Geriátrica

Vídeo 2.1 Histórico Médico do Paciente Endodôntico
Vídeo 2.2 Exame de Diabetes e Controle Glicêmico no Consultório

3 Radiologia em Endodontia

Vídeo 3.1 Exame Radiográfico

4 Diagnóstico Endodôntico e Planejamento do Tratamento

Vídeo 4.1 Introdução
Vídeo 4.2 Exame Extraoral
Vídeo 4.3 Exame Intraoral
Vídeo 4.4 Investigação Periodontal
Vídeo 4.5 Mobilidade
Vídeo 4.6 Testes Clínicos
Vídeo 4.7 Percussão
Vídeo 4.8 Palpação
Vídeo 4.9 Teste de frio
Vídeo 4.10 Teste de calor
Vídeo 4.11 Teste Elétrico da Polpa
Vídeo 4.12 Teste de Cavidade
Vídeo 4.13 Transiluminação
Vídeo 4.14 Lesões Endodônticas e Periodontais
Vídeo 4.15 Bolsa Periodontal de Origem Pulpar
Vídeo 4.16 Bolsa Periodontal de Origem Pulpar

7 Arsenal Endodôntico

Vídeo 7.1 Introdução
Vídeo 7.2 Instrumentos de Endodontia

8 Anestesia Local

Vídeo 8.1 Injeções Alternativas e Suplementares
Vídeo 8.2 Injeção Intraóssea
Vídeo 8.3 Ligamento Periodontal
Vídeo 8.4 Técnica de Injeção de Gow-Gates
Vídeo 8.5 Técnica de Akinosi
Vídeo 8.6 Injeção Intrapulpar

9 Emergências Endodônticas e Tratamentos

Vídeo 9.1 Incisão para Drenagem

10 Manejo da Polpa Vital e de Dentes Imaturos

Vídeo 10.1 Apexogênese
Vídeo 10.2 Protocolo para Apexogênese
Vídeo 10.3 Protocolo para Procedimento Endodôntico Regenerador

11 Manejo de Lesões Dentárias Traumáticas

Vídeo 11.1 Estabilização com Placa Não Rígida

13 Isolamento, Acesso Endodôntico e Determinação do Comprimento

Vídeo 13.1 Colocação de Dique de Borracha
Vídeo 13.2 Colocação de Dique de Borracha, Braçadeira e Suporte como uma Unidade
Vídeo 13.3 Colocação de Braçadeira, Seguida pelo Dique e Depois do Suporte
Vídeo 13.4 Preparações de Acessos
Vídeo 13.5 Incisivos Superiores
Vídeo 13.6 Caninos Superiores
Vídeo 13.7 Pré-molares Superiores
Vídeo 13.8 Canais Ocultos
Vídeo 13.9 Molares Superiores
Vídeo 13.10 Incisivos Inferiores
Vídeo 13.11 Canal Calcificado
Vídeo 13.12 Caninos Inferiores
Vídeo 13.13 Pré-Molares Inferiores
Vídeo 13.14 Molares Inferiores

14 Limpeza e Modelagem

Vídeo 14.1 Exemplos de Instrumentação de Canal Radicular e Técnicas de Medicação
Vídeo 14.2 Remoção da Camada Residual (*Smear Layer*)

Vídeo 14.3   Limpeza e Modelagem: Modelagem Combinada Manual e Rotatória
Vídeo 14.4   Limpeza e Modelagem: Preparações Rotatórias de NiTi

15   Obturação e Cimentação Provisória

Vídeo 15.1   Obturação
Vídeo 15.2   Obturação com MTA
Vídeo 15.3   Cimentação Provisória

17   Clareamento de Dentes Não Vitais com Alteração de Cor

Vídeo 17.1   Clareamento Mediato
Vídeo 17.2   Clareamento Mediato

18   Acidentes de Procedimento

Vídeo 18.1   Acidentes de Procedimento
Vídeo 18.2   Correção de Perfuração de Raiz Lateral
Vídeo 18.3   Correção de Perfuração de Furca
Vídeo 18.4   Instrumento Separado

19   Retratamento Não Cirúrgico

Vídeo 19.1   Retratamento Endodôntico
Vídeo 19.2   Pós-Remoção
Vídeo 19.3   Remoção de Guta Percha
Vídeo 19.4   Dispositivo de Obturação de Canal
Vídeo 19.5   Cones de Prata

20   Microcirurgia Apical

Vídeo 20.1   Cirurgia Endodôntica
Vídeo 20.2   Cirurgia Periapical
Vídeo 20.3   Retalho de Ochsenbein-Luebke

21   Procedimentos Adjuntos

Vídeo 21.1   Amputação Radicular
Vídeo 21.2   Hemissecção
Vídeo 21.3   Bicuspidização

Sumário

1. **Patogênese das Doenças Pulpares e Periapicais,** *1*
   Christine Sedgley, Renato Silva e Ashraf F. Fouad

2. **Considerações de Saúde Sistêmica no Paciente Endodôntico e na Endodontia Geriátrica,** *23*
   Anita Aminoshariae e Ashraf F. Fouad

3. **Radiologia em Endodontia,** *39*
   Kenneth Abramovitch e Mohamed I. Fayad

4. **Diagnóstico Endodôntico e Planejamento do Tratamento,** *63*
   Brooke Blicher, Richard E. Walton e Mahmoud Torabinejad

5. **Diagnóstico Diferencial de Dores e Radiolucências de Origem Não Pulpar,** *85*
   Bradley Eli, Nasser Said-Al-Naief e Mahmoud Torabinejad

6. **Complexidade de Casos Endodônticos e Como Trabalhar com o Especialista,** *105*
   Bradford Johnson, Hamid Abedi e Shahrokh Shabahang

7. **Arsenal Endodôntico,** *121*
   Adham A. Azim e Philip Michaelson

8. **Anestesia Local,** *141*
   Al Reader, John M. Nusstein e Melissa Drum

9. **Emergências Endodônticas e Tratamentos,** *165*
   Richard Walton e Nikita B. Ruparel

10. **Manejo da Polpa Vital e de Dentes Imaturos,** *181*
    Anibal Diogenes, Tatiana Botero e Mo Kang

11. **Manejo de Lesões Dentárias Traumáticas,** *201*
    Avina Paranjpe e Craig Noblett

12. **Anatomia do Canal Radicular,** *231*
    Marco Versiani, Blaine Cleghorn e William Christie

13. **Isolamento, Acesso Endodôntico e Determinação do Comprimento,** *271*
    Fabricio B. Teixeira, Anne E. Williamson e Shahrokh Shabahang

14. **Limpeza e Modelagem,** *301*
    Ove A. Peters, Ana Arias e Shahrokh Shabahang

15. **Obturação e Cimentação Provisória,** *331*
    Natasha M. Flake e James D. Johnson

16. **Restauração de Dentes Tratados Endodonticamente,** *355*
    Brian J. Goodacre, Shane N. White e Charles J. Goodacre

17. **Clareamento de Dentes Não Vitais com Alteração de Cor,** *373*
    Ilan Rotstein e Tory Silvestrin

18. **Acidentes de Procedimento,** *389*
    Ali Nosrat, Yoshitsugu Terauchi e Mahmoud Torabinejad

19. **Retratamento Não Cirúrgico,** *411*
    Yoshitsugu Terauchi, Masoud Parirokh e Robert Handysides

20. **Microcirurgia Apical,** *435*
    Richard Rubinstein, Mohamed I. Fayad e Mahmoud Torabinejad

21. **Procedimentos Adjuntos,** *449*
    Mahmoud Torabinejad e Mohammad Sabeti

22. **Desfechos do Tratamento Endodôntico,** *461*
    Frank Setzer, Sami Chogle e Mahmoud Torabinejad

Apêndice 1 **Tabela Resumida dos Números de Raízes dos Dentes Superiores Permanentes,** *479*
Blaine Cleghorn e William Christie

Apêndice 2 **Tabela Resumida dos Sistemas de Canal Radicular dos Dentes Superiores Permanentes,** *483*
Blaine Cleghorn e William Christie

Apêndice 3 **Tabela Resumida dos Números de Raízes dos Dentes Inferiores Permanentes,** *489*
Blaine Cleghorn e William Christie

Apêndice 4 **Tabela Resumida dos Sistemas de Canal Radicular dos Dentes Inferiores Permanentes,** *495*
Blaine Cleghorn e William Christie

Índice Alfabético, *507*

1
Patogênese das Doenças Pulpares e Periapicais

CHRISTINE SEDGLEY, RENATO SILVA E ASHRAF F. FOUAD

VISÃO GERAL DO CAPÍTULO

Histologia e fisiologia da polpa dental normal, 1
Etiologia das doenças pulpares e periapicais, 2
Microbiologia das infecções de canal radicular, 4
Infecções endodônticas são infecções em biofilme, 5
A microbiota das infecções endodônticas, 6
Doenças pulpares, 7

Polpa normal, 11
Pulpite reversível, 11
Pulpite irreversível, 11
Necrose pulpar, 11
Classificação clínica de condições periapicais (apicais), 13
Patologia não endodôntica, 15

OBJETIVOS DA APRENDIZAGEM

Após ler este capítulo, o estudante deve estar apto a:

1. Descrever a histologia e a fisiologia da polpa dental normal.
2. Identificar os fatores etiológicos causadores de inflamação pulpar.
3. Descrever as vias de entrada de microrganismos na polpa e nos tecidos periapicais.
4. Classificar as doenças pulpares e suas características clínicas.
5. Descrever as consequências clínicas da propagação da inflamação pulpar para os tecidos periapicais.
6. Descrever os diagnósticos histopatológicos das lesões periapicais de origem pulpar.
7. Identificar sinais e sintomas clínicos de periodontite apical aguda, periodontite apical crônica, abscessos apicais agudos e crônicos e osteíte condensante.
8. Discutir o papel dos microrganismos residuais e da resposta do hospedeiro no desfecho do tratamento endodôntico.
9. Descrever os passos envolvidos na reparação da patologia periapical após tratamento bem-sucedido de canal.

Histologia e fisiologia da polpa dental normal

A polpa dental é um tecido conjuntivo singular, com elementos vasculares, linfáticos e nervosos que têm como origem as células da crista neural. Ela se situa dentro do dente, em uma câmara com paredes rígidas.

A polpa contém odontoblastos, células altamente especializadas com função secretora, que não apenas formam a dentina como também interagem com o epitélio dental no início do desenvolvimento do dente para começar a formar o esmalte. A polpa também contém fibroblastos, células mesenquimais indiferenciadas, colágeno tipos I e II, proteoglicanos, glicoproteínas e água[1] (Figura 1.1).

A estrutura histológica da polpa é importante, pois ela apresenta uma arquitetura singular, especialmente adequada para formação de dentina e para defesa contra patógenos invasores. Odontoblastos formam uma camada como uma paliçada a revestir as paredes do espaço pulpar, e seus túbulos estendem-se até aproximadamente dois terços do comprimento dos túbulos da dentina. Os túbulos são maiores em dentes mais jovens, até eventualmente tornarem-se mais escleróticos à medida que a dentina peritubular torna-se mais espessa. Os odontoblastos estão principalmente envolvidos na produção de dentina mineralizada. Eles se conectam por junções tipo *gap*, que permitem a formação de uma membrana semipermeável. Além disso, os odontoblastos desempenham um importante papel de defesa, já que eles expressam receptores do tipo Toll (ver adiante), citocinas e defensinas, entre outros mediadores imunológicos.

Dois tipos principais de fibras sensoriais inervam a polpa: fibras Aδ na periferia e fibras C no centro da polpa. As fibras Aδ são responsáveis pela resposta aguda às mudanças térmicas. Elas se estendem entre os odontoblastos, perdem sua bainha de mielina e adentram a uma distância de até 100 a 200 μm nos túbulos de dentina. As fibras C não são mielinizadas e são responsáveis pela dor mais difusa e persistente que afeta pacientes com pulpite sintomática irreversível. A polpa também pode conter fibras Aβ e fibras simpáticas nas paredes das arteríolas.

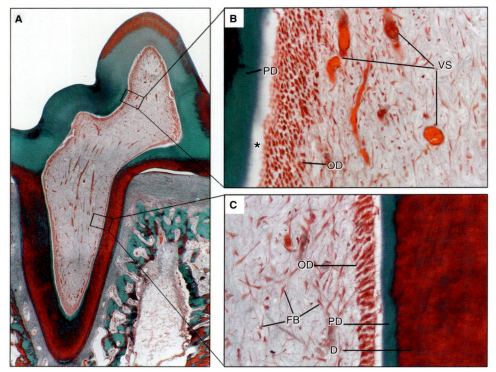

• **Figura 1.1 A.** Corte histológico de dente molar de rato exibindo a polpa dental (**B**) coronária e (**C**) radicular em grande ampliação. Coloração: tricrômico de Masson-Goldner. *VS*, vasos sanguíneos; *D*, dentina; *FB*, fibroblastos; *OD*, odontoblastos na camada odontoblástica; *PD*, pré-dentina. Um artefato (*) separando a pré-dentina da camada odontoblástica. (Cortesia de Dra. Claudia Biguetti.)

A vascularização da polpa desempenha papel fundamental na resposta aos agentes irritantes. Quando o dente erupciona na cavidade oral, possui um ápice radicular aberto e imaturo, e há amplo suprimento de sangue para a polpa. Por fim, o ápice se fecha, e a capacidade da polpa de suportar irritações externas, como a de traumas ou cáries, diminui. Contudo, a polpa do dente maduro apresenta um mecanismo para suportar o aumento de fluxo sanguíneo durante a inflamação, como anastomoses arteriovenosas e alças que podem circular e aumentar o volume de sangue quando surge essa necessidade. A polpa também contém uma rede elaborada de arteríolas e capilares ao redor dos odontoblastos, que são células de alta taxa metabólica, comumente conhecidas como *rede de capilares terminais*.

Etiologia das doenças pulpares e periapicais

Lesão ou irritação dos tecidos pulpares ou periapicais pode resultar em inflamação. As reações da polpa dental a irritantes são amplamente ditadas pelo tipo e duração do estímulo. Esses irritantes podem ser basicamente classificados como não vivos (mecânicos, térmicos ou químicos) ou vivos (micróbios) (Vídeo 1.1).

Irritantes mecânicos

O potencial de irritação da polpa aumenta conforme a dentina é removida durante o preparo de cáries profundas, pois, quanto mais próxima da polpa, maior a permeabilidade da dentina[2] (Figura 1.2). A remoção da estrutura dental sem o devido resfriamento também pode causar inflamação pulpar. Raspagem profunda com curetagem pode lesionar os vasos e nervos apicais, resultando em dano pulpar.[3]

Dano pulpar pode ocorrer em decorrência de lesões por traumatismo. Dentes submetidos a trauma leve a moderado e aqueles com ápices imaturos têm maior potencial de sobrevivência da polpa em comparação aos que sofrem lesões graves ou àqueles com ápices fechados. Lesões de intrusão têm maior probabilidade de causar necrose de polpa do que as lesões laterais ou de extrusão[4] (Figura 1.3).

Os tecidos periapicais podem ser mecanicamente irritados e inflamados por traumatismo com impacto, hiperoclusão, sobreinstrumentação dos canais radiculares, perfuração da raiz e sobreobturação dos materiais obturadores do canal (Figura 1.4). A determinação imprecisa do comprimento do canal radicular é normalmente a causa da sobreinstrumentação com subsequente inflamação. Além disso, a falta de um batente apical que deveria ter sido criado durante a limpeza e a modelagem do canal radicular pode causar a sobrextensão dos materiais obturadores nos tecidos periapicais, causando danos físicos e químicos (Figura 1.5).

A aplicação de forças ortodônticas, além da tolerância fisiológica do ligamento periodontal (LPD), durante o movimento dental, resulta em problemas no suprimento sanguíneo e nervoso do tecido pulpar.[5,6] Além disso, o movimento ortodôntico pode desencadear reabsorção do ápice, normalmente sem alteração na vitalidade.

Irritantes químicos

Agentes antibacterianos, como nitrato de prata, fenol com e sem cânfora e eugenol, têm sido usados para "esterilizar" a dentina após os preparos de restaurações. A efetividade de vários desses produtos é questionável,[7] e sua citotoxicidade pode causar alterações inflamatórias na polpa dental subjacente.[8] Outros agentes irritantes incluem limpadores cavitários, como álcool, clorofórmio, peróxido de hidrogênio, e vários ácidos; substâncias químicas existentes em dessensibilizadores, revestimentos e bases de restaurações, além de materiais de restauração temporários e permanentes.

Irrigantes antibacterianos usados durante limpeza e modelagem de canais radiculares, medicamentos intracanal e alguns compostos existentes nos materiais obturadores são exemplos de irritantes

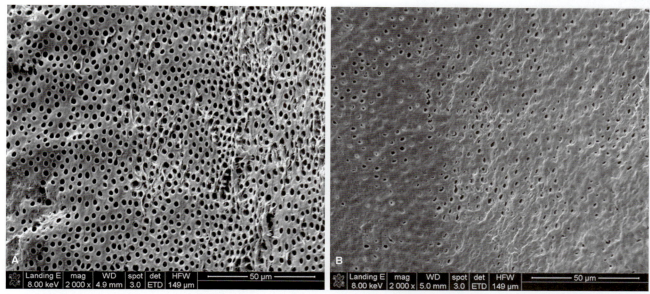

• **Figura 1.2** Microscopia de varredura eletrônica da dentina humana. A permeabilidade da dentina é maior mais perto da polpa (**A**) do que perto da junção dentina-esmalte (**B**) ou da junção cemento-dentinária, devido à maior quantidade de túbulos por unidade e ao maior diâmetro do túbulo. Portanto, o potencial de irritação da polpa aumenta conforme se remove mais dentina.

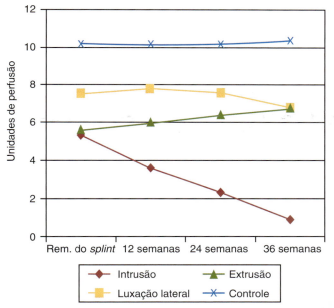

• **Figura 1.3** Representação gráfica da circulação na polpa após vários tipos de *lesões* de luxação nos dentes. A circulação da polpa é mensurada em unidades de perfusão por um período de observação de 36 semanas.

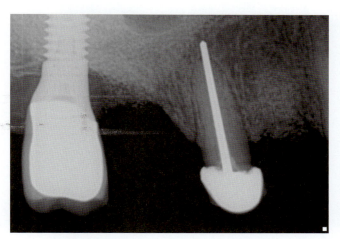

• **Figura 1.4** Radiografia periapical demonstrando sobreobturação do material obturador no canal radicular.

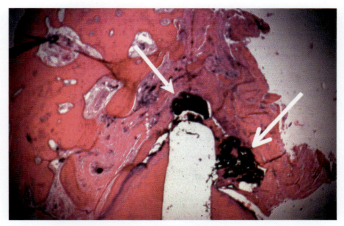

• **Figura 1.5** A Instrumentação inadequada e extrusão dos materiais de preenchimento nos tecidos periapicais causam inflamação perirradicular *(setas)*.

químicos em potencial para os tecidos periapicais.[9,10] Ao testar os efeitos dos medicamentos antimicrobianos nas células da polpa dental, pesquisadores mostraram que o hidróxido de cálcio e menores concentrações de pastas antibióticas conduzem a sobrevivência e a proliferação celulares, mas as formas mais concentradas de pastas antibióticas têm efeitos prejudiciais.

Irritantes microbianos

Embora as irritações mecânicas e químicas sejam de natureza predominantemente passageira, a causa mais significativa de inflamação é a presença microbiana. Estudos demonstram que mesmo lesões de cárie superficiais no esmalte são capazes de atrair células inflamatórias na polpa.[12,13] A reação inicial da polpa a esses irritantes é mediada pela resposta imune inata. Essa primeira resposta a cáries resulta em acúmulo focal de células inflamatórias crônicas, como macrófagos, linfócitos e plasmócitos.[14] Conforme a cárie progride em direção à polpa, a intensidade e a característica do infiltrado mudam. O tecido pulpar pode permanecer inflamado por longos períodos e sofrer necrose gradativa ou rápida. Essa alteração depende de vários fatores: (1) da virulência dos microrganismos; (2) da capacidade de circulação de líquidos inflamatórios para evitar um aumento acentuado da pressão intrapulpar; (3) da resistência do hospedeiro, incluindo variações genéticas; (4) do volume circulatório; e (5) de um fator importante, a drenagem linfática. Subsequentemente, microrganismos ou seus subprodutos, assim como outros irritantes da polpa necrótica, difundem-se a partir do canal para a região periapical, resultando no desenvolvimento de uma lesão inflamatória (Figura 1.6).

Patologias pulpares e periapicais não se desenvolvem sem a existência de contaminação bacteriana.[15,16] Kakehashi et al. fizeram exposições pulpares em ratos convencionais e livres de germes.[15] Nos ratos livres de germes, ocorreu apenas uma pequena inflamação no período de observação de 72 dias. Além disso, o tecido pulpar nesses animais não mortificou, mas sim demonstrou formação de ponte de cálcio no dia 14, com tecido normal apical à ponte de dentina (Figura 1.7, A). Em comparação, infecção, necrose pulpar e formação de abscesso ocorreram até o oitavo dia nos ratos convencionais (Figura 1.7, B). A investigação bacteriológica de Sundqvist, que examinou a flora de polpas necróticas humanas, corrobora os achados de Kakehashi et al.[15] e de Möller et al.[16] Sundqvist examinou dentes hígidos, previamente traumatizados, com polpas necróticas, com e sem patologia apical. Os canais radiculares de dentes sem lesões apicais estavam assépticos enquanto os que apresentavam patologia periapical tiveram culturas bacterianas positivas.[17]

Diversos mecanismos foram apontados para a identificação de microrganismos e irritantes pelo sistema imune. A detecção desses patógenos pode ocorrer via interação entre padrões moleculares associados a patógenos (PMAPs) e receptores específicos amplamente identificados como receptores de reconhecimento de padrões (RRPs).[18] Os RRPs reconhecem os PMAPs e iniciam as defesas do hospedeiro. Receptores acoplados à proteína G e receptores do tipo Toll (TLRs) fazem parte da resposta imune inata e ativam as funções fagocitárias para permitir a ingestão microbiana. Os receptores acoplados à proteína G ligam-se a quimiocinas, mediadores lipídicos (p. ex., fator de ativação de plaquetas, prostaglandina E2 e leucotrieno B_4) ou proteínas das bactérias, causando extravasamento leucocitário e produção de substâncias bactericidas. TLRs são proteínas transmembranares expressas pelas células do sistema imune inato e que desempenham papel central na iniciação das respostas das células imunes inatas.[19] Esses receptores reconhecem a invasão microbiana e ativam as vias de sinalização que emitem respostas imunológicas e inflamatórias para destruir os invasores. Pelo menos 13 TLRs foram descobertos até o momento, cada um com diferentes capacidades de reconhecimento. A Tabela 1.1 apresenta alguns dos TLRs atualmente identificados e suas interações específicas.

Microbiologia das infecções de canal radicular

Rotas de infecção do canal radicular

Sob condições normais, a polpa dental e a dentina são isoladas de microrganismos orais pelo esmalte e cimento sobrejacentes. Quando a integridade dessas camadas protetoras é violada (p. ex., em

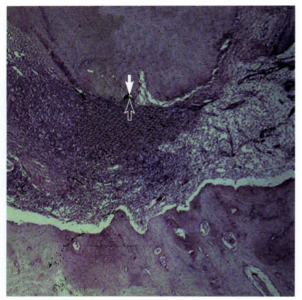

• **Figura 1.6** A saída de irritantes *(seta fechada)* do canal radicular para o tecido periapical causa inflamação *(seta aberta)* e reparação de estruturas periapicais normais com tecido granulomatoso.

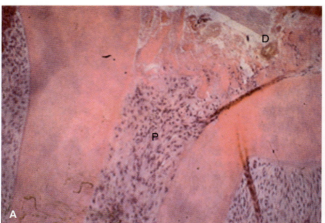 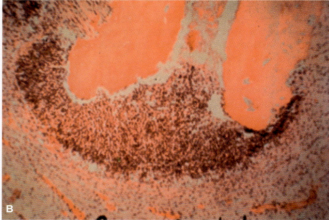

• **Figura 1.7** **A.** Não se observa inflamação em uma exposição pulpar *(P)* de um rato livre de germes. Partículas de alimentos e outros resíduos *(D)* estão contidos na câmara. **B.** A lesão periapical é aparente em um rato convencional após a exposição da polpa. (Cortesia do Dr. H. Stanley.)

Tabela 1.1	Exemplos de receptores do tipo Toll (TLRs) e seus respectivos ativadores.		
PMAP	**RRP**	**Patógeno**
LPS, Lipídio A	TLR4	Bactéria gram-negativa
Flagelina	TLR5	Bactéria, flagelo
dsRNA	TLR3	Vírus
RNA	TLR7,8	Vírus
CpG DNA	TLR9	Bactéria, DNA
PMAP	PRR	Patógeno

PAMP, padrão molecular associado a patógenos; *PRR*, receptores de reconhecimento de padrões.

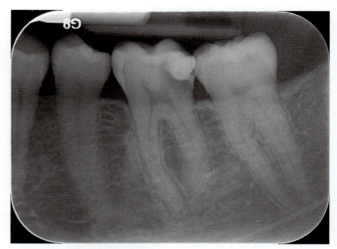

• **Figura 1.8** Radiografia mostrando a exposição da polpa devido a cáries.

decorrência de cáries, fraturas e trincos induzidos por traumatismo, procedimentos de restauração, anomalias congênitas dos dentes, raspagem e alisamento radicular, atrito ou abrasão) ou naturalmente ausente (p. ex., devido a falhas na junção cemento-esmalte na superfície cervical da raiz), o complexo dentinopulpar torna-se exposto ao ambiente oral. A polpa então fica sob risco de infecções causadas por microrganismos orais existentes nas cáries, na saliva e na placa dental. O risco aumenta com a profundidade das lesões devido ao aumento do diâmetro dos túbulos da dentina à medida que se aproximam da polpa (Figura 1.2).

Cáries são a causa mais comum de exposição de polpa (Figura 1.8). No entanto, os microrganismos também podem alcançar a polpa por meio de sua exposição direta em consequência de procedimentos restaurativos iatrogênicos, como resultado de traumatismo e por bolsa periodontal que se estenda até o forame apical ou o canal lateral. Após a necrose da polpa, os microrganismos podem invadir todo o sistema de canais radiculares desinibido pelos mecanismos de defesa do hospedeiro. Como consequência da interação entre os microrganismos e as defesas do hospedeiro, ocorrem alterações inflamatórias nos tecidos periapicais que dão origem ao desenvolvimento de periodontite apical.

Infecções endodônticas podem ser classificadas de acordo com sua localização anatômica como intrarradiculares e extrarradiculares. Os microrganismos que inicialmente invadem e colonizam o tecido pulpar necrótico causam infecções intrarradiculares primárias; os que não estavam presentes na infecção primária, mas que foram introduzidos no sistema de canais radiculares durante ou após o tratamento inicial, causam infecções secundárias. Suspeita-se de infecção secundária quando uma infecção pré-operatória se cura logo após o tratamento e então reincide posteriormente. Infecções persistentes e secundárias são responsáveis por vários problemas clínicos, como exsudação persistente, persistência da dor, recorrência sintomatológica entre as consultas e falha do tratamento endodôntico.

O objetivo do tratamento de canal radicular é *remover* microrganismos do sistema de canais radiculares. Contudo, na ausência de uma técnica asséptica rigorosa, microrganismos de cáries e da placa dental podem ser introduzidos no sistema de canais *durante o tratamento* por causa da falta de uso do dique de borracha ou a um vazamento nele.

Limas e instrumentos endodônticos contaminados, inclusive aqueles para levar as substâncias químicas ao interior do canal radicular, são possíveis fontes de introdução de microrganismos no sistema de canais radiculares durante o tratamento.

Microrganismos podem entrar no sistema de canais radiculares *entre as consultas* devido a perdas do material dentário provisório coronário, fratura da estrutura dental, ou ainda quando se deixam os dentes abertos para drenagem. A entrada de microrganismos *após o preenchimento do canal radicular* ocorre por perda do material dentário provisório coronário ou do permanente, durante o preparo de núcleo intrarradicular ou outro tipo de restauração intracanal, sem a proteção de um lençol de borracha, fratura da estrutura dental e por cáries recorrentes que expõem o material obturador do canal radicular. A contaminação após a conclusão do tratamento do canal radicular é mais provável de ocorrer caso a colocação da restauração permanente seja postergada.

Infecção extrarradicular é caracterizada pela invasão e pela proliferação microbiana nos tecidos periapicais inflamados, sendo invariavelmente uma sequela da infecção intrarradicular. Uma vez adequadamente controlada a infecção intrarradicular pelo tratamento do canal radicular ou pela extração do dente e drenagem do pus, a infecção extrarradicular pode ser controlada pelas defesas do hospedeiro, de modo que geralmente se abranda (Figura 1.9).

Infecções endodônticas são infecções em biofilme

O papel dos microrganismos como agentes etiológicos primários das infecções de canal radicular foi desvendado em estudos seminais publicados há várias décadas.[15,16,20] Nesses estudos e em análises microbiológicas subsequentes de amostras extraídas de infecções de canal radicular, as espécies foram isoladas e identificadas utilizando técnicas de cultura planctônica (líquida). Durante as duas últimas décadas, tornou-se evidente que os microrganismos estão presentes no sistema de canais radiculares não como culturas planctônicas, ou como espécie única, mas sim como comunidades de biofilme de múltiplas espécies compostas por microcolônias irreversivelmente agregadas a um substrato, a uma interface como a dentina e também entre si.[21,22] Todas as áreas anatômicas do sistema de canais radiculares infectado podem abrigar células microbianas organizadas como estruturas de biofilme altamente variáveis[22,23] (Figura 1.10).

A formação de biofilme envolve a aderência de células microbianas a uma superfície, seguida por proliferação celular, aderência a outros microrganismos, produção de matriz e maturação da microcolônia. A dispersão das células permite a formação de novas microcolônias de biofilme.[24] As células microbianas ocupam somente uma pequena proporção do biofilme. *Quorum sensing* é a expressão de proteínas microbianas específicas depois que as células bacterianas alcançam um número limite. Isso permite a regulação coordenada da expressão dessas proteínas pelos microrganismos dos

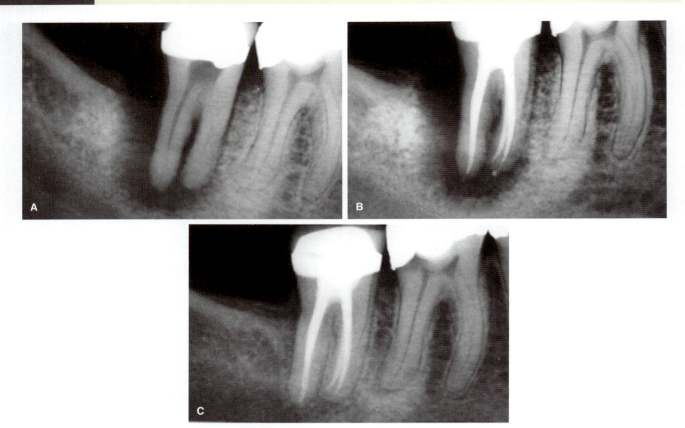

- **Figura 1.9 A.** Radiografia pré-operatória de um segundo molar com necrose pulpar e evidência de periodontite apical crônica. **B.** Radiografia pós-operatória do dente. **C.** Radiografia pós-operatória 2 anos após a terapia de canal radicular mostrando completa resolução da patologia perirradicular.

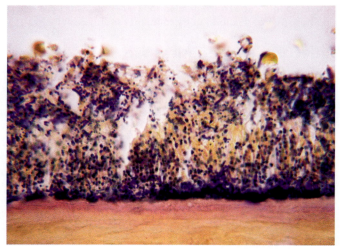

- **Figura 1.10** Biofilmes intracanais com predominância de cocos. Observe a alta concentração de células na parte inferior do biofilme e em contato direto com a parede do canal radicular. (De: Ricucci D, Siqueira JF Jr: Biofilms and apical periodontitis: study of prevalence and association with clinical and histopathologic findings, *J Endod* 36(8):1277-1288, 2010.)

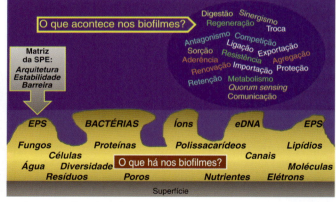

- **Figura 1.11** Propriedades dos biofilmes que se formam na matriz da substância polimérica extracelular (EPS). (De: Flemming HC: EPS-then and now, *Micro-organisms* 4[4]:pii: E41, 2016 Nov 18.)

biofilmes para regular a densidade populacional e possivelmente a virulência.[25] A maioria da estrutura do biofilme é formada por uma matriz altamente heterogênea composta de substâncias poliméricas extracelulares (EPS) produzidas pelas células no biofilme. A matriz de EPS pode ter várias funções (Figura 1.11). De uma perspectiva clínica, a EPS pode agir como barreira física a agentes antimicrobianos, como antibióticos e desinfetantes.[26] A organização microbiana em comunidades de biofilme de múltiplas espécies resulta em um aumento dos efeitos patogênicos no hospedeiro.[27]

A microbiota das infecções endodônticas

A identificação de microrganismos específicos nas infecções de canal radicular tem sido um dos principais focos de interesse há mais de um século.[28] Estudos usando abordagens dependentes de cultura verificaram diversas espécies que foram identificadas como supostos patógenos endodônticos. A microbiota da dentina cariada causando pulpite e subsequente infecção endodôntica inclui quantidades significativas de lactobacilos,[29] bactérias gram-negativas,[30] e espécies dos filos Firmicutes, Actinobacteria, e Proteobacteria.[31] As infecções primárias do canal radicular abrigam uma população multiespécie de bactérias anaeróbicas e facultativas, gram-positivas e gram-negativas, espiroquetas, leveduras, *Archaea*, entre outras espécies não identificadas.[32-36] Além disso, o vírus Epstein-Barr pode estar associado a pulpite irreversível e periodontite apical,[37] e o papilomavírus e o vírus da herpes humana foram encontrados em exsudatos de abscessos apicais agudos.[38]

Microrganismos foram tradicionalmente qualificados em termos de sua morfologia (bacilos, cocos, espirilos), características da parede celular (gram-positiva e gram-negativa) e tolerância ao oxigênio (anaeróbica e anaeróbica facultativa). Os gêneros cultivados de infecções sintomáticas e assintomáticas de canal radicular incluem *Prevotella, Porphyromonas, Fusobacterium, Peptostreptococcus, Streptococcus, Lactobacillus, Enterococcus, Actinomyces, Propionibacterium* e *Candida*.[20,39] (Tabela 1.2).

Mais recentemente, a microbiota das infecções endodônticas foi redefinida com técnicas de biologia molecular de cultura independente. Esses estudos tanto confirmaram os achados dos estudos com culturas quanto expandiram substancialmente o conhecimento no assunto. Muitas espécies que já haviam sido consideradas como supostos patógenos devido à sua frequência de detecção, conforme relatado por métodos fundamentados em cultura, foram verificadas em prevalência semelhante ou até mesmo maior, graças ao uso de abordagens moleculares, reforçando as associações a causa de periodontite apical. A tecnologia molecular permitiu o reconhecimento de vários novos supostos patógenos que não haviam sido verificados anteriormente em amostras de infecções endodônticas.[40,41] Uma revisão de 12 estudos que utilizaram métodos de sequenciamento de DNA de última geração (pirossequenciamento) para avaliar o microbioma de infecções endodônticas corroborou vários relatórios anteriores de diversidade microbiana. Os filos mais abundantes foram Firmicutes, Actinobacteria, Bacteroidetes, Proteobacteria e Fusobacteria. Os gêneros mais frequentemente detectados foram *Prevotella, Fusobacterium, Porphyromonas, Parvimonas* e *Streptococcus*.[42] (Figura 1.12).

Muitos microrganismos isolados de infecções endodônticas também foram identificados como comensais da cavidade oral. A transição de "comensal" oral para "patógeno" do canal radicular provavelmente reflete uma capacidade inata de ativar genes que garantem sobrevivência e propagação em um diferente ambiente, bem como que codificam uma variedade de fatores de virulência (Figura 1.13). O primeiro fator de virulência relatado que estava associado a infecções endodônticas foi o lipopolissacarídeo ("endotoxina"), um fator de virulência produzido por bactérias gram-negativas.[43]

Já foi sugerido que os sintomas aumentam quando certas espécies microbianas fazem parte do microbioma endodôntico infeccionado. No entanto, as mesmas espécies podem ser encontradas em casos assintomáticos com prevalência equivalente à dos casos sintomáticos; essa aparente discrepância poderia ser explicada em parte pelas variações na expressão de fatores de virulência por diferentes cepas da mesma espécie. Análises proteicas (metaproteoma) de infecções endodônticas, juntamente com a resposta do hospedeiro, são futuros passos para entendermos melhor as interações entre o microbioma das infecções endodônticas e o hospedeiro ao longo do processo infeccioso e de cura.[44,45]

Doenças pulpares

Resposta do hospedeiro na polpa dental

A resposta da polpa dental à invasão microbiana e a outros irritantes físicos e químicos é semelhante à resposta de outros tecidos conjuntivos. Um processo inflamatório inicia-se na polpa e corresponde ao local onde a irritação o alcança. Por exemplo, em uma lesão cariosa incipiente em uma fissura oclusal, observa-se histologicamente no final dos túbulos dentinários afetados um pequeno processo inflamatório pulpar. Essa inflamação progride por toda a polpa coronária conforme a lesão cariosa penetra mais profundamente na dentina, até que os irritantes microbianos acabam invadindo a polpa em grandes quantidades, causando inflamação grave (Figura 1.14).

Contudo, diferentemente de outros tecidos conjuntivos, a polpa dental não possui circulação colateral, permanecendo confinada dentro de rígidas paredes de dentina. Portanto, em determinado ponto do processo patológico, a inflamação passa de reversível (que responderia favoravelmente a métodos de tratamento conservadores e resultaria na cura) para pulpite irreversível. É importante identificar clinicamente a transição de pulpite reversível para irreversível, pois isso determina o procedimento ideal a ser empregado para tratá-la.

Estudos mostraram que a reação inflamatória da polpa está associada a várias alterações celulares e moleculares (Vídeo 1.2). O grau de irritação parece ser um desencadeador correspondente ao nível de inflamação. Essa titulação da reação inflamatória ao nível da irritação é orquestrada por um equilíbrio de fatores pró-inflamatórios e anti-inflamatórios na polpa. A condição da polpa se deteriora ou melhora com base na reação dos fatores

Tabela 1.2	Gêneros de bactérias representados em infecções endodônticas.		
BACTÉRIAS GRAM-NEGATIVAS		**BACTÉRIAS GRAM-POSITIVAS**	
Anaeróbicas	Facultativas	Anaeróbicas	Facultativas
Bacilos		**Bacilos**	
Dialister, Porphyromonas, Tannerella, Prevotella, Fusobacterium, Campylobacter, Pyramidobacter, Catonella, Selenomonas, Centipeda	*Capnocytophaga, Eikenella, Haemophilus*	*Actinomyces, Pseudoramibacter, Filifactor, Eubacterium, Mogibacterium, Propionibacterium, Eggerthella, Olsenella, Bifidobacterium, Slackia, Atopobium, Solobacterium, Lactobacillus*	*Actinomyces, Corynebacterium, Lactobacillus*
Cocos		**Cocos**	
Veillonella, Megasphaera	*Neisseria*	*Parvimonas, Peptostreptococcus, Finegoldia, Peptoniphilus, Anaerococcus, Streptococcus Gemella*	*Streptococcus, Enterococcus, Granulicatella*
Spirilla			
Treponema			

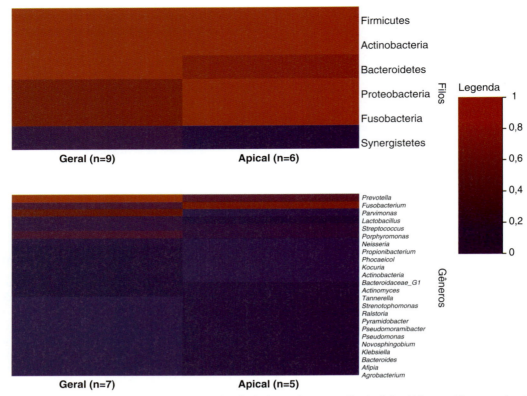

• **Figura 1.12** Mapa térmico dos perfis de comunidades de canal radicular baseado na prevalência de bactérias em 15 grupos de microbiota de canal radicular reunidos de 12 estudos utilizando sequenciamento de DNA de última geração. Os perfis de microbioma são divididos em amostras gerais (de todo o canal radicular) e apicais. A escala do mapa térmico varia de 0 a 1 por táxons, onde "1" indica que todas as amostras tinham esses táxons específicos como seus 5 principais filos ou gêneros. Uma pontuação de "0" indica que os táxons não figuraram entre os 5 principais filos ou gêneros. (De Shin JM, Luo T, Lee KH et al.: Deciphering endodontic microbial communities by next-generation sequencing, *J Endod* 44[7]:1080–87, 2018.)

pulpares ao ambiente externo. Respostas celulares incluem aumento das células inflamatórias, mais especialmente neutrófilos, linfócitos, macrófagos, plasmócitos, mastócitos e células dendríticas (Figuras 1.15 a 1.17). A intensidade da resposta das células inflamatórias está relacionada à profundidade da lesão cariosa.[46] Células não inflamatórias, como odontoblastos e fibroblastos, de fato contribuem para a reação inflamatória. Foi demonstrado que os odontoblastos secretam RTTs, citocinas, quimiocinas e defensinas.[47] Contudo, o grau em que as células não inflamatórias contribuem para a inflamação é muito menor do que das células inflamatórias, como neutrófilos e macrófagos. Um estudo recente demonstrou que há considerável correlação entre os sinais e sintomas clínicos e a condição histológica da polpa em casos de cáries.[48] Nesse estudo, a infiltração microbiana pulpar, que é indicativa de patologia grave, pareceu estar confinada a casos diagnosticados clinicamente como pulpite irreversível.

Nos últimos anos, também é notável o interesse em mediadores moleculares da inflamação pulpar. Já se demonstrou que certos mediadores inflamatórios têm correlação direta com aumento da dor pulpar e com o diagnóstico clínico de pulpite sintomática irreversível. Esses mediadores incluem prostaglandinas, neuropeptídeos, bradicinina, citocinas, quimiocinas, e metaloproteinases da matriz.[49,50] A polpa dental é intensamente inervada por fibras sensoriais. Durante o processo inflamatório, ocorre a ativação dos nociceptores da polpa, com aumento da secreção de neuropeptídeos como a substância P e CGRP. Estes mediadores reduzem o limiar da dor e aumentam a permeabilidade dos vasos sanguíneos para as células inflamatórias.

O comprometimento da capacidade da polpa de sobreviver a formas graves de inflamação, em comparação a outros tecidos conjuntivos, é ilustrado pelas diferenças na resposta a traumatismos entre os dentes com ápices imaturos e aqueles com ápices maduros. Após ferimentos de luxação, como extrusão, intrusão ou até mesmo avulsão total e reimplante, o dente com ápice imaturo é muito mais propenso a reter (ou revascularizar) uma polpa vitalizada do que um com ápice maduro. Essa diferença basicamente se dá pelo aumento da circulação colateral no dente imaturo que pode se aproveitar do forame apical maior.

Ocasionalmente, a análise radiográfica da polpa dental revela um aumento na mineralização e no depósito de tecidos calcificados na dentina. O aumento da mineralização ocorre gradativamente devido ao depósito de dentina secundária ao longo da vida. Contudo, em consequência a ferimentos por traumatismo, pode ocorrer um aumento substancial da mineralização no dente ou nos dentes que sofreram traumatismo. Maiores áreas de mineralização, comumente chamadas de *pedras pulpares*, também estão associadas a cáries ou restaurações profundas. O excesso de calcificações pulpares também está associado a doenças cardiovasculares[51] e ao consumo de medicamentos à base de estatina.[52] O aumento da mineralização da polpa, mesmo que oblitere todo o espaço do canal (Figura 1.18), na ausência de sintomas ou patologia apical, não é considerado patológico. No entanto, caso surja doença pulpar nessas condições, o tratamento de canal pode se tornar bastante desafiador.

Menos frequentemente, a polpa pode sofrer reabsorção interna (Figura 1.19). As células que normalmente iniciam a reabsorção, os osteoclastos ou odontoclastos, não são habitantes normais da polpa saudável. Essas células, que se originam dos monócitos, são mediadores normais de remodelação óssea e estão presentes no LPD e no osso alveolar. Quando lesões reabsortivas (internas ou externas) são detectadas clinicamente, elas em geral já atingiram um tamanho grande e são consideradas patológicas, mesmo na ausência de sintomas.

CAPÍTULO 1   Patogênese das Doenças Pulpares e Periapicais

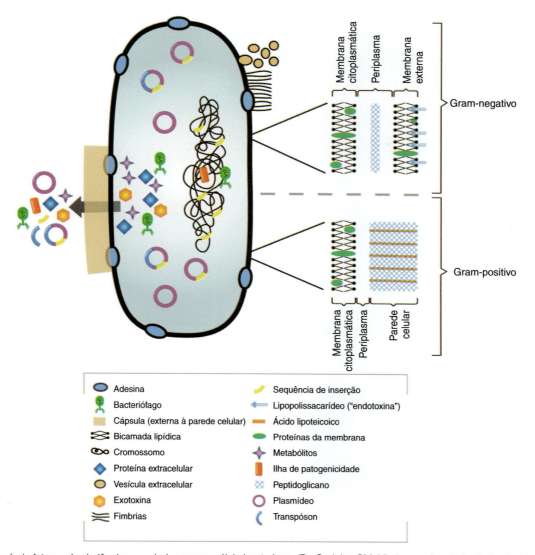

- **Figura 1.13** Possíveis fatores de virulência associados a uma célula bacteriana. (De Sedgley CM. Virulence of endodontic bacterial pathogens. In Fouad AF, editor: *Endodontic microbiology*, Ames, IA, 2009, Wiley- Blackwell Publishing, pp. 130-151.)

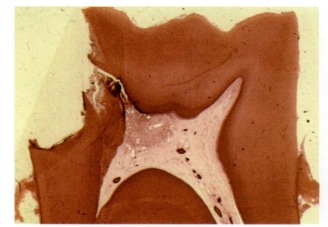

- **Figura 1.14** Reação inflamatória localizada contendo principalmente leucócitos polimorfonucleares (PMNs) no local de uma exposição de polpa cariosa. O restante da polpa coronária está praticamente livre de células inflamatórias. (Cortesia de Dr. J. H. Simon.)

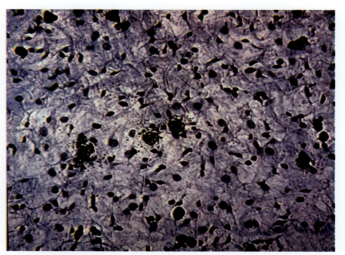

- **Figura 1.15** Mastócitos são prontamente visíveis como células escuras nessa polpa dental humana inflamada.

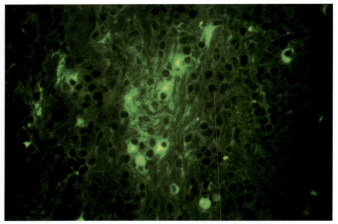

- **Figura 1.16** Alguns plasmócitos apresentam positividade a IgM na polpa dental humana inflamada, indicando atividade imunológica.

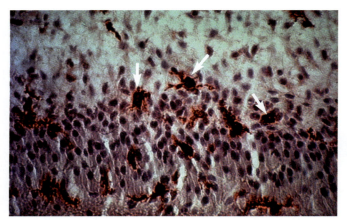

- **Figura 1.17** Muitas células dendríticas *(setas)* estão presentes em uma polpa dental inflamada. (Cortesia de Dr. M. Jontell.).

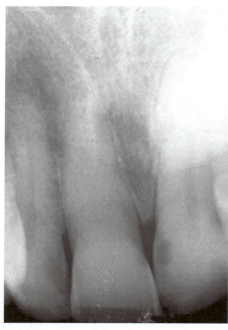

- **Figura 1.18** Metamorfose cálcica não representa patologia *per se* e pode ocorrer com o envelhecimento ou com irritação de baixo grau. Também pode ocorrer subsequente a um ferimento traumático no dente.

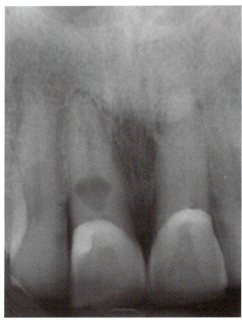

- **Figura 1.19** Reabsorção de tecido duro que causa desaparecimento da evidência radiográfica normal do canal radicular *geralmente* indica defeito de reabsorção interna.

• Boxe 1.1 Questões de revisão

1. Qual das seguintes é uma condição que pode ser descrita como patose irreversível da polpa?
   a. Hipersensibilidade da dentina
   b. Obliteração do canal da polpa (calcificação total)
   c. Reabsorção interna
   d. Dor aguda e rápida com mudanças de temperatura
2. O(s) seguinte(s) mediador(es) inflamatório(s) encontra(m)-se em níveis elevados na polpa em casos de pulpite sintomática irreversível:
   a. Prostaglaninas
   b. Leucotrienos
   c. Bradiquinina
   d. Neuropeptídeos
   e. Melatoproteinases da matriz
3. A seguinte citocina age no controle da expansão das lesões periapicais:
   a. IL-1
   b. IL-8
   c. IL-10
   d. TNF-alfa
   e. IL-17
4. Infecções de canal radicular são mais bem descritas como:
   a. Biofilmes de espécie única, predominantemente microrganismos
   b. Biofilmes de espécie única, predominantemente matriz extracelular
   c. Biofilmes de múltiplas espécies, dentro de uma matriz extracelular, predominantemente microrganismos
   d. Biofilmes de múltiplas espécies, dentro de uma matriz extracelular, predominantemente matriz
5. Comparados às bactérias em suspensão (planctônicas), os microrganismos nos biofilmes:
   a. São menos resistentes a agentes antimicrobianos
   b. Podem resistir melhor a estresse alcalino
   c. Têm menor potencial de interação célula com célula
   d. A e C

Classificação clínica das condições pulpares

A polpa dental é rodeada por tecido duro e, portanto, não é suscetível a exame visual ou tátil direto, ou amostragem para biopsia. O profissional clínico deve se basear nos sinais e sintomas da doença, nos resultados de exames clínicos e de imagem radiográfica para chegar a um diagnóstico pulpar (Capítulo 4). Deve-se obter um diagnóstico antes de se considerar qualquer procedimento endodôntico. Aqui serão descritas a classificação e as características gerais de diferentes condições pulpares para apresentar ao leitor como a doença progride na polpa dental. O exame histológico da polpa em diversos estágios da doença, exceto na necrose total, revela que diferentes áreas da polpa podem se encontrar, em diferentes estágios de normalidade, inflamação ou necrose. De fato, a progressão de pulpite reversível para pulpite irreversível, e então para necrose, é gradativa e ocorre em pequenos compartimentos da polpa a qualquer momento, de modo que se complica o diagnóstico clínico.

Polpa normal

Conforme observado anteriormente, a polpa normal é histologicamente caracterizada pela presença de uma camada odontoblástica intacta, uma zona livre de células, uma zona rica em células e ausência de inflamação ou necrose. Os odontoblastos podem ser intercalados com células dendríticas ou terminações nervosas. Ocasionalmente, células inflamatórias como linfócitos, neutrófilos ou macrófagos podem ser observadas, mas estas são esporádicas e localizadas no centro da polpa. Porém, o tecido pulpar é basicamente composto de fibroblastos, elementos vasculares, células-tronco e fibras nervosas mielinadas e não mielinadas.

Pulpite reversível

A inflamação pulpar começa com o surgimento de uma lesão cariosa, ou outra irritação, como trinca, abrasão cervical, contato prematuro ou fratura coronal. Pode começar também em resposta a um procedimento dental em um dente intacto. Esses estímulos externos levam à irritação biológica ou física da polpa e resultam em um aumento da área da reação inflamatória em grande proximidade à área de irritação. Um exemplo dessa reação pode ser a hipersensibilidade da dentina em relação à abrasão cervical ou à perda da inserção após tratamento com raspagem e alisamento radicular. Clinicamente, o paciente com pulpite reversível normalmente não apresenta sintomas, ou pode apresentar uma leve hiperalgesia da polpa. Esta última manifesta-se como um aumento da dor aguda (mediante alterações térmicas) de curta duração. A remoção do problema clínico que causou a pulpite reversível, como uma restauração de uma lesão cariosa ou dessensibilização de dentina hipersensível, resulta em alívio e resolução dos sintomas.

Pulpite irreversível

A transição de pulpite reversível para irreversível é gradativa, e pode ou não estar associada a mudanças nos sintomas. Pulpite irreversível é histologicamente caracterizada pela existência de áreas de inflamação grave e necrose parcial da polpa, comumente em proximidade a uma área de exposição cariosa. Tipicamente, há invasão microbiana de uma porção da polpa, com reação inflamatória intensa na tentativa de barrar a infecção microbiana. O restante do tecido da polpa normalmente apresenta inflamação leve ou nenhuma inflamação, e, portanto, responde ao teste de vitalidade clínica. A pulpite irreversível pode estar associada a dor intensa espontânea e persistente, ou a sintomas leves ou analgesia. Pelo fato de a associação à dor na pulpite irreversível não ser consistente, seu diagnóstico pode ser desafiador (Capítulo 4).

Duas condições adicionais são geralmente diagnosticadas como pulpite irreversível: casos com reabsorção interna, com polpa vitalizada (responsiva) (Figura 1.19) e casos com pulpite hiperplásica (pólipo pulpar) (Figura 1.20). Esta última representa uma resposta proliferativa que é ocasionalmente observada na polpa de crianças, que foi exposta à cavidade oral, e na qual o tecido pulpar pode estar coberto por epitélio descamado da mucosa oral.

Necrose pulpar

Em aproximadamente 40% dos casos, a pulpite irreversível evolui para necrose pulpar sem apresentar sintomas.[53] Sob essa condição, a polpa dental degenera-se completamente, sendo substituída por líquido seroso ou purulento ou por tecido necrótico seco. O ambiente do canal radicular contém biofilmes microbianos que variam em termos de composição, localização e espessura, a depender de fatores nutricionais, pH, tensão de oxigênio e acesso contínuo à cavidade oral. Além disso, o biofilme invade os túbulos da dentina, que são suficientemente grandes para acomodar células microbianas, principalmente em pacientes jovens com túbulos de dentina maiores.[54]

A necrose pulpar é assintomática, pois as terminações nervosas que alimentam a polpa não estão mais presentes. Contudo, clinicamente, há casos em que o paciente pode sentir os instrumentos endodônticos explorando o espaço pulpar necrótico. Essa sensação

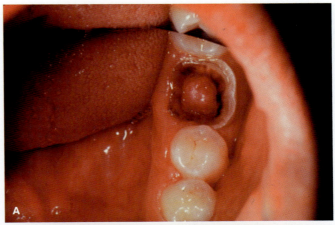

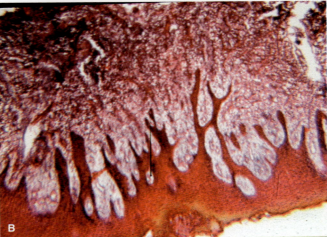

• **Figura 1.20 A.** Pólipo pulpar, também chamado de *pulpite hiperplásica*. O dente envolvido geralmente apresenta cárie com perda extensiva da estrutura dental; a polpa permanece vitalizada e prolifera-se a partir do ponto de exposição. **B.** Exame histológico de pulpite hiperplásica demonstra epitélio superficial e tecido conjuntivo subjacente inflamado.

pode ser decorrente da permanência de fibras nervosas da polpa ou das pressões de líquidos que estimulam os nociceptores apicais. Além disso, a necrose pulpar pode estar associada a várias condições apicais que são sintomáticas (seção a seguir).

Doenças periapicais

Conforme a inflamação evolui para toda a polpa radicular, gradativamente começa a afetar os tecidos periapicais. A progressão da doença pulpar nos tecidos periapicais representa um dos maiores desafios biológicos a esses tecidos. O LPD é um tecido muito fino e altamente fibroso que fica confinado dentro da cripta óssea. Assim, esses tecidos não são capazes de armar uma resposta imune que possa interromper o avanço do ingresso microbiano. Portanto, a marca registrada da periodontite apical é a reabsorção óssea para acomodar a formação de uma lesão de tecido mole, na qual as reações imunológicas, que podem interromper o avanço da infecção, podem estar concentradas.

Estudos em animais demonstraram que a reabsorção óssea apical e a reação inflamatória começam logo após o início da inflamação pulpar. Em um estudo, pesquisadores verificaram que a patogênese da pulpite e da periodontite apical nas fases iniciais, bem como sob ausência de bactérias intensivamente virulentas, é mais coordenada pelas respostas imunes inatas do que pelas respostas imunes adaptativas.[55] Em outro estudo, verificou-se que as respostas adaptativas eram essenciais para prevenir infecções disseminadas caso uma carga microbiana significativa de espécies virulentas fosse introduzida.[56] Conforme observado anteriormente, uma variedade de fatores microbianos é importante no desenvolvimento de lesões periapicais, como os lipopolissacarídeos (LPSs), ácido lipoteicoico, enzimas bacterianas, fatores de aderência, toxinas etc. (Figura 1.13). Embora os LPSs sejam um irritante bem caracterizado que pode induzir lesões pulpares e periapicais mesmo na ausência de bactérias vivas,[57,58] foram induzidas lesões periapicais em modelos animais que não respondiam aos LPSs de maneira semelhante a animais normais.[59] Lesões periapicais normalmente demoram de 5 a 8 semanas para serem radiograficamente visíveis em modelos animais.[60]

A reação inflamatória na lesão periapical é semelhante à da polpa, à exceção de que a reabsorção óssea agora é um componente fundamental da resposta do hospedeiro. Vários estudos documentaram o processo rigorosamente controlado de perda óssea periapical que está correlacionado ao grau de avanço da irritação microbiana e ao equilíbrio de fatores pró-inflamatórios e anti-inflamatórios. Citocinas importantes na reabsorção óssea incluem as IL-1, IL-6, IL-11, IL-17 e TNF-alfa. Citocinas que limitam a reabsorção óssea incluem a IL-4 e a IL-10. Outra proteína importante que desempenha um papel de destaque na reabsorção óssea é o ligante do fator nuclear κB (RANKL). O RANKL liga-se a seu receptor (RANK), resultando em diferenciação osteoclástica. Essa interação é inibida pela osteoprotegerina (OPG), uma proteína "chamariz" que se liga ao receptor. Tanto os níveis de RANKL quanto a razão de RANKL para OPG têm seu pico em 2 a 3 semanas, coincidindo com a progressão da destruição óssea periapical. A produção de RANKL vai diminuindo entre as semanas 4 e 8, enquanto a de OPG vai aumentando, o que cria um ciclo de *feedback* negativo que limita a quantidade de destruição óssea causada pela infecção bacteriana.[61] A interação RANKL-RANK está envolvida na reabsorção óssea tanto fisiológica quanto patológica. Nos tecidos periapicais, foi verificado um aumento significativo dos níveis de RANKL em lesões granulomatosas em comparação a controles saudáveis.[62,63] Finalmente, os linfócitos T reguladores demonstraram ser capazes de controlar a dimensão das lesões periapicais de forma significativa.[64]

Do ponto de vista histológico, as lesões periapicais são tradicionalmente classificadas como granulomas, cistos ou abscessos apicais.

Um granuloma apresenta uma coleção de células inflamatórias, como linfócitos, plasmócitos, macrófagos e mastócitos, que são organizados de maneira granular – por isso o nome *granuloma*. Ocasionalmente, há células gigantes multinucleadas e células espumosas que podem representar osteoclastos ou macrófagos saturados, respectivamente. Um cisto periapical surge em uma parte de um granuloma e, portanto, tem um granuloma como parte de sua parede. Um cisto representa uma proliferação dos restos epiteliais de Malassez, que são vestígios de células embrionárias que permanecem após a desintegração da bainha da raiz epitelial de Hertwig após o desenvolvimento da raiz. Os cistos podem ser formados por meio de um ou vários mecanismos. Ou as linhas epiteliais proliferam-se até circundar uma área do granuloma, restringindo o suprimento de sangue e causando a degeneração do tecido central, ou a massa epitelial expande-se até que as células centrais degenerem-se devido à sua distância das fontes de nutrição. Cistos contêm líquido transparente que pode ser preenchido com material eosinofílico e cristais de colesterol (Figura 1.21).

A literatura mostra que a incidência de granulomas e cistos varia consideravelmente. A maioria desses estudos vem de serviços de patologia, nos quais apenas um número seleto de casos é submetido a exame, normalmente quando o profissional suspeita de patologia não endodôntica. As fontes possivelmente são dentes extraídos que podem ou não ter sido submetidos a tratamento endodôntico, lesões recuperadas durante cirurgia apical ou lesões em áreas edêntulas, onde há suspeita de associação com dentes previamente extraídos. O tecido pode ou não ser a lesão completa, e o patologista pode ou não realizar cortes seriais para diagnosticar a lesão em sua totalidade. Além disso, vários patologistas diagnosticam um cisto mediante a identificação de qualquer tecido epitelial na lesão, enquanto outros precisam observar evidências de revestimento e lúmen no cisto antes de dar o mesmo diagnóstico. Finalmente, alguns dos estudos de maior porte documentaram alta porcentagem de lesões não endodônticas (27% em um estudo[65]) que são submetidas a exame, de modo que há considerável possibilidade de que alguns desses casos não se enquadrem nas outras características de patologia apical. Com tal diversidade, reportou-se que a incidência de cistos era de 7% a 54% das lesões apicais.

Dois tipos de cistos radiculares apicais foram descritos na literatura: cistos verdadeiros ou cistos em bolsa (ou baía). Os verdadeiros são aqueles que não se comunicam diretamente com o forame apical do dente lesivo, de modo que estão separados dele por uma área da lesão. Cistos em bolsa ou cistos baía são aqueles nos quais o ápice da raiz e o forame apical abrem-se diretamente no lúmen

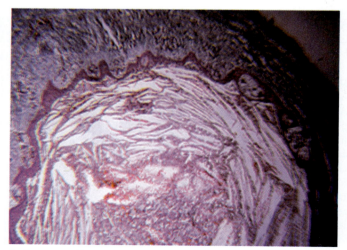

• **Figura 1.21** Uma região do cisto apical humano com cavidade central preenchida por material eosinofílico *(EM)* e parede coberta por epitélio.

do cisto. Essa distinção entre os tipos de cistos foi proposta como fundamento para um argumento de que cistos verdadeiros não responderiam a tratamento não cirúrgico e que necessitariam de enucleação cirúrgica.[66] Contudo, nunca se encontrou evidência direta que corroborasse tal hipótese.[67,68]

Um grande número de publicações na literatura verificou as diferenças entre cistos e granulomas em células inflamatórias ou mediadores moleculares e se eles podem ser distinguidos clinicamente sem a realização de biopsia. Contudo, agora se acredita que os cistos surgem de granulomas que persistiram por muito tempo e em condições que conduzem a proliferação de restos epiteliais. Também é geralmente aceito que a diferenciação entre cistos e granulomas não é essencial, pois ambos podem se resolver igualmente após tratamento cirúrgico ou não cirúrgico,[68] desde que os irritantes bacterianos tenham sido controlados.[67] A importância clínica dos cistos radiculares apicais (ou grandes granulomas) pode se encontrar no diagnóstico diferencial de outras lesões não odontogênicas (ver a seção adiante). Os cistos também podem empurrar as raízes, causando desalinhamento dos dentes.[69]

Um abscesso apical é caracterizado histologicamente pela presença de uma reação inflamatória intensa ao redor de áreas de necrose tecidual. Caso sejam usados corantes de bactérias, estas podem estar fisicamente presentes nessas áreas de necrose. Se a invasão bacteriana for extensa e prolongada, especialmente em pacientes imunocomprometidos, pode haver o desenvolvimento da osteomielite. Histologicamente, observam-se áreas de ossos necróticos com lacunas vazias, cercadas por intensa reação inflamatória. A existência microbiana em lesões apicais assintomáticas é relativamente rara.[70,71] Contudo, estudos demonstraram que cerca de 50% dos casos com doença persistente após tratamento endodôntico podem conter bactérias na lesão.[72] Ocasionalmente, a colônia bacteriana predominante é de *Actinomyces* spp.[73] Esse organismo é filamentoso por natureza, e o quadro histológico é caracteristicamente descrito como raios actínicos (Figura 1.22).

Classificação clínica de condições periapicais (apicais)

Periápice normal

Nessa condição clínica, não há evidência clínica ou radiográfica de patologia apical, e o dente é assintomático à percussão e palpação apical. Em tais casos, considera-se que a inflamação da polpa ainda não atingiu os tecidos apicais, mas pode vir a alcançá-los caso a condição pulpar não seja tratada.

Periodontite apical sintomática

Sob essa condição, o dente fica dolorido à percussão e/ou palpação apical. Tal condição também é chamada de *alodinia mecânica* do dente envolvido. Nesse caso, a inflamação progrediu para os tecidos apicais, e, portanto, a patologia pulpar é considerada como de natureza irreversível. Há que se observar, contudo, que, após procedimentos de restauração em uma polpa vitalizada normalmente responsiva, se a oclusão do dente foi deixada inadvertidamente alta, o dente fica dolorido à percussão. Nesses casos, a oclusão precisa ser ajustada, e a condição pulpar é considerada reversível.

Casos de periodontite apical sintomática podem apresentar um espaço ampliado de LPD na radiografia periapical (Figura 1.23), ou uma pequena radiolucência na tomografia computadorizada de feixe cônico (TCFC). No entanto, também há muitos casos de periodontite apical assintomática, nos quais uma lesão apical é radiograficamente evidente e desenvolvem-se sintomas clínicos, tornando-se sintomática; porém, acredita-se que essa alteração pode ser decorrente de mudanças na composição da microbiota do canal radicular infectado, causando aumento de cepas virulentas, aumento da carga microbiana ou paralisação da resposta do hospedeiro, de modo a favorecer uma infecção mais patogênica.

Periodontite apical assintomática

Nessas condições, uma lesão apical radioluscente é evidente radiograficamente e está associada a necrose da polpa (Figura 1.24). A lesão é tipicamente associada a uma ou mais raízes do dente e às vezes também se estende até a região da furca. Na verdade, a lesão está associada a qualquer área da raiz na qual exista forame dos canais principal, lateral ou acessório. Ocasionalmente, a existência da lesão indica a localização de um forame de um canal lateral grande que não pode ser visto radiograficamente e pode não ser diretamente tratável devido à sua localização e tamanho. A periodontite apical assintomática pode permanecer assintomática por anos e pode atingir dimensões bastante grandes. Nesses casos, a lesão é detectada se o dentista tiver uma suspeita de patologia apical em uma imagem ou como achado incidental de radiografia intraoral ou extraoral realizada para outras finalidades. Tais lesões podem ser granulomas ou cistos, mas essa distinção não pode ser determinada clinicamente.

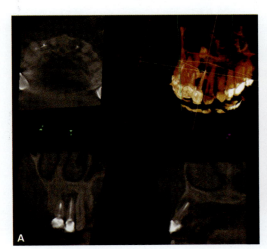
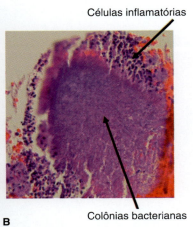

• **Figura 1.22** Actinomicose apical. **A.** Tomografia computadorizada de feixe cônico (TCFC) de um paciente com periodontite apical persistente relacionada ao dente tratado anteriormente #10. Após ressecção do ápice radicular e obturação do remanescente radicular, o resultado da biopsia foi actinomicose apical. **B.** Microfotografia da lesão.

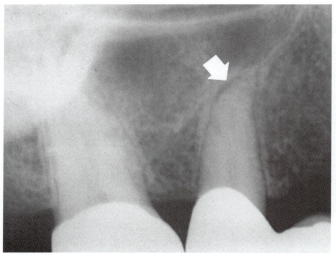

• **Figura 1.23** Após a cimentação de uma ponte de três unidades, o pré-molar desenvolveu sinais e sintomas clínicos de periodontite apical aguda. A radiografia mostra aumento do espaço do ligamento periodontal *(seta)*.

Abscesso apical agudo

Essa condição é o diagnóstico clínico mais grave na endodontia. Ela indica que uma infecção bacteriana virulenta invadiu os tecidos periapicais em quantidade suficiente para causar dor e inchaço relacionados ao dente lesado (Figura 1.25). Um abscesso apical agudo varia em gravidade de pequeno inchaço localizado próximo à gengiva não associado a sintomas constitucionais, até um grande inchaço que invade os espaços fasciais e causa grave

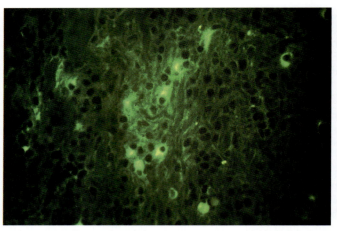

• **Figura 1.24** Alguns plasmócitos apresentaram positividade à coloração para imunoglobulina M (IgM) em uma polpa dental humana inflamada, indicando atividade imunológica.

morbidade e até mesmo mortalidade do paciente. Microrganismos existentes no canal radicular são capazes de elevar os níveis de imunoglobulinas sistêmicas, proteínas de fase aguda, e citocinas sistêmicas, como a IL-1.[74-77]

Abscesso apical crônico

Essa condição é menos grave do que o abscesso apical agudo, embora sejam biologicamente bastante semelhantes. A necrose pulpar, nesse caso, é a fonte das bactérias virulentas que invadem os tecidos apicais e causam drenagem purulenta através do trato sinusal, normalmente na gengiva próxima ao redor do dente

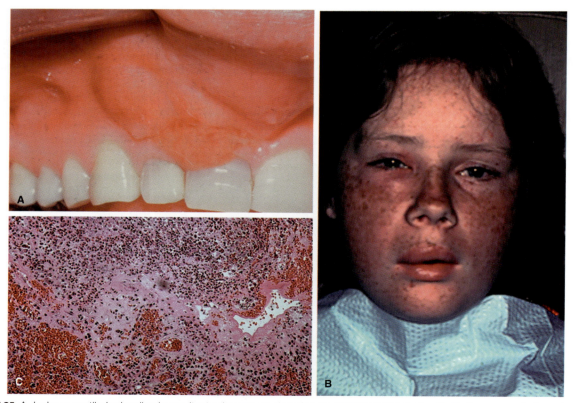

• **Figura 1.25** A. Inchaço vestibular localizado resultante de necrose de polpa no incisivo lateral direito. B. O abscesso apical agudo (AAA) criou inchaço facial difuso. C. A avaliação histológica do AAA mostra tecido edematoso intensamente infiltrado por leucócitos polimorfonucleares (PMNs) degenerativos.

envolvido. A drenagem também pode ocorrer por meio de uma bolsa periodontal isolada que se comunica com a lesão apical. O caminho do trato sinusal é determinado pelo caminho de menor resistência. Em raros casos, o trato sinusal viaja além da inserção dos músculos faciais e abre-se na pele do rosto do paciente ou na área do queixo. Um trato sinusal, independentemente de sua localização e duração, resolve-se espontaneamente, uma vez que se intervenha efetivamente na fonte dos microrganismos, isto é, no ambiente do canal radicular infectado, com tratamento do canal radicular ou extração do dente.

Osteíte condensante

Essa condição representa uma característica radiográfica do periápice de alguns dentes com patologia pulpar. Nesses casos, o osso ao redor da região apical é mais esclerótico do que os dentes adjacentes ao redor. A condição pulpar pode incluir qualquer uma das condições patológicas descritas anteriormente neste capítulo. Acredita-se que irritação óssea de baixo grau possa resultar em esclerose, em vez de reabsorção. Na ausência de patologia irreversível da polpa, não há necessidade de tratar a osteíte condensante. Osteíte condensante é geralmente confundida com enostose (osso esclerótico), uma entidade não patológica que pode estar associada a dentes com polpa normal.

Patologia não endodôntica

Lesões benignas com imagens radiográficas parecidas com lesões periapicais incluem (mas não se limitam a) estágios iniciais de displasia cementária periapical (Figura 1.26), estágios iniciais de displasia fibrosa, fibroma ossificante, queratocisto odontogênico, cisto periodontal lateral, cisto dentígero, cisto maxilar ou mandibular médio, cisto ósseo traumático, granuloma central de células gigantes, hemangioma central, hiperparatiroidismo, mixoma e ameloblastoma. Ainda que nem sempre seja o caso, radiograficamente, a lâmina dura ao redor dos ápices radiculares deve estar intacta, e as reações aos testes pulpares, normais. O diagnóstico final dessas lesões é geralmente baseado em biopsia cirúrgica e exame histopatológico.

Lesões malignas que podem simular lesões periapicais de origem pulpar e que são geralmente metastáticas incluem linfoma (Figura 1.27), carcinoma de células escamosas, sarcoma osteogênico, condrossarcoma e mieloma múltiplo. Diferentemente das lesões endodônticas, essas lesões estão geralmente associadas a uma destruição rápida e extensiva de tecidos duros (ossos e dentes). Normalmente, os dentes na região afetada continuam responsivos aos testes de vitalidade, embora às vezes as polpas ou nervos sensoriais sejam rompidos e tornam-se não responsivos. O paciente também pode sentir dormência em vez de dor nessas situações.

As porcentagens de diferentes diagnósticos histopatológicos foram apresentadas em um dos maiores estudos para documentar patologia apical endodôntica e não endodôntica submetida à biopsia[65] (Figura 1.28).

Papel dos microrganismos residuais no desfecho do tratamento endodôntico

O objetivo do tratamento de canal radicular é eliminar tecido necrótico pulpar, biofilme e resíduos do sistema de canais radiculares. Contudo, podem existir vários obstáculos para a desinfecção ideal do canal radicular, resultando em infecções persistentes ou advindas

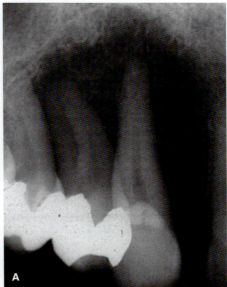

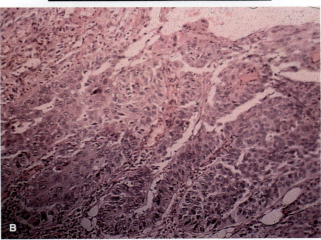

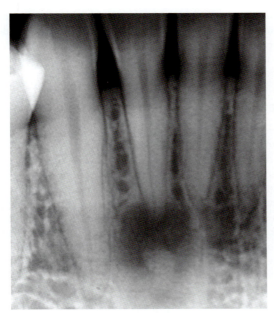

• **Figura 1.26** Radiolucência periapical nos estágios iniciais de cementoma pode simular uma lesão periapical de origem pulpar. No entanto, as respostas da polpa encontram-se dentro dos limites normais.

• **Figura 1.27** A. Lesão periapical radiolucente de origem não pulpar. B. Resultados positivos de testes de vitalidade e exame histológico do tecido confirmam o diagnóstico de carcinoma.

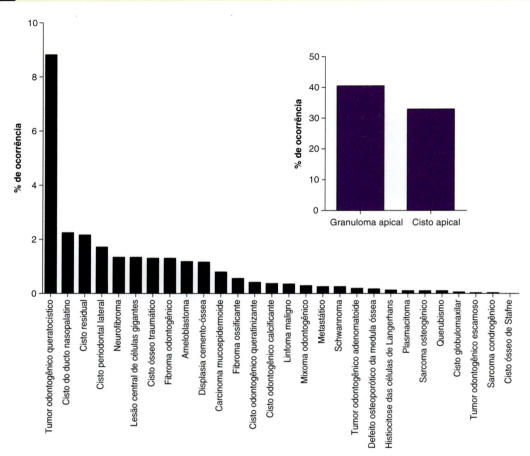

- **Figura 1.28** Lesões associadas a coroas de dentes não erupcionados (cistos dentígeros, folículo hiperplásico) que não podem ser confundidas com as de origem endodôntica foram excluídas desta lista (n = 9.723). Cistos apicais e granulomas foram os mais comuns, abrangendo 73% das lesões mandibulares consideradas. Ameloblastomas foram relatados em 144 casos (1,2%); tumores odontogênicos escamosos e sarcomas condrogênicos, em duas ocasiões (0,02%), e um cisto ósseo de Stafne foi relatado uma vez (0,01%). (De Koivisto T, Bowles WR, Rohrer M: Frequency and distribution of radiolucent jaw lesions: a retrospective analysis of 9,723 cases, *J Endod* 38[6]:729-32, 2012.).

de membros da microbiota original que sobreviveram ao tratamento de canal radicular.[78] Entre esses obstáculos, estão as complexidades anatômicas do sistema de canais radiculares, os efeitos protetores da dentina e a barreira física a antimicrobianos proporcionada pela matriz da EPS do biofilme. Consequentemente, algumas espécies sobrevivem a procedimentos de tratamento endodôntico, podendo resultar em infecção persistente.[79,80] Produtos microbianos de infecções persistentes, ao difundirem-se nos tecidos apicais pelas ramificações do canal radicular e serem expostos aos túbulos de dentina, podem induzir uma reação inflamatória com consequente liberação de citocinas que ativam mecanismos de reabsorção (Figura 1.29).

A principal causa de falha no tratamento endodôntico foi atribuída a infecções intrarradiculares, geralmente na forma de biofilmes.[81] Microrganismos existentes na porção apical do canal radicular, deltas apicais e canais laterais têm potencial de manter infecções por longos períodos.[22] Esses microrganismos que sobrevivem precisam ser capazes de resistir a períodos de inanição e suportar possíveis rupturas da matriz de EPS. Caso haja comunicação com os tecidos apicais, o biofilme provavelmente terá acesso a uma fonte de nutrientes que facilitam o crescimento e uma subsequente resposta do hospedeiro, que sustenta ou exacerba a inflamação periapical e impede sua resolução.

Infecções extrarradiculares foram associadas a casos de lesões duradouras e infeções persistentes do canal radicular.[82] É geralmente aceito que *Actinomyces* spp. e *Propionibacterium propionicum* estão envolvidos em lesões periapicais refratárias a tratamento endodôntico devido à sua capacidade de esquivar-se da resposta do hospedeiro, sobreviver nos tecidos apicais e evitar a recuperação apical (Figura 1.22). No entanto, não há evidência clara de que a actinomicose apical é de fato independente da infecção intrarradicular.[73] Nesses casos, manejo cirúrgico que inclua ressecção da terminação da raiz e remoção do tecido infectado normalmente produz um desfecho bem-sucedido.

Cicatrização dos tecidos pulpares e periapicais

Regeneração é um processo pelo qual tecidos alterados são completamente substituídos por tecidos nativos que recuperam sua arquitetura e função originais. Reparação é um processo pelo qual os tecidos não são totalmente restaurados às suas estruturas originais. Inflamação e cicatrização não são duas entidades distintas; na verdade, constituem partes de um processo em resposta à lesão tecidual. Nos níveis molecular e celular, são inseparáveis. A inflamação domina os eventos iniciais após a lesão do tecido, passando para a cicatrização depois de abrandadas as reações iniciais. O nível dessa cicatrização é proporcional ao grau e à extensão do ferimento tecidual, bem como à natureza da destruição do tecido.

Processo de cicatrização da polpa

Na ausência de irritantes, uma polpa saudável tem imensa capacidade de cicatrização. Odontoblastos são as primeiras células a

CAPÍTULO 1 Patogênese das Doenças Pulpares e Periapicais 17

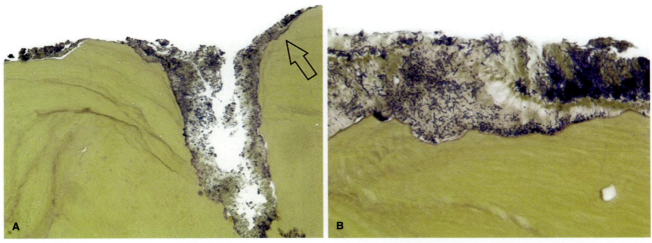

• **Figura 1.29** Forame apical e superfície dental com infecção persistente de canal radicular. **A.** Corte seccional longitudinal através do forame, que parece obstruído por um biofilme, estendendo-se sobre a superfície apical externa (técnica de Brown-Brenn modificada por Taylor, ampliação original 50). **B.** Visualização de alta potência da superfície apical externa indicada pela seta em (**A**) mostrando diferentes concentrações de bactérias dentro do biofilme, que parecem firmemente aderidas ao cimento reabsorvido (ampliação original × 400). (De Ricucci D, Loghin S, Gonçalves LS et al.: Histobacteriologic conditions of the apical root canal system and periapical tissues in teeth associated with sinus tracts, *J Endod* 44[3]:405-413, 2018.)

encontrar os microrganismos invasores e seus componentes, bem como a detectar constituintes da matriz da dentina liberados durante a desmineralização.[83] Com os fibroblastos da polpa,[84] são capazes de orquestrar uma reação inflamatória, contribuindo para o recrutamento de células do sistema imune e para a liberação de citocinas e quimiocinas.[85,86]

As células-tronco da polpa dental humana (hDPSCs) são derivadas do ectoderma, originam-se de células migratórias da crista neural e apresentam propriedades de células-tronco mesenquimais (MSC). Há na literatura evidência de que células tronco/progenitoras da polpa inflamada de dentes humanos retêm o potencial de geração de tecidos.[87] Materiais dentários de capeamento pulpar também podem contribuir para diferenciação e reparo das células-tronco pulpares.[88,89] Andelin e associados utilizaram uma imunocoloração com sialoproteína de dentina (DSP) para determinar o tipo de tecido que se forma após procedimentos de capeamento pulpar.[88] DSP está presente tanto no osso quanto na dentina, mas é expressa em um nível aproximadamente 400 vezes maior na dentina do que no osso.[90] Dependendo do material de capeamento usado, a recuperação dentinária pode ocorrer por meio da regeneração da dentina (identificada através de coloração intensa por DSP; Figura 1.30, *A*) ou de reparo com tecido cicatricial mineralizado amorfo (coloração fraca com DSP; Figura 1.30, *B*).

Lesões leves na polpa e células endoteliais estimulam o recrutamento de células-tronco, do mesmo modo que a proliferação de células-tronco dentárias pode ser estimulada pelo fator de crescimento derivado de plaquetas BB (PDGF-BB), fator de crescimento endotelial vascular (VEGF), fator de crescimento semelhante à insulina 1 (IGF-1) e fator de crescimento transformador β1 (TGF-β1).[91] Por outro lado, lesões prolongadas (p. ex., como as observadas em infecções microbianas) resultam em apoptose das células-tronco e enfraquecimento da função e das capacidades dessas células de reparar a polpa.[92]

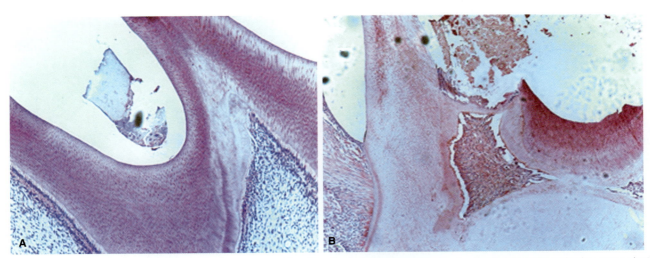

• **Figura 1.30 A.** Dentina esclerótica, que aparece como um tecido mineralizado, irregularmente organizado, de coloração mais clara que a dentina tubular normal com anticorpo contra sialoproteína da dentina (DSP). **B.** Ponte de dentina; há também dentina secundária depositada ao longo da parede do canal após procedimento de recapeamento de polpa, mostrando uma estrutura tubular e com coloração semelhante à da dentina primária com anticorpo contra DSP.

Processo de cicatrização periapical

A sequência de eventos que levam à resolução das lesões periapicais não foi estudada extensivamente. Com base no processo de reparação envolvido em locais de extração,[93] após a remoção de irritantes, as reações inflamatórias diminuem, e as células formadoras de tecido (fibroblastos e células endoteliais) aumentam; finalmente, ocorre organização e maturação do tecido. O osso que foi reabsorvido é substituído por um novo osso; o cimento e a dentina reabsorvidos são reparados pelo cimento celular. O LPD, que é o primeiro tecido afetado, é o último a ter sua arquitetura normal restaurada (Figura 1.31). A avaliação histológica das lesões periapicais mostra evidência de cicatrização na forma de depósito de cimento, além de aumento da vascularidade e das atividades fibroblásticas e osteoblásticas.[94] Estudos demonstraram que algumas citocinas, MMPs e TIMP1, HSP27 e Serpina1 desempenham importante papel durante a cicatrização de lesões periapicais.[95-98] MSCs também resultam na atenuação da progressão da periodontite apical associada a mecanismos imunossupressores e pró-cicatrização.[99]

Algumas lesões não recuperam por completo todas as estruturas originais. São observadas variações em diferentes padrões de fibras ou ossos. Essas variações podem ser óbvias radiograficamente, com lâmina dura alargada ou configuração óssea alterada. Certos fatores, como tamanho do defeito ou extensão do ferimento no estroma subjacente, podem afetar completamente a regeneração da arquitetura original do tecido.

Fatores que influenciam a cicatrização

Outros fatores que podem afetar a cicatrização de lesões periapicais incluem aqueles inerentes ao hospedeiro (p. ex., leucopenia, debilitação do suprimento sanguíneo, nutrição inadequada), além de corticosteroides e outras doenças sistêmicas. Por exemplo, pacientes com diabetes melito têm taxa de cicatrização significativamente menor após terapia de canal radicular de dentes com lesões apicais do que os pacientes não diabéticos.[100] Hiperglicemia não controlada também pode afetar a cicatrização da polpa. Em um modelo de

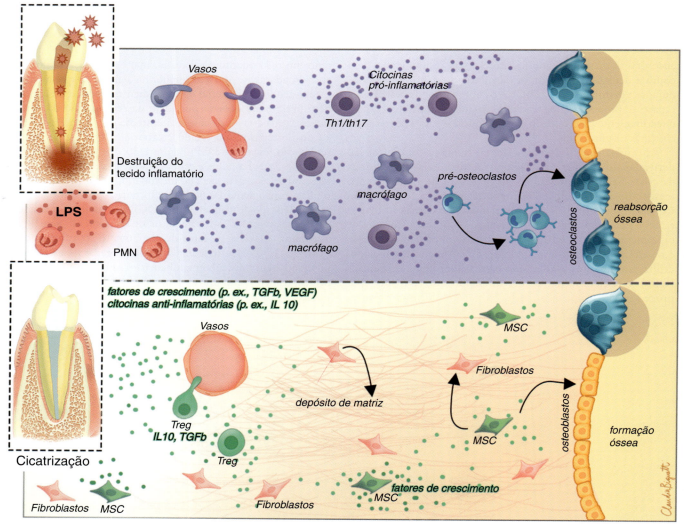

- **Figura 1.31** Ilustração esquemática da cicatrização de ferimentos de tecidos periapicais após terapia endodôntica. Periodontite apical é uma lesão inflamatória causada por microrganismos e seus subprodutos derivados de um sistema de canais radiculares infectado. Também representa um importante mecanismo de defesa do hospedeiro com a participação de células inflamatórias como leucócitos polimorfonucleares (PMNs), macrófagos, e linfócitos (Th1/Th17). Essas células expressam várias citocinas pró-inflamatórias que ativam os osteoclastos, contribuindo para a reabsorção óssea. Após uma terapia endodôntica bem-sucedida, as células T regulatórias (Tregs), as células-tronco mesenquimais (MSC), fibroblastos do tecido conjuntivo e osteoblastos iniciam o processo de cicatrização/reparação, liberando fatores de crescimento e citocinas anti-inflamatórias, o que resulta em depósito de matriz e formação de osso novo. *IL10*, interleucina 10; *LPS*, lipopolissacarídeos; *TGFb*, fator de crescimento transformador beta; *VEGF*, fator de crescimento endotelial vascular. (Cortesia de Dra. Claudia Biguetti.)

capeamento pulpar usando diabetes induzida por estreptozocina em ratos, Garber *et al.* verificaram um comprometimento significativo da formação da ponte de dentina em comparação aos ratos normais.[101] O comprometimento da formação da ponte de dentina foi diretamente relacionado à quantidade de inflamação pulpar.

Já foi sugerido que a predisposição genética pode contribuir para a suscetibilidade de um indivíduo em ter inflamação pulpar e periodontite apical, e que uma complexa rede de sinalização opera na determinação da natureza e da extensão de sua progressão, além do processo de destruição óssea associado. Nos últimos anos, polimorfismos em alguns genes (*IL1B, MMP2, MMP3, HSPA1L* e *HSPA6*) basicamente pertencentes a rotas relacionadas à resposta imune, demonstraram estar associados a inflamação pulpar e periodontite apical.[102-105] Perfis diferenciais de metilação de gene relacionados à resposta imune, como *FOXP3*[106] e micro RNAs,[107] também têm sua influência sobre a suscetibilidade individual a inflamações pulpar e apical, e sobre os desfechos do tratamento do paciente através de suas possíveis contribuições para a expressão alterada de genes relevantes em doenças.

• Boxe 1.2 Questões de revisão

6. Foram observados biofilmes na superfície da raiz apical de dentes com periodontite apical persistente:
   a. Verdadeiro
   b. Falso
7. A exposição direta da polpa a microrganismos não é um pré-requisito para resposta e inflamação pulpar:
   a. Verdadeiro
   b. Falso
8. O processo pelo qual tecidos pulpares alterados ou danificados são completamente substituídos por tecidos nativos que recuperam sua arquitetura e função originais é descrito como:
   a. Reparação
   b. Revascularização
   c. Regeneração
   d. Calcificação
9. Qual destas frases é considerada errada em relação ao processo de cicatrização da polpa?
   a. Na ausência de irritantes, a polpa saudável tem imensa capacidade de cicatrização.
   b. A DSP está presente tanto no osso quanto na dentina, mas é expressa em um nível aproximadamente 400 vezes maior no osso do que na dentina.
   c. Ferimentos leves na polpa e nas células endoteliais estimulam o recrutamento de células-tronco e a proliferação de células-tronco dentárias.
   d. Ferimentos prolongados resultam em apoptose das células-tronco e enfraquecimento da função e da capacidade dessas células de reparar a polpa.
10. Há relatos na literatura de predisposição genética a inflamação pulpar e periapical como importante fator que pode influenciar a cicatrização. Qual dos genes abaixo é considerado como um bom candidato para investigação da suscetibilidade do indivíduo ao desenvolvimento de inflamação pulpar e periapical?
    a. TGFB
    b. IL1B
    c. OPG
    d. IL10

RESPOSTAS

1 c. Reabsorção interna
2 b. Leucotrienos
3 c. IL-10
4 d. Biofilmes de múltiplas espécies, em uma matriz extracelular, predominantemente matriz
5 b. Pode resistir melhor ao estresse alcalino
6 a. Verdadeiro
7 a. Verdadeiro
8 c. Regeneração
9 b. A DSP está presente tanto no osso quanto na dentina, mas é expressa em um nível aproximadamente 400 vezes maior no osso do que na dentina.
10 b. IL1B.

Referências bibliográficas

1. Yu C, Abbott PV: An overview of the dental pulp: its functions and responses to injury, *Aust Dent J* 52(Suppl 1):S4–16, 2007.
2. Garberoglio R, Brännström M: Scanning electron microscopic investigation of human dentinal tubules, *Arch Oral Biol* 21(6):355–362, 1976.
3. Bergenholtz G, Lindhe J: Effect of experimentally induced marginal periodontitis and periodontal scaling on the dental pulp, *J Clin Periodontol* 5(1):59–73, 1978.
4. Strobl H, Haas M, Norer B, et al.: Evaluation of pulpal blood flow after tooth splinting of luxated permanent maxillary incisors, *Dent Traumatol* 20(1):36–41, 2004.
5. Kayhan F, Küçükkeleş N, Demirel D: A histologic and histomorphometric evaluation of pulpal reactions following rapid palatal expansion, *Am J Orthod Dentofacial Orthop* 117(4):465–473, 2000.
6. Taşpinar F, Akgül N, Simşek G, et al.: The histopathological investigation of pulpal tissue following heavy orthopaedic forces produced by rapid maxillary expansion, *J Int Med Res* 31(3):197–201, 2003.
7. Messer HH, Chen RS: The duration of effectiveness of root canal medicaments, *J Endod* 10(6):240–245, 1984.
8. Langeland K: Management of the inflamed pulp associated with deep carious lesion, *J Endod* 7(4):169–181, 1981.
9. Masillamoni CR, Kettering JD, Torabinejad M: The biocompatibility of some root canal medicaments and irrigants, *Int Endod J* 14(2):115–120, 1981.
10. Karapinar-Kazandağ M, Bayrak OF, Yalvaç ME, et al.: Cytotoxicity of 5 endodontic sealers on L929 cell line and human dental pulp cells, *Int Endod J* 44(7):626–634, 2011.
11. Ruparel NB, Teixeira FB, Ferraz CC, Diogenes A: Direct effect of intracanal medicaments on survival of stem cells of the apical papilla, *J Endod* 38(10):1372–1375, 2012.
12. Brännström M, Lind PO: Pulpal response to early dental caries, *J Dent Res* 44(5):1045–1050, 1965.
13. Baume LJ: Dental pulp conditions in relation to carious lesions, *Int Dent J* 20(2):309–337, 1970.
14. Jontell M, Okiji T, Dahlgren U, Bergenholtz G: Immune defense mechanisms of the dental pulp, *Crit Rev Oral Biol Med* 9(2):179–200, 1998.
15. Kakehashi S, Stanley HR, Fitzgerald RJ: The effects of surgical exposures of dental pulps in germ-free and conventional laboratory rats, *Oral Surg Oral Med Oral Pathol* 20:340–349, 1965.
16. Möller AJ, Fabricius L, Dahlén G, et al.: Influence on periapical tissues of indigenous oral bacteria and necrotic pulp tissue in monkeys, *Scand J Dent Res* 89(6):475–484, 1981.
17. Sundqvist G: *Bacteriological studies of necrotic dental pulps*, Umeå, Sweden, 1976, University of Umeå.
18. Janeway Jr CA, Medzhitov R: Innate immune recognition, *Annu Rev Immunol* 20:197–216, 2002.
19. Vasselon T, Detmers PA: Toll receptors: a central element in innate immune responses, *Infect Immun* 70(3):1033–1041, 2002.
20. Sundqvist G: *Bacteriological studies of necrotic dental pulps [Dissertation]*, Umeå, Sweden, 1976, University of Umeå.
21. Svensäter G, Bergenholtz G: Biofilms in endodontic infections, *Endod Topics* 9:27–36, 2004.

22. Ricucci D, Siqueira Jr JF: Biofilms and apical periodontitis: study of prevalence and association with clinical and histopathologic findings, J Endod 36(8):1277–1288, 2010.
23. Nair PN, Henry S, Cano V, Vera J: Microbial status of apical root canal system of human mandibular first molars with primary apical periodontitis after "one-visit" endodontic treatment, Oral Surg Oral Med Oral Pathol Oral Radiol Endod 99(2):231–252, 2005.
24. McDougald D, Rice SA, Barraud N, et al.: Should we stay or should we go: mechanisms and ecological consequences for biofilm dispersal, Nat Rev Microbiol 10(1):39–50, 2012.
25. Parsek MR, Greenberg EP: Sociomicrobiology: the connections between quorum sensing and biofilms, Trends Microbiol 13(1):27–33, 2005.
26. Flemming HC, Wingender J: The biofilm matrix, Nat Rev Microbiol 8(9):623–633, 2010.
27. Siqueira Jr JF: Rôças IN: Community as the unit of pathogenicity: an emerging concept as to the microbial pathogenesis of apical periodontitis, Oral Surg Oral Med Oral Pathol Oral Radiol Endod 107(6):870–878, 2009.
28. Miller WD: An introduction to the study of the bacterio-pathology of the dental pulp, Dental Cosmos 36(7):505–528, 1894.
29. Chhour KL, Nadkarni MA, Byun R, et al.: Molecular analysis of microbial diversity in advanced caries, J Clin Microbiol 43(2):843–849, 2005.
30. Martin FE, Nadkarni MA, Jacques NA, Hunter N: Quantitative microbiological study of human carious dentine by culture and realtime PCR: association of anaerobes with histopathological changes in chronic pulpitis, J Clin Microbiol 40(5):1698–1704, 2002.
31. Rôças IN, Alves FRF, Rachid CTCC, et al.: Microbiome of deep dentinal caries lesions in teeth with symptomatic irreversible pulpitis, PLoS One 11(5):e0154653, 2016, https://doi.org/10.1371/journal.pone.0154653.
32. Waltimo TM, Sen BH, Meurman JH, et al.: Yeasts in apical periodontitis, Crit Rev Oral Biol Med 14(2):128–137, 2003.
33. Vickerman MM, Brossard KA, Funk DB, et al.: Phylogenetic analysis of bacterial and archaeal species in symptomatic and asymptomatic endodontic infections, J Med Microbiol 56(Pt 1):110–118, 2007.
34. Li L, Hsiao WW, Nandakumar R, et al.: Analyzing endodontic infections by deep coverage pyrosequencing, J Dent Res 89(9):980–984, 2010.
35. Siqueira Jr JF, Alves FRF, Rôças IN: Pyrosequencing analysis of the apical root canal microbiota, J Endod 37(11):1499–1503, 2011.
36. Ozok AR, Persoon IF, Huse SM, et al.: Ecology of the microbiome of the infected root canal system: a comparison between apical and coronal root segments, Int Endod J 45(6):530–541, 2012.
37. Li H, Chen V, Chen Y, et al.: Herpesviruses in endodontic pathoses: association of Epstein-Barr virus with irreversible pulpitis and apical periodontitis, J Endod 35(1):23–29, 2009.
38. Ferreira DC, Paiva SS, Carmo FL, et al.: Identification of herpesviruses types 1 to 8 and human papillomavirus in acute apical abscesses, J Endod 37(1):10–16, 2011.
39. Baumgartner JC, Falkler Jr WA: Bacteria in the apical 5 mm of infected root canals, J Endod 17(8):380–383, 1991.
40. Rolph HJ, Lennon A, Riggio MP, et al.: Molecular identification of microorganisms from endodontic infections, J Clin Microbiol 39(9):3282–3289, 2001.
41. Siqueira Jr JF, Rôças IN: Exploiting molecular methods to explore endodontic infections: part 2—redefining the endodontic microbiota, J Endod 31(7):488–498, 2005.
42. Shin JM, Luo T, Lee KH, et al.: Deciphering endodontic microbial communities by next-generation sequencing, J Endod 44(7):1080–1087, 2018.
43. Schein B, Schilder H: Endotoxin content in endodontically involved teeth, J Endod 1(1):19–21, 1975.
44. Provenzano JC, Siqueira Jr JF: Rôças IN, et al: Metaproteome analysis of endodontic infections in association with different clinical conditions, PLoS One 8(10):e76108, 2013.
45. Alfenas CF, Mendes TAO, Ramos HJO, et al.: Human exoproteome in acute apical abscesses, J Endod 43(9):1479–1485, 2017.
46. Izumi T, Kobayashi I, Okamura K, Sakai H: Immunohistochemical study on the immunocompetent cells of the pulp in human non-carious and carious teeth, Arch Oral Biol 40(7):609–614, 1995.
47. Horst OV, Horst JA, Samudrala R, Dale BA: Caries induced cytokine network in the odontoblast layer of human teeth, BMC Immunol 12:9, 2011.
48. Ricucci D, Loghin S, Siqueira Jr JF: Correlation between clinical and histologic pulp diagnoses, J Endod 40(12):1932–1939, 2014.
49. Zanini M, Meyer E, Simon S: Pulp inflammation diagnosis from clinical to inflammatory mediators: a systematic review, J Endod 43(7):1033–1051, 2017.
50. Mente J, Petrovic J, Gehrig H, et al.: A prospective clinical pilot study on the level of matrix metalloproteinase-9 in dental pulpal blood as a marker for the state of inflammation in the pulp tissue, J Endod 42(2):190–197, 2016.
51. Edds AC, Walden JE, Scheetz JP, et al.: Pilot study of correlation of pulp stones with cardiovascular disease, J Endod 31(7):504–506, 2005.
52. Pettiette MT, Zhong S, Moretti AJ, Khan AA: Potential correlation between statins and pulp chamber calcification, J Endod 39(9):1119–1123, 2013.
53. Michaelson PL, Holland GR: Is pulpitis painful? Int Endod J 35(10):829–832, 2002.
54. Kakoli P, Nandakumar R, Romberg E, et al.: The effect of age on bacterial penetration of radicular dentin, J Endod 35(1):78–81, 2009.
55. Fouad AF: IL-1 alpha and TNF-alpha expression in early periapical lesions of normal and immunodeficient mice, J Dent Res 76(9):1548–1554, 1997.
56. Teles R, Wang CY, Stashenko P: Increased susceptibility of RAG-2 SCID mice to dissemination of endodontic infections, Infect Immun 65(9):3781–3787, 1997.
57. Dahlén G, Bergenholtz G: Endotoxic activity in teeth with necrotic pulps, J Dent Res 59(6):1033–1040, 1980.
58. Warfvinge J, Dahlén G, Bergenholtz G: Dental pulp response to bacterial cell wall material, J Dent Res 64(8):1046–1050, 1985.
59. Fouad AF, Acosta AW: Periapical lesion progression and cytokine expression in an LPS hyporesponsive model, Int Endod J 34(7):506–513, 2001.
60. Fouad AF, Walton RE, Rittman BR: Induced periapical lesions in ferret canines: histologic and radiographic evaluation, Endod Dent Traumatol 8(2):56–62, 1992.
61. Kawashima N, Suzuki N, Yang G, et al.: Kinetics of RANKL, RANK and OPG expressions in experimentally induced rat periapical lesions, Oral Surg Oral Med Oral Pathol Oral Radiol Endod 103(5):707–711, 2007.
62. Sabeti M, Simon J, Kermani V, et al.: Detection of receptor activator of NF-kappa beta ligand in apical periodontitis, J Endod 31(1):17–18, 2005.
63. Vernal R, Dezerega A, Dutzan N, et al.: RANKL in human periapical granuloma: possible involvement in periapical bone destruction, Oral Dis 12(3):283–289, 2006.
64. Francisconi CF, Vieira AE, Biguetti CC, et al.: Characterization of the protective role of regulatory t cells in experimental periapical lesion development and their chemoattraction manipulation as a therapeutic tool, J Endod 42(1):120–126, 2016.
65. Koivisto T, Bowles WR, Rohrer M: Frequency and distribution of radiolucent jaw lesions: a retrospective analysis of 9,723 cases, J Endod 38(6):729–732, 2012.
66. Nair PN: New perspectives on radicular cysts: do they heal? Int Endod J 31(3):155–160, 1998.
67. Lin LM, Huang GT, Rosenberg PA: Proliferation of epithelial cell rests, formation of apical cysts, and regression of apical cysts after periapical wound healing, J Endod 33(8):908–916, 2007.
68. Lin LM, Ricucci D, Lin J, Rosenberg PA: Nonsurgical root canal therapy of large cyst-like inflammatory periapical lesions and inflammatory apical cysts, J Endod 35(5):607–615, 2009.
69. Natkin E, Oswald RJ, Carnes LI: The relationship of lesion size to diagnosis, incidence, and treatment of periapical cysts and granulomas, Oral Surg Oral Med Oral Pathol 57(1):82–94, 1984.
70. Ramachandran Nair PN: Light and electron microscopic studies of root canal flora and periapical lesions, J Endod 13:29–39, 1987.

71. Ricucci D, Pascon EA, Ford TR, Langeland K: Epithelium and bacteria in periapical lesions, *Oral Surg Oral Med Oral Pathol Oral Radiol Endod* 101(2):239–249, 2006.
72. Sunde PT, Olsen I, Göbel UB, et al.: Fluorescence in situ hybridization (FISH) for direct visualization of bacteria in periapical lesions of asymptomatic root-filled teeth, *Microbiology* 149(Pt 5):1095–1102, 2003.
73. Ricucci D, Siqueira Jr JF: Apical actinomycosis as a continuum of intraradicular and extraradicular infection: case report and critical review on its involvement with treatment failure, *J Endod* 34(9):1124–1129, 2008.
74. Ren YF, Malmstrom HS: Rapid quantitative determination of C-reactive protein at chair side in dental emergency patients, *Oral Surg Oral Med Oral Pathol Oral Radiol Endod* 104(1):49–55, 2007.
75. Gomes MS, Blattner TC, Sant'Ana Filho M, et al.: Can apical periodontitis modify systemic levels of inflammatory markers? A systematic review and meta-analysis, *J Endod* 39(10):1205–1217, 2013.
76. Torabinejad M, Theofilopoulos AN, Ketering JD, Bakland LK: Quantitation of circulating immune complexes, immunoglobulins G and M, and C3 complement component in patients with large periapical lesions, *Oral Surg Oral Med Oral Pathol* 55(2):186–190, 1983.
77. Svetcov SD, DeAngelo JE, McNamara T, Nevins AJ: Serum immunoglobulin levels and bacterial flora in subjects with acute oro-facial swellings, *J Endod* 9(6):233–235, 1983.
78. Siqueira Jr JF, Rôças IN: Clinical implications and microbiology of bacterial persistence after treatment procedures, *J Endod* 34(11):1291–1301.e3, 2008.
79. Sundqvist G, Figdor D, Persson S, Sjögren U: Microbiologic analysis of teeth with failed endodontic treatment and the outcome of conservative re-treatment, *Oral Surg Oral Med Oral Pathol Oral Radiol Endod* 85(1):86–93, 1998.
80. Hancock 3rd HH, Sigurdsson A, Trope M, Moiseiwitsch J: Bacteria isolated after unsuccessful endodontic treatment in a North American population, *Oral Surg Oral Med Oral Pathol Oral Radiol Endod* 91(5):579–586, 2001.
81. Ricucci D, Siqueira Jr JF, Bate AL, Pitt Ford TR: Histologic investigation of root canal-treated teeth with apical periodontitis: a retrospective study from twenty-four patients, *J Endod* 35(4):493–502, 2009.
82. Wang J, Jiang Y, Chen W, et al.: Bacterial flora and extraradicular biofilm associated with the apical segment of teeth with post-treatment apical periodontitis, *J Endod* 38(7):954–959, 2012.
83. Cooper PR, Takahashi Y, Graham LW, et al.: Inflammation-regeneration interplay in the dentine-pulp complex, *J Dent* 38(9):687–697, 2010.
84. Jeanneau C, Lundy FT, El Karim IA: About I: Potential therapeutic strategy of targeting pulp fibroblasts in dentin-pulp regeneration, *J Endod* 43(9S):S17–S24, 2017.
85. Veerayutthwilai O, Byers MR, Pham TT, et al.: Differential regulation of immune responses by odontoblasts, *Oral Microbiol Immunol* 22(1):5–13, 2007.
86. Staquet MJ, Durand SH, Colomb E, et al.: Different roles of odontoblasts and fibroblasts in immunity, *J Dent Res* 87(3):256–261, 2008.
87. Alongi DJ, Yamaza T, Song Y, et al.: Stem/progenitor cells from inflamed human dental pulp retain tissue regeneration potential, *Regen Med* 5(4):617–631, 2010.
88. Andelin WE, Shabahang S, Wright K, Torabinejad M: Identification of hard tissue after experimental pulp capping using dentin sialoprotein (DSP) as a marker, *J Endod* 29(10):646–650, 2003.
89. Bakhtiar H, Nekoofar MH, Aminishakib P, et al.: Human pulp responses to partial pulpotomy treatment with theracal as compared with biodentine and proroot MTA: a clinical trial, *J Endod* 43(11):1786–1791, 2017.
90. Qin C, Brunn JC, Cadena E, et al.: Dentin sialoprotein in bone and dentin sialophosphoprotein gene expressed by osteoblasts, *Connect Tissue Res* 44(Suppl 1):179–183, 2003.
91. Leprince JG, Zeitlin BD, Tolar M, Peters OA: Interactions between immune system and mesenchymal stem cells in dental pulp and periapical tissues, *Int Endod J* 45(8):689–701, 2012.
92. Kobayashi C, Yaegaki K, Calenic B, et al.: Hydrogen sulfide causes apoptosis in human pulp stem cells, *J Endod* 37(4):479–484, 2011.
93. Amler MH: The time sequence of tissue regeneration in human extraction wounds, *Oral Surg Oral Med Oral Pathol* 27(3):309–318, 1969.
94. Fouad AF, Walton RE, Rittman BR: Healing of induced periapical lesions in ferret canines, *J Endod* 19(3):123–129, 1993.
95. Danin J, Linder LE, Lundqvist G, Andersson L: Tumor necrosis factor-alpha and transforming growth factor-beta1 in chronic periapical lesions, *Oral Surg Oral Med Oral Pathol Oral Radiol Endod* 90(4):514–517, 2000.
96. Leonardi R, Lanteri E, Stivala F, Travali S: Immunolocalization of CD44 adhesion molecules in human periradicular lesions, *Oral Surg Oral Med Oral Pathol Oral Radiol Endod* 89(4):480–485, 2000.
97. Cavalla F, Biguetti C, Jain S, et al.: Proteomic profiling and differential messenger RNA expression correlate HSP27 and serpin family B member 1 to apical periodontitis outcomes, *J Endod* 43(9):1486–1493, 2017.
98. Letra A, Ghaneh G, Zhao M, et al.: MMP-7 and TIMP-1, new targets in predicting poor wound healing in apical periodontitis, *J Endod* 39(9):1141–1146, 2013.
99. Araujo-Pires AC, Biguetti CC, Repeke CE, et al.: Mesenchymal stem cells as active prohealing and immunosuppressive agents in periapical environment: evidence from human and experimental periapical lesions, *J Endod* 40(10):1560–1565, 2014.
100. Fouad AF, Burleson J: The effect of diabetes mellitus on endodontic treatment outcome: data from an electronic patient record, *J Am Dent Assoc* 134(1):43–51, 2003. quiz 117-8.
101. Garber SE, Shabahang S, Escher AP, Torabinejad M: The effect of hyperglycemia on pulpal healing in rats, *J Endod* 35(1):60–62, 2009.
102. Morsani JM, Aminoshariae A, Han YW, et al.: Genetic predisposition to persistent apical periodontitis, *J Endod* 37(4):455–459, 2011.
103. Menezes-Silva R, Khaliq S, Deeley K, et al.: Genetic susceptibility to periapical disease: conditional contribution of MMP2 and MMP3 genes to the development of periapical lesions and healing response, *J Endod* 38(5):604–607, 2012.
104. Dill A, Letra A, Chaves de Souza L, et al.: Analysis of multiple cytokine polymorphisms in individuals with untreated deep carious lesions reveals IL1B (rs1143643) as a susceptibility factor for periapical lesion development, *J Endod* 41(2):197–200, 2015.
105. Maheshwari K, Silva RM, Guajardo-Morales L, et al.: Heat Shock 70 protein genes and genetic susceptibility to apical periodontitis, *J Endod* 42(10):1467–1471, 2016.
106. Campos K, Franscisconi CF, Okehie V, et al.: FOXP3 DNA methylation levels as a potential biomarker in the development of periapical lesions, *J Endod* 41(2):212–218, 2015.
107. Zhong S, Zhang S, Bair E, et al.: Differential expression of microRNAs in normal and inflamed human pulps, *J Endod* 38(6):746–752, 2012.

2
Considerações de Saúde Sistêmica no Paciente Endodôntico e na Endodontia Geriátrica

ANITA AMINOSHARIAE E ASHRAF F. FOUAD

VISÃO GERAL DO CAPÍTULO

Histórico clínico e de saúde, 23
Avaliação da saúde sistêmica do paciente endodôntico, 24
Exame físico: sinais vitais, 24
Considerações sistêmicas, 24
Diabetes melito, 26
Hipertensão arterial, 26
Risco de osteorradionecrose ou osteonecrose dos maxilares, 26
Infecções virais, 26
Anemia falciforme, 27

Tabagismo, 27
Predisposição genética, 27
Apresentação da doença endodôntica em idosos, 28
Anatomia, 29
Resposta pulpar, 29
Tratamento de canal radicular, 31
Cicatrização pós-cirúrgica, 34
Como identificar pacientes para encaminhamento, 34

OBJETIVOS DA APRENDIZAGEM

Após ler este capítulo, o estudante deve estar apto a:

1. Reconhecer as diversas formas através das quais lesões endodônticas e doenças sistêmicas interagem, bem como alguns dos mecanismos dessas interações.
2. Identificar considerações gerais para o manejo seguro do paciente endodôntico portador de doença sistêmica.
3. Identificar os efeitos de diabetes melito, tabagismo, predisposição genética, radiação, doença falciforme e infecções virais na patogênese de lesões endodônticas e os desfechos de tratamentos endodônticos.
4. Determinar o potencial de infecções endodônticas agudas e crônicas causarem ou contribuírem para uma doença sistêmica.
5. Discutir o prognóstico do tratamento endodôntico em relação à condição sistêmica.
6. Identificar alterações etárias na anatomia e fisiologia da polpa dental e dos tecidos periapicais mais velhos, bem como as diferenças na patogênese da doença e na resposta ao tratamento.
7. Identificar fatores que complicam a seleção de casos e discutir as diferenças de tratamento entre pacientes mais velhos e mais jovens.
8. Identificar os pacientes idosos que devem ser considerados para encaminhamento.

Histórico clínico e de saúde

O sucesso do tratamento dentário de um paciente com extensivo histórico clínico depende de uma avaliação minuciosa do paciente e da determinação do diagnóstico e de um plano de tratamento que considere seus riscos e benefícios. É essencial definir e identificar as modificações no tratamento dentário de pacientes clinicamente complexos. Uma discussão detalhada sobre o tratamento dentário e a avaliação de risco de pacientes clinicamente complexos está além do escopo deste capítulo. Contudo, algumas doenças comuns serão explicadas. Em pacientes com distúrbios graves, o encaminhamento a um especialista em endodontia pode ser apropriado. Cuidados especializados são geralmente mais convenientes e oferecem melhores prevenção e manejo de complicações de tratamento (ver Capítulo 6).

Avaliação da saúde sistêmica do paciente endodôntico

Na avaliação da anamnese e durante o exame clínico e tratamento de pacientes endodônticos, o dentista precisa estar totalmente ciente de áreas específicas nas quais a saúde sistêmica afeta o manejo do paciente. É importante lembrar que os pacientes endodônticos devem ser tratados de maneira que sua segurança, conforto e bem-estar sejam garantidos durante a após o procedimento (assista ao Vídeo 2.1 – Histórico Médico do Paciente Endodôntico).

Antes de submeter um paciente ao tratamento endodôntico, é preciso perguntar-lhe se ele já passou por esse tipo de tratamento dentário anteriormente, como ele se sentiu e o que achou. Experiências anteriores ou informações que os pacientes têm de outras fontes podem deixá-los especialmente ansiosos em relação ao procedimento. Muitos pacientes têm grande medo de submeter-se a tratamentos endodônticos, e, para que eles sejam atendidos, pode haver a necessidade de medicação prévia, sedação ou outros métodos auxiliares que facilitem sua experiência. Ocasionalmente, em especial no caso de crianças, sedação moderada a profunda ou anestesia geral podem ser as únicas abordagens práticas para o tratamento.

Pacientes endodônticos em especial devem ser questionados sobre seu histórico de dor crônica de qualquer tipo. Esses pacientes estão sob maior risco de dor pós-operatória e de dor persistente, e esse aspecto deve ser verificado com eles durante o processo de consentimento informado (ver Capítulo 5).

O tratamento endodôntico envolve o uso efetivo de anestesia local (ver Capítulo 8), de analgésicos adjuvantes e de antibióticos. Portanto, deve-se obter um histórico completo dos sistemas cardiovascular, endócrino, respiratório, hepático e renal. Sinais vitais pré-operatórios, como pressão arterial, pulsação e respiração devem ser registrados. Ocasionalmente, a glicemia pré-operatória (medição da glicose sanguínea ou da hemoglobina glicada [HbA1c]) é necessária para avaliar o controle glicêmico em diabéticos ou a necessidade de encaminhamento de pacientes com alto risco de diabetes a um médico (assista ao Vídeo 2.2 sobre Medição com A1cNow). É preciso verificar a razão normalizada internacional (RNI) para pacientes que tomam Coumadin (varfarina), principalmente antes de tratamentos cirúrgicos. A RNI é uma maneira padronizada de verificação do tempo de atividade da protrombina (PT). Heparina é um anticoagulante que prolonga o tempo de tromboplastina parcial (PTT) ativado (aPTT).

Devem-se obter relações detalhadas de medicamentos, alergias, hospitalizações anteriores, tratamentos clínicos e cirúrgicos, assim como reações adversas prévias. Da mesma maneira que ocorre com qualquer procedimento dentário que resulte em risco de bacteriemia, o risco de endocardite infecciosa ou de infecção articular artificial tardia deve ser identificado, devendo-se instituir cobertura antibiótica adequada sempre que houver indicação de acordo com as atuais diretrizes. A Associação Dental Americana recentemente publicou diretrizes para uso de antibióticos sistêmicos em pacientes endodônticos (acesse https://ebd.ada.org/en/evidence/guidelines/antibiotics-for-dental-pain-and-swelling?utm_source=EBDsite&utm_content=guidelines para lê-las). Alergias a materiais ou reagentes específicos utilizados na endodontia são raras. Relatos de hipersensibilidade a guta percha, agentes anestésicos locais do tipo amida, hipoclorito de sódio e níquel (presente em limas de liga de níquel e titânio) devem ser considerados no tratamento de pacientes endodônticos. Consultas com um especialista clínico em reações de hipersensibilidade devem ser realizadas antes de se tomar decisões de tratamento. É indicado o encaminhamento a um endodontista no caso de manejo de pacientes com alergia comprovada a qualquer material endodôntico.

Exame físico: sinais vitais

Os sinais vitais são um importante componente do tratamento do paciente e fornecem informações ao profissional de saúde sobre seu atual estado clínico (ver Capítulo 4). Pressão arterial, frequência cardíaca, frequência respiratória e temperatura devem ser verificadas. Em alguns casos, glicemia de jejum e/ou os valores de HbA1c são também verificados ou documentados (assista ao Vídeo 2.2 sobre Medição com A1cNow). Essa informação ajuda o profissional a entender melhor o estado fisiológico do paciente.

Considerações sistêmicas

Dentistas são membros de uma equipe de saúde cujo papel primordial é garantir que a saúde do paciente, incluindo a oral, seja mantida em um nível ideal. Durante os últimos 20 ou 30 anos, a estreita relação entre saúde oral e sistêmica tem recebido grande atenção, de modo que muitos avanços têm sido feitos nessa área. Na primeira parte do século XX, infecções endodônticas eram consideradas um foco de infecção que poderia levar a uma variedade de enfermidades e doenças crônicas no corpo. Embora a disseminação sistêmica de infecções orais agudas seja clara, pesquisas objetivas recentes identificaram associações irrefutáveis entre doença sistêmica e infecções orais crônicas, incluindo infecções endodônticas. A evidência disponível sobre a relação entre lesão endodôntica e doença sistêmica é apresentada a seguir.

Endodontia e doença sistêmica

No que diz respeito à relação entre lesão endodôntica e doença sistêmica, o profissional precisa estar ciente de três fatores: doenças sistêmicas que imitam dor endodôntica ou radiolucência periapical (ver Capítulos 4 e 5), doenças sistêmicas que podem acelerar ou potencializar a lesão pulpar ou influenciar os desfechos do tratamento e condições em que uma infecção endodôntica pode iniciar ou contribuir para uma infecção em um local distante ou para outra doença sistêmica.

Doenças sistêmicas que podem influenciar a lesão endodôntica ou seu tratamento

Em uma revisão sistemática publicada recentemente, foi relatado que algumas condições sistêmicas estão associadas à patogênese das lesões endodônticas.[1] Especificamente, os autores verificaram que havia um risco moderado e uma associação de doença cardiovascular e diabetes com patologia endodôntica. Em outra revisão sistemática, os autores investigaram a interação de doença sistêmica com a cicatrização endodôntica e revelaram que certas doenças sistêmicas estão associadas à cicatrização endodôntica.[2] Pacientes com condições médicas que comprometem o sistema imune podem ter um desfecho menos favorável em seus tratamentos endodônticos. Embora o mecanismo ou a rota dessa interação permaneçam especulativos até o presente momento, é fundamental observar que a condição clínica do paciente é preemptiva de seus cuidados e prognóstico dental.

Doença endodôntica pode desencadear ou contribuir para doenças sistêmicas

A cavidade oral é o primeiro componente do sistema digestivo e abriga uma grande parte do microbioma humano (conforme mencionado no Capítulo 1). A diversidade dos microrganismos bucais está relacionada à sua exposição a fatores alimentares e ambientais e às características exclusivas do ambiente oral. Os efeitos prejudiciais desses microrganismos são prevenidos pelo revestimento intacto das mucosas, com capacidade de uma formidável resposta imune, e por medidas de higiene bucal que limitam a progressão de biofilmes microbianos orais. A polpa dental é protegida contra bactérias pelo esmalte e dentina intactos, enquanto o periodonto é protegido pela fixação periodontal e pelo epitélio sulcular. Na periodontite marginal ou na lesão pulpar, essas barreiras são inexistentes, e a microflora oral pode ter livre acesso ao periodonto ou a tecidos periapicais; dessa forma, os microrganismos que normalmente são comensais tornam-se patogênicos.

Infecções endodônticas agudas

Não há dúvidas de que as bactérias de infecções endodônticas agudas podem causar bacteriemia e podem migrar para os linfonodos e espaços fasciais locais. Relatos de casos já documentaram a associação de infecções endodônticas agudas com abscesso cerebral,[3-5] mediastinite[6,7] e fasciite necrosante fatal.[8] Na verdade, os pesquisadores revelaram que aproximadamente 8.000 pacientes nos EUA são hospitalizados a cada ano devido a abscessos periapicais, sendo que alguns deles são portadores de condições de comorbidade, como diabetes melito ou hipertensão arterial.[9] Portanto, é essencial que o dentista obtenha as devidas informações diagnósticas em pacientes com infecções endodônticas agudas e avalie seu progresso cuidadosamente, caso eles necessitem de encaminhamento para tratamento em ambiente hospitalar. Pacientes com abscessos devem ter sua temperatura verificada, bem como ser avaliados quanto à presença de linfadenopatia, mal-estar e infecção de espaço fascial. Deve-se proceder à eliminação imediata e completa de irritantes locais nesses pacientes, incluindo drenagem do edema. Aqueles com infecção de espaço fascial (celulite) também devem ser tratados com antibióticos adjuvantes e, o mais importante, ser monitorados atentamente até a melhora de sua condição (ver Capítulo 9).

Infecções endodônticas crônicas

A comprovação da presença de bactérias em lesões periapicais e sua invasão sistêmica nas infecções endodônticas crônicas é menos conclusiva. Estudos em animais[10,11] e seres humanos[12,13] mostram que isso é raro em lesões primárias (Figura 2.1). Estudos revelaram que o número de bactérias em lesões periapicais persistentes após falha de tratamento pode ser muito maior.[14,15] Reportou-se que dentes com abscessos apicais crônicos e tratos sinusais apresentavam condições bacteriológicas muito complexas, com biofilme aderido às superfícies radiculares externas em 17 de 24 dentes.[16]

Uma maneira de investigar essa possibilidade de as bactérias em infecções crônicas viajarem do ambiente endodôntico para participar da patogênese de uma doença sistêmica é determinar

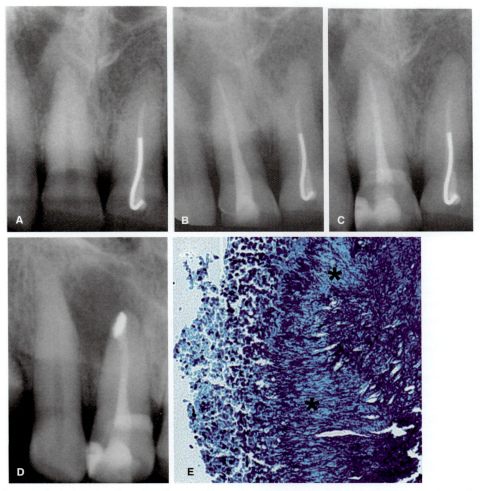

• **Figura 2.1** Actinomicose periapical. **A.** A radiografia pré-operatória mostra o dente nº 8 sem sinais de necrose pulpar e abscesso apical crônico. **B.** Tratamento de canal radicular concluído. **C.** A avaliação em 6 meses revelou trato sinusal persistente. **D.** A cirurgia de excisão radicular foi concluída, e os tecidos foram enviados para biopsia. **E.** O resultado da biopsia revelou filamentos actínicos (*) cercados de grave reação inflamatória. (Cortesia do Dr. Blythe Kaufman.)

as associações epidemiológicas entre as duas formas de doença. Um relatório associou lesões periapicais-anos (o número de anos de duração de uma lesão apical) e incidência de doença da artéria coronária em homens abaixo de 40 anos de idade.[17] Outro estudo, com pacientes que sofreram infarto do miocárdio (IM), revelou um número significativamente maior de pacientes com dentes faltantes e dentes com lesões periapicais no grupo de IM em comparação aos controles.[18] Um outro estudo de coorte de grande porte com profissionais de saúde do sexo masculino demonstrou que a ocorrência de doença da artéria coronária estava significativamente associada à presença de um ou mais dentes cujos canais foram tratados (como marcador de doença pulpar e periapical).[19] Em uma revisão sistemática de estudos de coorte longitudinais, os autores verificaram um risco moderado de causalidade.[20] No entanto, eles levantaram questões sobre a inter-relação dessas diferentes doenças, revelando a necessidade de mais estudos em modelos animais e humanos. Seriam necessários estudos de intervenção para provar a causalidade, porém esse tipo de estudo é obviamente difícil de realizar, devido às questões éticas envolvidas.

Diabetes melito

Diabetes melito é uma das doenças crônicas mais significativas que afetam os seres humanos em todo o mundo. Nos EUA, aproximadamente 30,3 milhões de pessoas, ou 9,4% da população norte-americana, tinha diabetes em 2015. Esse total incluiu 30,2 milhões de adultos de 18 anos de idade ou mais, ou 12,2% de todos os adultos norte-americanos. Cerca de 7,2 milhões deles tinham diabetes, mas não estavam cientes de sua condição ou não informaram serem portadores da doença.[21] Diabetes é incurável e pode causar graves complicações, como doença cardiovascular, neuropatia, doença renal, cegueira, amputações de membros e doença periodontal.

Profissionais da área de saúde geralmente sabem que diabéticos têm maior prevalência de dentes com lesões periapicais.[1,22-25] O desfecho do tratamento longitudinal geralmente não é diferente para diabéticos e não diabéticos.[26,27] Porém, se os desfechos de casos com e sem lesões periapicais pré-operatórias forem considerados separadamente, observa-se uma diferença notável. Nos casos com lesões pré-operatórias, os diabéticos são significativamente menos propensos a resultados bem-sucedidos de tratamento do que os não diabéticos, principalmente quando se controlam vários outros fatores de confusão.[28,29]

Pessoas com diabetes podem ter comprometimento de cicatrização, em especial aquelas com glicemias mais elevadas e com infecção endodôntica pré-operatória, por vários motivos. Esses indivíduos possivelmente são mais seletivos para microrganismos específicos, os quais podem ser mais virulentos.[30] Tais pacientes podem ainda ter uma variante de células inflamatórias, como monócitos, caracterizados pela excreção excessiva de mediadores inflamatórios, incluindo citocinas de reabsorção óssea, que são fundamentais para o desenvolvimento de lesões periapicais.[31] A glicemia mais alta também pode resultar espontaneamente em produção excessiva de produtos finais da glicação avançada (AGEs). Os AGEs interagem com seus receptores (RAGEs), resultando na produção de mediadores de reabsorção óssea, que podem levar à persistência das lesões periapicais.[32]

Hipertensão arterial

Hipertensão arterial é um sinal de doença cardiovascular que pode indicar uma variedade de condições e comorbidades subjacentes, inclusive diabetes. A hipertensão parece estar associada a menor sobrevivência (ou seja, presença contínua do dente na boca) de dentes endodonticamente tratados. Em um estudo do Indian Health Service em dois estados norte-americanos, foram examinados 4.500 pacientes.[33] Descobriu-se que os pacientes que tinham diabetes e/ou hipertensão possuíam chance significativamente menor de retenção de dentes endodonticamente tratados em um prazo de 10 anos. Em outra coorte que incluiu mais de 49 mil dentes monitorados por aproximadamente 2 anos, os pesquisadores verificaram que a existência de diabetes e/ou hipertensão resultava em redução significativa da retenção dos dentes.[34] Há que se observar, contudo, que o estudo de sobrevivência dentária na ausência de diagnóstico endodôntico exato e de avaliação da saúde periapical é confundido pelo fato de que diabetes e doenças cardiovasculares também estão associadas a doença periodontal, que pode desempenhar um importante papel na perda desses dentes.

Risco de osteorradionecrose ou osteonecrose dos maxilares

Pacientes que foram submetidos a radioterapia para tratamento de malignidades da área craniofacial estão sob risco de desenvolver osteorradionecrose no local de um procedimento cirúrgico, como extração dentária. Portanto, muitos têm dentes que geralmente não seriam favoráveis ao tratamento, mas que são mantidos com tratamento endodôntico para evitar o risco de osteorradionecrose. Um relatório documentou o resultado do tratamento de 22 pacientes endodonticamente tratados após terem recebido radiação de 50 Gy na área nos 6 meses anteriores.[35] Após um período médio de 19 meses, foi verificado sucesso do tratamento em 91% deles, o que está de acordo com as médias de tratamento de pacientes normais em outros estudos. Porém, o tratamento de pacientes submetidos a radioterapia é frequentemente complicado por tecidos fibróticos que não permitem a abertura adequada da boca (Figura 2.2). Foi relatado que de 66 a 70 Gy de radioterapia resultavam em redução progressiva do teste de vitalidade pulpar e do teste elétrico pulpar em 12 meses.[36] Além disso, boca seca resulta em cáries recorrentes, comprometendo o prognóstico.

Durante a última década, reconheceu-se que os pacientes submetidos à terapia com bifosfonatos podem estar sob risco de osteonecrose dos maxilares relacionada aos bifosfonatos (OMRB). Esse risco é maior em pacientes que recebem bifosfonatos intravenosos (IV), principalmente se mais de um agente for usado simultaneamente, sendo que o risco aumenta conforme a duração do uso dos bifosfonatos e com procedimentos cirúrgicos, como extrações.[37] Embora rara, a OMRB pode ocorrer após tratamento endodôntico[38] ou cirurgia endodôntica.[39] Quando um tratamento endodôntico não cirúrgico é realizado em um paciente que esteja recebendo bifosfonatos IV, deve-se tomar cuidado para não ferir o tecido mole. Por exemplo, os grampos devem ser cuidadosamente colocados para evitar ferimentos nos tecidos moles e no osso alveolar[40].

Bifosfonatos orais causam um risco muito menor de OMRB. Os resultados endodônticos não são diferentes entre pacientes que tomam bifosfonatos orais e outros pacientes.[41]

Infecções virais

HIV/AIDS

Quando o vírus da imunodeficiência humana (HIV) foi identificado pela primeira vez, os dentistas ficaram preocupados se os pacientes infectados com HIV ficariam tão comprometidos que haveria graves complicações em caso de doença endodôntica ou tratamento endodôntico, especialmente em pacientes cuja contagem

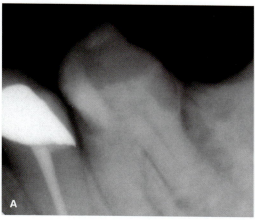 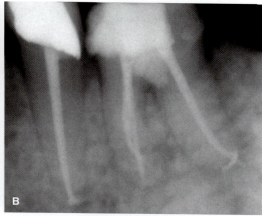

• **Figura 2.2** Caso com comprometimento em uma paciente mais idosa que havia sido submetida a hemimandibulectomia no lado direito para tratamento de câncer de boca, juntamente com radioterapia; tal tratamento resultou em restrição grave da abertura bucal. A paciente só conseguia abrir uns 15 mm da boca na altura dos incisivos, dificultando intensamente a introdução de sensores radiográficos, espelhos e instrumentos dentais.
A. Radiografia pré-operatória de má qualidade mostra uma restauração prévia que comprometeu a saúde da polpa e levou à lesão perirradicular.
B. Tentou-se tratamento para prevenir osteorradionecrose e salvar a função do dente. Surgiram complicações na área da furca, pois o dentista não conseguiu usar o espelho e a caneta de alta rotação juntos para preparar o acesso.

de células do *cluster* de diferenciação 4 (CD4+) tivesse caído para menos de 200/ml. Contudo, um estudo de coorte de pacientes portadores da síndrome da imunodeficiência adquirida (AIDS) que haviam sido submetidos a diversos procedimentos de saúde oral documentou que os pacientes não pareciam sofrer nenhuma dor ou infecção indevida com o tratamento endodôntico.[42] Além disso, 1 ano após o tratamento, não foi observada nenhuma diferença nos desfechos do tratamento entre pacientes que eram HIV-positivos e aqueles que não haviam sido infectados pelo vírus.[43]

Herpes-vírus

Existem vários tipos diferentes de herpes-vírus que afetam os seres humanos. Entre eles estão o vírus varicela-zóster (VZV), que causa infecção por herpes-zóster; os herpes-vírus humanos (HHV1-8); o citomegalovírus humano (HCMV); e o vírus Epstein-Barr (EBV).

Infecções por herpes-zóster geralmente representam um dilema diagnóstico, já que, depois que as vesículas herpéticas se resolvem, o paciente pode sofrer de neuralgia pós-herpética, a qual imita a dor endodôntica. Uma documentação cuidadosa do histórico clínico e testes diagnósticos devem ajudar o odontologista a identificar essa condição e tomar as decisões corretas e/ou encaminhar para outros profissionais. No entanto, a infecção por herpes-zóster também pode espontaneamente induzir lesão pulpar.[44-48]

Lesões periapicais em pacientes infectados com HCMV ou EBV, mas não com herpes simples, podem ser maiores e mais dolorosas. Além disso, pulpite irreversível ou infecções endodônticas agudas podem estar associadas a maior incidência dos patógenos EBV ou HHV.[49,50] Porém, ainda não se sabe conclusivamente se a associação viral potencializa o desenvolvimento de formas mais agressivas de lesão endodôntica ou se os achados dos pequenos estudos e relatos de caso disponíveis são mera coincidência. Uma revisão sistemática não identificou associações significativas entre HCMV ou EBV e lesão endodôntica sintomática.[51]

Anemia falciforme

A anemia falciforme é caracterizada por uma anormalidade congênita dos eritrócitos que resulta em oxigenação deficiente do sangue. Uma forma mais leve da doença, conhecida como *traço falciforme*, resulta da transmissão homozigótica do gene afetado. Achados orais incluem o padrão radiográfico trabecular "em escada" do osso, hipomineralização do esmalte, canais calcificados, sobremordida aumentada, e trespasse horizontal.[52] Uma série de casos mais antiga demonstrou o desenvolvimento espontâneo de lesão pulpar em alguns dentes não cariados de pacientes com anemia falciforme.[53] Mais recentemente, foi demonstrado que pacientes portadores de anemia falciforme têm incidência significativamente maior de dor orofacial do que os controles e apresentam necrose de polpa em 6% de seus dentes sem nenhuma outra etiologia aparente em comparação a nenhum dos dentes dos controles.[54]

Tabagismo

Os problemas do tabagismo para a saúde oral, incluindo aumento da incidência de doença periodontal, mucosite e lesões pré-malignas e malignas orais, são muito bem documentados. Recentemente, houve um interesse em relação à associação do tabagismo a doenças pulpares e periapicais. O tabagismo também está associado a uma alta prevalência de lesões periapicais[55-57] e à ocorrência de tratamento de canal radicular como marcador de doenças pulpares e periapicais.[58] A incidência de tratamento de canal radicular (como marcador de doença endodôntica e seu tratamento) também aumentava conforme o tempo de tabagismo e se reduzia em fumantes que haviam abandonado o vício mais de 9 anos antes do momento da avaliação. O tabagismo também demonstrou aumentar a incidência de dor ou inchaço após cirurgia endodôntica.[59] Verificou-se que o tabagismo alterava a função imunorregulatória das citocinas e quimiocinas nas polpas dentárias.[60] Além disso, fumantes tendem a ter mais infecções pós-cirúrgicas do que os não fumantes.[59]

Predisposição genética

Foram feitas diversas associações entre polimorfismo genético e resultados de tratamento endodôntico. Assim, verificou-se que o alelo 2 da interleucina (IL)-1β estava associado a uma redução da cicatrização após tratamento endodôntico.[61] Relatou-se também que polimorfismos genéticos em IL-1β, IL-6, e IL-8 associam-se a periodontite apical.[62,63]

Vale observar, entretanto, que essas associações não provam causalidade e que estudos com tamanhos de amostras maiores são necessários para confirmar esses achados iniciais.

• **Boxe 2.1**   **Questões de revisão**

1. Por que é importante estar familiarizado com o histórico clínico do paciente?
   a. A maioria dos pacientes requer tratamento antibiótico. Portanto, o dentista precisa pré-medicá-los.
   b. A maioria dos pacientes tem dor e precisa ser pré-medicada com antibióticos, analgésicos e narcóticos.
   c. Assim como em qualquer procedimento invasivo, há alta prevalência de bacteriemia.
   d. O dentista precisa estar totalmente ciente da saúde sistêmica do paciente, já que isso afeta o tratamento dentário.
2. Há relatos de hipersensibilidade a guta percha, agentes anestésicos locais do tipo amida, hipoclorito de sódio e níquel (presente em limas de liga de níquel-titânio), porém raros.
   a. Verdadeiro
   b. Falso
3. Qual das seguintes é uma complicação do diabetes?
   a. Neuropatia
   b. Disfunção hepática
   c. Distúrbio sanguíneo
   d. Hepatite
4. A cicatrização de diabéticos é comprometida por vários motivos. Todas as alternativas abaixo constituem motivos, com exceção de uma. Qual alternativa é a EXCEÇÃO?
   a. Células imunológicas debilitadas
   b. Microrganismos mais virulentos
   c. Células inflamatórias variantes
   d. Glicemia reduzida
5. Verificou-se que qual dose de radioterapia resultava em redução progressiva do teste de vitalidade pulpar e do teste elétrico pulpar em 12 meses?
   a. 10 a 20 Gy
   b. 30 a 40 Gy
   c. 50 a 55 Gy
   d. 66 a 70 Gy

Apresentação da doença endodôntica em idosos

As considerações endodônticas em pacientes idosos são, em muitos pontos, semelhantes às de pacientes mais jovens, mas existem algumas diferenças marcantes.

O número de pessoas de 65 anos de idade ou mais nos EUA ultrapassa a marca de 39 milhões, e a expectativa é que essa faixa etária represente 20% da população até o ano de 2020. Suas necessidades dentárias também continuarão aumentando.[64-66] Mais pacientes idosos não aceitarão extrações de dentes a menos que não haja outra alternativa.[67] Eles apresentam alto índice de utilização de serviços odontológicos.[68] As expectativas em relação à sua saúde odontológica comparam-se às suas demandas por assistência médica de qualidade. Uma consideração ainda mais importante é que essas dentições continuarão a ter cáries[69] e décadas de doenças dentárias, além de procedimentos restaurativos[65] e periodontais especificamente[70] (Figura 2.3). Todos esses fatores exercem efeitos adversos conjuntos na polpa e nos tecidos periapicais e circunvizinhos (Figura 2.4). Ou seja, quanto mais ferimentos provocados, maior a probabilidade de doença irreversível, e, portanto, maior a necessidade de tratamento. O número de pacientes endodônticos idosos está aumentando e continuará crescendo.[71]

A combinação de aumento de lesões e necessidades odontológicas, associada a expectativas mais elevadas, resultou em mais procedimentos endodônticos entre pacientes idosos (Figura 2.5). Além disso, a ampliação dos benefícios de assistência odontológica para aposentados e o aumento da receita disponível tornaram tratamentos complexos mais economicamente viáveis.[72] Provavelmente, surgirão novas formas de financiamento dos custos com assistência odontológica no futuro.[73]

Considerações endodônticas em pacientes idosos incluem diferenças físicas, biológicas, clínicas e algumas psicológicas em relação aos pacientes jovens, além de complicações de tratamento.

Limitações físicas

Se o paciente não puder ser devidamente reclinado ou se a abertura da boca for limitada, deve-se considerar encaminhamento do paciente.

Considerações restaurativas

Cáries ou fraturas graves decorrentes de traumatismo podem dificultar o isolamento ou a restauração do dente.

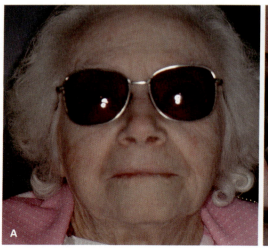 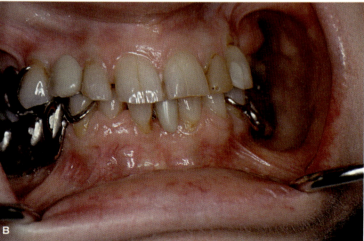

• **Figura 2.3 A.** Essa mulher de 87 anos tem doença de Alzheimer. **B.** Sua dentição mostra diversos problemas causados por muitos anos de doença, restaurações e alterações orais e sistêmicas. O diagnóstico é desafiador, e será difícil restaurar a dentição a níveis aceitáveis de função e estética, especialmente em pacientes com debilitação mental.

Considerações biológicas

Considerações biológicas incluem tanto as sistêmicas quanto as locais. No paciente idoso, alterações sistêmicas ou locais exclusivas à endodontia não são diferentes das de outros procedimentos dentários. Da mesma maneira, a resposta da polpa e dos tecidos periapicais não é acentuadamente diferente.

Anatomia

Câmara pulpar

À medida que o dente envelhece, o espaço da câmara pulpar diminui. O tamanho da câmara e pedras pulpares, além da extensão das calcificações no sistema de canais, devem ser considerados.

Calcificação de canal (metamorfose cálcica)

A formação de dentina secundária ou até terciária leva ao estreitamento dos canais, às vezes ao ponto de não serem visíveis radiograficamente (Figuras 2.6 e 2.7).

Calcificações incluem dentículos (pedras pulpares) e calcificações difusas (lineares).[74] Pedras pulpares tendem a ser encontradas na polpa coronal, e calcificações difusas são encontradas na polpa radicular. Especulou-se que os núcleos de calcificação surgem de nervos ou vasos sanguíneos degenerados, mas isso não foi comprovado. Outra suposição comum é que as pedras pulpares podem causar dor odontogênica; porém, isso não é verdade. Verificou-se aumento de pedras pulpares em pacientes com doença cardiovascular ou naqueles que fazem uso de estatinas.[75]

Resposta pulpar

Alterações etárias

Duas considerações são importantes nas alterações da resposta pulpar relacionadas à idade: (1) alterações estruturais (histológicas), que ocorrem em função do tempo e (2) alterações teciduais, que ocorrem em resposta à irritação causada por ferimentos. Essas alterações tendem a ter aparências semelhantes na polpa. Em outras palavras, ferimentos podem "envelhecer" a polpa prematuramente. Portanto, pode-se encontrar uma polpa "velha" em um dente de uma pessoa mais jovem (p. ex., um dente que tenha sido afetado por cáries, restaurações etc.). Independentemente da etiologia, essas polpas mais velhas (ou lesionadas) reagem de certa forma diferentemente das polpas mais jovens (ou não lesionadas). A polpa em envelhecimento pode ser menos resistente a ferimentos, embora isso possivelmente se deva mais ao efeito cumulativo da irritação, que aumenta com a idade, do que ao efeito da idade. Foi demonstrada a existência de células-tronco em tecidos periapicais de adultos mais velhos.[76] Esse não necessariamente é o caso em dentes imaturos jovens (ápice aberto) nos quais suas polpas realmente demonstraram ser mais resistentes a ferimentos. Há uma teoria de que as polpas de dentes mais velhos podem de fato ser *mais* resistentes devido à diminuição da permeabilidade da dentina.[77] Contudo, essa resistência a ferimentos em dentes mais velhos não foi comprovada.[78] Portanto, a polpa dentária de pacientes idosos requer mais cuidados na preparação e restauração; essa resposta à irritação é provavelmente mais o resultado de um histórico de irritação prévia do que da idade propriamente dita.

Cronologia vs. fisiologia

A polpa de uma pessoa mais velha reage diferentemente a ferimentos em comparação à polpa de uma pessoa jovem? Essa pergunta não foi definitivamente respondida. Uma polpa previamente lesionada

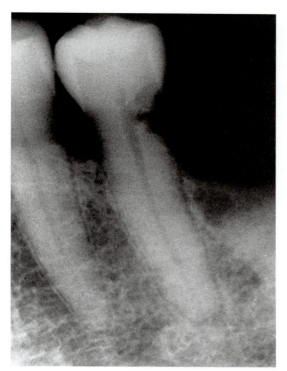

• **Figura 2.4** Reabsorção cervical externa com exposição de polpa. Foi colocada posteriormente uma prótese parcial removível com extremo livre, exercendo pressão na gengiva e induzindo inflamação e reabsorção radicular. (De Walton RE: Endodontic considerations in the geriatric patient, *Dent Clin North Am* 41(4):795-816, 1997.)

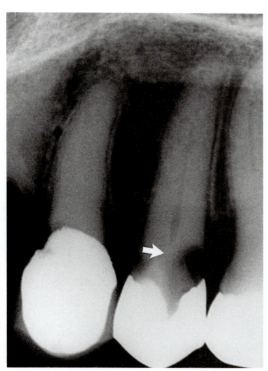

• **Figura 2.5** Restaurações, cáries e o tempo resultaram em formação de dentina. O primeiro pré-molar apresenta metamorfose cálcica (existência de espaço pulpar muito pequeno). O segundo pré-molar apresenta formação de dentina (*seta*) em resposta a cáries recorrentes. Ambos são difíceis de tratar e restaurar. (De Walton RE: Endodontic considerations in the geriatric patient, *Dent Clin North Am* 41(4):795-816, 1997.)

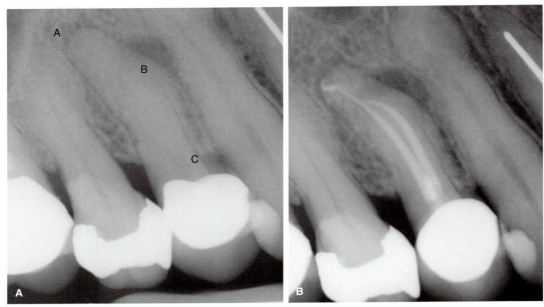

● **Figura 2.6** **A.** Radiolucência periapical (A) e radiolucência mesial no terço apical (B). Os canais estão calcificados, e há indício de concavidade mesial significativa no terço coronal (C). O dente também tem coroa, o que eleva a complexidade de acesso. Esse é considerado um caso de alto risco. **B.** No pós-operatório, a radiolucência mesial foi consequente da saída da raiz vestibular vários milímetros antes que a raiz palatina, com curvatura distal significativa. O dentista deve estar preparado para manejar imprevistos caso surjam problemas durante o tratamento.

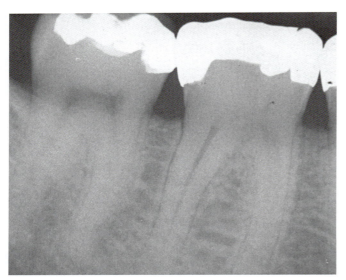

● **Figura 2.7** A câmara pulpar e os canais radiculares apresentam metamorfose cálcica; esta situação é considerada de extremo risco.

(por cáries, restaurações e outros) em uma pessoa jovem provavelmente tem *menos* resistência a ferimentos do que uma polpa não danificada de uma pessoa mais velha. Em nível histológico, há algumas alterações consistentes nas polpas mais velhas e em polpas irritadas.

Estruturais

A polpa é um tecido conjuntivo dinâmico. Com a idade, ocorrem alterações nos elementos celulares, extracelulares e de apoio. Há uma diminuição das células, incluindo os odontoblastos e também os fibroblastos. Também há menos elementos de apoio (ou seja, vasos sanguíneos e nervos).[79,80] A diminuição do número e tamanho dos vasos resulta em uma redução do fluxo sanguíneo na polpa; a relevância dessa diminuição é desconhecida. Os capilares mostram alterações relativamente degenerativas no endotélio com a idade.[81] Presume-se que haja um aumento da porcentagem do espaço ocupado pelo colágeno, porém menos substância fundamental.[82]

Dimensionais

Em geral, os espaços pulpares diminuem progressivamente de tamanho e normalmente se tornam bem pequenos,[83] fenômeno conhecido como *metamorfose cálcica* ou obliteração do canal pulpar.[84] A formação de dentina pode ser acelerada por irritação causada por cáries, traumatismo, abrasão, restaurações e doença periodontal, e não é uniforme. Por exemplo, nas câmaras pulpares de molares há mais formação de dentina no teto e no assoalho do que nas paredes.[79] O resultado disso é uma câmara achatada (em forma de disco) (Figura 2.8).

Natureza da resposta a ferimentos

O paciente idoso realmente tende a ter reações pulpares mais graves à irritação do que as reações que ocorrem em pacientes mais jovens. O motivo dessas diferenças não é totalmente compreendido, mas as reações mais graves provavelmente são consequentes do acúmulo de ferimentos ao longo da vida.

Irritação

Há razões para lesão pulpar após procedimentos restauradores. A primeira é que o dente pode ter sofrido vários ferimentos anteriormente; a segunda, que o dente provavelmente foi submetido a procedimentos mais extensivos que envolvem uma estrutura considerável do dente, como a preparação da coroa. Vários possíveis ferimentos estão associados a coroas totais, como colocação da base, preparação da perfuração, impressões, colocação de coroa provisória (coroas provisórias podem extravasar), cimentação e margens não seladas da coroa. A causa do colapso final, ou "golpe fatal" de uma polpa que já mal se aguenta, pode ser essa restauração final.

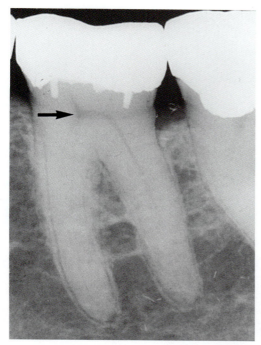

- **Figura 2.8** Câmara em forma de disco (*seta*). A câmara fica achatada devido à formação de dentina no teto e no assoalho. É um desafio localizar estas câmaras e canais. (De Walton RE: Endodontic considerations in the geriatric patient, *Dent Clin North Am* 41(4):795-816, 1997.)

Condições sistêmicas

Não há nenhuma evidência conclusiva de que condições clínicas ou sistêmicas afetam diretamente (diminuem) a resistência da polpa a ferimentos. Uma condição sugerida é a aterosclerose, a qual tem sido considerada como fator que afeta diretamente os vasos da polpa;[85] contudo, não foi possível demonstrar o fenômeno de aterosclerose pulpar.[86] Pode haver diferenças entre os pacientes devido a polimorfismo genético que levam de maneira mais rápida ou mais lenta à necrose pulpar. Por exemplo, um estudo demonstrou que duas variações genéticas na proteína de choque térmico estavam intensamente associadas à possibilidade de lesões cariosas profundas estarem relacionadas à presença de polpa vitalizada *versus* uma lesão periapical.[87]

Resposta periapical

Há pouca informação disponível sobre alterações nos ossos e tecidos moles com a idade e sobre como essas alterações poderiam afetar a resposta a irritantes ou a subsequente cicatrização após a remoção de tais irritantes. Há alguma indicação de que ocorre relativamente pouca alteração na celularidade, vascularidade ou suprimento nervoso periapical com o envelhecimento.[88] Portanto, é improvável que haja respostas periapicais significativamente diferentes em pacientes mais velhos em comparação a indivíduos mais jovens.

Considerações adicionais

No planejamento do tratamento de pacientes idosos, a tendência é planejar de acordo com a longevidade prevista.[89] É natural presumir que os procedimentos não precisam ser tão permanentes, já que o paciente pode não viver por muito mais tempo. O conceito de que o tratamento não deve durar mais do que o próprio paciente não é aceito por muitos pacientes idosos, que desejam ter um atendimento de saúde equivalente ao oferecido a pacientes mais jovens. Questões relacionadas a estética e função podem não diferir entre si.

Tratamento de canal radicular

Considerações do tratamento

Tempo necessário

Em média, são necessárias consultas mais longas para realizar os mesmos procedimentos em pacientes idosos, pelos motivos discutidos anteriormente.

Anestesia

Injeções primárias

A necessidade de anestesia é de certa forma menor em pacientes mais velhos com necrose pulpar e com maior risco de toxicidade anestésica local.[90] É necessária para polpas vitalizadas, mas geralmente é desnecessária para necrose pulpar, procedimentos de obturação e retratamentos. Pacientes idosos tendem a ser menos sensíveis e mais propensos a preferir procedimentos sem anestesia. Da mesma forma, eles tendem a ser menos ansiosos e, portanto, possuem um limiar maior de dor. Embora não existam diferenças de eficácia de soluções anestésicas, uma série de problemas ou medicamentos sistêmicos pode inviabilizar o uso de vasoconstritores.

Injeções suplementares

As formas de anestesia intraóssea, de ligamento periodontal (LPD) e intrapulpar são adjuvantes efetivos caso a anestesia primária não seja adequada. Certas condições cardíacas podem inviabilizar o uso de epinefrina, principalmente com as técnicas intraóssea e de LPD. A duração da anestesia é consideravelmente menor sem o uso de vasoconstritor, podendo haver a necessidade de reinjetar anestésico durante o procedimento.

Procedimentos

Isolamento

O isolamento é geralmente difícil devido a cáries subgengivais ou restaurações defeituosas. Contudo, é imperativo colocar um dique de borracha, o que geralmente demanda engenhosidade (ver Capítulo 13).

Preparação do acesso

Obter um bom acesso que permita que o dentista localize e então trate os orifícios de canal é desafiador em dentes mais velhos devido à sua anatomia interna (Figura 2.9). Radiografias são úteis. É preferível fazer uma abertura de acesso ligeiramente maior, em vez de pequena demais, especialmente através de restaurações amplas, como coroas. Magnificação também é útil, seja com microscópio, seja com outros auxílios visuais.

Um dente supererupcionado em consequência de cáries ou restauração possui uma coroa clínica curta, necessitando de preparação de acesso menos profundo. A distância da cúspide de referência até o assoalho da câmara deve ser medida na broca radiograficamente. Uma câmara muito pequena ou invisível pode ser uma indicação para iniciar o acesso sem o dique de borracha; isso ajuda o dentista a comparar com o eixo longo do dente (Figura 2.10). Uma vez localizado o canal, o dique de borracha é imediatamente colocado, antes que as radiografias de comprimento de trabalho sejam feitas.

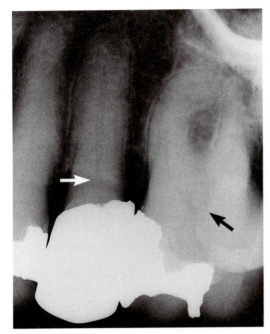

- **Figura 2.9** Envelhecimento, cáries e restaurações resultaram em câmaras pequenas (*setas*). Qualquer uma delas representa um desafio para o acesso, devendo-se considerar encaminhamento.

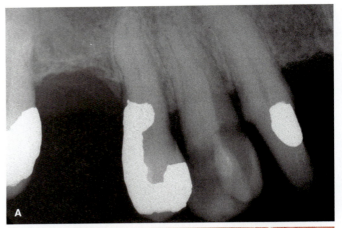

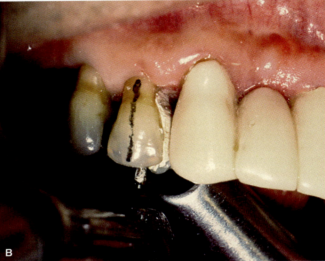

- **Figura 2.10 A.** O primeiro pré-molar está inclinado e apresenta uma câmara pulpar "recuada". **B.** Auxílios de orientação durante o acesso. A preparação é iniciada sem a colocação do dique de borracha. É feita uma marca com caneta na coroa para guiar a broca no eixo longo da raiz (De Walton RE: Endodontic considerations in the geriatric patient, *Dent Clin North Am* 41(4):795-816, 1997.)

Localizar os orifícios dos canais é geralmente cansativo e frustrante tanto para o dentista quanto para o paciente. Embora deva ser reservado um tempo considerável para isso, há um limite. Pode ser melhor parar e pedir para que o paciente retorne para uma nova consulta. Geralmente, os canais são prontamente localizados em uma consulta subsequente. Essa circunstância também permite um tempo para considerar encaminhamento, pois pode ser indicado exame de imagem de tomografia computadorizada de feixe cônico (TCFC) ou outro procedimento, como cirurgia.

Comprimento de trabalho

Existem algumas diferenças no comprimento de trabalho em pacientes idosos.[91] Pelo fato de que o forame apical varia mais amplamente (Figura 2.11) do que no dente jovem, e devido ao menor diâmetro do canal na parte apical, é mais difícil determinar o comprimento de preferência.[92] Em dentes de qualquer idade, os materiais e instrumentos ficam mais limitados ao espaço do canal. Um milímetro a menos que o ápice radiográfico é o comprimento preferido de trabalho e de obturação;[93] esse comprimento deve ser reduzido se o limite apical não for detectado. Localizadores eletrônicos de ápice também são úteis, principalmente quando há dificuldade de obter radiografias adequadas de comprimento de trabalho.[94]

Limpeza e moldagem

Um desafio comum é um canal muito menor que requer mais tempo e esforço para ser aumentado. Um canal muito pequeno pode ser mais facilmente tratado e inicialmente preparado com um lubrificante, como glicerina, RC-Prep ou Glyde. Esse processo pode ser realizado com o uso de duas ou três limas menores para facilitar o alargamento e para reduzir o risco de fixação e separação. Os mesmos princípios de desbridamento e moldagem adequada são seguidos. Instrumentos cônicos de glide path 0.02, como PathFiles ou ProGlider (Sirona/Dentsply) podem ser úteis nessas situações (ver Capítulo 14).

Medicamentos intracanal

Medicamentos intracanal não são eficazes, com exceção do hidróxido de cálcio. Essa substância química é antimicrobiana, inibe o crescimento de bactérias entre as consultas e possivelmente reduz a inflamação periapical.[95] Seu uso é indicado caso a polpa seja necrótica e a preparação do canal esteja essencialmente completa.

Obturação

Não há demonstração de abordagem preferencial, embora obturações com cone de guta percha de condensação lateral a frio e vertical a quente sejam as mais comuns e tenham uso mais bem documentado.

Efeito da restauração

Em geral, quanto maior e mais profunda a restauração, mais complicado será o tratamento do canal radicular. O dente velho é mais propenso a ter coroa total. Há duas preocupações quando existe uma coroa: (1) possível prejuízo da retenção ou dos componentes da coroa e (2) bloqueio do acesso e baixa visibilidade interna.

A coroa metalocerâmica (CMC) é mais comum do que coroas somente de metal e cria problemas adicionais. A porcelana pode

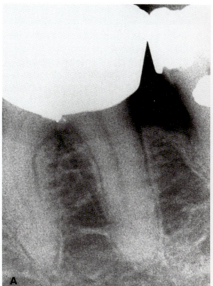
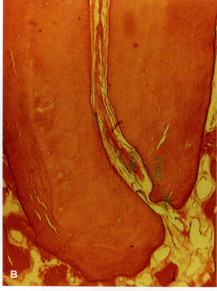

- **Figura 2.11** Variabilidade de localização do forame apical. **A.** O forame não é visível radiograficamente. **B.** Histologicamente, a raiz distal mostra que o forame está bem aquém do ápice. (De Walton RE: Endodontic considerations in the geriatric patient, *Dent Clin North Am* 41(4):795-816, 1997.)

fraturar ou craquelar durante a preparação do acesso. Esse problema é minimizado utilizando-se brocas especificamente projetadas para preparação em porcelana,[96] combinadas com corte lento e uso abundante de *spray* de água. O acesso oclusal é amplo (Figura 2.12). Não se deve remover o metal depois de aberta a câmara para evitar que aparas de metal entrem e bloqueiem os canais. O acesso através de coroa metalocerâmica ou de ouro (anterior ou posterior) que se pretende manter é mais bem reparado permanentemente com amálgama. Coroas não metálicas anteriores podem ser reparadas com resina composta.

Retratamento

Os fatores que levam a falhas tendem a aumentar com a idade; portanto, retratamento é mais comum em pacientes mais velhos. Retratamento em qualquer idade é geralmente complicado e deve ser abordado com cautela; esses pacientes devem ser considerados para encaminhamento. Os procedimentos e resultados de retratamentos são semelhantes em dentes mais velhos e mais jovens (ver Capítulo 19).

Cirurgia endodôntica

As considerações e indicações cirúrgicas são semelhantes em pacientes idosos e jovens. Essas indicações incluem incisão para drenagem, procedimentos periapicais, cirurgia corretiva, remoção de raiz e reimplante intencional. No geral, a incidência da maioria desses fatores aumenta com a idade. Pequenos canais não acessíveis, reabsorções e bloqueios de canal ocorrem com mais frequência conforme envelhecemos. Perfuração durante o acesso ou preparação, ressaltos e separação de instrumentos estão relacionados a problemas restaurativos e anatômicos.

Considerações clínicas

Considerações clínicas podem necessitar de consulta e representam uma preocupação, porém geralmente não constituem contraindicação para abordagens cirúrgicas.[97] Essa contraindicação é particularmente verdadeira quando extração é a alternativa; cirurgia é normalmente menos traumática.

Hemorragia excessiva durante ou após uma cirurgia é uma preocupação, já que muitos pacientes idosos tomam medicamentos

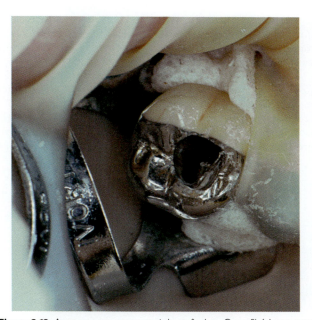

- **Figura 2.12** Acesso com coroa metalocerâmica. O perfil é largo para fins de visibilidade. Além disso, a preparação não se estende até a porcelana para evitar fratura do material. (De Walton RE: Endodontic considerations in the geriatric patient, *Dent Clin North Am* 41(4):795-816; 1997.)

anticoagulantes. Um fato interessante é que estudos recentes examinaram padrões de sangramento em pacientes de cirurgia oral que tomavam baixas doses de aspirina[98] e anticoagulantes de prescrição.[99] Foi verificado que a terapia anticoagulante não deveria ser alterada e que a hemorragia era controlável através de agentes hemostáticos locais.[100] Uma consulta com o médico e a manutenção do INR na faixa de 2 a 3 unidades são apropriadas nesses casos. É importante observar que os pacientes em terapia antitrombótica, pacientes com histórico anterior de IM, pacientes com histórico de doença renal ou com asma grave não devem tomar medicamentos anti-inflamatórios não esteroidais.[101]

Fatores biológicos e anatômicos

Tecidos ósseos e moles são similares e respondem da mesma maneira em pacientes idosos e jovens. O tecido mole sobrejacente pode ser de certa forma menos espesso; no entanto, a mucosa alveolar e a gengiva parecem ser estruturalmente semelhantes. Estruturas anatômicas, como os seios e assoalho nasais, e a localização de feixes neurovasculares são basicamente inalterados. Geralmente, deve-se combinar cirurgia periodontal e endodôntica. Além disso, as razões coroa-raiz podem ser comprometidas devido à doença periodontal ou reabsorção radicular.

Cicatrização pós-cirúrgica

Tecidos duros e moles cicatrizam tão previsivelmente em pacientes idosos quanto em pacientes mais jovens, embora de certa forma mais lentamente.[102–104] Devem ser dadas instruções pós-cirúrgicas tanto verbalmente quanto por escrito para minimizar complicações. Se o paciente tiver problemas cognitivos, as instruções são repetidas para a pessoa que o estiver acompanhando. Mesmo pacientes bem idosos têm boa cicatrização, desde que sigam os protocolos pós-tratamento e não tenham nenhum problema imunológico subjacente. Gelo e pressão (em especial) aplicados sobre a área da cirurgia reduzem o sangramento e minimizam o inchaço. No geral, pacientes idosos não sofrem efeitos adversos mais significativos da cirurgia do que os pacientes mais jovens. Os desfechos dependem mais da higiene oral do que da idade, conforme foi demonstrado em pacientes de cirurgia periodontal.[105]

Um problema que parece ser mais prevalente em pacientes idosos é equimose pós-cirúrgica. Trata-se da hemorragia que geralmente se espalha amplamente pelo tecido subjacente e normalmente se apresenta como manchas na pele (Figura 2.13). Os pacientes são informados de que isso pode ocorrer e que não é motivo de preocupação. Pode demorar de 1 a 2 semanas, ou mais, para que a coloração normal retorne. Além disso, as manchas na pele podem passar por diferentes fases de cores (roxo, vermelho, amarelo, verde) antes de desaparecerem.

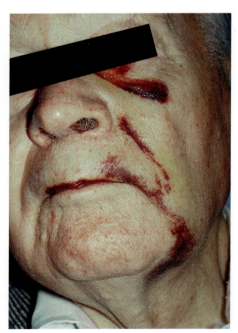

• **Figura 2.13** Equimose pós-cirúrgica. A apicectomia de um incisivo lateral maxilar resultou em migração generalizada de hemorragia para os tecidos, com consequente surgimento de manchas na pele. Essa não é uma ocorrência incomum em pacientes idosos. Não é indicado tratamento algum, e o problema se resolve em um prazo de 1 a 2 semanas.

• Boxe 2.2   Questões de revisão

6. Todas as alternativas abaixo são alterações que ocorrem na polpa com a idade, com exceção de uma. Qual delas é a EXCEÇÃO?
   a. Diminuição dos elementos vasculares
   b. Aumento do número de fibroblastos
   c. Diminuição do número de odontoblastos
   d. Aumento na ocorrência de calcificações
7. Qual das seguintes frases é verdadeira em relação a calcificações no espaço pulpar?
   a. Pedras pulpares são frequentemente encontradas na polpa radicular.
   b. Pedras pulpares estão associadas a dor odontogênica.
   c. A calcificação aumenta tanto com a idade quanto com irritação.
   d. Calcificações difusas são mais comumente encontradas na câmara pulpar.
8. Com a idade, qual das seguintes alternativas descreve as alterações dimensionais no espaço pulpar?
   a. O espaço pulpar diminui progressivamente de tamanho na dimensão oclusal-apical.
   b. O espaço pulpar diminui principalmente em uma dimensão mesiodistal.
   c. O volume permanece o mesmo.
   d. O espaço pulpar aumenta de tamanho em resposta à irritação; por isso é chamado de *inflamação*.
9. Deve-se usar epinefrina com cautela particularmente em pacientes com:
   a. Doença hepática
   b. Doença renal
   c. Doença cardiovascular
   d. Diabetes
10. A determinação do comprimento de trabalho em pacientes idosos pode ser mais difícil devido a qual das seguintes alternativas?
    a. Maior densidade óssea, o que dificulta a interpretação de radiografias.
    b. Maior depósito de cimento, o que modifica a anatomia apical.
    c. Diferenças na resistência elétrica dos tecidos, o que torna os localizadores de ápice menos precisos.
    d. Incapacidade do paciente de suportar e permanecer imóvel para realizar uma radiografia.

RESPOSTAS

1 d. O dentista precisa estar totalmente ciente da saúde sistêmica do paciente, já que isso afeta o tratamento dentário.
2 a. Verdadeiro
3 a. Neuropatia
4 d. Glicemia reduzida
5 d. 66 a 70 Gy
6 b. Aumento do número de fibroblastos
7 c. A calcificação aumenta tanto com a idade quanto com irritação
8 a. O espaço pulpar diminui progressivamente de tamanho na dimensão oclusal-apical
9 c. Doença cardiovascular
10 b. Maior depósito de cimento, modificando a anatomia apical.

Como identificar pacientes para encaminhamento

O Formulário de Avaliação de Dificuldade de Caso Endodôntico e Diretrizes da AAE é uma excelente ferramenta para a tomada de decisão em relação à seleção de casos. No geral, pacientes com histórico clínico complexo, doenças graves ou deficiências (Classes 3 a 5, de acordo com a Sociedade Americana de Anestesiologistas) devem ser encaminhados. Devem-se incluir nessa lista pacientes que são difíceis de anestesiar, que não cooperam, que têm limitações de abertura bucal, que têm reflexo faríngeo extremamente acentuado, que tenha comprometido atendimentos odontológicos anteriores ou que apresentem dor grave/inchaço. Outras considerações incluem diagnóstico difícil, curvatura extrema das raízes, necessidade de modificação extensiva pré-tratamento para isolamento com dique de borracha, desvio significativo do dente normal devido à morfologia da coroa ou da raiz, morfologia indistinta do canal, reabsorção extensiva, doença periodontal grave concomitante, dentes quebrados e cirurgia endodôntica.

Referências bibliográficas

1. Khalighinejad N, Aminoshariae MR, Aminoshariae A, et al.: Association between systemic diseases and apical periodontitis, *J Endod* 42:1427–1434, 2016.
2. Aminoshariae A, Kulild JC, Mickel A, Fouad AF: Association between systemic diseases and endodontic outcome: a systematic review, *J Endod* 43:514–519, 2017.
3. Greenstein A, Witherspoon R, Leinkram D, Malandreni M: An unusual case of a brain abscess arising from an odontogenic infection, *Aust Dent J* 60:532–535, 2015.
4. Aldous JA, Powell GL, Stensaas SS: Brain abscess of odontogenic origin: report of case, *J Am Dent Assoc* 115:861–863, 1987.
5. Antunes AA, de Santana Santos T, de Carvalho RW, et al.: Brain abscess of odontogenic origin, *J Craniofac Surg* 22:2363–2365, 2011.
6. Bonapart IE, Stevens HP, Kerver AJ, Rietveld AP: Rare complications of an odontogenic abscess: mediastinitis, thoracic empyema and cardiac tamponade, *J Oral Maxillofac Surg* 53:610–613, 1995.
7. Furst IM, Ersil P, Caminiti M: A rare complication of tooth abscess—Ludwig's angina and mediastinitis, *J Can Dent Assoc* 67:324–327, 2001.
8. Stoykewych AA, Beecroft WA, Cogan AG: Fatal necrotizing fasciitis of dental origin, *J Can Dent Assoc* 58:59–62, 1992.
9. Allareddy V, Lin CY, Shah A, et al.: Outcomes in patients hospitalized for periapical abscess in the United States: an analysis involving the use of a nationwide inpatient sample, *J Am Dent Assoc* 141:1107–1116, 2010.
10. Fouad AF, Walton RE, Rittman BR: Induced periapical lesions in ferret canines: histologic and radiographic evaluation, *Endod Dent Traumatol* 8:56–62, 1992.
11. Walton RE, Ardjmand K: Histological evaluation of the presence of bacteria in induced periapical lesions in monkeys, *J Endod* 18:216–227, 1992.
12. Ramachandran Nair PN: Light and electron microscopic studies of root canal flora and periapical lesions, *J Endod* 13:29–39, 1987.
13. Ricucci D, Pascon EA, Ford TR, Langeland K: Epithelium and bacteria in periapical lesions, *Oral Surg Oral Med Oral Pathol Oral Radiol Endod* 101:239–249, 2006.
14. Ricucci D, Siqueira Jr JF, Lopes WS, Vieira AR: Rocas IN: Extraradicular infection as the cause of persistent symptoms: a case series, *J Endod* 41:265–273, 2015.
15. Sunde PT, Olsen I, Gobel UB, et al.: Fluorescence in situ hybridization (FISH) for direct visualization of bacteria in periapical lesions of asymptomatic root-filled teeth, *Microbiology* 149:1095–1102, 2003.
16. Ricucci D, Loghin S, Goncalves LS, Rocas IN, Siqueira Jr JF: Histobacteriologic conditions of the apical root canal system and periapical tissues in teeth associated with sinus tracts, *J Endod* 44:405–413, 2018.
17. Caplan DJ, Chasen JB, Krall EA, et al.: Lesions of endodontic origin and risk of coronary heart disease, *J Dent Res* 85:996–1000, 2006.
18. Willershausen B, Kasaj A, Willershausen I, et al.: Association between chronic dental infection and acute myocardial infarction, *J Endod* 35:626–630, 2009.
19. Joshipura KJ, Pitiphat W, Hung HC, et al.: Pulpal inflammation and incidence of coronary heart disease, *J Endod* 32:99–103, 2006.
20. Aminoshariae A, Kulild JC, Fouad AF: The impact of endodontic infections on the pathogenesis of cardiovascular disease(s): a systematic review with meta-analysis using grade, *J Endod* 44:1361–1366, e3, 2018.
21. Centers for Disease Control and Prevention: *National diabetes statistics report*, 2017. Atlanta, GA, 2017, Centers for Disease Control and Prevention, U.S. Dept of Health and Human Services.
22. Britto LR, Katz J, Guelmann M, Heft M: Periradicular radiographic assessment in diabetic and control individuals, *Oral Surg Oral Med Oral Pathol Oral Radiol Endod* 96:449–452, 2003.
23. Falk H, Hugoson A, Thorstensson H: Number of teeth, prevalence of caries and periapical lesions in insulin-dependent diabetics, *Scand J Dent Res* 97:198–206, 1989.
24. López-López J, Jané-Salas E, Estrugo-Devesa A, et al.: Periapical and endodontic status of type 2 diabetic patients in Catalonia, Spain: a cross-sectional study, *J Endod* 37:598–601, 2011.
25. Segura-Egea JJ, Martín-González J, Cabanillas-Balsera D, et al.: Association between diabetes and the prevalence of radiolucent periapical lesions in root-filled teeth: systematic review and metaanalysis, *Clin Oral Investig* 20:1133–1141, 2016.
26. Doyle SL, Hodges JS, Pesun IJ, et al.: Factors affecting outcomes for single-tooth implants and endodontic restorations, *J Endod* 33:399–402, 2007.
27. Ng YL, Mann V, Gulabivala K: A prospective study of the factors affecting outcomes of nonsurgical root canal treatment: part 1: periapical health, *Int Endod J* 44:583–609, 2011.
28. Arya S, Duhan J, Tewari S, et al.: Healing of apical periodontitis after nonsurgical treatment in patients with type 2 diabetes, *J Endod* 43:1623–1627, 2017.
29. Fouad AF, Burleson J: The effect of diabetes mellitus on endodontic treatment outcome: data from an electronic patient record, *J Am Dent Assoc* 134:43–51, 2003; quiz 117-8.
30. Fouad AF, Kum KY, Clawson ML, et al.: Molecular characterization of the presence of Eubacterium spp and Streptococcus spp in endodontic infections, *Oral Microbiol Immunol* 18:249–255, 2003.
31. Salvi GE, Beck JD, Offenbacher S: PGE2, IL-1 beta, and TNFalpha responses in diabetics as modifiers of periodontal disease expression, *Ann Periodontol* 3:40–50, 1998.
32. Lalla E, Lamster IB, Schmidt AM: Enhanced interaction of advanced glycation end products with their cellular receptor RAGE: implications for the pathogenesis of accelerated periodontal disease in diabetes, *Ann Periodontol* 3:13–19, 1998.
33. Mindiola MJ, Mickel AK, Sami C, et al.: Endodontic treatment in an American Indian population: a 10-year retrospective study, *J Endod* 32:828–832, 2006.
34. Wang CH, Chueh LH, Chen SC, et al.: Impact of diabetes mellitus, hypertension, and coronary artery disease on tooth extraction after nonsurgical endodontic treatment, *J Endod* 37:1–5, 2011.
35. Lilly JP, Cox D, Arcuri M, Krell KV: An evaluation of root canal treatment in patients who have received irradiation to the mandible and maxilla, *Oral Surg Oral Med Oral Pathol Oral Radiol Endod* 86:224–226, 1998.
36. Gupta N, Grewal MS, Gairola M, et al.: Dental pulp status of posterior teeth in patients with oral and oropharyngeal cancer treated with radiotherapy: 1-year follow-up, *J Endod* 44:549–554, 2018.
37. Badros A, Weikel D, Salama A, et al.: Osteonecrosis of the jaw in multiple myeloma patients: clinical features and risk factors, *J Clin Oncol* 24:945–952, 2006.
38. Sarathy AP, Bourgeois Jr SL, Goodell GG: Bisphosphonate-associated osteonecrosis of the jaws and endodontic treatment: two case reports, *J Endod* 31:759–763, 2005.
39. Katz H: Endodontic implications of bisphosphonate-associated osteonecrosis of the jaws: a report of three cases, *J Endod* 31:831–834, 2005.
40. Kyrgidis A, Arora A, Antoniades K: Rubber dam clamp trauma, root canal therapy, and osteonecrosis of the jaw, *J Oral Maxillofac Surg* 69(7):1854–1855, 2011.

41. Hsiao A, Glickman G, He J: A retrospective clinical and radiographic study on healing of periradicular lesions in patients taking oral bisphosphonates, *J Endod* 35:1525–1588, 2009.
42. Glick M, Abel SN, Muzyka BC, DeLorenzo M: Dental complications after treating patients with AIDS, *J Am Dent Assoc* 125:296–301, 1994.
43. Quesnell BT, Alves M, Hawkinson Jr RW, et al.: The effect of human immunodeficiency virus on endodontic treatment outcome, *J Endod* 31:633–636, 2005.
44. Goon WW, Jacobsen PL: Prodromal odontalgia and multiple devitalized teeth caused by a herpes zoster infection of the trigeminal nerve: report of case, *J Am Dent Assoc* 116:500–504, 1988.
45. Gregory Jr WB, Brooks LE, Penick EC: Herpes zoster associated with pulpless teeth, *J Endod* 1:32–35, 1975.
46. Sigurdsson A, Jacoway JR: Herpes zoster infection presenting as an acute pulpitis, *Oral Surg Oral Med Oral Pathol Oral Radiol Endod* 80:92–95, 1995.
47. Ferreira DC, Paiva SS, Carmo FL, et al.: Identification of herpesviruses types 1 to 8 and human papillomavirus in acute apical abscesses, *J Endod* 37:10–16, 2011.
48. Li H, Chen V, Chen Y, et al.: Herpesviruses in endodontic pathoses: association of Epstein-Barr virus with irreversible pulpitis and apical periodontitis, *J Endod* 35:23–29, 2009.
49. Sabeti M, Slots J: Herpesviral-bacterial coinfection in periapical pathosis, *J Endod* 30:69–72, 2004.
50. Slots J, Nowzari H, Sabeti M: Cytomegalovirus infection in symptomatic periapical pathosis, *Int Endod J* 37:519–524, 2004.
51. Jakovljevic A, Andric M: Human cytomegalovirus and EpsteinBarr virus in etiopathogenesis of apical periodontitis: a systematic review, *J Endod* 40:6–15, 2014.
52. Taylor LB, Nowak AJ, Giller RH, Casamassimo PS: Sickle cell anemia: a review of the dental concerns and a retrospective study of dental and bony changes, *Spec Care Dentist* 15:38–42, 1995.
53. Andrews CH, England Jr MC, Kemp WB: Sickle cell anemia: an etiological factor in pulpal necrosis, *J Endod* 9:249–252, 1983.
54. Demirbas Kaya A, Aktener BO, Unsal C: Pulpal necrosis with sickle cell anaemia, *Int Endod J* 37:602–606, 2004.
55. Bahrami G, Vaeth M, Kirkevang LL, et al.: The impact of smoking on marginal bone loss in a 10-year prospective longitudinal study, *Community Dent Oral Epidemiol*, 2016.
56. Lopez-Lopez J, Jane-Salas E, Martin-Gonzalez J, et al.: Tobacco smoking and radiographic periapical status: a retrospective case-control study, *J Endod* 38:584–588, 2012.
57. Segura-Egea JJ, Castellanos-Cosano L, Velasco-Ortega E, et al.: Relationship between smoking and endodontic variables in hypertensive patients, *J Endod* 37:764–767, 2011.
58. Krall EA, Abreu Sosa C, Garcia C, et al.: Cigarette smoking increases the risk of root canal treatment, *J Dent Res* 85:313–317, 2006.
59. García B, Penarrocha M, Martí E, et al.: Pain and swelling after periapical surgery related to oral hygiene and smoking, *Oral Surg Oral Med Oral Pathol Oral Radiol Endod* 104:271–276, 2007.
60. Ghattas Ayoub C, Aminoshariae A, Bakkar M, et al.: Comparison of IL-1beta, TNF-alpha, hBD-2, and hBD-3 expression in the dental pulp of smokers versus nonsmokers, *J Endod* 43:2009–2013, 2017.
61. Morsani JM, Aminoshariae A, Han YW, Montagnese TA, Mickel A: Genetic predisposition to persistent apical periodontitis, *J Endod* 37:455–459, 2011.
62. Salles AG, Antunes LAA, Kuchler EC, Antunes LS: Association between apical periodontitis and interleukin gene polymorphisms: a systematic review and meta-analysis, *J Endod* 44:355–362, 2018.
63. Aminoshariae A, Kulild JC: Association of functional gene polymorphism with apical periodontitis, *J Endod* 41:999–1007, 2015.
64. Meskin L, Berg R: Impact of older adults on private dental practices, 1988-1998, *J Am Dent Assoc* 131:1188–1195, 2000.
65. Lloyd PM: Fixed prosthodontics and esthetic considerations for the older adult, *J Prosthet Dent* 72:525–531, 1994.
66. Hiltunen K, Vehkalahti MM, Mantyla P: Is prosthodontic treatment age-dependent in patients 60 years and older in Public Dental Services? *J Oral Rehabil* 42:454–459, 2015.
67. Marcus SE, Drury TF, Brown LJ, Zion GR: Tooth retention and tooth loss in the permanent dentition of adults: United States, 1988-1991, *J Dent Res* 75(Spec No):684–695, 1996.
68. Warren JJ, Cowen HJ, Watkins CM, Hand JS: Dental caries prevalence and dental care utilization among the very old, *J Am Dent Assoc* 131:1571–1579, 2000.
69. Tan HP, Lo EC, Dyson JE, et al.: A randomized trial on root caries prevention in elders, *J Dent Res* 89:1086–1090, 2010.
70. Ramsay SE, Papachristou E, Watt RG, et al.: Socioeconomic disadvantage across the life-course and oral health in older age: findings from a longitudinal study of older British men, *J Public Health (Oxf)*, 2018.
71. Goodis HE, Rossall JC, Kahn AJ: Endodontic status in older U.S. adults. Report of a survey, *J Am Dent Assoc* 132:1525–1530, 2001. quiz 95–96.
72. Berkey DB, Berg RG, Ettinger RL, Mersel A, Mann J: The old-old dental patient: the challenge of clinical decision-making, *J Am Dent Assoc* 127:321–332, 1996.
73. Jones JA: Financing and reimbursement of elders' oral health care: lessons from the present, opportunities for the future, *J Dent Educ* 69:1022–1031, 2005.
74. Sayegh FS, Reed AJ: Calcification in the dental pulp, *Oral Surg Oral Med Oral Pathol* 25:873–882, 1968.
75. Pettiette MT, Zhong S, Moretti AJ, Khan AA: Potential correlation between statins and pulp chamber calcification, *J Endod* 39(9):1119–1123, 2013.
76. Chrepa V, Henry MA, Daniel BJ, Diogenes A: Delivery of apical mesenchymal stem cells into root canals of mature teeth, *J Dent Res* 94:1653–1659, 2015.
77. Ketterl W: Age-induced changes in the teeth and their attachment apparatus, *Int Dent J* 33:262–271, 1983.
78. Murray PE, Stanley HR, Matthews JB, et al.: Age-related odontometric changes of human teeth, *Oral Surg Oral Med Oral Pathol Oral Radiol Endod* 93:474–482, 2002.
79. Bernick S, Nedelman C: Effect of aging on the human pulp, *J Endod* 1:88–94, 1975.
80. Ikawa M, Komatsu H, Ikawa K, et al.: Age-related changes in the human pulpal blood flow measured by laser Doppler flowmetry, *Dent Traumatol* 19:36–40, 2003.
81. Espina AI, Castellanos AV, Fereira JL: Age-related changes in blood capillary endothelium of human dental pulp: an ultrastructural study, *Int Endod J* 36:395–403, 2003.
82. Stanley HR, Ranney RR: Age changes in the human dental pulp. I. The quantity of collagen, *Oral Surg Oral Med Oral Pathol* 15:1396–1404, 1962.
83. Morse DR, Esposito JV, Schoor RS, et al.: A review of aging of dental components and a retrospective radiographic study of aging of the dental pulp and dentin in normal teeth, *Quintessence Int* 22:711–720, 1991.
84. McCabe PS, Dummer PM: Pulp canal obliteration: an endodontic diagnosis and treatment challenge, *Int Endod J* 45:177–197, 2012.
85. Bernick S: Age changes in the blood supply to human teeth, *J Dent Res* 46:544–550, 1967.
86. Krell KV, McMurtrey LG, Walton RE: Vasculature of the dental pulp of atherosclerotic monkeys: light and electron microscopic findings, *J Endod* 20:469–473, 1994.
87. Maheshwari K, Silva RM, Guajardo-Morales L, et al.: Heat Shock 70 protein genes and genetic susceptibility to apical periodontitis, *J Endod* 42:1467–1471, 2016.
88. Van der Velden U: Effect of age on the periodontium, *J Clin Periodontol* 11:281–294, 1984.
89. Braun RJ, Marcus M: Comparing treatment decisions for elderly and young dental patients, *Gerodontics* 1:138–142, 1985.
90. Waldinger R, Weinberg G, Gitman M: Local Anesthetic Toxicity in the Geriatric Population, *Drugs Aging*. doi: 10.1007/s40266-019-00718-0. [Epub ahead of print].
91. Stein TJ, Corcoran JF: Anatomy of the root apex and its histologic changes with age, *Oral Surg Oral Med Oral Pathol* 69:238–242, 1990.
92. Zander HA, Hurzeler B: Continuous cementum apposition, *J Dent Res* 37:1035–1044, 1958.

93. Wu MK, Wesselink PR, Walton RE: Apical terminus location of root canal treatment procedures, *Oral Surg Oral Med Oral Pathol Oral Radiol Endod* 89:99–103, 2000.
94. Real DG, Davidowicz H, Moura-Netto C, et al.: Accuracy of working length determination using 3 electronic apex locators and direct digital radiography, *Oral Surg Oral Med Oral Pathol Oral Radiol Endod* 111:e44–e49, 2011.
95. Law A, Messer H: An evidence-based analysis of the antibacterial effectiveness of intracanal medicaments, *J Endod* 30:689–694, 2004.
96. Haselton DR, Lloyd PM, Johnson WT: A comparison of the effects of two burs on endodontic access in all-ceramic high lucite crowns, *Oral Surg Oral Med Oral Pathol Oral Radiol Endod* 89:486–492, 2000.
97. Campbell JH, Huizinga PJ, Das SK, et al.: Incidence and significance of cardiac arrhythmia in geriatric oral surgery patients, *Oral Surg Oral Med Oral Pathol Oral Radiol Endod* 82:42–46, 1996.
98. Ardekian L, Gaspar R, Peled M, et al.: Does low-dose aspirin therapy complicate oral surgical procedures? *J Am Dent Assoc* 131:331–335, 2000.
99. Blinder D, Manor Y, Martinowitz U, Taicher S: Dental extractions in patients maintained on oral anticoagulant therapy: comparison of INR value with occurrence of postoperative bleeding, *Int J Oral Maxillofac Surg* 30:518–521, 2001.
100. Jeske AH, Suchko GD: Lack of a scientific basis for routine discontinuation of oral anticoagulation therapy before dental treatment, *J Am Dent Assoc* 134:1492–1497, 2003.
101. Aminoshariae A, Kulild JC, Donaldson M: Short-term use of nonsteroidal anti-inflammatory drugs and adverse effects: an updated systematic review, *J Am Dent Assoc* 147:98–110, 2016.
102. Holm-Pedersen P, Loe H: Wound healing in the gingiva of young and old individuals, *Scand J Dent Res* 79:40–53, 1971.
103. Rapp EL, Brown Jr CE, Newton CW: An analysis of success and failure of apicoectomies, *J Endod* 17:508–512, 1991.
104. Stahl SS, Witkin GJ, Cantor M, Brown R: Gingival healing. II. Clinical and histologic repair sequences following gingivectomy, *J Periodontol* 39:109–118, 1968.
105. Lindhe J, Socransky S, Nyman S, et al.: Effect of age on healing following periodontal therapy, *J Clin Periodontol* 12:774–787, 1985.

3

Radiologia em Endodontia

KENNETH ABRAMOVITCH E MOHAMED I. FAYAD

VISÃO GERAL DO CAPÍTULO

Prólogo, 39
Introdução, 39
Biologia da radiação, 40
Equipamento para captura de imagens bidimensionais, 40
Técnicas para captura de imagem intraoral, 42
Necessidades de imagens na endodontia, 45
Tomografia computadorizada de feixe cônico, 49

OBJETIVOS DA APRENDIZAGEM

Após ler este capítulo, o estudante deve estar apto a:

1. Diferenciar entre riscos biológicos estocásticos e determinísticos dos raios X odontológico e reconhecer qual deles oferece maior risco para o paciente.
2. Compreender o desenho básico da unidade de raios X de fixação em parede e o motivo de sua preferência em relação à portátil.
3. Contrapor e comparar as diferenças entre sensores indiretos de placa PSP, sensores diretos de estado sólido de CCD e sensores diretos de estado sólido de CMOS utilizados para radiografia intraoral.
4. Compreender como o deslocamento de ângulos horizontais do feixe de raios X intraoral pode ser usado para localizar os pontos relativos vestibulares *vs.* linguais/palatinos de canais radiculares sobrepostos ou de patologias que sobrepõem os dentes.
5. Reconhecer as medidas de dimensão do CDV e como estas se relacionam com a cobertura necessária para a maioria das indicações para o escaneamento endodôntico.
6. Compreender como o tamanho do *voxel* afeta o espaço de armazenamento, o carregamento, o *download* e a transmissão de volumes de TCFC.
7. Distinguir entre dados de arquivos DICOM e dados de arquivos próprios, bem como entender suas interações com os diversos programas de visualização na TCFC.
8. Reconhecer como artefatos de endurecimento de feixe e difusão degradam a qualidade da imagem de TCFC.
9. Analisar indícios de quando imagens de TCFC oferecem vantagens de diagnóstico e tratamento em relação aos requisitos de imagem endodôntica padrão.

Prólogo

Quando os raios X foram descobertos em 1895, o Dr. William Herbert Rollins, formado em Harvard, já era um médico e dentista bem estabelecido. Assim como seus contemporâneos, ficou fascinado pela utilidade das imagens de raios X. Contudo, ele também foi um dos primeiros a reconhecer os riscos pouco conhecidos – porém genuínos – associados à radiografia.

Por ter sofrido eritema em sua mão em janeiro de 1898 à custa da radiação, bem como por ter observado os efeitos deletérios dos raios X em suas experiências com porcos da índia, Rollins tentou advertir seus contemporâneos sobre seus danos; no entanto, ao passo que os radiologistas deslumbravam-se com a nova tecnologia, ignoravam seus perigos mortais. No final dos anos 1920, já estava claro que havia riscos biológicos associados aos raios X, já que a quantidade de radiologistas proeminentes da Nova Inglaterra havia diminuído. Para demonstrar ainda mais esse risco, houve o fato de que, nos congressos de radiologia dos anos 1920, raramente servia-se carne assada, pois os radiologistas usavam luvas para esconder suas cicatrizes, de modo que não conseguiam usar os talheres disponibilizados.[1]

Foi somente após a era atômica pós-Segunda Guerra Mundial que a comunidade científica começou novamente a considerar os avisos de Rollins, de meio século antes.[1]

Introdução

Em virtude de sua capacidade de mostrar imagens além do escopo do exame intraoral, a radiografia é uma parte indispensável do processo de diagnóstico na odontologia. Dentro desse escopo de cuidados com a saúde oral, a endodontia faz uso integral desta que é a mais útil das técnicas diagnósticas.

Os exames de imagem no século XXI não se baseiam unicamente no uso de raios X para diagnóstico por imagem. Outras modalidades de exames de imagem aproveitadas pela odontologia atualmente incluem imagens de varredura óptica, imagens por ressonância magnética e imagens de ultrassom.[2,3] No entanto, com o advento da tecnologia digital, as imagens de raios X continuam progredindo, com constantes inovações. Essa constante atualização mantém o exame de imagem por raios X como parte integrante do processo diagnóstico dos cuidados endodônticos.

O uso de sensores na odontologia mudou drasticamente desde os primórdios da emulsão fotográfica em placas de vidro (em outras palavras, desde o advento do filme). Nos anos 1980, sensores digitais intraorais foram introduzidos pelo Dr. Frances Mouyen.[4] A endodontia acabou adotando essa tecnologia, pois os sensores digitais facilitavam dramaticamente a eficiência com a qual os procedimentos endodônticos eram realizados.[5]

Nos anos 1960, a endodontia tornou-se a oitava especialidade odontológica reconhecida pela Associação Americana de Odontologia. Ao mesmo tempo, as imagens panorâmicas extraorais eram motivo de euforia na odontologia por sua capacidade de produzir imagens de grandes áreas das maxilas com uma única exposição. Contudo, os exames de imagem extraorais não foram tão benéficos para as complexidades endodônticas até a introdução da tomografia computadorizada de feixe cônico (TCFC). No século XXI, a TCFC representa uma modalidade de exame de imagem digital extraoral que facilitou muito o tratamento endodôntico. Este capítulo destaca a utilidade das imagens radiográficas para os cuidados com pacientes endodônticos com o uso contínuo de radiografia intraoral, bem como os crescentes avanços iniciados pela TCFC extraoral.

Biologia da radiação

Os profissionais de saúde ainda precisam lidar com a realidade da existência de riscos a longo prazo que podem ser causados pela exposição aos raios X, e o tratamento endodôntico normalmente exige diversas exposições do paciente a eles. A dosagem de radiação para a boca e outros tecidos foi calculada como muito baixa e extrapolada para causar o risco mínimo (ainda que existente).[6,7] A Tabela 3.1 ilustra as doses de vários procedimentos de imagem dentária e fornece ao leitor uma mensuração do risco biológico de exposições intraorais em relação a outros procedimentos semelhantes. Uma revisão mais detalhada da dosimetria de radiação está disponível em outras fontes.[8,9]

Tabela 3.1 Diagnóstico diferencial das lesões mais comuns do periodonto.

Tipo de exame radiográfico	Dose média efetiva (µSv)	Dias de radiação ambiente equivalente
Colimação retangular BW PSPP	5	0,6
FMX PSP	40	4
FMX CCD	20	2,5
Colimação redonda FMX com filme D-speed	400	48
FMX PSP -	200	24
FMX CCD -	100	12
Panorâmica	20	-2,5
Cefalométrica	5	0,6
TCFC – CDV grande (craniofacial)	120	15
TCFC – CDV médio (arcada completa; dentoalveolar)	100	12
TCFC – CDV pequeno (~3 a 5 dentes; < 6,0 cm de diâmetro)	50	6

Nos primórdios dos exames de imagem por raios X, riscos biológicos determinísticos, como queimaduras de pele, formação de cicatrizes e catarata, eram proeminentes; riscos estocásticos de malignidade (cânceres de pele, leucemias etc.) também eram bastante altos. A realidade dos determinísticos é atualmente irrisória, mas o risco de morbidade decorrente de malignidades induzidas pelos raios X (ou seja, riscos estocásticos) permanece.[10,11] Os dentistas também devem estar cientes do fato de que a probabilidade de desenvolver uma doença maligna induzida por raios X aumenta conforme o número de exposições. Com cada exposição de cada novo procedimento endodôntico, ocorrem pequenos porém cumulativos aumentos da probabilidade de malignidade induzida por raios X. Contudo, o endodontista também deve atentar quanto ao fato de que o risco biológico geral dos raios X para os pacientes não se origina unicamente de procedimentos radiológicos endodônticos, mas também de outras necessidades de exames de imagem dentários ou médicos (p. ex., implantes dentários, exames de imagem cardiovascular, exames cerebrais, gastrintestinais [GI], imagens ortopédicas etc.). Portanto, os riscos continuam a ser uma realidade, de modo que a exposição à radiação deve ser a mais baixa possível (princípio de ALARA).[12] O valor dos exames de imagem para qualquer diagnóstico ou indicação de tratamento endodôntico deve ser determinado individualmente em cada paciente para garantir que a avaliação de risco-benefício corrobore o uso de exames de imagem.[13]

Em pacientes pediátricos, os riscos biológicos dos raios X são maiores do que em adultos a uma determinada dose de radiação. Esse risco aumentado ocorre devido à radiossensibilidade inerentemente maior dos pacientes pediátricos, além do fato de que crianças têm mais anos de vida pela frente, durante os quais elas podem desenvolver neoplasias malignas induzidas por radiação.[14] Assim, como em qualquer modalidade de exame de imagem, a decisão de usar qualquer radiação do tipo X para diagnóstico é um processo de reflexão plenamente objetivo, no qual os benefícios das informações obtidas devem compensar os riscos.

Equipamento para captura de imagens bidimensionais

Unidades de raios X intraoral

Unidades padrão de fixação em parede

Os aparelhos de raios X dentários mudaram muito pouco desde quando David Coolidge projetou o primeiro tubo e cabeçote de raios X embutidos, o Victor CDX, em 1919.[15]

Os tempos de exposição diminuíram para menos de 20% somente há cerca de três décadas. Por isso, a necessidade de grandes cabeçotes de raios X com geradores ainda maiores para produzir potenciais de kV acima de 70 kV diminuiu. A necessidade de alta miliamperagem (ou seja, parâmetros acima de 10 mA) também não é mais indicada com os tempos de exposição mais curtos necessários para os receptores digitais. A maioria dos cabeçotes de raios X é menor, com potenciais de kV entre 60 e 70 kV e mA na faixa de 6 a 8 mA. Com alguns tempos de exposição atuais de menos de 0,10 segundo, a maioria das unidades tem temporizadores por microprocessador digital que podem gerar, de maneira reprodutível, exposições de corrente direta (DC) na faixa de 0,05 a 0,10 segundo. Esses aparelhos menores de raios X produzem radiação X adequada para expor os receptores digitais contemporâneos, incluindo o filme F-speed do Instituto Nacional Americano de Padrões (ANSI, na sigla em inglês), e para reduzir a dose de radiação ao paciente, com tempos cada vez menores de exposição.

Outra opção disponível nos aparelhos de raios X odontológicos é o tubo de raios X encaixado. Em vez de o tubo ser colocado adjacente à janela dentro do cabeçote do tubo e ao dispositivo de indicação de posição (PID), os atuais cabeçotes de raios X têm o tubo de raios X encaixado longe da janela (Figura 3.1). O tubo encaixado produz uma distância focal maior (distância dos raios X da fonte para o objeto), que projeta um contorno de imagem mais nítido. Com uma distância focal maior, a lei do quadrado inverso determina que a exposição deve ser aumentada. No entanto, embora a exposição precise ser maior para se obter uma densidade de imagem diagnóstica, a dose para o paciente é, na verdade, menor, o que se mostra um benefício adicional do tubo de raios X encaixado. Esse benefício se deve ao fato de que a maior distância evitará que grande parte dos fótons de baixa energia dos raios X no feixe alcance o paciente. Assim, o tubo de raios X encaixado age como um filtro de distância, que reduzirá a dose para o paciente.

Unidades portáteis

Na última década, unidades de raios X portáteis para exames de imagem dentários tornaram-se muito populares na prática clínica.[16,17]

Unidades portáteis foram originalmente projetadas de modo a levar exames de imagem odontológica a locais remotos, onde não havia disponibilidade de aparelhos convencionais, ou a pacientes não ambulantes que precisavam de serviços odontológicos, mas que não tinham acesso a estabelecimentos odontológicos tradicionais. Pelo fato de terem sido projetadas para serem portáteis, essas unidades tornaram-se mais populares em ambientes de consultório normais, sendo usadas como único aparelho para vários procedimentos-padrão. A qualidade da imagem é geralmente aceitável; porém, devido à portabilidade, os valores máximos de kV e mA são menores do que os alcançáveis com unidades-padrão. O maior problema com as unidades portáteis é a dose de radiação para o operador caso elas sejam usadas sem o devido treinamento. No entanto, as unidades demonstraram possuir blindagem adequada para proteger o operador quando usadas adequadamente com um escudo de retrodifusão.[18-20]

O uso adequado inclui garantir que os escudos de retrodifusão estejam fixados nas unidades de forma que os operadores possam manter seu corpo dentro da faixa protetora do escudo (Figura 3.2).

Devido à sua conveniência e popularidade, várias unidades portáteis agora estão disponíveis para compra. Há uma preocupação de que algumas unidades mais novas não tenham o mesmo grau de blindagem de proteção para o operador.[21] Tal aspecto é um ponto fundamental a ser considerado na escolha de uma unidade portátil.

Apesar de sua conveniência para locais remotos, esses tipos de unidade não possuem a potência dos aparelhos de fixação em parede. Contudo, são necessárias centrais menores para manter a unidade com a devida leveza para que os membros da equipe em geral consigam carregá-la com suas próprias mãos. Portanto, o carregamento e a reinserção de jogos de bateria tornam-se uma tarefa adicional de manutenção. Deve-se ter cuidado ao levantar e manusear as unidades não ergonômicas para evitar danos por choque.

Além disso, há uma preocupação de que as características de portabilidade apresentem desafios para a qualidade ideal da imagem e para a segurança. Consequentemente, a menos que as instalações clínicas demonstrem vantagens pontuais para uso das unidades portáteis com relação às fixas em parede, a prática rotineira de usar unidades portáteis nem sempre é uma diretriz recomendada.[22]

Receptores de imagem intraoral

Conforme descrito na introdução deste capítulo, os tipos de sensores usados em exames de imagem dentária mudaram drasticamente. Os sensores digitais são o tipo preferível de sensor para tratamento endodôntico. Embora tenha sido demonstrado que

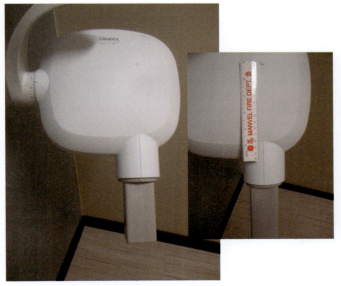

• **Figura 3.1** Cabeçote do tubo de raios X com ponto de posicionamento indicando a posição do ponto focal que se encontra dentro do cabeçote do tubo de raios X (*seta vermelha*). A imagem de inserção demonstra o comprimento maior da distância focal, que oferece contornos mais nítidos da imagem e reduz a dose para o paciente.

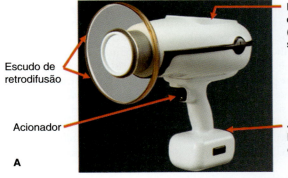
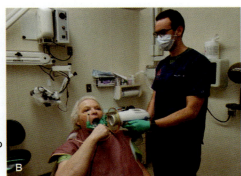

• **Figura 3.2 A.** Aparelho de raios X portátil KaVo™ NOMAD Pro 2™. **B.** Posição adequada do operador para uso de aparelho de raios X portátil que maximiza a proteção do operador contra radiação retrodifusa. Todas as partes do corpo do operador estão dentro da faixa de proteção dos escudos. (**A.** Cortesia de KaVo, Charlotte, NC, USA; www.kavo.com.)

a qualidade da imagem digital não tenha grandes vantagens em relação à de filme,[23-28] os sensores digitais são, de longe, muito mais práticos do que os filmes. Os sensores digitais são vantajosos pelo fato de haver menos exposição do paciente à radiação, com maior velocidade de aquisição, armazenamento, recuperação e transmissão de imagens. Outro ponto a favor dos sensores digitais em relação ao filme é que eles não precisam passar por um árduo processamento químico, que demora mais e requer o uso de salas escuras. Os sensores digitais facilitaram drasticamente a eficiência com que os procedimentos endodônticos podem ser realizados.

Tipos de receptores digitais de imagem

Formatos de imagem digital incluem placas de fósforo fotoestimuladas (PSP) e sensores diretos do tipo estado sólido que tanto podem ser sensores de dispositivo de carga acoplada (CCD) quanto sensores de *pixel* ativo de metal-óxido semicondutor complementar (CMOS). Este último também é abreviado como CMOS-APS.

Placas de fósforo fotoestimuladas

As PSPs são consideradas indiretas, pois, após a exposição, o sensor precisa ser removido da boca do paciente e transferido para um aparelho de *laser* para que as cargas eletrônicas latentes armazenadas dos *pixels* na superfície do sensor possam ser escaneadas com uma luz de *laser* para gerar um sinal elétrico. O processo digital inclui designar um valor numérico à potência do sinal elétrico de cada um dos *pixels*. Esses valores numéricos então recebem um valor de escala de cinza que será usado pelo programa de imagem para projeção em um monitor.

Sensores do tipo estado sólido (diretos)

Os sensores diretos, ou do tipo estado sólido (*solid-state*), transmitem o sinal eletrônico diretamente do sensor para um computador para que a imagem seja projetada em 3 a 5 segundos ou menos, dependendo da velocidade de processamento do computador, bem como do tamanho e da eficiência do servidor.

Atualmente, o CMOS é o sensor direto mais comumente usado. Esses sensores geralmente têm menor custo de fabricação, são mais rápidos na transmissão do sinal eletrônico para processamento e requerem uma simples conexão USB com um computador. A despeito do aperfeiçoamento da sensibilidade do CCD aos raios X, seus custos de fabricação ligeiramente mais altos e suas sequências de processamento digital mais complicadas levaram a uma queda em sua disponibilidade comercial.

Apesar das vantagens e da maior preferência por sensores digitais diretos, ainda existem algumas desvantagens que retardam a conversão total da indústria para uso desses sensores. Eles são mais espessos (de 5 a 8 mm)[29] e menos confortáveis do que o filme tradicional ou os PSPs – mais finos e flexíveis. Por causa desse desconforto, nem todos os pacientes toleram procedimentos de imagem com sensores diretos. Embora os sensores digitais diretos tenham aproximadamente a mesma altura e largura dos sensores de filme convencionais, a área ativa real do sensor é menor, e sua redução varia entre os diferentes fabricantes de 20 a 25% da área superficial da imagem em relação ao filme convencional ou PSPs.[29,30]

Isso causa problemas como ápices cortados da dimensão vertical comprometida e ápices faltantes quando a dimensão horizontal é comprometida. Ademais, a angulação horizontal é necessária para projetar a imagem dos vários ápices dentais dos dentes multirradiculares.

Filmes odontológicos

Para os dentistas que ainda usam filme odontológico, o filme "F"-*speed* é o recomendado para uso em endodontia. Contudo, o "D"-*speed*, mais lento, ainda está disponível, mesmo que sua maior exposição à radiação e contraste ligeiramente maior não tragam benefício algum para os exames de imagem endodônticos. Embora as áreas de superfície ativas sejam maiores em filmes (conforme discutido anteriormente), esta tecnologia está sendo substituída pela tecnologia de sensor direto. Para os dentistas que ainda usam filmes odontológicos, uma discussão mais detalhada sobre seu uso e sobre o processamento químico envolvido é apresentada em outras fontes de referência bibliográfica.[31-33]

Técnicas para captura de imagem intraoral

Exame de imagem periapical

As principais técnicas de captura de imagem para exames de imagem periapical são a técnica de paralelismo e a técnica da bissetriz. Tais técnicas são amplamente descritas nos principais livros de radiologia.[33-35] Para a técnica de paralelismo, o receptor é idealmente posicionado paralelamente tanto ao eixo longo quanto ao plano mesiodistal do dente que está sendo avaliado. O feixe é então direcionado perpendicularmente ao plano do receptor. É necessário estabilizar o receptor nessa posição planejada. Quando não for possível colocar o receptor paralelamente ao dente, a técnica de ângulo bissetor pode então ser aplicada. Com essa técnica, o receptor é estabilizado contra o lado lingual da coroa e à mucosa palatina/lingual adjacente. Pelo fato de o receptor não ficar mais em paralelo com o longo eixo do dente, é necessário projetar o ângulo vertical dos raios X perpendicularmente ao plano que bissecciona o ângulo formado pelos planos de intersecção do eixo longo do dente e o eixo vertical do receptor. Frequentemente, os dentistas optam por alinhar todos esses planos à mão livre, com o uso de simples blocos de mordida ou com outros instrumentos de contenção simples (hemostatos modificados, dispositivos Snap-a Ray etc.), mas sem o auxílio de dispositivos de alinhamento de feixe (Figura 3.3, *A* e *B*). Porém, para uma imagem mais previsível, dispositivos de estabilização de receptor-alinhamento de feixe estão disponíveis para essa finalidade. Tais instrumentos são preferíveis para melhor qualidade de imagem com o mínimo de artefatos, assim como cortes tipo meia-lua, encurtamento, alongamento e assim por diante (Figura 3.3, *C*).

Quando são necessárias imagens de comprimento de trabalho ou do cone principal, o grampo de dique de borracha realmente torna mais complicado posicionar o receptor. Novamente, o uso dos dispositivos de estabilização e alinhamento de feixe facilita a obtenção das imagens mais favoráveis. Instrumentos especialmente adaptados são feitos com as devidas modificações dos blocos de mordida para acomodar o grampo de borracha e as limas endodônticas posicionadas nos canais (Figura 3.3, *D*).

Devido à variabilidade da natureza humana, nem sempre é possível conseguir cooperação do paciente para tolerar a inserção dos instrumentos necessários para alinhamento do feixe. Essa dificuldade é especialmente verdadeira para radiografias "de trabalho" tiradas durante um tratamento endodôntico com o dique de borracha posicionado. Às vezes, isso pode requerer cooperação por parte do paciente se segurarem o sensor na posição. Nesses casos, recomenda-se tentar a técnica *de paralelismo modificada*.[36] Basicamente, o sensor não fica em paralelo com o dente, mas o feixe central é orientado perpendicularmente à superfície do receptor. Em radiografias de trabalho na endodontia, é feita outra modificação ao variar o ângulo do feixe horizontal.

Deslocamento do tubo

A modificação do ângulo horizontal do feixe de raios X se torna necessária para separar estruturas que se sobrepõem umas às

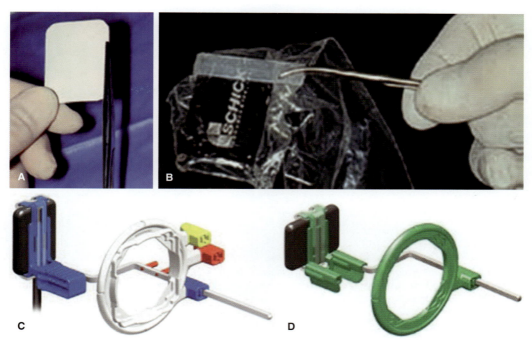

- **Figura 3.3** Dispositivos de estabilização de receptores para exames de imagem intraoral. **A.** É utilizado um hemostato para segurar o filme ou uma placa PSP e isso realmente ajuda a orientar o feixe dos raios X. **B.** Um hemostato segura um suporte de plástico para um sensor digital do tipo estado sólido. **C.** O dispositivo de estabilização de receptoralinhamento de feixe Rinn XCP-DS ORA é usado para projeções periapicais padrão. **D.** Suporte de Sensor Universal e dispositivo de alinhamento de feixe XCP-DS FIT para uso em radiografias endodônticas. Este suporte de sensor se alonga de forma a encaixar todos os tipos de receptores, inclusive os sensores do tipo estado sólido. (**C.** Cortesia de Dentsply Sirona, York, PA; **D.** Cortesia de Dentsply Sirona, York, PA.)

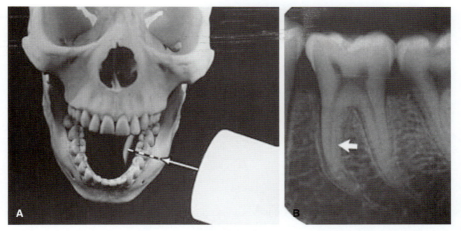

- **Figura 3.4 A.** O receptor é posicionado paralelamente ao plano da arcada. O raio central (*seta*) do feixe de raios X é direcionado para o receptor perpendicularmente. Essa é a relação feixe-receptor básica utilizada para angulações horizontais ou verticais. **B.** Nota-se contorno claro do primeiro pré-molar, mas informação limitada a respeito das estruturas sobrepostas (canais que se encontram no plano vestibulolingual). A *seta* aponta para um espaço de ligamento periodontal adjacente a um bulbo radicular sobreposto, e não a um segundo canal. (De Walton RE: Endodontic radiographic techniques, *Dent Radiogr Photogr* 46(3):51-59, 1973.)

outras na imagem bidimensional. Princípios de movimento relativo de estruturas e orientação de sensor são aplicados na diferenciação da posição do objeto, conforme demonstrado nas Figuras 3.4 e 3.5.[37-39]

Esses princípios de deslocamento do tubo foram adaptados para a localização objetiva de estruturas na dimensão vestibulolingual não visível da radiografia bidimensional. Uma das técnicas mais úteis na endodontia é a Regra SLOV.[38] SLOV é um acrônimo de **S**egue **L**ingual, **O**posto **V**estibular, conforme descrito pela primeira vez por Richards.[38]

Quando dois objetos e o sensor estão em uma posição vestibular e lingual entre si, e a fonte de radiação é movida em direção horizontal ou vertical, as imagens dos dois objetos se movem em direções opostas (Figura 3.6).

Uma forma de visualizar esse efeito é fechar um olho e colocar dois dedos diretamente na frente do olho aberto de forma que um dedo se sobreponha ao outro. Ao mover a cabeça para um lado e depois para outro, a posição de um dedo em relação ao outro muda. O mesmo efeito é produzido com duas raízes sobrepostas (os dedos) e a maneira pela qual estas se movem em relação à fonte

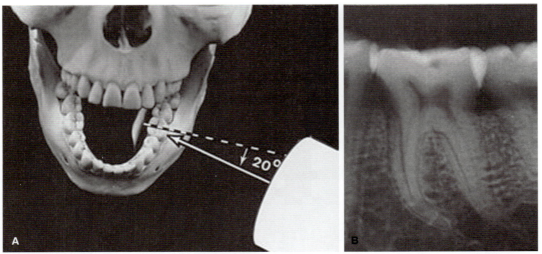

- **Figura 3.5 A.** A angulação horizontal do cone é de 20° mesial em relação à posição perpendicular paralela (projeção mesial). **B.** A radiografia resultante demonstra as características morfológicas da raiz ou do canal em terceira dimensão. Por exemplo, dois canais agora são visíveis na raiz distal do primeiro molar. (De Walton RE: Endodontic radiographic techniques, *Dent Radiogr Photogr* 46(3):51-59, 1973.)

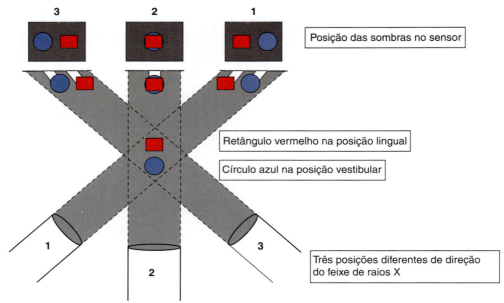

- **Figura 3.6** Esta ilustração esquemática demonstra as imagens projetadas do círculo azul (vestibular) que se encontram mais próximas da fonte de raios X e do retângulo vermelho que estão mais distantes da fonte dos raios X e mais próximas do receptor (lingual). Na Posição 2 do feixe de raios X, os objetos se sobrepõem na imagem projetada do Sensor 2. Quando o objeto se sobrepõe nesta única imagem bidimensional, é impossível dizer qual dos objetos está na posição vestibular ou lingual. Quando o feixe é projetado da Posição 1 (ou seja, à esquerda da Posição 2), os objetos são separados na imagem projetada do Sensor 1. A imagem resultante no Sensor 1 mostra que o objeto lingual do retângulo vermelho se moveu na mesma direção esquerda que o feixe, e o objeto vestibular do círculo azul se moveu na direção oposta do feixe, à direita; daí o acrônimo SLOV – Segue Lingual, Oposto Vestibular. Quando o feixe é projetado da Posição 3 (ou seja, à direita da Posição 2), os objetos são separados na imagem projetada do Sensor 3. A imagem resultante no Sensor 3 mostra que o objeto lingual do retângulo vermelho se moveu na mesma direção à direita que o feixe, e que o objeto vestibular do círculo azul se moveu na direção oposta à do feixe, à esquerda; portanto, a regra SLOV se aplica novamente. (Modificado de Abramovitch K. Imagery Chapter 5. In *Impacted teeth*, Alling III CC, Helfrick JF and Alling RD. WB Saunders, Philadelphia, 1993, pp. 110-116.39.)

de radiação (o olho) e ao feixe central (a linha de visão). Quando a técnica de deslocamento de cone é usada, é fundamental saber em que direção o deslocamento foi feito e determinar qual é o vestibular e qual é o lingual. Caso contrário, erros graves podem ocorrer. A Figura 3.7 demonstra como o ângulo horizontal é deslocado para realizar essa técnica de localização.

A técnica de deslocamento horizontal do tubo pode ser usada para separar canais radiculares sobrepostos e raízes sobrepostas ou para separar raízes de dentes de anatomia de sobreposição adjacente, como o forame mentual na mandíbula ou o processo zigomático da maxila na arcada maxilar. Exemplos desse deslocamento de tubo são demonstrados na Figura 3.11, *A–F*, na seção a seguir.

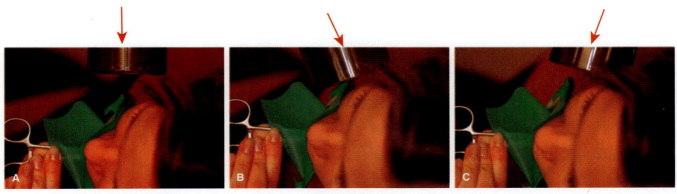

- **Figura 3.7** A angulação horizontal é determinada olhando-se para baixo, a partir do topo da cabeça do paciente. **A.** A posição é determinada alinhando-se o plano horizontal do dispositivo de indicação de posição (PID) indicado pela seta, paralelamente ao eixo longo do cabo do hemostato. As angulações horizontais mesial (**B**) e distal (**C**) são então variadas de acordo. (De Walton RE e Fouad AF, 2014.)

Boxe 3.1 — Questões de revisão

1. O principal risco biológico dos raios X utilizados em exames de imagem na endodontia é:
   a. Determinístico
   b. Traumático
   c. Cíclico
   d. Estocástico
2. Uma desvantagem dos sensores do tipo estado sólido para exames de imagem periapical é:
   a. Área pequena para captura da imagem
   b. Projeção de imagens duplas
   c. Maior propensão a distorção dimensional
   d. Sensitividade diagnóstica inferior ao filme dental
3. Em comparação às unidades de raios X portáteis, as unidades de fixação em parede:
   a. São mais duráveis
   b. Têm maior portabilidade
   c. Produzem menos distorção de imagens
   d. Processam as imagens digitais mais rapidamente
4. As unidades de raios X portáteis:
   a. Melhoram a resolução da imagem
   b. Aumentam o risco biológico para o radiologista
   c. Requerem menores tempos de exposição
   d. São usadas somente com sensores digitais
5. Deslocamento de tubo é:
   a. Uma técnica de TCFC que melhora a resolução da imagem
   b. Um método de direcionamento do caminho rotacional em um aparelho de TCFC
   c. Um método de alinhamento de feixe que minimiza a distorção do comprimento do canal radicular
   d. Uma técnica usada para localizar a posição vestibular e lingual de objetos

Necessidades de imagens na endodontia

Há diversas indicações em que as imagens desempenham papel fundamental para a tomada de decisões e na realização do tratamento de pacientes endodônticos. Essas indicações vão desde o diagnóstico da indicação de tratamento, passando pela realização do tratamento em si, até o acompanhamento do tratamento. Tais situações são destacadas posteriormente nesta seção (Vídeo 3.1).

Diagnóstico de doenças

Antes de diagnosticar qualquer processo de doença, o dentista deve ser capaz de distinguir as estruturas anatômicas normais do complexo dentoalveolar e suas estruturas de suporte. Essa faixa inclui a anatomia da raiz e da polpa de qualquer dentição afetada e sua relação com as estruturas adjacentes, sejam raízes molares maxilares adjacentes ao processo zigomático e seio maxilar ou os ápices de pré-molares mandibulares adjacentes ao forame mental. Câmaras pulpares são identificadas dentro da coroa dentária, e os canais radiculares se estendem da câmara pulpar até seu ápice radicular específico. O espaço do ligamento periodontal (PDL) é diferenciado da câmara pulpar por seguir o contorno das raízes e ter uma largura consistentemente estreita (< 1,0 mm) ao redor das raízes. Ele também apresenta uma lâmina dura radiopaca adjacente (Figura 3.8).

Como identificar lesão

O reconhecimento de doenças requer conhecimento das alterações pulpares, periodontais ou periapicais que podem surgir na presença de doenças e como essas alterações são capazes de afetar a identificação dos contornos anatômicos normais. Da mesma forma, também é necessário conhecer os processos patológicos sistêmicos ou de tecidos duros locais que afetam os

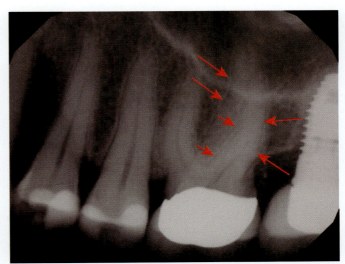

- **Figura 3.8** Esta projeção periapical padrão mostra os contornos da superfície radicular com o espaço do ligamento periodontal e a lâmina dura adjacente ao redor das raízes dos pré-molares e do primeiro molar. Mesmo com a sobreposição das raízes palatina e distovestibular, os contornos da superfície radicular (*setas curtas e grossas*) e o espaço do ligamento periodontal (*setas mais longas e grossas*) e a lâmina dura adjacente (*setas longas e finas*) ainda são projetadas, e o dentista deve visualizar essas estruturas para avaliar a saúde periapical.

maxilares também para reconhecer esses processos quando eles se apresentam. Os odontologistas mais astutos reconhecem tais mudanças em suas fases iniciais de alteração tecidual. Também é importante lembrar que os processos patológicos em seus estágios iniciais são geralmente sintomáticos antes do desenvolvimento de sinais radiográficos proeminentes ou de sinais ou sintomas clínicos (Figura 3.9).

A presença e a natureza das lesões que podem surgir em radiografias de rotina ou de acompanhamento devem ser avaliadas em quaisquer exames de imagem realizados no decorrer do tratamento ou do acompanhamento. Essas lesões podem ser periapicais, periodontais ou não endodônticas. É importante enfatizar que elas geralmente se apresentam sem sinais ou sintomas e podem ser detectáveis somente radiograficamente (Figura 3.10). Uma discussão mais detalhada sobre alterações patológicas é fornecida nos Capítulos 1 e 4.

Como mover estruturas sobrepostas

Estruturas anatômicas radiopacas geralmente sobrepõem-se e encobrem as raízes e os ápices. Utilizando angulações cônicas especiais, essas estruturas radiopacas podem ser "movidas" para gerar uma imagem clara do ápice. O processo zigomático da maxila é uma dessas estruturas[40] (Figura 3.11, *A* e *B*). O forame mentual na superfície vestibular do osso basal mandibular pode ser posicionado nas radiografias para se sobrepor nas proximidades do ápice do segundo pré-molar mandibular. Nesses casos, ele pode simular periodontite apical. Novamente, um deslocamento horizontal da angulação do feixe pode separar as duas estruturas para uma avaliação melhor dos ápices pré-molares (Figura 3.11, *C* e *D*).

Como localizar raízes e canais

A localização do canal é obviamente essencial para o sucesso. Técnicas de deslocamento de feixe padrão e horizontal permitem ao dentista determinar a posição tanto dos canais não localizados em uma imagem periapical padrão quanto daqueles possivelmente perdidos durante o acesso (Figura 3.11, *E* e *F*).

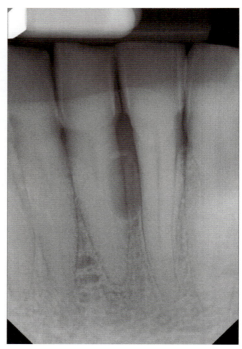

• **Figura 3.10** Esta paciente de 60 anos de idade se apresentou com inchaço gengival assintomático. Não havia sinais de doença pulpar em suas radiografias. Há presença de cisto periodontal lateral no osso interradicular nº 31 e nº 32.

Avaliação do progresso do tratamento

Durante o tratamento endodôntico, são necessárias radiografias "de trabalho", geralmente com a colocação de um dique de borracha dentário e um grampo. Essas imagens são necessárias em vários estágios durante a fase de tratamento, entre eles: (1) avaliação inicial do comprimento de trabalho; (2) determinação do comprimento de trabalho; (3) encaixe do cone principal; e (4) avaliação da obturação realizada enquanto o dique dental está presente (radiografia de preenchimento intermediário), o que cria

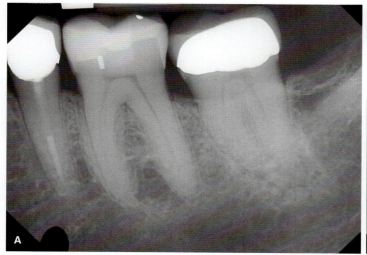
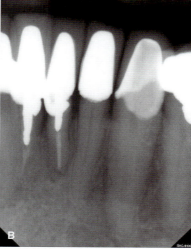

• **Figura 3.9 A.** Contornos fisiológicos do ligamento periodontal (PDL) apical estão presentes nas raízes mesial e distal do dente nº 36. Observe a posição do pino de retenção adjacente ao corno pulpar mesial, que era a causa da odontalgia do paciente. **B.** Observe o PDL apical alterado e a reabsorção externa no nº 31 que está ocorrendo na ausência de sintomas. Essas alterações e a perda de osso periodontal comprometem o prognóstico deste dente.

CAPÍTULO 3 Radiologia em Endodontia 47

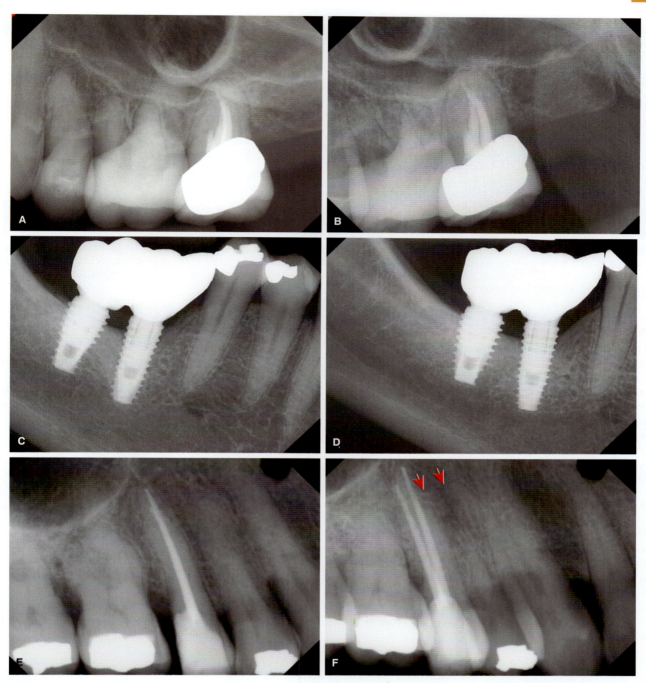

- **Figura 3.11 A.** O ápice da raiz palatina nº 26 palatal é difícil de avaliar. **B.** Ao alterar-se o ângulo horizontal em 20° para distal, move-se o processo zigomático de posição vestibular para mesial (direção oposta ao deslocamento do tubo), e a raiz palatina pode ser mais bem avaliada quando isolada do processo zigomático. **C.** A área radiolucente sobre o ápice poderia ser confundida com patologia apical. **D.** O teste de polpa (resposta vital) e uma angulação horizontal mais distal e uma angulação vertical maior mostram que a radiolucência era o forame mentual na posição vestibular. Com essa angulação distal, o contato interproximal nº 45/nº 46 se abriu, e o forame mentual se deslocou para uma direção mais mesial e inferior ao ápice do nº 45. **E** e **F.** Os contornos da raiz do primeiro pré-molar não estão claros. Ao deslocar o ângulo horizontal em 20° na direção distal, os contornos das raízes palatina e vestibular são identificados. A raiz vestibular moveu-se mesialmente (direção oposta ao deslocamento do tubo), e a raiz palatina, distalmente (na mesma direção que o deslocamento do tubo). As setas apontam para os ápices palatino e vestibular. (Cortesia do Dr. Jason Fowler, Loma Linda, CA.)

problemas na colocação do filme e no posicionamento do cone. Essas radiografias são expostas durante a fase de tratamento, e as aplicações das técnicas especiais de deslocamento de feixe discutidas anteriormente neste capítulo podem então ser necessárias para obtenção de imagens diagnósticas.

Avaliação inicial dos comprimentos de trabalho

A distância entre um ponto de referência e o ápice radiográfico é precisamente determinada. Tal determinação estabelece a distância do ápice no qual o canal será preparado e obturado[41] (Figura 3.12).

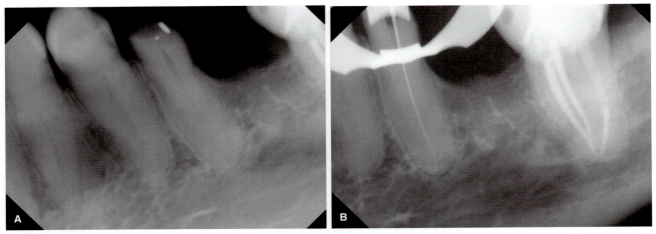

- **Figura 3.12** A. Uma avaliação inicial do comprimento de trabalho. Observe a ponta da lima endodôntica e sua relação de distância com o ápice radiográfico. **B e C.** A radiografia preliminar e então a avaliação do comprimento de trabalho com a ponta da lima endodôntica no ápice radiográfico. Este dente em particular e o pré-molar adjacente apresentam hipercementose na raiz. Não há contraindicação à terapia não cirúrgica de canal radicular (TNCCR) em raízes com essa condição.

Determinação do comprimento de trabalho

Em geral, uma única exposição deve ser suficiente para o estabelecimento do comprimento de trabalho. Caso uma raiz contenha ou possa conter dois canais sobrepostos, faz-se absolutamente necessária uma projeção de ângulo mesial ou distal, já que uma visão facial direta não é particularmente útil.[42] Outras radiografias de comprimento de trabalho podem ser necessárias posteriormente para confirmação dos comprimentos de trabalho para detectar a presença ou o comprimento de canais recém-descobertos ou para reexposição caso um ápice tenha sido cortado na primeira radiografia. O comprimento a partir do ápice, a densidade, a conicidade e o contorno do formato do canal radicular são constantemente avaliados com base nessas imagens.

Cone principal

Aqui, aplicam-se os mesmos princípios utilizados com filmes de comprimento de trabalho. Com a técnica adequada, somente uma radiografia é necessária para avaliar o comprimento do cone principal de guta percha. Os cones principais devem se estender até o comprimento de trabalho corrigido, ou muito próximo dele (Figura 3.13, *A*). Os procedimentos para colocação de cones principais são discutidos no Capítulo 15.

Avaliação da obturação (preenchimento intermediário e radiografias finais)

Depois da obturação do canal, radiografias pós-operatórias fornecem informações consideráveis sobre a qualidade geral da obturação em termos da densidade geral e presença de cavidades e da qualidade do preenchimento ao nível do forame apical, que são determinadas a partir dessas radiografias (Figura 3.13, *B*).

Acompanhamento dos resultados do tratamento

O sucesso absoluto do tratamento é verificado em intervalos determinados de meses ou anos após o tratamento. Geralmente, o primeiro acompanhamento é feito em 6 meses, e depois anualmente por 2 a 4 anos, até que seja determinada a dispensa final do tratamento. Uma vez que falhas no tratamento endodôntico podem ocorrer antes do desenvolvimento de sinais e sintomas, radiografias de acompanhamento são essenciais para avaliar o estado periapical[43] (Figura 3.14).

Os mesmos princípios de exposição e projeção usados para radiografias diagnósticas e de tratamento-avaliação continuam se aplicando a qualquer radiografia de acompanhamento ou retorno.

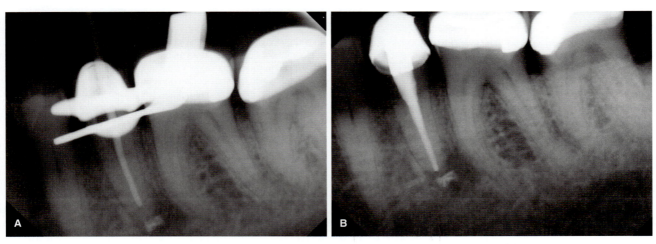

- **Figura 3.13** Avaliações da colocação do cone principal (**A**) e obturação final (**B**).

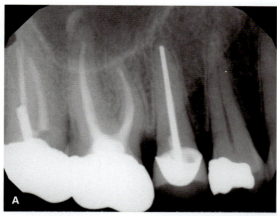 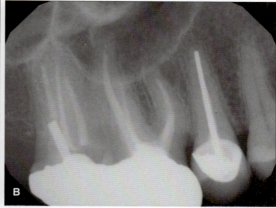

• **Figura 3.14 A.** No acompanhamento de 2 anos de pós-tratamento, observa-se cicatrização nos três ápices do primeiro molar. **B.** O acompanhamento de 6 anos demonstra uma lesão periapical na raiz mesiovestibular (MV). O paciente relatou sintomas leves e passageiros. O pré-molar e o segundo molar continuam sem demonstrar sinal de doença recorrente nesse período de 6 anos.

Os fatores de exposição normalmente seguem as recomendações do fabricante da unidade de raios X e do sensor. Porém, esses fatores sempre podem ser ajustados, de acordo com a preferência do dentista, de forma que a qualidade da imagem seja aceitável e que os parâmetros de exposição não excedam os limites de dose recomendados pelas autoridades de saúde ou outras agências regulatórias.

As lesões de antes do tratamento devem estar cicatrizando ou já ter cicatrizado. Em um caso de sucesso de tratamento, a expectativa é que o restabelecimento do LPD, a lâmina dura e o osso trabecular recuperem a saúde apical (Figura 3.14, *A*). Contudo, se o tratamento for considerado questionável (canais perdidos, preenchimento inadequado, fratura radicular etc.) ou se houver recorrência da doença (Figura 3.14, *B*), radiografias anguladas adicionais podem se tornar necessárias.

Determinação da anatomia da raiz e da polpa

A determinação da anatomia envolve não apenas identificar e contar as raízes e canais, mas também identificar anatomias adjacentes incomuns (Figura 3.15) ou anatomias anômalas do dente, como dente invaginado, e configuração em forma de C,[44] assim como determinar curvaturas, relações entre os canais e localização do canal.[45,46]

Tomografia computadorizada de feixe cônico

Equipamento e princípios da captura de imagem tridimensional

A TCFC foi introduzida há 20 anos como uma nova tecnologia dentária para o século XXI[47,48] que certamente causou um efeito dramático e altamente positivo para o atendimento endodôntico. O mercado dental é muito competitivo, e novas unidades e programas de computador complementares estão sendo continuamente desenvolvidos para uso com a TCFC na endodontia, em outras especialidades, assim como nos cuidados gerais dos pacientes odontológicos. Exceto pelo tamanho do receptor em relação ao tubo de raios X, as unidades de TCFC assemelham-se aos equipamentos de raios X panorâmicos (Figura 3.16).

Campo de visão

O tamanho do volume do objeto escaneado é denominado campo de visão (CDV). O CDV das unidades de TCFC com detector de painel plano tem formato cilíndrico. Os controles de escaneamento

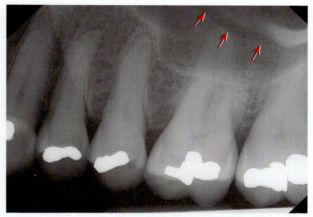

• **Figura 3.15** Estrutura radiolucente curvilínea adjacente às raízes dos molares e dentro do lúmen sinusal sobreposto (*setas vermelhas*); observa-se a presença anômala do canal alveolar posterior superior que percorre seu caminho anteriormente, na parede lateral do seio maxilar. A presença dessa estrutura nas radiografias periapicais depende de uma série de fatores relativos à anatomia do paciente e ao ângulo de projeção do feixe de raios X. Se visualizada unilateralmente, não deve ser erroneamente interpretada como patológica.

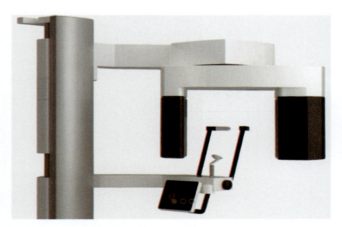

• **Figura 3.16** Exemplo de unidade de tomografia computadorizada de feixe cônico (TCFC) com pequenos campos de visão (CDVs) mais tipicamente usados para avaliações endodônticas. Observe o detector de painel plano (*seta vermelha*) no lado esquerdo do pórtico oposto ao cabeçote do tubo de raios X. Veraview X800. (Cortesia de J. Morita USA, Inc., Irvine, CA.)

da TCFC são programados para escanear CDVs dentro dos limites do tamanho do painel plano conforme determinado pelo fabricante. As dimensões de CDV do detector de painel são expressas como altura (A) do cilindro e o diâmetro da base (D) (Figura 3.17, *A*).

O CDV é uma opção bastante flexível nos equipamentos contemporâneos. A oferta de CDVs disponíveis comercialmente para detectores de painel plano pode variar de 30 mm (D) × 30 mm (A) a 240 mm (D) × 165 mm (A). Para fins endodônticos, normalmente se usam as opções de CDVs menores. Esses CDVs menores dependem do tamanho das unidades detectoras, mas geralmente variam de 40 mm × 40 mm (três a cinco dentes em uma arcada dentária) a 40 mm × 80 mm (o que incluirá números semelhantes de dentes maxilares e mandibulares) (Figura 3.17, *B* e *C*). Embora esses CDVs maiores estejam disponíveis, eles são mais caros e não são realmente indicados para os tamanhos menores de campo usados na endodontia. Menores unidades de CDV que

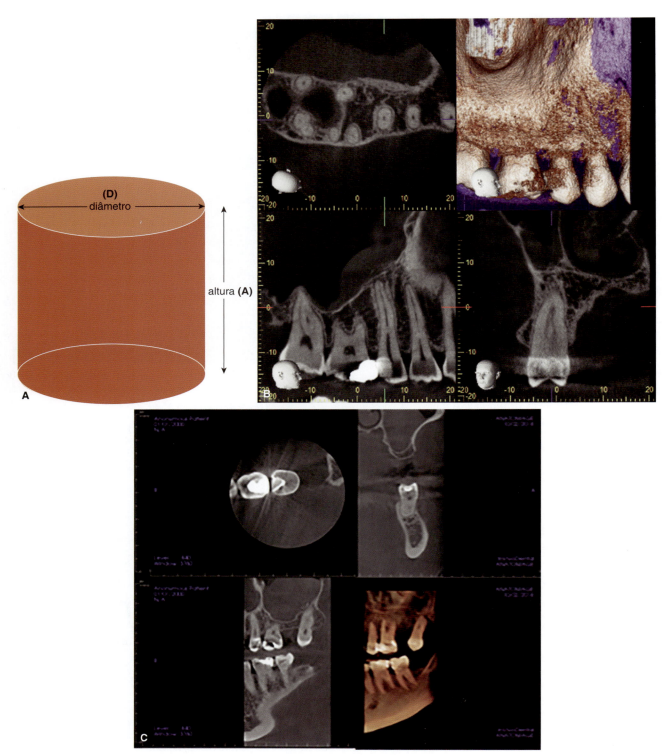

- **Figura 3.17 A.** Formato cilíndrico do campo de visão (CDV) em unidades de tomografia computadorizada de feixe cônico (TCFC) com detectores de painel plano. **B.** Reconstrução da imagem multiplanar do CDV de 40 mm × 40 mm. **C.** Reconstrução da imagem multiplanar do CDV de 40 mm × 80 mm.

mostram de três a cinco dentes em uma das arcadas (maxila ou mandíbula) são, portanto, os CDVs de preferência para avaliações endodônticas. A área coberta nesses menores volumes é adequada para uma avaliação periapical tridimensional minuciosa do dente selecionado, do osso alveolar e da quantidade limitada de osso basal maxilar ou mandibular. Detectores de painel plano são os mais usados em unidades de TCFC.

Tamanho do voxel e profundidade do bit

O tamanho do *voxel* e a profundidade de bit são dois elementos do exame de imagem de TCFC não pertinentes a imagens intraorais padrão. *Voxels* são elementos em formato de cubo que armazenam a informação de densidade tridimensional do objeto nos dados volumétricos. Quanto menor o tamanho do *voxel* no qual o objeto é escaneado, maior a resolução do objeto. Devido a indicações em exames de imagem endodôntica de TCFC (periodontite apical de estágio inicial, fraturas radiculares verticais [FRV], anatomia complexa da raiz etc.), são preferíveis *voxels* de tamanho menor. Os tamanhos de *voxel* para fins endodônticos estão normalmente na faixa de 0,075 mm³ (75 µm) a 0,125 mm³ (125 µm). A maioria das outras aplicações de TCFC não requer esse nível de resolução. Para tais outras indicações (implantes, lesões patológicas grandes etc.), os tamanhos de *voxel* estão na faixa de 0,20 mm³ (200 µm) a 0,40 mm³ (400 µm). Embora exista a possibilidade de tamanhos de *voxel* de menos de 0,075 mm³ (75 µm), ocorre um aumento da granulosidade na imagem que anula o benefício da maior resolução.

Pelo fato de tamanhos menores de *voxel* fornecerem mais informações de densidade do objeto, a exposição à radiação precisa ser maior para gerar fótons de raios X adequados para o maior número de *voxels* menores nos dados volumétricos. Intuitivamente, mais fótons de raios X no feixe de radiação são necessários para proporcionar o sinal para o maior número de pequenos *voxels* que compõem os dados volumétricos do objeto. O tempo de escaneamento será maior, e a taxa de fotogramas da captura da imagem de base, também maior. Este aumento da taxa de fotogramas causa um aumento da dose de radiação em escaneamento de CDV pequeno. Consequentemente, embora a dose de radiação para a captura de imagem utilizando TCFC seja menor devido ao menor tamanho do CDV, tal redução na dose é anulada pela maior dose de radiação necessária quando se usam menores tamanhos de *voxel*. Esse paradoxo em relação ao tamanho do *voxel* explica a faixa maior de dose para escaneamento com pequenos CDVs (Tabela 3.1), o que também elucida a sobreposição do escaneamento de CDVs pequenos com o escaneamento de CDVs intermediários e grandes. Escaneamento com CDVs grandes têm maior dose porque o tamanho da parte do corpo a ser escaneada é maior. A opção de escaneamento com CDV maior e menores tamanhos de *voxel* não são tipicamente uma configuração das unidades de TCFC. A maior taxa de fotogramas, o maior tempo de processamento, RAM, e memória de armazenamento estão além da capacidade das unidades maiores de TCFC comercialmente disponíveis.

Outra propriedade do detector de imagem é a profundidade de bit, uma unidade binária exponencial que expressa o número total de tonalidades de cinza que o detector é capaz de discriminar. Um detector de 16 bits (ou seja, 2^{16}) pode exibir 65.536 tonalidades de cinza. A faixa de profundidade de bit das unidades de TCFC à venda no mercado está entre 12 e 16 bits (4096 e 65.536 tonalidades de cinza), indicando a ampla faixa de capacidade de discriminação de contraste. Embora o detector seja capaz desse grau de discriminação de escala de cinza, características limitantes da resolução de contraste incluem a pouca profundidade de bit por parte do programa de geração de imagem e da tela do monitor e a percepção ocular do dentista que está visualizando a imagem. Muito embora a profundidade de bit seja importante para a resolução de contraste, o Colégio Americano de Radiologia concluiu que não há benefício adicional para as interpretações diagnósticas com o uso de profundidade de bit maior que 8 no sistema operacional do computador de onde se visualizam as imagens.[49]

Dados volumétricos e dados de projeção

Durante um escaneamento com TCFC, o programa de captura de imagem, normalmente projetado pelo mesmo fabricante do equipamento, captura várias imagens "base" nos diversos ângulos de rotação do escaneamento. O número de imagens base por escaneamento varia de 300 a 600. O conjunto completo de imagens base é chamado de *dados de projeção*, os quais são então utilizados pelo programa para construir um conjunto de dados volumétricos tridimensionais. Esses dados processados são então abertos em programas de reconstrução de imagem, para justamente "construir" as imagens principais em múltiplos planos ou reconstruções multiplanares (RMP) para exibição, conforme mostra a Figura 3.17, *B* e *C*. As RMPs são geralmente derivadas do programa próprio que vem com seu respectivo equipamento de TCFC. Porém, devido à versatilidade desses *softwares* de imagem independentes em construir múltiplos tipos de reconstruções secundárias (panorâmica, articulação temporomandibular, planejamento de implante etc.), os dentistas, para visualizar os dados escaneados, podem escolher entre diversos diferentes programas. Assim, programas de imagens "de terceiros" são aqueles que não estão associados ao programa de captura de imagem de fábrica do equipamento de TCFC. Atualmente, há no mercado grande variedade desse tipo de programa para reconstrução de imagem de conjuntos de dados volumétricos de TCFC. Alguns exemplos estão relacionados na Tabela 3.2.

Formato do arquivo de imagem

Ao usar-se um programa de terceiros, o formato do arquivo do conjunto de volume deve ser convertido de seu formato ou linguagem de arquivo próprio para um formato de arquivo digital universal ou comum. Tal formato de arquivo digital comum deve estar em conformidade com o padrão DICOM (sigla em inglês para Imagens e Comunicações Digitais em Medicina) (Padrão PS3 de 2018 da Associação Nacional de Fabricantes de Produtos Elétricos [NEMA], ou seja, o atual formato de arquivo padronizado DICOM).[50] É o formato de arquivo digital padronizado de referência da Organização

Tabela 3.2	Programas de terceiros disponíveis para imagens de conjuntos de dados DICOM de TCFC.
Software	**Fabricante**
NobelClinician	Nobel Biocare USA, LLC Yorba Linda, CA
CareStream 3D	CareStream Dental Rochester, NY
Dolphin 3D	Dolphin Imaging Chatsworth, CA
InVivoDental	Anatomage Inc. San Jose, CA
OnDemand3D	Cybermed Inc. Irvine, CA
OsiriX	Pixmeo SARL Berne, Switzerland
Xelis™ Dental	Infinitt NA, Phillipsburg, NJ

Internacional de Padronização (ISO) para imagens médicas e informações relacionadas (ou seja, ISO 12052). Para facilitar o acesso ao atendimento de saúde, várias modalidades de exames de imagem usadas na medicina e na odontologia (raios X, luz visível, ultrassom etc.), devem todas obedecer à ISO 12052.

Artefato do efeito de endurecimento do feixe

Durante a reconstrução da imagem de um conjunto de dados, estruturas metálicas densas no CDV geralmente causam artefatos de endurecimento de feixe nas reconstruções de imagens. Materiais de preenchimento endodôntico guta percha e cones de prata, excesso de cimento no preenchimento, colunas de metal, amálgama de prata, implantes dentários e ligas metálicas usadas em restaurações de coroa criam artefatos que se apresentam ou como linhas difusas claras, ou escuras, ou como uma periferia escura adjacente às bordas metálicas (endurecimento do feixe). As estrias geralmente se sobrepõem à anatomia regular e deterioram bastante a qualidade da imagem. Os principais tipos de endurecimento de feixe são as estrias escuras ou as faixas escuras que apresentam restaurações radiopacas adjacentes nas reconstruções de imagem. Esta última geralmente simula doença, como cáries recorrentes ou fraturas em dentes endodonticamente tratados (Figura 3.18, A e B). Em outros casos, o endurecimento do feixe também pode criar a ilusão de canais radiculares extras, o que, se não for corretamente interpretado, pode levar a tratamento endodôntico inadequado (Figura 3.18, C–E).

Estes artefatos são problemas relevantes para aplicações odontológicas da TCFC, já que preenchimentos de tratamento de canal radicular (TCR) e restaurações metálicas coronais estão geralmente dentro do CDV da maioria dos equipamentos de TCFC usados em pacientes endodônticos. As restaurações metálicas então causam os resultantes artefatos de endurecimento de feixe, que acabam comprometendo a qualidade da imagem. Repetindo, os exemplos da Figura 3.18 ilustram o quanto esses artefatos deterioram a qualidade da imagem, dificultando as avaliações.

Há algoritmos de correção para minimizar esses artefatos metálicos.[51,52] No entanto, eles não demonstraram benefício adicional algum em relação às imagens dos programas na avaliação de doenças peri-implante e periodontais[53] ou de fraturas radiculares.[54] Diferenças nos materiais obturadores também não minimizaram em nada os efeitos desses artefatos.[55] Consequentemente, não há método imediato para corrigir ou minimizar esse problema. A melhor maneira de evitar endurecimento de feixe é tentar manter o CDV no menor tamanho possível, na tentativa de minimizar o número de metais dentro do CDV do equipamento.

Indicações e aplicações especiais

A Associação Americana de Endodontistas (AAE) e a Academia Americana de Radiologia Bucomaxilofacial (AAOMR) redigiram um parecer conjunto em 2011.[56] Eles descreveram várias diretrizes baseadas em evidências para o uso de TCFC no atendimento de pacientes endodônticos. Esse parecer conjunto foi subsequentemente atualizado em 2015,[57] e suas principais recomendações são destacadas no restante deste capítulo.

1. Imagens bidimensionais ainda são a escolha inicial no procedimento de imagem

O diagnóstico endodôntico depende da avaliação da principal queixa do paciente, do histórico médico e dentário, bem como do exame clínico e radiográfico. De acordo com essas recomendações da AAE/AAOMR, as imagens bidimensionais continuam sendo o procedimento-padrão de imagem para essas avaliações iniciais e para a maioria das necessidades de imagens endodônticas (Recomendação 1).

Somente se a avaliação bidimensional deixar questionamentos em termos de diagnóstico ou tratamento é que a TCFC, com suas capacidades avançadas, passa a ser indicada. Tais situações surgirão à medida que as radiografias bidimensionais têm limitações inerentes devido à maneira como as estruturas anatômicas em três dimensões são comprimidas em uma imagem bidimensional. A interpretação de imagens bidimensionais continua sendo um processo de certa forma subjetivo. Goldman et al.[58] demonstraram que a concordância entre seis examinadores era de apenas 47% na avaliação da cicatrização de lesões periapicais utilizando radiografias periapicais bidimensionais. Em um estudo de acompanhamento, os mesmos autores também relataram que, quando os examinadores avaliaram as mesmas imagens em dois momentos diferentes, a concordância era de apenas 19 a 80% em relação às suas intepretações anteriores. A concordância entre seis observadores quanto à detecção de radiolucências perirradiculares com imagens bidimensionais foi de menos de 25%, enquanto a concordância entre cinco desses seis observadores foi de aproximadamente 50%.[60] Vários estudos demonstraram os pontos em que a TCFC supera muitas das limitações de imagens bidimensionais.[61-67]

2. CDV limitado na TCFC é indicado para casos com sinais e sintomas clínicos contraditórios ou inespecíficos, associados a dentes endodonticamente não tratados ou previamente tratados

Essa indicação é a premissa fundamental da Recomendação 2 da AAE/AAOMR. A imagem de TCFC tem a capacidade de detectar patologia periapical antes que seja aparente em radiografias bidimensionais[68] (Figura 3.19). Tal capacidade foi validada em estudos clínicos nos quais a sensibilidade da detecção de periodontite apical em radiografias intraorais em relação às imagens de TCFC foi de 20 e 48%, respectivamente.[69] Estudos ex vivo nos quais foram simuladas lesões periapicais demonstraram uma sensibilidade similarmente maior da TCFC do que a de radiografias intraorais.[70,71]

A incapacidade de determinar a etiologia da dor dentoalveolar persistente pode ser atribuída às limitações tanto do teste de vitalidade clínica quanto da radiografia intraoral. A odontalgia atípica (OA) é uma dor dentoalveolar persistente sem evidência de destruição do osso periapical.[72] O teor diagnóstico da TCFC comparado ao das radiografias intraorais foi 17% maior no diagnóstico definitivo de periodontite apical a partir de OA suspeita.[73]

3. TCFC de CDV limitado deve ser considerada a modalidade de imagem de escolha para tratamento inicial de dentes com potencial para canais extras e suspeita de morfologia complexa

A eficácia da TCFC como modalidade para explorar precisamente a anatomia do dente e identificar a prevalência de canais extras ou atípicos é a premissa da Recomendação 3. É bem documentada a maior sensibilidade na identificação de um segundo canal mesiovestibular (MV2) em molares maxilares com TCFC em comparação ao critério-padrão (secção clínica e histológica).[74,75] A Figura 3.20 demonstra um caso recorrente de periodontite apical em um primeiro molar maxilar inicialmente diagnosticado e tratado com imagem periapical. A radiografia de retorno com a doença persistente pode ser vista na Figura 3.20, A. Na Figura 3.20, B–D demonstra o canal MV2 nas reconstruções multiplanares. O MV2 não foi visto quando o dente nº 26 foi diagnosticado e tratado com imagem radiográfica periapical. A radiografia periapical pós-operatória final (Figura 3.20, E), observam-se os canais MV1 e MV2 obturados.

A TCFC mostrou valores médios mais altos de especificidade e sensibilidade em comparação a avaliações radiográficas intraorais na detecção do canal MV2.[76]

CAPÍTULO 3 Radiologia em Endodontia 53

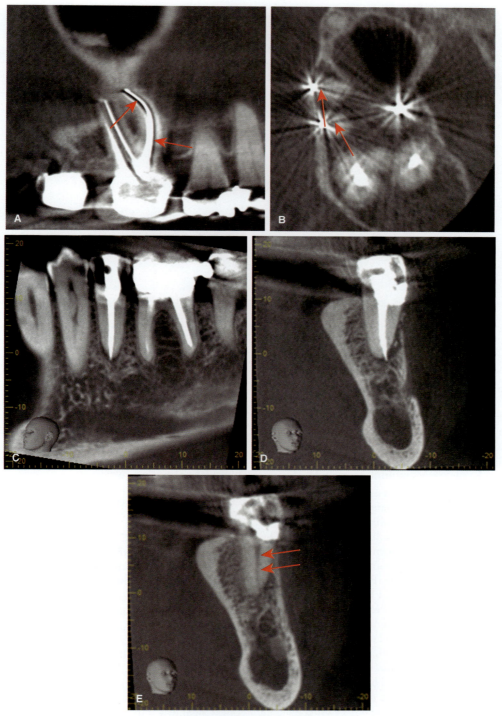

• **Figura 3.18** Artefato de endurecimento de feixe e estriamento adjacente ao tratamento de canal radicular (TCR) nº 5. **A.** Reconstrução parassagital com artefato de endurecimento de feixe adjacente ao TCR MV nº 3. **B.** Artefato de estriamento radiolucente e radiopaco irradiando dos preenchimentos radiculares MV nº 16 e DV nº 16. Observe como o primeiro geralmente simula linhas de fratura (*setas*). **C.** Reconstrução parassagital para a avaliação de dor persistente no nº 20. **D.** Corte transversal do nº 35 orientado através do preenchimento do canal radicular. Observe a superextensão do preenchimento e a ampliação de ~2,0 mm do ligamento periodontal (LPD) apicovestibular que não é aparente na imagem bidimensional. **E.** Corte transversal do nº 35 orientado entre o preenchimento do canal radicular e a superfície proximal distal. Observe o artefato de endurecimento de feixe no preenchimento no TCR que simula um segundo canal não preenchido.

4. TCFC de CDV limitado deve ser usada para detecção de FRV

Um histórico odontológico extensivo, sintomas de dor, sinais clínicos de inchaço, trato sinusal ou bolsa periodontal profunda isolada sugerem FRV. Radiograficamente, uma combinação de radiolucência na raiz periapical e lateral com aparência de "halo" (ou em forma de J) também sugere FRV. Qualquer combinação desses achados clínicos e radiográficos pode estar presente para estabelecer um diagnóstico presumível de FRV.[77] Os cinco achados de TCFC a seguir foram considerados consistentes em casos confirmados de FRV:[78]

1. Perda óssea na área médio-radicular com osso intacto coronal e apical ao defeito

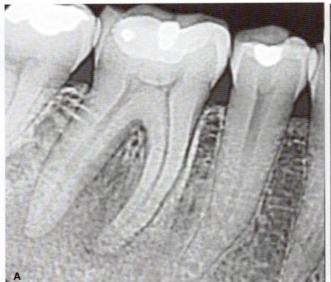 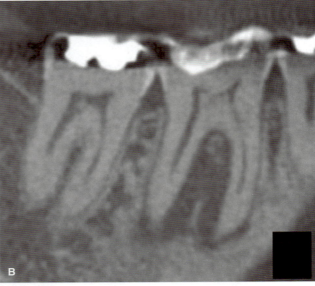

● **Figura 3.19** Este paciente apresentava dor à percussão e ausência de resposta ao teste de frio no dente nº 46. As profundidades de sondagem periodontal estavam dentro dos limites normais. Terapia de canal radicular foi indicada com base nos achados radiográficos da tomografia computadorizada de feixe cônico (TCFC) e nos exames clínicos. **A.** Radiografia periapical do dente nº 46. **B.** reconstrução da TCFC bidimensional parassagital. A radiolucência periapical está mais bem delineada, demonstrando envolvimento da furca e de ambos os periápices radiculares mesial e distal.

2. Ausência de toda a placa vestibular de osso na raiz mesiovestibular
3. Radiolucência ao redor de uma raiz onde termina um núcleo intrarradicular
4. Existência de espaço entre a tábua óssea vestibular ou lingual e fratura na superfície radicular
5. Visualização da FRV nas visões multiplanares da TCFC.

A Figura 3.21 mostra um exemplo da sensibilidade da TCFC para detecção de FRV. A aplicação de um corante durante a exploração cirúrgica ainda é o padrão outro para o diagnóstico de FRV.[79]

Vários estudos já demonstraram a validade do uso de TCFC para detectar FRVs quando as imagens bidimensionais são inconclusivas (Recomendação 6). Em um estudo comparando a sensibilidade e a especificidade da TCFC em relação à radiografia bidimensional para detecção de FRV, a sensibilidade e a especificidade para TCFC foram de, respectivamente, 79,4 e 92,5%, e de 37,1 e 95%, respectivamente, para imagens bidimensionais.[80] Esse mesmo estudo revelou que a especificidade da TCFC era menor na presença de material de preenchimento de canal radicular.[80] Maior sensibilidade e especificidade foi observada em um estudo clínico no qual o diagnóstico definitivo de FRV foi confirmado no momento da cirurgia para validar os achados da TCFC, com sensibilidade de 88% e especificidade de 75%.[81] Estudos *in vivo* e de laboratório[82-83] que avaliaram a TCFC na detecção de FRV concordaram que a sensibilidade, a especificidade e a exatidão da TCFC eram geralmente maiores e mais reprodutíveis. A detecção de fraturas foi significativamente maior em todos os sistemas de TCFC em comparação às radiografias intraorais.

Contudo, qualquer avaliação radiográfica de fratura deve ser interpretada com cautela, pois a detecção de FRV depende do tamanho da fratura e da resolução espacial (tamanho do *voxel*) da TCFC.[84] Consequentemente, isso afeta a sensibilidade ao não ser capaz de detectar uma fratura que pode estar de fato presente (achado falso-negativo). Os artefatos de endurecimento de feixe discutidos anteriormente também dificultam o discernimento dessas FRVs, por encobrir ou por simular linhas de fratura. O primeiro também pode contribuir para um achado falso-negativo. O último afetaria a especificidade e levaria a um achado falso-positivo caso não houvesse realmente uma fratura. Esses dilemas diagnósticos de FRV surgem com mais frequência em dentes com núcleos intrarradiculares, pois os dentes têm maior potencial de fratura radicular e os núcleos metálicos e restaurações coronais metálicas contribuem para o artefato de endurecimento, o que poderia então afetar tanto a sensibilidade quanto a especificidade do diagnóstico de FRV.

5. Utilização de TCFC com CDV limitado em retratamento não cirúrgico, planejamento de tratamento cirúrgico, avaliação de complicações de tratamento endodôntico ou retratamento de complicações do tratamento

Dados diagnósticos corretos levam a melhores decisões de tratamento e potencialmente a resultados mais previsíveis.[85] O uso da TCFC tem sido recomendado para planejamento de tratamento de cirurgia endodôntica (Recomendação 7).[86-88] A TCFC era uma modalidade de exame de imagem mais precisa para o diagnóstico e subsequente planejamento do tratamento de patologia endodôntica comparada ao diagnóstico e às decisões de tratamento baseados apenas em radiografias periapicais. Chegou-se a um diagnóstico preciso em 36,6 a 40% dos casos quando se usaram radiografias em comparação a 76,6 a 83,3% quando se usou TCFC.[89] Esse alto grau de erros de diagnóstico possivelmente é clinicamente relevante, principalmente em casos de reabsorção cervical invasiva de raiz e FRV, quando a ausência de detecção precoce poderia levar a falhas de tratamento e perda do dente. O estudo anterior também demonstrou que o plano de tratamento pode ser diretamente influenciado pela informação obtida pelos exames de TCFC, já que os examinadores alteraram seus planos de tratamento após visualizarem a imagem da TCFC em 56,6 a 66,7% dos casos em geral (Recomendação 8). Esse número indica que a TCFC exerceu uma influência significativa no plano de tratamento dos examinadores.

CAPÍTULO 3   **Radiologia em Endodontia**   55

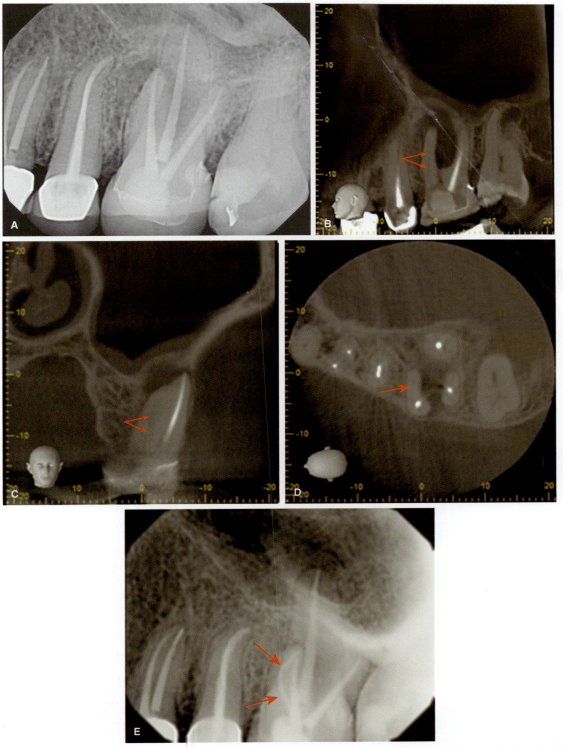

• **Figura 3.20** **A.** Uma imagem periapical bidimensional de acompanhamento no dente nº 26 demonstra periodontite apical recorrente. **B** a **D.** As reconstruções sagital, coronal e axial da tomografia computadorizada de feixe cônico (TCFC) documentam ainda mais a periodontite apical recorrente no nº 26 e o canal palatino não preenchido na porção média da raiz vestibular (MV2). **E.** A imagem periapical bidimensional do retratamento demonstra o canal MV2 preenchido (vide *setas*). (**A.** Cortesia do Dr. Janelle Silvers, Redlands, CA; **E.** Cortesia do Dr. Janelle Silvers, Redlands, CA.)

6. Uso de TCFC com CDV limitado para localizar ápice(s) de raiz e para avaliar a proximidade em relação a estruturas anatômicas adjacentes

A visualização com TCFC da proximidade de doença periapical em relação a estruturas vitais e marcos anatômicos é superior à de imagens periapicais. Portanto, trata-se do recomendado para planejamento de tratamento cirúrgico nos casos em que haja suspeita de tal proximidade (Recomendação 9). As Figuras 3.22 e 3.23 exemplificam o uso de imagens de TCFC no planejamento de tratamento cirúrgico de casos com proximidade a estruturas vitais.

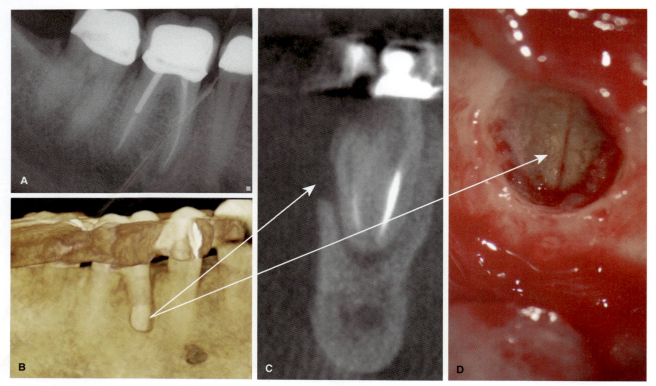

- **Figura 3.21 A.** Radiografia periapical do dente nº 46; **B.** Reconstrução tridimensional demonstrando fenestração de placa vestibular médio-radicular da raiz mesial. **C.** Reconstrução coronal bidimensional demonstrando fenestração vestibular médio-radicular *(seta)*. **D.** Curetagem cirúrgica e degranulação do defeito demonstrando a fratura vertical da raiz mesial *(seta)*.

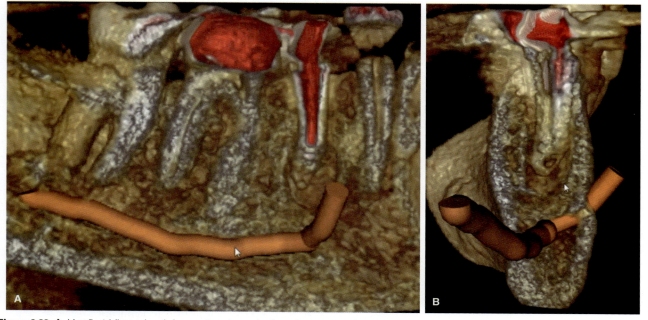

- **Figura 3.22 A.** Versão tridimensional demonstrando a relação entre o nervo alveolar inferior (NAI) e o defeito periapical na lesão periapical do nº 45. **B.** Versão tridimensional coronal recortada demonstrando o forame mentual e o NAI em relação à base do defeito periapical *(seta)*. Observe a reabsorção da raiz apical.

7. Uso de TCFC em diagnósticos endodônticos e detecção de defeitos reabsortivos

O diagnóstico e detecção de reabsorção radicular são geralmente desafiadores devido à natureza quiescente de sua manifestação e à diversa apresentação clínica. Pelo fato de a TCFC ser uma opção melhor de exame em comparação às imagens periapicais para defeitos reabsortivos,[90,91] esta é a Recomendação 12 da AAE/AAOMR. Atualmente, existe uma classificação tridimensional para reabsorção cervical externa (RCE) que leva em consideração a altura da lesão, o grau de propagação circunferencial e a proximidade em relação ao canal radicular.[92] Essa classificação nova e clinicamente relevante baseada na TCFC facilita ainda mais a

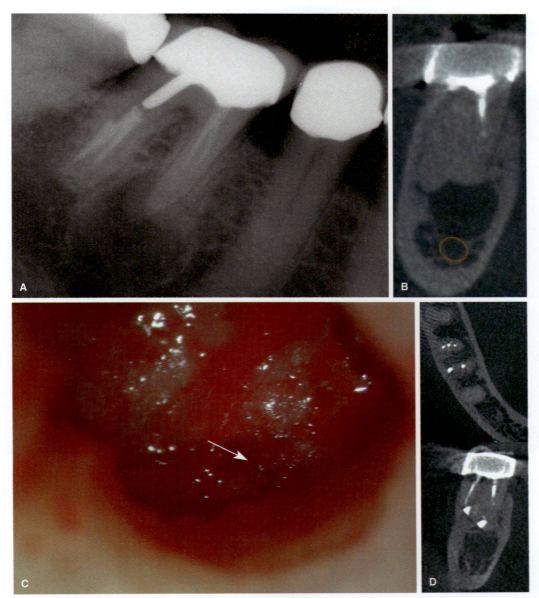

● **Figura 3.23 A.** Radiografia periapical do dente nº 46. Este dente foi encaminhado para cirurgia periapical após falha do retratamento não cirúrgico. Um terceiro canal distal não tratado foi identificado, e os canais mesiais foram bloqueados. **B.** Reconstrução coronal na tomografia computadorizada de feixe cônico (TCFC) da raiz mesial do dente nº 46 demonstrando a comunicação do defeito periapical com o canal alveolar inferior. **C.** Visão cirúrgica do ápice da raiz mesial após curetagem e degranulação do defeito. O nervo alveolar inferior foi descoberto imediatamente inferior à base do defeito (*seta branca*). **D.** Visões axial e coronal do dente nº 46 no retorno de 24 meses demonstrando remodelação completa do defeito e restauração cirúrgica do defeito na placa cortical vestibular.

descrição objetiva da progressão ou resolução da RCE. Também deve facilitar a efetiva comunicação entre colegas sobre a RCE. A Figura 3.24 mostra um exemplo em que a imagem de TCFC facilitou o diagnóstico e o planejamento do tratamento de defeitos reabsortivos inflamatórios.

8. Uso de TCFC em diagnósticos endodônticos e detecção de lesões dentárias traumáticas (LDT)

A avaliação radiográfica é importante para identificar localização, tipo e gravidade das LDTs. Nas diretrizes de 2012 da Associação Internacional de Traumatologia Dentária,[93] uma série de radiografias periapicais de diferentes ângulos e um filme oclusal são recomendados para avaliação de LDT. Contudo, imagens bidimensionais têm limitações para a avaliação de LDT por conta de geometria de projeção, magnificação, sobreposição de estruturas anatômicas, distorção, bem como erros de projeção. O uso de TCFC para LDT é agora uma recomendação da AAE/AAOMR (Recomendação 11), especialmente para fraturas radiculares horizontais (FRHs) ou traumáticas e luxações laterais, para monitoramento da cicatrização ou de quaisquer complicações relacionadas.

Para o diagnóstico de FRH com imagem bidimensional, a linha de fratura será detectada somente se o feixe de raios X passar diretamente através dela. A natureza bidimensional limita a precisão no diagnóstico de localização, gravidade e extensão da FRH. O risco de erro de diagnóstico de localização e extensão da fratura usando somente radiografia intraoral bidimensional poderia levar a tratamento inadequado e resultado desfavorável. Devido às limitações da radiografia intraoral, sugeriu-se TCFC como modalidade de imagem de preferência para o diagnóstico de FRH.[94]

A TCFC elimina várias das limitações das imagens bidimensionais por oferecer uma quantidade considerável de informações tridimensionais sobre a natureza e a extensão da FRH. Há relatos sobre a diferença significativa na natureza da FRH quando avaliada por meio de radiografias bidimensionais em comparação à TCFC.[95] A Figura 3.25 demonstra um caso em que a imagem de TCFC é vantajosa para diagnóstico, prognóstico, planejamento do tratamento e acompanhamento do tratamento de um caso de FRH.

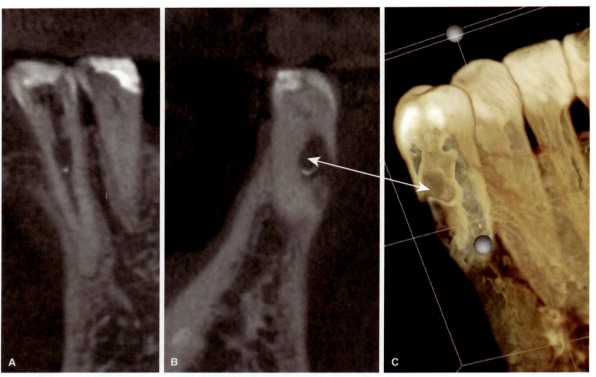

• **Figura 3.24** Este paciente foi encaminhado para avaliação e tratamento de um defeito reabsortivo interno no dente nº 34. **A.** Visão parassagital do dente nº 34 demonstrando defeito reabsortivo externo/interno. **B.** Visão transversal do dente nº 34 também demonstrando o defeito reabsortivo externo/interno. **C.** Reconstrução tridimensional do defeito reabsortivo. Além dos defeitos reabsortivos, B e C demonstram uma perfuração da raiz vestibular (*seta branca*). Este achado de tomografia computadorizada de feixe cônico (TCFC) revelou que o dente nº 34 não poderia ser restaurado, e isso mudou o plano de tratamento endodôntico.

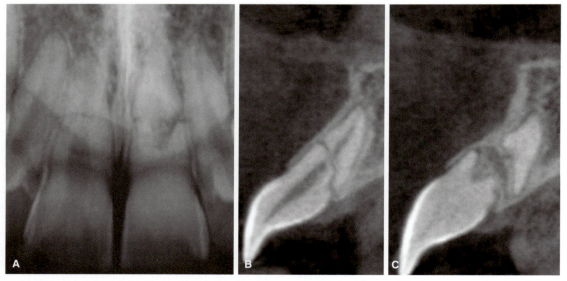

• **Figura 3.25** Paciente de 15 anos de idade com histórico de trauma na maxila anterior foi encaminhado para consulta referente aos dentes nº 11 e nº 21. O dente nº 11 apresentava mobilidade grau I e o dente nº 21, mobilidade grau III. **A.** A radiografia periapical dos dentes nº 11 e nº 21 demonstrou fraturas radiculares horizontais na porção média da raiz em ambos os dentes. As profundidades de sondagem periodontal estavam dentro dos limites normais. A gengiva marginal e inserida demonstrava coloração e arquitetura normais. **B e C.** Visões sagitais dos dentes nº 11 e nº 21, respectivamente. Observe a natureza oblíqua das fraturas radiculares e o preenchimento ósseo entre os segmentos coronal e apical em (**C**). Pelo fato de que o paciente estava assintomático e que a tomografia computadorizada de feixe cônico (TCFC) não revelou nenhuma lesão perirradicular, uma tala palatina foi sugerida para tratar a mobilidade, mas nenhuma intervenção endodôntica foi recomendada naquele momento.

Boxe 3.2 — Questões de revisão

6. No exame de imagem de TCFC, geralmente quanto menor o tamanho do *voxel*, _____ a resolução da imagem.
   a. mais escura
   b. maior
   c. menor
   d. pior
7. Efeitos de "endurecimento de feixe" observados em reconstruções de TCFC
   a. Ocorrem quando os parâmetros de mA estão altos.
   b. Comprometem a qualidade da imagem diagnóstica.
   c. Melhoram os contornos dos canais tratados endodonticamente.
   d. Ocorrem menos com materiais de restauração no CDV.
8. O documento de parecer conjunto da AAE/AAOMR sobre as aplicações da TCFC para cuidados de pacientes endodônticos é extremamente valioso porque:
   a. Muitos endodontistas seguem as recomendações.
   b. As recomendações são baseadas em evidências.
   c. O uso de imagens de TCFC pode encurtar a duração do tratamento de TCR.
   d. Imagens de TCFC são as mais definitivas para avaliações de acompanhamento pós-operatório.
9. O procedimento de imagem de escolha para a maioria das avaliações endodônticas é:
   a. TCFC com CDV limitado e um tamanho de *voxel* grande
   b. Imagem periapical intraoral
   c. Qualquer tamanho de CDV na TCFC com alta resolução
   d. O procedimento preferido pelo endodontista que está tratando
10. Achados de TCFC consistentes com FRV incluem todas as seguintes alternativas, EXCETO:
    a. Perda óssea no nível médio da raiz com osso intacto apical e coronal em relação ao defeito
    b. Radiolucência apical ao redor de uma raiz com coluna restaurativa
    c. Ausência de osso cortical nos multiplanos tridimensionais
    d. Visualização real da FRV nos multiplanos da TCFC
11. TCFC é a modalidade de imagem de preferência para avaliação de
    a. FRH
    b. Lesões dentárias cariosas se aproximando da polpa
    c. Retornos pós-tratamento de mais de 5 anos
    d. Todos os primeiros molares maxilares que necessitam de tratamento endodôntico

RESPOSTAS

1 d. Estocástica
2 a. Área pequena para captura da imagem
3 a. São mais duráveis
4 b. Aumentam o risco biológico para o radiologista
5 d. Uma técnica usada para localizar a posição vestibular e lingual de objetos
6 b. Maior
7 b. Comprometem a qualidade da imagem diagnóstica
8 b. As recomendações são baseadas em evidências
9 b. Imagem periapical intraoral
10 b. Radiolucência apical ao redor de uma raiz com coluna restaurativa
11 a. FRH

Referências bibliográficas

1. Gittinger JW: Inside out: early investigations of x-ray by two Harvard-educated physicians revealed the technology's benefits—and dangers, *Harvard Med Alum Bull* http://alumnibulletin.med.harvard.edu/bul-letin/spring2008/insideout.php, 2008.
2. Cotti E, Esposito SA, Musu D, et al.: Ultrasound examination with color power Doppler to assess the early response of apical periodontitis to the endodontic treatment, *Clin Oral Investig* 22(1):131–140, 2018.
3. Musu D, Rossi-Fedele G, Campisi G, Cotti E: Ultrasonography in the diagnosis of bone lesions of the jaws: a systematic review, *Oral Surg Oral Med Oral Pathol Oral Radiol* 122(1):e19–29, 2016.
4. Mouyen F, Benz C, Sonnabend E, Lodter JP: Presentation and physical evaluation of RadioVisioGraphy, *Oral Surg Oral Med Oral Pathol* 68(2):238–242, 1989.
5. Ong EY, Pitt Ford TR: Comparison of radiovisiography with radiographic film in root length determination, *Int Endod J* 28(1):25–29, 1995.
6. Danforth R, Torabinejad M: Estimated radiation risks associated with endodontic radiography, *Endod Dent Traumatol* 6:21, 1990.
7. Torabinejad M, Danforth R, Andrews K, Chan C: Absorbed radiation by various tissues during simulated endodontic radiography, *J Endod* 15(6):249, 1990.
8. Mallya SM, Lam EWN: *White and Pharoah's oral radiology: principles and interpretation*, ed 8, St. Louis, 2019, Elsevier.
9. Ludlow JB, Davies-Ludlow LE, White SC: Patient risk related to common dental radiographic examinations: the impact of 2007 International Commission on Radiological Protection recommendations regarding dose calculation, *J Am Dent Assoc* 139:1237–1243, 2008.
10. Tang FR, Loke WK, Khoo BC: Low-dose or low-dose-rate ionizing radiation–induced bioeffects in animal models, *J Radiat Res* 58(2):165–182, 2017.
11. De Gonzales AB, Salotti JA, McHugh K, et al.: Relationship between paediatric CT scans and subsequent risk of leukaemia and brain tumours: assessment of the impact of underlying conditions, *Br J Cancer* 114(4):388–394, 2016.
12. National Council on Radiation Protection and Measurements: *Dental x-ray protection*, Report 145. Bethesda, MD, 2003, National Council on Radiation Protection and Measurements.
13. Farman AG: ALARA still applies, *Oral Surg Oral Med Oral Pathol Oral Radiol Endod* 100:395–397, 2005.
14. Brenner DJ, Hall EJ: Computed tomography—an increasing source of radiation exposure, *N Engl J Med* 357:2277–2284, 2007.
15. Fortier P, Glover Jr JA: Origins of dental radiology. In Goaz PW White SC, editor: *Oral radiology: principles and interpretation*, ed 1, St. Louis, 1982, C.V. Mosby Company, pp 3–14.
16. Van Dis ML, Miles DA, Parks ET, Razmus TF: Information yield from a hand-held dental x-ray unit, *Oral Surg Oral Med Oral Pathol* 76:381–385, 1993.
17. Essig SL: New York moves to facilitate the use of hand-held X-ray devices, *N Y State Dent J* 75(57), 2009.
18. Makdissi J, Pawar RR, Johnson B, Chong BS: The effects of device position on the operator's radiation dose when using a handheld portable X-ray device, *Dentomaxillofac Radiol* 45(3):20150245, 2016.
19. Rottke D, Gohlke L, Schrodel R, et al.: Operator safety during the acquisition of intraoral images with a handheld and portable X-ray device, *Dentomaxillofac Radiol* 47(3):20160410, 2018.
20. Gray JE, Bailey ED: Ludlow JB: Dental staff doses with handheld dental intraoral x-ray units, *Health Phys* 102(2):137–142, 2012.
21. Thatcher A: *Comparison of Four Handheld X-Ray Devices Preliminary results, Equipment Audits*. Office of Radiation Protection Washington State Division of Environmental Health, 2018.
22. Berkhout WER, Suomalainen A, Brüllmann D, et al.: Justification and good practice in using handheld portable dental X-ray equipment: a position paper prepared by the European Academy of DentoMaxilloFacial Radiology (EADMFR), *Dentomaxillofac Radiol* 44(6):20140343, 2015.
23. Akdeniz B, Sogur B: An ex vivo comparison of conventional and digital radiography for perceived image quality of root fillings, *Int Endod J* 38:397, 2005.
24. Bhaskaran V, Qualtrough A, Rushton VE, et al.: A laboratory comparison of three imaging systems for image quality and radiation exposure characteristics, *Int Endod J* 38:645, 2005.
25. Kositbowornchai S, Hanwachirapong D, Somsopon R, et al.: Ex vivo comparison of digital images with conventional radiographs for detection of simulated voids in root canal filling material, *Int Endod J* 30:287, 2006.

26. Burger C, Mork T, Hutter J, et al.: Direct digital radiography versus conventional radiography for estimation of canal length in curved canals, *J Endod* 25:260, 1999.
27. Holtzmann D, Johnson W, Southard T, et al.: Storage-phosphor computed radiography versus film radiography in the detection of pathologic periradicular bone loss in cadavers, *Oral Surg Oral Med Oral Pathol* 86:90, 1998.
28. Sullivan J, Di Fiore P, Koerber A: Radiovisiography in the detection of periapical lesions, *J Endod* 26:32, 2000.
29. Al-Rawi W, Teich S: Evaluation of physical properties of different digital intraoral sensors, *Compend Contin Educ Dent* 34(8), 2013.
30. Christensen GC: Digital radiography sensors. which is best? *Clinicians Report* 4(9):1–3, 2011.
31. Iannucci JM, Howerton LJ: *Dental radiography: principles and techniques*, ed 5, St Louis, 2017, Elsevier, pp 72–103.
32. Thomson EM, Johnson ON: *Essentials of dental radiography for dental assistants and hygienists*, ed 10, New York, 2018, Pearson Education Inc., pp 78–105.
33. Mallya SM, Lam EWN: *White and Pharoah's oral radiology: principles and interpretation*, ed 8, St. Louis, 2019, Elsevier, pp 89–118.
34. Iannucci JM, Howerton LJ: *Dental radiography: principles and techniques*, ed 5, St Louis, 2017, Elsevier, pp 152–196.
35. Thomson EM, Johnson ON: *Essentials of dental radiography for dental assistants and hygienists*, ed 10, New York, 2018, Pearson Education Inc., pp 158–194.
36. Forsberg J: Radiographic reproduction of endodontic "working length" comparing the paralleling and the bisecting-angle techniques, *Oral Surg Oral Med Oral Pathol* 64:353, 1987.
37. Walton RE: Endodontic radiographic techniques, *Dent Radiogr Photogr* 46(3):51–59, 1973.
38. Richards AG: The buccal object rule, *Dent Radiogr Photogr* 53:37, 1980.
39. Abramovitch K: Imagery Chapter 5. In Alling III CC, Helfrick JF Alling RD, editors: *Impacted teeth*, Philadelphia, PA, 1993, WB Saunders, pp 110–116.
40. Tamse A, Kaffe I, Fishel D: Zygomatic arch interference with correct radiographic diagnosis in maxillary molar endodontics, *Oral Surg Oral Med Oral Pathol* 50:563, 1980.
41. Stein TJ, Corcoran JF: Radiographic "working length" revisited, *Oral Surg Oral Med Oral Pathol* 74:796, 1992.
42. Klein R, Blake S, Nattress B, et al.: Evaluation of x-ray beam angulation for successful twin canal identification in mandibular incisors, *Int Endod J* 30:58, 1997.
43. Zakariasen K, Scott D, Jensen J: Endodontic recall radiographs: how reliable is our interpretation of endodontic success or failure and what factors affect our reliability? *Oral Surg Oral Med Oral Pathol* 57:343, 1984.
44. Lambrianidis T, Lyroudia K, Pandelidou O, et al.: Evaluation of periapical radiographs in the recognition of C-shaped mandibular second molars, *Int Endod J* 34:458, 2001.
45. Serman N, Hasselgren G: The radiographic incidence of multiple roots and canals in human mandibular premolars, *Int Endod J* 25:234, 1992.
46. Sion A, Kaufman B, Kaffe I: The identification of double canals and double rooted anterior teeth by Walton's projection, *Quintessence Int* 15:747, 1984.
47. Mozzo P, Procacci C, Tacconi A, et al.: A new volumetric CT machine for dental imaging based on the cone-beam technique: preliminary results, *Eur Radiol* 8(9):1558–1564, 1998.
48. Arai Y, Tammisalo E, Arai Y, et al.: Development of a compact computed tomographic apparatus for dental use, *Dentomaxillofac Radiol* 28(4):245–248, 1999.
49. Andriole KP, Ruckdeschel TG, Flynn MJ, et al.: ACR-AAPM-SIIM practice guidelines for digital radiography, *J Digit Imaging* 26(1):26–37, 2013.
50. National Electrical Manufacturers Association, Digital Imaging and Communications in Medicine (DICOM), PS 3 2018. Rosslyn (VA): *National Electrical Manufacturers Association (NEMA)*. Available from http://dicom.nema.org/medical/dicom/current/output/html/part01.html, 2018.
51. Bechara B, McMahan CA, Geha H, et al.: Evaluation of a cone beam CT artefact reduction algorithm, *Dentomaxillofac Radiol* 41(5):422–428, 2012.
52. Bechara B, Moore WS, McMahan CA, et al.: Metal artefact reduction with cone beam CT: an in vitro study, *Dentomaxillofac Radiol* 41(3):248–253, 2012.
53. Kamburoglu K, Kolsuz E, Murat S, et al.: Assessment of buccal marginal alveolar peri-implant and periodontal defects using a cone beam CT system with and without the application of metal artefact reduction mode, *Dentomaxillofac Radiol* 42(8):20130176, 2013.
54. Bechara B, McMahan CA, Moore WS, et al.: Cone beam CT scans with and without artefact reduction in root fracture detection of endodontically treated teeth, *Dentomaxillofac Radiol* 42(5):20120245, 2013.
55. Zhang W, Makins SR, Abramovitch K: Cone Beam Computed Tomography (CBCT) artifact characterization of root canal filling materials, *J Investigative Dent Sci* 1(1):1–4, 2014.
56. Use of Cone Beam Computed Tomography in Endodontics: Joint Position Statement of the American Association of Endodontists and the American Academy of Oral and Maxillofacial Radiology, *J Endod* 37(2):274–277, 2011.
57. Use of Cone Beam Computed Tomography in Endodontics 2015 Update: Joint Position Statement of the American Association of Endodontists and the American Academy of Oral and Maxillofacial Radiology, *J Endod* 41(9):1393–1396, 2015.
58. Goldman M, Pearson AH, Darzenta N: Endodontic success: who's reading the radiograph? *Oral Surg Oral Med Oral Pathol* 33(3):432–437, 1972.
59. Goldman M, Pearson AH, Darzenta N: Reliability of radiographic interpretation, *Oral Surg Oral Med Oral Pathol* 38(3):287–293, 1974.
60. Tewary S, Luzzo J, Hartwell G: Endodontic radiography: who is reading the digital radiograph? *J Endod* 37:919–921, 2011.
61. Patel S, Durack C, Abella F, Shemesh H, Roig M, Lemberg K: Cone beam computed tomography in endodontics: a review, *Int Endod J* 48:3–15, 2015.
62. Cotton TP, Geisler TM, Holden DT, et al.: Endodontic applications of cone-beam volumetric tomography, *J Endod* 33:1121–1132, 2007.
63. Patel S, Dawood A, Whaites E, Pitt Ford T: New dimensions in endodontic imaging: part 1. Conventional and alternative radiographic systems, *Int Endod J* 42:447–462, 2009.
64. Patel S: New dimensions in endodontic imaging: part 2. Cone beam computed tomography, *Int Endod J* 42:463–475, 2009.
65. Scarfe WC, Farman AG, Sukovic P: Clinical applications of cone-beam computed tomography in dental practice, *J Can Dent Assoc* 72:75–80, 2006.
66. Nair MK, Nair UP: Digital and advanced imaging in endodontics: a review, *J Endod* 33:1–6, 2007.
67. Setzer FC, Hinckley N, Kohli MR, Karabucak B: A survey of cone-beam computed tomographic use among endodontic practitioners in the United States, *J Endod* 43:699–704, 2017.
68. De Paula-Silva FW, Wu MK, Leonardo MR, da Silva LA, Wesselink PR: Accuracy of periapical radiography and cone-beam computed tomography scans in diagnosing apical periodontitis using histopathological findings as a gold standard, *J Endod* 35(7):1009–1012, 2009.
69. Patel S, Wilson R, Dawood A, Mannocci F: The detection of periapical pathosis using periapical radiography and cone beam computed tomography—part 1: preoperative status, *Int Endod J* 8:702–710, 2012.
70. Sogur E, Grondahl H, Bakst G, Mert A: Does a combination of two radiographs increase accuracy in detecting acid-induced periapical lesions and does it approach the accuracy of cone-beam computed tomography scanning, *J Endod* 38(2):131–136, 2012.
71. Patel S, Dawood A, Mannocci F, Wilson R, Pitt Ford T: Detection of periapical bone defects in human jaws using cone beam computed tomography and intraoral radiography, *Int Endod J* 42(6):507–515, 2009a.
72. Nixdorf D, Moana-Filho E: Persistent dento-alveolar pain disorder (PDAP): Working towards a better understanding, *Rev Pain* 5(4):18–27, 2011.
73. Pigg M, List T, Petersson K, et al.: Diagnostic yield of conventional radiographic and cone-beam computed tomographic images in patients with atypical odontalgia, *Int Endod J* 44(12):1365–2591, 2011.
74. Blattner TC, George N, Lee CC, et al.: Efficacy of CBCT as a modality to accurately identify the presence of second mesiobuccal canals in maxillary first and second molars: a pilot study, *J Endod* 36(5):867–870, 2010.

75. Michetti J, Maret D, Mallet J-P, Diemer F: Validation of cone beam computed tomography as a tool to explore root canal anatomy, *J Endod* 36(7):1187–1190, 2010.
76. Vizzotto MB, Silveira PF, Arús NA, et al.: CBCT for the assessment of second mesiobuccal (MB2) canals in maxillary molar teeth: effect of voxel size and presence of root filling, *Int Endod J* 46(9):870–876, 2013.
77. Tsesis I, Rosen E, Tamse A, et al.: Diagnosis of vertical root fractures in endodontically treated teeth based on clinical and radiographic indices: a systematic review, *J Endod* 36:1455–158, 2010.
78. Fayad MI, Ashkenaz PJ, Johnson BR: Different representations of vertical root fractures detected by cone-beam volumetric tomography: a case series report, *J Endod* 10:1435–1442, 2012.
79. Walton RE: Vertical root fractures: factors related to identification, *J Am Dent Assoc* 148(2):100–105, 2017.
80. Hassan B, Metska ME, Ozok AR, et al.: Detection of vertical root fractures in endodontically treated teeth by a cone beam computed tomography scan, *J Endod* 35:719–722, 2009.
81. Edlund M, Nair MK, Nair UP: Detection of vertical root fractures by using cone-beam computed tomography: a clinical study, *J Endod* 37(6):768–772, 2011.
82. Metska ME, Aartman IH, Wesselink PR, Özok AR: Detection of vertical root fracture in vivo in endodontically treated teeth by cone-beam computed tomography scans, *J Endod* 38(10):1344–1377, 2012.
83. Brady E, Mannocci F, Wilson R, et al.: A comparison of CBCT and periapical radiography for the detection of vertical root fractures in non-endodontically treated teeth, *Int Endod J* 47(8):735–746, 2014.
84. Melo SLS, Bortoluzzi EA, Abreu M, et al.: Diagnostic ability of a cone-beam computed tomography scan to assess longitudinal root fractures in prosthetically treated teeth, *J Endod* 36:1879–1882, 2010.
85. Liang YH, Li G, Wesselink PR, Wu MK: Endodontic outcome predictors identified with periapical radiographs and cone-beam computed tomography scans, *J Endod* 37:326–331, 2011.
86. Venskutonis T, Plotino G, Tocci L, et al.: Periapical and endodontic status scale based on periapical bone lesions and endodontic treatment quality evaluation using cone-beam computed tomography, *J Endod* 41(2):190–196, 2015.
87. Bornstein MM, Lauber R, Pedram Sendi P, Arx T: Comparison of periapical radiography and limited cone-beam computed tomography in mandibular molars for analysis of anatomical landmarks before apical surgery, *J Endod* 37(2):151–157, 2010.
88. Low KM, Dula K, Bürgin W, Arx T: Comparison of periapical radiography and limited cone-beam tomography in posterior maxillary teeth referred for apical surgery, *J Endod* 34(5):557–562, 2008.
89. Ee J, Fayad MI, Johnson BR: Comparison of endodontic diagnosis and treatment planning decisions using cone-beam volumetric tomography versus periapical radiography, *J Endod* 40:910–916, 2008.
90. Estrela C, Bueno MR, De Alencar AH, et al.: Method to evaluate inflammatory root resorption by using cone beam computed tomography, *J Endod* 35(11):1491–1497, 2009.
91. Durack C, Patel S, Davies J, et al.: Diagnostic accuracy of small volume cone beam computed tomography and intraoral periapical radiography for the detection of simulated external inflammatory root resorption, *Int Endod J* 44(2):136–147, 2011.
92. Patel S, Foschi F, Mannocci F, Patel K: External cervical resorption: a three dimensional classification, *Int Endod J* 51(2):206–214, 2018.
93. Diangelis AJ, Andreasen JO, Ebeleseder KA, et al.: International association of dental traumatology guidelines for the management of traumatic dental injuries: 1—fractures and luxations of permanent teeth, *Dent Traumatol* 28:2–12, 2012.
94. May JJ, Cohenca N, Peters OA: Contemporary management of horizontal root fractures to the permanent dentition: diagnosis—radiologic assessment to include cone-beam computed tomography, *J Endod* 39(3 Suppl):S20–S25, 2013.
95. Iikubo M, Kobayashi K, Mishima A, et al.: Accuracy of intraoral radiography, multidetector helical CT, and limited cone-beam CT for the detection of horizontal tooth root fracture, *Oral Surg Oral Med Oral Pathol Oral Radiol Endod* 108:e70–74, 2009.

4

Diagnóstico Endodôntico e Planejamento do Tratamento

BROOKE BLICHER, RICHARD E. WALTON E MAHMOUD TORABINEJAD

VISÃO GERAL DO CAPÍTULO

Introdução, 63
Exame, 64
Lesões pulpares, 71

Diagnóstico, 72
Planejamento do tratamento, 81

OBJETIVOS DA APRENDIZAGEM

Após ler este capítulo, o estudante deve estar apto a:

1. Reconhecer que o diagnóstico e o planejamento do tratamento de condições pulpares e periapicais devem ser parte de exames e planos de tratamento mais amplos.
2. Compreender a importância dos históricos médicos e dentários para o diagnóstico endodôntico.
3. Realizar exames extraorais e intraorais completos tanto de tecidos duros quanto de tecidos moles, incluindo a aplicação de testes de sensibilidade pulpar.
4. Desenvolver um conhecimento básico para solicitar e interpretar as devidas radiografias e diagnósticos.
5. Consolidar todos os dados do histórico, exame clínico e radiográfico para formar um diagnóstico de condições pulpares e periapicais utilizando a terminologia adequada.
6. Diagnosticar condições coadjuvantes do diagnóstico endodôntico típico, incluindo reabsorção, fraturas, e inter-relações endodônticas-periodontais.
7. Reconhecer quando dor e infecções orofaciais não são de origem endodôntica.
8. Identificar condições para as quais o tratamento de canal radicular é indicado e contraindicado; conhecer tratamentos alternativos.
9. Integrar o diagnóstico endodôntico e o plano de tratamento em um plano de tratamento geral.
10. Conhecer quais procedimentos normalmente não estão dentro do domínio de treinamento, experiência do dentista clínico geral e quais pacientes devem ser considerados para encaminhamento.

Introdução

O diagnóstico correto é fundamental para o atendimento adequado. O diagnóstico endodôntico e o planejamento do tratamento geralmente ocorrem em dois cenários básicos. No primeiro cenário, o paciente de emergência apresenta dor e possivelmente inchaço, ou um dente deslocado, fraturado ou avulsionado. No segundo, doença pulpar ou periapical é detectada incidentalmente; há expectativa de cuidados endodônticos. Emergências demandam diagnóstico preciso e oportuno. Equívocos no diagnóstico resultam em morbidade contínua. Erros de diagnóstico podem resultar na realização de tratamentos desnecessários e aumento de custos e sofrimento para o paciente (Figura 4.1). A curto prazo, erros de diagnóstico podem resultar em pacientes insatisfeitos e frustração clínica para o dentista. A longo prazo, infecções não controladas podem ocasionar sérias consequências para a saúde sistêmica e afetar o prognóstico de futuros tratamentos.

Mesmo as situações que não constituem emergência requerem cuidado para confirmar o diagnóstico correto, pois variações do diagnóstico podem tornar a terapia de canal radicular não cirúrgica tradicional ineficaz. Por exemplo, um dente que desenvolveu patologia pulpar e periapical secundária a uma fratura coronal com envolvimento da raiz possivelmente não sobreviveria por muito tempo após a terapia endodôntica. Além disso, outras entidades normais e patológicas podem imitar patologia endodôntica, como discutido no Capítulo 5.

Diagnóstico é a ciência de reconhecer e identificar doenças por meio de sinais, sintomas e exames. Os elementos básicos do diagnóstico são coleta de dados e análises para desenvolvimento de um diagnóstico diferencial, diagnóstico definitivo e plano de

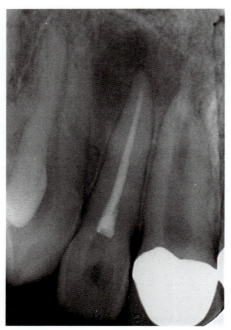

• **Figura 4.1** A confiança na "experiência clínica" no lugar de exames adequados resultou em tratamento incorreto. O dentista baseou-se somente em uma radiografia (sem exames) e concluiu que o incisivo lateral era o dente que estava causando a dor. Após o tratamento, sem nenhuma alteração do nível de dor, o paciente foi encaminhado para cirurgia de apicectomia. A análise das radiografias pré e pós-operatórias, bem como os testes clínicos, demonstraram que o tratamento havia sido realizado em um dente com polpa viva. Verificou-se que o incisivo central apresentava necrose pulpar e abscesso apical agudo. O paciente obteve alívio imediato da dor após o tratamento do canal radicular no dente correto.

tratamento. Este capítulo se concentrará nos meios adequados de se obter um diagnóstico endodôntico correto, incluindo as especificidades do processo de exame, a terminologia adequada para descrever patologias endodônticas e uma discussão do tratamento definitivo a ser oferecido com base nos achados e sua interpretação (Vídeo 4.1).

Exame

Exame subjetivo

Queixa principal

A queixa principal é a primeira informação verbal fornecida pelo paciente. A queixa principal é normalmente oferecida espontaneamente, sem que se pergunte, e é registrada usando-se as próprias palavras do paciente. Deve-se prestar atenção especial a esta declaração.

Histórico dentário

O histórico dentário, também chamado de histórico da queixa principal, é dividido entre a doença odontológica atual e o histórico dentário prévio. Uma vez que o paciente tenha descrito o motivo da consulta, os detalhes são obtidos por meio de questionamento metódico. Há um número limitado de queixas de consequência endodôntica. Se houver duas ou mais queixas concomitantes, como dor e inchaço, então o histórico de cada queixa deve ser obtido. Além de reunir uma lista de sintomas relatados, são feitas perguntas em relação a cronologia e qualidade. Como dor é a principal razão pela qual se busca atendimento endodôntico, este

sintoma é prontamente questionado. Alguns pacientes fornecem um histórico detalhado de dor; outros precisam de orientação para determinar a localização, o início do sintoma, a duração, a qualidade, a intensidade e os fatores de exacerbação ou de alívio.

Perguntas diretas devem ser do tipo aberta sempre que possível para evitar qualquer influência nas respostas do paciente. Nos estágios iniciais de uma pulpite, pode ser difícil localizar a dor; portanto, dor não localizável levanta suspeitas. Certos padrões de referência de dor odontogênica são comuns, como dor de pulpite em um molar mandibular comumente relacionada ao ouvido. Da mesma forma, certos padrões de referência de dor não odontogênica são comuns e serão discutidos no Capítulo 5. Exemplos de perguntas para se obter um histórico detalhado da queixa principal se encontram na Tabela 4.1 (Vídeo 4.3).

Os pacientes geralmente reportam falsamente presença ou histórico de inchaço. Verdadeiro inchaço pode estar associado a necrose pulpar, embora os pacientes possam perceber inchaço mesmo em caso de pulpite sintomática irreversível.

Embora abscessos apicais agudos localizados não estejam associados a sintomas sistêmicos,[1] infecções endodônticas podem raramente se espalhar, deixando graves sequelas. Pacientes com inchaço requerem questionamentos mais aprofundados sobre início e duração, alterações com o tempo e efeitos na abertura dos maxilares, deglutição ou respiração. Embora raro, qualquer inchaço que progrida rapidamente, acompanhado por trismo, disfagia, ou dispneia é considerado como celulite progressiva (infecção do espaço) necessitando de encaminhamento imediato a um cirurgião bucomaxilofacial ou hospital para administração de antibióticos intravenosos e provável incisão extraoral e drenagem. A natureza do inchaço, seja endurecido ou mole, e sua respectiva drenagem podem ser relatadas pelo paciente. Com a celulite, o paciente também deve ser examinado em relação a sinais de envolvimento sistêmico, como febre, mal-estar ou linfadenopatia, sendo que todos estes devem motivar o uso de antibióticos sistêmicos.[2,3] Mais informações sobre emergências odontológicas, indicações e contraindicações de antibióticos sistêmicos encontram-se no Capítulo 9.

Lesões dentárias traumáticas requerem investigação própria, incluindo uma avaliação de lesões comórbidas, como concussão, fraturas das maxilas, lacerações de tecidos moles, ou envolvimento de outros dentes, além de lapsos da imunidade tetânica. Mais informações específicas à investigação relacionada a lesões dentárias traumáticas são encontradas no Capítulo 11.

Tabela 4.1	Exemplos de perguntas para orientar o paciente na descrição do histórico da queixa principal.
Localização	Onde se localiza a dor? É sempre no mesmo ponto?
Início	Quando surgiram os sintomas? Alguma coisa iniciou ou desencadeia a dor?
Duração	Quando você sente dor, quanto tempo ela dura? Qual foi a última vez que você teve esses sintomas? A dor é contínua ou intermitente?
Qualidade	Como você descreveria sua dor? (Por exemplo, constante/forte ou aguda/elétrica)
Intensidade	Em uma escala de 0 a 10, qual seria o nível de sua pior dor?
Fatores de exacerbação	Alguma coisa faz sua dor piorar? (Por exemplo, frio, calor ou ao mastigar)
Fatores de alívio	Alguma coisa faz sua dor melhorar? (Por exemplo, frio, pressão ou analgésicos)

Os pacientes que apresentam patologia endodôntica geralmente têm histórico de procedimentos odontológicos. Dor prévia é até mesmo considerada como fator de risco para patologia endodôntica atual.[4] Os pacientes são questionados sobre sua saúde oral em geral, incluindo procedimentos odontológicos recentes, histórico de trauma e problemas anteriores de disfunção temporomandibular. Os pacientes podem relatar trincas ou fraturas que necessitaram de cuidados restaurativos prévios. Outros achados durante a parte objetiva do exame motivam maiores questionamentos. Por exemplo, se for observada formação de cicatriz de tecido mole, o paciente pode ser questionado sobre histórico de tratamentos cirúrgicos orais.

Histórico médico

Obtém-se um quadro atualizado da saúde do paciente a cada consulta, incluindo histórico médico completo, lista de problemas médicos ativos, medicamentos e alergias.

Alguns problemas de saúde devem ser considerados no diagnóstico endodôntico. Por exemplo, infecções respiratórias agudas, principalmente as do seio maxilar, geralmente produzem sintomas do tipo dor de dente. Condições moduladoras da dor, como a fibromialgia, podem ter apresentações atípicas de dor. As opções de tratamento podem ser afetadas. Bifosfonatos, produtos biológicos e agentes quimioterápicos estão associados à osteonecrose das maxilas e podem limitar as opções dos pacientes de métodos cirúrgicos ou de extração em favor do tratamento do canal radicular.[5] Radioterapia de cabeça e pescoço limitam essas opções de tratamento mais invasivas devido a riscos de osteorradionecrose.

É necessário obter uma lista completa de medicamentos e alergias para garantir que não ocorram interações medicamentosas e eventos adversos durante o tratamento. Considera-se a necessidade de profilaxia antibiótica relacionada a condições cardíacas, próteses de articulações e certas imunodeficiências. Uma revisão completa das condições médicas que podem afetar o tratamento endodôntico, bem como uma discussão sobre profilaxia antibiótica, encontra-se no Capítulo 2. Sempre que houver dúvidas quanto a limitações de tratamento ou necessidades de medicação prévia, os médicos que tratam do paciente devem ser consultados.

Exame objetivo

Sinais vitais

Devem-se obter os sinais vitais, incluindo pressão arterial, frequência respiratória e pulsação como parte do processo de exame. Além disso, em pacientes que reportam inchaço ou sinais e sintomas de infecção, incluindo suspeita de febre, mal-estar ou linfadenopatia, deve-se medir a temperatura oral.

Exame extraoral

Aparência geral, tom da pele, assimetria facial, inchaço, manchas, vermelhidão, cicatrizes extraorais ou tratos sinusais, além de linfadenopatia, são indicativos do estado físico do paciente. Achados anormais são sugestivos de infecções ou inflamações orofaciais relacionadas (Figura 4.2; Vídeo 4.2).

Exame intraoral
Tecido mole
O exame dos tecidos moles intraorais inclui uma avaliação minuciosa visual, digital e investigativa dos lábios, mucosa oral, bochechas, língua, palato, músculos e periodonto quanto a anormalidades. Deve-se prestar atenção especial à mucosa alveolar e à gengiva inserida adjacente a um dente suspeito em relação à presença de manchas, inflamação, ulceração e formação de trato sinusal. Um estoma ou parúlide é o ponto visível de drenagem de um trato sinusal, e normalmente indica a presença de polpa necrótica e abscesso apical crônico (Figura 4.3). Tratos sinusais também podem ocorrer secundariamente a patologias não endodônticas, como abscesso periodontal, fratura radicular vertical (FRV) ou até mesmo osteomielite; por isso, a fonte de drenagem deve sempre ser determinada. Tratos sinusais podem ser verificados radiograficamente com guta percha, ou a tomografia computadorizada de feixe cônico (TCFC) pode mostrar seu ponto de origem.

Um exame periodontal limitado deve ocorrer como parte de qualquer investigação endodôntica. As profundidades de sondagem periodontal devem ser medidas, pois perda localizada de inserção pode indicar não apenas presença de doença periodontal capaz de afetar o prognóstico geral e prejudicar o planejamento do tratamento, como também sugerir a presença de patologia adicional. Fraturas, sejam elas de origem coronal, ou envolvendo a estrutura da raiz, podem se apresentar com profundidades de sondagem mais profundas localizadas quando há envolvimento de raiz.[5-7] Lesões endodônticas/periodontais normalmente se apresentam com uma área maior de perda de inserção (Figura 4.4; Vídeo 4.4).

Deve-se medir a mobilidade, já que mobilidade extrema normalmente indica suporte periodontal limitado ou fratura subjacente de raiz. Além disso, uma lesão periapical pode ocasionalmente alterar o suporte periodontal; a mobilidade deve diminuir drasticamente após o tratamento bem-sucedido do canal radicular (Vídeo 5.4).

Tecido duro

Um exame visual avalia manchas, fraturas, abrasão, erosão, cáries, restaurações defeituosas ou outras anormalidades. O uso de um explorador pontiagudo pode ajudar a detectar cáries, margens de restauração frágeis, e, às vezes, reabsorção radicular subgengival. Manchas na coroa são geralmente patognomônica de patologia pulpar ou podem ser uma sequela de tratamentos de canal radicular anteriores. As etiologias mais comuns de envolvimento pulpar são cáries, fraturas ou restaurações historicamente profundas; um exame visual ajuda a esclarecer a causa da patologia. Dentes que não possuem restaurações extensivas, ou que têm restaurações não adesivas de classe 1, podem sofrer de pulpite secundária a fraturas da crista marginal que se estendem profundamente dentro da polpa ou até mesmo da estrutura da raiz.[8,9]

Exames clínicos

São realizados exames objetivos tanto nos dentes suspeitos quanto nos dentes de controle. Esses testes têm limitações; alguns não podem ser usados em cada dente separadamente, e os resultados são geralmente inconclusivos. As informações que eles fornecem devem ser interpretadas cuidadosamente e em conjunto com todas as outras informações disponíveis. É importante lembrar que *não são exames de dentes;* são testes da *resposta* do paciente e uma variedade de estímulos aplicados, o que pode apresentar elevada variabilidade. Testes em dentes de controle educam o paciente sobre quais respostas esperar e fornecem uma linha de base "calibrada" para respostas em dentes suspeitos (Vídeo 4.6).

Testes de inflamação periodontal

Testes de percussão, palpação e mordida podem detectar inflamação do periodonto. O teste de percussão é comumente realizado batendo-se de leve na superfície incisal ou oclusal do dente, com a ponta de um espelhinho paralela ou perpendicularmente à coroa. Esse teste é precedido por delicada pressão digital para detectar dentes que estejam muito sensíveis e que *não* devem ser tocados com o espelhinho, pois poderia ser muito

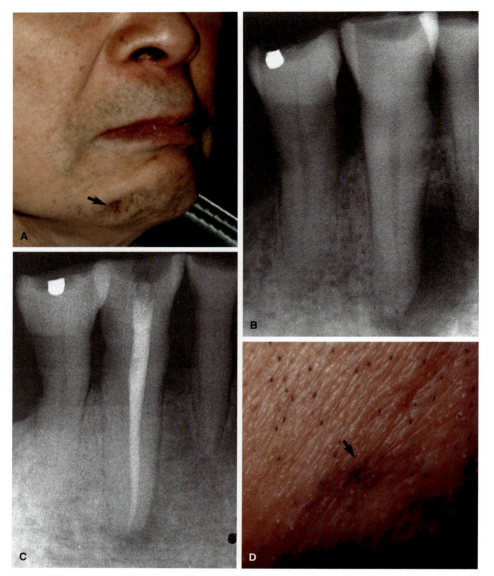

• **Figura 4.2** Trato sinusal extraoral. Esta lesão superficial (*seta*) foi erroneamente diagnosticada e tratada sem sucesso por um dermatologista por vários meses. Felizmente, o dentista do paciente reconheceu a lesão como trato sinusal drenante, e sua fonte era um dente mandibular anterior (**A**). Polpa necrótica devido ao grave atrito com exposição da polpa (**B**). Somente depois do tratamento adequado de canal radicular (**C**), o trato sinusal e a lesão superficial se resolveram completamente (*seta*) (**D**).

doloroso (Vídeo 4.7). O teste de palpação é realizado aplicando-se pressão firme com a ponta do dedo sobre a mucosa vestibular ou facial sobrejacente ao ápice. O teste de palpação também permite a detecção cuidadosa de inchaço intraoral ou expansão óssea. Nos casos de relato de dor ao mastigar, o teste de mordida deve replicar os sintomas. Testadores de mordida incluem rolos de algodão, hastes de algodão ou testadores plásticos disponíveis no mercado que podem isolar as cúspides individualmente (Figura 4.5; Vídeo 4.8).

Se for desencadeada uma resposta de dor acentuada, presume-se algum grau de inflamação periapical. Dor ao morder também pode indicar a presença de fratura coronal, possivelmente oculta sob uma grande restauração oclusal. Geralmente, os dentes adjacentes ao dente doente podem ficar sensíveis devido à disseminação local de citocinas e neuropeptídeos que diminuem o limiar da dor. A inflamação periapical também pode ser não endodôntica, devido a lesões dentárias traumáticas, trauma oclusal ou doença periodontal.

Testes de sensibilidade pulpar

É fundamental determinar o estado de vitalidade da polpa, seja normal, pulpite ou necrose pulpar. Medidas absolutas de vitalidade pulpar ainda não são clinicamente precisas. Medidas para detectar componentes vasculares usando feixes de luz em espectrofotometria de comprimento duplo de onda,[10] oximetria de pulso[11] ou fluxometria *laser* Doppler[12] estão, no entanto, despontando. Atualmente, essas abordagens são mais experimentais do que clinicamente práticas, e os dispositivos são caros. À medida que a tecnologia melhorar e o custo diminuir, seu uso se tornará mais provável no futuro.

Até lá, medidas de transmissão da sensibilidade pulpar via resposta do sistema nervoso e replicação de sintomas incluem estímulos térmicos, estímulos diretos na dentina e estímulos elétricos. Embora nenhum teste atualmente disponível reflita o verdadeiro estado histológico da polpa com precisão absoluta,[13] há uma concordância razoável.[14,15]

CAPÍTULO 4 Diagnóstico Endodôntico e Planejamento do Tratamento

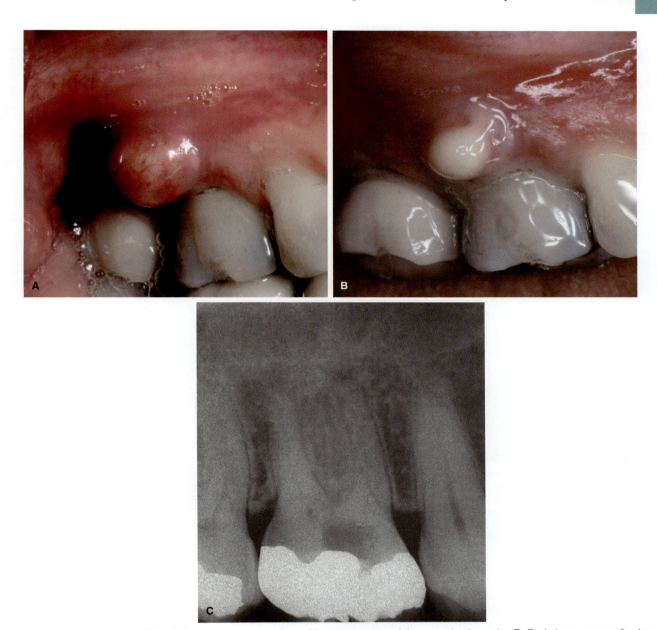

• **Figura 4.3** Trato sinusal e parúlide. **A.** Inchaço intraoral assintomático na mucosa próxima ao primeiro molar. **B.** Pode haver expressão de pus. **C.** O primeiro molar não responde ao teste de sensibilidade de polpa e há radiolucência apical à raiz mesiovestibular.

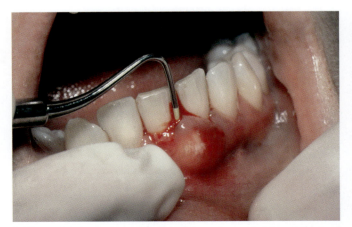

• **Figura 4.4** A sondagem periodontal revela um defeito profundo. A necrose da polpa sugere que esta lesão é endodôntica, e não periodontal.

Todos os testes estão sujeitos a erros e a respostas falsas,[16] e certos dentes não podem ser testados de jeito algum. Por exemplo, dentes imaturos não possuem fibras Aδ (A-Delta) totalmente desenvolvidas, que são aquelas que reagem nos testes de sensibilidade pulpar atualmente disponíveis; assim, esse teste não é confiável até que ocorra total maturação da raiz.[17] A escolha de qual teste usar deve levar em conta a confiabilidade bem como a queixa principal apresentada. Todos os aspectos do exame clínico e radiográfico são avaliados para definir um diagnóstico pulpar. O diagnóstico definitivo pode mudar quando a polpa é acessada e visualizada.

Teste do frio

Embora nenhum teste atualmente disponível seja absolutamente preciso, o teste do frio é considerado a medida mais confiável.[16] Geralmente, sensibilidade ao frio é a queixa principal de uma pulpite dolorosa, e a replicação dos sintomas apontará para o dente lesivo. Embora existam meios alternativos para o teste do frio, incluindo o uso de palitos de gelo, dióxido de carbono ou gelo

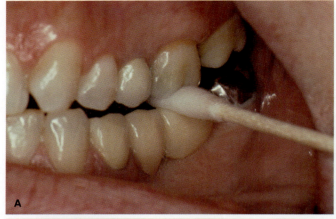
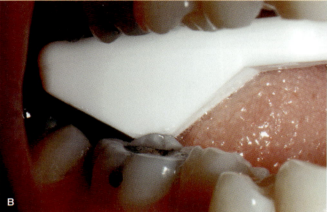

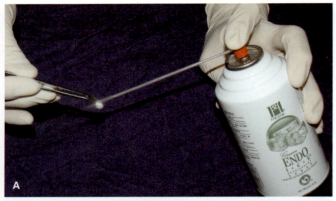
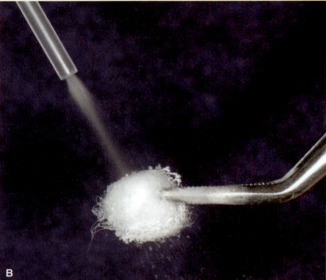

• **Figura 4.5 A.** Teste de mordida. Pressão firme em uma haste de algodão que produz uma dor definida é um bom indicador de periodontite apical. **B.** Instrumentos diagnósticos especiais de "mordida", como o Tooth Slooth, são colocados em uma cúspide por vez enquanto o paciente o aperta com o dente oposto. Dor aguda mediante pressão ou liberação pode indicar fratura de cúspide ou dente fissurado.

• **Figura 4.6 A.** O produto refrigerante se encontra em uma lata pressurizada. **B.** A aplicação do produto refrigerante sobre um chumaço grande de algodão é conveniente e eficaz para determinar a resposta da polpa.

seco, *sprays* refrigerantes são considerados como a forma mais conveniente e confiável de *teste* do frio.[18,19] Além disso, *sprays* refrigerantes fornecem os resultados mais corretos do teste em restaurações de porcelana sobre metal[20] (Figura 4.6; Vídeo 4.9).

O teste do frio se baseia no escoamento hidrodinâmico de líquido para estimular as fibras Aδ da polpa.[21] Visto que a inflamação associada à pulpite pode causar tanto alodinia quanto hiperalgesia dessas fibras, a resposta ao frio pode ser elevada. Uma resposta normal ao frio é tipicamente aguda e rápida, mas deve ser equivalente às respostas dos dentes adjacentes e contralaterais de controle. Uma reação elevada e prolongada ao frio é bastante sugestiva de pulpite irreversível sintomática. Ausência de resposta normalmente sugere necrose pulpar.

Uma resposta *falso-negativa* é comum quando o produto frio é aplicado em dentes com metamorfose cálcica presumivelmente devido à redução do fluxo hidrodinâmico dos fluidos.[22] Uma resposta *falso-positiva* pode ocorrer se o produto gelado entrar em contato com a gengiva ou se for transferido para os dentes adjacentes com polpas vitalizadas. Surpreendentemente, a retração gengival e a perda de inclusão diminuem a sensibilidade ao teste do frio.[23]

Teste do calor

O teste do calor é reservado para uso quando a queixa principal inclui sensibilidade ao calor; os resultados são menos confiáveis do que com o teste do frio e com o teste pulpar elétrico (TPE).[16]

Várias técnicas e materiais podem ser usados. Guta percha aquecida aplicada diretamente sobre a superfície vestibular ou facial da coroa, usando um bico de Bunsen ou uma ponteira de encaixe comercialmente disponível para o dispositivo System B, pode ser usada.[24] O uso de uma taça de borracha seca para profilaxia girada sobre a superfície de um dente para criar calor por fricção é uma alternativa segura (Figura 4.7). Instrumentos de metal aquecidos ou água quente podem ser prejudiciais para a polpa dentária e seu uso deve ser evitado (Vídeo 4.10).[24]

Assim como o teste do frio, o teste do calor se baseia no fluxo hidrodinâmico dos fluidos causando estimulação das fibras Aδ, dessa vez em direção à polpa, distante do estímulo.[21] Assim como com o frio, uma resposta aguda e passageira de dor mediante calor indica uma polpa vitalizada; porém, resultados falso-negativos são comuns. As respostas ao calor podem ocorrer em dentes previamente tratados em consequência de anatomia não tratada.[25] O teste diagnóstico de calor geralmente resulta em replicação da dor e corresponde ao diagnóstico de pulpite irreversível sintomática.

Teste pulpar elétrico

TPE é um adjuvante útil. É menos preciso do que o teste do frio e não diferencia polpas normais de polpas com pulpite. Todos os testadores pulpares elétricos são usados de modo semelhante.

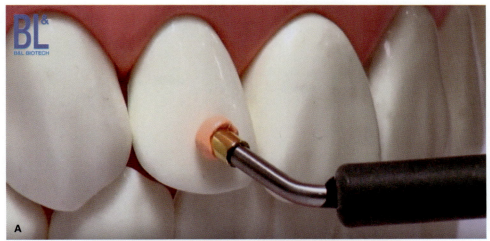

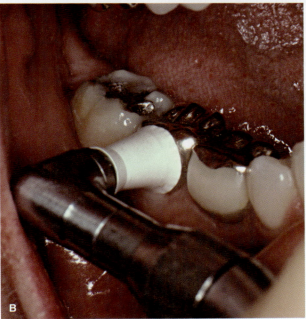

• **Figura 4.7 A.** Guta percha aquecida via ponteira de encaixe usada com um dispositivo de obturação (fotografia de ponteira de encaixe System B, cortesia de B&L). **B.** Uma taça profilática girando em alta velocidade produz calor controlado para teste de sensibilidade pulpar.

É importante limpar, secar e isolar os dentes. A superfície é esfregada com um rolo de algodão, depois isolada com o mesmo rolo, e totalmente seca com a seringa de ar. Uma pequena quantidade de creme dental é colocada no eletrodo. O circuito elétrico é completado usando uma pinça de língua ou pedindo para que o paciente toque o cabo de metal. O eletrodo é colocado na superfície facial ou lingual do esmalte ou dentina (Figura 4.8), e o nível da corrente é gradualmente aumentado até que o paciente indique uma resposta. (Vídeo 4.11).

Testes pulpares elétricos não podem tocar compostos ou restaurações metálicas, incluindo coroas.

O TPE produz uma corrente elétrica de alta frequência que cria alterações iônicas no fluido da dentina, o que estimula as fibras Aδ na polpa.[26] Pelo fato de esse teste não se basear no fluxo hidrodinâmico dos fluidos como os testes térmicos, o TPE pode ser mais preciso em casos de metamorfose cálcica.[22] Resultados elevados tendem a indicar necrose. Resultados baixos indicam vitalidade. Ao testarem-se os dentes de controle normais, estabelece-se o limite aproximado entre as duas condições. O número resultante exato não tem significância e não detecta graus sutis de vitalidade, além de o TPE também não conseguir indicar se há inflamação.[27]

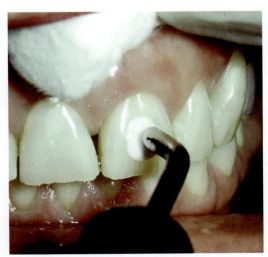

• **Figura 4.8** A superfície do dente é cuidadosamente esfregada, seca e isolada. Um pequeno ponto de meio condutor é colocado sobre o eletrodo, que é aplicado na estrutura do dente.

Testes adjuvantes

Normalmente, essa sequência de testes subjetivos e objetivos juntamente com exames radiográficos permitem um diagnóstico preciso. Ocasionalmente, podem-se encontrar achados inconsistentes ou dúvidas sobre a real presença de patologia endodôntica. Estimulação da dentina (estímulo da dentina sem anestesia) geralmente é aplicada quando os testes tradicionais de sensibilidade pulpar são inconclusivos. Um teste de cavidade (ou raspagem da dentina ou cemento expostos) que produz sensibilidade é um indicativo de vitalidade pulpar. Vários métodos adjuvantes de exame estão disponíveis, inclusive remoção de cáries, anestesia seletiva, transiluminação e tingimento (Vídeos 4.12 e 4.13).

Remoção de cáries

A determinação da profundidade das cáries é geralmente necessária para se obter um diagnóstico pulpar definitivo, especialmente em casos assintomáticos com cárie profunda, conforme observado na radiografia. A exposição de uma polpa mole cariosa após completa escavação da cárie, em um dente no geral assintomático com respostas normais aos testes clínicos, é pulpite assintomática irreversível.

Anestesia seletiva

O uso de anestésico local para anestesiar seletivamente e estreitar o foco da dor pode ser especialmente útil quando o paciente não consegue identificar o dente lesivo. Quando o objetivo é determinar se uma fonte de dor é de origem maxilar ou mandibular, o maxilar é geralmente anestesiado primeiro, usando infiltração local. A técnica deve começar pela anestesia no ponto mesial mais suspeito, trabalhando distalmente conforme a necessidade para ampliar o escopo dos tecidos anestesiados. Se os dentes maxilares forem descartados, então técnicas mandibulares, novamente em movimento mesial para distal, podem ser usadas, com a administração de anestesia de bloqueio como última linha na anestesia de dentes mandibulares posteriores. Injeções no ligamento periodontal (LPD) geralmente anestesiam vários dentes e não são consideradas úteis para essa finalidade.[28]

Exame radiográfico

As radiografias detectam lesões cariosas, restaurações defeituosas, tratamentos de canal radicular anteriores, aparências pulpares e periapicais anormais, dentes impactados, relação entre os dentes e o feixe neurovascular e os seios maxilares adjacentes, além de perda óssea por doença periodontal. Elas também podem revelar alterações estruturais e doença óssea não relacionada à polpa (Figura 4.9).

Seleção da modalidade de imagem adequada

Uma imagem periapical de alta qualidade e adequadamente alinhada é essencial. Radiografias interproximais são úteis para determinar as alturas ósseas ao considerar a restaurabilidade ou na avaliação da profundidade de cáries, integridade da restauração, oclusão e saúde periodontal. Embora ainda não sejam o padrão de tratamento, imagens de TCFC têm se tornado rotineiras. Exames de TCFC eliminam o ruído anatômico que limita as imagens bidimensionais,[29] especialmente em áreas de sobreposição estrutural, como o maxilar posterior.[30] Imagens de TCFC podem detectar lesão periapical em um estágio mais inicial da doença do que as técnicas de imagem bidimensionais[31] (vide Capítulo 3). Como imagens extraorais, elas podem ser prontamente usadas quando há alguma limitação por conta de estruturas orais ou por reflexo faríngeo importante. A TCFC, porém, também tem desvantagens, incluindo maior exposição à radiação, além de seu custo e disponibilidade. Para formar as imagens, é preciso que o paciente se mantenha imóvel por períodos mais longos de tempo, o que, por si só, pode ser um fator de limitação.

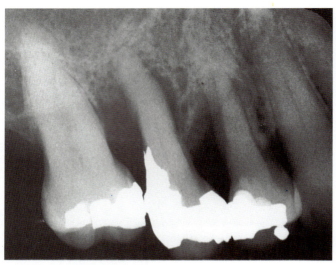

• **Figura 4.9** Perda óssea horizontal e vertical é evidente deste quadrante. Todos os dentes são reagentes aos testes de vitalidade; portanto, os defeitos reabsortivos representam uma condição periodontal grave, e não lesão pulpar ou apical. Tratamento de canal radicular não é indicado.

Imagens de TCFC devem ser consideradas como um auxílio em diagnósticos difíceis, tais como quando há sinais clínicos e sintomas contraditórios, como auxílio de tratamento relacionado a anatomias complexas, em dentes previamente tratados endodonticamente para avaliar anatomias não tratadas, na avaliação de complicações anteriores de tratamento, na verificação de possíveis casos cirúrgicos, assim como na investigação de casos de trauma ou reabsorção.[32]

Lesões periapicais

Inflamação periapical resulta em reabsorção óssea e consequente radiolucência periapical. Embora pequenas lesões radiolucentes possam estar presentes na pulpite irreversível, principalmente com as imagens sensíveis de TCFC, uma radiolucência expressiva com uma polpa vitalizada não é endodôntica. É impossível determinar se uma lesão é cística somente através de radiografias; mais propriamente, acesso cirúrgico, biopsia e análise histológica são necessários para identificar a verdadeira natureza da lesão.[33-38]

Lesões periapicais de origem endodôntica geralmente apresentam as seguintes características radiográficas:

1. A lâmina dura está ausente apicalmente.
2. A radiolucência permanece no ápice em radiografias feitas em diferentes ângulos cônicos, bem como nas imagens de TCFC.
3. A radiolucência lembra uma gota suspensa.
4. Há uma etiologia identificável que causou a necrose pulpar.

Alterações radiopacas também podem ocorrer.[35-38] Osteíte condensante é uma reação à inflamação pulpar ou periapical e resulta em maior densidade adjacente do osso trabecular,[39] apresentando-se como um padrão medular circunferencial difuso com bordas indistintas (Figura 4.10). É diferenciada da enostose bem circunscrita e mais homogênea ou do osso esclerótico normalmente encontrado na região mandibular posterior e de outras radiopacidades não endodônticas associadas às raízes de dentes com tecido pulpar normal.

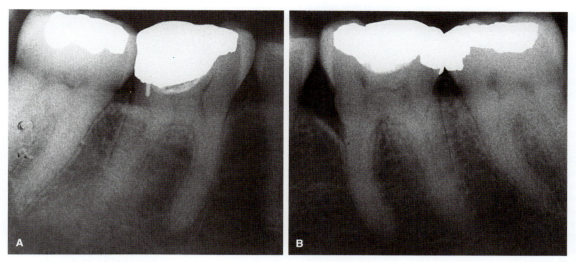

• **Figura 4.10** Osteíte condensante. **A.** Verifica-se trabeculação difusa ao redor do ápice da raiz distal. **B.** Isso contrasta com o molar contralateral, que demonstra um padrão trabecular exíguo normal.

Radiografias são geralmente o único meio de detectar reabsorção óssea. Reabsorção óssea externa, incluindo as formas apical, lateral e cervical invasiva, pode ser detectada por alterações no tamanho e no formato da raiz. Um exame de TCFC é essencial para determinar a natureza e a localização dessas lesões.

Lesões pulpares

A visualização cuidadosa do espaço pulpar permite a detecção de condições patológicas e não patológicas. Calcificação difusa extensiva na câmara ou obliteração do canal pulpar podem indicar irritação de baixo grau a longo prazo relacionada a tratamento restaurativo profundo ou trauma, mas normalmente não é patológica.[40] Nódulos pulpares são discretos corpos calcificados encontrados nas câmaras pulpares e que às vezes são visíveis nas radiografias. Não são considerados patológicos, porém foram associados a doença cardiovascular,[41] gota, hipercalcemia, doença renal de estágio terminal,[42] dentinogênese imperfeita[43] e certos medicamentos, incluindo estatinas[44] e corticosteroides.[45]

Reabsorção radicular interna é um aumento do espaço pulpar anormalmente alterado devido a inflamação pulpar localizada com resultante atividade dentinoclástica[46,47] (Figura 4.11). Assim como na reabsorção interna, imagens de TCFC podem determinar a localização e a extensão dessas lesões.

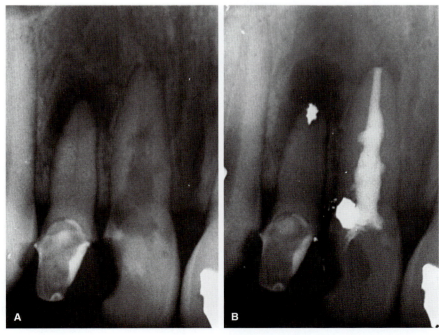

• **Figura 4.11** Diferenciação das reações pulpares a lesões. **A.** O incisivo central demonstra reabsorção interna perfurativa extensa; o incisivo lateral apresenta metamorfose cálcica. **B.** Técnicas especiais controlam esses problemas com tratamento tanto cirúrgico quanto não cirúrgico.

> **Boxe 4.1 Questões de revisão**
>
> 1. O histórico de um paciente deve incluir:
>   a. Principal queixa
>   b. Histórico odontológico anterior
>   c. Histórico médico
>   d. Histórico social
>   e. A, B e C
> 2. Um trato sinusal visível normalmente indica:
>   a. Lesão endoperiodontal
>   b. Reabsorção
>   c. Abscesso apical crônico
>   d. Infecção sinusal
>   e. Dente quebrado
> 3. A ausência de reação ao teste do frio indica necrose pulpar:
>   a. Sempre
>   b. Às vezes
>   c. Nunca
> 4. O exame de TCFC é o padrão de tratamento para identificar fraturas longitudinais suspeitas.
>   a. Verdadeiro
>   b. Falso
> 5. Nódulos pulpares indicam lesão endodôntica.
>   a. Verdadeiro
>   b. Falso

Diagnóstico

Como desenvolver um diagnóstico

Lesão endodôntica nunca ocorre sem uma causa (Figura 4.12), que normalmente é de origem dental. Raramente, tumores expansivos dos maxilares podem ocorrer com uma consequente lesão pulpar. Foi relatada necrose pulpar espontânea decorrente de anemia falciforme[48,49] ou zóster.[49]

A lesão endodôntica é geralmente descoberta incidentalmente em exames de rotina. A lesão pulpar ou periapical apresenta-se frequentemente sem sinais e sintomas marcantes no momento do exame ou anteriormente;[50] assim, o desenvolvimento de uma lesão periapical associada também pode passar despercebido pelo paciente. Uma discussão detalhada sobre fontes não endodônticas de dor e patologia pode ser encontrada no Capítulo 5 (Figura 4.13).

No desenvolvimento de qualquer diagnóstico, é útil quando os achados subjetivos e objetivos são consistentes. Cada vez que se observam inconsistências, modalidades adicionais de exames podem ser usadas, incluindo o uso de exames adjuvantes, como a anestesia seletiva, descrita anteriormente na seção intitulada "Testes Adjuvantes". Anti-inflamatórios, como, por exemplo, ibuprofeno, têm demonstrado afetar os resultados dos testes de frio, percussão e palpação;[51] dessa forma, a realização de novos testes em outra data pode permitir resultados mais confiáveis. Deve-se considerar encaminhamento a um especialista que possua recursos adicionais de testes e imagem, sem mencionar experiência em elucidar o diagnóstico difícil.

Terminologia endodôntica

Existe um número limitado de possíveis diagnósticos de condições pulpares e periapicais.[52] A patologia dessas condições é descrita no Capítulo 1.

Diagnóstico pulpar

Pulpite normal ou reversível

No geral, reações normais ao teste de sensibilidade pulpar em relação aos dentes de controle indicam polpa saudável e vitalizada.

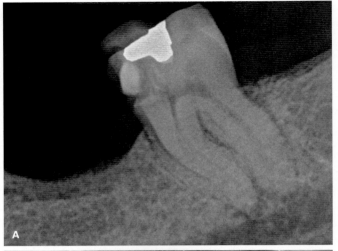
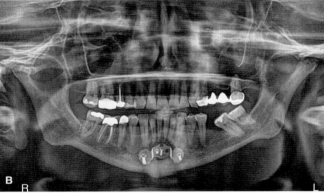

• **Figura 4.12** Etiologias comuns e incomuns de patologia endodôntica. **A.** Uma combinação de cáries recorrentes e fratura levou à lesão endodôntica no dente nº 18. **B.** Um problema no implante de queixo juntamente com um abscesso prejudicou o suprimento de sangue e levou à necrose pulpar dos dentes mandibulares anteriores.

Uma leve hipersensibilidade ao frio pode ocorrer em casos de pulpite reversível, e esses casos resolvem-se com a remoção do fator causador da irritação.

Pulpite irreversível assintomática

Uma exposição cariosa causará alterações inflamatórias na polpa adjacente, geralmente sem sintomas ou testes clínicos aberrantes. Novas técnicas propõem terapia de polpa vitalizada usando materiais à base de silicato de cálcio, como agregado trióxido mineral (MTA), como formas viáveis de tratamento definitivo, conforme discutido no Capítulo 10; no entanto, terapia de canal radicular ou extração podem ser necessárias dependendo da extensão da inflamação observada no momento do tratamento, ou devido ao posterior desenvolvimento de lesão.

Pulpite irreversível sintomática

Pulpite dolorosa deve corresponder a sintomas replicáveis nos testes clínicos. Normalmente, o teste do frio resulta em uma resposta acentuada e prolongada. O teste de calor imitará os sintomas apresentados. Nesses casos, indica-se o tratamento endodôntico ou extração.

Necrose

Embora a dor associada à lesão periapical possa estar presente, a polpa necrótica normalmente não dói e não responde ao teste de sensibilidade pulpar. Nesses casos, indicam-se tratamento endodôntico ou extração.

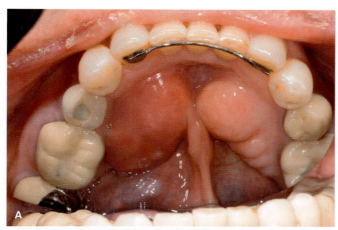

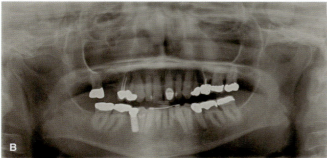

• **Figura 4.13 A e B.** Um caso de toro infectado imitando patologia endodôntica. (Cortesia do Dr. Michael Melkers.)

Tratamento iniciado anteriormente

A evidência de acesso endodôntico, tanto por pulpotomia quanto por pulpectomia, requer tratamento definitivo. Podem-se usar medicamentos intracanais. Deve-se avaliar a extensão do tratamento anterior e quaisquer alterações anatômicas ou erros de procedimento que possam requerer tratamento adicional ou afetar o prognóstico. Tratamento definitivo inclui tratamento endodôntico ou extração (Figura 4.14).

Previamente tratado

Essa circunstância representa tratamentos anteriores com a colocação de algum tipo de material de obturação, inclusive retratamento não cirúrgico ou cirúrgico do canal radicular. Quanto ao manejo, a escolha entre retratamento não cirúrgico ou cirúrgico do canal radicular depende de vários fatores que envolvem a restauração e a acessibilidade para remoção do material de obturação anterior de maneira ortógrada, viabilidade de acesso cirúrgico, preferência do paciente e preferência do profissional relacionada aos motivos da falha. O prognóstico depende de a etiologia da falha poder ou não ser identificada, e de deficiências no tratamento anterior poderem ou não corrigidas. Extração é uma alterativa. Por exemplo, dentes anteriormente tratados com falha devido a FRV terão um prognóstico irremediável, e devem ser considerados para extração. Esses casos de falha de tratamento são complexos e devem ser considerados para encaminhamento.

Diagnóstico periapical

Normal

Tecidos periapicais normais estão associados a dentes com polpas normais ou com doença pulpar. Não há expectativa de sintoma mediado pelo ligamento periodontal, como sensibilidade à percussão, à palpação ou à mordida, bem como não existem alterações radiográficas.

Periodontite apical sintomática

O tecido pulpar inflamado ou necrótico normalmente resulta em inflamação periapical que pode se apresentar com dor mediante a pressão. Quando confinado ao osso, o diagnóstico é de periodontite apical sintomática. Testes clínicos resultarão em sensibilidade replicável ao teste de percussão, palpação ou mordida, embora não estejam presentes nem inchaço, nem sinais de drenagem. Achados radiográficos também podem ou não estar presentes. Nesses casos, indica-se terapia de canal radicular ou extração.

Periodontite apical assintomática

A inflamação periapical nem sempre vem acompanhada de dor. Quando estão presentes sinais radiográficos de doença periapical, porém os achados clínicos não são significativos em relação aos testes de percussão, palpação e mordida, o diagnóstico é de periodontite apical assintomática. Embora não seja necessário tratamento de emergência, o controle definitivo inclui tratamento endodôntico ou extração. O tamanho da lesão observada na radiografia é pouco relevante. Lesões de diferentes tamanhos geralmente se curam após o tratamento adequado (Figura 4.15). No entanto, a mera presença de lesão apical radiográfica resulta em uma redução do prognóstico.[52a]

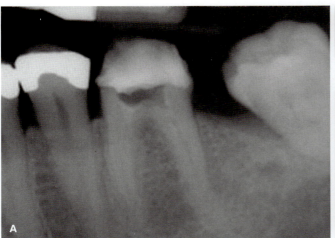
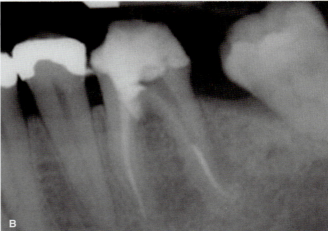

• **Figura 4.14 A e B.** Antes do encaminhamento, ocorreu uma perfuração de furca neste caso de tratamento iniciado anteriormente, necessitando de reparo de perfuração com agregado trióxido mineral antes da terapia de canal radicular definitiva.

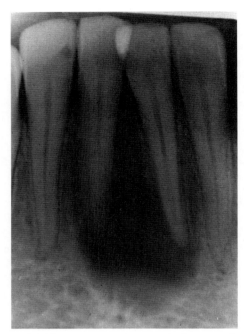

• **Figura 4.15** Devido ao seu tamanho, essa lesão provavelmente é um cisto radicular apical. A lesão está relacionada à necrose pulpar do incisivo central esquerdo. Embora sobreposta sobre o ápice do incisivo adjacente, a polpa não é afetada e, portanto, não requer tratamento. O tratamento adequado do canal radicular do incisivo esquerdo resolveria o problema, sem cirurgia.

Abscesso apical agudo

Quando há inchaço, independentemente do tamanho, o diagnóstico é de abscesso apical agudo. O tratamento básico é semelhante, com o adicional de que se tenta drenar o abscesso tanto através do dente quanto por incisão no tecido mole. Ocasionalmente, não se consegue fazer essa drenagem; nesses casos, a resolução dos sintomas é lenta.

Abscesso apical crônico

Quando a drenagem de um abscesso ocorre por meio de um trato sinusal, o diagnóstico é de abscesso apical crônico. A confirmação da fonte do trato sinusal pode ser facilitada via identificação com guta percha ou imagem de TCFC. O tratamento de abscesso apical crônico é o mesmo dos diagnósticos anteriores, exceto pelo fato de que a drenagem já foi estabelecida naturalmente. O trato sinusal não requer tratamento e resolve-se após o devido desbridamento e obturação.

Osteíte condensante

Conforme descrito radiograficamente, osteíte condensante é uma reação inflamatória no osso periapical secundária a lesão pulpar ou periapical. Esta não requer nenhum tratamento especial. Pelo fato de que ela ocorre em diferentes condições pulpares, seu tratamento varia. A osteíte condensante se resolve em aproximadamente 50% dos dentes após tratamento de canal radicular *bem-sucedido*.[53] Por não haver nenhum problema aparente caso a osteíte condensante *não* se resolva, nenhum outro tratamento é necessário, a menos que existam outros achados que sugiram falha.

Adjuvantes no diagnóstico endodôntico

Certas entidades de doenças podem coexistir com diagnósticos pulpares e periapicais que podem modificar suas apresentações e, portanto, seu tratamento. Esses diagnósticos adjuvantes incluem fraturas longitudinais, trauma, reabsorção e lesão endodôntica-periodontal.

Fraturas longitudinais

Essas fraturas representam desafios diagnósticos e terapêuticos. As fraturas apresentam-se com uma variedade de sinais, sintomas e alterações radiográficas que requerem um cuidadoso diagnóstico diferencial e uma classificação precisa para serem devidamente tratadas. Os profissionais devem determinar a extensão e natureza da fratura para decidir se cabe fazer uma restauração ou não, ou se terapia de canal radicular ou até mesmo extração são indicadas.[54] A detecção de trincas é um aspecto de uma avaliação minuciosa, mas a simples presença de uma trinca não oferece informação sobre o estado da polpa ou dos tecidos periapicais; outros testes e achados determinarão o diagnóstico. Devido à sua natureza complexa em termos de identificação, diagnóstico e tratamento, deve-se considerar o encaminhamento.

Alguns dentes com fraturas podem ser tratados e salvos; outros, não. Os principais fatores são:

1. Saber como identificar e classificar as trincas
2. Conhecer os sinais e sintomas característicos de cada uma
3. Saber como detectar a trinca no início de seu desenvolvimento, se possível

Diagnóstico de fraturas longitudinais

Caso haja suspeita de fratura, vários passos são seguidos. Esses passos incluem informar-se sobre a queixa principal e o histórico subjetivo, seguido por testes objetivos, investigação, exame clínico e radiográfico, remoção de restauração, transiluminação, forças de encunhamento, assim como, possivelmente, tingimento, ou ainda por uma avaliação cirúrgica, caso se suspeite de FRV.

Transiluminação pode ser um bom auxílio, pois a visualização da extensão total da trinca ou fratura é difícil a olho nu. Uma linha de fratura não transmite luz.[55,56] A irradiação de luz por fibra óptica ilumina a porção proximal do dente, enquanto a porção distal do dente permanecerá escura (Figura 4.16; Vídeo 4.13).

Além de transiluminação, *tingimento* com azul de metileno, iodo ou corantes para detecção de cáries também podem revelar linhas de fratura.[56] Um chumaço de algodão embebido em corante é colocado sobre a estrutura do dente fraturado. O corante é, então, enxaguado, revelando a extensão da trinca (Figura 4.17). Obtém-se melhor visualização ao combinar corantes e magnificação com lupas ou microscópio cirúrgico.

Tipos de fraturas longitudinais[57]

O termo *longitudinal* é usado porque descreve as extensões verticais das fraturas que tendem a crescer e mudar com a distância e o tempo. Fraturas longitudinais podem ser subdivididas em (1) linhas de fissura; (2) cúspide fraturada; (3) dente trincado; (4) dente quebrado; e (5) FRV. Os primeiros quatro tipos iniciam-se da posição oclusal, têm uma orientação basicamente mesial-distal e estendem-se na direção cervical/apical com o tempo. FRVs são muito diferentes, já que se iniciam e ficam confinadas à raiz, além de serem faciais-linguais.

Linhas de fissura afetam apenas o esmalte, enquanto outros tipos envolvem outros tecidos duros e moles. Fraturas mais profundas são um caminho para penetração de bactérias, às vezes muito profundamente, resultando em lesão pulpar, periapical e geralmente periodontal. Pelo fato de que as fraturas são difíceis ou impossíveis de visualizar no exame inicial, seu diagnóstico pode ser confundido com outras etiologias. Caso a fratura tenha se estendido até a polpa, pode haver sinais e sintomas de lesão pulpar e periapical; assim, é necessário um procedimento diagnóstico diferencial cuidadoso e sistemático.

CAPÍTULO 4   Diagnóstico Endodôntico e Planejamento do Tratamento

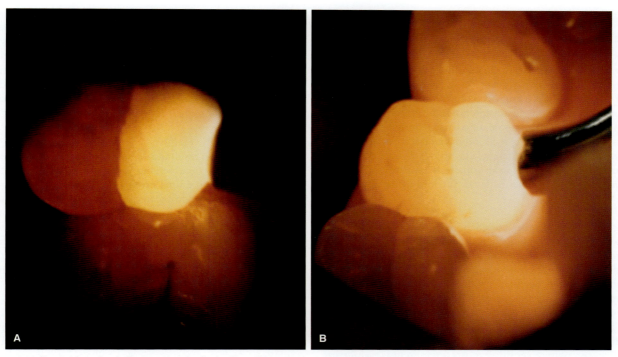

• **Figura 4.16** Dente trincado. **A.** Fratura através da dentina reflete a luz transiluminada mostrando uma mudança abrupta de brilho. **B.** Para fins de comparação, um pré-molar adjacente não trincado com uma linha de fissura transmite a luz prontamente.

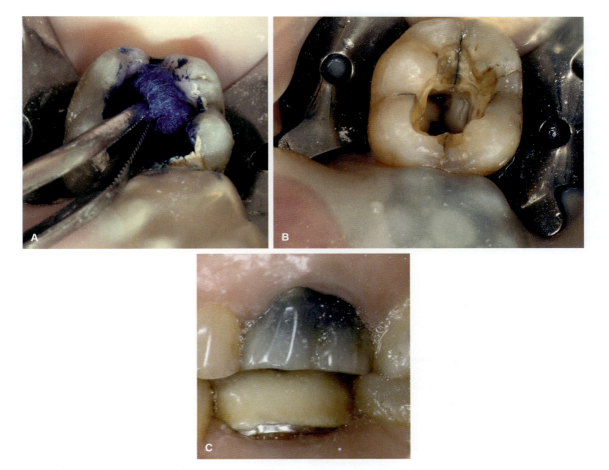

• **Figura 4.17 A.** Solução reveladora em um chumaço de algodão (neste caso, azul de metileno) é colocada na cavidade por alguns minutos ou selada por 1 semana. **B.** Essa técnica pode revelar claramente a fratura e sua extensão. **C.** Soluções corantes podem manchar o dente.

Classificação dos tipos de fraturas

Linhas de fissura

A maioria dos dentes dos adultos tem linhas de fissura. Nos dentes posteriores, linhas de fissura são comuns e normalmente evidentes cruzando as cristas marginais ou se estendendo ao longo das superfícies vestibulares e linguais. Longas linhas de fissura verticais comumente surgem em dentes anteriores. Linhas de fissura afetam apenas o esmalte, não são sintomáticas e não requerem tratamento.[58] Linhas de fissura podem ser confundidas com trincas, que são mais extensas, mas podem ser diferenciadas através de transiluminação. Se a fratura estiver confinada ao esmalte, a luz atravessa; se estiver na dentina, a luz é bloqueada devido à trinca da dentina.

Cúspide fraturada

Essa fratura é uma fratura completa ou incompleta que começa pela coroa e se estende subgengivalmente, geralmente na direção mesiodistal ou vestibulolingual. Uma única cúspide ou ambas as cúspides podem estar envolvidas. Fraturas de cúspide têm maior probabilidade de ocorrência em dentes com cáries extensas ou restaurações que os enfraquecem.[59] O tratamento depende dos achados. Se a fratura for completa (alcançando as superfícies em todas as direções), o segmento fraturado deve ser removido. O tratamento de canal radicular ou terapia de polpa vitalizada é necessário se a polpa tiver sido exposta, criando uma pulpite irreversível. Se a fratura for incompleta, o dente deve ser restaurado, preferencialmente com coroa total, na tentativa de interromper a progressão da fratura.

Dente trincado

Nesse caso, uma fratura incompleta (ou seja, quando não alcança a superfície em todas as áreas) começa pela coroa e estende-se subgengival e mesiodistalmente (Figura 4.18). A fratura pode se estender por uma ou ambas as cristas marginais e para baixo, na superfície da raiz proximal. Essa é uma fratura mais centralizada e que apresenta maior probabilidade de expor a polpa do que uma fratura de cúspide. Caso haja restauração, essa deve ser removida para visualização. Se for detectada uma fissura, o encunhamento determina o grau de separação dos segmentos: pouca ou nenhuma separação indica fratura incompleta, enquanto movimento mais provavelmente indica dente quebrado. O tratamento variará a depender da localização e da extensão da trinca. O tratamento de canal radicular pode ser indicado com base nos sinais e sintomas, bem como nos resultados dos testes clínicos, sendo geralmente bem-sucedido.[60] Normalmente, envolve preparação do acesso para melhor visualização. Caso a fratura se estenda até o assoalho ou para dentro do canal, e haja um defeito de sondagem profundo, o prognóstico é sempre questionável, já que a fratura pode continuar se propagando. Contudo, em dentes trincados que apresentam polpa vitalizada, a chance de sucesso é consideravelmente maior.[61]

Dente quebrado

Dente quebrado é o resultado de uma fratura que alcança todas as superfícies; o dente se apresenta como dois segmentos distintos. Um dente quebrado é uma extensão e o resultado de um dente trincado. A quebra pode ocorrer subitamente após um incidente de mordida traumática, mas é mais provavelmente o resultado da propagação de uma trinca a longo prazo. Dentes quebrados nunca podem ser recuperados em sua forma intacta; se a fratura se estender além do terço cervical, é necessário extrair o dente. O dente pode ser salvo se a fratura for mais cervical: o segmento menor é removido, e o restante do dente é recuperado.

Fratura radicular vertical[62]

Esse tipo é uma fratura facial-lingual completa ou incompleta que começa em qualquer nível da raiz. Ela se estende até o LPD e causa consideráveis danos aos tecidos moles e duros no periodonto circundante devido a bactérias dentro da fratura e do espaço do canal.[63] Os pacientes geralmente têm sinais e sintomas mínimos. A FRV pode imitar outras condições, normalmente doença periodontal ou falha do tratamento de canal radicular. O dente terá histórico de tratamento de canal radicular e geralmente é restaurado com cone obturador; ambos criam grandes forças internas de encunhamento. Alguns dentes têm padrões normais de sondagem; contudo, a maioria apresenta defeitos profundos em padrões estreitos ou retangulares.[7] A evidência radiográfica varia; somente raramente haverá separação visível dos segmentos. Normalmente, as lesões têm formato de J e se estendem das superfícies apicais para as laterais. TCFC não é uma boa ferramenta diagnóstica para visualizar a fratura, mas mostrará a presença e o formato da lesão óssea (Figura 4.19). Sinais, sintomas, testes e padrões de sondagem não são definitivos para a identificação de uma FRV. Rebatimento de retalho e visualização da fratura, acompanhada por um defeito ósseo deprimido, mostrou-se um melhor determinante.[64] Uma vez identificados, o dente ou a raiz devem ser removidos.

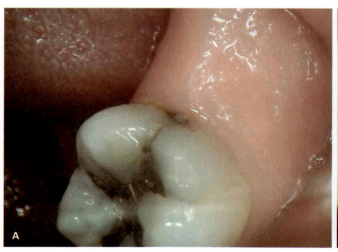 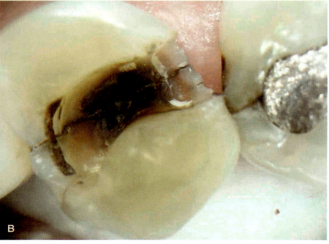

- **Figura 4.18** Trincas podem ser visualmente observadas na estrutura coronal (**A**), ou, às vezes, mediante a remoção de uma restauração (**B**).

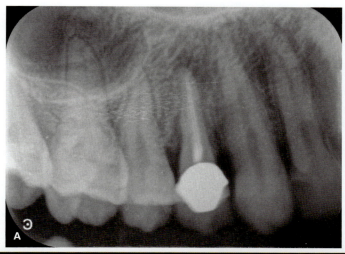

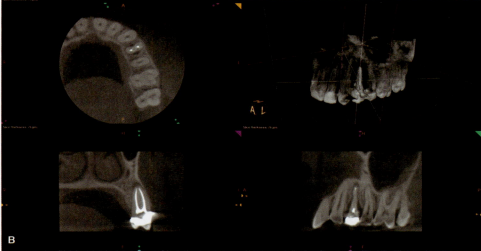

• **Figura 4.19** Achados típicos de uma fratura radicular vertical observados em imagens digitais (**A**) e na tomografia computadorizada de feixe cônico (TCFC) (**B**).

Trauma

Lesões traumáticas, incluindo fraturas de coroa e raiz, bem como lesões tipo luxação e avulsões, requerem tratamento cuidadoso. Lesão pulpar e periapical geralmente se desenvolvem em associação às lesões. Existem protocolos baseados em evidência relacionados ao tipo e extensão da lesão.[65] Esses protocolos são claramente definidos, além do diagnóstico endodôntico. Uma discussão detalhada sobre lesões dentárias traumáticas e seus tratamentos se encontra no Capítulo 11.

Reabsorção

A reabsorção de estruturas dentárias ocorre devido à perda de pré-dentina desmineralizada ou pré-cemento, permitindo a invasão de células tipo odontoclásticas mediadas por inflamação.[46] A apresentação e os efeitos dos diversos tipos de reabsorção são heterogêneos. Reabsorção ocorre em uma variedade de formas, com apresentações clínicas e radiográficas multifacetadas, e opções ainda mais variadas de tratamento (Figura 4.20).

Reabsorção radicular interna

Reabsorção radicular inflamatória (RRI) é uma combinação de perda ou deterioração da pré-dentina juntamente com inflamação pulpar adjacente. Normalmente, lesão pulpar devido a trauma dentário, odontologia restaurativa sem refrigeração adequada, capeamento pulpar ou pulpotomia ocorre com consequentes danos à pré-dentina, bem como necrose pulpar coronal localizada. Esses danos levam a uma cascata inflamatória no tecido pulpar adjacente, com resultante atividade clástica na parede da câmara circundante.[46,66] A reabsorção parará assim que ocorrer a necrose completa da polpa.[67]

RRI, em geral, se apresenta como uma radiolucência simétrica contínua com o espaço pulpar ou uma câmara pulpar clinicamente aumentada.[67] O tratamento de RRI envolve a remoção do tecido pulpar para interromper o processo de reabsorção. O prognóstico com o tratamento é excelente caso as lesões sejam não perfurantes, mas nem tanto quando há perfuração.[68]

Reabsorção radicular externa

Reabsorção radicular externa envolve perda ou dano ao pré-cemento com inflamação do LPD adjacente.[46] Pode se apresentar como uma reabsorção radicular inflamatória externa (RRIE) tanto apicalmente, devido a inflamação periapical mediada pela polpa, quanto lateralmente, devido a extensas lesões dentárias traumáticas avulsivas ou tipo luxação. Sua apresentação inclui uma aparência radiograficamente irregular ou salpicada na borda externa da raiz. RRIE

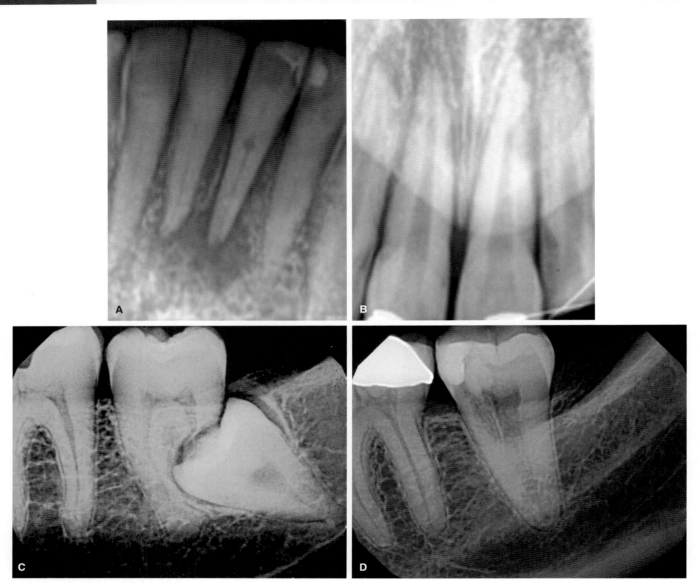

• **Figura 4.20** As diversas apresentações de reabsorção radicular patológica, incluindo reabsorção interna (**A**), reabsorção radicular inflamatória externa apical (**B**), reabsorção por pressão (**C**) e reabsorção radicular cervical invasiva (**D**).

responde bem à terapia de canal radicular,[69] enquanto o prognóstico de RRIE lateral depende da extensão da superfície radicular envolvida.[70] RRIE lateral extensa pode progredir para reabsorção substitutiva ou anquilose (fusão de dentina e osso), uma vez que o osso entra em contato direto com a superfície radicular, com perda progressiva e irreversível da estrutura radicular.[70] Uma discussão mais aprofundada sobre RRIE lateral e reabsorção substitutiva secundária a lesões dentárias traumáticas pode ser encontrada no Capítulo 11.

Reabsorção radicular externa também pode assumir a forma de reabsorção por pressão. Reabsorção por pressão ocorre devido a danos diretos ao cemento por movimento ortodôntico do dente,[71] erupção de dentes desalinhados, tumores maxilares de crescimento lento ou cistos.[46] A remoção de forças ortodônticas ou da patologia adjacente incitante resultará em interrupção imediata do processo, embora seu dano à estrutura radicular seja irreversível.

Reabsorção radicular cervical invasiva

Reabsorção radicular cervical invasiva (RRCI) é um tipo distinto de reabsorção. Ocorre tanto devido à perda de pré-cemento quanto pelo desenvolvimento de hiato entre o cemento e o esmalte, bem como por inflamação do epitélio juncional na base do sulco periodontal.[72] Embora nenhuma causa definitiva tenha sido estabelecida, existem vários fatores associados, inclusive ortodontia, trauma, restaurações intracoronais, alvejamento desvitalizado, cirurgia dentoalveolar, terapia periodontal,[73] vírus do herpes[74] e possivelmente medicamentos, inclusive bifosfonatos.[75] RRCI é geralmente encontrada incidentalmente em radiografias, por ser normalmente assintomática, e sua localização subgengival dificulta sua detecção clínica. Pelo fato de que a pré-dentina ao redor da polpa pode agir como barreira para a invasão do processo reabsortivo, a menos que se desenvolvam cáries secundárias, a polpa geralmente permanece inalterada até os estágios mais finais da doença.[72] Exceto se o epitélio crescer para baixo, uma forma de reposição óssea até pode ocorrer, agindo como modo de proteção contra a formação de bolsas periodontais e abscesso.[76] As lesões são classificadas de acordo com seu tamanho e extensão[72] (Figura 4.21). Lesões de classe 1 são pequenas e localizadas na cervical. Lesões de classe 2 ainda são localizadas, porém mais próximas ao tecido pulpar. Lesões de classe 3 começam a invadir o terço coronal da raiz. Lesões de classe 4 estendem-se além do terço coronal da raiz.

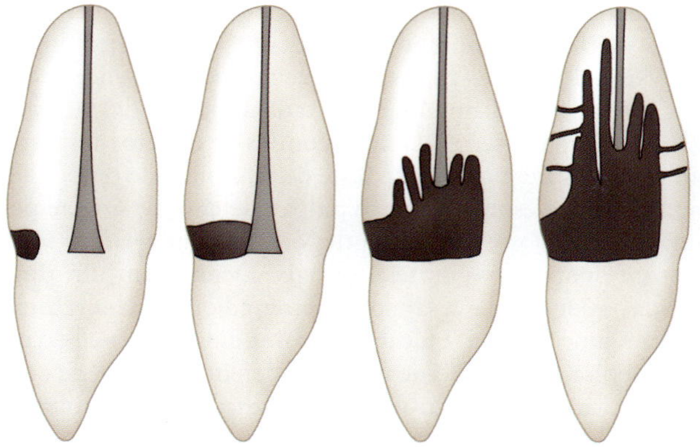

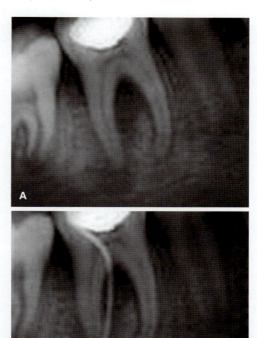

• **Figura 4.21** Classificação de Heithersay de reabsorção radicular cervical invasiva.[72] (Reimpresso com permissão de Blicher B, Lucier Pryles R, Lin J: *Endodontics review: a study guide*. Chicago, 2016, Quintessence.)

Em lesões em estágio inicial, ou quando os sintomas se desenvolvem, o tratamento deve envolver acesso cirúrgico, aplicação de ácido tricloroacético para remover projeções profundas de tecido reabsorvente vitalizado, além de restauração e qualquer outro tratamento endodôntico e restaurativo que venha a ser considerado necessário de acordo com a extensão do defeito.[77] Lesões extensas que envolvam a superfície da raiz podem ser monitoradas desde que assintomáticas e que não estejam criando lesão óssea adjacente, embora elas possam progredir a qualquer momento, tornando necessário o tratamento.[72,76]

Inter-relações endodônticas-periodontais

O tecido pulpar e o periodonto estão ligados através do forame apical, pelos canais laterais e túbulos de dentina. Doenças pulpares geralmente causam alterações patológicas no periodonto. O exame da patogênese das lesões periapicais de origem pulpar e periodontite mostra que os mecanismos envolvidos em ambas as doenças são semelhantes por natureza.[78] As principais diferenças entre os dois processos são sua fonte original e a direção de sua progressão. Lesões periapicais estendem-se no sentido apical ou coronal, enquanto as lesões periodontais tendem a estender-se somente na direção apical. Devido às suas similaridades, essas lesões podem imitar uma à outra, sendo às vezes difícil obter um diagnóstico adequado (Figura 4.22). Para se chegar ao diagnóstico correto e administrar o tratamento apropriado, é necessária uma abordagem sistemática para obtenção de informações. Confiar em um só teste representa um prelúdio para erros de diagnóstico e realização do tratamento incorreto. Em geral, doenças periodontais são um processo crônico e generalizado associado a pouca ou nenhuma dor significativa. Em compensação, lesões pulpares e periapicais são condições localizadas e mais provavelmente estão associadas a sintomas agudos que requerem analgésicos. Contudo, lesões crônicas de origem pulpar podem causar defeitos periodontais que simulam doença periodontal.

Classificação e diagnóstico diferencial de lesões endodônticas-periodontais

Com base em sua origem, defeitos periodontais são classificados em três grandes categorias.[79-81] As lesões podem ser de origem pulpar (endodôntica), de origem periodontal ou de origem endodôntica-periodontal (lesões combinadas verdadeiras) (Figura 4.23). Em raríssimos casos, defeitos primários duradouros de origem pulpar ou periodontal podem progredir para lesões combinadas secundárias (Vídeo 4.14).

• **Figura 4.22** **A.** A necrose pulpar causou o desenvolvimento de uma grande lesão que se estende ao longo do aspecto mesial da raiz distal e furcação do primeiro molar mandibular direito. **B.** Exploração de trato sinusal usando um cone de guta percha mostra que a lesão tem comunicação com a cavidade oral através de um defeito estreito no aspecto vestibular deste dente.

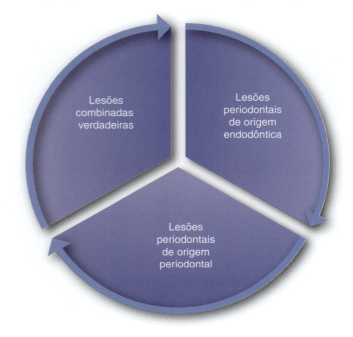

• **Figura 4.23** Classificações das lesões periodontais de acordo com a origem.

Defeitos periodontais primários de origem endodôntica

Um defeito periodontal de origem endodôntica está geralmente associado a necrose pulpar de pelo menos uma raiz (Figura 4.24, A). O paciente pode ou não sentir algum desconforto. Ocasionalmente, há um abscesso localizado, com inchaço. O exame radiográfico revela a presença de lesões periapicais isoladas. Testes de sensibilidade de polpa mostram ausência de resposta e estímulos térmicos ou elétricos. O dente envolvido pode ou não ser sensível aos testes de sensibilidade à palpação ou percussão. A sondagem periodontal normalmente mostra sulcos ao redor do dente, com exceção de uma área com defeito estreito. A colocação de um cone de guta percha ou de uma sonda periodontal nesse trato sinusal mostra que o defeito é profundo, geralmente em direção ao ápice ou possivelmente à abertura de um canal lateral. Um defeito periodontal de origem endodôntica deve ser considerado como uma lesão periapical de extensão coronal, que é iniciada e perpetuada pelos materiais tóxicos no sistema de canal radicular (Figura 4.24, A). Esse defeito não é uma bolsa periodontal verdadeira, sendo que limpeza e formatação adequadas, bem como a obturação do sistema de canal radicular, geralmente resultam em sua resolução completa (Figura 4.24, B e C). O defeito normalmente não requer tratamento periodontal adjuvante (Vídeo 4.14).[79-81]

Defeitos periodontais primários

Um defeito periodontal de origem periodontal está geralmente associado a gengivite generalizada ou periodontite resultante de acúmulo de placa ou formação de cálculo. Exceto nos casos de abscessos periodontais agudos, os pacientes normalmente não apresentam sintomas significativos. O dente afetado pode ou não ter procedimentos restaurativos extensos e está geralmente associado a graus variáveis de mobilidade. O exame radiográfico do dente envolvido e dos dentes adjacentes a ele mostra a presença de perda óssea vertical e horizontal generalizada ao longo das superfícies das raízes (Figura 4.25). Dentes com esses defeitos respondem dentro dos limites normais ao teste de sensibilidade pulpar. Diferentemente das lesões de origem pulpar, defeitos de origem periodontal são amplos e em forma de V.[83] Na sondagem, o topo se encontra dentro dos limites normais. Depois, em um tipo de "descida", a sonda vai mais fundo. A profundidade da bolsa diminui como em uma "subida" e alcança a profundidade normal do outro lado da bolsa.[79] Pelo fato de que esses defeitos não são de origem endodôntica, o tratamento de canal radicular não resultará em resolução da condição. Somente tratamento periodontal é indicado (Vídeo 4.16).

Defeitos periodontais primários de origem endodôntica-periodontal (lesões combinadas verdadeiras)

Esses defeitos têm dois componentes coincidentes e ocorrem com menos frequência do que os dois tipos anteriores. Um componente é uma lesão periapical independente, originária de uma polpa necrótica. O outro componente é uma lesão periodontal independente que progrediu apicalmente em direção à lesão periapical (Figura 4.26A). Dependendo de seu estágio de desenvolvimento, as lesões podem ou não se comunicar entre si. Um defeito combinado verdadeiro está normalmente associado a sinais e sintomas clínicos de gengivite generalizada e/ou periodontite com pouco ou nenhum desconforto. O dente afetado pode ou não ter sido

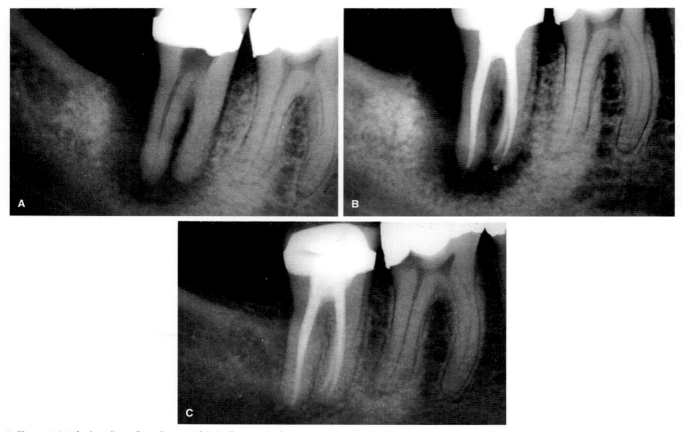

• **Figura 4.24 A.** A radiografia pré-operatória indica perda óssea a partir do topo da crista ao redor dos ápices do dente. **B.** Tratamento de canal radicular concluído. **C.** Uma reavaliação após 4 anos mostra resolução da radiolucência. (Reimpresso de Harrington GW e Steiner DR, em Walton RE and Torabinejad M, *Principles and practice of endodontics*, ed 3, 2002:477.[82])

CAPÍTULO 4 Diagnóstico Endodôntico e Planejamento do Tratamento

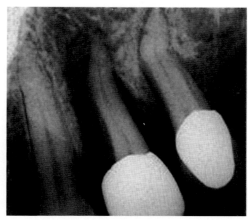

• **Figura 4.25** Radiografia periapical da região dos pré-molares maxilares revela a presença de lesões periodontais graves nesta área, com perda óssea vertical e horizontal generalizada ao longo das superfícies radiculares. Essa lesão periodontal grave indica extração dentária.

submetido a procedimentos operatórios extensos, e geralmente apresenta mobilidade. Radiograficamente, o dente envolvido e os dentes adjacentes a ele podem mostrar presença de perda óssea vertical e horizontal generalizada ao longo das superfícies radiculares e lesões periapicais isoladas em relação àquele dente. Um dente com lesões combinadas verdadeiras não responde aos testes térmicos de frio, calor, estímulos elétricos ou de cavidade. Exames periodontais e sondagem do dente com lesão combinada revelam a presença de placa, cálculo, periodontite e bolsas periodontais amplas e cônicas, que são características de defeitos originários de doenças periodontais. O tratamento de lesões combinadas verdadeiras consiste em terapia endodôntica e periodontal (Figura 4.26B). O prognóstico geral do dente afetado depende do prognóstico de cada lesão individual. Geralmente, porém, o prognóstico de tais condições avançadas é cauteloso.

Planejamento do tratamento

O planejamento e a administração do tratamento vêm depois do diagnóstico definitivo de lesão endodôntica. Conforme discutido, certos diagnósticos não requerem tratamento endodôntico. O diagnóstico de pulpite reversível deve ser abordado através de qualquer meio que remova ou reverta o fator incitante da inflamação, com expectativa de resolução. Pulpite irreversível, seja ela sintomática ou assintomática, e necrose pulpar são consideradas para tratamento endodôntico. Dentes anteriormente iniciados precisarão de tratamento endodôntico definitivo ou extração, e dentes previamente tratados endodonticamente e com lesão periapical associada necessitarão de retratamento cirúrgico ou não cirúrgico. Obviamente, todos os casos devem ser submetidos a um processo adequado de consentimento informado, incluindo discussões relacionadas a restaurabilidade, prognóstico, alternativas de tratamento e valor estratégico do dente no plano geral de tratamento.

Quando tratar

O diagnóstico de lesão endodôntica pode ter uma variedade de apresentações, e a urgência do tratamento geralmente acompanha sua apresentação. Pacientes que se apresentam com dor e/ou inchaço requerem tratamento mais urgente do que os que apresentam achados incidentais de doença endodôntica.

Tratamento emergencial
Emergências endodônticas são uma categoria especial e requerem habilidade no diagnóstico, planejamento do tratamento, farmacoterapêutica, anestesia e manejo do paciente (vide Capítulo 9).

Tratamento definitivo
O tratamento definitivo acompanha qualquer provisão de cuidado emergencial. Não há expectativa de longa duração de pulpotomias, ou pulpectomias, nem com a colocação de qualquer material restaurativo temporário; portanto, devem-se estabelecer adequadamente as expectativas junto ao paciente. A busca pelo tratamento definitivo de lesão endodôntica deve envolver opções para terapia não cirúrgica de canal radicular, retratamento cirúrgico ou não cirúrgico de canal radicular ou extração. Mais detalhes sobre indicações e contraindicações desses tratamentos, além de descrições minuciosas dos procedimentos endodônticos em si, podem ser encontrados nos Capítulos 19 a 21.

Está claro que os tratamentos explicados nesta seção se referem a dentes maduros. Tratamentos alternativos, incluindo apexificação e apexogênese, podem ser considerados para o tratamento de dentes imaturos, que serão discutidos em maiores detalhes no Capítulo 10.

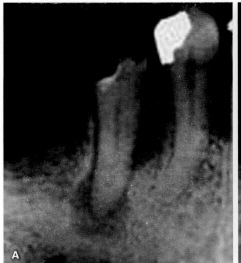 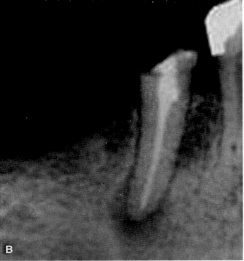

• **Figura 4.26 A.** Observa-se uma lesão endodôntica-periodontal combinada no segundo pré-molar mandibular. **B.** Tratamento endodôntico e periodontal deste dente resultou na redução destas lesões em 6 meses.

Plano de tratamento completo

A consideração de um plano de tratamento completo é incluída como parte do processo de consentimento informado. Mesmo em casos de pulpite dolorosa grave, pode-se administrar anestesia local para que o paciente possa discutir confortavelmente com o dentista sobre seu diagnóstico, opções de tratamento e fatores relacionados antes de tentar-se realizar um tratamento definitivo.

O consentimento informado envolve uma discussão sobre o tratamento aconselhado e seu prognóstico esperado, possíveis complicações, bem como sobre as alternativas de tratamento. A discussão sobre alternativas de tratamento deve sempre incluir as opções de nenhum tratamento, além de extração. Os pacientes devem ser informados sobre os riscos e benefícios dessas alternativas de tratamento, incluindo seus efeitos previstos em curto e longo prazo. Por exemplo, para os pacientes que optam por *não* prosseguir com o tratamento, a expectativa é de dor e de outras sequelas (Figura 4.27). A longo prazo, mesmo que os problemas se resolvam espontaneamente ou com analgésicos, lesão endodôntica não tratada pode resultar em infecções recorrentes com a possibilidade de pior prognóstico em tratamentos futuros. Efeitos nos ossos e dentes circunvizinhos podem limitar as opções de futuros implantes, além de resultar em sequelas potencialmente graves, como celulite ou infecções de espaços.

Em alguns casos, extração é a única opção, devido à coexistência de doença periodontal, problemas de restaurabilidade, fatores relacionados a custos e valor estratégico do dente no plano geral de tratamento. Opções confiáveis de reposição, incluindo próteses parciais fixas e restaurações à base de implante, devem ser discutidas, bem como as possíveis limitações dessas alternativas de tratamento.

Os pacientes devem ser informados sobre procedimentos adicionais que possam vir a ser necessários após o início da terapia endodôntica. Entre eles, podem-se incluir consultas de acompanhamento até a conclusão do tratamento, cuidados restauradores, e, quando relevantes, quaisquer procedimentos adjuvantes, como cirurgia para aumento de coroa ou extrusão ortodôntica.

Todas essas considerações, incluindo as respostas e preferências do paciente, devem ser registradas para possível consulta futura.

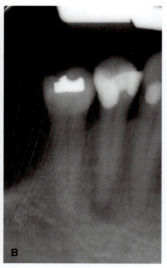

Figura 4.27 A. O primeiro pré-molar mandibular direito foi escavado com exposição de polpa cariosa (diagnóstico: pulpite irreversível assintomática). O paciente declinou do tratamento endodôntico. **B.** Oito meses depois, o dente apresentava necrose pulpar e periodontite apical assintomática, que possui um prognóstico pior do que o diagnóstico original. (Cortesia do Dr. Blythe Kaufman.)

Podem surgir situações jurídicas em que os pacientes se queixem de não terem sido informados sobre resultados adversos caso o plano de tratamento completo proposto não seja instituído.

Fatores que podem alterar o plano de tratamento

Além dos fatores já discutidos, certas qualidades podem afetar o planejamento do tratamento ou requerer consulta ou encaminhamento ao especialista. Entre eles, estão fatores sistêmicos, limitações físicas, anatomia do dente e metamorfose cálcica. Uma discussão detalhada desses fatores pode ser encontrada nos Capítulos 2, 6, 12, 19 a 22.

Boxe 4.2 Questões de revisão

6. Um dente com exposição pulpar cariosa pode apresentar qual dos seguintes diagnósticos pulpares?
   a. Pulpite reversível
   b. Pulpite irreversível assintomática
   c. Pulpite irreversível sintomática
   d. Necrose pulpar
   e. B, C e D
7. Um dente que apresenta necrose pulpar pode ter recebido qual dos seguintes diagnósticos periapicais correspondentes?
   a. Tecidos periapicais normais
   b. Periodontite apical sintomática
   c. Periodontite apical assintomática
   d. Abscesso apical agudo
   e. Todas as anteriores
8. FRV deve ser tratada através de:
   a. Terapia de canal radicular
   b. Apicoectomia
   c. Extração ou remoção da raiz
   d. Todas as anteriores
   e. Nenhuma das anteriores
9. Uma vez identificadas doenças de reabsorção patológica, é necessária terapia endodôntica.
   a. Verdadeiro
   b. Falso
10. Dentes com defeitos periodontais primários de origem endodôntica normalmente requerem:
    a. Somente tratamento endodôntico
    b. Somente tratamento periodontal
    c. Tratamento endodôntico e tratamento periodontal
    d. Extração

RESPOSTAS

1 e. A, B e C
2 c. Abscesso apical crônico
3 b. Às vezes
4 b. Falso
5 b. Falso
6 e. B, C e D
7 e. Todas as anteriores
8 c. Extração ou remoção da raiz
9 b. Falso
10 a. Somente tratamento endodôntico

Referências bibliográficas

1. Campanelli CA, Walton RE, Williamson AE, et al.: Vital signs of the emergency patient with pulpal necrosis and localized acute apical abscess, *J Endod* 34(3):264–267, 2008.
2. Baumgartner JC: *Antibiotics and the treatment of dental infections*, Endodontics, 2006, Colleagues for Excellence Newsletter. Summer.

3. Segura-Egea JJ, Gould K, Sen BH, et al.: European Society of Endodontology position statement: the use of antibiotics in endodontics, *Int Endod J* 51(1):20–25, 2018.
4. Bender IB: Pulpal pain diagnosis—a review, *J Endod* 26(3):175–179, 2000.
5. American Association of Oral and Maxillofacial Surgeons: *Medication-Related Osteonecrosis of the Jaw-2014 Update*. Position Paper 2014.
6. Kang SH, Kim BS, Kim Y: Cracked teeth: distribution, characteristics, and survival after root canal treatment, *J Endod* 42(4):557–562, 2016.
7. Tsesis I, Rosen E, Tamse A, et al.: Diagnosis of vertical root fractures in endodontically treated teeth based on clinical and radiographic indices: a systematic review, *J Endod* 36(9):1455–1458, 2010.
8. Kim SY, Kim SH, Cho SB, et al.: Different treatment protocols for different pulpal and periapical diagnoses of 72 cracked teeth, *J Endod* 39(4):449–452, 2013.
9. Seo DG, Yi YA, Shin SJ, Park JW: Analysis of factors associated with cracked teeth, *J Endod* 38(3):288–292, 2012.
10. Sasano T, Onodera D, Hashimoto K, et al.: Possible application of transmitted laser light for the assessment of human pulp vitality. Part 2. Increased laser power for enhanced detection of pulpal blood flow, *Dent Traumatol* 21(1):37–41, 2005.
11. Schnettler JM, Wallace JA: Pulse oximetry as a diagnostic tool of pulpal vitality, *J Endod* 17(10):488–490, 1991.
12. Emshoff R, Moschen I, Strobl H: Use of laser Doppler flowmetry to predict vitality of luxated or avulsed permanent teeth, *Oral Surg Oral Med Oral Pathol Oral Radiol Endod* 98(6):750–755, 2004.
13. Seltzer S, Bender IB, Ziontz M: The dynamics of pulp inflammation: correlations between diagnostic data and actual histologic findings in the pulp, *Oral Surg Oral Med Oral Pathol* 16:969–977, 1963.
14. Ricucci D, Loghin S, Siqueira Jr JF: Correlation between clinical and histologic pulp diagnoses, *J Endod* 40(12):1932–1939, 2014.
15. Weisleder R, Yamauchi S, Caplan DJ, et al.: The validity of pulp testing: a clinical study, *J Am Dent Assoc* 140(8):1013–1017, 2009.
16. Mainkar A, Kim SG: Diagnostic accuracy of 5 dental pulp tests: a systematic review and meta-analysis, *J Endod* 44(5):694–702, 2018.
17. Fulling HJ, Andreasen JO: Influence of maturation status and tooth type of permanent teeth upon electrometric and thermal pulp testing, *Scand J Dent Res* 84(5):286–290, 1976.
18. Jones VR, Rivera EM, Walton RE: Comparison of carbon dioxide versus refrigerant spray to determine pulpal responsiveness, *J Endod* 28(7):531–533, 2002.
19. White J, Cooley R: A quantitative evaluation of thermal pulp testing, *J Endod* 3(12):453–457, 1977.
20. Miller SO, Johnson JD, Allemang JD, Strother JM: Cold testing through full-coverage restorations, *J Endod* 30(10):695–700, 2004.
21. Trowbridge HO, Franks M, Korostoff E, Emling R: Sensory response to thermal stimulation in human teeth, *J Endod* 6(1):405–412, 1980.
22. Ketterl W: Age-induced changes in the teeth and their attachment apparatus, *Int Dent J* 33(3):262–271, 1983.
23. Rutsatz C, Baumhardt SG, Feldens CA, et al.: Response of pulp sensibility test is strongly influenced by periodontal attachment loss and gingival recession, *J Endod* 38(5):580–583, 2012.
24. Bierma MM, McClanahan S, Baisden MK, Bowles WR: Comparison of heat-testing methodology, *J Endod* 38(8):1106–1109, 2012.
25. Keir DM, Walker 3rd WA, Schindler WG, Dazey SE: Thermally induced pulpalgia in endodontically treated teeth, *J Endod* 17(1):38–40, 1991.
26. Bender IB, Landau MA, Fonsecca S, Trowbridge HO: The optimum placement-site of the electrode in electric pulp testing of the 12 anterior teeth, *J Am Dent Assoc* 118(3):305–310, 1989.
27. Petersson K, Söderström C, Kiani-Anaraki M, Levy G: Evaluation of the ability of thermal and electrical tests to register pulp vitality, *Endod Dent Traumatol* 15(3):127–131, 1999.
28. D'Souza JE, Walton RE, Peterson LC: Periodontal ligament injection: an evaluation of the extent of anesthesia and postinjection discomfort, *J Am Dent Assoc* 114(3):341–344, 1987.
29. Bender IB, Seltzer S: Roentgenographic and direct observation of experimental lesions in bone: II. 1961, *J Am Dent Assoc* 62:708–716, 1961.
30. Low KM, Dula K, Burgin W, von Arx T: Comparison of periapical radiography and limited cone-beam tomography in posterior maxillary teeth referred for apical surgery, *J Endod* 34(5):557–562, 2008.
31. Patel S, Dawood A, Mannocci F, et al.: Detection of periapical bone defects in human jaws using cone beam computed tomography and intraoral radiography, *Int Endod J* 42(6):507–515, 2009.
32. AAE/AAOMR: AAE and AAOMR Joint Position Statement: Use of cone beam computed tomography in endodontics 2015 update, *J Endod* 41(9):1393–1396, 2015.
33. Ricucci D, Mannocci F, Ford TR: A study of periapical lesions correlating the presence of a radiopaque lamina with histological findings, *Oral Surg Oral Med Oral Pathol Oral Radiol Endod* 101(3):389–394, 2006.
34. Shrout MK, Hall JM, Hildebolt CE: Differentiation of periapical granulomas and radicular cysts by digital radiometric analysis, *Oral Surg Oral Med Oral Pathol* 76(3):356–361, 1993.
35. Bender IB, Mori K: The radiopaque lesion: a diagnostic consideration, *Endod Dent Traumatol* 1(1):2–12, 1985.
36. Caliskan MK, Turkun M, Oztop F: Histological evaluation of a tooth with hyperplastic pulpitis and periapical osteosclerosis, *Int Endod J* 30(5):347–351, 1997.
37. Eversole LR, Stone CE, Strub D: Focal sclerosing osteomyelitis/focal periapical osteopetrosis: radiographic patterns, *Oral Surg Oral Med Oral Pathol* 58(4):456–460, 1984.
38. Marmary Y, Kutiner G: A radiographic survey of periapical jawbone lesions, *Oral Surg Oral Med Oral Pathol* 61(4):405–408, 1986.
39. Green TL, Walton RE, Clark JM, Maixner D: Histologic examination of condensing osteitis in cadaver specimens, *J Endod* 39(8):977–979, 2013.
40. McCabe PS, Dummer PM: Pulp canal obliteration: an endodontic diagnosis and treatment challenge, *Int Endod J* 45(2):177–197, 2012.
41. Edds AC, Walden JE, Scheetz JP, et al.: Pilot study of correlation of pulp stones with cardiovascular disease, *J Endod* 31(7):504–506, 2005.
42. Sayegh FS, Reed AJ: Calcification in the dental pulp, *Oral Surg Oral Med Oral Pathol* 25(6):873–882, 1968.
43. Pettiette MT, Wright JT, Trope M: Dentinogenesis imperfecta: endodontic implications. Case report, *Oral Surg Oral Med Oral Pathol Oral Radiol Endod* 86(6):733–737, 1998.
44. Pettiette MT, Zhong S, Moretti AJ, Khan AA: Potential correlation between statins and pulp chamber calcification, *J Endod* 39(9):1119–1123, 2013.
45. Gold SI: Root canal calcification associated with prednisone therapy: a case report, *J Am Dent Assoc* 119(4):523–525, 1989.
46. Tronstad L: Root resorption—etiology, terminology and clinical manifestations, *Endod Dent Traumatol* 4(6):241–252, 1988.
47. Walton RE, Leonard LA: Cracked tooth: an etiology for "idiopathic" internal resorption? *J Endod* 12(4):167–169, 1986.
48. Costa CP, Thomaz EB, Souza Sde F: Association between sickle cell anemia and pulp necrosis, *J Endod* 39(2):177–181, 2013.
49. Rauckhorst AJ, Baumgartner JC: Zebra. XIX. Part 2. Oral herpes zoster, *J Endod* 26(8):469–471, 2000.
50. Michaelson PL, Holland GR: Is pulpitis painful? *Int Endod J* 35(10):829–832, 2002.
51. Read JK, McClanahan SB, Khan AA, et al.: Effect of Ibuprofen on masking endodontic diagnosis, *J Endod* 40(8):1058–1062, 2014.
52. American Association of Endodontists. Glossary of Endodontics Terms. 2016. cited ed 9; ed ed 8. Available from http://www.nxtbook.com/nxtbooks/aae/endodonticglossary2016/index.php.
52a. Chevigny C, Dao TT, Basrani BR, et al.: Treatment outcomes in endodontics: The Toronto study—Phase 4: Initial treatment, *J Endod* 34:258–263, 2008.
53. Eliasson S, Halvarsson C, Ljungheimer C: Periapical condensing osteitis and endodontic treatment, *Oral Surg Oral Med Oral Path* 57(2):195–199, 1984.
54. Rivera E, Walton R: Longitudinal tooth cracks and fractures: an update and review, *Endod Topics* 33(1):14–42, 2015.
55. Alassaad SS: Incomplete cusp fractures: early diagnosis and communication with patients using fiber-optic transillumination and intraoral photography, *Gen Dent* 59(2):132–135, 2011.

56. Wright Jr HM, Loushine RJ, Weller RN, et al.: Identification of resected root-end dentinal cracks: a comparative study of transillumination and dyes, *J Endod* 30(10):712–715, 2004.
57. Rivera E, Walton R: Longitudinal tooth fractures. In Torabinejad M, Walton R, Fouad A, editors: *Endodontics: principles and practice*, ed 5, St. Louis, 2015, Elsevier, pp 121–141.
58. Abou-Rass M: Crack lines: the precursors of tooth fractures their diagnosis and treatment, *Quintessence Int Dent Dig* 14(4):437–447, 1983.
59. Fennis WM, Kuijs RH, Kreulen CM, et al.: A survey of cusp fractures in a population of general dental practices, *Int J Prosthodont* 15(6):559–563, 2002.
60. Krell KV, Caplan DJ: 12-month success of cracked teeth treated with orthograde root canal treatment, *J Endod* 44(4):543–548, 2018.
61. Krell KV, Rivera EM: A six year evaluation of cracked teeth diagnosed with reversible pulpitis: treatment and prognosis, *J Endod* 33(12):1405–1407, 2007.
62. Tamse A, Tsesis I, Rosen E: *Vertical root fractures in dentistry*, Switzerland, 2015, Springer.
63. Walton RE, Michelich RJ, Smith GN: The histopathogenesis of vertical root fractures, *J Endod* 10(2):48–56, 1984.
64. Walton RE: Vertical root fracture: factors related to identification, *J Am Dent Assoc* 148(2):100–105, 2017.
65. American Association of Endodontists: The Recommended Guidelines of the American Association of Endodontists for the Treatment of Traumatic Dental Injuries, Revised 2013.
66. Wedenberg C, Lindskog S: Experimental internal resorption in monkey teeth, *Endod Dent Traumatol* 1(6):221–227, 1985.
67. Gartner AH, Mack T, Somerlott RG, Walsh LC: Differential diagnosis of internal and external root resorption, *J Endod* 2(11):329–334, 1976.
68. Caliskan MK, Turkun M: Prognosis of permanent teeth with internal resorption: a clinical review, *Endod Dent Traumatol* 13(2):75–81, 1997.
69. Vier FV, Figueiredo JA: Prevalence of different periapical lesions associated with human teeth and their correlation with the presence and extension of apical external root resorption, *Int Endod J* 35(8):710–719, 2002.
70. Andreasen JO, Kristerson L: The effect of limited drying or removal of the periodontal ligament. Periodontal healing after replantation of mature permanent incisors in monkeys, *Acta Odontol Scand* 39(1):1–13, 1981.
71. Zahrowski J, Jeske A: Apical root resorption is associated with comprehensive orthodontic treatment but not clearly dependent on prior tooth characteristics or orthodontic techniques, *J Am Dent Assoc* 142(1):66–68, 2011.
72. Heithersay GS: Clinical, radiologic, and histopathologic features of invasive cervical resorption, *Quintessence Int* 30(1):27–37, 1999.
73. Heithersay GS: Invasive cervical resorption: an analysis of potential predisposing factors, *Quintessence Int* 30(2):83–95, 1999.
74. von Arx T, Schawalder P, Ackermann M, Bosshardt DD: Human and feline invasive cervical resorptions: the missing link?—presentation of four cases, *J Endod* 35(6):904–913, 2009.
75. Gunst V, Huybrechts B, De Almeida Neves A, et al.: Playing wind instruments as a potential aetiologic cofactor in external cervical resorption: two case reports, *Int Endod J* 44(3):268–282, 2011.
76. Mavridou AM, Bergmans L, Barendregt D, Lambrechts P: Descriptive analysis of factors associated with external cervical resorption, *J Endod* 43(10):1602–1610, 2017.
77. Heithersay GS: Treatment of invasive cervical resorption: an analysis of results using topical application of trichloroacetic acid, curettage, and restoration, *Quintessence Int* 30(2):96–110, 1999.
78. Seymour GJ: Possible mechanisms involved in the immunoregulation of chronic inflammatory periodontal disease, *J Dent Res* 66(1):2–9, 1987.
79. Harrington GW: The perio-endo question: differential diagnosis, o *Dent Clin North Am* 23(4):673–690, 1979.
80. Rotstein I, Simon JH: Diagnosis, prognosis and decision-making in the treatment of combined periodonta-endodontic lesions, *Periodontology* 34:165–203, 2000 2004.
81. Simon JH, Glick DH, Frank AL: The relationship of endodonticperiodontic lesions, *J Periodontol* 43(4):202–208, 1972.
82. Harrington GW, Steiner DR: Endodontic and periodontal interrelationship. In Walton R, Torabinejad M, editors: *Principles and practice of endodontics*, St. Louis, 2002, Elsevier.
83. Bergenholtz G: Interrelationship between periodontics and endodontics. In Lindhe J, editor: *Textbook of clinical periodontology*, Copenhagen, 1983, Munksgaard.

5

Diagnóstico Diferencial de Dores e Radiolucências de Origem Não Pulpar

BRADLEY ELI, NASSER SAID-AL-NAIEF E MAHMOUD TORABINEJAD

VISÃO GERAL DO CAPÍTULO

Introdução, 85

Dores de origem não pulpar, 86

Radiolucências de origem não pulpar, 91

Estruturas anatômicas normais e entidades do desenvolvimento, 91

Cisto odontogênico e não odontogênico, tumores e entidades relacionadas, 93

Cisto dentígero e radiolucências pericoronais, 93

Diagnóstico diferencial de massa de tecido mole, com ou sem opacidade obstruindo o irrompimento de um dente permanente, 94

Lesão central de célula gigante, 97

Patologia óssea, 97

Condições hematolinfoides, malignidades e distúrbios relacionados, 100

OBJETIVOS DA APRENDIZAGEM

Após ler este capítulo, o estudante deve estar apto a:

1. Identificar os efeitos pessoais e sociais que condições de dor orofacial podem exercer.
2. Conhecer os sistemas de classificação de distúrbios orofaciais comuns que podem causar dor de dente.
3. Conhecer condições tanto extracranianas quanto intracranianas que podem ocasionar dor nos dentes.
4. Identificar e controlar causas dentárias complexas de dor de dente.
5. Identificar e controlar causas musculares, articulares e neurovasculares de dor de dente.
6. Conhecer as estruturas de cabeça e pescoço que podem causar dor nos dentes.
7. Conhecer distúrbios temporomandibulares (tATM) que podem causar dor nas maxilas, cabeça e pescoço.
8. Identificar características radiográficas de estruturas anatômicas normais e entidades do desenvolvimento, bem como reconhecer as pistas para a diferenciação dessas entidades de verdadeiras patologias da região maxilofacial.
9. Identificar as características clinicopatológicas e radiográficas de cistos do canal incisivo.
10. Relacionar os tumores e cistos odontogênicos e não odontogênicos que envolvem a região maxilofacial.
11. Conhecer os principais pontos de diferenciação ao examinar tumores odontogênicos e não odontogênicos que envolvem a região maxilofacial.
12. Relacionar os diferentes tipos de lesões fibro-ósseas benignas dos maxilares e identificar as características clinicopatológicas de cada uma delas.
13. Identificar as características clinicopatológicas e radiográficas e a etiopatogênese de cistos cirúrgicos ciliados, cistos ósseos traumáticos (COT) e defeito osteoporótico focal da medula óssea, com uma breve descrição da característica histológica de cada um desses casos.
14. Relacionar e identificar as características clinicopatológicas de tumores ósseos benignos e malignos selecionados.
15. Identificar o espectro de distúrbios tanto hematolinfoides quanto de células plasmáticas, assim como a histiocitose de células de Langerhans (HCL).

Introdução

Várias condições de origem não endodôntica simulam as aparências clínicas e radiográficas de lesões pulpares ou periapicais. Determinar a causa dessas condições é um fator primário crítico no diagnóstico e planejamento do tratamento. Sem um diagnóstico preciso, o tratamento provavelmente será ineficaz. Inicialmente, o dentista deve determinar se a causa do problema é odontogênica (pulpar ou periodontal) ou não odontogênica. Devido às similaridades nos aspectos clínicos e radiográficos de várias dessas condições, o dentista deve realizar testes clínicos de maneira sistemática para chegar a um diagnóstico correto e evitar erros críticos. Testes de vitalidade pulpar são os auxílios mais importantes para a diferenciação da maioria dessas condições. Para evitar erros de diagnóstico e realização de tratamentos incorretos, deve-se analisar todo o histórico relevante do paciente, desde sinais e sintomas clínicos, até testes de vitalidade e exames radiográficos. O objetivo deste capítulo é tratar e diferenciar (1) dores de origem não pulpar e de origem pulpar e/ou periodontal, bem como (2) radiolucências de origem não pulpar das de origem pulpar.

Dores de origem não pulpar

Dor de dente de origem não pulpar

Dor não odontogênica pode ser extremamente angustiante para o paciente e desconcertante para o clínico. Para os pacientes, isso pode resultar em anos de diagnósticos incorretos, descontrole e excesso de tratamento, o que potencializa o risco de desenvolvimento de patologia álgica crônica. Para complicar ainda mais o problema, os pacientes vão trocando de profissional conforme os tratamentos fracassam. Um histórico de tratamentos malsucedidos sob os cuidados de vários profissionais é um sinal de alerta para o endodontista expandir o diagnóstico diferencial de modo a incluir dor de origem não odontogênica. Para esse grupo de pacientes, deve-se dedicar tempo para concluir um histórico abrangente, a fim de evitar exames diagnósticos desnecessários e tratamentos mal direcionados.

Todos os distúrbios álgicos causam um efeito negativo no paciente e naqueles que o cercam. Isso é especialmente verdadeiro quando o assunto é dor na região facial. Tal condição demanda um nível especialmente alto de preocupação, pois essa região é o centro da comunicação verbal e não verbal, bem como da alimentação.

O rosto também é altamente inervado tanto por nervos sensoriais quanto por nervos sensoriais especiais. Os nervos motores e os nervos motores especiais reagem a essa informação aferente. Tal diafonia de nervos disfuncionais pode tornar o diagnóstico específico ardiloso para o profissional, ao mesmo tempo que deixa o paciente desesperado por uma explicação.

Essa combinação é o ambiente perfeito para tratamentos desnecessários ou injustificáveis, que resultam em mais fracasso e desespero. Usar um modelo linear de causa e tratamento nem sempre dá certo. Para resolver melhor a questão, os critérios de pesquisa diagnóstica de Dworkin e Leveche consideraram o aspecto psicossocial da dor, de modo que tanto condições físicas quanto psicológicas contribuem para o sofrimento, o comportamento da dor e a incapacitação associados à experiência a qual a pessoa vivencia.[1]

Os dentistas são geralmente os primeiros profissionais envolvidos no diagnóstico e no tratamento de tais condições.[2,3]

Para tratar com êxito esses pacientes, é importante ter uma clara compreensão das várias diferentes formas como o paciente pode sentir dor não odontogênica e de como evitar tratamentos desnecessários. No campo odontológico, os melhores consultores de dor são (1) dentistas especializados em dor orofacial, (2) endodontistas e (3) cirurgiões bucomaxilofaciais. Esses profissionais são um recurso tanto para prestadores com treinamento médico para controle da dor quanto para dentistas. É preferível encaminhar o paciente diretamente a qualquer desses especialistas a direcioná-lo a um serviço de emergência ou pronto-atendimento.

Incidência de dor orofacial

A frequência de dor contínua após tratamento endodôntico foi relatada como 5%. Desses pacientes, demonstrou-se que 62% das dores eram de origem não odontogênica.[4] A frequência de dor persistente após tratamento ortógrado de canal radicular, subsequentemente identificada como dor não odontogênica, foi de 53% em um estudo, em que também se determinou que a fonte da dor era miofascial.[5] Outro estudo revelou que 44% dos pacientes com dor persistente haviam recebido previamente tratamento endodôntico ou extrações dentárias na tentativa de resolver sua dor.[6] Além disso, 23,5% dos pacientes que sofriam de cefaleia também relataram dor de dente.[7] A importância do exame completo dos músculos da cabeça e do pescoço é enfatizada em um estudo que reportou padrões de dor referida nos dentes em 138 de 230 pacientes.[8]

Em uma pesquisa com 827 pessoas selecionadas aleatoriamente de um grupo populacional geral, 10% relataram dor na cabeça, no rosto ou no pescoço.[9] Outro grupo entrevistou 1.016 membros de um plano de saúde norte-americano e verificou que 12% reportavam dor facial nos últimos 6 meses, e 26%, cefaleia.[10] Lipton et al. pesquisaram 45.711 residências e verificaram que 22% tinham pelo menos um de 5 tipos de dor orofacial nos 6 meses anteriores. As dores orofaciais mais comuns foram dor de dente, em 12,2%, dor na articulação temporomandibular (TM) em 5,3% e dor no rosto/bochecha em 1,4%.[11]

Para compreender melhor os distúrbios da região orofacial, foi realizado um estudo conhecido como OPPERA ("Orofacial Pain: Prospective Evaluation and Risk Assessment"),[12] que trouxe informações adicionais sobre o número de pessoas afetadas por dor na região orofacial. Pesquisas epidemiológicas nos EUA, Canadá e Reino Unido descrevem que a frequência de dor orofacial na população adulta em geral varia de 14% a 40%.

Terminologia básica de conhecimento e diagnóstico de dor

A dor é definida como uma experiência sensorial e emocional desagradável associada a danos reais ou potenciais a tecidos ou descrita em termos de tais danos.[13,14] Dor orofacial refere-se à dor oral, à dor dentária, além da dor no rosto, acima do pescoço, anterior às orelhas e abaixo da linha orbitomeatal.

Termos comuns

Algesia – Qualquer experiência de dor perante um estímulo
Alodinia – Reação dolorosa a um estímulo não doloroso
Disestesia – Sensação anormal desagradável
Dor neuropática – Sensação aberrante produzida por um mau funcionamento do nervo
Hiperalgesia – Reação maior de dor a um estímulo nocivo
Hipoalgesia – Reação menor de dor a um estímulo nocivo
Hipoestesia – Menor sensibilidade a um estímulo, semelhante à anestesia
Limiar de dor – O nível mais baixo de estimulação percebido como doloroso
Neuroma – Massa de neurônios periféricos formada por um nervo danificado em processo de cicatrização
Nocicepção – Percepção de dor que surge de danos teciduais ou lesões
Sensibilização – Aumento da excitabilidade das terminações nervosas ou dos neurônios produzido por trauma ou inflamação de tecidos periféricos
Tolerância à dor – O nível mais alto de dor que uma pessoa está preparada a (ou consegue) tolerar.

Processo diagnóstico de dor orofacial não odontológica

Devido à complexidade da dor orofacial, muitos autores sugerem classificação ou agrupamento dos sistemas funcionais como o método mais direto de avaliar esses problemas de dor orofacial.[2,3,14]

O efetivo diagnóstico e tratamento desses distúrbios requer conhecimento prático de neuroanatomia funcional, das rotas do sistema nervoso periférico (SNP) e do sistema nervoso central (SNC), dos sistemas de modulação da dor descendente, assim como suas respectivas estruturas. Alterações do SNC podem estar por trás da dor persistente. A reação emocional do paciente à dor contínua é outro fator que deve ser levado em consideração no processo diagnóstico. Para ser um profissional de saúde eficaz, o dentista precisa ter sólido conhecimento das várias categorias em que a dor orofacial persistente pode ser classificada.

É importante lembrar que o direcionamento e a prestação do atendimento mais adequado podem envolver vários profissionais. Ao tomar minuciosamente o histórico médico e cuidadosamente processar as características clínicas, o dentista pode começar a identificar as características singulares dos sintomas extracranianos, intracranianos, musculoesqueléticos, vasculares, neurológicos e psicológicos. Essa avaliação oferece o caminho mais direto para o diagnóstico, encaminhamento ou tratamento.[2,3,5,16]

Quando uma avaliação completa é concluída, o dentista pode tranquilizar o paciente com segurança de que seu sintoma será tratado adequadamente. Tal proficiência é outra competência criticamente importante que o especialista deve desenvolver. Sem confiança no profissional que o está tratando, a ansiedade e a preocupação do paciente podem interferir no processo diagnóstico e no consequente tratamento.

Localização da dor

1. Olhos, orelhas, nariz, garganta, seios paranasais, língua, dentes e glândulas são estruturas da cabeça e do pescoço que podem ser fonte de dor. A qualidade da dor em uma região que evolve uma gama tão ampla de estruturas pode variar de leve desconforto a dor excruciante. Conforme mencionado anteriormente, a causa mais comum de dor na região orofacial é patologia dentária.
2. Uma pesquisa diligente por patologia dentária deve começar precocemente e continuar ao longo do processo de diagnóstico e tratamento.
3. Dor de origem odontológica geralmente faz um paciente acordar à noite ou, ainda, impedi-lo de dormir. Os pacientes podem considerar perturbação do sono como uma informação médica não essencial.[2,3] Perturbação do sono é uma parte fundamental do diagnóstico diferencial, de modo que é importante fazer perguntas bem específicas sobre o efeito da dor nos padrões de sono.
4. Dor dos tecidos pulpares ou no periodonto geralmente é bastante aguda e facilmente localizada durante o exame ou por relato do paciente. Os dentes afetados normalmente apresentam dor à palpação ou percussão. É extremamente útil no processo diagnóstico o uso do teste de percussão.
5. Qualquer dor relacionada ao dente deve ser avaliada radiograficamente para excluir doença odontológica. A maioria das imagens de tomografia computadorizada (TC) e laudos radiológicos de centros médicos não fornece avaliação adequada das estruturas dentárias. Se o exame de imagem for realizado, um profissional da odontologia deve ter acesso às imagens e analisá-las pessoalmente.
6. Na dor não odontogênica, o seio maxilar e os dentes são as áreas mais comumente afetadas por doenças. É comum pacientes descreverem doenças sinusais com termos como: *constante*, *dolorido*, *pressão* e *cheio*. A dor geralmente inclui os dentes ou as orelhas. Febre, congestão ou secreção também podem estar presentes. A posição ou a movimentação da cabeça podem normalmente exacerbar essa sintomatologia.[2,3]

Patologia dentária confundível

Dor no ligamento periodontal

Causado por esforço repetitivo dos ligamentos periodontais dentários por bruxismo, prematuridades oclusais graves ou trauma dentário, esse tipo de dor é caracterizado por profunda dor somática musculoesquelética. A dor no ligamento periodontal é geralmente incômoda e constante nos dentes e seus arredores, podendo afetar vários dentes. Acúmulo de líquidos inflamatórios devido a periodontite ou abscesso apical podem causar deslocamento do dente em sua cavidade, com consequente maloclusão aguda e dor (Figura 5.1). O sinal mais comum é dor à percussão dos dentes na ausência de pulpite ou abscesso periapical/periodontal. Seu tratamento consiste do uso de tala para proteger os dentes, redução de hábitos orais e estímulo à cicatrização. O uso de uma tala provisória pode ajudar no diagnóstico e no tratamento dessas condições.

Dor intracraniana e cefaleia

Embora incomuns, neoplasias, hematomas, hemorragia, edema, aneurisma e infecção do SNC podem resultar em dor facial. Lesões que ocupam espaços estão geralmente associadas a queixas de dor progressiva e a déficits ou sinais neurológicos relacionados. Descrições usadas pelos pacientes, incluindo "pior" ou "primeiro," foram identificadas como especificamente patognomônicos de condições mais graves.[2,3,15,16] Essas condições podem progredir rapidamente e levar a incapacitações permanentes ou até mesmo ao óbito. A identificação imediata e o encaminhamento para uma consulta com o neurologista podem ser fundamentais para o sucesso do diagnóstico. O mnemônico SNOOP pode ser útil para determinar o nível de preocupação, conforme segue:

Sintomas ou doença sistêmicos: febre, perda de peso, vírus da imunodeficiência humana (HIV), câncer sistêmico

Sinais ou sintomas **N**eurológicos: confusão, desorientação, fraqueza, afasia, alterações na visão

Início ("**O**nset") súbito: fulminante, progressivo, posicional

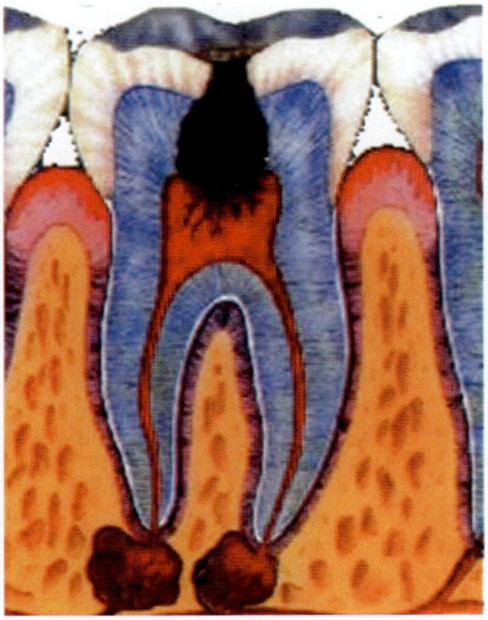

• **Figura 5.1** A dor no ligamento periodontal é causada por acúmulo de líquidos inflamatórios de uma periodontite ou de um abscesso apical. (Ilustração com base no desenho original de Fricton J, Kroening R, Hathaway K: *TMJ and craniofacial pain: diagnosis and management*, St. Louis, 1988, Medico Dental Media International, Inc.)

Início ("**O**nset") após os 40 anos de idade: vascular (arterite temporal), tumor, infecção

Alteração de **P**adrão: qualquer padrão ou qualidade novos ou alterados de cefaleia ou aumento de sua frequência ou intensidade.

Alguns dos diagnósticos mais difíceis de cefaleia primária envolvem a região orofacial. É importante lembrar que distúrbios de cefaleia podem e realmente ocorrem em qualquer local de distribuição do trigêmeo e pode ser difícil diferenciar de doença. Por exemplo, enxaqueca na face média e sinusal pode se parecer e se comportar de muitas formas como uma patologia odontológica. É fundamental tomar o histórico detalhado para diagnosticar a precisão e a efetividade do tratamento. Recidiva e duração sempre podem ser úteis para a diferenciação de cefaleia primária. Além disso, com a introdução da específica classe de medicamento triptanos, testes com medicamentos podem ajudar a esclarecer o diagnóstico.

Distúrbios temporomandibulares

Condições musculoesqueléticas são a principal causa de dor não odontogênica na região orofacial. Incluídos nesse grupo estão os distúrbios da coluna cervical e da articulação temporomandibular (tATM). Dor oral e facial pode ser consequente de tATM, distúrbios miofasciais, ou doença reumatológica sistêmica, do colágeno ou da coluna cervical. A tATM se refere a dor e disfunção específicas na articulação temporomandibular (ATM), que geralmente envolvem distúrbios do movimento mandibular. A palpação da região está normalmente associada a exacerbações da dor, sendo que dor funcional é uma observação comum.

A ATM é composta por três grandes estruturas: o côndilo, o disco e o crânio. A ATM é uma articulação complexa, capaz de realizar tanto movimentos rotacionais quanto translacionais. O deslocamento rápido da articulação pode resultar em pressões que rompem a relação disco-côndilo, resultando em ausência de movimento coordenado. No exame, esse distúrbio pode ser identificado como um clique ou estalido na articulação. Ruídos menos sutis, como crepitação, podem ocorrer em doenças degenerativas da região e devem ser considerados no processo diagnóstico.

Perturbação mecânica dessa articulação está geralmente associada a eventos inflamatórios que geralmente respondem ao tratamento com anti-inflamatórios.[2,15,16] Ruídos na ATM que se apresentem sem dor, sem prender, travar ou mudar de posição perceptível e subitamente, são, no geral, um simples achado que não requer nada mais do que identificação. Devido à localização da ATM em relação à orelha, as preocupações dos pacientes com barulhos na articulação devem ser verificadas e explicadas como se apresentam e devem ser consideradas no processo diagnóstico para evitar tratamentos desnecessários focados na ATM.

Trauma é considerado como a principal causa de disfunção na região. Microtrauma resultante de ranger dentes ou de bruxismo, bem como macrotrauma resultante de forças externas como MVA ou efeito facial, já foram discutidos na literatura como etiologia desses distúrbios.[2,3,15-17] Tensão e distensão muscular e articular da maxila (JAMSS, na sigla em inglês) é outro possível precedente de tATM e dor facial. Pode ocorrer trauma durante tratamentos dentários. Hiperextensão da boca por períodos prolongados e força excessiva aplicada nos maxilares durante um procedimento ou após injeções de anestésico locais podem causar ferimentos. Mais de 50% dos pacientes com tATM associam a manifestação inicial desse problema a esse tipo de trauma.[18]

Perturbações psicológicas

Perturbações psicológicas também já foram sugeridas como causa da dor de dente. Contudo, muito embora os dentistas saibam que fatores como estresse, tensão muscular, ansiedade e depressão podem contribuir para o aumento da sensação de dor, não foi determinado que fatores psicológicos seriam uma causa de dores de dente de origem não odontológica. Perturbações psicológicas são consideradas mais como um fator de contribuição para tensão do ligamento periodontal e dor muscular, mas não dor de dente. Enfermidades psicológicas com relatos de queixa de dor são comuns. Doença psicológica requer os critérios inclusivos usados em qualquer outra doença, não devendo ser presumida. Uma vez identificada, os planos de tratamento devem ser desenvolvidos e apresentados com iguais clareza e concisão de outras etiologias de dor discutidas.

É importante lembrar que vários dos distúrbios de dor atualmente descritos foram, desde os anos 1990, considerados doenças psicológicas. Portanto, deve-se ter cuidado ao permitir que esse diagnóstico seja feito por exclusão.[2,3] Também é importante lembrar que, com mais tempo decorrido, múltiplas falhas de tratamento e dor constante, os pacientes que apresentam depressão, medo e sentimentos de desespero e impotência estão, na verdade, demonstrando sinais de uma resposta "normal" em relação a uma condição crônica.

Tipos de dor

Dor musculoesquelética

Dor miofascial é o distúrbio de dor muscular mais comum na região orofacial. Tensionamento muscular, espasmo muscular e miosite são as condições agudas mais comuns e, com base na duração, podem preceder as dores miofasciais em termos de etiologia.[17] Fatores associados ao agravamento da dor muscular incluem tensão muscular prolongada, má postura, parafunção, trauma, perturbação do sono, infecção viral, problemas de metabolismo e patologia articular específica.[17] O achado mais comum em exames, associado a problemas musculares, evolve dor à palpação, anormalidades de movimento e dor referida. Conhecer os padrões comuns de irradiação dos músculos da cabeça e pescoço pode economizar horas de achados confusos e evitar tratamentos malsucedidos. O texto de Travell e Simons é o melhor recurso para informação sobre esse distúrbio.[17]

Distúrbios articulares

Distúrbios articulares foram identificados como uma das principais causas de dor não odontológica na região orofacial e são considerados uma subclassificação dos distúrbios musculoesqueléticos.[19]

Dor neurovascular

Enxaquecas, cefaleias em salvas e hemicrania contínua são tipos de cefaleias que resultam de alterações nos nervos e vasos sanguíneos da cabeça. Em alguns casos, através de padrões de irradiação do nervo trigêmeo, essas cefaleias também podem ser sentidas nos dentes, causando dor de dente. A dor pode ser espontânea, severa e latejante, podendo apresentar períodos de remissão. O tratamento é direcionado à causa da cefaleia e geralmente inclui terapia comportamental e medicamentos.

Dor neuropática

Dor neurológica ou neuropática é o resultado de anormalidades nos nociceptores. Esses receptores são ativados por estímulos que ameaçam ou danificam a integridade do corpo. Eles respondem a estímulos mecânicos, térmicos e químicos. Locais e mecanismos periféricos e centrais podem estar envolvidos.

Menor inibição ou maior atividade periférica resultam em dois tipos básicos de dor: neuralgias paroxísticas e contínuas.[2,20,21]

Neuralgias paroxísticas são descritas como dores intensas, agudas, lancinantes e semelhantes a uma descarga elétrica, normalmente de apresentação unilateral, envolvendo um nervo específico.

A intensidade da dor é descrita como "a pior dor que uma pessoa pode sentir". Esse tipo de dor pode ocorrer em salvas de curta ou longa duração.[20,21] Embora a intensidade desses tipos de dor seja extrema, ela geralmente não faz o paciente acordar de seu sono noturno, o que ajuda a diferenciar essa dor de dor pulpar ou periodontal.

A neuralgia do trigêmeo afeta o quinto nervo cranial. Normalmente, é unilateral e mais comum em mulheres acima dos 50 anos de idade. A etiologia pode ser idiopática, ou devido a desmielinização ou malformações vasculares.[2,3] Outras teorias etiológicas incluem cavidades patológicas (osso) no local de extrações anteriores de dentes, lesões periodontais e terapia endodôntica prévia.[3]

Devido à similaridade entre os sintomas de neuralgia do trigêmeo e etiologia dentária, é comum que os pacientes consultem o endodontista. Os especialistas em endodontia devem se tornar bastante familiarizados com as características singulares e fazer uma avaliação "para eliminar" dor de dente como etiologia.

A maioria dos pacientes descreve a clássica dor como de alta intensidade, cuja causa está associada a atividades como comer e falar. Mesmo algo simples, como um vento frio, pode desencadear um episódio de dor.[20,21]

Além da natureza paroxística da neuralgia do trigêmeo clássica, uma neuralgia pré-trigeminal também foi descrita por Fromm.[22] Esse tipo de dor é de se notar devido à sua característica de ser mais constante e incômoda, geralmente descrita pelos pacientes como uma sensação "tipo dor de dente". Para confundir ainda mais o fator causador da dor, a maioria das neuralgias é interrompida por 4 a 8 semanas por procedimentos dentários, como tratamento endodôntico e cirurgia oral. Quando a dor retorna, ela é "transferida" para o próximo dente da mesma arcada, que, então, é incorretamente tratado. Os pacientes podem com frequência ser submetidos a vários procedimentos endodônticos na tentativa de resolver o problema.

Neuralgia glossofaríngea e neuralgia do nervo intermediário são mais raras do que a neuralgia do trigêmeo e envolvem ramificações dos nervos glossofaríngeo e vago.[20,21] Sintomas de dor geralmente incluem orelhas, garganta, pilar tonsilar e regiões submandibulares. Mecanismos desencadeadores, incluindo fala e deglutição, são geralmente sua marca registrada. Exames de imagem agressivos da região são recomendados devido à alta probabilidade de lesão regional ou patologia associada a esse distúrbio.[3]

Síndromes de desaferantação

Perda parcial ou total do suprimento nervoso em uma região pode resultar em uma condição dolorosa. Esse distúrbio pode ser o resultado direto de um ferimento traumático, cirurgia ou de colapso das estruturas neurais.

Acredita-se que a dor por desaferentação envolve o sistema nervoso simpático, já que o bloqueio desse sistema geralmente pode eliminar ou reduzir as queixas do paciente. Descrições características utilizadas para esse tipo de dor parecem mais comumente incluir as palavras *queimação*, *ardência*, *coceira* e *arrasto*. Nem sempre há dor exatamente no momento do ferimento ou trauma, podendo ser o resultado de um colapso da inibição central.

Odontalgia atípica

Esse termo é usado para descrever uma condição dolorosa persistente na cavidade oral que não pode ser prontamente atribuída a uma causa conhecida. A Sociedade Internacional de Cefaleia define odontalgia atípica (OA) como um subgrupo de dores faciais idiopáticas persistentes que não possuem as características neuralgias craniais e não são atribuíveis a outro distúrbio."[23]

Dor de dente fantasma, neuralgia facial atípica e *dor de dente idiopática* são termos usados como sinônimos de OA.

O diagnóstico diferencial inclui os seguintes quatro achados:

- Duração de mais de 4 meses
- Exame radiográfico normal
- Nenhuma causa clínica observável
- Descrita como uma dor de dente ou dor no local do dente.

As palavras geralmente usadas para descrever essa dor são *difusa*, *ardente*, *lancinante* ou *latejante*.

Acredita-se no geral que a OA seja um subconjunto de dores neuropáticas, isto é, "dores que se manifestam como consequência direta de qualquer lesão ou doença que afete o sistema somatossensorial."[24] Nesse contexto, ela é considerada como resultante de lesões nas fibras sensoriais que alimentam a polpa extirpada ou o dente extraído.

Procedimentos odontológicos, testes e bloqueio diagnóstico do sistema somático raramente são conclusivos. Sua confirmação está associada ao bloqueio positivo do nervo simpático.[2,3,16]

Neuromas e neurite

Neuromas são um crescimento ou tumor do tecido nervoso e geralmente estão associados a trauma ou secção direta do tecido nervoso. Estimular a região é consistente para fins diagnósticos; porém, o tratamento pode ser difícil devido a recorrências. Neurite como reação inflamatória sistêmica está geralmente associada à infecção pelo vírus do herpes-zóster. Identificação e tratamento agressivos e precoces podem geralmente reduzir ou eliminar as constantes sequelas de um episódio de zóster.[20,21]

Dor referida

Dor na coluna cervical

Interferência na posição, estrutura e movimento da coluna geralmente podem levar a dor na região orofacial. Uma avaliação cuidadosa, informações históricas e exame clínico, incluindo a coluna cervical, são fundamentais para a correta identificação da etiologia e exclusão do fenômeno de dor referida.[3,16,17]

Esses distúrbios podem ser geralmente subdivididos em distúrbios musculares ou da coluna cervical. Tais estruturas comumente se referem à face e não devem ser negligenciadas em casos em que existam dúvidas quanto ao diagnóstico.[25]

Dor derivada de estruturas vasculares

Carotidinia e arterite temporal são dois desses tipos de distúrbio que podem apresentar dor nos dentes ou em seus arredores, nos maxilares e em estruturas relacionadas. Palpação localizada em seus pontos anatômicos específicos auxilia no processo diagnóstico.[2,3,15,16]

Dor de dente de origem cardíaca

Problemas cardíacos, como angina de peito ou infarto agudo do miocárdio, podem causar dores nos ombros, braços e até mesmo nos maxilares. Sabemos que essas condições podem causar dores nos dentes, também. Às vezes, a dor de dente de origem cardíaca está associada a dores no peito, mas às vezes não. Quando uma dor de dente tem origem cardíaca, ela geralmente aumenta com exercícios e diminui com medicamentos especificamente prescritos para o coração (como, por exemplo, comprimidos de nitroglicerina). O tratamento é direcionado ao problema cardíaco subjacente, normalmente após a avaliação do dente pelo dentista.

Dor de dente sinusal/nasal

Problemas nos seios maxilares ou na mucosa paranasal podem causar dor nos dentes superiores. A dor é normalmente sentida em vários dentes como uma dor incômoda ou latejante. Às vezes, está associada a pressão sob os olhos, ou pode aumentar ao abaixar a cabeça (o que exerce pressão sobre os seios), tossir ou espirrar. Testes realizados nos dentes, como o térmico de frio, bem como de mastigação e percussão, podem aumentar a dor de origem sinusal. Um histórico de infecção do trato respiratório superior, congestão nasal ou problema sinusal deve levar à suspeita de "dor de dente sinusal". Testes diagnósticos, como exame visual do nariz, radiografia dos seios ou imagem de ressonância magnética (IRM) revelarão essa condição. Ademais, a aplicação de anestesia tópica na área problemática deve eliminar a dor. Tratamentos com anti-histamínicos, descongestionantes e antibióticos podem ajudar (Figura 5.2).

Neoplasias e outras lesões na cabeça

Alguns tumores, aneurismas e outros distúrbios intracranianos podem causar dor na boca ou nos dentes. Os sintomas dentários são geralmente acompanhados de mau funcionamento de outros nervos ou por sintomas sistêmicos, como perda de peso, fadiga, entre outros. Esses sintomas paralelos sugerem mais do que ocorrência de um problema dentário localizado. Tumores também podem aparecer nas áreas próximas dos nervos dos dentes, capazes de causar mobilidade ou deslocamento dos dentes. A devida tomada de imagens da face, maxilares e cabeça é importante para avaliar esses problemas que, embora possíveis, são muito raros, de modo que o tratamento precisa ser direcionado ao problema específico.

Disfunção da glândula salivar

Pacientes portadores de disfunção da glândula salivar podem sentir dor de dente através de diferentes mecanismos. A dor pode ocorrer na forma de dor referida das glândulas para o dente. Também pode ocorrer por conta do comprometimento da saúde dentária e das estruturas de suporte e pela ausência da proteção da saliva. Nesses casos, é necessária uma avaliação completa das glândulas salivares (Figura 5.3).

Tratamento

Nos últimos 30 anos, foi feito um progresso significativo em termos de conhecimento sobre a fisiopatologia das condições dolorosas.[26]

O tratamento de condições dolorosas da região orofacial envolve a identificação das doenças específicas e correção local. Se não há conhecimento atual sobre a cura, utiliza-se uma estratégia de controle, cujo foco coloca-se na melhora da qualidade de vida e na

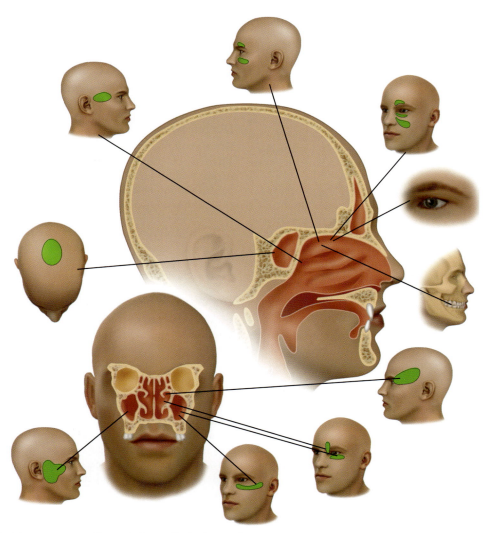

• **Figura 5.2** Seios faciais e suas respectivas estruturas. (Ilustrado com base no desenho original de Fricton J, Kroening R, Hathaway K: *TMJ and craniofacial pain: diagnosis and management*, St. Louis, 1988, Medico Dental Media International, Inc.)

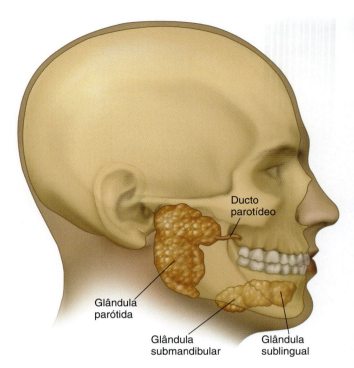

• **Figura 5.3** Glândulas salivares. (Ilustrado com base no desenho original de Fricton J, Kroening R, Hathaway K: *TMJ and craniofacial pain: diagnosis and management*, St. Louis, 1988, Medico Dental Media International, Inc.)

diminuição dos tratamentos desnecessários e de seus sofrimentos resultantes.

O controle das condições dolorosas visa utilizar os medicamentos e tratamentos mais eficientes com pouca ou nenhuma experiência negativa, efeitos colaterais ou potencial de abuso. Esse objetivo pode ser bastante difícil de alcançar, de modo que será o assunto de outro capítulo deste livro.

Radiolucências de origem não pulpar

As radiolucências que simulam aparências clínicas e radiográficas de lesões pulpares ou periapicais incluem estruturas anatômicas normais e entidades do desenvolvimento, cistos e tumores odontogênicos e não odontogênicos, patologia óssea, bem como condições hematolinfoides, malignidades e distúrbios relacionados.

> • **Boxe 5.1** **Questões de revisão**
>
> 1. Dor orofacial está presente em que porcentagem da população:
>   a. 5% a 9%
>   b. 10% a 14%
>   c. 15% a 40%
>   d. Mais de 50%
> 2. A melhor descrição de tolerância a dor é:
>   a. A quantidade mínima de dor que uma pessoa consegue perceber
>   b. O nível médio de desconforto que a pessoa relata
>   c. O máximo que a pessoa permite
>   d. A quantidade máxima de energia que um nervo pode gerar
> 3. Talas orais podem ser úteis no processo diagnóstico de dor de dente:
>   a. Somente quando uma disfunção da ATM está presente
>   b. Quando bruxismo pode estar presente
>   c. Quando o paciente tem um histórico de "ATM"
>   d. Quando o teste endodôntico apresenta resultados inconsistentes
>
> *(continua)*

> • **Boxe 5.1** **Questões de revisão** *(continuação)*
>
> 4. Estalos na ATM devem ser suspeitos:
>   a. Sempre como um fator de contribuição para o diagnóstico endodôntico
>   b. Como presentes antes da terapia endodôntica
>   c. Como provável causa primária da dor de dente
>   d. Se diretamente associados à manifestação inicial da principal queixa da pessoa
> 5. Neuralgia do trigêmeo "clássica"
>   a. Envolve o V1
>   b. Envolve o V2
>   c. Envolve o V3
>   d. Todas as anteriores
> 6. A que se refere a sigla SNOOP?
>   a. Preocupações com membros da família, opiniões sobre o que está errado
>   b. Um problema veterinário contagioso
>   c. Um método para lembrar os principais fatores de risco no diagnóstico
>   d. Uma síndrome não relacionada ao processo diagnóstico de dor facial

Estruturas anatômicas normais e entidades do desenvolvimento

Vários pontos de referência anatômicos normais e entidades do desenvolvimento podem ser confundidos com condições verdadeiramente patológicas.

Forame mentual

Características clínicas

Esse forame transmite bilateralmente as fibras sensoriais e motoras do nervo mentual.

Características radiográficas

Apesar do fato de que a localização e a aparência do forame mentual são bem caracterizadas e descritas como uma radiolucência unilocular assimétrica entre as raízes dos dentes pré-molares, já foram relatadas diversas variações em sua posição e número,[27] que são mais bem visualizadas na tomografia computadorizada de feixe cônico (TCFC). Forames acessórios podem às vezes se apresentar como múltiplas radiolucências pequenas e bem demarcadas ou mais ou menos bem definidas, próximas ou justapostas ao devido forame mentual.[27,28] O forame, que normalmente está localizado abaixo dos ápices do primeiro e segundo pré-molares, pode ocasionalmente ser confundido com patologia periapical. Os dentistas devem ser criteriosos em suas avaliações radiográficas e levar em conta a variação relacionada à idade da localização do forame em relação à largura e à altura da crista alveolar, bem como as possíveis alterações em relação à altura da crista (Figura 5.4, *A* e *B*).

Histologia

Não há necessidade de confirmação histológica, mas ela demonstraria tecido neural maduro com bainha perineural, representando o nervo mentual. Teste de vitalidade do dente e alteração da angulação das radiografias podem ajudar na diferenciação do forame das lesões periapicais de origem pulpar.

Cisto do ducto nasopalatino

Também chamado de "cisto do canal incisivo" (Figura 5.5), o cisto do ducto nasopalatino (CDNP) é o cisto de desenvolvimento mais

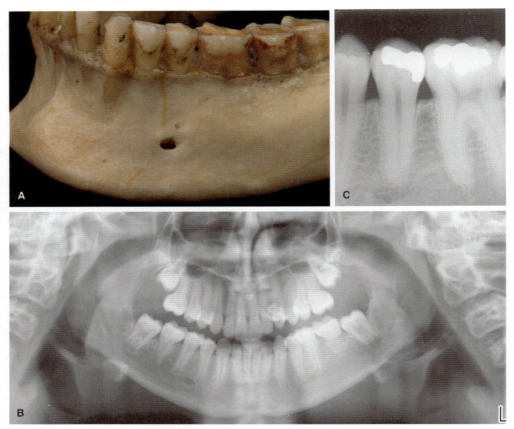

- **Figura 5.4 A.** Mandíbula de um cadáver, mostrando a localização típica do forame mentual entre as raízes dos pré-molares mandibulares. **B.** Apresentação radiográfica típica do forame mentual como uma radiolucência bem demarcada na região inter-radicular dos pré-molares mandibulares. **C.** O forame mentual verificado bem próximo ao segundo pré-molar mandibular, imitando patose periapical. (**A** e **C.** Cortesia de Dr. Dwight Rice, Loma Linda University; **B.** Cortesia de Dr. Ying Wu, OHSU.)

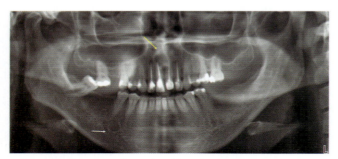

- **Figura 5.5** Apresentação radiográfica de um cisto do ducto nasopalatino, demonstrando radiolucência em formato de coração, situada acima das raízes de incisivos centrais maxilares viáveis (*seta amarela*). O forame mentual também pode ser visualizado na região interproximal dos dentes pré-molares mandibulares (*seta branca*).

comum da região maxilofacial. Ele constitui aproximadamente 60% de todos os cistos não odontogênicos dessa região e é derivado de resquícios do revestimento epitelial do ducto nasopalatino.

Características clínicas
O CDNP pode ser totalmente assintomático ou pode produzir inchaço palatal maxilar anterior; ocasionalmente, pode-se sentir um sabor salgado originário da região palatal anterior.

Características radiográficas
Uma radiolucência bem circunscrita, arredondada e em formato de coração, identificada ligeiramente acima da região inter-radicular de incisivos centrais maxilares vitalizados com lâmina dura intacta, é considerada como um diagnóstico desse cisto, que também pode ser potencialmente confundido com patologia periapical de origem pulpar, incluindo cisto periapical.[29-31]

Histologia
Um exame histomorfológico deve facilmente distinguir um CDNP de um cisto periapical. Um CDNP normalmente apresenta uma cavidade cística revestida de epitélio pseudoestratificado colunar do tipo respiratório, um infiltrado de células inflamatórias de intensidade variável e pequeninos lóbulos de glândula salivar, ao contrário de um cisto radicular, que normalmente apresenta epitélio escamoso estratificado e não queratinizado intensamente inflamado, hiperplásico e edematoso, geralmente com fendas de colesterol dentro da parede do cisto.[29] Um teste completo da polpa, confirmando o estado de vitalidade dos incisivos centrais maxilares, deve distinguir CDNP de patose periapical. Mudar a angulação horizontal de uma radiografia periapical pode ajudar ainda mais a diferenciar um CDNP de um cisto radicular, que, quando comparado ao CDNP, normalmente tende a manter sua posição ao redor do ápice do incisivo central maxilar.

Forame incisivo
Geralmente, a identificação de uma radiolucência mal definida de 0,6 a 0,8 cm na área inter-radicular de incisivos centrais maxilares deve sugerir o diagnóstico de forame incisivo normal, porém alargado. A técnica menos invasiva para diferenciar entre CDNP, cisto radicular e forame incisivo alargado é aspiração com agulha de calibre estreito e exame dos conteúdos do forame.[31,32]

Defeito de Stafne

Defeito de Stafne (DS), também chamado de *cavidade óssea de Stafne* e *defeito ósseo estático*, é uma concavidade assintomática do desenvolvimento mandibular.

Características clínicas

A condição é assintomática, sendo descoberta durante exame odontológico de rotina. É prevalente entre homens. Há uma conexão entre a borda inferior da lesão e a borda inferior da mandíbula. Essa conexão e ausência de osso cortical leva à herniação da glândula submandibular na concavidade, que é geralmente verificada e mais bem visualizada em imagens de TCFC.

Características radiográficas

As características radiográficas apresentam-se como uma radiolucência unilocular unilateral, homogênea e bem circunscrita na parte posterior do corpo mandibular, mais comumente do que nas áreas anterior e do ramo da mandíbula, embaixo do canal alveolar inferior (Figura 5.6). Documentação de estabilidade de tamanho com o tempo é característica dessa entidade.

Histologia

A aspiração da concavidade com agulha de calibre estreito pode demonstrar tecido salivar em seu interior ou pode não verificar nada. O tamanho estável e a apresentação radiográfica patognomônica abaixo do canal alveolar inferior pode prontamente excluir outras patologias, incluindo cisto residual e cisto ósseo aneurismático (COA), entre outros.[33,34] A realização de testes de vitalidade do dente pode também ajudar na diferenciação entre DS e as verdadeiras patologias mencionadas anteriormente.

Cisto odontogênico e não odontogênico, tumores e entidades relacionadas

Vários cistos e tumores odontogênicos e não odontogênicos podem ser incluídos nessa categoria de lesões. Entre eles estão o ameloblastoma (Am), o cisto odontogênico calcificante (COC), o tumor odontogênico epitelial calcificante (TOEC), o queratocisto odontogênico (QCO), o odontoma, o fibro-odontoma ameloblástico (FOA), o fibroma ameloblástico (FA), o cisto dentígero (DC), o mixoma odontogênico e o tumor odontogênico adenomatoide (TOA).[34-39]

Ameloblastoma

Características clínicas

Am é o tumor odontogênico mais comum (exceto pelo odontoma). Esse tumor comumente envolve as regiões do corpo e do ramo mandibular posterior, mais do que outras áreas gnáticas, como uma massa assintomática expansível com potencial de reabsorção das corticais vestibular e lingual, além da raiz do dente. Am ocorre em pacientes de uma ampla faixa etária, que vai desde a terceira até a sétima década de vida, com média de idade de 40 anos.

Características radiográficas e diagnóstico diferencial

A maioria dos casos apresenta-se como radiolucências amplas, expansíveis e multiloculares, mais do que radiolucências uniloculares, mas também podem se apresentar como uma lesão pericoronal, inter-radicular ou até mesmo periapical, imitando radiolucências de origem pulpar.[34-38] Diferenciar Am de origem pulpar de patologias periapicais, o que pode ser facilmente realizado com teste de vitalidade dental completo e exame histológico, é de especial significância, levando em consideração a natureza localmente agressiva do tumor. A identificação de uma radiolucência multilocular em pacientes de meia-idade, que envolva a área mandibular posterior mais do que a maxilar ou outras regiões gnáticas, inclui três entidades além da lista diferencial: Am (Figuras 5.7 e 5.8), QCO e mixoma odontogênico. A detecção de evidência radiográfica de radiopacidade dentro do mesmo espectro etário fala em favor de TOEC e, em idades mais jovens, em favor do diagnóstico diferencial de COC e FOA.[40-44] Pistas úteis para o diagnóstico de mixoma odontogênico são a identificação de uma fina trabeculação e septos ósseos que transeccionam a radiolucência. Am caracteristicamente não demonstra nenhuma evidência de formação de tecido duro, que reflita histológica ou radiograficamente o desenvolvimento do tumor a partir do epitélio odontogênico do esmalte em desenvolvimento antes que ocorram os processos de indução e diferenciação celular.

Histologia

Am é caracterizado por ilhas, folículos e cordões de epitélio odontogênico que apresentam células colunares com paliçadas periféricas reversas e tecido estrelado tipo retículo. O Am unicístico aparece confinado ao revestimento cístico detectado ao redor de um dente impactado, em comparação a tumores sólidos que demonstram um padrão infiltrativo difuso. Foram relatados padrões histomorfológicos variáveis, embora sem diferenças prognósticas significativas. No entanto, no tipo desmoplásico, um denso tecido colagenoso de fundo sustenta as ilhas amelobastomatosas, onde o tumor apresenta uma radiolucência mista e padrão opaco, sendo, portanto, raramente diagnosticado como Am, mas muito facilmente confundido com outras patologias ósseas. No TOEC, um tecido epitelial monótono benigno é observado, acompanhado de calcificação do tipo concêntrica (anéis de Liesegang) e também caracteristicamente mostra depósito amiloide, enquanto, no COC, células-fantasma, muitas das quais calcificadas, são caracteristicamente observadas. Mixoma odontogênico mostra tecido mixoide levemente vascular e solto, de natureza gelatinosa devido à grande quantidade de ácido hialurônico e que mantém os núcleos em formato de estrela com extremidades afuniladas.[38]

Cisto dentígero e radiolucências pericoronais

Características clínicas

CD é o cisto odontogênico inflamatório mais comum da região gnática e pode estar presente com expansão limitada; ocasionalmente, porém, também pode estar associado a inchaço acentuado, deslocamento do dente e desconforto. O cisto ocorre em uma ampla faixa etária, mas é mais provável de ser encontrado entre adultos de meia-idade e virtualmente ao redor de qualquer dente impactado, mais especificamente ao redor de terceiros molares impactados.

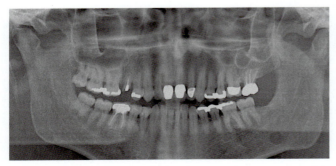

• **Figura 5.6** Defeito ósseo de Stafne demonstrado como uma radiolucência bem demarcada embaixo do canal alveolar inferior.

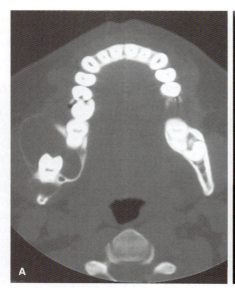 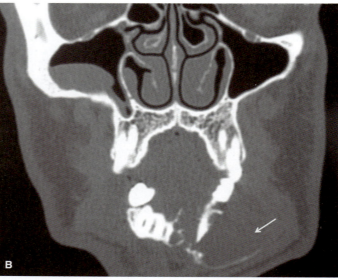

- **Figura 5.7** **A.** Visualização sagital de varredura de tomografia computadorizada (TC), demonstrando uma grande área de radiolucência pericoronal associada ao dente impactado nº 32. Esse dente foi enucleado e demonstrou histologicamente um cisto dentígero. **B.** Grande radiolucência expansível no corpo mandibular esquerdo de uma mulher de 45 anos de idade, causando destruição óssea significativa, expansão cortical vestibular e perfuração. A biopsia revelou ameloblastoma. (Caso cortesia de Dr. Rui Fernandez, Jacksonville, FL.)

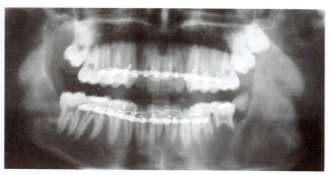

- **Figura 5.8** Uma grande radiolucência multilocular causando destruição óssea significativa no ângulo e ramos mandibulares esquerdos de uma mulher de 50 anos de idade. A biopsia confirmou ameloblastoma.

Características radiográficas e diagnóstico diferencial

CD aparece como uma radiolucência pericoronal ao redor de qualquer dente impactado, mas é mais comumente observado em associação a terceiros molares mandibulares impactados do que a outros dentes. O diagnóstico diferencial de radiolucência pericoronal em uma identificação média de radiolucência em pacientes adolescentes até meia-idade deve incluir o diagnóstico diferencial de CD, Am unicístico, QCO e mixoma, enquanto a detecção de radiopacidade na mesma faixa etária pode falar em favor de TOEC. Em compensação, lesões semelhantes detectadas em pacientes jovens e adolescentes podem representar COC, FA e FOA. TOA é outro tumor odontogênico raro a ser incluído no diagnóstico diferencial de radiolucências pericoronais quando se detectam radiopacidades em meio a elas. No entanto, esse tumor envolve exclusivamente a região dos caninos maxilares anteriores, mais do que outras regiões, sendo também normalmente observado em adolescentes abaixo de 19 anos de idade, com ligeira predileção pelo sexo feminino. Testes completos de vitalidade dos dentes, juntamente com uma biopsia representativa dos tumores discutidos, devem prontamente distinguir as entidades mencionadas anteriormente de patologia periapical de origem odontogênica.

Histologia

Uma biopsia de CD normalmente apresenta-se como cavidade cística revestida por epitélio escamoso estratificado hiperplásico, inflamado e edematoso, que costuma demonstrar padrões histológicos variáveis, incluindo presença de cílios, prosoplasia de células mucosas e alterações tipo apócrinas. Além disso, um cisto inflamado com sangramento pode também demonstrar fendas de colesterol acompanhadas de reação de células gigantes multinucleadas tipo corpo estranho. TOA demonstra epitélio odontogênico benigno, organizado em ductos e esférulas que contêm ou não amiloide, sendo diagnóstico de TOA.[38] Ocasionalmente, um deslocamento apical do CD ou até mesmo um tumor odontogênico adenomatoide também podem imitar patose periapical, de modo que um teste de vitalidade, além de uma biopsia representativa com as características histomorfológicas de CD e TAO, devem confirmar o diagnóstico e excluir a presença de qualquer patologia periapical, evitando quaisquer terapias desnecessárias de canal radicular ou extrações dentárias.

Diagnóstico diferencial de massa de tecido mole, com ou sem opacidade obstruindo o irrompimento de um dente permanente

Além do que já foi descrito na seção anterior, a detecção de uma massa de tecido mole ou de tecido misto mole e duro que esteja obstruindo o irrompimento de um dente permanente mais provavelmente representaria uma de três entidades, a saber: odontoma, FA ou FOA.[34,37,38]

Odontoma

Esse é considerado o tumor odontogênico mais comum no geral, ainda que muitos prefiram classificar a lesão mais como um hamartoma do que como um tumor.

Características clínicas

A maioria dos casos é descoberta incidentalmente durante a investigação da ausência de erupção de dentes permanentes, mas já houve relato de expansão de maxilares, porém com frequência rara.

Características radiográficas
Um odontoma pode simular dentes em miniatura ou um padrão radiopaco sólido denso que fala em favor dos subtipos de odontoma composto e complexo, respectivamente.

Histologia
Odontomas basicamente lembram a formação de dentes, demonstrando esmalte, dentina e cemento além de fragmentos epiteliais odontogênicos organizados em uma configuração tipo dente de maneira aleatória, definindo os subtipos composto e complexo, respectivamente.

Fibroma ameloblástico
Características clínicas
FA é normalmente detectado na mandíbula posterior e descoberto incidentalmente durante a investigação de ausência de erupção de um dente permanente em pacientes de 20 anos de idade ou menos.

Características radiográficas
Praticamente metade dos casos está associada a dentes não irrompidos; porém, as lesões também podem demonstrar um padrão de radiolucência unilocular ou multilocular bem definido.

Histologia
FA demonstra proliferação celular do tipo tecido mesenquimal, lembrando muito o tecido das papilas dentais e sustentando o epitélio ameloblástico com discreto componente retículo-estrelado e também tipicamente mostra ilhas de tumor comprimidas e delgadas.

Fibro-odontoma ameloblástico
Características clínicas
Esse tumor também tem maior probabilidade de ser detectado durante a investigação de uma massa de tecido mole e duro que esteja impedindo o irrompimento de um dente permanente; contudo, semelhante ao que foi descrito anteriormente, as lesões também podem causar expansão indolor dos maxilares.

Características radiográficas
A lesão provavelmente aparecerá como uma densidade tecidual mole e dura que se sobrepõe a um dente impactado, mas também pode aparecer como uma radiolucência unilocular ou multilocular com radiopacidade dentro da mesma.

Histologia
Uma característica idêntica à descrita no FA seria encontrada no FOA, embora com a adição de um componente odontoma, conforme descrito anteriormente.[34,37,38] Ainda que os tumores previamente mencionados não sejam facilmente confundidos com patose periapical e não causem um desafio de diagnóstico, principalmente após a confirmação histológica e a confirmação do estado de vitalidade dos dentes, deve-se prontamente excluir a possibilidade de patologia periapical, especialmente quando a massa de tecido mole estiver deslocada apical ou lateralmente.

Queratocisto odontogênico
Características clínicas
QCO é um cisto raro e benigno do desenvolvimento, localmente agressivo e mais comumente encontrado nas regiões do corpo e do ramo mandibular posterior em adolescentes e adultos de meia-idade, embora tenha raramente sido relatado em faixas etárias mais amplas. O cisto também é bem conhecido por sua alta incidência de recorrência pós-cirúrgica.

Características radiográficas
QCO mais comumente se apresenta como uma radiolucência inter-radicular multilocular em formato de pera, radiolucência pericoronal ou, raramente, como uma lesão periapical associada a dentes vitalizados, o que é fundamental para distinguir essa lesão de patologia periapical, principalmente quando se considera seu potencial localmente agressivo e de crescimento destrutivo.

Histologia
O QCO apresenta um epitélio escamoso estratificado, de espessura uniforme, com uma superfície cerosa paraqueratinizada, camada basal em paliçada, e é desprovido de cristas interpapilares. Esta última característica está geralmente associada ao descolamento do epitélio cístico da parede do tecido conjuntivo subjacente, o que pode contribuir significativamente para o característico potencial de recorrência. O diagnóstico diferencial de uma radiolucência inter-radicular dos maxilares, identificada dentro do contexto de dentes vitalizados testados e confirmados, deve incluir cisto periodontal lateral, Am, tumor escamoso odontogênico escamoso (TOE), bem como QCO, entre outras poucas entidades. Também é essencial diferenciar um cisto radicular lateral, que ocorre em consequência da transmissão de inflamação e bactérias do canal lateral para o ligamento periodontal, a partir de um cisto periodontal lateral verdadeiro e QCOs, principalmente para instituir o devido tratamento, bem como evitar tratamentos endodônticos desnecessários. Um teste correto do estado de vitalidade pulpar deve ajudar o dentista a excluir essa possibilidade com confiança.

Tumor odontogênico escamoso
Características clínicas
TOE é um tumor odontogênico benigno, localmente infiltrativo, que surge dentro do ligamento periodontal e tem transmissão hereditária bem reconhecida, mostrando igual tendência por envolvimento maxilar e mandibular. Devido às suas características histológicas, é considerado por muitos como um tipo de crescimento hamartomatoso, em vez de uma neoplasia verdadeira. O tumor pode ser assintomático ou produzir um leve inchaço gengival doloroso.

Características radiográficas
TOE pode aparecer como uma radiolucência inter-radicular que exerce forças de separação das raízes dos dentes ou como uma radiolucência bem ou mal definida, com ou sem bordas escleróticas.

Histologia
O TOE demonstra epitélio escamoso monótono benigno com ausência de atipia ou morfologia anormal, podendo até mesmo produzir queratinização, comparável ao tecido epitelial nativo normal.[34,35,39]

Cisto cirúrgico ciliado
Características clínicas
Esse é um verdadeiro cisto do seio maxilar que se desenvolve iatrogenicamente, de forma secundária à intervenção cirúrgica com envolvimento do assoalho sinusal (Figura 5.9).

Características radiográficas
A apresentação mais comum é de uma radiolucência unilocular bem demarcada, presente no seio e considerada razoavelmente inespecífica, devendo ser excluída de outras patologias, inclusive cisto residual empurrado em direção ao revestimento sinusal.

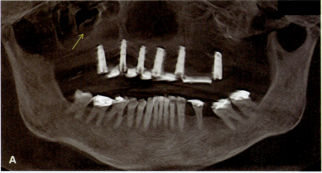

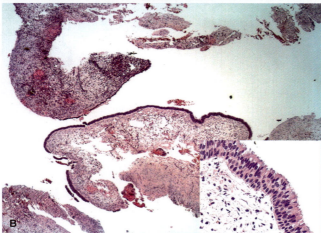

• **Figura 5.9** Cisto cirúrgico ciliado do seio maxilar. **A.** Pantomografia gerada por tomografia computadorizada de feixe cônico (TCFC), demonstrando uma radiolucência bem demarcada, detectada dentro dos seios maxilares direitos (*seta amarela*). **B.** O exame histológico confirmou o diagnóstico de cisto cirúrgico ciliado, mostrando uma cavidade cística, revestida por epitélio tipo respiratório e membrana de Schneiderian inflamada (coloração de hematoxilina e eosina, ×20, destaque ×40.)

Histologia

Uma cavidade cística revestida por epitélio do tipo respiratório com a parede cística contígua à membrana de Schneiderian é necessária para estabelecer o diagnóstico e excluir outras patologias sinonasais, incluindo as de origem pulpar. Entretanto, o histórico de intervenção cirúrgica, juntamente com a confirmação de testes de vitalidade dos dentes na região, além da confirmação histomorfológica, podem ajudar a obter o diagnóstico correto.[40]

Outras entidades não odontogênicas, como cisto ósseo traumático (COT), COA e lesão central de célula gigante (granuloma central de célula gigante [GCCG]) também podem ser incluídas nessa categoria de lesões.

Cisto ósseo traumático

Características clínicas

COT é um pseudocisto. O cisto é mais provavelmente descoberto incidentalmente durante exame radiográfico da dentição do paciente durante a segunda década de vida.

Características radiográficas

A apresentação de uma radiolucência unilocular inter-radicular, demonstrando ondulação nas raízes dos dentes com a confirmação da presença de cavidade vazia mediante exploração cirúrgica é diagnóstica e ao mesmo tempo terapêutica para cistos ósseos solitários (também chamados de COT ou cisto ósseo hemorrágico).[41] A expectativa após manipulação cirúrgica é de reparação óssea completa.[40,42]

Histologia

Histologia normalmente não contribui para casos de COT. Manipulação cirúrgica exploratória revela fragmentos de trabéculas ósseas, hemorragia ou possíveis fragmentos de tecido mole colagenoso.

Defeito osteoporótico focal da medula óssea

Características clínicas

Esse defeito representa uma condição rara, reativa e não neoplásica dos maxilares, afetando principalmente a crista alveolar mandibular posterior. É descoberto durante exames odontológicos de rotina e demonstra predileção por mulheres de meia-idade. É geralmente verificado na região de uma extração ou manipulação cirúrgica.

Características radiográficas

Esse defeito mais provavelmente apresenta uma radiolucência mal definida de dimensões variáveis, normalmente presentes acima do canal alveolar inferior, e mais frequentemente se apresenta com linhas finas/trabéculas dentro da radiolucência.

Histologia

Embora a histologia seja bastante típica e diagnóstica, demonstrando elementos da medula óssea vermelha, ou seja, megacariócitos e eritrócitos (RBC) nucleados, entre outros elementos, a mesma é necessária para se chegar a um diagnóstico preciso, principalmente porque a apresentação radiográfica pode coincidir com outras lesões odontogênicas como Am, GCCG, COA, bem como com tumores metastáticos. Além disso, esse defeito deve ser distinguido de lesões de origem endodôntica – um esclarecimento que deve ser obtido provisoriamente por meio de testes precisos de vitalidade dentária e depois confirmado por exame histológico.

COA

Características clínicas

COA da região maxilofacial constitui aproximadamente 2% de todos os casos envolvendo os ossos dos maxilares. O COA pode ser autolimitante ou demonstrar comportamento agressivo com tendência de expansão acentuada e recorrência pós-enucleação e curetagem local[43] (Figuras 5.10 e 5.11). A etiopatogênese do COA é controversa e pode ser atribuída a trauma, malformação reativa não neoplásica, com possível predisposição genética, nomeadamente anormalidade de translocação t cromossômica (16;17)(q22;p. 13).[43]

Características radiográficas

Podem ser encontradas apresentações diversas, variando desde radiolucência unilocular bem demarcada até uma apresentação mais comum de radiolucência multilocular expansível, que também pode se apresentar com extensão ou balonamento lateral e extrusão da crista alveolar.

Histologia

O COA apresenta grandes espaços cheios de sangue, sem revestimento endotelial verdadeiro, geralmente demonstrando células gigantes multinucleadas nos arredores dos espaços preenchidos de sangue.

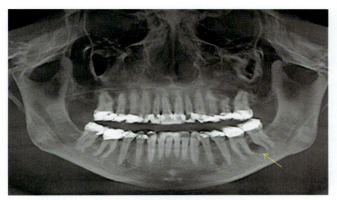

- **Figura 5.10** Apresentação de uma radiolucência bem demarcada, localizada na região inter-radicular dos dentes mandibulares posteriores. O exame histomorfológico foi consistente com cisto ósseo aneurismático. (Cortesia de Dr. Edwin Leung, Portland, OR.)

Lesão central de célula gigante

Características clínicas

GCCG (Figuras 5.12 e 5.13) é uma entidade neoplásica que, de certa forma, é exclusiva da região gnato-maxilar e que tende a envolver indivíduos mais jovens, com idade média de aproximadamente 25 anos, bem como prefere ocorrência mandibular.

Características radiográficas

A apresentação radiológica mais comum do granuloma central de células gigantes é a radiolucência multilocular; contudo, também pode ser unilocular ou, raramente, observado em uma localização periapical, o que também potencialmente constitui um dilema de diagnóstico e de tratamento.[45] Porém, uma avaliação precisa do estado pulpar e uma avaliação histomorfológica minuciosa devem distinguir com confiança GCCG e COA de radiolucências periapicais de origem pulpar.

Histologia

Histologicamente, o GCCG demonstra um estroma colagenoso altamente vascularizado e carregado de células gigantes do tipo osteoclasto multinucleado monótono. Aspiração com agulha de calibre estreito que demonstre sangue com pigmentação de hemosiderina é altamente sugestiva do diagnóstico de COA ou GCCG, mas o mais importante é que exclui outras lesões vasculares intraósseas verdadeiras – especificamente, hemangiomas e malformação arteriovenosa de alto fluxo.[46]

Patologia óssea

Patologia óssea normalmente apresenta-se com diversas manifestações radiográficas, que, por sua vez, se traduzem em uma longa lista de entidades a serem incluídas no diagnóstico diferencial com coincidência significativa de apresentações clínicas e radiográficas.

Lesões fibro-ósseas benignas da região maxilofacial e gnática

Características clínicas

Lesões fibro-ósseas benignas da região maxilofacial e gnática (LFOB) são um exemplo clássico dessas várias entidades. Elas podem se enquadrar em uma das três seguintes categorias: (1) displasia fibrosa (DF), que é considerada por alguns como do desenvolvimento com potencial neoplásico e por outros como uma condição neoplásica desde o início, com base na identificação da mutação do gene *GNAS* nessas lesões; caracteriza-se por uma expansão óssea difusa e mal definida em adolescentes e constitui menos de 10% de todos os tumores ósseos benignos; (2) fibroma ossificante (também conhecido como *fibroma cementificante e ossificante*, ou *FCO*) (Figura 5.14), que é uma condição neoplásica exclusiva à região maxilofacial e que ocorre em pacientes aproximadamente 10 anos mais velhos do que nos portadores de DF, além de ser mais comum entre indivíduos do sexo feminino e mostrar prevalência na mandíbula posterior; e, por fim, (3) displasias cemento-ósseas, que representam um grupo de condições reativas não neoplásicas. A última categoria, ou seja, a displasia cemento-óssea, é de considerável interesse por ser exclusiva à região gnática e existente nas formas de displasia cemento-óssea focal, displasia cemento-óssea florida e displasia cemento-óssea periapical. Esta última é de especial importância, pois pode ser facilmente confundida com patologia periapical de origem endodôntica.

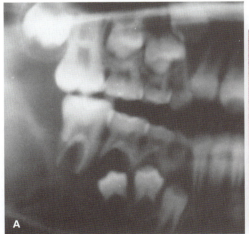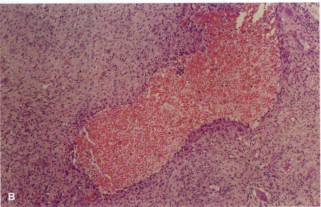

- **Figura 5.11 A.** Grande radiolucência multilocular, ocupando todo o ramo mandibular. **B.** O exame histomorfológico demonstrou grandes espaços pseudocísticos cheios de sangue, com a característica ausência de revestimento endotelial, diagnóstica de cisto ósseo aneurismático. (Coloração com hematoxilina e eosina, ampliação original de ×20.)

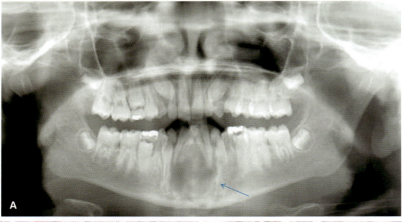
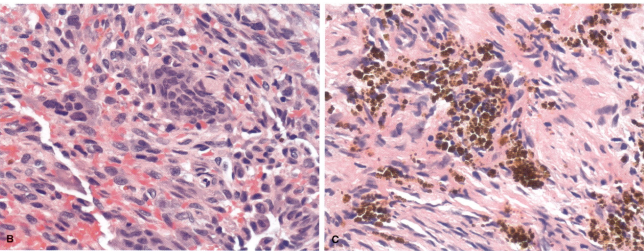

- **Figura 5.12 A.** Grande radiolucência expansível da mandíbula anterior em um menino de 14 anos de idade. **B.** A biopsia confirmou o diagnóstico de granuloma central de células gigantes (GCCG), que havia sido previamente enucleado da mesma região vários meses antes. **B.** A lesão demonstrou células gigantes do tipo osteoclastos multinucleados sustentadas por estroma celular bem vascularizado. **C.** Hemorragia com abundante depósito de pigmento hemosiderina também é evidente (**A** e **B**. Coloração com hematoxilina e eosina, ampliação original de ×40). (**A.** Cortesia de Dr. Petrisor, OHSU.)

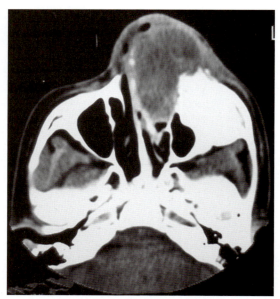

- **Figura 5.13** Demonstração de grande radiolucência expansível envolvendo o seio maxilar e o maxilar esquerdo com considerável expansão facial. A biopsia revelou granuloma central de células gigantes (GCCG). (Cortesia de Dr. Roman Carlos, Guatemala.)

Características radiográficas

A DF normalmente se apresenta como uma lesão radiolucente mista ou radiolucente/radiopaca, com padrão radiográfico de vidro moído que demonstra obliteração dos espaços do ligamento periodontal. Em comparação, o FOC caracteristicamente mostra uma massa radiolucente bem definida ou uma massa radiolucente/radiopaca que também é descrita pelo cirurgião durante sua remoção como facilmente destacada em um só pedaço. Displasia óssea, por outro lado, apresenta-se inicialmente como radiolucências bem definidas da porção apical de incisivos centrais mandibulares vitalizados com produção gradual de radiopacidades nas bordas das radiolucências (Figura 5.15). Além disso, ela tipicamente envolve a região periapical de incisivos centrais mandibulares vitalizados e pode, portanto, ser confundida com patologia periapical se não for realizado o teste de vitalidade pulpar, o que poderia levar a tratamentos endodônticos desnecessários.[38,47-49] Uma exceção à apresentação rotineira bem demarcada do FOC é observada no subtipo "fibroma cementificante-ossificante juvenil", que tende a ser menos bem demarcado radiograficamente, mais agressivo clinicamente, e apresentar maior tendência a recorrência local, além de rebordo osteoblástico mais celular, com produção osteoide sob exame microscópico, o que pode ser alarmante para o observador não treinado.[34,49]

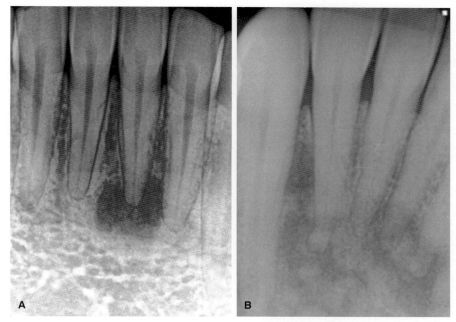

• **Figura 5.14 A.** Radiografia periapical que revela a presença de uma displasia cemento-óssea periapical em evolução, observada em associação com incisivos centrais mandibulares vitalizados. **B.** Estágio misto de displasia cemento-óssea periapical, com evidência de radiopacidade, progredindo nos limites da lesão periapical radiolucente. (Cortesia de Dr. Ying Wu, OHSU.)

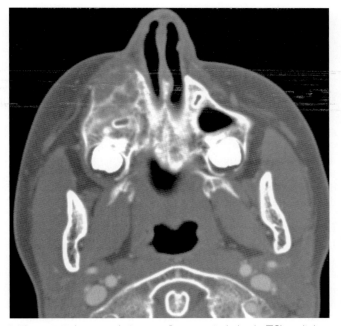

• **Figura 5.15** Imagem de tomografia computadorizada (TC) sagital que demonstra grande massa radiolucente e radiopaca, mista e expansível, apagando o seio maxilar direito. A biopsia demonstrou fibroma cementificante e ossificante central. (Cortesia de Dr. Patrick Louis, UAB.)

Osteoblastoma
Características clínicas
Osteoblastoma (OB) é outro raro tumor ósseo benigno conhecido por sua predileção por ossos maxilofaciais e da cabeça e pescoço, principalmente pela mandíbula.

Características radiográficas
OB pode se apresentar tanto como uma radiolucência bem definida quanto mal definida, com ou sem padrão radiopaco, dependendo do tempo em que a lesão é descoberta. Também pode, em raros casos, imitar lesões de origem endodôntica, porém a confirmação do estado de vitalidade dos dentes adjacentes deve facilmente distinguir a lesão de patologia periapical.[50]

Histologia
O OB demonstra produção de osteoide e osso imaturo que também normalmente exibe rebordos osteoblásticos bem formados, proeminentes e carnudos, sustentados por um fundo fibrocolaginoso denso bem vascularizado.[51]

Embora raras, algumas entidades malignas podem ser incluídas aqui, especificamente os sarcomas osteogênicos e condrogênicos gnáticos.

Sarcoma osteogênico
Características clínicas
O sarcoma osteogênico (SO) da região gnática é responsável por 7% a 13% de todos os osteossarcomas com igual distribuição entre o maxilar e a mandíbula. O tumor é um pouco mais comumente observado em homens durante a terceira e a quarta década de vida. Um inchaço doloroso é normalmente observado, sendo geralmente acompanhado por parestesia, mobilidade dos dentes, bem como por obstrução nasal e epitaxia em tumores maxilares.

Características radiográficas
OS é radiograficamente caracterizado por grandes lesões opacas ou líticas destrutivas, como se fossem "roídas por traça", acompanhadas pelo alargamento dos ligamentos periodontais ao redor dos dentes na região envolvida e por um padrão distinto de raio de sol, o que se atribui diretamente à atividade osteoblástica que também é observada nas superfícies desses tumores.

Histologia
Osteoide, cartilagem ou tecido fibroso maligno, ou ainda uma combinação de todos os tecidos anteriormente mencionados, podem ser detectados. O osso fica normalmente disposto em um padrão rendado dentro desse tumor.

Sarcoma condrogênico

Podem-se observar grandes coincidências nas características clínicas e radiográficas do sarcoma condrogênico (SC) e do SO; porém, SC da região maxilofacial e gnática é muito mais raro em comparação ao SO. Adicionalmente, a dor é mais característica de SO, enquanto a expansão óssea, que pode ou não ser sintomática, fala em favor de condrossarcoma.

Características radiográficas

Reiterando, podem-se observar coincidências nas apresentações radiográficas de SO e SC, já que ambas as lesões podem demonstrar alargamento do ligamento periodontal (LPD), reabsorção de raízes pontiagudas, além de lesões líticas "roídas por traça" e destrutivas. Ainda, o condrossarcoma é capaz ocasionalmente de se apresentar como uma lesão multilocular, de modo que pode ser confundido com um tumor ou cisto odontogênico, ou até mesmo com outras patologias intraósseas primárias. Adicionalmente, ambas as entidades também podem raramente apresentar-se como radiolucências nas regiões apicais e, portanto, ser confundidas com patologia periapical. A presença de dor direciona melhor o dentista ao diagnóstico de patologia periapical de origem pulpar; no entanto, para ajudá-lo a chegar a um diagnóstico correto, é recomendado verificar a vitalidade pulpar com base no estado de vitalidade dos dentes e em exame histomorfológico que confirme as malignidades.

Histologia

As lesões mostram tecido cartilaginoso maligno com variação na histomorfologia, incluindo condrossarcoma mesenquimal com um pequeno componente de tumor de célula redonda em seu interior.

Sarcoma de Ewing

O sarcoma de Ewing (SE) é um tumor de origem neuroectodérmica, considerado raro na região da cabeça e do pescoço. Envolvimento do maxilar é extremamente raro, tendo sido verificado em menos de 3% dos casos envolvendo essa região; contudo, envolvimento mandibular é mais comum em comparação ao envolvimento do maxilar. O tumor também demonstra prevalência em crianças e adultos jovens caucasianos do sexo masculino.[45,52-54]

Características clínicas

O tumor normalmente apresenta uma massa agressiva, de expansão rápida e dolorosa, com grande probabilidade de metástase, o que geralmente se descobre no momento do diagnóstico.

Características radiográficas

O tumor exibe uma grande lesão lítica destrutiva, com erosão vestibular e/ou lingual. Menos comumente, as lesões também podem se apresentar como radiolucência multilocular e ter a tendência de reação periosteal (padrão radiográfico de casca de cebola). Embora raros, relatos de SE imitando patologia periapical, incluindo infecções odontogênicas também foram bem documentados; contudo, um teste de vitalidade minucioso dos dentes, somado à confirmação histomorfológica representativa, tem potencial de ajudar os dentistas a chegar ao diagnóstico correto. Além disso, tumores envolvendo o seio maxilar e o processo alveolar podem inicialmente se apresentar com dor de dente e até mesmo desvitalizar os dentes, o que resulta em atrasos indesejáveis na determinação do correto diagnóstico, bem como em tratamentos endodônticos desnecessários.[45] No entanto, confirmação histomorfológica, confirmação da histologia do dente e estado de vitalidade podem permitir que os profissionais excluam com confiança patose periapical.[45,52–54]

Histologia

O SE demonstra uma proliferação de pequenas células redondas azuis, com um contorno nuclear bem demarcado e discreto citoplasma. Geralmente se observam intensa atividade mitótica e índice hiperproliferativo. As células tumorais demonstram coloração positiva com vimentina e desmina, além de uma distinta coloração membranosa com anti-CD99. Outras colorações imuno-histoquímicas também podem ser feitas a fim de excluir outros pequenos tumores de células redondas, entre eles o linfoma. Análise cromossômica, demonstrando reorganização do gene t(11;22) pelo método FISH (hibridização fluorescente *in situ*) também é considerada confirmatória e diagnóstica.

Condições hematolinfoides, malignidades e distúrbios relacionados

O envolvimento da região da cabeça e do pescoço em condições hematolinfoides metabólicas e neoplásicas está bem estabelecido.

Anemia falciforme

Anemia falciforme (AF) é a hemoglobinopatia hereditária mais comum em todo o mundo, caracterizada pela produção de hemoglobina (HgS) anormal.

Características clínicas

Os pacientes caracteristicamente apresentam anemia, deformidade de RBC e hemólise; eles também sentem dor, incluindo dor nos ossos e necrose, entre outras complicações.

Manifestações radiográficas

A AF normalmente causa expansão de espaços estreitos com concomitante padrão ósseo trabecular, o que também pode ser confundido com patologia periapical, acentuado pela presença de necrose pulpar que ocorre secundariamente nesses pacientes.[45,47-54,55-57] Histórico médico, social e familiar detalhado, além de minuciosos exames laboratoriais e genéticos, devem excluir definitivamente lesões de origem endodôntica.

Linfoma

Linfoma é uma malignidade das células do sistema imune, e pode ser dividido basicamente entre o tipo linfoma de Hodgkin, que é uma malignidade derivada de linhagem de células B, e o tipo não Hodgkin, além daqueles com linhagens de células T-, B- ou plasmablásticas. Aproximadamente 40% dos linfomas não Hodgkin são encontrados em locais extranodais, dos quais aproximadamente 2% a 3% envolvem a cavidade oral e os ossos gnáticos, sendo os ossos dos maxilares o local mais comum de linfomas ósseos do esqueleto craniofacial.[58-61]

Características clínicas

O envolvimento dos maxilares nessa malignidade potencialmente agressiva e até mesmo fatal normalmente se apresenta com acentuada destruição e expansão óssea.

Características radiográficas

A maioria dos casos apresenta-se como grandes lesões radiolucentes, com reabsorção e destruição óssea significativas que são geralmente acompanhadas por linfadenopatia cervical; porém, também podem raramente imitar patologia periapical.[60,61]

Histologia

Embora a maioria dos casos seja de linfoma de células B grandes, todo o espectro de malignidades hematolinfoides, incluindo as de linhagem de células B, células T e células plasmablásticas, pode ser observado. Um infiltrado linfoide atípico e difuso que demonstre intensa atividade mitótica e uma quantidade variável de citoplasma, dependendo do subtipo e fenótipo do tumor, pode ser observado. A subclassificação dos linfomas requer uma bateria de colorações imuno-histoquímicas, além de outros estudos como análise cromossômica, citometria de fluxo, entre outros. Testes minuciosos de vitalidade dos dentes, juntamente com confirmação histomorfológica e coloração imuno-histoquímica, podem ajudar a chegar a um diagnóstico preciso com fenotipagem definitiva da doença.

Histiocitose das células de Langerhans

Características clínicas

A ampla maioria dos pacientes portadores de histiocitose das células de Langerhans (HCL) não passa dos 20 anos de idade, e a doença pode ser diferenciada, por predileção etária descendente, em três categorias: granuloma eosinofílico (envolvimento ósseo localizado); moléstia de Hand–Schüller–Christian, caracterizada por tríade de exoftalmo, diabetes e lesões ósseas de HCL, e síndrome de Letterer–Siwe, caracterizada por envolvimento cutâneo da doença.

Características radiográficas

O envolvimento dos maxilares geralmente se apresenta com manifestações radiográficas distintas, exibindo radiolucências em depressão nos maxilares, no crânio e em outros ossos, que não possuem bordas escleróticas e podem ter a aparência conhecida como fenômeno do "dente flutuando no ar", imitando doença periodontal avançada.

Histologia

A HCL é caracterizada por uma mistura de histiócitos que geralmente possuem núcleos sulcados, um proeminente número de eosinófilos, e uma população distinta de células reativas do plasma no tecido conjuntivo de sustentação de fundo. Colorações imuno-histoquímicas positivas para proteína anti S-100, CD1a/Langerina são consideradas diagnósticas e confirmatórias do diagnóstico.[62] Embora seja rara, a HCL também pode imitar patose periapical, e, portanto, testes minuciosos de vitalidade do dente, além de avaliação histológica apresentando as características descritas previamente, podem ser necessários para confirmar o diagnóstico.

Mieloma múltiplo

Mieloma múltiplo (MM) é uma neoplasia agressiva originária de células do plasma caracterizada pela proliferação de células plasmáticas histologicamente atípicas que também demonstram de maneira peculiar um infiltrado de células plasmáticas monoclonais.

Características clínicas

A doença é mais frequentemente observada em adultos, na faixa etária entre a sexta e a sétima década de vida. Também é caracterizada por dor óssea, mais provavelmente na região da coluna, mas também pode ser sentida em qualquer osso, incluindo os maxilares. Além disso, os pacientes portadores da doença avançada também podem sofrer de fraturas ósseas e repetidos episódios de osteomielite.

Características radiográficas

Em comparação à HCL, a identificação de radiolucências em depressão nos maxilares ou crânio, que também podem vir acompanhadas de grandes lesões líticas e destrutivas dos maxilares com um padrão pontiagudo de reabsorção radicular dos dentes em pacientes mais velhos (faixa etária entre a sexta e a sétima década de vida),[34,62] é considerada diagnóstica de MM.[63-65] Geralmente, discrasia de células plasmáticas pode se apresentar como lesões solitárias dos maxilares ou seios faciais, ou como doença disseminada, sendo que, no primeiro caso, é possível detectar infiltrados de células plasmáticas monoclonais e policlonais.

Histologia

Um exame histomorfológico minucioso que retrate um infiltrado de célula plasmática atípico, juntamente com a avaliação imuno-histoquímica dos estudos de clonalidade Kappa/Lambda, devem ser confirmatórios do diagnóstico. Raramente, as lesões líticas de MM também podem imitar patose periapical, o que é potencialmente ainda mais complicado pelo fato de se ter verificado que tais lesões também desvitalizavam os dentes conforme o avanço da doença, o que também pode atrasar ainda mais o diagnóstico e levar a tratamentos endodônticos desnecessários. Porém, a identificação da população de células plasmáticas monoclonais malignas em grandes lesões líticas dolorosas dos maxilares, da coluna ou do crânio é característica do MM. Além disso, os pacientes também normalmente apresentam hipercalcemia, níveis acentuadamente altos de imunoglobulinas monoclonais (proteína de Bence Jones) e depósito de proteína amiloide nos ossos envolvidos. As características mencionadas anteriormente podem coletivamente distinguir MM de patologia periapical de origem endodôntica.[63-65] Apesar dos esquemas terapêuticos agressivos aplicados em seu tratamento e do fato de que até 60% dos pacientes podem obter remissão, a doença permanece incurável, com um prognóstico reservado e uma taxa de sobrevivência geral que varia de 13 a 31 meses, a depender do estado geral de saúde subjacente do paciente.[65]

Agradecimentos

O autor agradece o auxílio e apoio da Sra. Carmelita Metz e da Sra. Debbi Schwarm, assistentes administrativas da School of Dentistry da Oregon Health and Sciences University (OHSU) na preparação do manuscrito.

• Boxe 5.2   Questões de revisão

7. O forame mentual normalmente se situa entre os primeiros e segundos molares mandibulares.
    a. Verdadeiro
    b. Falso
8. Cistos do ducto nasopalatino (CDNP) normalmente se apresentam como uma radiolucência em formato de coração entre os incisivos centrais maxilares.
    a. Verdadeiro
    b. Falso
9. Am lembra o processo de odontogênese antes da indução epitelial/mesenquimal.
    a. Verdadeiro
    b. Falso
10. Qual das seguintes alternativas é verdadeira em relação ao mieloma maligno (MM)?
    a. É uma doença da infância.
    b. É histologicamente caracterizado por eosinófilos e histiócitos.
    c. Sorologicamente, os pacientes demonstram elevada produção de imunoglobulina.

(continua)

• **Boxe 5.2** Questões de revisão *(continuação)*

11. A maioria dos linfomas de maxilares é do tipo células B grandes.
    a. Verdadeiro
    b. Falso
12. Qual é a apresentação radiográfica mais comum da anemia falciforme (AF) na mandíbula?
    a. Expansão de espaços estreitos
    b. Padrão de raio de sol
    c. Radiolucências em depressão
13. Qual das alternativas a seguir normalmente não se apresenta como uma radiolucência multilocular?
    a. Ameloblastoma (Am)
    b. Queratocisto odontogênico (QCO)
    c. Cisto ósseo traumático
14. Qual das seguintes entidades demonstra ausência de qualquer conteúdo mediante exploração cirúrgica?
    a. Cisto ósseo traumático (COT)
    b. Queratocisto odontogênico (QCO)
    c. Cisto cirúrgico ciliado
15. Dentre as seguintes entidades, qual tem uma transmissão hereditária bem conhecida?
    a. Ameloblastoma (Am)
    b. Fibroma ameloblástico (FA)
    c. Tumor odontogênico escamoso (TOE)
16. Todas as alternativas a seguir são verdadeiras em relação às características radiográficas de histiocitose das células de Langerhans, com exceção de uma. Qual é a exceção?
    a. Geralmente apresenta o padrão de dente flutuando no ar
    b. Geralmente apresenta radiolucências em depressão
    c. Geralmente se apresenta como múltiplas massas radiopacas nos maxilares

RESPOSTAS

1 c. 15% a 40%
2 c. O máximo que a pessoa permite
3 d. Quando o teste endodôntico apresenta resultados inconsistentes
4 d. Se diretamente associados à manifestação inicial da principal queixa da pessoa
5 d. Todas as anteriores
6 c. Um método para lembrar os principais fatores de risco no diagnóstico
7 b. Falso
8 a. Verdadeiro
9 a. Verdadeiro
10 c. Sorologicamente, os pacientes demonstram elevada produção de imunoglobulina.
11 a. Verdadeiro
12 a. Expansão de espaços estreitos
13 c. Cisto ósseo traumático
14 a. COT
15 c. TOE
16 c. Geralmente se apresenta como múltiplas massas radiopacas nos maxilares

Referências bibliográficas

1. Dworkin SF, LeResche L: Research diagnostic criteria for temporomandibular disorders: review, criteria, examinations and specifications, critique, *J Craniomandib Disord* 6:301–355. 1992.
2. Okeson JP, editor: *Orofacial pain: guidelines for assessment, classification, and management.* Carol Stream, IL, 1996, Quintessence.
3. Bell WE: *Orofacial pains: classification, diagnosis, management*, ed 4, Chicago, 1989, Year Book Medical Publishers.
4. Vena DA, Collie D, Wu H, et al: Prevalence of persistent pain 3 to 5 years post primary root canal therapy and its impact on oral health-related quality of life: PEARL network findings, *J Endod* 40(12):1917–1921, 2014.
5. Nixdorf DR, Law AS, John MT, et al: Differential diagnosis for persistent pain after root canal treatment: a study in the national dental practice-based research network, *J Endod* 41(4):457–463, 2015.
6. Linn J, Trantor I, Teo N, et al: The differential diagnosis of toothache from other orofacial pains in clinical practice, *Aust Dent J* 52(1 Suppl):S100–104, 2007.
7. Molina OF, Huber Simião BR, Yukio Hassumi M, et al: Headaches and pain referred to the teeth: frequency and potential neurophysiologic mechanisms, *Rev Sul-Brasileira Odontol (RSBO)* 12(2):151– 159, 2015.
8. Wright EF: Referred craniofacial pain patterns in patients with temporomandibular disorder, *J Am Dent Assoc* 131(9):1307–1315, 2000.
9. Brattberg G, Thorslund M, Wikman A: The prevalence of pain in a general population. The results of a postal survey in a county of Sweden, *Pain* 37:215–222, 1989.
10. Von Koorff M, Dworkin SF, LeResche L, Kruger A: An epidemiologic comparison of pain complaints, *Pain* 32:173–183, 1988.
11. Lipton JA, Ship JA, Larach-Robinson D: Estimated prevalence and distribution of reported orofacial pain in the United States, *J Am Dent Assoc* 124:115–121, 1993.
12. Maixner W, Diatchenko L, Dubner R, et al: Orofacial pain prospective evaluation and risk assessment study – The OPPERA Study, *J Pain* 12(11 Suppl): T4–T11, 2011.
13. Merskey H, Bogduk N, editors: *Classification of chronic pain: descriptions of chronic pain syndrome and definitions of pain terms,* Seattle, 1994, IASP Press, pp 59–76.
14. de Leeuw R, Klasser G: *Orofacial pain guidelines for assessment, diagnosis and management,* ed 5, Quintessence, 2013.
15. Pertes RA, Heir GM: Temporomandibular disorders and orofacial pain, *Dent Clin North Am* 35:123–140, 1991.
16. Pertes RA, Gross SG, editors: *Clinical management of temporomandibular disorders and orofacial pain,* Carol Stream, IL, 1995, Quintessence.
17. Travell JG, Simon DG: *Myofascial pain and dysfunction: the trigger point manual,* Baltimore, 1999, Williams & Wilkins.
18. Fricton J, Eli B, Gupta A, Johnson N. Preventing chronic pain after acute jaw sprain or strain. *J Am Dent Assoc,* 147(12):979–986, 2016.
19. Okeson JP: Pains of muscle origin. In *Bell's orofacial pains,* ed 6, Chicago, 2005, Quintessence, pp. 287–328.
20. Long D: Contemporary diagnosis and management of pain, ed 2, Newtown, PA, 2001, Handbooks in Health Care.
21. Chapman CR, Syrjala KL: Measurement of pain. In Bonica JJ, editor: *The management of pain* (vol 1). ed 2, Philadelphia, 1990, Lea & Febiger, pp. 580–594.
22. Fromm GH, Graff-Radford SB, Terrence CF, Sweet WH: Pre-trigeminal neuralgia, *Neurology,* 40(10):1493–1495, 1990.
23. IHS Headache classification committee of the International Headache Society. *Classification and diagnosis criteria for headache disorders, cranial neuralgias and facial pain,* ed 2, *Cephalgia* (Suppl 1):1–160, 2004.
24. Treede, RD, et al: Neuropathic pain: redefinition and a grading system for clinical and research purposes, *Neurology* 70(18):1630–1635, 2008.
25. Piovesan EJ, Kowacs PA, Tatsui CE, et al: Referred pain after painful stimulation of the greater occipital nerve in humans: evidence of convergence of cervical afferences on trigeminal nuclei, *Cephalgia* 21:107–109, 2001.
26. American Pain Society Quality Assurance Standards for Relief of Acute Pain and Cancer Pain. In *Proceedings of the 6th World Congress on Pain,* New York, 1991, Elsevier.
27. Goyushov S, Tözüm MD, Tözüm TF: Accessory mental/buccal foramina: case report and review of literature, *Implant Dent* 26(5):796–801, 2017.
28. Rahpeyma A, Khajehahmadi S: Accessory mental foramen and maxillofacial surgery, *J Craniofac Surg* 1–2, 2017 (Volume publish ahead of print).
29. Barros CCDS, Santos HBP, Cavalcante IL, et al: Clinical and histopathological features of nasopalatine duct cyst: a 47-year retrospective study and review of current concepts, *J Craniomaxillofac Surg* 46:264–268, 2018.

30. Chapman MN, Nadgir RN, Akman AS, et al: Periapical lucency around the tooth: radiologic evaluation and differential diagnosis, *Radiographics* 33:15–32, 2013.
31. Abrams AM, Howell FV, Bullock WK: Nasopalatine cysts, *Oral Surg Oral Med Oral Pathol* 16:306–332, 1963.
32. Allard RH, van der Kwast WA, van der Waal I: Nasopalatine duct cyst. Review of the literature and report of 22 cases, *Int J Oral Surg* 10:447–461, 1981.
33. Assaf AT, Solaty M, Zrnc TA, et al: Prevalence of Stafne's bone cavity—retrospective analysis of 14,005 panoramic views, *In Vivo* 28:1159–1164, 2014.
34. Wright KR, Rice DD, Luo, Z: Chapter 1: Anatomical zones in endodontic surgery. In Torabinejad M, Rubinstein R, editors: *The art and science of contemporary surgical endodontics*, Philadelphia, 2016, Quintessence, pp. 1–17.
35. WHO: *World Health Organization classification of head and neck tumours*, ed 4, Lyon, 2017, IARC Press.
36. Dhanuthai K, Chantarangsu S, Rojanawatsirivej S, et al: Ameloblastoma: a multicentric study, *Oral Surg Oral Med Oral Pathol Oral Radiol* 13(6):782–788, 2012.
37. Zouhary KJ, Said-Al-Naief N, Waite PD: Ameloblastic fibro-odontoma: expansile mixed radiolucent lesion in the posterior maxilla: a case report, *Oral Surg Oral Med Oral Pathol Oral Radiol Endod* 106(4):15–21, 2008.
38. Said-Al-Naief N: Odontogenic tumors for general pathologists, *Review Adv Exp Med Biol* 563:148–164, 2005.
39. Chrcanovic BR, Gomez RS: Squamous odontogenic tumor and squamous odontogenic tumor-like proliferations in odontogenic cysts: an updated analysis of 170 cases reported in the literature, *J Craniomaxillofac Surg* 26(17):3045–3059, 2017.
40. Yamamoto S, Maeda K, Kouchi I, et al: Surgical ciliated cyst following maxillary sinus floor augmentation: a case report, *J Oral Implantol* 43:360–336, 2017.
41. Surej Kumar LK, Kurien N, Thaha KA: Traumatic bone cyst of mandible, *J Maxillofac Oral Surg* 14(2):466–469, 2015.
42. Hs CB, Rai BD, Nair MA, Astekar MS: Simple bone cyst of mandible mimicking periapical cyst, *Clin Pract* 2(3):59, 2012.
43. Urs AB, Augustine J, Chawla H, Aneurysmal bone cyst of the jaws: clinico-pathological study, *J Maxillofac Oral Surg* 13(4):458–463, 2014.
44. Regezi JA: Odontogenic cysts, odontogenic tumors, fibro-osseous and giant cell lesions of the jaws, *Mod Pathol* 15(3):331–341, 2002.
45. Bornstein MM, von Arx T, Altermatt HJ: Loss of pulp sensitivity and pain as the first symptoms of a Ewing's sarcoma in the right maxillary sinus and alveolar process: report of a case, *J Endod* 34(12):1549–1553, 2008.
46. Mohammedi H, Said-al-Naief N, Hafez LB: Arteriovenous malformation of the mandible: report of a case with a note on the differential diagnosis, *Oral Surg Oral Med Oral Pathol Oral Radiol Endod* 84(3):286–289, 1997.
47. Kontogiannis TG, Tosios KI, Kerezoudis NP, et al: Periapical lesions are not always a sequelae of pulpal necrosis: a retrospective study of 1521 biopsies, *Int Endod J* 48(1):68–73, 2015.
48. Daviet-Noual V, Ejeil AL, Gossiome C, et al: Differentiating early stage florid osseous dysplasia from periapical endodontic lesions: a radiological-based diagnostic algorithm, *BMC Oral Health* 17(1):161, 2017.
49. Spatafore CM, Griffin Jr JA, Keyes GG, et al: Periapical biopsy report: an analysis over a 10-year period, *J Endod* 16(5):239–241, 1990.
50. Ribera MJ: Osteoblastoma in the anterior maxilla mimicking periapical pathosis of odontogenic origin, *J Endod* 22(3):142–146, 1996.
51. Burić N, Jovanović G, Tijanić M: Endosteal (central) osteochondroma of the mandibular body, *Oral Surg Oral Med Oral Pathol Oral Radiol* 115(4):e20–22, 2013.
52. Bhadage CJ, Vaishampayan S, Kolhe S, Umarji H: Osteosarcoma of the mandible mimicking an odontogenic abscess: a case report and review of the literature, *Dent Update* 40(3):216–218 & 221, 2013.
53. Yamamoto-Silva FP, Silva BSF, Batista AC, et al: Chondroblastic osteosarcoma mimicking periapical abscess, *J Appl Oral Sci* 25(4):455–461, 2017.
54. Bueno MR, De Carvalhosa AA, De Souza Castro PH, et al: Mesenchymal chondrosarcoma mimicking apical periodontitis, *J Endod* 34(11):1415–1419, 2008.
55. Neville B, Damm DD, Allen C, Chi, A: *Oral and maxillofacial pathology*, ed 4, St. Louis, 2015, Elsevier.
56. Souza S, de Carvalho H, Costa C, Thomaz E: Association of sickle cell hemoglobinopathies with dental and jaw bone abnormalities, *Oral Dis* 20(3):393–403, 2018.
57. Andrews CH, England MC Jr, Kemp WB: Sickle cell anemia: an etiological factor in pulpal necrosis, *J Endod* 9(6):249–252, 1983.
58. Koivisto T, Bowles WR, Magajna WA, Rohrer M: Malignant lymphoma in maxilla with cystic involvement: a case report, *J Endod* 39(7):935–938, 2013.
59. Paes FM, Kalkanis DG, Sideras PA, et al: FDG PET/CT of extranodal involvement in non-Hodgkin lymphoma and Hodgkin disease, *Radiographics* 30:269–291, 2010.
60. Pereira DL, Fernandes DT, Santos-Silva AR, et al: Intraosseous non-Hodgkin lymphoma mimicking a periapical lesion, *J Endod* 10:1738–1742, 2015.
61. Wong GB, Spadafora S, Barbon N, Caputo M: Primary extranodal B-cell non-Hodgkin lymphoma mimicking an endodontic lesion: report of 2 cases, *J Can Dent Assoc* 79:d93, 2013.
62. Pinkus GS, Lones MA, Matsumura F, et al: Langerhans cell histiocytosis immunohistochemical expression of fascin, a dendritic cell marker, *Am J Clin Pathol* 118(3):335–343, 2002.
63. Dhanrajani PJ, Abdulkarim SA: Multiple myeloma presenting as a periapical lesion in the mandible, *Indian J Dent Res* 8(2):58–61, 1997.
64. Witt C, Borges AC, Klein K, Neumann HJ: Radiographic manifestations of multiple myeloma in the mandible: a retrospective study of 77 patients, *J Oral Maxillofac Surg* 55(5):450–453, 1997.
65. Tamura H, Zhonghua X, Ye X, Za Z: Immunopathogenesis and immunotherapy of multiple myeloma, *Int J Hematol* 107(3):27–285, 2018.

6
Complexidade de Casos Endodônticos e Como Trabalhar com o Especialista

BRADFORD JOHNSON, HAMID ABEDI E SHAHROKH SHABAHANG

VISÃO GERAL DO CAPÍTULO

Introdução, 105
Programas avançados de educação odontológica em endodontia, 108
Comunicação entre endodontistas e dentistas generalistas, 108
O que se espera de um clínico geral, 108
O que se espera de um endodontista, 108
Padrão de cuidados e documentação de caso endodôntico, 109

Avaliação de dificuldade de caso – quando tratar e quando encaminhar, 111
Considerações sobre o paciente, 111
Considerações de diagnóstico e tratamento, 112
Encaminhamento durante o tratamento, 116
Encaminhamento após o tratamento, 118

OBJETIVOS DA APRENDIZAGEM

Após ler este capítulo, o estudante deve estar apto a:
1. Avaliar os diversos fatores que determinam a dificuldade dos casos e possíveis necessidades de encaminhamento.
2. Identificar as indicações para encaminhamento a um especialista em endodontia.
3. Explicar as principais diferenças entre cursos de doutorado e especializações avançadas em endodontia.
4. Descrever as diferenças em quantidade e tipos de tratamentos endodônticos realizados por dentistas generalistas e endodontistas nos EUA.
5. Descrever os métodos ideais de comunicação entre o dentista generalista e o endodontista.
6. Definir os padrões de cuidados no tratamento endodôntico.
7. Identificar os elementos importantes de retenção de registros em relação ao tratamento endodôntico.

Introdução

A odontologia é uma das profissões em que as pessoas mais confiam nos EUA, sendo rotineiramente classificada entre as cinco primeiras, de acordo com pesquisas em que se solicita ao público dar notas aos padrões de honestidade e ética de profissionais em diferentes campos.[1] Esse elevado nível de confiança foi conquistado por gerações de dentistas que optaram conscientemente por agir de acordo com os melhores interesses de seus pacientes. Talvez em nenhuma outra área da prática da endodontia a responsabilidade por agir de acordo com os melhores interesses dos pacientes é mais relevante do que na avaliação inicial da complexidade do caso e na decisão de tratar o paciente ou encaminhá-lo a um especialista. O Código de Ética da Associação Dentária Americana (ADA), na seguinte frase, aborda o dever de encaminhar, quando indicado: *"Entre as principais obrigações do dentista inclui manter-se informado e atualizado em suas práticas, conhecer suas próprias limitações e saber quando encaminhar um caso a um especialista ou a outros profissionais..."*.[2]

Embora a definição de padrão de cuidados ainda varie de certa forma de acordo com a localidade, a maioria dos estados deixou de ter um padrão local de cuidados baseado na experiência para aceitar um padrão nacional, baseado em evidências.[3] O padrão de cuidados para a terapia endodôntica é o mesmo para especialistas e dentistas generalistas; portanto, se a avaliação da dificuldade do caso determinar que o procedimento está além da competência e da experiência do dentista generalista, é indicado encaminhar ao especialista em endodontia.[4] Este capítulo oferece uma visão geral dos requisitos para especialização, padrão de cuidados, comunicação entre dentistas generalistas e especialistas, bem como uma revisão mais detalhada da avaliação da complexidade de casos. O Formulário de Avaliação de Dificuldade de Caso Endodôntico (Figura 6.1) da Associação Americana de Endodontistas (AAE) será apresentado com orientações para uso clínico.

Formulário de Avaliação de Dificuldade de Caso Endodôntico da AAE e Orientações de Uso

DESTINAÇÃO

Nome _____

Endereço _____

Cidade/Estado/CEP _____

Telefone _____

Tratamento no consultório: Sim ☐ Não ☐

Encaminhar paciente para:

_____

Data: _____

Orientações para Uso do Formulário de Avaliação de Dificuldade de Caso Endodôntico da AAE

A AAE criou o Formulário de Avaliação de Dificuldade de Caso Endodôntico para uso nos programas endodônticos. O Formulário de Avaliação torna a seleção de casos mais eficiente, mais consistente e mais fácil de documentar. Os dentistas também podem optar por usar o Formulário de Avaliação para ajudá-los a tomar uma decisão de encaminhamento e na retenção de registros.

As condições relacionadas neste formulário devem ser consideradas como potenciais fatores de risco que podem vir a complicar o tratamento e afetar adversamente o desfecho. Níveis de dificuldade são conjuntos de condições sobre as quais o dentista pode não ter controle. Os fatores de risco podem influenciar a capacidade de prestar atendimento em um nível consistentemente previsível e afetar a devida prestação do serviço e a garantia de sua qualidade.

O Formulário de Avaliação permite que o profissional designe um nível de dificuldade de determinado caso.

NÍVEIS DE DIFICULDADE

DIFICULDADE MÍNIMA — A condição pré-operatória indica complexidade de rotina (descomplicada). Esses tipos de casos demonstrariam apenas aqueles fatores de risco listados na categoria DIFICULDADE MÍNIMA. Um profissional competente com experiência limitada deve conseguir obter um resultado de tratamento previsível.

DIFICULDADE MODERADA — A condição pré-operatória é complicada, demonstrando um ou mais fatores de tratamento listados na categoria DIFICULDADE MODERADA. Obter um desfecho de tratamento previsível será desafiador para um profissional competente e experiente.

DIFICULDADE ALTA — A condição pré-operatória é excepcionalmente complicada, demonstrando vários fatores listados na categoria DIFICULDADE MODERADA ou pelo menos um fator da categoria DIFICULDADE ALTA. Obter um desfecho de tratamento previsível será desafiador até mesmo para o mais experiente profissional com extensivo histórico de desfechos favoráveis.

Revise sua avaliação de cada caso para determinar o nível de dificuldade. Se o nível de dificuldade estiver além de sua experiência e conforto, você deve considerar encaminhamento a um endodontista.

Agradecemos imensamente a contribuição da Academia Canadense de Endodontia e de outros no desenvolvimento deste formulário.

O Formulário de Avaliação de Dificuldade de Caso Endodôntico da AAE tem como objetivo auxiliar o profissional de odontologia a determinar a devida destinação de casos. A Associação Americana de Endodontistas não garante, tanto explícita quanto implicitamente, a obtenção de quaisquer resultados positivos em associação ao uso deste formulário. Este formulário pode ser reproduzido, porém não alterado ou modificado de qualquer forma.

© Associação Americana de Endodontistas, 211 E. Chicago Ave., Suite 110, Chicago, IL 60611-2691.

Formulário de Avaliação de Dificuldade de Caso Endodôntico da AAE

CRITÉRIOS E SUBCRITÉRIOS	DIFICULDADE MÍNIMA	DIFICULDADE MODERADA	DIFICULDADE ALTA
A. CONSIDERAÇÕES SOBRE O PACIENTE			
HISTÓRICO CLÍNICO	☐ Nenhum problema clínico (ASA Classe 1*)	☐ Um ou mais problemas clínicos (ASA Classe 2*)	☐ Histórico clínico complexo/enfermidade grave/deficiência (ASA Classes 3 a 5*)
ANESTESIA	☐ Sem histórico de problemas com anestesia	☐ Intolerância a vasoconstritores	☐ Dificuldade de alcançar anestesia
DISPOSIÇÃO DO PACIENTE	☐ Cooperativo e obediente	☐ Ansioso, porém cooperativo	☐ Não cooperativo
CAPACIDADE DE ABRIR A BOCA	☐ Sem limitações	☐ Leve limitação para abrir a boca	☐ Significativa limitação para abrir a boca
REFLEXO FARÍNGEO	☐ Nenhum	☐ Ânsia ocasionalmente com radiografias/tratamentos	☐ Reflexo faríngeo extremo, que já comprometeu cuidados dentários anteriormente
CONDIÇÃO DE EMERGÊNCIA	☐ Dor ou inchaço mínimos	☐ Dor ou inchaço moderados	☐ Dor ou inchaço graves
B. CONSIDERAÇÕES SOBRE O DIAGNÓSTICO E O TRATAMENTO			
DIAGNÓSTICO	☐ Sinais e sintomas consistentes com as condições pulpar e periapical reconhecidas	☐ Necessário diagnóstico diferencial extensivo de sinais e sintomas usuais	☐ Sinais e sintomas confusos e complexos: diagnóstico difícil ☐ Histórico de dor oral/facial crônica
DIFICULDADES RADIOGRÁFICAS	☐ Mínima dificuldade na obtenção/interpretação das radiografias	☐ Dificuldade moderada na obtenção/interpretação das radiografias (p. ex., assoalho bucal alto ou arco palatino estreito ou baixo, presença de torus)	☐ Dificuldade extrema na obtenção/interpretação das radiografias (p. ex., estruturas anatômicas sobrepostas)
POSIÇÃO NA ARCADA	☐ Anterior/pré-molar ☐ Leve inclinação (<10°) ☐ Leve rotação (<10°)	☐ 1º molar ☐ Inclinação moderada (10-30°) ☐ Rotação moderada (10-30°)	☐ 2º ou 3º molar ☐ Inclinação extrema (>30°) ☐ Rotação extrema (>30°)
ISOLAMENTO DO DENTE	☐ Colocação rotineira de dique de borracha	☐ Modificação simples pré-tratamento necessária para isolamento com dique de borracha	☐ Modificação extensiva pré-tratamento necessária para isolamento com dique de borracha
MORFOLOGIA DE COROA ORIGINAL NORMAL	☐ Aberrações morfológicas da coroa	☐ Restauração de cobertura total ☐ Restauração em porcelana ☐ Pilar de ponte ☐ Desvio moderado do formato normal do dente/raiz (p. ex., taurodontismo, microdentes) ☐ Dentes com extensiva destruição de coroa	☐ A restauração não reflete a anatomia/alinhamento original ☐ Desvio significativo do formato normal do dente/raiz (p. ex., fusão, dens in dente)
MORFOLOGIA DE CANAL E RAIZ	☐ Pouquíssima ou nenhuma curvatura (<10°) ☐ Ápice fechado (< 1 mm de diâmetro)	☐ Curvatura moderada (10-30°) ☐ O eixo da coroa difere moderadamente do eixo da raiz. A abertura apical é de 1 a 1,5 mm de diâmetro	☐ Curvatura extrema (>30°) ou curva em formato de S ☐ Pré-molar mandibular ou anterior com 2 raízes ☐ Pré-molar maxilar com 3 raízes ☐ O canal se divide no terço médio ou apical ☐ Dente muito longo (> 25 mm) ☐ Ápice aberto (> 1,5 mm de diâmetro)
APARÊNCIA RADIOGRÁFICA DO(S) CANAL(IS)	☐ Canal(is) visível(is) e não reduzido(s) em tamanho	☐ Canal(is) e câmara visíveis, mas com tamanho reduzido ☐ Pedras pulpares	☐ Caminho indistinto do canal ☐ Canal(is) não visível(is)
REABSORÇÃO	☐ Sem evidência de reabsorção	☐ Mínima reabsorção apical	☐ Extensiva reabsorção apical ☐ Reabsorção interna ☐ Reabsorção externa
C. CONSIDERAÇÕES ADICIONAIS			
HISTÓRICO DE TRAUMATISMO	☐ Fratura descomplicada de coroa de dentes maduros ou imaturos	☐ Fratura complicada de coroa de dentes maduros ☐ Subluxação	☐ Fratura complicada de coroa de dentes imaturos ☐ Fratura radicular horizontal ☐ Fratura alveolar ☐ Luxação intrusiva, extrusiva ou lateral ☐ Avulsão
HISTÓRICO DE TRATAMENTO ENDODÔNTICO	☐ Nenhum tratamento anterior	☐ Acesso prévio sem complicações	☐ Acesso prévio com complicações (p. ex., perfuração, canal não tratado, ressalto, instrumento separado) ☐ Tratamento endodôntico cirúrgico ou não cirúrgico prévio concluído
CONDIÇÃO PERIODONTAL-ENDODÔNTICA	☐ Doença periodontal inexistente ou leve	☐ Doença periodontal moderada concomitante	☐ Doença periodontal grave concomitante ☐ Dentes trincados com complicações periodontais ☐ Lesão endodôntica/periodôntica combinada ☐ Amputação radicular anterior ao tratamento endodôntico

*Sistema de Classificação da Sociedade Americana de Anestesiologistas (ASA)
Classe 1: Nenhuma doença sistêmica. Paciente saudável.
Classe 2: Paciente com grau leve de doença sistêmica, porém sem restrições funcionais, por exemplo, hipertensão bem controlada.
Classe 3: Paciente com grau elevado de doença sistêmica, que limita atividades, mas não imobiliza o paciente.
Classe 4: Paciente com grau elevado de doença sistêmica que causa imobilização e às vezes é potencialmente fatal.
Classe 5: O paciente não sobreviverá por mais de 24 horas independentemente da realização da intervenção cirúrgica.
www.asahq.org/clinical/physicalstatus.htm

• **Figura 6.1** A e B. Classificação de dificuldade de caso pela Associação Americana de Endodontistas. (Publicado com permissão da AAE.)

Programas avançados de educação odontológica em endodontia

A endodontia é uma das nove especialidades reconhecidas pela ADA. O reconhecimento de uma especialidade está atualmente em uma fase de transição nos EUA. Para reduzir possíveis vieses e conflitos de interesse no processo de reconhecimento, a ADA recentemente promoveu a formação de um órgão independente de reconhecimento de especialidade, a Comissão Nacional para Reconhecimento de Especialidades Odontológicas. Outro conselho independente de reconhecimento de especialidade, o Conselho Americano de Especialidades Odontológicas, também foi recentemente criado e reconhece quatro especialidades odontológicas que não são atualmente reconhecidas pela ADA. Em última análise, é da alçada de cada estado determinar individualmente quais especialidades odontológicas devem ser reconhecidas.

O reconhecimento de uma especialidade é um processo separado da verdadeira certificação da realização de um programa avançado de educação prática em odontologia. Programas avançados de educação em endodontia são certificados pela Comissão de Certificação em Odontologia (CODA) e têm requisitos clínicos, didáticos, de pesquisa e de ensino específicos e rigorosos. Os programas têm entre 2 e 3 anos de duração, com, no mínimo, 24 meses. É necessário concluir um programa em endodontia aprovado pela CODA para poder se intitular especialista em endodontia.

Comunicação entre endodontistas e dentistas generalistas

De acordo com o prospecto mais recente da ADA sobre serviços odontológicos em 2005 a 2006,[5] foram realizados 22,3 milhões de procedimentos endodônticos, dos quais 68,2% foram realizados por dentistas generalistas e 25,4% por endodontistas (os demais foram executados por outros especialistas). Essas tendências mudaram um pouco em relação ao estudo ADA 1999[6], em que os mesmos índices foram de 75,2% e 20,3%, respectivamente. A maioria dos procedimentos endodônticos é realizada por dentistas generalistas, de modo que, para prestar o atendimento ideal ao paciente, é importante ter boa comunicação entre o generalista e o especialista. Essa parceria é essencial para ajudar os pacientes a salvar seus dentes.

A comunicação entre dentistas generalistas e especialistas ocorre no contexto do encaminhamento de casos urgentes ou complexos, discussão sobre o tratamento ideal para um paciente ou sobre as últimas evidências para determinados procedimentos e materiais usados no tratamento endodôntico. Muitos endodontistas também procuram palestrar em clubes de estudo locais ou reuniões regionais para divulgar informações sobre as novidades em tecnologias e as práticas nesse campo. A maioria das interações ocorre por meio de formulários impressos ou cartas que são dadas ao paciente (para entrega subsequente) ou enviadas pelo correio. Comunicação por telefone é um meio comum e seguro de trocar ideias e informações sobre o paciente de maneira eficiente. Formas eletrônicas de comunicação também se tornaram bastante usuais; contudo, muitos dos métodos populares, como *e-mails*, mensagens de texto e portais *on-line* não são inerentemente seguros. Alguns programas de *e-mail* permitem criptografia, a qual deve ser usada para comunicações referentes a pacientes. Alguns programas de gerenciamento disponibilizam páginas na internet onde as informações podem ser carregadas e visualizadas de maneira segura. De acordo com a Lei de Portabilidade e Responsabilidade de Seguros-Saúde (HIPAA, na sigla em inglês), há 19 itens que constituem informação sigilosa de saúde (ISS), que podem ser usados para potencialmente identificar um paciente. Entre esses itens incluem-se nome, data de nascimento, informações de contato e número da carteira de saúde, entre outros, de modo que devem ser mantidos em segurança e em cumprimento com a lei.

O que se espera de um clínico geral

Woodmansey et al.[7] descobriram por meio de uma pesquisa *on-line* com 40 diretores de programas de doutorado de faculdades de odontologia dos EUA e Canadá que os doutorandos haviam realizado uma média de 5,9 procedimentos de canal radicular em pacientes vivos, e apenas 36% dos diretores achavam que seus alunos formados eram competentes para realizar canais radiculares de molares em suas clínicas particulares. Em compensação, a maioria dos programas de pós-graduação em endodontia nos EUA tem duração de 2 a 3 anos. Gulabivala e colaboradores (2010)[8] redigiram um parecer publicado pela Sociedade Europeia de Endodontia afirmando que o requisito clínico mínimo deveria ser de 60% do tempo, com um número mínimo de 180 casos clínicos concluídos.

Burry (2016)[9] pesquisou em um amplo banco de dados de empresas seguradoras sobre tratamentos concluídos por endodontistas e dentistas generalistas em 10 anos, e os dados indicaram que não havia diferença estatisticamente significativa na taxa de sucesso ou fracasso em incisivos, caninos e pré-molares no período. Em dentes molares, entretanto, os resultados apresentaram significância estatística em 10 anos, com melhores resultados em dentes tratados por endodontistas. Esse dado é corroborado também nos consultórios particulares, sendo que há estudos que demonstram que os molares são os dentes que levam mais comumente a encaminhamentos ao endodontista.

Claramente, trata-se de um hiato desafiador, mas que oferece uma possível oportunidade para melhores relacionamentos entre especialistas e dentistas generalistas.

Abbott et al.[10] contataram dentistas generalistas para avaliar suas percepções e conhecer os fatores associados a encaminhamentos a endodontistas. Um total de 983 dentistas generalistas participou da pesquisa; 93% concordaram que "os endodontistas são meus parceiros na prestação de um atendimento odontológico de qualidade". Nesse estudo, a porcentagem mais alta de dentistas generalistas (96%) classificou as comunicações na forma de relatórios e imagens oportunas de acompanhamento como as melhores formas de construir relacionamentos/parcerias, seguidas por reencaminhamento de pacientes para tratamento restaurativo (94%) e acomodação da agenda do paciente (92%). Em contrapartida, apenas 38% mencionaram que sinais de apreço, como presentes, eram uma forma eficaz de construir relacionamentos duradouros. Esse estudo reconfirmou a importância das comunicações.

Instruções explícitas por escrito, achados pertinentes, histórico de tratamento e as devidas radiografias (originais ou cópias) são enviadas ao endodontista por correio, *e-mail* seguro ou *link* para página da web. (Não se recomenda pedir ao paciente que leve consigo esses materiais.) Essas instruções devem abordar também como o dente se encaixa no plano de tratamento em geral, incluindo a restauração prevista.

O que se espera de um endodontista

Lin et al.[11] verificaram a relação entre os endodontistas e seus encaminhados. Eles analisaram vários fatores econômicos diferentes da endodontia e da base de encaminhamentos. Um total de 875 endodontistas participaram da pesquisa. Em termos de marketing, a maioria dos participantes relatou possuir dados presentes (77,8%), ter visitado pessoalmente os consultórios dos dentistas generalistas (76,0%), possuir *links* para páginas da web (66,8%) e organizar atividades sociais (51,9%). Alguns participaram de clubes de estudo locais (39,7%) ou anunciavam seus serviços em Listas Telefônicas (29,9%) ou no Facebook (19,4%). Sete por cento dos participantes reportou contar com aplicativos móveis. Igualmente, o interessante aqui foi o fato de que o tipo de dente mais comumente encaminhado era o molar maxilar (60,2%), seguido pelo molar mandibular (38,8%). Praticamente 10% dos casos de encaminhamento ocorreram após algum incidente procedural. Quase 50% dos endodontistas realizaram algum tipo de procedimento regenerativo.

Especialistas atendem tanto o paciente quanto o dentista que o encaminha, e suas responsabilidades são para com ambos. Eles devem oferecer o tratamento adequado e comunicar-se com o clínico e com o paciente. Quando o tratamento for concluído, o dentista que encaminhou o paciente deve receber uma confirmação por escrito do endodontista que inclua uma radiografia da obturação. Inclui-se uma nota sobre como o dente foi tratado, retornos previstos, prognóstico (tanto em curto quanto a longo prazo), além de achados ou situações incomuns. Uma sugestão quanto à restauração definitiva é adequada. Antes e durante o tratamento, o endodontista explica ao paciente todos os aspectos importantes do procedimento e o resultado esperado. Após a conclusão do tratamento, o paciente é informado sobre o prognóstico, os devidos cuidados de acompanhamento e quaisquer possíveis procedimentos adicionais no futuro, bem como sobre a necessidade de retornar ao dentista original para uma restauração definitiva e continuação do tratamento.[12]

Com base nesses achados, dois pontos importantes ficam claros: o primeiro é que há uma disparidade nos programas de doutorado em odontologia; o segundo, que o dentista generalista tem grande confiança e convicção na parceria com o endodontista. Conforme a atenção volta-se para a manutenção de uma dentição saudável relacionada a maior conscientização sobre peri-implantite, o generalista e o especialista têm grande oportunidade de trabalhar juntos em benefício de nossos pacientes.

Muitos endodontistas são educadores de coração, lecionaram em clínicas endodônticas de faculdades de odontologia e são apaixonados por sua arte. Uma das melhores maneiras de nutrir esse relacionamento são os cursos de educação e treinamento continuados (EC), para desenvolver os relacionamentos profundos que fortaleceriam e solidificariam essas pontes e, por fim, levariam a uma experiência melhor para o paciente. A Figura 6.2 mostra o esquema de um programa de EC que funcionou bem para um dos autores. Há vários outros tópicos, como trauma dentário, procedimentos regenerativos e tomografia computadorizada de feixe cônico (TCFC), que são áreas comuns de interesse e que ajudarão na relação sinérgica que acabará levando a desfechos melhores para os pacientes.

Padrão de cuidados e documentação de caso endodôntico

Com base em relatórios da AAE, aproximadamente 75% dos procedimentos de canal radicular não cirúrgicos são realizados por dentistas generalistas, e 25%, por endodontistas, que realizam 62% dos canais radiculares de molares e a maioria das revisões de tratamento de canal radicular e dos procedimentos de microcirurgia endodôntica.[13] Embora a seleção de casos desempenhe um papel significativo nessas porcentagens, é importante reconhecer que há um padrão uniforme de cuidados para a realização de tratamentos endodônticos, independentemente de os procedimentos serem realizados pelo dentista generalista ou pelos endodontistas.

A seleção de caso é feita com base no diagnóstico correto, em fatores que afetam o prognóstico em longo prazo, bem como na complexidade do caso em questão. Cada profissional deve ser totalmente consciente de suas habilidades técnicas e de seu nível de conhecimento para determinar quais casos tratar e quais encaminhar. A AAE desenvolveu um Formulário de Avaliação de Dificuldade de Caso (vide Figura 6.1) que pode ser usado para ajudar os dentistas a avaliar o nível de dificuldade ao planejar o tratamento de um dente para procedimentos endodônticos.

Uma vez tomada a decisão de planejar o tratamento do dente por procedimento endodôntico, os passos procedurais e a qualidade dos serviços prestados devem atender aos mesmos padrões, independentemente de quem realizará o tratamento. Um desses passos é obter consentimento informado com base na avaliação do histórico do paciente, na principal queixa, em exame clínico e radiográfico, em diagnóstico do estado pulpar e periapical e na apresentação clara do plano de tratamento, que inclui prognóstico e também riscos, benefícios e alternativas. A manutenção de registros precisos é fundamental para documentar que o paciente foi informado de sua condição e que compreende o tratamento recomendado, incluindo seus riscos e custos associados. Manter registros precisos também é importante para documentar os procedimentos de exames que foram feitos, bem como os materiais específicos utilizados durante o tratamento. Ao realizar os procedimentos, no caso de o dentista generalista encontrar desafios que possam vir a prejudicar o resultado ou criar acidentes procedurais, é aconselhável uma consulta com o especialista.

O diagnóstico adequado e a avaliação pré-tratamento do prognóstico a longo prazo dependem da coleta completa e precisa de informações relevantes. Uma revisão diligente do histórico médico do paciente e da principal queixa fornecem uma impressão inicial que pode servir como guia para os próximos passos necessários para confirmar o diagnóstico. Mesmo o melhor tratamento baseado no diagnóstico incorreto predisporá o dentista e o paciente à frustração e a um resultado de tratamento desfavorável. Na verdade, não realizar tratamento é melhor do que realizar o tratamento incorreto, independentemente de quão inclinado o dentista está em prestar serviços para ajudar um paciente necessitado. Os próximos passos incluem o uso de testes diagnósticos adequados e a obtenção de radiografias diagnósticas.

Os testes clínicos atualmente disponíveis simplesmente avaliam a resposta de um indivíduo a determinado estímulo. Assim, são necessários dentes de controle para entender uma resposta normal daquele paciente individualmente. Por exemplo, alguns pacientes podem ter sensibilidade extrema ao frio em toda a dentição. A avaliação de um único dente pode dar a falsa impressão de uma resposta elevada, indicando pulpite. Por outro lado, algumas pessoas não demonstram reação a estímulos em qualquer dente. Nesse caso, a ausência de resposta a um estímulo somente no dente suspeito pode falsamente indicar necrose pulpar. A inclusão de dentes de controle ajudará a estabelecer as respostas normais ao teste pulpar em dentes não afetados antes de testar o dente suspeito.

Uma avaliação radiográfica completa requer várias angulações quando se usam imagens radiográficas intraorais para visualizar tridimensionalmente um único dente com múltiplas raízes, presença de dilacerações graves ou múltiplos canais em uma única raiz. Além disso, podem-se reunir mais informações a partir de vários pontos de vista. A imagem radiográfica deve capturar as estruturas radiculares e periapicais como um todo, incluindo toda a extensão de uma lesão apical, quando presente. Se os ápices não estiverem claramente visíveis, são necessárias imagens adicionais. Todas as imagens obtidas precisam ser mantidas nas fichas independentemente de sua qualidade, pois cada ângulo

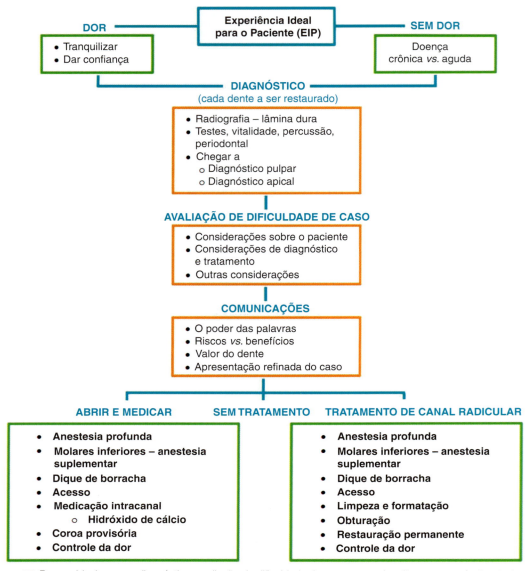

Figura 6.2 Passos ideais para o diagnóstico, avaliação de dificuldade de caso, comunicação com o paciente e tratamento.

pode fornecer informações potencialmente benéficas e porque os registros devem conter todas as radiografias obtidas. Radiografias interproximais permitem a visualização dos níveis dos ossos em relação às restaurações ou cáries existentes, bem como a visualização da profundidade da câmara pulpar.[14] Quando se encontram desafios para visualizar achados patológicos (p. ex., lesões periapicais iniciais) para diagnosticar fraturas ou determinar a proximidade de certas estruturas anatômicas, podem ser indicadas imagens de TCFC.[15] Novamente, a documentação e o registro adequados dos resultados dos testes pré-operatórios são necessários para consultas futuras.

O prognóstico final a longo prazo de um dente pode ser determinado por outros fatores, como situação periodontal e restaurabilidade do dente em questão. A mensuração da perda de aderência periodontal é crítica para determinar o diagnóstico correto, o que, em última análise, ditará se o dente possui probabilidade de responder ao tratamento endodôntico. A restaurabilidade pode geralmente necessitar de remoção das restaurações e cáries existentes para avaliar totalmente a estrutura dentária sólida remanescente. Os pacientes devem ser informados sobre essas considerações antes do início do tratamento. A conclusão do tratamento endodôntico em um dente que não pode ser restaurado é tão antiética quanto a extração de um dente saudável.[14]

Uma vez realizado o diagnóstico definitivo e mediante o consentimento do paciente para iniciar o tratamento, os procedimentos endodônticos realizados devem estar de acordo com o padrão de cuidado aceito. Isso inclui os seguintes passos:

Anestesia adequada e profunda. Embora esse assunto seja abordado em detalhes no Capítulo 8, é importante destacar que a maioria dos pacientes que expressam ansiedade em relação à terapia de canal radicular (TCR) tem preocupações sobre dor durante o procedimento. A anestesia profunda proporciona uma experiência mais agradável para o paciente e para o dentista, o que permitirá direcionar mais atenção à realização adequada do procedimento.

Isolamento adequado com dique de borracha. Os objetivos primários do tratamento de canal radicular não cirúrgico são remover a contaminação microbiana e proporcionar uma vedação adequada para prevenir reinfecção do sistema de canal radicular.

CAPÍTULO 6 Complexidade de Casos Endodônticos e Como Trabalhar com o Especialista

Em cumprimento aos protocolos rigorosos de assepsia, o isolamento adequado com dique de borracha é necessário para impedir contaminação salivar do campo operatório e para prevenir aspiração de instrumentos, irrigantes ou outros materiais. Em suma, isolamento do dente com dique de borracha é o padrão de cuidado obrigatório.[16]

Desbridamento biomecânico adequado. O desbridamento biomecânico se baseia no uso de limas endodônticas para remover resíduos e aumentar o espaço do canal, permitindo a penetração de solução de irrigação. Embora o alargamento do canal deva ser adequado para permitir a inserção passiva de uma agulha de calibre estreito, deve-se tomar cuidado para não exagerar no uso dos canais para não prejudicar as paredes de dentina (no máximo, 1 mm). A determinação da extensão adequada de trabalho logo no início do procedimento é essencial para minimizar ocorrências de superextensão de materiais ou criação de incidentes procedurais, como formação de rebordo ou perfurações radiculares.[13]

Uso de materiais aprovados. A instrumentação mecânica por si só não permite uma desinfecção ideal do sistema de canal radicular, sendo necessárias soluções de irrigação com atividade antimicrobiana durante o desbridamento do canal. Embora o hipoclorito de sódio em concentrações diversas permaneça sendo a solução de irrigação de canal radicular mais popular, várias novas soluções de irrigação chegaram ao mercado com diversas propriedades, inclusive atividade antimicrobiana ou de remoção de camada de esfregaço. Pelo fato de que vários desses irrigantes podem causar algum grau de irritação nos tecidos periapicais, deve-se tomar cuidado para evitar extrusão inadvertida da solução além do ápice radicular, o que pode ocorrer quando a agulha fica presa no espaço do canal.

A maioria dos sistemas de obturação inclui um núcleo sólido usado em conjunto com um selante. A instrumentação adequada do canal e a competência em técnicas empregadas para a colocação desses materiais são essenciais para prevenir sua superextensão além do ápice radicular. Embora sejam relativamente biocompatíveis, a maioria dos materiais de preenchimento de canal radicular pode causar irritação, pois o sistema imune nos tecidos periapicais pode reconhecer esses materiais como estranhos. Preenchedores em pasta geralmente não são recomendados, pois são mais difíceis de controlar durante a obturação. Além disso, preenchedores em pasta contendo paraformaldeído devem ser totalmente evitados.[17]

Restauração final adequada. Após a conclusão do tratamento endodôntico, a devida restauração coronal é fundamental para prevenir reinfecção do sistema de canal radicular e proteger o dente. Estudos demonstraram que canais radiculares devidamente instrumentados e preenchidos podem se tornar rapidamente contaminados se não forem devidamente restaurados, e a exposição da guta percha e do selante à saliva pode causar uma rápida penetração de bactérias.[18-20] Restaurações provisórias feitas após a conclusão de procedimentos endodônticos servem como selantes temporários, de modo que se deve planejar sua substituição por uma restauração permanente, preferencialmente em um prazo de 30 dias. A exposição de restaurações de acesso provisórias à saliva pode causar recontaminação do sistema de canal radicular em um prazo de 30 dias.[21]

Cuidados e instruções de cuidados pós-operatórios. Devem ser dadas instruções pós-operatórias antes e depois do tratamento para ajudar os pacientes a saber o que esperar nos dias subsequentes. Tais instruções devem ser fornecidas por escrito, pois os pacientes geralmente esquecem informações dadas verbalmente. Além disso, medicamentos perioperatórios adequados devem ser fornecidos, conforme a necessidade. Informações mais específicas sobre medicamentos serão fornecidas no Capítulo 9.

Boxe 6.1 Questões de revisão

1. A posição da ADA em seu Código de Ética em relação ao dever de encaminhar pacientes inclui:
   a. Estar atualizado em termos de conhecimento e habilidade
   b. Conhecer suas próprias limitações
   c. Reconhecer quando encaminhar
   d. Todas as alternativas anteriores
2. Ao realizar um tratamento de canal radicular, qual a diferença em termos de padrão de cuidado que se espera de um clínico geral e de um endodontista?
   a. Os dentistas generalistas seguem um padrão mais elevado de cuidado do que os endodontistas
   b. Os endodontistas seguem um padrão mais elevado de cuidado do que os dentistas generalistas
   c. Dentistas generalistas e endodontistas seguem os mesmos padrões de cuidado
   d. Dentistas generalistas e endodontistas não seguem padrões estaduais de cuidados, mas sim nacionais
3. Quantos anos adicionais de treinamento além da faculdade de odontologia são necessários para se tornar um especialista em endodontia?
   a. No mínimo, 12 meses
   b. No mínimo, 22 meses
   c. No mínimo, 24 meses
   d. No mínimo, 36 meses
4. Por quem o especialista tem responsabilidade primária?
   a. Paciente
   b. Dentista que encaminhou o paciente
   c. Avalista financeiro do paciente
   d. Paciente e dentista
5. Quem realiza a maioria dos procedimentos de canal radicular nos EUA?
   a. Endodontistas
   b. Clínico geral
   c. Cirurgiões orais
   d. Estudantes de odontologia

Avaliação de dificuldade de caso – quando tratar e quando encaminhar

A AAE desenvolveu um formulário para auxiliar na avaliação de dificuldade de casos e possível necessidade de encaminhamento a um especialista: o *Formulário de avaliação de dificuldade de caso endodôntico da AAE e orientações de uso* (vide Figura 6.1). O formulário está disponível para *download* gratuito em https://www.aae.org/specialty/wp-content/uploads/sites/2/2019/02/19AAE_CaseDifficultyAssessmentForm.pdf. O formulário de avaliação apresenta ao usuário uma série de perguntas/condições em três categorias amplas: considerações sobre o paciente, considerações de diagnóstico e tratamento e considerações adicionais. Cada uma das três principais categorias é dividida em subcategorias.

As diretrizes usam as classificações intituladas dificuldade mínima, dificuldade moderada e dificuldade alta para auxiliar o dentista a identificar os parâmetros de dificuldade de caso e a avaliar se o caso está de acordo com seu nível de conhecimento. A princípio, o processo pode parecer incômodo. Porém, o uso *repetido* e a familiarização com ele *reduzem o risco* tanto para os pacientes quanto para os dentistas generalistas. Esse processo deve permitir ao dentista prestar a qualidade ideal de atendimento. O encaminhamento pode acontecer antes, durante e depois do tratamento de canal radicular.

Considerações sobre o paciente

Histórico clínico

Embora alguns dentistas generalistas sejam bem treinados em avaliação e manejo de pacientes medicamente complexos, principalmente aqueles que fizeram residência em clínica geral (RCG) ou que cursaram Educação Avançada em Odontologia Geral (EAOG), um especialista está mais bem preparado para oferecer TCR a um paciente medicamente comprometido, que com frequência não consegue ficar sentado na cadeira do dentista para um procedimento mais longo; pode necessitar de controle via sedação intravenosa (IV), ou em ambiente cirúrgico, ou, ainda, necessitar de medicação prévia e monitoramento atento durante o tratamento. Todos esses fatores podem complicar o tratamento, mesmo se os aspectos técnicos do tratamento não pareçam ser complicados.

Anestesia

Embora alergia verdadeira a um anestésico local tipo amida seja considerada rara,[22] as experiências prévias do paciente com anestesia local podem, no entanto, requerer alguma forma de modificação do tratamento. Um histórico dentário completo deve identificar pacientes que tenham tido problemas anteriores com anestesia local, dos quais os mais comumente relatados são sensibilidade a um vasoconstritor ou dificuldade de alcançar anestesia profunda. Ambas as situações, individual e coletivamente, elevam o grau de dificuldade e podem ser geralmente determinadas por meio de um bom histórico dentário.

Disposição do paciente

Pacientes ansiosos e não cooperativos podem apresentar desafios de tratamento tanto para dentistas generalistas quanto para especialistas; contudo, o treinamento e a bagagem adicionais do especialista geralmente se traduzem em melhor experiência para o paciente ou, pelo menos, na capacidade de concluir o procedimento em um período menor. Na especialização, incluem-se estratégias para lidar com pacientes desafiadores.

Reflexo faríngeo e capacidade de abrir a boca

Pacientes com reflexo faríngeo ativo apresentam dificuldade para capturar radiografias de qualidade, principalmente de dentes posteriores, bem como de tratamento. Alternativas como radiografia panorâmica ou imagem de TCFC podem geralmente fornecer informações adicionais valiosas, mas não devem ser usadas de rotina como substitutas para radiografias periapicais de alta qualidade. Muitos pacientes com reflexo faríngeo ativo respondem bem à colocação do dique de borracha, pois o palato mole fica protegido contra estimulação, enquanto outros pacientes sentem claustrofobia e não conseguem tolerar o dique de borracha. Ansiolíticos orais ou óxido nitroso/oxigênio às vezes são úteis, e há um pequeno subgrupo de pacientes que necessita de anestesia geral para TCR. Pelo fato de que o dique de borracha é considerado o padrão de cuidado para TCR, se não for possível colocar um dique dentário, o paciente não é um candidato a TCR.

Limitações de abertura de boca devido a uma variedade de motivos podem elevar o grau de dificuldade de mínimo para alto.

Condição de emergência

Pacientes que apresentam dor intensa ou inchaço significativo requerem alto nível de habilidade e experiência para serem tratados (Figura 6.3). Anestesia profunda é geralmente difícil de alcançar na presença de infecção e em dentes com diagnóstico de pulpite sintomática irreversível, principalmente dentes posteriores mandibulares.

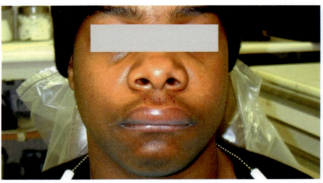

● **Figura 6.3** Rapaz de 17 anos de idade que se apresentou na emergência queixando-se de dor e inchaço no lábio superior. O diagnóstico foi de necrose pulpar com abscesso apical agudo e celulite. Alcançar anestesia local profunda em situações como essa pode ser bastante difícil e doloroso para o paciente devido a edema difuso do tecido.

Considerações de diagnóstico e tratamento

Diagnóstico

O tratamento apropriado acompanha um diagnóstico preciso. Dificuldades diagnósticas incluem resultados confusos de testes, padrões inespecíficos ou incomuns de dor por lesões perirradiculares de origem não pulpar, lesões endodônticas ou periodontais, bem como reabsorção.

Conforme observado no Capítulo 4, o profissional deve ser capaz de usar os sinais e sintomas do paciente, os achados clínicos e radiográficos e os resultados dos testes clínicos para estabelecer um diagnóstico pulpar e periapical para tomar as decisões de tratamento com base nesses aspectos. A aplicação de tais princípios deve permitir ao clínico geral fazer um diagnóstico correto na maioria dos casos (Figura 6.4). No entanto, há vários casos em que a aplicação desses princípios básicos não é suficiente, e o clínico precisaria do conhecimento de um especialista para reconhecer e tratar apresentações ou condições clínicas menos comuns de pacientes. Esses casos complexos incluem situações em que os testes diagnósticos fornecem resultados conflitantes ou resultados que não concordam com os achados radiográficos e clínicos, ferimentos traumáticos nos dentes e suas sequelas, diagnóstico de casos sintomáticos que foram previamente tratados endodonticamente (Figura 6.5), dor orofacial ou radiolucências de origem não endodôntica que imitam lesão endodôntica.

Dificuldades radiográficas

Radiografias são ferramentas importantes para o correto diagnóstico e planejamento do tratamento. Nos casos em que a obtenção e a interpretação das radiografias são difíceis, o paciente deve ser encaminhado a um endodontista. Essa circunstância ocorre com pacientes que têm trismo muscular, que receberam radioterapia na musculatura orofacial, que têm graves problemas de engasgo ou que têm uma cavidade oral pequena.

Posição na arcada

Muitos dentistas realizam tratamento de canal radicular com base na localização do dente na arcada. Porém, vários outros fatores além da localização do dente na arcada dificultam o tratamento de canal radicular. Dependendo desses fatores, realizar um canal radicular em um segundo molar em um paciente pode ser mais fácil do que realizar o procedimento em um pré-molar de outro paciente.

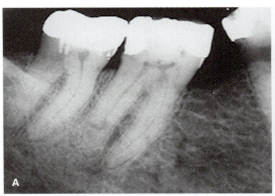
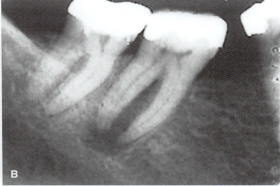

• **Figura 6.4** Exemplo de diagnóstico simples. O dente nº 30 tinha cárie e não respondia ao teste pulpar. **A.** O dentista escavou a restauração e colocou uma restauração provisória porque "o dente não tinha polpa exposta". **B.** Três meses depois, uma lesão periapical havia se desenvolvido. O tratamento endodôntico deveria ter sido iniciado no momento do diagnóstico de necrose pulpar.

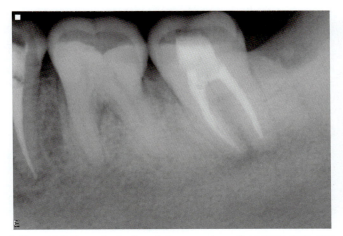

• **Figura 6.5** Exemplo de diagnóstico complexo. O paciente tinha uma dor crônica e incômoda no quadrante mandibular esquerdo. O tratamento endodôntico havia sido feito 2 anos antes por um endodontista, e a lesão parecia ter se resolvido. A principal queixa não pode ser reproduzida, e o padrão radiográfico do osso sugeria a possibilidade de lesão óssea. O caso foi diagnosticado por um cirurgião bucomaxilofacial como osteomielite esclerosante crônica.

Isolamento do dente

Devido a cáries graves ou fraturas de coroa, pode ser muito difícil isolar ou restaurar um dente, de modo que a extração possivelmente é a melhor alternativa. Em alguns casos, alongamento de coroa pode ser necessário para criar largura biológica antes de realizar o tratamento do canal radicular. Encaminhamento a um especialista para esse tipo de tratamento deve ser considerado caso o problema exista (Figura 6.6).

Morfologia da coroa

Uma série de fatores anatômicos deve ser considerada no planejamento do tratamento de um dente pretendido para TCR. Muitos dentes que requerem tratamento de canal radicular têm restaurações de núcleo metálico fundido. A anatomia da restauração geralmente não corresponde à anatomia coronal original, e pode ser difícil localizar a câmara pulpar. Quando um dente que necessita de tratamento de canal radicular faz parte de uma ponte, a angulação da restauração em relação à coroa original (Figura 6.7) e sua localização na arcada devem ser examinadas cuidadosamente antes de se fazer a preparação do acesso. Tais considerações são especialmente importantes para primeiros pré-molares maxilares, incisivos laterais e incisivos mandibulares, pois trata-se de dentes estreitos e propensos a perfurações de coroa ou raiz durante preparações para acesso à cavidade. Acesso com ouro é mais fácil do que com metais não preciosos. Coroas de porcelana são frágeis e podem quebrar durante a preparação do acesso, enquanto coroas mais novas, do tipo zircônia, são bem duras e geralmente requerem brocas especiais para acesso. Quando a câmara pulpar e os orifícios para os canais radiculares não estiverem visíveis nas radiografias pré-operatórias, deve-se considerar encaminhamento a um endodontista (Figura 6.8).

• **Figura 6.6** Além da posição do dente nº 18 na arcada, esse dente será difícil de isolar caso seja indicado retratamento por terapia de canal radicular (TCR), com restaurabilidade questionável.

Morfologia do canal e da raiz

Várias situações podem limitar o acesso ao dente em questão, tornando difícil a realização de tratamentos rotineiros. Esses casos incluem limitação de abertura da boca (principalmente para tratamento de molares), apinhamento dental, inclinação ou rotação grave, lesões cariosas subgengivais que necessitam de alongamento coronal ou outros procedimentos para garantir um bom isolamento, além de molares com comprimentos de trabalho muito grandes. Neste último caso, embora o dente possa ser acessível para trabalhos restauradores rotineiros, o uso de instrumentos longos para manipular os canais representa um desafio (Figura 6.9).

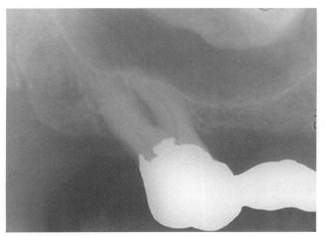

• **Figura 6.7** Esse segundo molar maxilar direito apresenta vários desafios para a terapia endodôntica. Ele apresenta inclinação mesial de aproximadamente 45°, possui uma restauração de cobertura oclusal completa (pilar para uma prótese fixa longa) e canais moderadamente calcificados. O grau de dificuldade é alto e seria ainda mais caso o paciente tivesse limitações para abrir a boca.

mandibulares); canais em forma de C (Figura 6.11); *dens invaginatus* e *evaginatus*; dentes fundidos e geminados; dentes com defeitos do sulco palatino; e dentes com lesões laterais ou em forma de J (que podem ter ramificações incomuns de canal).

Aspecto radiográfico do(s) canal(is)

Conforme o dente envelhece, sua câmara pulpar e canais radiculares calcificam-se. O tamanho da câmara pulpar e dos canais radiculares, a presença de pedras pulpares e a extensão das calcificações no sistema de canal radicular devem ser considerados antes de se tomar uma decisão em relação ao tratamento do canal radicular (Figura 6.12). O manejo desses dentes é sempre desafiador, de modo que normalmente requer o uso de um microscópio cirúrgico odontológico e, geralmente, de imagens de TCFC.

Reabsorção

A reabsorção radicular apical, comum em dentes necróticos com periodontite apical duradoura, requer cuidadosa determinação e controle do comprimento adequado de trabalho para ajudar a prevenir superextensão dos materiais de preenchimento radicular. Reabsorção interna e externa (reabsorção cervical invasiva) são duas condições separadas, e ambas requerem alto nível de habilidade diagnóstica e de tratamento (Figuras 6.13, A e B).

Considerações adicionais

Muitos dos casos que se enquadram nas categorias de ferimentos traumáticos, revisões de tratamento e cirurgias são descritos mais detalhadamente nos capítulos correspondentes (Capítulos 11, 19, e 20, respectivamente); uma descrição geral da interação entre o dentista generalista e o especialista é fornecida aqui. Muitos casos de ferimentos traumáticos são vistos primeiramente pelo dentista generalista do paciente. O dentista generalista tem por obrigação tratar a condição emergencial e fazer uma triagem adequada do

Há uma série de variações anatômicas que podem necessitar de encaminhamento a um endodontista. Entre elas incluem-se ápice imaturo, dentes com severa curvatura de canal (Figura 6.10, A e B) ou dentes com espaço de canal muito calcificado. O dentista generalista deve sempre estar atento às variações anatômicas comuns dos dentes e deve buscar consulta ou encaminhamento ao especialista caso haja suspeita de canais adicionais que não podem ser localizados, caso a variação anatômica seja incomum ou se o processo patológico persistir apesar do tratamento. Exemplos de situações em que as variações anatômicas podem tornar um caso difícil de manejar para o dentista generalista incluem pré-molares mandibulares com mais de um canal; pré-molares maxilares com mais de dois canais; raiz entomolar (raízes adicionais nos molares

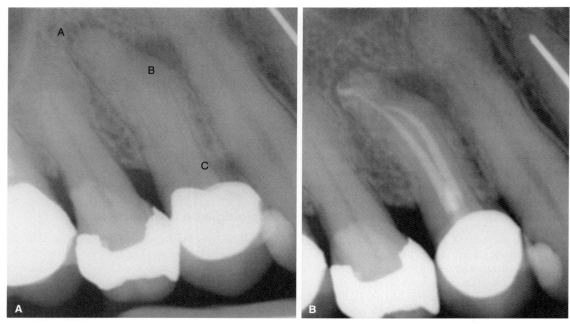

• **Figura 6.8** Radiolucência periapical (**A**) e mesial (**B**) no terço apical. Os canais estão calcificados, a raiz é estreita e há indício de concavidade mesial significativa no terço coronal. O dente também tem uma coroa, o que aumenta a complexidade do acesso. Esse caso é considerado de alto risco (**C**). No pós-operatório, a radiolucência mesial resultava da raiz vestibular se desviando vários milímetros antes da raiz palatina, com significativa curvatura distal (**B**). O dentista deve administrar complicações inesperadas caso surjam problemas durante o tratamento.

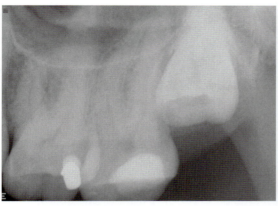
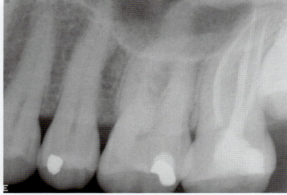

● **Figura 6.9** Segundo molar maxilar esquerdo com comprimentos de trabalho que variam de 26 a 28 mm.

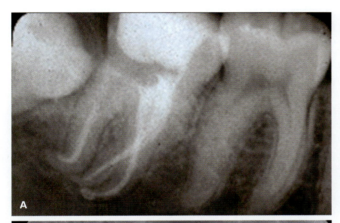

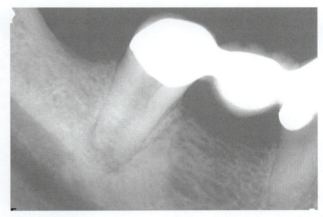

● **Figura 6.11** Segundo molar mandibular direito com suspeita de espaço de canal em forma de S. A localização na arcada, a inclinação mesial moderada e a presença de restauração de cobertura oclusal completa adicionam ainda mais complexidade ao tratamento.

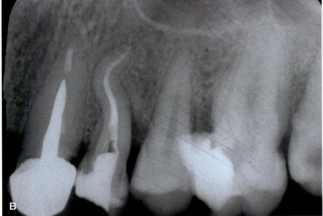

● **Figura 6.10 A.** Segundo molar mandibular direito com curvaturas radiculares extremas, dificuldade de acesso e isolamento (Caso cortesia do Dr. Steve Weeks). **B.** Radiografia pós-operatória imediata de segundo pré-molar maxilar esquerdo com uma curvatura em "S".

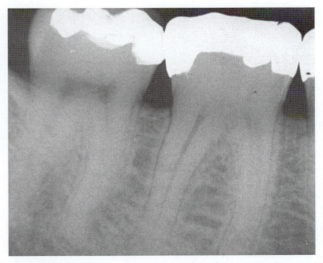

● **Figura 6.12** A câmara pulpar e os canais radiculares mostram metamorfose cálcica – situação considerada de extremo risco.

paciente. As diretrizes mais recentes para o manejo de ferimentos traumáticos devem estar prontamente disponíveis e ser revisadas frequentemente. O diagnóstico precisa incluir condições pulpares e periapicais de todos os dentes na área do trauma depois que os exames e testes clínicos necessários forem realizados. O manejo inclui primeiros socorros em ferimentos de tecidos moles, reposicionamento de dentes luxados ou ainda restauração de dentes fraturados. O especialista deve ser envolvido no diagnóstico e manejo de ferimentos extensivos e complicações, incluindo luxações, fratura de osso alveolar e envolvimento pulpar óbvio, fraturas radiculares, reabsorções radiculares, dentes com ápices imaturos,

pacientes com problemas clínicos ou comportamentais complexos, além de complicações tardias de traumatismos.

O dentista generalista desempenha a importante função de guardião da saúde oral do paciente ao reconhecer e encaminhar casos de tratamentos endodônticos prévios malsucedidos (Figura 6.14, *A* e *B*). Muitos desses casos são assintomáticos; portanto, para

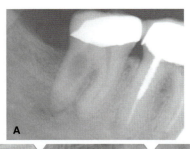
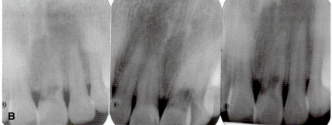

• **Figura 6.13 A.** Grande lesão reabsortiva interna na raiz distal do segundo molar mandibular direito. **B.** Extensiva reabsorção cervical invasiva no incisivo central maxilar esquerdo, conforme observado nas radiografias em três ângulos. Uma tomografia computadorizada de feixe cônico (TCFC) teria sido bastante útil para determinar a extensão da lesão e para desenvolver um plano de tratamento.

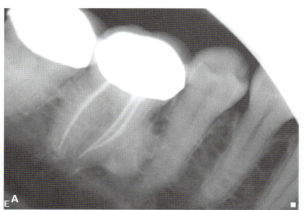
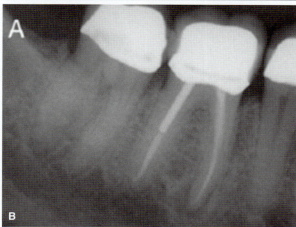

• **Figura 6.14** Exemplos de dentes previamente tratados e que apresentam alto grau de dificuldade. **A.** Primeiro molar mandibular direito previamente tratado com material de preenchimento com sistema de carregador. **B.** Dente com uma coluna no canal distal que poderia ser manejado por meio de revisão não cirúrgica de tratamento ou de microcirurgia endodôntica, e ambas as opções poderiam levar a um resultado previsível quando realizadas por um especialista.

reconhecê-los, são necessários os devidos exames clínicos e radiográficos do paciente (Figura 6.15, *A* e *B*). O dentista generalista deve estar ciente dos procedimentos de tratamento que estão dentro do alcance da prática endodôntica e educar o paciente de acordo. É importante que o dentista generalista apresente ao paciente todas as opções de tratamento disponíveis antes de recomendar a extração de um dente com substituição por implantes ou próteses. Há vários casos em que o dentista generalista reconhece que é necessário esse conhecimento adicional para determinar o prognóstico e as opções de tratamento, de modo que é preciso fazer uma consulta com um endodontista. Em retrospecto, muitos dos casos que são retratados cirúrgica ou não cirurgicamente por um endodontista deveriam ter sido encaminhados ao endodontista para tratamento primário (Figura 6.16). O dentista generalista prudente reconhece um caso com probabilidade de ser complexo demais e realiza o devido encaminhamento, em vez de correr o risco de desenvolver problemas de tratamento. Há vários casos em que o tratamento parece ser rotineiro, mesmo assim se encontram problemas, de modo que o encaminhamento a um endodontista pode ajudar a garantir um bom resultado.

Encaminhamento durante o tratamento

O momento e a discussão de encaminhamento com o paciente são importantes durante o planejamento do tratamento. Não é boa conduta iniciar o tratamento com um pensamento de que o paciente será encaminhado somente caso surjam problemas. Um encaminhamento precoce evita possíveis acidentes procedurais e melhora o prognóstico de casos difíceis. Encaminhamento no meio do tratamento também pode resultar em mal-entendidos e perda de confiança por parte do paciente. Outra questão refere-se a problemas financeiros que podem surgir durante encaminhamentos no meio do tratamento. O endodontista tem o direito de receber integralmente pelo serviço, e o paciente não deve ter de arcar com duas contas para um só dente.

A despeito de todas as precauções e considerações, problemas imprevistos podem surgir durante tratamentos, demandando encaminhamento. Uma explicação completa para o paciente e uma ligação para o endodontista são elementos necessários para prevenir futuros problemas. Motivos para encaminhamento durante o tratamento incluem crises (dor ou inchaço), acidentes procedurais, incapacidade de alcançar anestesia adequada e outros fatores que possam vir a impedir a conclusão da TCR.

Flare-ups

Normalmente, a maioria dos eventos de dor ou inchaço ocorre antes do tratamento inicial. Após tratamentos de emergência, a dor normalmente diminui bastante na maioria dos pacientes em questão de 24 a 48 horas. *Flare-ups* não são comuns durante tratamentos de canal radicular.[23] No entanto, alguns pacientes desenvolvem dor ou inchaço após o início do tratamento de canal radicular. O dentista generalista pode optar por tratar tais *flare-ups* com procedimentos locais e medicações sistêmicas apropriados. Caso essas medidas provem-se inadequadas, é imperativo encaminhar o paciente a um endodontista.

Acidentes procedurais

Acidentes procedurais durante o tratamento de canal radicular incluem formação de rebordo, criação de um canal artificial, perfurações radiculares, instrumentos separados, acidentes com hipoclorito e preenchimento insuficiente ou exagerado. (Causas,

CAPÍTULO 6 Complexidade de Casos Endodônticos e Como Trabalhar com o Especialista   117

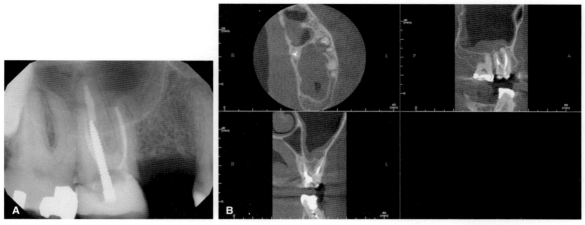

• **Figura 6.15** Esse primeiro molar maxilar direito, previamente tratado e assintomático, foi encaminhado a um endodontista para avaliação de possível revisão de tratamento ou microcirurgia endodôntica antes de prosseguir com uma nova coroa. A imagem padrão bidimensional foi de pouco valor (**A**), contudo, a tomografia computadorizada de feixe cônico (TCFC) do dente (**B**) demonstrou evidência clara de lesão periapical e mucosite sinusal secundária à doença endodôntica persistente.

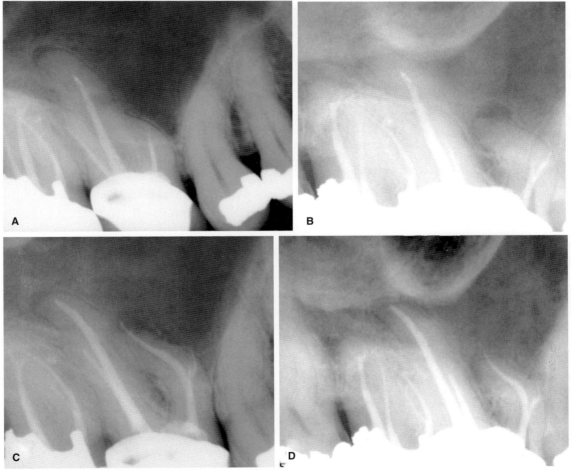

• **Figura 6.16** O paciente apresentou-se ao dentista generalista para tratamento de canal radicular do dente nº 3. A raiz vestibular mesial (MB) do dente tinha uma severa curvatura. O dentista realizou o tratamento do canal radicular com colocação de coroa no dente. **A.** Três meses depois, o paciente foi encaminhado ao endodontista por conta de dor contínua. A radiografia simples mostra que o canal MB não poderia ser tratado até aquele comprimento e que, possivelmente, havia sido perfurado. Havia bloqueio apicalmente nos canais palatino (P) e vestibular distal. A raiz palatina apresenta pequena radiolucência. **B.** Deslocamento distal mostrando a perfuração do canal MB e a lesão associada a essa raiz. O ápice da raiz apresentava reabsorção apical radicular. **C.** A revisão do tratamento foi bem-sucedida, tendo sido tratados os canais MB e P. A perfuração foi vedada com agregado trióxido mineral (MTA). **D.** Seis meses de acompanhamento, mostrando cicatrização das lesões e ausência de sinais e sintomas de doença.

prevenção e prognóstico desses incidentes são discutidos em detalhes no Capítulo 18). Aconselha-se consultar um endodontista para saber como lidar com tais acidentes não cirurgicamente ou, em alguns casos, cirurgicamente (de maneira correta e expediente) com o devido acompanhamento. Abordagens de tratamento e avaliação a longo prazo desses casos estão geralmente além do conhecimento de dentistas generalistas.

Encaminhamento após o tratamento

Após o tratamento de canal radicular, problemas persistentes, como dor, lesão e trato sinusal podem indicar falha do canal radicular e necessidade de avaliação e tratamento mais especializado.

Dor

Caso dor ou inchaço persistam ou se desenvolvam após o tratamento, o paciente deverá ser encaminhado, ou deve-se consultar um endodontista. Esses sintomas podem estar relacionados à ausência de desbridamento, obturação inadequada, canais não tratados, fraturas de raiz, entre outras causas. Procedimentos de revisão de tratamento cirúrgicos ou não cirúrgicos, bem como extração, podem ser necessários.

Lesão persistente

Lesões apicais persistentes ou o desenvolvimento de novas lesões após o tratamento de canal radicular são indicativos de falha do canal radicular. São necessários procedimentos de revisão de tratamento cirúrgicos e/ou não cirúrgicos para resolver o problema.

> **Boxe 6.2 Questões de revisão**
>
> 6. Quais das seguintes alternativas é um forte indício para encaminhamento a um especialista?
>   a. Relato do paciente sobre dificuldades com a anestesia local durante procedimentos dentários anteriores
>   b. Canais calcificados
>   c. Desafios impostos pela localização de um dente na arcada
>   d. Dentes com desenvolvimento radicular incompleto
>   e. Todas as anteriores
> 7. Qual das seguintes alternativas é o método adequado de isolamento do dente para terapia endodôntica em pacientes com reflexo faríngeo intenso ou claustrofobia?
>   a. Rolo de algodão e gaze
>   b. Dique de borracha
>   c. Uso de sucção de grande volume e espelho
>   d. Nenhuma das anteriores
> 8. O clínico geral desempenha uma importante função em qual das seguintes alternativas?
>   a. No manejo de ferimentos traumáticos
>   b. Na identificação de falhas de terapias endodônticas prévias
>   c. Na identificação de casos complexos, que podem requerer encaminhamento ao devido especialista
>   d. Todas as anteriores
> 9. Qual é a definição de *flare-up*?
>   a. Paciente descontente com o custo do tratamento
>   b. Dor mediante aplicação de frio e calor
>   c. Um dente trincado
>   d. Dor e inchaço após o início da terapia de canal radicular
> 10. Acidentes com procedimentos incluem todas as alternativas abaixo, com exceção de:
>   a. Fratura do instrumento durante o tratamento endodôntico
>   b. Perfuração durante a cirurgia de acesso
>   c. Fratura da raiz durante traumatismo
>   d. Acidente com hipoclorito de sódio

> **RESPOSTAS**
>
> 1. d. Todas as alternativas anteriores.
> 2. c. Dentistas generalistas e endodontistas seguem os mesmos padrões de cuidado.
> 3. c. 2 ou 3 anos (no mínimo, 24 meses).
> 4. d. Eles prestam serviços tanto ao paciente quanto ao dentista que o encaminhou.
> 5. b. Clínicos gerais realizam aproximadamente 75% dos procedimentos de tratamento de canal radicular, embora os endodontistas realizem 62% dos casos de tratamento de canal radicular em molares.
> 6. e. Todas as anteriores.
> 7. b. O uso de um dique de borracha é o padrão de cuidado para o tratamento de canal radicular, principalmente para proteger o paciente contra aspiração ou ingestão de instrumentos endodônticos e também para manter a devida assepsia. A incapacidade de colocar um dique dentário é uma contraindicação absoluta para a realização de tratamento de canal radicular.
> 8. c. Na identificação de casos complexos, que podem requerer encaminhamento ao devido especialista.
> 9. d. Dor e inchaço após o início da terapia de canal radicular.
> 10. c. Fratura da raiz durante traumatismo.

Trato sinusal

Quando um defeito periodontal de origem pulpar ou um trato sinusal não se resolvem após o tratamento, o paciente deve ser encaminhado a um endodontista. A presença de um novo defeito ou de trato sinusal indica falha de tratamento, de modo que é fundamental encaminhar o paciente para consulta ou tratamento com um endodontista.

Resumo

Às vezes, a decisão mais importante do planejamento do tratamento tomada pelo dentista generalista envolve quando *não* tratar. O encaminhamento a um endodontista no meio do tratamento para ajudar a contornar complicações decorrentes cria um estresse desnecessário para todos os envolvidos e pode prejudicar o relacionamento entre o dentista e o paciente. Um bom endodontista jamais depreciará o trabalho de um dentista generalista; no entanto, a maioria dos pacientes consegue perceber quando um dentista generalista começou um tratamento que poderia ter sido mais bem conduzido caso tivesse inicialmente sido encaminhado a um especialista. Parte do conjunto de competências de um endodontista é lidar com complicações de tratamentos, mas todo endodontista há de preferir ser o primeiro dentista ao iniciar o tratamento em um caso difícil do que ser acionado na tentativa de corrigir problemas.

Referências bibliográficas

1. Americans Rate Healthcare Providers High on Honesty, Ethics. *Gallup*. December 19, 2016.
2. *Principles of Ethics and Code of Professional Conduct*. American Dental Association. Revised February 2018.
3. Niederman R, Richards D, Brands W: The changing standard of care, *J Am Dent Assoc* 143:434–437, 2012.
4. Zinman EJ: Endodontic records and legal responsibilities. In Hargreaves KM, Cohen S, Berman LH, editors: *Cohen's pathways of the pulp*, ed 10, St. Louis, 2011, Mosby, p 411.
5. ADA Health Policy Institute: 2005-06 *Survey of Dental Services Rendered*.
6. ADA Health Policy Institute: *Survey of Dental Services Rendered*, 1999.

7. Woodmansey K, Beck LG, Rodriguez TE: The landscape of predoctoral endodontic education in the United States and Canada: results of a survey, *J Dent Educ* 79:922–927, 2015.
8. Gulabivala K, Ahlquist M, Cunnington S, et al.: Accreditation of postgraduate speciality training programmes in endodontology. Minimum criteria for training specialists in endodontology within Europe, *Int Endod J* 43(9):725–737, 2010.
9. Burry JC, Stover S, Eichmiller F, Bhagavatula P: Outcomes of primary endodontic therapy provided by endodontic specialists compared with other providers, *J Endod* 42:702–705, 2016.
10. Abbott JA, Wolcott JF, Gordon G, Terlap HT: Survey of general dentists to identify characteristics associated with increased referrals to endodontists, *J Endod* 37:1191–1196, 2011.
11. Lin S, Sabbah W, Sedgley CM, Whitten B: A survey for endodontists in today's economy: exploring the current state of endodontics as a profession and the relationship between endodontists and their referral base, *J Endod* 41:325–332, 2015.
12. Kramer S: Communications regarding referrals, *Risk Manage Rep* I(IV):4, 1989.
13. *Treatment Standards*, pp 1–20. Available from www.aae.org, 2018.
14. *Endodontic competency in the diagnosis of endodontic treatment*, pp 1–11. Available from www.aae.org, 2017.
15. *AAE/AAOMR Joint Position Statement – Use of Cone Beam Computed Tomography in Endodontics*, pp 1–6. Available from www.aae.org, 2016.
16. *Dental Dams.* Available from www.aae.org, 2017.
17. Concerning Paraformaldehyde-Containing Endodontic Filling Materials and Sealers: *AAE Position Statement*, Reaffirmed, 2017, p 2017. Available from www.aae.org.
18. Torabinejad M, Ung B, Kettering JD: In vitro bacterial penetration of coronally unsealed endodontically treated teeth, *J Endod* 19:458–461, 1993.
19. Torabinejad M, Ung B, Kettering JD: In vitro bacterial penetration of coronally unsealed endodontically treated teeth, *J Endod* 16:566–569, 1990.
20. Khayat A, Lee SJ, Torabinejad M: Human saliva penetration of coronally unsealed obturated root canals, *J Endod* 19:458–461, 1993.
21. Magura ME, Kafrawy AH, Brown Jr CE, Newton CW: Human saliva coronal microleakage in obturated root canals: an in vitro study, *J Endod* 17:324–331, 1991.
22. Little JW, Miller CS, Rhodus NL, editors: *Little and Fallace's dental management of the medically compromised patient*, ed 9, St. Louis, 2018, Mosby, p 335.
23. Walton R, Fouad A: Endodontic interappointment flare-ups: a prospective study of incidence and related factors, *J Endod* 18:172, 1992.

7
Arsenal Endodôntico

ADHAM A. AZIM E PHILIP MICHAELSON

VISÃO GERAL DO CAPÍTULO

Introdução, 121
Exame e diagnóstico, 122
Magnificação, 123
Isolamento, 123
Tratamento não cirúrgico de canal radicular, 126
Arsenal de instrumentação, 127
Selamento coronal, 133
Arsenal cirúrgico, 133

OBJETIVOS DA APRENDIZAGEM

Após ler este capítulo, o estudante deve estar apto a:

1. Definir o arsenal básico e adequado para diagnóstico, tratamento de emergência, preparação do canal, obturação e cirurgia endodôntica.
2. Descrever as características gerais do arsenal endodôntico e demonstrar como elas se relacionam a seu uso.
3. Descrever a importância de usar magnificação para o tratamento endodôntico adequado.
4. Apresentar as vantagens das imagens radiográficas tridimensionais (3D) em relação às bidimensionais (2D).
5. Explicar a base para dimensionamento e determinação da conicidade (ou "*taper*") de instrumentos manuais e rotatórios.
6. Descrever o desenho básico dos instrumentos mais comuns de preparação de canal e seu modo de uso.
7. Descrever as diversas ferramentas adjuvantes necessárias para a obtenção de desinfecção adequada.
8. Identificar os vários materiais de restauração provisórios utilizados após o tratamento endodôntico.
9. Descrever as diversas ferramentas adjuvantes utilizadas durante cirurgias endodônticas.

Introdução

Os objetivos da terapia de canal radicular (TCR) não cirúrgica são debridar quimiomecanicamente, desinfetar e formatar os espaços de canal radicular, seguidos pela devida vedação de todos os portais de entrada e saída.[1,2] Para alcançar esses objetivos, uma enorme variedade de soluções e instrumentos dentários foi especialmente projetada e vem sendo utilizada na prática ortodôntica. Historicamente, várias tentativas de tratamentos endodônticos foram documentadas desde a antiguidade. Em 1728, Pierre Fauchard escreveu *The Surgeon Dentist*, em que descreveu o espaço pulpar dentário e o procedimento para acessá-lo de modo a aliviar a formação de abscesso. Fauchard recomendava deixar o acesso ao espaço pulpar aberto por meses e depois preenchê-lo com folhas de chumbo. Avançando nesse conceito, Robert Woofendale, em 1766, foi reconhecido como o primeiro a realizar um procedimento endodôntico nos EUA. Ele cauterizava a polpa dentária com um instrumento quente e colocava algodão nos canais radiculares. A partir dessa ideia, passou a entender-se o conceito de extirpação de polpa. Em 1838, Edwin Maynard fabricou o primeiro instrumento endodôntico. Ele acoplou uma mola de relógio em um furador, através do qual ele extirpava a polpa dentária. Ao longo das várias décadas seguintes, instrumentos endodônticos continuaram evoluindo até chegar aos instrumentos e materiais que utilizamos atualmente. Durante os últimos 20 anos, o arsenal endodôntico passou por grandes renovações em tratamentos não cirúrgicos e cirúrgicos para proporcionar maiores taxas de sucesso.

Este capítulo oferece uma visão geral do arsenal endodôntico básico e avançado, bem como descreve seu uso no ambiente clínico. O devido conhecimento sobre os diversos instrumentos, materiais, e equipamentos, juntamente com seus desenhos, composições e funções, é fundamental para dar aos pacientes o correto prognóstico e opções de tratamento. O campo da endodontia está em constante evolução, com um arsenal aperfeiçoado para auxiliar os profissionais no diagnóstico e no tratamento. Os dentistas devem sempre considerar usar os instrumentos, materiais e equipamentos mais novos para proporcionar o melhor tratamento para seus pacientes. Não será possível incluir todo o arsenal usado em cada procedimento endodôntico neste capítulo, porém os instrumentos e materiais mais amplamente utilizados serão abordados em detalhes.

Exame e diagnóstico

Exame clínico

O objetivo primário durante o diagnóstico endodôntico é determinar a vitalidade da polpa e a situação da estrutura periodontal de sustentação. Para isso, os profissionais usam um *kit* básico de exame, que é muito semelhante aos instrumentos usados na odontologia restauradora. O kit é composto por espelho plano, explorador clínico nº 5, sonda periodontal e pinça para algodão (Figura 7.1). A vitalidade da polpa dentária é rotineiramente examinada com testes de sensibilidade que visam estimular a polpa por meio de estímulo térmico (frio ou quente) ou elétrico (Figuras 7.2 e 7.3). Os tecidos periapicais de sustentação podem ser examinados com o verso do

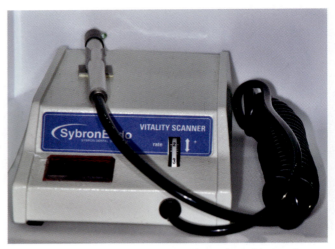

• **Figura 7.3** Dispositivo para teste elétrico de vitalidade pulpar.

espelho (percussão), com o dedo indicador (palpação) ou com a sonda periodontal. Outros instrumentos podem ser usados para determinar a presença ou ausência de trincas coronais ou fratura de raiz, como o "*Tooth Slooth*", algum transiluminador, o azul de metileno ou ainda corante para detecção de cáries.

Exame radiográfico

O exame radiográfico é a principal ferramenta diagnóstica para avaliação do periápice. Diferentes tipos de radiografias podem ser usados para diagnósticos endodônticos. Radiografias intraorais bidimensionais (2D), periapicais e interproximais são usadas para avaliar os dentes, suas estruturas de sustentação e quaisquer restaurações existentes. O uso de radiografias tridimensionais (3D) e de tomografia computadorizada de feixe cônico (TCFC) tem se tornado rotineiro para diagnósticos endodônticos devido à sua capacidade de fornecer imagens tridimensionais da área de interesse. Em 2017, uma pesquisa enviada aos membros da Associação Americana de Endodontistas (AAE) apontou que praticamente 50% dos endodontistas nos EUA contam com um equipamento de TCFC em seus consultórios.[3] O uso de TCFC entre os endodontistas tem aumentado porque ele pode auxiliar melhor os profissionais a fornecer o diagnóstico e o planejamento de tratamento corretos.[4-8] Rodriguez *et al.*[7] investigaram a influência das imagens de TCFC nas tomadas de decisões clínicas de diferentes especialistas entre casos de diferentes níveis de dificuldade. Os resultados demonstraram que os examinadores alteraram seu plano de tratamento após verem as imagens de TCFC em 27,3% dos casos e em até 52,9% para casos de alto nível de dificuldade. Embora ainda se usem radiografias periapicais como técnica radiográfica padrão para diagnóstico e tratamento endodôntico, há várias situações clínicas nas quais a radiografia bidimensional pode não ser capaz de avaliar adequadamente a condição clínica. Lesões periapicais precisam atingir determinado tamanho e corroer as placas corticais internas dos maxilares para serem visíveis em radiografias periapicais.[9,10] Além disso, radiografias bidimensionais têm limitações significativas quanto à detecção, à avaliação e ao planejamento do tratamento de reabsorção radicular cervical externa em comparação às imagens de TCFC.[6] Em uma declaração conjunta da AAE e da Associação Americana de Radiologia Bucomaxilofacial (AAOMR),[11] foram destacadas várias circunstâncias em que a TCFC pode ser bastante útil para melhores exames clínicos (vide Capítulo 3), como em casos de defeitos reabsortivos

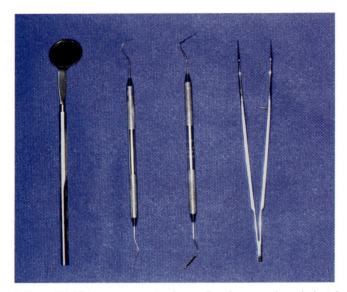

• **Figura 7.1** Kit de exame contendo espelho plano, sonda periodontal, sonda dentária e pinça para algodão.

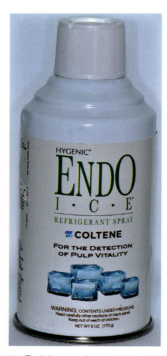

• **Figura 7.2** Endolce usado para teste térmico de frio.

externos e internos, casos de trauma e fratura, de planejamento de tratamento pré-cirúrgico e também casos de fratura radicular vertical. Além disso, eles recomendam usar a TCFC para avaliar a ausência de cicatrização de tratamentos endodônticos prévios, para identificar e localizar canais calcificados durante a consulta, para tratamentos iniciais com possível existência de canais adicionais e suspeita de morfologia complexa e para o diagnóstico de pacientes que apresentam sinais e sintomas clínicos contraditórios ou inespecíficos, associados a dentes não tratados ou previamente tratados endodonticamente. Deve-se observar, porém, que a precisão da TCFC se baseia, em grande parte, nas especificações e nas configurações do equipamento utilizado (campo de visão, tamanho de *voxel* e correção de artefatos). Adicionalmente, algumas lesões podem não ser precisamente detectadas se tiverem um diâmetro menor que 1,4 mm.[5]

Magnificação

O microscópio cirúrgico odontológico (MCO) é considerado o equipamento padrão no consultório do endodontista. Antes do início dos anos 1990, lupas dentárias eram usadas para magnificação. As lupas eram limitantes por dois motivos: o primeiro é que apenas um pequeno grau de magnificação era possível; o segundo, que, pelo fato de o endodontista ter de usar lupa, geralmente ocorriam torcicolos e problemas posturais como consequência. Uma pesquisa feita pela Internet e enviada aos membros da AAE em 2007 demonstrou que 90% dos endodontistas usavam um MCO durante o tratamento, em comparação a apenas 52% em 1999. O clínico pode visualizar melhor a anatomia do canal radicular como resultado da magnificação e iluminação proporcionadas pelo MCO. Khalighinejad *et al.* demonstraram que os primeiros molares maxilares com TCR não cicatrizada, na qual não foi usado um MCO, tinham propensão muito maior de deixar um canal MB2 despercebido na raiz MB, o que evidencia indiretamente o valor de se usar o COM para o resultado de tratamentos não cirúrgicos de canal radicular, pelo menos nessa situação.[13] Outros estudos também demonstraram que os dentistas localizavam e tratavam melhor os canais quando se usava o MCO.[14,15] Embora lupas dentárias possam ser usadas durante tratamentos endodônticos, o MCO oferece várias vantagens: campo maior de visão, iluminação melhor e menos tensão física para o profissional. O MCO também está entre os instrumentos e materiais que melhoraram significativamente o resultado do tratamento de cirurgias endodônticas.[16,17] Além de permitir uma excelente visualização, também é uma ótima ferramenta para documentação. Os dentistas podem facilmente fazer imagens e vídeos dos diversos procedimentos e usá-los para se comunicarem e educarem melhor os pacientes (Figura 7.4) (Vídeo 7.1).

Isolamento

Em 1862, o Dr. Sanford Barnum desenvolveu o dique de borracha para permitir que um campo na boca ficasse livre de saliva. Posteriormente, o Dr. G. A. Bowman aperfeiçoou o dique de borracha ao inventar o grampo de dique de borracha, que permitiu a estabilização do dique de borracha no dente. O dique de borracha serve para isolar o(s) dente(s) a ser(em) tratado(s) na cavidade oral, garantindo que não haja contaminação microbiana. Ademais, ele oferece outros tipos de benefícios, como melhor visualização, campo operatório limpo, além de prevenir a ingestão ou aspiração de qualquer instrumento, material ou solução de irrigação durante o tratamento. A Declaração de Posicionamento da AAE de 2010 sobre Diques Dentários indicou que "o isolamento dentário utilizando diques dentários é integral e essencial para qualquer tratamento endodôntico não cirúrgico". Também é considerado o padrão de cuidados na prática atual.

Um kit de isolamento é composto por (1) grampo que é abraçado no dente e que está disponível em diversos formatos e tamanhos, dependendo do dente a ser isolado (Figura 7.5); (2) lençol de borracha, uma barreira física para isolar o dente da cavidade oral; (3) perfurador de dique de borracha usado para criar um orifício no lençol de borracha que permite a colocação do grampo para dique de borracha; e (4) arco para dique de borracha indicado para manter o dique de borracha no lugar (Figura 7.6). Em alguns casos clínicos, a colocação do dique de borracha em si pode não promover isolamento adequado suficiente do dente antes de iniciar o tratamento. Materiais suplementares, como OraSeal ou OpalDam (Ultradent Products,

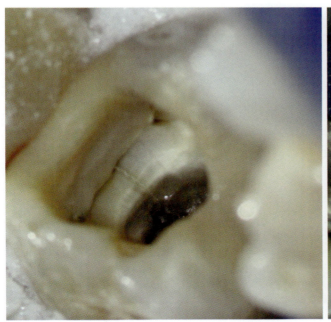
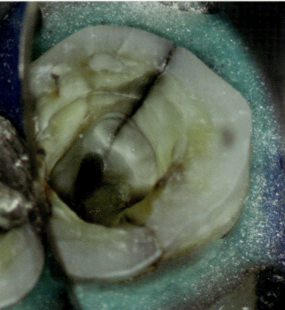

• **Figura 7.4** Ilustração do uso do microscópio cirúrgico odontológico para detectar fraturas coronais e radiculares. (Cortesia do Dr. Hajar Albanian.)

Inc., South Jordan, Utah, EUA) podem ser aplicados ao redor do dente/junção do grampo para melhorar o isolamento do dente (Figura 7.7). Em casos clínicos em que se perde uma quantidade excessiva de estrutura do dente, recomenda-se restaurar o dente para permitir o isolamento adequado, o que pode ser feito com ionômero de vidro ou materiais de restauração compostos (Figura 7.8). Caso a colocação de um grampo no dente possa resultar em danos a uma restauração existente, um cordão estabilizador de dique dentário, como o Wedjets (Coltene/Whaledent GmbH), pode ser usado para estabilizar o dique de borracha no lugar sem usar um grampo (Figura 7.9).

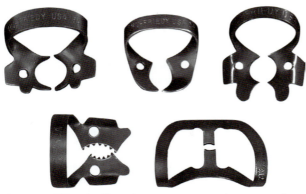

- **Figura 7.5** Diferentes tipos de grampos que podem ser usados para isolamento com dique de borracha, dependendo da morfologia do dente.

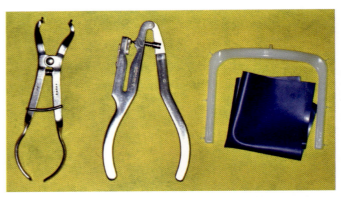

- **Figura 7.6** Kit de dique de borracha composto por (*da esquerda para a direita*) fixador de grampo, perfurador de dique de borracha, arco para dique de borracha (*branco*) e lençol de borracha para dique.

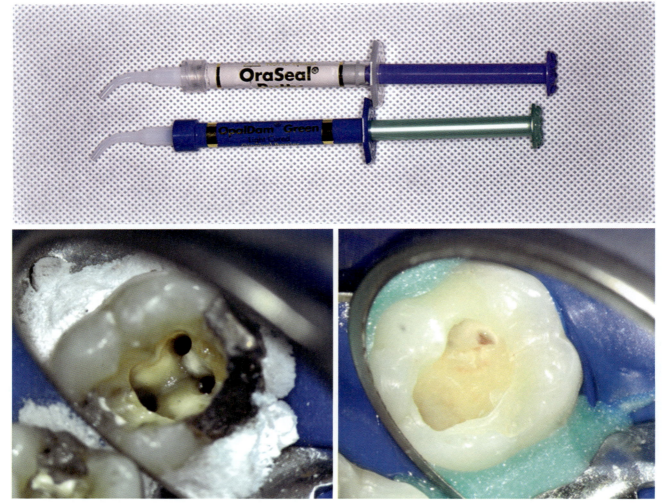

- **Figura 7.7** Imagens ilustrando o uso de isolamento adicional após a colocação do dique de borracha. Imagem inferior esquerda: isolamento com massa de OraSeal (Ultradent). Imagem inferior direita: OpalDam (Ultradent).

CAPÍTULO 7 **Arsenal Endodôntico** 125

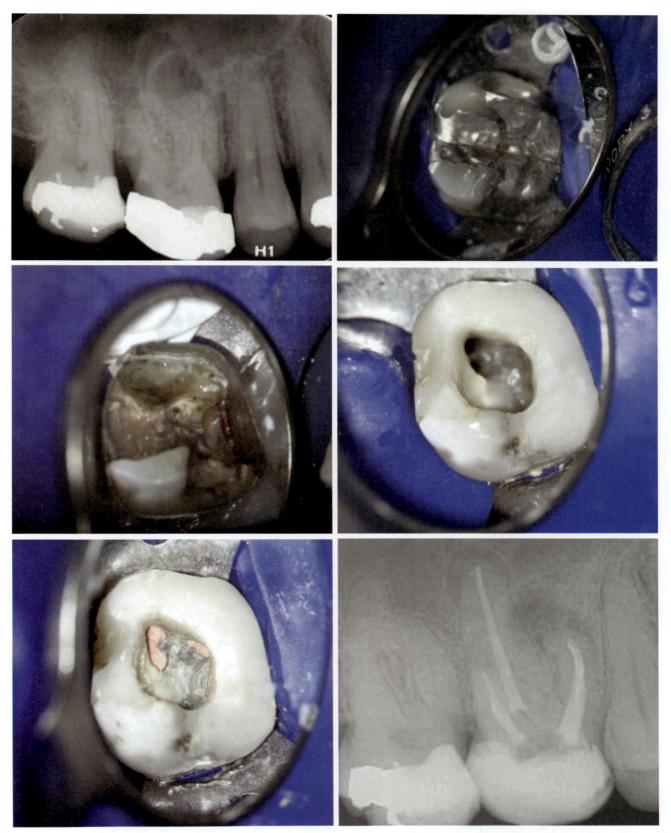

• **Figura 7.8** Imagens ilustrando pré-preenchimento com resina composta após a remoção da antiga restauração e antes do início do tratamento do canal radicular. (Cortesia do Dr. Howard H Wang.)

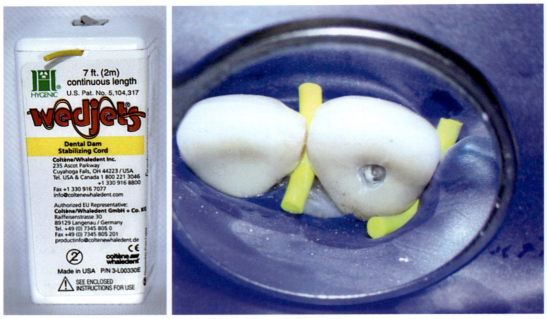

• **Figura 7.9** Isolamento por dique de borracha sem grampo usando Wedjet em um dente anterior superior com uma coroa inteiramente de cerâmica. (Cortesia do Dr. Elham Shadmehr.)

Tratamento não cirúrgico de canal radicular

Estojo não cirúrgico

O estojo de tratamento não cirúrgico inclui todos os instrumentos necessários durante a TCR (Figura 7.10). O estojo contém os instrumentos usados no diagnóstico, além de outros específicos ao procedimento, como, por exemplo, (1) seringa de anestesia local; (2) explorador endodôntico (DG 16), que auxilia na identificação dos orifícios de canal radicular; (3) régua para medir os instrumentos, para controle de comprimento durante o procedimento de canal radicular (Figura 7.11); (4) espátulas endodônticas para condensação lateral de guta-percha; e (5) condensadores de canal para condensação vertical de guta-percha durante a obturação. Espátulas endodônticas e condensadores de canal vêm em diferentes tamanhos e nas formas de pega digital e de cabo (Figuras 7.11 e 7.12). Finalmente, o estojo inclui um instrumento de metal ou plástico usado para colocação do preenchimento provisório na câmara pulpar.

Determinação do comprimento

Para garantir o controle adequado do comprimento durante o tratamento do canal radicular, localizadores eletrônicos de ápice (LEA) têm sido usados para determinar posição do forame ou constrição apical e, portanto, a extensão apical para instrumentações

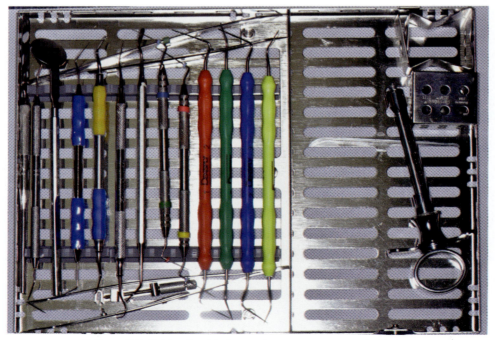

• **Figura 7.10** Estojo não cirúrgico usado para tratamento endodôntico.

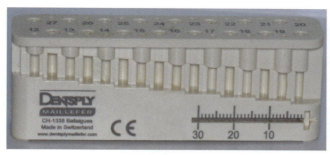

• **Figura 7.11** Régua endodôntica.

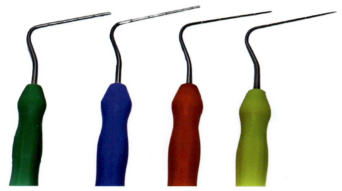

• **Figura 7.12** Condensadores de guta de cabo em diferentes tamanhos.

de canal radicular. O primeiro LEA foi lançado em 1962, pela Sunada.[18] Desde seu desenvolvimento, os LEAs evoluíram de forma a melhorar sua precisão e confiabilidade nas diversas condições clínicas. Atualmente, os LEAs são consistentemente usados por endodontistas e amplamente usados por dentistas generalistas.[19] Os LEAs demonstraram ser mais precisos do que as radiografias bidimensionais padrão na determinação do comprimento de trabalho.[20] Quando o uso de LEA é combinado com radiografia, os clínicos podem reduzir o risco de instrumentação insuficiente ou exagerada durante o tratamento do canal radicular[21] e, desse modo, obter resultados mais previsíveis.[22,23]

Arsenal de instrumentação

Acesso endodôntico

O acesso endodôntico é a abertura na coroa do dente que permite localizar o espaço do canal radicular. Classicamente, a forma básica de acesso tem sido governada pelos princípios de preparação de cavidade de G. V. Black. Contudo, o acesso em cada dente deve ser direcionado pela anatomia tanto da câmara pulpar quanto da curvatura da raiz. Restaurações e cáries existentes podem alterar a forma básica do acesso. Com a implementação dos MCOs, os acessos endodônticos modernos podem ser menores e mais precisos em sua localização na coroa do dente. O acesso é preparado com uma caneta de alta rotação e brocas com refrigeração à água. A seleção das brocas para o acesso depende do(s) material(is) constante(s) na coroa do dente. Restaurações de cerâmica e porcelana são mais bem trabalhadas usando-se brocas de diamante. Brocas Carbide são aceitáveis para restaurações de metal (amálgama, ouro, incrustação metálica) e compostas.[24] O arsenal típico consiste em brocas diamantadas esféricas nos tamanhos 2, 4 e 6 e de broca carbide esférica tamanho 4 ou brocas carbide nº 1157. Após obter acesso à câmara pulpar, brocas de ponta segura (Endo Z) podem ser usadas para evitar danos desnecessários ao assoalho da câmara pulpar.

Outros instrumentos são às vezes necessários para localizar os orifícios do canal radicular/canais (Figura 7.13). A localização do canal radicular pode ser complicada por calcificação na forma de pedras pulpares e calcificação distrófica do espaço do canal radicular. Para remover essas estruturas calcificadas, brocas Munce, Mueller ou LN podem ser usadas; são brocas rotacionais de haste longa que podem ser usadas para entalhamento preciso e exposição dos orifícios do canal radicular. Essas brocas vêm em diferentes tamanhos para facilitar a perfuração em diferentes níveis sem o espaço do canal radicular e são usadas sem refrigeração à água, o que pode gerar uma quantidade significativa de resíduos. Pontas endodônticas ultrassônicas especializadas também podem ser usadas para localização do canal radicular. Vantagem das pontas ultrassônicas é a possibilidade de elas serem empregadas com grande precisão e permitem o uso de irrigação com água. Irrigantes, corantes e iluminação também podem ajudar a localizar canais radiculares. Uma gota de hipoclorito de sódio (NaOCl) pode ser instilada na câmara pulpar e visualizada sob o MCO. A solução geralmente borbulhará e "iluminará" o orifício do canal. Tintas de detecção de cáries ou outros corantes também podem localizar orifícios de canal radicular difíceis de encontrar. Transiluminação da câmara pulpar também foi sugerida como auxílio na localização de orifícios de canal radicular. Em suma, um acesso endodôntico preciso é essencial para o sucesso do tratamento de canal radicular.

Instrumentos de limpeza e modelagem

Uma vez alcançado o acesso ao sistema de canal radicular, a desinfecção do espaço do canal radicular pode ser iniciada. O objetivo da desinfecção do canal radicular é remover todo o tecido pulpar e resíduos infectados do sistema de canal radicular. Pelo fato de que obter um ambiente estéril é atualmente impossível, o espaço do canal radicular é, então, preenchido com um material especial de preenchimento para "sepultar" qualquer bactéria remanescente. A desinfecção do canal radicular é obtida com um passo chamado "limpeza e modelagem". Embora o objetivo primário seja apenas limpar, o espaço do canal radicular precisa ser modelado através de instrumentos endodônticos para facilitar o processo de limpeza. Deve-se observar que o atual processo de desinfecção deriva de instrumentos e materiais atualmente utilizados. Com o avanço da tecnologia, técnicas sem instrumentação poderão ser utilizadas, e a necessidade de modelar adicionalmente o canal para facilitar a limpeza pode deixar de existir. A limpeza e a modelagem do espaço do canal radicular com o atual arsenal endodôntico têm dois objetivos primordiais: (1) aumentar o espaço do canal radicular e (2) criar um espaço favorável ao método de "obturação" de preenchimento que está sendo utilizado. Os instrumentos usados para limpar e modelar são classificados pela ISO-Federation Dentaire Internationale. Os instrumentos usados apenas manualmente são do Grupo I. Instrumentos semelhantes aos do Grupo I, mas que são usados com um mecanismo ou motor rotatório, fazem parte do Grupo II. Brocas rotatórias motorizadas fazem parte do Grupo III. Todos os três grupos são normalmente usados em um procedimento endodôntico. Inicialmente, pequenas limas manuais podem ser inseridas para "aferir" o espaço do canal radicular. Depois de proporcionar um caminho para deslizamento, os instrumentos rotatórios podem começar a ser usados. A instrumentação rotatória é realizada com um motor elétrico endodôntico (Figura 7.14), que permite um controle mais preciso da velocidade de rotação, comparado a uma caneta movida a ar. Os motores elétricos também podem controlar o torque admissível, que pode ser estabelecido para maximizar o desempenho da lima e minimizar a separação da lima (quebra).

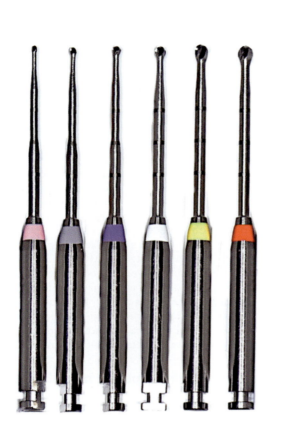
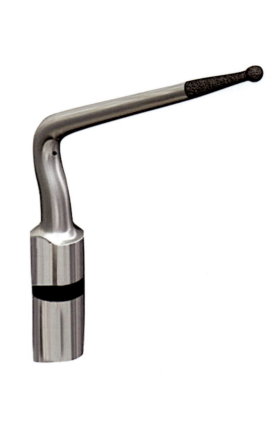

- **Figura 7.13** Outros instrumentos utilizados para localizar canais. Brocas esféricas de haste longa em diferentes tamanhos (*esquerda*). Pontas ultrassônicas com extremidade esférica diamantada (*direita*).

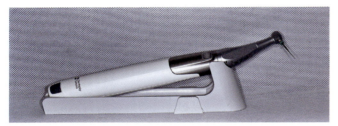

- **Figura 7.14** Motor endodôntico sem fio usado para instrumentos endodônticos rotatórios.

Limas manuais e rotatórias utilizam sistemas padronizados de dimensionamento e identificação. O tamanho de uma lima é definido em 100 vezes o tamanho da ponta. O *taper* (ou conicidade) da lima (o aumento de diâmetro da ponta da lima até o cabo) é baseado em um centésimo de milímetro. O sistema de identificação por código de cores é baseado no tamanho da lima. Com exceção dos três menores tamanhos de lima (6, 8, e 10), o padrão de cores se repete para auxiliar na identificação do tamanho da lima (Figura 7.15). Limas manuais e rotatórias vêm com diferentes cortes transversais e, assim, podem ser usadas em diferentes movimentos e em diferentes partes do tratamento. Uma ilustração dos diversos instrumentos manuais é mostrada na Figura 7.16. A aplicação e o uso de cada um desses instrumentos serão discutidos em detalhes no Capítulo 14. O *taper* de um instrumento padronizado é constante em todo o comprimento das áreas de corte ativas (normalmente 16 mm). O *taper* do instrumento refere-se ao aumento incremental do diâmetro do instrumento a cada 1 mm (Tabela 7.1). Algumas limas rotatórias endodônticas têm *tapers* variados, o que significa que o *taper* não é constante em toda a extensão das áreas de corte ativas e varia em diferentes segmentos da lima.

Depois da criação do caminho de deslizamento, a preparação dos terços coronal e médio do sistema de canal pode ser iniciada. Um conceito importante na preparação dos terços coronal e médio do canal é chamado de acesso em linha reta. Os sistemas de canal radicular têm normalmente um formato semelhante ao de uma ampulheta.[25] O acesso em linha reta diminui a curvatura nos terços coronal e médio do canal radicular, o que preserva favoravelmente a curvatura apical. Os terços coronal e médio do canal podem ser preparados com instrumentação manual ou rotatória. Tradicionalmente, limas Hedstrom eram usadas para ampliar o espaço. Atualmente, os terços coronal e médio são alargados com brocas Gates Glidden, alargadores Peeso, brocas de acesso especializadas ou abridores de orifício de liga de níquel-titânio. Todos esses instrumentos podem ser eficazes para o alargamento coronal do sistema de canal radicular. Os alargadores Gates Glidden e Peeso também podem ser usados para a preparação do espaço pós-câmara depois da conclusão da TCR (Figura 7.17). Seu uso, no entanto, deve ser restrito ao terço coronal e médio do canal. Ambos estão disponíveis em tamanhos e comprimentos variados (Tabela 7.2). O terço apical do canal pode ser alargado com limas manuais ou rotatórias. O tamanho e *taper* final desejados do canal radicular são determinados pela largura, curvatura e comprimento da raiz. Cada canal radicular deve ser avaliado individualmente em relação a tamanho e *taper* de preparação apical máximos. Os atributos físicos da lima (material e desenho) ditam seu uso ideal. O clínico deve selecionar o tipo de instrumento com base em suas propriedades mecânicas e no

Nº da lima	Diâmetro D0 (em mm)	Cor do cabo
06	0,06	(rosa)
08	0,08	(cinza)
10	0,10	(roxo)
15	0,15	(branco)
20	0,20	(amarelo)
25	0,25	(vermelho)
30	0,30	(azul)
35	0,35	(verde)
40	0,40	(preto)
45	0,45	(branco)
50	0,50	(amarelo)
55	0,55	(vermelho)
60	0,60	(azul)
70	0,70	(verde)
80	0,80	(preto)
90	0,90	(branco)
100	1,00	(amarelo)
110	1,10	(vermelho)
120	1,20	(azul)
130	1,30	(verde)
140	1,40	(preto)

• **Figura 7.15** Especificações por código de cores para padronização de limas e alargadores.

objetivo que se deseja e se precisa alcançar. Historicamente, as limas eram feitas de aço carbono. O aço carbono era forte, porém menos flexível, e se degradava com a esterilização. Aço inoxidável é usado atualmente, o qual apresenta os benefícios de robustez, maior flexibilidade em comparação com o aço carbono e tolerância ao calor. Mais recentemente, ligas de níquel-titânio têm sido usadas na fabricação de limas. Níquel-titânio proporciona robustez, flexibilidade, capacidade de tolerar esterilização e capacidade de suportar rotação motorizada. A combinação dessas características permite que limas motorizadas de níquel-titânio produzam um formato mais consistente. Em última análise, o uso combinado de limas manuais e motorizadas é necessário devido às limitações inerentes a cada lima individualmente. A capacidade de produzir um formato consistente permite maior eficácia no desbridamento, desinfecção e obturação do sistema de canal radicular.

Irrigantes, dispositivos de irrigação e medicação intracanal

O uso de instrumentos manuais e rotatórios para desinfetar adequadamente o espaço do canal radicular deve sempre ser realizado com um irrigante. De um ponto de vista conceitual, o objetivo principal dos irrigantes é proporcionar um espaço de canal radicular desinfetado, livre de tecidos e de resíduos. Atualmente, não existe nenhum irrigante que possa definitivamente cumprir todos os objetivos necessários. Consequentemente, são usados vários irrigantes no tratamento endodôntico moderno. As vantagens e desvantagens de cada irrigante devem ser consideradas durante cada passo do tratamento endodôntico. O tratamento endodôntico deve, então, ser dividido em partes, sendo usado o irrigante apropriado em cada passo.

Diversos irrigantes são usados durante a terapia endodôntica. O NaOCl é o irrigante mais comumente utilizado na endodontia, pois ele pode dissolver o tecido pulpar e lubrificar os canais radiculares durante o tratamento. Além disso, o NaOCl é bactericida e pode penetrar profundamente nos túbulos de dentina.[26-30] Embora clorexidina (CHX) a 2% tenha efeitos antibacterianos e seja menos cáustico do que o NaOCl, a CHX não consegue dissolver tecidos orgânicos.[31–35] Já o ácido etilenodiamino tetra-acético (EDTA ou EDTAC) é usado durante o tratamento endodôntico devido à sua capacidade de formar quelatos de moléculas inorgânicas e remover

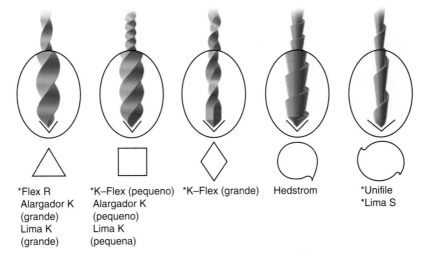

*Flex R
Alargador K (grande)
Lima K (grande)

*K–Flex (pequeno)
Alargador K (pequeno)
Lima K (pequena)

*K–Flex (grande)

Hedstrom

*Unifile
*Lima S

• **Figura 7.16** Formas longitudinais e transversais de vários instrumentos operados manualmente. Observe que tamanhos pequenos de alargadores K, limas K e K-Flex têm formatos diferentes dos tamanhos maiores.

Tabela 7.1 — Tamanho e diâmetro da ponta de limas manuais baseados nos diferentes *tapers* de lima.

Tamanho da Lima (Cor)	Tamanho da lima (em mm)	Diâmetro a 3 mm da ponta com Taper 02 (em mm)	Diâmetro a 3 mm da ponta com Taper 04 (em mm)	Diâmetro a 3 mm da ponta com Taper 06 (em mm)
6 (Rosa)	0,06	0,12	0,18	0,24
8 (Cinza)	0,08	0,14	0,20	0,26
10 (Roxa)	0,10	0,16	0,22	0,28
15 (Branca)*	0,15	0,21	0,27	0,33
20 (Amarela)*	0,20	0,26	0,32	0,38
25 (Vermelha)*	0,25	0,31	0,37	0,43
30 (Azul)*	0,30	0,36	0,42	0,48
35 (Verde)*	0,35	0,41	0,47	0,53
40 (Preta)*	0,40	0,46	0,52	0,58

*O código por cor se repete a partir das limas de tamanho 45. Após o tamanho 60, as limas aumentam de 10 em 10, e não de 5 em 5.

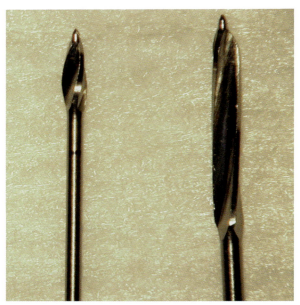

- **Figura 7.17** *Esquerda,* broca Gates Glidden. Observe a ponta sem corte e o formato elíptico. *Direita,* alargador Peeso. Observe a ponta "segura" sem corte e as laterais paralelas. Estas são mais rígidas e mais agressivas do que as brocas Gates Glidden. Ambas são usadas para preparação do acesso em linha reta.

Tabela 7.2 — Instrumentos de ação rotatória.

Tamanho	Brocas Gates Glidden	Alargadores Peeso
Nº 1	0,4 mm	0,7 mm
Nº 2	0,6 mm	0,9 mm
Nº 3	0,8 mm	1,1 mm
Nº 4	1,0 mm	1,3 mm
Nº 5	1,2 mm	1,5 mm
Nº 6	1,4 mm	1,7 mm

a camada de esfregaço;[36] porém, ele não possui o mesmo grau das propriedades antibacterianas ou de dissolução de tecidos que os outros irrigantes.[34,37,38] Solução salina estéril também tem sido usada para irrigar canais radiculares. Baker constatou que solução salina estéril era um irrigante eficaz com volume suficiente.[39] No entanto, sua capacidade de desinfecção e dissolução de tecidos não é ideal.[27] Solução salina estéril pode ser usada como uma solução intermediária entre certos irrigantes, como NaOCl e CHX, para prevenir qualquer interação química indesejada.[40,41] Foi proposto o uso de outras soluções de desinfecção que contêm uma mistura de irrigantes, como MTAD e QMix (Dentsply Sirona, Inc., Tulsa, Oklahoma, EUA) no tratamento endodôntico. Uma discussão mais detalhada sobre esses irrigantes, bem como suas vantagens e desvantagens, será apresentada no Capítulo 14.

Na prática clínica, o dentista deve determinar a correta combinação de irrigantes e a máxima concentração necessária de cada irrigante em cada caso, individualmente. Dependendo do estado da polpa e do tecido periapical no momento do tratamento, bem como do tipo de tratamento que está sendo realizado, a combinação de diferentes irrigantes pode melhorar a qualidade do desbridamento do canal.[42] Irrigantes são comumente aplicados no espaço do canal radicular com uma seringa e uma agulha de pequeno calibre. As agulhas de irrigação endodôntica variam de 25 a 31 gauge. Agulhas de diâmetro menor (calibres mais altos) permitem maior profundidade apical e aplicação de irrigação no canal, de modo que seu uso deve ser considerado durante o tratamento de canal radicular (Figura 7.18).[43-45] As agulhas endodônticas têm vários desenhos de pontas. Elas podem ser de extremidade aberta, de extremidade fechada ou com furo lateral. Uma agulha de irrigação com furo lateral é recomendada para minimizar o acúmulo de pressão causado por uma agulha de extremidade aberta e, portanto, minimizar a extrusão de irrigação nos tecidos periapicais.[46,47] Também foi verificado que aumentar vigorosamente a efetividade de um irrigante causa um efeito positivo na desinfecção do canal radicular. Dispositivos como o Endoactivator (Figura 7.19) podem permitir a ativação sônica dos irrigantes através de padrões de oscilação de nodos e antinodos.[48,49] O uso de uma pequena lima endodôntica em uma ponta ultrassônica para oscilar livremente dentro do canal é outra forma de ativação da irrigação. A transmissão de energia acústica, gerando um descolamento rápido dos líquidos em movimento circular (transmissão acústica) e a cavitação através do irrigante podem melhorar sua efetividade.[50] Vários outros métodos de ativação de irrigação serão discutidos no Capítulo 14.

Após completarem-se a preparação e a desinfecção do sistema de canal radicular, o componente final para o tratamento endodôntico não cirúrgico é a obturação do espaço do canal radicular. Porém, em algumas situações clínicas em que o tratamento não é concluído devido a limitações de tempo ou pela incapacidade de se obter um canal seco, medicação intracanal pode ser colocada entre as consultas, o que também pode melhorar a desinfecção do canal radicular. Entre os medicamentos usados no tratamento de canal radicular, encontra-se o hidróxido de cálcio [$Ca(OH)_2$]. Ele possui propriedades antibacterianas e pode auxiliar na dissolução

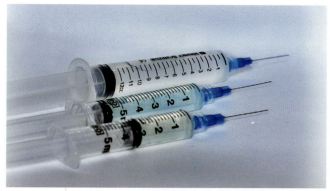

- **Figura 7.18** Seringas de irrigação contendo diferentes soluções de irrigação que podem ser usadas durante o tratamento endodôntico. *De cima para baixo*: (1) Hipoclorito de sódio (NaOCl), (2) clorexidina (CHX) e (3) ácido etilenodiamino tetra-acético (EDTA).

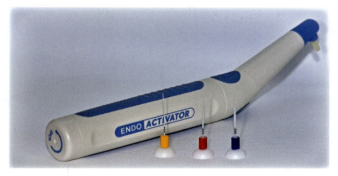

- **Figura 7.19** EndoActivator utilizado para ativação da irrigação.

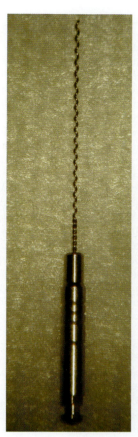

- **Figura 7.20** A espiral (ou broca) lentulo é usada para centrifugar hidróxido de cálcio ou selante nos canais.

de tecido pulpar remanescente no espaço do canal radicular.[51,52] O Ca(OH)$_2$ está disponível em diferentes apresentações (pó + líquido ou pasta). As apresentações em pasta podem ser facilmente injetadas no espaço do canal radicular (Vídeo 7.2) ou inseridas via espiral lentulo (Figura 7.20) para permitir a distribuição adequada na parede do canal. Outros medicamentos, como gel de CHX a 2%, também podem ser usados como medicação intracanal.

Arsenal de obturação

A obturação do espaço do canal radicular é realizada para selar o espaço do canal radicular e prevenir reinfecção.[1] Conforme mencionado anteriormente, o Dr. Pierre Fauchard recomendava obturar os canais radiculares com folha de chumbo. Durante os últimos três séculos, vários materiais foram promovidos, incluindo (porém não se limitando a): ouro, gesso, resina de clorofórmio, nitrato de prata, formocresol, algodão, fibra de vidro, hidróxido de cálcio, cones de prata, Hydron e poliéster. Em 1867, o Dr. G. A. Bowman introduziu a guta-percha como o único material de obturação de canal radicular. Em 1925, U. G. Rickert sugeriu o uso de um selante em conjunto com a guta-percha para melhorar a obturação. Esse conceito foi posteriormente modificado para permitir condensação lateral a frio (compactação) do cone de guta-percha primário e a subsequente colocação de mais guta-percha. Em 1933, o Dr. E. A. Jasper introduziu cones de prata como material de obturação.[53] O uso de cones de prata e condensação lateral a frio de guta-percha era o método principal de obturação de canais radiculares até os anos 1960. Naquela época, o Dr. Herbert Schilder desenvolveu o método de obturação vertical quente.[1] Essa técnica incluía aquecer uma massa de guta-percha e compactar hidraulicamente o material derretido para obturar o espaço do canal pulpar. O método criava uma vedação apical, mas os terços coronal e médio do canal ficavam desprovidos do material. O clínico então continuava a obturação inserindo pequenos pedaços de guta-percha no espaço do canal radicular, aquecendo-os e condensando-os, usando condensadores de canal, até que todo o canal radicular fosse obturado. Embora os cones de prata não sejam mais usados atualmente, as técnicas de obturação com guta-percha lateral fria e vertical quente ainda são comumente usadas hoje em dia.

O arsenal necessário pode variar, dependendo da técnica de obturação usada e da complexidade de cada caso. Os itens a seguir são os mais comumente utilizados hoje em dia:

1. **Cones de guta-percha** estão disponíveis em diferentes tamanhos e *tapers*. Cones de guta-percha padronizados correspondem ao tamanho e *taper* das limas endodônticas utilizadas durante a instrumentação do canal radicular. Também estão disponíveis de forma não padronizada (fina, média-fina, média e grossa) e podem ser customizados para cada caso.
2. **Pontas de papel** são usadas para secar o espaço do canal radicular antes da obturação. O fundamento lógico para secar o canal antes da obturação é que os selantes tendem a ser hidrofóbicos,[54] o que impediria a penetração do selante nos meandros do espaço do canal. Umidade também pode afetar a propriedade de fixação dos selantes.[54] Como a guta-percha, as pontas de papel estão disponíveis em diferentes tamanhos nas formas padronizada e não padronizada. Outro método para secar o canal é usar sucção cirúrgica, com uma cânula dentro do canal para remover a umidade antes da obturação.

3. **Selante** é um cimento aplicado dentro do espaço do canal radicular para fazer com que o material da obturação fique aderido à parede do canal radicular. As propriedades ideais para os seladores foram definidas pelo Dr. Louis Grossman (Capítulo 15). Os selantes estão disponíveis em diferentes fórmulas. Selantes de óxido de zinco e eugenol têm sido tradicionalmente usados. Contudo, selantes modernos podem ser compostos por resina epóxi ou materiais biocerâmicos (vide Figura 7.20). De acordo com seu tipo e fabricante, os selantes podem ter apresentações em forma de pó e líquido, que são misturados no momento do uso, ou na forma de pasta pronta para uso. Os materiais de obturação são classicamente colocados em placas de vidro antes de serem usados, o que torna mais fácil a visualização, além de fornecer uma superfície para misturar o selante (se necessário). Podem, ainda, ser usados para formar cones customizados de guta-percha (se necessário). A colocação do selante no canal pode ser realizada cobrindo-se o cone de guta-percha ou a ponta de papel e inserindo-o no canal, ou por meio de aplicação rotatória do selante com uma espiral lentulo motorizada (Figura 7.21). Atualmente, vários selantes endodônticos já vêm com uma ponteira para injeção para facilitar a aplicação direta do selante no espaço do canal radicular.
4. **Espátulas** são usadas para condensação lateral de guta-percha no espaço do canal radicular. As espátulas vêm em diferentes formatos e tamanhos (padronizados e não padronizados). Elas também podem ser de pega digital ou manual (Figura 7.22).
5. **Fonte de calor** (p. ex., Sistema B) têm como principal finalidade aquecer a guta-percha, permitindo que ela flua sob pressão. Uma fonte de calor também pode remover a guta-percha em qualquer nível dentro do espaço do canal radicular.
6. Dispensadores de guta-percha termoplastificada (p. ex., Obtura [Obtura Spartan, Algonquin, IL, EUA] e Calamus [Dentsply Sirona, Tulsa, Oklahoma, EUA]) são dispositivos que pré-aquecem a guta-percha em uma câmara, alterando suas propriedades físicas da fase beta para a fase alfa, tornando-a mais maleável e fácil de acondicionar usando condensadores de canal. A guta-percha pode então ser injetada no espaço do canal radicular e compactada. Assim que a guta-percha esfria dentro do espaço do canal radicular, ela retorna à sua fase beta, que é mais estável. Alguns dispositivos, como o Dual Calamus (Dentsply Sirona, Tulsa, Oklahoma, EUA) podem contar tanto com uma fonte de calor quanto um dispensador de guta-percha termoplastificada no mesmo dispositivo (Figura 7.23). Detalhes adicionais sobre as várias técnicas e o arsenal de obturação que podem ser usados para tratar os diversos casos clínicos são fornecidos no Capítulo 15.

> **Boxe 7.1 Questões de revisão**
>
> 1. Todas as alternativas a seguir estão normalmente incluídas em um kit de exame, EXCETO:
>   a. Espelho plano
>   b. Sonda periodontal
>   c. Pinça para algodão
>   d. Elevador periosteal
>   e. Explorador dentário
> 2. Qual das seguintes alternativas não é encontrada em um típico estojo de tratamento não cirúrgico?
>   a. Explorador DG16
>   b. Seringa de anestesia
>   c. Retrocondensadores
>   d. Pinça para algodão
>   e. Instrumento plástico
> 3. Imagens de TCFC são recomendadas para examinar todas as seguintes condições, EXCETO:
>   a. Detecção de cáries dentárias
>   b. Reabsorção interna
>   c. Reabsorção externa
>   d. Ferimentos traumáticos
>   e. Planejamento do tratamento de cirurgia apical
> 4. O isolamento com dique de borracha:
>   a. Proporciona um campo de operação limpo
>   b. Melhora a visualização do dente a ser tratado
>   c. Previne a aspiração de instrumentos dentários
>   d. Limita a visibilidade do assoalho da boca
>   e. Todas as anteriores
> 5. Todos os irrigantes a seguir são usados para tratamento não cirúrgico de canal radicular, EXCETO:
>   a. NaOCl
>   b. EDTA
>   c. formocresol
>   d. Clorexidina
>   e. Solução salina estéril

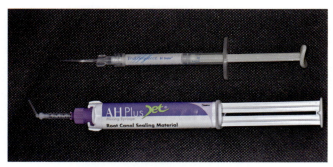

• **Figura 7.21** Diferentes tipos de selantes endodônticos. *Acima*: Selante biocerâmico (Brassler, Augusta, GA, EUA). *Abaixo*: Selante AH plus (Dentsply Sirona, Tulsa, OK, EUA).

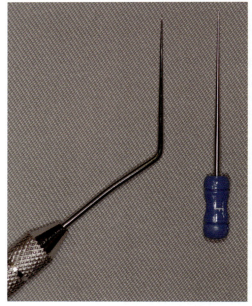

• **Figura 7.22** Espátula D11 com cabo (*esquerda*) e uma pequena espátula de pega digital (*direita*). Ambas são projetadas para condensação lateral.

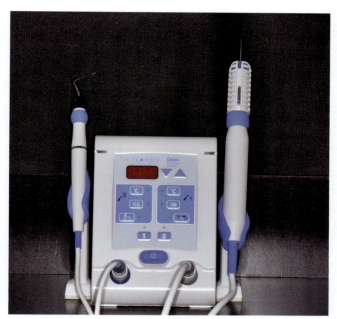

• **Figura 7.23** Dispositivo de obturação Dual Calamus. Do lado esquerdo, observa-se o sistema de calor; do lado direito, o dispensador de guta-percha termoplastificada.

Selamento coronal

Após a conclusão da TCR, a abertura do acesso no dente deve ser restaurada. Embora alguns tratamentos possam permitir a colocação de uma restauração permanente no momento do tratamento, após o tratamento de canal radicular, o dente é geralmente selado com material provisório. A câmara pulpar é limpa de todo selante e guta-percha com um solvente. Esse processo é normalmente realizado usando-se álcool isopropílico em uma bolinha de algodão ou microescova. Uma vez concluído, um pedaço de algodão estéril ou esponja é colocado na câmara pulpar. O acesso é então selado com material provisório. Vários materiais provisórios já foram historicamente usados. A maioria dos materiais é à base de eugenol, como óxido de zinco e eugenol (OZE) ou material restaurativo intermediário (MRI). Materiais que não são à base de eugenol, como Cavit ou ionômero de vidro, são mais comumente usados hoje em dia devido às suas melhores propriedades mecânicas.[55-58] Um instrumento plástico é então empregado para adaptar o material de preenchimento provisório à cavidade de acesso. Deve-se notar que o sucesso do tratamento endodôntico é significativamente afetado pela qualidade da restauração final.[59,60] Em uma revisão sistemática de Gillen *et al.*, os pesquisadores demonstraram que a qualidade da restauração coronal é tão importante quanto a qualidade do preenchimento do canal radicular para o sucesso do tratamento endodôntico.[59] Portanto, o tratamento endodôntico não cirúrgico é totalmente concluído somente com a realização da devida restauração permanente.

Arsenal cirúrgico

Arsenal de incisão e drenagem

Os pacientes podem apresentar inchaço antes ou depois da terapia endodôntica. O inchaço pode ser definido como endurecido (celulite) ou flutuante (abscesso). O inchaço pode estar confinado a um espaço fascial ou espalhado por vários espaços. O profissional deve sempre se lembrar de que nem todos os inchaços são de origem dentária (endodôntica). Depois de determinar definitivamente se o inchaço é de origem endodôntica e se a revisão minuciosa do histórico médico pregresso do paciente não contraindicar o tratamento para o paciente, é necessário realizar a incisão e drenagem do inchaço. A incisão e a drenagem de problemas endodônticos não constituem um tratamento isolado. Além desses passos, é necessário terapia endodôntica para remover a fonte da infecção e acelerar a resolução do inchaço. O arsenal utilizado para incisão e drenagem é relativamente básico, e inclui (1) bisturi, (2) elevador periosteal, (3) hemostato e (4) solução salina estéril em seringa plástica e (5) dreno (Figura 7.24). Deve-se administrar anestesia antes de qualquer incisão. Um bisturi é usado para fazer a incisão na base inferior ao inchaço. Lâminas número 12 e 15 são as mais comumente usadas para esse procedimento. O tipo de lâmina usada, porém, pode variar dependendo de localização e acessibilidade da parte mais flutuante do inchaço. A incisão não deve simplesmente cortar a gengiva, mas estender-se até o osso cortical. É discutível se a incisão deve ser vertical ou horizontal, mas, classicamente, é feita na direção horizontal. Deve-se tomar cuidado para evitar importantes marcos anatômicos (p. ex., forame mental) em que podem ocorrer ferimentos passageiros ou permanentes aos tecidos subjacentes. Depois de fazer a incisão, um elevador periosteal é colocado na incisão para realização de dissecção romba. Caso o inchaço seja flutuante, o procedimento deve proporcionar uma drenagem considerável de pus e exsudatos. Em alguns casos, um hemostato curvo pode ser necessário para drenar e descompactar o inchaço. O hemostato é inserido e forçado de forma romba contra o inchaço para quebrar quaisquer loculações. A incisão deve então ser abundantemente irrigada com solução salina estéril. Após a drenagem, o profissional deve decidir pela colocação ou não de um dreno físico. A maioria dos inchaços de origem endodôntica que engloba um espaço fascial não requer colocação de dreno físico. O local da incisão cicatrizará e fechará após o tratamento. Contudo, ainda fica enfraquecido e, portanto, continua sendo o caminho de menor resistência para futuros inchaços, caso venham a ocorrer. Caso o dreno físico pareça ser benéfico, um pedaço de dique de borracha com encaixe pode ser inserido na incisão. O

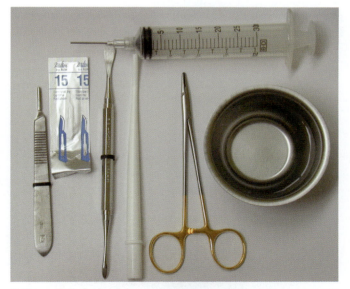

• **Figura 7.24** O kit básico de emergência para incisão e drenagem inclui (1) cabo para bisturi, (2) lâmina de bisturi, (3) elevador periosteal, (4) ponteira de aspiração, (5) porta-agulhas, (6) seringa para irrigação com agulha de 18 gauge e (7) solução salina estéril. Um dreno de dique de borracha é uma adição frequente.

encaixe deve prevenir desalojamento. Uma sutura também pode ser feita para estabilizar o dreno, se necessária. Para inchaços mais extensivos, um dreno Penrose pode ser inserido e suturado no lugar. Os passos e técnicas de colocação de dreno serão discutidos em maiores detalhes no Capítulo 9.

Arsenal de cirurgia de ponta de raiz (apicectomia)

O tratamento endodôntico geralmente começa com limpeza e selamento do espaço do canal radicular na porção coronal do dente. Em certas situações clínicas, ou quando há falha em um dente cujo canal radicular já foi tratado anteriormente, a limpeza e o selamento do espaço do canal radicular podem requerer outros tratamentos de abordagem cirúrgica, na tentativa de acessar os canais a partir da extremidade apical (pela ponta da raiz). Para isso, um conjunto totalmente diferente de instrumentos e materiais é usado de forma a permitir rebatimento do tecido mole e do osso, remoção do tecido granulomatoso, ressecção da porção apical da raiz, preparação e preenchimento da parte final da raiz a partir de uma abordagem apical. Caso necessário, esse processo pode ser seguido por regeneração guiada de tecido e sutura do tecido mole de volta ao seu lugar. O estojo cirúrgico (Figura 7.25) consiste de: (1) bisturi, (2) elevador periosteal, (3) retratores, (4) curetas ósseas, (5) curetas periodontais, (6) microespelhos, (7) retrocondensadores e (9) porta-agulhas. Além disso, outros instrumentos e materiais são necessários em combinação com o estojo cirúrgico, como: (1) lâminas, (2) caneta Impact Air (vide seção adiante), (3) brocas, (4) pontas ultrassônicas para retropreparo, (5) agentes hemostáticos, (6) corante, (7) material de retropreenchimento e (8) material de sutura. O arsenal usado para apicectomia foi modificado nas últimas duas décadas para permitir melhor manejo do tecido mole, da estrutura óssea e da porção extrema da raiz do dente. O termo usado para esses instrumentos na prática atual é *arsenal microcirúrgico*, e, portanto, hoje chamamos o procedimento de *cirurgia microapical*, em vez da tradicional e simples *cirurgia apical*. A taxa de sucesso da microcirurgia é bem alta, na faixa dos 90%,[61-64] e tem demonstrado superioridade em relação à cirurgia endodôntica tradicional.[17,65] Portanto, o uso do devido arsenal (e material de preenchimento) pode desempenhar um papel fundamental para o sucesso do tratamento oferecido. As lâminas usadas na microcirurgia, como as microlâminas ou nº 15 C, são menores e mais precisas para cortar tecidos moles, em comparação à cirurgia tradicional, que geralmente envolve o uso de uma lâmina nº 15 (Figura 7.26). Caso se usem microlâminas, então será necessário um microbisturi. Usar a lâmina adequada juntamente com o correto desenho de aba resulta em menor retração do tecido mole após o tratamento. Elevadores periosteais ou curetas de modelamento são usados para rebater o tecido mole do osso. Eles geralmente vêm em diferentes formatos e tamanhos (Figura 7.27). A seleção do tamanho adequado previne a laceração do tecido mole durante o rebatimento. Diferentemente do tratamento não cirúrgico, o desenho da caneta cirúrgica Impact Air tem um ângulo de 45° na cabeça para permitir melhor visualização enquanto o osso é cortado (Figura 7.28). Ela também não emite ar no ponto cirúrgico para evitar a possibilidade de enfisema cirúrgico. A aba é rebatida usando o devido retrator. Um retrator clássico geralmente utilizado é o retrator Minnesota. Outros retratores foram desenvolvidos para facilitar o rebatimento na área anterior e posterior (Figura 7.29). Brocas cirúrgicas são usadas para remover osso, criar osteotomia e cortar a porção da ponta da raiz do dente. Após a osteotomia, curetas ósseas são necessárias para remover o tecido de granulação da cripta óssea. Elas também vêm em diferentes tamanhos para se adaptar ao tamanho da cripta óssea (Figura 7.30). O tecido de granulação geralmente está aderido à raiz; portanto, curetas periodontais são usadas para soltar o tecido de granulação da superfície radicular (Figura 7.31). O retropreparo é então iniciado com uso de pontas ultrassônicas especialmente projetadas (pontas de retropreparo), que vêm em diferentes angulações e tamanhos para se adaptar às diferentes raízes (anterior ou posterior) (Figura 7.32). Elas também vêm em diferentes comprimentos (3 mm, 6 mm, e 9 mm). Embora as pontas de retropreparo de 3 mm sejam as mais comumente usadas, as pontas de 6 mm e 9 mm podem geralmente ser usadas para permitir maior limpeza do espaço do canal radicular a partir de uma direção apical em casos clínicos especiais. Microespelhos são usados para visualizar a parte da extremidade da raiz do dente depois do retropreparo para garantir que não existam trincas (Figura 7.33). Essa técnica pode ser combinada com o uso de corantes para tingir a extremidade apical da raiz, bem como com transiluminação para visualizar qualquer defeito apical[66] (Figura 7.34). É necessário controle adequado do sangramento para visualização e colocação corretas do preenchimento da ponta

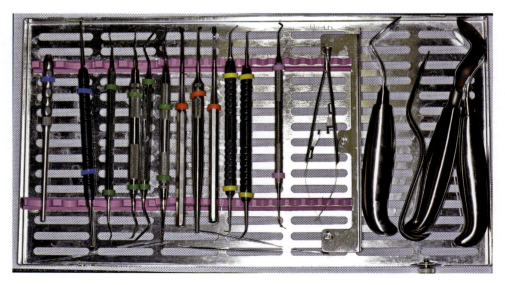

• **Figura 7.25** Estojo cirúrgico para cirurgia de apicectomia.

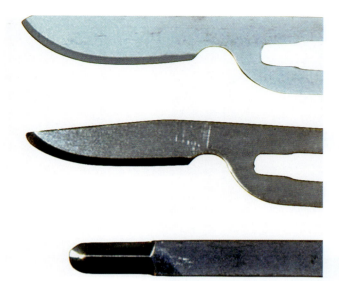

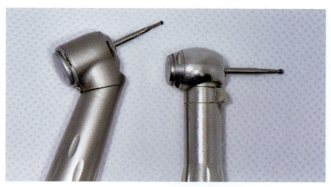

• **Figura 7.28** Caneta cirúrgica com cabeça angulada em 45° (*esquerda*). Caneta não cirúrgica para trabalhos dentários normais.

• **Figura 7.26** Diferentes tipos de lâminas, *de cima para baixo*: (1) lâmina 15 padrão, (2) lâmina 15 C e (3) microlâmina.

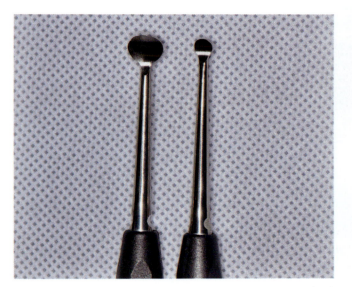

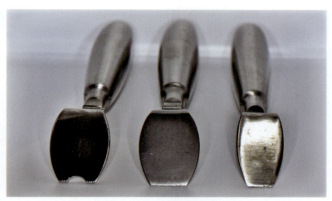

• **Figura 7.29** Retratores cirúrgicos com diferentes desenhos de ponta para rebatimento em vários locais.

• **Figura 7.27** Curetas de modelamento usadas para rebater a aba do osso e elevar o periósteo.

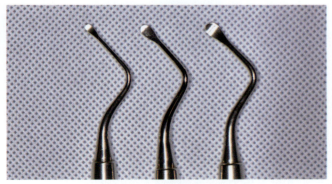

• **Figura 7.30** Curetas ósseas anguladas para facilitar a remoção de tecido de granulação da lesão periapical.

da raiz. Para isso, agentes hemostáticos como bolinhas de epinefrina, sulfato férrico, ou colágeno reabsorvível podem ser usados para controlar o sangramento. O material de retropreenchimento é então colocado usando dispensadores ou instrumentos manuais, dentro da retrocavidade. Diferentes categorias de materiais de retropreenchimento têm sido usadas na cirurgia endodôntica. Tradicionalmente, vem-se utilizando amálgama como material de retropreenchimento. Devido à sua sensibilidade à umidade, ela não proporcionava um selamento adequado na região apical,[67,68] e, consequentemente, o resultado da cirurgia apical era afetado.[17] Ao longo dos anos, vários outros materiais de retropreenchimento foram lançados, como MRI, ionômero de vidro e material de retropreenchimento à base de resina. O material mais recentemente introduzido e comumente usado no arsenal de microcirurgia atual são aqueles à base de silicato de cálcio, como o agregado trióxido mineral (MTA; Dentsply Sirona, Tulsa, Oklahoma, EUA) ou massa Bioceramic (Brassler, Augusta, Georgia, EUA). Tais materiais demonstraram superioridade em sua capacidade de selamento bem como de estimulação do reparo de tecidos duros.[68,69] Dependendo do tamanho da cripta e da estrutura do osso, substitutos ósseos e membranas reabsorvíveis podem ser colocados na cripta óssea para aumentar ou restaurar a integridade da estrutura de sustentação.[70,71] Finalmente, são usadas suturas para recolocar a aba em sua posição original. As suturas também vêm em diferentes tamanhos, começando por 1-0 e chegando a até 10-0. Normalmente, suturas 5-0 ou 6-0 são usadas para aproximar a aba de volta ao seu lugar. Para esse processo, porta-agulhas especialmente projetados são usados para permitir a manipulação adequada das finas linhas (Figura 7.35). Mais detalhes referentes ao uso de todos esses instrumentos são discutidos no Capítulo 21.

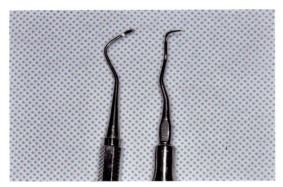

• **Figura 7.31** Cureta periodontal para raspar a superfície radicular após ressecção e remoção do tecido de granulação.

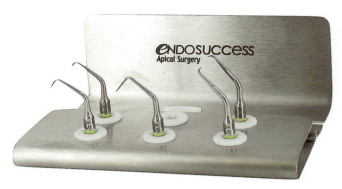

• **Figura 7.32** Conjunto ultrassônico apresentando os diferentes desenhos de pontas ultrassônicas que podem ser usadas para preparo da extremidade radicular nas raízes anterior e posterior.

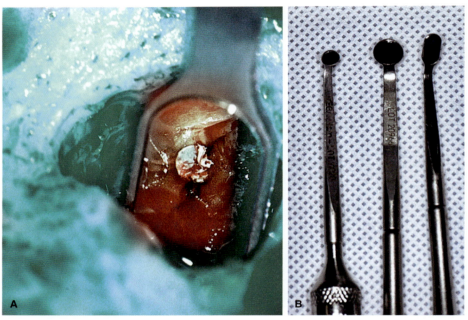

• **Figura 7.33** Microespelhos usados durante cirurgias endodônticas (*direita*). Ilustração do uso de um microespelho para visualizar uma trinca apical (*esquerda*).

• Boxe 7.2 Questões de revisão

6. A cirurgia endodôntica de "apicectomia" inclui:
   a. Ressecção de toda a raiz
   b. Colocação de um material de retropreenchimento para selar o canal radicular apical
   c. O uso de NaOCl para desinfetar o local da osteotomia
   d. Estimulação do sangramento para melhorar a visualização e a colocação de material de retropreenchimento
7. Os microscópios cirúrgicos odontológicos são benéficos para:
   a. Prevenção da síndrome do túnel do carpo no operador
   b. Diminuição da iluminação do campo cirúrgico
   c. Localização e tratamento dos canais radiculares
   d. Menor nível de magnificação
   e. Somente para tratamento não cirúrgico
8. Qual dos seguintes métodos radiográficos não é comumente usado no diagnóstico endodôntico?
   a. Radiografias periapicais
   b. Radiografias interproximais
   c. TCFC
   d. Radiografia panorâmica
9. Os microscópios cirúrgicos odontológicos são superiores às lupas odontológicas porque:
   a. Oferecem maior magnificação
   b. Permitem iluminação mínima
   c. Minimizam torcicolos
   d. Todas as anteriores
   e. Somente as alternativas a e c
10. Todas as alternativas a seguir podem ser usadas para localizar os orifícios do canal, EXCETO:
    a. Explorador DG16
    b. Espelho
    c. Microscópio cirúrgico odontológico
    d. Localizador de ápice
    e. Corante de detecção de cáries
11. Qual dos seguintes irrigantes tem a capacidade de dissolver tecido pulpar e desinfetar o sistema de canal radicular?
    a. NaOCl
    b. $Ca(OH)_2$
    c. EDTA
    d. Clorexidina
    e. Formocresol

RESPOSTAS

1 d. Elevador periosteal
2 c. Retrocondensadores
3 a. Detecção de cáries dentárias
4 e. Todas as anteriores
5 c. Formocresol
6 b. Colocação de um material de retropreenchimento para selar o canal radicular apical
7 c. Localização e tratamento dos canais radiculares
8 d. Radiografia panorâmica
9 e. Somente as alternativas A e C
10 d. Localizador de ápice
11 a. NaOCl

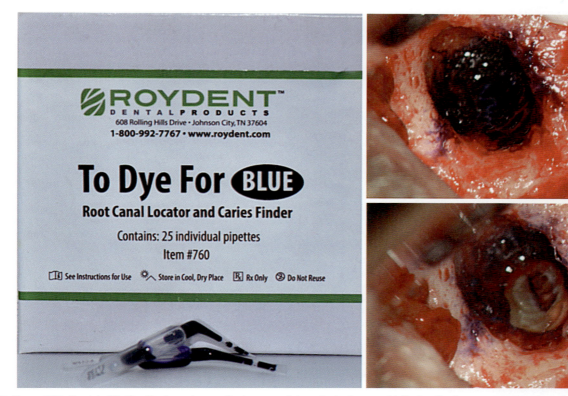

• **Figura 7.34** Produto "To Dye For," usado para tingir a superfície radicular (*esquerda*). Ilustração do processo de coloração na cirurgia de apicectomia (*direita, acima* e *abaixo*).

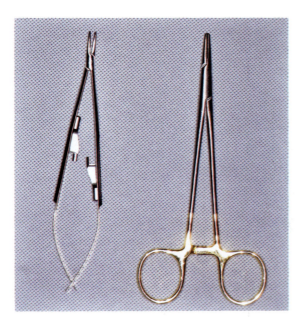

• **Figura 7.35** Porta-agulhas padrão (*esquerda*) e porta-agulhas Castroviejo (*direita*).

Referências bibliográficas

1. Schilder H: Filling root canals in three dimensions, *Dent Clin North Am* 723–744, 1967.
2. Schilder H: Cleaning and shaping the root canal, *Dent Clin North Am* 18(2):269–296, 1974.
3. Setzer FC, Hinckley N, Kohli MR, Karabucak B: A survey of cone-beam computed tomographic use among endodontic practitioners in the United States, *J Endod* 43(5):699–704, 2017.
4. Mota de Almeida FJ, Knutsson K, Flygare L: The impact of cone beam computed tomography on the choice of endodontic diagnosis, *Int Endod J* 48(6):564–572, 2015.
5. Tsai P, Torabinejad M, Rice D, Azevedo B: Accuracy of cone-beam computed tomography and periapical radiography in detecting small periapical lesions, *J Endod* 38(7):965–970, 2012.
6. Patel K, Mannocci F, Patel S: The assessment and management of external cervical resorption with periapical radiographs and cone-beam computed tomography: a clinical study, *J Endod* 42(10):1435–1440, 2016.
7. Rodriguez G, Abella F, Duran-Sindreu F, Patel S, Roig M: Influence of cone-beam computed tomography in clinical decision making among specialists, *J Endod* 43(2):194–199, 2017.
8. Edlund M, Nair MK, Nair UP: Detection of vertical root fractures by using cone-beam computed tomography: a clinical study, *J Endod* 37(6):768–772, 2011.

9. Bender IB, Seltzer S: Roentgenographic and direct observation of experimental lesions in bone: I. 1961, *J Endod* 29(11):702–706, 2003; discussion 701.
10. Bender IB, Seltzer S: Roentgenographic and direct observation of experimental lesions in bone: II. 1961, *J Endod* 29(11):707–712, 2003; discussion 701.
11. AAE and AAOMR Joint Position Statement: Use of cone beam computed tomography in endodontics 2015 update, *J Endod* 41(9):1393–1396, 2015.
12. Kersten DD, Mines P, Sweet M: Use of the microscope in endodontics: results of a questionnaire, *J Endod* 34(7):804–807, 2008.
13. Khalighinejad N, Aminoshariae A, Kulild JC, et al.: The effect of the dental operating microscope on the outcome of nonsurgical root canal treatment: a retrospective case-control study, *J Endod* 43(5):728–732, 2017.
14. Azim AA, Deutsch AS, Solomon CS: Prevalence of middle mesial canals in mandibular molars after guided troughing under high magnification: an in vivo investigation, *J Endod* 41(2):164–168, 2015.
15. Stropko JJ: Canal morphology of maxillary molars: clinical observations of canal configurations, *J Endod* 25(6):446–450, 1999.
16. Setzer FC, Kohli MR, Shah SB, et al.: Outcome of endodontic surgery: a meta-analysis of the literature—Part 2: Comparison of endodontic microsurgical techniques with and without the use of higher magnification, *J Endod* 38(1):1–10, 2012.
17. Tsesis I, Rosen E, Taschieri S, et al.: Outcomes of surgical endodontic treatment performed by a modern technique: an updated meta-analysis of the literature, *J Endod* 39(3):332–339, 2013.
18. Sunada: New method for measuring the length of the root canal, *J Dent Res* 41(2):1, 1962.
19. Savani GM, Sabbah W, Sedgley CM, Whitten B: Current trends in endodontic treatment by general dental practitioners: report of a United States national survey, *J Endod* 40(5):618–624, 2014.
20. Piasecki L, Carneiro E, da Silva Neto UX, et al.: The use of micro-computed tomography to determine the accuracy of 2 electronic apex locators and anatomic variations affecting their precision, *J Endod* 42(8):1263–1267, 2016.
21. Martins JN, Marques D, Mata A, Carames J: Clinical efficacy of electronic apex locators: systematic review, *J Endod* 40(6):759–777, 2014.
22. Azim AA, Griggs JA, Huang GT: The Tennessee study: factors affecting treatment outcome and healing time following nonsurgical root canal treatment, *Int Endod J* 49(1):6–16, 2016.
23. Ng YL, Mann V, Gulabivala K: A prospective study of the factors affecting outcomes of nonsurgical root canal treatment: Part 1: periapical health, *Int Endod J* 44(7):583–609, 2011.
24. Stokes AN, Tidmarsh BG: A comparison of diamond and tungsten carbide burs for preparing endodontic access cavities through crowns, *J Endod* 14(11):550–553, 1988.
25. Leeb J: Canal orifice enlargement as related to biomechanical preparation, *J Endod* 9(11):463–470, 1983.
26. Baumgartner JC, Cuenin PR: Efficacy of several concentrations of sodium hypochlorite for root canal irrigation, *J Endod* 18(12):605–612, 1992.
27. Gordon TM, Damato D, Christner P: Solvent effect of various dilutions of sodium hypochlorite on vital and necrotic tissue, *J Endod* 7(10):466–469, 1981.
28. Rosenfeld EF, James GA, Burch BS: Vital pulp tissue response to sodium hypochlorite, *J Endod* 4(5):140–146, 1978.
29. Siqueira Jr JF: Rocas IN, Favieri A, Lima KC: Chemomechanical reduction of the bacterial population in the root canal after instrumentation and irrigation with 1%, 2.5%, and 5.25% sodium hypochlorite, *J Endod* 26(6):331–334, 2000.
30. Zou L, Shen Y, Li W, Haapasalo M: Penetration of sodium hypochlorite into dentin, *J Endod* 36(5):793–796, 2010.
31. Jeansonne MJ, White RR: A comparison of 2.0% chlorhexidine gluconate and 5.25% sodium hypochlorite as antimicrobial endodontic irrigants, *J Endod* 20(6):276–278, 1994.
32. Khademi A, Usefian E, Feizianfard M: Tissue dissolving ability of several endodontic irrigants on bovine pulp tissue, *Iran Endod J* 2(2):65–68, 2007.
33. Naenni N, Thoma K, Zehnder M: Soft tissue dissolution capacity of currently used and potential endodontic irrigants, *J Endod* 30(11):785–787, 2004.
34. Ohara P, Torabinejad M, Kettering JD: Antibacterial effects of various endodontic irrigants on selected anaerobic bacteria, *Endod Dent Traumatol* 9(3):95–100, 1993.
35. Okino LA, Siqueira EL, Santos M, et al.: Dissolution of pulp tissue by aqueous solution of chlorhexidine digluconate and chlorhexidine digluconate gel, *Int Endod J* 37(1):38–41, 2004.
36. Yamada RS, Armas A, Goldman M, Lin PS: A scanning electron microscopic comparison of a high volume final flush with several irrigating solutions: part 3, *J Endod* 9(4):137–142, 1983.
37. Bystrom A, Sundqvist G: The antibacterial action of sodium hypochlorite and EDTA in 60 cases of endodontic therapy, *Int Endod J* 18(1):35–40, 1985.
38. Nygaard-Ostby B. Chelation in root canal therapy: ethylenediaminetetraacetic acid for cleansing and widening of root canals. *Odontol Tidskr* 65:3–11, 1957.
39. Baker NA, Eleazer PD, Averbach RE, Seltzer S: Scanning electron microscopic study of the efficacy of various irrigating solutions, *J Endod* 1(4):127–135, 1975.
40. Basrani BR, Manek S, Sodhi RN, et al.: Interaction between sodium hypochlorite and chlorhexidine gluconate, *J Endod* 33(8):966–969, 2007.
41. Bui TB, Baumgartner JC, Mitchell JC: Evaluation of the interaction between sodium hypochlorite and chlorhexidine gluconate and its effect on root dentin, *J Endod* 34(2):181–185, 2008.
42. Baumgartner JC, Mader CL: A scanning electron microscopic evaluation of four root canal irrigation regimens, *J Endod* 13(4):147–157, 1987.
43. Chow TW: Mechanical effectiveness of root canal irrigation, *J Endod* 9(11):475–479, 1983.
44. Psimma Z, Boutsioukis C, Kastrinakis E, Vasiliadis L: Effect of needle insertion depth and root canal curvature on irrigant extrusion ex vivo, *J Endod* 39(4):521–524, 2013.
45. Boutsioukis C, Lambrianidis T, Verhaagen B, et al.: The effect of needle-insertion depth on the irrigant flow in the root canal: evaluation using an unsteady computational fluid dynamics model, *J Endod* 36(10):1664–1668, 2010.
46. Gao Y, Haapasalo M, Shen Y, et al.: Development and validation of a three-dimensional computational fluid dynamics model of root canal irrigation, *J Endod* 35(9):1282–1287, 2009.
47. Boutsioukis C, Verhaagen B, Versluis M, et al.: Evaluation of irrigant flow in the root canal using different needle types by an unsteady computational fluid dynamics model, *J Endod* 36(5):875–879, 2010.
48. Caron G, Nham K, Bronnec F, Machtou P: Effectiveness of different final irrigant activation protocols on smear layer removal in curved canals, *J Endod* 36(8):1361–1366, 2010.
49. Desai P, Himel V: Comparative safety of various intracanal irrigation systems, *J Endod* 35(4):545–549, 2009.
50. van der Sluis LW, Versluis M, Wu MK, Wesselink PR: Passive ultrasonic irrigation of the root canal: a review of the literature, *Int Endod J* 40(6):415–426, 2007.
51. Hasselgren G, Olsson B, Cvek M: Effects of calcium hydroxide and sodium hypochlorite on the dissolution of necrotic porcine muscle tissue, *J Endod* 14(3):125–127, 1988.
52. Law A, Messer H: An evidence-based analysis of the antibacterial effectiveness of intracanal medicaments, *J Endod* 30(10):689–694, 2004.
53. Jasper E: Root canal therapy in modern dentistry, *Dental Cosmos* 75:823–829, 1933.
54. Whitworth J: Sealer selection: a considered approach, *Endod Prac* 2(3):31–38, 1999.
55. Anderson RW, Powell BJ, Pashley DH: Microleakage of temporary restorations in complex endodontic access preparations, *J Endod* 15(11):526–529, 1989.
56. Kazemi RB, Safavi KE, Spangberg LS: Assessment of marginal stability and permeability of an interim restorative endodontic material, *Oral Surg Oral Med Oral Pathol* 78(6):788–796, 1994.

57. Webber RT, del Rio CE, Brady JM, Segall RO: Sealing quality of a temporary filling material, *Oral Surg Oral Med Oral Pathol* 46(1):123–130, 1978.
58. Bobotis HG, Anderson RW, Pashley DH, Pantera Jr EA: A microleakage study of temporary restorative materials used in endodontics, *J Endod* 15(12):569–572, 1989.
59. Gillen BM, Looney SW, Gu LS, et al.: Impact of the quality of coronal restoration versus the quality of root canal fillings on success of root canal treatment: a systematic review and meta-analysis, *J Endod* 37(7):895–902, 2011.
60. Ray HA, Trope M: Periapical status of endodontically treated teeth in relation to the technical quality of the root filling and the coronal restoration, *Int Endod J* 28(1):12–18, 1995.
61. Rubinstein RA, Kim S: Long-term follow-up of cases considered healed one year after apical microsurgery, *J Endod* 28(5):378–383, 2002.
62. Shinbori N, Grama AM, Patel Y, et al.: Clinical outcome of endodontic microsurgery that uses EndoSequence BC root repair material as the root-end filling material, *J Endod* 41(5):607–612, 2015.
63. Kim S, Song M, Shin SJ, Kim E: A randomized controlled study of mineral trioxide aggregate and super ethoxybenzoic acid as root-end filling materials in endodontic microsurgery: long-term outcomes, *J Endod* 42(7):997–1002, 2016.
64. Chong BS, Pitt Ford TR, Hudson MB: A prospective clinical study of mineral trioxide aggregate and IRM when used as root-end filling materials in endodontic surgery, *Int Endod J* 36(8):520–526, 2003.
65. Setzer FC, Shah SB, Kohli MR, et al.: Outcome of endodontic surgery: a meta-analysis of the literature—part 1: comparison of traditional root-end surgery and endodontic microsurgery, *J Endod* 36(11):1757–1765, 2010.
66. Tawil PZ, Saraiya VM, Galicia JC, Duggan DJ: Periapical microsurgery: the effect of root dentinal defects on short- and long-term outcome, *J Endod* 41(1):22–27, 2015.
67. Torabinejad M, Lee SJ, Hong CU: Apical marginal adaptation of orthograde and retrograde root end fillings: a dye leakage and scanning electron microscopic study, *J Endod* 20(8):402–407, 1994.
68. Torabinejad M, Higa RK, McKendry DJ, Pitt Ford TR: Dye leakage of four root end filling materials: effects of blood contamination, *J Endod* 20(4):159–163, 1994.
69. Baek SH, Plenk Jr H, Kim S: Periapical tissue responses and cementum regeneration with amalgam, SuperEBA, and MTA as root-end filling materials, *J Endod* 31(6):444–449, 2005.
70. Taschieri S, Corbella S, Tsesis I, et al.: Effect of guided tissue regeneration on the outcome of surgical endodontic treatment of through-and-through lesions: a retrospective study at 4-year follow-up, *Oral Maxillofac Surg* 15(3):153–159, 2011.
71. Tsesis I, Rosen E, Tamse A, et al.: Effect of guided tissue regeneration on the outcome of surgical endodontic treatment: a systematic review and meta-analysis, *J Endod* 37(8):1039–1045, 2011.

8
Anestesia Local

AL READER, JOHN M. NUSSTEIN E MELISSA DRUM

VISÃO GERAL DO CAPÍTULO

Fatores que afetam a anestesia endodôntica, 141

Manejo inicial, 142

Anestesia pulpar convencional para odontologia restaurativa, 143

Anestesia mandibular para odontologia restaurativa, 144

Tentativas alternativas de aumentar o sucesso da anestesia, 145

Avaliação dos mecanismos de falha com o bloqueio do nervo alveolar inferior, 146

Métodos para elevar o índice de sucesso do bloqueio do nervo alveolar inferior, 146

Anestesia maxilar para odontologia restaurativa, 147

Anestesia suplementar para odontologia restaurativa na mandíbula e no maxilar, 149

Dificuldades de anestesia na endodontia, 153

Técnicas suplementares para dentes mandibulares na endodontia, 155

Manejos da anestesia em patoses pulpares ou periapicais, 156

Anestesia para procedimentos cirúrgicos, 158

OBJETIVOS DA APRENDIZAGEM

Após ler este capítulo, o estudante deve estar apto a:

1. Explicar por que apreensão e ansiedade, fadiga e inflamação de tecidos criam dificuldades para obtenção de anestesia profunda.
2. Definir o limiar de dor e os fatores que o afetam.
3. Descrever as técnicas de manejo de pacientes usadas para facilitar a obtenção de uma anestesia adequada.
4. Citar as técnicas que são úteis para reduzir a dor das injeções.
5. Descrever a abordagem de "rotina" para anestesia local convencional: quando e como anestesiar.
6. Descrever as circunstâncias que criam dificuldades na obtenção de anestesia profunda com técnicas convencionais.
7. Descrever quando usar métodos suplementares de obtenção de anestesia pulpar em caso de falha dos métodos padrão de bloqueio ou infiltração.
8. Revisar as técnicas de injeção por infiltração, intraóssea, no ligamento periodontal, intrasseptal e intrapulpar.
9. Discutir como obter anestesia em casos de patoses pulpares e periapicais específicas: pulpite sintomática irreversível, dentes sintomáticos com necrose pulpar, dentes assintomáticos com necrose pulpar e procedimentos cirúrgicos.

Fatores que afetam a anestesia endodôntica

Considerações emocionais, além de alterações teciduais, prejudicam a efetividade da anestesia local.[1] Um paciente psicologicamente perturbado e com polpa ou periápice inflamados apresenta um limiar de dor menor (ou seja, um estímulo mais leve já é o bastante para produzir dor).[2]

Apreensão e ansiedade

Muitos pacientes endodônticos já ouviram histórias de terror sobre tratamento de canal radicular. A causa pode não ser o tratamento, mas a experiência de um dente doloroso ou "infectado". Eles se lembram vividamente da dor, do inchaço e das noites insones associadas ao dente antes do tratamento. O procedimento em si é geralmente menos ameaçador: uma pesquisa com pacientes endodônticos que concluíram a terapia indicou que 96% aceitariam passar futuramente por tratamento de canal radicular.[3] Portanto, pelo fato de temerem o desconhecido e terem ouvido histórias desfavoráveis, os pacientes ficam apreensivos ou ansiosos, o que influencia em suas percepções e afeta a maneira como reagem à dor. Muitos pacientes podem efetivamente mascarar essa apreensão!

Fadiga

Ao longo dos dias, muitos pacientes com dor de dente acabam não dormindo bem, não comendo adequadamente ou, de qualquer outra forma, não vivendo normalmente. Além disso, muitos ficam apreensivos ou ansiosos em relação à consulta. O resultado é um paciente com menor capacidade de controlar o estresse e com menor tolerância à dor.

Inflamação tecidual

Tecidos inflamados têm um limiar de percepção de dor menor[4] – fenômeno denominado *alodinia*. Em outras palavras, um tecido que está inflamado é muito mais sensível e reativo a estímulos leves.[4] Portanto, ele responderá dolorosamente a um estímulo que, do contrário, passaria despercebido ou seria apenas levemente percebido. Devido ao fato de que os procedimentos de canal radicular geralmente envolvem tecidos pulpares ou periapicais inflamados, trata-se de um fenômeno de óbvia importância. Uma complicação associada é que os tecidos inflamados são mais difíceis de anestesiar.[5]

Um bom exemplo de alodinia é uma queimadura de sol. Tecidos expostos que se queimaram com o sol ficam irritados e inflamados. A pele, nesses casos, torna-se bastante sensível (baixo limiar de dor) ao contato, produzindo dor. O mesmo princípio aplica-se a tecidos pulpares e periapicais inflamados.[6]

Anestesia anterior malsucedida

Infelizmente, nem sempre se consegue anestesia pulpar profunda com técnicas convencionais. A dificuldade prévia em anestesiar dentes está associada à probabilidade de subsequente insucesso anestésico.[7] Esses pacientes provavelmente estão apreensivos (baixo limiar de dor) e geralmente são identificados por meio de comentários do tipo: "Novocaína parece nunca funcionar muito bem comigo" ou "Sempre são necessárias várias injeções para amortecer meus dentes". O profissional deve prever dificuldades na obtenção de anestesia nesse tipo de paciente. Geralmente, são necessários controle psicológico e técnicas suplementares de anestesia local (Vídeo 8.1).

Manejo inicial

A fase inicial do tratamento é a mais importante. Se o paciente for manejado adequadamente, e as técnicas anestésicas, realizadas de maneira tranquila, o limiar de dor aumenta. O resultado é uma anestesia mais previsível e um paciente menos apreensivo e mais cooperativo.

Abordagem psicológica

A abordagem psicológica envolve os quatro C's: controle, comunicação, consideração e confiança. *Controle* é importante, alcançado por meio de obtenção e manutenção da posição de dominância. *Comunicação* é obtida ao ouvir-se o paciente e ao explicar-lhe o que será feito e o que ele deve esperar. A *consideração* é demonstrada pela verbalização da consciência em relação às apreensões do paciente. A *confiança* é expressada por meio da linguagem corporal e de um estilo de abordagem e comunicação profissional, de modo que o paciente confie no manejo, no diagnóstico e na competência técnica do dentista. O uso dos quatro C's efetivamente acalma e tranquiliza o paciente, o que aumenta seu limiar de dor.

Tópicos relacionados à dor causada pela injeção

Como conquistar a confiança do paciente

Conquistar a confiança do paciente é fundamental. Antes de aplicar qualquer injeção é importante estabelecer uma comunicação, demonstrar empatia e informar os pacientes sobre sua consciência em relação não só à apreensão deles como de seu problema dentário. Isso aumenta visivelmente os níveis de confiança dos pacientes.[8] Mais importante ainda, conquistar a confiança do paciente dá ao dentista o controle da situação, e isso é um requisito!

Anestésico tópico

O uso de um anestésico tópico é popular como adjuvante de injeções orais. Alguns investigadores demonstraram que os anestésicos tópicos eram efetivos,[9-11] mas outros, não.[12,13] O aspecto mais importante de se usar anestesia tópica não é primordialmente reduzir realmente a sensibilidade da mucosa, mas demonstrar consideração de que se está fazendo todo o possível para prevenir a dor. Outro aspecto é o poder da sugestão de que o anestésico tópico reduzirá a dor da injeção.[13] Quando um anestésico tópico em gel é usado, uma pequena quantidade em um aplicador de ponta de algodão é aplicada sobre a mucosa seca por um minuto antes da injeção.[14]

Inserção da agulha

Inicialmente, a agulha é inserida *delicadamente* no tecido da mucosa.

Agulhas de pequeno calibre

Uma ideia errada comum é que agulhas menores causam menos dor; isso não é verdadeiro para agulhas odontológicas. Os pacientes não conseguem diferenciar agulhas de 25, 27 e 30 gauge durante as injeções.[15-17] Esses tamanhos têm padrões semelhantes de deflexão e resistência à quebra.[17,18] Contudo, para evitar essa quebra da agulha ao administrar bloqueios de nervos alveolares inferiores, não se devem usar agulhas de 30 gauge, nem enterrar ou inclinar a agulha no eixo.[19] Como recomendação, uma agulha de 27 gauge é adequada para a maioria das injeções dentárias convencionais.

Injeção lenta

Uma injeção lenta diminui tanto a pressão quanto o desconforto do paciente.[20] Um bloqueio lento do nervo alveolar inferior é mais confortável do que uma injeção rápida.[20,21] Uma técnica para injeção lenta é usar um sistema de aplicação de anestésico controlado por computador (CCLAD) (Figura 8.1, *A* e *B*). A maioria dos estudos com CCLADs comparou a dor da injeção com sistemas de aplicação e a dor com injeções com seringas padrão,[22-28] geralmente com resultados favoráveis.[24-28] Portanto, embora o CCLAD reduza a dor da injeção, o sistema não produz uma injeção indolor.[22-28]

Injeção em duas etapas

Uma injeção em duas etapas consiste na administração inicial bem lenta de aproximadamente um quarto do conteúdo do anestésico exatamente sob a superfície da mucosa. Após a obtenção da dormência regional, o restante do conteúdo é depositado em total profundidade no local alvo. A injeção em duas etapas diminui a dor da inserção da agulha em mulheres durante bloqueio do nervo alveolar inferior.[29] Essa técnica de injeção é indicada em pacientes apreensivos e ansiosos ou pediátricos, porém pode ser usada em qualquer pessoa. Também é efetivo para qualquer injeção, incluindo bloqueio de nervo alveolar inferior.

Diferenças de gênero em relação à dor

Mulheres tentam evitar a dor mais do que os homens, têm menor aceitação à dor e mais medo de senti-la.[30,31] A ansiedade também pode modular diferenças nas reações à dor entre homens e mulheres.[31] As mulheres reagem diferentemente à dor e são mais propensas a apresentar desafios anestésicos.

Quando anestesiar

Preferencialmente, deve-se administrar anestesia em todas as consultas. Uma crença comum é que os instrumentos podem ser usados em canais com polpas necróticas e lesões periapicais

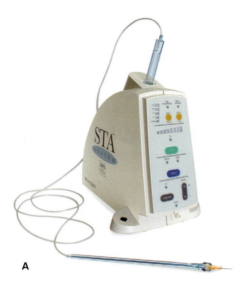 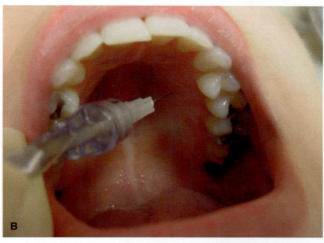

• **Figura 8.1 A.** Dispositivo de injeção controlado por computador. Observe a montagem da caneta e a microtubulação. **B.** A caneta e agulha especializadas podem ser usadas na maioria das situações. (**A.** Cortesia da Milestone Scientific, Inc., Livingston, NJ, EUA.)

de maneira indolor, sem anestesia. Ocasionalmente, pode haver incorporação de tecido vital nos poucos milímetros apicais do canal.[32] Esse tecido inflamado contém nervos e é sensível. Não apenas esse tecido vital é tocado durante a instrumentação, como também se cria pressão. Tais fatores podem causar desconforto, caso o paciente não esteja anestesiado.

Há uma noção antiquada de que o comprimento do canal pode ser determinado em um paciente não anestesiado atravessando-se um instrumento pelo canal necrótico até que o paciente demonstre uma "reação de piscar olhos". Infelizmente, as percepções e reações dos pacientes são variáveis demais para serem precisas. Pode-se sentir dor quando o instrumento está bem longe do ápice, ou alguns pacientes podem não ter nenhuma sensação mesmo quando o instrumento está a vários milímetros além do ápice. Não usar anestesia para auxiliar na determinação do comprimento não pode constituir substituição de radiografias ou localizadores eletrônicos de ápice para precisão. Outra ideia errônea é que, após os canais terem sido limpos e modelados, não é necessário anestesiar o paciente na consulta de obturação. Infelizmente, durante a obturação, cria-se pressão, e pequenas quantidades de selante podem extravasar além do ápice. Essa ocorrência pode ser bastante desconfortável para o paciente. Muitos pacientes (e dentistas) ficam bem mais tranquilos quando os tecidos duros e moles da região estão anestesiados.

Terapia farmacológica adjuvante

Pacientes ansiosos podem se beneficiar de sedação (oral, inalável, intravenosa). Porém, mesmo com a sedação consciente, a anestesia local profunda é necessária para eliminar a dor durante o tratamento odontológico.[33-35] A administração de óxido nitroso ajuda a reduzir a dor durante o tratamento em pacientes que apresentam pulpite sintomática irreversível.[34,36] Uma discussão sobre os agentes que controlam a ansiedade está incluída no Capítulo 9.

Anestesia pulpar convencional para odontologia restaurativa

O sucesso da anestesia local é variável. Duas pesquisas com pacientes e dentistas indicaram que anestesia inadequada era comum durante tratamentos restaurativos.[7,37] Vários fatores afetam a anestesia, como o tipo de procedimento (endodôntico, extração, restaurativo, periodontal, de colocação de implante etc.), localização na arcada (maxilar ou mandibular), nível de ansiedade do paciente, bem como presença de tecido inflamado. Este capítulo enfatiza os requisitos baseados em evidência para a anestesia pulpar, que diferem daqueles para cirurgia oral, instalação de implantes, periodontia e pediatria.

Vários estudos clínicos avaliaram objetivamente os agentes e técnicas de anestesia local. Uma medida da anestesia pulpar antes de iniciar um procedimento clínico é obtida com um spray de refrigeração (Figura 8.2) ou testador elétrico de polpa (Figura 8.3). O *spray* de refrigeração é o mais fácil de usar clinicamente.

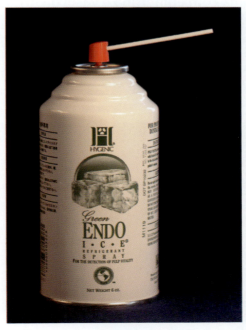

• **Figura 8.2** Pode-se usar um *spray* de refrigeração para testar a anestesia pulpar antes de iniciar um procedimento clínico. (Cortesia da Coltene/Whaledent, Cuyahoga Falls, OH, EUA.)

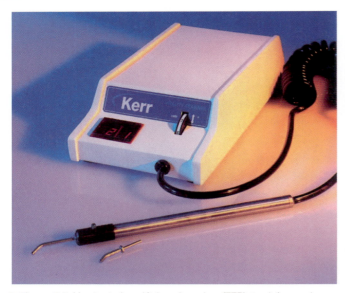

• **Figura 8.3** Um testador elétrico de polpa (TEP) também pode ser usado para verificar a anestesia pulpar antes de se iniciar um procedimento clínico. (Cortesia da SybronEndo, Glendora, CA, EUA.)

O produto de refrigeração é borrifado em uma bola grande de algodão segurada por pinça para algodão. O algodão frio é então colocado no dente (Figura 8.4). Se não houver resposta ao estímulo após a administração da anestesia, sugere-se anestesia pulpar profunda em dentes assintomáticos com polpas vitais.[38,39] Estudos experimentais que verificaram o uso de anestesia local são discutidos nas seções a seguir. Técnicas de injeção convencionais são detalhadas em outros livros.

Anestesia mandibular para odontologia restaurativa

Lidocaína com epinefrina e vasoconstritores

O agente anestésico local mais comumente usado é lidocaína a 2% com epinefrina 1:100.000, constituindo um fármaco seguro e efetivo.[14,40] Esse agente é indicado para os procedimentos mencionados neste capítulo, a menos que especificado em contrário.

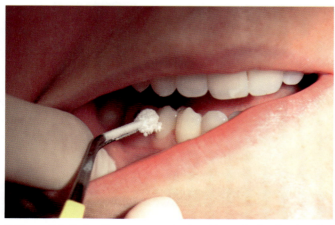

• **Figura 8.4** O algodão com o agente de refrigeração é aplicado sobre a superfície do dente.

Vasoconstritores também são geralmente seguros. Afirmou-se que vasoconstritores deveriam ser evitados em pacientes que tivessem pressão arterial alta (pressão sistólica acima de 200 mmHg ou pressão diastólica de 115 mmHg), disritmias cardíacas, doença cardiovascular grave, ou angina instável, ou que tenham sofrido infarto do miocárdio ou acidente vascular cerebral nos últimos 6 meses.[14] Essas condições são contraindicações para tratamentos dentários de rotina. Pacientes que tomam antidepressivos, agentes beta bloqueadores não seletivos ou medicamentos para doença de Parkinson, assim como usuários de cocaína, têm maior risco de ter problemas.[14,40] Em pacientes que tomam essas medicações, mepivacaína pura (carbocaína a 3%) pode ser usada para o bloqueio do nervo alveolar inferior.

Fatores anestésicos associados ao bloqueio do nervo alveolar inferior

Embora o método mais comum de anestesia mandibular seja o bloqueio do nervo alveolar inferior, essa injeção também apresenta o maior número de falhas.[40] As seções a seguir discutem os sinais esperados de anestesia bem-sucedida (e malsucedida) após a administração de uma ampola de lidocaína a 2% com epinefrina 1:100.000.

Adormecimento do lábio

O adormecimento do lábio geralmente ocorre em um prazo de 4 a 6 minutos após a injeção.[40-47] Adormecimento do lábio indica apenas que a injeção bloqueou os nervos dos tecidos moles do lábio, e não necessariamente que se atingiu anestesia pulpar.[40-50] Caso não se alcance adormecimento do lábio, o bloqueio foi "perdido", o que ocorre em aproximadamente 4 a 6% em pacientes assintomáticos e em 2 a 8% em pacientes com pulpite irreversível.[51] Fowler et al. também verificaram que a administração do conteúdo de duas ampolas era significativamente melhor do que o de apenas uma, tanto em pacientes assintomáticos quanto de emergência que apresentavam pulpite irreversível.[51] Se a ocorrência de perda de bloqueio é frequente, a técnica de injeção deve ser revista.

Anestesia de tecido mole

A ausência de resposta da mucosa ou gengiva a um explorador pontiagudo não indica anestesia pulpar.[40-50]

Início da anestesia pulpar

Anestesia pulpar normalmente ocorre em um prazo de 5 a 9 minutos nos molares e pré-molares e de 14 a 19 minutos nos dentes anteriores.[40-50] Em alguns pacientes, o início se dá mais cedo; porém, em outros, pode ser atrasado.[40-50]

Duração

A duração da anestesia pulpar na mandíbula é muito boa.[40-50] Portanto, se bem-sucedida, a anestesia geralmente (mas nem sempre) persiste por aproximadamente 2½ horas.[48]

Sucesso

A incidência de sucesso da anestesia pulpar mandibular tende a ser maior em molares e pré-molares e menor nos dentes anteriores.[40-50] A anestesia pulpar não é alcançada em todos os pacientes, após o que parece haver um bloqueio do nervo alveolar inferior clinicamente bem-sucedido (ou seja, adormecimento do lábio e do queixo). Nesses casos, são necessárias outras abordagens.

Tentativas alternativas de aumentar o sucesso da anestesia

Aumentar o volume
Aumentar o volume de anestésico de uma para duas ampolas não faz aumentar a taxa de sucesso de obtenção de anestesia pulpar com o bloqueio do nervo alveolar inferior.[40,41,49,50]

Aumentar a concentração de epinefrina
Não há melhora da anestesia pulpar com concentrações maiores de epinefrina (1:50.000) em um bloqueio do nervo alveolar inferior.[50,52]

Soluções alternativas

Mepivacaína a 2% com levonordefrina 1:20.000, prilocaína a 4% com epinefrina 1:200.000 e soluções puras (mepivacaína a 3% e prilocaína a 4%)
Como soluções alternativas, mepivacaína a 2% com levonordefrina 1:20.000; prilocaína a 4% com epinefrina 1:200.000; e soluções puras (mepivacaína a 3% e prilocaína a 4%) são equivalentes a lidocaína a 2% com epinefrina 1:100.000 para proporcionar anestesia pulpar por aproximadamente 1 hora após o bloqueio do nervo alveolar inferior.[44,47]

Articaína a 4% com epinefrina para bloqueios de nervo alveolar inferior
A articaína é um agente anestésico local seguro e eficaz.[53-62] Empiricamente, a articaína parece proporcionar um melhor efeito anestésico local.[63] Contudo, estudos clínicos não conseguiram detectar qualquer superioridade da articaína em relação à lidocaína na anestesia de bloqueio do nervo alveolar inferior.[58,61]

A articaína, assim como a prilocaína, tem potencial de causar neuropatias.[64] Alguns autores verificaram que a incidência de parestesia (envolvendo o lábio ou a língua) associada à articaína e à prilocaína era maior do que a verificada com lidocaína ou mepivacaína.[64-66] Outros autores não verificaram aumento da incidência com o uso de articaína.[67] Contudo, por não haver diferença na taxa de sucesso de anestesia pulpar entre articaína e lidocaína para bloqueios do nervo alveolar inferior, e porque alguns defensores estão cientes da associação sugerida entre articaína e parestesia, parece ser razoável usar articaína para infiltrações, mas não para bloqueios de nervos.

Agentes de ação prolongada
Foram conduzidos estudos clínicos com bupivacaína e etidocaína em cirurgia oral, endodontia e periodontia.[68-71] Esses agentes proporcionam um período de analgesia prolongado e são indicados quando há previsão de dor pós-operatória. No entanto, nem todos os pacientes vão desejar adormecimento prolongado do lábio.[69] Para esses pacientes, podem ser prescritos analgésicos. Em comparação à lidocaína, a bupivacaína tem um início de ação, de certa forma, mais lento, mas praticamente o dobro da duração da anestesia pulpar na mandíbula (aproximadamente 4 horas).[48]

Lidocaína tamponada
Lidocaína tamponada com bicarbonato de sódio eleva o pH da solução anestésica. Na medicina, há evidências de que a lidocaína tamponada resulta em menos dor durante a injeção.[72,73] Na odontologia, alguns estudos[74-77] revelaram que lidocaína tamponada produzia menos dor no momento da injeção e um início mais rápido de ação da anestesia. Uma série de estudos recentes[78-84] não conseguiu estabelecer redução significativa da dor da injeção, início de ação mais rápido ou maior taxa de sucesso com soluções anestésicas tamponadas.

Injeções e locais alternativos

Técnicas de Gow-Gates e de Vizarani-Akinosi (Figura 8.5)
Nem a técnica de Gow-Gates[85] nem a de Vizarani-Akinosi[86] é superior à injeção padrão de bloqueio do nervo alveolar inferior.[87-92] Essas técnicas não são substitutas para o bloqueio de nervo alveolar inferior, e ambas requerem um volume de duas ampolas. A técnica de Vizarani-Akinosi é uma técnica de boca fechada útil em pacientes que têm trismo. Contudo, pacientes com trismo devem ser encaminhados a um endodontista, pois o manejo desses pacientes é complicado.

Nem a técnica de Gow-Gates nem a técnica de Vazirani-Akinosi proporciona anestesia pulpar adequada para dentes mandibulares posteriores em pacientes que apresentam pulpite sintomática irreversível.[93] Ambas as injeções requerem anestesia suplementar.

Bloqueio/infiltração de nervo incisivo no forame mentual
O bloqueio do nervo incisivo é bem-sucedido em 80% a 83% das vezes para anestesiar dentes pré-molares por aproximadamente 20 a 30 minutos.[46,94-96] Não é eficaz para incisivos centrais e laterais.[46]

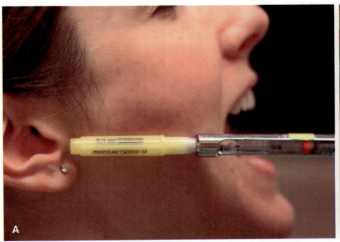 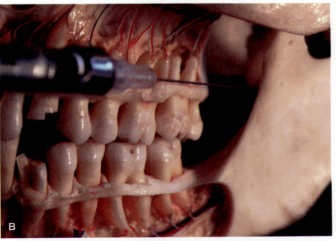

• **Figura 8.5 A.** Ponto de referência extraoral para a técnica de Gow-Gates: a borda inferior do trago da orelha e o canto da boca. O local alvo intraoral para a técnica de Gow-Gates é o colo do côndilo mandibular. **B.** Técnica de Vazirani-Akinosi. Essa técnica de boca fechada tem o ponto de referência para inserção da agulha em linha com a junção mucogengival do segundo molar maxilar.

Injeções de infiltração de lidocaína

Infiltrações labiais ou linguais de uma solução de lidocaína pura não são eficazes para anestesia pulpar na mandíbula.[97-99]

Injeções de infiltração de articaína

A articaína é muito melhor do que a lidocaína para infiltração vestibular do primeiro molar mandibular.[100-103] No entanto, a articaína pura não proporciona anestesia pulpar previsível do primeiro molar. Não há diferença alguma entre articaína a 4% com epinefrina 1:100.000 e 1:200.000 para infiltração vestibular.[104]

Em dentes anteriores, infiltrações vestibulares e linguais de articaína proporcionam anestesia pulpar inicial, mas a anestesia vai decaindo no decorrer de 60 minutos a partir do momento da aplicação da injeção.[105,106]

Avaliação dos mecanismos de falha com o bloqueio do nervo alveolar inferior

Precisão da colocação da agulha

O posicionamento anatômico correto da agulha não é garantia de um bloqueio bem sucedido.[107,108] É interessante observar que mesmo a localização do nervo alveolar inferior com ultrassom ou com um estimulador de nervo periférico antes da injeção não aumenta sua taxa de sucesso.[109,110] A solução anestésica pode não se difundir completamente no tronco nervoso (Figura 8.6) para alcançar e bloquear todos os nervos, mesmo se depositada no local correto, o que resulta em falha.[111]

Deflexão da agulha e bisel da agulha

Sugeriu-se uma teoria de que a deflexão da agulha era a causa da falha do bloqueio do nervo alveolar inferior.[18,112-115] Porém, dois estudos demonstraram que a orientação do bisel da agulha (fora ou em direção ao forame ou ramo mandibular) não afeta o sucesso do bloqueio do nervo alveolar inferior.[116,117]

Inervação acessória

Evidências anatômicas sugerem a existência de inervação acessória de ramificações do nervo milo-hióideo.[118] Um estudo que utilizava uma injeção milo-hióidea lingual e inferior à fossa retromolar, além de bloqueio do nervo alveolar inferior, não demonstrou nenhuma melhora na anestesia pulpar.[119] Portanto, o nervo milo-hióideo não é um fator importante para falha do bloqueio do nervo alveolar inferior.

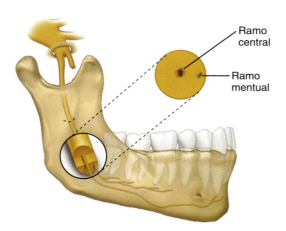

- **Figura 8.6** Teoria do núcleo central. O maior diâmetro e densidade do ramo pode inibir a difusão de uma quantidade suficiente de anestésico para proporcionar anestesia pulpar profunda.

Inervação cruzada

A inervação cruzada do nervo alveolar inferior contralateral foi implicada na falha de obtenção de anestesia em dentes anteriores após injeção para bloqueio do nervo alveolar inferior. A inervação cruzada realmente ocorre nos incisivos, mas é a falha do bloqueio inicial do nervo alveolar inferior que é responsável pela falha da anestesia pulpar em dentes anteriores.[120]

Ruivos

Na medicina, mulheres ruivas demonstraram menor eficácia subcutânea de lidocaína e maior necessidade de desflurano.[121] Todavia, na odontologia, não se provou relação entre cabelos ruivos e taxas de sucesso no bloqueio do nervo alveolar inferior. Cabelos ruivos foram associados a níveis mais elevados de ansiedade diante de tratamentos odontológicos.[121] Devido a essa maior ansiedade, mulheres ruivas são mais propensas a relatar sensações não dolorosas (pressão, vibração, etc.) como dolorosas durante o tratamento, o que pode fazer com que os profissionais confundam uma diferença no nível de ansiedade com uma diferença na qualidade da anestesia.

Posição do paciente para bloqueio do nervo alveolar inferior

Recomendava-se colocar os pacientes em posição ereta após a administração de bloqueio do nervo alveolar inferior, teoricamente para permitir que o anestésico se disseminasse em direção vertical para uma melhor anestesia pulpar. Quando um estudo comparou a posição ereta com a posição supina após o bloqueio do nervo alveolar inferior, foi verificado que as duas posições eram igualmente bem-sucedidas em molares.[122] Porém, clinicamente, nenhuma posição de administração do bloqueio do nervo alveolar inferior proporcionaria anestesia pulpar completa.

Outro estudo avaliou o efeito da inclinação da cabeça na direção do bloqueio em comparação à inclinação da cabeça para o lado oposto em pacientes com pulpite sintomática irreversível. O estudo não constatou qualquer diferença significativa entre ambas as posições.[123]

Métodos para elevar o índice de sucesso do bloqueio do nervo alveolar inferior

Infiltrações de articaína após o bloqueio do nervo alveolar inferior

Um achado clínico muito importante é que uma infiltração vestibular suplementar de articaína em primeiros molares e pré-molares, bem como uma infiltração labial de dentes anteriores, após o bloqueio do nervo alveolar inferior, devem proporcionar anestesia pulpar por aproximadamente 1 hora.[105,124,125] Os segundos molares podem necessitar de uma injeção suplementar intraóssea (IO) ou no ligamento periodontal (LPD) para sucesso na anestesia.

Anestesia intraóssea após bloqueio do nervo alveolar inferior

Injeções suplementares IO de lidocaína e mepivacaína com vasoconstritores permitem um início rápido de ação e elevam o índice de sucesso do bloqueio do nervo alveolar inferior por aproximadamente 60 minutos.[126,127] O uso de mepivacaína pura a 3% resulta em anestesia pulpar por aproximadamente 30 minutos.[128] (Figuras 8.7 a 8.11)

Anestesia no ligamento periodontal após bloqueio do nervo alveolar inferior

Injeções suplementares de lidocaína a 2% com epinefrina 1:100.000 no LPD eleva a taxa de sucesso do bloqueio do nervo alveolar inferior, mas sua duração é de aproximadamente 23 minutos.[129]

CAPÍTULO 8 Anestesia Local

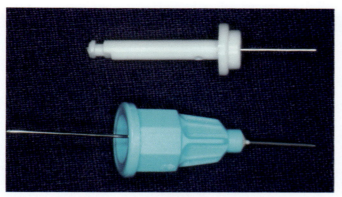

• **Figura 8.7** Componentes de um sistema de injeção intraóssea. O perfurador (*acima*) é uma broca pequena, afiada do tipo engate, usada para produzir uma abertura através do tecido mole e do osso. A agulha (*abaixo*) é curta e de calibre pequeno para permitir a inserção e a injeção diretamente através da abertura.

Velocidade e sucesso da injeção

Um bloqueio do nervo alveolar inferior lento aumenta a taxa de sucesso em relação a injeções rápidas[20], porém não em pacientes diagnosticados com pulpite irreversível.[21]

Dor e inflamação

A maioria dos estudos avaliou a anestesia na ausência de sintomas e inflamação; os resultados são diferentes quando essas condições estão presentes.[5,40,130] Conforme será discutido adiante, os pacientes que apresentam patose pulpar ou periapical sintomática (ou que sejam ansiosos) apresentam grandes problemas para a anestesia.

Anestesia maxilar para odontologia restaurativa

A menos que especificado em contrário, a solução convencionalmente usada é lidocaína a 2% com epinefrina 1:100.000.

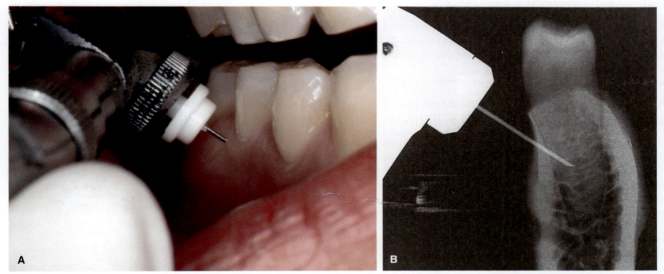

• **Figura 8.8** Técnica de injeção intraóssea. **A.** Localização e angulação do perfurador. **B.** O perfurador "rompe" o osso cortical, alcançando o espaço medular.

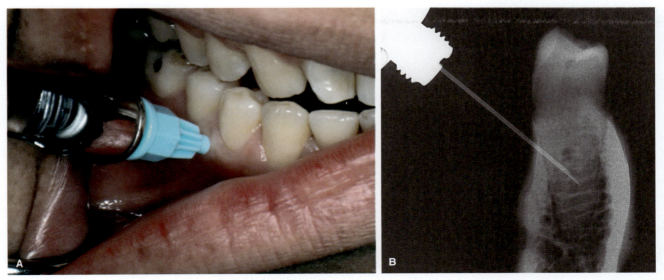

• **Figura 8.9** **A.** A agulha é inserida diretamente na abertura. **B.** O anestésico é injetado no osso medular, onde se difunde amplamente, bloqueando os nervos dentários.

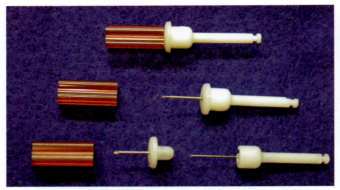

● **Figura 8.10** Componentes de outra abordagem de injeção intraóssea: broca e luva guia, com tampa (*acima*). A broca (uma agulha com orifício especial) direciona a luva guia pela placa cortical (*meio*), onde é separada e retirada (*abaixo*). A luva guia remanescente serve para aceitar a agulha de 27 gauge que injeta a solução anestésica.

Fatores relacionados à anestesia

A anestesia é mais bem-sucedida no maxilar do que na mandíbula.[40] A injeção mais comum para os dentes maxilares é a infiltração. Vários eventos podem ser esperados com essa técnica quando se usa uma ampola de anestésico.

Adormecimento do lábio/bochecha ou sensação de amortecimento dos dentes

O adormecimento do lábio ou da bochecha normalmente ocorre em questão de poucos minutos e, assim como uma sensação de amortecimento ao bater os dentes, nem sempre indica anestesia pulpar. Além disso, o adormecimento do lábio ou da bochecha não corresponde à duração da anestesia pulpar, pois a polpa não permanece anestesiada por tanto tempo quanto os tecidos moles.[40,131-139]

Sucesso

A infiltração resulta em uma incidência relativamente alta de sucesso da anestesia pulpar (cerca de 87% a 92%).[11,40,131-139] Porém, alguns pacientes podem não ser anestesiados devido a variações individuais em resposta à droga administrada, a diferenças entre operadores e a variações de anatomia, além da posição do dente.

Início da ação da anestesia pulpar

A anestesia pulpar normalmente ocorre em questão de 3 a 5 minutos.[40,131-139]

Duração da anestesia pulpar

Um dos problemas da infiltração maxilar é a duração da anestesia pulpar.[40,131-139] A anestesia pulpar de dentes anteriores declina depois de aproximadamente 30 minutos, sendo que a maioria perde a ação anestésica em até 60 minutos.[40,131-139] Em pré-molares e primeiros molares, a anestesia pulpar é efetiva até aproximadamente 40 a 45 minutos, quando começa a declinar.[40,131-139] Anestésico local adicional deve ser administrado, dependendo da duração do procedimento e do grupo do dente afetado.

Soluções anestésicas alternativas

Soluções puras de mepivacaína e prilocaína

A duração da anestesia é menor com soluções puras de mepivacaína e prilocaína.[137,138] Portanto, esses anestésicos são usados para procedimentos de curta duração (de 10 a 15 minutos).

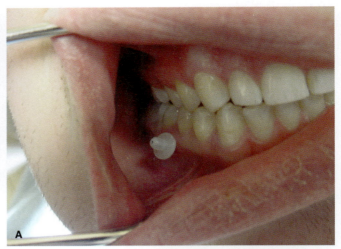
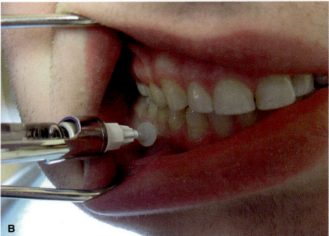

● **Figura 8.11 A.** O tecido e o osso foram perfurados, e o perfurador agora serve como luva guia. **B.** A agulha do anestésico é colocada na luva guia.

Prilocaína a 4% com epinefrina 1:200.000, mepivacaína a 2% com levonordefrina 1:20.000, e articaína a 4% com epinefrina 1:100.000

A duração da anestesia com prilocaína a 4% com epinefrina 1:200.000, mepivacaína a 2% com levonordefrina 1:20.000, e articaína a 4% com epinefrina 1:100.000 é semelhante à anestesia com lidocaína a 2% com epinefrina 1:100.000.[134,138,139]

Bupivacaína com epinefrina

Bupivacaína tem uma taxa de sucesso menor do que uma fórmula com lidocaína em dentes anteriores.[132,140] Não há diferença entre as taxas de sucesso das duas fórmulas nos primeiros molares.[132] Nenhum dos agentes proporciona anestesia pulpar por uma hora.[132,140]

Como aumentar a duração da anestesia pulpar

Aumento do volume da solução

Um volume de duas ampolas de lidocaína a 2% com epinefrina prolonga a duração da anestesia pulpar, porém não para 60 minutos.[133]

Aumento da concentração de epinefrina

Aumentar a concentração de epinefrina para 1:50.000 aumenta a duração da anestesia em incisivos laterais, porém não em primeiros molares.[137] Nenhum desses dentes alcançou uma duração da anestesia de 60 minutos.[137]

Repetição da infiltração após 30 ou 45 minutos

Acrescentar uma ampola de lidocaína a 2% com epinefrina em 30 minutos em dentes anteriores e 45 minutos em dentes posteriores melhora significativamente a duração da anestesia pulpar e pode ser a melhor maneira de prolongar a duração da anestesia pulpar.[136]

Técnicas de injeção alternativas

O *bloqueio do nervo alveolar superior posterior* (*ASP*) anestesia os segundos molares e cerca de 80% dos primeiros molares.[141,142] Uma injeção de infiltração mesial adicional pode ser necessária para anestesiar o primeiro molar. Geralmente, a injeção de bloqueio do nervo ASP não é recomendada para procedimentos restaurativos de rotina. A preferência é por infiltração nos molares.

O *bloqueio infraorbital* resulta em adormecimento labial, mas não anestesia de forma previsível as polpas dos incisivos.[143,144] Ele normalmente anestesia os caninos e pré-molares, mas a duração é de menos de 1 hora.[143,144] No geral, a injeção infraorbital não é recomendada para procedimentos restaurativos de rotina. A preferência é por infiltração em cada dente individualmente.

O *bloqueio da segunda divisão* normalmente anestesia as polpas dos molares e alguns dos segundos pré-molares, mas não anestesia de forma previsível os primeiros pré-molares, os caninos ou os incisivos laterais e centrais.[145,146] A técnica de tuberosidade alta é preferível para a abordagem do nervo palatino maior, pois é mais fácil e menos dolorosa.[145] Geralmente, o bloqueio do nervo da segunda divisão não é recomendado para procedimentos restaurativos de rotina. A preferência é por infiltração em cada dente individualmente.

O *bloqueio do nervo alveolar superior anterior palatino* (*ASA-P*) tem sido recomendado para anestesiar todos os incisivos maxilares com uma única injeção palatina dentro do canal incisivo.[147] Porém, essa técnica de injeção não proporciona anestesia pulpar previsível para incisivos e caninos,[148] além de geralmente ser dolorosa.[26]

O *bloqueio do nervo alveolar superior anterior médio* (*ASA-M*) tem sido recomendado para anestesiar unilateralmente os incisivos centrais e laterais, caninos e primeiros e segundos pré-molares maxilares com uma única injeção palatina na região pré-molar.[149] Contudo, essa técnica de injeção não proporciona anestesia pulpar previsível para dentes maxilares[150], além de também ser geralmente dolorosa.[27]

Dor, inflamação e ansiedade

Conforme mencionado, os resultados diferem do normal quando se aplica um anestésico em pacientes que estão com dor ou inflamação (ou ambos), ou ainda em pacientes ansiosos.

Anestesia suplementar para odontologia restaurativa na mandíbula e no maxilar

Indicações

Uma injeção suplementar é usada caso a injeção padrão não for eficiente. É útil repetir uma injeção inicial somente se o paciente não exibir os sinais "clássicos" de anestesia de tecidos moles. Geralmente, quando os sinais clássicos estão presentes, uma nova injeção não é muito efetiva.[151] Por exemplo, após o bloqueio do nervo alveolar inferior, o paciente desenvolve adormecimento do lábio, queixo e língua, além de "amortecimento" do quadrante dos dentes. Um procedimento útil é verificar a polpa do dente através de testes de frio (agente de refrigeração) ou com testador elétrico de polpa antes de começar a preparar a cavidade.[38,39] Caso o paciente sinta dor por contato com o objeto frio, uma injeção suplementar é indicada. Presumir que a injeção adicional com a abordagem de bloqueio do nervo alveolar inferior será bem-sucedida é um pensamento ilusório; falha na primeira vez normalmente é seguida por outra falha na segunda tentativa. O dentista deve passar diretamente para uma técnica suplementar. Quatro dessas injeções são a (1) *injeção de infiltração*, (2) *injeção IO*, (3) *injeção no LPD* e (4) *injeção intrasseptal*.

Infiltração

Infiltração adicional de lidocaína no maxilar

Pelo fato de que a duração da anestesia pulpar para infiltração no maxilar é de menos de 60 minutos, adicionar uma ampola de lidocaína a 2% com epinefrina em 30 minutos nos dentes anteriores e em cerca de 45 minutos em dentes pré-molares e molares aumenta significativamente a duração da anestesia pulpar e pode ser a melhor maneira de prolongar a duração da anestesia pulpar em dentes maxilares.[136] Ou seja, se o paciente sentir dor durante as etapas finais de uma consulta dentária, uma infiltração adicional pode ser útil.

Infiltração de articaína na mandíbula

Um achado clínico importante é que uma infiltração vestibular suplementar de articaína nos primeiros molares e pré-molares e uma infiltração labial nos dentes anteriores depois do bloqueio do nervo alveolar inferior devem proporcionar anestesia pulpar por aproximadamente 1 hora.[105,124,125] O segundo molar pode necessitar de uma injeção IO ou no LPD suplementar.

Anestesia intraóssea (Figuras 8.7 a 8.11)

A injeção IO demonstrou ser eficaz em várias pesquisas e usos clínicos. Ela é especialmente útil em conjunto com injeção convencional quando há probabilidade de que a anestesia suplementar será necessária (p. ex., em segundos molares mandibulares).[126-128] A injeção IO permite a colocação de anestésico local diretamente no osso esponjoso adjacente ao dente. Há um sistema IO com dois componentes (Stabident; Fairfax Dental, Miami, Flórida, EUA). Uma parte dele é um perfurador operado por caneta de baixa rotação, que faz um pequeno furo na placa cortical. A solução anestésica é aplicada no osso esponjoso através de uma agulha ultracurta de 27 gauge compatível com o injetor. Outro sistema IO utiliza uma luva guia (X-tip; Dentsply Maillefer Tulsa, Oklahoma, EUA) que permanece na perfuração. Essa luva serve como guia para a agulha e pode permanecer no lugar durante todo o procedimento caso seja necessária alguma injeção adicional. Com tal sistema, uma perfuração pode ser feita na gengiva anexada ou na mucosa alveolar (Vídeo 8.2).[152]

Técnica para o sistema Stabident

A área de perfuração e injeção fica em uma linha horizontal das margens da gengiva vestibular dos dentes adjacentes e em uma linha vertical que atravessa a papila interdental distalmente em relação ao dente a ser injetado. Um ponto aproximadamente 2 mm abaixo da intersecção dessas linhas é selecionado como local de perfuração. Esse local deve se encontrar na gengiva anexada. O tecido mole é anestesiado primeiro por infiltração. O perfurador é colocado através da gengiva perpendicularmente ou em um ângulo de 45° em relação à placa cortical. Descansando delicadamente a ponta contra o osso, o profissional ativa a caneta em velocidade total enquanto empurra o perfurador, com leve pressão, contra o osso, para depois tirá-lo e novamente empurrá-lo levemente contra o osso (ou seja, um movimento de bicada). Essa ação continua até que se obtenha um "avanço" para dentro do osso esponjoso (esse processo demora aproximadamente 2 a 5 segundos).[152]

A seringa padrão é segurada "como uma caneta", e a agulha é precisamente alinhada com a perfuração e inserida nela. Uma ampola inteira de solução anestésica é aplicada *lentamente* ao longo de 1 a 2 minutos com pressão leve. Se houver contrapressão, a agulha deve ser girada aproximadamente um quarto de volta, e depois se recomeça a aplicação. Se essa tentativa não der certo, a agulha deve ser removida e verificada em relação a entupimentos. Caso a agulha não esteja bloqueada, ela deve ser reinserida, ou o local precisa ser aberto com um novo perfurador, repetindo-se a injeção.[152]

"Quebra" do perfurador

Raramente, o perfurador de metal se "separa" do cabo de plástico. Se isso ocorrer, o perfurador é facilmente removido com um hemostato; não há relatos de quebra do perfurador em pedaços.[126-128,152-154]

Desconforto na injeção

Quando a injeção IO é usada como injeção primária, sente-se dor durante aproximadamente um quarto do tempo.[153-155] Quando a injeção IO é usada como injeção suplementar, um número menor de pacientes sente dor.[126-128,156,157]

Seleção do local de perfuração

Com injeções IO, um local de perfuração distal resulta na melhor anestesia.[126-128,152-154,156,157] Os segundos molares constituem uma exceção: nesses dentes, um local mesial é preferível.[126-128,152-154,156,157]

Agentes anestésicos

Quando a injeção IO é usada como uma injeção suplementar após o bloqueio do nervo alveolar inferior em pacientes que não estão sentindo dor, foi relatado excelente índice de sucesso com lidocaína a 2% com epinefrina 1:100.000 e mepivacaína a 2% com levonordefrina 1:20.000.[126,127] Contudo, devido às reações cardiovasculares adversas com anestésicos de longa duração (bupivacaína a 0,5% com epinefrina 1:200.000)[158] e à ausência de duração prolongada de anestesia pulpar, esse agente não oferece qualquer vantagem em relação à lidocaína. Além disso, mepivacaína pura a 3% funciona bem, mas a duração da anestesia pulpar é menor.[128]

Início de ação da anestesia

O início de ação da anestesia é rápido com a injeção IO.[126-128,152-154,156,157] Não há nenhum período de espera para a anestesia.

Sucesso

Quando a injeção IO é usada como uma injeção suplementar após o bloqueio do nervo alveolar inferior em pacientes livres de dor, as taxas de sucesso são muito boas.[126,127]

Falha

Se a solução anestésica jorrar para fora da perfuração (refluxo) em uma injeção IO, não será possível alcançar anestesia.[152] Nesse caso, é necessário perfurar novamente ou escolher outro local de perfuração.

Duração

Com uma injeção IO primária, a duração da anestesia pulpar declina constantemente ao longo de 1 hora.[153,154] A duração é ainda menor com mepivacaína a 3% em comparação à lidocaína a 2% lidocaína com epinefrina 1:100.000.[154] Com uma injeção IO suplementar de lidocaína com epinefrina 1:100.000 após o bloqueio do nervo alveolar inferior em pacientes sem dor, a duração da anestesia pulpar é muito boa por 1 hora.[126,127] Uma solução de mepivacaína a 3%, quando usada como injeção IO suplementar, resulta em uma duração menor da anestesia.[128]

Dor e problemas pós-operatórios

Com as técnicas de injeção IO primária e suplementar, a maioria dos pacientes reporta nenhuma ou pouca dor no pós-operatório.[126-128,152-154,156,157] Menos de 5% desenvolvem exsudatos e/ou inchaço localizado no local da perfuração, possivelmente devido ao superaquecimento do osso durante a perfuração.[126-128,152-154,156,157]

Efeitos sistêmicos

Com ambas as técnicas de injeção IO primária e suplementar utilizando anestésicos com um vasoconstritor (epinefrina ou levonordefrina), a maioria dos pacientes percebe um aumento da frequência cardíaca.[153,154,156,157,159] Quando esses agentes são usados, os pacientes devem ser informados sobre a taquicardia *antes da injeção* para diminuir sua ansiedade. Nenhum aumento significativo da frequência cardíaca ocorre com mepivacaína pura a 3%.[154,160] Os níveis plasmáticos venosos de lidocaína são os mesmos para injeções IO que para injeções por infiltração.[161] Portanto, as mesmas precauções quanto à quantidade máxima de lidocaína administrada em uma injeção por infiltração também se aplicam às injeções IO.[161]

Contraindicações médicas

Pacientes que fazem uso de antidepressivos, agentes beta bloqueadores não seletivos, medicamentos para doença de Parkinson e cocaína não devem receber injeções IO de soluções que contenham epinefrina ou levonordefrina[40]. Nesses casos, mepivacaína pura a 3% é preferível.

Precauções

Não se deve usar injeções IO em dentes necróticos dolorosos com radiolucências periapicais ou em dentes que demonstrem celulite ou formação de abscesso. Essa injeção seria muito dolorosa e provavelmente não proporcionaria anestesia profunda.

Injeção no ligamento periodontal

A injeção no LPD também é uma técnica útil caso a injeção convencional não seja bem-sucedida.[162,163] A técnica é clinicamente menos efetiva do que a técnica de injeção IO, pois uma quantidade maior de solução anestésica pode ser aplicada no osso esponjoso (Vídeo 8.3).[151]

Técnica

O procedimento de injeção no LPD (Figura 8.12, *A–D*) não é difícil, mas, de fato, requer prática e familiaridade. Uma seringa padrão ou uma seringa de pressão é equipada com uma agulha ultracurta de 30 gauge ou uma agulha curta de 27 ou 25 gauge. A agulha é inserida no sulco gengival mesial a um ângulo de 30° em relação ao eixo longo do dente. A agulha é sustentada pelos dedos ou por um hemostato e é posicionada com máxima penetração (encravada entre a raiz e o osso da crista). Pressão forte é aplicada *lentamente* no êmbolo da seringa por aproximadamente 10 a 20 segundos (seringa convencional), ou apertando-se *lentamente* o gatilho uma ou duas vezes com resistência (seringa de pressão). *Contrapressão é importante*. Se não houver contrapressão (resistência) – ou seja, se o anestésico imediatamente escorrer para fora do sulco –, a agulha é reposicionada, e a técnica é repetida até que se obtenha contrapressão. A injeção é então repetida na superfície distal. Somente um pequeno volume de anestésico (aproximadamente 0,2 mℓ) é depositado em cada superfície.

CAPÍTULO 8   Anestesia Local   151

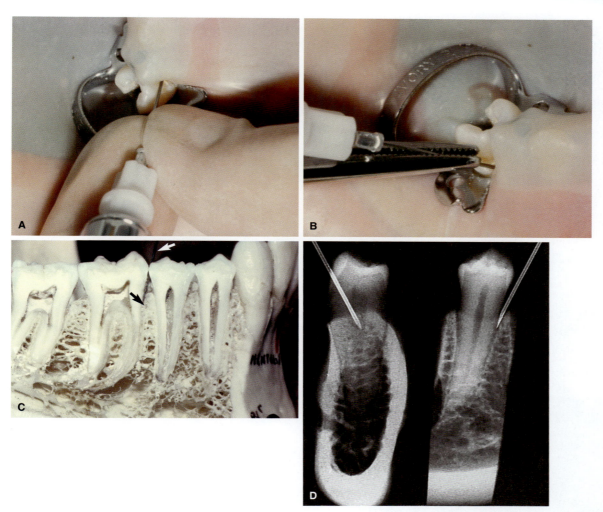

• **Figura 8.12** Injeção intraligamentar. **A.** Inserção da agulha usando os dedos para prevenir encurvamento da agulha. **B.** Um hemostato pode ser usado como substituto dos dedos para apoiar e direcionar a agulha. A injeção pode ser administrada com ou sem a presença de dique de borracha. **C.** Observe a direção e a posição da agulha (*setas*). A ponta da agulha ficará encravada entre o osso da crista e a superfície da raiz. **D.** Ângulo da agulha em relação ao eixo longo do dente (*esquerda*). Com uma orientação de aproximadamente 30°, a ponta da agulha ficará posicionada próxima à linha média da raiz.

Mecanismo de ação

A injeção no LPD força a solução anestésica através da placa cribiforme (Figura 8.13) para dentro dos espaços medulares e da vasculatura dentro e ao redor do dente (Figuras 8.14 e 8.15).[162-165] A rota primária não é o LPD; o mecanismo de ação não está relacionado à pressão direta nos nervos.[166,167]

Desconforto na injeção em pacientes assintomáticos

Quando a injeção no LPD é a primária, a inserção da agulha e a injeção podem ser dolorosas por cerca de um terço do tempo.[166-168] Nos dentes maxilares anteriores, a injeção no LPD pode ser bastante dolorosa[168] e não deve ser usada. É preferível uma infiltração. Como uma injeção suplementar após o bloqueio do nervo alveolar inferior, a injeção no LPD tem pouco potencial para ser dolorosa.[129]

Início de ação da anestesia

O início de ação da anestesia é rápido com injeções no LPD; não há período de espera para começar o procedimento clínico.[166-168] Caso a anestesia ainda não seja adequada, é necessária uma nova injeção.

Sucesso em dentes assintomáticos

As taxas de sucesso da injeção no LPD, quando usada como injeção primária, foram calculadas como sendo de aproximadamente 75% nos dentes posteriores mandibulares e maxilares, com a anestesia pulpar a durar de 10 a 15 minutos.[167,168] As taxas de sucesso são baixas em dentes anteriores.[167-169] Soluções anestésicas sem vasoconstritores (mepivacaína a 3%) ou com concentrações reduzidas de vasoconstritor (bupivacaína com epinefrina 1:200.000) não são muito eficazes.[167,170-172] A articaína é equivalente à lidocaína.[60]

No momento em que a injeção no LPD é usada como injeção suplementar (quando as técnicas padrão falharam em proporcionar anestesia adequada), são alcançadas boas taxas de sucesso, porém a duração da anestesia pulpar é de aproximadamente 23 minutos.[129]

Duração em dentes assintomáticos

A duração da anestesia pulpar profunda (tanto primária quanto suplementar) com injeções no LPD é de aproximadamente 10 a 15 minutos.[60,129,166-168]

Desconforto pós-operatório em dentes assintomáticos

Quando a injeção no LPD é utilizada como técnica primária, dor pós-operatória ocorre em um a três terços dos pacientes, com duração

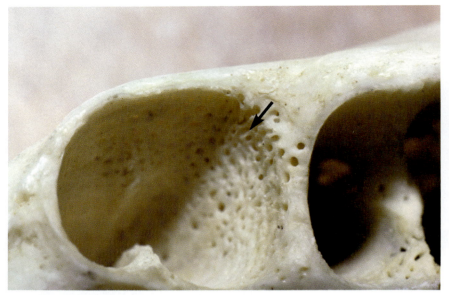

- **Figura 8.13** Órbita da extração de um segundo molar. O osso da placa cribiforme está bastante poroso, especialmente na região cervical (*seta*). Durante a injeção intraligamentar, essa é a região de passagem da maioria da solução anestésica para o espaço medular.

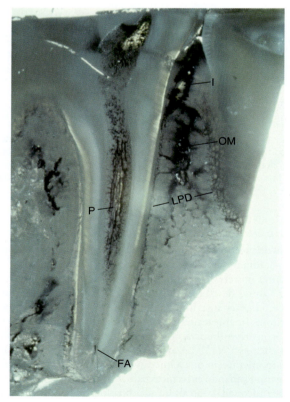

- **Figura 8.14** Uma única injeção intraligamentar de corante carbono adjacente a um dente de um cachorro demonstra a distribuição das partículas de corante. As partículas estão concentradas no local da injeção (*I*) e no osso medular (*OM*), no forame apical (*FA*) e na polpa (*P*) do dente injetado. As partículas de corante espalharam-se pelo ligamento periodontal (*LPD*) tanto do dente injetado quanto do dente adjacente.

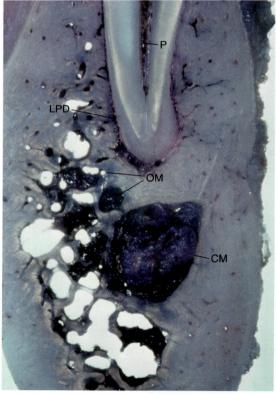

- **Figura 8.15** Uma única injeção de corante foi realizada no ligamento periodontal distal. A seção frontal, incluindo o ápice do dente e estruturas circundantes, mostra que o corante é distribuído pela polpa (*P*), espaço do ligamento periodontal (*LPD*), espaço do osso medular (*OM*) e canal mandibular (*CM*). A ampla distribuição de soluções através de injeção intramedular pode anestesiar os dentes adjacentes.

de 14 horas a 3 dias.[60,129,166-168,173,174] Não há nenhuma diferença entre articaína e lidocaína.[60] O desconforto está relacionado mais ao dano causado pela inserção da agulha do que pela pressão de aplicação da solução.[173] Cerca de um terço dos pacientes diz que parece que seu dente está "dopado".[167,168]

Anestesia seletiva

Foi sugerido que uma injeção no LPD poderia ser usada no diagnóstico diferencial de pulpite irreversível dolorosa mal localizada.[175] No entanto, os dentes adjacentes são geralmente anestesiados com a injeção no LPD de um único dente.[166-168] Portanto, esse tipo de injeção *não* é útil para diagnóstico diferencial.

Efeitos sistêmicos

Embora alguns autores[176] tenham revelado que a injeção no LPD aumenta a frequência cardíaca, estudos em seres humanos demonstraram que essas injeções não causam alterações significativas na frequência cardíaca.[174,177]

Outros fatores

Diferentes calibres de agulhas (25, 27, ou 30 gauge) são igualmente eficazes para injeções no LPD.[178] Existem no mercado seringas de pressão (Figura 8.16) que, no entanto, não se provou serem mais efetivas do que seringas comuns.[167,168,178]

Danos ao periodonto

Estudos clínicos e em animais demonstraram a segurança relativa da injeção no LPD.[166-169,174,178-184] Pequenos danos locais restringem-se ao local da penetração da agulha (Figura 8.17); esses danos subsequentemente são reparados.[179] Em alguns casos, ocorreram infecções periodontais.[167,168] O dentista deve estar ciente de que isso pode acontecer. Áreas histológicas de reabsorção radicular após injeções no LPD também foram relatadas, mas elas cicatrizam com o tempo.[183,184] Efeitos prejudiciais devido à injeção em uma área de doença periodontal são improváveis.[185]

Danos à polpa

Estudos clínicos e em animais demonstraram ausência de efeitos adversos na polpa após injeções no LPD.[166-168,186,187] Porém, de fato ocorrem alterações fisiológicas na polpa, incluindo diminuição acentuada, rápida e prolongada do fluxo sanguíneo causada pela epinefrina.[188] Essa deficiência vascular não demonstrou exercer efeito prejudicial, mesmo em conjunto com procedimentos restaurativos.[189] A injeção no LPD provavelmente não resultaria em lesão pulpar grave, embora esse evento não tenha sido estudado com preparações extensivas (coroa) em dentes bastante cariados.

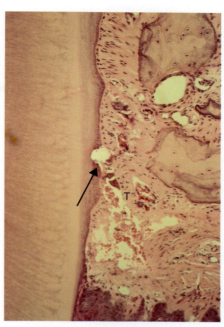

• **Figura 8.17** O local da injeção no momento da aplicação. O trecho da agulha (*T*), que termina em uma escavação no cemento (*seta*), é aparente no tecido conjuntivo. Não há nenhuma evidência de alteração tecidual fora do local da penetração, inclusive nos tecidos mais apicais.

Danos aos dentes primários

Pequena hipoplasia do esmalte de dentes decíduos foi observada após injeções no LPD em dentes decíduos.[190] No entanto, esse efeito foi causado pela citotoxicidade do anestésico local, e não pela injeção em si. Portanto, essa injeção pode ser usada para anestesiar dentes decíduos.

Precauções

A injeção no LPD não deve ser usada em casos de polpa necrótica e patose periapical ou mediante celulite ou formação de abscesso. Ela seria muito dolorosa e provavelmente não proporcionaria anestesia profunda.

Dificuldades de anestesia na endodontia

O cenário a seguir é clássico: o diagnóstico é pulpite irreversível. O dentista administra o bloqueio do nervo alveolar inferior padrão. O paciente reporta sinais clássicos da anestesia (adormecimento do lábio e sensação de dente ou quadrante amortecido). Após o isolamento, inicia-se a preparação do acesso. Enquanto a broca está no esmalte, o paciente não sente nada. Assim que a broca entra na dentina, ou possivelmente não até que a polpa seja exposta, o paciente sente uma dor aguda. Obviamente, a anestesia pulpar não está profunda, sendo necessário aplicar mais anestésico. A seguir, apresentamos algumas das teorias acerca dos motivos pelos quais esse problema ocorre.

1. A solução anestésica pode não penetrar completamente nos nervos sensoriais que inervam a polpa, principalmente na mandíbula.
2. A *teoria do núcleo central* diz que os nervos do lado de fora do ramo nervoso alimentam os dentes molares, enquanto os nervos do lado de dentro alimentam os dentes anteriores (vide Figura 8.6).

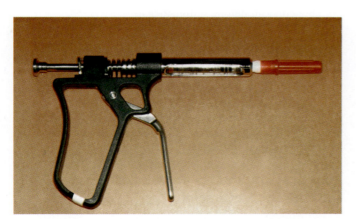

• **Figura 8.16** Exemplo de uma seringa especial utilizada para injeção intraligamentar. Embora esses dispositivos sejam capazes de injetar com maior pressão, eles não demonstraram superioridade em relação às seringas comuns.

A solução anestésica pode não se difundir no tronco nervoso de forma a atingir todos os nervos para produzir um bloqueio adequado, mesmo se depositada no local correto. Essa teoria explicaria as maiores taxas experimentais de falha em dentes anteriores com o bloqueio do nervo alveolar inferior.[40-50,52]

3. *Os tecidos locais se alteram* devido à inflamação. Essa teoria popular afirma que o pH mais baixo do tecido inflamado reduz a quantidade da forma base do anestésico disponível para penetrar na membrana nervosa.[14] Consequentemente, há uma quantidade menor da forma ionizada dentro do nervo para alcançar a anestesia. Embora essa teoria possa ter alguma validade para regiões com inchaço, ela não tem relação com dificuldades anestésicas na mandíbula.[40] Ela não explica o principal problema, representado pelos molares mandibulares com pulpite que não são anestesiados pela injeção alveolar inferior. O local da injeção está distante da área da inflamação; alterações no pH do tecido não estariam relacionadas ao problema com a anestesia.

4. *Hiperalgesia*. Uma alteração nas rotas dos nociceptores (receptores de dor) é uma explicação mais plausível. Essa teoria afirma que os nervos que aparecem nos tecidos inflamados possuem potenciais de repouso alterados e menores limiares de excitabilidade. Tais alterações não se restringem à polpa inflamada em si, mas sim afetam toda a membrana neuronal, estendendo-se até o sistema nervoso central.[5,6] Agentes anestésicos locais não são suficientes para impedir a transmissão de impulsos devido a esses menores limiares de excitabilidade.[5]

5. *Apreensão*. Pacientes com dor são ansiosos, o que diminui o limiar de dor. Um ciclo vicioso pode se formar, no qual a apreensão inicial leva à diminuição do limiar de dor, o que leva a dificuldades anestésicas que, por sua vez, levam a maior apreensão, resultando em perda do controle e da confiança, e assim por diante. Portanto, caso esse ciclo torne-se evidente, o profissional deve interromper o tratamento imediatamente e recuperar o controle, marcar outra consulta ou considerar encaminhamento a um endodontista. A maioria dos pacientes suporta alguma dor durante os estágios iniciais do tratamento de canal radicular se tiverem confiança no dentista. Porém, eles não tolerarão ser machucados repetidamente!

6. *Não dar tempo suficiente após a injeção*. O dentista pode não dar o tempo adequado para difusão do anestésico e para o bloqueio dos nervos sensoriais. O início de ação pode ser bem lento, principalmente no bloqueio alveolar inferior.

Sucesso do bloqueio do nervo alveolar inferior em pulpite sintomática irreversível

Fowler e coautores determinaram o sucesso do bloqueio do nervo alveolar inferior em primeiros e segundos molares usando lidocaína a 2% com epinefrina 1:100.000 em pacientes de emergência com pulpite sintomática irreversível.[191] Eles verificaram que o sucesso (nenhuma ou leve dor mediante acesso ou instrumentação endodôntica) era de 28% para primeiros molares, 25% para os segundos molares e 39% para os pré-molares. Essas taxas de sucesso do bloqueio do nervo alveolar inferior dos molares e pré-molares não seriam suficientemente altas para garantir anestesia pulpar profunda.

Para pacientes que apresentam pulpite irreversível, o sucesso não foi significativamente diferente entre um volume de 3,6 mℓ e 1,8 mℓ de lidocaína a 2% com epinefrina 1:100.000.[51] As taxas de sucesso (28% a 39%) com qualquer um desses volumes não foram suficientemente altas para garantir anestesia pulpar completa.[192]

Técnicas de Gow-Gates e de Vizarani-Akinosi

Nem a técnica de Gow-Gates[85] (vide Figura 8.5) nem a de Vizarani-Akinosi[86] (vide Figura 8.5) é superior à injeção padrão de bloqueio do nervo alveolar inferior.[87-92] Essas técnicas não são substitutas para o bloqueio de nervo alveolar inferior, e ambas requerem um volume de duas ampolas. A técnica de Vizarani-Akinosi é uma técnica de boca fechada e é útil em pacientes que têm trismo. Contudo, pacientes com trismo devem ser encaminhados a um endodontista, pois o manejo desses pacientes é complicado (Vídeos 8.4 e 8.5).

Nem a técnica de Gow-Gates nem a técnica de Vazirani-Akinosi proporciona anestesia pulpar adequada para dentes mandibulares posteriores em pacientes que apresentam pulpite sintomática irreversível.[93] Ambas as injeções requerem anestesia suplementar.

As fórmulas tamponadas de lidocaína elevam as taxas de sucesso do bloqueio do nervo alveolar inferior em pacientes com pulpite sintomática irreversível?

Existem dois sistemas no mercado para anestésicos locais tamponados. O Onset (Onpharma, Los Gatos, Califórnia, EUA) oferece tamponamento de uma solução anestésica local usando um sistema de dispensação exclusivo. O outro sistema é o Anutra (Anutra Medical Inc., Morrisville, Carolina do Norte, EUA), que consiste em um dispensador, uma seringa de 5 mL para doses múltiplas e um cassete.

Dois estudos avaliaram uma fórmula tamponada de lidocaína a 2% com epinefrina 1:80.000, ou lidocaína tamponada a 4% com epinefrina 1:100.000 para bloqueios dos nervos alveolares inferiores em pacientes que apresentavam pulpite sintomática irreversível.[79,83] Ambos os estudos concluíram que o tamponamento não melhorou estatisticamente o sucesso do bloqueio do nervo alveolar inferior nem diminuiu a dor da injeção.

Efeito do óxido nitroso preemptivo na pulpite irreversível

Óxido nitroso é o anestésico inalável mais comumente usado na odontologia.[34] Ele possui um impressionante histórico de segurança e é excelente para proporcionar sedação consciente em pacientes odontológicos. Além disso, o óxido nitroso exerce um leve efeito analgésico. A estimativa mais comum de eficácia analgésica sugere que óxido nitroso a 30% é equivalente a 10 a 15 mg de morfina.[34] O óxido nitroso possui grandes benefícios devido aos seus efeitos sedativos e analgésicos.

Dois estudos constataram que a administração de óxido nitroso a 30% ou 50% resultou em um aumento estatisticamente significativo do sucesso do bloqueio do nervo alveolar inferior em pacientes que apresentavam pulpite sintomática irreversível.[34,36]

Sucesso da infiltração em molares maxilares com pulpite irreversível

Estudos clínicos de infiltrações vestibulares posteriores maxilares em pacientes que apresentam pulpite irreversível revelaram sucesso da infiltração em 54% a 85% das vezes, com um índice médio de 64%.[193-195] Parece não haver nenhuma diferença entre as fórmulas à base de articaína e lidocaína.[196,197]

Pulpite assintomática irreversível *versus* pulpite sintomática irreversível

Pacientes que têm dor espontânea (pulpite sintomática irreversível) apresentam menos sucesso anestésico após bloqueio do nervo alveolar inferior do que os pacientes que não sentem dor espontânea ou que sentem dor apenas quando o dente é estimulado pela aplicação de frio (pulpite assintomática irreversível).[198] É importante distinguir entre esses pacientes ao avaliar o sucesso clínico, pois as taxas de sucesso diferem entre eles.

Uso de medicamentos analgésicos pré-operatórios para elevar a taxa de sucesso do bloqueio do nervo alveolar inferior

Na tentativa de elevar a taxa de sucesso do bloqueio do nervo alveolar inferior, já se administraram, em vários estudos, medicamentos analgésicos (p. ex., ibuprofeno, paracetamol, hidrocodona ou combinações entre esses medicamentos) 60 minutos antes do procedimento. Os resultados são variáveis, mas, atualmente, parece que os medicamentos analgésicos pré-operatórios podem não demonstrar uma vantagem significativa.[199-201] Ainda que seja observado qualquer aumento da taxa de sucesso, ele não será suficiente para impedir o uso de anestesia suplementar.

Terapia farmacológica adjuvante

Pacientes ansiosos podem se beneficiar de sedação (oral, por inalação, intravenosa). Contudo, mesmo com a sedação consciente, é necessária anestesia local profunda para eliminar a dor durante o tratamento dentário.[33-35] A administração de óxido nitroso ajuda a reduzir a dor durante o tratamento em pacientes que apresentam pulpite sintomática irreversível.[34,36] Uma discussão sobre os agentes que controlam a ansiedade está incluída no Capítulo 9.

Reversão do adormecimento de tecidos moles

Os pacientes podem sentir que o adormecimento residual dos tecidos moles afeta suas atividades diárias normais em três áreas específicas: perceptiva (percepção de alteração na aparência física), sensorial (ausência de sensação) e funcional (redução da capacidade de falar, sorrir, beber e controlar a salivação). Os pacientes geralmente não querem que seus lábios e línguas fiquem adormecidos por horas após a consulta. Mesilato de fentolamina (0,4 mg em uma ampola de 1,7 mℓ, OraVerse; Septodont, Lancaster, Pensilvânia, EUA) é um agente que reduz a duração da anestesia em tecidos moles.

Fowler et al. estudaram o uso de OraVerse para reversão de anestesia em tecidos moles de pacientes endodônticos assintomáticos.[202] Eles constataram que o produto encurtava a duração das sensações nos tecidos moles mandibulares e maxilares. Houve mínima dor pós-operatória e complicações. Muitos pacientes podem se beneficiar do uso de um agente de reversão quando têm compromissos em que precisam falar ou reuniões importantes, ou então quando precisam se apresentar em eventos musicais ou teatrais.

Técnicas suplementares para dentes mandibulares na endodontia

Infiltração vestibular suplementar de articaína após bloqueio do nervo alveolar inferior em pacientes que apresentam pulpite sintomática irreversível

Fowler et al. determinaram o sucesso anestésico de uma infiltração vestibular suplementar de articaína após falha de bloqueio do nervo alveolar inferior em pré-molares e em primeiros e segundos molares de pacientes de emergência portadores de pulpite sintomática irreversível.[191] Sucesso foi definido como a capacidade de acessar e instrumentar o dente com pouca ou nenhuma dor. Eles constataram que o sucesso era de 42% para os primeiros molares, 48% para os segundos molares e 73% para os pré-molares. Portanto, deve-se considerar anestesia suplementar.

Esse resultado deve ser comparado com o achado em dentes assintomáticos (sem dor), nos quais a infiltração vestibular de uma ampola de articaína a 4% com epinefrina 1:100.000 epinefrina após bloqueio do nervo alveolar inferior foi bem-sucedida em 88% das vezes.[124]

Injeções intraósseas suplementares

Para uso como injeção suplementar em pulpite irreversível, foram relatadas altas taxas de sucesso (aproximadamente 90%) com injeções IO.[193,199,203,204] Não há diferença entre lidocaína e articaína.[204] Mepivacaína a 3% apresenta uma taxa de sucesso de 80%, que aumenta para 98% com uma segunda injeção IO de mepivacaína a 3%.[205]

Embora alguns estudos[206,207] tenham sugerido que uma injeção IO isoladamente pode anestesiar com sucesso pacientes que apresentem pulpite irreversível, é duvidoso que isso dê certo.[193,199-201,208]

Injeções suplementares no ligamento periodontal

Injeções suplementares no LPD não são tão bem-sucedidas quanto as injeções IO suplementares.[151,209] Por exemplo, em pacientes com pulpite irreversível, o uso de um sistema de aplicação de anestesia local controlado por computador (vide Figura 8.1) para injeções suplementares no LPD foi bem-sucedido em praticamente metade dos pacientes com pulpite irreversível.[209] Outros relataram sucesso em aproximadamente três quartos a metade dos pacientes.[151,210] A taxa de sucesso aumenta com a adição de mais uma injeção.[178,210]

Injeção intrasseptal suplementar

A anestesia intrasseptal refere-se à aplicação da solução anestésica diretamente dentro do septo interdental, permitindo que a solução flua através do osso alveolar poroso da crista e, assim, para dentro do osso medular que circunda o dente.[211]

Um estudo de endodontia verificou a eficácia anestésica da técnica intrasseptal suplementar em dentes mandibulares posteriores diagnosticados com pulpite sintomática irreversível quando há falha do bloqueio do nervo alveolar inferior convencional.[212] Sucesso foi definido como a capacidade de realizar o acesso e a instrumentação endodôntica com pouca ou nenhuma dor. A injeção intrasseptal suplementar foi bem-sucedida em 29% dos pacientes, de modo que não proporcionou nível previsível de anestesia.

Injeção intrapulpar suplementar

Além das injeções suplementares por infiltração, IO e no LPD discutidas anteriormente, a injeção intrapulpar (IP) é usada quando os outros métodos falham (Vídeo 8.6).

Indicações

Depois do bloqueio do nervo alveolar inferior, ocasionalmente, injeções IO e no LPD não produzem anestesia profunda, mesmo quando repetidas, e a dor persiste quando se adentra na polpa. Essa ocorrência é uma indicação para uma injeção IP. Contudo, a injeção IP não deve ser administrada sem primeiramente realizar o bloqueio alveolar inferior mais uma injeção IO ou no LPD. A injeção IP é muito dolorosa sem alguma outra forma de anestesia suplementar.

Vantagens e desvantagens

Embora a injeção IP seja, de certo modo, popular, ela não oferece apenas vantagens, tornando-a a última escolha de injeção suplementar. O principal inconveniente é que a agulha é inserida diretamente em uma polpa vitalizada e muito sensível; portanto, a injeção pode ser extremamente dolorosa. Além disso, os efeitos da injeção são imprevisíveis se não for aplicada com pressão. Uma vez obtida a anestesia, sua duração é curta (5 a 15 minutos). Portanto, a maior parte da polpa deve ser removida rapidamente e no comprimento de trabalho correto para prevenir recorrência da dor durante a instrumentação. Outra desvantagem é que a polpa deve ser exposta para permitir a injeção direta; geralmente, problemas com a anestesia ocorrem antes da exposição da polpa.

A vantagem é a previsibilidade da anestesia profunda quando a injeção IP é administrada sob contrapressão. O início da ação da anestesia é imediato, e não há necessidade de usar seringas ou agulhas especiais, embora diferentes abordagens possam ser necessárias para obter a contrapressão desejada.

Mecanismo de ação

Foi demonstrado que contrapressão forte é o principal fator para a produção de anestesia.[212,213] Depositar o anestésico passivamente dentro da câmara pulpar não é adequado, pois a solução não se difundirá por toda a polpa. Portanto, o agente anestésico não é o único responsável pela anestesia IP; ela também depende da pressão.

Técnica

O paciente deve ser informado de que "um pouquinho mais" de anestésico proporcionará conforto e que haverá uma "sensação rápida" no momento da aplicação da injeção.

Uma técnica para criar contrapressão é tampando o acesso com uma bolinha de algodão para prevenir refluxo do anestésico (Figura 8.18).[213,214] Já foram usados outros produtos para essa vedação, como guta-percha, ceras ou pedaços de borracha. Se possível, o teto da câmara pulpar deve ser penetrado por uma broca semicircular, que permita que a agulha se encaixe perfeitamente no orifício da broca.

Outra abordagem é uma injeção em cada canal depois que a câmara foi descoberta. Uma seringa comum é normalmente equipada com uma pequena agulha curva. Usando os dedos para apoiar o eixo da agulha para prevenir quebra, a agulha é posicionada na abertura do acesso e então colocada dentro do canal, conforme o anestésico vai sendo lentamente exposto, até o ponto de acunhamento. Então, aplica-se pressão máxima lentamente no êmbolo da seringa por 5 a 10 segundos. Se não houver contrapressão, o anestésico fluirá pela abertura do acesso. A agulha é inserida mais profundamente ou retirada e substituída por uma agulha de diâmetro maior (ou vedada com uma bolinha de algodão), e a injeção é repetida. Esse procedimento pode ser necessário em cada canal.

Qual é o efeito de não realizar debridamento endodôntico para a dor pós-operatória de dentes sintomáticos com necrose pulpar?

Pacientes sem dentista ou sem acesso a atendimento dentário geralmente procuram prontos-socorros médicos devido à dor de dente. Esses pacientes normalmente recebem prescrição de medicamento para dor e antibióticos. Caso eles não procurem tratamento dentário imediato, qual tipo de dor pós-operatória eles podem sentir?

Sebastian et al. compararam o efeito do debridamento endodôntico completo (limpeza e modelagem do sistema de canal radicular) em relação à ausência de debridamento endodôntico sobre a dor pós-operatória em pacientes de emergência com

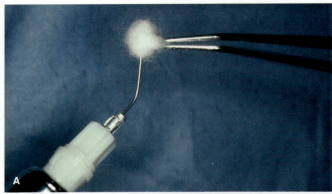
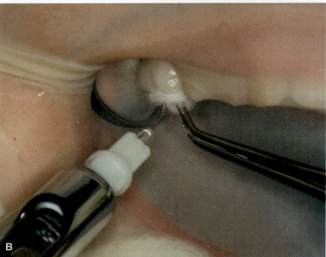

• **Figura 8.18** Técnica de injeção intrapulpar. **A.** Uma inclinação de 45° é feita na agulha. Para vedar o local da injeção, uma bolinha de algodão é encaixada na agulha, que então é colocada na abertura da polpa (o paciente deve ser avisado sobre o desconforto). **B.** A bolinha de algodão é *apertada* e mantida na abertura do acesso, e o êmbolo da seringa é empurrado *lentamente*. O paciente, em geral, sente uma dor aguda com resistência no êmbolo da seringa; essa resistência normalmente indica que a anestesia foi bem-sucedida.

dentes sintomáticos, diagnóstico pulpar de necrose e radiolucência periapical.[215] Sucesso foi definido como pouca ou nenhuma dor pós-operatória e nenhum uso de medicamento narcótico. Tanto os pacientes que receberam debridamento quanto os que não receberam debridamento apresentaram uma diminuição da dor pós-operatória ao longo de 5 dias. Contudo, a presença de debridamento resultou em uma taxa de sucesso estatisticamente maior em relação à sua ausência.

Portanto, uma consideração importante é que, caso não haja tempo ou capacidade para a realização de um debridamento completo, existe a opção de encaminhar o paciente a um endodontista ou postergar o tratamento até que o paciente esteja assintomático.

Manejos da anestesia em patoses pulpares ou periapicais

Pulpite sintomática irreversível

Na pulpite irreversível, os dentes mais difíceis de anestesiar são os molares mandibulares, seguidos, por ordem, pelos pré-molares mandibulares e maxilares, molares maxilares, dentes anteriores mandibulares e dentes anteriores maxilares. A polpa vitalizada inflamada deve ser instrumentada e removida. Além disso, o tecido pulpar possui um suprimento bastante concentrado de nervos sensoriais, principalmente na câmara pulpar. Esses fatores, aliados a outros relacionados aos efeitos inflamatórios nos nervos sensoriais e a falhas que ocorrem com técnicas convencionais, tornam a anestesia desses pacientes com pulpite irreversível dolorosa um desafio.

Diferentes situações clínicas apresentam surpresas. Em alguns casos, existe tecido vitalizado inflamado somente nos canais apicais, e o tecido da câmara é necrótico e não responde aos testes de refrigeração ou elétrico pulpar. Obviamente, nessa situação, entra-se na câmara sem problemas, mas, quando o operador tenta inserir uma lima em toda a extensão, o resultado é dor intensa. Injeções IO ou no LPD são úteis, e uma injeção IP pode ser usada. Contudo, a pulpite irreversível deve ser diferenciada entre um dente necrótico sintomático e um abscesso apical radiograficamente distinto, pois as injeções IO, no LPD e IP são contraindicadas nesta última condição.

Considerações gerais

Um anestésico convencional usando técnicas primárias é administrado ao paciente. Após sinais de ocorrência de anestesia dos tecidos moles, a dor diminui, e o paciente relaxa. Frequentemente, porém, na abertura do acesso ou quando se entra na polpa, o paciente sente dor, pois nem todos os nervos sensoriais foram bloqueados. Um procedimento útil é testar a polpa do dente com substância fria (refrigeração) antes de começar a realizar o acesso.[193,209] Se o paciente reagir, uma injeção IO ou no LPD é administrada. No entanto, ausência de reação não garante anestesia completa.[193,209] O paciente sempre é informado de que o procedimento será imediatamente interrompido caso ele sinta dor durante o tratamento ou se houver uma "premonição" de dor iminente. Injeções suplementares adequadas são, então, usadas. Ocasionalmente, se todas as tentativas falham, é melhor colocar uma restauração provisória e encaminhar o paciente a um endodontista.

Dentes mandibulares posteriores

Para dentes mandibulares posteriores, um bloqueio convencional do nervo alveolar inferior é administrado, normalmente em conjunto com uma injeção vestibular longa para os molares. O dente é submetido ao teste térmico de frio. Se o resultado for negativo, o profissional pode prosseguir com o acesso; se positivo, uma injeção IO ou no LPD é administrada antes de começar a realizar o acesso. Antes da injeção IO suplementar, administra-se uma infiltração vestibular de uma ampola de articaína a 4% com epinefrina 1:100.000 sobre o dente para reduzir a dor da injeção. Se o paciente sentir dor durante o acesso, a injeção IO ou no LPD pode ser repetida, ou, ainda, uma injeção IP pode ser dada caso a polpa esteja exposta. Normalmente, uma vez removida a polpa, dores adicionais são mínimas, devido ao maior tempo de duração da anestesia mandibular.[43-48,193]

Dentes mandibulares anteriores

Para dentes mandibulares anteriores, é aplicada uma injeção alveolar inferior. O dente é submetido ao teste térmico de frio. Se o resultado for negativo, o profissional pode prosseguir com o acesso; se positivo, uma injeção IO é administrada antes de começar a realizar o acesso (a injeção no LPD não funciona bem em dentes mandibulares anteriores). Antes da injeção IO suplementar, uma infiltração labial de uma ampola de articaína a 4% com epinefrina 1:100.000 é administrada sobre o dente para reduzir a dor da injeção IO. Caso o paciente sinta dor durante o acesso, a injeção IO é repetida. Se essa também não for bem-sucedida, adiciona-se uma injeção IP.

Dentes maxilares posteriores

As abordagens para dentes maxilares posteriores são as mesmas destacadas em "Considerações gerais", com a *exceção* de que a dose inicial de lidocaína a 2% com epinefrina 1:100.000 é dobrada (3,6 ml) para infiltração vestibular e que uma infiltração palatina é feita para o retentor do dique de borracha. O dente é submetido ao teste térmico de frio. Se o resultado for negativo, o profissional pode prosseguir com o acesso; se positivo, uma injeção IO ou no LPD é administrada antes de começar a realizar o acesso. Caso o paciente sinta dor durante o acesso, a injeção IO ou no LPD é repetida. Em alguns casos, pode ser necessária uma injeção IP.

A duração da anestesia no maxilar é menor do que na mandíbula.[131-139] Portanto, se o paciente sentir dor durante a instrumentação ou obturação, injeções primárias e/ou suplementares adicionais serão necessárias.

Dentes maxilares anteriores

Nos dentes maxilares anteriores, o anestésico é administrado inicialmente como infiltração labial e, ocasionalmente, como infiltração palatina para o retentor do dique de borracha. O dente é submetido ao teste térmico de frio. Se o resultado for negativo, o profissional pode prosseguir com o acesso; se positivo, uma injeção IO é administrada antes de começar a realizar o acesso (a injeção no LPD não é eficaz[168]). Injeção IO raramente é necessária. A duração da anestesia pode ser de menos de 1 hora, requerendo infiltração adicional.[131-139]

Necrose pulpar sintomática

Um diagnóstico de necrose pulpar sintomática indica dor e/ou inchaço e, portanto, inflamação periapical. Uma vez que a polpa é necrótica e os tecidos apicais estão inflamados, os problemas anestésicos são diferentes. Esses dentes podem ser dolorosos quando manipulados durante o tratamento.

Para a mandíbula, um bloqueio do nervo alveolar inferior e uma injeção vestibular longa (para os molares) são administrados. Para dentes maxilares, se não houver inchaço presente, o anestésico é aplicado através de infiltração convencional. Se houver presença de inchaço nos tecidos moles (celulite ou abscesso), a infiltração é administrada em cada lado do inchaço. Ocasionalmente, um bloqueio regional pode ser necessário. O acesso é iniciado *lentamente*. Normalmente, a câmara pulpar é acessada sem desconforto caso o dente não seja excessivamente forçado durante o uso da caneta de alta rotação. A colocação da lima e o debridamento também podem ser realizados sem muita dor se os instrumentos forem usados com delicadeza.

Ocasionalmente, injeções convencionais não proporcionam a devida anestesia. Injeções IO, IP e no LPD são *contraindicadas*. Embora efetivas em polpas vitalizadas, essas injeções são dolorosas e ineficazes em patoses apicais. Nesses casos, o paciente deve ser informado de que não se atingiu anestesia profunda devido à inflamação no osso. Portanto, uma consideração importante é que se a dor for intensa demais para a realização do debridamento completo, uma opção é encaminhar o paciente a um endodontista ou postergar o tratamento até que o paciente esteja assintomático.

Em pacientes com dor pré-operatória intensa sem drenagem do dente (ou quando não se pode incisar o inchaço), um anestésico de ação prolongada (p. ex., bupivacaína) pode ajudar a controlar a dor pós-operatória em dentes mandibulares; porém, isto não funciona muito bem em dentes maxilares.[132,140] A duração da analgesia na mandíbula normalmente não é tão longa para impossibilitar a prescrição de analgésicos orais.[48]

Necrose pulpar assintomática

Dentes assintomáticos são os mais fáceis de anestesiar. Embora possa ser tentador prosseguir sem a realização de anestesia, é possível encontrar-se tecido vitalizado sensível (crescimento de tecido periapical dentro do canal) na porção apical dos canais, ou a colocação das limas pode causar pressão e extrusão de fluido periapicalmente.

As injeções convencionais são normalmente aplicadas: bloqueio do nervo alveolar inferior e injeção vestibular longa (molares) para dentes mandibulares e infiltração nos maxilares. Normalmente, o paciente fica confortável. Em casos raros, pode haver alguma sensibilidade durante a preparação do canal, requerendo uma injeção IO ou IL. Injeção IP não é indicada, pois bactérias e resíduos podem ser forçados periapicalmente. No maxilar, uma infiltração adicional pode ser necessária durante procedimentos mais longos.

Anestesia para procedimentos cirúrgicos

Incisão para drenagem

Os pacientes toleram melhor o procedimento quando adequadamente anestesiados antes da incisão e drenagem (I&D) de um inchaço. Porém, alcançar anestesia profunda é difícil, e isso deve ser explicado ao paciente. Na mandíbula, um bloqueio do nervo alveolar inferior mais uma injeção vestibular longa (para molares) e um bloqueio do nervo alveolar inferior mais infiltração labial distante do inchaço (para pré-molares e dentes anteriores) são administrados. No maxilar, é aplicada infiltração nos pontos mesial e distal em relação ao inchaço. Para inchaços palatinos, um pequeno volume de anestésico é infiltrado sobre o forame palatino maior (para dentes posteriores) ou sobre o forame nasopalatino (para dentes anteriores). Nos casos de inchaço sobre cada forame, uma infiltração lateral é indicada.

Injeção diretamente dentro do inchaço é contraindicada. Esses tecidos inflamados são hiperálgicos e difíceis de anestesiar. Tradicionalmente, acreditava-se que a solução anestésica poderia ser afetada pelo pH mais baixo desses tecidos, tornando-a menos eficaz, e que a injeção direta "espalhava a infecção", embora nenhuma dessas suposições tenha sido comprovada. No entanto, os motivos para evitar injeção direta em um inchaço são a dor pela pressão da injeção e a ineficácia dessa técnica. Teoricamente, a área do inchaço é mais bem irrigada pelo sangue; portanto, o anestésico é transportado rapidamente para a circulação sistêmica, diminuindo seu efeito. Além disso, edema e purulência podem diluir a solução.

Incisão e drenagem – anestésicos tamponados

Na odontologia, a I&D de um inchaço facial odontogênico é um procedimento de emergência. É difícil obter controle adequado da dor durante o procedimento de I&D. Anestésicos locais tamponados foram apregoados como agentes redutores da dor, principalmente durante procedimentos dolorosos, como o de I&D. O fundamento básico para o tamponamento de anestésicos locais é lógico, de acordo com a equação de Henderson-Hasselbalch: se uma solução anestésica local for tamponada a um pH mais próximo de seu pKa, uma quantidade maior de sua forma base livre estará disponível mediante sua injeção para entrar na bainha do nervo. O método mais comum para tamponar anestésicos locais é a adição de bicarbonato de sódio.

Duas pesquisas estudaram a dor da infiltração de anestésico local (mesial e distal em relação ao inchaço) e a dor do procedimento de I&D com uma fórmula tamponada comparada a uma não tamponada em pacientes sintomáticos de emergência que apresentavam um diagnóstico de necrose pulpar, área periapical associada e inchaço clínico agudo.[81,84] Um grande número de pacientes experimentou dor moderada a intensa com ambas as infiltrações e durante o procedimento de I&D. O tamponamento não reduziu de forma significativa a dor das infiltrações nem diminuiu significativamente a dor no procedimento de I&D.

Embora a teoria do tamponamento de anestésicos locais seja lógica, na realidade a presença de um tamponador no anestésico local pode não ser suficiente para superar a redução dos limiares de excitabilidade e a sensibilização periférica associadas a essas condições inflamatórias e infecciosas significativas de um paciente com necrose pulpar e inchaço agudo associado.[84]

Resultado de um procedimento de incisão e drenagem

Livros de endodontia recomendam I&D para tratar pacientes com inchaços endodônticos. O fundamento lógico é que a I&D evita maior alastramento da infecção, alivia a pressão e a dor e permite a introdução de oxigênio, o que pode ajudar a reduzir o número de bactérias anaeróbicas. Porém, não há pesquisas baseadas em evidências que corroborem que o resultado de um procedimento de I&D endodôntico esteja relacionado a esses fatores.

Um estudo recente revelou que os pacientes sentiam mais dor pós-operatória quando o procedimento de I&D era realizado.[216] Esse resultado pode ter sido relacionado aos danos causados ao tecido pela ferida cirúrgica de tecido infectado e inflamado pela incisão e dissecção do inchaço.[216] Os autores também constataram que, com I&D ou não, os pacientes apresentavam uma diminuição da dor pós-operatória e do uso de medicamentos ao longo de 4 dias.

Independentemente, os pacientes com inchaço facial devem ser atentamente monitorados e possivelmente encaminhados a um endodontista, pois o manejo clínico desses pacientes requer cuidados especiais.[216]

Cirurgia periapical

A maior parte das cirurgias periapicais deve ser realizada por um endodontista, pois esse profissional recebeu treinamento avançado em procedimentos cirúrgicos, na anatomia óssea periapical da mandíbula e do maxilar, no uso de tecnologias de magnificação, na complexidade da anatomia do canal e em técnicas microcirúrgicas avançadas para preparação e preenchimento retrógrados.

Considerações adicionais na cirurgia pericapical envolvem a anestesia tanto dos tecidos moles quanto do osso. Além disso, normalmente há a presença de inflamação. Na mandíbula, a injeção alveolar inferior é razoavelmente eficaz. Injeções de infiltração adicionais no vestíbulo são úteis para alcançar vasoconstrição, especialmente na região mandibular anterior. No maxilar, injeções de infiltração e bloqueio são, em geral, eficazes, sendo normalmente necessários volumes maiores para proporcionar anestesia sobre o campo cirúrgico.

Se a área de operação estiver inflamada ou o paciente estiver apreensivo, a anestesia pode não ser totalmente bem-sucedida. Além disso, a efetividade da anestesia cirúrgica cai pela metade em comparação à anestesia para procedimentos não cirúrgicos. Com o rebatimento da aba e abertura para o osso, a solução anestésica é diluída por sangramento e removida por irrigação.[217]

Defendeu-se o uso de um anestésico de ação prolongada.[14,69,218] Na mandíbula, o uso de um anestésico de ação prolongada é razoavelmente eficaz. No maxilar, agentes de ação prolongada reduziram as concentrações de epinefrina, resultando em mais sangramento durante a cirurgia.[219] Sugeriu-se a administração de um anestésico de ação prolongada após a cirurgia periapical.[14] Contudo, a dor pós-cirúrgica normalmente não é intensa e pode ser controlada com analgésicos.[219]

Agradecimento

Os autores gostariam de agradecer ao Dr. Richard Walton por ter escrito o primeiro capítulo de Anestesia Local e por seu constante apoio ao longo dos anos, ajudando a escrever diversos excelentes capítulos.

Boxe 8.1 — Questões de revisão

1. Dar uma explicação minuciosa sobre o procedimento e sobre como converter caso haja algum desconforto é um exemplo do exercício de qual dos 4 Cs?
   a. Controle
   b. Comunicação
   c. Consideração
   d. Confiança
2. Por que usamos anestesia tópica?
   a. Diminui a dor da aplicação da solução anestésica para bloqueio do NAI.
   b. Diminui a dor da aplicação da solução anestésica para infiltrações.
   c. Proporciona aumento da anestesia pulpar.
   d. Demonstra ao paciente que o dentista está fazendo todo o possível para evitar dor.
3. Qual das seguintes afirmações é verdadeira?
   a. Uma maneira de determinar o comprimento de trabalho é não administrando anestesia.
   b. Não é necessário anestesia em dentes com necrose pulpar.
   c. Não é necessário anestesia em consultas de obturação.
   d. A "reação de piscar olhos" não deve ser usada como avaliação do comprimento de trabalho.
4. Qual das seguintes alternativas demonstrou aumentar o índice de sucesso do bloqueio do nervo alveolar inferior em pacientes assintomáticos?
   a. Injeção lenta
   b. Anestésico tamponado
   c. Maior concentração de epinefrina
   d. Maior volume (1,8 mℓ versus 3,6 mℓ)
5. Articaína é mais bem usada em qual tipo de injeção?
   a. Bloqueio do nervo alveolar inferior
   b. Infiltração mandibular após BNAI
   c. Injeção no LPD após BNAI
   d. Injeção intraóssea após BNAI
6. Se o lábio inferior de um paciente estiver adormecido, mas ele(a) ainda sentir dor durante a preparação do dente mandibular, o próximo passo é administrar:
   a. Outro bloqueio do nervo alveolar inferior
   b. Uma solução com mais epinefrina
   c. Uma injeção no nervo milo-hióideo
   d. Anestesia suplementar
7. Qual tipo de anestesia maxilar é preferível para tratamento endodôntico de caninos maxilares?
   a. Infiltração no dente
   b. Bloqueio do nervo da segunda divisão
   c. Bloqueio do nervo alveolar superior palatino-anterior
   d. Bloqueio do nervo infraorbital
8. Qual das seguintes afirmações é verdadeira?
   a. Após a anestesia por infiltração, a realização de um procedimento de incisão e drenagem é indolor.
   b. O teste térmico de frio para anestesia deve ser feito antes de iniciar a terapia endodôntica.
   c. O bloqueio do nervo alveolar inferior deve ser repetido quando os pacientes sentem dor durante o tratamento endodôntico.
   d. As infiltrações devem ser aplicadas diretamente dentro do inchaço para se obter a melhor anestesia para o procedimento de incisão e drenagem.
9. Qual das alternativas a seguir deve ser usada para injeção intraóssea:
   a. Tanto lidocaína quanto mepivacaína
   b. Somente mepivacaína
   c. Somente lidocaína
   d. Somente bupivacaína
10. Uma injeção intraóssea suplementar é mais bem-sucedida do que uma injeção suplementar no LPD porque é administrada:
    a. Em um local mais apical
    b. Com mais anestésico
    c. Mais lentamente
    d. No osso esponjoso

RESPOSTAS

1 b. Comunicação
2 d. Demonstra ao paciente que o dentista está fazendo todo o possível para evitar dor.
3 d. A "reação de piscar olhos" não deve ser usada como avaliação do comprimento de trabalho.
4 a. Injeção lenta
5 b. Infiltração mandibular após BNAI
6 d. Anestesia suplementar
7 a. Infiltração no dente
8 b. O teste térmico de frio para anestesia deve ser feito antes de iniciar a terapia endodôntica.
9 a. Tanto lidocaína quanto mepivacaína
10 b. Com mais anestésico

Referências bibliográficas

1. Walton R, Torabinejad M: Managing local anesthesia problems in the endodontic patient, *J Am Dent Assoc* 123:97, 1992.
2. Walton R: Managing endodontic anaesthesia problems, *Endod Pract* 1:15, 1998.
3. LeClaire A, Skidmore A, Griffin Jr J, et al.: Endodontic fear survey, *J Endod* 14:560, 1988.
4. Rood J, Pateromichelakis S: Inflammation and peripheral nerve sensitization, *Br J Oral Surg* 19:67, 1981.
5. Wallace J, Michanowicz A, Mundell R, et al.: A pilot study of the clinical problem of regionally anesthetizing the pulp of an acutely inflamed mandibular molar, *Oral Surg Oral Med Oral Pathol* 59:517, 1985.
6. Byers M, Taylor P, Khayat B, et al.: Effects of injury and inflammation on pulpal and periapical nerves, *J Endod* 16:78, 1990.
7. Weinstein P, Milgrom P, Kaufman E, et al.: Patient perceptions of failure to achieve optimal local anesthesia, *Gen Dent* 33:218, 1985.
8. Fiset L, Milgrom P, Weinstein P: Psychophysiological responses to dental injections, *J Am Dent Assoc* 11:4, 1985.
9. Meechan J: Intra-oral topical anaesthetics: a review, *J Dent* 28:3, 2000.
10. Rosivack R, Koenigsberg S, Maxwell K: An analysis of the effectiveness of two topical anesthetics, *Anesth Prog* 37:290, 1990.
11. Nusstein J, Beck M: Effectiveness of 20% benzocaine as a topical anesthetic for intraoral injections, *Anesth Prog* 50:159, 2003.
12. Parirokh M, Sadeghi A, Nakhaee N, et al.: Effect of topical anesthesia on pain during infiltration injection and success of anesthesia for maxillary central incisors, *J Endod* 38:1553, 2012.
13. Martin M, Ramsay D, Whitney C, et al.: Topical anesthesia: differentiating the pharmacological and psychological contributions to efficacy, *Anesth Prog* 41:40, 1994.
14. Malamed S: *Handbook of local anesthesia*, ed 6, St. Louis, 2013, Elsevier/Mosby.
15. Flanagan T, Wahl MJ, Schmitt MM, et al.: Size doesn't matter: needle gauge and injection pain, *Gen Dent* 55:216, 2007.
16. Fuller N, Menke R, Meyers W: Perception of pain to intraoral penetration of three needles, *J Am Dent Assoc* 99:822, 1979.
17. Cooley R, Robison S: Comparative evaluation of the 30-gauge dental needle, *Oral Surg Oral Med Oral Pathol* 48:400, 1979.
18. Robison S, Mayhew R, Cowan R, et al.: Comparative study of deflection characteristics and fragility of 25-, 27-, and 30-gauge short dental needles, *J Am Dent Assoc* 109:920, 1984.
19. Pogrel MA: Broken local anesthetic needles: a case series of 16 patients, with recommendations, *J Am Dent Assoc* 140:1517, 2009.
20. Kanaa H, Meechan J, Corbett P, et al.: Speed of injection influences efficacy of inferior alveolar nerve blocks: a double-blind randomized controlled trial in volunteers, *J Endod* 32:919, 2006.
21. Aggarwal V, Singla M, Miglani S, et al.: A prospective, randomized single-blind evaluation of effect of injection speed on

anesthetic efficacy of inferior alveolar nerve block in patients with symptomatic irreversible pulpitis, *J Endod* 38:1578, 2012.
22. Saloum FS, Baumgartner JC, Marshall G, et al.: A clinical comparison of pain perception to the Wand and a traditional syringe, *Oral Surg Oral Med Oral Pathol Oral Radiol Endod* 86:691, 2000.
23. Goodell GG, Gallagher FJ, Nicoll BK: Comparison of a controlled injection pressure system with a conventional technique, *Oral Surg Oral Med Oral Pathol Oral Radiol Endod* 90:88, 2000.
24. Nicholson JW, Berry TG, Summitt JB, et al.: Pain perception and utility: a comparison of the syringe and computerized local injection techniques, *Gen Dent* 249:167, 2001.
25. Primosch RE, Brooks R: Influence of anesthetic flow rate delivered by the wand local anesthetic system on pain response to palatal injections, *Am J Dent* 15:15, 2002.
26. Nusstein J, Burns Y, Reader A, et al.: Injection pain and postinjection pain of the palatal anterior superior alveolar injection, administered with the wand plus system, comparing 2% lidocaine with 1:100,000 epinephrine to 3% mepivacaine, *Oral Surg Oral Med Oral Pathol Oral Radiol Endodon* 97:164, 2004.
27. Nusstein J, Lee S, Reader A, et al.: Injection pain and postinjection pain of the anterior middle superior alveolar injection administered with the wand or conventional syringe, *Oral Surg Oral Med Oral Pathol Oral Radiol Endod* 98:124, 2004.
28. Palm AM, Kirkegaard U, Poulsen S: The wand versus traditional injection for mandibular nerve block in children and adolescents: perceived pain and time of onset, *Pediatr Dent* 26:481, 2004.
29. Nusstein J, Steinkruger G, Reader A, et al.: The effects of a two-stage injection technique on inferior alveolar nerve block injection pain, *Anesth Prog* 53:126, 2006.
30. Liddell A, Locker D: Gender and age differences in attitudes to dental pain and dental control, *Community Dent Oral Epidemiol* 25:314, 1997.
31. Fillingim R, Edwards R, Powell T: The relationship of sex and clinical pain to experimental pain responses, *Pain* 83:419, 1999.
32. Lin L, Shovlin F, Skribner J, et al.: Pulp biopsies from the teeth associated with periapical radiolucency, *J Endod* 10:436, 1984.
33. Lindemann M, Reader A, Nusstein J, et al.: Effect of sublingual triazolam on the success of inferior alveolar nerve block in patients with irreversible pulpitis, *J Endod* 34:1167, 2008.
34. Stanley W, Drum M, Nusstein J, et al.: Effect of nitrous oxide on the efficacy of the inferior alveolar nerve block in patients with irreversible pulpitis, *J Endod* 38:565, 2012.
35. Khademi AA, Saatchi M, Minaiyan M, et al.: Effect of preoperative alprazolam on the success of inferior alveolar nerve block for teeth with irreversible pulpitis, *J Endod* 38:1337, 2012.
36. Stentz D, Drum M, Reader A, et al.: Effect of a combination of intranasal ketorolac and nitrous oxide on the success of the inferior alveolar nerve block in patients with symptomatic irreversible pulpitis: a prospective, randomized, double-blind study, *J Endod* 44:9, 2018.
37. Kaufman E, Weinstein P, Milgrom P: Difficulties in achieving local anesthesia, *J Am Dent Assoc* 108:205, 1984.
38. Dreven L, Reader A, Beck M, et al.: An evaluation of an electric pulp tester as a measure of analgesia in human vital teeth, *J Endod* 13:233, 1987.
39. Certosimo A, Archer R: A clinical evaluation of the electric pulp tester as an indicator of local anesthesia, *Oper Dent* 21:25, 1996.
40. Reader A, Nusstein J, Drum M: *Successful local anesthesia for restorative dentistry and endodontics*, ed 2, Hanover Park, IL, 2017, Quintessence.
41. Nusstein J, Reader A, Beck M: Anesthetic efficacy of different volumes of lidocaine with epinephrine for inferior alveolar nerve blocks, *Gen Dent* 50:372, 2002.
42. Ågren E, Danielsson K: Conduction block analgesia in the mandible, *Swed Dent J* 5:81, 1981.
43. Vreeland D, Reader A, Beck M, et al.: An evaluation of volumes and concentrations of lidocaine in human inferior alveolar nerve block, *J Endod* 15:6, 1989.
44. Hinkley S, Reader A, Beck M, et al.: An evaluation of 4% prilocaine with 1:200,000 epinephrine and 2% mepivacaine with 1:20,000 levonordefrin compared with 2% lidocaine with 1:100,000 epinephrine for inferior alveolar nerve block, *Anesth Prog* 38:84, 1991.
45. Chaney M, Kerby R, Reader A, et al.: An evaluation of lidocaine hydrocarbonate compared with lidocaine hydrochloride for inferior alveolar nerve block, *Anesth Prog* 38:212, 1992.
46. Nist R, Reader A, Beck M, et al.: An evaluation of the incisive nerve block and combination inferior alveolar and incisive nerve blocks in mandibular anesthesia, *J Endod* 18:455, 1992.
47. McLean C, Reader A, Beck M, et al.: An evaluation of 4% prilocaine and 3% mepivacaine compared with 2% lidocaine (1:100,000 epinephrine) for inferior alveolar nerve block, *J Endod* 19:146, 1993.
48. Fernandez C, Reader A, Beck M, et al.: A prospective, randomized, double-blind comparison of bupivacaine and lidocaine for inferior alveolar nerve blocks, *J Endod* 31:499, 2005.
49. Yared GM, Dagher BF: Evaluation of lidocaine in human inferior alveolar nerve block, *J Endod* 23:575, 1997.
50. Wali M, Drum M, Reader A, et al.: Prospective, randomized single-blind study of the anesthetic efficacy of 1.8 and 3.6 milliliters of 2% lidocaine with 1:50,000 epinephrine for inferior alveolar nerve blocks, *J Endod* 36:1459, 2010.
51. Fowler S, Reader A, Beck M: Incidence of missed inferior alveolar nerve blocks in vital asymptomatic subjects and in patients with symptomatic irreversible pulpitis, *J Endod* 41:637, 2015.
52. Dagher FB, Yared GM, Machtou P: An evaluation of 2% lidocaine with different concentrations of epinephrine for inferior alveolar nerve block, *J Endod* 23:178, 1997.
53. Malamed SF, Gagnon S, LeBlanc D: Articaine hydrochloride: a study of the safety of a new amide local anesthetic, *J Am Dent Assoc* 132:177, 2001.
54. Oertel R, Rahn R, Kirch W: Clinical pharmacokinetics of articaine, *Clin Pharmacokinet* 33:417, 1997.
55. Malamed SF, Gagnon S, Leblanc D: A comparison between articaine HCl and lidocaine HCl in pediatric dental patients, *Pediatr Dent* 22:307, 2000.
56. Malamed SF, Gagnon S, Leblanc D: Efficacy of articaine: a new amide local anesthetic, *J Am Dent Assoc* 131:635, 2000.
57. Haas DA, Harper DG, Saso MA, et al.: Comparison of articaine and prilocaine anesthesia by infiltration in maxillary and mandibular arches, *Anesth Prog* 37:230, 1990.
58. Claffey E, Reader A, Nusstein J, et al.: Anesthetic efficacy of articaine for inferior alveolar nerve blocks in patients with irreversible pulpitis, *J Endod* 30:568, 2004.
59. Vahatalo K, Antila H, Lehtinen R: Articaine and lidocaine for maxillary infiltration anesthesia, *Anesth Prog* 40:114, 1993.
60. Berlin J, Nusstein J, Reader A, et al.: Efficacy of articaine and lidocaine in a primary intraligamentary injection administered with a computer-controlled local anesthetic delivery system, *Oral Surg Oral Med Oral Pathol Oral Radiol Endod* 99:361, 2005.
61. Mikesell P, Nusstein J, Reader A, et al.: A comparison of articaine and lidocaine for inferior alveolar nerve blocks, *J Endod* 31:265, 2005.
62. Moore PA, Boynes SG, Hersh EV, et al.: The anesthetic efficacy of 4 percent articaine 1:200,000 epinephrine: two controlled clinical trials, *J Am Dent Assoc* 137:1572, 2006.
63. Schertzer ER, Malamed SF: Articaine vs lidocaine, *J Am Dent Assoc* 131:1248, 2000.
64. Haas DA, Lennon D: A 21-year retrospective study of reports of paresthesia following local anesthetic administration, *J Can Dent Assoc* 61:319, 1995.
65. Gaffen AS, Haas DA: Retrospective review of voluntary reports of nonsurgical paresthesia in dentistry, *J Can Dent Assoc* 75:579, 2009.
66. Garisto GA, Gaffen AS, Lawrence HP, et al.: Occurrence of paresthesia after dental local anesthetic administration in the United States, *J Am Dent Assoc* 141:836, 2010.
67. Pogrel M: Permanent nerve damage from inferior alveolar nerve blocks: an update to include articaine, *J Calif Dent Assoc* 35:271, 2007.

68. Davis W, Oakley J, Smith E: Comparison of the effectiveness of etidocaine and lidocaine as local anesthetic agents during oral surgery, *Anesth Prog* 31:159, 1984.
69. Rosenquist J, Rosenquist K, Lee P: Comparison between lidocaine and bupivacaine as local anesthetics with diflunisal for postoperative pain control after lower third molar surgery, *Anesth Prog* 35:1, 1988.
70. Dunsky J, Moore P: Long-acting local anesthetics: a comparison of bupivacaine and etidocaine in endodontics, *J Endod* 10:6, 1984.
71. Crout R, Koraido G, Moore P: A clinical trial of long-acting local anesthetics for periodontal surgery, *Anesth Prog* 37:194, 1990.
72. Cepeda MS, Tzortzopoulou A, Thackrey M, et al.: Adjusting the pH of lidocaine for reducing pain on injection (review), *Cochrane Database Syst Rev*, 2010.
73. Hanna MN, Elhassan A, Veloso PM, et al.: Efficacy of bicarbonate in decreasing pain on intradermal injection of local anesthetics: a meta-analysis, *Reg Anesth Pain Med* 34:122, 2009.
74. Bowles WH, Frysh H, Emmons R: Clinical evaluation of buffered local anesthetic, *Gen Dent* 43:182, 1995.
75. Kashyap VM, Desai R, Reddy PB, et al.: Effect of alkalinisation of lignocaine for intraoral nerve block on pain during injection, and speed of onset of anaesthesia, *Br J Oral Maxillofac Surg* 49:e72, 2011.
76. Al-Sultan AF: Effectiveness of pH adjusted lidocaine versus commercial lidocaine for maxillary infiltration anesthesia, *Al-Rafidain Dent J* 4:34, 2004.
77. Al-Sultan AF, Fathie WK, Hamid RS: A clinical evaluation on the alkalization of local anesthetic solution in periapical surgery, *Al-Rafidain Dent J* 6:71, 2006.
78. Whitcomb M, Drum M, Reader A, et al.: A prospective, randomized double-blind study of the anesthetic efficacy of sodium bicarbonate buffered 2% lidocaine with 1:100,000 epinephrine in inferior alveolar nerve blocks, *Anesth Prog* 57:59, 2010.
79. Saatchi M, Farhad AR, Shenasa N, et al.: Effect of sodium bicarbonate buccal infiltration on the success of inferior alveolar nerve block in mandibular first molars with symptomatic irreversible pulpitis: a prospective, randomized double-blind study, *J Endod* 42:1458, 2016.
80. Hobeich P, Simon S, Schneiderman E, et al.: A prospective, randomized, double-blind comparison of the injection pain and anesthetic onset of 2% lidocaine with 1:100,000 epinephrine buffered with 5% and 10% sodium bicarbonate in maxillary infiltrations, *J Endod* 39:597, 2013.
81. Harreld TK, Fowler S, Drum M, et al.: Efficacy of a buffered 4% lidocaine formulation for incision and drainage: a prospective, randomized, double-blind study, *J Endod* 41:1583, 2015.
82. Shurtz R, Nusstein J, Reader A, et al.: Buffered 4% articaine as a primary buccal infiltration of the mandibular first molar: a prospective, randomized, double-blind study, *J Endod* 41:1403, 2015.
83. Schellenberg J, Drum M, Reader A, et al.: Effect of buffered 4% lidocaine on the success of the inferior alveolar nerve block in patients with symptomatic irreversible pulpitis: a prospective, randomized, double-blind study, *J Endod* 41:791, 2015.
84. Balasco M, Drum M, Reader A, et al.: Buffered lidocaine for incision and drainage: a prospective, randomized double-blind study, *J Endod* 39:1329, 2013.
85. Gow-Gates G: Mandibular conduction anesthesia: a new technique using extra-oral landmarks, *Oral Surg Oral Med Oral Pathol* 36:321, 1973.
86. Akinosi J: A new approach to the mandibular nerve block, *Br J Oral Surg* 15:83, 1977.
87. Todorovic L, Stajcic Z, Petrovic V: Mandibular versus inferior alveolar dental anaesthesia: clinical assessment of 3 different techniques, *Int J Oral Maxillofac Surg* 15:733, 1986.
88. Goldberg S, Reader A, Drum M, et al.: Comparison of the anesthetic efficacy of the conventional inferior alveolar, Gow-Gates, and Vazirani-Akinosi techniques, *J Endod* 34:1306, 2008.
89. Montagnese T, Reader A, Melfi R: A comparative study of the Gow-Gates technique and a standard technique for mandibular anesthesia, *J Endod* 10:158, 1984.
90. Sisk AL: Evaluation of the Akinosi mandibular block technique in oral surgery, *Oral Maxillofac Surg* 44:113, 1986.
91. Yucel E, Hutchison IL: A comparative evaluation of the conventional and closed mouth technique for inferior alveolar nerve block, *Aust Dent J* 40:15, 1995.
92. Martinez GJM, Benito PB, Fernandez CF, et al.: A comparative study of direct mandibular nerve block and the Akinosi technique, *Med Oral* 8:143, 2003.
93. Click V, Drum M, Reader A, et al.: Evaluation of the Gow-Gates and Vazirani-Akinosi techniques in patients with symptomatic irreversible pulpitis: a prospective randomized study, *J Endod* 41:16, 2015.
94. Joyce AP, Donnelly JC: Evaluation of the effectiveness and comfort of incisive nerve anesthesia given inside or outside the mental foramen, *J Endod* 19:409, 1993.
95. Whitworth JM, Kanaa MD, Corbett IP, et al.: Influence of injection speed on the effectiveness of incisive/mental nerve block: a randomized, controlled, double-blind study in adult volunteers, *J Endod* 33:1149, 2007.
96. Batista da Silva C, Berto LA, Volpato MC, et al.: Anesthetic efficacy of articaine and lidocaine for incisive/mental nerve block, *J Endod* 36:438, 2010.
97. Yonchak T, Reader A, Beck M, et al.: Anesthetic efficacy of infiltrations in mandibular anterior teeth, *Anes Prog* 48:55, 2001.
98. Meechan JG, Ledvinka JI: Pulpal anesthesia for mandibular central incisor teeth: a comparison of infiltration and intraligamentary injections, *Int Endod J* 35:629, 2002.
99. Meechan JG, Kanaa MD, Corbett IP, et al.: Pulpal anesthesia for permanent first molar teeth: a double-blind randomized crossover trial comparing buccal and buccal plus lingual infiltration injections in volunteers, *Int Endod J* 39:764, 2006.
100. Kanaa MD, Whitworth JM, Corbett IP, et al.: Articaine and lidocaine mandibular buccal infiltration anesthesia: a prospective randomized double-blind cross-over study, *J Endod* 32:296, 2006.
101. Jung Y, Kim JH, Kim ES, et al.: An evaluation of buccal infiltrations and inferior alveolar nerve blocks in pulpal anesthesia for mandibular first molars, *J Endod* 34:11, 2008.
102. Corbett IP, Kanaa MD, Whitworth JM, et al.: Articaine infiltration for anesthesia of mandibular first molars, *J Endod* 34:514, 2008.
103. Robertson D, Nusstein J, Reader A, et al.: The anesthetic efficacy of articaine in buccal infiltration of mandibular posterior teeth, *J Am Dent Assoc* 138:1104, 2007.
104. McEntire M, Nusstein J, Drum M, et al.: Anesthetic efficacy of 4% articaine with 1:100,000 epinephrine versus 4% articaine with 1:200,000 epinephrine as a primary buccal infiltration in the mandibular first molar, *J Endod* 37:450, 2011.
105. Nuzum FM, Drum M, Nusstein J, et al.: Anesthetic efficacy of articaine for combination labial plus lingual infiltrations versus labial infiltration in the mandibular lateral incisor, *J Endod* 36:952, 2010.
106. Jaber A, Whitworth JM, Corbett IP, et al.: The efficacy of infiltration anaesthesia for adult mandibular incisors: a randomized double-blind cross-over trial comparing articaine and lidocaine buccal and buccal plus lingual infiltrations, *Br Dent J* 209:e16, 2010.
107. Berns J, Sadove M: Mandibular block injection: a method of study using an injected radiopaque material, *J Am Dent Assoc* 65:735, 1962.
108. Galbreath J: Tracing the course of the mandibular block injection, *Oral Surg Oral Med Oral Pathol* 30:571, 1970.
109. Hannan L, Reader A, Nist R, et al.: The use of ultrasound for guiding needle placement for inferior alveolar nerve blocks, *Oral Surg Oral Med Oral Pathol Oral Radiol Endod* 87:658, 1999.
110. Simon F, Reader A, Drum M, et al.: A prospective, randomized single-blind study of the anesthetic efficacy of the inferior alveolar

110. nerve block administered with a peripheral nerve stimulator, *J Endod* 36:429, 2010.
111. Strichartz G: Molecular mechanisms of nerve block by local anesthetics, *Anesthesiology* 45:421, 1976.
112. Cooley R, Robison S: Comparative evaluation of the 30-gauge dental needle, *Oral Surg Oral Med Oral Pathol* 48:400, 1979.
113. Davidson M: Bevel-oriented mandibular injections: needle deflection can be beneficial, *Gen Dent* 37:410, 1989.
114. Hochman MN, Friedman MJ: In vitro study of needle deflection: a linear insertion technique versus a bidirectional rotation insertion technique, *Quintessence Int* 31:33, 2000.
115. Aldous J: Needle deflection: a factor in the administration of local anesthetics, *J Am Dent Assoc* 77:602, 1968.
116. Kennedy S, Reader A, Nusstein J, et al.: The significance of needle deflection in success of the inferior alveolar nerve block in patients with irreversible pulpitis, *J Endod* 29:630, 2003.
117. Steinkruger G, Nusstein J, Reader A, et al.: The significance of needle bevel orientation in achieving a successful inferior alveolar nerve block, *J Am Dent Assoc* 137:1685, 2006.
118. Wilson S, Johns P, Fuller P: The inferior and mylohyoid nerves: an anatomic study and relationship to local anesthesia of the anterior mandibular teeth, *J Am Dent Assoc* 108:350, 1984.
119. Clark S, Reader A, Beck M, et al.: Anesthetic efficacy of the mylohyoid nerve block and combination inferior alveolar nerve block/mylohyoid nerve block, *Oral Surg Oral Med Oral Pathol Oral Radiol Endod* 87:557, 1999.
120. Yonchak T, Reader A, Beck M, et al.: Anesthetic efficacy of unilateral and bilateral inferior alveolar nerve blocks to determine cross innervation in anterior teeth, *Oral Surg Oral Med Oral Pathol Oral Radiol Endod* 92:132, 2001.
121. Droll B, Drum M, Nusstein J, et al.: Anesthetic efficacy of the inferior alveolar nerve block in red-haired women, *J Endod* 38:1564, 2012.
122. Crowley C, Drum M, Reader A, et al.: Anesthetic efficacy of supine and upright positions for the inferior alveolar nerve block: a prospective, randomized study, *J Endod* 44:202, 2018.
123. Aggarwal V, Singla M, Miglani S: Effect of relative head position on the anesthetic efficacy of inferior alveolar nerve block during endodontic treatment of patients with irreversible pulpitis, *J Dent Anesth Pain Med* 18:41, 2018.
124. Haase A, Reader A, Nusstein J, et al.: Comparing anesthetic efficacy of articaine versus lidocaine as a supplemental buccal infiltration of the mandibular first molar after an inferior alveolar nerve block, *J Am Dent Assoc* 139:1228, 2008.
125. Kanaa MD, Whitworth JM, Corbett IP, et al.: Articaine buccal infiltration enhances the effectiveness of lidocaine inferior alveolar nerve block, *Int Endod J* 42:238, 2009.
126. Dunbar D, Reader A, Nist R, et al.: Anesthetic efficacy of the intraosseous injection after an inferior alveolar nerve block, *J Endod* 22:481, 1996.
127. Guglielmo A, Reader A, Nist R, et al.: Anesthetic efficacy and heart rate effects of the supplemental intraosseous injection of 2% mepivacaine with 1:20,000 levonordefrin, *Oral Surg Oral Med Oral Pathol Oral Radiol Endod* 87:284, 1999.
128. Gallatin E, Stabile P, Reader A, et al.: Anesthetic efficacy and heart rate effects of the intraosseous injection of 3% mepivacaine after an inferior alveolar nerve block, *Oral Surg Oral Med Oral Pathol Oral Radiol Endod* 89:83, 2000.
129. Childers M, Reader A, Nist R, et al.: Anesthetic efficacy of the periodontal ligament injection after an inferior alveolar nerve block, *J Endod* 22:317, 1996.
130. Bunczak-Reeh M, Hargreaves K: Effect of inflammation on the delivery of drugs to dental pulp, *J Endod* 24:822, 1998.
131. Nusstein J, Wood M, Reader A, et al.: Comparison of the degree of pulpal anesthesia achieved with the intraosseous injection and infiltration injection using 2% lidocaine with 1:100,000 epinephrine, *Gen Dent* 53:50, 2005.
132. Gross R, McCartney M, Reader A, et al.: A prospective, randomized, double-blind comparison of bupivacaine and lidocaine for maxillary infiltrations, *J Endod* 33:1021, 2007.
133. Mikesell A, Drum M, Reader A, et al.: Anesthetic efficacy of 1.8 mL and 3.6 mL of 2% lidocaine with 1:100,000 epinephrine for maxillary infiltrations, *J Endod* 34:121, 2008.
134. Evans G, Nusstein J, Drum M, et al.: A prospective, randomized double-blind comparison of articaine and lidocaine for maxillary infiltrations, *J Endod* 34:389, 2008.
135. Brunetto PC, Ranali J, Ambrosano GMB, et al.: Anesthetic efficacy of 3 volumes of lidocaine with epinephrine in maxillary infiltration anesthesia, *Anesth Prog* 55:29, 2008.
136. Scott J, Drum M, Reader A, et al.: The efficacy of a repeated infiltration in prolonging duration of pulpal anesthesia in maxillary lateral incisors, *J Am Dent Assoc* 140:318, 2009.
137. Mason R, Drum M, Reader A, et al.: A prospective, randomized, double-blind comparison of 2% lidocaine with 1:100,000 and 1:50,000 epinephrine and 3% mepivacaine for maxillary infiltrations, *J Endod* 35:1173, 2009.
138. Katz S, Drum M, Reader A, et al.: A prospective, randomized, double-blind comparison of 2% lidocaine with 1:100,000 epinephrine, 4% prilocaine with 1:200,000 epinephrine and 4% prilocaine for maxillary infiltrations, *Anesth Prog* 57:45, 2010.
139. Lawaty I, Drum M, Reader A, et al.: A prospective, randomized, double-blind comparison of 2% mepivacaine with 1:20,000 levonordefrin versus 2% lidocaine with 1:100,000 epinephrine for maxillary infiltrations, *Anesth Prog* 57:139, 2010.
140. Danielsson K, Evers H, Nordenram A: Long-acting local anesthetics in oral surgery: an experimental evaluation of bupivacaine and etidocaine for oral infiltration anesthesia, *Anesth Prog* 32:65, 1985.
141. Loetscher C, Melton D, Walton R: Injection regimen for anesthesia of the maxillary first molar, *J Am Dent Assoc* 117:337, 1988.
142. Pfeil L, Drum M, Reader A, et al.: Anesthetic efficacy of 1.8 milliliters and 3.6 milliliters of 2% lidocaine with 1:100,000 epinephrine for posterior superior alveolar nerve blocks, *J Endod* 36:598, 2010.
143. Berberich G, Reader A, Drum M, et al.: A prospective, randomized, double-blind comparison of the anesthetic efficacy of 2% lidocaine with 1:100,000 and 1:50,000 epinephrine and 3% mepivacaine in the intraoral, infraorbital nerve block, *J Endod* 35:1498, 2009.
144. Karkut B, Reader A, Drum M, et al.: A comparison of the local anesthetic efficacy of the extraoral versus the intraoral infraorbital nerve block, *J Am Dent Assoc* 141:185, 2010.
145. Broering R, Reader A, Drum M, et al.: A prospective, randomized comparison of the anesthetic efficacy of the greater palatine and high tuberosity second division nerve blocks, *J Endod* 35:1337, 2009.
146. Forloine A, Drum M, Reader A, et al.: A prospective, randomized, double-blind comparison of the anesthetic efficacy of two percent lidocaine with 1:100,000 epinephrine and three percent mepivacaine in the maxillary high tuberosity second division nerve block, *J Endod* 36:1770, 2010.
147. Friedman M, Hochman M: P-ASA block injection: a new palatal technique to anesthetize maxillary anterior teeth, *J Esthet Dent* 11:63, 1999.
148. Burns Y, Reader A, Nusstein J, et al.: Anesthetic efficacy of the palatal anterior superior alveolar injection, *J Am Dent Assoc* 135:1269, 2004.
149. Friedman M, Hochman M: Using AMSA and P-ASA nerve blocks for esthetic restorative dentistry, *Gen Dent* 5:506, 2001.
150. Lee S, Reader A, Nusstein J, et al.: Anesthetic efficacy of the anterior middle superior alveolar (AMSA) injection, *Anesth Prog* 51:80, 2004.
151. Kanaa MD, Whitworth JM, Meechan JG: A prospective trial of different supplementary local anesthetic techniques after failure of inferior alveolar nerve block in patients with irreversible pulpitis in mandibular teeth, *J Endod* 38:421, 2012.
152. Gallatin J, Reader A, Nusstein J, et al.: A comparison of two intraosseous anesthetic techniques in mandibular posterior teeth, *J Am Dent Assoc* 134:1476, 2003.

153. Coggins R, Reader A, Nist R, et al.: Anesthetic efficacy of the intraosseous injection in maxillary and mandibular teeth, *Oral Surg Oral Med Oral Pathol Oral Radiol Endod* 81:634, 1996.
154. Replogle K, Reader A, Nist R, et al.: Anesthetic efficacy of the intraosseous injection of 2% lidocaine (1:100,000 epinephrine) and 3% mepivacaine in mandibular first molars, *Oral Surg Oral Med Oral Pathol Oral Radiol Endod* 83:30, 1997.
155. Gallatin J, Nusstein J, Reader A, et al.: A comparison of injection pain and postoperative pain of two intraosseous anesthetic techniques, *Anesth Prog* 50:111, 2003.
156. Reitz J, Reader A, Nist R, et al.: Anesthetic efficacy of the intraosseous injection of 0.9 mL of 2% lidocaine (1:100,000 epinephrine) to augment an inferior alveolar nerve block, *Oral Surg Oral Med Oral Pathol Oral Radiol Endod* 86:516, 1998.
157. Stabile P, Reader A, Gallatin E, et al.: Anesthetic efficacy and heart rate effects of the intraosseous injection of 1.5% etidocaine (1:200,000 epinephrine) after an inferior alveolar nerve block, *Oral Surg Oral Med Oral Pathol Oral Radiol Endod* 89:407, 2000.
158. Bacsik CJ, Swift JQ, Hargreaves KM: Toxic systemic reactions of bupivacaine and etidocaine hydrochloride, *Oral Surg Oral Med Oral Pathol Oral Radiol Endod* 79:18, 1995.
159. Chamberlain TM, Davis RD, Murchison DF, et al.: Systemic effects of an intraosseous injection of 2% lidocaine with 1:100,000 epinephrine, *Gen Dent* 48:299, 2000.
160. Gallatin E, Stabile P, Reader A, et al.: Anesthetic efficacy and heart rate effects of the intraosseous injection of 3% mepivacaine after an inferior alveolar nerve block, *Oral Surg Oral Med Oral Pathol Oral Radiol Endod* 89:83, 2000.
161. Wood M, Reader A, Nusstein JM, et al.: Comparison of intraosseous and infiltration injections for venous lidocaine blood concentrations and heart rate changes after injection of 2% lidocaine with 1:100,000 epinephrine, *J Endod* 31:435, 2005.
162. Smith G, Walton R, Abbott B: Clinical evaluation of periodontal ligament anesthesia using a pressure syringe, *J Am Dent Assoc* 107:953, 1983.
163. Eriksen H, Aamdal H, Kerekes K: Periodontal anesthesia: a clinical evaluation, *Endod Dent Traumatol* 2:267, 1986.
164. Dreyer W, van Heerden J, Joubert J: The route of periodontal ligament injection of local anesthetic solution, *J Endod* 9:471, 1983.
165. Tagger M, Tagger E, Sarnat H: Periodontal ligament injection: spread of solution in the dog, *J Endod* 20:283, 1994.
166. Moore K, Reader A, Meyers W, et al.: A comparison of the periodontal ligament injection using 2% lidocaine with 1:100,000 epinephrine and saline in human mandibular premolars, *Anesth Prog* 34:181, 1987.
167. Schleder J, Reader A, Beck M, et al.: The periodontal ligament injection: a comparison of 2% lidocaine, 3% mepivacaine, and 1:100,000 epinephrine to 2% lidocaine with 1:100,000 epinephrine in human mandibular premolars, *J Endod* 14:397, 1988.
168. White J, Reader A, Beck M, et al.: The periodontal ligament injection: a comparison of the efficacy in human maxillary and mandibular teeth, *J Endod* 14:508, 1988.
169. Meechan JG, Ledvinka JI: Pulpal anesthesia for mandibular central incisor teeth: a comparison of infiltration and intraligamentary injections, *Int Endod J* 35:629, 2002.
170. Johnson G, Hlava G, Kalkwarf K: A comparison of periodontal intraligamental anesthesia using etidocaine HCl and lidocaine HCl, *Anesth Prog* 32:202, 1985.
171. Gray R, Lomax A, Rood J: Periodontal ligament injection: alternative solutions, *Anesth Prog* 37:293, 1990.
172. Meechan JG: A comparison of ropivacaine and lidocaine with epinephrine for intraligamentary anesthesia, *Oral Surg Oral Med Oral Pathol Oral Radiol Endod* 93:469, 2002.
173. D'Souza J, Walton R, Peterson L: Periodontal ligament injection: an evaluation of extent of anesthesia and postinjection discomfort, *J Am Dent Assoc* 114:341, 1987.
174. Nusstein J, Berlin J, Reader A, et al.: Comparison of injection pain, heart rate increase and post-injection pain of articaine and lidocaine in a primary intraligamentary injection administered with a computer-controlled local anesthetic delivery system, *Anesth Prog* 51:126, 2004.
175. Simon D, Jacobs L, Senia S, et al.: Intraligamentary anesthesia as an aid in endodontic diagnosis, *Oral Surg Oral Med Oral Pathol* 54:77, 1982.
176. Pashley D: Systemic effects of intraligamental injections, *J Endod* 12:501, 1986.
177. Cannell H, Kerwala C, Webster K, et al.: Are intraligamentary injections intravascular? *Br Dent J* 175:281, 1993.
178. Walton R, Abbott B: Periodontal ligament injection: a clinical evaluation, *J Am Dent Assoc* 103:103, 1981.
179. Walton R, Garnick J: The periodontal ligament injection: histologic effects on the periodontium in monkeys, *J Endod* 8:22, 1981.
180. List G, Meister Jr F, Nery E, et al.: Gingival crevicular fluid response to various solutions using the intraligamentary injection, *Quintessence Int* 19:559, 1988.
181. Brannström M, Nordenvall K, Hedstrom K: Periodontal tissue changes after intraligamentary anesthesia, *J Dent Child* 11:417, 1982.
182. Galili D, Kaufman E, Garfunkel A, et al.: Intraligamental anesthesia: a histological study, *Int J Oral Surg* 13:511, 1984.
183. Roahen J, Marshall J: The effects of periodontal ligament injection on pulpal and periodontal tissues, *J Endod* 16:28, 1990.
184. Pertot W, Dejou J: Bone and root resorption: effects of the force developed during periodontal ligament injections in dogs, *Oral Surg Oral Med Oral Pathol* 74:357, 1992.
185. Cromley NL, Adams DF: The effect of intraligamentary injections on diseased periodontiums in dogs, *Gen Dent* 39:33, 1991.
186. Peurach J: Pulpal response to intraligamentary injection in cynomolgus monkey, *Anesth Prog* 32:73, 1985.
187. Torabinejad M, Peters D, Peckham N, et al.: Electron microscopic changes in human pulps after intraligamental injection, *Oral Surg Oral Med Oral Pathol* 76:219, 1993.
188. Kim S: Ligamental injection: a physiological explanation of its efficacy, *J Endod* 12:486, 1986.
189. Plamondon T, Walton R, Graham G, et al.: Pulp response to the combined effects of cavity preparation and periodontal ligament injection, *Oper Dent* 15:86, 1990.
190. Brannström M, Lindsko S, Nordenvall K: Enamel hypoplasia in permanent teeth induced by periodontal ligament anesthesia of primary teeth, *J Am Dent Assoc* 109:735, 1984.
191. Fowler S, Drum M, Reader A, et al.: Anesthetic success of an inferior alveolar nerve block and supplemental articaine buccal infiltration for molars and premolars in patients with symptomatic irreversible pulpitis, *J Endod* 42:390, 2016.
192. Fowler S, Reader A: Is a volume of 3.6 mL better than 1.8 mL for inferior alveolar nerve blocks in patients with symptomatic irreversible pulpitis? *J Endod* 39:970, 2013.
193. Nusstein J, Reader A, Nist R, et al.: Anesthetic efficacy of the supplemental intraosseous injection of 2% lidocaine with 1:100,000 epinephrine in irreversible pulpitis, *J Endod* 24:487, 1998.
194. Aggarwal V, Singla M, Miglani S, et al.: A prospective, randomized, single-blind comparative evaluation of anesthetic efficacy of posterior alveolar nerve blocks, buccal infiltrations, and buccal plus palatal infiltrations in patients with irreversible pulpitis, *J Endod* 37:1491, 2011.
195. Kanaa MD, Whitworth JM, Meechan JG: A comparison of the efficacy of 4% articaine with 1:100,000 epinephrine and 2% lidocaine with 1:80,000 epinephrine in achieving pulpal anesthesia in maxillary teeth with irreversible pulpitis, *J Endod* 38:279, 2012.
196. Brandt RG, Anderson PF, McDonald NJ, et al.: The pulpal anesthetic efficacy of articaine versus lidocaine in dentistry: a meta-analysis, *J Am Dent Assoc* 142:493, 2011.
197. Kung J, McDonagh M, Sedgley CM: Does articaine provide an advantage over lidocaine in patients with symptomatic irreversible pulpitis? A systematic review and meta-analysis, *J Endod* 41:1784, 2015.
198. Argueta-Figueroa L, Arzate-Sosa G, Mendieta-Zeron H: Anesthetic efficacy of articaine for inferior alveolar nerve blocks in

patients with symptomatic versus asymptomatic irreversible pulpitis, *Gen Dent* 60:e39, 2012.
199. Oleson M, Drum M, Reader A, et al.: Effect of preoperative ibuprofen on the success of the inferior alveolar nerve block in patients with irreversible pulpitis, *J Endod* 36:379, 2010.
200. Simpson M, Drum M, Reader A, et al.: Effect of preoperative ibuprofen/acetaminophen on the success of the inferior alveolar nerve block in patients with symptomatic irreversible pulpitis, *J Endod* 37:593, 2011.
201. Fullmer S, Drum M, Reader A, et al.: Effect of preoperative acetaminophen/hydrocodone on the efficacy of the inferior alveolar nerve block in patients with symptomatic irreversible pulpitis: a prospective, randomized, double-blind, placebo-controlled study, *J Endod* 40:1, 2014.
202. Fowler S, Nusstein J, Drum M, et al.: Reversal of soft-tissue anesthesia in asymptomatic endodontic patients: a preliminary, prospective, randomized, single-blind study, *J Endod* 37:1353, 2011.
203. Matthews R, Drum M, Reader A, et al.: Articaine for supplemental, buccal mandibular infiltration anesthesia in patients with irreversible pulpitis when the inferior alveolar nerve block fails, *J Endod* 35:343, 2009.
204. Bigby J, Reader A, Nusstein J, et al.: Articaine for supplemental intraosseous anesthesia in patients with irreversible pulpitis, *J Endod* 32:1044, 2006.
205. Reisman D, Reader A, Nist R, et al.: Anesthetic efficacy of the supplemental intraosseous injection of 3% mepivacaine in irreversible pulpitis, *Oral Surg Oral Med Oral Pathol Oral Radiol Endod* 84:676, 1997.
206. Reemers T, Glickman G, Spears R, et al.: The efficacy of the Intra-Flow intraosseous injection as a primary anesthesia technique, *J Endod* 34:280, 2008.
207. Pereira LA, Groppo FC, Bergamaschi CD, et al.: Articaine (4%) with epinephrine (1:100,000 or 1:200,000) in intraosseous injections in symptomatic irreversible pulpitis of mandibular molars: anesthetic efficacy and cardiovascular effects, *Oral Surg Oral Med Oral Pathol Oral Radiol Endod* 116:e85, 2013.
208. Zarei M, Ghoddusi J, Sharifi E, et al.: Comparison of the anesthetic efficacy of and heart rate changes after periodontal ligament or intraosseous X-tip injection in mandibular molars: a randomized controlled clinical trial, *Int Endod J* 45:921, 2012.
209. Nusstein J, Claffey E, Reader A, et al.: Anesthetic effectiveness of the supplemental intraligamentary injection, administered with a computer-controlled local anesthetic delivery system, in patients with irreversible pulpitis, *J Endod* 31:354, 2005.
210. Cohen H, Cha B, Spangberg L: Endodontic anesthesia in mandibular molars: a clinical study, *J Endod* 19:370, 1993.
211. Bonar T, Nusstein J, Reader A, et al.: Anesthetic efficacy of articaine and lidocaine in a primary intraseptal injection: a prospective, randomized double-blind study, *Anesth Prog* 64:203, 2017.
212. Webster Jr S, Drum M, Reader A, et al.: How effective is supplemental intraseptal anesthesia in patients with symptomatic irreversible pulpitis? *J Endod* 42:1453, 2016.
213. Birchfield J, Rosenberg P: Role of the anesthetic solution in intrapulpal anesthesia, *J Endod* 1:26, 1975.
214. VanGheluwe J, Walton R: Intrapulpal injection: factors related to effectiveness, *Oral Surg Oral Med Oral Pathol Oral Radiol Endod* 83:38, 1997.
215. Sebastian R, Drum M, Reader A, et al.: What is the effect of no endodontic debridement on postoperative pain for symptomatic teeth with pulpal necrosis? *J Endod* 42:378, 2016.
216. Beus H, Fowler S, Drum M, et al.: What is the outcome of an incision and drainage procedure in endodontic patients? A prospective, randomized, single-blind study, *J Endod* 44:193, 2018.
217. Yamazaki S, Seino H, Ozawa S, et al.: Elevation of a periosteal flap with irrigation of the bone for minor oral surgery reduces the duration of action of infiltration anesthesia, *Anes Prog* 53:8, 2006.
218. Davis W, Oakley J, Smith E: Comparison of the effectiveness of etidocaine and lidocaine as local anesthetic agents during oral surgery, *Anesth Prog* 31:159, 1984.
219. Meechan J, Blair G: The effect of two different local anaesthetic solutions on pain experience following apicoectomy, *Br Dent J* 175:410, 1993.

9
Emergências Endodônticas e Tratamentos

RICHARD WALTON E NIKITA B. RUPAREL

VISÃO GERAL DO CAPÍTULO

Introdução, 165
Definição, 166
Categorias, 166
O desafio, 166
Percepção e reação à dor, 167
Sistema de diagnóstico, 167
Testes de vitalidade pulpar, 168
Testes periapicais, 168
Planejamento do tratamento, 170
Emergências entre consultas, 175
Emergências pós-obturação, 177

OBJETIVOS DA APRENDIZAGEM

Após ler este capítulo, o estudante deve estar apto a:

1. Identificar as causas das emergências à medida que elas ocorrem antes do tratamento, entre consultas e após a obturação, diferenciando urgência de uma verdadeira emergência.
2. Identificar pacientes que estão sob maior risco de sentir dor após procedimentos endodônticos.
3. Descrever os fatores psicológicos e fisiológicos que afetam a percepção da dor e a reação à dor e como eles são manejados.
4. Definir *flare-up* e descrever sua administração.
5. Listar os fatores relacionados ao aumento da frequência de dor entre consultas ou pós-obturação.
6. Descrever e destacar uma abordagem sequencial para emergências endodônticas:
   a. Determinar a origem da dor (pulpar ou periapical)
   b. Estabelecer um diagnóstico pulpar e periapical
   c. Identificar o fator etiológico da patologia
   d. Elaborar um plano de tratamento emergencial (a curto prazo)
   e. Elaborar um plano de tratamento a longo prazo.
7. Traçar um sistema de exames subjetivos e objetivos e achados radiográficos para identificar a origem da dor e o diagnóstico pulpar ou periapical.
8. Descrever quando as emergências pré-tratamento podem ocorrer e como administrá-las.
9. Destacar os passos envolvidos no tratamento de pulpites reversível e irreversível.
10. Descrever os passos envolvidos no tratamento de polpas necróticas com periodontite apical aguda.
11. Descrever o tratamento de abscesso apical agudo e incluir as indicações e procedimento de incisão e drenagem.
12. Detalhar a terapia farmacológica de suporte (analgésicos, ansiolíticos, antibióticos e anti-inflamatórios) utilizada em emergências e suas funções para o controle da dor e da infecção.

Introdução

Emergências endodônticas constituem aproximadamente dois terços de todas as emergências odontológicas,[1,2] sendo que muitos pacientes procuram atendimento de emergência quando estão com dor de dente.[1-3] Ocorre um número muito grande de atendimentos emergenciais hospitalares devido a abscesso bucal/celulite facial.[4] Essas emergências dolorosas e infecciosas trazem desafios significativos para os pacientes e profissionais da odontologia. Dor ou inchaço ocorrem em pacientes antes (pré-tratamento), durante (entre consultas) e depois (pós-obturação) do tratamento de canal radicular.[5-10] Conhecer as causas de tais emergências resulta em um diagnóstico e protocolos de tratamento adequados para a resolução dos sinais e sintomas.

Estudos clássicos de autoria de Stanley, Fitzgerald e Kakehashi,[11] bem como outros artigos na literatura, apontam a etiologia bacteriana como fator causador inicial da patologia pulpar. Tanto infecções endodônticas primárias quanto secundárias são polimicrobianas por natureza, com uma média de 10 a 20 microrganismos em infecções primárias[12] e de 1 a 3 espécies microbianas em infecções secundárias.[13] Exemplos de patógenos endodônticos incluem bactérias Gram-positivas (da espécie *Enterococcus*) e Gram-negativas (das espécies *Porphyromonas, Prevotella, Bacteroides*), além de membros da família das espiroquetas (da espécie *Treponema*). Outros patógenos incluem vírus e fungos. Os subprodutos bacterianos dessa flora mista são constituídos por toxinas que decompõem os tecidos do hospedeiro e iniciam uma reação inflamatória. Uma tentativa inoportuna de intervenção a tal reação pode levar à disseminação de mediadores inflamatórios nas regiões periapicais, causando maiores riscos, como abscessos e celulite facial (vide Capítulo 1).

As toxinas bacterianas encaixam-se em uma de duas categorias: exotoxinas e endotoxinas. As exotoxinas são secretadas e liberadas pelo microrganismo para degradar os tecidos do hospedeiro, como a matriz extracelular. Muitas delas agem através da decomposição enzimática dos tecidos e incluem enzimas pertencentes à família das colagenases, proteases, lipases, condroitinases, hialuronidases, as proteinases cisteína e serina, entre outras. Por outro lado, as endotoxinas são normalmente componentes da membrana/parede celular, como o ácido lipoteicoico (LTA) e os lipopolissacarídeos (LPS). Outras toxinas especializadas incluem as hemolisinas e as flagelinas. As endotoxinas desempenham um papel crucial na mediação da dor de origem pulpar. Pelo fato de ser a dor o principal motivo pelo qual os pacientes procuram atendimento odontológico, um profundo conhecimento sobre detecção e transmissão da dor é fundamental para o manejo de uma emergência.

Demonstrou-se nos últimos anos que LPS originário de um patógeno endodôntico conhecido, o *Porphyromonas gingivalis*, ativava e sensibilizava os neurônios sensoriais do trigêmeo via receptor 4 tipo Toll (TLR-4) expressado nos neurônios sensoriais.[14,15] Por outro lado, mecanismos não relacionados a TLR também foram demonstrados em outras espécies bacterianas, como *Staphylococcus aureus* e *Escherichia coli*.[16-18] Além disso, esses estudos sugerem que a dor provocada por bactérias não depende de um edema tecidual ou da ativação de células imunológicas[18] Coletivamente, também demonstram que a concentração da carga bacteriana é fator de maior determinação para condições hiperálgicas do que a inflamação local do tecido (vide Capítulo 1).

Etiologias não bacterianas também podem contribuir para situações de inflamação pulpar e urgência. Essas situações de urgência incluem inflamação pulpar causada no momento da remoção de cáries ou de preparos da coroa realizados sem refrigeração adequada, característica mais importante na preparação da cavidade, espessura da camada de dentina remanescente sobre a polpa, além do tipo de material restaurador.[19] É bem difundido que certos materiais restauradores promovem decomposição marginal devido à contração de polimerização e produzem microinfiltrações bacterianas, enquanto outros liberam agentes químicos, como monômeros de resina – p. ex., BisGMA, dimetacrilato de uretano (UDMA) e dimetacrilato de trietilenoglicol (TEGDMA), entre outros. Esses, juntamente com os monômeros presentes em agentes aglutinadores de dentina, como o metacrilato de hidroxietila (HEMA), podem ser tóxicos para a polpa subjacente se não forem totalmente polimerizados.[19-22] Estudos com biomateriais indicam que a hidrofobia dos monômeros não polimerizados desloca o líquido dentinário, de modo que eles se espalham através dos túbulos e para dentro da polpa.[20,23] Coletivamente, fatores que não apontam diretamente para uma etiologia microbiana devem ser considerados em emergências, e deve-se determinar o diagnóstico correto para oferecer o tratamento adequado.

Tanto etiologias microbianas quanto não microbianas culminam em uma resposta imunológica. Pacientes de urgência geralmente reportam sintomas de dor espontânea, dor ao engolir, dor referida ou dor que persiste após um estímulo. Esses sintomas são normalmente mediados por uma resposta imunológica e por (1) mediadores inflamatórios e (2) pressão de líquidos. O manejo desse tipo de episódio doloroso pode não ser eficientemente realizado somente por meios farmacológicos.[24-26] Proliferação de nervos periféricos,[27-31] aumento da expressão de canais de sódio resistentes a tetrodotoxina (TTX-R),[32] bem como o aumento da expressão de canais potenciais de receptores transientes (TRP)[33,34] culminam todos em uma drástica redução dos limiares dos nervos periféricos das fibras Aδ e C. Estudos clínicos implicaram a dor pré-operatória como grande fator atenuante de dor pós-operatória.[35] Portanto, os protocolos de urgência devem envidar todos os esforços para atenuar a dor pré-operatória a fim de minimizar o desenvolvimento de dor odontogênica crônica.

Emergências endodônticas são, portanto, um desafio tanto em termos de diagnóstico quanto de tratamento. São necessários conhecimento e habilidades em vários aspectos da endodontia; a incapacidade de aplicá-los pode resultar em graves consequências. O diagnóstico ou tratamento incorretos podem fazer com que uma condição aguda torne-se uma dor crônica ou uma condição infecciosa potencialmente fatal. O profissional deve ter conhecimento sobre os mecanismos da dor, manejo de pacientes, diagnóstico, anestesia, terapêutica e medidas de tratamento adequadas tanto para tecidos duros quanto moles. Este capítulo discute as abordagens para diagnóstico e tratamento de diversas categorias de emergências. Aqui se incluem uma análise dos fatores etiológicos e os detalhes de uma abordagem sistemática para identificação e diagnóstico da causa originária; subsequentemente, descreve-se o devido tratamento, incluindo sua respectiva farmacologia.

Definição

Por definição, emergências endodônticas estão geralmente associadas a dor ou edema e requerem diagnóstico e tratamento imediatos. Essas emergências são causadas por patologias nos tecidos pulpares ou perirradiculares. Elas também incluem ferimentos traumáticos graves que resultam em luxação, avulsão ou fraturas de tecidos duros. O manejo de emergências relacionadas a trauma não será abordado neste capítulo (vide Capítulo 11).

Categorias

Emergência pré-tratamento

Trata-se de uma situação em que o paciente é atendido inicialmente por queixas de dor intensa ou inchaço. Problemas ocorrem tanto com o diagnóstico quanto com o tratamento.

Emergência entre consultas e pós-obturação

Também chamado de *flare-up*, um problema emergencial entre consultas ou pós-obturação ocorre após uma consulta endodôntica. Embora seja um evento desconcertante, esse problema é mais fácil de manejar, uma vez que o dente causador já foi identificado, e o diagnóstico, previamente determinado. Da mesma maneira, o dentista possui conhecimento do procedimento anterior, de modo que terá maior capacidade de corrigir o distúrbio.

O desafio

É agradável e gratificante conseguir tratar com sucesso um paciente angustiado em um caso de emergência (Figura 9.1). Em compensação, é muito angustiante ter um paciente com uma crise

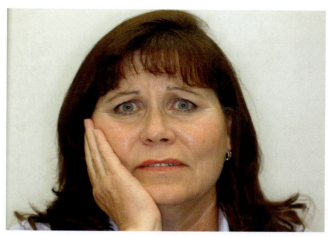

• **Figura 9.1** Paciente aflita devido à dor intensa da pulpite irreversível. O diagnóstico e o tratamento dela serão um desafio.

após o tratamento de canal radicular em um dente previamente assintomático. O objetivo é aumentar as ocorrências da primeira categoria e diminuir as da segunda.

Diferenciação entre emergência e urgência

Quer seja um problema pré-tratamento, entre consultas, ou pós-obturação, é importante diferenciar uma *verdadeira emergência* de uma *urgência* menos crítica. Uma *verdadeira emergência* é uma condição que requer consulta não agendada ao consultório odontológico com diagnóstico e tratamento. A consulta não pode ser reagendada devido à gravidade do problema. Uma *urgência* indica problema menos grave, e a consulta pode ser reagendada para conveniência mútua do paciente e do dentista. Perguntas importantes, que podem ser feitas por telefone para determinar a gravidade do problema, incluem:

1. O problema atrapalha seu sono, alimentação, atividade profissional, concentração ou outras atividades cotidianas? (Uma verdadeira emergência perturba as atividades ou a qualidade de vida do paciente.)
2. Há quanto tempo esse problema vem incomodando? (Uma verdadeira emergência raramente se apresenta com intensidade por mais que algumas horas a 2 dias.)
3. Você tomou algum medicamento para dor? A medicação não foi eficaz? (Analgésicos não aliviam a dor de uma verdadeira emergência.)

Respostas afirmativas para essas perguntas requerem uma consulta imediata para tratamento e constituem uma verdadeira emergência. Obviamente, a condição emocional e mental do paciente também deve ser determinada. Para alguns pacientes, até mesmo um pequeno problema ganha enormes proporções e perturba muito.

Desenvolvimento de um sistema

Pelo fato de que um diagnóstico incorreto provavelmente resultará em tratamento inadequado e exacerbação do problema, uma abordagem sistemática é obrigatória. O estado emocional do paciente, a pressão sobre o tempo, bem como o estresse sobre o dentista e sua equipe não devem afetar tal abordagem ordenada.

Percepção e reação à dor

A dor é um fenômeno fisiológico e psicológico complexo. Os níveis de percepção da dor não são constantes; os limiares de dor, bem como as reações à dor, variam de maneira significativa em diversas situações.[36] Os elementos psicológicos da percepção e da reação à dor abrangem fatores cognitivos, emocionais e simbólicos. O limiar da reação à dor é significativamente alterado por experiências anteriores e pelos níveis de ansiedade e do estado emocional do momento. A ansiedade diminui os níveis dos limiares tanto da percepção quanto da reação à dor.[37]

Para diminuir a ansiedade e, consequentemente, obter informações confiáveis sobre a principal queixa e receber cooperação durante o tratamento, o dentista deve (1) alcançar e manter o controle da situação; (2) conquistar a confiança do paciente; (3) oferecer sua atenção e solidariedade, e (4) tratar o paciente como alguém importante.[38] Oferecer informações positivas por escrito sobre controle da dor durante a terapia de canal radicular também pode reduzir o medo associado a um procedimento endodôntico de emergência.[39] Ao manejar esses elementos da dor, os limiares de percepção e reação aumentam de maneira significativa, facilitando muito o procedimento. O controle psicológico do paciente é o fator mais importante no tratamento emergencial!

Pode haver também a necessidade de farmacoterapia adjuvante para o controle da ansiedade do paciente durante o tratamento de emergência.[36] Reduzir a ansiedade nessa fase não apenas diminuirá a resposta a estímulos potencialmente dolorosos durante o tratamento, mas também diminuirá a tendência do paciente de se lembrar do procedimento endodôntico como algo desagradável.[37] Ansiedade leve pode ser controlada com óxido nitroso[40]; no entanto, o aparato pode ser um pouco incômodo no momento de obter radiografias de tratamento. Benzodiazepinas orais podem ser bastante eficazes para o controle de ansiedade mais significativa. Triazolam apresenta um rápido início de ação e uma meia-vida relativamente curta, além de, devido à sua natureza lipofílica, poder ser administrado por via sublingual para absorção rápida.[41] Assim, esse medicamento ansiolítico é bastante conveniente para sedação no consultório odontológico. Um quarto de miligrama de triazolam oral demonstrou ser tão eficaz quanto diazepam intravenoso.[42] Obviamente, os pacientes que tomaram ou a quem foi dado um sedativo oral no consultório odontológico devem ter transporte providenciado. Um aspecto importante é que possíveis interações medicamentosas com outros agentes de ação central devem ser considerados.

Sistema de diagnóstico

Pacientes com dor geralmente fornecem informações e respostas que são exageradas e imprecisas. Eles tendem a estar confusos e apreensivos. Os dentistas podem achar mais fácil (e tentar) correr para fazer o diagnóstico a fim de instituir o tratamento em um paciente que esteja sofrendo. Após a obtenção de informações pertinentes sobre os históricos médicos e dentários, tanto questionamentos subjetivos quanto exames objetivos são cuidadosa e completamente realizados (ver Boxe 9.1).[43,44]

Uma regra da verdadeira emergência é que *um dente é o causador,* ou seja, a fonte da dor. No calor do momento, o paciente pode acreditar que a dor intensa vem de mais do que um único dente. O dentista pode também acabar se convencendo disso, o que possivelmente levará a tratamentos exagerados.

Histórico clínico e dental

O histórico clínico e dental deve ser analisado em primeiro lugar. Caso o indivíduo já seja paciente do dentista, o histórico clínico é rapidamente recapitulado e atualizado. Se se tratar de um paciente novo, deve-se obter um histórico completo padrão. Uma complicação clínica importante pode passar facilmente despercebida

• **Boxe 9.1**   **Sequência de diagnóstico**

1. Obter informações pertinentes sobre o histórico clínico e dental do paciente.
2. Fazer perguntas subjetivas direcionadas sobre a dor do paciente: histórico, localização, intensidade, duração, características e estímulos excitatórios.
3. Realizar um exame extraoral.
4. Realizar um exame intraoral.
5. Realizar teste de vitalidade, se indicado.
6. Usar testes de sensibilidade à palpação e à percussão para determinar o estado periapical.
7. Interpretar as devidas radiografias.
8. Identificar o dente e o tecido causador da dor (polpa ou periápice).
9. Estabelecer um diagnóstico pulpar e periapical.
10. Elaborar um plano de tratamento (tanto de emergência quanto definitivo).

Condição física/exame extraoral

É fundamental reconhecer os sinais de disseminação sistêmica de infecção. Esses sinais incluem inchaço extraoral (unilateral ou bilateral), celulite facial, linfadenopatia, trismo e fechamento do olho. Também estão comumente envolvidos no aumento de temperatura corporal. Além dos fatores emocionais que complicam o diagnóstico de emergências endodônticas, as condições físicas induzidas por consequência dessas situações também contribuem para os problemas. Dor ou inchaço podem limitar a abertura da boca, impedindo a realização de procedimentos diagnósticos, bem como do tratamento em si (Figura 9.2, A–D). Ademais, hipersensibilidade a estímulos térmicos ou à pressão influencia o diagnóstico e o tratamento. Portanto, o aspecto mais grave da emergência é tratado primeiramente, para facilitar o diagnóstico.

Exame intraoral

Incluído nesse exame está a observação da presença de inchaço intraoral ou tratos sinusais, além de exame com espelho e explorador para verificar a presença de restaurações defeituosas, coroas manchadas, cáries recorrentes e fraturas.

Testes de vitalidade pulpar

Testes de vitalidade pulpar são os testes objetivos mais comumente usados para diagnosticar um dente dolorido ou agressor. Embora os testes térmicos de frio e quente e os elétricos de polpa (EPTs) de fato verifiquem apenas a função dos nervos, e não a inflamação ou vitalidade da polpa, eles são os testes mais convenientes disponíveis. Entre essas avaliações, o teste de frio é o mais preciso,[45] e a combinação do frio com o EPT aumenta a precisão.

Novamente, é importante na identificação do dente agressor repetir testes que imitem o que o paciente reporta subjetivamente. Em outras palavras, o melhor teste é repetir o estímulo que foi relatado como responsável pela dor. Isso é especialmente válido para doença pulpar que não tenha se alastrado até os tecidos perirradiculares (p. ex., pulpite irreversível com periodontite apical assintomática). Geralmente, é difícil para o paciente localizar a dor em determinado dente devido à escassez de neurônios proprioceptivos na polpa dentária. Assim como no exemplo anterior, a aplicação de frio deve reproduzir uma dor basicamente do mesmo tipo e magnitude que a relatada pelo paciente. Se sintomas subjetivos semelhantes não forem reproduzidos, essa situação pode não ser uma verdadeira emergência; o paciente pode estar exagerando no relato ou a dor pode advir de uma fonte diferente daquela percebida pelo paciente.

Testes periapicais

Inflamação periapical ocorre em até 1 a 3 dias após a exposição da polpa.[46-48] De forma concebível, sintomas periapicais como sensibilidade ao morder, mastigar, além de dor à palpação e pressão podem surgir logo em seguida.[49,50] Esses sintomas geralmente ocorrem a despeito da ausência de reabsorção óssea periapical segundo o exame radiográfico, e, portanto, testes clínicos que possam localizar o dente de onde se origina a dor são ferramentas essenciais para o diagnóstico do estado inflamatório periapical. Esses testes clínicos incluem (1) palpação sobre o ápice; (2) pressão digital sobre os dentes ou movimentar o dente de um lado para outro (preferível quando o paciente relata dor intensa durante a mastigação); (3) leve percussão com a ponta do cabo do espelho clínico; e (4) mordida seletiva em um objeto, como uma haste de algodão.

em uma emergência. Com certeza, a necessidade de antibióticos profiláticos precisa ser determinada mesmo antes de iniciar qualquer parte do exame oral que possa induzir bacteriemia, como sondagem periodontal. Registra-se o histórico dentário completo ou resumido. Esse processo inclui a recapitulação de procedimentos dentários, registro da cronologia dos sintomas ou discussão sobre um comentário anterior relevante de um dentista.

Exame subjetivo

Quando o paciente está sentindo dor, o exame subjetivo abrange perguntas cuidadosas, que são o aspecto mais importante do diagnóstico. As perguntas devem estar relacionadas ao histórico, à localização, à intensidade, à duração, às características e aos estímulos excitatórios da dor. Perguntas sobre a causa ou os estímulos que provocam ou aliviam a dor ajudam a selecionar os testes objetivos adequados para se chegar a um diagnóstico final.

Dor resultante de estímulos térmicos ou dor referida provavelmente se originam na polpa. Dor que ocorre durante a mastigação ou por contato entre os dentes e que é bem localizada provavelmente é de origem apical.

Os três fatores importantes que constituem a qualidade e a magnitude da dor são sua espontaneidade, intensidade e duração. Se o paciente relatar qualquer um desses sintomas (e presumindo que ele não esteja exagerando), a probabilidade é de presença de patologia significativa. Um questionário cuidadoso fornece informações importantes sobre a fonte da dor e se ela é pulpar ou perirradicular. Na verdade, um dentista perspicaz e inteligente deve ser capaz de chegar a um diagnóstico conjectural por meio de um exame subjetivo abrangente; os testes objetivos e os achados radiográficos são usados, então, para confirmação. Por exemplo, um relato de queixa de dor intensa e contínua (persistente), quando o paciente bebe algo gelado, e sensibilidade acentuada durante a mastigação indica pulpite irreversível e periodontite apical sintomática. Esses estímulos são então repetidos em um exame objetivo para confirmar a resposta do paciente.

Exame objetivo

Um diagnóstico endodôntico consiste em duas partes: diagnóstico pulpar e diagnóstico periapical. Portanto, o exame objetivo é uma avaliação completa da saúde da polpa e dos tecidos periapicais. A primeira dica para o dentista identificar o dente causador é ouvir cuidadosamente qual é a principal queixa do paciente e reproduzi-la usando todas as ferramentas disponíveis. O exame objetivo inclui os testes clínicos a seguir.

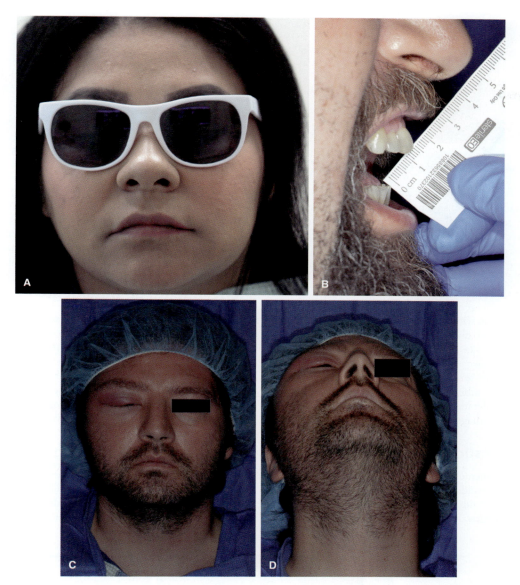

- **Figura 9.2** Exemplos de inchaço mandibular (**A**); trismo (**B**); fechamento do olho (**C** e **D**). (Cortesia do Dr. Daniel Perez, UTHSCSA, San Antonio, TX, EUA.)

Exame periodontal

Um exame periodontal é sempre necessário. A sondagem ajuda na diferenciação entre doença endodôntica e periodontal. Por exemplo, um abscesso periodontal pode simular um abscesso apical agudo (Figura 9.3); porém, em um abscesso periodontal localizado, a polpa é geralmente vitalizada (vide Capítulo 7). Em compensação, um abscesso apical agudo está associado a uma polpa não vital (necrótica). Esses abscessos ocasionalmente se comunicam com o sulco e têm um profundo defeito de sondagem. Além desses testes, quando o diagnóstico diferencial é difícil, um teste de cavidade pode identificar o estado da polpa e isolar o dente agressor. Um defeito de sondagem isolado, de parede estreita, também pode indicar uma fratura coronal que se estendeu além do nível da fixação do sulco ou uma fratura radicular vertical (vide Capítulo 8).

Exame radiográfico

O exame radiográfico é uma ferramenta essencial para diagnosticar o dente agressor. Conforme dito anteriormente, os pacientes geralmente têm dificuldade de localizar a dor pulpar. Além disso, estudos demonstraram que aproximadamente metade dos dentes com patologia periapical é assintomática aos testes periapicais.[3] Testes de vitalidade certamente ajudam a reduzir as hipóteses sobre a origem da dor a um ou dois dentes. Quando os testes de vitalidade não conseguem confirmar o diagnóstico real devido a presença de coroas, envolvimento de vários dentes, ansiedade do paciente ou em caso de pacientes com respostas exacerbadas aos testes clínicos, o exame radiográfico pode fornecer várias dicas importantes que apontam para o originador. Cáries recorrentes, possível exposição pulpar, reabsorção interna ou externa, aparência incomum da lâmina dura, patologia periapical e tratos sinusais detectáveis são alguns fatores identificadores muito importantes que ajudam a confirmar o diagnóstico.

Tanto radiografias periapicais quanto interproximais precisam ser realizadas durante a avaliação inicial, já que os dentistas jamais devem perder a oportunidade de determinar a restaurabilidade de um dente, além de identificar a causa da emergência. Além disso, imagens tridimensionais (3D) de tomografia computadorizada de feixe cônico (TCFC) tornam o diagnóstico mais previsível do

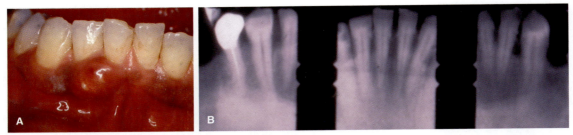

• **Figura 9.3** Abscesso periodontal com dentes mandibulares anteriores vitalizados. **A.** Fotografia clínica de inchaço vestibular. **B.** Radiografia periapical de perda óssea periodontal. (Cortesia do Dr. Brian Mealey, UTHSCSA, San Antonio.)

que imagens isoladas bidimensionais (2D). Alguns dos casos mais desafiadores em termos de diagnóstico são aqueles com fratura dentária. Uma recente meta-análise sugeriu que a TCFC oferece maior precisão na confirmação de fraturas em dentes com suspeita clínica, porém não detectadas através de radiografia periapical.[51] As imagens de TCFC elevam não apenas a capacidade de o dentista fazer um diagnóstico preciso, como também de tratar adequadamente um caso de emergência. Por isso, conhecer a anatomia do dente agressor, a relação tridimensional das estruturas anatômicas essenciais, como o nervo alveolar inferior (NAI), e a extensão dos defeitos de reabsorção são algumas das vantagens exclusivas das imagens tridimensionais.[52]

Coletivamente, deve-se seguir uma abordagem sistemática para o diagnóstico, e uma combinação de achados subjetivos e objetivos é cuidadosamente coletada antes de tentar algum tratamento. Outras especificidades diagnósticas estão incluídas no Capítulo 4.

Desfecho diagnóstico

Após passar cuidadosamente por toda a sequência descrita nas seções anteriores, o dente e o tecido (pulpar ou periapical) agressor causadores da dor devem ter sido identificados, e o diagnóstico pulpar e perirradicular, anotados. Por vários motivos, todas ou nenhuma dessas conclusões podem estar claras. Essa circunstância pode não ser uma verdadeira emergência, ou o problema pode estar além da capacidade do dentista generalista – caso em que o paciente deve ser encaminhado (Figura 9.4). No entanto, se o diagnóstico estiver claro, o planejamento do tratamento é realizado em seguida.

Planejamento do tratamento

Conforme discutido anteriormente, a inflamação e suas consequências, ou seja, aumento da pressão no tecido e liberação de mediadores químicos na polpa inflamada ou nos tecidos periapicais, são as principais causas de emergências relacionadas à dor de dente.[53] Portanto, reduzir o irritante, a pressão, bem como remover a polpa ou tecido periapical inflamado, devem ser o objetivo imediato, pois essa abordagem normalmente resulta em alívio da dor. Dentre os dois, o alívio da pressão é o mais efetivo.

Emergências pré-tratamento

Essas emergências requerem um sequenciamento de diagnóstico e tratamento. Cada passo é importante: (1) categorizar o problema; (2) investigar o histórico clínico; (3) identificar a fonte; (4) fazer o diagnóstico; (5) planejar o tratamento; e (6) tratar o paciente.

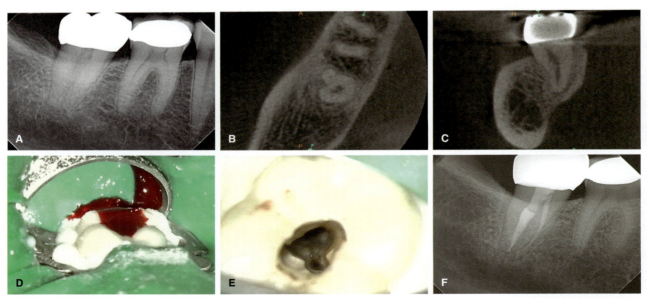

• **Figura 9.4** Um caso de difícil manejo de pulpite sintomática irreversível com periodontite apical sintomática de uma paciente de 60 anos de idade, do sexo feminino, com dor avaliada em 10/10 de acordo com a escala visual analógica (EVA). **A.** Radiografia pré-operatória do dente nº 47. **B.** Visão axial do dente nº 47 mostrando o canal mesiovestibular (MV) e o canal em forma de C. **C.** Visão sagital do dente nº 47 mostrando a anatomia do canal em forma de C. **D.** Fotografia do dente nº 47 com hemorragia mediante acesso. **E.** Anatomia do canal MV e em forma de C no nível do orifício. **F.** Radiografia pós-operatória da obturação concluída e restauração da cirurgia de acesso, em uma segunda consulta. (Cortesia do Dr. Anibal Diogenes, UTHSCSA San Antonio, TX, EUA.)

Manejo do paciente

O manejo do paciente é sempre o fator mais crucial. O paciente amedrontado e com dor deve sentir confiança de que seu problema está sendo devidamente tratado.

Anestesia profunda

Obter anestesia profunda de tecidos inflamados é um desafio. Uma anestesia adequada, no entanto, instalará confiança e cooperação e influenciará o desejo do paciente de salvar o dente agressor. Anestesia maxilar é normalmente feita por meio de infiltração ou injeções de bloqueio nas regiões vestibular e palatina. Com dentes mandibulares, além de bloqueio do NAI com lidocaína, uma injeção vestibular longa para anestesia de tecidos moles e uma infiltração de articaína na região facial podem ser necessárias. Geralmente (especialmente em molares mandibulares), embora todos os sinais "clássicos" de anestesia estejam presentes (como adormecimento do lábio), o acesso à dentina ou à polpa é doloroso, presumivelmente devido à sensibilidade dos nociceptores pulpares. É, portanto, prudente testar novamente o dente com estímulo térmico a frio para avaliar a anestesia pulpar antes de iniciar o acesso ao espaço pulpar. Para aqueles pacientes que ainda respondem com dor, técnicas de injeção periodontal, intrapulpar ou intraóssea são indicadas.[54,55] Essas injeções complementares são geralmente administradas profilaticamente, especialmente em casos de pulpite irreversível dolorosa.[54] Outras condições (p. ex., abscesso apical agudo) requerem outras condutas. O Capítulo 8 apresenta detalhes sobre o assunto.

Manejo de pulpite sintomática irreversível

Devido ao fato de que a dor é o resultado da inflamação, principalmente na polpa coronal, a remoção do tecido inflamado normalmente reduz a dor.

Com ou sem periodontite apical sintomática

Dentes com cáries, grandes restaurações, dentes trincados ou trauma são algumas das etiologias da pulpite sintomática irreversível. Limpeza completa e modelamento dos canais radiculares são os tratamentos preferíveis, se o tempo assim permitir. O acesso a tecnologias modernas, como o localizador eletrônico de ápice (LEA), os microscópios cirúrgicos (MCs), os instrumentos ultrassônicos e a TCFC, facilita a instrumentação total. Contudo, em momentos em que fatores associados ao tempo ou ao paciente impedem uma instrumentação total, pulpotomia ou pulpectomia parcial nos canais maiores (raiz palatina ou distal de molares) é realizada. Ambos os procedimentos demonstraram uma taxa de sucesso acima de 90% na redução de dor pós-operatória moderada a intensa para dor leve ou inexistente.[25,35,56-59] Por outro lado, a pulpectomia parcial, mas não a pulpotomia de dentes gravemente inflamados, aumenta a liberação de mediadores inflamatórios que promovem ainda mais proliferação nervosa, levando a maior dor pós-operatória – motivo pelo qual tem sido desincentivada.[56,60] Quando há uma polpa vitalizada inflamada, outros procedimentos, como trefinação (fistulação artificial), de modo a criar uma abertura através da mucosa e do osso, não são úteis, sendo inclusive contraindicados.[59,61]

Uma ideia antiga, porém ainda popular, é que medicamentos químicos selados em câmaras ajudam a controlar ou prevenir dor adicional, mas isso não é verdade. Um chumaço de algodão seco é tão eficaz no alívio da dor quanto um chumaço embebido com monoclorofenol canforado (CMCP), formocresol, Cresatin, eugenol ou solução salina.[58,62] Portanto, após a irrigação da câmara ou dos canais com hipoclorito de sódio (NaOCl), um chumaço de algodão seco é colocado, e o acesso é vedado temporariamente. Esses casos podem ser concluídos em uma única consulta; contudo, resultados de uma recente meta-análise sugerem que casos concluídos em uma só consulta têm maior probabilidade de necessitar de medicação para dor pós-operatória.[63] Além disso, conforme dito anteriormente, dor pré-operatória é um grande preditivo de dor pós-operatória. Ademais, hidróxido de cálcio [Ca(OH)$_2$] demonstrou reduzir significativamente os mediadores inflamatórios, como as citocinas e os neuropeptídeos[64] comumente conhecidos por ativar e sensibilizar os nociceptores.[65,66] Portanto, permitir maior redução da carga inflamatória com a aplicação de medicamento intracanal pode reduzir a probabilidade de dor pós-operatória associada a casos de consulta única. Por fim, demonstrou-se que reduzir a oclusão para eliminar contato auxiliava no alívio dos sintomas,[67] porém não é capaz de preveni-los.[68]

Manejo farmacológico pós-operatório

Controle da dor. Revisões sistemáticas e meta-análises recentes demonstram que 600 mg de ibuprofeno ou 600 mg de ibuprofeno com 1000 mg de N-acetil-p-aminofenol (paracetamol) são mais eficazes para atenuar a dor endodôntica pós-operatória.[69,70] Para prevenir o acúmulo de metabólitos do ácido araquidônico que contribuem para grande parte do estímulo da dor inflamatória, o paciente deve tomar a primeira dose antes da perda da anestesia local, para então tomar o anti-inflamatório não esteroide (AINE) "no horário certo" em vez de "conforme a necessidade". A administração de ibuprofeno enquanto o paciente ainda se encontra na cadeira demonstrou reduzir a dor pós-operatória inicial.[71] Além disso, uma fórmula mais moderna de ibuprofeno, o sódico di-hidratado de 512 mg, demonstrou ter um início de ação mais rápido do que o ácido isobutilpropanoicofenólico, produzindo uma redução maior da dor espontânea e da alodinia mecânica.[26] Há de se observar que a dose máxima diária de paracetamol recomendada pela autoridade sanitária dos EUA, a Food and Drug Administration, é de 4 g por dia, devido ao crescente volume de evidências de hepatotoxicidade induzida por paracetamol.[72-74] No entanto, é um fato bem conhecido que os pacientes geralmente não relatam o uso de medicamentos de venda livre, como NyQuil, Theraflu, entre outros, que contêm de 500 até 1000 mg de paracetamol.[75] Portanto, uma dose menor, de 325 a 500 mg de paracetamol em combinação com 600 mg de ibuprofeno proporciona um perfil farmacológico mais seguro em relação a 1000 mg de paracetamol, além de evitar reações farmacológicas.

Para pacientes com dor pós-operatória intensa, outras classes de medicamentos, como a dos opioides, podem ser consideradas. Porém, o dentista deve estar totalmente ciente da prevalência da recente crise dos opioides; o número de óbitos relacionados a superdosagens de opioides quintuplicou desde 1999 (https://www.cdc.gov/drugoverdose/epidemic/index.html). Uma estatística ainda mais alarmante mostra que o uso de opioides vendidos com prescrição médica para jovens de 19 a 23 anos apresenta um risco 33% maior de uso indevido desse tipo de substância a longo prazo.[76] Além disso, os achados da Rede *Practitioners Engaged in Applied Research and Learning* (PEARL) sugerem que os endodontistas são, depois dos cirurgiões orais, os que mais prescrevem medicamentos do tipo opioide para os pacientes.[77] Os dentistas devem restringir significativamente sua contribuição para a epidemia de opioides. Para pacientes com dor intensa persistente após um procedimento endodôntico, opioides com menos efeitos adversos devem ser considerados. Demonstrou-se que tramadol, um agonista mu-opioide, em diferentes doses, tem mostrado menos efeitos centrais em comparação à morfina[78] (RA, 2018 #924); contudo, esse fármaco não é destituído de potencial de vício e uso indevido, devendo ser usado criteriosamente para dor pós-operatória intensa. O combinado de 325 mg de paracetamol + 37,5 mg de tramadol é um medicamento que representa uma opção viável para pacientes com dor pós-operatória intensa. Veja a Figura 9.5 para uma estratégia analgésica flexível.

A dor pós-operatória é atribuída em grande parte a um processo denominado *sensibilização central*. Contribuições constantes de fibras nervosas aferentes primárias podem intensificar a atividade no neurônio de segunda ordem localizado no núcleo do trigêmeo e causar amplificação do sinal. Estudos clínicos randomizados demonstraram de forma clara que a administração pós-operatória de bupivacaína a 0,5% com epinefrina 1:200.000 reduz significativamente a dor pós-operatória em 6 e 12 horas em comparação a lidocaína a 2% com epinefrina 1:80.000 após o tratamento de dentes com pulpite sintomática irreversível.[79,80]

Outros agentes farmacológicos indicados para minimizar a dor pós-endodôntica incluem os corticosteroides. Os esteroides inibem a enzima fosfolipase A2 por meio da liberação de ácido araquidônico pela membrana, o que também inibe os efeitos mediados tanto pelas lipo-oxigenases quanto pelas ciclo-oxigenases. Vários estudos avaliaram os efeitos dos corticosteroides para a prevenção de dor endodôntica pós-operatória e demonstraram que fármacos como a prednisolona e a dexametasona atenuam a incidência de dor em 6, 12 e 24 horas após o tratamento.[81,82] Coletivamente, aos dentistas estão disponíveis várias estratégias que visam reduzir a dor pós-operatória de pacientes com pulpite sintomática irreversível.

Uso de antibióticos. A polpa irreversivelmente inflamada ainda é vitalizada e imunocompetente, com capacidade de resistir à infecção bacteriana. Antibióticos, portanto, definitivamente não são indicados em casos de pulpite irreversível sem inchaço.[83] Além disso, antibióticos não são analgésicos, assim não desempenham nenhum papel na inibição dos nociceptores.[5,35] Infelizmente, maus hábitos são difíceis de serem eliminados, de modo que ainda há dentistas que prescrevem antibióticos de maneira inadequada, como no caso de pulpite irreversível.[84] A administração de antibióticos pode resultar em pelo menos duas sequelas bastante graves: reação adversa ao antibiótico, bem como aumento de cepas microbianas resistentes a antibióticos. A primeira é um problema local, no qual o uso indiscriminado de antibióticos poderia levar a uma situação potencialmente fatal para um paciente alérgico. A última é um problema global. Cepas microbianas resistentes estão surgindo mais rapidamente do que os laboratórios farmacêuticos estão desenvolvendo novos antibióticos; portanto, é fundamental que os profissionais de saúde pratiquem o uso criterioso dos antibióticos existentes.[85] Caso contrário, em um futuro próximo, pode não haver uma opção farmacológica para o tratamento de infecções odontogênicas ou sistêmicas graves.

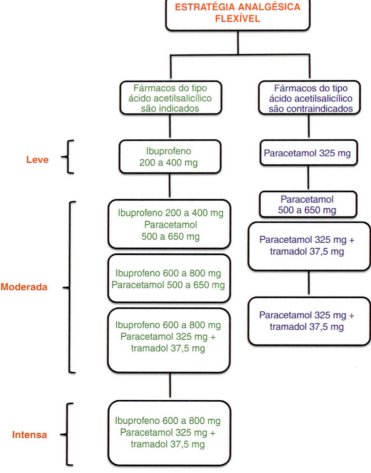

• **Figura 9.5** Estratégia analgésica simplificada para orientar a seleção de fármacos baseada no histórico do paciente e seu nível atual ou previsto de dor pós-tratamento.

Manejo de necrose pulpar com lesão apical

A dor está relacionada à inflamação perirradicular, que resulta de potentes irritantes no tecido necrótico do espaço pulpar. Atualmente, o tratamento é bifásico: (1) remover ou reduzir os irritantes pulpares e (2) aliviar a pressão do líquido apical (quando possível). Portanto, com necrose pulpar e dor causada pelos tecidos perirradiculares, pode haver (1) periodontite apical sintomática sem inchaço, (2) abscesso apical agudo com inchaço intraoral localizado ou (3) abscesso apical agudo com inchaço extraoral difuso. Cada circunstância é manejada de maneira diferente.

Necrose pulpar/periodontite apical sintomática sem inchaço

A microbiota é muito mais desenvolvida e estável em comparação a polpas intensamente inflamadas. Esses dentes abrigam não apenas bactérias planctônicas, como também biofilmes bem estabelecidos, que liberam suas toxinas e subprodutos no sistema de canal radicular, bem como nos tecidos periapicais. Uma reação inflamatória que consiste em ativação de células imunes inatas e adaptativas e em liberação de mediadores inflamatórios, como a interleucina-1 (IL-1), a prostaglandina E2 (PGE2) e o fator de necrose tumoral α (TNF-α),[53,86] ativa os osteoclastos, levando à reabsorção óssea. Algumas dessas lesões expandem-se e formam um abscesso que fica confinado ao osso. Tais abscessos são geralmente dolorosos, principalmente devido à pressão dos líquidos em um ambiente inflexível. O duplo objetivo é reduzir os irritantes no canal e tentar estimular um pouco de drenagem através do dente. Desbridamento completo do canal, após determinar o comprimento de trabalho correto, é o tratamento de escolha. Se houver limitação de tempo, desbridamento parcial no comprimento estimado de trabalho é realizado com instrumentação por técnica de escalonamento (*step-back*) ou coroa-ápice (*crown-down*) passiva para reduzir ou remover os resíduos irritantes. Os canais não são alargados sem conhecimento do comprimento de trabalho. Durante a limpeza, são preenchidos e enxaguados com quantidades abundantes de NAOCl de concentração máxima (6% ou 8%). Finalmente, os canais são irrigados com ácido etilenodiamino tetra-acético [EDTA] a 17% seguidos por NaOCl, secos com pontas de papel, preenchidos com pasta de Ca(OH)$_2$ (se a preparação for suficientemente grande) e vedados com um chumaço de algodão seco, para então serem submetidos a uma restauração temporária. O acesso nunca deve ser deixado aberto para drenagem.

Manejo farmacológico pós-operatório

Controle da dor. Os protocolos de manejo da dor seguem diretrizes semelhantes às mencionadas anteriormente. Antibióticos não são indicados devido à ausência de envolvimento sistêmico.[87] O paciente é informado de que pode haver ainda alguma dor (os tecidos periapicais inflamados e sensíveis ainda estarão presentes), mas que a dor normalmente desaparece em questão de 2 ou 3 dias, conforme a inflamação diminui.

Controle de infecções. Esses pacientes raramente apresentam temperaturas elevadas ou outros sinais sistêmicos.[88] Portanto, em abscessos apicais agudos com inchaço localizado, o uso de antibióticos sistêmicos não é necessário, uma vez que não tem demonstrado proporcionar qualquer benefício.[87,89,90]

Necrose pulpar/abscesso apical agudo com inchaço intraoral localizado

Nessas situações, o abscesso invadiu os tecidos moles da região, e, às vezes, há exsudatos purulentos no canal. Os achados radiográficos variam de nenhuma alteração periapical (raramente) até uma grande área de radiolucência. Novamente, o tratamento é bifásico. *O primeiro e mais importante passo* é o desbridamento (limpeza e modelagem completas, se o tempo assim permitir) do canal ou canais. *O segundo passo mais urgente* é a drenagem. Deve-se fazer uma incisão no inchaço localizado (seja ele flutuante ou não flutuante) (Figura 9.6). A drenagem serve para três propósitos: (1) aliviar a pressão e a dor, (2) remover irritantes potentes (purulência e mediadores inflamatórios) e (3) prevenir disseminação da infecção para os espaços fasciais.

Em dentes que drenam imediatamente após a abertura, a instrumentação deve ser confinada ao sistema de canal radicular (Figura 9.7). Em pacientes com abscesso periapical, mas sem drenagem através do canal, a penetração do forame apical com

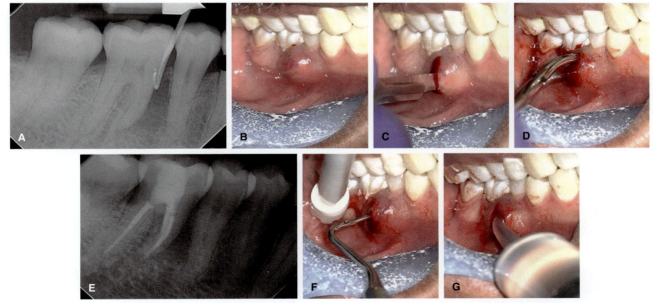

• **Figura 9.6** Manejo de necrose pulpar com abscesso apical agudo com inchaço intraoral localizado em uma paciente de 60 anos, do sexo feminino, apresentando-se com dor nível 5/5 de acordo com a escala visual analógica (EVA). **A.** Radiografia pré-operatória do dente nº 46 com trato sinusal sulcular. **B.** Fotografia pré-operatória do inchaço intraoral. **C.** Fotografia da incisão. **D.** Dissecção sem corte. **E.** Radiografia pós-operatória da obturação concluída e da restauração do acesso na segunda consulta. **F.** Curetagem. **G.** Irrigação com solução salina estéril. (Cortesia do Dr. Saeed Bayat, UTHSCSA, San Antonio, TX, EUA.)

pequenas limas (até as de nº 25) pode iniciar a drenagem e a liberação da pressão. Essa liberação geralmente não ocorre, já que a cavidade do abscesso não se comunica diretamente com o forame apical. Irrigação abundante com NaOCl reduz as quantidades de tecido necrótico e de bactérias. Os canais são, então, secos com pontas de papel e preenchidos com pasta de $Ca(OH)_2$. Ocasionalmente, continuará havendo preenchimento purulento do canal durante a preparação (o chamado canal "úmido"). Se isso ocorrer, o paciente deve ficar sentado por algum tempo. Normalmente, o fluxo estanca, e o acesso pode ser fechado. Após a colocação de um chumaço de algodão seco, o acesso é provisoriamente vedado. Esses dentes não devem ser deixados abertos para drenar. Um canal exposto à cavidade oral é um potencial alojamento para a entrada de bactérias, resíduos de alimentos, e até mesmo vírus, além de levar a uma maior exacerbação da resposta imune ativada (Vídeo 9.1).[91]

Após o desbridamento, deve-se realizar um procedimento de incisão e drenagem (I&D) em casos com mais de um abscesso (vide Figura 9.7): um que se comunica com o ápice, enquanto o outro abscesso separado é encontrado no vestíbulo. Pelo fato de que eles não se comunicam, a drenagem deve ocorrer tanto através do dente quanto de incisão na mucosa. Os passos para o procedimento de I&D normalmente envolvem uma incisão vertical seguida por dissecção sem corte da área incisionada, curetagem completa e irrigação abundante com solução salina estéril e/ou clorexidina a 0,12% (vide Figura 9.7). Pode-se colocar um dreno caso a drenagem não termine durante a consulta. Pode haver dor pós-operatória associada ao procedimento de I&D; porém, essa dor normalmente se resolve em questão de 2 ou 3 dias.[92]

Manejo farmacológico pós-operatório

Controle da dor. Deve-se seguir um esquema analgésico apropriado para dor leve a moderada, conforme descrito anteriormente; o alívio da pressão é o passo mais importante para o controle da dor nesses pacientes.

Controle de infecções. Esses pacientes raramente apresentam hipertermia ou outros sinais sistêmicos. Portanto, em abscessos apicais agudos com inchaço localizado, o uso de antibióticos sistêmicos não é necessário, tendo demonstrado não proporcionar benefício.[88]

Necrose pulpar com inchaço difuso

Abscessos endodônticos que perfuram através do osso cortical podem se espalhar para os espaços faciais ao seu redor; estas ocorrências também são chamadas de celulite. A fixação do músculo e a organização das fáscias determinam o caminho da disseminação e o possível ponto de localização. Esses inchaços de progressão e disseminação rápida não são localizados e podem ter se espalhado pelos espaços faciais (Figura 9.2 A a D). Abertura limitada, dor, dificuldade de engolir, e, ocasionalmente, disseminação bilateral podem também ocorrer. Felizmente, tais

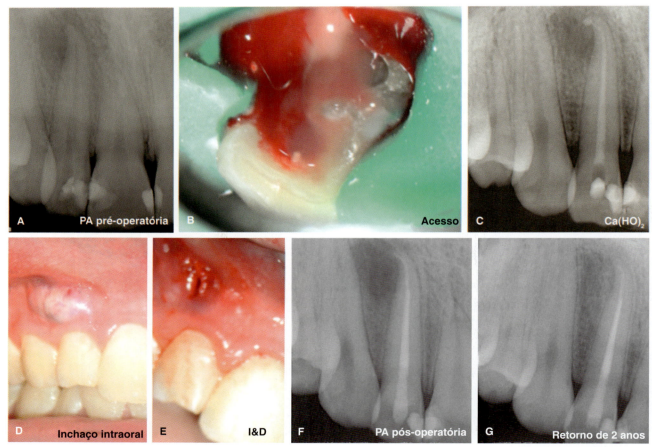

• **Figura 9.7** Manejo de necrose pulpar com abscesso apical agudo com inchaço intraoral localizado em uma paciente de 60 anos, apresentando-se com dor nível 5/5 de acordo com a escala visual analógica (EVA). **A.** Radiografia pré-operatória do dente nº 12. **B.** Drenagem pelo dente mediante acesso. **C.** Radiografia do dente nº 12 com hidróxido de cálcio [$Ca(OH)_2$]. **D.** Fotografia pré-operatória do inchaço intraoral. **E.** Fotografia após a incisão e drenagem. **F.** Radiografia pós-operatória da obturação concluída e restauração do acesso na segunda consulta. **G.** Radiografia pós-operatória 2 anos após o tratamento. (Cortesia do Dr. Obadah Austah, UTHSCSA, San Antonio, TX, EUA.)

infecções graves raramente ocorrem. Pode haver aumento da temperatura ou outros sinais sistêmicos indicando uma infecção potencialmente grave. Esses pacientes devem ser encaminhados a um cirurgião oral para drenagem extraoral, antibióticos intravenosos e controle da dor. Geralmente, o paciente é hospitalizado para esse tipo de tratamento agressivo.

Uma vez estável, o paciente pode retornar para iniciar o desbridamento do canal. O mais importante é remover o fator irritante através de desbridamento do canal (limpeza e modelamento completos, se possível) ou por extração. O forame apical pode ser penetrado delicadamente com uma lima para permitir qualquer fluxo possível de exsudato, embora geralmente não ocorra drenagem. Após a aplicação de pasta de $Ca(OH)_2$ e de um chumaço de algodão seco, o acesso é fechado com uma restauração provisória.

Manejo farmacológico pós-operatório

Controle da dor. Deve-se seguir um regime analgésico apropriado para dor leve a moderada, conforme descrito anteriormente; a resolução do inchaço extraoral proporcionará máximo alívio da dor nesses pacientes.

Controle de infecções. Antibióticos sistêmicos são indicados em casos de inchaço difuso e de rápida disseminação (celulite).[93] Técnicas de cultura e identificação molecular utilizadas para analisar abscessos odontogênicos revelam uma infecção polimicrobiana, com predomínio de espécies anaeróbicas.[94-96] Testes de sensibilidade antibiótica confirmam que a maioria dos isolados é suscetível a penicilina VK (Pen VK).[95] No entanto, sua eficácia bactericida é significativamente menor do que a de outros fármacos, como amoxicilina, devido à inferioridade de suas propriedades de penetração e absorção. Além disso, essa substância está associada a efeitos colaterais gastrintestinais devido à depleção da flora comensal intestinal.[93] Amoxicilina com ácido clavulânico demonstrou ser 100% eficaz contra patógenos encontrados em abscessos endodônticos, seguida por amoxicilina com metronidazol, com 99% de eficácia. A amoxicilina alcança níveis séricos mais elevados, que se mantêm por um período maior do que a Pen VK. Uma dose de ataque de 1 g de amoxicilina seguida por 500 g a cada 6 horas durante 2 a 3 dias deve ser prescrita.

Para pacientes alérgicos a penicilina, clindamicina é uma alternativa que demonstra 96% de eficácia antibacteriana *in vitro*. Essa substância é superior em termos de absorção oral, além de ter uma excelente distribuição óssea. Ela apresenta efeitos bacteriostáticos e bactericidas, e é efetiva contra organismos aeróbicos gram-positivos e anaeróbicos gram-positivos e gram-negativos, abrangendo, dessa maneira, um amplo espectro microbiano. Uma dose de ataque de 300 a 600 mg seguida por 150 a 300 mg a cada 6 horas por 2 a 3 dias deve ser prescrita. Observação: essa prescrição de menor duração foi recomendada com base em novas evidências e recomendações. Evidências recentes sugerem que prescrições de menor duração, de 2 a 3 dias, até a resolução dos sintomas, são tão eficazes quanto prescrições de durações mais longas, de 7 a 10 dias. Além disso, quanto maior o tempo de exposição da microbiota comensal de nosso corpo aos antibióticos, maior sua capacidade de serem selecionados para resistência. Portanto, nosso risco aumenta mais com as bactérias comensais do que com as bactérias patogênicas.[93,97-100]

Devido à redução da flora intestinal normal, pacientes em tratamento com antibióticos orais ocasionalmente desenvolvem sinais de colite em decorrência do crescimento exagerado de *Clostridium difficile* e uma condição potencialmente fatal de colite pseudomembranosa. Esse problema pode ocorrer com praticamente todas as classes de antibióticos, principalmente com a clindamicina, que apresenta um risco oito vezes maior de infecção por *C. difficile* quando comparada à penicilina; o paciente deve ser advertido a observar possíveis desenvolvimentos de diarreia líquida, cólicas abdominais e febre baixa. Pacientes que tomam contraceptivos orais às quais foi receitado antibiótico também devem ser alertadas a usar métodos alternativos durante o curso da terapia antibiótica e por 1 semana depois dela. Existem algumas evidências clínicas, embora empíricas, de que probióticos podem minimizar as superinfecções.

A rapidez da recuperação (quer o inchaço seja localizado ou difuso) depende primordialmente do desbridamento do canal e da drenagem. Pelo fato de o edema (líquido) ter se espalhado pelos tecidos, o inchaço difuso vai diminuindo lentamente ao longo de vários dias.

Instruções pós-operatórias

Em todos os casos de emergência, os pacientes devem ser informados sobre suas responsabilidades e sobre o que esperar. Dor e inchaço levam tempo para se resolver. Uma alimentação apropriada e a ingestão adequada de líquidos são importantes, e os medicamentos devem ser tomados conforme a prescrição. O problema pode recorrer ou piorar (*flare-up*), requerendo outra consulta de emergência.[5] A comunicação é muito importante; ligar para o paciente no dia seguinte à consulta reduz a percepção de dor e a necessidade de analgésicos,[101] além de permitir o monitoramento do progresso mais de perto.

Emergências entre consultas

O *flare-up* é uma verdadeira emergência que ocorre após uma consulta endodôntica e é tão grave que é preciso comparecer ao consultório sem agendamento prévio para tratamento. A despeito de procedimentos de tratamento criteriosos e cuidadosos, complicações como dor, inchaço, ou ambos, podem ocorrer. Já houve relatos até de parestesia regional temporária.[57] Assim como as emergências que ocorrem antes da terapia de canal radicular, o *flare-up* é um evento indesejável e perturbador, e deve ser resolvido rapidamente. Às vezes, o *flare-up* é inesperado, embora possa geralmente ser previsto de acordo com determinados fatores apresentados pelo paciente.

Incidência

A incidência relatada de *flare-up* em endodontia varia amplamente devido a variações nos parâmetros de estudo. Estudos prospectivos adequadamente controlados apontam para uma incidência de aproximadamente 3%.[5,102,103] Muito embora a ocorrência seja baixa, *flare-up* entre consultas representam uma situação tão estressante para o paciente (a maior parte do desconforto pós-operatório está na faixa de leve a moderado), que cabe ao dentista considerar os prováveis fatores relacionados e tentar preparar o paciente para a possibilidade de tal evento. É especialmente angustiante para o paciente que teve mínimo desconforto pré-operatório sentir dor e/ou inchaço após o tratamento.

Fatores causadores

Avaliar a causa é difícil quando se analisa *flare-up* na literatura; contudo, certos fatores de risco foram identificados. Esses fatores geralmente podem ser categorizados como relacionados ao paciente (incluindo diagnóstico pulpar ou periapical). Os procedimentos de tratamento não estão relacionados ao *flare-up*, embora essa seja uma crença popular. Informações do paciente incluem gênero (são relatados mais casos de *flare-up* em mulheres, ainda que tal circunstância possa representar maior tendência entre as mulheres de procurar atendimento médico em caso de sintomas dolorosos)[104] e diagnóstico pré-operatório. *Flare-ups* são incomuns em dentes com polpas vitalizadas.[5,105] Mais frequentemente, *flare-up* ocorre em dentes com polpas necróticas, e principalmente naqueles com diagnóstico periapical de periodontite periapical sintomática ou abscesso apical agudo.[5,102,105,106] A presença de radiolucência periapical também demonstrou ser um fator de risco.[5,102,103,107] Claramente, há maior probabilidade de o paciente que sofreu um *flare-up* ter se apresentado com dor e/ou inchaço pré-operatórios significativos.

Também foi verificado se fatores relacionados ao tratamento tinham potencial para causar *flare-up*. Embora possa parecer intuitivo que o *flare-up* estaria relacionado a certos procedimentos, como uso excessivo de instrumentação, empurrar resíduos para além do ápice ou concluir a terapia endodôntica em uma só consulta, nenhum fator de risco definitivo relacionado ao tratamento foi identificado.

Prevenção

Procedimentos

O uso de soluções anestésicas de ação prolongada, a limpeza e o modelamento completo do sistema de canal radicular (se possível), os analgésicos e a preparação psicológica dos pacientes (especialmente os que têm dor pré-operatória) diminuem os sintomas entre consultas para níveis leves a moderados.[35] Não existe, entretanto, nenhuma medida terapêutica ou de tratamento comprovada que reduza o número de *flare-up* entre consultas. Em outras palavras, não foi demonstrada nenhuma relação específica entre *flare-up* e determinados procedimentos de tratamento.

Instruções verbais

O mais importante é a preparação dos pacientes quanto ao que eles devem esperar após a consulta. Eles devem ser informados de que há probabilidade de sentir desconforto ("dor"); o desconforto deve desaparecer em 1 ou 2 dias. Dor aumentada, inchaço perceptível ou outros sinais adversos requerem uma chamada, e, às vezes, uma consulta. Essa explicação reduz o número de ligações de pacientes desnecessariamente preocupados.

Profilaxia terapêutica

Uma abordagem preventiva popular tem sido a prescrição de antibióticos para minimizar os sintomas pós-operatórios. Essa prática tem se demonstrado inútil e expõe desnecessariamente o paciente a medicamentos caros e potencialmente perigosos, conforme descrito anteriormente.[108-110] Em compensação, certos AINEs demonstraram a capacidade de reduzir a dor pós-tratamentos endodônticos.[71,111] Para pacientes que apresentam risco de crise, 400 a 600 mg de ibuprofeno devem ser administrados com o paciente ainda na cadeira, e depois o medicamento deve ser tomado nos horários corretos durante as primeiras 24 a 48 de pós-operatório. Embora esse medicamento reduza os sintomas pós-operatórios, não está claro se ele reduz a incidência de *flare-up*.

Diagnóstico

O mesmo procedimento básico é seguido, conforme destacado no início deste capítulo para emergências pré-tratamento, embora com modificações. O problema já foi diagnosticado inicialmente; então, o dentista tem uma vantagem. No entanto, uma abordagem passo a passo para diagnosticar a condição existente reduz confusões e erros, e, o mais importante, acalma o paciente que ficou aterrorizado pelo episódio de dor ou inchaço. Depois de identificadas as complicações subjacentes, o tratamento é iniciado.

Tratamento do *flare-up*

Reafirmação (o "Grande R") é o aspecto mais importante do tratamento. O paciente geralmente está assustado e chateado, e pode até mesmo presumir que é necessário extrair o dente. A explicação é que o *flare-up* não é incomum, nem irremediável, e que será tratado. O aspecto seguinte por ordem de importância é restaurar seu conforto e interromper o ciclo da dor. Para anestesia e analgesia prolongadas, recomenda-se a administração de cloridrato de bupivacaína.[112]

Emergências entre consultas são divididas entre pacientes com diagnóstico inicial de polpa vitalizada ou necrótica e pacientes com ou sem inchaço.

Polpas anteriormente vitalizadas com desbridamento completo

Caso tenha sido realizada a remoção completa dos tecidos inflamados da polpa vitalizada na primeira consulta, essa situação provavelmente não é um verdadeiro *flare-up*, sendo que a reafirmação ao paciente e a prescrição de um analgésico leve a moderado (9,5) normalmente serão suficientes. Geralmente, não se ganha nada abrindo esses dentes; a dor em geral regride espontaneamente, mas é importante verificar se a restauração provisória não está causando oclusão traumática. A aplicação de corticosteroides no canal ou a administração de injeção intraoral ou intramuscular desses medicamentos após a limpeza e modelamento reduz a inflamação e de certa forma reduz o nível de dor moderada.[113-115] Contudo, não há evidências de que o *flare-up* pode ser prevenido com esteroides, sejam eles administrados dentro do canal ou sistemicamente.[116]

Polpas anteriormente vitalizadas com desbridamento incompleto

Em polpas anteriormente vitalizadas com desbridamento incompleto, é provável que resquícios de tecidos tenham inflamado, tornando-se um grande fator irritante. O comprimento de trabalho deve ser reavaliado, e o(s) canal(is) deve(m) ser cuidadosamente limpo(s) com irrigação abundante com NaOCl. Coloca-se, então, um chumaço de algodão seco, seguido por restauração provisória, e um analgésico leve a moderado é prescrito (vide Figura 9.5). Ocasionalmente, uma polpa anteriormente vitalizada (com ou sem desbridamento completo) evolui para um abscesso apical agudo. Esse problema ocorre algum tempo após a consulta e indica que os resquícios da polpa se tornaram necróticos e foram invadidos por bactérias.

Polpas anteriormente necróticas e sem inchaço

Ocasionalmente, dentes com polpas anteriormente necróticas, mas sem inchaço, desenvolvem um abscesso apical agudo (*flare-up*) após a consulta (1). O abscesso é confinado ao osso e pode ser bastante doloroso. O dente é aberto e o canal é cuidadosamente limpo e novamente irrigado com NaOCl. Deve-se fazer a drenagem, se possível (vide Figura 9.7). Se houver drenagem ativa pelo dente após sua abertura, o canal deve ser limpo novamente (ou o desbridamento deve ser concluído) e irrigado com NaOCl. O dique de borracha é deixado no local depois que o dente é aberto; deve-se deixar o paciente descansar sem dor por pelo menos 30 minutos ou até que a drenagem cesse. Então, os canais são secos, aplica-se pasta de Ca(OH)$_2$ e o acesso é vedado. O dente não pode ficar aberto! Se não houver drenagem, o dente também deve ser delicadamente instrumentado e levemente irrigado, medicado com pasta de Ca(OH)$_2$ e depois fechado. Os sintomas normalmente desaparecem, mas levam mais tempo do que quando há drenagem. Novamente, é fundamental orientar e tranquilizar o paciente. Um anestésico de ação prolongada e a prescrição de um analgésico para dor moderada a intensa são úteis; antibióticos não são indicados.[87,89]

Polpas anteriormente necróticas e com inchaço

Esses casos são mais bem manejados com I&D (vide Figura 9.6). Além disso, o mais importante é que os canais tenham sido submetidos ao desbridamento. Caso contrário, devem ser abertos, debridados, medicados com pasta de Ca(OH)$_2$ e vedados. Depois, a I&D com colocação de dreno (se houver drenagem contínua) é concluída. Ocasionalmente, porém raramente, um *flare-up* ou o surgimento de um abscesso apical agudo pode tornar-se uma situação grave ou até mesmo potencialmente fatal (Figura 9.8). Essas situações podem requerer hospitalização e terapia agressiva com a cooperação de um cirurgião oral.

Cuidados posteriores

Em casos de crises, o paciente deve ser contatado diariamente até que os sintomas desapareçam. A comunicação pode ser feita por telefone; pacientes com problemas mais graves ou persistentes (muitos podem não se resolver e necessitar de providências adicionais) devem retornar ao consultório odontológico para tratamento conforme descrito anteriormente, dependendo dos achados. Quando os sintomas reincidem ou não podem ser controlados, esses pacientes devem ser considerados para encaminhamento. O tratamento definitivo feito por um especialista pode incluir medidas adicionais, como cirurgia apical ou até mesmo hospitalização.

Emergências pós-obturação

Verdadeiras emergências (*flare-up*) pós-obturação não são frequentes, embora dor de grau leve seja comum. Portanto, intervenção ativa raramente é necessária; normalmente, os sintomas resolvem-se espontaneamente.

Fatores causadores

Sabe-se pouco sobre os fatores etiológicos envolvidos na dor pós-operatória após a obturação. Os relatos referentes à incidência de dor pós-obturação variam; porém, a maioria deles afirma que a dor tende a ocorrer nas primeiras 24 horas.[35,117] Foi verificada uma correlação entre o nível da obturação e a incidência de dor, sendo que hiperextensão estava associada a uma incidência mais elevada de desconforto.[35,117] Dor pós-obturação também está relacionada à dor pré-obturação; os níveis de dor relatados após a obturação tendem a apresentar correlação com os níveis de dor anteriores à consulta.[117,118]

Tratamento

Informação sobre possível desconforto nos primeiros dias (principalmente em pacientes que apresentam níveis mais elevados de dor pré-operatória), tranquilização sobre a disponibilidade de serviços de emergência e a administração de analgésicos para dores leves (vide Figura 9.5) controlam de maneira significativa a ansiedade do paciente, bem como evitam exageros. Esse suporte, por sua vez, reduz a incidência de telefonemas pós-obturação desesperados ou consultas de "emergência". Alguns pacientes, no entanto, realmente desenvolvem complicações graves e requerem tratamento posterior.

Retratamento é indicado quando o tratamento anterior foi obviamente inadequado. Cirurgia apical é geralmente necessária quando há desenvolvimento de abscesso apical agudo e no caso de um tratamento inadequado de canal radicular ser incorrigível. Se o tratamento de canal radicular foi aceitável, deve-se realizar a I&D do inchaço após a obturação (uma ocorrência ocasional); normalmente, o inchaço se resolve sem outros tratamentos. Às vezes, o paciente reporta dor intensa, mas não há evidência de abscesso apical agudo, e o tratamento do canal radicular foi bem executado. Esses pacientes são tratados com reafirmação e analgésicos adequados (vide Figura 9.5); novamente, os sintomas normalmente desaparecem espontaneamente.

Pacientes com emergências pós-obturação que não respondem à terapia devem ser encaminhados a um endodontista para outras modalidades de tratamento, como, por exemplo, cirurgia.

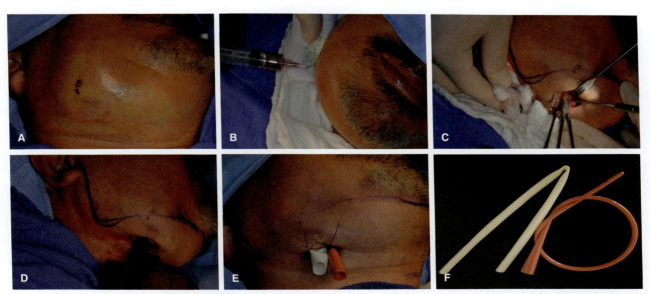

• **Figura 9.8** Manejo de necrose pulpar com abscesso apical agudo e inchaço extraoral difuso em um paciente de 43 anos, do sexo masculino, hospitalizado para terapia agressiva com intubação nasal. Dor de nível 5/5 de acordo com a escala visual analógica (EVA). **A.** Fotografia pré-operatória do inchaço extraoral. **B.** Fotografia da aspiração com seringa. **C e D.** Drenagem. **E.** Fotografia pós-operatória dos dois drenos colocados e suturados. **F.** Tipos de drenos extraorais: Cateter uretral Covidien Dover Rob-Nel e dreno Penrose. (Cortesia do Dr. Daniel Perez, UTHSCSA, San Antonio, TX, EUA.)

- **Boxe 9.2** Questões de revisão

1. Que efeito a ansiedade causa nos níveis de limiar de dor?
   a. Aumenta
   b. Diminui
   c. Não causa qualquer efeito
2. O aspecto mais importante do diagnóstico é:
   a. Exame subjetivo
   b. Teste térmico de polpa a frio
   c. Teste de polpa com dispositivo de teste elétrico de polpa
   d. Teste de percussão
   e. Exame radiográfico
   f. Todas as respostas anteriores, mais exame clínico
3. A anestesia de dentes mandibulares é intensificada com:
   a. Infiltração facial de articaína
   b. Injeção de tamponadores na região do forame mandibular
   c. Aumento da concentração de epinefrina
   d. Repetição da injeção colocando o paciente em posição ereta
   e. Injeção no aspecto lingual para bloquear o nervo milo-hióideo
4. O mais importante no manejo da pulpite sintomática irreversível é:
   a. Selecionar o medicamento intracanal correto
   b. Remover o tecido inflamado
   c. Reduzir a oclusão
   d. Prescrever combinações de opioides/AINEs
   e. Prescrever o antibiótico adequado
5. A administração de antibióticos é recomendada para:
   a. Profilaxia para minimização de *flare-up*
   b. Dor intensa de pulpite sintomática irreversível
   c. Inchaço localizado com grande área de radiolucência
   d. Retratamento em caso de falha de tratamento de canal radicular
   e. Celulite
   f. Nenhuma das anteriores
6. Uma opção de analgésico para dor intensa é:
   a. 400 a 600 mg de ibuprofeno
   b. Combinação: 200 a 400 mg de ibuprofeno e 500 mg de paracetamol
   c. Combinação: 200 a 400 mg de ibuprofeno e 325 mg de paracetamol/37,5 mg de tramadol
   d. Combinação: 600 a 800 mg de ibuprofeno e paracetamol/37,5 mg de tramadol
   e. Combinação: 325 mg de paracetamol e 37,5 mg de tramadol
7. A incidência de *flare-up* é de:
   a. Aproximadamente 3%
   b. Aproximadamente 15%
   c. Reduzida com antibióticos profiláticos
   d. Maior em polpas inflamadas do que em polpas necróticas
   e. Maior em condições pré-operatórias assintomáticas do que em sintomáticas
8. O mais importante para a resolução de necrose pulpar/abscesso apical agudo é:
   a. Administrar os medicamentos corretos (antibióticos e analgésicos)
   b. Conseguir realizar drenagem pelo dente
   c. Remover os irritantes do espaço do canal
   d. Modificar a resposta imune com injeções de esteroides na região
9. Em uma situação de emergência, o teste objetivo mais importante é:
   a. Térmico a frio
   b. Térmico de calor
   c. Teste de cavidade
   d. Percussão
   e. O teste que reproduza o estímulo doloroso
10. A melhor forma de diferenciar um inchaço de abscesso endodôntico de um periodontal é:
    a. O endodôntico está acima do ápice; o periodontal encontra-se em uma posição mais cervical
    b. Inchaço endodôntico é mais doloroso
    c. Inchaço periodontal está associado a defeitos de sondagem
    d. Inchaço periodontal está associado a perda de osso cervical
    e. Determinando o estado da polpa; inchaços endodônticos resultam de necrose pulpar

RESPOSTAS

1. a. Aumenta
2. f. Todas as respostas anteriores, mais exame clínico
3. a. Infiltração facial de articaína
4. b. Remover o tecido inflamado
5. e. Celulite
6. d. Combinação: 600 a 800 mg de ibuprofeno e paracetamol/37,5 mg de tramadol
7. a. Aproximadamente 3%
8. c. Remover os irritantes do espaço do canal
9. e. O teste que reproduza o estímulo doloroso
10. e. Determinando o estado da polpa; inchaços endodônticos resultam de necrose pulpar

Referências bibliográficas

1. Estrela C, Guedes OA, Silva JA, et al.: Diagnostic and clinical factors associated with pulpal and periapical pain, *Braz Dent J* 22(4):306–311, 2011.
2. Rechenberg DK, Held U, Burgstaller JM, et al.: Pain levels and typical symptoms of acute endodontic infections: a prospective, observational study, *BMC Oral Health* 16(1):61, 2016.
3. Owatz CB, Khan AA, Schindler WG, et al.: The incidence of mechanical allodynia in patients with irreversible pulpitis, *J Endod* 33(5):552–556, 2007.
4. Kim MK, Allareddy V, Nalliah RP, et al.: Burden of facial cellulitis: estimates from the Nationwide Emergency Department Sample, *Oral Surg Oral Med Oral Pathol Oral Radiol* 114(3):312–317, 2012.
5. Walton R, Fouad A: Endodontic interappointment flare-ups: a prospective study of incidence and related factors, *J Endod* 18(4):172–177, 1992.
6. Mor C, Rotstein I, Friedman S: Incidence of interappointment emergency associated with endodontic therapy, *J Endod* 18(10):509–511, 1992.
7. Marshall JG, Liesinger AW: Factors associated with endodontic posttreatment pain, *J Endod* 19(11):573–575, 1993.
8. Albashaireh ZS, Alnegrish AS: Postobturation pain after single- and multiple-visit endodontic therapy. A prospective study, *J Dent* 26(3):227–232, 1998.
9. Glennon JP, Ng YL, Setchell DJ, Gulabivala K: Prevalence of and factors affecting postpreparation pain in patients undergoing two-visit root canal treatment, *Int Endod J* 37(1):29–37, 2004.
10. Ng YL, Glennon JP, Setchell DJ, Gulabivala K: Prevalence of and factors affecting post-obturation pain in patients undergoing root canal treatment, *Int Endod J* 37(6):381–391, 2004.
11. Kakehashi S, Stanley HR, Fitzgerald RJ: The effects of surgical exposures of dental pulps in germ-free and conventional laboratory rats, *Oral Surg Oral Med Oral Pathol* 20:340–349, 1965.
12. Siqueira Jr JF, Rôças IN: Distinctive features of the microbiota associated with different forms of apical periodontitis, *J Oral Microbiol* 1, 2009.
13. Sundqvist G, Figdor D, Persson S, Sjogren U: Microbiologic analysis of teeth with failed endodontic treatment and the outcome of conservative re-treatment, *Oral Surg Oral Med Oral Pathol Oral Radiol Endod* 85(1):86–93, 1998.
14. Diogenes A, Ferraz CC, Akopian AN, et al.: LPS sensitizes TRPV1 via activation of TLR4 in trigeminal sensory neurons, *J Dent Res* 90(6):759–764, 2011.
15. Ferraz CC, Henry MA, Hargreaves KM, Diogenes A: Lipopolysaccharide from *Porphyromonas gingivalis* sensitizes capsaicin-sensitive nociceptors, *J Endod* 37(1):45–48, 2011.
16. Chiu IM, Pinho-Ribeiro FA, Woolf CJ: Pain and infection: pathogen detection by nociceptors, *Pain* 157(6):1192–1193, 2016.
17. Meseguer V, Alpizar YA, Luis E, et al.: TRPA1 channels mediate acute neurogenic inflammation and pain produced by bacterial endotoxins, *Nat Commun* 5:3125, 2014.
18. Chiu IM, Heesters BA, Ghasemlou N, et al.: Bacteria activate sensory neurons that modulate pain and inflammation, *Nature* 501(7465):52–57, 2013.

19. Murray PE, Windsor LJ, Smyth TW, et al.: Analysis of pulpal reactions to restorative procedures, materials, pulp capping, and future therapies, *Crit Rev Oral Biol Med* 13(6):509–520, 2002.
20. Bouillaguet S: Biological risks of resin-based materials to the dentin-pulp complex, *Crit Rev Oral Biol Med* 15(1):47–60, 2004.
21. Asmussen E: Factors affecting the quantity of remaining double bonds in restorative resin polymers, *Scand J. Dent. Res* 90(6):490–496, 1982.
22. Imazato S, McCabe JF, Tarumi H, et al.: Degree of conversion of composites measured by DTA and FTIR, *Dent Mater* 17(2):178–183, 2001.
23. Hume WR, Gerzina TM: Bioavailability of components of resin-based materials which are applied to teeth, *Crit Rev Oral Biol Med* 7(2):172–179, 1996.
24. Curtis Jr P, Gartman LA, Green DB: Utilization of ketorolac tromethamine for control of severe odontogenic pain, *J Endod* 20(9):457–459, 1994.
25. Penniston SG, Hargreaves KM: Evaluation of periapical injection of Ketorolac for management of endodontic pain, *J Endod* 22(2):55–59, 1996.
26. Taggar T, Wu D, Khan AA: A randomized clinical trial comparing 2 ibuprofen formulations in patients with acute odontogenic pain, *J Endod* 43(5):674–678, 2017.
27. Byers MR: Dynamic plasticity of dental sensory nerve structure and cytochemistry, *Arch Oral Biol* 39(Suppl):13S–21S, 1994.
28. Byers MR: Sensory innervation of periodontal ligament of rat molars consists of unencapsulated Ruffini-like mechanoreceptors and free nerve endings, *J Comp Neurol* 231(4):500–518, 1985.
29. Byers MR, Narhi MV: Dental injury models: experimental tools for understanding neuroinflammatory interactions and polymodal nociceptor functions, *Crit Rev Oral Biol Med* 10(1):4–39, 1999.
30. Byers MR, Suzuki H, Maeda T: Dental neuroplasticity, neuro-pulpal interactions, and nerve regeneration, *Microsc Res Tech* 60(5):503–515, 2003.
31. Byers MR, Taylor PE: Effect of sensory denervation on the response of rat molar pulp to exposure injury, *J Dent Res* 72(3):613–618, 1993.
32. Henry MA, Luo S, Foley BD, et al.: Sodium channel expression and localization at demyelinated sites in painful human dental pulp, *J Pain* 10(7):750–758, 2009.
33. Fehrenbacher JC, Sun XX, Locke EE, et al.: Capsaicin-evoked iCGRP release from human dental pulp: a model system for the study of peripheral neuropeptide secretion in normal healthy tissue, *Pain* 144(3):253–261, 2009.
34. El Karim IA, Linden GJ, Curtis TM, et al.: Human dental pulp fibroblasts express the "cold-sensing" transient receptor potential channels TRPA1 and TRPM8, *J Endod* 37(4):473–478, 2011.
35. Torabinejad M, Cymerman JJ, Frankson M, et al.: Effectiveness of various medications on postoperative pain following complete instrumentation, *J Endod* 20(7):345–354, 1994.
36. Hansen GR, Streltzer J: The psychology of pain, *Emerg Med Clin North Am* 23(2):339–348, 2005.
37. Gedney JJ, Logan H, Baron RS: Predictors of short-term and long-term memory of sensory and affective dimensions of pain, *J Pain* 4(2):47–55, 2003.
38. Wepman BJ: Psychological components of pain perception, *Dent Clin North Am* 22(1):101–113, 1978.
39. van Wijk AJ, Hoogstraten J: Reducing fear of pain associated with endodontic therapy, *Int Endod J* 39(5):384–388, 2006.
40. Saxen MA, Newton CW: Managing the endodontic patient with disabling anxiety or phobia, *J Indiana Dent Assoc* 78(4):21–23, 1999.
41. Berthold CW, Dionne RA, Corey SE: Comparison of sublingually and orally administered triazolam for premedication before oral surgery, *Oral Surg Oral Med Oral Pathol Oral Radiol Endod* 84(2):119–124, 1997.
42. Kaufman E, Hargreaves KM, Dionne RA: Comparison of oral triazolam and nitrous oxide with placebo and intravenous diazepam for outpatient premedication, *Oral Surg Oral Med Oral Pathol* 75(2):156–164, 1993.
43. Torabinejad M, Walton RE: Managing endodontic emergencies, *J Am Dent Assoc* 122(5), 1991. 99, 101, 103.
44. Hargreaves KM, Keiser K: Development of new pain management strategies, *J Dent Educ* 66(1):113–121, 2002.
45. Weisleder R, Yamauchi S, Caplan DJ, et al.: The validity of pulp testing: a clinical study, *J Am Dent Assoc* 140(8):1013–1017, 2009.
46. Graunaite I, Lodiene G, Maciulskiene V: Pathogenesis of apical periodontitis: a literature review, *J Oral Maxillofac Res* 2(4):e1, 2012.
47. Akamine A, Hashiguchi I, Toriya Y, Maeda K: Immunohistochemical examination on the localization of macrophages and plasma cells in induced rat periapical lesions, *Endod Dent Traumatol* 10(3):121–128, 1994.
48. Okiji T, Kawashima N, Kosaka T, et al.: Distribution of Ia antigen-expressing nonlymphoid cells in various stages of induced periapical lesions in rat molars, *J Endod* 20(1):27–31, 1994.
49. Khan AA, McCreary B, Owatz CB, et al.: The development of a diagnostic instrument for the measurement of mechanical allodynia, *J Endod* 33(6):663–666, 2007.
50. Khan AA, Owatz CB, Schindler WG, et al.: Measurement of mechanical allodynia and local anesthetic efficacy in patients with irreversible pulpitis and acute periradicular periodontitis, *J Endod* 33(7):796–799, 2007.
51. Long H, Zhou Y, Ye N, et al.: Diagnostic accuracy of CBCT for tooth fractures: a meta-analysis, *J Dent* 42(3):240–248, 2014.
52. AAE AAMOR: AAE and AAOMR Joint Position Statement: Use of Cone Beam Computed Tomography in Endodontics 2015 Update, *Oral Surg Oral Med Oral Pathol Oral Radiol* 120(4):508–512, 2015.
53. Stashenko P, Teles R, D'Souza R: Periapical inflammatory responses and their modulation, *Crit Rev Oral Biol Med* 9(4):498–521, 1998.
54. Reisman D, Reader A, Nist R, Beck M, Weaver J: Anesthetic efficacy of the supplemental intraosseous injection of 3% mepivacaine in irreversible pulpitis, *Oral Surg Oral Med Oral Pathol Oral Radiol Endod* 84(6):676–682, 1997.
55. Smith GN, Walton RE: Periodontal ligament injection: distribution of injected solutions, *Oral Surg Oral Med Oral Pathol* 55(3):232–238, 1983.
56. Oguntebi BR, DeSchepper EJ, Taylor TS, et al.: Postoperative pain incidence related to the type of emergency treatment of symptomatic pulpitis, *Oral Surg Oral Med Oral Pathol* 73(4):479–483, 1992.
57. Nyerere JW, Matee MI, Simon EN: Emergency pulpotomy in relieving acute dental pain among Tanzanian patients, *BMC Oral Health* 6(1), 2006.
58. Hasselgren G, Reit C: Emergency pulpotomy: pain relieving effect with and without the use of sedative dressings, *J Endod* 15(6):254–256, 1989.
59. Moos HL, Bramwell JD, Roahen JO: A comparison of pulpectomy alone versus pulpectomy with trephination for the relief of pain, *J Endod* 22(8):422–425, 1996.
60. Hildebrand C, Fried K, Tuisku F, Johansson CS: Teeth and tooth nerves, *Prog Neurobiol* 45(3):165–222, 1995.
61. Nist E, Reader A, Beck M: Effect of apical trephination on postoperative pain and swelling in symptomatic necrotic teeth, *J Endod* 27(6):415–420, 2001.
62. Maddox DL, Walton RE, Davis CO: Incidence of posttreatment endodontic pain related to medicaments and other factors, *J Endod* 3(12):447–457, 1977.
63. Figini L, Lodi G, Gorni F, Gagliani M: Single versus multiple visits for endodontic treatment of permanent teeth: a Cochrane systematic review, *J Endod* 34(9):1041–1047, 2008.
64. Khan AA, Sun X, Hargreaves KM: Effect of calcium hydroxide on proinflammatory cytokines and neuropeptides, *J Endod* 34(11):1360–1363, 2008.
65. Khan AA, Diogenes A, Jeske NA, et al.: Tumor necrosis factor alpha enhances the sensitivity of rat trigeminal neurons to capsaicin, *Neuroscience* 155(2):503–509, 2008.
66. Binshtok AM, Wang H, Zimmermann K, et al.: Nociceptors are interleukin-1beta sensors, *J Neurosci* 28(52):14062–14073, 2008.
67. Rosenberg PA, Babick PJ, Schertzer L, Leung A: The effect of occlusal reduction on pain after endodontic instrumentation, *J Endod* 24(7):492–496, 1998.
68. Creech 3rd JL, Walton RE, Kaltenbach R: Effect of occlusal relief on endodontic pain, *J Am Dent Assoc* 109(1):64–67, 1984.

69. Smith EA, Marshall JG, Selph SS, et al.: Nonsteroidal anti-inflammatory drugs for managing postoperative endodontic pain in patients who present with preoperative pain: a systematic review and meta-analysis, *J Endod* 43(1):7–15, 2017.
70. Elzaki WM, Abubakr NH, Ziada HM, Ibrahim YE: Double-blind randomized placebo-controlled clinical trial of efficiency of nonsteroidal anti-inflammatory drugs in the control of post-endodontic pain, *J Endod* 42(6):835–842, 2016.
71. Menke ER, Jackson CR, Bagby MD, Tracy TS: The effectiveness of prophylactic etodolac on postendodontic pain, *J Endod* 26(12):712–715, 2000.
72. Yoon E, Babar A, Choudhary M, et al.: Acetaminophen-induced hepatotoxicity: a comprehensive update, *J Clin Transl Hepatol* 4(2):131–142, 2016.
73. Blieden M, Paramore LC, Shah D, Ben-Joseph R: A perspective on the epidemiology of acetaminophen exposure and toxicity in the United States, *Expert Rev Clin Pharmacol* 7(3):341–348, 2014.
74. Bunchorntavakul C, Reddy KR: Acetaminophen-related hepatotoxicity, *Clin Liver Dis* 17(4):587–607, 2013. viii.
75. Fontana RJ, Adams PC: "Unintentional" acetaminophen overdose on the rise: who is responsible? *Can J Gastroenterol* 20(5):319–324, 2006.
76. Miech R, Johnston L, O'Malley PM, et al.: Prescription opioids in adolescence and future opioid misuse, *Pediatrics* 136(5):e1169–1177, 2015.
77. Wong YJ, Keenan J, Hudson K, et al.: Opioid, NSAID, and OTC analgesic medications for dental procedures: PEARL Network Findings, *Compendium of Continuing Education in Dentistry, Jamesburg, NJ* 37(10):710–718, 1995. 2016.
78. Preston KL, Jasinski DR, Testa M: Abuse potential and pharmacological comparison of tramadol and morphine, *Drug Alcohol Depend* 27(1):7–17, 1991.
79. Al-Kahtani A: Effect of long acting local anesthetic on postoperative pain in teeth with irreversible pulpitis: randomized clinical trial, *Saudi Pharm J* 22(1):39–42, 2014.
80. Parirokh M, Yosefi MH, Nakhaee N, et al.: Effect of bupivacaine on postoperative pain for inferior alveolar nerve block anesthesia after single-visit root canal treatment in teeth with irreversible pulpitis, *J Endod* 38(8):1035–1039, 2012.
81. Nogueira BML, Silva LG, Mesquita CRM, et al.: Is the use of dexamethasone effective in controlling pain associated with symptomatic irreversible pulpitis? a systematic review, *J Endod* 44(5):703–710, 2018.
82. Shamszadeh S, Shirvani A, Eghbal MJ, Asgary S: Efficacy of corticosteroids on postoperative endodontic pain: a systematic review and meta-analysis, *J Endod* 44(7):1057–1065, 2018.
83. Keenan JV, Farman AG, Fedorowicz Z, Newton JT: Antibiotic use for irreversible pulpitis, *Cochrane Database Syst Rev*(2)CD004969, 2005.
84. Yingling NM, Byrne BE, Hartwell GR: Antibiotic use by members of the American Association of Endodontists in the year 2000: report of a national survey, *J Endod* 28(5):396–404, 2002.
85. Fishman N: Antimicrobial stewardship, *Am J Infect Control* 34(5 Suppl 1):S55–63; discussion S64–73, 2006.
86. Stashenko P, Wang CY: Characterization of bone resorptive mediators in active periapical lesions, *Proceedings of the Finnish Dental Society, Suom Hammaslaak Toim* 88(Suppl 1):427–432, 1992.
87. Fouad AF, Rivera EM, Walton RE: Penicillin as a supplement in resolving the localized acute apical abscess, *Oral Surg Oral Med Oral Pathol Oral Radiol Endod* 81(5):590–595, 1996.
88. Campanelli CA, Walton RE, Williamson AE, et al.: Vital signs of the emergency patient with pulpal necrosis and localized acute apical abscess, *J Endod* 34(3):264–267, 2008.
89. Henry M, Reader A, Beck M: Effect of penicillin on postoperative endodontic pain and swelling in symptomatic necrotic teeth, *J Endod* 27(2):117–123, 2001.
90. Canadian Collaboration on Clinical Practice Guidelines in D: Clinical practice guideline on treatment of acute apical abscess (AAA) in adults, *Evid Based Dent* 5(1):8, 2004.
91. Weine FS, Healey HJ, Theiss EP: Endodontic emergency dilemma: leave tooth open or keep it closed? *Oral Surg Oral Med Oral Pathol* 40(4):531–536, 1975.
92. Beus H, Fowler S, Drum M, et al.: What is the outcome of an incision and drainage procedure in endodontic patients? a prospective, randomized, single-blind study, *J Endod* 44(2):193–201, 2018.
93. AAE. AAE: Position Statement: AAE Guidance on the Use of Systemic Antibiotics in Endodontics, *J Endod* 43(9):1409–1413, 2017.
94. Khemaleelakul S, Baumgartner JC, Pruksakorn S: Identification of bacteria in acute endodontic infections and their antimicrobial susceptibility, *Oral Surg Oral Med Oral Pathol Oral Radiol Endod* 94(6):746–755, 2002.
95. Siqueira Jr JF, Rôças IN: Exploiting molecular methods to explore endodontic infections: part 2—Redefining the endodontic microbiota, *J Endod* 31(7):488–498, 2005.
96. Baumgartner JC, Xia T: Antibiotic susceptibility of bacteria associated with endodontic abscesses, *J Endod* 29(1):44–47, 2003.
97. Llewelyn MJ, Fitzpatrick JM, Darwin E, et al.: The antibiotic course has had its day, *BMJ (Clinical research ed.)* 358:j3418, 2017.
98. Martin MV, Longman LP, Hill JB, Hardy P: Acute dentoalveolar infections: an investigation of the duration of antibiotic therapy, *Br Dent J* 183(4):135–137, 1997.
99. Lewis MA, McGowan DA, MacFarlane TW: Short-course high-dosage amoxycillin in the treatment of acute dentoalveolar abscess, *Br Dent J* 162(5):175, 1987.
100. Singh N, Rogers P, Atwood CW, et al.: Short-course empiric antibiotic therapy for patients with pulmonary infiltrates in the intensive care unit. A proposed solution for indiscriminate antibiotic prescription, *Am J Respir Crit Care Med* 162(2 Pt 1):505–511, 2000.
101. Touyz LZ, Marchand S: The influence of postoperative telephone calls on pain perception: a study of 118 periodontal surgical procedures, *J Orofac Pain* 12(3):219–225, 1998.
102. Imura N, Zuolo ML: Factors associated with endodontic flare-ups: a prospective study, *Int Endod J* 28(5):261–265, 1995.
103. Trope M: Flare-up rate of single-visit endodontics, *Int Endod J* 24(1):24–26, 1991.
104. Dao TT, LeResche L: Gender differences in pain, *J Orofac Pain* 14(3):169–184; discussion 184–195, 2000.
105. Sim CK: Endodontic interappointment emergencies in a Singapore private practice setting: a retrospective study of incidence and cause-related factors, *Singapore Dent J* 22(1):22–27, 1997.
106. Torabinejad M, Kettering JD, McGraw JC, et al.: Factors associated with endodontic interappointment emergencies of teeth with necrotic pulps, *J Endod* 14(5):261–266, 1988.
107. Genet JM, Hart AA, Wesselink PR, Thoden van Velzen SK: Preoperative and operative factors associated with pain after the first endodontic visit, *Int Endod J* 20(2):53–64, 1987.
108. Eleazer PD, Eleazer KR: Flare-up rate in pulpally necrotic molars in one-visit versus two-visit endodontic treatment, *J Endod* 24(9):614–616, 1998.
109. Walton RE, Chiappinelli J: Prophylactic penicillin: effect on posttreatment symptoms following root canal treatment of asymptomatic periapical pathosis, *J Endod* 19(9):466–470, 1993.
110. Pickenpaugh L, Reader A, Beck M, et al.: Effect of prophylactic amoxicillin on endodontic flare-up in asymptomatic, necrotic teeth, *J Endod* 27(1):53–56, 2001.
111. Gopikrishna V, Parameswaran A: Effectiveness of prophylactic use of rofecoxib in comparison with ibuprofen on postendodontic pain, *J Endod* 29(1):62–64, 2003.
112. Gordon SM, Dionne RA, Brahim J, et al.: Blockade of peripheral neuronal barrage reduces postoperative pain, *Pain* 70(2-3):209–215, 1997.
113. Calderon A: Prevention of apical periodontal ligament pain: a preliminary report of 100 vital pulp cases, *J Endod* 19(5):247–249, 1993.
114. Liesinger A, Marshall FJ, Marshall JG: Effect of variable doses of dexamethasone on posttreatment endodontic pain, *J Endod* 19(1):35–39, 1993.
115. Marshall JG, Walton RE: The effect of intramuscular injection of steroid on posttreatment endodontic pain, *J Endod* 10(12):584–588, 1984.
116. Trope M: Relationship of intracanal medicaments to endodontic flare-ups, *Endod Dent Traumatol* 6(5):226–229, 1990.
117. Harrison JW, Baumgartner JC, Svec TA: Incidence of pain associated with clinical factors during and after root canal therapy. Part 2. Postobturation pain, *J Endod* 9(10):434–438, 1983.
118. Gesi A, Hakeberg M, Warfvinge J, Bergenholtz G: Incidence of periapical lesions and clinical symptoms after pulpectomy—a clinical and radiographic evaluation of 1- versus 2-session treatment, *Oral Surg Oral Med Oral Pathol Oral Radiol Endod* 101(3):379–388, 2006.

10
Manejo da Polpa Vital e de Dentes Imaturos

ANIBAL DIOGENES, TATIANA BOTERO E MO KANG

VISÃO GERAL DO CAPÍTULO

O complexo dentina-polpa, 181
Fatores etiológicos da lesão do complexo dentina-polpa, 185
Terapia de polpa vital, 186
Procedimentos de capeamento, 187
Tratamento de dentes imaturos com necrose pulpar, 191
Conclusão, 196

OBJETIVOS DA APRENDIZAGEM

Após ler este capítulo, o estudante deve estar apto a:

1. Compreender as características fisiológicas e estruturais especiais do complexo dentina-polpa e como elas afetam a resposta pulpar à lesão.
2. Discutir os efeitos da lesão pulpar nos dentes com raízes em desenvolvimento.
3. Diferenciar dentina reparadora de reacionária.
4. Reconhecer as indicações, contraindicações e desfechos esperados dos protocolos de terapia pulpar vital.
5. Descrever o diagnóstico e avaliação de caso de dentes imaturos com lesão pulpar.
6. Determinar as técnicas para terapia e prognóstico da polpa vital.
7. Indicar as opções de tratamento para dentes imaturos com necrose pulpar.
8. Descrever os procedimentos de apicificação e prognóstico.
9. Explicar a técnica e os objetivos da terapia endodôntica regenerativa.
10. Reconhecer as técnicas de engenharia de tecidos usadas para regenerar o complexo dentina-polpa.
11. Indicar as células-tronco presentes nos tecidos dentais e seu potencial para regenerar o complexo dentina-polpa.

O complexo dentina-polpa

Mecanismos de defesa da polpa

A polpa dentária é um tecido conjuntivo frouxo altamente especializado e complexo envolto por tecidos mineralizados – esmalte, dentina e cemento. A polpa dentária tem estreita relação anatômica e funcional com a dentina, muitas vezes chamada de complexo dentina-polpa (Figura 10.1). Embora a polpa dentária seja protegida por um invólucro mineralizado, ela não é impermeável às agressões. Cárie dentária, traumatismo, defeitos anatômicos e iatrogenias podem causar inflamação e possivelmente necrose pulpar. No entanto, o complexo dentino-pulpar possui mecanismos de defesa elaborados.

Os microrganismos invasores que alcançam a dentina encontrarão um fluxo externo de fluido dentinário. Essa pressão positiva mantida pela polpa dentária atua "empurrando" para fora o ingresso de microrganismos e aumenta caso ocorram inflamação pulpar e edema. Um aspecto notável é que esse fluido carregará moléculas importantes liberadas das células da resposta imune inata e adaptativa, como citocinas, imunoglobulinas e proteínas do complemento.[1] Tais moléculas são capazes de iniciar a defesa pulpar antes que esses organismos atinjam as células pulpares. Além disso, a desmineralização da dentina mediada por bactérias libera proteínas não colágenas essenciais (PNCs), que, por sua vez, mediam as respostas reparativas.[2] Assim, a dentina não é mais considerada um tecido inerte, mas compreende uma imensa quantidade de fatores de crescimento, morfógenos e neurotrofinas que se mostraram "fossilizadas" dentro da matriz dentinária e que podem ser liberadas após a desmineralização e depois de mediar os processos de angiogênese, neurogênese e dentinogênese.[3] Esses processos são parte de uma resposta elaborada do complexo dentina-polpa para aumentar a vascularização, reformulando a resposta imunológica e a demanda metabólica de uma área lesada em remodelação, reparo e, possivelmente, regeneração.[4] Além disso, os focos inflamatórios na polpa dentária aumentaram a densidade da inervação devido ao enorme surgimento de neurônios na área. Essas fibras neuronais, principalmente os nociceptores, desempenham seu papel mais reconhecido de vigilância, fornecendo sinais nociceptivos, mas também participam do processo inflamatório conhecido como

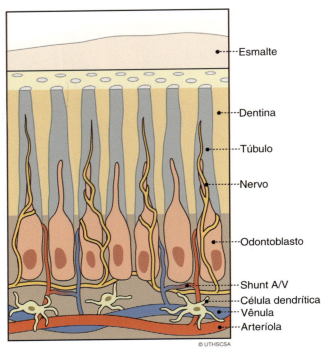
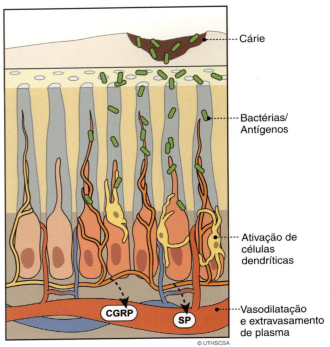

- **Figura 10.1** Ilustração da interface dentina-polpa em condições normais. Os túbulos dentinários cheios de líquido são ocupados por processos odontoblásticos e terminações nervosas livres que podem se estender além dos odontoblastos em direção à junção do esmalte. O complexo subodontoblástico é composto por um rico leito capilar e rede de inervação. Os capilares pulpares são munidos com o efeito *shunt* onde as arteríolas/vênulas (A/V) podem se abrir diante da lesão, desviando a circulação para áreas não lesadas. As células dendríticas são as principais células que apresentam antígenos na polpa dentária e geralmente se localizam no processo subodontoblástico em condições normais de homeostase.

- **Figura 10.2** Ilustração dos primeiros eventos de agressão microbiana ao complexo dentina-polpa. Os micróbios e seus antígenos difundem-se através dos túbulos dentinários, alcançando as terminações nervosas livres dos gânglios trigêmeos. Essas fibras neuronais expressam receptores de reconhecimento microbiano (i. e., receptores do tipo Toll) e são ativadas e sensibilizadas, resultando na liberação neuronal de peptídeos vasoativos (i. e., peptídeo relacionado ao gene da calcitonina [PRGC] e substância P [SP]), que, por sua vez, promovem vasodilatação e extravasamento plasmático, também conhecido como inflamação neurogênica. Os odontoblastos também expressam receptores do tipo Toll que, ao reconhecer a presença microbiana, desencadeiam a liberação de quimiocinas, atraindo células dendríticas para os túbulos dentinários. Essas células dendríticas envolvem e digerem antígenos microbianos em epítopos e permitem que as células imunes adaptativas (i. e., células T) o reconheçam. Os eventos subsequentes de inflamação pulpar incluem o grande acúmulo de polimorfonucleares (PMN) e resposta celular imune adaptativa.

inflamação neurogênica pela liberação de peptídeos vasoativos, como peptídeo relacionado ao gene da calcitonina (CGRP) e substância P, que são responsáveis por promover vasodilatação e extravasamento plasmático, respectivamente, bem como modulação da função das células imunes (Figura 10.2).[5]

O ingresso progressivo de antígenos e microrganismos na dentina atinge primeiro as células posicionadas junto aos túbulos dentinários (ver Figura 10.2). Essas células incluem neurônios terminais aferentes primários nociceptivos que demonstraram se estender até 200 μm nos túbulos dentinários e processos odontoblásticos (ver Figuras 10.1 e 10.2).[6] Curiosamente, as fibras aferentes neuronais pulpares são principalmente nociceptivas, mas também demonstraram ter um papel na detecção direta de microrganismos.[7] Tal característica é particularmente interessante porque o complexo dentino-pulpar é um dos tecidos mais densamente inervados no corpo humano com nociceptores. Essas fibras neuronais dentro da polpa dentária, independentemente do seu grau de mielinização, mostraram mediar apenas sinais nociceptivos. Assim, os dentes estão constantemente sob vigilância dessa rede neuronal dedicada à detecção de uma lesão em potencial ou propriamente dita. Foi demonstrado que esses neurônios expressam o receptor do tipo Toll 4 (TLR4), que reconhece lipossacarídeos ou endotoxinas de bactérias Gram-negativas.[7,8] A ativação do TLR4 nos neurônios resulta na sensibilização dessas fibras, diminuindo seu limiar de ativação e aumentando a magnitude da resposta.[7,8] Esse aumento da resposta, por sua vez, leva à secreção de peptídeos vasoativos, como CGRP e substância P (ver Figura 10.2). A ação desses peptídeos resulta em vasodilatação e extravasamento de plasma (ou seja, edema) no local da lesão – um processo denominado *inflamação neurogênica*.

A vasodilatação e o extravasamento de plasma permitem maior vascularização na área com aumento da presença de células imunológicas e com maior fluxo externo de fluido, desacelerando a entrada de microrganismos (ver Figura 10.2). Essa forma particular de comunicação neuronal-bacteriana é um mecanismo sofisticado para neurônios sensoriais detectarem, alertarem a violação da barreira biológica e iniciarem um processo de inflamação neurogênica que será imediatamente integrado com a inflamação imune. Um aspecto interessante é que os sintomas iniciais de uma lesão cariosa podem manifestar-se por meio de respostas dolorosas a estímulos de baixa intensidade e de grandes respostas a estímulos nocivos na pulpite reversível, sendo condizentes com a neurofisiologia previamente descrita.

Os odontoblastos são células altamente especializadas que desempenham o papel principal de secretar dentina. Tal como acontece com outros tipos de células no complexo dentina-polpa, essas células também têm outras funções que se estendem além de seu papel mais conhecido como células secretoras. Os odontoblastos também atuam como "sentinelas", porque expressam muitos subtipos de TLRs e, portanto, podem detectar a presença de fatores de virulência como Gram-positivo, Gram-negativo e fúngico nos túbulos dentinários[9,10] Tem sido demonstrado que a ativação desses TLRs resulta em regulação positiva da expressão e liberação das principais quimiocinas e citocinas.[9,11] Esses fatores são cruciais para o recrutamento de células dendríticas da área do plexo subodontoblástico para as áreas de agressão (ver Figura 10.2). Essas células representam a principal forma de células apresentadoras de antígenos na polpa dentária e são análogas às células de Langerhans na pele.[12] São equipadas para englobar, processar e apresentar os antígenos a outras células do sistema de resposta imunológica. Além disso, as células dendríticas liberarão quimiocinas e citocinas adicionais que, em conjunto com fatores derivados de odontoblastos e inflamação neurogênica, recrutarão células adicionais da resposta imune inata e eventualmente adaptativa, resultando na amplificação do processo inflamatório. Ressalta-se que a inflamação é uma resposta homeostática normal e essencial para conter a invasão de microrganismos. Se tudo ocorrer bem, a dentina terciária é depositada na área do insulto na forma de dentina reacionária ou reparadora, fornecendo uma barreira mineralizada adicional. Por último, a presença de *shunts* arteríola/vênula (A/V) (ver Figuras 10.1 e 10.2) que se abrem após a lesão[13] permite a compartimentalização de regiões de microabscessos na polpa dentária e são circundadas pela vascularização pulpar. A remoção cuidadosa do tecido infectado permite que o tecido circundante promova o reparo e é a base biológica para procedimentos de pulpotomia (Figura 10.3).

Dentinogênese terciária

O processo de mineralização da dentina ocorre no período pré-natal para a maioria dos dentes e ao longo da vida do dente, desde que a polpa seja vital. A dentina primária é formada durante o desenvolvimento do dente, enquanto a dentina secundária é depositada em uma taxa mais lenta, após a maturação do dente, resultando na deposição gradual de dentina em toda a extensão dos espaços do canal pulpar e da câmara pulpar.[14] A camada mais superficial da dentina, em contato com a polpa dentária, é a pré-dentina, formada pela matriz não mineralizada secretada pelos odontoblastos. É a mineralização da pré-dentina que forma as dentinas primária e secundária maduras, compostas por aproximadamente 70% de cristais de hidroxiapatita, 20% de matriz orgânica e 10% de água.[15] Assim, a dentina primária e a dentina secundária são depositadas em resposta às condições fisiológicas normais. A dentina terciária, por outro lado, é secretada em resposta a qualquer lesão do complexo dentina-polpa.

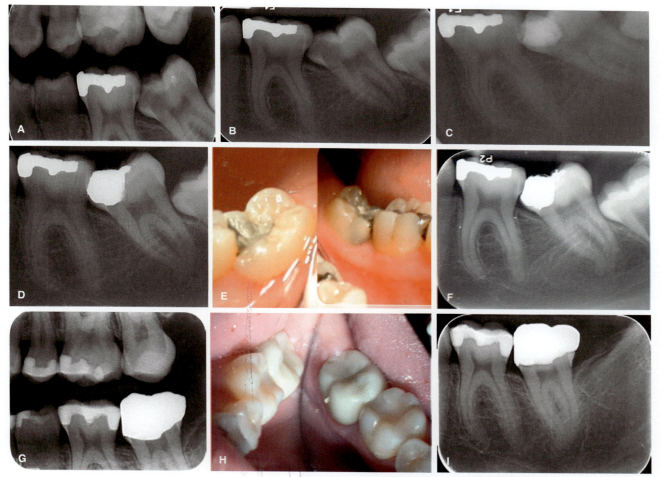

• **Figura 10.3** Capeamento pulpar indireto. **A** e **B**. Paciente do sexo feminino; 14 anos em consulta com sintomas de pulpite reversível e periodontite apical sintomática no dente 18. **C**. Cárie extensa e dentina infectada foram expostas, removidas e seladas com ionômero de vidro de prata WMTA-cetac sob isolamento absoluto. **D** e **E**. A obturação final foi realizada 1 mês depois com amálgama. **F**. No acompanhamento de 1 ano, o paciente estava assintomático e o dente 18 respondeu normalmente aos exames clínicos e à avaliação radiográfica. No acompanhamento de 5,5 anos, o dente 17 foi extraído, e o dente 18 recebeu uma coroa total. **G-I**. O paciente estava assintomático e o dente 18 apresentou resposta normal ao teste clínico. (Cortesia da Dra. Tatiana M. Botero, clínica odontológica do corpo docente da Universidade de Michigan, Ann Arbor, MI, EUA.)

Uma lesão leve à polpa pode fornecer estímulos inflamatórios suficientes para os odontoblastos, aumentando a secreção de dentina terciária em uma taxa mais elevada e oportunizando a dentinogênese "reacionária" (Figura 10.4).

Essa reação de defesa dos odontoblastos resulta em um aumento localizado da espessura da camada dentinária, uma vez que mantém a arquitetura geral da interface odontoblástica da dentina. A morte dos odontoblastos pode ocorrer quanto maior for o estímulo em um período suficiente para levar à perda dos odontoblastos na área injuriada. Se a polpa circundante permanece vital e há um equilíbrio favorável entre a inflamação e o reparo, as células progenitoras são recrutadas para o local da lesão,[16] possivelmente por fatores quimiotáticos liberados da matriz dentinária desmineralizada e das células vizinhas. Essas células progenitoras se diferenciam em células parecidas aos odontoblastos, muitas vezes referidas como *odontoblast-like cell*. Embora essas células difiram na morfologia dos odontoblastos nativos, elas também secretam uma matriz que após a mineralização forma uma "ponte mineralizada" sobre a área de lesão chamada dentina reparadora (Figura 10.5).

Essa dentina é tipicamente atubular e, devido à sua rápida secreção, frequentemente aprisiona as células mineralizantes dentro de sua matriz semelhante a osteócitos; é frequentemente referida como "osteodentina". Essa ponte de dentina não tubular, caso formada uniformemente, sem defeitos tubulares, pode fornecer uma barreira biológica com permeabilidade a fluidos, assim como observado na dentina tubular.[17] Tal capacidade reparadora e regenerativa inerente da polpa dentária forma a base para as terapias pulpares vitais contemporâneas.

Necrose da polpa e desenvolvimento da raiz

Apesar dos mecanismos avançados de defesa e reparação já descritos neste capítulo e no Capítulo 1, a polpa dentária pode sucumbir a infecções. O processo progressivo de necrose pulpar de liquefação resulta na perda completa das funções homeostáticas. Um fator

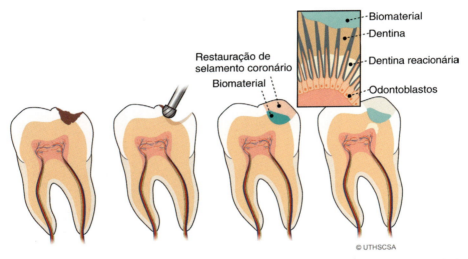

- **Figura 10.4** Formação de dentina reacionária como resultado de um procedimento de capeamento pulpar indireto. Após a remoção da dentina infectada, a cavidade é revestida com um biomaterial que estimula os odontoblastos sobreviventes a secretar dentina em um ritmo mais rápido, criando um acúmulo localizado de dentina e distanciando a polpa da área de lesão leve.

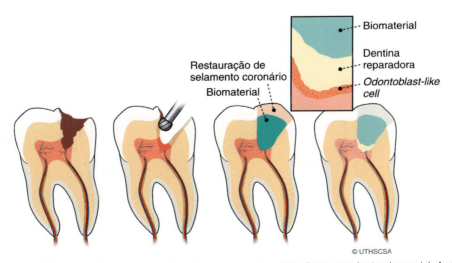

- **Figura 10.5** Formação de dentina reparadora como resultado de capeamento pulpar direto ou pulpotomia parcial. Após a remoção da dentina infectada e de parte da polpa lesada, a cavidade é revestida com um biomaterial que estimula a migração das células progenitoras da polpa (como um material de silicato tricálcico) e a diferenciação em células mineralizantes na área da lesão. Na tentativa de criar um vedamento biológico entre a área lesada e a polpa dentária subjacente, essas células secretam uma ponte mineralizada chamada dentina reparadora.

importante é que a perda de odontoblastos na polpa radicular resulta na detenção do desenvolvimento dentário em dentes jovens. Na verdade, sabe-se que o desenvolvimento da raiz continua de 2 a 3 anos após a erupção de um dente permanente na cavidade oral.[18,19] Esse processo de formação e maturação radicular requer a complexa interação da bainha epitelial radicular e células mesenquimais localizadas na papila apical dentária.[20] Necrose pulpar ou traumatismo podem interromper gravemente essa interação, resultando na interrupção do desenvolvimento normal, além do desenvolvimento e da manutenção da periodontite apical. Assim, todos os esforços devem ser direcionados para evitar a necrose pulpar completa por meio de terapia pulpar vital. No entanto, essa terapia pode funcionar como alternativa de tratamento, dependendo da apresentação clínica inicial e da avaliação frequentemente desafiadora do grau de inflamação.

Fatores etiológicos da lesão do complexo dentina-polpa

Preservar a vitalidade do complexo dentina-polpa é o principal objetivo ao tratar dentes que foram danificados por trauma, cárie, anomalias dentárias ou fatores iatrogênicos. Cada um dos fatores etiológicos causará uma reação inflamatória inicial: pulpite. Se não for tratada, essa reação progredirá para pulpite irreversível, levando finalmente à necrose. O reconhecimento desses fatores contribuirá para as abordagens terapêuticas preventivas e a preservação da vitalidade pulpar. A manutenção da vitalidade pulpar requer um bom entendimento da interação dos fatores biológicos que influenciam os eventos regenerativos, como a ocorrência de infecção e inflamação. As terapias da polpa vital podem não ser adequadas para todos os casos, especialmente aqueles que mostram inflamação pulpar profunda e que envolvem os tecidos periapicais. A correlação das manifestações clínicas com as condições fisiopatológicas da polpa dentária ainda é um desafio diagnóstico significativo antes, por exemplo, da tentativa de procedimento regenerador.

Trauma

Quando os pacientes apresentam emergências odontológicas traumáticas, a condução do caso é crucial para o prognóstico do dente. É importante fazer uma extensa avaliação e diagnóstico, bem como agendar consultas de acompanhamento adequadas para detectar possíveis complicações como necrose pulpar e reabsorções. A incidência de traumatismo dentário é maior entre meninos do que entre meninas e os dentes anteriores superiores são os dentes mais comumente afetados,[21,22] particularmente em pacientes com aumento do overjet e participação ativa em esportes.[23-27] A incidência de traumatismo dentário é, em geral (todas as idades), de 5%, mas, em pacientes de 0 a 6 anos, a frequência é de 17%.[28] Lesões traumáticas são mais comuns em dentes permanentes (58%) do que em dentes decíduos (36%).[29,30] O incisivo central superior é mais frequentemente afetado (66%) do que o incisivo lateral (17%). Fraturas coronárias não complicadas (sem exposição pulpar) são as lesões traumáticas mais comuns (41 a 68%).[23,24,26] A pulpite e a necrose também podem ocorrer como resultado da exposição dentinária a bactérias e subprodutos bacterianos em fraturas não complicadas (não expostas à polpa), complicadas (expostas à polpa) ou fraturas da raiz da coroa. A incidência de necrose pulpar após fraturas coronárias não complicadas é baixa (2 a 5%), mas, quando há uma lesão concomitante, como uma luxação, as chances de necrose aumentam especialmente em casos próximos ao fechamento do ápice radicular (55 a 65%) em comparação aos casos de ápice aberto (3,5 a 11%). A polpa dentária traumatizada em dentes de ápice imaturos ou abertos terá maiores chances de cicatrizar e sobreviver.[31-33]

O trauma nos tecidos perirradiculares pode interromper o suprimento neurovascular da polpa dentária, levando à necrose. Incidentes traumáticos graves, como intrusões, luxações laterais e avulsões, resultam em maior incidência de necrose pulpar e reabsorções. De fato, dependendo do tipo de lesão de luxação, um dente imaturo permanente torna-se necrótico em 14% a 67% das vezes.[31] Se um dente permanente imaturo for avulsionado e reimplantado, o risco de necrose pulpar chega a 77%.[34] Portanto, o traumatismo dentário é a principal causa de interrupção do desenvolvimento dentário porque a polpa dentária é facilmente infectada e torna-se necrótica em dentes permanentes imaturos.

Cárie

A cárie dentária é uma das doenças infecciosas mais comuns em crianças e adultos jovens, com alta prevalência nos EUA.[35,36] O National Health and Nutrition Examination Survey (NHANES) mostrou uma diminuição na sua incidência geral, embora 21% das crianças (6 a 11 anos) continuem a ter cáries nos dentes permanentes, com 8% das crianças apresentando cáries não tratadas. Aproximadamente 59% dos adolescentes (12 a 19 anos) e 92% dos adultos (20 a 64 anos) apresentam cárie em seus dentes permanentes. A cárie não tratada afeta 20% dos adolescentes e 26% dos adultos.[37-39] A incidência e a taxa de progressão da cárie dentária são multifatoriais, a depender de genética, dieta e hábitos de higiene oral.[35] A falta de tratamento imediato para lesões de cárie ou a microinfiltração resultante de restaurações defeituosas levam à pulpite, que pode eventualmente progredir para necrose pulpar, lesões periapicais, disseminação de infecção e envolvimento sistêmico, com eventual perda dentária. Portanto, o tratamento precoce é fundamental para manter a vitalidade da polpa, principalmente em pacientes jovens com dentes imaturos em desenvolvimento. Em lesões de cárie ativas, é importante diferenciar a dentina infectada da afetada. Como discutido anteriormente, procedimentos de capeamento pulpar indireto ou direto podem ser empregados após curetagem de cárie adequada, permitindo a remineralização da dentina afetada ou a formação de uma nova ponte mineralizada.[40-43]

Anomalias dentais

Anomalias dentais como *dens evaginatus*, *dens invaginatus* ou sulco radicular lingual/palatogengival são fatores etiológicos menos frequentes, mas que também podem causar necrose pulpar. Nessas condições, as bactérias terão acesso direto à polpa por meio das malformações. *Dens evaginatus*, que é um tubérculo oclusal formado durante o desenvolvimento pelo dobramento do epitélio interno do esmalte no retículo estrelado, é mais comumente encontrado em pré-molares inferiores.[44] Foi relatado que *dens evaginatus* é prevalente em 1% a 4% das populações asiáticas e até 15% no povo Yupik e Inupiat do Alasca e na população indígena norte-americana.[44-47] O *dens invaginatus*, por outro lado, é formado a partir do enovelamento do epitélio interno do esmalte e da camada do odontoblasto na polpa. A maior incidência de *dens invaginatus* é observada nos incisivos laterais superiores e a prevalência geral foi relatada como 1% a 10%.[45,48,49] Oehlers classificou essa anomalia pelo grau de invaginação que afeta o periodonto, o espaço do canal pulpar ou ambos.[50] A polpa fica exposta, nos casos mais graves, quando a comunicação passa diretamente para a papila apical, comunicando-se com o terço apical do canal e dando entrada direta para bactérias. O sulco radicular lingual, semelhante ao *dens invaginatus*, é encontrado principalmente nos incisivos laterais, sendo menos comum nos incisivos centrais.[48,50]

Fatores iatrogênicos

Aspectos do preparo cavitário e da dentina remanescente

O fluxo sanguíneo para a polpa é reduzido a menos da metade de sua taxa normal quando anestésicos locais contendo vasoconstritores são usados em dentística.[51] Em procedimentos em dentes com polpas já comprometidas, essa redução pode ser um estresse adicional. Uma polpa saudável pode sobreviver a episódios de isquemia que duram 1 hora ou mais.[52] Uma polpa já isquêmica e sujeita a lesão grave pode apresentar hemorragia (rubor) quando submetida a trauma, como aquele associado ao preparo de coroa total sem o uso de refrigeração.[53] Qualquer intervenção que se estenda à dentina durante o preparo cavitário pode resultar em algum grau de lesão dos odontoblastos e seus processos. No entanto, a desmineralização da matriz dentinária durante o processo de corte e condicionamento da dentina durante o preparo cavitário pode levar à liberação de importantes moléculas bioativas, com o consequente estímulo das respostas celulares reparadoras na polpa.[54,55] A dentina é um isolante eficaz; por esse motivo, o corte cuidadoso com resfriamento adequado tem menos probabilidade de danificar a polpa, a menos que a espessura da dentina entre o preparo e a polpa seja inferior a 1 mm.[56] Mesmo assim, a resposta inflamatória pode ser leve (Figura 10.6). A maior quantidade de calor de fricção é gerada durante o preparo da coroa, quando a polpa está particularmente sob risco de lesão. O calor gerado também pode ter um efeito de ressecamento por "fervura" do fluido do túbulo dentinário na superfície da dentina. Acredita-se que o "rubor" da dentina durante o preparo da cavidade ou coroa seja devido ao calor de fricção, resultando em lesão vascular (hemorragia) na polpa.[57] A dentina pode assumir uma tonalidade rosada subjacente logo após um procedimento cirúrgico, refletindo mudanças vasculares significativas que podem resultar no desenvolvimento de pulpite. Assim, o preparo da coroa deve ser realizado com o uso adequado de *spray* de água abundante, com brocas novas e afiadas, lembrando-se de minimizar a pressão do instrumento no dente e o tempo de contato. Além disso, é imperativo estabelecer o estado da polpa pré e pós-operatório por meio de testes de vitalidade.

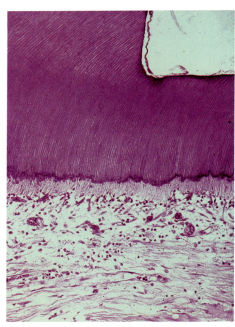

• **Figura 10.6** Inflamação leve sob um preparo de cavidade profunda com refrigeração adequada. (Cortesia do Dr. HO Trowbridge.)

A permeabilidade da dentina aumenta exponencialmente com o aumento da profundidade da cavidade, porque tanto o diâmetro quanto a densidade dos túbulos dentinários também aumentam com a profundidade da cavidade (Figura 10.7).[58,59] Assim, quanto mais profunda a cavidade, maior a área de superfície tubular na qual substâncias potencialmente tóxicas podem penetrar e se difundir para a polpa. O comprimento dos túbulos dentinários abaixo da cavidade também é importante. Quanto mais as substâncias se difundem, mais elas são diluídas e tamponadas pelo fluido dentinário. Preparos cavitários mais profundos cortam os processos odontoblásticos em sua região de maior comprimento.

Esse corte afeta negativamente as tentativas da célula de restaurar sua integridade de membrana e aumenta o risco de uma célula vazar seu conteúdo.

Materiais dentários

A característica mais importante de qualquer material restaurador sobre seu efeito na polpa é sua capacidade de vedar, que evita a penetração de bactérias e seus produtos para a dentina e a polpa.[60-63] A citotoxicidade é outro fator importante a ser avaliado nos materiais restauradores, pois são compostos por produtos químicos que têm potencial para irritar a polpa. No entanto, quando esses materiais são colocados em uma cavidade, a dentina intermediária geralmente neutraliza ou evita que os ingredientes lixiviáveis atinjam a polpa em uma concentração alta o suficiente para causar lesão. Os materiais são mais tóxicos quando colocados diretamente sobre uma polpa exposta. Testes de citotoxicidade realizados em materiais *in vitro* ou em tecidos moles podem não predizer o efeito desses materiais na polpa dentária. A toxicidade dos componentes individuais de um material pode variar.[64,65] Um material que sofreu cura pode diferir em toxicidade de um material não curado. A resposta pulpar imediata a um material é muito menos significativa do que a resposta a longo prazo. Poucos dias após a colocação, a polpa pode mostrar uma forte resposta inflamatória. Poucos meses depois, a resposta inflamatória pode diminuir e ocorrer o reparo. Uma boa medida de resposta a longo prazo é a espessura da dentina terciária estabelecida pela polpa afetada (Figura 10.8). Conforme discutido anteriormente neste capítulo, novos materiais de silicato bioativos foram encontrados por numerosos estudos para promover a cura da polpa lesada por processos reparadores e regenerativos.

Terapia de polpa vital

A manutenção da vitalidade pulpar deve ser sempre a meta no planejamento do tratamento e considerável interesse está se desenvolvendo no conceito de endodôntica regenerativa para regeneração total ou parcial do tecido pulpar. Esse interesse em manter as funções biológicas da polpa dentária e o reconhecimento de que são importantes para a longevidade e a saúde geral dos pacientes remonta a 1756 com as tentativas originais de capeamento pulpar.[66] A introdução do hidróxido de cálcio[67] e, mais recentemente, o uso generalizado de silicatos tricálcicos hidráulicos, como agregado de trióxido mineral (MTA; Dentsply, York, Pensilvânia eUA), Biodentine™ (Septodont, Saint-Maur-des-Fossés, France) e Endosequence® RRM™ (Material de Reparo de Raiz) (Brasseler eUA), entre outros,[68,69] todos enfatizaram o papel central das terapias de base biológica em endodontia. Em geral, as terapias pulpares vitais podem ser classificadas em duas grandes categorias: procedimentos de capeamento e pulpotomias. Esses procedimentos diferem em graus de invasividade e dependem em grande parte da avaliação clínica sobre a extensão

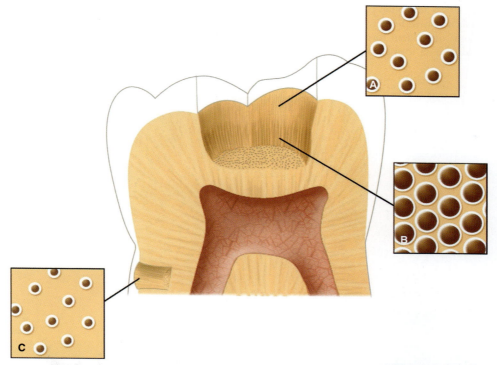

• **Figura 10.7** Diferença no tamanho e número de túbulos no assoalho dentinário de preparos cavitários rasos (**A**), profundos (**B**) e cervicais (**C**). (Trowbridge HO: Dentistry today, *Dentistry* 82:22, 1982.)

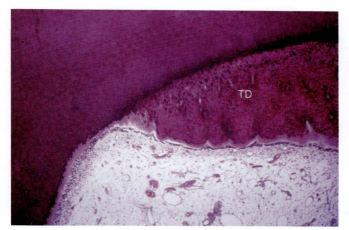

• **Figura 10.8** Dentina terciária (TD) formada sob um preparo profundo e material irritatante. (Cortesia do Dr. HO Trowbridge.)

da contaminação e inflamação pulpar. Essa avaliação subjetiva é realizada no consultório e baseia-se em testes clínicos e diagnósticos precisos com base nos sinais e sintomas da doença e na inspeção direta da dentina residual e/ou tecido pulpar sob alta ampliação e iluminação. Uma vez que a vitalidade tenha sido confirmada clinicamente por testes de sensibilidade pulpar, como a aplicação de frio ou teste elétrico de polpa (TEP), uma inspeção cuidadosa do tecido residual saudável deve ser realizada. A hemorragia ou a falta dela é frequentemente usada como um indicador do nível de inflamação na polpa dentária. O sangramento contínuo, apesar da aplicação de leve pressão por um operador, é interpretado como uma polpa que está muito inflamada para ser submetida ao capeamento pulpar diretamente. Em vez disso, mais tecido pulpar deve ser removido até que sua aparência saudável seja observada, e a hemostasia, alcançada.

Embora tenha havido tentativas de desenvolver métodos para determinar o nível de inflamação do tecido pulpar residual com base em biomarcadores,[70] esses métodos ainda não foram totalmente validados nem estão imediatamente disponíveis para os clínicos. Assim, os clínicos ainda confiam em sua experiência e avaliação subjetiva para determinar qual terapia de polpa vital é mais adequada para cada caso particular.

Procedimentos de capeamento

Capeamento indireto de polpa

Um clínico deve sempre primeiro identificar a etiologia da agressão e chegar a um diagnóstico preciso. No caso de cáries ou fraturas coronárias não complicadas (sem exposição pulpar), a curetagem da dentina infectada e a desinfecção da cavidade devem ser realizadas primeiro. Se possível, o tecido pulpar não deve ser violado. Esse objetivo pode ser alcançado pela remoção progressiva, usando indicador de cárie para detectar tecido dentinário contaminado. Foi demonstrado que preparos cavitários com espessura de dentina residual de pelo menos 0,5 mm da polpa poderiam ser capeados com sucesso com um material bioativo, resultando na formação desejável de dentina reacionária, particularmente em pacientes jovens.[71] Essa abordagem é chamada *capeamento pulpar indireto* porque o material bioativo não entra em contato direto com o tecido pulpar. No entanto, seus componentes bioativos e pH alto podem neutralizar bactérias[72,73] e seus antígenos, bem como estimular diretamente os odontoblastos a produzir dentina terciária reacionária no local da lesão.[74] Idealmente, os materiais bioativos são colocados sobre a dentina residual saudável e não infectada. Porém, há evidências de que a dentina amolecida residual pode ser capeada, ainda resultando em dentina terciária e parada na progressão da doença com o uso desses materiais.[74] Essa abordagem de remoção parcial de cárie pode ser realizada em uma visita ou pode ser seguida por visitas adicionais para curetagem seguida de capeamento, chamada de *escavação de cárie em etapas*.[75,76] Tais abordagens conservadoras dependem fortemente da remineralização da dentina residual e da formação posterior da dentina terciária por uma polpa saudável. Portanto, os clínicos precisam manter um acompanhamento próximo para garantir que esses objetivos biológicos estejam sendo alcançados, bem como que a polpa permaneça vital, e o paciente, assintomático (Figura 10.9).

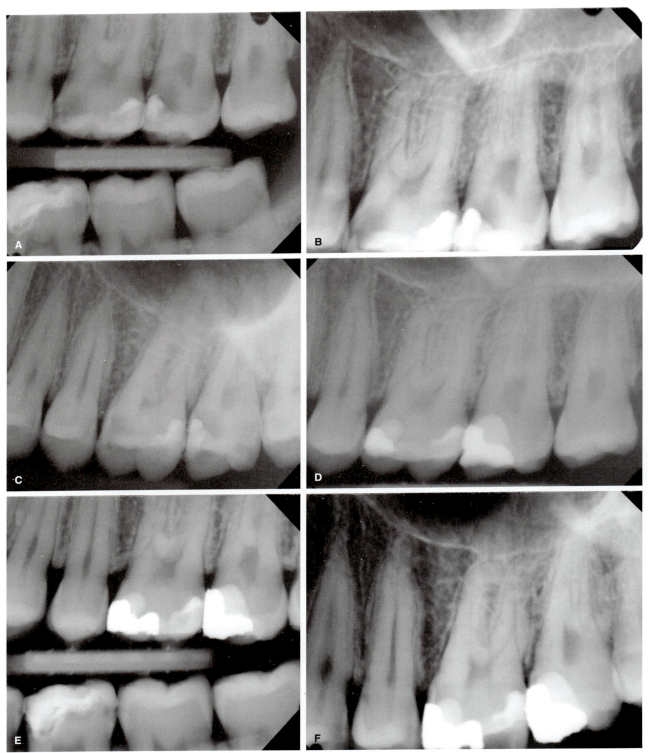

- **Figura 10.9** Paciente do sexo masculino, 18 anos, com lesões de cárie profundas assintomáticas nos dias 14 e 15, com diagnóstico de pulpite reversível e tecidos periapicais normais (**A-C**). As cáries foram removidas, e o capeamento pulpar indireto, realizado em ambos os dentes sob isolamento absoluto com Biodentine™ (Septodont, Saint-Maur-des-Fossés, França) e selamento coronário com Fuji IILC (GC America), seguido por uma restauração definitiva coronária com amálgama (**D**). No acompanhamento de 1 ano, o dente estava assintomático e foi diagnosticado com polpa normal e tecidos perirradiculares normais (**E** e **F**). (Caso cortesia da Dra. Tatiana M. Botero, consultório particular, Alsip, Illinois, EUA.)

Capeamento pulpar direto

A exposição do tecido pulpar sem grande contaminação pode ocorrer mediante exposição mecânica da polpa dentária por trauma ou durante o preparo cavitário. Nesse caso, a polpa pode ser protegida e sua vitalidade mantida, cobrindo-a imediatamente (capeamento pulpar) com um material bioativo e fazendo uma restauração, evitando o tratamento do canal radicular. Essa abordagem demonstrou ter um excelente prognóstico em dentes incompletamente formados, mas também demonstrou ser bem-sucedida em dentes permanentes com raízes totalmente formadas. No entanto, em casos de exposição pulpar à cárie, de longa data, a taxa de sucesso será menor ao se realizar um procedimento de capeamento pulpar direto.[77] Recentemente, novos dados sobre o potencial regenerativo da polpa dentária e o desenvolvimento de novos materiais bioativos ampliaram a eficácia dos procedimentos de capeamento pulpar direto.

Pulpotomias

Se a exposição for grande ou seriamente contaminada, pode ser necessária a remoção da camada superficial da polpa doente (pulpotomia parcial) ou de toda a polpa coronária até o nível do orifício do canal radicular (pulpotomia da câmara pulpar). Tal como acontece com o capeamento pulpar direto, um acompanhamento rigoroso é recomendado para garantir que, caso necessário, o tratamento adicional apropriado seja fornecido em tempo hábil (Figura 10.10).

Pulpotomias parciais (também conhecidas como *pulpotomias de Cvek*)[78] consistem na remoção da camada mais superficial de polpa infectada ou irreversivelmente lesada, seguida do capeamento direto da polpa sadia residual. Essa técnica baseia-se na avaliação clínica subjetiva da inflamação mediante a visualização direta dos tecidos. Essa avaliação é mais bem obtida com o uso do microscópio operatório que facilita a visualização das partes hemorrágicas da polpa dentária. Tipicamente, uma polpa é considerada irreversivelmente inflamada se sangra abundantemente, apesar das medidas locais de hemostasia. Nesses casos, o clínico pode optar por remover mais polpa ou ainda por sua remoção completa da câmara pulpar até o nível dos orifícios do canal (pulpotomia da câmara pulpar). Em resumo, o dente afetado é adequadamente isolado com lençol de borracha, e a dentina infectada e a polpa danificada são removidas

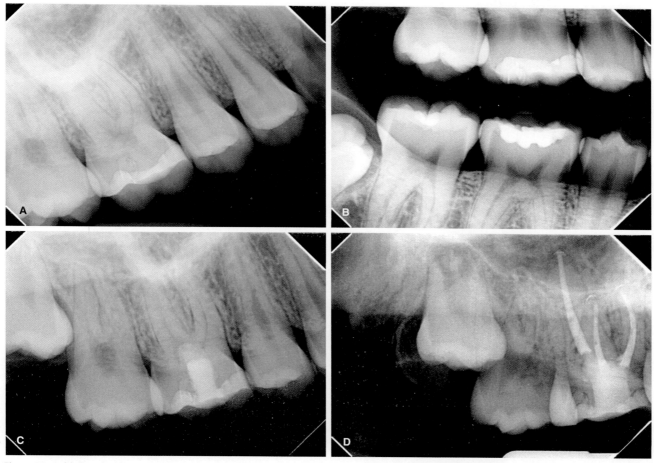

• **Figura 10.10** Mulher de 16 anos vai à clínica com a queixa principal de dor em um dente superior direito. O dente 16 foi restaurado 4 meses antes com uma restauração na oclusa de resina composta. **A** e **B**. Paciente relatou dor desencadeada por calor, frio e mastigação, mas ela não estava sentindo dor espontânea ou que a acordasse à noite. A terapia da polpa vital foi concluída sob isolamento absoluto. A câmara pulpar foi acessada, o tecido pulpar coronário foi removido e a hemostasia, alcançada com menos de 5 minutos de pressão com pedaço de algodão embebido em hipoclorito de sódio (NaOCl). **C.** Biodentine™ foi colocado na câmara pulpar e a restauração concluída com Fuji II LC e um material para núcleo de preenchimento. O paciente retornou 4 semanas depois com dor latejante desencadeada por calor e mastigação, que havia começado 2 semanas antes. O tratamento não cirúrgico do canal radicular foi concluído sob isolamento absoluto, obturação concluída com guta-percha e cimento de Roth. **D.** O dente foi restaurado com ionômero de vidro e material para núcleo de preenchimento. O paciente estava assintomático 2 meses após a terapia endodôntica não cirúrgica (TENC). (Caso cortesia do Dr. Sukhpreet Sandhu, Programa de Pós-Graduação em Endodontia. University of Texas Health at San Antonio, San Antonio, TX, EUA.)

com broca diamantada resfriada a água em alta velocidade. Em seguida, uma bolinha de algodão embebida em hipoclorito de sódio é colocada sobre a polpa com leve pressão, seguida de ácido etilenodiaminotetracético (EDTA) a 17%. Após a secagem da cavidade, um material de silicato tricálcico é colocado sobre a polpa/dentina, seguido por uma restauração coronária final. As pulpotomias parciais, quando realizadas com boas técnicas assépticas e utilizando materiais de silicato bioativos, apresentam excelentes taxas de sucesso, permitindo maturação radicular (maturogênese) e respostas fisiológicas normais (Figuras 10.11 e 10.12).[79]

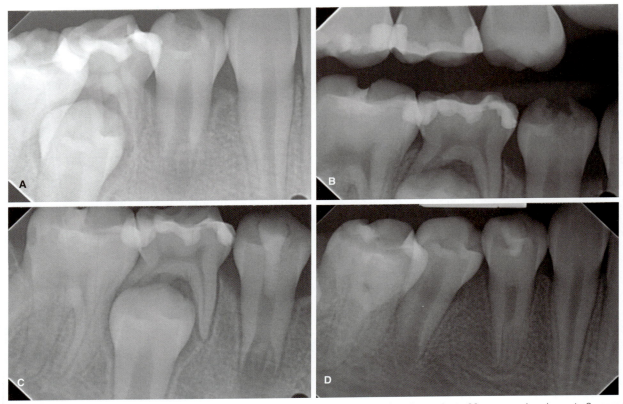

- **Figura 10.11 A e B.** Uma paciente de 10 anos de idade foi avaliada quanto à dor à mastigação no dente 28 por aproximadamente 2 semanas. O dente apresentava cárie oclusal e raiz imatura parcialmente formada, sendo diagnosticada pulpite reversível com tecidos perirradiculares normais. **C.** Uma pulpotomia parcial foi realizada sob isolamento absoluto, com Biodentine™ sendo colocado sobre a polpa vital, seguido por um ionômero de vidro e restauração de resina composta. **D.** No retorno de 1 ano, o paciente estava assintomático, respondia normalmente ao teste de vitalidade e apresentava o desenvolvimento completo de uma raiz bifurcada e tecidos periapicais normais. (Caso cortesia do Dr. Saeed Bayat Movahed, Programa de Pós-Graduação em Endodontia. Universidade do Texas Health em San Antonio, San Antonio, TX, EUA.)

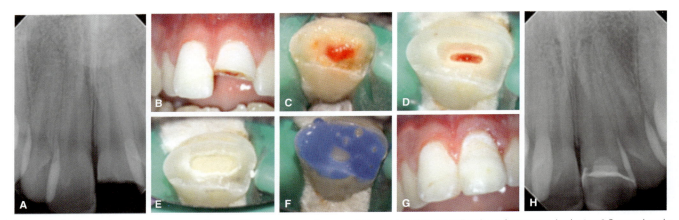

- **Figura 10.12** Um paciente do sexo masculino de 17 anos apresentou uma fratura coronária complicada após trauma de dente nº 9 aproximadamente 24 horas antes da consulta. Uma radiografia periapical pré-operatória (**A**) e o exame clínico (**B**) confirmaram a presença de franca exposição pulpar (**C**). O dente respondeu ao teste de vitalidade com uma resposta exagerada, mas sem reflexos, ao teste de frio e foi diagnosticado como pulpite reversível. Aproximadamente 2 mm da polpa coronária afetada foram removidos sob isolamento absoluto e hemostasia foi obtida com aplicação tópica de hipoclorito de sódio 2,5% (NaOCl) seguido por ácido etilenodiaminetetraacético (EDTA) a 17% (**D**). Uma camada de 3 mm de espessura de Biodentine™ (Septodont, Saint-Maur-des-Fossés, França) foi colocada sobre a polpa vital (**E**). O dente foi condicionado (**F**) e o fragmento fraturado mantido pela paciente foi colado e restaurado com resina composta (**G**). A radiografia periapical pós-operatória revelou selamento coronal adequado e adaptação do segmento fraturado (**H**). O paciente permanece assintomático desde o tratamento. (Caso cortesia do Dr. Koyo Takimoto, Programa Avançado em Endodontia da University of Texas Health em San Antonio, San Antonio, TX, EUA.)

Uma pulpotomia completa da câmara pulpar é frequentemente necessária quando a polpa coronária está fortemente inflamada ou com um estado de vitalidade questionável. Uma vez que a polpa na câmara é removida sob isolamento absoluto com uma broca diamantada em alta velocidade com bastante água estéril como refrigerante, um pedaço de algodão embebido em hipoclorito de sódio é colocado sobre o(s) coto(s) de polpa, e uma leve pressão é aplicada por 2 a 5 minutos. Essa técnica permite desinfecção e hemostasia (se não irreversivelmente inflamada), o que deve resultar em cotos de polpa com mínimo ou nenhum sangramento. Em seguida, a câmara é rapidamente enxaguada com EDTA a 17% e suavemente posta para secar ao ar, e uma camada de> 4 mm de um material de silicato tricálcico bioativo é colocada sobre a polpa amputada. Finalmente, o dente é selado com uma restauração definitiva (p. ex., restauração de resina composta). Os pacientes deveriam ser reavaliados em 6 e 12 meses, seguindo-se avaliações anuais para os primeiros 4 anos. Esse procedimento tem demonstrado excelentes resultados clínicos, promovendo a manutenção da vitalidade, o desenvolvimento contínuo das raízes e a ausência de sintomas, de modo que pode ser considerado tratamento definitivo em alguns casos (Figuras 10.13 e 10.14).[80]

É importante reconhecer, no entanto, que a inflamação pulpar é uma doença progressiva, de modo que o uso de abordagens regenerativas para manter a vitalidade pulpar requer um bom entendimento da interação dos fatores biológicos que influenciam os eventos regenerativos, além de seleção de caso. Tais abordagens podem não ser adequadas para todos os casos, especialmente aqueles que mostram inflamação pulpar profunda envolvendo o tecido radicular, e a correlação dos sintomas clínicos com o estado fisiopatológico da polpa dentária permanece um desafio significativo. Além disso, não há estudos avaliando os resultados a longo prazo desses procedimentos nem em grande número de indivíduos,[15] além de que os pacientes devem ser avaliados de perto para garantir que o resultado biológico de desenvolvimento contínuo da raiz e vitalidade estejam sendo alcançados e assim considerar a terapia convencional de tratamento do canal radicular, caso a terapia pulpar vital falhe em atingir seus objetivos biológicos.

Tratamento de dentes imaturos com necrose pulpar

Dentes imaturos com necrose pulpar apresentam desafios clínicos devido à infecção persistente no sistema de canais radiculares, muitas vezes associada à perda óssea perirradicular e à incapacidade de desinfetar efetivamente os canais radiculares e selar o espaço do canal radicular. Esses casos são exemplificados em pré-molares com *dens evaginatus*, uma forma de defeito do esmalte na superfície oclusal resultando em exposição pulpar após abrasão do esmalte oclusal.[46] Mudanças necróticas na polpa após a exposição em *dens evaginatus* frequentemente ocorrem em pacientes da pediatria com desenvolvimento incompleto da raiz e ápices abertos.[81] Alternativamente, a necrose pulpar pode ocorrer em qualquer dente permanente devido a lesões de cárie que penetraram nas camadas dentinárias para causar a infecção do canal radicular em qualquer estágio do desenvolvimento radicular. O tratamento endodôntico de dentes imaturos com necrose pulpar é muito diferente das terapias pulpares vitais. Nos casos de infecção, o foco é o desbridamento do canal radicular e o controle da infecção, seguido do selamento do espaço desinfetado do canal radicular com material apropriado ou tentativa de regeneração de tecido vital. Ao contrário, as terapias pulpares vitais são focadas principalmente na preservação dos tecidos pulpares vitais remanescentes, como visto nos casos de capeamento pulpar direto ou pulpotomias, conforme descrito anteriormente neste capítulo. Assim, esta seção do capítulo discutirá nossas estratégias de tratamento para dentes imaturos com necrose pulpar, que incluem principalmente apicificação e terapias de regeneração endodôntica.

• **Boxe 10.1 Questões de revisão**

1. A seguir são mecanismos de defesa da polpa dentária:
   a. Fluxo externo de fluido
   b. Inflamação neurogênica
   c. *Shunt* arteríola/vênula (A/V)
   d. Dentinogênese terciária
   e. Todas acima.
2. O seguinte NÃO é um exemplo de terapia de polpa vital:
   a. Pulpotomia parcial
   b. Pulpotomia completa da câmara
   c. Pulpectomia
   d. Capeamento pulpar direto
   e. Capeamento pulpar indireto
3. O seguinte é verdade em relação às pulpotomias parciais ou completas da câmara pulpar:
   a. O uso de materiais odontológicos bioativos é preconizado.
   b. Elas são consideradas apenas terapias temporárias.
   c. Elas têm taxas de sucesso consideravelmente mais baixas em comparação com as terapias não vitais.
   d. Os dentes com diagnóstico de necrose pulpar podem se beneficiar desses procedimentos.
4. Quais são os dentes mais comumente afetados por lesões traumáticas?
   a. Superiores anteriores
   b. Inferiores anteriores
   c. Posteriores superiores
   d. Posteriores inferiores

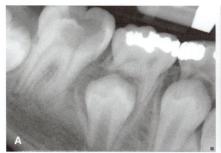 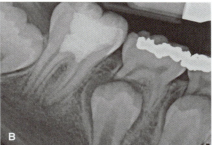 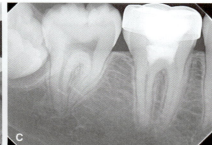

• **Figura 10.13** Paciente do sexo masculino, de 11 anos, com grande lesão de cárie e diagnóstico de pulpite reversível (**A**) foi tratado com pulpotomia de câmara pulpar completa realizada com agregado de trióxido mineral branco (MTA) (Dentsply, York, PA EUA) e uma restauração de resina composta (**B**) seguida de uma coroa de aço inoxidável. No retorno de 7 anos, o dente está assintomático, responde normalmente aos testes de vitalidade e apresenta desenvolvimento radicular completo e tecidos perirradiculares normais (**C**). (Caso cortesia do Dr. Tyler Lovelace, Programa Avançado em Endodontia da Universidade of Texas Health em San Antonio, San Antonio, TX, EUA.)

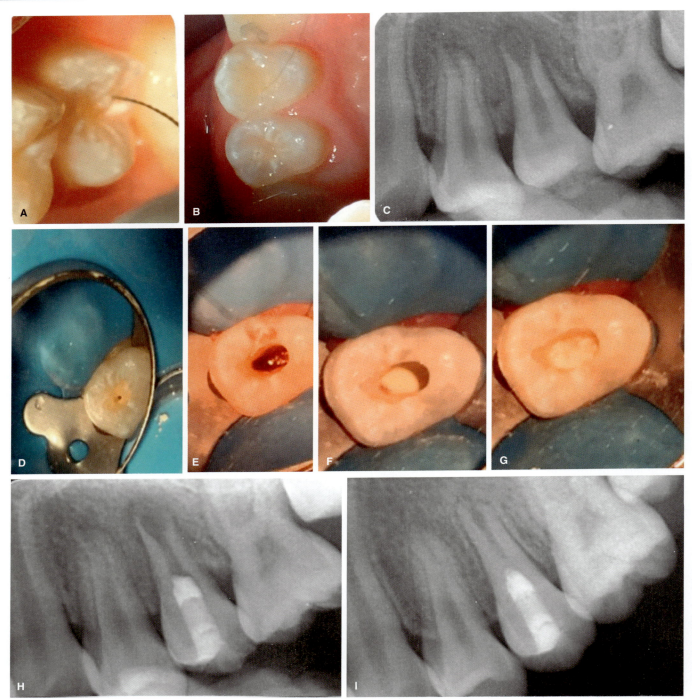

• **Figura 10.14** Paciente do sexo feminino, de 11 anos, cujo dente 13 apresenta diagnóstico de necrose pulpar e história de edema. **A.** Uma lima poderia ser colocada na comunicação entre a polpa e o meio bucal criada pelo *dens evaginatus*. **B.** A abertura do tubérculo é vista na superfície oclusal do dente 13 (seta preta). **C.** A radiografia periapical revelou a presença de uma raiz imatura com paredes dentinárias delgadas e ápice aberto. **D.** Ao acessar pela comunicação do antro, uma polpa vital foi visualizada em grande aumento. **E-G.** A pulpotomia total foi realizada com colocação de Biodentine™, ionômero de vidro e restauração coronária de resina composta (**G, H**). **I.** No acompanhamento de 1 ano, a paciente estava assintomática, e o exame radiográfico revelou a formação de uma ponte mineralizada sob o Biodentine™ e evidências de maior maturação da raiz com fechamento do ápice e tecidos perirradiculares normais. (Cortesia da Dra. Tatiana M. Botero e Dra. Anna DeGraft-Johnson, Programa de Graduação em Endodôntica, Universidade de Michigan, Ann Arbor, MI, EUA.)

Apicificação – indicações, abordagem e limitações

Para dentes imaturos com necrose pulpar, o desbridamento do canal radicular pode ser realizado com instrumentação mecânica e irrigação abundante com soluções irrigadoras antimicrobianas. A obturação do espaço do canal radicular é necessária para evitar bactérias remanescentes ou crescimento de biofilme microbiano após a tentativa do clínico de desinfetar o espaço do canal radicular. Em particular, os dentes com necrose pulpar são geralmente considerados infectados com bactérias dentro da complexidade do espaço do canal radicular, incluindo os túbulos dentinários, especialmente quando as lesões radiográficas são visíveis. Foi demonstrado que a infecção tubular com bactérias ocorre rapidamente após a contaminação dentinária por microrganismos e que a profundidade da penetração tubular ocorre de maneira dependente do tempo.[82] Portanto, nos casos em que a constrição apical ainda não foi formada, a obturação do sistema de canais radiculares pode ser realizada por um procedimento denominado *apicificação*. Nesses procedimentos, uma barreira calcificada é formada após um medicamento de hidróxido de cálcio a longo prazo ou imediatamente com o uso de um MTA ou outro silicato tricálcico como um tampão apical.

A apicificação é diferente da apexogênese (Vídeo 10.1), que é realizada com terapias pulpares vitais. Na apicificação, nenhum tecido pulpar vital é preservado porque a obturação do canal radicular ocorrerá na extensão mais apical da raiz, independentemente do tamanho da abertura apical. Assim, nenhum desenvolvimento radicular adicional é antecipado em dentes tratados por apicificação enquanto o fechamento apical e o desenvolvimento radicular posterior são antecipados naqueles tratados por apexogênese. Estudos têm demonstrado claramente que dentes imaturos tratados por apicificação não sofrem alterações na dimensão radicular, como alongamento ou espessamento da dentina radicular.[83-87] Conceitualmente, a apicificação tem como objetivo principal o fechamento apical, que pode ser realizado por uma abordagem indireta usando Ca(OH)$_2$ como medicamento intracanal ou diretamente por colocação de MTA ou outro cimento de silicato hidráulico na extensão apical do espaço do canal radicular. A formação de fechamento apical mediada por Ca(OH)$_2$ é uma abordagem indireta porque depende do estabelecimento de uma barreira apical de tecido duro, que muitas vezes requer um período prolongado de medicamento Ca(OH)$_2$ e consultas múltiplas.[88] Tipicamente, a formação de tampão apical mediada por Ca(OH)$_2$ requer um período de tratamento de 3 a 9 meses, durante o qual o medicamento precisa ser substituído periodicamente, exigindo, assim, várias visitas do paciente. Além disso, há evidências crescentes de que o tratamento a longo prazo com hidróxido de cálcio pode enfraquecer a dentina,[89,90] resultando em aumento da suscetibilidade a fraturas.[91] Esses aspectos são as principais deficiências da apicificação com medicamento intracanal Ca(OH)$_2$. Ao contrário, a apicificação do MTA (ou outros cimentos de silicato tricálcico) é uma abordagem direta que não requer indução prévia da formação de tecido duro; em vez disso, uma barreira apical como tampão de colágeno seguido por um cimento bioativo fornecerá barreira apical imediata sem a necessidade de Ca(OH)$_2$ prolongado (Figura 10.15).

Por esse motivo, a apicificação pode ser realizada em uma única visita (conhecida como apicificação em uma etapa), sem ter que esperar pela formação de barreira calcificada quando o plugue apical é estabelecido usando MTA com a mesma taxa esperada de sucesso clínico (Vídeo 10.1).[92,93]

Desde a década de 1970, a apicificação tem sido o tratamento de escolha por muitas décadas para dentes imaturos com necrose pulpar. Um estudo retrospectivo envolvendo 98 dentes tratados com apicificação mostrou mais de 90% de sucesso em termos de resolução da periodontite apical em longo período de acompanhamento.[94] Outros estudos também demonstraram sucesso próximo de 100% na resolução da periodontite apical por apicificação para dentes com ápices abertos.[95,96] No entanto, uma das principais limitações da apicificação é a interrupção do desenvolvimento radicular pós-tratamento, quando o tratamento é realizado em dentes imaturos com ápice muito aberto, e as estruturas radiculares estão subdesenvolvidas com uma dentina radicular fina e curta. Consequentemente, há maior probabilidade de fratura radicular em dentes imaturos tratados por apicificação. Quando os dentes com desenvolvimento radicular imaturo foram tratados e mantidos após a obturação do canal radicular, a incidência de fratura radicular cervical foi significativamente maior do que a dos dentes obturados com a raiz formada e dependeu do estágio de desenvolvimento da raiz.[91] Assim, a fratura da raiz cervical permanece um fator de risco plausível para aqueles dentes imaturos tratados por apicificação, principalmente por causa da ausência de desenvolvimento de dentina radicular, apesar da resolução da periodontite apical.

Apicificação – protocolos clínicos

O procedimento clínico para apicificação varia entre os clínicos, mas pode ser destacado da seguinte maneira, conforme descrito anteriormente por Kang e Bogen.[97] Sob anestesia local profunda, o acesso é feito usando uma broca esférica de haste longa nº 2 e os canais radiculares são desbridados com instrumentação manual com limas calibrosas tipo K, principalmente pelo preenchimento circunferencial devido ao lúmen alargado dos canais radiculares. A irrigação passiva dos canais radiculares pode prosseguir com hipoclorito de sódio a 1,5% (NaOCl) por 15 a 20 min durante a instrumentação do canal. Para pacientes que apresentam edema de partes moles ao redor da gengiva bucal ou com drenagem pelo trajeto fistular, é necessário ministrar o medicamento intracanal com Ca(OH)$_2$ e manter com pedaço de algodão e cimento provisório. Posteriormente, após a confirmação da resolução das lesões de partes moles, pode-se proceder à colocação do MTA no ápice do canal radicular, com a secagem dos canais com pontas de papel extragrosso. Em certos casos, uma membrana de colágeno (p. ex., CollaPlug™ ou CollaTape™, Zimmer Dental Inc, Warsaw, Indiana, EUA) pode ser colocada em contato com os tecidos perirradiculares no ápice para servir como matriz interna para prevenir ou minimizar a extrusão de MTA para os tecidos perirradiculares. A condensação apical do MTA usando a ponta posterior das pontas de papel ou pontas de guta-percha pode ser necessária para garantir a adaptação do material na extensão mais apical dos ápices divergentes do canal radicular. Radiografias devem ser feitas para confirmar o posicionamento adequado do tampão apical de MTA para avaliar a densidade e espessura do tampão apical. Após pelo menos 5 mm de tampão apical serem estabelecidos, garantindo o selamento apical adequado, o espaço do canal radicular coronal pode ser preenchido com MTA ou guta-percha fluida, dependendo das necessidades clínicas e do plano restaurador para o dente. A restauração coronal pode ser finalizada usando material resinoso. O exame radiográfico de acompanhamento deve ser agendado para avaliar a resolução da periodontite apical e a ausência de complicações após 6 e 12 meses de pós-operatório (Vídeo 10.2)..

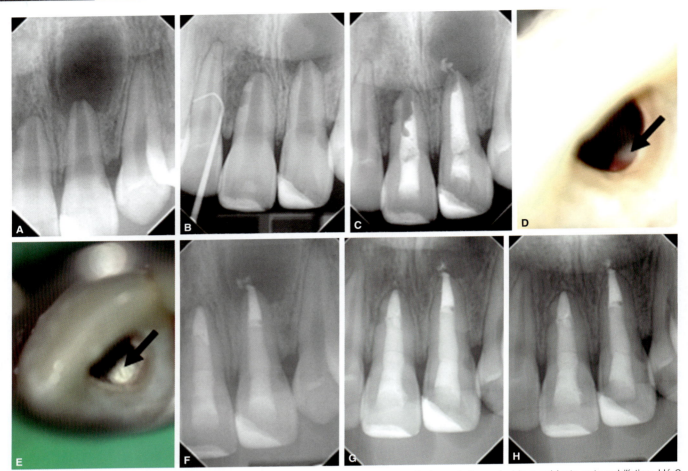

• **Figura 10.15** Paciente do sexo masculino, de 16 anos, com história de trauma nos dentes anteriores devido a acidente automobilístico. Há 9 anos a queixa principal é de dor intermitente edema e drenagem intraoral (**A**). O exame intraoral revelou um trajeto fistular rastreado com um cone de guta-percha até o dente 11, que foi diagnosticado com necrose pulpar e abscesso apical crônico; reabsorção radicular inflamatória perirradicular também é observada na radiografia periapical (**A e B**). O dente nº 21 foi diagnosticado com necrose pulpar e periodontite apical sintomática devido à falta de respostas ao teste de vitalidade e à extrema sensibilidade à percussão e à grande radiolucidez periapical (**A e B**). Na primeira visita, ambos os dentes foram acessados e os canais foram desbridados com limas Hedstrom e irrigação com hipoclorito de sódio a 6% (NaOCl) e ácido etilenodiaminotetracético (EDTA) a 17%, seguido pela colocação do medicamento hidróxido de cálcio por 1 mês e selamento de acesso com ionômero de vidro Fuji Triage (**C**). Na segunda visita (1 mês depois), o trajeto fistular havia fechado e o paciente estava assintomático. Os dentes foram reabertos e os canais irrigados, como na primeira visita. Em seguida, uma membrana de colágeno foi colocada no forame apical para evitar a extrusão do agregado de trióxido mineral (MTA) (seta preta; **D**). Então, o MTA branco foi colocado em um terço apical de cada dente (seta preta; **E**), os canais foram preenchidos com guta-percha termoplastificada, e os acessos, selados com uma restauração de resina composta (**F**). Nos retornos de 1 ano (**G**) e de 2 anos (**H**), ambos os dentes estavam assintomáticos, sem edema ou história do trato sinusal com evidência radiográfica de cura completa e parada do processo de reabsorção no dente 8. (Caso cortesia do Dr. Anibal Diogenes, Clínica de Endodontia, Universidade do Texas, Centro de Saúde em San Antonio, San Antonio, TX, EUA.).

Procedimentos de endodontia regenerativa (REPs) – indicações, abordagem e limitações

Em 2000, foram publicados relatos de isolamento e caracterização de células-tronco adultas multipotentes da polpa dentária, nomeadas de células-tronco da polpa dentária (DPSCs),[98] seguindo-se uma identificação de células-tronco da papila apical (SCAP).[99] Pouco depois, um relato de caso demonstrou tratamento bem-sucedido de dentes imaturos com abscesso periapical por via regenerativa, o que resultou na resolução da periodontite apical e no fechamento apical.[100] Essas duas descobertas alimentaram a explosão de interesse e os esforços de pesquisa em endodôntica regenerativa, o que levou pelo menos a um protocolo de tratamento alternativo para dentes imaturos necróticos por meio do desenvolvimento de procedimento endodôntico regenerativo (REP), também conhecido como *revascularização pulpar* ou *revitalização pulpar*. Atualmente, a REP é considerada uma opção de tratamento viável para dentes imaturos com necrose pulpar. Esse protocolo apresenta vantagens críticas sobre a apicificação em que os dentes sofrem alterações dimensionais pós-tratamento que resultam em aumento da espessura e do comprimento da dentina radicular.[83,87] Consequentemente, espera-se que o REP resolva as principais deficiências da apicificação, que são a interrupção do desenvolvimento da raiz e a perda permanente da vitalidade da polpa.

A premissa básica do REP é permitir que as células-tronco mesenquimais nativas (MSCs) ao redor do periápice continuem o desenvolvimento radicular nos dentes imaturos desbridando o espaço do canal radicular infectado. O procedimento típico de REP envolve a desinfecção do espaço do canal radicular por instrumentação mínima com irrigação antimicrobiana e colocação de medicamentos (p. ex., Ca[OH]$_2$ ou pasta tripla de antibiótico

[TAP]), que inclui metronidazol, ciprofloxacino e minociclina, seguindo-se o selamento coronal. Em uma segunda consulta, normalmente 2 a 4 semanas após a colocação do medicamento, as MSCs nativas dos tecidos periapicais são recrutadas por meio de sangramento induzido no espaço do canal radicular[101,102] ou colocação de andaime enriquecido com fator de crescimento, como plasma rico em plaquetas (PRP) ou fibrina rica em placas (PRF), seguida por material de cobertura (MTA ou outro silicato tricálcico) e restauração coronal. Estudos recentes demonstram o sucesso do REP por meio de vários protocolos clínicos.[96,103-106] A taxa de sucesso/sobrevida do REP na literatura é surpreendentemente alta, chegando a 100%, e o resultado bem-sucedido é definido pela resolução da periodontite apical.[96,104,105,107] Assim, é importante notar que o sucesso da REP na resolução da periodontite apical não parece depender das variações dos protocolos de tratamento, mas é amplamente determinado pela desinfecção bem-sucedida do espaço do canal radicular, recrutamento de MSCs e biocompatibilidade da restauração coronal. Se os canais radiculares foram desinfetados por medicamento $Ca(OH)_2$ ou mistura de antibióticos, ou, ainda, se as MSCs foram recrutadas por sangramento induzido[101,102] ou colocação de PRP/PRF,[108] nenhuma diferença no resultado foi vista ainda.[109]

Embora o REP tenha claramente revolucionado a forma como os clínicos tratam dentes imaturos com necrose pulpar, ele falha na regeneração de um novo complexo dentino-pulpar com as técnicas usadas atualmente. Estudos histológicos em dentes tratados por REP revelaram a falta na organização dos tecidos pulpares, como uma camada de odontoblasto em paliçada justaposta à superfície dentinária e ocorrência de formação de tecido ectópico dentro do lúmen dos canais radiculares, que inclui osso, cemento e tecidos fibrosos.[110] Esses achados foram corroborados com grandes estudos em animais, que também revelaram a formação de tecido ectópico no espaço do canal radicular após a REP em vez da regeneração dentino-pulpar.[111] Assim, REP pode representar "reparo de tecido" em vez de regeneração de uma nova polpa dentária funcional, embora o procedimento demonstre eficácia na resolução da periodontite apical. Esses procedimentos, também são chamados de "reparo endodôntico guiado" (GER),[112] reconhecendo o papel de cada etapa clínica desses procedimentos, favorecendo a formação de um tecido vital que se assemelha à polpa como sendo um tecido conjuntivo com rica vascularização[113] e inervação,[114] mas sem a organização da polpa dentária nativa. A mineralização ectópica nos canais radiculares após REP pode se manifestar como calcificações excessivas visíveis nas radiografias de acompanhamento (Figura 10.16).

Song *et al.* relataram recentemente o resultado clínico de 29 casos de REP com parâmetros clínicos e protocolos de tratamento variados com período de retorno de 1 a 6 anos.[115] Esse estudo longitudinal retrospectivo também mostrou proporção muito elevada de sucesso do tratamento, com 80% de fechamentos apicais para aqueles com ápices abertos. Os pesquisadores ficaram surpresos ao descobrir que a calcificação intracanal era evidente em 62% dos casos de REP em vários graus, alguns com obliteração completa do canal; casos de REP que foram acompanhados em vários pontos no tempo revelaram aumentos progressivos no nível de calcificações do canal. Portanto, a chamada calcificação intracanal associada a REP (RAIC) é uma complicação muito comum do tratamento e ilustra a principal limitação dessa abordagem de tratamento, visto que a RAIC pode impedir a restauração da polpa dentária funcional após REP.

REP – protocolos clínicos

Existem muitas variantes dos protocolos REP que levam a resultados de tratamento bem-sucedidos. A American Association of Endodontists (AAE) desenvolveu considerações clínicas para procedimentos regenerativos (https://www.aae.org/specialty/clinical-resources/regenerative-endodontics/), que descrevem os protocolos detalhados a serem empregados pelo REP. Além disso, essas recomendações de tratamento assemelham-se às da European Society of Endodontology (ESE).[116] Em essência, os casos que se beneficiariam do REP incluem dentes imaturos com necrose pulpar e estrutura dentária coronária adequada para serem restaurados com restauração direta. O desbridamento do espaço do canal radicular pode prosseguir com instrumentação mínima e irrigação com baixa concentração (1,5%) de NaOCl, seguida de $Ca(OH)_2$ intracanal ou curativo de TAP para resolver a inflamação perirradicular. O dente é restaurado temporariamente até a segunda consulta. Depois de confirmar a total ausência de inflamação perirradicular, como resolução do edema de partes moles ou drenagem do trato sinusal, o dente está pronto para a segunda fase da REP, que envolve o recrutamento de MSC para o espaço do canal radicular. O paciente é anesteziado com um anestésico local sem vasoconstritor, por exemplo, mepivacaína a 3%, e o dente é isolado com um dique de borracha. Após irrigação intracanal com EDTA 17% e confirmação visual da ausência de exsudato drenante ou detritos necróticos, o sangramento é induzido no espaço do canal radicular por agitação dos tecidos periapicais além do ápice radicular, usando limas nº 10 K pequenas para permitir a formação do coágulo sanguíneo no nível da junção cemento-esmalte (JCE). Matriz de colágeno, por exemplo, CollaPlug™ ou CollaTape,™ pode ser colocada sobre o coágulo sanguíneo para fornecer uma barreira na qual o MTA ou outro silicato tricálcico podem ser colocados como material de capeamento coronário. Na visita final, o paciente deve ser chamado de volta para uma verificação pós-operatória de 1 semana para confirmar a ausência de infecção perirradicular e a resolução dos sintomas do paciente. O dente pode então passar por uma restauração direta (p. ex., resina composta sobre MTA ou outro silicato tricálcico) (Figura 10.17) e ser acompanhado por 6 meses e visitas anuais de retorno. É importante ressaltar que os clínicos devem se familiarizar mais com essa nova alternativa de tratamento e perceber que a apresentação radiográfica dos dentes tratados com essa modalidade de tratamento parecerá como se estivesse faltando a "restauração" ou a obturação endodôntica. Portanto, o histórico de tratamento adequado e o teste de vitalidade atual devem ser realizados quando houver suspeita de histórico desse tipo de tratamento, para evitar o retratamento desnecessário e a violação de um tecido vital reparador recém-formado (Vídeo 10.3).

Abordagens de engenharia de tecidos

Embora eficaz, o REP apresenta limitações que envolvem a formação de tecido ectópico e calcificação do espaço do canal, o que pode impedir a regeneração pulpar funcional. Para contornar esses problemas, abordagens de engenharia de tecido pulpar foram desenvolvidas e envolvem isolamento, expansão e transplante de MSCs pulpares autólogas. Um estudo anterior em animais revelou que a regeneração de novo do complexo dentino-pulpar requer o transplante de MSCs pulpares, enquanto o transplante de arcabouço sozinho levou ao crescimento interno de tecidos fibrosos sem regeneração de tecido pulpar.[117] Da mesma forma, um grande estudo em animais envolvendo o modelo de pulpectomia em cães mostrou regeneração bem-sucedida

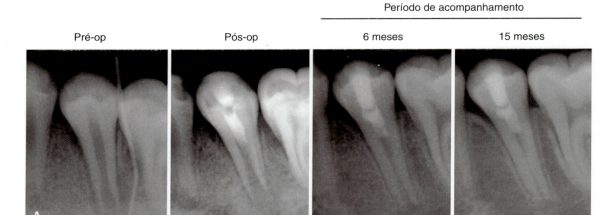

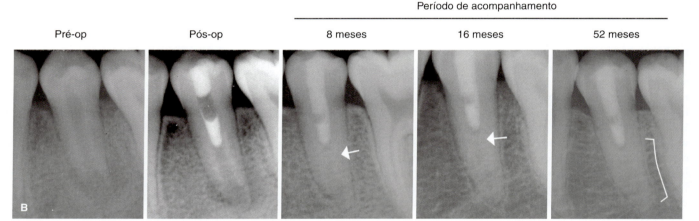

• **Figura 10.16** Os procedimentos endodônticos regenerativos (REPs) são eficazes na resolução da periodontite apical mas com ocorrência frequente de calcificação intracanal. **A.** O dente 20 é mostrado com grande radiolucidez periapical e foi inserido guta-percha para traçar o trajeto fistular. Devido ao ápice aberto, foi realizada terapia endodôntica regenerativa, seguida de restauração coronária com agregado de trióxido mineral (MTA). Quando o paciente foi chamado de volta para acompanhamento de 6 meses, a periodontite apical havia sido completamente resolvida e o dente apresentava fechamento completo do ápice. Também visível na radiografia de acompanhamento de 6 e 15 meses estavam o alongamento e o espessamento da dentina radicular sem evidência de calcificação intracanal. **B.** Em um cenário clínico semelhante, o dente 20 apresentou radiolucidez periapical com ápice aberto e foi tratado por REP e colocação de MTA coronária. Nesse caso, o REP resolveu com sucesso a periodontite apical, mas ocorreu aparecimento de calcificação intracanal aos 8, 16 e 52 meses de acompanhamento, com aumento progressivo do nível de calcificação com o tempo após o término da REP (setas e colchetes). (As figuras foram modificadas de Martin G, Ricucci D, Gibbs JL, Lin LM: achados histológicos de molar permanente imaturo revascularizado/revitalizado com periodontite apical usando plasma rico em plaquetas, *J Endod* 39 (1): 138-144, 2013.)

de polpa inteira por transplante de MSCs pulpares enriquecidas com CD105+ imunofenotipadas.[118] Esses estudos com animais demonstraram que a regeneração pulpar funcional requer transplante de MSC pulpar, apoiando o conceito de abordagens baseadas em células para regeneração endodôntica. Recentemente, um ensaio clínico de fase I de transplante de MSC foi realizado com sucesso em pacientes que apresentavam pulpite irreversível sintomática.[119] Esse estudo testou a eficácia e segurança da terapia baseada em células, pela qual os investigadores desbridaram as lesões de cárie coronária, moldaram os canais radiculares e transplantaram as MSCs autólogas da polpa no espaço do canal radicular misturadas com uma estrutura de colágeno. Em avaliações posteriores, os investigadores documentaram a resolução dos sintomas do paciente, a restauração de vitalidade e sensibilidade dos tecidos pulpares e ausência de calcificação do canal em pacientes que receberam transplante de MSCs no espaço do canal radicular. Portanto, a estratégia de engenharia de tecidos baseada em células é viável para a regeneração endodôntica e pode contornar as limitações do REP. Outros esforços de pesquisa se concentrarão nos aspectos práticos de regeneração endodôntica baseada em células para trazer a tecnologia para o benefício do público.

Conclusão

A polpa dentária apresenta elaborados mecanismos de defesa projetados para minimizar os danos causados por lesões e traumas microbianos. Intervenção precoce com procedimentos minimamente invasivos abordando a etiologia da doença tem potencial para favorecer a regeneração e o reparo com excelente prognóstico clínico. Os avanços na biologia pulpar e nos materiais odontológicos têm desempenhado um papel fundamental na

1ª consulta

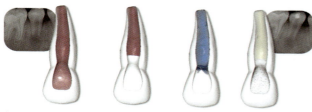

Selar com 3 a 4 mm de material restaurador temporário como Cavit, IRM ou ionômero de vidro.
Dispensar o paciente por 3 a 4 semanas.

2ª consulta

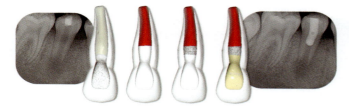

Uma camada de 3 a 4 mm de ionômero de vidro é colocada cuidadosamente sobre o MTA seguida de uma resina composta.

Acompanhamento

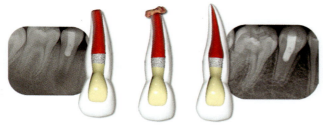

Resolução de radiolucidez apical e largura aumentada das paredes radiculares, geralmente observada antes do aumento aparente do comprimento da raiz.

• **Figura 10.17** Protocolo de tratamento de procedimento endodôntico regenerativo (REP) recomendado pela American Association of Endodontists (AAE) e pela European Society of Endodontology (ESE). Na primeira consulta, após o acesso e desinfecção, a medicação intracanal é colocada e deixada por várias semanas, tornando o canal radicular progressivamente mais desinfetado (visto como mudança de cor na ilustração). Na segunda consulta, o medicamento é retirado e o sangramento é induzido nos tecidos periapicais. O coágulo sanguíneo é formado e coberto com uma membrana de colágeno e um cimento de silicato tricálcico (p. ex., agregado de trióxido mineral branco [MTA]; Dentsply, York, PA, EUA ou Biodentine™; Septodont, Saint-Maur-des-Fossés, França). Acompanhamento por 6, 12 e 24 meses após o término do tratamento. Caso clínico de pré-molar imaturo com dens evaginatus e necrose pulpar em 2 anos de seguimento. (Cortesia do Dr. Viraj Vora, consultório particular, Toronto, Canadá. Gráficos do Dr. Diogo Guerreiro, Universidade de Michigan Ann Arbor, MI.). Figura modificada de Botero-D TM, Vodopyanov D, Degraft-Johnson A., Guerreiro D., "Procedures endodontiques regeneratives" Revue d'odonto stomatology. Tomo 47, nº 4, dezembro de 2018; 338-349.

melhoria dos desfechos de terapias pulpares vitais. O conhecimento atual e posterior obtido sobre os marcadores moleculares da inflamação pode resultar em um melhor diagnóstico e desfechos ainda mais previsíveis. Para os casos mais graves de danos que resultaram em necrose pulpar, o campo da endodôntica regenerativa fez avanços significativos na compreensão do papel das células-tronco, fatores de crescimento da dentina e desinfecção biocompatível no restabelecimento de um tecido vital que promove o desenvolvimento contínuo da raiz e desfechos clínicos aceitáveis. Esforços adicionais focados em um melhor controle do processo regenerativo melhorarão a previsibilidade e a aceitação das terapias endodônticas regenerativas. Em conclusão, os clínicos devem estar prontos para fornecer intervenções biocompatíveis precoces para preservar a vitalidade pulpar, aceitando seu papel como "facilitadores" do grande potencial regenerativo inerente da polpa dentária humana.

> • **Boxe 10.2** **Questões de revisão**

5. Quando o paciente apresenta uma anomalia dentária, como *dens invaginatus* ou *dens evaginatus*, a polpa dentária pode ser infectada porque:
   a. O esmalte é menos mineralizado e pronto para se decompor
   b. Esses pacientes apresentam maior incidência de bactérias cariogênicas
   c. Existe um acesso direto às bactérias através da malformação
   d. Existe uma predisposição genérica para a necrose
6. Selecione o fator iatrogênico que afeta a polpa dentária.
   a. Infiltração coronária de restaurações inadequadas
   b. A vasoconstrição provocada por anestésicos dentários
   c. A falta ou resfriamento durante a perfuração com brocas de alta velocidade
   d. Todas as anteriores
7. Qual das seguintes é a limitação dos procedimentos endodônticos regenerativos (REP)?
   a. Resolução da periodontite apical
   b. Maior estabilidade da raiz
   c. Calcificação intracanal
   d. Fechamento apical para dentes imaturos
8. Qual(is) dos seguintes tipos de tecido demonstrou(aram) estar presente(s) no tecido recém-formado após REP?
   a. Osso
   b. Cemento
   c. Tecidos fibrosos
   d. Todas as anteriores
9. Qual dos itens a seguir NÃO é um requisito para o sucesso do REP?
   a. Bioativo, material biocompatível
   b. Controle de inflamação e infecção
   c. Presença ou recrutamento de células-tronco mesenquimais
   d. Instrumentação biomecânica de canais

> **RESPOSTAS**
>
> 1 e. Todas as alternativas anteriores
> 2 c. Pulpectomia
> 3 a. O uso de materiais odontológicos bioativos é preconizado.
> 4 a. Maxilar anterior
> 5 c. Há um acesso direto às bactérias por meio da malformação.
> 6 d. Todas as anteriores
> 7 c. Calcificação intracanal
> 8 d. Todas as anteriores
> 9 d. Instrumentação biomecânica de canais

Referências bibliográficas

1. Hahn CL, Liewehr FR: Innate immune responses of the dental pulp to caries, *J Endod* 33(6):643–651, 2007.
2. Smith AJ, Tobias RS, Plant CG, et al.: In vivo morphogenetic activity of dentine matrix proteins, *J Biol Buccale* 18(2):123–129, 1990.
3. Smith AJ, Duncan HF, Diogenes A, et al.: Exploiting the bioactive properties of the dentin-pulp complex in regenerative endodontics, *J Endod* 42(1):47–56, 2016.
4. Cooper PR, Holder MJ, Smith AJ: Inflammation and regeneration in the dentin-pulp complex: a double-edged sword, *J Endod* 40(Suppl 4):S46–51, 2014.
5. Caviedes-Bucheli J, Munoz HR, Azuero-Holguin MM, Ulate E: Neuropeptides in dental pulp: the silent protagonists, *J Endod* 34(7):773–788, 2008.
6. Carda C, Peydro A: Ultrastructural patterns of human dentinal tubules, odontoblasts processes and nerve fibres, *Tissue & Cell* 38(2):141–150, 2006.
7. Diogenes A, Ferraz CC, Akopian AN, et al.: LPS sensitizes TRPV1 via activation of TLR4 in trigeminal sensory neurons, *J Dent Res* 90(6):759–764, 2011.
8. Ferraz CC, Henry MA, Hargreaves KM, Diogenes A: Lipopolysaccharide from *Porphyromonas gingivalis* sensitizes capsaicin-sensitive nociceptors, *J Endod* 37(1):45–48, 2011.
9. Farges JC, Keller JF, Carrouel F, et al.: Odontoblasts in the dental pulp immune response, *J Exp Zool B Mol Dev Evol* 312B(5):425–436, 2009.
10. Botero TM, Shelburne CE, Holland GR, et al.: TLR4 mediates LPS-induced VEGF expression in odontoblasts, *J Endod* 32(10):951–955, 2006.
11. Farges JC, Carrouel F, Keller JF, et al.: Cytokine production by human odontoblast-like cells upon Toll-like receptor-2 engagement, *Immunobiology* 216(4):513–517, 2011.
12. Yang G, Kawashima N, Kaneko T, Suzuki N, Okiji T, Suda H: Kinetic study of immunohistochemical colocalization of antigen-presenting cells and nerve fibers in rat periapical lesions, *J Endod* 33(2):132–136, 2007.
13. Kim S: Regulation of pulpal blood flow, *J Dent Res* 64:590–596, 1985.
14. Hammarstrom L: Enamel matrix, cementum development and regeneration, *J Clin Periodontol* 24(9 Pt 2):658–668, 1997.
15. Bergenholtz G, Axelsson S, Davidson T, et al.: Treatment of pulps in teeth affected by deep caries - a systematic review of the literature, *Singapore Dent J* 34(1):1–12, 2013.
16. Heys DR, Fitzgerald M, Heys RJ, Chiego Jr DJ: Healing of primate dental pulps capped with Teflon, *Oral Surg Oral Med Oral Pathol* 69(2):227–237, 1990.
17. Nair PN, Duncan HF, Pitt Ford TR, Luder HU: Histological, ultrastructural and quantitative investigations on the response of healthy human pulps to experimental capping with mineral trioxide aggregate: a randomized controlled trial, *Int Endod J* 41(2):128–150, 2008.
18. Moorrees CF, Kent Jr RL: Interrelations in the timing of root formation and tooth emergence, *Proceedings of the Finnish Dental Society, Suom Hammaslaak Toim* 77(1-3):113–117, 1981.
19. Moorrees CF, Gron AM, Lebret LM, et al.: Growth studies of the dentition: a review, *Am J Orthod* 55(6):600–616, 1969.
20. Xu L, Tang L, Jin F, et al.: The apical region of developing tooth root constitutes a complex and maintains the ability to generate root and periodontium-like tissues, *J Periodont Res* 44(2):275–282, 2009.
21. Altun C, Ozen B, Esenlik E, et al.: Traumatic injuries to permanent teeth in Turkish children, Ankara, *Dent Traumatol* 25(3):309–313, 2009.
22. Navabazam A, Farahani SS: Prevalence of traumatic injuries to maxillary permanent teeth in 9- to 14-year-old school children in Yazd, Iran, *Dent Traumatol* 26(2):154–157, 2010.
23. Fakhruddin KS, Lawrence HP, Kenny DJ, Locker D: Etiology and environment of dental injuries in 12- to 14-year-old Ontario schoolchildren, *Dent Traumatol* 24(3):305–308, 2008.
24. Kumar A, Bansal V, Veeresha KL, Sogi GM: Prevalence of traumatic dental injuries among 12- to 15-year-old schoolchildren in Ambala district, Haryana, India, *Oral Health Prev Dent* 9(3):301–305, 2011.
25. Soriano EP, Caldas Ade Jr F, Diniz De Carvalho MV, Amorim Filho Hde A: Prevalence and risk factors related to traumatic dental injuries in Brazilian schoolchildren, *Dent Traumatol* 23(4):232–240, 2007.
26. Taiwo OO, Jalo HP: Dental injuries in 12-year old Nigerian students, *Dent Traumatol* 27(3):230–234, 2011.
27. Gupta S, Kumar-Jindal S, Bansal M, Singla A: Prevalence of traumatic dental injuries and role of incisal overjet and inadequate lip coverage as risk factors among 4–15 years old government school children in Baddi-Barotiwala Area, Himachal Pradesh, India, *Med Oral Patol Oral Cir Bucal* e960–e965, 2011.
28. Petersson EE, Andersson L, Sorensen S: Traumatic oral vs non-oral injuries, *Swed Dent J* 21(1-2):55–68, 1997.
29. Granville-Garcia AF, de Menezes VA, de Lira PI: Dental trauma and associated factors in Brazilian preschoolers, *Dent Traumatol* 22(6):318–322, 2006.
30. Marcenes W, al Beiruti N, Tayfour D, Issa S: Epidemiology of traumatic injuries to the permanent incisors of 9-12-year-old schoolchildren in Damascus, Syria, *Endod Dent Traumatol* 15(3):117–123, 1999.
31. Lauridsen E, Hermann NV, Gerds TA, et al.: Combination injuries 3. The risk of pulp necrosis in permanent teeth with extrusion or lateral luxation and concomitant crown fractures without pulp exposure, *Dent Traumatol* 28(5):379–385, 2012.
32. Lauridsen E, Hermann NV, Gerds TA, et al.: Combination injuries 1. The risk of pulp necrosis in permanent teeth with concussion injuries and concomitant crown fractures, *Dent Traumatol* 28(5):364–370, 2012.
33. Lauridsen E, Hermann NV, Gerds TA, et al.: Combination injuries 2. The risk of pulp necrosis in permanent teeth with subluxation injuries and concomitant crown fractures, *Dent Traumatol* 28(5):371–378, 2012.
34. Hecova H, Tzigkounakis V, Merglova V, Netolicky J: A retrospective study of 889 injured permanent teeth, *Dent Traumatol* 26(6):466–475, 2010.
35. Selwitz RH, Ismail AI, Pitts NB: Dental caries, *Lancet* 369(9555):51–59, 2007.
36. JH S: Causes and control of dental caries, *N Engl J Med* 31(16):996–1004, 1987.
37. Dye BA, Thornton-Evans G, Li X, Iafolla TJ: Dental caries and sealant prevalence in children and adolescents in the United States, 2011-2012, *NCHS Data Brief*(191)1–8, 2015.
38. Naaman R, El-Housseiny AA, Alamoudi N: The use of pit and fissure sealants-a literature review, *Dent J (Basel)* 5(4), 2017.
39. Macek MD, Beltran-Aguilar ED, Lockwood SA, Malvitz DM: Updated comparison of the caries susceptibility of various morphological types of permanent teeth, *J Public Health Dent* 63(3):174–182, 2003.
40. Banerjee A, Watson TF, Kidd EA: Dentine caries: take it or leave it? *Dental update* 27(6):272–276, 2000.
41. Maltz M, de Oliveira EF, Fontanella V, Bianchi R: A clinical, microbiologic, and radiographic study of deep caries lesions after incomplete caries removal, *Quintessence Int* 33(2):151–159, 2002.
42. Maltz M, Oliveira EF, Fontanella V, Carminatti G: Deep caries lesions after incomplete dentine caries removal: 40-month follow-up study, *Caries Res* 41(6):493–496, 2007.
43. Schwendicke F, Frencken JE, Bjorndal L, et al.: Managing carious lesions: consensus recommendations on carious tissue removal, *Adv Dent Res* 28(2):58–67, 2016.
44. Merrill RG: Occlusal anomalous tubercles on premolars of Alaskan Eskimos and Indians, *Oral Surg Oral Med Oral Pathol* 17:484–496, 1964.

45. Naseri M, Ahangari Z, Shahbazi Moghadam M, Mohammadian M: Coronal sealing ability of three temporary filling materials, *Iran Endod J* 7(1):20–24, 2012.
46. Levitan ME, Himel VT: Dens evaginatus: literature review, pathophysiology, and comprehensive treatment regimen, *J Endod* 32(1):1–9, 2006.
47. Rao YG, Guo LY, Tao HT: Multiple dens evaginatus of premolars and molars in Chinese dentition: a case report and literature review, *Int J Oral Sci* 2(3):177–180, 2010.
48. Alani A, Bishop K: Dens invaginatus. Part 1: classification, prevalence and aetiology, *Int Endod J* 41(12):1123–1136, 2008.
49. Hulsmann M: Dens invaginatus: aetiology, classification, prevalence, diagnosis, and treatment considerations, *Int Endod J* 30(2):79–90, 1997.
50. Oehlers FA: Dens invaginatus (dilated composite odontome). I. Variations of the invagination process and associated anterior crown forms, *Oral Surg Oral Med Oral Pathol* 10(11):1204–1218, 1957. contd.
51. Ahn J, Pogrel MA: The effects of 2% lidocaine with 1:100,000 epinephrine on pulpal and gingival blood flow, *Oral Surg Oral Med Oral Pathol Oral Radiol Endod* 85(2):197–202, 1998.
52. Pitt Ford TR, Seare MA, McDonald F: Action of adrenaline on the effect of dental local anaesthetic solutions, *Endod Dent Traumatol* 9(1):31–35, 1993.
53. Nyborg H, Brannstrom M: Pulp reaction to heat, *J Prosthet Dent* 19(6):605–612, 1968.
54. Mjor IA, Odont D: Pulp-dentin biology in restorative dentistry. Part 2: initial reactions to preparation of teeth for restorative procedures, *Quintessence Int* 32(7):537–551, 2001.
55. Smith AJ, Scheven BA, Takahashi Y, et al.: Dentine as a bioactive extracellular matrix, *Arch Oral Biol* 57(2):109–121, 2012.
56. Murray PE, Lumley PJ, Smith AJ: Preserving the vital pulp in operative dentistry: 3. Thickness of remaining cavity dentine as a key mediator of pulpal injury and repair responses, *Dent Update* 29(4):172–178, 2002.
57. Mullaney TP, Laswell HR: Iatrogenic blushing of dentin following full crown preparation, *J Prosthet Dent* 22(3):354–359, 1969.
58. Pashley DH, Pashley EL: Dentin permeability and restorative dentistry: a status report for the American Journal of Dentistry, *Am J Dent* 4(1):5–9, 1991.
59. Murray PE, About I, Lumley PJ, et al.: Cavity remaining dentin thickness and pulpal activity, *Am J Dent* 15(1):41–46, 2002.
60. Bergenholtz G: Effect of bacterial products on inflammatory reactions in the dental pulp, *Scand J Dent Res* 85(2):122–129, 1977.
61. Bergenholtz G: Evidence for bacterial causation of adverse pulpal responses in resin-based dental restorations, *Crit Rev Oral Biol Med* 11(4):467–480, 2000.
62. Bergenholtz G, Cox CF, Loesche WJ, Syed SA: Bacterial leakage around dental restorations: its effect on the dental pulp, *J Oral Pathol* 11(6):439–450, 1982.
63. Camps J, Dejou J, Remusat M, About I: Factors influencing pulpal response to cavity restorations, *Dent Mater* 16(6):432–440, 2000.
64. Al-Hiyasat AS, Darmani H, Milhem MM: Cytotoxicity evaluation of dental resin composites and their flowable derivatives, *Clin Oral Investig* 9(1):21–25, 2005.
65. Lonnroth EC, Dahl JE: Cytotoxicity of liquids and powders of chemically different dental materials evaluated using dimethylthiazol diphenyltetrazolium and neutral red tests, *Acta Odontol Scand* 61(1):52–56, 2003.
66. Dammaschke T: The history of direct pulp capping, *J Hist Dent* 56(1):9–23, 2008.
67. Hermann BW: On the reaction of the dental pulp to vital amputation and calxyl capping, *Dtsch Zahnaztl Z* 7:1446, 1952.
68. Torabinejad M, Chivian N: Clinical applications of mineral trioxide aggregate, *J Endod* 25(3):197–205, 1999.
69. Zanini M, Sautier JM, Berdal A, Simon S: Biodentine induces immortalized murine pulp cell differentiation into odontoblast-like cells and stimulates biomineralization, *J Endod* 38(9):1220–1226, 2012.
70. Zehnder M, Wegehaupt FJ, Attin T: A first study on the usefulness of matrix metalloproteinase 9 from dentinal fluid to indicate pulp inflammation, *J Endod* 37(1):17–20, 2011.
71. Murray PE, About I, Lumley PJ, Smith G, Franquin JC, Smith AJ: Postoperative pulpal and repair responses, *J Am Dent Assoc* 131(3):321–329, 2000.
72. Bjorndal L, Larsen T: Changes in the cultivable flora in deep carious lesions following a stepwise excavation procedure, *Caries Res* 34(6):502–508, 2000.
73. Maltz M, Henz SL, de Oliveira EF, Jardim JJ: Conventional caries removal and sealed caries in permanent teeth: a microbiological evaluation, *J Dent* 40(9):776–782, 2012.
74. Bjorndal L, Demant S, Dabelsteen S: Depth and activity of carious lesions as indicators for the regenerative potential of dental pulp after intervention, *J Endod* 40(Suppl 4):S76–81, 2014.
75. Bjorndal L, Reit C, Bruun G, et al.: Treatment of deep caries lesions in adults: randomized clinical trials comparing stepwise vs. direct complete excavation, and direct pulp capping vs. partial pulpotomy, *Eur J Oral Sci* 118(3):290–297, 2010.
76. Maltz M, Garcia R, Jardim JJ, et al.: Randomized trial of partial vs. stepwise caries removal: 3-year follow-up, *J Dent Res* 91(11):1026–1031, 2012.
77. Barthel CR, Rosenkranz B, Leuenberg A, Roulet JF: Pulp capping of carious exposures: treatment outcome after 5 and 10 years: a retrospective study, *J Endod* 26(9):525–528, 2000.
78. Mejare I, Cvek M: Partial pulpotomy in young permanent teeth with deep carious lesions, *Endod Dent Traumatol* 9(6):238–242, 1993.
79. Taha NA, Khazali MA: Partial pulpotomy in mature permanent teeth with clinical signs indicative of irreversible pulpitis: a randomized clinical trial, *J Endod* 43(9):1417–1421, 2017.
80. Simon S, Perard M, Zanini M, et al.: Should pulp chamber pulpotomy be seen as a permanent treatment? Some preliminary thoughts, *Int Endod J* 46(1):79–87, 2013.
81. Sobhi MB, Rana MJ, Ibrahim M, et al.: Frequency of dens evaginatus of permanent anterior teeth, *J Coll Physicians Surg Pak* 14(2):88–90, 2004.
82. Perez F, Calas P, de Falguerolles A, Maurette A: Migration of a Streptococcus sanguis strain through the root dentinal tubules, *J Endod* 19(6):297–301, 1993.
83. Bose R, Nummikoski P, Hargreaves K: A retrospective evaluation of radiographic outcomes in immature teeth with necrotic root canal systems treated with regenerative endodontic procedures, *J Endod* 35(10):1343–1349, 2009.
84. Nagy MM, Tawfik HE, Hashem AA, Abu-Seida AM: Regenerative potential of immature permanent teeth with necrotic pulps after different regenerative protocols, *J Endod* 40(2):192–198, 2014.
85. Saoud TM, Zaazou A, Nabil A, et al.: Clinical and radiographic outcomes of traumatized immature permanent necrotic teeth after revascularization/revitalization therapy, *J Endod* 40(12):1946–1952, 2014.
86. Flake NM, Gibbs JL, Diogenes A, et al.: A standardized novel method to measure radiographic root changes after endodontic therapy in immature teeth, *J Endod* 40(1):46–50, 2014.
87. Jeeruphan T, Jantarat J, Yanpiset K, et al.: Mahidol study 1: comparison of radiographic and survival outcomes of immature teeth treated with either regenerative endodontic or apexification methods: a retrospective study, *J Endod* 38(10):1330–1336, 2012.
88. Frank AL: Therapy for the divergent pulpless tooth by continued apical formation, *J Am Dent Assoc* 72(1):87–93, 1966.
89. Andreasen JO, Munksgaard EC, Bakland LK: Comparison of fracture resistance in root canals of immature sheep teeth after filling with calcium hydroxide or MTA, *Dent Traumatol* 22(3):154–156, 2006.
90. Yassen GH, Vail MM, Chu TG, Platt JA: The effect of medicaments used in endodontic regeneration on root fracture and microhardness of radicular dentine, *Int Endod J* 46(7):688–695, 2013.

91. Cvek M: Prognosis of luxated non-vital maxillary incisors treated with calcium hydroxide and filled with gutta-percha. A retrospective clinical study, *Endod Dent Traumatol* 8(2):45–55, 1992.
92. Witherspoon DE, Small JC, Regan JD, Nunn M: Retrospective analysis of open apex teeth obturated with mineral trioxide aggregate, *J Endod* 34(10):1171–1176, 2008.
93. Ree MH, Schwartz RS: Long-term success of nonvital, immature permanent incisors treated with a mineral trioxide aggregate plug and adhesive restorations: a case series from a private endodontic practice, *J Endod* 43(8):1370–1377, 2017.
94. Bucher K, Meier F, Diegritz C, et al.: Long-term outcome of MTA apexification in teeth with open apices, *Quintessence Int* 47(6):473–482, 2016.
95. Alobaid AS, Cortes LM, Lo J, et al.: Radiographic and clinical outcomes of the treatment of immature permanent teeth by revascularization or apexification: a pilot retrospective cohort study, *J Endod* 40(8):1063–1070, 2014.
96. Jeeruphan T, Jantarat J, Yanpiset K, et al.: Mahidol study 1: comparison of radiographic and survival outcomes of immature teeth treated with either regenerative endodontic or apexification methods: a retrospective study, *J Endod* 38(10):1330–1336, 2012.
97. Kang MK, Bogen G: Regenerative approaches in endodontic therapies of immature teeth. In Chugal N, Lin LM, editors: *Endodontic prognosis*, Los Angeles, 2018, Springer, pp 65–86.
98. Gronthos S, Mankani M, Brahim J, et al.: Postnatal human dental pulp stem cells (DPSCs) in vitro and in vivo, *Proc Natl Acad Sci USA* 97(25):13625–13630, 2000.
99. Sonoyama W, Liu Y, Yamaza T, et al.: Characterization of the apical papilla and its residing stem cells from human immature permanent teeth: a pilot study, *J Endod* 34(2):166–171, 2008.
100. Banchs F, Trope M: Revascularization of immature permanent teeth with apical periodontitis: new treatment protocol? *J Endod* 30(4):196–200, 2004.
101. Lovelace TW, Henry MA, Hargreaves KM, Diogenes A: Evaluation of the delivery of mesenchymal stem cells into the root canal space of necrotic immature teeth after clinical regenerative endodontic procedure, *J Endod* 37(2):133–138, 2011.
102. Chrepa V, Henry MA, Daniel BJ, Diogenes A: Delivery of apical mesenchymal stem cells into root canals of mature teeth, *J Dent Res* 94(12):1653–1659, 2015.
103. Cehreli ZC, Isbitiren B, Sara S, Erbas G: Regenerative endodontic treatment (revascularization) of immature necrotic molars medicated with calcium hydroxide: a case series, *J Endod* 37(9):1327–1330, 2011.
104. Chen MY, Chen KL, Chen CA, et al.: Responses of immature permanent teeth with infected necrotic pulp tissue and apical periodontitis/abscess to revascularization procedures, *Int Endod J* 45(3):294–305, 2012.
105. Shah N, Logani A, Bhaskar U, Aggarwal V: Efficacy of revascularization to induce apexification/apexogensis in infected, nonvital, immature teeth: a pilot clinical study, *J Endod* 34(8):919–925, 2008; Discussion 1157.
106. Wang Y, Zhu X, Zhang C: Pulp revascularization on permanent teeth with open apices in a middle-aged patient, *J Endod* 41(9):1571–1575, 2015.
107. Bukhari S, Kohli MR, Setzer F, Karabucak B: Outcome of revascularization procedure: a retrospective case series, *J Endod* 42(12):1752–1759, 2016.
108. Kontakiotis EG, Filippatos CG, Tzanetakis GN, Agrafioti A: Regenerative endodontic therapy: a data analysis of clinical protocols, *J Endod* 41(2):146–154, 2015.
109. Torabinejad M, Nosrat A, Verma P, Udochukwu O: Regenerative endodontic treatment or mineral trioxide aggregate apical plug in teeth with necrotic pulps and open apices: a systematic review and meta-analysis, *J Endod* 43(11):1806–1820, 2017.
110. Martin G, Ricucci D, Gibbs JL, Lin LM: Histological findings of revascularized/revitalized immature permanent molar with apical periodontitis using platelet-rich plasma, *J Endod* 39(1):138–144, 2013.
111. Wang X, Thibodeau B, Trope M, et al.: Histologic characterization of regenerated tissues in canal space after the revitalization/revascularization procedure of immature dog teeth with apical periodontitis, *J Endod* 36(1):56–63, 2010.
112. Diogenes A, Ruparel NB, Shiloah Y, Hargreaves KM: Regenerative endodontics: a way forward, *J Am Dent Assoc* 147(5):372–380, 2016.
113. Shimizu E, Jong G, Partridge N, et al.: Histologic observation of a human immature permanent tooth with irreversible pulpitis after revascularization/regeneration procedure, *J Endod* 38(9):1293–1297, 2012.
114. Lei L, Chen Y, Zhou R, et al.: Histologic and Immunohistochemical findings of a human immature permanent tooth with apical periodontitis after regenerative endodontic treatment, *J Endod* 41(7):1172–1179, 2015.
115. Song M, Cao Y, Shin SJ, et al.: Revascularization-associated intracanal calcification: assessment of prevalence and contributing factors, *J Endod* 43(12):2025–2033, 2017.
116. Galler KM, Krastl G, Simon S, et al.: European Society of Endodontology position statement: revitalization procedures, *Int Endod J* 49(8):717–723, 2016.
117. Huang GT, Yamaza T, Shea LD, et al.: Stem/progenitor cell-mediated de novo regeneration of dental pulp with newly deposited continuous layer of dentin in an in vivo model, *Tissue Eng Part A* 16(2):605–615, 2010.
118. Iohara K, Imabayashi K, Ishizaka R, et al.: Complete pulp regeneration after pulpectomy by transplantation of CD105+ stem cells with stromal cell-derived factor-1, *Tissue Eng Part A* 17(15-16):1911–1920, 2011.
119. Nakashima M, Iohara K, Murakami M, et al.: Pulp regeneration by transplantation of dental pulp stem cells in pulpitis: a pilot clinical study, *Stem Cell Res Ther* 8(1):61, 2017.

11
Manejo de Lesões Dentárias Traumáticas

AVINA PARANJPE E CRAIG NOBLETT

VISÃO GERAL DO CAPÍTULO

Exame e diagnóstico, 201
Histórico clínico, 202
Exame clínico, 202
Dentes e estruturas de suporte, 203
Importância da análise tomográfica computadorizada de feixe cônico no trauma, 204

Lesões nos tecidos dentais duros e na polpa, 206
Lesões ao periodonto, 215
Instruções ao paciente, 219
Manejo de lesões traumáticas na dentição decídua, 220
Prevenção, 224

OBJETIVOS DA APRENDIZAGEM

Após ler este capítulo, o estudante deve estar apto a:

1. Descrever as características clínicas e radiográficas de fraturas de esmalte, fraturas de coroa não complexas, fraturas de coroa complexas, fraturas corono-radiculares, fraturas radiculares, concussão, subluxação, luxações (lateral, extrusiva e intrusiva), avulsões e fraturas alveolares.
2. Descrever as possíveis respostas de curto e longo prazo da polpa, dos tecidos perirradiculares e dos tecidos duros às lesões listadas anteriormente.
3. Relacionar as informações pertinentes necessárias ao examinar pacientes com lesões dentárias (histórico de saúde, natureza da lesão e sintomas).
4. Descrever testes de diagnóstico, imagens radiográficas e procedimentos necessários para examinar pacientes com lesões dentárias e interpretar os achados.
5. Descrever a importância da tomografia computadorizada de feixe cônico (TCFC) em pacientes com traumatismo dentário.
6. Descrever as estratégias de tratamento apropriadas (imediatas e a longo prazo) para vários tipos de lesões traumáticas.
7. Reconhecer desfechos de lesões dentárias traumáticas.
8. Reconhecer a obliteração do espaço da polpa e descrever o manejo considerações.
9. Reconhecer reabsorção de superfície, reabsorção inflamatória (relacionada à infecção), reabsorção por substituição (relacionada à anquilose) e reabsorção cervical e descrever suas respectivas estratégias de prevenção/tratamento.
10. Descrever as medidas preventivas e estratégias de tratamento para lesões dentárias traumáticas em dentição primária e permanente.

Exame e diagnóstico

Pacientes que sofreram trauma de impacto na cabeça frequentemente apresentam lesões dentárias que podem ser sua principal preocupação. Esses tipos de incidentes geralmente resultam em lesões em outros tecidos, desde lacerações de tecidos moles a fraturas ósseas e até mesmo lesões cerebrais. Por esse motivo, uma história completa e um exame são sempre indicados, mesmo que o dentista possa não ser o primeiro profissional a encontrar o paciente. A urgência frequentemente associada a um acidente ou lesão pode facilmente resultar em sinais ou sintomas importantes sendo negligenciados; portanto, exames repetitivos podem ajudar a garantir que todas as lesões sejam identificadas e abordadas. Para os dentistas, é fácil focar apenas as lesões dos dentes e da cavidade oral, mas um conhecimento básico dos procedimentos de exame extraoral nesses cenários é fundamental para o cuidado geral do paciente.[1]

Estado mental

O primeiro passo para examinar um paciente que sofreu um traumatismo craniano é avaliar seu estado mental. Uma história confiável e verdadeira só pode vir de alguém cujo estado mental não tenha sido afetado. Essa etapa pode ser realizada com apenas algumas perguntas básicas sobre o nome do paciente, idade, data atual e estado geral.[2] Se o paciente puder responder a essas perguntas sem hesitação ou confusão, a suposição de que seu estado mental não foi afetado pode ser feita, e o clínico pode prosseguir com a obtenção de um histórico e a realização dos exames necessários.

História

A história do paciente tipicamente começa com a queixa principal, que normalmente envolve uma declaração nas próprias palavras do paciente a respeito do problema atual que o levou a procurar atendimento. No caso de trauma, por exemplo, pode ser: "Eu caí e quebrei meu dente" ou "Eu levei uma cotovelada na boca jogando basquete, e agora meus dentes estão soltos".

A seguir, a história da doença atual deve ser explorada. Os detalhes sobre como ocorreu a lesão podem ajudar a direcionar o exame físico subsequente. As perguntas importantes a serem feitas incluem:

Quando e como ocorreu a lesão? A data e a hora devem ser registradas, bem como a natureza da lesão, como uma queda, uma luta, uma lesão esportiva ou um acidente de carro ou bicicleta. Também é fundamental perguntar ao paciente se ele perdeu a consciência. Essa informação pode alertar o clínico sobre a possibilidade de concussão ou possível lesão cerebral, o que pode indicar se o encaminhamento a um neurologista é apropriado. Relatos de cefaleia, tontura e visão turva ou dupla também indicam a necessidade de encaminhamento e devem ser objeto de consultas.

Você já teve outros ferimentos na boca ou nos dentes? Lesões repetidas, particularmente de padrões semelhantes, podem indicar abuso físico, principalmente em crianças. Também podem resultar de lesões esportivas ou outros comportamentos ou ocupações de alto risco.[1] Lesões anteriores podem ter resultado em fraturas coronárias ou radiculares não detectadas anteriormente, ou mesmo fraturas ósseas. Lesões repetidas em uma mesma região anatômica podem afetar a capacidade de cicatrização dos tecidos devido a cicatrizes e alterações na anatomia vascular.

Que problemas você está tendo atualmente com sua boca? Dor, mobilidade, sangramento e interferências oclusais são sintomas comuns. A descrição dos sintomas do paciente pode ajudar no diagnóstico.

Histórico clínico

O histórico clínico do paciente também deve ser obtido porque pode haver achados significativos capazes de afetar as decisões de tratamento. Os medicamentos tomados e as alergias aos medicamentos devem ser registrados. Uma revisão dos sistemas também deve ser concluída para determinar se quaisquer condições sistêmicas estão presentes. O estado de imunização antitetânica do paciente também deve ser determinado porque um reforço pode ser necessário na presença de lesões com potencial de contaminação, como avulsão ou lesão penetrante de lábios e tecidos moles.[3]

Exame clínico

O exame do paciente deve começar com as estruturas extraorais para determinar a extensão de quaisquer lesões. Um exame dos nervos cranianos é apropriado e deve ser realizado. O sentido do olfato, a acuidade visual e a percepção do som são subjetivos e dependem da resposta do paciente, mas o movimento dos músculos faciais, olhos, língua e a capacidade de "tensionar" o pescoço são clinicamente observáveis e fornecerão uma avaliação objetiva da função do nervo craniano.[2]

A função cognitiva também é importante. Como mencionado anteriormente, perda de consciência, dor de cabeça, tontura e distúrbios visuais podem indicar uma lesão cerebral.[4] Clinicamente, dificuldades de fala, incapacidade de se concentrar ou "olhar vago" também podem alertar o clínico para a possibilidade de uma concussão ou outra lesão cerebral (Boxe 11.1).

Exame de tecido mole

Os tecidos moles extraorais devem ser examinados para determinar a extensão de quaisquer lacerações ou lesões nos tecidos moles. A presença de equimoses também deve ser observada. A equimose pós-auricular é um sinal cardinal de uma fratura LeFort III, que geralmente é assintomática. Quaisquer corpos ou materiais estranhos também devem ser identificados e removidos dos tecidos moles lesionados. Esse requisito é particularmente verdadeiro no caso de fraturas coronárias acompanhadas de lacerações labiais.

Boxe 11.1 — Sintomas selecionados de concussão

Sintomas afetivos/emocionais
- Ansiedade/nervosismo
- Pegajosidade
- Depressão
- Sofrimento emocional
- Irritabilidade*
- Mudanças de personalidade
- Tristeza

Sintomas cognitivos
- Amnesia
- Confusão
- Respostas verbais e outras atrasadas
- Dificuldade de concentração*
- Dificuldade em lembrar*
- Desorientação*
- Sensação de "neblina"*
- Sentindo-se "lento"*
- Sentindo-se atordoado
- Incapacidade de se concentrar
- Perda de consciência
- Fala arrastada
- Olhar vazio

Sono
- Sono diminuído
- Dificuldade em adormecer
- Sonolência*
- Sono aumentado*

Sintomas somáticos/físicos
- Visão turva
- Convulsões
- Tonturas/falta de equilíbrio
- Fadiga
- Dor de cabeça
- Tontura
- Sensibilidade à luz
- Náuseas
- Sensibilidade ao ruído
- Dormência/formigamento
- Zumbido
- Vômito

*Comum em listas de verificação de sintomas de autorrelato.
De Scorza, KA, Raleigh, MF, O'Connor, FG. Current concepts in concussion: evaluation and management, *Am Fam Physician*, 85: 123-132, 2012.

A confirmação radiográfica quanto à presença ou ausência de fragmentos dentais no lábio ou tecidos periorais é importante. Lacerações graves podem exigir sutura para cura adequada (Figura 11.1).

Esqueleto facial

O esqueleto facial deve ser examinado para possíveis fraturas. Extraoralmente, isso é realizado principalmente por meio da palpação, mas a presença de equimoses pode fornecer uma pista sobre possível fratura. Um "degrau" nas bordas da órbita, mobilidade anormal do nariz ou depressão e mobilidade do arco zigomático são todos indícios de fratura. No âmbito intraoral, a mobilidade anormal de segmentos da dentição pode indicar uma fratura da placa cortical ou, mais extensivamente, uma fratura alveolar. Mudança marcante no alinhamento ou deslocamento dos dentes como um bloco pode indicar uma fratura da maxila ou mandíbula. O significado pós-tratamento dessas fraturas é que os dentes envolvidos no plano da fratura correm o risco de desenvolver necrose pulpar.[5,6]

Dentes e estruturas de suporte

O exame dos dentes e das estruturas de suporte fornecerá as informações necessárias para avaliar a extensão do dano aos tecidos duros, potencial lesão pulpar e dano periodontal. Uma abordagem metódica para esse exame garantirá uma avaliação completa de todas as lesões.

Mobilidade

Os dentes devem ser examinados suavemente quanto à mobilidade, observando se os dentes adjacentes se movem com o mesmo grau de mobilidade. Na presença de uma fratura alveolar, quando um dente é testado quanto à mobilidade, os dentes adjacentes envolvidos na fratura se moverão igualmente. O grau de mobilidade horizontal deve ser registrado: 0 para mobilidade fisiológica, 1 para mobilidade leve (até 1 mm), 2 para mobilidade significativa (1 a 2 mm) e 3 para mobilidade severa (maior que 2 mm), tanto horizontal quanto verticalmente. Caso nenhuma mobilidade seja detectada, os dentes devem ser percutidos para detectar qualquer sinal de intrusão ou anquilose, o que se apresentaria como um som "metálico" em relação aos outros dentes.

Deslocamento

O deslocamento dos dentes de sua posição normal deve ser observado. Esse tipo de lesão é conhecido como *luxação* (discutido posteriormente neste capítulo).

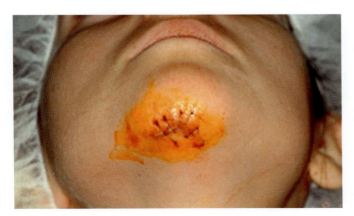

• **Figura 11.1** Laceração de tecidos moles com necessidade de suturas.

Danos periodontais

Lesões nas estruturas de suporte dos dentes podem resultar em um espectro de sinais clínicos, incluindo edema, sangramento, equimose e lacerações. A inspeção visual dos tecidos moles em busca de sinais de lesão deve ser o primeiro passo, seguido pela palpação suave do periodonto e dos processos alveolares. A palpação pode revelar sinais de placa cortical ou fraturas alveolares que podem não ter sido observadas durante o teste de mobilidade. A lesão do ligamento periodontal (LP) possivelmente resultará, com frequência, em edema e sangramento no ligamento, o que nem sempre é visível para o clínico. Nesse caso, os dentes provavelmente serão sensíveis à percussão, o que é um teste útil para a identificação de lesão periodontal. Esse método de teste deve ser realizado o mais suavemente possível, porque dentes/periodonto feridos tendem a exibir um limiar de dor menor. É preferível testar os dentes não afetados primeiro para estabelecer uma resposta inicial e ganhar a confiança do paciente por meio de sua compreensão do procedimento. É sempre importante testar vários dentes adjacentes longe do local da lesão, bem como os dentes opostos. Esse teste adicional permite o reconhecimento de outras lesões dentárias das quais o paciente pode não estar ciente e que podem não ser óbvias no exame visual. Além disso, fornece informações de linha de base no caso de surgirem complicações futuras.

Lesão pulpar

A resposta pulpar ideal a uma lesão por impacto seria a recuperação completa após um incidente traumático. Dois outros desfechos potenciais podem ocorrer, no entanto. Um desfecho seria a metamorfose cálcica em que a polpa é gradualmente substituída por tecido calcificado. Esse resultado pode ser reconhecido clinicamente por uma descoloração amarelada da coroa e radiograficamente por um estreitamento ou mesmo o desaparecimento do espaço pulpar. O outro desfecho potencial é a necrose pulpar, que pode ser causada pelo deslocamento apical que interrompe o suprimento sanguíneo pulpar.[7] Caso não seja tratada em tempo hábil, a necrose pulpar pode levar à reabsorção radicular inflamatória externa. Normalmente, a reabsorção ocorre sem sintomas clínicos; portanto, o acompanhamento contínuo é de vital importância para garantir o tratamento ideal.

O estado do tecido pulpar pode ser determinado por sintomas, história e testes clínicos. Os testes mais comumente empregados e confiáveis são o teste elétrico da polpa (TEP) e o teste a frio. Essas modalidades testam a resposta neural do tecido pulpar e dependem da resposta subjetiva do paciente. Fulling e Andreasen demonstraram que a diferenciação tardia das fibras nervosas Aδ na polpa dentária explica a falta de respostas confiáveis e previsíveis ao teste de pulpar em dentes em erupção e em desenvolvimento.[8] Em pacientes jovens, o teste de vitalidade ao frio é o teste subjetivo mais confiável para avaliar o estado da polpa. Idealmente, uma avaliação objetiva do suprimento sanguíneo pulpar forneceria um melhor teste diagnóstico para determinar a vitalidade pulpar. A evidência atual demonstra que a circulação sanguínea pulpar pode ser avaliada com precisão com fluxometria Doppler a *laser* e com oximetria de pulso (Figura 11.2).[9-15] Em um estudo realizado por Gopikrishna *et al.*, a oximetria de pulso mostrou fornecer uma indicação mais constante da vitalidade pulpar em comparação com o TEP ou o teste de frio após uma lesão por impacto, embora, com o tempo, o TEP e os testes de frio voltassem às respostas normais.[16] O princípio fundamental quanto à necessidade de tratamento endodôntico no caso de lesão por impacto é o desenvolvimento de necrose pulpar; a avaliação precisa do estado da polpa é crítica, de modo que a capacidade de detectar a circulação sanguínea pulpar representaria o teste definitivo para fazer essa determinação.

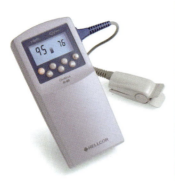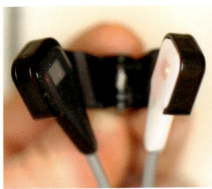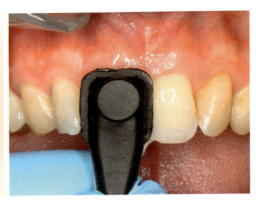

• **Figura 11.2** Unidade de oximetria de pulso com um sensor disponível comercialmente que se adapta aos tecidos dentais. (Cortesia Covidien.)

Exame radiográfico

As radiografias podem ajudar a revelar fraturas do osso e dos dentes, bem como o estágio de desenvolvimento da raiz em crianças. O conhecimento dos estágios de desenvolvimento dos dentes permanentes é essencial para a prática clínica em diversas especialidades odontológicas, pois pode influenciar no diagnóstico, no planejamento do tratamento e nos resultados. Em 1960, Nolla publicou um sistema de classificação para o desenvolvimento odontogênico com base na interpretação radiográfica (Tabela 11.1). Esse sistema tem sido amplamente utilizado[17] e é particularmente importante para o diagnóstico e o tratamento adequados de dentes traumatizados. Lesões de luxação e fraturas radiculares horizontais são muitas vezes esquecidas no exame radiográfico de rotina; portanto, vários ângulos de exposição são indicados para aumentar a previsibilidade na identificação dessas entidades, tornando a avaliação e o diagnóstico os mais completos possíveis (Figura 11.3).[18,19] As fraturas da coroa são mais prováveis de serem detectadas por radiografias convencionais e exame clínico, mas as fraturas radiculares dependem da angulação das radiografias bidimensionais (2D) para detecção e diagnóstico. Avanços recentes em imagens tridimensionais (3D) (tomografia computadorizada de feixe cônico [TCFC]) permitem a avaliação em três dimensões para detectar fraturas das raízes e do osso alveolar (Figura 11.4).[20]

Importância da análise tomográfica computadorizada de feixe cônico no trauma

As lesões dentais traumáticas são complexas e podem envolver vários tecidos. Além disso, eles podem ser desafiadores ao discutir o diagnóstico e o planejamento do tratamento. Conforme afirmado

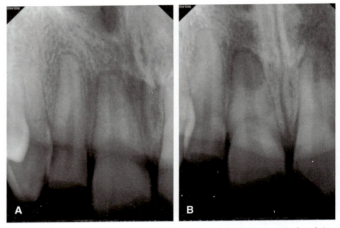

• **Figura 11.3** Fraturas complexas da coroa dos incisivos centrais e laterais superiores direitos e dos incisivos centrais superiores esquerdos. **A** e **B**. Radiografias periapicais em diferentes ângulos horizontais.

na seção anterior, o exame radiográfico é importante para identificar o tipo e a extensão das lesões traumáticas nos tecidos dentários e no periodonto. As diretrizes fornecidas pela International Association of Dental Traumatology (IADT) descrevem o número e os tipos de radiografias 2D que seriam úteis no diagnóstico de lesões dentais traumáticas.[21] No entanto, a imagem 2D muitas vezes não serve como ferramenta diagnóstica em traumas devido a sua limitação de duas dimensões, sobreposição de outras estruturas, geometria de projeção e assim por diante.[22] Portanto, é possível haver incidentes onde alguns tipos de trauma podem não ser diagnosticados e, portanto, não tratados.

A imagem 3D abrange várias modalidades de imagem que incluem tomografia computadorizada (TC), imagem por ressonância magnética (MRI) e TCFC.[23] A TCFC produz imagens em três dimensões com menos exposição à radiação do que uma TC tradicional.[24,25] As unidades de TCFC podem ser classificadas de acordo com o volume de imagem ou campo de visão (FOV) como grande FOV (6 a 12 polegadas ou 15 a 30,5 cm) ou sistemas de FOV pequeno (1,6 a 3,1 polegadas ou 4 a 8 cm).[26]

O uso de TCFC em traumatismos dentários foi descrito pela primeira vez em 2007. Vários estudos relataram a utilização de TCFC e radiografia digital para diagnóstico diferencial,[27-29] avaliação dos resultados do tratamento[30,31] de endodontia,[32] cirurgia oral e maxilofacial,[26] implantologia[33] e ortodontia, com medidas confiáveis para reconstrução e imagem das estruturas dentárias e maxilofaciais.[34,35] TCFCs fornecem uma imagem 3D de uma estrutura 3D em três planos ortogonais (axial, sagital e coronal).[36,37]

Tabela 11.1	Classificação radiográfica do desenvolvimento odontogênico.
Classificação	**Descrição**
0	Sem cripta
1	Presença de uma cripta
2	Calcificação inicial
3	Um terço da coroa concluída
4	Dois terços da coroa concluída
5	Coroa quase concluída
6	Coroa concluída
7	Um terço da raiz concluída
8	Dois terços da raiz concluída
9	Raiz quase aberta (ápice aberto)
10	Ápice radicular concluído

CAPÍTULO 11   Manejo de Lesões Dentárias Traumáticas   205

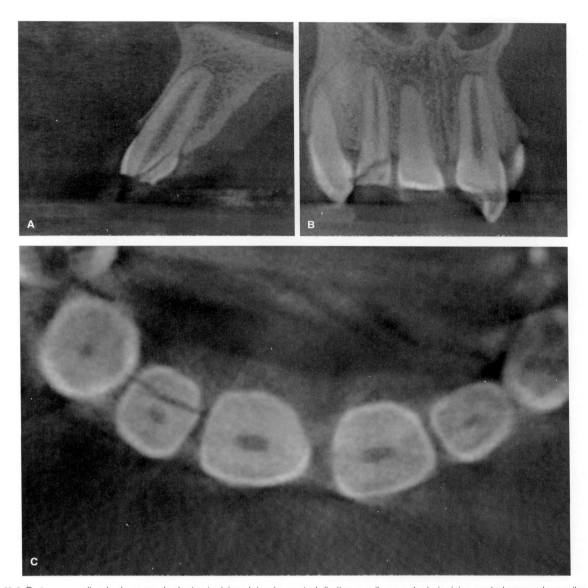

• **Figura 11.4** Fratura complicada da coroa de dentes incisivos lateral e central direitos maxilares e dente incisivo central esquerdo maxilar em cortes sagital (**A**), coronal (**B**) e axial (**C**) em TC de feixe cônico (mesmo caso da Figura 11.7).

Em 2016, uma declaração de posição conjunta da American Academy of Oral and Maxillofacial Radiology/American Association of Endodontists (AAOMR/AAE) deu várias recomendações para o uso de TCFC de FOV pequeno. A recomendação nº 11 afirma: "A TCFC com FOV pequeno deve ser considerada a modalidade de imagem de escolha para o diagnóstico e o tratamento de trauma dentoalveolar limitado, fraturas radiculares, luxação e/ou deslocamento de dentes e fraturas alveolares localizadas, na ausência de outra lesão maxilofacial ou de tecido mole que pode exigir outras modalidades de imagem avançadas."

A TCFC supera várias limitações das radiografias 2D. A TCFC fornece uma quantidade considerável de informações e pode diferenciar entre muitos tipos de espaços aéreos e estruturas, como ossos, vias respiratórias, seios da face e assim por diante.[22] A imagem TCFC também permite que o clínico visualize os dentes em três dimensões, de modo que, muitas vezes, casos que parecem ser simples em uma radiografia periapical podem ter uma apresentação completamente diferente quando vistos em três dimensões (Figuras 11.5 e 11.6).

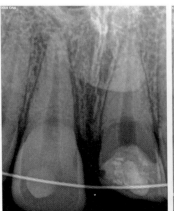
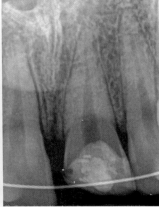

• **Figura 11.5** Radiografia pré-operatória do incisivo central superior esquerdo com diagnóstico de fratura coronária complicada. O segmento fraturado foi removido, uma pulpotomia parcial foi concluída e o dente foi restaurado com uma restauração de resina composta.

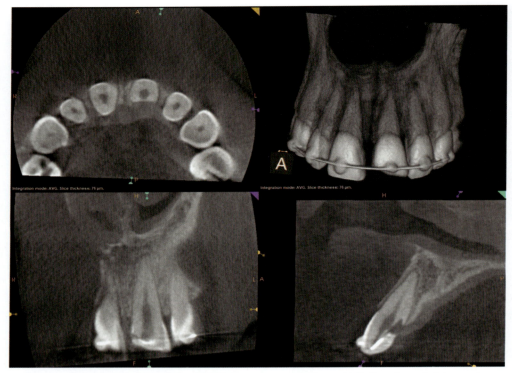

• **Figura 11.6** Tomografia computadorizada de feixe cônico (TCFC) (mesmo caso da Figura 11.5). O corte sagital demonstra o aspecto palatino do incisivo central superior esquerdo, que não foi restaurado de forma adequada. Esse problema não pode ser visualizado clinicamente ou com a radiografia PA (Figura 11.5) tomadas antes da TCFC. A PA (Figura 11.5) mostrou uma restauração intacta no dente 21, e o aspecto palatino não pôde ser visualizado na PA.

Lesões nos tecidos dentais duros e na polpa

Fraturas de esmalte

Lascas ou rachaduras confinadas ao esmalte não constituem uma ameaça direta ao tecido pulpar. No entanto, quando essas rachaduras ou lascas são o resultado de uma lesão por impacto, elas também podem causar uma leve lesão por luxação que pode danificar os vasos sanguíneos que nutrem a polpa. Um sinal clínico de que essa lesão pode ter ocorrido é a sensibilidade à percussão do dente afetado. Se tal lesão for de fato um achado no exame, o clínico deve seguir as diretrizes recomendadas de acordo com o tipo de trauma (discutido posteriormente neste capítulo). Simplesmente alisar quaisquer arestas ou restaurar a estrutura ausente pode ser tudo o que é necessário para resolver as lascas ou rachaduras observadas.

Fraturas da coroa não complexa

As fraturas coronárias não complexa envolvem a dentina assim como o esmalte, mas não resultam em exposição pulpar. Esse tipo de lesão geralmente não é muito doloroso, mas pode representar uma preocupação estética para o paciente. Tal situação não requer cuidados urgentes na maioria dos casos, e geralmente o prognóstico para a sobrevivência pulpar é favorável, a menos que haja uma lesão de luxação concomitante.[18] Se não houver deslocamento observável, pode-se suspeitar de uma lesão de luxação nos casos em que houver sensibilidade à percussão ou sangramento do sulco.

O tratamento de fraturas coronárias não complexas tende a envolver a restauração da estrutura do dente ausente, normalmente usando-se de técnicas de resina composta adesiva (Figura 11.7). Essa abordagem conservadora geralmente não apresenta um risco significativo de patologia pulpar. Uma abordagem ainda mais

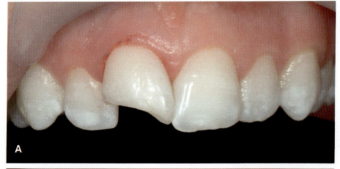

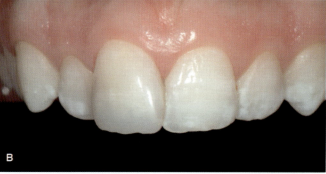

• **Figura 11.7** Fratura coronária não complicada do incisivo central superior direito. Vistas pré-operatória (**A**) e pós-operatória (**B**) da restauração de resina composta. (Cortesia da Dra. Gabriela Ibarra.)

conservadora seria colar o fragmento do dente de volta no lugar caso ele seja recuperado. Tanto os estudos clínicos quanto os experimentos de colagem *in vitro* demonstraram que a recolocação de fragmentos de dentina-esmalte da coroa é um procedimento restaurador aceitável.[38] O emprego dessa técnica restaura a anatomia dentária com a estrutura dentária normal, de forma que a estética e o desgaste combinem com os dentes adjacentes e o estado da polpa possa ser monitorado de forma confiável.

Fraturas complexas da coroa

As fraturas complexas da coroa envolvem o esmalte e a dentina em um local que resulta na exposição do tecido pulpar. A extensão da fratura, o estágio de desenvolvimento da raiz e o tempo desde a ocorrência da lesão devem ser registrados porque esses parâmetros influenciarão as tomadas de decisões quanto ao tratamento.

Considerar a extensão da fratura ajudará a determinar o tratamento da polpa e as necessidades de restauração existentes. Uma fratura menor que parece passível de uma restauração com ácido pode ser um bom candidato para terapia de polpa vital, enquanto uma fratura extensa que exigirá base e coroa para restaurar seria uma candidata para o tratamento endodôntico convencional (Figura 11.8). O plano de tratamento final certamente dependerá da idade do paciente.

O estágio de desenvolvimento da raiz é um fator importante a ser considerado na escolha entre a terapia pulpar vital e o tratamento endodôntico convencional. Dentes com formação de raiz incompleta geralmente têm paredes de dentina finas; portanto, todo esforço deve ser feito para preservar a polpa para que a deposição contínua de dentina possa prosseguir, permitindo o desenvolvimento até sua conclusão. A técnica mais aceita para atingir esse objetivo é uma pulpotomia rasa seguida por uma restauração de resina composta adesiva ou recolocação do fragmento de dentina-esmalte. Dependendo da quantidade de perda dentária e das necessidades de restauração, esse plano de tratamento também pode ser apropriado para dentes totalmente formados em adultos. Porém, se houver perda de estrutura que necessite de uma coroa para restaurar o dente, o tratamento endodôntico é recomendado.[39]

Tratamento de fraturas coronárias

Os dentes com fraturas coronárias que expõem o tecido pulpar podem ser tratados por capeamento pulpar ou pulpotomia rasa, ambos constituindo terapia pulpar vital, ou por tratamento endodôntico convencional. Caso a terapia pulpar vital seja planejada, o prognóstico será maximizado se o tempo entre a lesão e o tratamento for curto, embora haja relatos de procedimentos de pulpotomia bem-sucedidos após várias semanas de exposição.[40-42]

Tratamento de polpa vital

A principal razão para considerar a terapia pulpar vital é preservar o tecido pulpar. Como mencionado anteriormente, essa terapia é de suma importância em dentes com formação radicular incompleta. O desenvolvimento contínuo da raiz resultará no aumento da espessura da dentina, o que se traduzirá em maior resistência estrutural e resistência à fratura. Na literatura clássica, a pulpotomia é descrita como a remoção do tecido pulpar até um ponto apical à junção cemento-esmalte (JCE). Se a dentina cervical não atingiu a espessura ideal, realizar uma pulpotomia dessa maneira evitará qualquer formação de dentina nessa área crítica do dente. Posteriormente, uma abordagem mais conservadora para a remoção da polpa foi popularizada por Cvek, que envolve a remoção de uma quantidade mínima de tecido para que a hemostasia possa ser obtida.[40] Essa técnica preservará não apenas a polpa radicular, mas também, provavelmente, a maior parte da polpa coronária, trazendo a possibilidade de maior formação de tecido duro.

Seleção de caso para terapia de polpa vital

Dentes imaturos e maduros que podem subsequentemente ser restaurados com uma resina composta adesiva são candidatos para a técnica de pulpotomia. Em geral, esse procedimento é mais importante nos dentes imaturos em que a formação da raiz ainda não foi concluída.

Técnica

O procedimento de pulpotomia superficial (Figura 11.9) requer anestesia e isolamento absoluto. Uma vez isolada, a superfície da dentina deve ser limpa para remover qualquer matéria estranha e quaisquer fragmentos soltos que possam remanescer. O tecido de granulação extrudado no local de exposição da polpa pode ser removido com uma cureta de dentina para que o tamanho real da exposição possa ser observado. A seguir, o tecido pulpar é removido até uma profundidade de aproximadamente 2 mm abaixo da exposição. Trata-se de um volume relativamente pequeno de tecido, mas que ajuda a garantir a remoção da polpa contaminada. Esse estágio de remoção da polpa é realizado usando uma broca diamantada, esférica e resfriada à água em uma caneta de alta rotação. Depois de retirar a polpa até a profundidade desejada, a área pode ser irrigada com soro fisiológico e hemostasia obtida, o que ocasionalmente pode demandar leve compressão. Normalmente, a hemostasia é obtida em 5 minutos, momento em que

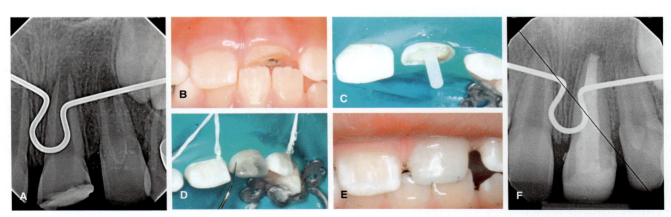

• **Figura 11.8** Radiografia periapical pré-operatória (**A**) e fotografia clínica (**B**) de fratura coronária complicada do incisivo central superior esquerdo. **C** e **D**. Após o término da terapia endodôntica, foi colocado um pino de fibra, seguido da restauração coronal. Os resultados são mostrados em uma fotografia clínica pós-operatória (**E**) e uma radiografia periapical final (**F**).

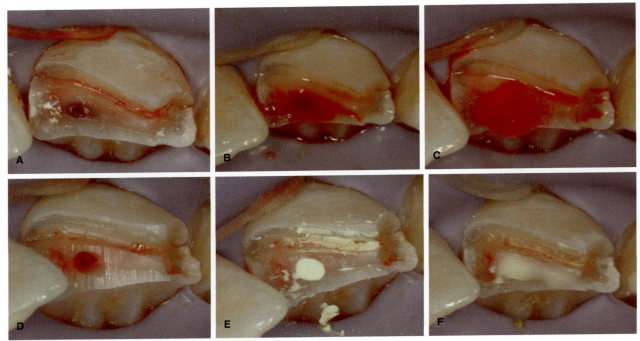

• **Figura 11.9** Fratura complexa da coroa do incisivo central superior direito. O procedimento de pulpotomia parcial é clinicamente ilustrado nas seguintes etapas: **A.** a polpa está exposta; **B.** o tecido pulpar é excisado 2 mm abaixo da exposição; **C.** o sangramento é controlado apenas por pressão (bolinha de algodão umedecida com soro fisiológico); **D.** a hemostasia é obtida; **E.** o selamento utilizando agregado de trióxido mineral branco (MTA) é feito; **F.** a proteção do MTA é obtida usando com um forramento de ionômero de vidro.

o local de exposição deve ser selado com massa biocerâmica ou agregado de trióxido mineral (MTA). Deve-se ter cuidado para evitar forçar o material no espaço da polpa. Caso o MTA seja usado, convém confirmar se ele tomou presa totalmente, o que exige que o paciente retorne no dia seguinte. Com massa biocerâmica de alta viscosidade, o dente pode ser restaurado imediatamente. Ao passo que o local de exposição é selado, o dente é restaurado com uma resina composta adesiva para reproduzir a forma, ou o fragmento de esmalte-dentina é colado de volta no lugar.[43] Essa etapa completa o tratamento, mas o acompanhamento para monitorar o estado da polpa é indicado.

Avaliação de tratamento

O desfecho do tratamento deve ser avaliado após 6 meses e, em seguida, anualmente. Esse exame deve incluir a avaliação da responsividade da polpa ao frio ou TEP, ou ambos. A evidência radiográfica da formação contínua da raiz é uma forte indicação do sucesso do tratamento. Se a polpa permanecer responsiva e se a formação contínua da raiz for observada, o procedimento de terapia de polpa vital seria considerado o tratamento padrão-ouro, que deve ter um prognóstico favorável a longo prazo (Figura 11.10).[42,44]

Tratamento endodôntico

Os dentes com formação radicular completa podem ser tratados pela terapia da polpa vital ou pelo tratamento endodôntico convencional. Nos casos em que a necessidade de restauração ditar que uma coroa, ou particularmente uma coroa retida a pino, são necessárias, o tratamento de canal radicular convencional é necessário.

Fraturas corono-radiculares

Essas fraturas tipicamente se apresentam em uma orientação oblíqua, muitas vezes dividindo a coroa em uma direção diagonal e se estendendo para a superfície da raiz, o que a torna uma lesão mais grave. Uma variação menos comum desse tipo de fratura é aquela em que a coroa parece ter se quebrado (Figura 11.11). As peças são mantidas no lugar apenas pela parte do segmento fraturado que permanece preso ao LP. Nessas fraturas, a polpa geralmente fica exposta.

Em contraste com as lesões por impacto descritas anteriormente, nas quais os dentes posteriores raramente são envolvidos, as fraturas da raiz da coroa são frequentemente vistas tanto em pré-molares como em molares. Fraturas da cúspide que se estendem subgengivalmente são comuns. Em termos de diagnóstico, no entanto, eles podem não somente ser difíceis de identificar nos estágios iniciais de desenvolvimento, mas também exigir transiluminação ou técnica de corante para que sejam detectados nesse ponto. Dificuldades semelhantes são encontradas na detecção de fraturas verticais ao longo do eixo longo da raiz.

As fraturas corono-radiculares dos dentes posteriores nem sempre estão associadas a um único impacto de um evento traumático. Se for esse o caso, entretanto, acidentes envolvendo bicicletas ou veículos motorizados costumam ser os culpados. O risco desse tipo de fratura também aumenta com uma pancada forte no queixo, que pode fazer com que os dentes se batam. Escoriações na pele sob o queixo podem ser um sinal extraoral de tal lesão.

Até recentemente, a remoção de todos os fragmentos soltos era recomendada como parte do exame para determinar a extensão da lesão e determinar a capacidade de restauração do dente ou dentes. Essa prática ainda pode ser necessária em alguns casos, mas com as opções restauradoras atuais em odontologia adesiva, o reparo dessas lesões pode ser mais previsível do que no passado. As recomendações atuais são tentar unir fragmentos soltos, particularmente se o desenvolvimento da raiz ainda não estiver completo.[39]

Os dentes que se apresentam com uma aparência "quebrada" geralmente têm extensão das rachaduras na superfície da raiz. Estudos de imagem adicionais, como radiografias anguladas e TCFC, podem ajudar na identificação de linhas de fratura radicular, bem como óssea (Figura 11.12).[19,45]

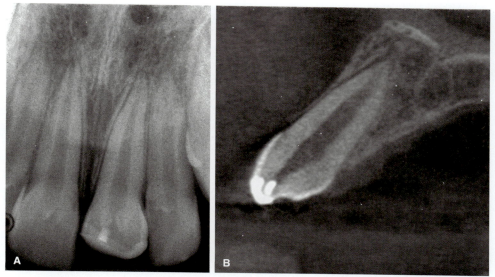

• **Figura 11.10** Acompanhamento de 6 meses após pulpotomia parcial. Radiografia periapical (**A**) e visão sagital (**B**) obtidas com tomografia computadorizada de feixe cônico (TCFC).

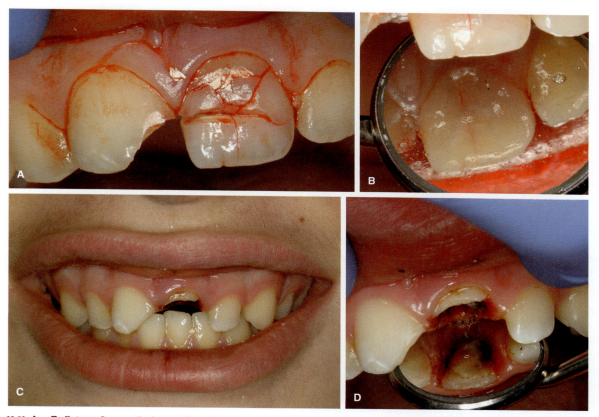

• **Figura 11.11 A** e **B**. Fotografias vestibulares e linguais de uma fratura de coroa e raiz imediatamente após apresentação. **C** e **D**. Imagens após remoção dos segmentos fraturados.

Cuidados de urgência e planejamento de tratamento

Dentes que exibem fraturas da raiz da coroa frequentemente apresentam sintomas significativos de dor e desconforto, particularmente se houver um fragmento móvel que se move facilmente com a fala ou outros movimentos funcionais. Lesões como essas requerem atendimento urgente para aliviar os sintomas do paciente e estabilizar os dentes. Esse cuidado pode consistir simplesmente na colagem de fragmentos dentais soltos, mas muitas vezes inclui também o início do tratamento pulpar (Figura 11.13). Em dentes com formação radicular incompleta, uma pulpotomia rasa seria preferível a uma pulpectomia para que a formação da raiz pudesse continuar. Pulpectomia é o tratamento de escolha se a formação da raiz for completa e totalmente desenvolvida (Figura 11.14). É melhor adiar o tratamento definitivo até que o plano geral de tratamento endodôntico/restaurador tenha sido finalizado.[39]

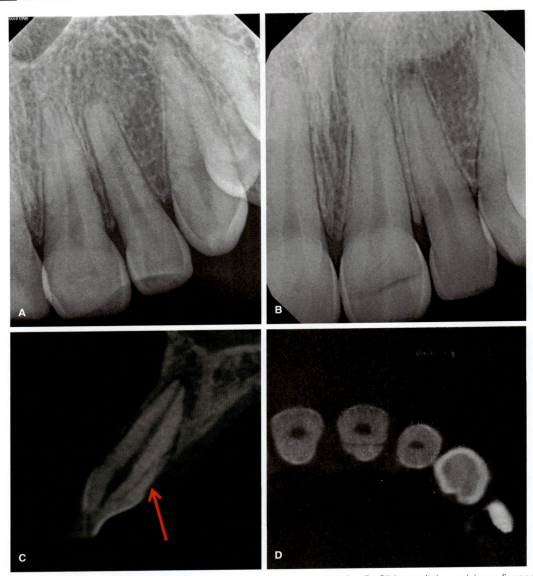

• **Figura 11.12** **A** e **B**. Radiografias periapicais demonstrando traço de fratura em coroa. **C** e **D**. *Slides* sagitais e axiais confirmando a presença e extensão das linhas de fratura (*seta*).

As fraturas corono-radiculares costumam ser complicadas por exposições pulpares e extensa perda da estrutura dentária. No desenvolvimento de um plano de tratamento definitivo, vários aspectos devem ser considerados:

- A pulpotomia ou pulpectomia será a melhor escolha para o tratamento de um dente em particular?
- Após a remoção de todos os fragmentos soltos, o dente ainda será restaurável? No caso de os fragmentos serem unidos para permitir que a formação de raízes continue, isso durará tempo suficiente para que a formação da raiz seja completa ou para permitir que o alvéolo se desenvolva adequadamente para a colocação de um implante?
- A margem subgengival da fratura está em um nível que permitiria uma restauração ou será necessária a extrusão ou cirurgia periodontal?
- O dente deve ser extraído e substituído por uma prótese ou implante? Alternativamente, se o dente for extraído, o espaço pode ser fechado com tratamento ortodôntico?

Essas são algumas considerações críticas que devem ser incluídas na tomada de decisões de tratamento. Devido à complexidade envolvida nesses casos, uma abordagem de equipe envolvendo especialistas em odontopediatria, endodontia, periodontia, ortodontia, cirurgia oral e maxilofacial, bem como prótese dentária, é benéfica no desenvolvimento de um plano de tratamento para otimizar o resultado para o paciente.

Fraturas radiculares

As fraturas radiculares que não envolvem a coroa do dente também são denominadas *fraturas radiculares intra-alveolares*, *fraturas radiculares horizontais* e *fraturas radiculares transversais*, dependendo da localização e da orientação em relação ao longo eixo do dente. Esses tipos de fraturas não ocorrem com frequência e podem ser difíceis de detectar e diagnosticar.[1,19,46,47]

Radiograficamente, uma fratura radicular é visualizada apenas se o feixe passar pela linha de fratura. Como essas fraturas costumam ter orientação oblíqua, podem passar despercebidas em uma radiografia periapical que utiliza a técnica de paralelismo convencional. Por esse motivo, recomenda-se obter uma exposição adicional em um ângulo vertical acentuado sempre que houver suspeita de fratura

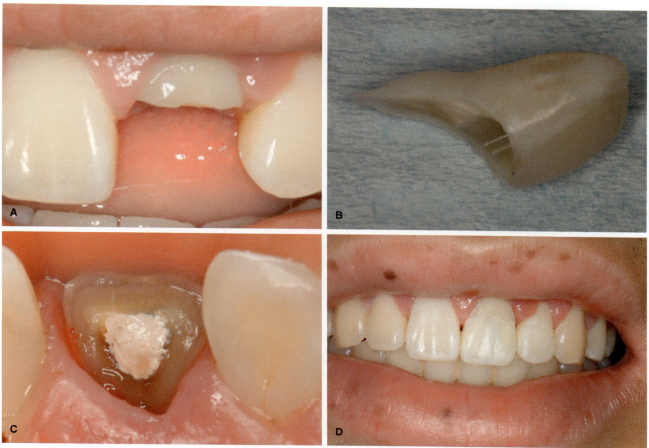

- **Figura 11.13** A a D. Fratura corono-radicular do incisivo central superior esquerdo. Procedimento de urgência para estabilização do fragmento coronal usando condicionamento ácido/resina aplicada à estrutura remanescente do dente.

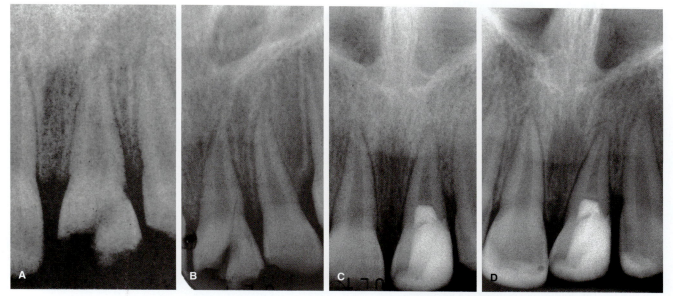

- **Figura 11.14** Fratura radicular do incisivo central superior esquerdo tratada com pulpotomia cervical. **A** e **B**. Radiografias periapicais em diferentes ângulos horizontais. **C**. Acompanhamento de 2 meses. **D**. Acompanhamento de 6 meses.

radicular. Esse ângulo adicional (aproximadamente 45°) permite a detecção de muitas fraturas, particularmente na área apical (Figura 11.15).[46,48] Recentemente, May *et al.* demonstraram que a TCFC é mais útil nos casos em que a radiografia convencional produz resultados inconclusivos ou mostra uma fratura no terço médio da raiz.[49] Nesses casos, a TCFC pode descartar ou confirmar a presença e permitir a avaliação do curso da fratura através da estrutura da raiz em uma direção vestibulolingual (Figura 11.16).

Clinicamente, as fraturas radiculares podem se apresentar através de dentes com mobilidade ou deslocados, com dor à mordida e possível interferência oclusal. Os sintomas são geralmente leves, de modo que, se não houver mobilidade ou deslocamento do segmento coronal, o paciente pode não estar ciente de qualquer problema e sequer procurar tratamento.[50] Em termos gerais, quanto mais cervical (ou coronal) for a localização da fratura, maior será a chance de ocorrer um maior grau de mobilidade e de deslocamento do segmento coronal, assim como maior será a chance de necrose pulpar desse segmento, caso não seja reposicionado prontamente. A contenção é indicada para fraturas que ocorrem no terço cervical ou médio da raiz.[39,51,52] Fraturas radiculares que ocorrem no terço apical normalmente não requerem qualquer tratamento imediato, mas a observação a longo prazo é indicada (Vídeo 11.1).[51]

Atendimento de emergência para fraturas radiculares: especificamente o reposicionamento e a estabilização devem ser concluídos sem demora para o resultado mais favorável (Figura 11.17). O reposicionamento dos segmentos coronais deslocados dos dentes é mais fácil se completado logo após a lesão, porque a cicatrização ainda não terá começado. O reposicionamento tardio pode exigir intervenção ortodôntica para permitir a movimentação do segmento coronal para a posição ideal. Após o reposicionamento, o segmento

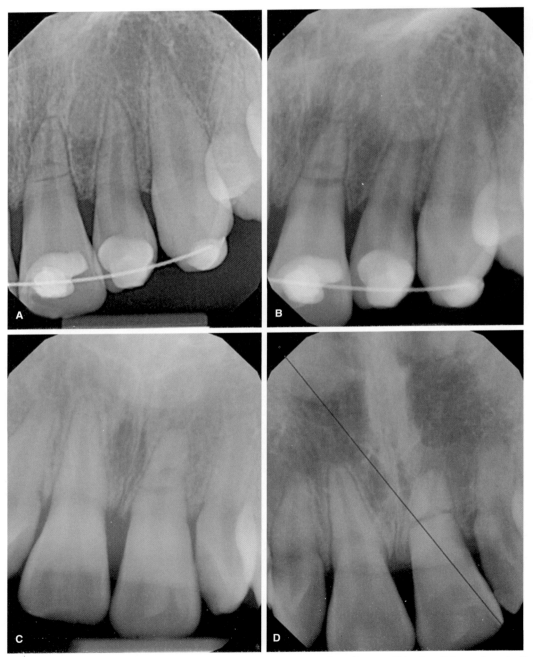

- **Figura 11.15** Fratura radicular do incisivo central superior esquerdo. **A** e **B.** Radiografias pós-operatórias imediatas após redução e imobilização. **C.** Acompanhamento de 6 meses. **D.** Acompanhamento de 18 meses.

CAPÍTULO 11 Manejo de Lesões Dentárias Traumáticas 213

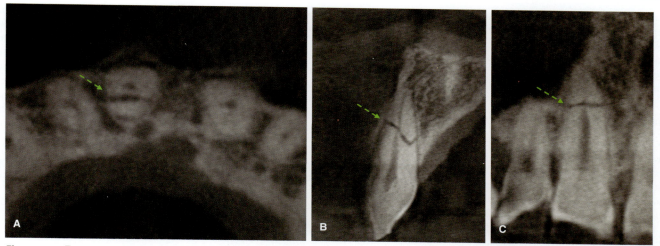

• **Figura 11.16** Fratura radicular do incisivo central superior esquerdo. A tomografia computadorizada de feixe cônico demonstra a fratura em todos os três planos: axial (**A**), sagital (**B**) e coronal (**C**).

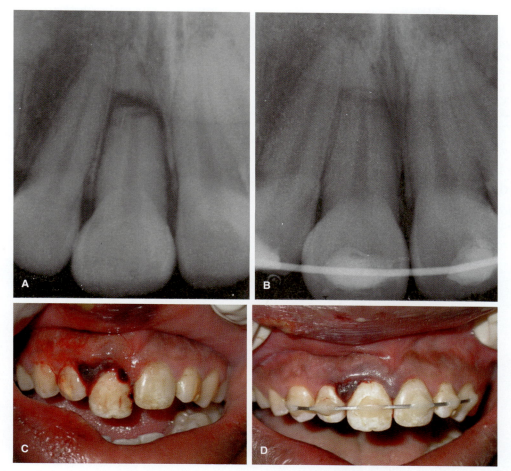

• **Figura 11.17** Fratura radicular do incisivo central superior direito. **A** e **B**. Radiografia periapical e fotografia clínica do dente no momento da chegada do paciente ao pronto-socorro. **C** e **D**. Redução, reposicionamento e imobilização.

coronal deve ser imobilizado para estabilizar sua posição e permitir a reparação dos tecidos periodontais e osso alveolar (ver Figura 11.17). Normalmente, 4 a 6 semanas de estabilização são suficientes, embora as fraturas localizadas próximo à crista do osso alveolar possam exigir períodos mais longos de estabilização.[51] O desfecho desse tratamento deve ser avaliado periodicamente.

Sequelas de fraturas radiculares

A metamorfose cálcica é uma ocorrência comum após uma fratura radicular, geralmente no segmento coronal, mas, por vezes, os segmentos coronal e apical podem ser afetados. Nesse caso, o TEP pode ter valor limitado na avaliação do estado da polpa. Na ausência de outros sinais de necrose pulpar, como radiolucidez, apical ou adjacente à fratura, a falta de resposta à TEP isolada não indica necessariamente a necessidade de tratamento de canal. Frequentemente, a polpa apical permanecerá vital, mesmo que a necrose pulpar se desenvolva no segmento coronário (ver Figura 11.15).[53-56]

A cicatrização de fraturas radiculares ocorrerá por meio da cicatrização do tecido duro ou do tecido conjuntivo, ou ainda pode haver falta de cicatrização. A cicatrização do tecido duro ocorre com a deposição de tecido calcificado originário da polpa apical e do LP e é mais provável de ocorrer quando pouco ou nenhum deslocamento do segmento coronal ocorreu durante a lesão. A cicatrização do tecido conjuntivo é mais provável de ocorrer com maior deslocamento e seria caracterizada por uma linha de fratura que permanece visível radiograficamente, mas a lâmina dura da parede do alvéolo parece estar intacta. A falta de cicatrização após uma fratura radicular ocorre tipicamente na presença de contaminação bacteriana e necrose pulpar. Essa circunstância pode apresentar sintomas apicais, como sensibilidade à percussão.[46,54,57,58]

Tratamento de canal radicular

O tratamento do canal radicular é indicado quando a doença pulpar se desenvolve após uma fratura radicular. Normalmente, essa doença ocorre devido à necrose pulpar no segmento coronal que, posteriormente, levará a alterações inflamatórias nos tecidos de suporte adjacentes, resultando em áreas radiolúcidas adjacentes à fratura (Figura 11.18).[54] Quando necessário, o tratamento endodôntico nesses casos pode ser complexo, e o encaminhamento a um especialista deve ser fortemente considerado. Quando o tratamento é indicado para dentes com fratura radicular horizontal, normalmente é limitado ao segmento coronal, pois a polpa no segmento apical costuma permanecer vital.[53-56]

> **Boxe 11.2 Questões de revisão**
>
> 1. Qual das alternativas a seguir é uma resposta pulpar após um incidente traumático?
>   a. Metamorfose calcificada
>   b. Descoloração da coroa
>   c. Necrose pulpar
>   d. Todas as anteriores
> 2. As respostas não confiáveis aos testes de polpa em dentes em erupção e em desenvolvimento foram atribuídas à
>   a. Falta de fibras nervosas
>   b. Diferenciação tardia das fibras Ad
>   c. Diferenciação tardia das fibras C
>   d. Diferenciação tardia das fibras Ab
> 3. O tratamento de fraturas coronárias não complexas envolve
>   a. Restauração da estrutura do dente ausente
>   b. Pulpotomia
>   c. Terapia de canal radicular
>   d. Extração do dente
> 4. Qual das afirmações a seguir descreve melhor uma pulpotomia de Cvek?
>   a. Remoção de quantidade mínima da polpa coronária
>   b. Remoção de toda a polpa coronária
>   c. Remoção de toda a polpa coronária e parte da polpa radicular
>   d. Sem remoção de qualquer tecido pulpar
> 5. Qual das alternativas a seguir é uma sequela de fraturas radiculares?
>   a. Metamorfose cálcica
>   b. Cicatrização da fratura radicular com tecido duro
>   c. Cicatrização da fratura radicular com tecido conjuntivo
>   d. Todas as anteriores

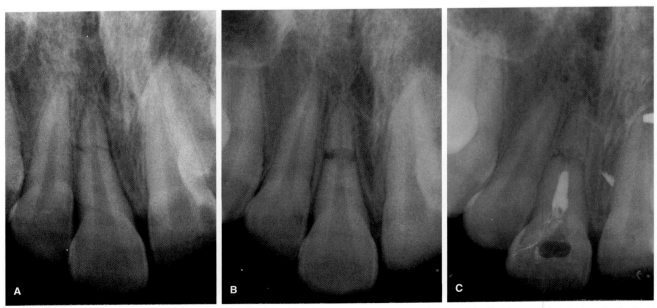

• **Figura 11.18** Fratura radicular do incisivo central superior direito. **A.** Radiografia periapical pré-operatória. **B.** Um mês depois da retirada da contenção. Observe a separação dos fragmentos coronais e apicais. Terapia endodôntica do fragmento coronal foi iniciada. **C.** Acompanhamento de 2 anos.

Lesões ao periodonto

Lesões do periodonto envolvem trauma às estruturas de suporte dos dentes e frequentemente afetam o suprimento neurovascular para a polpa. Essas lesões incluem:
- Concussão
- Subluxações
- Luxações (extrusivas, laterais, intrusivas)
- Avulsões.

Em geral, quanto mais grave o grau de deslocamento do dente do alvéolo, maior o dano ao periodonto e à polpa dentária. As lesões do periodonto podem variar de leves a graves e os tratamentos para cada uma delas podem ser diferentes, dependendo do tipo de lesão.

As descrições clínicas dessas lesões devem ser suficientes para fazer o diagnóstico inicial. No entanto, o estado pulpar deve ser monitorado continuamente até que um diagnóstico definitivo possa ser feito, o que, em alguns casos, pode levar vários meses ou anos. Diclorodifluorometano (DDM) e TEP são usados no monitoramento do estado pulpar.[59] A Tabela 11.2 fornece um resumo dos achados clínicos típicos associados a diferentes tipos de lesões ao periodonto.

Exame, diagnóstico e teste de polpa

Um bom exame clínico seguido de testes de sensibilidade, que incluem frio (DDM) e TEP, deve ser usado para avaliar a resposta sensorial dos dentes que foram lesados. Vários dentes adjacentes e opostos devem ser incluídos no teste. Uma falta de resposta inicial não é incomum, nem uma leitura alta no testador de polpa.[60] Nesses casos, os testes de sensibilidade são repetidos em 4 a 6 semanas, e os resultados, registrados e comparados com as respostas iniciais. Caso a polpa responda em ambos os casos, o prognóstico para a sobrevivência da polpa é bom. Uma resposta pulpar que está ausente inicialmente e presente na segunda visita indica uma provável recuperação da vitalidade, embora casos de reversões subsequentes tenham sido observados.[61] Já se a polpa falhar em responder ambas as vezes, o prognóstico é questionável, e o estado da polpa, incerto. Na ausência de outros achados que indiquem necrose pulpar, o dente é retestado em 3 a 4 meses. A falta de resposta contínua pode indicar necrose pulpar, mas a falta de resposta pode não ser evidência suficiente para fazer um diagnóstico de necrose pulpar; isto é, a polpa pode perder permanentemente o suprimento de nervos sensoriais, mas retém seu suprimento de sangue. Depois de algum tempo, a polpa frequentemente responde ao teste e se recupera.[62]

As lesões de *concussão* geralmente respondem ao teste de polpa. Como a lesão é menos grave, é mais provável que o suprimento sanguíneo pulpar volte ao normal.

Os dentes no grupo com lesão por *subluxação* também tendem a reter ou recuperar a responsividade pulpar, mas de forma menos previsível do que os dentes com lesões por concussão.

As lesões de *luxação laterais*, *extrusivas* e *intrusivas* envolvem o deslocamento dos dentes e, portanto, mais danos aos vasos apicais e nervos. As respostas pulpares em dentes com luxações extrusivas, laterais ou intrusivas geralmente estão ausentes. Essas polpas, em regra, não se recuperam, mesmo que a polpa seja vital (tenha suprimento sanguíneo), porque os nervos sensoriais podem ser danificados permanentemente. As exceções são dentes imaturos com ápices abertos, que frequentemente recuperam ou retêm a vitalidade pulpar (resposta aos testes de sensibilidade) mesmo após lesões graves.[62]

O monitoramento do estado pulpar com teste pulpar e avaliações radiográficas é essencial por um período longo o suficiente para permitir a determinação do real desfecho (esse processo pode levar 2 anos ou mais). O estado pulpar é mais bem monitorado com testes pulpares, achados radiográficos e observação do desenvolvimento de sintomas e de alterações na cor da coroa.[62,63]

Avaliação radiográfica

A radiografia inicial feita após a lesão não revelará a condição pulpar. No entanto, é importante para avaliação da lesão geral do dente e do alvéolo e serve como base de comparação para radiografias subsequentes. Além disso, como afirmado na seção anterior, a TCFC é importante em casos de trauma, especialmente em lesões de luxação e avulsão, quando há suspeita de fratura alveolar concomitante (Figuras 11.19 e 11.20). A imagem 3D permite melhor diagnóstico de fraturas alveolares e confirma a posição correta do dente no alvéolo, conforme afirmado anteriormente neste capítulo.

As radiografias também são indicadas para o diagnóstico precoce e tratamento de reabsorções externas e alterações ósseas perirradiculares. Alterações de reabsorção, particularmente reabsorções externas, podem ocorrer logo após a lesão; se nenhuma tentativa for feita para interromper o processo destrutivo, grande parte da raiz pode ser rapidamente perdida. A reabsorção inflamatória (relacionada à infecção) pode ser interceptada por intervenção endodôntica oportuna.[64]

As radiografias periódicas mostram se a raiz de um dente em desenvolvimento continua crescendo (um sinal positivo que indica recuperação da polpa). Outro achado pode ser calcificação ou obliteração do espaço pulpar, um achado comum após lesões por luxação em dentes imaturos.[65] Também chamada de *metamorfose cálcica*, essa obliteração do canal pode ser parcial ou quase completa (após vários anos) e não indica a necessidade de tratamento de canal radicular, exceto quando outros sinais e sintomas sugerem necrose pulpar.[65]

Alterações de cor da coroa

A lesão pulpar pode causar descoloração, mesmo após alguns dias. As alterações iniciais tendem a ser róseas. Posteriormente, se a polpa não se recuperar e se tornar necrótica, pode haver um escurecimento acinzentado da coroa, muitas vezes acompanhado por uma perda de translucidez (Figura 11.21). Além disso, podem ocorrer alterações de cor como resultado da metamorfose cálcica da polpa. Essas alterações de cor tendem a ser de amarelo a marrom e não indicam doença da polpa. Outros sinais, achados ou sintomas são necessários para diagnosticar a necrose pulpar.[62,65]

A descoloração pode ser revertida. Essa reversão geralmente ocorre relativamente logo após a lesão e indica que a polpa é vital. Por causa das mudanças imprevisíveis associadas aos dentes traumatizados, a avaliação a longo prazo é recomendada.[62]

A próxima parte deste capítulo descreve as lesões e o tratamento recomendado para cada tipo.

Tabela 11.2 Diagnóstico diferencial das lesões mais comuns do periodonto.

	Sensibilidade à percussão	Mobilidade	Deslocamento
Concussão	Sim	Não	Não
Subluxação	Sim	Sim	Não
Luxação	Sim	Sim	Sim

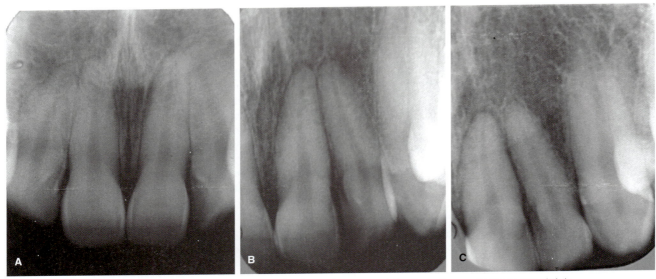

• **Figura 11.19** A-C. Radiografias periapicais não revelaram a posição do dente em relação ao seu alvéolo.

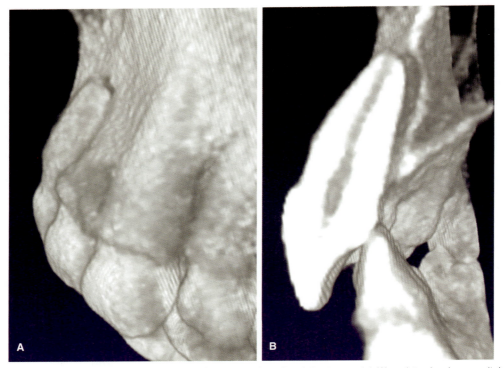

• **Figura 11.20** Tomografia computadorizada de feixe cônico. Reconstrução volumétrica transaxial (**A**) e vista do plano sagital (**B**) demonstrando luxação lateral do incisivo central superior esquerdo com fratura alveolar concomitante.

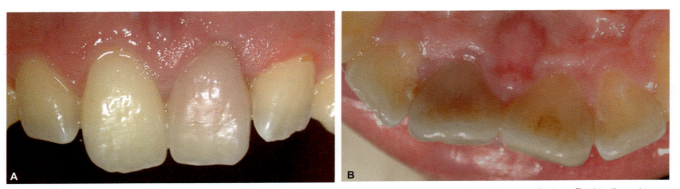

• **Figura 11.21** A cor da coroa muda como resultado de lesão pulpar após uma luxação da lesão: **A.** vista vestibular e **B.** vista lingual.

Concussão

Essa é uma lesão das estruturas de suporte dentário *sem aumento da mobilidade ou deslocamento* do dente, *mas com dor à percussão*. Lesões por concussão geralmente respondem ao teste pulpar porque a lesão é menos grave, uma vez que é mais provável que o suprimento de sangue pulpar volte ao normal. Nenhuma alteração radiográfica foi encontrada.[66]

Tratamento:
1. Observe que geralmente nenhum tratamento é necessário
2. Prescreva uma dieta leve por 14 dias
3. Prescreva enxágues com clorexidina
4. Acompanhamento.

Subluxação

A subluxação é uma lesão das estruturas de suporte dentário, resultando *em maior mobilidade*, mas *sem deslocamento do dente*. Embora sangramento sulcular possa estar presente, esse achado clínico não fornece um diagnóstico.

Os dentes com lesões por subluxação são sensíveis à percussão. Os dentes não são deslocados, e a polpa pode responder normalmente ao teste, às vezes depois de inicialmente não responder. Nenhuma alteração radiográfica é observada.[66]

Tratamento:
1. Observe que geralmente nenhum tratamento é necessário
2. Alivie a oclusão
3. Prescreva uma dieta leve
4. Aplique contenção somente em caso de afrouxamento acentuado por até 2 semanas[67]
5. Prescreva enxágues com clorexidina
6. Acompanhe e monitore o estado pulpar.

Luxação

A luxação é uma lesão das estruturas de suporte dentário que resulta *em aumento da mobilidade, com deslocamento do dente*.[66] A lesão pode deslocar o dente em três direções possíveis: extrusiva, lateral ou intrusiva.

Luxação extrusiva

Com a luxação extrusiva, os dentes são parcialmente deslocados do longo eixo do alvéolo dental. Os dentes extruídos aumentam muito a mobilidade, e as radiografias mostram deslocamento. A polpa geralmente não responde ao teste.[59,66]

Luxação lateral

Os dentes podem ser deslocados em qualquer direção, exceto axialmente. Esses dentes podem ser deslocados para sentido lingual, vestibular, mesial ou distal (ou seja, para longe de sua posição normal na direção horizontal).[66] No entanto, esse tipo de lesão por luxação geralmente é acompanhado por cominuição ou fratura do osso vestibular ou do osso alveolar palatino/lingual. Essa consequência se deve ao impacto, que geralmente é proveniente por vestibular, que provoca o deslocamento da coroa para lingual e do ápice para vestibular, gerando uma fratura alveolar subsequente. Se o ápice foi severamente deslocado, a polpa pode perder permanentemente o suprimento de nervo sensorial, mas retém seu suprimento de sangue. Um som metálico na percussão pode indicar que a ponta da raiz foi forçada para o osso alveolar.

Tratamento para luxações extrusivas e laterais:
1. Reposicione e imobilize. Lesões de luxação extrusiva e lateral requerem reposicionamento e imobilização. A duração da imobilização varia de acordo com a gravidade da lesão. As extrusões podem precisar de apenas 2 semanas, enquanto as luxações laterais que envolvem fraturas ósseas precisam de 4 semanas[66]
2. Prescreva uma dieta macia
3. Prescreva enxágues com clorexidina
4. Trate com terapia endodôntica. O tratamento endodôntico é indicado para dentes com diagnóstico de pulpite irreversível ou necrose pulpar. Esse diagnóstico geralmente requer uma combinação de sinais e sintomas, como descoloração da coroa, falta de resposta ao estímulo pulpar através do teste pulpar e lesão perirradicular observada radiograficamente[66]
5. Monitore para possível tratamento endodôntico. Casos graves de luxação extrusiva ou lateral de dentes maduros podem exigir terapia endodôntica nas primeiras 2 semanas para prevenir o início da reabsorção (Figura 11.22).

Luxação intrusiva

Nesse tipo de lesão, os dentes são forçados para dentro dos alvéolos em uma direção axial (apical), às vezes a ponto de não ser clinicamente visível. Eles não têm mobilidade, assemelhando-se a anquiloses (Figura 11.23).[68,69]

Tratamento para luxação intrusiva

Esse tratamento difere ligeiramente dos casos de luxação extrusiva e lateral e depende do estágio de maturação radicular.[68-70]

Ápice aberto

Se a raiz estiver incompletamente formada com um ápice aberto, ela pode se reposicionar espontaneamente. Um estudo clínico revelou que em pacientes jovens de 12 a 17 anos de idade com formação radicular completa, a reerupção espontânea é possível e foi considerada o melhor tratamento em relação à cicatrização periodontal marginal.[68]

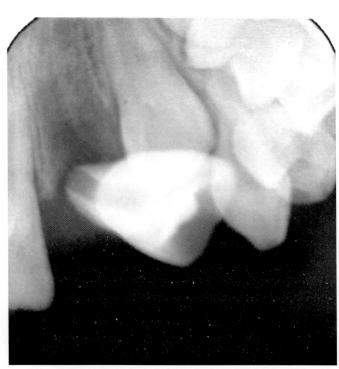

• **Figura 11.22** Luxação extrusiva grave. O dente foi retido apenas pelo tecido mole.

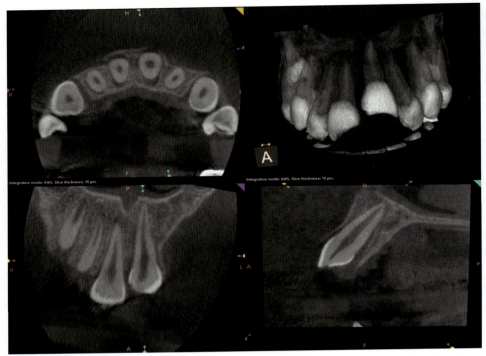

• **Figura 11.23** Luxação intrusiva grave: a imagem tomográfica computadorizada de feixe cônico mostra a extensão de intrusão do incisivo central superior esquerdo.

Em dentes com raízes imaturas, a polpa pode revascularizar.[68,71] No entanto, o paciente deve ser monitorado cuidadosamente, pois podem surgir complicações que incluem necrose pulpar junto com a falta de desenvolvimento contínuo da raiz. O tratamento endodôntico deve ser realizado nesses casos.

Ápice fechado

Em pacientes mais velhos (ou seja, com mais de 17 anos de idade) com formação completa da raiz, deve-se tentar a extrusão cirúrgica ou ortodôntica. Dentes intrusivamente luxados sofrem necrose pulpar em aproximadamente 85% a 100% das vezes.[68,69,71,72] Consequentemente, a terapia do canal radicular é indicada para esses dentes nas primeiras 2 semanas para prevenir o início da reabsorção.

Avulsão

Esta circunstância pode ser descrita como a separação completa de um dente de seu alvéolo através de uma lesão traumática. Tal separação pode causar danos extensos à polpa e aos tecidos periodontais. O prognóstico dos dentes depende inteiramente do *tempo/período de desidratação extraoral* e do *meio de armazenamento*. O meio de armazenamento é importante para preservar as células do LP e as fibras aderidas à superfície da raiz.[73]

Tratamento

Podem ocorrer três situações de avulsões: (1) o dente já foi reimplantado; (2) o tempo de desidratação extraoral foi inferior a 60 minutos; ou (3) o dente ficou fora por *mais de* 60 minutos e não foi mantido em um meio adequado.

Reimplante imediato

O prognóstico é melhorado com o reimplante imediatamente após a avulsão e deve ser sempre incentivado.[74-76]

- Deixe o dente no lugar
- Limpe a área com *spray* de água, soro fisiológico ou clorexidina
- Verifique a posição normal do dente reimplantado clínica e radiograficamente
- Aplique uma contenção flexível por até 2 semanas. Administre antibióticos sistêmicos
- Se o dente avulsionado estiver em contato com o solo e se a vacina contra o tétano for incerta, consulte um médico para um reforço antitetânico
- Inicie o tratamento endodôntico em 7 a 10 dias após o reimplante e antes da remoção da contenção.

Reimplante em 60 minutos de avulsão – dente com ápice fechado

Se o reimplante não for viável no local da lesão, o dente deve ser levado ao consultório odontológico em meio para mantê-lo úmido e prolongar a vitalidade das células do LP.[77,78] O meio de armazenamento mais comum é Hanks Balanced Salt Solution (HBSS), que está disponível comercialmente como um kit (Save-A-Tooth; Phoenix-Lazerus, Pottstown, Pennsylvania, EUA). No entanto, se não estiver disponível, leite é uma excelente alternativa.[79-84]

Quando o paciente chega, as seguintes etapas são recomendadas:

1. Coloque o dente em uma xícara de soro fisiológico enquanto se prepara para o reimplante
2. Faça radiografias da área da lesão para procurar evidências de fratura alveolar. Considere o uso de TCFC, se indicado
3. Administre anestésico local
4. Examine o local da avulsão cuidadosamente para qualquer fragmento de osso solto que possa ser removido. Se o alvéolo estiver colapsado, abra-o suavemente com um instrumento
5. Limpe a superfície da raiz e o forame apical com um jato de soro fisiológico e mergulhe o dente no soro fisiológico, removendo assim a contaminação e as células mortas da superfície da raiz
6. Irrigue o alvéolo suavemente com soro fisiológico para remover o coágulo contaminado

7. Segure a coroa do dente e evite manusear a raiz e reimplante o dente com leve pressão digital para conseguir assentamento completo
8. Verifique o alinhamento adequado e corrija qualquer hiperoclusão. As lacerações de tecidos moles devem ser suturadas com firmeza, principalmente na região cervical
9. Estabilize o dente por 2 semanas com uma contenção flexível; fios de náilon, aço inoxidável ou níquel-titânio de até 0,016 pol. (0,4 mm) de diâmetro são significativamente mais flexíveis.[85]

Reimplante em 60 minutos após a avulsão – dente com ápice aberto

Quando o paciente chega, as seguintes etapas são recomendadas:

1. Coloque o dente em uma xícara de soro fisiológico no decorrer da preparação para o reimplante
2. Administre um anestésico local
3. Examine a cavidade alveolar, procurando por fratura da cavidade da parede
4. Se disponível, cubra a superfície da raiz topicamente com um antibiótico à base de tetraciclina antes de reimplantar o dente[86-88]
5. Reimplante o dente com uma leve pressão digital
6. Suture lacerações gengivais, principalmente na região cervical
7. Verifique a posição normal do dente reimplantado
8. Aplique uma contenção flexível por 2 semanas
9. Se o dente avulsionado estiver em contato com o solo e se a vacina antitetânica for incerta ou se o dente anterior tiver sido administrado há mais de 10 anos, consulte um clínico para um reforço do tétano.
10. Administre antibióticos sistêmicos. Ao contrário dos dentes maduros para os quais a terapia endodôntica deve ser iniciada dentro de 1 semana, dentes imaturos com ápices abertos podem revascularizar, mas devem ser avaliados em intervalos regulares de 2, 6 e 12 meses após o reimplante. Se as avaliações subsequentes indicarem necrose pulpar, falta de desenvolvimento radicular e fechamento apical, o tratamento endodôntico, provavelmente incluindo apicificação, é indicado.[89]

Reimplante com tempo de desidratação superior a 60 minutos – dente com ápice fechado

Se um dente ficou fora do alvéolo por mais de 60 minutos (e não foi mantido úmido em um meio adequado), as células e fibras do LP não sobreviverão, independentemente do estágio de desenvolvimento da raiz.[73,79] A reabsorção radicular por substituição (caracterizada por anquilose) é provavelmente a eventual sequela do reimplante. Portanto, os esforços de tratamento antes do reimplante incluem o tratamento da superfície da raiz com flúor para retardar o processo de reabsorção.[73]

Quando o paciente chega, as seguintes etapas são recomendadas:

1. Examine a área de avulsão do dente e as radiografias em busca de evidências de fraturas alveolares
2. Remova o tecido mole inserido/LP não viável cuidadosamente com gaze
3. O tratamento do canal radicular pode ser realizado antes do reimplante ou em 2 semanas
4. Administre anestesia local
5. Irrigue a cavidade com soro fisiológico
6. Reimplante o dente lentamente com uma leve pressão digital
7. Verifique a posição normal do dente reimplantado clínica e radiograficamente
8. Estabilize o dente por 4 semanas com uma contenção flexível
9. Administre antibióticos sistêmicos
10. Se o dente avulsionado estiver em contato com o solo e se a vacina antitetânica for incerta, consulte um clínico para um reforço contra tétano.

Sugere-se que o dente seja imerso em uma solução de fluoreto de sódio a 2,4% (acidulado a um pH de 5,5) por 20 minutos para retardar a substituição óssea, mas essa abordagem não é uma recomendação absoluta.[90]

Reimplante com tempo de desidratação superior a 60 minutos – dente com ápice aberto

O manejo desses dentes é semelhante ao de um ápice fechado.

1. Remova cuidadosamente os tecidos moles inviáveis fixados com gaze
2. O tratamento endodôntico pode ser realizado antes do reimplante ou 7 a 10 dias depois
3. Administre anestesia local
4. Irrigue o alvéolo com soro fisiológico
5. Examine a cavidade alveolar
6. Replante o dente lentamente com uma leve pressão digital
7. Verifique a posição normal do dente reimplantado clínica e radiograficamente
8. Estabilize o dente por 4 semanas usando uma contenção flexível
9. Administre antibióticos sistêmicos
10. Se o dente avulsionado estiver em contato com o solo e se a vacina antitetânica for incerta, consulte um clínico para um reforço antitetânico.

Instruções ao paciente

Os antibióticos são recomendados para pacientes com dentes avulsionados replantados.[91,92]

- Para crianças menores de 12 anos, pode ser prescrita penicilina V 25-50 mg/kg de peso corporal em doses divididas a cada 6 horas por 7 dias
- Em pacientes com 12 anos de idade ou mais, a recomendação atual é doxiciclina 100 mg 2 vezes/dia, durante 7 dias. A amoxicilina em dose adequada para idade e peso também pode ser administrada como alternativa à tetraciclina.

Uma vacina de reforço de antitetânica é recomendada se a anterior foi administrada há mais de 10 anos.[93] Os cuidados de suporte são importantes. Deve-se instruir o paciente (e os pais) a manter uma dieta leve por até 2 semanas, a escovar com uma escova de dente macia após cada refeição e a usar enxágue bucal com clorexidina (0,12%) 2 vezes/dia, durante 1 semana.

Sequela de traumatismo dentário

Necrose pulpar

Quando a polpa é diagnosticada como necrótica, o principal fator a ser considerado é o estágio de desenvolvimento radicular. Se a raiz estiver totalmente amadurecida, a terapia endodôntica é o tratamento de escolha, conforme será descrito na próxima seção. Em dentes imaturos com ápices abertos, as opções de tratamento incluem apicificação ou, mais recentemente, tratamento endodôntico regenerativo.

Dentes com ápices abertos

1. *Apicificação com hidróxido de cálcio:* a apicificação pode ser feita da maneira tradicional, que inclui o uso do hidróxido de cálcio por até 18 meses. Esse método foi introduzido pela primeira vez por Kaiser em 1964 e popularizado por Frank em

1966.[94,95] Muitos estudos descreveram o sucesso da formação de uma barreira apical com o uso de hidróxido de cálcio a longo prazo.[96,97] No entanto, esses processos de tratamento a longo prazo podem resultar na diminuição da resistência à fratura desses dentes.[98–100]

2. *Apicificação com MTA:* em 2001, Witherspoon e Ham relataram o uso de MTA para tratamento de apicificação em uma única visita de dentes imaturos com polpas necróticas.[101] Esse estudo demonstrou que o uso de um *plug* apical de MTA proporcionou um arcabouço para a formação de uma barreira de tecido duro e, posteriormente, um melhor selamento apical. Além disso, o tampão apical MTA demonstrou aumentar a resistência à fratura de dentes imaturos.[102,103]

3. *Endodontia regenerativa:* os procedimentos endodônticos regenerativos (REPs) para o tratamento de dentes imaturos com polpas necróticas e periodontite apical têm ganhado muita atenção nos últimos anos.[104,105] Estudos têm demonstrado que, embora os resultados desses procedimentos sejam um tanto imprevisíveis, ocorre, em casos de sucesso, aumento da espessura da parede do canal e do comprimento da raiz, o que torna esses dentes menos sujeitos a fraturas.[104-107]

Dentes com ápices fechados

Tratamento endodôntico

Uma lesão por avulsão faz com que o suprimento neurovascular seja severamente comprometido junto com a perda de vascularização da polpa, causando necrose.[75,108] No dente reimplantado maduro, o tratamento endodôntico é indicado e deve ser iniciado 7 a 10 dias após o reimplante.[21] O uso de hidróxido de cálcio como medicamento antimicrobiano entre as consultas pode ser útil.[92,109] É particularmente benéfico se o canal radicular estiver infectado, uma condição que provavelmente ocorrerá quando o tratamento do canal radicular for atrasado mais de algumas semanas após o reimplante. No entanto, conforme discutido na seção anterior, a terapia de hidróxido de cálcio a longo prazo pode diminuir significativamente a resistência à fratura.[98-100]

O procedimento consiste na limpeza e na modelagem, seguido da colocação de hidróxido de cálcio por um período mínimo de 1 a 2 semanas.[109] O canal radicular é então obturado com guta-percha e cimento. A avaliação a longo prazo é necessária para monitorar uma possível reabsorção.

A restauração do acesso coronal é necessária ao passo que o tratamento endodôntico seja concluído. Essa etapa é importante para evitar a invasão bacteriana para o sistema de canais radiculares.[110,111]

Obliteração do canal pulpar (metamorfose cálcica)

A calcificação completa ou parcial do espaço do canal radicular é um achado comum após lesões por luxação em dentes imaturos com polpa bem vascularizada.[65,112] A obliteração do canal pode ser parcial ou quase completa (após vários anos) e não indica a necessidade de tratamento de canal, exceto quando outros sinais e sintomas sugerem necrose pulpar.[65]

Reabsorção radicular

A reabsorção radicular externa é uma ocorrência frequente em dentes avulsionados reimplantados.[113] Três tipos foram identificados e estudados extensivamente: superficial, inflamatória e por substituição.[114,115]

Reabsorção superficial

Também chamada de "reabsorção relacionada ao reparo", a reabsorção superficial é transitória e apresenta-se como lacunas de reabsorção no cemento de dentes reimplantados. Elas geralmente não são visíveis nas radiografias. Se a reabsorção não continuar, as lacunas são reparadas por deposição de novo cemento.

Reabsorção inflamatória

A reabsorção inflamatória se dá como resposta à presença de tecido pulpar necrótico infectado em conjunto com a lesão do LP (Figura 11.24). Ocorre com dentes reimplantados além de outros tipos de lesões por luxação. A reabsorção inflamatória é caracterizada pela perda da estrutura dentária e do osso alveolar adjacente. A reabsorção geralmente diminui após a remoção da polpa necrótica infectada, e o prognóstico, portanto, é bom. Dessa forma, o tratamento do canal radicular é recomendado rotineiramente para dentes reimplantados com ápices fechados a fim de prevenir a ocorrência de reabsorção inflamatória.

Reabsorção por substituição externa (relacionada ao LP)

Na reabsorção por substituição, a estrutura do dente é reabsorvida e substituída por osso, resultando em anquilose, na qual o osso funde-se diretamente à superfície da raiz (Figura 11.25). As características da anquilose são falta de mobilidade fisiológica, falha do dente em irromper junto com os dentes adjacentes (levando à infraoclusão em jovens) e um som metálico "sólido" na percussão. Atualmente, nenhum tratamento está disponível para reabsorção por substituição, que tende a ser progressiva até que a raiz seja completamente substituída por osso.[114-116] Em dentes que tiveram longos períodos extraorais, o processo de reabsorção pode ser retardado (mas não interrompido) pela imersão do dente em flúor antes do reimplante.[117-119] Pesquisas estão em andamento para delinear o mecanismo de reabsorção de substituição e encontrar vários métodos para retardar ou interromper o processo.[117]

Fraturas alveolares

Lesões por necrose pulpar e luxação estão frequentemente associadas a fraturas alveolares, que por sua vez podem estar associadas a outras lesões faciais importantes (Figura 11.26).[120] É imprescindível diagnosticar a presença da fratura, o que ditaria as opções de tratamento e manejo, consistindo na redução e imobilização do segmento aos dentes adjacentes. O uso de TCFC é altamente recomendado (conforme mencionado anteriormente neste capítulo). Quando o paciente pode ter os dentes examinados, são avaliados aqueles que estão na linha de fratura e os dentes adjacentes. A falta de resposta ao teste pulpar, se não revertida em 3 a 6 meses, pode indicar necrose pulpar, mas a presença de outros indicadores (radiolucidez apical ou sintomas) é necessária antes que o tratamento endodôntico seja recomendado.[121] Lesões faciais maiores geralmente são tratadas por cirurgiões bucomaxilofaciais que também cuidariam do trauma dentário relacionado.

Manejo de lesões traumáticas na dentição decídua

Crianças pequenas são frequentemente difíceis de examinar e tratar, principalmente devido à experiência traumática sustentada e ao medo. Em alguns casos, o tratamento de lesões traumáticas da dentição decídua pode refletir os da dentição permanente; no entanto, o clínico deve estar ciente de que a raiz do dente decíduo lesado pode estar bem próxima ao sucessor permanente (Figura 11.27). O tratamento envolve um exame clínico e radiográfico minucioso,

CAPÍTULO 11 Manejo de Lesões Dentárias Traumáticas

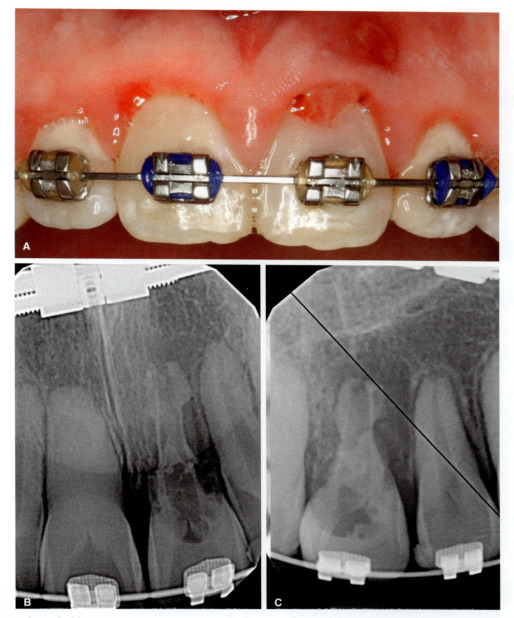

• **Figura 11.24** Um paciente de 14 anos apresentou-se para consulta 5 anos após a avulsão do incisivo central superior esquerdo. Uma fotografia clínica (**A**) e exame radiográfico (**B** e **C**) revelaram a presença de reabsorção radicular inflamatória externa.

seguido de um diagnóstico e do tratamento necessário, lembrando que essas lesões podem ter ou não efeitos significativos nos sucessores permanentes.[122-124] Vários estudos relataram as possíveis sequelas para os dentes permanentes após o trauma nos dentes decíduos. Esses incluíram principalmente descoloração, malformação dentária e hipoplasia do esmalte.[122,125] Após o diagnóstico e uma explicação das opções de tratamento aos pais ou responsáveis, o clínico, juntamente com os pais ou responsáveis, deve decidir a opção de tratamento que beneficiaria o paciente.

Os dentes decíduos podem suportar vários tipos de trauma; entretanto, as lesões de luxação são as mais comuns e a maioria delas cicatriza espontaneamente.[126-129] Algumas outras lesões, como fraturas coronárias complexas (com exposição pulpar), fraturas radiculares, fraturas alveolares, luxações extrusivas e laterais, requerem tratamento urgente (Figura 11.28). As opções de tratamento dependem da proximidade do ápice do dente decíduo e de seu sucessor permanente em desenvolvimento e do grau de reabsorção radicular do dente decíduo. Portanto, o tratamento deve ter como objetivo minimizar trauma adicional ou danos aos sucessores permanentes.

A seguir estão algumas das diretrizes para o tratamento de dentes decíduos traumatizados.[127,128]

Fratura de esmalte

Arredondar as bordas afiadas. Nenhum tratamento adicional é necessário.

Fraturas da coroa sem exposição pulpar

Se o local da fratura for pequeno, arredondar as arestas afiadas ou selar a dentina exposta com ionômero de vidro. Se o segmento fraturado for maior, o dente pode ser restaurado com uma restauração de resina composta.

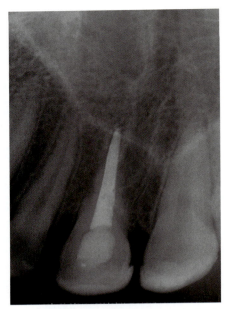

• **Figura 11.25** Radiografia periapical de um paciente de 12 anos, 2 anos após reimplante do incisivo central superior direito. Observe a presença de reabsorção radicular por substituição (dentina substituída por osso) na ausência de radiolucidez.

Fraturas da coroa com exposição pulpar

O tratamento deve ter como objetivo a preservação da vitalidade pulpar. Pulpotomia parcial com hidróxido de cálcio seguido por um forro de ionômero de vidro e uma restauração de resina composta deve ser o tratamento de escolha, se possível. No entanto, a extração pode ser indicada, dependendo da idade do paciente, bem como de sua cooperação e capacidade de enfrentamento.

Fraturas coronorradiculares

Se a fratura envolver apenas uma pequena parte da raiz e o resto do dente for estável e permitir uma restauração coronal, apenas o fragmento fraturado deve ser removido. Se a fratura coroa-raiz for grande e/ou expuser a polpa, a extração é indicada.

Fraturas radiculares

Se o fragmento coronal não for deslocado, nenhum tratamento é necessário, a menos que problemas se desenvolvam posteriormente.

Se o fragmento coronal for deslocado, o reposicionamento e a imobilização podem ser considerados. Caso o reposicionamento não seja uma opção, o tratamento de escolha é remover o segmento coronal e deixar o ápice radicular *in situ*. Qualquer tentativa de remover o ápice da raiz pode danificar o germe do dente permanente.

Fraturas alveolares

As fraturas alveolares são lesões graves que podem exigir o tratamento enquanto o paciente está sob anestesia geral. Os segmentos deslocados devem ser reposicionados e imobilizados por até 4 semanas. Os dentes na linha de fratura devem ser monitorados.

Lesões de luxação

Concussão e subluxação

Essas lesões não requerem nenhum tratamento além da promoção de uma boa higiene oral para prevenir complicações de cura. Escovação com escova de dente macia e uso de colutórios sem álcool. Deve-se encorajar a clorexidina a 0,12% topicamente na área afetada com um cotonete por 1 semana. A descoloração da coroa pode ocorrer após uma lesão de luxação.

Essa descoloração costuma ser a principal queixa ao buscar tratamento. No entanto, estudos têm demonstrado que a associação positiva entre o estado da polpa e a descoloração da coroa deve ser considerada com cautela e que a descoloração não é considerada uma indicação de tratamento.[130-133] Os dentes descoloridos devem ser acompanhados e tratados quando surgirem sinais de infecção (p. ex., trato sinusal, abscesso etc.). A obliteração do canal pulpar é a outra sequela comum após lesões de luxação. Essa obliteração muda a coroa primária para uma cor amarela mais escura, que não é patológica nem requer tratamento (Figura 11.29).[127,128,134]

Luxações extrusivas

O tratamento dependeria do grau de extrusão, da formação da raiz, da mobilidade e da capacidade da criança em cooperar com o procedimento de tratamento. Para pequenas extrusões, o dente

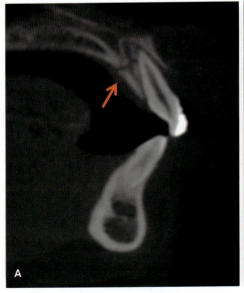 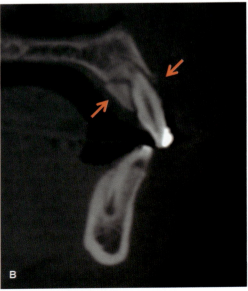

• **Figura 11.26** Fraturas alveolares das tábuas corticais lingual (**A** e **B**) e vestibular (**B**).

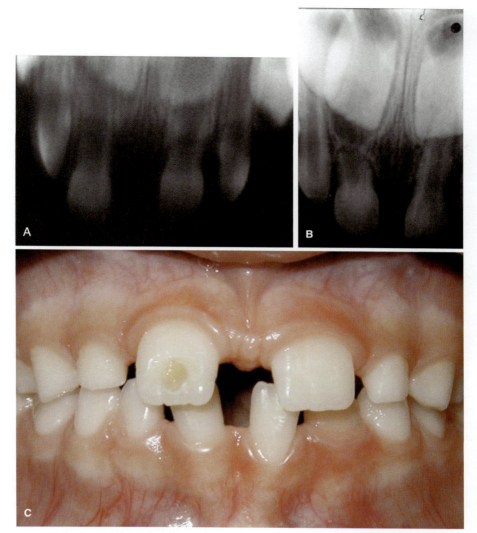

• **Figura 11.27** Hipoplasia em um incisivo permanente após avulsão e subsequente reimplante de um incisivo central primário. Um menino de 1 ano caiu e bateu os incisivos centrais contra uma mesa. O incisivo central direito decíduo foi avulsionado e reimplantado. O paciente seguiu um curso de 7 dias de amoxicilina. **A.** A radiografia no momento da lesão mostra o incisivo central imaturo reimplantado. **B.** No controle de acompanhamento de 3 anos e 5 meses, a raiz foi quase completamente reabsorvida. O dente contralateral mostra a formação completa da raiz. **C.** Hipoplasia coronária do sucessor permanente direito no controle de acompanhamento de 7 anos.

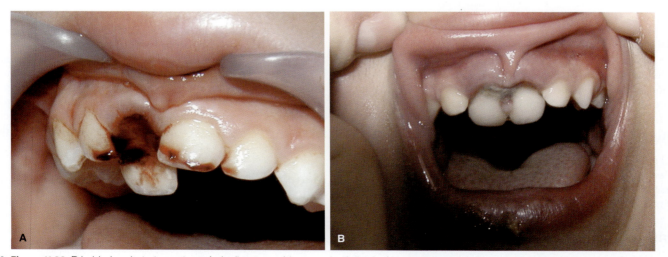

• **Figura 11.28** Prioridades do tratamento após lesões traumáticas na dentição decídua incluem cuidados urgentes para aliviar a dor e permitir a recuperação da função mastigatória. **A.** Deslocamento grave do dente. **B.** Luxação extrusiva de ambos os incisivos centrais decíduos.

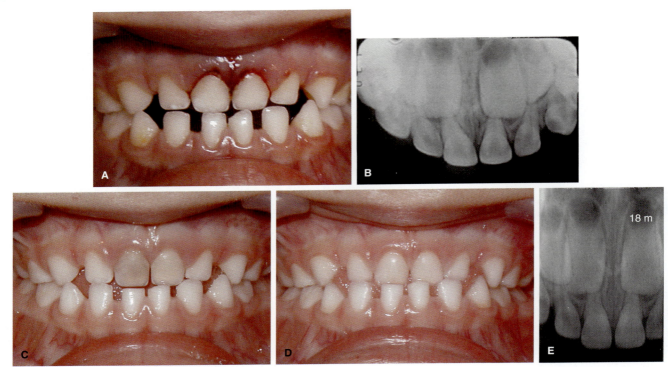

- **Figura 11.29** Alterações de cor em dentes decíduos após uma lesão por subluxação. Uma menina de 5 anos caiu enquanto brincava e bateu os dentes anteriores no chão. **A.** A menina chegou à clínica em 1 hora para exame clínico. Ambos os incisivos centrais eram móveis, mas não deslocados. Foi observado sangramento na fenda gengival. Devido à menor interferência oclusal, foi realizado um ligeiro ranger dos dentes opostos. As instruções de higiene oral dadas à mãe incluíam o uso tópico de clorexidina. **B.** A radiografia no momento da lesão não mostra alterações radiográficas. **C.** Após 1 mês, não houve interferência oclusal, mas descoloração cinza é vista em ambos os incisivos centrais. **D.** No controle de acompanhamento de 18 meses, a cor das coroas havia voltado ao normal. **E.** Radiografia periapical mostra obliteração do canal pulpar em ambos os dentes traumatizados.

pode ser deixado sem tratamento para realinhamento espontâneo ou reposicionado se houver interferência oclusal. A extração pode ser o tratamento de escolha para dentes severamente extruídos.

Luxações laterais

Para luxações laterais menores, o dente pode ser deixado sem tratamento para realinhamento espontâneo ou reposicionado se houver interferência oclusal. Em caso de pequenas interferências oclusais, pequenos ajustes oclusais podem ser indicados. Em casos de interferências oclusais mais graves, o dente pode ser reposicionado após o uso de anestesia local. Em casos de deslocamento grave (a coroa é deslocada para vestibular), a extração é o tratamento de escolha.

Luxações intrusivas

Se o ápice do dente decíduo for deslocado em direção ou através do osso vestibular, o dente pode ser deixado no local para o reposicionamento espontâneo.[126,129] O dente intruído deve ser extraído com cuidado se colidir com o sucessor permanente.

Avulsões

O reimplante de dentes decíduos avulsionados não é recomendado devido ao risco de dano ao sucessor permanente (Figura 11.30). O exame radiográfico auxilia na confirmação do dente avulsionado e no estágio de desenvolvimento do botão permanente do dente.

Instruções ao paciente

Os pais devem receber informações sobre como escovar dentes de suas crianças após uma lesão. Higiene bucal cuidadosa após cada refeição, além do uso tópico de clorexidina a 0,12% 2 vezes/dia, durante 1 semana deve ser recomendado. Recomenda-se também dieta leve por 10 dias e restrição do uso de chupeta. Não há evidências que apoiem o uso de antibióticos sistêmicos no tratamento de lesões de luxação da dentição decídua.[127] Se o estado de saúde da criança justificar a cobertura de antibióticos, o clínico deve entrar em contato com o pediatra sempre que possível, porque este último pode dar recomendações para uma condição clínica específica.

Prevenção

Traumas dentais e maxilofaciais são comuns e vistos em populações de alto risco, que incluem crianças, atletas, indivíduos com deficiência, população geriátrica e militares.[135-140] No entanto, a maioria das lesões traumáticas dentais pode ser evitada, e o manejo adequado pode prevenir complicações adversas. O manejo primário envolve (1) educação, (2) tratamento ortodôntico precoce em crianças predispostas e (3) dispositivos de proteção para esportes de contato. A prevenção secundária envolveria o diagnóstico precoce e o tratamento do trauma antes do desenvolvimento de complicações.[141]

Manejo primário

A educação deve se concentrar na prevenção de traumas dentais, que inclui abordar os fatores de risco conhecidos desde o início. Também é necessário educar as pessoas quanto à implementação de diretrizes terapêuticas no local da lesão. Vários estudos relataram a necessidade de tal campanha educativa entre funcionários da escola, pais, enfermeiras, treinadores, clínicos, paraclínicos e até

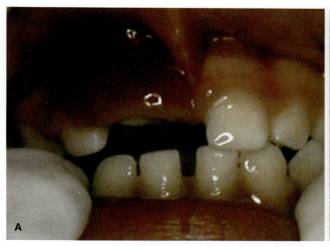 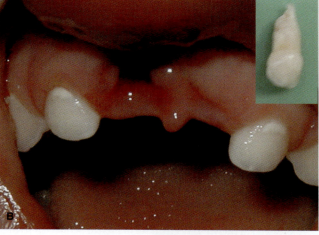

• **Figura 11.30** Importância do diagnóstico preciso após intrusões e avulsões na dentição decídua. **A.** Luxação intrusiva. Um incisivo central superior direito foi intruído profundamente na cavidade alveolar, dando a impressão de ter sido avulsionado. **B.** Avulsão. O dente avulsionado foi levado para a clínica, confirmando que não foi intruído.

dentistas.[142-148] O tratamento ortodôntico precoce é necessário porque o traumatismo dentário é mais prevalente em crianças com *overjet* incisal superior a 7 mm e/ou com lábios que não se tocam ao repouso.[149,150] Nesses pacientes, os dentes anteriores superiores são expostos diretamente a qualquer impacto, sem interposição de tecidos moles. Portanto, o tratamento ortodôntico precoce também é altamente recomendado para prevenir traumas dentários.

Esportes de contato podem resultar em maior probabilidade de lesões traumáticas nos dentes.[138,151] Os profissionais da odontologia devem educar os pacientes e o público sobre a proteção bucal para esportes de contato. Estudos têm demonstrado que os protetores bucais contribuem para uma menor prevalência de trauma dentoalveolar entre atletas que praticam esportes de contato.[152-154] Os protetores bucais geralmente se enquadram em uma das três categorias: protetores bucais convencionais, protetores bucais pré-moldados ou customizados. O conforto, a capacidade de falar e respirar facilmente, a estética e a percepção do atleta de como o protetor bucal afeta sua imagem influenciam qual protetor bucal será selecionado e se ele realmente será usado.[141] A pesquisa atual apoia o fato de que nem os protetores bucais nem os protetores bucais feitos sob medida apresentam quaisquer efeitos negativos sobre o desempenho atlético e a força; entretanto, os protetores bucais feitos sob medida foram considerados mais confortáveis e não causaram qualquer dificuldade respiratória.[155-157] Outros estudos relataram que os protetores bucais feitos sob medida são superiores em sua função de proteção.[141]

Manejo secundário

O diagnóstico e o tratamento imediato do trauma são necessários para evitar complicações futuras. Este capítulo enfocou o manejo secundário do trauma e discutiu o diagnóstico e o tratamento de várias lesões traumáticas.

• Boxe 11.3 Questões de revisão

6. Qual a porcentagem de dentes luxados intrusivos com ápices fechados que sofrem necrose pulpar?
   a. 5 a 20%
   b. 25 a 40%
   c. 55 a 70%
   d. 85 a 100%
7. Qual dos seguintes fatores pode afetar o prognóstico de dentes avulsionados?
   a. O tipo de dente
   b. Tempo da lesão
   c. Tempo de desidratação extraoral
   d. Fechamento de lábio do paciente
8. Qual das afirmações a seguir não descreve a reabsorção inflamatória?
   a. Ocorre em resposta à presença de tecido pulpar necrótico infectado
   b. É caracterizada pela perda da estrutura dentária
   c. A estrutura do dente é reabsorvida e substituída por osso
   d. Cai após a remoção da polpa necrótica
9. Os dentes decíduos avulsionados devem ser sempre reimplantados.
   a. Verdadeiro
   b. Falso
10. Qual dos seguintes fatores está envolvido na prevenção primária do trauma?
    a. Educação
    b. Tratamento ortodôntico precoce em crianças predispostas
    c. Dispositivos de proteção para esportes de contato
    d. Todas as anteriores.

RESPOSTAS

1. d. Todas as anteriores
2. b. Diferenciação tardia das fibras do anúncio
3. a. Restauração da estrutura dentária ausente
4. a. Remoção de quantidade mínima da polpa coronária
5. d. Todas as anteriores

6. d. 85 a 100%
7. c. Tempo de desidratação extraoral
8. c. A estrutura do dente é reabsorvida e substituída por osso
9. b. Falso
10. d. Todas as anteriores

Referências bibliográficas

1. Bakland L, Andreasen JO: Examination of the dentally traumatized patient, *J Calif Dent Assoc* 24(35-37):40-44, 1996.
2. Bickley L, Szilagyi PG: *Bates' guide to physical examination and history taking*, ed 12, Philadelphia, 2017, Wolters Kluwer.
3. Arnon Tetanus S: In Behrman R, Kleigman R, Arvin AM, editors: *Nelson's textbook of pediatrics*, ed 15, Philadelphia, 1995, Saunders.
4. Scorza K, Raleigh MF, O'Connor FG: Current concepts in concussion: evaluation and management, *Am Fam Physician* 85:123-132, 2012.
5. Kamboozia A, Poonia-Moorthy A: The fate of teeth in mandibular fracture lines: a clinical and radiographic follow-up study, *Int J Oral Maxillofac Surg* 22:97-101, 1993.
6. Oikarinen K, Lahti J, Raustia AM: Prognosis of permanent teeth in the line of mandibular fractures, *Endod Dent Traumatol* 6:177-182, 1990.
7. Andreasen F, Pedersen BV: Prognosis of luxated permanent teeth: the development of pulp necrosis, *Endod Dent Traumatol* 1:207-220, 1985.
8. Fulling H, Andreasen JO: Influence of maturation status and tooth type of permanent teeth upon electrometric and thermal pulp testing, *Scand J Dent Res* 84:286-290, 1976.
9. Setzer F, Challagulla P, Kataoka SH, et al.: Effect of tooth isolation on laser Doppler readings, *Int Endod J* 46(6):517-522, 2013.
10. Emshoff R, Moschen I, Strobl H: Use of laser Doppler flowmetry to predict vitality of luxated or avulsed permanent teeth, *Oral Surg Oral Med Oral Pathol Oral Radiol Endod* 98:750-755, 2004.
11. Emshoff R, Emshoff I, Moschen I, et al.: Laser Doppler flow measurements of pulpal blood flow and severity of dental injury, *Int Endod J* 37:463-467, 2004.
12. Radhakrishnan S, Munshi AK, Hegde AM: Pulse oximetry: A diagnostic instrument in pulp vitality testing, *J Clin Pediatr Dent* 26:141-145, 2002.
13. Schnettler J, Wallace JA: Pulse oximetry as a diagnostic tool of pulpal vitality, *J Endod* 17(10):488-490, 1991.
14. Noblett W, Wilcox LR, Scamman F, et al.: Detection of pulpal circulation in vitro by pulse oximetry, *J Endod* 22(1):1-5, 1996.
15. Gopikrishna V, Tinagupta K, Kandaswamy D: Evaluation of efficacy of a new custom-made pulse oximeter dental probe in comparison with the electrical and thermal tests for assessing pulp vitality, *J Endod* 33(4):411-414, 2007.
16. Gopikrishna V, Tinagupta K, Kandaswamy D: Comparison of electrical, thermal, and pulse oximetry methods for assessing pulp vitality in recently traumatized teeth, *J Endod* 33(5):531-535, 2007.
17. Pioto NR, Costa B, Gomide MR: Dental development of the permanent lateral incisor in patients with incomplete and complete unilateral cleft lip, *Cleft Palate Craniofac J* 42(5):517-520, 2005.
18. Andreasen F, Andreasen JO: Diagnosis of luxation injuries: the importance of standardized clinical, radiographic, and photographic techniques in clinical investigations, *Endod Dent Traumatol* 1(5):160-169, 1985.
19. Andreasen F, Andreasen JO, Bakland L, et al.: *Traumatic dental injuries*, ed 2, Oxford, UK, 2003, Blackwell Munksgaard.
20. Scarfe W: Imaging of maxillofacial trauma: evolutions and emerging revolutions, *Oral Surg Oral Med Oral Pathol Oral Radiol Endod* 100(2 Suppl):S75-S96, 2005.
21. Andersson L: IADT guidelines for treatment of traumatic dental injuries, *Dent Traumatol* 28(1):1, 2012.
22. Scarfe WC, Levin MD, Gane D, Farman AG: Use of cone beam computed tomography in endodontics, *Int J Dent* 634567, 2009.
23. Cohenca N, Silberman A: Contemporary imaging for the diagnosis and treatment of traumatic dental injuries: a review, *Dent Traumatol* 33(5):321-328, 2017.
24. Ludlow JB, Davies-Ludlow LE, Brooks SL, Howerton WB: Dosimetry of 3 CBCT devices for oral and maxillofacial radiology: CB Mercuray, NewTom 3G and i-CAT, *Dentomaxillofac Radiol* 35(4):219-226, 2006.
25. Ngan DC, Kharbanda OP, Geenty JP, Darendeliler MA: Comparison of radiation levels from computed tomography and conventional dental radiographs, *Aust Orthod J* 19(2):67-75, 2003.
26. Barghan S, Merrill R, Tetradis S: Cone beam computed tomography imaging in the evaluation of the temporomandibular joint, *J Calif Dent Assoc* 38(1):33-39, 2010.
27. Chanani A, Adhikari HD: Reliability of cone beam computed tomography as a biopsy-independent tool in differential diagnosis of periapical cysts and granulomas: an in vivo study, *J Conserv Dent* 20(5):326-331, 2017.
28. Rosenberg PA, Frisbie J, Lee J, et al.: Evaluation of pathologists (histopathology) and radiologists (cone beam computed tomography) differentiating radicular cysts from granulomas, *J Endod* 36(3):423-428, 2010.
29. Simon JH, Enciso R, Malfaz JM, et al.: Differential diagnosis of large periapical lesions using cone-beam computed tomography measurements and biopsy, *J Endod* 32(9):833-837, 2006.
30. Curtis DM, VanderWeele RA, Ray JJ, Wealleans JA: Clinician-centered outcomes assessment of retreatment and endodontic microsurgery using cone-beam computed tomographic volumetric analysis, *J Endod* 44(8):1251-1256, 2018.
31. Schloss T, Sonntag D, Kohli MR, Setzer FC: A Comparison of 2- and 3-dimensional healing assessment after endodontic surgery using cone-beam computed tomographic volumes or periapical radiographs, *J Endod* 43(7):1072-1079, 2017.
32. Cotti E, Vargiu P, Dettori C, Mallarini G: Computerized tomography in the management and follow-up of extensive periapical lesion, *Endod Dent Traumatol* 15(4):186-189, 1999.
33. Jacobs R, Salmon B, Codari M, et al.: Cone beam computed tomography in implant dentistry: recommendations for clinical use, *BMC Oral Health* 18(1):88, 2018.
34. Baumrind S, Carlson S, Beers A, et al.: Using three-dimensional imaging to assess treatment outcomes in orthodontics: a progress report from the University of the Pacific, *Orthod Craniofac Res* 6(Suppl 1):132-142, 2003.
35. Samandara A, Papageorgiou SN, Ioannidou-Marathiotou I, et al.: Evaluation of orthodontically induced external root resorption following orthodontic treatment using cone beam computed tomography (CBCT): a systematic review and meta-analysis, *Eur J Orthod* 41(1):67-79, 2018.
36. Cavalcanti MG: Cone beam computed tomographic imaging: perspective, challenges, and the impact of near-trend future applications, *J Craniofac Surg* 23(1):279-282, 2012.
37. Patel S, Durack C, Abella F, et al.: Cone beam computed tomography in endodontics - a review, *Int Endod J* 48(1):3-15, 2015.
38. Farik B, Munksgaard EC, Kreiborg S, et al.: Adhesive bonding of fragmented anterior teeth, *Endod Dent Traumatol* 14:119-123, 1998.
39. Diangelis A, Andreasen JO, Ebeleseder KA, et al.: International association of dental traumatology guidelines for the management of traumatic dental injuries, *Dent Traumatol* 28:2-12, 2012.
40. Cvek M: A clinical report on partial pulpotomy and capping with calcium hydroxide in permanent incisors with complicated crown fractures, *J Endod* 4:232-237, 1978.
41. Fuks A, Cosack A, Klein H, et al.: Partial pulpotomy as a treatment alternative for exposed pulps in crown-fractured permanent incisors, *Endod Dent Traumatol* 3(3):100-102, 1987.
42. Mejàre I, Cvek M: Partial pulpotomy in young permanent teeth with deep carious lesions, *Endod Dent Traumatol* 9(6):238-242, 1993.
43. Bakland L: Management of traumatically injured pulps in immature teeth using MTA, *J Calif Dent Assoc* 28:855-858, 2000.
44. Fuks A, Gavra S, Chosack A: A long-term follow-up of traumatized incisors treated by partial pulpotomy, *Pediatr Dent* 15:334-336, 1993.

45. Cohenca N, Simon JH, Roges R, et al.: Clinical Indications for digital imaging in dento-alveolar trauma, part 1: traumatic injuries, *Dent Traumatol* 23:95–104, 2007.
46. Andreasen J, Andreasen FM: Root fractures. In Andreasen J, Andreasen FM, editors: *Textbook and color atlas of traumatic injuries to the teeth*, ed 3, Copenhagen, 1994, Munksgaard.
47. Andreasen J, Andreasen FM: Classification, etiology, and epidemiology of traumatic dental injuries. In Andreasen J, Andreasen FM, editors: *Textbook and color atlas of traumatic injuries to the teeth*, ed 3, Copenhagen, 1994, Munksgaard.
48. Bender I, Freedland JB: Clinical considerations in the diagnosis and treatment of intra-alveolar root fractures, *JADA* 107:595–600, 1983.
49. May J, Cohenca N, Peters OA: Contemporary management of horizontal root fractures to the permanent dentition; diagnosis - radiologic assessment to include cone beam computed tomography, *J Endod* 39, 2013. S20–S5.
50. Andreasen F, Andreasen JO, Bayer T: Prognosis of root-fractured permanent incisors: prediction of healing modalities, *Endod Dent Traumatol* 5:11–22, 1989.
51. Andreasen J, Andreasen FM, Mejàre I, et al.: Healing of 400 intra-alveolar root fractures. Part 2: effect of treatment factors such as treatment delay, repositioning, splinting type and period and antibiotics, *Dent Traumatol* 20:203–211, 2004.
52. Andreasen J, Andreasen FM, Mejàre I, et al.: Healing of 400 intra-alveolar root fractures. Part 1: effect of pre-injury and injury factors such as sex, age, stage of root development, fracture type, location of fracture, and severity of dislocation, *Dent Traumatol* 20:192–202, 2004.
53. Welbury R, Kinirons MJ, Day P, et al.: Outcomes for root-fractured permanent incisors: a retrospective study, *Pediatr Dent* 24:98–102, 2002.
54. Andreasen J, Hjorting-Hansen E: Intra-alveolar root fractures: radiographic and histologic study of 50 cases, *J Oral Surg* 25(5):414–426, 1967.
55. Cvek M, Andreasen JO, Borum MK: Healing of 208 intra-alveolar root fractures in patients aged 7-17 years, *Dent Traumatol* 17:53–62, 2001.
56. Cvek M, Mejàre I, Andreasen JO: Conservative endodontic treatment of teeth fractured in the middle or apical part of the root, *Dent Traumatol* 20:261–269, 2004.
57. Herweijer J, Torabinejad M, Bakland LK: Healing of horizontal root fractures, *J Endod* 18:118–122, 1992.
58. Zachrisson B, Jacobsen I: Long-term prognosis of 66 permanent anterior teeth with root fracture, *Scand J Dent Res* 83:345–354, 1975.
59. Fulling HJ, Andreasen JO: Influence of maturation status and tooth type of permanent teeth upon electrometric and thermal pulp testing, *Scand J Dent Res* 84(5):286–290, 1976.
60. Bastos JV, Goulart EM, de Souza Cortes MI: Pulpal response to sensibility tests after traumatic dental injuries in permanent teeth, *Dent Traumatol* 30(3):188–192, 2014.
61. Andreasen FM: Transient apical breakdown and its relation to color and sensibility changes after luxation injuries to teeth, *Endod Dent Traumatol* 2(1):9–19, 1986.
62. Andreasen FM: Pulpal healing after luxation injuries and root fracture in the permanent dentition, *Endod Dent Traumatol* 5(3):111–131, 1989.
63. Andreasen FM, Pedersen BV: Prognosis of luxated permanent teeth—the development of pulp necrosis, *Endod Dent Traumatol* 1(6):207–220, 1985.
64. Andreasen FM, Andreasen JO: Diagnosis of luxation injuries: the importance of standardized clinical, radiographic and photographic techniques in clinical investigations, *Endod Dent Traumatol* 1(5):160–169, 1985.
65. Andreasen FM, Zhijie Y, Thomsen BL, Andersen PK: Occurrence of pulp canal obliteration after luxation injuries in the permanent dentition, *Endod Dent Traumatol* 3(3):103–115, 1987.
66. Diangelis AJ, Andreasen JO, Ebeleseder KA, et al.: Guidelines for the management of traumatic dental injuries: 1. fractures and luxations of permanent teeth, *Pediatr Dent* 39(6):401–411, 2017.
67. Nasjleti CE, Castelli WA, Caffesse RG: The effects of different splinting times on replantation of teeth in monkeys, *Oral Surg Oral Med Oral Pathol* 53(6):557–566, 1982.
68. Andreasen JO, Bakland LK, Andreasen FM: Traumatic intrusion of permanent teeth. Part 2. A clinical study of the effect of pre-injury and injury factors, such as sex, age, stage of root development, tooth location, and extent of injury including number of intruded teeth on 140 intruded permanent teeth, *Dent Traumatol* 22(2):90–98, 2006.
69. Andreasen JO, Bakland LK, Matras RC, Andreasen FM: Traumatic intrusion of permanent teeth. Part 1. An epidemiological study of 216 intruded permanent teeth, *Dent Traumatol* 22(2):83–89, 2006.
70. DiAngelis AJ, Andreasen JO, Ebeleseder KA, et al.: Guidelines for the management of traumatic dental injuries: 1. fractures and luxations of permanent teeth, *Pediatr Dent* 38(6):358–368, 2016.
71. Andreasen JO, Bakland LK, Andreasen FM: Traumatic intrusion of permanent teeth. Part 3. A clinical study of the effect of treatment variables such as treatment delay, method of repositioning, type of splint, length of splinting and antibiotics on 140 teeth, *Dent Traumatol* 22(2):99–111, 2006.
72. Dumsha TC: Luxation injuries, *Dent Clin North Am* 39(1):79–91, 1995.
73. Andreasen JO, Borum MK, Jacobsen HL, Andreasen FM: Replantation of 400 avulsed permanent incisors. 4. Factors related to periodontal ligament healing, *Endod Dent Traumatol* 11(2):76–89, 1995.
74. Andreasen JO, Borum MK, Andreasen FM: Replantation of 400 avulsed permanent incisors. 3. Factors related to root growth, *Endod Dent Traumatol* 11(2):69–75, 1995.
75. Andreasen JO, Borum MK, Jacobsen HL, Andreasen FM: Replantation of 400 avulsed permanent incisors. 2. Factors related to pulpal healing, *Endod Dent Traumatol* 11(2):59–68, 1995.
76. Andreasen JO, Borum MK, Jacobsen HL, Andreasen FM: Replantation of 400 avulsed permanent incisors. 1. Diagnosis of healing complications, *Endod Dent Traumatol* 11(2):51–58, 1995.
77. Trope M: Avulsion and replantation, *Refuat Hapeh Vehashinayim* 19(2):6–15, 1993. 76, 2002.
78. Trope M: Clinical management of the avulsed tooth: present strategies and future directions, *Dent Traumatol* 18(1):1–11, 2002.
79. Is Khinda V, Kaur G, S Brar G, et al.: Clinical and practical implications of storage media used for tooth avulsion, *Int J Clin Pediatr Dent* 10(2):158–165, 2017.
80. Blomlöf L: Milk and saliva as possible storage media for traumatically exarticulated teeth prior to replantation, *Swed Dent J Suppl* 8:1–26, 1981.
81. Blomlöf L: Storage of human periodontal ligament cells in a combination of different media, *J Dent Res* 60(11):1904–1906, 1981.
82. Lindskog S, Blomlöf L: Influence of osmolality and composition of some storage media on human periodontal ligament cells, *Acta Odontol Scand* 40(6):435–441, 1982.
83. Poi WR, Sonoda CK, Martins CM, et al.: Storage media for avulsed teeth: a literature review, *Braz Dent J* 24(5):437–445, 2013.
84. Adnan S, Lone MM, Khan FR, et al.: Which is the most recommended medium for the storage and transport of avulsed teeth? A systematic review, *Dent Traumatol* 34(2):59–70, 2018.
85. Kwan SC, Johnson JD, Cohenca N: The effect of splint material and thickness on tooth mobility after extraction and replantation using a human cadaveric model, *Dent Traumatol* 28(4):277–281, 2012.
86. Cvek M, Cleaton-Jones P, Austin J, et al.: Effect of topical application of doxycycline on pulp revascularization and periodontal healing in reimplanted monkey incisors, *Endod Dent Traumatol* 6(4):170–176, 1990.

87. Cvek M, Cleaton-Jones P, Austin J, et al.: Pulp revascularization in reimplanted immature monkey incisors—predictability and the effect of antibiotic systemic prophylaxis, *Endod Dent Traumatol* 6(4):157–169, 1990.
88. Ritter AL, Ritter AV, Murrah V, et al.: Pulp revascularization of replanted immature dog teeth after treatment with minocycline and doxycycline assessed by laser Doppler flowmetry, radiography, and histology, *Dent Traumatol* 20(2):75–84, 2004.
89. Kling M, Cvek M, Mejare I: Rate and predictability of pulp revascularization in therapeutically reimplanted permanent incisors, *Endod Dent Traumatol* 2(3):83–89, 1986.
90. Shulman LB, Gedalia I, Feingold RM: Fluoride concentration in root surfaces and alveolar bone of fluoride-immersed monkey incisors three weeks after replantation, *J Dent Res* 52(6):1314–1316, 1973.
91. Hammarström L, Pierce A, Blomlöf L, et al.: Tooth avulsion and replantation—a review, *Endod Dent Traumatol* 2(1):1–8, 1986.
92. Trope M: Clinical management of the avulsed tooth, *Dent Clin North Am* 39(1):93–112, 1995.
93. National Center for Immunization and Respiratory Diseases: General recommendations on immunization—Recommendations of the Advisory Committee on Immunization Practices (ACIP), *MMWR Recomm Rep* 60(2):1–64, 2011.
94. Frank AL: Therapy for the divergent pulpless tooth by continued apical formation, *J Am Dent Assoc* 72(1):87–93, 1966.
95. Rafter M: Apexification: a review, *Dent Traumatol* 21(1):1–8, 2005.
96. Stewart GG: Calcium hydroxide-induced root healing, *Oral Health* 65(12):10–15, 1975.
97. West NM, Lieb RJ: Biologic root-end closure on a traumatized and surgically resected maxillary central incisor: an alternative method of treatment, *Endod Dent Traumatol* 1(4):146–149, 1985.
98. Valera MC, Albuquerque MT, Yamasaki MC, et al.: Fracture resistance of weakened bovine teeth after long-term use of calcium hydroxide, *Dent Traumatol* 31(5):385–389, 2015.
99. Andreasen JO, Farik B, Munksgaard EC: Long-term calcium hydroxide as a root canal dressing may increase risk of root fracture, *Dent Traumatol* 18(3):134–137, 2002.
100. Andreasen JO, Munksgaard EC, Bakland LK: Comparison of fracture resistance in root canals of immature sheep teeth after filling with calcium hydroxide or MTA, *Dent Traumatol* 22(3):154–156, 2006.
101. Witherspoon DE, Ham K: One-visit apexification: technique for inducing root-end barrier formation in apical closures, *Pract Proced Aesthet Dent* 13(6):455–460, 2001. quiz 62.
102. Bonte E, Beslot A, Boukpessi T, Lasfargues JJ: MTA versus Ca(OH)2 in apexification of non-vital immature permanent teeth: a randomized clinical trial comparison, *Clin Oral Investig* 19(6):1381–1388, 2015.
103. Cicek E, Yilmaz N, Kocak MM, et al.: Effect of mineral trioxide aggregate apical plug thickness on fracture resistance of immature teeth, *J Endod* 43(10):1697–1700, 2017.
104. Miller EK, Lee JY, Tawil PZ, et al.: Emerging therapies for the management of traumatized immature permanent incisors, *Pediatr Dent* 34(1):66–69, 2012.
105. Wigler R, Kaufman AY, Lin S, et al.: Revascularization: a treatment for permanent teeth with necrotic pulp and incomplete root development, *J Endod* 39(3):319–326, 2013.
106. Thomson A, Kahler B: Regenerative endodontics—biologically-based treatment for immature permanent teeth: a case report and review of the literature, *Aust Dent J* 55(4):446–452, 2010.
107. Cotti E, Mereu M, Lusso D: Regenerative treatment of an immature, traumatized tooth with apical periodontitis: report of a case, *J Endod* 34(5):611–616, 2008.
108. Martin MP, Pileggi R: A quantitative analysis of Propolis: a promising new storage media following avulsion, *Dent Traumatol* 20(2):85–89, 2004.
109. Trope M, Moshonov J, Nissan R, et al.: Short- vs. long-term calcium hydroxide treatment of established inflammatory root resorption in replanted dog teeth, *Endod Dent Traumatol* 11(3):124–128, 1995.
110. Rotstein I, Salehrabi R, Forrest JL: Endodontic treatment outcome: survey of oral health care professionals, *J Endod* 32(5):399–403, 2006.
111. Salehrabi R, Rotstein I: Endodontic treatment outcomes in a large patient population in the USA: an epidemiological study, *J Endod* 30(12):846–850, 2004.
112. Abd-Elmeguid A, ElSalhy M, Yu DC: Pulp canal obliteration after replantation of avulsed immature teeth: a systematic review, *Dent Traumatol* 31(6):437–441, 2015.
113. Souza BDM, Dutra KL, Kuntze MM, et al.: Incidence of root resorption after the replantation of avulsed teeth: a meta-analysis, *J Endod* 44(8):1216–1227, 2018.
114. Andreasen JO, Andreasen FM: Root resorption following traumatic dental injuries, *Proc Finn Dent Soc* 88(Suppl 1):95–114, 1992.
115. Yamashita FC, Previdelli ITS, Pavan NNO, Endo MS: Retrospective study on sequelae in traumatized permanent teeth, *Eur J Dent* 11(3):275–280, 2017.
116. Lin S, Ashkenazi M, Karawan M, et al.: Management of ankylotic root resorption following dental trauma: a short review and proposal of a treatment protocol, *Oral Health Prev Dent* 15(5):467–474, 2017.
117. Panzarini SR, Gulinelli JL, Poi WR, et al.: Treatment of root surface in delayed tooth replantation: a review of literature, *Dent Traumatol* 24(3):277–282, 2008.
118. Mahajan SK, Sidhu SS: Effect of fluoride on root resorption of autogenous dental replants. Clinical study, *Aust Dent J* 26(1):42–45, 1981.
119. Selvig KA, Bjorvatn K, Claffey N: Effect of stannous fluoride and tetracycline on repair after delayed replantation of root-planed teeth in dogs, *Acta Odontol Scand* 48(2):107–112, 1990.
120. Oikarinen K, Lahti J, Raustia AM: Prognosis of permanent teeth in the line of mandibular fractures, *Endod Dent Traumatol* 6(4):177–182, 1990.
121. Lauridsen E, Gerds T, Andreasen JO: Alveolar process fractures in the permanent dentition. Part 2. The risk of healing complications in teeth involved in an alveolar process fracture, *Dent Traumatol* 32(2):128–139, 2016.
122. Altun C, Cehreli ZC, Guven G, Acikel C: Traumatic intrusion of primary teeth and its effects on the permanent successors: a clinical follow-up study, *Oral Surg Oral Med Oral Pathol Oral Radiol Endod* 107(4):493–498, 2009.
123. Da Silva Assuncao LR, Ferelle A, Iwakura ML, Cunha RF: Effects on permanent teeth after luxation injuries to the primary predecessors: a study in children assisted at an emergency service, *Dent Traumatol* 25(2):165–170, 2009.
124. do Espirito Santo Jacomo DR, Campos V: Prevalence of sequelae in the permanent anterior teeth after trauma in their predecessors: a longitudinal study of 8 years, *Dent Traumatol* 25(3):300–304, 2009.
125. de Amorim Lde F, Estrela C, da Costa LR: Effects of traumatic dental injuries to primary teeth on permanent teeth—a clinical follow-up study, *Dent Traumatol* 27(2):117–121, 2011.
126. Colak I, Markovic D, Petrovic B, et al.: A retrospective study of intrusive injuries in primary dentition, *Dent Traumatol* 25(6):605–610, 2009.
127. Malmgren B, Andreasen JO, Flores MT, et al.: Guidelines for the management of traumatic dental injuries: 3. injuries in the primary dentition, *Pediatr Dent* 38(6):377–385, 2016.
128. Malmgren B, Andreasen JO, Flores MT, et al.: Guidelines for the management of traumatic dental injuries: 3. Injuries in the primary dentition, *Pediatr Dent* 39(6):420–428, 2017.
129. Spinas E, Melis A, Savasta A: Therapeutic approach to intrusive luxation injuries in primary dentition. A clinical follow-up study, *Eur J Paediatr Dent* 7(4):179–186, 2006.

130. Holan G, Fuks AB: The diagnostic value of coronal dark-gray discoloration in primary teeth following traumatic injuries, *Pediatr Dent* 18(3):224–227, 1996.
131. Moccelini BS, de Alencar NA, Bolan M, et al.: Pulp necrosis and crown discoloration: a systematic review and meta-analysis, *Int J Paediatr Dent*, 2018.
132. Soxman JA, Nazif MM, Bouquot J: Pulpal pathology in relation to discoloration of primary anterior teeth, *ASDC J Dent Child* 51(4):282–284, 1984.
133. Holan G: Long-term effect of different treatment modalities for traumatized primary incisors presenting dark coronal discoloration with no other signs of injury, *Dent Traumatol* 22(1):14–17, 2006.
134. Borum MK, Andreasen JO: Sequelae of trauma to primary maxillary incisors. I. Complications in the primary dentition, *Endod Dent Traumatol* 14(1):31–44, 1998.
135. Odersjo ML, Robertson A, Koch G: Incidence of dental traumatic injuries in children 0–4 years of age: a prospective study based on parental reporting, *Eur Arch Paediatr Dent* 19(2):107–111, 2018.
136. Richards D: One billion people have experienced a traumatic dental injury, *Evid Based Dent* 19(2):34–35, 2018.
137. Bagattoni S, Sadotti A, D'Alessandro G, Piana G: Dental trauma in Italian children and adolescents with special health care needs. A cross-sectional retrospective study, *Eur J Paediatr Dent* 18(1):23–26, 2017.
138. Galic T, Kuncic D, Poklepovic Pericic T, et al.: Knowledge and attitudes about sports-related dental injuries and mouthguard use in young athletes in four different contact sports—water polo, karate, taekwondo and handball, *Dent Traumatol* 34(3):175–181, 2018.
139. Shumate R, Portnof J, Amundson M, et al.: Recommendations for care of geriatric maxillofacial trauma patients following a retrospective 10-year multicenter review, *J Oral Maxillofac Surg* 76(9):1931–1936, 2018.
140. Antikainen A, Patinen P, Pakkila J, et al.: The types and management of dental trauma during military service in Finland, *Dent Traumatol* 34(2):87–92, 2018.
141. Levin L, Zadik Y: Education on and prevention of dental trauma: it's time to act!, *Dent Traumatol* 28(1):49–54, 2012.
142. Al-Sehaibany FS, Alajlan R, Almubarak D, et al.: Knowledge on management of traumatic dental injuries among Saudi mothers, *Clin Cosmet Investig Dent* 10:123–128, 2018.
143. Al-Sehaibany FS, Almubarak DZ, Alajlan RA, et al.: Elementary school staff knowledge about management of traumatic dental injuries, *Clin Cosmet Investig Dent* 10:189–194, 2018.
144. Zafar A, Aslam N, Nasir N, et al.: Knowledge, attitudes and practices of health care workers regarding needle stick injuries at a tertiary care hospital in Pakistan, *J Pak Med Assoc* 58(2):57–60, 2008.
145. Zafar K, Ghafoor R, Khan FR, Hameed MH: Awareness of dentists regarding immediate management of dental avulsion: knowledge, attitude, and practice study, *J Pak Med Assoc* 68(4):595–599, 2018.
146. Holan G, Shmueli Y: Knowledge of physicians in hospital emergency rooms in Israel on their role in cases of avulsion of permanent incisors, *Int J Paediatr Dent* 13(1):13–19, 2003.
147. Perunski S, Lang B, Pohl Y, Filippi A: Level of information concerning dental injuries and their prevention in Swiss basketball—a survey among players and coaches, *Dent Traumatol* 21(4):195–200, 2005.
148. Lin S, Levin L, Emodi O, et al.: Physician and emergency medical technicians' knowledge and experience regarding dental trauma, *Dent Traumatol* 22(3):124–126, 2006.
149. Batista KB, Thiruvenkatachari B, Harrison JE, O'Brien KD: Orthodontic treatment for prominent upper front teeth (Class II malocclusion) in children and adolescents, *Cochrane Database Syst Rev* 3:CD003452, 2018.
150. Brin I, Ben-Bassat Y, Heling I, Brezniak N: Profile of an orthodontic patient at risk of dental trauma, *Endod Dent Traumatol* 16(3):111–115, 2000.
151. Hersberger S, Krastl G, Kuhl S, Filippi A: Dental injuries in water polo, a survey of players in Switzerland, *Dent Traumatol* 28(4):287–290, 2012.
152. Fernandes LM, Neto JCL, Lima TFR, et al.: The use of mouthguards and prevalence of dento-alveolar trauma among athletes. A systematic review and meta-analysis, *Dent Traumatol* 35(1):54–72, 2019.
153. Green JI: The role of mouthguards in preventing and reducing sports-related trauma, *Prim Dent J* 6(2):27–34, 2017.
154. Knapik JJ, Marshall SW, Lee RB, et al.: Mouthguards in sport activities: history, physical properties and injury prevention effectiveness, *Sports Med* 37(2):117–144, 2007.
155. Duddy FA, Weissman J, Lee Sr RA, et al.: Influence of different types of mouthguards on strength and performance of collegiate athletes: a controlled-randomized trial, *Dent Traumatol* 28(4):263–267, 2012.
156. Gawlak D, Mierzwińska-Nastalska E, Mańka-Malara K, Kamiński T: Comparison of usability properties of custom-made and standard self-adapted mouthguards, *Dent Traumatol* 30(4):306–311, 2014.
157. Gawlak D, Mierzwińska-Nastalska E, Mańka-Malara K, Kamiński T: Assessment of custom and standard, self-adapted mouthguards in terms of comfort and users subjective impressions of their protective function, *Dent Traumatol* 31(2):113–117, 2015.

12
Anatomia do Canal Radicular

MARCO VERSIANI, BLAINE CLEGHORN E WILLIAM CHRISTIE

VISÃO GERAL DO CAPÍTULO

Introdução, 232

Componentes e morfologia do canal radicular, 235

Sistemas de configuração do canal radicular, 241

Anomalias do canal radicular e malformações embriológicas, 241

Anatomia do canal radicular de dentes superiores e inferiores, 249

Influência de anatomia do canal radicular em procedimentos endodônticos, 260

Observações de desfechos clínicos, 261

Conclusões, 262

OBJETIVOS DA APRENDIZAGEM

Após ler este capítulo, o estudante deve estar apto a:

1. Reconhecer erros que podem causar dificuldades ou falhas no tratamento do canal radicular devido ao desconhecimento da anatomia pulpar.
2. Listar as técnicas que ajudam a determinar o tipo de sistema de canal radicular.
3. Desenhar os oito tipos de canais mais comuns (I a VIII de Vertucci), as formas das raízes em secção transversal e as configurações de canais comuns nessas raízes.
4. Compreender os dois sistemas de classificação mais comumente usados 333(Vertucci e Weine) para o sistema de canais radiculares e suas limitações.
5. Descrever um novo sistema de classificação da morfologia do sistema de canal radicular que usa o número universal do dente junto com o número do canal e morfologia de raízes individuais conforme representado em amostras de bancada limpas ou imagens de tomografia clínica.
6. Conhecer a pesquisa de canal radicular no passado e entender como a pesquisa atual está ajudando a identificar a complexidade e as variações na etnia do sistema de canais radiculares humano.
7. Descrever a anatomia mais comum da raiz e do canal radicular de cada dente.
8. Listar, para cada tipo de dente, o comprimento médio, o número de raízes e as direções de curvatura radicular mais comuns.
9. Caracterizar as variações mais frequentes na anatomia da raiz e do canal radicular de cada grupo de dentes.
10. Explicar por que as radiografias periapicais padrão não apresentam o quadro completo da anatomia da raiz e do canal radicular.
11. Desenhar um exemplo representativo da anatomia interna e externa mais comum de cada dente nos seguintes planos: (1) secção sagital dos planos mesiodistal e faciolingual e (2) secção transversal através dos terços cervical, médio e apical.
12. Sugerir métodos para determinar se as raízes e os canais são curvos e a gravidade da curvatura.
13. Explicar por que muitas curvaturas radiculares não são aparentes nas radiografias convencionais.
14. Enunciar o princípio da relação da anatomia pulporradicular.
15. Listar cada dente e a raiz ou raízes que requerem uma busca por mais de um canal.
16. Listar e reconhecer a importância dos fatores iatrogênicos ou patológicos que podem causar alterações na anatomia do canal radicular.
17. Definir o espaço do canal radicular, bem como listar e descrever seus principais componentes.
18. Descrever as variações no sistema de canais radiculares no terço apical.
19. Descrever como determinar clinicamente a distância da superfície oclusoincisal ao teto da câmara.
20. Discutir localização, morfologia, frequência e importância dos canais acessórios (laterais).
21. Descrever as relações entre o ápice anatômico, o ápice radiográfico e a localização real do forame apical.
22. Descrever variações comuns na anatomia do canal radicular resultantes de anormalidades de desenvolvimento e declarar seu significado.
23. Identificar as variações morfológicas mais comuns da raiz e do canal radicular ao passo que se relacionam com sua etnia.

Introdução

O objetivo final da terapia endodôntica é selar o sistema de canal radicular após todo tecido vital ou necrótico, microrganismos e seus subprodutos serem removidos do espaço do canal. No entanto, esse objetivo pode ser difícil de atingir na realidade devido à complexidade da anatomia interna dos dentes. Bactérias e detritos residuais podem permanecer relativamente inalterados no sistema de canais não localizados ou mesmo em paredes não preparadas do canal, istmos, canais laterais, ramificações apicais e recessos de canais ovais/achatados, o que pode comprometer o desfecho bem-sucedido do tratamento. Assim, um conhecimento profundo do número de canais, da morfologia do canal interno e das variações em todos os grupos de dentes é um requisito básico para o sucesso da terapia endodôntica.

No passado, vários estudos foram realizados sobre a gama de variações na anatomia do canal radicular humano, e as descobertas tiveram uma influência notável na prática clínica. Nos últimos anos, muitos foram os avanços tecnológicos não invasivos e significativos em relação a imagens de dentes, o que permitiu que estudos anatômicos com grandes populações fossem realizados de modo a avaliar características anatômicas finas e específicas de certo grupo de dentes. Os estudos morfológicos mais recentes sobre a anatomia da raiz e do canal radicular usam imagens tomográficas tridimensionais (3D) de alta resolução para ilustrar e definir as terminologias associadas a esse tópico.

Aquisição de conhecimento e compreensão da anatomia da raiz e do canal

Livros didáticos e cursos de anatomia dentária são fontes ideais para que o estudante de odontologia aprenda sobre a anatomia normal do dente humano. Essas ferramentas de estudo podem fornecer ao estudante de odontologia ou ao dentista o conhecimento da anatomia coronal ideal e sua relação com a oclusão, a anatomia da raiz do dente humano e, ocasionalmente, a morfologia da polpa e dos canais radiculares. Entretanto, a anatomia dentária que é em geral mostrada diz respeito à forma dentária ideal (ou mais frequentemente encontrada). Seria então isso suficiente para realizar o tratamento endodôntico de nossos pacientes, quando variações genéticas podem ter produzido raízes e sistemas de canais radiculares diferentes do normal? Por exemplo, por que o primeiro pré-molar superior é unanimemente retratado como tendo duas raízes (e dois canais), enquanto o segundo pré-molar é ilustrado como um único dente enraizado, oval e com um ou talvez dois canais? Estudos que comparam a incidência de variação no número de raízes em diferentes populações mostraram uma variação significativa na morfologia dos pré-molares superiores e inferiores humanos, com base na etnia.[1] Portanto, quando se trata de realizar a operação complexa da terapia de canal radicular, é necessário um conhecimento mais detalhado do número da raiz e da anatomia do sistema de canal radicular. O objetivo deste capítulo é avançar esse conhecimento para um patamar superior.

A primeira tarefa de um estudante de odontologia, como afirmado, é aprender a anatomia normal de cada dente no arco com relação ao seu complexo sistema de canais radiculares. Em princípio, a forma da raiz externa se refletirá na morfologia interna de um sistema de canal radicular. Esse é considerado um princípio da relação da anatomia polpa-raiz. Cada um dos 16 tipos de dentes individuais na dentição permanente tem sua própria morfologia ou formato quanto ao sistema de canais radiculares. Essa é considerada a anatomia dentária básica, que deve então ser combinada clinicamente com o que é interpretado a partir da sombra bidimensional (2D) da imagem radiográfica.

A segunda tarefa é adquirir conhecimento detalhado da anatomia dentária das possíveis variações da norma. Portanto, deve-se perceber que cada tipo de dente humano tem uma faixa de variação em sua morfologia. A forma do sistema de canal radicular é influenciada pelo desenvolvimento embrionário e é controlada pela herança genética de cada paciente. Para realizar o tratamento endodôntico com sucesso, deve-se prever a variação no tamanho da câmara e na profundidade da superfície oclusal, o tamanho do canal, bem como forma, comprimento, curvatura, ramos, canais laterais e canais acessórios apicais, para citar apenas algumas variáveis. Essas variações podem ou não ser vistas claramente em uma imagem radiográfica periapical padrão.

Métodos de estudo para aprender as regras e variações na anatomia do dente

Na primeira metade do século XVI, foi publicado um conjunto de sete livros escritos por Andreas Vesalius (1514-1564), intitulado *De Humani Corporis Fabrica*. Esse foi um grande avanço na história da anatomia em relação às obras dominantes da época, de antigos escritores da Idade Média. Pela primeira vez na literatura até o momento, ressaltou-se um importante aspecto anatômico dos dentes que fora ignorado pelos autores anteriores, e sobre o qual, séculos depois, nasceria a especialidade endodôntica. No Capítulo XI da obra, há um desenho de um molar inferior seccionado de duas raízes, de modo a evidenciar sua anatomia interna (Figura 12.1*A*). Em 1563, Bartolomeo Eustachi (c. 1520-1574), em seu tratado *il Libellus de Dentibus*, fez contribuições muito significativas para a anatomia e a fisiologia da dentição, incluindo as primeiras descrições da polpa dentária, o ligamento periodontal, os folículos dentais, o nervo trigêmeo e outras estruturas orais, com base em extensas dissecações de espécimes humanos e animais. No Capítulo XVIII, Eustachi descreve a cavidade pulpar e seu conteúdo, e mostra tabelas precisas nas quais ele especificou o número de raízes e as variações morfológicas externas de todos os grupos de dentes humanos (Figura 12.1*B*) O livro de Eustachi trouxe a anatomia macroscópica dos dentes a um alto grau de perfeição que permaneceu insuperável até o século 19 com a obra póstuma de Georg Carabelli (1787-1842), que forneceu a descrição mais detalhada do número e direção dos canais radiculares naquela época (Figura 12.1*C*). No entanto, foi só no final do século XIX que alguns pesquisadores finalmente perceberam a necessidade de pesquisas aprofundadas sobre a morfologia do canal radicular. Em 1903, Gustav Preiswerk (1866-1908) realizou um estudo profundo e abrangente sobre o assunto. Em seu estudo pioneiro, o metal de Wood, uma liga que derrete a baixa temperatura, foi fundido e injetado no espaço do canal. Após a descalcificação completa dos dentes, modelos 3D de metal da anatomia interna foram obtidos pela primeira vez (Figura 12.1*D*). Alguns anos depois, Guido Fischer (1877-1959) apresentou a natureza desafiadora da anatomia apical da raiz. Ele alcançou resultados melhores do que Preiswerk, obtendo aproximadamente 700 dentes com uma solução de colódio. Essa solução penetrou todos os ramos do sistema de canal radicular e endureceu em 2 ou 3 semanas, fornecendo uma réplica 3D completa do sistema de canal radicular (Figura 12.1*E*). A complexidade e a imprevisibilidade da morfologia do canal radicular levaram Fischer a cunhar o termo *sistema Kanal*, que tem sido amplamente usado hoje em dia como "sistema de canal radicular". Pode-se dizer que os estudos anatômicos 3D inovadores de Preiswerk e Fischer resultaram em grandes avanços, agregando novos e significativos conhecimentos à literatura odontológica e estimulando outros pesquisadores a conduzir novas investigações sobre o tema. Nesses estudos posteriores, um grande número de dentes extraídos foi coletado, colocado em uma categoria e analisado ou contado para comparação de forma e tamanho. Os números das raízes dos dentes posteriores com várias raízes podem até ser tabulados. Os dados desses estudos *in vitro* foram então impressos nas tabelas encontradas nos primeiros livros didáticos de odontologia. Essa foi a primeira fase da pesquisa em anatomia da raiz humana.[2]

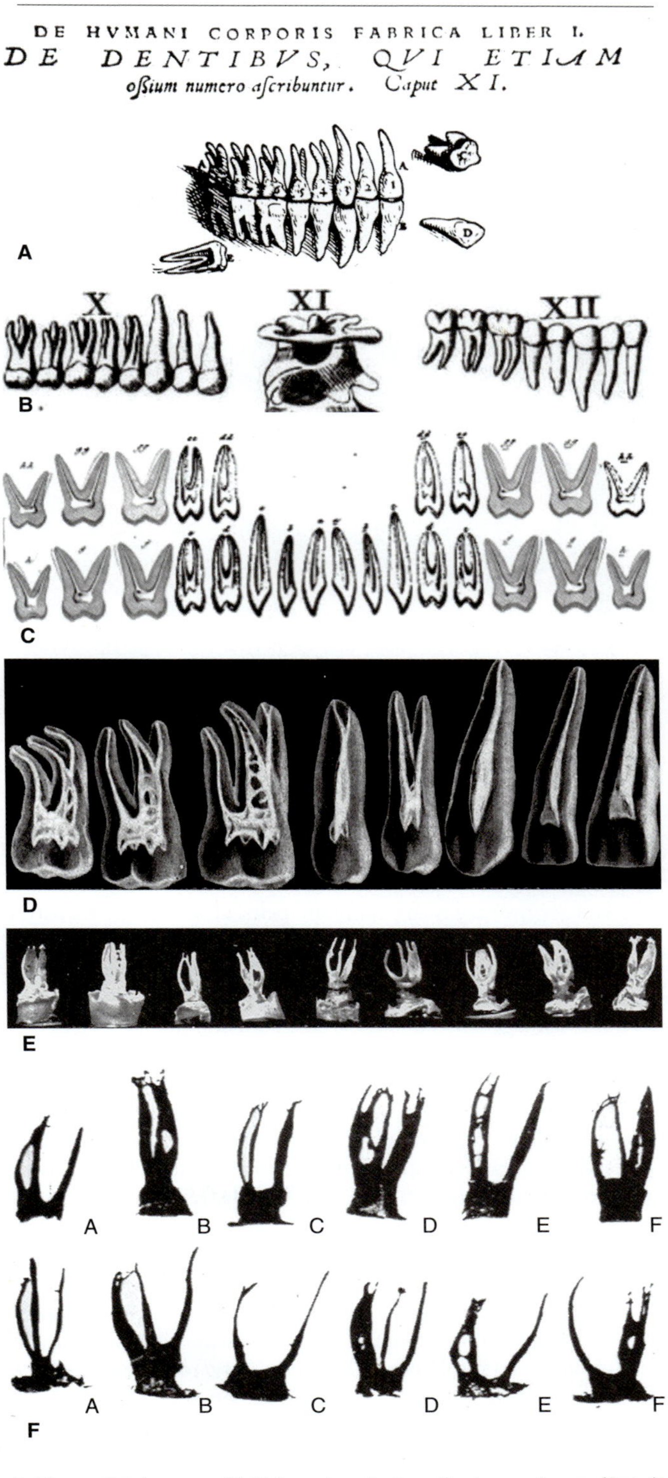

Hess escreveu uma publicação marcante sobre a morfologia de canais radiculares usando cerca de 3.000 dentes permanentes. As formas dos canais tornaram-se visíveis pela injeção de vulcanita nos sistemas de canais e pela dissolução das raízes ao redor. Esse processo mostrou graficamente o quão complexo o sistema de canais era para cada dente (Figura 12.1F). Um método semelhante foi usado por Zürcher para dentes decíduos, e os resultados foram combinados e reimpressos na literatura inglesa em 1925. Mostrou-se que existiam muitas formas variáveis e canais extras em dentes unirradiculares. Por exemplo, nos modelos de incisivo inferior, pré-molar inferior e canino inferior, os canais eram complexos e, às vezes, múltiplos em número. As ilustrações em sua publicação são notáveis por sua precisão, mas foram negligenciadas ou tachadas como variantes anormais na época. Estudos anatômicos subsequentes e um estudo publicado anteriormente confirmaram suas observações.[2] Estudos mais recentes sobre os números dos canais, tanto *ex vivo* como *in vivo*, mostraram que as técnicas endodônticas anteriores na terapia de canal radicular usando instrumentos menos flexíveis disponíveis apenas na época haviam inadvertidamente perdido muitos desses sistemas de canais extras e complexos.[3]

A competência clínica depende do desenvolvimento do aspecto psicomotor amplamente reconhecido. Inextricavelmente associada a essas habilidades psicomotoras está a capacidade de autoavaliar o processo de correção e o próprio produto em comparação com o desfecho desejado. A percepção visual foi sugerida como uma habilidade pré-requisito para determinar as metas e estratégias apropriadas para uma correção. A habilidade visual é necessária para observar a morfologia dentária 3D normal em detalhes e diferenciar a morfologia dentária normal de suas variações. Além disso, as habilidades motoras também são necessárias para executar procedimentos odontológicos clinicamente relevantes. No desenvolvimento das habilidades psicomotoras, o aluno deve ensinar suas mãos a fazer o que sua mente determina como correto. Modelos que simulam dentes nos quais os canais radiculares podem ser visualizados serviriam como valiosos auxiliares de ensino ao oferecer informações visuais diretas sobre os efeitos da instrumentação durante procedimentos endodônticos. As experiências visuais proporcionadas por esses modelos devem fornecer imagens mentais, que podem ser transferidas para a realização de procedimentos endodônticos em dentes reais. Hoje em dia, a maioria das escolas de odontologia continua a apresentar conhecimentos básicos de anatomia dentária em palestras e a desenvolver as habilidades psicomotoras dos alunos por meio de uma combinação de projetos de desenho 2D, radiografias e exercícios de escultura de dentes em blocos de cera grandes. Como resultado, nem o conhecimento nem as habilidades psicomotoras são aprendidos no contexto da prática clínica, o que potencialmente prejudica a capacidade do aluno de relembrar e aplicar o aprendizado posteriormente, no cuidado real do paciente. Por outro lado, a prática com dentes extraídos tem sido um método universal de ensino de endodontia pré-clínica e dá aos alunos a oportunidade de ganhar experiência antes de passarem a tratar os pacientes. No entanto, preocupações com o controle de infecção, originadas pela manipulação de dentes extraídos, juntamente com fatores éticos, estão ameaçando essa prática laboratorial pré-clínica em algumas instituições de ensino. Tais desvantagens estimularam o desenvolvimento de métodos alternativos de simulação para o ensino da anatomia do canal radicular.[4]

• **Figura 12.1** Imagens históricas de estudos clássicos sobre análise da anatomia do canal radicular. **A.** Primeiro desenho de um molar mandibular seccionado com duas raízes mostrando sua anatomia interna, por Andreas Vesalius (1543). **B.** Ilustração que descreve o número de raízes e as variações morfológicas externas de todos os grupos de dentes humanos, por Eustachi (1563). **C.** Ilustração do número e direção do canal radicular em diferentes grupos de dentes, por Carabelli (1842). **D.** Modelos metálicos 3D da anatomia interna de diferentes dentes obtidos por Preiswerk (1903). **E.** Modelos 3D da anatomia interna dos dentes obtidos por Fischer com solução de colódio (1907). **F.** Formas de canais de molares inferiores obtidas por injeção de vulcanita nos sistemas de canais, por Hess (1925). (Cortesia do Dr. Perrini.[241] Publicado com permissão.)

Anatomia do canal radicular desde a idade da especialização em endodontia

Não se devem ignorar os dentistas que reviveram a popularidade e a viabilidade da terapia de canal radicular após as atitudes mal-informadas da era da "Teoria da infecção focal". Em meados do século 20, as atitudes e os instrumentos da endodontia mudaram;[5] assim, a padronização de instrumentos e técnicas levou à economia de muito mais dentes, ao mesmo tempo que utilizava uma lógica de tratamento reconhecida e efetiva. No entanto, foi reconhecido que, caso canais perdidos estivessem levando à falha no selamento de todo o sistema de canais, então novos estudos sobre a variabilidade da anatomia da raiz e do canal tinham de ser feitos. Novos métodos de estudo foram desenvolvidos, usando tanto radiografias quanto estudos de bancada de dentes extraídos. Isso levou à segunda fase da pesquisa em anatomia dentária e radicular, que começou, na época do reconhecimento da endodontia, como um ramo de especialidade da odontologia restauradora em 1964, nos EUA.

Esses estudos de anatomia dentária incluíram métodos como radiografia convencional e laboratorial (com ou sem meio de contraste), injeção de resina, avaliações macroscópicas e microscópicas, cortes dentais, técnicas de remoção de raízes e microscopia eletrônica de varredura. Em 1955, Kuttler[6] usou um microscópio de dissecção para mostrar que o forame apical nos dentes havia variado consideravelmente em diâmetro. Skidmore e Bjørndal, em 1971,[7] ilustraram modelos de primeiros molares inferiores com sistemas de canais múltiplos e complexos. Outro exemplo do aspecto prático do estudo da morfologia da raiz foi o artigo de Davis et al. em 1972,[8] que descreveu o uso de silicone injetado em canais endodônticos padronizados, com os modelos resultantes mostrando que algumas áreas do sistema de canais não haviam sido completamente modeladas. Todos esses estudos de anatomia do canal, entre muitos outros, seja em artigos de antropologia física ou em periódicos odontológicos, construíram uma segunda onda de conhecimento do sistema de canais e raízes.[9-11]

Sem dúvida, essas técnicas revelaram um grande potencial para pesquisa endodôntica. No entanto, embora a maioria desses métodos exigisse a destruição parcial ou mesmo total das amostras estudadas, resultando em alterações irreversíveis nos espécimes e em muitos artefatos, outros forneceram apenas uma imagem 2D de uma estrutura 3D.[12] Essas limitações inerentes têm sido discutidas repetidamente, de modo a encorajar a busca por novos métodos com possibilidades melhoradas.

Mais recentemente, a terceira fase de estudos em anatomia humana da raiz e do canal radicular está bem encaminhada. O aumento do poder do computador de radiografias digitais e a tecnologia avançada estão produzindo estudos de dentes humanos com tomografia computadorizada (TC) médica convencional, microscopia de ressonância magnética, TC de abertura sintonizada, tomografia de coerência óptica, TC volumétrica ou de feixe cônico (TCFC; usado como um aprimoramento clínico da prática) e microtomografia computadorizada (microCT). Réplicas de treinamento baseadas em TC produzidas usando tecnologia de impressão 3D melhoraram o uso de dentes artificiais para fins de ensino (Figura 12.2). Réplicas com diferentes complexidades de canal radicular podem ser impressas como modelos superdimensionados em uma impressora de prototipagem rápida, permitindo aos alunos segurá-los nas mãos para observar detalhes da anatomia interna em diferentes vistas. Aplicações adicionais de modelos impressos na educação odontológica também incluem a possibilidade de (1) dimensionar os dentes para fins didáticos; (2) construir uma coleção de modelos de dentes 3D mostrando anatomias atípicas ou apenas regionalmente prevalentes; (3) produzir um grande número de dentes para análise destrutiva; (4) apresentar os dentes na forma de subestruturas individuais que precisam ser montadas corretamente pelos alunos; e (5) construir uma extensa coleção de modelos 3D de dentes saudáveis e doentes usando dados brutos disponibilizados *online* por pesquisadores e dentistas de todo o mundo.[4]

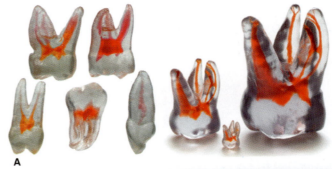
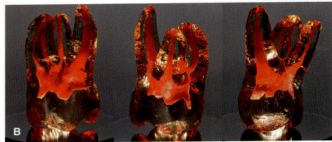

• **Figura 12.2** Réplicas de vários dentes fabricadas a partir de microCTs de dentes reais correspondentes usando tecnologia de impressão tridimensional (3D) em tamanhos variados para fins didáticos ou de ensino. **A.** True Tooth®; **B.** RepliDens®. (**A.** imagens disponíveis em https://dentalengineeringlab.com/truetooth/. **B.** Imagens disponíveis em https://www.smartodont.ch/replidens/.)

Como a imagem foi adotada na educação odontológica moderna, ela se beneficiou do desenvolvimento concomitante de tecnologias que permitiram que o material fosse apresentado eletronicamente. Uma das tecnologias com maior efeito foi a Internet. A Internet tem sido cada vez mais usada como uma ferramenta educacional em decorrência de sua capacidade de fornecer um grande volume de material educacional em um único local de fácil acesso e permitir flexibilidade no formato do material.[4] Imagens, texto, questionários interativos e vídeos podem ser integrados perfeitamente em um recurso educacional abrangente. Dessa forma, as imagens digitais adquiridas de dispositivos de microCT podem ser usadas para gerar dados anatômicos dentais em grande escala e disponibilizadas gratuitamente ao público pela Internet (www.rootcanalanatomy.blogspot.com), contornando assim os problemas de pesquisadores individuais que exigem acesso a dispositivos de digitalização de alto custo.[13] Portanto, um dos aspectos mais importantes da era da comunicação do computador é a capacidade de encontrar e acessar pesquisas de muito mais escolas e pesquisadores de odontologia de todo o mundo acadêmico odontológico. Embora uma pesquisa no computador possa parecer rápida e fácil, deve-se creditar apenas publicações de pesquisa confiáveis, de periódicos renomados. Trata-se de um novo entendimento sobre a importância da etnia e da anatomia dentária humana.[14]

O equívoco de pensar sobre "uma raiz igual a um canal" no tratamento endodôntico foi derrubado por uma série de artigos clássicos que demonstram o contrário. De fato, vários estudos classificaram e descreveram a morfologia de múltiplos canais em uma raiz de largo diâmetro. Essa configuração de canal múltiplo pode dividir-se, combinar-se e separar-se à medida que se forma no fechamento da raiz em direção às várias morfologias do término do forame apical.[15] É prudente presumir que qualquer raiz que requeira tratamento pode conter mais de um sistema de canais por raiz, até provar-se o contrário.

Vários canais em uma única raiz

Em 1969, Weine *et al.*[16] foram os primeiros autores a reconhecer e publicar como comumente ocorriam dois canais em uma raiz e, em seguida, classificar os dois canais na raiz mesiovestibular do primeiro molar superior como o "espécime tipo" (Figura 12.3*A*). Em 1972, Piñeda e Kuttler[17] usaram radiografias em 7.275 dentes extraídos para demonstrar, em três dimensões, sistemas de canais múltiplos normalmente não vistos no ambiente clínico. Outros pesquisadores[18-20] logo adicionaram observações que confirmaram que essa morfologia não era incomum em muitas outras raízes vestibulolinguais ou vestibulopalatais amplas, bem como na raiz mesiovestibular dos molares superiores.

Vertucci *et al.*[21] desenvolveram uma classificação mais complexa, mais bem adaptada para pesquisa e aplicável em qualquer outro dente mais amplo na dimensão vestibulolingual ou vestibulopalatal (Figura 12.3*B*). Essencialmente, os sistemas de configuração de Weine e Vertucci basearam-se no número de canais radiculares que começam no assoalho da câmara pulpar, surgem ao longo do curso do canal e abrem-se através de um forame apical. Mais tarde, Versiani e Ordinola-Zapata[22] expandiram e adaptaram essas classificações para descrições tomográficas 3D de pelo menos 37 sistemas de canais complexos possíveis de serem observados em uma única raiz (Figura 12.4). As tabelas a seguir de números de raízes de pares de dentes ajudarão a entender a variação na incidência de números de canais únicos e múltiplos com base em uma grande amostra de vários estudos. As figuras geradas por computador também mostrarão graficamente algumas das variações na anatomia que podem ser encontradas na dentição humana. Outros estudos de pesquisa mostraram que os canais cavo-inter-radiculares, os canais laterais e as ramificações apicais desenvolveram-se muito comumente.[23] Técnicas melhores de limpeza e obturação provavelmente selarão todos os portais de saída na câmara e canal e levarão a maiores taxas de sucesso nos estudos, com base em evidências.

O sucesso na terapia de canal radicular pode ser alcançado ao conhecer a anatomia normal do canal e, então, ao estar ciente das muitas variações que o caminho do sistema de canais pode seguir. Deve-se ser capaz de desenvolver uma visualização 3D, tanto em secção longitudinal quanto transversal, enquanto ainda se usa o sentido clínico tátil para guiar uma lima em direção ao forame apical ou término apical. A descrição e as imagens a seguir ajudarão a fornecer conhecimento com vistas a aprimorar esse tipo de habilidade e especialização.

Componentes e morfologia do canal radicular

Basicamente, o sistema de canal radicular pode ser dividido em duas partes: a câmara pulpar, comumente localizada dentro da coroa dentária anatômica, e o espaço do canal radicular, encontrado dentro da porção radicular do dente.[24]

Câmara pulpar

A câmara pulpar é uma cavidade normalmente situada no centro da coroa e, quando não há condições patológicas, assemelha-se ao formato da superfície da coroa. Nos dentes anteriores que apresentam

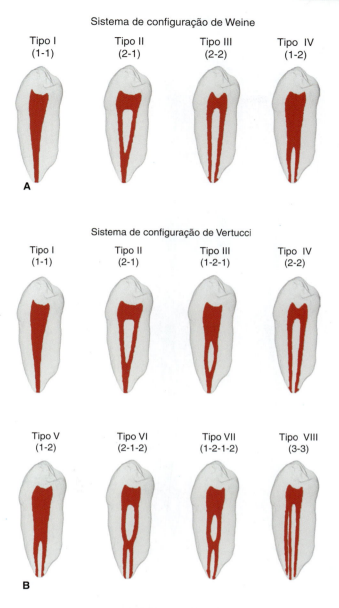

• **Figura 12.3 A.** Representações diagramáticas da classificação de Weine para morfologia do canal radicular. Tipo I: um único canal da câmara pulpar ao ápice (configuração 1-1). Tipo II: dois canais separados deixando a câmara, mas fundindo-se antes do ápice para formar um único canal (configuração 2-1). Tipo III: dois canais distintos da câmara pulpar ao ápice (configuração 2-2). Tipo IV: um único canal que sai da câmara e se divide em dois canais separados no ápice (configuração 1-2). **B.** Representações diagramáticas da classificação de Vertucci para morfologia do canal radicular. Tipo I: um único canal da câmara pulpar ao ápice (configuração 1-1). Tipo II: dois canais separados deixando a câmara, mas fundindo-se antes do ápice para formar um único canal (configuração 2-1). Tipo III: um único canal que se divide em dois e, subsequentemente, se funde para sair como um (configuração 1-2-1). Tipo IV: dois canais distintos da câmara pulpar ao ápice (configuração 2-2). Tipo V: um único canal que sai da câmara e se divide em dois canais separados no ápice (configuração 1-2). Tipo VI: dois canais separados deixando a câmara pulpar, fundindo-se no corpo da raiz e se dividindo novamente em dois canais distintos próximo ao ápice (configuração 2-1-2). Tipo VII: um único canal que se divide, funde e sai em dois canais distintos próximo ao ápice (configuração 1-2-1-2). Tipo VIII: três canais distintos dentro de uma raiz da câmara pulpar ao ápice (configuração 3-3).

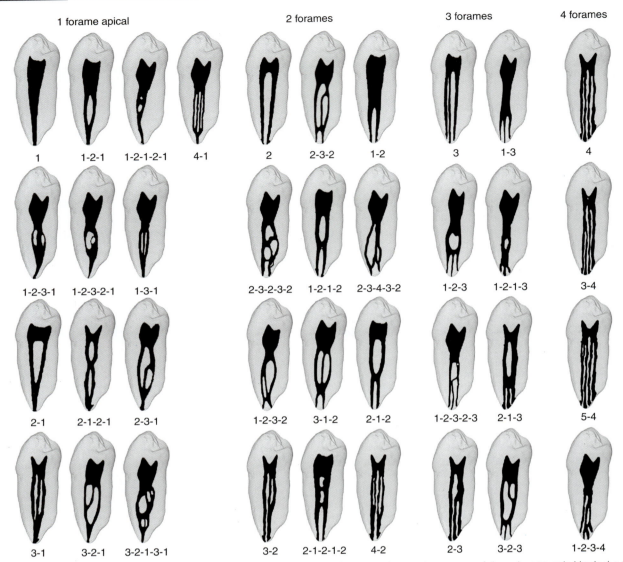

● **Figura 12.4** Trinta e sete configurações de canais mais comuns possíveis de serem observadas em uma única raiz, segundo Versiani e Ordinola-Zapata.[22]

um único canal em uma raiz, a câmara pulpar e o canal radicular são contínuos, ao passo que, nos dentes posteriores com múltiplos canais e mais de uma raiz, o assoalho da câmara pulpar separa esses dois componentes. Em pré-molares e molares, a câmara pulpar geralmente apresenta uma forma quadrada com seis lados: o assoalho, o teto e quatro paredes axiais identificadas como mesial, distal, vestibular ou lingual (palatina). O teto da câmara pulpar geralmente apresenta projeções ou proeminências associadas a cúspides, mamelos ou cristas incisais, denominados cornos pulpares.[22] Em dentes com desgaste fisiológico ou outra irritação, a formação contínua de dentina (fisiológica ou reacionária) pelos odontoblastos primários pode levar à diminuição das dimensões do espaço pulpar que, em alguns casos, pode comprometer o tratamento do canal radicular.[25]

Com base no estudo anatômico de 500 dentes, Krasner e Rankow[26] demonstraram que existe uma anatomia específica e consistente da câmara pulpar. Então, eles propuseram algumas regras ou leis gerais (Figura 12.5) para auxiliar na determinação da posição da câmara pulpar e na localização e número de entradas do canal radicular em cada grupo de dentes:

- *Lei da centralidade:* o assoalho da câmara pulpar está sempre localizado no centro do dente, no nível da junção cemento-esmalte (JCE).
- *Lei da concentricidade:* as paredes da câmara pulpar são sempre concêntricas à superfície externa do dente no nível da JCE (*i. e.*, a anatomia da superfície externa da raiz reflete a anatomia da câmara pulpar interna)
- *Lei da JCE:* a distância da superfície externa da coroa clínica até a parede da câmara pulpar é a mesma em toda a circunferência do dente no nível da JCE. A JCE é o ponto de referência mais consistente e repetível para localizar a posição da câmara pulpar
- *Lei da simetria 1:* com exceção dos molares superiores, os orifícios dos canais são equidistantes de uma linha traçada no sentido mesiodistal, através do assoalho da câmara pulpar
- *Lei da simetria 2:* exceto para os molares superiores, os orifícios dos canais encontram-se em uma linha perpendicular a uma linha traçada em uma direção mesiodistal através do centro do assoalho da câmara pulpar
- *Lei da mudança de cor:* a cor do assoalho da câmara pulpar é sempre mais escura do que as paredes
- *Lei da localização do orifício 1:* os orifícios dos canais radiculares estão sempre localizados na junção das paredes com o solo
- *Lei da localização do orifício 2:* os orifícios dos canais radiculares estão localizados nos ângulos na junção assoalho-parede

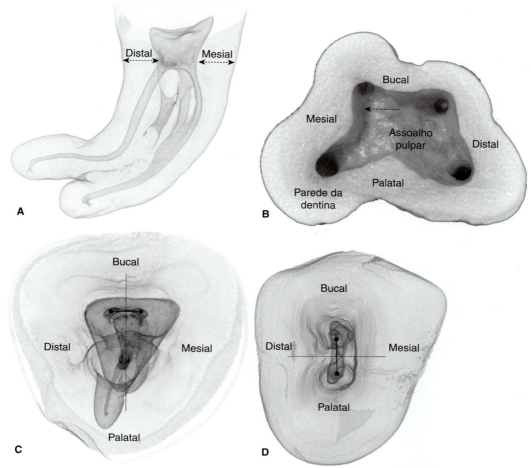

- **Figura 12.5** Imagens tridimensionais (3D) de microtomografia computadorizada (microCT) de dentes posteriores demonstrando as (**A**) leis de centralidade e concentricidade, na junção cemento-esmalte (JEC) em um molar inferior; (**B**) leis de mudança de cor e locais de orifício 1, 2 e 3 (*seta*: linhas de fusão de desenvolvimento) em um segundo molar superior com quatro raízes; e (**C-D**) leis de simetria 1 (molar superior de três raízes) e 2 (pré-molar superior com duas raízes).

- *Lei da localização do orifício 3:* os orifícios dos canais radiculares estão localizados na extremidade das linhas de fusão de desenvolvimento da raiz.

Além de conhecer essas leis, o uso de melhor iluminação e ampliação às vezes associada a instrumentos específicos, como pontas ultrassônicas finas ou brocas especiais, forneceria a melhor abordagem para explorar as variações anatômicas da câmara pulpar, a fim de localizar todos os orifícios do canal e evitar canais não localizados.[24]

Canal radicular

O canal radicular é a porção do espaço do canal pulpar dentro da raiz do dente limitado pela câmara pulpar e o forame que segue o contorno externo da raiz (Figura 12.6). O canal radicular pode ser subdividido em dois componentes: o canal principal, que é geralmente limpo por meios mecânicos, e componentes laterais compostos por istmos, canais acessórios (cavo-interradicular, canais laterais e secundários) e alguns recessos de canais achatados e ovais.[24] Na secção longitudinal, os canais são geralmente mais largos vestibulolingualmente do que no plano mesiodistal. Tradicionalmente, a forma do canal foi classificada como redonda, oval, oval longa, achatada ou irregular (Figura 12.7).[27] Sua forma geométrica em secção transversal também foi quantitativamente descrita pelo cálculo da razão de aspecto média, definida como a razão do maior para o menor diâmetro do canal. O diâmetro maior é a distância entre os dois pontos mais distantes do canal na direção vestibulolingual, enquanto o diâmetro menor é a linha mais longa através do canal radicular que pode ser traçada na direção ortogonal à do diâmetro maior. Consequentemente, um canal oval tem uma relação de aspecto entre 1 e 2; um canal oval longo, maior que 2 e menor que 4, e um canal achatado, um valor maior que 4.[28] É interessante ressaltar que, em um mesmo dente, as seções transversais do canal podem apresentar formatos diferentes em diferentes níveis da raiz; no entanto, no terço apical, é mais redondo ou ligeiramente oval em comparação com os terços médio e coronal.[12,28] Assim, como mencionado anteriormente, a anatomia dos sistemas de canais radiculares é frequentemente complexa e pode variar muito em número e forma.

Istmo

Um istmo, também chamado de *anastomose transversa*, é uma comunicação estreita em forma de fita entre dois canais radiculares que pode conter tecido vital, polpa necrótica, biofilmes ou material de preenchimento residual.[29,30] Os istmos (ou *istmi*) podem apresentar configurações diferentes (Figura 12.8), e sua prevalência depende do tipo de dente, do nível da raiz e da idade do paciente.

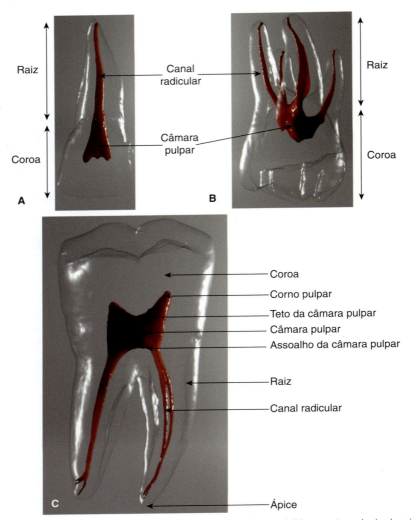

• **Figura 12.6** Modelos tridimensionais (3D) de dentes reais (**A**) incisivos e (**B-C**) molares, obtidos por tecnologia de microtomografia computadorizada (microCT), mostrando os principais componentes do sistema de canais radiculares.

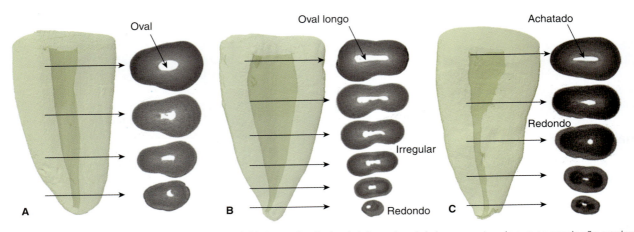

• **Figura 12.7 A-C.** Secções transversais bidimensionais (2D) do canal radicular de três caninos inferiores, mostrando que os canais são geralmente mais largos vestibulolingualmente do que no plano mesiodistal, podendo apresentar diferentes formas em distintos níveis da raiz.

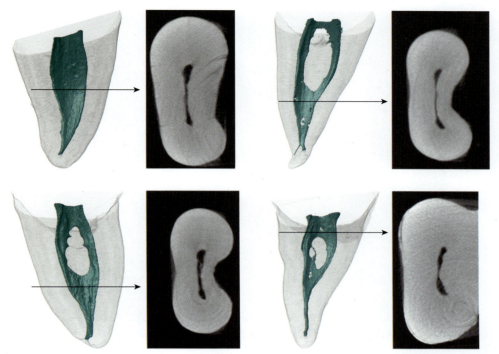

• **Figura 12.8** Secções transversais bidimensionais (2D) do canal radicular de quatro raízes mesiais de molares inferiores mostrando istmos com diferentes tamanhos e formas em diferentes níveis da raiz.

Hsu e Kim[31] classificaram a configuração dos istmos em cinco tipos:
- Tipo I – Dois canais sem comunicação notável
- Tipo II – Uma conexão muito fina entre os dois canais principais
- Tipo III – Difere do tipo II devido à presença de três canais em vez de dois
- Tipo IV – Um istmo com canais estendidos na conexão
- Tipo V – Uma conexão verdadeira ou amplo corredor de tecido entre dois canais principais.

Ressalta-se que estudos experimentais demonstraram a impossibilidade de se obter um desbridamento mecânico completo ou desinfecção química dos istmos com a tecnologia atual, principalmente pela presença de restos de tecido duro empacotados nessas áreas durante o preparo mecânico do canal radicular principal.[32-36] Estudos clínicos também mostraram que istmos não preenchidos podem ser comumente observados após a ressecção da extremidade da raiz em casos encaminhados para tratamento de apicectomia.[37] Essas limitações, entretanto, podem ser superadas no tratamento não cirúrgico com o uso de agentes químicos que têm a capacidade de dissolver o tecido orgânico no nível dos istmos, muitas vezes associados à ativação ultrassônica.[33]

Além disso, com o advento do microscópio operatório, é possível identificar e tratar a maioria das áreas de istmo com finas pontas de ultrassom, tanto em procedimentos endodônticos cirúrgicos como não cirúrgicos, para garantir seu desbridamento e selamento.[34,35]

Canais acessórios

Um canal acessório é qualquer ramo do canal radicular que se comunica com o ligamento periodontal, enquanto um canal lateral é definido como um canal acessório localizado no terço coronal ou médio da raiz (Figura 12.9A e B).[38] Eles são formados após o desenvolvimento de uma fragmentação localizada da bainha da raiz epitelial de Hertwig, deixando uma pequena lacuna ou quando os vasos sanguíneos que saem do saco dentário através da papila dentária persistem como circulação colateral.[39] Os canais acessórios representam caminhos através dos quais bactérias e/ou seus subprodutos do canal radicular necrótico podem atingir o ligamento periodontal e causar doenças.[39]

De Deus[23] estudou a frequência, a localização e a direção dos canais acessórios em 1.140 dentes e apontou que 27,4% da amostra (n = 330) possuíam canais acessórios, principalmente na região apical (17%), seguida do terço médio (8,8%) e terço cervical (1,6%). Similarmente, Vertucci[40] avaliou 2.400 dentes e observou menor ocorrência de ramificações do terço médio (11,4%) e terço cervical (6,3%) em comparação com o terço apical (73,5%). Os canais laterais geralmente não são visíveis nas radiografias pré-operatórias, mas pode-se suspeitar de sua presença quando há espessamento localizado do ligamento periodontal ou lesão na face lateral da raiz. Clinicamente, também é relevante que os canais laterais não possam ser instrumentados na maioria das vezes. Dessa forma, seu conteúdo só pode ser neutralizado por meio de irrigação eficaz com solução antimicrobiana adequada ou com o uso adicional de medicação intracanal.[24,25]

Os canais que conectam a câmara pulpar ao ligamento periodontal na região de furca de um dente multirradicular são chamados de canais cavo-inter-radicular (Figura 12.9C).[38] Esses canais são derivados do aprisionamento dos vasos periodontais durante a fusão das partes do diafragma, que se tornarão o assoalho da câmara pulpar. Em alguns casos, canais de furca têm sido associados a lesões endodônticas primárias na região inter-radicular de dentes multirradiculares. Vertucci e Williams observaram a presença de canais de furca em 13% dos primeiros molares inferiores,[41] e na maioria deles o canal estendia-se do centro do assoalho pulpar, enquanto em quatro e dois espécimes, respectivamente, os canais surgiam nas faces mesial e distal do assoalho. Mais tarde, Vertucci e Anthony[42] observaram a presença de forames tanto no assoalho da câmara pulpar quanto na superfície da furca em 36% dos primeiros molares superiores, 12% dos segundos molares superiores, 32% dos primeiros molares inferiores e 24% dos segundos molares inferiores. Recentemente, estudos de microCT também demonstraram a presença de canais cavo-inter-radiculares em caninos inferiores com duas raízes e pré-molares inferiores com três raízes.[43]

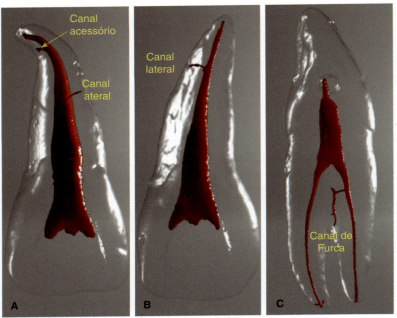

• **Figura 12.9** Modelos tridimensionais (3D) de (**A-B**) dois incisivos centrais superiores e (**C**) um canino inferior com duas raízes, obtidos por tecnologia de microtomografia computadorizada (microCT), mostrando os componentes do sistema de canais radiculares.

Canal apical

O canal radicular principal termina no forame apical (forame principal), que frequentemente se abre lateralmente na superfície da raiz, em uma distância média de 0,2 a 3,8 mm do ápice anatômico,[44] apesar de distâncias maiores terem sido relatadas recentemente.[45] O ápice anatômico é a ponta ou a extremidade da raiz conforme determinado morfologicamente.[38] Dependendo do tipo de dente, o forame apical pode coincidir com o ápice anatômico em uma frequência percentual que varia de 6,7% a 46% dos casos.[10,17,40,46] Seu diâmetro foi descrito entre 0,21 e 0,39 mm.[47] As raízes mesiais dos molares inferiores, os pré-molares superiores e as raízes mesiovestibulares dos molares superiores apresentam a maior porcentagem de forames apicais múltiplos.[47]

Um estudo anterior sobre ápices radiculares de todos os grupos de dentes permanentes mostrou que o número de forames em cada raiz pode variar de 1 a 16.[44]

A porção apical do canal radicular com o diâmetro mais estreito foi chamada de "constrição apical" (forame menor).[38] A partir da constrição apical, o canal se alarga à medida que se aproxima do forame apical. A topografia da constrição apical não é constante[12,15] e, quando presente, geralmente está localizada entre 0,5 e 1,5 mm do centro do forame apical.[30] A junção cemento-dentina (JCD) é o ponto em que a superfície do cimento termina no ou próximo ao ápice de um dente e encontra a dentina.[38] Nesse ponto de referência histológico, o tecido pulpar termina e os tecidos periodontais começam (Figura 12.10A).[25]

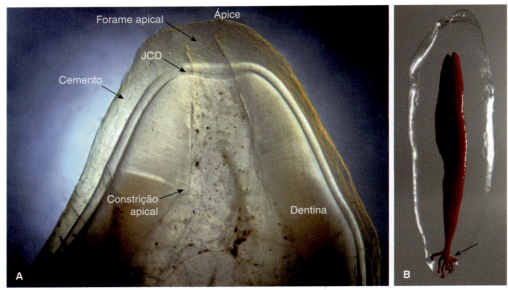

• **Figura 12.10** **A.** Marcos anatômicos no ápice de um dente unirradicular limpo (JCD: junção cementodentina). **B.** Modelo de microtomografia computadorizada (microCT) tridimensional (3D) de um canino inferior apresentando ramificação apical (seta). (**A.** Cortesia do Dr. Francisco Balandrano. Publicada com permissão.)

Outra variação relevante do canal radicular no ou próximo ao ápice é uma intrincada rede de ramificações, também chamada de *ramificação apical do delta apical*, que é definida como uma morfologia em que o canal principal divide-se em múltiplos canais acessórios (Figura 12.10B).[38] Nos dentes superiores, a frequência percentual de ramificação apical varia de 1% (incisivos centrais) a 15,1% (segundos pré-molares), enquanto nos dentes inferiores sua frequência varia de 5% (incisivos centrais) a 14% (raiz distal dos primeiros molares).[40] No tratamento de casos clínicos, a infecção dessa configuração anatômica tortuosa e complexa com vários portais de saída pode ser referida como um fator etiológico de falhas não cirúrgicas.[39]

Curvatura e tamanho do canal

O conhecimento da curvatura da raiz é um fator importante na escolha do protocolo químico mecânico adequado para limpeza e modelagem do sistema de canal radicular. Antes da introdução dos instrumentos de níquel-titânio (NiTi), vários procedimentos iatrogênicos foram associados ao preparo de canais curvos, incluindo *zips*, instrumentos fraturados, degraus e perfurações.[48] Atualmente, tais complicações iatrogênicas não são mais um problema, exceto para a fratura do instrumento. Portanto, esse é um dos fatores que determinam a dificuldade do tratamento e a probabilidade de erros iatrogênicos, bem como mostra que o reconhecimento pré-operatório da curvatura do canal é de extrema importância.[22]

Quase todos os canais radiculares são curvados no terço apical, principalmente na direção vestibulolingual, o que não é evidente na radiografia padrão.[30] Em geral, a curvatura pode variar entre uma curvatura gradual de todo o canal, uma curvatura acentuada do canal próximo ao ápice e uma curvatura gradual do canal com uma terminação apical reta. Vários métodos foram propostos para determinar a curvatura do canal radicular,[49,50] mas o método de Schneider foi o mais amplamente utilizado. Schneider[51] classificou a raiz única dos dentes permanentes de acordo com seu grau de curvatura, que foi determinado traçando-se primeiro uma linha paralela ao longo do eixo do canal e, em seguida, uma segunda linha conectando o forame apical ao ponto da primeira linha, onde o canal começou a sair do eixo longo do dente. O ângulo formado por essas duas linhas era o ângulo de curvatura, e seu grau foi classificado como reto (≤ 5°), moderado (10 a 20°) ou grave (25 a 70°).

Outro método foi introduzido por Weine[52], em que também se depende da definição de duas retas, mas reflete-se a curvatura do canal radicular com mais precisão do que com o método de Schneider, principalmente na parte apical. Uma terceira proposta, geometricamente equivalente ao método de Weine, foi apresentada por Pruett et al.,[53] mas sua principal inovação foi a medição simultânea do raio de curvatura pela sobreposição de arco circular na parte curva do canal radicular. Portanto, o ângulo de Schneider, quando usado em combinação com o raio e o comprimento da curva, pode fornecer um método mais preciso para descrever a geometria apical da curvatura do canal.

Clinicamente, diferentes visões angulares são necessárias para determinar a presença, a direção e a gravidade da curvatura do canal radicular. Schäfer et al.[54] avaliaram radiograficamente o grau de curvatura de 1.163 canais radiculares de todos os grupos de dentes. O grau de curvatura variou de 0 a 75° e de 0 a 69° nas vistas clínica e proximal, respectivamente. O mais alto grau de curvatura foi observado na visão clínica do canal mesiovestibular dos molares superiores e nos canais mesiais dos molares inferiores. Em vários casos, os ângulos das curvaturas proximais eram mais elevados do que os da vista clínica. Além disso, uma dupla curvatura (canal em forma de S) foi observada em 12,3% e 23,3% dos dentes superiores e inferiores, respectivamente.

Sistemas de configuração do canal radicular

Vários sistemas de classificação têm sido propostos na tentativa de se ter um sistema de classificação de canal radicular padronizado que possa ser usado por médicos e pesquisadores. Os dois sistemas mais comumente usados são os desenvolvidos por Weine et al.,[16] seguido por Vertucci et al. (Ver Figura 12.3).[21] A classificação inicial de Weine incluía três tipos baseado em um estudo de seccionamento da raiz mesiovestibular de primeiros molares superiores permanentes. O sistema classifica a configuração do canal por dois números. O primeiro é o número de canais encontrados no assoalho da câmara pulpar, enquanto o segundo número descreve a configuração do canal no ápice. Por exemplo, uma configuração de canal Weine Tipo II (2-1) significa que dois canais distintos são encontrados no assoalho da câmara pulpar e os dois canais posteriormente unem-se e formam um único canal no ápice. A configuração do canal Tipo IV (1-2) foi adicionada posteriormente.[52] Sistema de classificação de Vertucci foi desenvolvido com base em um estudo de limpeza (seguido por injeção de corante nos canais) de 200 segundos pré-molares superiores e oito canais tipos foram descritos. Vertucci et al.[21] definiram o sistema de canais radiculares do Tipo VIII como três canais separados em pré-molares superiores da câmara pulpar ao ápice. No entanto, o estudo não especificou se os três canais estavam no dente que continha uma, duas ou três raízes. Muitos estudos classificaram as configurações do canal do Tipo VIII agrupando dentes com raiz simples, dupla e tripla.[21,40,55,56] Alguns estudos, no entanto, classificaram pré-molares superiores com três raízes e canais únicos em cada raiz como sistemas de canais do Tipo I em cada raiz.[57,58] Parece lógico, no entanto, que um canal do Tipo VIII deva ser usado apenas em uma raiz larga ou fundida de um dente, e não nas raízes e no ápice separados do mesmo dente, como pode ser mostrado na radiografia.

Além disso, vários outros tipos de canais foram relatados por vários autores que não se encaixavam em nenhum dos sistemas de classificação.[59] Recentemente, com base no estudo de centenas de dentes permanentes, Versiani e Ordinola-Zapata[60] encontraram 37 tipos de canais diferentes usando a tecnologia micro-CT (ver Figura 12.4). Claramente, nem o sistema de classificação de Vertucci nem o de Weine podem descrever adequadamente essas configurações complexas adicionais do canal. Um sistema de classificação simples que pode ser usado para descrever todas as configurações possíveis do canal em todos os dentes ainda não foi desenvolvido. No entanto, um novo sistema de classificação de canais proposto por Ahmed et al.[59] mostra-se promissor porque o sistema pode acomodar qualquer tipo de configuração do canal usando o nome da raiz e os números do canal para categorizar a configuração do canal em cada raiz (Figura 12.11).

Anomalias do canal radicular e malformações embriológicas

A morfologia da raiz e do canal radicular anômalas podem ser encontradas em associação a qualquer dente, com vários graus e frequências na dentição humana. As anomalias dentárias são defeitos formativos causados por distúrbios genéticos durante a morfogênese dos dentes.[61] Podem ocorrer anomalias durante os estágios de desenvolvimento do dente, que se manifestam clinicamente mais tarde na vida, quando o dente está totalmente formado.[62-64] Falha em diagnosticar dentes com anatomia anômala pode levar a um diagnóstico incorreto e a um plano de tratamento capaz de causar danos permanentes e irreversíveis, bem como levar à perda do dente.[30] Assim, o clínico deve estar ciente da existência

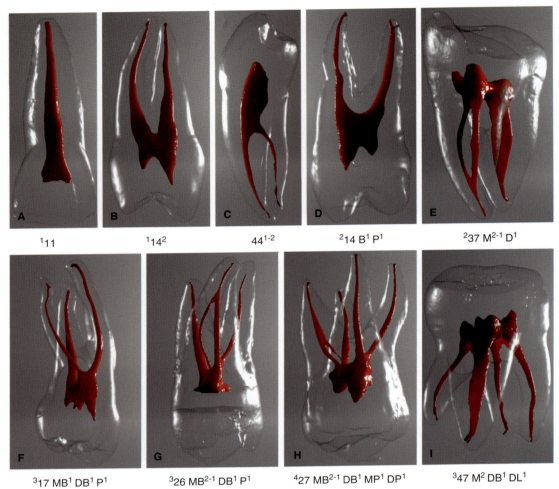

• **Figura 12.11** Modelos tridimensionais (3D) de microtomografia computadorizada (microCT) de dentes (**A-C**) simples, (**D-E**) duplos e (**F-I**) multirradiculares, classificados de acordo com o novo sistema proposto por Ahmed et al.[59] *V*, vestibular; *D*, distal; *DV*, distovestibular; *DL*, disto-lingual; *DP*, distopalatal; *M*, mesial; *MV*, mesiovestibular; *MP*, mesiopalatal; *P*, palatal. (Publicada com permissão.)

de algumas anomalias anatômicas para implementar um plano de tratamento adequado. As principais anomalias que afetam a prática endodôntica incluem taurodontismo, *dens invaginatus*, *dens evaginatus*, raízes extras (*radix*) e canais em forma de C.[61]

Taurodontismo

O taurodontismo (ou dente "em forma de touro") é uma variação da morfologia dentária em que o corpo do dente é aumentado e as raízes têm seu comprimento reduzido.[65] Um dente de taurodonte apresenta uma grande câmara pulpar com deslocamento apical do assoalho pulpar e furca das raízes (Figura 12.12A e B).[38] A etiologia do taurodontismo não é clara, mas também aparece em certas síndromes genéticas.[66] Acredita-se que seja causado pela falha do diafragma da bainha da raiz epitelial de Hertwig em invaginar no nível horizontal adequado, resultando em um dente com dentina normal, raízes curtas, corpo alongado e polpa aumentada.[63,64,67] Os dentes envolvidos são, quase invariavelmente, molares ou, raramente, pré-molares. A condição pode ser uni ou bilateral e afetar dentes únicos ou múltiplos.[68] Pode também se apresentar raramente nos dentes molares da dentição decídua.[69] O fato de o taurodontismo ocorrer com alta incidência tornou-se famoso com Keith, em 1913, conforme encontrado no *Homo neanderthal* a partir da descoberta arqueológica Krapina, no início do século 20.[70]

O taurodontismo foi classificado anteriormente por Shaw em 1928 de acordo com sua gravidade: normal (*cynodont*), menos pronunciado (hipotaurodontismo), moderado (mesotaurodontismo) e mais grave (hipertaurodontismo).[71] Clinicamente, as coroas desses dentes costumam apresentar características normais. Portanto, o diagnóstico é totalmente radiológico.[68] Devido à complexidade da raiz anatomia do canal e à proximidade dos orifícios ao ápice radicular, o preenchimento completo do sistema de canais radiculares no taurodontismo é desafiador. Como a polpa de um taurodonte é geralmente volumosa, o controle do sangramento em casos de pulpite pode levar algum tempo e demandar certo esforço em comparação a dentes com anatomia normal. Esforços adicionais, como a aplicação de instrumentação ultrassônica combinada com hipoclorito de sódio (NaOCl) como uma solução irrigante, devem ser feitos para dissolver o máximo de material orgânico possível.[68,72,73]

Dens invaginatus e dens evaginatus

Dens invaginatus (*dens in dente*, odontoma composto dilatado, odontoma dilatado, anomalia gestante, odontoma invaginado, odontoma gestante dilatado, inclusão de dente, dentoide *in dente*) é um defeito de desenvolvimento resultante da invaginação na superfície da coroa do dente antes de ocorrer a calcificação (Figura 12.12 C e F).[61] Clinicamente, pode aparecer como uma acentuação da fosseta

CAPÍTULO 12   **Anatomia do Canal Radicular**   243

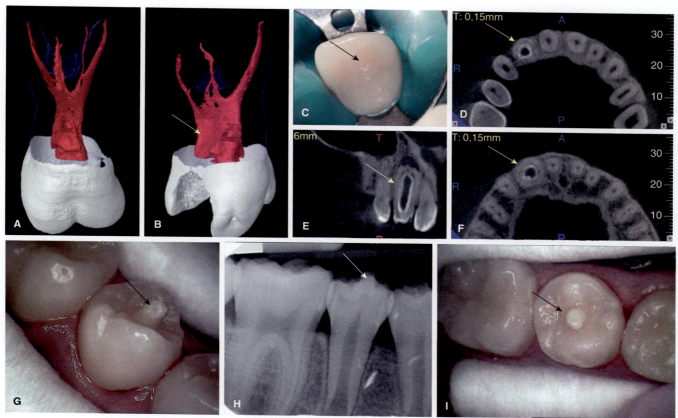

• **Figura 12.12** Anomalias do canal radicular e malformações embriológicas. **A-B.** Segundo molar superior taurodonte apresentando grande câmara pulpar (*seta amarela*) com deslocamento apical do assoalho pulpar e furca das raízes; **C-F.** Imagens clínicas e tomográficas de um incisivo lateral superior com *dens invaginatus* (*setas*) (Cortesia do Dr. Oscar von Stetten. Publicada com permissão); **G-I.** Vistas clínicas e radiográficas de um segundo pré-molar inferior com *dens evaginatus* (*setas*). (Cortesia da Dra. Daniela Bololoi. Publicada com permissão.)

lingual nos dentes anteriores e, em sua forma mais grave, apresenta aspecto radiográfico de um dente dentro de um dente – daí o termo *dens in dente*.[38] Sua etiologia é controversa e permanece obscura. Os dentes afetados mostram radiograficamente uma dobra de esmalte e dentina que pode se estender profundamente na cavidade pulpar e na raiz e às vezes até atingir o ápice radicular.[74] O achado clínico associado mais comum é o acometimento pulpar precoce, explicado pela existência de um canal que se estende da invaginação para a polpa.[75] A invaginação também permite a entrada de irritantes em uma área separada do tecido pulpar por apenas uma fina camada de esmalte e dentina e apresenta predisposição para o desenvolvimento de cárie dentária.[74] Portanto, essa condição deve ser reconhecida precocemente, e o dente, restaurado profilaticamente.[73] A variabilidade da configuração do sistema de canais radiculares é ilimitada. Clinicamente, entretanto, só pode ser especulado por meio de radiografias.[76] Dessa maneira, a classificação mais comumente referida é a proposta por Oehlers,[77] que o fez com três tipos: Tipo 1 – a invaginação está confinada à coroa e não se estende além da JCE; Tipo 2 – a invaginação estende-se além da JCE e não envolve os tecidos perirradiculares, mas pode se comunicar com a polpa dentária; e Tipo 3 – a invaginação estende-se além da JCE e pode apresentar um segundo forame apical, sem comunicação imediata com a polpa. Na literatura, a prevalência relatada dessa anomalia varia de 0,25%[78] para 10%,[79] e os dentes mais afetados são os incisivos laterais superiores permanentes, embora possa ocorrer em qualquer dente.[74,80] Essa alta faixa de frequência de *dens invaginatus* foi associada ao formato do estudo, ao tamanho e à composição da amostra, bem como aos critérios de diagnóstico.[74,75]

Dens evaginatus é uma consequência anômala da estrutura do dente resultante do dobramento do epitélio interno do esmalte no retículo estrelado com a projeção da estrutura exibindo esmalte, dentina e tecido pulpar (Figura 12.12 *G* e *I*)[38] Surge mais frequentemente da superfície oclusal dos dentes posteriores envolvidos, principalmente pré-molares superiores e inferiores, em especial da superfície lingual dos dentes anteriores associados (chamados cúspides da garra quando nesse local).[81,82] Sua etiologia permanece obscura. Contudo, ocorre predominantemente em pessoas de ascendência asiática com estimativas variadas relatadas em 0,5%[83] a 15%,[84] dependendo do grupo populacional estudado. A presença de polpa no tubérculo da cúspide tem grande significado clínico. Como o tubérculo pode se estender acima da superfície oclusal, a má oclusão ou atrito com o dente oposto pode causar desgaste anormal ou fratura do tubérculo, e é assim que ocorre a exposição pulpar.[82] Inflamação ou infecção pulpar subsequente provavelmente ocorrerá, às vezes quando o fechamento do ápice da raiz não se deu no paciente jovem. É importante que o clínico seja capaz de reconhecer e tratar a entidade logo após os dentes afetados terem irrompido na cavidade oral, a fim de evitar o desenvolvimento de condições patológicas.[82]

Radix

Radix é uma palavra em latim para "raiz", usada para referir-se a raízes adicionais de dentes, principalmente molares. Nos molares da raiz, cada raiz geralmente contém um único canal radicular.[61]

Nos molares superiores com quatro raízes, a parte palatina do complexo radicular é composta por duas macroestruturas localizadas mesial e distalmente, que são, em princípio, em forma de cone, separadas ou não uma em relação à outra.[85] Se a mesial das duas estruturas da raiz palatina tem afinidade direta com a parte mesiolingual da coroa, que é mais pronunciada, a estrutura da raiz mesial é identificada como *radix mesiolingualis*, enquanto a estrutura distal é idêntica ao componente da raiz palatina. Se a distal das duas estruturas da raiz palatina tem afinidade direta com a parte distopalatal da coroa, a estrutura da raiz distal é identificada como *radix distolingualis*, enquanto a estrutura mesial é idêntica ao componente da raiz palatina (Figura 12.13).[86]

Em molares inferiores, raízes adicionais foram identificadas como *radix entomolaris* e *radix paramolaris*.[61,87] A primeira foi definida como uma raiz supranumerária em um molar inferior localizado distolingualmente (Figura 12.14), enquanto a segunda é uma raiz extralocalizada mesiobucalmente (Figura 12.15).[38] A presença dessas anomalias anatômicas foi associada a certos grupos étnicos, como os sino-americanos, que incluem chineses, inuítes e índios americanos.[88,89] *Radix paramolaris* é uma estrutura muito rara, cuja prevalência foi encontrada em 0%, 0,5% e 2,0% para os primeiros, segundos e terceiros molares inferiores, respectivamente.[90] Já *radix entomolaris* ocorre com uma frequência mais alta, de 0,2%[91] a 32%[92] das amostras estudadas. O orifício do *radix entomolaris* está localizado disto- a mesiolingualmente do canal principal ou dos canais da raiz distal, enquanto o orifício do *radix paramolaris* está localizado mésio- a distovestibular dos principais canais mesiais.[88] Uma linha escura ou sulco do canal radicular principal no assoalho da câmara pulpar leva a esses orifícios;[89] entretanto, fornecem um auxílio prático limitado para sua identificação na prática clínica. Essas variações anatômicas apresentam desafios definitivos à terapia devido à inclinação do orifício e à curvatura do canal radicular. Desse modo, radiografias periapicais pré-operatórias em diferentes ângulos horizontais ou um exame de TCFC são necessários para identificar essa raiz adicional, o que também resultará em uma modificação da cavidade de abertura. Um diagnóstico preciso de tais variações anatômicas é importante para evitar canais perdidos.[87]

Canais em forma de C

A configuração em forma de C foi relatada pela primeira vez na área endodôntica pela literatura de Cooke e Cox em 1979,[93] mas essa configuração de canal é bem conhecida desde o início do século XX.[94] Tal variação anatômica é assim chamada devido ao formato da secção transversal da raiz e do canal radicular, semelhante à letra "C" maiúscula.[95] Sua principal característica anatômica é a presença de um ou mais istmos conectando canais individuais, o que pode alterar a secção transversal e a forma 3D do canal ao longo da raiz (Figura 12.16).[95-97] Normalmente, essa configuração é encontrada em dentes com fusão das raízes em sua face vestibular ou lingual e resulta da falha da bainha da raiz epitelial de Hertwig em desenvolver-se ou fundir-se na área de furca durante o estágio de desenvolvimento dos dentes.[63,64] A falha do lado vestibular resultará em um sulco lingual, e os casos opostos seriam possíveis.[63] Em tais dentes, o assoalho da câmara pulpar é, com frequência, situado profundamente e pode assumir um aspecto anatômico incomum.[97] Abaixo do nível do orifício, a estrutura da raiz de um dente em forma de C pode abrigar uma ampla gama de variações anatômicas,[95] o que o torna um desafio no que diz respeito à desinfecção.[98] Essa variação pode ocorrer em diferentes tipos de dentes[97,99-102]; contudo, é mais comumente encontrado em segundos molares inferiores[103,104] com um intervalo de prevalência relatado de 2,7%[105] a 44,5%.[106] Existe uma variação étnica significativa na frequência de dentes molares em forma de C, que são muito mais comuns em populações asiáticas do que em populações caucasianas.[30] Em estudos de base populacional, a prevalência relatada foi de 10,6% em sauditas,[107] 19,14% em libaneses,[108] 31,5% em chineses,[104] e 44,5% em coreanos.[106]

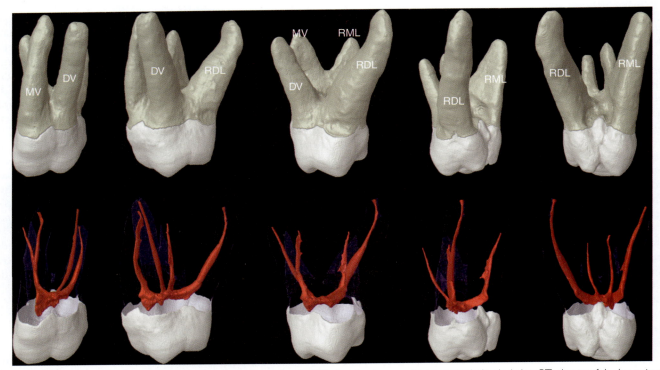

● **Figura 12.13** Diferentes visualizações de modelos tridimensionais (3D) de microtomografia computadorizada (microCT) das morfologias externa e interna de um molar superior de quatro raízes mostrando *radix mesiolingualis* (RML) e *radix distolingualis* (RDL). *DV*, raiz distovestibular; *MV*, raiz mesiovestibular.

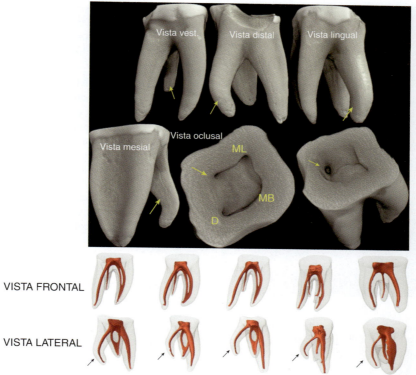

• **Figura 12.14** Modelos tridimensionais (3D) de microtomografia computadorizada (microCT) das morfologias externa e interna dos segundos molares inferiores mostrando o entomolar do *radix* (*setas amarelas*). Na vista lateral, a curvatura do *radix* é representada (*setas pretas*).

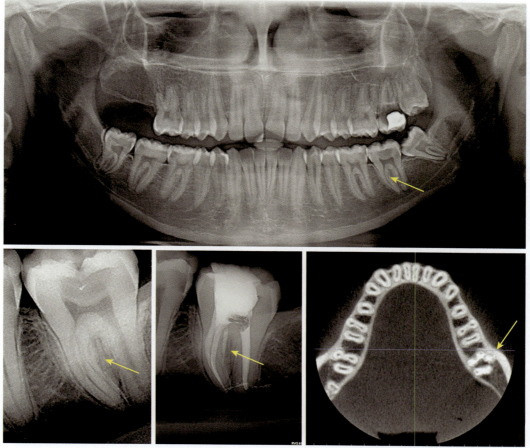

• **Figura 12.15** Imagens radiográficas e tomográficas de um segundo pré-molar inferior esquerdo mostrando um *radix paramolaris* (*setas*), antes e depois do tratamento do canal radicular. (Cortesia do Dr. Nuno Pinto. Publicado com autorização.)

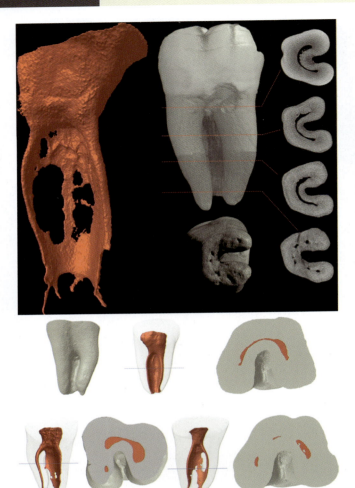

- **Figura 12.16** Modelos tridimensionais (3D) de microtomografia computadorizada (microCT) das morfologias externa e interna dos segundos molares inferiores mostrando diferentes configurações de canal em forma de C.

Até o momento, dois estudos abordaram a eficácia de diferentes sistemas na preparação de canais molares mandibulares em forma de C, mostrando uma porcentagem significativa da área do canal não afetada pelo procedimento de instrumentação.[98,109]

Em 1991, Melton et al.[96] propuseram a primeira classificação para configuração do canal em forma de C nos segundos molares inferiores com base em sua forma transversal. Eles se enquadram em três categorias: Categoria I – um canal contínuo em forma de C que vai da câmara pulpar até o ápice; Categoria II – um orifício em forma de ponto-e-vírgula no qual a dentina separa um canal principal em forma de C de um canal mesial distinto; Categoria III – dois ou mais canais distintos e separados que podem se unir nos terços apical (subdivisão I), médio (subdivisão II) ou coronal (subdivisão III).

É importante ressaltar que os dentes molares inferiores podem apresentar irregularidades em seus sistemas de canais ao longo da raiz e a presença dessas categorias pode variar da câmara pulpar ao ápice.[106] Desse modo, Fan et al.[110] modificaram o método de Melton e recomendaram classificar cada porção do mesmo dente usando cinco categorias:

- Categoria I – A forma era um "C" ininterrupto sem separação ou divisão
- Categoria II – O formato do canal assemelhava-se a um ponto e vírgula, resultando de uma descontinuação do contorno "C"
- Categoria III – Dois ou três canais separados
- Categoria IV – Apenas um canal arredondado ou oval na secção transversal (normalmente encontrada perto do ápice)
- Categoria V – Sem lúmen do canal (geralmente visto apenas perto do ápice).

A classificação de Melton[96] prevê que as categorias II e III possuem canais separados, mas nenhuma descrição foi fornecida para diferenciá-los. Na classificação modificada,[110] um dos canais na categoria II apareceria como um arco e teria mais probabilidade de se estender para a área "fundida" da raiz, onde a parede de dentina pode ser bastante delgada.

A anatomia do canal em forma de C também foi relatada em terceiros molares,[111] incisivos laterais,[102] primeiros pré-molares inferiores,[97,99,101,112,113] primeiros molares inferiores[114] e primeiros[115,116] e segundos[117] molares superiores. Recentemente, relatou-se que a prevalência da configuração do canal em forma de C em molares superiores com fusão radicular é tão alta quanto 15% (Figura 12.17A).[115] Os primeiros pré-molares inferiores apresentam uma variedade de configurações de canais radiculares que incluem a presença de dois ou três canais radiculares[40,113] e um sistema de configuração em forma de C (Figura 12.17B).[118] Como nos molares inferiores, os sistemas de canais em forma de C nos primeiros pré-molares inferiores variam entre os diferentes grupos étnicos, com prevalência relatada na faixa de 1%[119] a 18%.[120] Essa configuração foi altamente associada à configuração tipo V de Vertucci[100] (ou seja, um único canal que bifurca no terço médio e com presença de sulco ou concavidade na superfície radicular externa).[97,113] Sulcos radiculares nos primeiros pré-molares inferiores geralmente começam a 3 mm da JCE e apresentam-se frequentemente na área lingual proximal da raiz média, nem sempre se estendendo até o ápice da raiz.[97,120]

O diagnóstico pré-operatório de canais em forma de C é complexo, principalmente porque essas características anatômicas exclusivas não são facilmente reconhecidas em uma radiografia periapical 2D tradicional.[98] Com o aumento do uso de varredura TCFC, os clínicos podem ser capazes de detectar canais em forma de C antes do tratamento endodôntico. No entanto, mesmo quando reconhecido, o procedimento de desinfecção ainda permanece um desafio, principalmente por causa das áreas de istmo. As áreas irregulares em um canal em forma de C que podem abrigar restos de tecido mole ou detritos infectados podem escapar da limpeza completa e ser uma fonte de sangramento e dor intensa.[121] Dessa maneira, o uso de um microscópio odontológico associado a técnicas de instrumentação sônica ou ultrassônica pode tornar o resultado do tratamento mais previsível.[30] Por conta de sua morfologia desafiadora, a anatomia do canal em forma de C aumenta a dificuldade na terapia do canal radicular e pode ser responsável pela ocorrência frequente de falha endodôntica nesse dente.[120]

Outras anomalias

(1) **Fusão:** é comumente definida como a união de dois brotos dentais distintos que ocorrem em qualquer estágio do órgão dentário.[38] Eles são unidos pela dentina, enquanto as câmaras pulpares e os canais podem estar ligados ou separados dependendo do estágio de desenvolvimento em que ocorre a união. Esse processo envolve camadas germinativas epiteliais mesenquimais resultantes em morfologia de dente irregular e ocorre com mais frequência nos dentes anteriores (Figura 12.18).[122]

(2) **Geminação:** é um distúrbio durante a odontogênese em que a clivagem parcial do germe do dente ocorre e resulta em um dente que tem uma coroa dupla ou "gêmea", geralmente não

CAPÍTULO 12 **Anatomia do Canal Radicular** 247

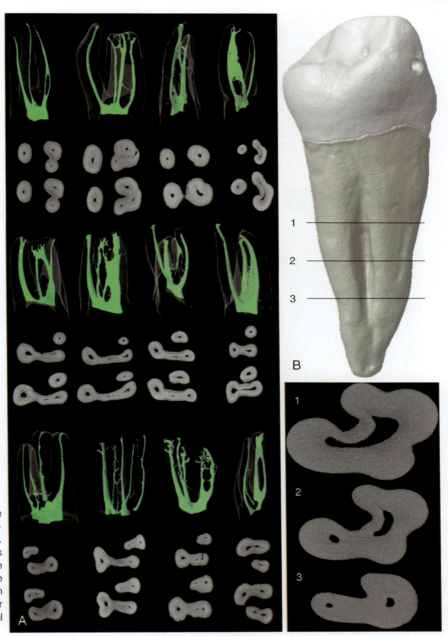

• **Figura 12.17 A.** Modelos tridimensionais (3D) e seções transversais bidimensionais (2D) de secções de molares superiores com raízes fundidas. Observe a complexidade do sistema de canais radiculares com a presença de interconexões de canais, ramificações apicais e canais em forma de C. **B.** Modelo 3D e secções transversais 2D em diferentes níveis da raiz de um primeiro pré-molar inferior com sulco radicular e configuração de canal em forma de C.

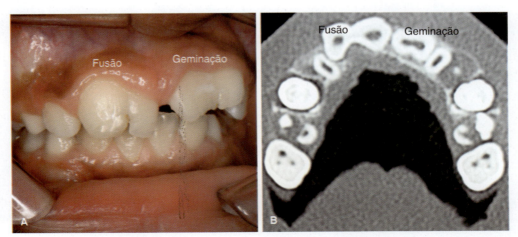

• **Figura 12.18 A.** Visão clínica e (**B**) tomográfica de um paciente apresentando fusão e geminação nos dentes anteriores. (Cortesia do Dr. Antonis Chaniotis. Publicada com permissão.)

completamente separada, compartilhando raiz e espaço pulpar em comum (ver Figura 12.18).[38] A raiz e a polpa também têm morfologia irregular.

(3) **Hipercementose:** refere-se a uma deposição excessiva de cemento não neoplásico sobre cemento radicular normal, o que altera a aparência macroscópica da morfologia radicular.[38] Sua patogênese é ambígua. A maioria dos casos é idiopática. Vários fatores locais e sistêmicos também estão ligados a essa condição, como doença de Paget, acromegalia ou deficiência de vitamina A (Figura 12.19).[123]

(4) **Sulco radicular:** Trata-se de uma depressão de desenvolvimento no aspecto proximal da superfície radicular.[124] Sulcos radiculares foram relatados como comuns em africanos e australianos nativos, bem como relativamente raros na Europa Ocidental.[125] É relevante no atendimento clínico, pois sua profundidade pode atuar como reservatório de placa e cálculo dentário, aumentando a dificuldade no manejo da doença periodontal.[97,101] Em dentes pré-molares inferiores, sua presença tem sido associada a complexidades anatômicas do sistema de canal radicular, como bifurcação do canal e configuração em forma de C (Figura 12.20).[97,99,101]

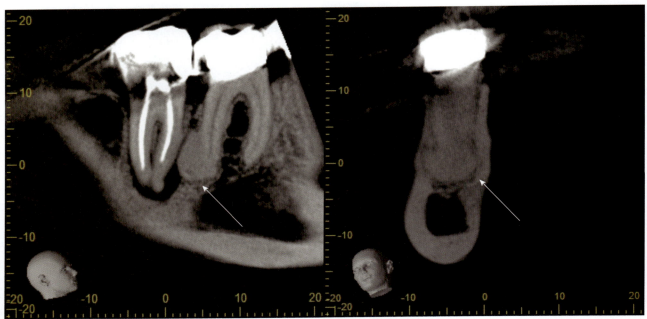

• **Figura 12.19** Imagens de tomografia computadorizada de feixe cônico (TCFC) coronais e sagitais de uma raiz distal de um primeiro molar inferior apresentando hipercementose (*seta*). (Cortesia do Dr. Oscar von Stetten. Publicada com permissão.)

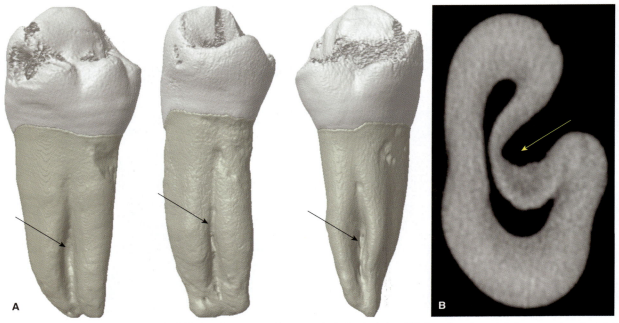

• **Figura 12.20 A.** Modelos tridimensionais (3D) de microtomografia computadorizada (microCT) de pré-molares inferiores mostrando a anatomia externa com a presença de sulcos radiculares (*setas*). **B.** Secção transversal bidimensional (2D) da raiz de um pré-molar inferior mostrando sulco radicular (*seta*) e uma configuração de canal em forma de C.

Envelhecimento

A anatomia do canal radicular é suscetível a mudanças ao longo dos anos por causa de eventos fisiológicos ou patológicos. O envelhecimento fisiológico natural tende a modificar a morfologia do sistema de canais radiculares em decorrência da deposição de dentina secundária, que começa a formar-se assim que o dente irrompe e está em oclusão.[126] Consequentemente, pacientes jovens tendem a apresentar grandes canais únicos e câmaras pulpares,[127,128] enquanto os mais velhos tendem a apresentar canais radiculares mais bem definidos e estreitos.[127] Outros fatores patológicos ou iatrogênicos também podem modificar a deposição de dentina, incluindo trauma oclusal, doença periodontal, lesões cariosas ou procedimentos restauradores profundos.[129]

Na literatura, a tecnologia de imagem TCFC também tem sido usada para abordar as alterações morfológicas do canal radicular *in vivo* causadas pelo envelhecimento.[3] No geral, os resultados não mostraram nenhuma diferença significativa entre grupos de dentes anteriores superiores e inferiores em relação à idade, apesar de informações contraditórias poderem ser encontradas. Ao passo que, nos dentes anteriores inferiores, a maioria dos estudos relatou uma prevalência mais baixa de canais múltiplos em pacientes mais velhos,[130,131] observou-se que, em pré-molares superiores e inferiores e em molares inferiores,[128,132] houve uma diminuição progressiva da configuração Tipo I de Vertucci com a idade. A prevalência de um segundo canal na raiz mesiovestibular dos primeiros e segundos molares superiores também foi avaliada, e a maioria dos estudos relatou uma prevalência menor dessa configuração em pacientes mais velhos.[129,133-135]

Anatomia do canal radicular de dentes superiores e inferiores

Nesta seção, serão apresentadas ilustrações e tabelas referentes a características da anatomia da raiz humana e dos canais radiculares. Os dentes são pareados para facilitar a comparação entre os grupos. As médias do número da raiz e do canal são calculadas a partir de uma média ponderada de um grande número de artigos de pesquisa de anatomia dentária publicados a partir de várias fontes. Outros dados listados descrevem as características do canal, como comprimento médio da raiz e da coroa, direção da curvatura do canal, formato do canal, canais laterais e anastomoses apicais. O mais importante é a lista das anomalias mais comuns ou variações do normal que podem ser encontradas nesse tipo de dente. Esses dados geralmente estão presentes em vários relatos de caso de uma pesquisa no PubMed.[3,136]

De grande interesse, não apenas para os dentistas, mas também para a ciência da antropologia física, são as variações étnicas que podem ser encontradas nas populações humanas.[11] É verdade que a genética desempenha o papel principal na determinação da forma de uma coroa e raiz. A simetria bilateral está geralmente presente no antímero do quadrante oposto, mas não necessariamente quando se trata de variação no número da raiz ou formação anômala do dente. Um conjunto de variações dentais na anatomia da coroa e da raiz pode ser usado para indicar a identidade étnica em uma população, quando uma série de características aparecem em uma incidência maior dessa população. As características dentais que são de interesse para um antropólogo físico incluem fossa lingual profunda (escavação) dos dentes anteriores, *dens invaginatus*, *dens evaginatus* (cúspide em garra e tubérculos oclusais de dentes pré-molares), raízes bifurcadas de caninos inferiores, três raízes de pré-molares superiores, fusão ou raiz única do pré-molar superior, raízes múltiplas ou canais múltiplos de pré-molares inferiores, dentes molares em forma de C, taurodontismo, fusão de raízes, canais duplos na raiz palatina ou distal dos molares superiores, quatro raízes com raiz palatina dupla nos segundos molares superiores, bem como *radix entomolaris* ou raiz distolingual nos dentes molares inferiores.

Em 1950, Tratman[11] usou dentes extraídos para mostrar uma série de variações ou traços na anatomia dentária em populações asiáticas que variavam a anatomia dentária eurasiana ocidental geralmente aceita da época. Desde então, muitos grandes estudos populacionais usando radiografias de boca inteira ou a técnica de radiografia panorâmica identificaram variação na forma da raiz.[1] Uma maior incidência da raiz distolingual de ambos os primeiros e segundos molares inferiores em populações nativas aborígenes asiáticas e norte-americanas é um bom exemplo. Existem apenas alguns estudos que mostram uma variação na incidência ligada ao gênero.[137-139] Mais recentemente, uma série de estudos epidemiológicos sobre a anatomia do canal radicular usando a tecnologia de imagem 3D TCFC foi publicada. A vantagem mais importante do uso da TCFC é a possibilidade de realização de estudos *in vivo*, de modo a analisar a dentição completa de um grande número de pacientes de uma população específica de forma consecutiva, abordando a influência de diversas variáveis como etnia, envelhecimento, gênero e lado (esquerdo ou direito) nos dentes. Portanto, as informações sobre o número de raízes e canais radiculares e as configurações de canal mais frequentemente observadas foram retratadas em um estudo epidemiológico recente usando tecnologia de TCFC.[3]

As tabelas e figuras a seguir ajudarão a delinear as características comuns de cada tipo de dente e a listar algumas variações ou anomalias.

Incisivos

Os aspectos morfológicos da anatomia da raiz e do canal radicular dos incisivos superiores e inferiores são detalhados em Tabela 12.1, Figura 12.21 e Apêndices 1 a 4 (resumo dos números das raízes e sistemas do canal radicular dos dentes permanentes).

Os incisivos centrais superiores estão centrados na maxila, um em cada lado da linha média, com a superfície mesial de cada um em contato com a superfície mesial do outro. A cavidade pulpar segue o contorno geral da coroa e raiz. Dessa maneira, a câmara pulpar é muito estreita na região incisal e mais larga na dimensão mesiodistal do que na vestibulolingual. O incisivo lateral superior complementa o incisivo central em função, e as coroas têm uma grande semelhança. No entanto, o incisivo lateral é menor em todas as dimensões, exceto no comprimento da raiz.

A câmara pulpar é estreita na região incisal e pode se tornar muito larga no nível cervical do dente, enquanto os cornos pulpares são geralmente proeminentes.[140]

Os incisivos centrais inferiores estão centrados na mandíbula, um em qualquer dos lados da linha média, com a superfície mesial de cada um em contato com a superfície mesial do outro. Os incisivos laterais inferiores, direito e esquerdo, estão distais aos incisivos centrais. Os incisivos centrais e laterais inferiores têm menor dimensão mesiodistal do que qualquer um dos outros dentes. O incisivo central é um pouco menor do que o incisivo lateral, o que é o inverso da situação na maxila. Esses dentes são semelhantes na forma e têm superfícies coronárias lisas que mostram poucos traços de linhas de desenvolvimento. O incisivo central inferior é o menor dente da boca, mas sua dimensão da raiz vestibulolingual é grande. Esse dente geralmente tem um canal. Dois canais em forma de fita podem ser encontrados, mas não com muita frequência (15% e 20% dos incisivos centrais e laterais, respectivamente). Os cornos

Tabela 12.1 — Aspectos morfológicos da raiz e da anatomia do canal radicular dos incisivos superiores e inferiores.

	Incisivo central superior	Incisivo lateral superior	Incisivos inferiores
Comprimento total	23,6 mm (16,5 a 32,6 mm)	22,5 mm (17,7 a 28,9 mm)	C: 20,8 mm (16,9 a 26,7 mm) L: 22,1 mm (18,5 a 26,6 mm)
Comprimento radicular	13,0 mm (6,3 a 20,3 mm)	13,4 mm (9,6 a 19,4 mm)	C: 12,6 mm (7,7 a 17,9 mm) L: 13,5 mm (9,4 a 18,1 mm)
Número de raízes	1 (99,94%) 2 (0,06%)	1 (99,94%) 2 (0,06%)	C: 1 (100%) L: 1 (99,92%) 2 (0,08%)
Número de canais	1 (99,2%) 2 (0,8%)	1 (98,5%) 2 (1,5%)	C: 1 (86,5%) 2 (14,4%) Outros (0,1%) L: 1 (79,7%) 2 (20,2%) Outros (0,1%)
Configuração do canal	Tipos I (99,2%) IV (0,5%) II (0,1%) III (0,1%) V (0,1%)	Tipos I (98,5%) II (0,8%) V (0,4%) III (0,2%) IV (0,1%)	C: Tipos I (86,5%) III (8,1%) V (2,8%) II (2%) IV (1,4%) VII (0,1%) Outros (0,1%) L: Tipos I (79,7%) III (11,9%) V (3,8%) II (2,6%) IV (1,8%) VII (0,1%) Outros (0,1%)
Canais acessórios	18,9% -42,6% (coronal: 1%; meio: 6%; apical: 93%)	5,5% -26% (coronal: 1%; meio: 8%; apical: 91%)	C: 0% -20% (coronal: 3%; meio: 12%; apical: 85%) L: 0,9% -18% (coronal: 2%; meio: 15%; apical: 83%)
Curvatura apical	Reto (75%) Labial (9,3%) Distal (7,8%) Mesial (4,3%) Palatal (3,6%)	Distal (49,2%) Reto (29,7%) Palatal (3,9%) Labial (3,9%) Mesial (3,1%) Em forma de S (1,6%) Outros (8,6%)	C: reto (66,7%) labial (18,8%) Distal (12,5%) Em forma de S (2%) L: reto (54%) distal (33,3%) Labial (10,7%) Em forma de S (2%)
Anomalias	2 canais[141–143] 3 canais[144] 4 canais[145] 2 raízes[141–143] Sulco radicular[146] Fusão/geminação[147]	2 canais[148] 2 canais[149] 2 canais[150] 2 raízes[151] Sulco radicular[146] Fusão/geminação[152] Dens invaginatus[153] Dens evaginatus[154] Em forma de C[102]	3 canais[155] Fusão/geminação[156] Dens invaginatus[157] 2 raízes[158]
Variações étnicas	Fossa lingual profunda (escavação) em populações nativas asiáticas e norte-americanas	Coroa em forma de pá presente em menor grau	

C: central; L: lateral. As configurações do canal radicular são classificadas de acordo com Vertucci.[40] Adaptada de Versiani MA, Pereira MR, Pécora JD, Sousa Neto MD: Root canal anatomy of maxillary and mandibular teeth. In: Versiani MA, Basrani B, Sousa Neto MD (editores): *The root canal anatomy in permanent dentition*, ed 1. Suíça, 2018, Springer International Publishing, pp. 181-240.

pulpares são bem desenvolvidos nesse grupo de dentes. O incisivo lateral inferior tende a ser um pouco maior do que o incisivo central inferior em todas as dimensões, incluindo a câmara pulpar. O canal pulpar pode diminuir suavemente a partir do ápice ou estreitar abruptamente nos últimos 3 a 4 mm do canal radicular.[140]

Caninos

Aspectos morfológicos da anatomia da raiz e do canal radicular dos caninos superiores e inferiores são detalhados na Tabela 12.2, na Figura 12.22 e nos Apêndices 1 a 4 (Resumo dos números das raízes e Sistemas do canal radicular dos dentes permanentes).

Os caninos superiores são os dentes mais longos da boca. As coroas são geralmente tão longas quanto às dos incisivos centrais superiores, e as raízes únicas são mais longas do que as de qualquer um dos outros dentes. Portanto, o canino superior tem a maior dimensão da raiz vestibulolingual de qualquer dente, e uma vez que a cavidade pulpar corresponde de perto ao contorno do dente, o tamanho da câmara pulpar também pode ser maior na boca.

A coroa canina inferior é mais estreita mesiodistalmente do que a do canino superior, embora, na maioria dos casos, seja igualmente longa e, em outros, seja mais longa em 0,5 a 1 mm. A raiz pode ser tão longa quanto a do canino superior, mas geralmente é um pouco mais curta. A cavidade pulpar do canino inferior tende a ser um pouco mais curta que a do canino superior. Uma variação não rara na forma do canino inferior tem raízes bifurcadas, e também não é incomum encontrar duas raízes ou pelo menos dois canais. Como a presença de dois

CAPÍTULO 12   Anatomia do Canal Radicular   251

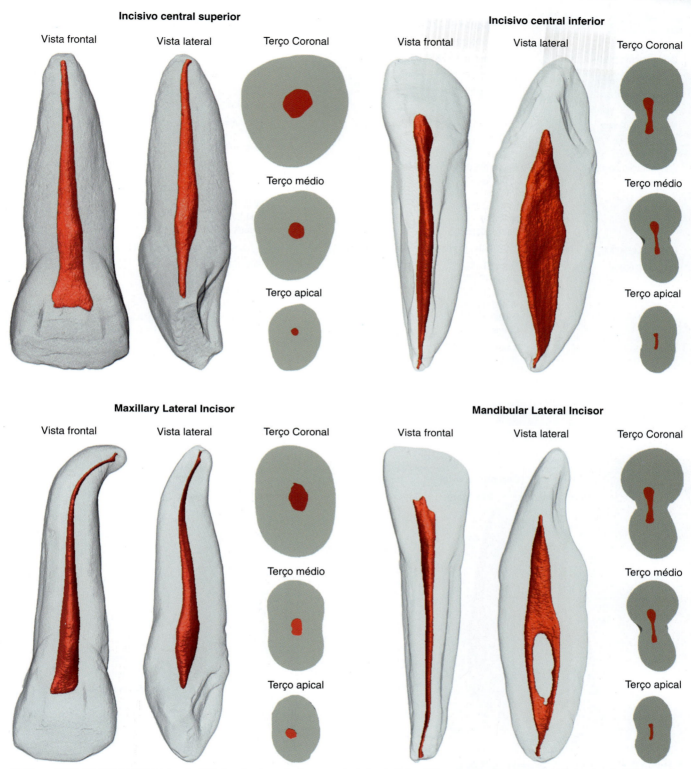

• **Figura 12.21** Modelos tridimensionais (3D) de microtomografia computadorizada (microCT) e secções transversais bidimensionais (2D) que descrevem a anatomia interna e externa dos incisivos superiores e inferiores.

canais não pode ser facilmente detectada radiograficamente, sua presença também deve ser descartada clinicamente. Alguns caninos inferiores demonstram um estreitamento abrupto da cavidade pulpar ao passar da câmara pulpar para o canal pulpar. Outros dentes caninos inferiores demonstram um estreitamento abrupto do canal pulpar na região apical.[140]

Pré-molares

Aspectos morfológicos da anatomia da raiz e do canal radicular da maxila e pré-molares inferiores são detalhados nas Tabelas 12.3 e 12.4, nas Figuras 12.23 e nos Apêndices 1 a 4 (Resumo dos números das raízes e Sistemas de canais dos dentes permanentes).

Tabela 12.2 Aspectos morfológicos da anatomia da raiz e do canal radicular de caninos superiores e inferiores.

	Canino superior	Canino inferior
Comprimento total	26,4 mm (20,0 a 38,4 mm)	25,9 mm (16,1 a 34,5 mm)
Comprimento da raiz	16,5 mm (10,8 a 28,5 mm)	15,9 mm (9,5 a 22,2 mm)
Número de raízes	1 (100%)	1 (98,57%) 2 (1,43%)
Número de canais	1 (97%) 2 (3%)	1 (92,4%) 2 (7,3%) Outros (0,3%)
Configuração do canal	Tipos I (98,5%) III (1,2%) II (0,8%) V (0,7%) IV (0,2%) Outros (0,1%)	Tipos I (92,4%) III (2,7%) II (1,9%) IV (1,5%) V (1,2%) Outros (0,3%)
Canais acessórios	3,4% -30% (coronal: 0%; meio: 10%; apical:90%)	4,5% -30% (coronal: 4%; meio: 16%; apical: 80%)
Curvatura apical	Reto (38,5%) Distal (19,5%) Labial (12,8%) Mesial (12%) Palatal (6,5%) Outros (10,7%)	Reto (68,2%) Distal (19,6%) Labial (6,8%) Mesial (0,8%) Em forma de S (1,5%) Outros (3,1%)
Anomalias	2 canais[159] Dens invaginatus[160]	2 canais[161] 3 canais[162] 2 raízes[161]
Variações étnicas		Raízes bifurcadas em caninos inferiores são mais comuns em algumas populações da Eurásia Ocidental

As configurações do canal radicular são classificadas de acordo com Vertucci.[40] Adaptada de Versiani MA, Pereira MR, Pécora JD, Sousa Neto MD: Root canal anatomy of maxillary and mandibular teeth. In Versiani MA, Basrani B, Sousa Neto MD (editores): *The root canal anatomy in permanent dentition*. ed 1. Suíça, 2018, Springer International Publishing, pp. 181-240.

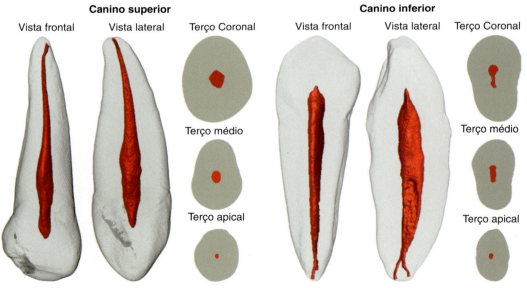

- **Figura 12.22** Modelos tridimensionais (3D) de microtomografia computadorizada (microCT) e secções transversais bidimensionais (2D) retratando a anatomia interna e externa dos caninos superiores e inferiores.

Os pré-molares são assim chamados porque são anteriores aos molares na dentição permanente. O primeiro pré-molar superior tem duas cúspides, uma vestibular e uma lingual, cada uma bem definida. A cúspide vestibular é geralmente cerca de 1 mm mais comprida do que a cúspide lingual e, por causa disso, o corno pulpar geralmente estende-se mais oclusalmente sob a cúspide vestibular do que a lingual. O primeiro pré-molar superior pode ter duas raízes bem desenvolvidas, duas projeções radiculares que não estão totalmente separadas ou uma raiz larga. A maioria dos primeiros pré-molares superiores tem dois canais radiculares, mas uma pequena porcentagem dos dentes pode ter três raízes e três canais que às vezes podem ser difíceis de ver ou quase indetectáveis radiograficamente. O assoalho da câmara pulpar está abaixo do nível cervical de todas as variações encontradas nesse grupo de dentes.

Tabela 12.3 Aspectos morfológicos da raiz e da anatomia do canal radicular de pré-molares superiores.

	Primeiro pré-molar superior	Segundo pré-molar superior
Comprimento total	21,5 mm (15,5 a 28,9 mm)	21,2 mm (15,2 a 28,4 mm)
Comprimento da raiz	13,4 mm (8,3 a 19,0 mm)	14,0 mm (8,0 a 20,6 mm)
Número de raízes	2 (55,3%) 1 (43,1%) 3 (1,6%)	1 (86,2%) 2 (13,5%) 3 (0,3%)
Número de canais	2 (77,3%) 1 (20,1%) 3 (1,2%) Outros (1,3%)	2 (56,7%) 1 (42,7%) 3 (0,4%) Outros (0,3%)
Configuração do canal	Tipos IV (50,1%) I (20,1%) II (17,4%) VI (4,9%) V (3%) III (1,5%) VIII (1,2%) VII (0,4%) Outros (1,3%)	Tipos I (42,7%) II (18,7%) IV (17,6%) V (9,6%) VI (6,3%) III (4%) VII (0,5%) VIII (0,4%) Outros (0,3%)
Canais acessórios	17,8% -49,5% (coronal: 4,7%; meio: 10,3%; apical: 74%)	12,9% -59,5% (coronal: 4%; meio: 16,2%; apical: 78,2%)
Curvatura apical	V:Palatal (36,2%) Reto (27,8%) Distal (14%) Vestibular (14%) Em forma de S (8%) P: reto (44,4%) Vestibular (27,8%) Distal (14%) Palatal (8,3%) Em forma de S (5,5%)	Reto (37,4%) Distal (29,5%) Vestibular (15,7%) Em forma de S (13%) Distal (4,4%)
Anomalias	3 canais[163] Sulco radicular[164] Fusão/geminação[165] *Dens evaginatus*[166]	3 canais[163] *Dens evaginatus*[167]
Variações étnicas	As populações caucasianas e outras (excluindo as populações nativas asiáticas e norte-americanas) geralmente têm 2 raízes. Populações nativas asiáticas e norte-americanas geralmente têm uma única raiz. *Dens evaginatus* nas superfícies oclusais de todos os pré-molares é mais comum em populações nativas asiáticas e norte-americanas	

V, raiz/canal bucal; *P*, raiz/canal palatino. As configurações do canal radicular são classificadas de acordo com Vertucci.[40] Adaptada de Versiani MA, Pereira MR, Pécora JD, Sousa Neto MD: Root canal anatomy of maxillary and mandibular teeth. In: Versiani MA, Basrani B, Sousa Neto MD (editors). *The root canal anatomy in permanent dentition.* ed 1. Suíça, 2018, Springer International Publishing, pp. 181-240.

Tabela 12.4 Aspectos morfológicos da raiz e da anatomia do canal radicular de pré-molares inferiores.

	Primeiro pré-molar inferior	Segundo pré-molar inferior
Comprimento total	22,4 mm (17,0 a 28,5 mm)	22,1 mm (16,8 a 28,1 mm)
Comprimento da raiz	14,4 mm (9,7 a 20,2 mm)	14,7 mm (9,2 a 21,2 mm)
Número de raízes	1 (97,5%) 2 (2,5%)	1 (98,5%) 2 (1,5%)
Número de canais	1 (71,3%) 2 (27,9%) 3 (0,1%) Outros (0,7%)	1 (84,7%) 2 (15,05%) 3 (0,05%) Outros (0,2%)
Configuração do canal	Tipos I (71,3%) V (18,7%) IV (3,5%) III (2,8%) II (2,3%) VI (0,5%) VII (0,1%) VIII (0,1%) Outros (0,7%)	Tipos I (84,7%) V (13,44%) II (0,7%) III (0,5%) IV (0,3%) VI (0,07%) VIII (0,05) VII (0,04%) Outros (0,2%)

(continua)

Tabela 12.4	Aspectos morfológicos da raiz e da anatomia do canal radicular de pré-molares inferiores.	
	Primeiro pré-molar inferior	**Segundo pré-molar inferior**
Canais acessórios	8,8% -44,3% (cervical: 4,3%; médio: 16,1%; apical: 78,9%)	4% -48,3% (cervical: 3,2%; médio: 16,4%; apical: 80,1%)
Curvatura apical	Reto (47,5%) Distal (34,8%) Lingual (7,1%) Vestibular (2,1%) Em forma de S (6,4%) Outros (2,1%)	Distal (39,8%) Reto (38,5%) Vestibular (10,1%) Lingual (3,4%) Em forma de S (6,8%) Outros (1,4%)
Anomalias	3 canais[113] 4 canais[168] Sulco radicular[112] Em forma de C[97] Dens evaginatus[169] Dens evaginatus[170] Fusão/geminação[171]	3 canais[172] 4 canais[173] 5 canais[174] 2 raízes[175] em forma de C[99] Dens evaginatus[176] Taurodontismo[174] Fusão/geminação[177]
Variações étnicas	A população afro-americana tem uma incidência significativamente maior de dois canais e duas raízes em comparação à caucasiana[1]	

As configurações do canal radicular são classificadas de acordo com Vertucci.[40] Adaptada de Versiani MA, Pereira MR, Pécora JD, Sousa Neto MD: Root canal anatomy of maxillary and mandibular teeth. In: Versiani MA, Basrani B, Sousa Neto MD (editores). *The root canal anatomy in permanent dentition.* ed 1. Suíça, 2018, Springer International Publishing, pp. 181-240.

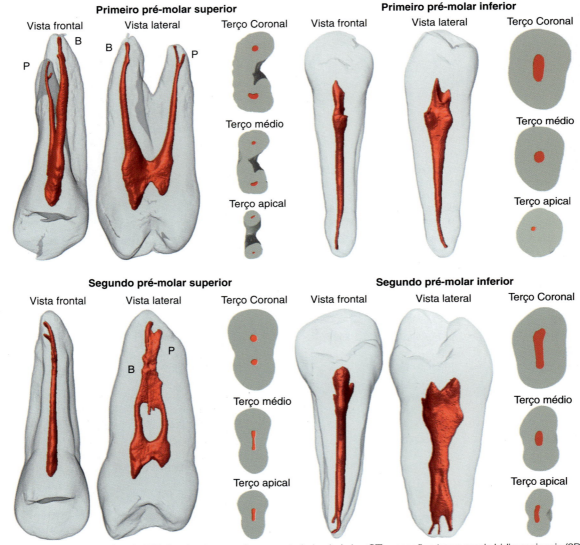

• **Figura 12.23** Modelos tridimensionais (3D) de microtomografia computadorizada (microCT) e secções transversais bidimensionais (2D) representando a anatomia interna e externa dos pré-molares superiores e inferiores.

O segundo pré-molar superior suplementa o primeiro pré-molar superior em função e assemelha-se muito a ele na forma. O segundo pré-molar superior pode ter uma coroa que é visivelmente menor, cérvico-oclusal e também mesiodistalmente. No entanto, também pode ser maior nessas dimensões. Normalmente, a raiz do segundo pré-molar é tão longa, se não for um milímetro mais longa, quanto a do primeiro pré-molar. A maioria dos segundos pré-molares superiores possui apenas uma raiz e canal. Duas raízes são possíveis, embora dois canais dentro de uma única raiz também possam ser encontrados. A cavidade pulpar pode demonstrar cornos pulpares bem desenvolvidos; outros, ter cornos pulpares embotados ou inexistentes. A câmara pulpar e o canal radicular são muito amplos na face vestibulolingual dos dentes com canais únicos.[140]

O primeiro pré-molar inferior é sempre o menor dos dois pré-molares inferiores, enquanto o oposto é verdadeiro, em muitos casos, para os pré-molares superiores. A maioria desses dentes tem um canal, mas dois ou três canais são possíveis. A câmara pulpar geralmente é muito grande, e a cavidade pulpar pode diminuir suavemente em direção ao ápice ou abruptamente quando o canal radicular se inicia. A raiz do primeiro pré-molar geralmente mostra um sulco de desenvolvimento profundo que foi associado a características anatômicas complexas, incluindo em forma de C e canais radiculares extras.[140]

O segundo pré-molar inferior, na maioria dos casos, tem três cúspides: uma grande cúspide vestibular e duas menores linguais. No entanto, as formas com duas pontas desse dente também são bastante comuns. Geralmente possui uma raiz e um canal que podem ser curvos, normalmente na direção distal. Os cornos pulpares são proeminentes, e a câmara pulpar e o canal radicular diminuem suavemente em direção ao ápice. A raiz única do segundo pré-molar é maior e mais longa do que a do primeiro pré-molar. A raiz, raramente, ou praticamente nunca, é bifurcada, embora alguns espécimes mostrem um sulco de desenvolvimento profundo vestibularmente.[140]

Molares

Aspectos morfológicos da anatomia da raiz e do canal radicular de primeiros e segundos molares superiores e inferiores são detalhados em Tabelas 12.5, 12.6, Figuras 12.24 e 12.25 e Apêndices 1 a 4 (Resumo dos números das raízes e Sistemas do canal radicular dos dentes permanentes).

Tabela 12.5 Aspectos morfológicos da raiz e da anatomia do canal radicular dos primeiros e segundos molares superiores.

	Primeiro molar superior	Segundo molar superior
Comprimento total	20,1 mm (17,0 a 27,4 mm)	20,0 mm (16,0 a 26,2 mm)
Comprimento da raiz	MV: 12,9 mm (8,5 a 18,8 mm) DV: 12,2 mm (8,9 a 15,5 mm) P: 13,7 mm (10,6 a 17,5 mm)	MV: 12,9 mm (9,0 a 18,2 mm) DV: 12,1 mm (9,0 a 16,3 mm) P: 13,5 mm (9,8 a 18,8 mm)
Número de raízes	3 (97,7%) 2 (1,8%) 4 (0,3%) 1 (0,2%)	3 (73,7%) 2 (14,9%) 1 (10,7%) 4 (0,7%)
Número de canais	MV: 2 (60,4%) 1 (29,3%) 3 (0,1%) Outros (0,4%) DV: 1 (98,6%) 2 (1,4%) P: 1 (99,26%) 2 (0,7%) Outros (0,04%)	MV: 1 (66,1%) 2 (33,7%) 3 (0,05%) Outros (0,2%) DV: 1 (99,6%) 2 (0,4%) P: 1 (99,67%) 2 (0,35%) 3 (0,01%) Outros (0,01%)
Configuração do canal	MV: Tipos I (39,1%) II (29,3%) IV (26%) V (2%) III (1,6%) VI (1,4%) VII (0,1%) VIII (0,1%) Outros (0,4%) DV: Tipos I (98,6%) II (0,4%) V (0,4%) III (0,3%) IV (0,2%) VI (0,1%) P: Tipos I (99,26%) II (0,3%) III (0,2%) IV (0,1%) V (0,1%) Outros (0,04%)	MV: Tipos I (39,1%) II (29,3%) IV (26%) V (2%) III (1,6%) VI (1,4%) VII (0,1%) VIII (0,1%) Outros (0,4%) DV: Tipos I (98,6%) II (0,4%) V (0,4%) III (0,3%) IV (0,2%) VI (0,1%) P: Tipos I (99,26%) II (0,3%) III (0,2%) IV (0,1%) V (0,1%) Outros (0,04%)

(*continua*)

Tabela 12.5	Aspectos morfológicos da raiz e da anatomia do canal radicular dos primeiros e segundos molares superiores. (continuação)		
	Primeiro molar superior	**Segundo molar superior**
Canais acessórios	MV: 51% (cervical: 10,7%; médio: 13,1%; apical: 58,2%) DV: 36% (cervical: 10,1%; médio: 12,3%; apical: 59,6%) P: 48% (cervical: 9,4%; médio: 11,3%; apical: 61,3%)	MV: 50% (cervical: 10,1%; médio: 14,1%; apical: 65,8%) DV: 29% (cervical: 9,1%; médio: 13,3%; apical: 67,6%) P: 42% (cervical: 8,7%; médio: 11,2%; apical: 70,1%)
Curvatura Apical	MV: Distal (78%) Reto (21%) Em forma de S (1%) DV: Reto (54%) Mesial (19%) Distal (17%) Em forma de S (10%) P: Bucal (55%) Direto (40,7%) Mesial (3,2%) Distal (1,1%)	MV: Distal (54%) Reto (22%) Outros (24%) DV: reto (54%) Mesial (17%) Outros (29%) P: Reto (63%) Vestibular (37%)
Anomalias	1 canal[178] 5 canais[179] 6 canais[180] 7 canais[181] 8 canais[182] Em forma de C[116] 4 raízes[85] Taurodontismo[68]	1 ou 2 canais[183] 5 canais[184] Fusão/geminação[185] Taurodontismo[186]
Variações étnicas		

MV, Raiz/canal mesiovestibular; DV, raiz/canal distovestibular; P, raiz/canal palatino. As configurações do canal radicular são classificadas de acordo com Vertucci.[40] Adaptada de Versiani MA, Pereira MR, Pécora JD, Sousa Neto MD: Root canal anatomy of maxillary and mandibular teeth. In Versiani MA, Basrani B, Sousa Neto MD (editores). The root canal anatomy in permanent dentition. ed 1. Suíça, 2018, Springer International Publishing, pp. 181-240.

Tabela 12.6	Aspectos morfológicos da raiz e da anatomia do canal radicular dos primeiros e segundos molares inferiores.	
	Primeiro molar inferior	**Segundo molar inferior**
Comprimento total	20,9 mm (17,0 a 27,7 mm)	20,6 mm (15,5 a 25,5 mm)
Comprimento da raiz	M: 14,0 mm (10,6 a 20,0 mm) D: 13,0 mm (8,1 a 17,7 mm)	M: 13,9 mm (9,3 a 18,3 mm) D: 13,0 mm (8,5 a 18,3 mm)
Número de raízes	2 (86,9%) 3 (12,5%) 1 (0,55%) 4 (0,05%)	2 (78,6%) 1 (19%) 3 (2,2%) 4 (0,2%)
Número de canais	M: 1 (2,37%) 2 (96,59%) 3 (0,03%) Outros (1,01%) D: 1 (70,3%) 2 (29,56%) Outros (0,14%)	M: 2 (87,1%) 1 (12,5%) D: 1 (92,56%) 2 (7,44%)
Configuração do canal	M: Tipos IV (71,3%) II (19,9%) III (2,9%) I (2,37%) V (2,1%) VI (0,3%) VII (0,09%) VIII (0,03%) Outros (1,01%) D: Tipos I (70,3%) II (13%) IV (10,1%) III (3,6%) V (2,7%) VI (0,08%) VII (0,08%) Outros (0,14%)	M: Tipos IV (47,8%) II (32,8%) I (12,5%) III (3,27%) V (3%) VI (0,2%) VII (0,1%) Outros (0,33%) D: Tipos I (92,56%) II (4,4%) IV (2%) III (0,5%) V (0,5%) VI (0,04%)

(continua)

Tabela 12.6 — Aspectos morfológicos da raiz e da anatomia do canal radicular dos primeiros e segundos molares inferiores. *(continuação)*

	Primeiro molar inferior	Segundo molar inferior
Canais acessórios	M: 45% (cervical: 10,4%; médio: 12,2%; apical: 54,4%) D: 30% (cervical: 8,7%; médio: 10,4%; apical: 57,9%)	M: 49% (cervical: 10,1%; médio: 13,1%; apical: 65,8%) D: 34% (cervical: 9,1%; médio: 11,6%; apical: 68,3%)
Curvatura apical	M: Distal (84%) Reto (16%) D: reto (73,5%) Distal (18%) Mesial (8,5%)	M: Distal (60,8%) Reto (27,2%) Vestibular (4%) Em forma de S (8%) D: reto (57,6%) Distal (18,4%) Mesial (13,6%) Vestibular (4%) Em forma de S (6,4%)
Anomalias	5 canais[187] 6 canais[188] 5 canais[189] Radix[89] Taurodontismo[190] Fusão/geminação[191] Istmo[192] 3 raízes[193] Em forma de C[194] 3 canais na raiz distal[195]	1 canal[196] 2 canais[197] 5 canais[198] Fusão/geminação[199] Istmo[192] Em forma de C[110]
Variações étnicas	*Radix entomolaris* é mais comum em populações nativas da Ásia e da América do Norte	

M, raiz/canal mesial; *D*, raiz/canal distal. As configurações do canal radicular são classificadas de acordo com Vertucci.[40] Adaptada de Versiani MA, Pereira MR, Pécora JD, Sousa Neto MD: Root canal anatomy of maxillary and mandibular teeth. In Versiani MA, Basrani B, Sousa Neto MD (editores): *The root canal anatomy in permanent dentition*, ed 1, Suíça, 2018, Springer International Publishing, pp. 181-240.

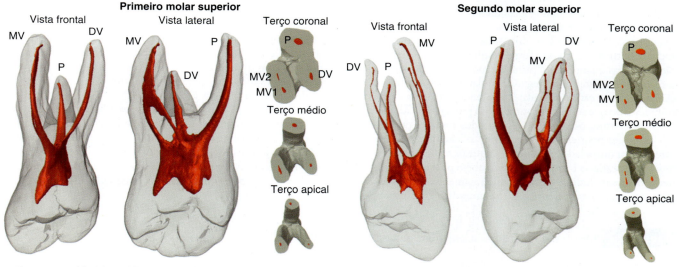

• **Figura 12.24** Modelos tridimensionais (3D) de microtomografia computadorizada (microCT) e secções transversais representando a anatomia interna e externa dos molares superiores.

Os molares superiores são os maiores e mais fortes dentes, em virtude de seu volume e de sua ancoragem nas mandíbulas. A coroa desse dente é mais larga vestibulolingualmente do que mesiodistalmente. O primeiro molar superior é normalmente o maior dente do arco superior. Possui quatro cúspides funcionais bem desenvolvidas e uma cúspide suplementar (a cúspide de Carabelli) de pouca utilidade prática. O primeiro molar superior normalmente tem três raízes e quatro canais. A raiz palatina geralmente possui as maiores dimensões, seguida pelas raízes mesiovestibular e distovestibular, respectivamente. A raiz mesiovestibular costuma ser muito larga vestibulolingualmente e, em geral, possui um canal acessório extra denominado MV2, que geralmente é o menor de todos os canais desse dente.[140] A complexidade de seu sistema de canais radiculares pode ultrapassar todos os outros dentes da dentição humana. O uso mais extenso do microscópio clínico contribuiu para a descoberta de que não apenas um quarto canal, mas outros canais adicionais também podem existir.

O segundo molar superior complementa o primeiro molar em função. As raízes desse dente são tão longas, se não forem um pouco mais longas, quanto as do primeiro molar. A tendência de fusão da raiz é maior no segundo molar superior do que no primeiro molar superior, mas a raiz palatina geralmente está separada. Na maioria das vezes, os segundos molares superiores possuem três raízes e três canais. A raiz mesiovestibular do segundo molar superior não é tão complexa em comparação à formada no primeiro molar superior. A tendência para um canal mesiovestibular muito largo não está presente nesse grupo de dentes.[140]

O primeiro molar inferior geralmente é o maior dente do arco inferior. Possui cinco cúspides bem desenvolvidas, duas raízes bem desenvolvidas, uma mesial e uma distal, que são muito largas vestibulolingualmente. Essas raízes são amplamente separadas nos ápices. A secção transversal vestibulolingual do primeiro molar inferior demonstra uma grande câmara pulpar que pode se estender bem para baixo na formação da raiz. A raiz mesial geralmente tem

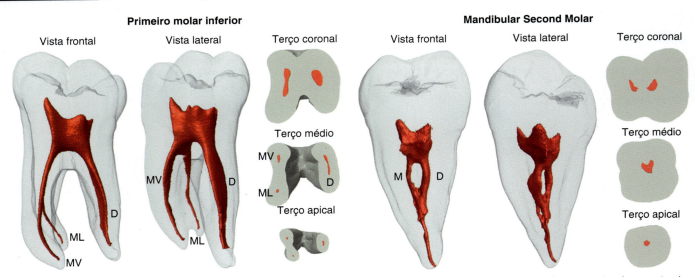

• **Figura 12.25** Modelos tridimensionais (3D) de microtomografia computadorizada (microCT) e secções transversais representando a anatomia interna e externa dos molares inferiores.

um sistema de canais mais complicado devido à presença de dois canais e suas interconexões. A raiz distal geralmente tem um grande canal, mas dois canais costumam estar presentes. Ocasionalmente, há um quarto canal com sua própria raiz separada.

Normalmente, o segundo molar inferior tem quatro cúspides bem desenvolvidas, duas vestibulares e duas linguais, de desenvolvimento quase igual. O dente possui duas raízes bem desenvolvidas, uma mesial e outra distal, que são largas vestibulolingualmente, mas não são tão largas quanto as do primeiro molar, nem tão separadas. A secção vestibulolingual do segundo molar inferior demonstra uma câmara pulpar e canais radiculares que tendem a ser mais variáveis e complexos do que aqueles encontrados no primeiro molar inferior.[140]

Na literatura, os primeiros e segundos molares permanentes são os dentes mais estudados em relação à anatomia interna e à externa. Por outro lado, considerando que os terceiros molares têm morfologia variável e imprevisível e também porque sua extração é frequentemente indicada, esses dentes raramente são considerados para tratamento endodôntico ou restaurador. Portanto, apenas um número limitado de estudos relatou dados sobre a morfologia interna e externa dos terceiros molares. Em geral, esses estudos mostram uma anatomia extremamente variada, com os terceiros molares superiores possuindo de uma a cinco raízes com um a seis canais radiculares, enquanto os terceiros molares inferiores possuem de uma a quatro raízes e um a seis canais radiculares, além da presença de canais em forma de C. Além disso, os terceiros molares superiores e inferiores apresentam uma alta incidência de raízes fundidas, com uma média de 70,1% e 40,7% respectivamente, o que explica a variação de quantidade, morfologia, direção e arranjo de raízes e canais (Tabela 12.7).

Finalmente, a Tabela 12.8 mostra os resultados de estudos epidemiológicos usando TCFC em grandes populações, em que ambos os dados de anatomia da raiz e do canal radicular foram avaliados, selecionados e combinados, com o objetivo de oferecer uma visão geral da frequência percentual de diferentes números de raízes e tipos de configuração do canal radicular em todos os grupos de dentes.

Tabela 12.7 Resumo dos estudos sobre anatomia da raiz e do canal radicular dos terceiros molares.

Referências	População	Tipo de estudo	Amostra	NÚMERO DE RAÍZES (%)					NÚMERO DE CANAIS RADICULARES (%)				
				1	2	3	≥ 4	1	2	3	4	≥ 5
Terceiros molares superiores												
Barret[200]	EUA	Seccionamento	32	28,1	34,4	37,5	–	–	–	–	–	–
Piñeda e Kuttler[17]	México	Radiografia	292	–	–	–	–	21,4	51,7	21,0	5,9	–
Verde[18]	EUA	Seccionamento	100 MB	–	–	–	–	63,0	37,0	–	–	–
Hession[201]	Austrália	Radiografia	12	–	–	–	–	16,7	25,0	58,3	–	–
Pécora et al.[202]	Brasil	Diafanização	50	–	–	–	–	–	–	68,0	32,0	–
Guerisoli et al.[203]	Brasil	Diafanização	155	12,3	1,9	81,9	3,8[a]	4,5	11,6	67,8	14,2	1,9
Stropko[204]	EUA	Retrospectivo	25	–	–	–	–	–	20,0	60,0	20,0	–
Sidow et al.[111]	EUA	Diafanização	150	15,3	32	45,3	7,4	7,4[c]	3,3	57,3	27,3	4,7[d]
Ng et al.[205]	Birmânia	Diafanização	72	19,4	19,4	55,6	5,6	5,6	25,0	47,2	22,2	–
Alavi et al.[206]	Tailândia	Diafanização	151	1,3	6,6	88,1	4,0	9,9	11,3	48,3	29,1	1,3
Weng et al.[207]	China	Diafanização	43	–	–	–	–	27,9	11,6	44,2	16,3	–
Sert et al.[208]	Peru	Diafanização	290	35,5	28,6	34,1	1,7	12,4	29,7	46,9	11,0	–
Cosic et al.[209]	Croácia	Seccionamento	56	8,9	5,4	83,9	1,8	7,1	7,1	75,0	10,8	–
Tomaszewska et al.[210]	Polônia	Micro-CT	78	38,5	–	61,5	–	23,1	15,4	46,1	15,4	–

(*continua*)

Tabela 12.7 Resumo dos estudos sobre anatomia da raiz e do canal radicular dos terceiros molares. (continuação)

Referências	População	Tipo de estudo	Amostra	NÚMERO DE RAÍZES (%) 1	2	3	≥ 4	NÚMERO DE CANAIS RADICULARES (%) 1	2	3	4	≥ 5
Terceiros molares inferiores												
Barret[200]	EUA	Seccionamento	32	15,6	71,9	12,5	–	–	–	–	–	–
Piñeda e Kuttler[17]	México	Radiografia	259	–	–	–	–	–	65,8	26,4	7,8	–
Verde[18]	EUA	Seccionamento	100 MR	–	–	–	–	74,0	26,0	–	–	–
Hession[201]	Austrália	Radiografia	3	–	–	–	–	–	33,3	66,7	–	–
Zakhary et al.[211]	Egito	Radiografia	374	11,8	82,3	5,9	–	11,8	17,6	64,7	5,9	–
Guerisoli et al.[203]	Brasil	Diafanização	114	51,8	46,4	1,8	–	12,3	69,3	18,4	–	–
Sidow et al.[111]	EUA	Diafanização	150	16,7	76,7	5,3	1,3	7,3[e]	16,7	55,3	16,7	4,0[d]
Gulabivala et al.	Birmânia	Diafanização	58	–	100	–	–	1,7	51,7	44,8	1,7	–
Gulabivala et al.[212]	Tailândia	Diafanização	173	11,6	86,7	21,2	0,6	6,4	64,1	28,3	5,2	–
Sert et al.[208]	Peru	Diafanização	370	24,9	69,5	5,4	0,3	10,8	52,7	17,3	18,6	0,5
Kuzekanani et al.[213]	Irã	Diafanização	150	21,4	72,6	5,3	0,7	10,0[f]	52,0	32,7	5,3	–
Cosic et al.[209]	Croácia	Seccionamento	50	56,0	44,0	–	–	4,0	6,0	90,0	–	–
Park et al.[214]	Coreia do Sul	Tomografia	214	41,6[b]	56,5	1,9	–	–	–	–	–	–

MV, raiz mesiovestibular; microCT, microtomografia computadorizada; MR, raiz mesial. [a]0,6% da amostra teve cinco raízes; [b]3,7% da amostra possuía canais em forma de C; [c]4,7% da amostra possuía canais em forma de C; [d]0,7% da amostra possuía seis canais; [e]4,0% da amostra possuía canais em forma de C; [f]3,3% da amostra tinha canais em forma de C. Adaptada de Ahmad IA, Azzeh MM, Zwiri AMA, Haija MASA, Diab MM: Root and root canal morphology of third molars in a Jordanian subpopulation, *Saudi Endod* J 6: 113, 2016.[215]

Tabela 12.8 Dados combinados de estudos de TCFC sobre a morfologia do canal radicular de dentes permanentes superiores e inferiores.

Superiores	Número de dentes	NÚMERO DE RAÍZES (%) 1	2	3	4	CONFIGURAÇÃO DO CANAL RADICULAR (%) I	II	III	IV	V	VI	VII	VIII	Outros
Incisivo central	3125	99,94	0,06	0	0	99,20	0,1	0,1	0,5	0,1	0	0	0	0
Incisivo lateral	3068	99,94	0,06	0	0	98,50	0,8	0,2	0,1	0,4	0	0	0	0
Canino	3148	100	0	0	0	97,0	0,8	1,2	0,2	0,7	0	0	0	0,1
1º pré-molar	2575	43,1	55,3	1,6	0	20,10	17,4	1,5	50,1	3,0	4,9	0,4	1,2	1,3
2º pré-molar	2345	86,2	13,5	0,3	0	42,70	18,7	4,0	17,6	9,6	6,3	0,5	0,4	0,3
1º molar	8934	0,2	1,8	97,7	0,3									
Raiz MV	8934					39,10	29,3	1,6	26,0	2,0	1,4	0,1	0,1	0,4
Raiz DV	7473					98,60	0,4	0,3	0,2	0,4	0,01	0	0	0
Raiz P	8445					99,26	0,3	0,2	0,1	0,1	0	0	0	0,04
2º molar	9570	10,7	14,9	73,7	0,7									
Raiz MV	9353					66,10	15,3	2,8	13,0	1,9	0,6	0,1	0,05	0,2
Raiz DV	9570					99,60	0,2	0,07	0,1	0,03	0	0	0	0
Raiz P	9570					99,67	0,1	0,1	0,1	0,05	0	0	0,01	0,01
Inferiores		1	2	3	4	I	II	III	IV	V	VI	VII	VIII	Outros
Incisivo central	11860	100	0	0	0	86,5	2,0	8,1	1,4	2,8	0	0,1	0	0,1
Incisivo lateral	11805	99,92	0,08	0	0	79,7	2,6	11,9	1,8	3,8	0	0,1	0	0,1
Canino	10009	98,57	1,43	0	0	92,4	1,9	2,7	1,5	1,2	0	0	0	0,3
1º pré-molar	6043	97,5	2,5	0	0	71,3	2,3	2,8	3,5	18,7	0,5	0,1	0,1	0,7
2º pré-molar	6350	98,5	1,5	0	0	84,7	0,7	0,5	0,3	13,4	0,07	0,04	0,05	0,2
1º molar	7388	0,55	86,9	12,5	0,05									
Raiz mesial	7388					2,37	19,9	2,9	71,3	2,1	0,3	0,09	0,03	1,01
Raiz distal	6712					70,3	13,0	3,6	10,1	2,7	0,08	0,08	0	0,14
2º molar	7439	19,0	78,6	2,2	0,2									
Raiz mesial	6734					12,5	32,8	3,27	47,8	3,0	0,2	0,1	0	0,33
Raiz distal	7439					92,56	4,4	0,5	2,0	0,5	0,04	0	0	0

As configurações do canal radicular são classificadas de acordo com Vertucci.[40] *TCFC*, Tomografia computadorizada de feixe cônico; *DV*, distovestibular; *MV*, mesiovestibular; *P*, palatal. Adaptada de Versiani MA, Pereira MR, Pécora JD, Sousa Neto MD: Root canal anatomy of maxillary and mandibular teeth. In Versiani MA, Basrani B, Sousa Neto MD, editors. *The root canal anatomy in permanent dentition*. Ed 1. Switzerland, 2018, Springer International Publishing, pp. 181-240.

• **Boxe 12.1** Questões de revisão

1. Por que existe a necessidade de um novo sistema de classificação da morfologia do canal radicular?
   a. O sistema de classificação de Weine é limitado e não pode classificar todos os tipos de configurações de canal.
   b. O sistema de canais Tipo VIII na classificação de Vertucci não é claro
   c. O sistema Vertucci não inclui todos os tipos de configurações de canal
   d. Todas as anteriores
2. Qual dente anterior na dentição permanente tem a maior incidência de duas raízes com dois ápices radiculares bífidos?
   a. Incisivo central superior
   b. Incisivo lateral superior
   c. Canino superior
   d. Incisivo central inferior
   e. Incisivo lateral inferior
   f. Canino inferior
3. Qual dos seguintes grupos étnicos apresenta a maior incidência de *radix entomolaris*?
   a. Eurásia Ocidental (Europa Ocidental, Oriente Médio e Norte da África)
   b. África Subsaariana (África Ocidental, África do Sul, Sãs)
   c. Sino-América (China-Mongólia, Japão-Recente, Japão-Jomon, Nordeste da Sibéria, Sibéria do Sul, Ártico Americano – esquimós Aleútes, Indígenas do Noroeste da América do Norte, Indígenas da América do Norte e do Sul)
   d. SundaPacífico (Sudeste Asiático, Polinésia, Micronésia)
   e. Sahul-Pacífico (Austrália, Nova Guiné, Melanésia)
4. Em quais dentes permanentes ou raízes de dentes permanentes existe uma alta probabilidade de encontrar dois ou mais canais?
   a. Incisivo central superior
   b. Primeiro pré-molar superior
   c. Segundo pré-molar superior
   d. Primeiro pré-molar inferior
   e. Segundo pré-molar inferior
   f. Raiz mesiovestibular do primeiro molar superior
   g. Raiz palatina do primeiro molar superior
   h. Raiz mesial do primeiro molar inferior
   i. Raiz distal do primeiro molar inferior
   j. Raiz mesial do segundo molar inferior
   k. Raiz distal do segundo molar inferior
5. Qual dos seguintes grupos étnicos tem a maior incidência de *dens evaginatus*?
   a. Eurásia Ocidental (Europa Ocidental, Oriente Médio e norte da África)
   b. África Subsaariana (África Ocidental, África do Sul, Sãs)
   c. Sino-América (China-Mongólia, Japão-Recente, Japão-Jomon, Nordeste da Sibéria, Sibéria do Sul, Ártico Americano – esquimós Aleútes, Indígenas do Noroeste da América do Norte, Indígenas da América do Norte e do Sul)
   d. Sunda-Pacífico (Sudeste Asiático, Polinésia, Micronésia)
   e. Sahul-Pacífico (Austrália, Nova Guiné, Melanésia)
6. *Dens invaginatus* está mais comumente associado a qual dente anterior permanente?
   a. Incisivo central superior
   b. Incisivo lateral superior
   c. Canino superior
   d. Incisivo central ou lateral inferior
   e. Canino inferior
7. Qual dos seguintes grupos étnicos tem a maior incidência de morfologia da raiz canina mandibular permanente bifurcada?
   a. Eurásia Ocidental (Europa Ocidental, Oriente Médio e norte da África)
   b. África Subsaariana (África Ocidental, África do Sul, San)
   c. Sino-América (China-Mongólia, Japão-Recente, Japão-Jomon, Nordeste da Sibéria, Sibéria do Sul, Ártico Americano – esquimós Aleútes, Indígenas do Noroeste da América do Norte, Indígenas da América do Norte e do Sul)
   d. Sunda-Pacífico (Sudeste Asiático, Polinésia, Micronésia)
   e. Sahul-Pacífico (Austrália, Nova Guiné, Melanésia)

Influência de anatomia do canal radicular em procedimentos endodônticos

Os resultados de procedimentos endodônticos não cirúrgicos e cirúrgicos são altamente influenciados por variações na configuração do canal, formas transversais e pela presença de irregularidades e curvaturas do canal. Além disso, a alta frequência de aletas e comunicações entre canais dentro da mesma raiz torna impossível para qualquer técnica mecânica ou química desinfetar completamente o sistema de canais radiculares. Vale ressaltar que alguns fatores, como envelhecimento fisiológico, patologia e oclusão, bem como a deposição secundária de dentina, podem aumentar as variações mencionadas, tornando a modelagem e limpeza dos canais radiculares um verdadeiro desafio. Portanto, o objetivo do tratamento deve ser reduzir o nível de contaminação tanto quanto possível e sepultar os microrganismos restantes. Os clínicos devem, portanto, estar cientes das complexas estruturas do canal radicular, bem como das dimensões transversais e alterações iatrogênicas da anatomia do canal. Assim, é aconselhável fazer uma cuidadosa interpretação diagnóstica baseada em radiografias angulares ou exames tomográficos, com preparo adequado do acesso e inspeção detalhada do assoalho da câmara pulpar. O ideal é que a busca dos orifícios do canal radicular seja realizada sob magnificação com iluminação de alta intensidade, visando melhorar o resultado do tratamento.[22]

Essencialmente, existem três condições que o clínico enfrenta rotineiramente ao realizar o tratamento de canal radicular: dentes com vitalidade e polpas irreversivelmente inflamadas, dentes com polpas necróticas com ou sem periodontite apical primária e casos de retratamento devido à periodontite apical pós-tratamento. Em dentes com pulpite irreversível, a infecção geralmente é restrita às partes coronais do canal e é facilmente controlada por irrigação abundante da câmara pulpar com hipoclorito de sódio (NaOCl) após a conclusão do preparo da cavidade de acesso. Então, sob condições estritamente assépticas, o clínico precisa limpar o canal de modo a remover o tecido pulpar vital inflamado tanto quanto possível.[216] Em dentes necróticos não tratados e dentes tratados encaminhados para retratamento devido à periodontite apical pós-tratamento, uma infecção é estabelecida no sistema de canal radicular. Nesses casos, além de limpar o canal do tecido pulpar necrótico ou do material de obturação anterior, o clínico também precisa combater a infecção. O resultado bem-sucedido do tratamento dependerá da eficácia do clínico em atingir esses objetivos.[217]

Uma das principais etapas do tratamento do canal radicular envolvida com a desinfecção do sistema de canal radicular é o preparo químico mecânico. Esse procedimento é de extrema importância para limpeza e desinfecção, pois os instrumentais e irrigantes atuam principalmente no canal principal. Muitos estudos têm mostrado que a instrumentação e a irrigação são altamente eficazes na redução das populações bacterianas intracanais.[218-220] Estudos clínicos[219,221] e *in vitro*[222,223] demonstraram claramente que a instrumentação usando uma solução de irrigação antibacteriana, como NaOCl, aumenta significativamente a desinfecção comparada com a irrigação com soro fisiológico ou água. A maioria dos canais instrumentados e irrigados com NaOCl 2,5% tem o número de bactérias reduzido de 102 a 105 vezes, o que resultou em uma redução geral das contagens bacterianas de 95% a 99%.[222,224] A troca regular e o uso de grandes volumes de irrigantes devem manter a efetividade antibacteriana ideal da solução NaOCl, compensando os efeitos da concentração.[222] Foi relatado que os efeitos benéficos do uso de NaOCl em comparação com solução salina são observados apenas após um aumento apical significativo.[219,221] Vários estudos concordam que métodos de irrigação suplementares, usando sistemas de irrigação ativados por *laser* ou ultrassom e de aplicação pulsada com pressão positiva, têm melhor desempenho do que a irrigação com seringa na remoção de restos de dentina ou tecidos moles remanescentes de nadadeiras e extensões ovais não instrumentadas,[33-35] mas a efetividade relativa de cada método ainda não é clara.[216]

Canais acessórios e os túbulos dentinários apresentam desafios semelhantes quanto à irrigação do canal radicular, mas em uma escala de comprimento diferente. Canais acessórios (10 μm a 200 μm) aparentam ser menores do que o canal principal, mas maiores do que os túbulos dentinários (0,5 μm a 3,2 μm).[25] Fluxo irrigante nos canais acessórios e túbulos dentinários é impulsionado pelo fluxo no canal principal e parece estar limitado a uma profundidade de aproximadamente duas vezes o seu diâmetro, enquanto a difusão domina o transporte de irrigantes além desse ponto. Portanto, a renovação ideal do irrigante no canal principal para manter um gradiente de concentração favorável, qualquer aumento na temperatura dos irrigantes e um período de aplicação mais longo podem melhorar o transporte de partículas. No entanto, a importância da limpeza do canal acessório e do túbulo dentinário para o sucesso do tratamento do canal radicular tem sido debatida.[225]

Apesar do efeito antibacteriano ideal obtido pelo preparo químico mecânico, estudos bacteriológicos clínicos demonstraram que 30% a 60% dos canais radiculares previamente infectados ainda apresentam níveis detectáveis de bactérias após a instrumentação.[218-220,226-228] As principais razões para as bactérias persistirem após procedimentos químico-mecânicos é que elas são resistentes ao tratamento ou não são afetadas por instrumentos/irrigantes. Embora alguns microrganismos tenham se mostrado resistentes a determinados agentes antimicrobianos endodônticos,[229] resistência tanto ao desbridamento quanto ao NaOCl é altamente improvável de ocorrer. As bactérias geralmente sobrevivem após os procedimentos de tratamento, não porque são mais resistentes, mas porque não foram afetadas por instrumentos e irrigantes. Elas permanecem inalteradas porque o tratamento foi realizado de forma inadequada (instrumentação limitada, muito aquém do ápice, má irrigação etc.) ou porque as bactérias estavam localizadas em áreas anatômicas de difícil acesso. Na verdade, este último é o principal motivo da persistência bacteriana, mesmo após o tratamento endodôntico diligente. Canais achatados ou ovais muitas vezes não são devidamente limpos e desinfetados por instrumentação manual ou rotatória com NiTi atuais usando movimentos de fresagem.[230,231] Os recessos são comumente deixados intocados nas extremidades do maior diâmetro do canal (Figura 12.26).[232,233] Além de abrigar remanescentes de tecido pulpar ou biofilmes bacterianos, esses recessos também podem ser preenchidos com fragmentos de dentina gerados e inseridos por instrumentos rotatórios.[32,33] Detritos compactados podem interferir na qualidade da obturação e, em canais radiculares infectados, podem abrigar bactérias que servem como fonte potencial de infecção persistente.

Em resumo, as complexidades anatômicas representam restrições físicas que impõem um sério desafio para uma desinfecção adequada. O lúmen principal do canal radicular e pequenas irregularidades anatômicas são geralmente incorporados ao preparo e afetados pelo NaOCl, mas bactérias e tecido orgânico podem permanecer em áreas não atingidas por instrumentos e irrigantes.[234-236] Áreas não afetadas incluem paredes do canal radicular que não foram tocadas por instrumentos, bem como recessos, túbulos dentinários, istmos, canais laterais e ramificações apicais.[230,235-237] Essas áreas geralmente não são afetadas devido às limitações físicas inerentes aos instrumentos e ao curto tempo de retenção dos irrigantes dentro da raiz do sistema de canais. Caso os biofilmes bacterianos permaneçam em áreas de canal intocadas e não afetadas, o resultado do tratamento será colocado em risco.[217]

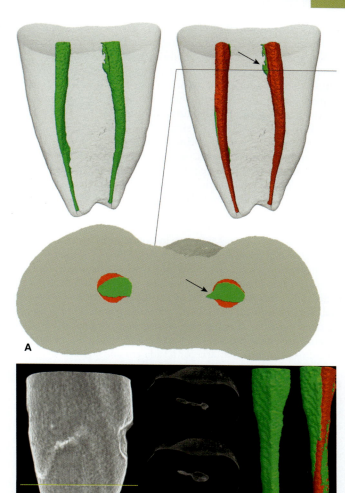

• **Figura 12.26** Modelos tridimensionais (3D) de microtomografia computadorizada (microCT) e secções transversais bidimensionais (2D) de (**A**) uma raiz mesial de um molar inferior e (**B**) um canino inferior mostrando o sistema de canais radiculares sobreposto antes (em verde) e depois (em vermelho) do preparo com instrumentos rotativos de níquel-titânio (NiTi), representando as irregularidades da forma do canal radicular deixadas intocadas (*setas*).

Observações de desfechos clínicos

O diagnóstico e o planejamento do tratamento para a terapia endodôntica envolvem a leitura de radiografias clínicas para determinar a morfologia da raiz e dos canais radiculares. Talvez o aspecto mais importante para avaliar o grau de dificuldade de um tratamento endodôntico seja conhecer a anatomia dentária do dente que necessita de tratamento. Limpeza completa e modelagem de um sistema de canais são realizadas, observando e antecipando a complexidade da anatomia pulpar interna. The Washington Study[238] e outros à época[239,240] demonstraram que nem todos os dentes que receberam tratamento endodôntico obtiveram o mesmo grau de sucesso. Por inferência, percebeu-se que todos os dentes da arcada dentária não tinham um "tubo oco" simples e único para o forame apical e diferiam na morfologia radicular de várias maneiras.

A literatura odontológica está repleta de exemplos de anatomia radicular complexa, e muitos dos casos são resultado de falha endodôntica de cicatrização devido a sistemas de canais perdidos, mal preenchidos ou não preenchidos. A importância de aprender tanto o normal quanto as variações da morfologia normal das raízes e canais radiculares na dentição humana não pode ser subestimada. A pesquisa da anatomia dentária do número e formato da raiz ajudará o clínico na busca por sistemas de canais dentro da câmara pulpar ou ao longo do comprimento do canal.

Dentes com diâmetro largo, geralmente na direção vestibulolingual ou vestíbulo-palatal, têm demonstrado alta incidência de número duplo ou mesmo múltiplo de canais e saídas do forame apical. Vários sistemas de classificação de canais radiculares foram propostos ao longo dos anos, cada um com suas próprias vantagens e desvantagens. As radiografias-padrão podem apenas dar pistas sobre a complexidade dos sistemas de canais. Mesmo as radiografias 3D como a TCFC demandam alta resolução e certo grau de habilidade na interpretação da imagem do sistema de canal radicular. Médicos que confiam em suas capacidades e que conseguem prever um sistema de canal radicular complexo durante a instrumentação podem ser mais meticulosos na limpeza e na modelagem de todo o espaço do canal radicular. A maior taxa de sucesso e o menor número de tratamentos malsucedidos resultarão no resultado do tratamento quando a anatomia dentária for levada em consideração.

Conclusões

O conhecimento da anatomia normal da raiz e do canal radicular é extremamente importante para a realização de um tratamento endodôntico bem-sucedido. A ciência da anatomia dentária da dentição humana ajuda o dentista não apenas na odontologia restauradora para anatomia coronária, mas também na terapia endodôntica com pesquisa da anatomia radicular e do canal radicular. Uma série de conclusões podem ser tiradas da leitura das informações neste capítulo sobre a anatomia do canal radicular humano no que se refere a um tratamento endodôntico proposto:

- O estudo da anatomia humana dos dentes teve início no século 16. A anatomia da raiz e a pesquisa da anatomia do canal foram, especificamente, o interesse dos anatomistas dentais por mais de um século, como mostrado por uma leitura da importante literatura odontológica inicial. No entanto, a importância desse estudo na realização do tratamento do canal radicular fez dele um domínio da endodontia moderna
- Pode-se ver a progressão do conhecimento e a introdução de novas técnicas quando a perspectiva histórica é levada em consideração, com três fases vagamente definidas de pesquisa em morfologia do canal radicular
- Os dois sistemas de classificação de canal mais populares, por Weine ou Vertucci, e, mais recentemente, por Ahmed et al., usando o sistema universal de numeração de dentes, têm suas vantagens e dificuldades quando aplicados à pesquisa clínica ou laboratorial de anatomia radicular. No entanto, nossa compreensão da complexidade da morfologia do espaço pulpar expandiu-se a partir dos estudos anteriores
- Os componentes do canal radicular consistem na câmara pulpar coronal, que é contínua com o espaço do canal radicular nos dentes anteriores. Os dentes posteriores podem ter um assoalho de câmara quando as raízes radiculares se formam em seu desenvolvimento embrionário
- A morfologia do espaço pulpar é distinta para cada dente do arco, mas cada dente também tem sua própria morfologia única de formato de raiz e número de canais, controlada por muitos fatores
- Ao analisar a descrição detalhada e as tabelas de número de raízes e número de canais para cada dente da arcada dentária, pode-se ver a probabilidade relativa de encontrar mais de um canal por raiz em uma situação clínica
- *Radix entomolaris*, ou a raiz extra distal na face lingual dos dentes molares inferiores, é mais comum em populações indígenas nativas asiáticas e norte-americanas, e a incidência pode chegar a 20% em algumas populações
- Uma comparação do número de raízes, número de canais, tamanho da raiz e muitas outras características variáveis da dentição humana nas tabelas impressas mostram que o dente mais posterior é ligeiramente menor e menos distinto em suas características dentais
- A incidência de características dentais que desviam da normalidade pode ocorrer em maior número em certas populações étnicas e incluir número de raízes em dentes pré-molares superiores e inferiores, bifurcação e canais duplos em caninos inferiores, *dens evaginatus* em dentes pré-molares, anomalias em forma de C e taurodonte, para nomear algumas. Todos esses desvios devem ser reconhecidos como possíveis complicações antes do início do tratamento endodôntico
- A anatomia do canal radicular influencia os procedimentos de tratamento de várias maneiras e pode resultar em um alto grau de dificuldade, que seria um motivo para encaminhamento a um especialista para tratamento endodôntico
- Uma das razões mais comuns para uma falha no tratamento do canal radicular é não antecipar ou localizar o sistema de canal duplo ou múltiplo nas raízes que tenham um amplo diâmetro vestibulolingual ou vestibulolingual
- Ilustrações da anatomia da raiz e do canal ajudarão o aluno a visualizar a forma e as dimensões dos dentes da arcada dentária.

Boxe 12.2 Questões de revisão

8. Quando um dente requer terapia endodôntica, qual das afirmações a seguir é correta com relação à morfologia do canal radicular?
    a. Geralmente, há um canal reto em qualquer raiz.
    b. O canal, via de regra, é posicionado mais para o proximal.
    c. Suponha que cada raiz possa conter mais de um sistema de canais.
    d. Os canais tendem a aumentar com a idade.
9. O ressurgimento dos estudos da anatomia humana da raiz e do canal pode ser atribuído a:
    a. Técnicas radiográficas laboratoriais e clínicas mais recentes, como TCFC
    b. Estudos com mais populações em escolas de odontologia fora da América do Norte e da Europa
    c. Um crescente interesse em endodontia e a compreensão de que o conhecimento das variações na anatomia da raiz dentária é a chave para o sucesso do tratamento.
    d. O ressurgimento de profissionais que desejam provar a "teoria da infecção focal" e a incapacidade de selar os canais radiculares 100%
10. Krasner e Rankow propuseram uma série de leis para ajudar a determinar a posição da câmara pulpar e a localização e número de entradas do canal. A "lei da centralidade" significa que a câmara pulpar está centrada no dente:
    a. No meio da coroa
    b. No nível da junção cemento-esmalte
    c. 1 mm oclusal à furca
    d. Porém, é altamente variável em sua posição vertical

(continua)

Boxe 12.2 Questões de revisão (continuação)

11. Krasner e Rankow propuseram uma série de leis para ajudar a determinar a posição da câmara pulpar e a localização e o número de entradas de canal. A "lei da mudança de cor" significa que:
    a. As paredes são mais escuras que o piso da câmara pulpar.
    b. As paredes são mais claras que o piso da câmara pulpar.
    c. Ambas as paredes e o assoalho se tornam, com a idade, mais claros com a dentina secundária.
12. Quais dos seguintes são usados rotineiramente para a identificação de todos os orifícios do canal durante terapia de canal radicular de molar durante procedimento de abertura de acesso de rotina?
    a. Boa iluminação
    b. Ampliação
    c. Imagem TCFC
    d. Instrumentos especializados
13. Quais dos seguintes componentes do sistema de canal radicular são limpos principalmente por meios quimiomecânicos?
    a. Canais acessórios
    b. Canais laterais
    c. Canal principal
    d. Canais cavo inter-radicular
14. Em secção transversal, as formas do canal radicular são classificadas como:
    a. Ovais
    b. Redondas
    c. Oval-longas
    d. Achatadas
    e. Irregulares
    f. Regulares
15. Quais das alternativas a seguir são consistentes com uma anastomose transversa encontrada em algumas raízes de formato oval, que contêm dois ou mais sistemas de canais?
    a. Também é chamado de istmo.
    b. É uma comunicação estreita em forma de fita entre dois canais radiculares.
    c. Sempre contém tecido vital.
    d. Pode conter detritos necróticos.
    e. Pode conter biofilme.
16. No estudo de Schäfer et al. que mediu o grau de curvatura de mais de 1.000 canais radiculares de todos os grupos de dentes por meio de radiografias, o maior grau de curvatura foi encontrado em:
    a. Canal mesiovestibular dos molares superiores
    b. Canal distovestibular dos molares superiores
    c. Canais mesiais de molares inferiores
    d. Canais distais de molares inferiores
17. Qual das seguintes condições de anomalia de desenvolvimento é caracterizada por uma câmara pulpar e tronco da raiz aumentados e um encurtamento das raízes?
    a. *Dens invaginatus*
    b. *Dens evaginatus*
    c. Taurodontismo
    d. *Radix entomolaris*
    e. Sistema de canais em forma de C
18. Quais dos seguintes fatores da anatomia do canal radicular são conhecidos por afetar o resultado da endodôntica cirúrgica e não cirúrgica?
    a. Irregularidades do canal
    b. Curvatura do canal
    c. A presença de istmos
    d. A deposição de dentina secundária e terciária com a idade

RESPOSTAS

1. d. Ambos os sistemas de classificação de Weine e Vertucci têm limitações porque nenhum deles pode classificar todas as configurações do sistema de canais. O sistema de classificação de Vertucci às vezes tem sido usado de forma inconsistente. Um exemplo é como um primeiro pré-molar superior com três raízes e um único canal em cada raiz é classificado. Alguns autores classificam isso como tipo VIII, enquanto outros classificam o sistema de canais em cada raiz (mesiovestibular, distovestibular e palatino) como sistemas de canais tipo I.
2. f. O canino inferior é o dente anterior mais comum com raiz bifurcada. A raiz bifurca-se em uma vestibular e lingual e pode ter uma incidência de 3% a 5%, especialmente em algumas populações da Eurásia Ocidental.
3. c. *Radix entomolaris* é uma raiz extra encontrada na posição lingual do molar inferior permanente. Portanto, um molar inferior teria três raízes (mesial, distolingual e distovestibular) em vez das duas raízes típicas (mesial e distal). Isso é mais comum em populações aborígenes asiáticas e norte-americanas no primeiro molar inferior permanente. A incidência pode ser de 20% ou mais nessas populações.
4. b, f, h e j. Cada um desses dentes ou raízes de dentes geralmente tem uma incidência significativamente alta de dois canais.
5. c. *Dens evaginatus* apresenta-se como um tubérculo na superfície oclusal de qualquer um dos pré-molares e tem a maior incidência nas populações indígenas asiáticas e norte-americanas.
6. b. Essa dobra do esmalte pode ser de leve a grave. Oehlers classificou *dens invaginatus* como Tipos 1, 2 e 3, sendo a forma mais grave o Tipo 3. O incisivo lateral superior permanente é o dente mais comumente afetado por essa anomalia de desenvolvimento.
7. a. Embora a incidência de caninos inferiores permanentes bifurcados seja relativamente baixa, é mais alta entre o grupo étnico euroasiático (aproximadamente 5% a 6%) tanto em populações ancestrais quanto em modernas.
8. c. É sempre de extrema importância presumir que uma raiz tem mais de um canal até que se prove o contrário. A falha em encontrar, limpar, manejar o instrumento e obturar todo o sistema de canais radiculares em qualquer dente provavelmente resultará em falha do tratamento. Embora algumas raízes e alguns dentes possam ser mais provavelmente alongados na secção transversal, e não arredondados, existem algumas anomalias raras na formação de canal duplo que podem não aparecer em uma radiografia padrão.
9. a, b e c. Apenas a alternativa "d" está incorreta. Os clínicos que estão tentando desacreditar a segurança e o sucesso do tratamento endodôntico atual usam métodos e artigos de pesquisa centenários e falhos. A terceira fase da pesquisa da anatomia da raiz humana usa sistemas de imagem modernos, expandiu-se para incluir escolas de odontologia em todo o mundo e abrange todas as etnias.
10. b. Compreender a série de leis delineadas por Krasner e Rankow é fundamental para obter sucesso no tratamento endodôntico e evitar erros iatrogênicos que poderiam levar a resultados adversos do tratamento.
11. b. Compreender a série de leis delineadas por Krasner e Rankow é fundamental para obter sucesso no tratamento endodôntico e evitar erros iatrogênicos que poderiam levar a resultados adversos do tratamento.
12. a, b e d. Embora a TCFC possa ser um coadjuvante valioso na endodontia, ela deve ser usada seletivamente onde indicado. O padrão de prática e o conceito ALARA (tão baixo quanto razoavelmente possível) não ditam técnicas especiais de imagem em operações de rotina.
13. c. Acessibilidade, localização e orientação do canal principal em um dente que recebe terapia endodôntica são as principais razões para a importância dos meios mecânicos na limpeza do canal.
14. a, b, c, d e e. A forma interna do sistema de canais radiculares reflete a forma externa da raiz, que é variável em sua morfologia ao longo da dentição.

(continua)

RESPOSTAS (continuação)

15. a, b, d e e. As quatro respostas descrevem uma anastomose transversa do sistema de canal radicular. Essa região de difícil acesso de um sistema de canal radicular é contaminada tanto na terapia necrótica quanto na endodôntica de retratamento e, portanto, é difícil de selar com eficácia.
16. a e c. Quanto maior a curvatura do canal, mais complexo torna-se o tratamento endodôntico desse canal. Além disso, a idade leva a sistemas de canais mais estreitos, o que aumenta a complexidade.
17. c. Isso descreve com precisão o taurodontismo. Os dentes mais comumente envolvidos são os molares e possivelmente os pré-molares. Como resultado do grande volume de polpa contido na grande câmara pulpar, o excesso de sangramento pode ser um desafio na realização de uma abertura de acesso quando a polpa está altamente inflamada.
18. a, b, c e d. Todos os fatores listados anteriormente contribuem para aumentar a complexidade do tratamento do canal radicular e do desfecho clínico.

Referências bibliográficas

1. Trope M, Elfenbein L, Tronstad L: Mandibular premolars with more than one root canal in different race groups, *J Endod* 12(8):343–345, 1986.
2. Perrini N, Versiani MA: Historical overview of the studies on root canal anatomy. In Versiani MA, Basrani B, Sousa Neto MD, editors: *The root canal anatomy in permanent dentition*, ed 1, Switzerland, 2018, Springer International Publishing, pp 3–16.
3. Martins JN, Versiani MA: CBCT and micro-CT on the study of root canal anatomy. In Versiani MA, Basrani B, Sousa Neto MD, editors: *The root canal anatomy in permanent dentition*, ed 1, Switzerland, 2018, Springer International Publishing, pp 89–180.
4. Basrani B, Versiani MA: Contemporary strategies for teaching internal anatomy of teeth. In Versiani MA, Basrani B, Sousa Neto MD, editors: *The root canal anatomy in permanent dentition*, ed 1, Switzerland, 2018, Springer International Publishing, pp 373–390.
5. Ingle JI: The need for endodontic instrument standardization, *Oral Surg Oral Med Oral Pathol* 8(11):1211–1213, 1955.
6. Kuttler Y: Microscopic investigation of root apexes, *J Am Dent Assoc* 50(5):544–552, 1955.
7. Skidmore AE, Bjorndal AM: Root canal morphology of the human mandibular first molar, *Oral Surg Oral Med Oral Pathol* 32(5):778–784, 1971.
8. Davis SR, Brayton SM, Goldman M: The morphology of the prepared root canal: a study utilizing injectable silicone, *Oral Surg Oral Med Oral Pathol* 34(4):642–648, 1972.
9. Green D: Morphology of the pulp cavity of the permanent teeth, *Oral Surg Oral Med Oral Pathol* 8(7):743–759, 1955.
10. Green D: A stereomicroscopic study of the root apices of 400 maxillary and mandibular anterior teeth, *Oral Surg Oral Med Oral Pathol* 9(11):1224–1232, 1956.
11. Tratman EK: A comparison of the teeth of people; Indo-European racial stock with the Mongoloid race stock, *Dent Rec (London)* 70(3):63–68, 1950.
12. Versiani MA, Pécora JD, Sousa-Neto MD: Microcomputed tomography analysis of the root canal morphology of single-rooted mandibular canines, *Int Endod J* 46(9):800–807, 2013.
13. Kato A, Ohno N: Construction of three-dimensional tooth model by micro-computed tomography and application for data sharing, *Clin Oral Investig* 13(1):43–46, 2009.
14. Scott R, Turner II C: *The anthropology of modern human teeth*, Cambridge, 2000, Cambridge University Press.
15. Dummer PM, McGinn JH, Rees DG: The position and topography of the apical canal constriction and apical foramen, *Int Endod J* 17(4):192–198, 1984.
16. Weine FS, Healey HJ, Gerstein H, Evanson L: Canal configuration in the mesiobuccal root of the maxillary first molar and its endodontic significance, *Oral Surg Oral Med Oral Pathol* 28(3):419–425, 1969.
17. Piñeda F, Kuttler Y: Mesiodistal and buccolingual roentgenographic investigation of 7,275 root canals, *Oral Surg Oral Med Oral Pathol* 33(1):101–110, 1972.
18. Green D: Double canals in single roots, *Oral Surg Oral Med Oral Pathol* 35(5):689–696, 1973.
19. Piñeda F: Roentgenographic investigation of the mesiobuccal root of the maxillary first molar, *Oral Surg Oral Med Oral Pathol* 36(2):253–260, 1973.
20. Seidberg BH, Altman M, Guttuso J, Suson M: Frequency of two mesiobuccal root canals in maxillary permanent first molars, *J Am Dent Assoc* 87(4):852–856, 1973.
21. Vertucci F, Seelig A, Gillis R: Root canal morphology of the human maxillary second premolar, *Oral Surg Oral Med Oral Pathol* 38(3):456–464, 1974.
22. Versiani MA, Ordinola-Zapata R: Root canal anatomy: implications in biofilm disinfection. In Chavez de Paz L, Sedgley C, Kishen A, editors: *Root canal biofilms*, ed 1, Toronto, 2015, Springer International Publishing AG, pp 23–52.
23. De Deus QD: Frequency, location, and direction of the lateral, secondary, and accessory canals, *J Endod* 1(11):361–366, 1975.
24. Ordinola-Zapata R, Versiani MA, Bramante CM: Root canal components. In Versiani MA, Basrani B, Sousa Neto MD, editors: *The root canal anatomy in permanent dentition*, ed 1, Switzerland, 2018, Springer International Publishing, pp 31–46.
25. Tjäderhane L: Dentin basic structure, composition, and function. In Versiani MA, Basrani B, Sousa Neto MD, editors: *The root canal anatomy in permanent dentition*, ed 1, Switzerland, 2018, Springer International Publishing, pp 17–30.
26. Krasner P, Rankow HJ: Anatomy of the pulp-chamber floor, *J Endod* 30(1):5–16, 2004.
27. Jou YT, Karabucak B, Levin J, Liu D: Endodontic working width: current concepts and techniques, *Dent Clin North Am* 48(1):323–335, 2004.
28. Wu MK, R'oris A, Barkis D, Wesselink PR: Prevalence and extent of long oval canals in the apical third, *Oral Surg Oral Med Oral Pathol Oral Radiol Endod* 89(6):739–743, 2000.
29. Weller RN, Niemczyk SP, Kim S: Incidence and position of the canal isthmus. Part 1. Mesiobuccal root of the maxillary first molar, *J Endod* 21(7):380–383, 1995.
30. Vertucci FJ: Root canal morphology and its relationship to endodontic procedures, *Endod Topics* 10(1):3, 2005.
31. Hsu YY, Kim S: The resected root surface. The issue of canal isthmuses, *Dent Clin North Am* 41(3):529–540, 1997.
32. De-Deus G, Marins J, Silva EJ, et al.: Accumulated hard tissue debris produced during reciprocating and rotary nickel-titanium canal preparation, *J Endod* 41(5):676–681, 2015.
33. Versiani MA, Alves FR, Andrade-Junior CV, et al.: Micro-CT evaluation of the efficacy of hard-tissue removal from the root canal and isthmus area by positive and negative pressure irrigation systems, *Int Endod J* 49(11):1079–1087, 2016.
34. Keleş A, Alcin H, Sousa-Neto MD, Versiani MA: Supplementary steps for removing hard tissue debris from isthmus-containing canal systems, *J Endod* 42(11):1677–1682, 2016.
35. Leoni GB, Versiani MA, Silva-Sousa YT, et al.: Ex vivo evaluation of four final irrigation protocols on the removal of hard-tissue debris from the mesial root canal system of mandibular first molars, *Int Endod J* 50(4):398–406, 2017.

36. Perez R, Neves AA, Belladonna FG, et al.: Impact of the needle insertion depth on the removal of hard-tissue debris, *Int Endod J* 50(6):560–568, 2016.
37. von Arx T: Frequency and type of canal isthmuses in first molars detected by endoscopic inspection during periradicular surgery, *Int Endod J* 38(3):160–168, 2005.
38. American Association of Endodontists: *Glossary of endodontics terms*, ed 9, Chicago, 2016, American Association of Endodontists.
39. Ricucci D, Siqueira Jr JF: Fate of the tissue in lateral canals and apical ramifications in response to pathologic conditions and treatment procedures, *J Endod* 36(1):1–15, 2010.
40. Vertucci FJ: Root canal anatomy of the human permanent teeth, *Oral Surg Oral Med Oral Pathol* 58(5):589–599, 1984.
41. Vertucci FJ, Williams RG: Root canal anatomy of the mandibular first molar, *J N J Dent Assoc* 45(3):27–28, 1974.
42. Vertucci FJ, Anthony RL: A scanning electron microscopic investigation of accessory foramina in the furcation and pulp chamber floor of molar teeth, *Oral Surg Oral Med Oral Pathol* 62(3):319–326, 1986.
43. Versiani MA, Pécora JD, Sousa-Neto MD: Update in root canal anatomy of permanent teeth using microcomputed tomography. In Basrani B, editor: *Endodontic irrigation: chemical disinfection of the root canal system*, ed 1, Switzerland, 2015, Springer International Publishing AG, pp 15–44.
44. Gutierrez JH, Aguayo P: Apical foraminal openings in human teeth. Number and location, *Oral Surg Oral Med Oral Pathol Oral Radiol Endod* 79(6):769–777, 1995.
45. Versiani MA, Ahmed HM, Sousa-Neto MD, et al.: Unusual deviation of the main foramen from the root apex, *Braz Dent J* 27(5):589–591, 2016.
46. Mizutani T, Ohno N, Nakamura H: Anatomical study of the root apex in the maxillary anterior teeth, *J Endod* 18(7):344–347, 1992.
47. Morfis A, Sylaras SN, Georgopoulou M, et al.: Study of the apices of human permanent teeth with the use of a scanning electron microscope, *Oral Surg Oral Med Oral Pathol* 77(2):172–176, 1994.
48. Marceliano-Alves MF, Sousa-Neto MD, Fidel SR, et al.: Shaping ability of single-file reciprocating and heat-treated multifile rotary systems: a micro-CT study, *Int Endod J* 48(12):1129–1136, 2015.
49. Nagy CD, Szabó J, Szabó J: A mathematically based classification of root canal curvatures on natural human teeth, *J Endod* 21(11):557–560, 1995.
50. Weine FS: *Endodontic therapy*, ed 5, St. Louis, 1996, Mosby-Yearbook, Inc.
51. Schneider SW: A comparison of canal preparations in straight and curved root canals, *Oral Surg Oral Med Oral Pathol* 32(2):271–275, 1971.
52. Weine FS: *Endodontic therapy*, ed 3, St. Louis, 1982, Mosby.
53. Pruett JP, Clement DJ, Carnes Jr DL: Cyclic fatigue testing of nickel-titanium endodontic instruments, *J Endod* 23(2):77–85, 1997.
54. Schäfer E, Diez C, Hoppe W, Tepel J: Roentgenographic investigation of frequency and degree of canal curvatures in human permanent teeth, *J Endod* 28(3):211–216, 2002.
55. Peiris R: Root and canal morphology of human permanent teeth in a Sri Lankan and Japanese population, *Anthropol Sci* 116(2):123–133, 2008.
56. Gupta S, Sinha DJ, Gowhar O, et al.: Root and canal morphology of maxillary first premolar teeth in North Indian population using clearing technique: an in vitro study, *J Conserv Dent* 18(3):232–236, 2015.
57. Bulut DG, Kose E, Ozcan G, et al.: Evaluation of root morphology and root canal configuration of premolars in the Turkish individuals using cone beam computed tomography, *Eur J Dent* 9(4):551–557, 2015.
58. Elnour M, Khabeer A, AlShwaimi E: Evaluation of root canal morphology of maxillary second premolars in a Saudi Arabian sub-population: an in vitro microcomputed tomography study, *Saudi Dent J* 28(4):162–168, 2016.
59. Ahmed HMA, Versiani MA, De-Deus G, Dummer PMH: A new system for classifying root and root canal morphology, *Int Endod J* 50(8):761–770, 2017.
60. Versiani MA, Ordinola-Zapata R, Keleş A, et al.: Middle mesial canals in mandibular first molars: a micro-CT study in different populations, *Arch Oral Biol* 61(1):130–137, 2016.
61. Versiani MA, Martins JN, Basrani B: 3D visual glossary of terminology in root and root canal anatomy. In Versiani MA, Basrani B, Sousa Neto MD, editors: *The root canal anatomy in permanent dentition*, ed 1, Switzerland, 2018, Springer International Publishing, pp 391–422.
62. Hargreaves KM, Cohen S: *Cohen's pathways of the pulp*, ed 10, St. Louis, 2011, Mosby.
63. Nanci A, Ten Cate AR: *Ten Cate's oral histology: development, structure, and function*, ed 8, St. Louis, 2013, Elsevier.
64. Woelfel JB, Scheid RC: *Dental anatomy: its relevance to dentistry*, ed 6, Philadelphia, 2002, Lippincott Williams & Wilkins.
65. Jafarzadeh H, Azarpazhooh A, Mayhall JT: Taurodontism: a review of the condition and endodontic treatment challenges, *Int Endod J* 41(5):375–388, 2008.
66. Gardner DG, Girgis SS: Taurodontism, shovel-shaped incisors and the Klinefelter syndrome, *Dent J* 44(8):372–373, 1978.
67. Regezi JA, Sciubba JJ, Jordan RCK: *Oral pathology: clinical pathologic correlations*, ed 5, St. Louis, 2008, Saunders/Elsevier.
68. Sert S, Bayrl G: Taurodontism in six molars: a case report, *J Endod* 30(8):601–602, 2004.
69. Mjör IA: The structure of taurodont teeth, *ASDC J Dent Child* 39(6):459–463, 1972.
70. Keith A: Problems relating to the teeth of the earlier forms of prehistoric man, *Proc R Soc Med* 6(Odontol Sect):103–124, 1913.
71. Shaw JC: Taurodont teeth in South African races, *J Anat* 62(Pt 4):476–498, 1928.
72. Tsesis I, Shifman A, Kaufman AY: Taurodontism: an endodontic challenge. Report of a case, *J Endod* 29(5):353–355, 2003.
73. Metgud S, Metgud R, Rani K: Management of a patient with a taurodont, single-rooted molars associated with multiple dental anomalies: a spiral computerized tomography evaluation, *Oral Surg Oral Med Oral Pathol Oral Radiol Endod* 108(2):e81–e86, 2009.
74. Hülsmann M: Dens invaginatus: aetiology, classification, prevalence, diagnosis, and treatment considerations, *Int Endod J* 30(2):79–90, 1997.
75. Ridell K, Mejáre I, Matsson L: Dens invaginatus: a retrospective study of prophylactic invagination treatment, *Int J Paediatr Dent* 11(2):92–97, 2001.
76. Rotstein I, Stabholz A, Heling I, Friedman S: Clinical considerations in the treatment of dens invaginatus, *Endod Dent Traumatol* 3(5):249–254, 1987.
77. Oehlers FA: Dens invaginatus (dilated composite odontome). I. Variations of the invagination process and associated anterior crown forms, *Oral Surg Oral Med Oral Pathol* 10(11):1204–1218, 1957.
78. Poyton HG, Morgan GA: Dens in dente, *Dent Radiogr Photogr* 39(2):27–33, 1966.
79. Ruprecht A, Sastry KA, Batniji S, Lambourne A: The clinical significance of dental invagination, *J Pedod* 11(2):176–181, 1987.
80. Oehlers FA: Dens invaginatus (dilated composite odontome). II. Associated posterior crown forms and pathogenesis, *Oral Surg Oral Med Oral Pathol* 10(12):1302–1316, 1957.
81. Oehlers FA, Lee KW, Lee EC: Dens evaginatus (evaginated odontome). Its structure and responses to external stimuli, *Dent Pract Dent Rec* 17(7):239–244, 1967.
82. Levitan ME, Himel VT: Dens evaginatus: literature review, pathophysiology, and comprehensive treatment regimen, *J Endod* 32(1):1–9, 2006.
83. Kocsis G, Marcsik A, Kókai E, Kocsis K: Supernumerary occlusal cusps on permanent human teeth, *Acta Biol Szeged* 46(1–2):71–82, 2002.

84. Merrill RG: Occlusal anomalous tubercles on premolars of Alaskan Eskimos and Indians, *Oral Surg Oral Med Oral Pathol* 17(4):484–496, 1964.
85. Versiani MA, Pécora JD, Sousa-Neto MD: Root and root canal morphology of four-rooted maxillary second molars: a micro-computed tomography study, *J Endod* 38(7):977–982, 2012.
86. Carlsen O, Alexandersen V: Radix mesiolingualis and radix distolingualis in a collection of permanent maxillary molars, *Acta Odontol Scand* 58(5):229–236, 2000.
87. Souza-Flamini LE, Leoni GB, Chaves JF, et al.: The radix entomolaris and paramolaris: a micro-computed tomographic study of 3-rooted mandibular first molars, *J Endod* 40(10):1616–1621, 2014.
88. Calberson FL, De Moor RJ, Deroose CA: The radix entomolaris and paramolaris: clinical approach in endodontics, *J Endod* 33(1):58–63, 2007.
89. De Moor RJ, Deroose CA, Calberson FL: The radix entomolaris in mandibular first molars: an endodontic challenge, *Int Endod J* 37(11):789–799, 2004.
90. Carlsen O, Alexandersen V: Radix paramolaris in permanent mandibular molars: identification and morphology, *Scan J Dent Res* 99(3):189–195, 1991.
91. Tratman EK: Three-rooted lower molars in man and their racial distribution, *Br Dent J* 64:264–274, 1938.
92. Turner 2nd CG: Three-rooted mandibular first permanent molars and the question of American Indian origins, *Am J Phys Anthropol* 34(2):229–241, 1971.
93. Cooke 3rd HG, Cox FL: C-shaped canal configurations in mandibular molars, *J Am Dent Assoc* 99(5):836–839, 1979.
94. Keith A, Knowles FH: The description of teeth of palaeolithic man from Jersey, *J Anat Physiol* 46(pt 1):12–27, 1911.
95. Jafarzadeh H, Wu YN: The C-shaped root canal configuration: a review, *J Endod* 33(5):517–523, 2007.
96. Melton DC, Krell KV, Fuller MW: Anatomical and histological features of C-shaped canals in mandibular second molars, *J Endod* 17(8):384–388, 1991.
97. Fan B, Yang J, Gutmann JL, Fan M: Root canal systems in mandibular first premolars with C-shaped root configurations. Part I: microcomputed tomography mapping of the radicular groove and associated root canal cross-sections, *J Endod* 34(11):1337–1341, 2008.
98. Solomonov M, Paqué F, Fan B, et al.: The challenge of C-shaped canal systems: a comparative study of the self-adjusting file and ProTaper, *J Endod* 38(2):209–214, 2012.
99. Cleghorn BM, Christie WH, Dong CC: Anomalous mandibular premolars: a mandibular first premolar with three roots and a mandibular second premolar with a C-shaped canal system, *Int Endod J* 41(11):1005–1014, 2008.
100. Fan B, Ye W, Xie E, et al.: Three-dimensional morphological analysis of C-shaped canals in mandibular first premolars in a Chinese population, *Int Endod J* 45(11):1035–1041, 2012.
101. Gu YC, Zhang YP, Liao ZG, Fei XD: A micro-computed tomographic analysis of wall thickness of C-shaped canals in mandibular first premolars, *J Endod* 39(8):973–976, 2013.
102. Bóveda C, Fajardo M, Millán B: Root canal treatment of an invaginated maxillary lateral incisor with a C-shaped canal, *Quintessence Int* 30(10):707–711, 1999.
103. Manning SA: Root canal anatomy of mandibular second molars. Part II. C-shaped canals, *Int Endod J* 23(1):40–45, 1990.
104. Yang ZP, Yang SF, Lin YC, et al.: C-shaped root canals in mandibular second molars in a Chinese population, *Endod Dent Traumatol* 4(4):160–163, 1988.
105. Weine FS, Pasiewicz RA, Rice RT: Canal configuration of the mandibular second molar using a clinically oriented in vitro method, *J Endod* 14(5):207–213, 1988.
106. Jin GC, Lee SJ, Roh BD: Anatomical study of C-shaped canals in mandibular second molars by analysis of computed tomography, *J Endod* 32(1):10–13, 2006.
107. Al-Fouzan KS: C-shaped root canals in mandibular second molars in a Saudi Arabian population, *Int Endod J* 35(6):499–504, 2002.
108. Haddad GY, Nehme WB, Ounsi HF: Diagnosis, classification, and frequency of C-shaped canals in mandibular second molars in the Lebanese population, *J Endod* 25(4):268–271, 1999.
109. Cheung LH, Cheung GS: Evaluation of a rotary instrumentation method for C-shaped canals with micro-computed tomography, *J Endod* 34(10):1233–1238, 2008.
110. Fan B, Cheung GS, Fan M, et al.: C-shaped canal system in mandibular second molars: Part I—Anatomical features, *J Endod* 30(12):899–903, 2004.
111. Sidow SJ, West LA, Liewehr FR, Loushine RJ: Root canal morphology of human maxillary and mandibular third molars, *J Endod* 26(11):675–678, 2000.
112. Gu Y, Zhang Y, Liao Z: Root and canal morphology of mandibular first premolars with radicular grooves, *Arch Oral Biol* 58(11):1609–1617, 2013.
113. Ordinola-Zapata R, Bramante CM, Villas-Boas MH, et al.: Morphologic micro–computed tomography analysis of mandibular premolars with three root canals, *J Endod* 39(9):1130–1135, 2013.
114. Rice RT, Gilbert Jr BO: An unusual canal configuration in a mandibular first molar, *J Endod* 13(10):513–515, 1987.
115. Martins JN, Quaresma S, Quaresma MC, Frisbie-Teel J: C-shaped maxillary permanent first molar: a case report and literature review, *J Endod* 39(12):1649–1653, 2013.
116. De Moor RJ: C-shaped root canal configuration in maxillary first molars, *Int Endod J* 35(2):200–208, 2002.
117. Yang ZP, Yang SF, Lee G: The root and root canal anatomy of maxillary molars in a Chinese population, *Endod Dent Traumatol* 4(5):215–218, 1988.
118. Ordinola-Zapata R, Monteiro Bramante C, Gagliardi Minotti P, et al.: Micro-CT evaluation of C-shaped mandibular first premolars in a Brazilian subpopulation, *Int Endod J* 48(8):807–813, 2015.
119. Yu X, Guo B, Li KZ, et al.: Cone-beam computed tomography study of root and canal morphology of mandibular premolars in a western Chinese population, *BMC Med Imaging* 12(18), 2012.
120. Lu TY, Yang SF, Pai SF: Complicated root canal morphology of mandibular first premolar in a Chinese population using the cross section method, *J Endod* 32(10):932–936, 2006.
121. Fan B, Min Y, Lu G, Yang J, et al.: Negotiation of C-shaped canal systems in mandibular second molars, *J Endod* 35(7):1003–1008, 2009.
122. Camargo AJ, Arita ES, Watanabe PC: Fusion or gemination? An unusual mandibular second molar, *Int J Surg Case Rep* 21:73–77, 2016.
123. Shoor H, Sujir N, Mutalik S, Pai KM: Hypercementosis: a rare finding in a patient with systemic lupus erythematosus, *BMJ Case Rep* pii:bcr2013202370, 2014. https://doi.org/10.1136/bcr-2013-202370.
124. Tomes CS: *A manual of dental anatomy, human and comparative*, ed 8, New York, 1923, MacMillan Co.
125. Cleghorn B, Christie W, Dong C: The root and root canal morphology of the human mandibular first premolar: a literature review, *J Endod* 33(5):509–516, 2007.
126. Johnstone M, Parashos P: Endodontics and the ageing patient, *Aust Dent J* 60(Suppl 1):20–27, 2015.
127. Gani OA, Boiero CF, Correa C, et al.: Morphological changes related to age in mesial root canals of permanent mandibular first molars, *Acta Odontol Latinoam* 27(3):105–109, 2014.
128. Thomas RP, Moule AJ, Bryant R: Root canal morphology of maxillary permanent first molar teeth at various ages, *Int Endod J* 26(5):257–267, 1993.
129. Lee JH, Kim KD, Lee JK, et al.: Mesiobuccal root canal anatomy of Korean maxillary first and second molars by cone-beam computed tomography, *Oral Surg Oral Med Oral Pathol Oral Radiol Endod* 111(6):785–791, 2011.
130. Kayaoglu G, Peker I, Gumusok M, et al.: Root and canal symmetry in the mandibular anterior teeth of patients attending a dental clinic: CBCT study, *Braz Oral Res* 29(1):1–7, 2015.
131. Zhengyan Y, Keke L, Fei W, et al.: Cone-beam computed tomography study of the root and canal morphology of mandibular

permanent anterior teeth in a Chongqing population, *Ther Clin Risk Manag* 12:19–25, 2016.
132. Martins J, Ordinola-Zapata R, Marques D, et al.: Differences in root canal system configuration in human permanent teeth within different age groups, *Int Endod J* 51(8):931–941, 2018.
133. Falcão CA, Albuquerque VC, Amorim NL, et al.: Frequency of the mesiopalatal canal in upper first permanent molars viewed through computed tomography, *Acta Odontol Latinoam* 29(1):54–59, 2016.
134. Naseri M, Safi Y, Akbarzadeh Baghban A, et al.: Survey of anatomy and root canal morphology of maxillary first molars regarding age and gender in an Iranian population using cone-beam computed tomography, *Iran Endod J* 11(4):289–303, 2016.
135. Ratanajirasut R, Panichuttra A, Panmekiate S: A cone-beam computed tomographic study of root and canal morphology of maxillary first and second permanent molars in a Thai population, *J Endod* 44(1):56–61, 2018.
136. Versiani MA, Pereira MR, Pécora JD, Sousa Neto MD: Root canal anatomy of maxillary and mandibular teeth. In Versiani MA, Basrani B, Sousa Neto MD, editors: *The root canal anatomy in permanent dentition*, ed 1, Switzerland, 2018, Springer International Publishing, pp 181–240.
137. Fogel HM, Peikoff MD, Christie WH: Canal configuration in the mesiobuccal root of the maxillary first molar: a clinical study, *J Endod* 20(3):135–137, 1994.
138. Ross IF, Evanchik PA: Root fusion in molars: incidence and sex linkage, *J Periodontol* 52(11):663–667, 1981.
139. Sert S, Bayirli GS: Evaluation of the root canal configurations of the mandibular and maxillary permanent teeth by gender in the Turkish population, *J Endod* 30(6):391–398, 2004.
140. Nelson SJ, Ash Jr MM: *Wheeler's dental anatomy, physiology, and occlusion*, ed 9, St. Louis, 2010, Saunders Elsevier.
141. González-Plata RR, González-Plata EW: Conventional and surgical treatment of a two-rooted maxillary central incisor, *J Endod* 29(6):422–424, 2003.
142. Lambruschini GM, Camps J: A two-rooted maxillary central incisor with a normal clinical crown, *J Endod* 19(2):95–96, 1993.
143. Lin WC, Yang SF, Pai SF: Nonsurgical endodontic treatment of a two-rooted maxillary central incisor, *J Endod* 32(5):478–481, 2006.
144. Gondim Jr E, Setzer F, Zingg P, Karabucak B: A maxillary central incisor with three root canals: a case report, *J Endod* 35(10):1445–1447, 2009.
145. Mangani F, Ruddle CJ: Endodontic treatment of a "very particular" maxillary central incisor, *J Endod* 20(11):560–561, 1994.
146. Pécora JD, da Cruz Filho AM: Study of the incidence of radicular grooves in maxillary incisors, *Braz Dent J* 3(1):11–16, 1992.
147. Libfeld H, Stabholz A, Friedman S: Endodontic therapy of bilaterally geminated permanent maxillary central incisors, *J Endod* 12(5):214–216, 1986.
148. Pécora JD, Santana SV: Maxillary lateral incisor with two roots—case report, *Braz Dent J* 2(2):151–153, 1992.
149. Peix-Sánchez M, Miñana-Laliga R: A case of unusual anatomy: a maxillary lateral incisor with three canals, *Int Endod J* 32(3):236–240, 1999.
150. Kottoor J, Murugesan R, Albuquerque DV: A maxillary lateral incisor with four root canals, *Int Endod J* 45(4):393–397, 2012.
151. Fried IL, Winter AA: Diagnosis and treatment of a two-rooted maxillary lateral incisor, *Periodontal Case Rep* 6(2):40–44, 1984.
152. Wong M: Treatment considerations in a geminated maxillary lateral incisor, *J Endod* 17(4):179–181, 1991.
153. Pécora JD, Saquy PC, de Souza JE, Sousa-Neto MD: Endodontic treatment of a maxillary lateral incisor presenting dens invaginatus and transposition to the region of the canine - case report, *Braz Dent J* 2(1):5–8, 1991.
154. Mupparapu M, Singer SR, Goodchild JH: Dens evaginatus and dens invaginatus in a maxillary lateral incisor: report of a rare occurrence and review of literature, *Aust Dent J* 49(4):201–203, 2004.
155. Leoni GB, Versiani MA, Pécora JD, Damião de Sousa-Neto MD: Micro–computed tomographic analysis of the root canal morphology of mandibular incisors, *J Endod* 40(5):710–716, 2013.
156. Sachdeva GS, Malhotra D, Sachdeva LT, et al.: Endodontic management of mandibular central incisor fused to a supernumerary tooth associated with a talon cusp: a case report, *Int Endod J* 45(6):590–596, 2012.
157. Khabbaz MG, Konstantaki MN, Sykaras SN: Dens invaginatus in a mandibular lateral incisor, *Int Endod J* 28(6):303–305, 1995.
158. Loushine RJ, Jurcak JJ, Jeffalone DM: A two-rooted mandibular incisor, *J Endod* 19(5):250–251, 1993.
159. Barkhordar RA, Nguyen NT: Maxillary canine with two roots, *J Endod* 11(5):224–227, 1985.
160. Sousa Neto MD, Zuccolotto WG, Saquy PC, et al.: Treatment of dens invaginatus in a maxillary canine case report, *Braz Dent J* 2(2):147–150, 1992.
161. Versiani MA, Pécora JD, Sousa-Neto MD: The anatomy of two-rooted mandibular canines determined using micro-computed tomography, *Int Endod J* 44(7):682–687, 2011.
162. Orguneser A, Kartal N: Three canals and two foramina in a mandibular canine, *J Endod* 24(6):444–445, 1998.
163. Soares JA, Leonardo RT: Root canal treatment of three-rooted maxillary first and second premolars – a case report, *Int Endod J* 36(10):705, 2003.
164. Lammertyn PA, Rodrigo SB, Brunotto M, Crosa M: Furcation groove of maxillary first premolar, thickness, and dentin structures, *J Endod* 35(6):814–817, 2009.
165. Nahmias Y, Rampado ME: Root-canal treatment of a trifid crown premolar, *Int Endod J* 35(4):390–394, 2002.
166. Çolak H, Aylıkçı BU, Keklik H: Dens evaginatus on maxillary first premolar: report of a rare clinical case, *J Nat Sci Biol Med* 3(2):192–194, 2012.
167. Rotstein I, Stabholz A, Friedman S: Endodontic therapy for dens invaginatus in a maxillary second premolar, *Oral Surg Oral Med Oral Pathol* 63(2):237–240, 1987.
168. Vaghela DJ, Sinha AA: Endodontic management of four rooted mandibular first premolar, *J Conserv Dent* 16(1):87–89, 2013.
169. Stecker S, DiAngelis AJ: Dens evaginatus: a diagnostic and treatment challenge, *J Am Dent Assoc* 133(2):190–193, 2002.
170. Tavano SM, de Sousa SM, Bramante CM: Dens invaginatus in first mandibular premolar, *Endod Dent Traumatol* 10(1):27–29, 1994.
171. Aryanpour S, Bercy P, Van Nieuwenhuysen JP: Endodontic and periodontal treatments of a geminated mandibular first premolar, *Int Endod J* 35(2):209–214, 2002.
172. De Moor RJ, Calberson FL: Root canal treatment in a mandibular second premolar with three root canals, *J Endod* 31(4):310–313, 2005.
173. Farmakis ET: Four-rooted mandibular second premolar, *Aust Endod J* 34(3):126–128, 2008.
174. Demiryürek EÖ, Gönülol N, Bulucu B: Endodontic treatment of a taurodontic premolar with five canals, *Aust Endod J* 39(2):81–84, 2013.
175. Goswami M, Chandra S, Chandra S, Singh S: Mandibular premolar with two roots, *J Endod* 23(3):187, 1997.
176. Koh ET, Ford TR, Kariyawasam SP, et al.: Prophylactic treatment of dens evaginatus using mineral trioxide aggregate, *J Endod* 27(8):540–542, 2001.
177. Muthukumar RS, Arunkumar S, Sadasiva K: Bilateral fusion of mandibular second premolar and supernumerary tooth: a rare case report, *J Oral Maxillofac Pathol* 16(1):128–130, 2012.
178. Gopikrishna V, Bhargavi N, Kandaswamy D: Endodontic management of a maxillary first molar with a single root and a single canal diagnosed with the aid of spiral CT: a case report, *J Endod* 32(7):687–691, 2006.
179. Beatty RG: A five-canal maxillary first molar, *J Endod* 10(4):156–157, 1984.
180. Albuquerque DV, Kottoor J, Dham S, et al.: Endodontic management of maxillary permanent first molar with 6 root canals: 3

case reports, *Oral Surg Oral Med Oral Pathol Oral Radiol Endod* 110(4):e79–e83, 2010.
181. Kottoor J, Velmurugan N, Sudha R, Hemamalathi S: Maxillary first molar with seven root canals diagnosed with cone-beam computed tomography scanning: a case report, *J Endod* 36(5):915–921, 2010.
182. Kottoor J, Velmurugan N, Surendran S: Endodontic management of a maxillary first molar with eight root canal systems evaluated using cone-beam computed tomography scanning: a case report, *J Endod* 37(5):715–719, 2011.
183. Peikoff MD, Christie WH, Fogel HM: The maxillary second molar: variations in the number of roots and canals, *Int Endod J* 29(6):365–369, 1996.
184. Kottoor J, Hemamalathi S, Sudha R, Velmurugan N: Maxillary second molar with 5 roots and 5 canals evaluated using cone beam computerized tomography: a case report, *Oral Surg Oral Med Oral Pathol Oral Radiol Endod* 109(2):e162–e165, 2010.
185. Koenen DJ, Pahncke D: Gemination or fusion: use of a CT scan to assist in diagnosis and endodontic treatment of a maxillary second molar - a case report, *ENDO* 2(2):145–151, 2008.
186. Radwan A, Kim SG: Treatment of a hypertaurodontic maxillary second molar in a patient with 10 taurodonts: a case report, *J Endod* 40(1):140–144, 2013.
187. Friedman S, Moshonov J, Stabholz A: Five root canals in a mandibular first molar, *Endod Dent Traumatol* 2(5):226–228, 1986.
188. Ryan JL, Bowles WR, Baisden MK, McClanahan SB: Mandibular first molar with six separate canals, *J Endod* 37(6):878–880, 2011.
189. Reeh ES: Seven canals in a lower first molar, *J Endod* 24(7):497–499, 1998.
190. Ashwin R, Arathi R: Taurodontism of deciduous and permanent molars: report of two cases, *J Indian Soc Pedod Prev Dent* 24(1):42–44, 2006.
191. Tsesis I, Steinbock N, Rosenberg E, Kaufman AY: Endodontic treatment of developmental anomalies in posterior teeth: treatment of geminated/fused teeth – report of two cases, *Int Endod J* 36(5):372, 2003.
192. Fan B, Pan Y, Gao Y, et al.: Three-dimensional morphologic analysis of isthmuses in the mesial roots of mandibular molars, *J Endod* 36(11):1866–1869, 2010.
193. Schäfer E, Breuer D, Janzen S: The prevalence of three-rooted mandibular permanent first molars in a German population, *J Endod* 35(2):202–205, 2009.
194. Bolger WL, Schindler WG: A mandibular first molar with a C-shaped root configuration, *J Endod* 14(10):515–519, 1988.
195. Filpo-Perez C, Bramante CM, Villas-Boas MH, et al.: Micro-computed tomographic analysis of the root canal morphology of the distal root of mandibular first molar, *J Endod* 41(2):231–236, 2015.
196. Fava LR, Weinfeld I, Fabri FP, Pais CR: Four second molars with single roots and single canals in the same patient, *Int Endod J* 33(3):138–142, 2000.
197. Chokshi S, Mehta J, Chokshi P, Vaidya R: Morphological variations in the root canal system of mandibular second molar: a case series, *Endodontology* 25:135, 2013.
198. Beatty RG, Krell K: Mandibular molars with five canals: report of two cases, *J Am Dent Assoc* 114(6):802–804, 1987.
199. Ballal S, Sachdeva G, Kandaswamy D: Endodontic management of a fused mandibular second molar and paramolar with the aid of spiral computed tomography: a case report, *J Endod* 33(10):1247–1251, 2007.
200. Barrett MT: The internal anatomy of the teeth with special reference to the pulp with its branches, *Dent Cosmos* 67:581, 1925.
201. Hession RW: Endodontic morphology. II. A radiographic analysis, *Oral Surg Oral Med Oral Pathol* 44(4):610–620, 1977.
202. Pécora JD, Woelfel JB, Sousa Neto MD, Issa EP: Morphologic study of the maxillary molars. Part II: Internal anatomy, *Braz Dent J* 3(1):53–57, 1992.
203. Guerisoli DM, de Souza RA, de Sousa Neto MD, Silva RG, Pécora JD: External and internal anatomy of third molars, *Braz Dent J* 9(2):91–94, 1998.
204. Stropko JJ: Canal morphology of maxillary molars: clinical observations of canal configurations, *J Endod* 25(6):446–450, 1999.
205. Ng YL, Aung TH, Alavi A, Gulabivala K: Root and canal morphology of Burmese maxillary molars, *Int Endod J* 34(6):620–630, 2001.
206. Alavi AM, Opasanon A, Ng YL, Gulabivala K: Root and canal morphology of Thai maxillary molars, *Int Endod J* 35(5):478–485, 2002.
207. Weng XL, Yu SB, Zhao SL, et al.: Root canal morphology of permanent maxillary teeth in the Han nationality in Chinese Guanzhong area: a new modified root canal staining technique, *J Endod* 35(5):651–656, 2009.
208. Sert S, Sahinkesen G, Topçu FT, et al.: Root canal configurations of third molar teeth. A comparison with first and second molars in the Turkish population, *Aust Endod J* 37(3):109–117, 2011.
209. Cosić J, Galić N, Vodanović M, et al.: An in vitro morphological investigation of the endodontic spaces of third molars, *Coll Antropol* 37(2):437–442, 2013.
210. Tomaszewska IM, Leszczyński B, Wróbel A, et al.: A micro-computed tomographic (micro-CT) analysis of the root canal morphology of maxillary third molar teeth, *Ann Anat* 215:83–92, 2018.
211. Zakhary SY, Fahim OM, Gorgy AA: Morphologic characteristics of lower third molar as related to successful endodontic therapy, *Egypt Dent J* 34(4):323–337, 1988.
212. Gulabivala K, Opasanon A, Ng YL, Alavi A: Root and canal morphology of Thai mandibular molars, *Int Endod J* 35(1):56–62, 2002.
213. Kuzekanani M, Haghani J, Nosrati H: Root and canal morphology of mandibular third molars in an Iranian population, *J Dent Res Dent Clin Dent Prospects* 6(3):85–88, 2012.
214. Park JB, Kim N, Park S, et al.: Evaluation of root anatomy of permanent mandibular premolars and molars in a Korean population with cone-beam computed tomography, *Eur J Dent* 7(1):94–101, 2013.
215. Ahmad IA, Azzeh MM, Zwiri AMA, et al.: Root and root canal morphology of third molars in a Jordanian subpopulation, *Saudi Endod J* 6(3):113–121, 2016.
216. Siqueira Jr JF: Rôças IN, Ricucci D: Internal tooth anatomy and root canal instrumentation. In Versiani MA, Basrani B, Sousa Neto MD, editors: *The root canal anatomy in permanent dentition*, ed 1, Switzerland, 2018, Springer International Publishing, pp 277–302.
217. Siqueira Jr JF, Rôças IN: Clinical implications and microbiology of bacterial persistence after treatment procedures, *J Endod* 34(11):1291–1301, 2008.
218. McGurkin-Smith R, Trope M, Caplan D, Sigurdsson A: Reduction of intracanal bacteria using GT rotary instrumentation, 5.25% NaOCl, EDTA, and Ca(OH)2, *J Endod* 31(5):359–363, 2005.
219. Shuping GB, Ørstavik D, Sigurdsson A, Trope M: Reduction of intracanal bacteria using nickel-titanium rotary instrumentation and various medications, *J Endod* 26(12):751–755, 2000.
220. Siqueira Jr JF, Paiva SS, Rôças IN: Reduction in the cultivable bacterial populations in infected root canals by a chlorhexidine-based antimicrobial protocol, *J Endod* 33(5):541–547, 2007.
221. Rodrigues RCV, Zandi H, Kristoffersen AK, et al.: Influence of the apical preparation size and the irrigant type on bacterial reduction in root canal–treated teeth with apical periodontitis, *J Endod* 43(7):1058–1063, 2017.
222. Siqueira Jr JF, Rôças IN, Favieri A, Lima KC: Chemomechanical reduction of the bacterial population in the root canal after instrumentation and irrigation with 1%, 2.5%, and 5.25% sodium hypochlorite, *J Endod* 26(6):330–334, 2000.
223. Siqueira Jr JF, Rôças IN, Santos SR, et al.: Efficacy of instrumentation techniques and irrigation regimens in reducing the bacterial population within root canals, *J Endod* 28(3):181–184, 2002.
224. Rôças IN, Provenzano JC, Neves MA, Siqueira Jr JF: Disinfecting effects of rotary instrumentation with either 2.5% sodium

hypochlorite or 2% chlorhexidine as the main irrigant: a randomized clinical study, *J Endod* 42(6):943–947, 2016.
225. Boutsioukis C: Internal tooth anatomy and root canal irrigation. In Versiani MA, Basrani B, Sousa Neto MD, editors: *The root canal anatomy in permanent dentition*, ed 1, Switzerland, 2018, Springer International Publishing, pp 303–322.
226. Paquette L, Legner M, Fillery ED, Friedman S: Antibacterial efficacy of chlorhexidine gluconate intracanal medication in vivo, *J Endod* 33(7):788–795, 2007.
227. Siqueira Jr JF, Guimarães-Pinto T, Rôças IN: Effects of chemomechanical preparation with 2.5% sodium hypochlorite and intracanal medication with calcium hydroxide on cultivable bacteria in infected root canals, *J Endod* 33(7):800–805, 2007.
228. Siqueira Jr JF, Rôças IN, Paiva SS, et al.: Bacteriologic investigation of the effects of sodium hypochlorite and chlorhexidine during the endodontic treatment of teeth with apical periodontitis, *Oral Surg Oral Med Oral Pathol Oral Radiol Endod* 104(1):122–130, 2007.
229. Sirén EK, Haapasalo MP, Waltimo TM, Ørstavik D: *In vitro* antibacterial effect of calcium hydroxide combined with chlorhexidine or iodine potassium iodide on *Enterococcus faecalis*, *Eur J Oral Sci* 112(4):326–331, 2004.
230. Paqué F, Balmer M, Attin T, Peters OA: Preparation of oval-shaped root canals in mandibular molars using nickel-titanium rotary instruments: a micro-computed tomography study, *J Endod* 36(4):703–707, 2010.
231. De-Deus G, Barino B, Zamolyi RQ, et al.: Suboptimal debridement quality produced by the single-file F2 ProTaper technique in oval-shaped canals, *J Endod* 36(11):1897–1900, 2010.
232. Versiani MA, Leoni GB, Steier L, et al.: Micro-computed tomography study of oval-shaped canals prepared with the Self-adjusting File, Reciproc, WaveOne, and ProTaper universal systems, *J Endod* 39(8):1060–1066, 2013.
233. Versiani MA, Pécora JD, de Sousa-Neto MD: Flat-oval root canal preparation with self-adjusting file instrument: a micro-computed tomography study, *J Endod* 37(7):1002–1007, 2011.
234. Ricucci D, Siqueira Jr JF, Bate AL, Pitt Ford TR: Histologic investigation of root canal-treated teeth with apical periodontitis: a retrospective study from twenty-four patients, *J Endod* 35(4):493–502, 2009.
235. Nair PN, Henry S, Cano V, Vera J: Microbial status of apical root canal system of human mandibular first molars with primary apical periodontitis after "one-visit" endodontic treatment, *Oral Surg Oral Med Oral Pathol Oral Radiol Endod* 99(2):231–252, 2005.
236. Vera J, Siqueira Jr JF, Ricucci D, et al.: One- versus two-visit endodontic treatment of teeth with apical periodontitis: a histobacteriologic study, *J Endod* 38(8):1040–1052, 2012.
237. Siqueira Jr JF, Alves FR, Versiani MA, et al.: Correlative bacteriologic and micro-computed tomographic analysis of mandibular molar mesial canals prepared by self-adjusting file, Reciproc, and twisted file systems, *J Endod* 39(8):1044–1050, 2013.
238. Ingle JI, Taintor JF: The Washington study. In Ingle JI, Taintor JF, editors: *Endodontics*, ed 3, Philadelphia, 1985, Lea & Febiger, pp 27–53.
239. Seltzer S, Bender IB, Turkenkopf S: Factors affecting successful repair after root canal therapy, *J Am Dent Assoc* 67:651–652, 1963.
240. Crump MC: Differential diagnosis in endodontic failure, *Dent Clin North Am* 23(4):617–635, 1979.
241. Perrini N: *Storia anatomica del sistema dei canali radicolari*, Milan, 2010, Società Italiana di Endodonzia.

13

Isolamento, Acesso Endodôntico e Determinação do Comprimento

FABRICIO B. TEIXEIRA, ANNE E. WILLIAMSON E SHAHROKH SHABAHANG

VISÃO GERAL DO CAPÍTULO

Isolamento absoluto, 271
Cirurgias de acesso, 276
Cirurgia de acesso e localização do canal, 281

Erros de acesso, 291
Determinação de comprimento, 291

OBJETIVOS DA APRENDIZAGEM

Após ler este capítulo, o estudante deve estar apto a:

1. Descrever a justificativa para o isolamento com lençol de borracha durante procedimentos endodônticos.
2. Descrever técnicas de aplicação do grampo e lençol de borracha.
3. Reconhecer situações em que abordagens de isolamento especial são necessárias e identificar técnicas de isolamento para situações incomuns.
4. Identificar os pacientes que devem ser considerados para encaminhamento.
5. Identificar os principais objetivos da cirurgia de acesso, incluindo a importância da preservação da dentina.
6. Relacionar os motivos e as indicações para a remoção de cáries ou restaurações antes da cirurgia de acesso.
7. Descrever o procedimento técnico, os materiais usados e a sequência para acessar adequadamente todos os dentes.
8. Demonstrar a técnica passo a passo para obter comprimentos de trabalho estimados e corretos.
9. Descrever a prática e a precisão dos localizadores apicais eletrônicos.
10. Ilustrar as porções do dente que devem ser removidas para se ter acesso aos canais.

Os Capítulos 14 e 15 abordam os aspectos técnicos do tratamento não cirúrgico do canal radicular. As áreas apresentadas incluem isolamento, cirurgia de acesso, determinação do limite apical, limpeza, modelagem e obturação. Uma série de instrumentos e técnicas é preconizada para a realização do tratamento. Esses capítulos introduzem conceitos e princípios que são importantes para o sucesso do tratamento. Tais blocos de construção fundamentam-se nas melhores evidências disponíveis e fornecem uma base para a incorporação de técnicas mais complexas e alternativas.

Isolamento absoluto

Aplicação

A aplicação do lençol de borracha para isolamento durante o tratamento endodôntico tem muitas vantagens distintas e é obrigatória para considerações legais.[1] O testemunho de um especialista não é necessário em casos que envolvam pacientes que engoliram ou aspiraram instrumentos ou materiais, porque os júris são considerados competentes para determinar negligência. O não uso de um lençol de borracha indica que o médico não atende à necessidade de proteger o paciente de aspiração ou deglutição de instrumentos, à proteção conferida à equipe odontológica de aerossóis contaminados, à natureza microbiana do processo da doença e à diminuição da taxa de sucesso para o tratamento quando não foi realizada assepsia adequada.

Existem evidências de que muitos dentistas gerais se colocam desnecessariamente em risco por não usar o lençol de borracha ao realizar procedimentos endodônticos.[2] Embora o uso de barragem de borracha nos EUA seja considerado o padrão de atendimento, estudos recentes mostraram que isso não é universal entre os dentistas generalistas. Uma pesquisa realizada em 2013 relatou que apenas 44% dos dentistas clínicos que realizam tratamento do canal radicular (TCR) usam isolamento absoluto. Além disso, 15% relataram que não usam um lençol de borracha para nenhum dos TRCs que realizam.[2] Considerando que o uso de isolamento absoluto aumenta significativamente as taxas de sobrevivência do dente após o início do TRC, seu uso constante melhorará o controle de infecção e, em consequência, o DESFECHO do tratamento endodôntico.[3]

O lençol de borracha fornece proteção para o paciente e cria um ambiente asséptico; aumenta a visibilidade, retrai os tecidos e torna o tratamento mais eficiente. Os tecidos moles são protegidos contra laceração por instrumentos rotativos, agentes químicos e medicamentos. As soluções de irrigação ficam confinadas ao campo operacional. Mais importante, o isolamento proporcionado pelo lençol de borracha protege o paciente de engolir ou aspirar instrumentos e materiais (Figura 13.1).[4] Uma vantagem adicional é a proteção do dentista e dos auxiliares.[5-7] O risco de aerossóis é minimizado,[8,9] e o lençol fornece uma barreira contra a saliva do paciente e as bactérias orais. A aplicação do lençol de borracha também pode reduzir o potencial de transmissão de doenças sistêmicas, como síndrome da imunodeficiência adquirida (AIDS), hepatite e tuberculose.[5,9]

O lençol de borracha tradicional é fabricado em látex; no entanto, existem materiais de isolamento feitos de borracha para pacientes com alergia ao látex, e é usado em muitas instituições (Figura 13.2).[10] O lençol de borracha pode ser obtido em várias cores que proporcionam contraste ao dente. A espessura também varia (fina, média, grossa e extragrossa). Os de espessura média são

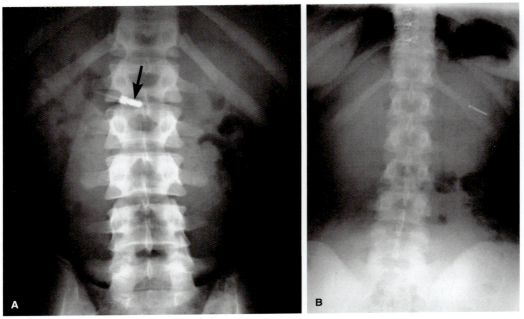

• **Figura 13.1 A.** Uma lima (*seta*) que um paciente engoliu durante o tratamento endodôntico. **B.** Uma broca que um paciente também pode ter engolido por falta de proteção adequada com lençol de borracha.

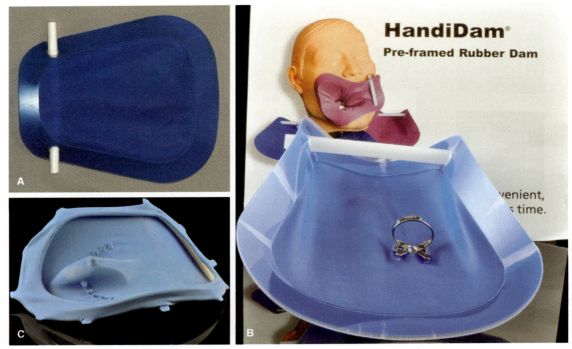

• **Figura 13.2 A** e **B.** Sistemas descartáveis de lençol de borracha. **C.** OptiDam, um lençol de borracha tridimensional.

recomendados porque os mais finos se rasgam facilmente durante o processo de aplicação. Além disso, o material médio se ajusta melhor à margem gengival e proporciona boa retração.

O *design* da borracha e os arcos do lençol também variam. Para endodontia, armações de plástico são recomendadas; eles são radiotransparentes e não requerem remoção completa durante a exposição de imagens provisórias, como comprimento de trabalho, radiografias de prova de cone e imagens digitais (Vídeo 13.1).

Retentores de lençol de borracha

Os grampos de isolamento se adaptam aos vários grupos de dentes. Durante o tratamento de rotina, os grampos de metal são os mais adequados; no entanto, podem danificar a estrutura do dente[11] ou restaurações existentes. Alguns têm bordas serrilhadas para aumentar a retenção quando o mínimo da estrutura do dente permanece. Existem também os grampos de plástico, cuja vantagem é o fato de serem radiotransparentes. Essa radiolucidez é uma vantagem em casos difíceis em que a câmara pulpar e o canal não podem ser localizados. Ao usar um grampo de plástico, o lençol de borracha pode permanecer no lugar. Os grampos de plástico têm menos probabilidade de danificar a estrutura do dente ou as restaurações existentes, em comparação aos grampos de metal.[12]

Tipos

Diferentes estilos e formatos de grampos de borracha estão disponíveis para situações específicas. A seguinte seleção é recomendada: (1) para dentes anteriores: Marfim nº 9 ou 212; para pré-molares: nº 0 e 2; e para molares: nº 14, 14A, 56 e 205. Grampos que irão gerenciar a maioria das situações de isolamento durante o tratamento de canal radicular são mostrados na Figura 13.3. Grampos alados permitem a aplicação do lençol de borracha como uma unidade única durante o isolamento de um único dente (Figura 13.4).[13]

Tipos de grampos universais para isolamento

Dois *designs* (ver Figura 13.3), o Marfim "borboleta" nº 9 e o Marfim nº 56, são adequados para a maioria dos isolamentos. O desenho de borboleta (nº 9) tem garras pequenas, é profundo e pode ser aplicado na maioria dos dentes anteriores e pré-molares. O grampo nº 56 pode isolar a maioria dos molares.

Com dentes menores, reduzidos pelo preparo da coroa ou com formato anormal, o grampo com garras de raio menor (nº 0, 9 ou 14) é necessário. Garras de pequeno raio podem ser posicionadas mais apicalmente na raiz, o que estende o lençol cervicalmente no espaço interproximal.

Outros *designs*

Grampos que podem ser mais úteis quando tiver restado pouca estrutura coronária com garras inclinadas apicalmente são chamados de *grampos de alcance profundo*. Grampos com bordas serrilhadas também estão disponíveis para casos que envolvem estrutura coronária mínima. Tais grampos não devem ser colocados em superfícies de porcelana porque podem ocorrer danos.[11]

Para estabilidade, o grampo selecionado deve ter contato de quatro pontos entre o dente e as garras. A falha em ter um grampo estável pode resultar em danos à região gengival e à estrutura coronária,[11,14] ou o grampo pode ser deslocado. Grampos também podem ser modificados por desgaste para se adaptar a situações incomuns.[15]

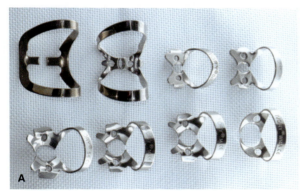 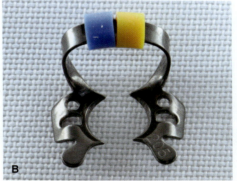

• **Figura 13.3 A.** Os grampos na parte inferior esquerda (nº 212 e 9) são projetados para dentes anteriores, mas são úteis para pré-molares. Os dois grampos no canto inferior direito (nº 56 e 14) são para molares e dentes anteriores. Os grampos superiores na esquerda (nº 0 e 2) são para pré-molares. O nº W14A e o 14 têm um alcance mais profundo que o nº 56. **B.** O grampo nº 205 pode ser usado para a maioria dos molares.

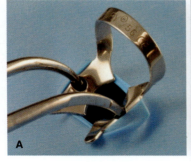 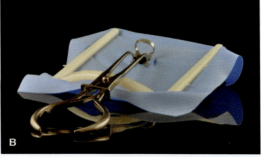

• **Figura 13.4 A.** A colocação do lençol de borracha como uma unidade única requer o uso de um grampo que pode ser denominado "alado". Um orifício é perfurado no lençol de borracha e, em seguida, esticado sobre as asas do grampo apropriado. **B.** O lençol de borracha é preso a uma estrutura de plástico radiotransparente e o grampo do lençol é então usado para transportar a unidade até o dente.

A colocação do lençol de borracha como uma unidade única é rápida e eficiente. Uma vez no lugar, o lençol é passado pelo ponto de contato através do fio dental, e as porções vestibulares e linguais do dique são viradas sob as asas.

A identificação do dente que requer tratamento é geralmente rotineira. No entanto, se não houver restaurações ou cáries, o operador pode prender o dente errado. Esse erro pode ser evitado se o dente for marcado antes da aplicação do lençol de borracha ou se o acesso tiver início com isolamento relativo sem o lençol de borracha no lugar.

Preparo para colocação do lençol de borracha

Antes de iniciar o tratamento, o grau de dificuldade em obter o isolamento adequado deve ser avaliado. Frequentemente, os dentes que necessitam de tratamento de canal radicular apresentam grandes restaurações, cáries ou mínima estrutura dentária remanescente capaz de apresentar complicações durante o isolamento e o acesso.

O isolamento adequado requer que cáries, restaurações defeituosas e restaurações com infiltrações sejam removidas antes do tratamento. A remoção de todas as restaurações existentes tem sido defendida para melhorar a capacidade de avaliar a reparabilidade, a patogênese da doença e o prognóstico.[24]

Uma vez finalizado o plano de tratamento, pode ser necessário realizar procedimentos auxiliares para permitir a colocação do lençol de borracha.[16,17]

Isolamento de dentes com estrutura coronária inadequada

Amarrias, uso de grampos de longo alcance, adesão ou reconstrução antes do acesso são os principais métodos de isolamento dos dentes sem uma estrutura dentária coronária adequada. O manejo cirúrgico também pode ser necessário (Figura 13.5).

No caso de impossibilidade de obter o isolamento adequado, o paciente deve ser encaminhado a um especialista em endodontia.

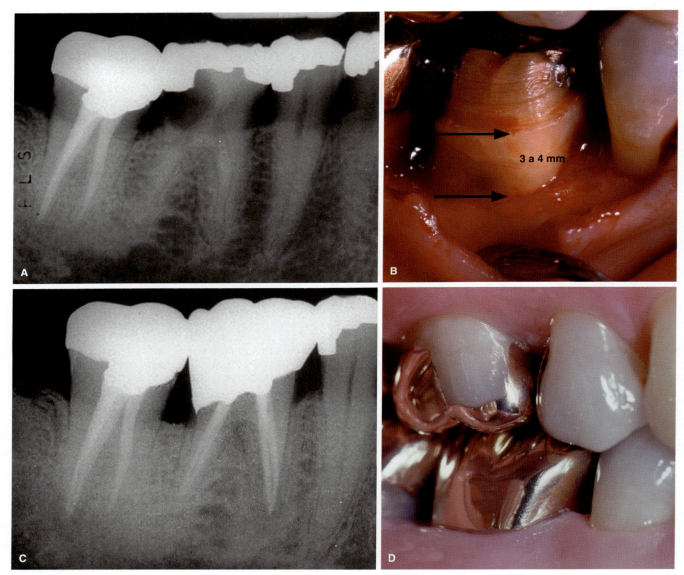

● **Figura 13.5** **A.** O primeiro molar mostra cáries extensas na distal estendendo-se até a crista óssea. **B.** Espessura total, retalho mucoperiosteal e redução óssea são realizados após a remoção da cárie e o preparo para uma coroa provisória; então, 3 a 4 mm da estrutura da região coronária à crista óssea, espaço biológico, são restaurados. **C.** Tratamento do canal radicular e colocação da coroa. **D.** Restauração definitiva.

Amarria

A estrutura coronária inadequada nem sempre é a causa da falta de retenção. Em pacientes jovens, o dente pode não ter erupcionado o suficiente para disponibilizar a área cervical para retenção do grampo. Nesses casos, está indicada a amarria com fio dental ou o uso de Wedjets de borracha interproximal (ver Figura 13.15D). Outra abordagem é o isolamento de múltiplos dentes (ver Figura 13.2 C, lençol de borracha OptiDam 3D).

Grampos de alcance profundo

Quando a perda da estrutura do dente se estende abaixo dos tecidos gengivais, mas há estrutura adequada acima da crista óssea, um grampo de longo alcance é indicado. Pode ser necessário usar um material de vedamento ou resina ao redor do grampo para fornecer uma vedação adequada (Figura 13.6). Outra opção é o uso de uma contenção anterior independente do tipo de dente.

Adesão

Quando há estrutura dentária ausente, incluindo a altura natural do contorno, a retenção pode ser aumentada pela colagem de resina nas superfícies vestibular e lingual da estrutura dentária remanescente.[18] O grampo é colocado apicalmente ao recorte da resina. Após o tratamento, a resina é facilmente removida.

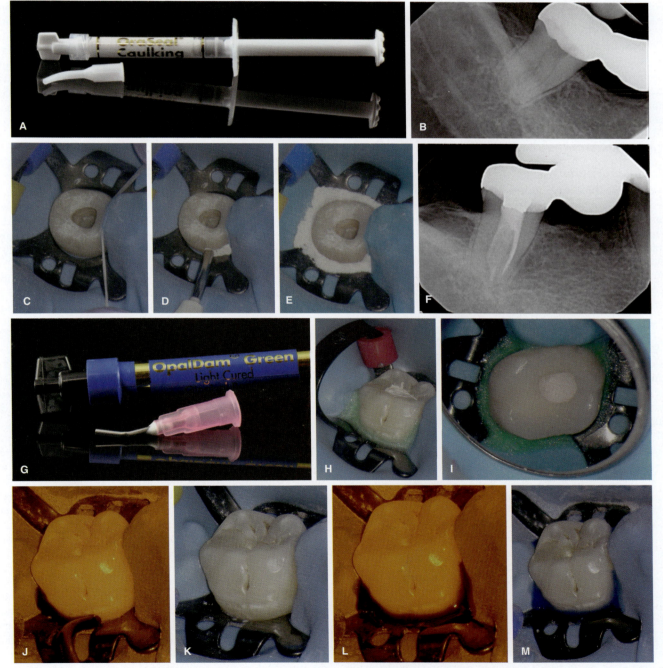

• **Figura 13.6 A.** Materiais de calafetagem e *putty* estão disponíveis para evitar vazamentos após a aplicação do lençol de borracha. **B.** Radiografia pré-operatória. **C.** Demonstração de falta de isolamento com fio dental. **D.** Aplicação da calafetagem. **E.** O lençol selado. **F.** Radiografia pós-operatória. **G.** OpalDam. **H e I.** Dois dentes selados com OpalDam após a fotopolimerização. **J.** LC Block-Out. **K.** Antes da selagem. **L.** Colocação do Block-Out sob o microscópio (filtro amarelo para evitar o endurecimento do material). **M.** Selagem final após fotopolimerização.

Essa técnica é preferível à técnica mais invasiva de cortar sulcos horizontais nas superfícies vestibular e lingual para as pontas do grampo.

Substituição da estrutura coronária

Restaurações temporárias

Quando há estrutura dentária ausente, mas retenção adequada, a estrutura ausente pode ser restaurada com material restaurador intermediário reforçado (IRM) contendo óxido de zinco-eugenol, ionômeros de vidro ou resinas. Esses materiais fornecem um selamento adequado do terço coronário e são estáveis até a colocação da restauração definitiva. Os materiais colados proporcionam melhor vedação, com maior resistência e estética.

Colocação da banda

A colocação de bandas ortodônticas pode ser indicada em casos de dentes trincados ou fraturados para fornecer proteção e suporte até a colocação de uma restauração definitiva. As bandas estão disponíveis em vários tamanhos e contornos adequados. Uma banda pode ser cimentada, e a estrutura dentária ausente substituída por IRM (ver Figura 13.39). Durante o procedimento de colocação, é importante proteger os canais e a câmara pulpar.

Coroas provisórias

A colocação de coroas temporárias é uma opção; no entanto, elas reduzem a visibilidade, resultam na perda de referências anatômicas e podem alterar a orientação de acesso e localização do canal. Frequentemente, as coroas temporárias são deslocadas durante o tratamento pelo grampo do lençol de borracha. Em geral, quando são colocadas coroas provisórias, elas devem ser removidas antes do tratamento endodôntico para dar a orientação correta e manter a estrutura dentária remanescente.

Colocação do lençol de borracha

Colocação como uma unidade

A colocação do lençol de borracha, grampo e arco como uma unidade é a preferida (ver Figura 13.4). Esse método é mais eficiente e é aplicável na maioria dos casos. É possível utilizar um lençol de borracha e um arco tradicionais, ou sistemas descartáveis estão disponíveis (ver Figura 13.2; Vídeo 13.2). As etapas desse processo são as seguintes:

1. O lençol é colocado na estrutura de forma que fique bem esticado nas partes superior e inferior, mas com folga horizontal no meio.
2. Um orifício é feito e, em seguida, as asas do grampo são fixadas no lençol.
3. O lençol, a estrutura e o grampo são colocados como uma unidade para prender no dente próximo à margem gengival.
4. O lençol é liberado apicalmente das asas do grampo para permitir que se contraia ao redor do colo do dente. O lençol é, então, passado pelo fio dental nos pontos de contato.

Colocação de um grampo, seguida pelo lençol e, então, o arco

A colocação de um grampo seguida pelo lençol e pelo arco raramente é usada, mas pode ser necessária quando precisamos de uma visão desobstruída enquanto o grampo é posicionado. O grampo é, primeiro, colocado no dente e fixado. O lençol de borracha é, então, esticado sobre o grampo e o arco fixado (Vídeo 13.3).[5]

Colocação do lençol de borracha e arco e, em seguida, o grampo

O método preferido para a aplicação de um grampo borboleta que não tem asas (nº 212) é colocar o lençol e o arco e, em seguida, o grampo. É possível melhorar a visibilidade quando o orifício é esticado sobre o dente e a gengiva primeiro pelo operador ou assistente dentário e o grampo é então colocado. O grampo nº 212 tem garras estreitas e é frequentemente usado em situações em que os grampos tipo asa são instáveis ou não podem ser retidos.

Infiltração pelo lençol de borracha

Vários produtos patenteados estão disponíveis para colocar em torno do lençol de borracha na interface dente-lençol caso ocorra vazamento (ver Figura 13.6). São materiais do tipo selamento, massa ou resinas fotopolimerizáveis; eles são facilmente aplicados e removidos após o tratamento e são especialmente úteis para o isolamento de um pilar para uma prótese parcial fixa ou para um dente que está sendo submetido a tratamento ortodôntico ativo.

O material pode ser colocado nos tecidos gengivais na interface dente-dente após o isolamento. Os materiais de calafetagem e *putty* aderem às superfícies molhadas, embora, em *putty*, a consistência seja mais rígida.

Desinfecção do campo operacional

Vários métodos e técnicas são usados para desinfetar o dente, o grampo e o lençol de borracha ao redor após a colocação. Esses desinfetantes incluem álcool, compostos de amônio quaternário, hipoclorito de sódio, iodo orgânico, sais de mercúrio, clorexidina e peróxido de hidrogênio. Uma técnica eficaz é a seguinte: (1) a placa é removida por uma taça de borracha e pedra-pomes; (2) o lençol de borracha é colocado; (3) a superfície do dente, o grampo e o lençol de borracha ao redor são esfregados com peróxido de hidrogênio a 30%; e (4) as superfícies são esfregadas com tintura de iodo a 5% ou com hipoclorito de sódio.[19]

Cirurgias de acesso

As cirurgias de acesso endodôntico são baseadas na anatomia e morfologia individual de cada grupo de dentes. Em geral, o número de canais radiculares determina o desenho final da cirurgia de preparo. A anatomia interna é projetada na superfície externa. A morfologia da câmara pulpar interna varia com a idade do paciente e a deposição de dentina secundária ou terciária. Em dentes anteriores e pré-molares com uma única raiz, a calcificação ocorre na direção coronária para apical com recuo da câmara. Nos dentes posteriores com bifurcações e trifurcações, a dentina secundária é depositada preferencialmente no assoalho da câmara, diminuindo a dimensão cervical para apical.[20,21] As dimensões mesiodistal e vestibulolingual permanecem relativamente as mesmas, assim como a distância cúspide ao teto. Calcificações distróficas relacionadas com cáries, restaurações, abrasão por atrito e erosão também podem ocorrer. Em geral, a câmara pulpar está localizada na junção amelocementária (JAC).[22,23] Em dentes jovens, os cornos pulpares estão aproximadamente no nível da altura do contorno.

Os objetivos principais das cirurgias de acesso incluem (1) remoção do teto da câmara e todo o tecido pulpar coronário, (2) localização de todos os canais, (3) acesso desimpedido e direto dos instrumentos nos canais para o terço apical ou primeira curva (se houver) e (4) conservação da estrutura dentária.

Antes de iniciar o tratamento, o clínico deve avaliar a estrutura coronária existente; as restaurações presentes; a angulação do dente no arco; a posição, o tamanho, a profundidade e o formato da câmara pulpar. Uma radiografia pré-operatória paralela ou imagem digital são essenciais. Radiografias em ângulos adicionais ou imagens digitais podem ajudar na identificação de canais e raízes adicionais. Radiografias *bitewing* e imagens digitais oferecem as informações mais precisas e sem distorção sobre a anatomia da câmara nos dentes posteriores. Avanços recentes em imagens de tomografia computadorizada de feixe cônico (TCFC) permitem a visualização tridimensional (3D) da câmara pulpar e do espaço radicular.[25,26] A conservação da estrutura dentária é importante para o tratamento restaurador subsequente e para o prognóstico a longo prazo.[27] A manutenção de estrutura adequada na região cervical é garantida por não estender a cirurgia de acesso além das paredes externas naturais da câmara. A distância da superfície da coroa clínica à parede vertical periférica da câmara pulpar é a mesma em toda a circunferência do dente no nível da JAC, e a entrada dos canais radiculares está localizada nos ângulos na junção assoalho-parede (Vídeo 13.4).[28,29]

Princípios gerais

Uma ampla discussão acerca da preservação da dentina durante os procedimentos endodônticos, incluindo o acesso convencional, tem sido objeto de debate na literatura.[27] O acesso endodôntico tradicional reforça o conceito de preparo em linha reta, a fim de melhorar o desbridamento mecânico dos canais radiculares e minimizar erros de procedimento. No entanto, a remoção excessiva da estrutura dentária tem sido associada ao aumento do risco de fratura e perda do dente, como as principais consequências. Em estudos recentes, a capacidade de sobrevivência do dente tratado endodonticamente tem sido associada a abordagens conservadoras, como cavidades endodônticas reduzidas.[30] Mesmo que esse conceito tenha sido muito questionado e ainda não tenha sido provado completamente ser um método de tratamento previsível,[31-33] consideramos que a preservação da dentina deve ser levada em consideração em todos os procedimentos para aumentar a taxa de sobrevida dos dentes tratados endodonticamente a longo prazo.

Contemplando o debate sobre a preservação da estrutura dentária e a falta de uma opinião abrangente sobre a importância do acesso em linha reta, os princípios gerais para o acesso endodôntico permanecem: (1) forma de contorno, (2) forma de conveniência, (3) remoção de cárie e (4) limpeza da extremidade do preparo para garantir que esteja livre de quaisquer detritos ou objetos que possam cair nos canais durante o acesso.

A *forma de contorno* é a recomendada para a cirurgia de acesso de um dente normal com evidência radiográfica de uma câmara pulpar e espaço do canal. Ela garante a localização correta e fornece acesso em linha reta à porção apical do canal ou à primeira curvatura. A cirurgia de acesso deve remover a estrutura dentária que impediria a limpeza e a modelagem do canal ou canais. A forma de contorno é uma projeção da anatomia interna do dente na estrutura externa da raiz. A forma pode mudar com o tempo. Por exemplo, em dentes anteriores com cornos pulpares mesial e distal, o acesso é triangular. Em indivíduos mais velhos com calcificação da câmara, os cornos pulpares estão ausentes, de modo que o acesso é ovoide.

A *forma de conveniência* permite a modificação da forma de contorno ideal para facilitar a introdução e a manipulação descomplicada do instrumento. Por exemplo, o uso de instrumentos rotatórios de níquel-titânio requer acesso em linha reta. Um acesso pode ser modificado para permitir a introdução e a manipulação dos instrumentos de níquel-titânio. Outro exemplo é um pré-molar exibindo três raízes. A forma do contorno pode ser mais triangular para facilitar a localização do canal.

A *remoção de cárie* é essencial por várias razões. Em primeiro lugar, a remoção da cárie possibilita o desenvolvimento de um ambiente asséptico antes de entrar na câmara pulpar e no espaço radicular. Em segundo lugar, permite a avaliação da capacidade de restauração antes do tratamento. Terceiro, a remoção da cárie fornece uma estrutura dentária sólida para que uma restauração provisória adequada possa ser colocada. A estrutura dentária sem suporte é removida para garantir um selamento coronário durante e após o tratamento, de modo que o ponto de referência para a determinação do comprimento não seja perdido caso ocorra uma fratura.

A *limpeza das extremidades* envolve impedir que materiais e objetos entrem na câmara e no espaço do canal. Um erro comum é entrar na câmara pulpar antes que a estrutura coronal ou os materiais restauradores tenham sido adequadamente preparados. Como resultado, esses materiais entram no espaço do canal e podem bloquear a porção apical do canal.

Morfologias do canal

Cinco morfologias principais do canal foram identificadas (Figura 13.7).[34] Eles incluem redondo, fita ou oito, oval, pino de boliche, feijão e formato de C. Com exceção da forma morfológica redonda, cada uma apresenta problemas únicos para limpeza e modelagem adequados.

Considerações gerais

Em casos difíceis, o acesso pode ser preparado sem o lençol de borracha no lugar. Essa preparação permite a visualização da forma, orientação e posição do dente na arcada dentária. Quando o canal ou a câmara são localizados, o lençol de borracha é aplicado. *Cuidado*: até que o lençol de borracha esteja no lugar, não é possível utilizar brocas e limas (ver Figura 13.1).

Deve-se ter cuidado para evitar que a estrutura do dente ou materiais restauradores entrem na porção radicular da raiz se a expansão adicional do acesso for necessária após a câmara ser exposta. Quando um acesso deve ser ampliado ou materiais restauradores removidos após a exposição da câmara, é necessário proteger o espaço radicular. A entrada do canal e o assoalho da câmara podem ser bloqueados por meio da colocação de uma tampa temporária de guta-percha. O material é aquecido e compactado com um tampão. O tampão temporário é removido com calor (preferencial) ou solventes após a conclusão do preparo da cirurgia de acesso.

Antes de iniciar o acesso, o clínico deve avaliar as imagens pré-operatórias para determinar o grau de dificuldade do caso. Nessa fase, a profundidade estimada de acesso é calculada. Tal cálculo é uma medida da borda incisal dos dentes anteriores e da superfície oclusal dos dentes posteriores até a porção coronária da câmara pulpar. Calculada em milímetros, essa informação é, então, transferida para a broca de cirurgia de acesso e fornece informações acerca da profundidade necessária para expor a polpa. Se a profundidade estimada do acesso for atingida e a polpa não for encontrada, a profundidade do acesso e a orientação devem ser reavaliadas. Uma imagem paralela exposta com o lençol de borracha removido ajuda a determinar a profundidade e a orientação para que perfurações e remoção desnecessária da estrutura dentária possam ser evitadas (ver Figura 13.33).

A profundidade estimada do acesso para dentes anteriores é semelhante em diferentes grupos de dentes.[35] Os incisivos centrais e laterais superiores têm média de 5,5 mm para o incisivo central e 5 mm para o incisivo lateral. Os incisivos centrais e laterais inferiores têm, em média, 4,5 mm para o incisivo central e 5 mm para o incisivo lateral. O canino superior tem, em média, 5,5 mm,

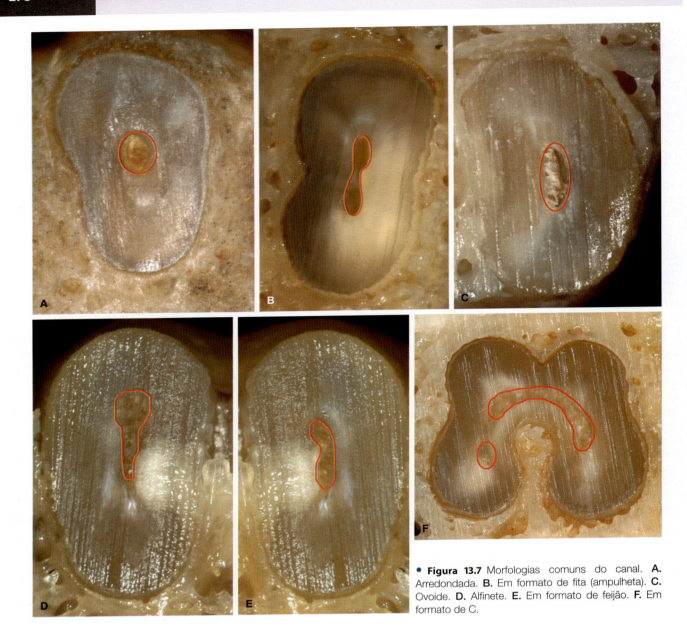

• **Figura 13.7** Morfologias comuns do canal. **A.** Arredondada. **B.** Em formato de fita (ampulheta). **C.** Ovoide. **D.** Alfinete. **E.** Em formato de feijão. **F.** Em formato de C.

e o canino inferior, com sua coroa clínica mais longa, em média, 6 mm. Em pré-molares superiores furcados, a distância média da ponta da cúspide vestibular até o teto da câmara é 7 mm.[35] Para molares superiores, a distância é de 6 mm e, para molares inferiores, é de 6,5 mm. Com uma altura média da câmara pulpar de 2 mm, a profundidade do acesso para a maioria dos molares não deve ultrapassar 8 mm (o assoalho da câmara).[23]

A realização das aberturas da cirurgia de acesso é melhor com a utilização de brocas de fissura no motor de alta rotação. Uma série de brocas especiais também está disponível para acesso. Nenhum tipo de broca é superior. Para o clínico com conhecimento de anatomia, morfologia e as habilidades clínicas adequadas e julgamento, a seleção da broca é uma escolha pessoal (Figuras 13.8 e 13.9). Independentemente da broca de alta rotação escolhida, a broca é colocada na câmara e removida durante a rotação. Brocas de alta velocidade não são usadas nos canais. O não cumprimento desses princípios pode resultar em quebra (Figura 13.10).

A visualização da anatomia interna é aprimorada durante o acesso usando uma peça de mão de fibra óptica e microscopia.[36]

A iluminação é a chave. Um explorador endodôntico é necessário para detectar a entrada do canal ou para desalojar calcificações de forma incisiva. Quando um canal é localizado, utiliza-se uma pequena lima ou instrumento explorador (0,06, 0,08 ou 0,10 lima de aço inoxidável) para explorar o canal e determinar a perviedade do canal próximo ao forame apical. Deve-se ter cuidado durante esse processo para evitar forçar o tecido apicalmente, o que pode resultar no bloqueio do canal (Figura 13.11). Esse procedimento é realizado na presença de irrigante ou lubrificante.

A remoção de materiais restauradores durante o acesso é frequentemente indicada, com a certeza de que, após o tratamento, será colocada uma nova restauração. A remoção aumenta a visibilidade e pode revelar canais não detectados, cáries ou fraturas coronárias. Quando ocorrem dificuldades com calcificações ou restaurações extensas, é possível que o operador fique desorientado. A descoberta de um canal pode servir de referência na localização dos canais remanescentes. Uma lima pode ser inserida e uma imagem em ângulo, exposta para revelar qual canal foi localizado.

CAPÍTULO 13   Isolamento, Acesso Endodôntico e Determinação do Comprimento   279

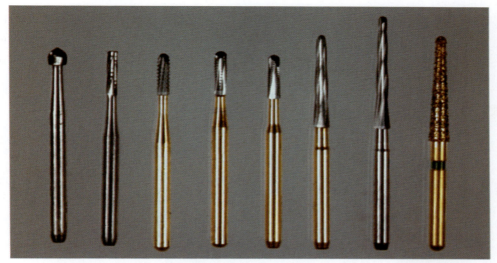

• **Figura 13.8** Exemplos de brocas de cirurgia de acesso. *Da esquerda para a direita*, carbide esférica nº 4, carbide nº 557, Great White, broca Beaver, Transmetal, broca multiúso, broca Endo Z e broca Endo Access.

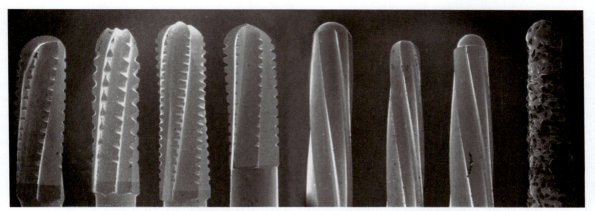

• **Figura 13.9** Brocas Mueller de cirurgia de acesso.

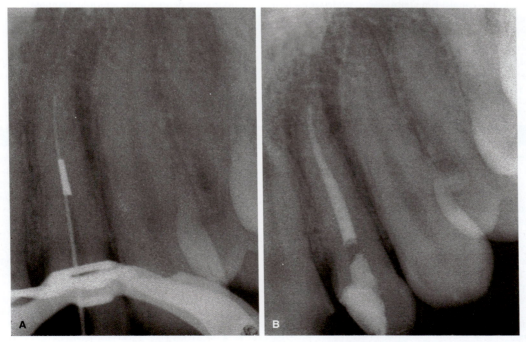

• **Figura 13.10** **A.** Broca de fissura fraturada e lima no comprimento de trabalho contornando a obstrução. **B.** Após a broca ter sido removida com limas e ultrassom.

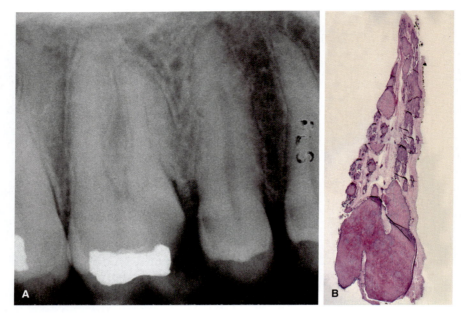

- **Figura 13.11 A.** O primeiro molar superior mostra cárie mesial extensa. **B.** O corte histológico do tecido pulpar do canal palatino revela extensa calcificação. A exploração inicial do canal deve ser feita com pequenas limas para evitar empurrar o tecido, a calcificação apical e bloquear o canal.

É importante não violar as cristas marginais durante a cirurgia de acesso em qualquer um dos grupos de dentes.

Restaurações complexas, como coroas e próteses parciais fixas, podem ter alterado os marcos coronais usados na localização do canal. Um dente inclinado pode ser "verticalizado" ou um dente girado "realinhado". A perda de orientação pode resultar na identificação incorreta de um canal e a busca por outros canais na direção errada, ocasionando remoção excessiva da estrutura do dente, perfuração ou falha em localizar e desbridar todos os canais.

É possível que o acesso por meio de coroas com fundações extensas dificulte a visibilidade. As restaurações de classe V podem ter induzido calcificação coronária ou ter sido colocadas diretamente no espaço pulpar ou nos canais. Em alguns casos, pode ser melhor remover os materiais restauradores que interferem na visibilidade antes de iniciar o tratamento de canal radicular.

Uma modificação do arsenal para dentes restaurados com coroas tem sido defendida para todas as coroas de cerâmica. O contorno inicial e a penetração através do material restaurador de cerâmica (porcelana) são feitos com uma broca esférica diamantada na peça de mão de alta rotação com refrigeração de água. Após a penetração na dentina, uma broca de fissura é usada. Nos dentes com restaurações de porcelana fundidas em metal, recomenda-se uma broca trasmetal. Quando possível, o acesso deve permanecer em metal para reduzir o potencial de fratura na porcelana. As evidências indicam que, com refrigeração de água e uma instrumentação cuidadosa, as brocas diamantadas e de carbide são igualmente efetivas.[37] O acesso é restaurado com amálgama após o tratamento do canal radicular. Com a introdução das coroas de cerâmica pura e de zircônia, brocas especializadas foram fabricadas para facilitar o acesso por meio desses materiais resistentes.

Em resumo, a efetividade na localização do canal inclui um conhecimento de anatomia e morfologia pulpar; radiografias paralelas em ângulo reto e em ângulo ou imagens digitais; um explorador endodôntico afiado; radiografias provisórias ou imagens digitais; brocas Mueller e baixa velocidade (Figura 13.12); instrumentos ultrassônicos; irrigação; transiluminação; e visão aprimorada com lupas ou microscopia.[38] Auxílios adicionais incluem imagens de TCFC.[25,26]

Boxe 13.1 — Questões de revisão

1. Evitar o isolamento com lençol de borracha pode colocar pacientes e médicos em risco desnecessário.
   a. Verdadeiro
   b. Falso
2. O isolamento com lençol de borracha tem o seguinte propósito:
   a. Protege o paciente de instrumentos.
   b. Oferece um campo de trabalho mais asséptico.
   c. Aumenta a visibilidade.
   d. Retrai tecidos.
   e. Todas as anteriores.
3. Se não houver estrutura dentária adequada para a colocação do grampo, qual das opções a seguir não é aceitável?
   a. A colocação do lençol de borracha pode ser evitada.
   b. O dente pode exigir restauração para melhorar a estrutura remanescente.
   c. O dente pode exigir procedimento de alongamento da coroa.
   d. O paciente pode precisar ser encaminhado a um especialista.
   e. Pode ser necessário um grampo de alcance profundo.
4. Qual é o melhor momento para avaliar as dificuldades e desafios no isolamento dentário e na colocação de um lençol de borracha?
   a. Antes do início do tratamento
   b. No momento da colocação do grampo
   c. Após a cirurgia de acesso
   d. Após a remoção da cárie
5. Qual das alternativas a seguir é correta com relação à cirurgia de acesso?
   a. As aberturas de acesso endodôntico são baseadas na anatomia e morfologia de cada dente.
   b. O número de polpa dos canais radiculares determina o desenho final.
   c. Normalmente, a anatomia interna é projetada na superfície externa.
   d. A idade pode afetar a anatomia interna da câmara pulpar.
   e. Todas as anteriores.

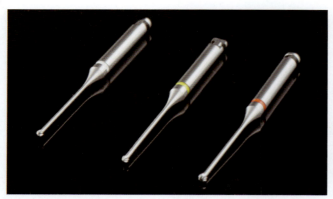

• **Figura 13.12** As brocas Mueller têm uma cabeça de corte redonda presa a uma haste longa. A haste longa não foi projetada para perfurar profundamente na raiz, mas para estender a cabeça da peça de mão de baixa rotação e para longe do dente e permitir melhor visibilidade.

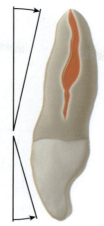

• **Figura 13.14** Observe a inclinação lingual da raiz em relação à coroa. Além disso, o padrão de calcificação ocorre a partir da porção coronária da polpa à apical.

Cirurgia de acesso e localização do canal

Incisivos centrais e laterais superiores

O incisivo central superior contém uma raiz e um canal.[41] Em indivíduos jovens, os cornos pulpares proeminentes requerem um formato de contorno triangular para garantir que o tecido e os materiais de obturação, que, de outra forma, poderiam causar descoloração coronal, sejam removidos (Figura 13.13). Embora o canal esteja centralizado na raiz no JAC, quando o dente é visto de uma orientação mesial para distal, é evidente que a coroa não está diretamente alinhada com o longo eixo da raiz (Figura 13.14). Por esse motivo, o estabelecimento da forma de contorno e a penetração inicial no esmalte são feitos com a broca perpendicular à face palatina do dente. Essa forma de contorno é feita no terço médio da superfície palatina (Figuras 13.15 e 13.16). Após a penetração na profundidade de 2 a 3 mm, a broca é reorientada para coincidir com o eixo longo e a orientação lingual da raiz.

Após a penetração a uma profundidade de 2 a 3 mm, a broca é reorientada para coincidir com o longo eixo e orientação palatina da raiz. Essa reorientação reduz o risco de uma perfuração lateral na superfície vestibular. Um erro comum adicional é a falha em remover o teto palatino (ver Figura 13.15C), o que resulta em acesso inadequado a todo o canal. O canal é localizado usando um explorador endodôntico afiado. Quando a calcificação ocorre, brocas de haste longa em uma peça de mão de baixa velocidade podem ser usadas (ver Figuras 13.12 e 13.24D). Essas brocas afastam a cabeça da peça de mão do dente e aumentam a capacidade de ver exatamente onde a broca é colocada no dente.

O acesso para o incisivo lateral superior é semelhante ao do incisivo central. Um acesso triangular é indicado em pacientes jovens com cornos pulpares (Figura 13.17); à medida que os cornos da polpa recuam, a forma de contorno torna-se ovoide (Figura 13.18).

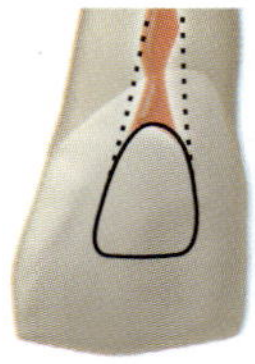

Dens invaginatus (ou *dens en dente*) é um defeito de desenvolvimento comum no incisivo lateral superior que resulta em necrose pulpar.[40-42] Além disso, um sulco palatino pode ser encontrado nos incisivos laterais superiores, conforme evidenciado por um defeito de sondagem estreito. O desenvolvimento desses defeitos complica o tratamento e afeta o prognóstico (Vídeo 13.5).

Caninos superiores

Os caninos superiores têm um canal em uma única raiz. Em geral, os cornos pulpares estão ausentes, então a forma do contorno é ovoide no terço médio da superfície palatina (Figuras 13.19 e 13.20). Conforme ocorre o atrito, a câmara começa a aparecer mais incisalmente devido à perda de estrutura. Em corte transversal, a polpa é larga na direção vestibulopalatina em comparação com a dimensão mesiodistal (Vídeo 13.6).

Pré-molares superiores

O primeiro e o segundo pré-molares superiores têm uma estrutura coronária semelhante; portanto, a forma do contorno é semelhante para esses dois dentes. Está centralizado na coroa e tem formato ovoide na direção vestibulopalatina (Figuras 13.21 e 13.22). Uma consideração anatômica importante com esses dentes é a concavidade mesial na JAC. Nessa área, é provável que ocorra uma perfuração lateral. Quando dois canais estão presentes, sua entrada está localizada sob as pontas das cúspides vestibular e palatina, equidistantes de uma linha traçada pelo centro da câmara na direção mesial para distal. A morfologia da seção transversal mostra uma configuração em forma de feijão ou laço. Em raros casos, quando três canais estão presentes, a forma do contorno é triangular, com a base voltada para a vestibular e o ápice voltado para a palatina (Vídeos 13.7 e 13.8).

Molares superiores

Os primeiros e segundos molares superiores têm formas de contorno e de acesso semelhantes. O formato do contorno é triangular e localizado na metade mesial do dente, com a

• **Figura 13.13** Uma forma de contorno triangular para acesso ao incisivo central superior.

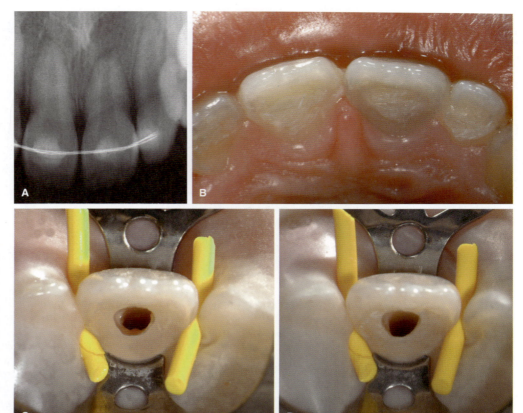

• **Figura 13.15** Um incisivo central superior esquerdo mostrando necrose pulpar. **A.** Um grande espaço pulpar com cornos pulpares que requer forma de conveniência triangular. **B.** A superfície palatina após a remoção do fio de retenção ortodôntico. Observe que o dente nº 11 está ligeiramente descolorido. **C.** Cirurgia de acesso triangular inicial expondo a câmara. Observe que o teto palatino não foi removido para expor a parede palatina. **D.** Remoção do teto palatino e acesso completo.

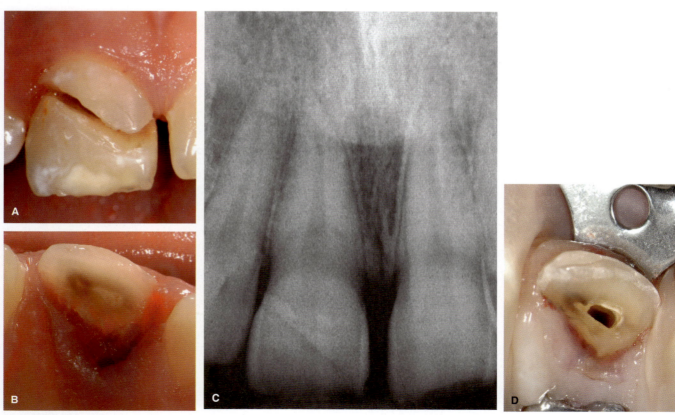

• **Figura 13.16** Fratura coronorradicular. **A.** Apresentação inicial demonstrando a separação dos fragmentos. **B.** A superfície palatina com o segmento removido. **C.** Radiografia pré-operatória. **D.** A extensão da fratura subgengival requer uma abordagem única para o isolamento. Observe que um grampo de pré-molar é colocado nos tecidos gengivais para isolamento.

base voltada para a vestibular e o ápice voltado para a palatina (Figuras 13.23 e 13.24). A crista marginal ou oblíqua é deixada praticamente intacta. As referências externas para a localização do canal servem como um guia no desenvolvimento da forma de contorno. A entrada do canal mesiovestibular fica ligeiramente distal à ponta da cúspide mesiovestibular. A entrada do canal distovestibular fica a distal e ligeiramente palatinizado ao principal canal mesiovestibular e está em linha com o sulco vestibular. A entrada do canal palatino geralmente exibe o orifício maior e fica ligeiramente distal à ponta da cúspide mesiolingual. A raiz mesiovestibular é muito larga no sentido vestibulopalatina; assim, um pequeno segundo canal é comum.[43-47] A entrada do canal mesiolingual (comumente referido como *canal MB2*) está localizada 1 a 3 mm palatino ao canal mesiovestibular principal (*canal MB1*) e é ligeiramente mesial a uma linha traçada do mesiovestibular ao canal palatino. A direção de trepanação, muitas vezes, não é em direção ao ápice, mas lateralmente em direção à mesial (Figura 13.25).

A remoção da dentina coronária nesta área permite a exposição do canal conforme ele começa a se orientar apicalmente e facilita a negociação (Figuras 13.26 e 13.27; ver também as Figuras 13.24 e 13.25).[47] O microscópio operacional é uma ajuda valiosa (Vídeo 13.9).[36,38,39]

Incisivos centrais e laterais inferiores

Os incisivos inferiores são achatados na direção mesiodistal e largos no sentido vestibulolingual. Pode haver um canal com configuração ovoide ou em laço; frequentemente, dois canais estão presentes. Quando há dois canais, o canal vestibular é mais fácil de localizar e geralmente é mais reto que o canal lingual, que muitas vezes é protegido por uma protuberância lingual. Por ser o dente frequentemente inclinado para a vestibular, o canal lingual é difícil de localizar; as perfurações ocorrem principalmente na superfície vestibular (Vídeo 13.10).

• **Figura 13.17** Forma de contorno triangular do incisivo lateral superior.

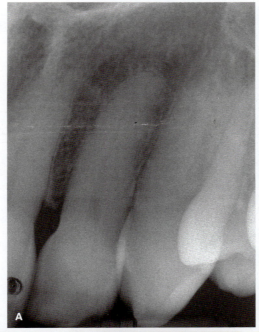

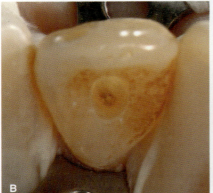
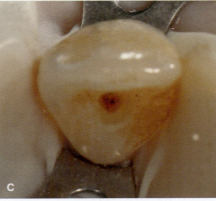
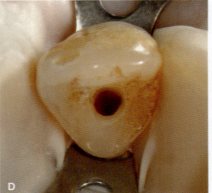

• **Figura 13.18 A.** Incisivo lateral com câmara pulpar recuada. **B.** A forma inicial de contorno ovoide começa. **C.** A calcificação coronal é indicada pela mudança de cor. **D.** Acesso concluído.

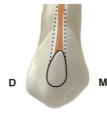

• **Figura 13.19** Forma de contorno para o canino superior.

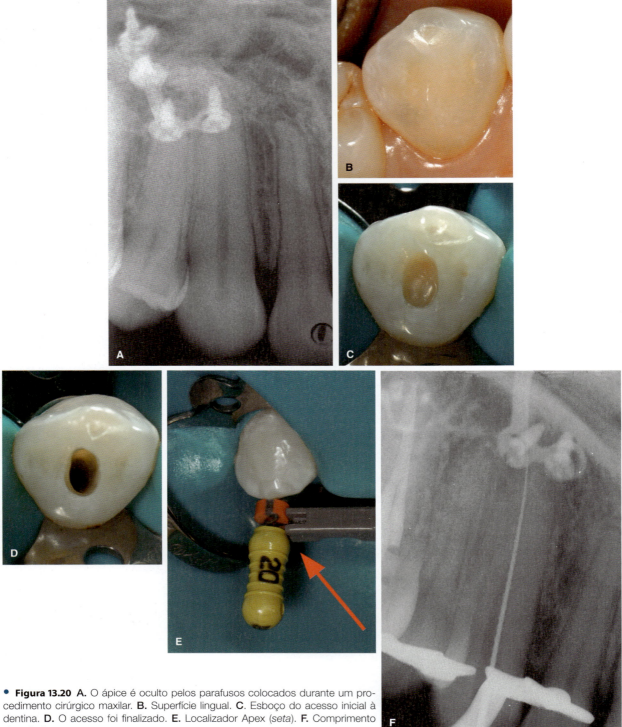

• **Figura 13.20** **A.** O ápice é oculto pelos parafusos colocados durante um procedimento cirúrgico maxilar. **B.** Superfície lingual. **C.** Esboço do acesso inicial à dentina. **D.** O acesso foi finalizado. **E.** Localizador Apex (*seta*). **F.** Comprimento de trabalho.

O achatamento mesiodistal desses dentes dificulta o acesso e a localização do canal. Em pacientes jovens com cornos pulpares mesiodistais, a forma do contorno é triangular com base incisal e o ápice gengival. À medida que a polpa recua com o tempo e os cornos da polpa desaparecem, a forma torna-se mais oval. O ponto de eleição se encontra no terço médio da superfície lingual (Figuras 13.28 e 13.29). Devido ao pequeno tamanho desses dentes e à presença de concavidades mesiodistais, o acesso deve ser posicionado com precisão. A forma de contorno inicial é estabelecida na dentina com a broca perpendicular à superfície lingual. A uma profundidade de 2 a 3 mm, a broca é reorientada através do eixo longo da raiz. Como a porcentagem de dentes com dois canais é relatada como sendo de 25 a 40%,[48,49] a superfície lingual da câmara e do canal deve ser sabiamente explorada com uma pequena lima pré-curvada de aço inoxidável. Uma broca Gates Glidden, ou limas de preparo cervical, é usada na lingual para remover a protuberância da dentina.

Em casos de atrito, o acesso se move em direção à superfície incisal. Com o uso de instrumentos rotatórios e alternativos de níquel-titânio, o acesso em linha reta é fundamental. Uma abordagem mais incisal na face lingual ou vestibular é justificada.[50] Uma modificação do acesso para os incisivos é uma abordagem facial.[51] Essa abordagem oferece melhor visibilidade e pode ser usada quando há apinhamento ou quando o canal está recuado abaixo do JAC (Vídeo 13.11).

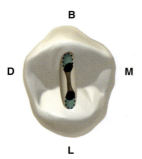

- **Figura 13.21** Forma de contorno ovoide para os pré-molares superiores.

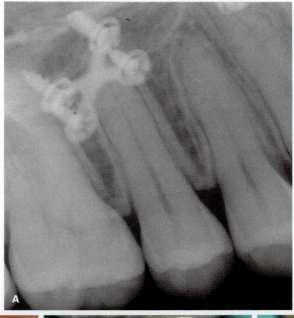

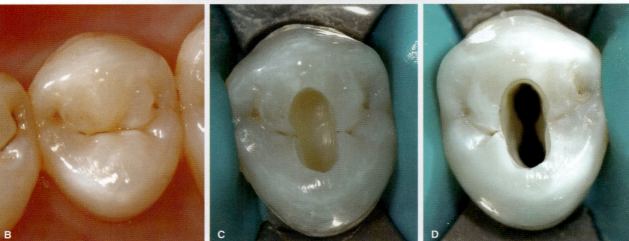

- **Figura 13.22 A.** Observe a região apical ocultada. **B.** Segundo pré-molar direito superior. **C.** Forma de esboço inicial preparada na dentina. **D.** A câmara e os canais são acessados.

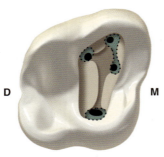

• **Figura 13.23** Forma de contorno triangular para cirurgia de acesso do molar superior.

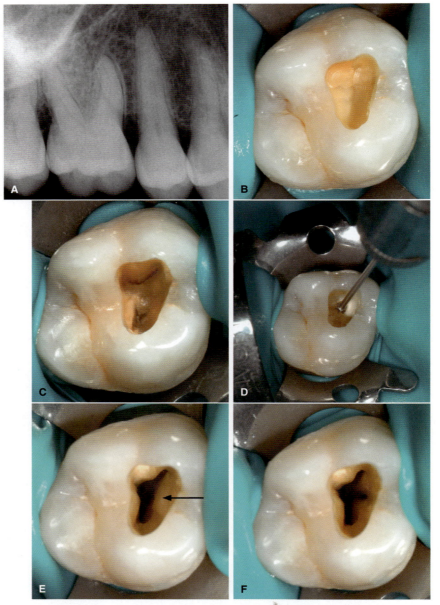

• **Figura 13.24 A.** Primeiro molar superior esquerdo. Observe a calcificação na câmara. **B.** Esboço estabelecido na dentina da forma de contorno. **C.** Exposição dos cornos pulpares. **D.** Uso de uma broca Mueller para remoção completa do teto da câmara. Observe a visibilidade e a capacidade de remoção precisa da dentina. **E.** O acesso concluído. O canal mesiovestibular é evidente sob a ponta da cúspide mesiovestibular, o canal distovestibular é encontrado oposto ao sulco vestibular e ligeiramente lingual ao canal mesiovestibular principal, e o canal palatino está localizado sob a ponta da cúspide mesiovestibular. Observe a identificação do canal mesiopalatino (*seta*). **F.** Remoção da dentina que recobre o canal mesiopalatino para revelar a entrada do canal.

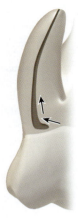

- **Figura 13.25** O canal mesiolingual ao deixar a câmara pulpar. Canais que não são negociáveis, mas detectados por um explorador, podem direcionar-se lateralmente antes de prosseguir apicalmente.

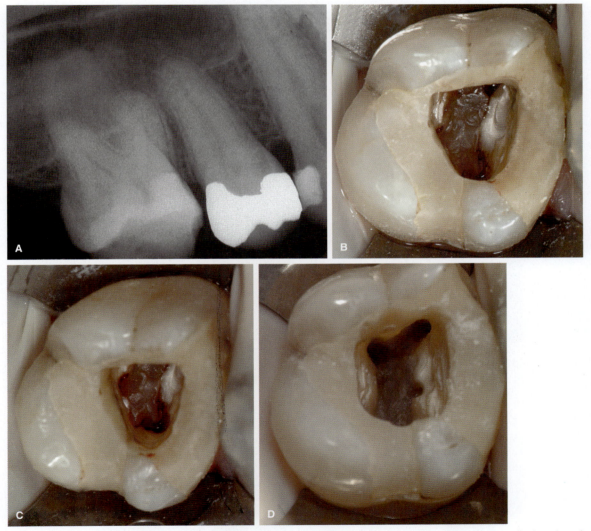

- **Figura 13.26 A.** Primeiro molar superior esquerdo mostrando calcificação. **B e C.** Acesso inicial e identificação de um cálculo pulpar. A cor e uma linha fina ao redor da periferia identificam a hemorragia. **D.** A câmara pulpar com o cálculo removido.

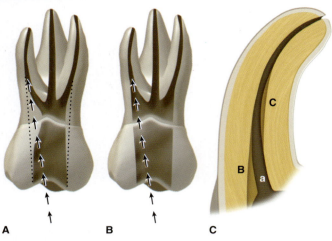

Caninos inferiores

Os caninos inferiores geralmente têm uma coroa longa e delgada em comparação com o canino superior, que é mais curta e larga na direção mesiodistal. O dente pode ter uma ou duas raízes. A raiz é ampla na direção vestibulolingual e, portanto, pode conter dois canais.[49] A forma de contorno é ovoide e posicionada no terço médio da coroa na superfície lingual (Figuras 13.30 e 13.31). Na cirurgia de acesso para a câmara, a superfície lingual deve ser explorada para verificar a presença de um canal lingual. Conforme ocorre o atrito, o acesso deve ser mais incisal e, em casos graves, pode incluir a borda incisal do dente (Vídeo 13.12).

• **Figura 13.27** **A.** As linhas tracejadas mostram onde a dentina deve ser removida para obter acesso em linha reta. **B.** O acesso foi concluído. **C.** O canal original (*a*) é modificado usando brocas Gates Glidden para remover a estrutura dentária em (*B*) e (*C*).

• **Figura 13.28** Forma de contorno lingual para o incisivo inferior.

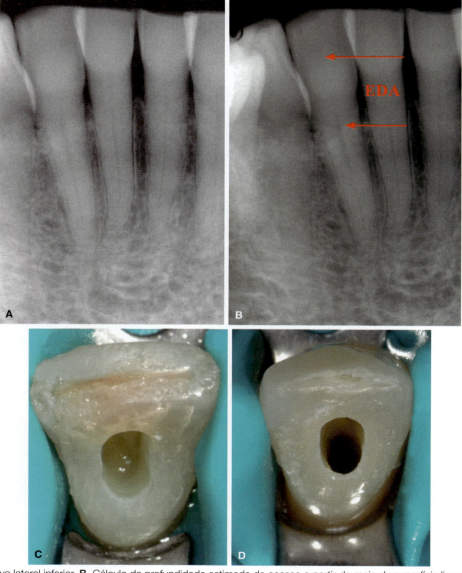

• **Figura 13.29** **A.** Incisivo lateral inferior. **B.** Cálculo da profundidade estimada de acesso a partir do meio da superfície lingual até a extensão coronária da polpa. **C.** A forma do contorno inicial é mais oval devido à câmara recuada. **D.** Acesso concluído.

Pré-molares inferiores

Os pré-molares inferiores parecem ser fáceis de tratar, mas a anatomia pode ser complexa. Uma, duas ou três raízes são possíveis, e os canais, muitas vezes, se dividem profundamente na raiz nessas configurações morfológicas complexas.[49,52] A coroa do primeiro pré-molar tem uma cúspide vestibular proeminente e uma cúspide lingual vestibularizada. Além disso, há uma constrição lingual. As projeções mesiodistais revelam que a câmara e a entrada do canal estão posicionadas vestibularmente. O acesso é, portanto, ovoide em uma direção vestibulolingual e posicionado vestibular ao sulco central (Figuras 13.32 e 13.33). Ele se estende logo abaixo da ponta da cúspide vestibular. O segundo pré-molar inferior tem uma cúspide vestibular proeminente, mas a cúspide lingual pode ser mais proeminente que o primeiro pré-molar. Há também uma constrição lingual, então a forma do contorno é ovoide de vestibular para lingual e posicionada centralmente (Figura 13.34; Vídeo 13.13).

Molares inferiores

Os molares inferiores são semelhantes na configuração anatômica; no entanto, existem diferenças sutis. A configuração do primeiro

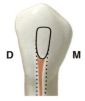

• **Figura 13.30** Forma de contorno lingual ovoide para o canino inferior.

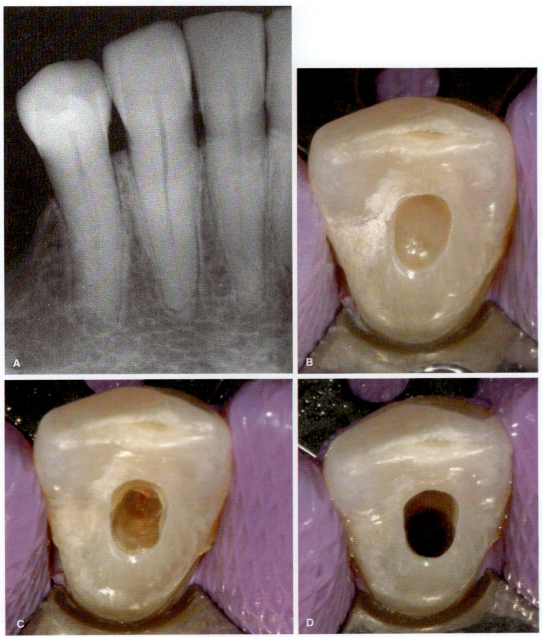

• **Figura 13.31** **A.** Canino inferior. **B.** A forma de esboço inicial é estabelecida na dentina. **C.** Exposição da polpa coronária. **D.** A cirurgia de acesso concluída.

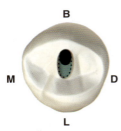

- **Figura 13.32** Forma de contorno ovoide para o primeiro pré-molar inferior. Observe que o acesso é vestibularizado ao sulco central.

molar inferior mais comum é de dois canais na raiz mesial, embora três tenham sido relatados,[53] e um canal na raiz distal. Um segundo canal está presente na raiz distal em 30 a 35% dos casos (Figura 13.35).[53,55] As raízes costumam ter o formato de feijão em seção transversal com a concavidade na região de furca. A configuração mais comum para o segundo molar inferior são dois canais na raiz mesial e um canal na raiz distal. A incidência de quatro canais é baixa (Vídeo 13.14).[54]

Os pontos de referência coronais para a localização do canal nas raízes dos molares inferiores são influenciados pela posição da coroa na raiz e pela inclinação lingual desses dentes no arco (Figura 13.36). A entrada do canal mesiovestibular está localizada

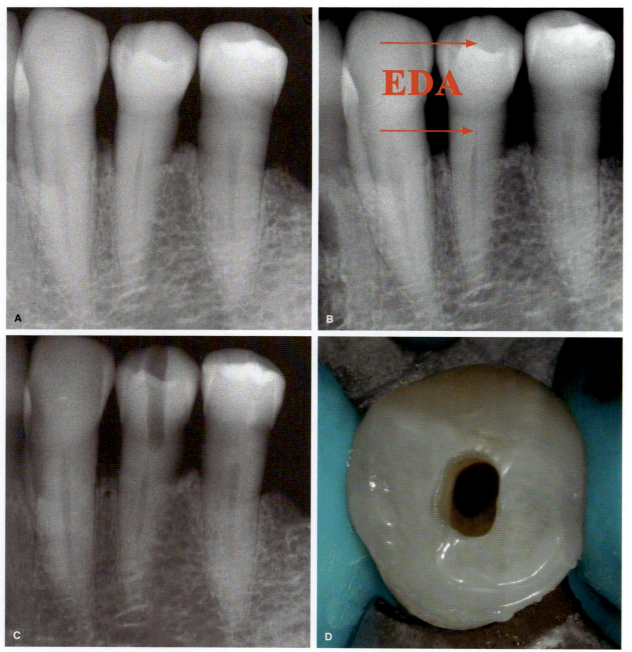

- **Figura 13.33 A.** Primeiro pré-molar inferior direito. Observe o espaço da polpa recuado. **B.** Cálculo da profundidade estimada de acesso. **C.** A profundidade estimada de acesso é atingida e o canal não é localizado. O dique de borracha é removido e uma radiografia paralela direta, exposta. O filme/imagem digital indica que o canal está localizado mesialmente à abertura. **D.** O acesso concluído.

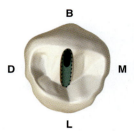

• **Figura 13.34** Forma de contorno ovoide para o segundo pré-molar inferior.

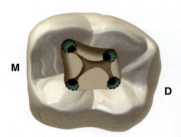

• **Figura 13.35** Forma de contorno retangular para o primeiro molar inferior. Observe que o canal mesiovestibular está localizado sob a cúspide mesiovestibular, e o canal mesiovestibular está centralmente em relação à coroa e ligeiramente à distal do canal mesiovestibular. O canal distolingual está localizado centralmente, e o canal distovestibular fica mais vestibularizado e mesializado ao canal principal.

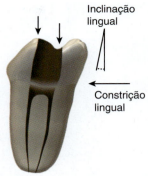

• **Figura 13.36** Vista proximal de um molar inferior demonstrando a inclinação lingual na arcada dentária e uma constrição lingual da coroa na junção cemento-esmalte. Observe que os canais mesiovestibular e mesiolingual estão uniformemente espaçados na raiz. Porém, com o acesso coronário, os pontos de referência externos para a localização do canal são a ponta da cúspide mesiovestibular e o sulco central ao cruzar a crista marginal mesial.

ligeiramente distal à ponta da cúspide mesiovestibular. A entrada do canal mesiolingual está localizada na área do sulco central e ligeiramente distalizada em comparação com o canal mesiovestibular. O canal distal está localizado próximo à intersecção dos sulcos vestibular, lingual e central. Quando um canal distovestibular está presente, a entrada pode ser encontrada vestibularmente em relação ao canal distal principal e, em geral, é ligeiramente mais mesializado. O primeiro molar inferior pode até ter uma raiz distal extra. Por causa dessas relações anatômicas, a forma de contorno de acesso é retangular ou trapezoidal e posicionada na porção mesiovestibular da coroa (Figura 13.37). Uma variação adicional nos molares inferiores é a presença de um canal mesial médio (Figura 13.38).

Durante a cirurgia de acesso, a protuberância cervical que recobre os orifícios dos canais mesiovestibular e mesiolingual é removida (Figura 13.39), permitindo acesso em linha reta à primeira curva ou porção apical da raiz, reduzindo o perfil de emergência. Essa técnica também melhora a entrada nos canais.

Erros de acesso

Preparos inadequados

Os erros nas cirurgias de acesso são variados (Figura 13.40). Um erro comum é o preparo inadequado, que tem várias consequências significativas. Os efeitos diretos são a diminuição do acesso e da visibilidade, o que evita que o operador localize os canais. A capacidade de remover o tecido pulpar coronal e os materiais de obturação subsequentes é limitada, e o acesso em linha reta não pode ser obtido. O acesso inadequado em linha reta pode, indiretamente, levar a erros durante a limpeza e modelagem. Quando as limas são desviadas por interferências coronais, erros de procedimento, como perda de comprimento de trabalho, desvio apical, saliências e perfuração apical, são prováveis em canais curvos. Uma lima n°

25 ou superior tem uma força de endireitamento que supera a resistência de confinamento da parede dentinária. A lima corta na superfície externa apical à curvatura e a parede interna coronal à curva. Um acesso adequado em linha reta reduz a curvatura do canal e as interferências na coroa do dente, possibilitando melhor manuseio do instrumento no canal.[55]

Remoção excessiva da estrutura dentária

A remoção excessiva da estrutura dentária tem consequências diretas e, ao contrário do preparo inadequado, é irreversível e não pode ser corrigida. Uma consequência mínima é o enfraquecimento do dente e a subsequente fratura coronária. As evidências indicam que o acesso adequado e a remoção estratégica da estrutura dentária que não envolve as cristas marginais não enfraquecem significativamente a estrutura coronária remanescente.[56] As cristas marginais fornecem a força vestibulolingual para a coroa;[57] as cirurgias de acesso não requerem a remoção da estrutura dentária nessa área.[58]

O resultado da remoção da estrutura dentária excessiva é a perfuração. As perfurações em dentes unirradiculares estão localizadas na superfície lateral. Em dentes com raízes múltiplas, as perfurações podem ser laterais ou em furca (ver Capítulo 18).

Determinação de comprimento

Avaliação radiográfica

O *comprimento de trabalho* é definido como a distância de um ponto de referência coronal predeterminado (geralmente a borda incisal nos dentes anteriores e uma ponta da cúspide nos dentes posteriores) até o ponto onde a limpeza, a modelagem e a obturação devem terminar. O ponto de referência deve ser estável para que não ocorra fratura entre as visitas. Cúspides sem suportes que são enfraquecidas por cáries ou restaurações devem ser reduzidas. O ponto de término apical é empírico e tem como base estudos anatômicos; deve estar a 1 mm do ápice radiográfico.[59,60] Essa distância é responsável pelo desvio do forame apical e pela distância do diâmetro do maior forame até a área onde uma matriz dentinária pode ser estabelecida apicalmente.

Antes do acesso, um comprimento de trabalho estimado é calculado medindo o comprimento total do dente na radiografia de diagnóstico, imagem digital ou com o uso de um localizador

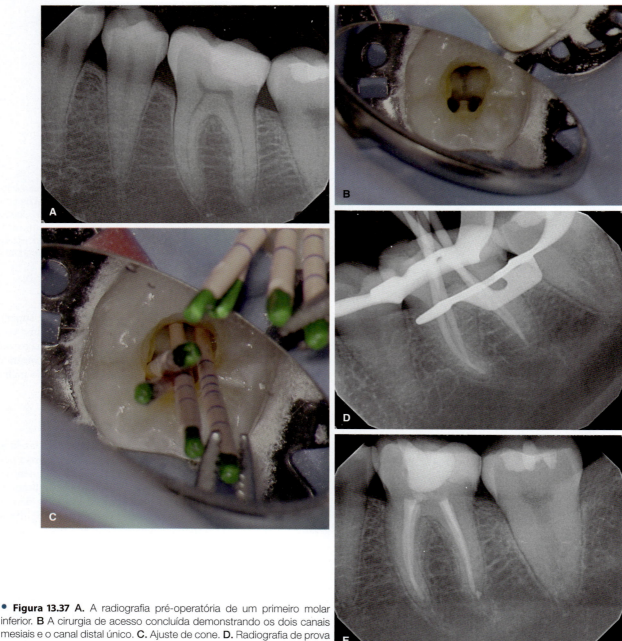

• **Figura 13.37 A.** A radiografia pré-operatória de um primeiro molar inferior. **B** A cirurgia de acesso concluída demonstrando os dois canais mesiais e o canal distal único. **C.** Ajuste de cone. **D.** Radiografia de prova de cone. **E.** Radiografia pós-operatória.

apical eletrônico. A violação do ápice pode resultar na inoculação dos tecidos periapicais com tecido necrótico, detritos e bactérias[61] e pode levar à extrusão de materiais durante a obturação[62,63] e um prognóstico menos favorável.[64]

Após a cirurgia de acesso, uma pequena lima é usada para explorar o canal e estabelecer a perviedade para o comprimento de trabalho estimado. A maior lima a ser adaptada é então inserida com esse comprimento estimado; uma lima solta no canal pode ser deslocada durante a exposição radiográfica ou forçada para além do ápice se o paciente morder inadvertidamente. Utilizam-se as marcações milimétricas na haste da lima ou *stops* de borracha na haste do instrumento para controle de comprimento. É possível usar uma régua milimetrada esterilizada ou dispositivo de medição para ajustar o *stop* na lima. Para garantir a medição precisa e o controle do comprimento durante o preparo do canal, o *stop* deve entrar em contato fisicamente com o ponto de referência coronária. Para obter uma medição precisa, o tamanho mínimo do comprimento de trabalho deve ser uma lima nº 20. Com limas menores do que a nº 20, é difícil interpretar a localização da ponta da lima radiograficamente ou na imagem digital. Nos dentes multirradiculares, as limas são colocadas em todos os canais antes de a imagem ser feita.

Filmes angulados ou imagens digitais são necessários para separar limas e estruturas sobrepostas (Figura 13.41),[65] para fornecer um método eficiente de determinar o comprimento de trabalho e reduzir a radiação para o paciente. É imperativo que o lençol de borracha seja deixado no lugar durante a determinação do comprimento de trabalho para garantir um ambiente asséptico e para

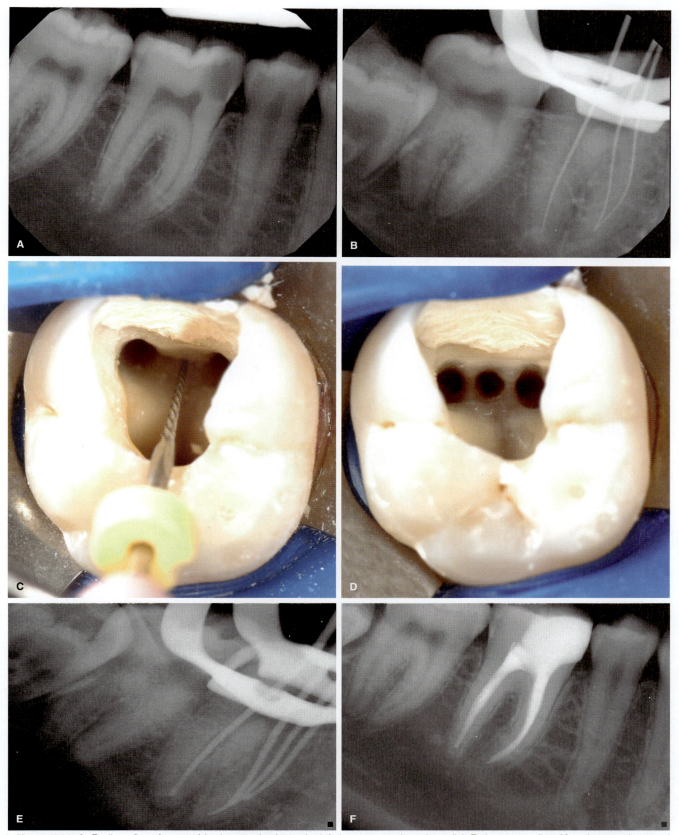

- **Figura 13.38 A.** Radiografia pré-operatória de um primeiro molar inferior com canal mesiomedial. **B.** Imagem radiográfica do comprimento de trabalho original. **C.** Canal mesiomedial localizado. **D.** Canal preparado. **E.** Imagem radiográfica da prova do cone. **F.** Imagem radiográfica pós-operatória do dente 30.

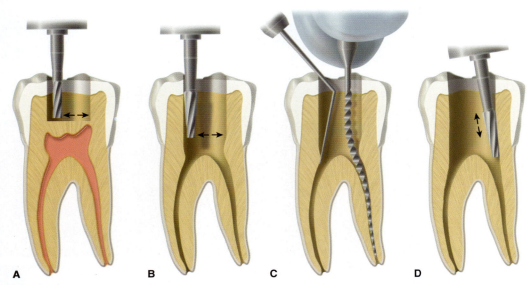

• **Figura 13.39** Etapas básicas de cirurgia de acesso. **A.** A cavidade de acesso é delineada profundamente na dentina e próxima à profundidade estimada de acesso com a peça de alta rotação. **B.** A penetração e o desprendimento são obtidos por broca de alta ou baixa rotação. Outras configurações de broca são aceitáveis. **C e D.** A entrada dos canais é localizada e identificada com um explorador endodôntico. Limas pequenas são usadas para negociar o comprimento de trabalho estimado. A protuberância de dentina que recobre e obscurece os orifícios é removida.

proteger o paciente de engolir ou aspirar instrumentos. O filme/sensor digital pode ser mantido com um grampo hemostático ou um dispositivo de posicionamento (Figura 13.42).

Uma técnica de paralelismo modificada é usada para posicionar o filme/sensor digital e o cone; isso tem se mostrado superior à técnica do ângulo bissetriz.[66,67] Na técnica do paralelismo modificado, o filme/sensor digital é posicionado por meio de um grampo hemostático aproximadamente paralelo ao longo do eixo do dente. O cone é então posicionado de modo que o feixe central atinja o filme em um ângulo de 90° (Figura 13.43). Embora essa técnica seja confiável, não é infalível.[68]

Outros fatores clínicos devem ser considerados no estabelecimento do comprimento de trabalho correto. Isso inclui sensação tátil,[69] a resposta do paciente e hemorragia. O uso da sensação tátil pode ser valioso em canais largos; entretanto, em canais atrésicos, a taxa de conicidades das limas pode exceder a taxa de conicidade do canal, e a ligação ocorre coronariamente, dando a falsa sensação de constrição. Pré-alargamento do canal antes de determinar o seu comprimento aumenta a sensação tátil significativamente em comparação com canais não alargados.[70]

Após a exposição do filme ou sensor, o comprimento de trabalho correto é calculado. A distância da ponta da lima ao ápice radiográfico é determinada. Se a distância for maior que 1 mm, é feito um cálculo (somando ou subtraindo o comprimento) para que a ponta da lima fique posicionada a 1 mm do ápice radiográfico. Se a correção for maior que 3 mm, uma segunda radiografia de comprimento de trabalho ou imagem digital deve ser feita com a lima posicionada no comprimento ajustado.

Com radiografias anguladas ou imagens digitais, a determinação do canal é baseada no objeto vestibular ou regra SLOB (mesmo lingual, oposto vestibular [do inglês, *same lingual opposite buccal*; ver Capítulo 2]).[71,72] Como os dentes anteriores superiores contêm apenas um canal, nenhum ângulo é necessário. Os ângulos mesiais são recomendados para pré-molares e molares superiores (Figura 13.44). A angulação distal é recomendada para os incisivos e molares inferiores (Figura 13.45). Para dentes posteriores superiores, o filme deve ser colocado no lado oposto da linha média para facilitar a captura das raízes palatinas no filme (ver Figura 13.43).

Localizadores apicais eletrônicos

Os localizadores apicais também são usados para determinar o comprimento.[73,74] Os localizadores apicais contemporâneos são fundamentados no princípio de que o fluxo de frequências mais altas de corrente alternada é facilitado em um ambiente biológico em comparação com frequências mais baixas. A passagem de duas frequências diferentes através do canal resulta na frequência mais alta impedindo a frequência mais baixa (Figura 13.46). Os valores de impedância que mudam em relação uns aos outros são medidos e convertidos em informações de comprimento. No ápice, os valores de impedância estão em suas diferenças máximas. Ao contrário dos modelos anteriores, o localizador apical de impedância opera com precisão na presença de eletrólitos.[75] Os localizadores apicais são úteis na determinação do comprimento, mas devem ser confirmados com radiografias. Filmes ou imagens digitais ajudam a confirmar o comprimento apropriado e podem identificar canais que não foram encontrados. Se a lima não estiver centralizada na raiz, é provável que um segundo canal esteja presente.

Um localizador apical é muito útil em pacientes com estruturas ou objetos que obstruem a visualização do ápice, pacientes que têm ânsia de vômito e não podem tolerar filmes e pacientes com problemas médicos que não podem segurar um filme ou sensor.

O uso de localizadores apicais e testes elétricos de polpa em pacientes com marca-passos cardíacos tem sido questionado.[76-81] Em um estudo recente envolvendo 27 pacientes com marca-passo cardíaco implantado ou cardioversor-desfibrilador, dois localizadores apicais de impedância e um testador elétrico de polpa não interferiram no funcionamento de nenhum dos dispositivos cardíacos.[82] No entanto, pode ser aconselhável não usar tais dispositivos nesses pacientes; outros meios de determinação de comprimento e teste de polpa estão disponíveis.

CAPÍTULO 13 Isolamento, Acesso Endodôntico e Determinação do Comprimento   295

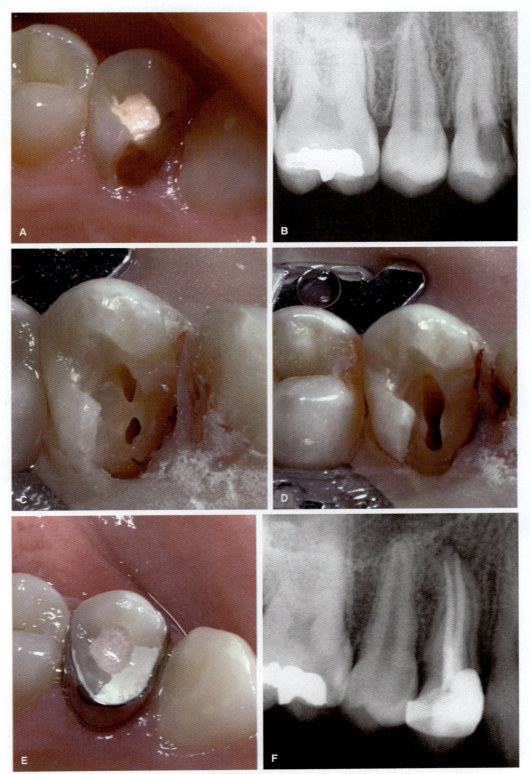

• **Figura 13.40** **A.** Acesso feito por meio de cárie mesial grosseira. **B.** Cárie no nível da crista óssea. **C.** A remoção da cárie fornece um campo operacional asséptico e permite a avaliação da capacidade de restauração. Observe que o acesso anterior não conseguiu remover o teto da câmara. **D.** O acesso apropriado revela uma câmara de pulpar em forma de laço. **E.** Uma banda ortodôntica colocada para fornecer isolamento. **F.** Pós-obturação.

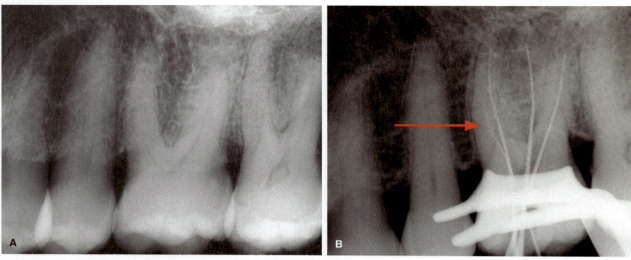

• **Figura 13.41 A.** Radiografia paralela pré-operatória. **B.** Radiografia de comprimento de trabalho mesial é feita corretamente. Ápices e pontas de lima são claramente visíveis. Observe o canal mesiolingual (*seta*).

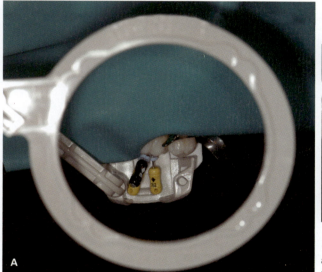
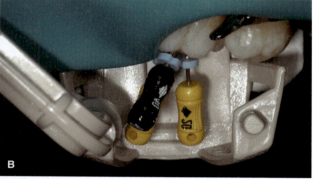

• **Figura 13.42 A.** Dispositivo de posicionamento de filme. O anel auxilia no alinhamento do cone. **B.** *Close-up* da vista do dispositivo na posição.

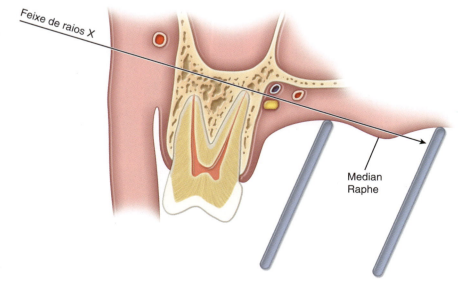

• **Figura 13.43** Posicionamento adequado do filme radiográfico ao fazer uma radiografia de comprimento de trabalho. Para capturar a raiz palatina, o filme deve ser colocado no lado oposto da linha média.

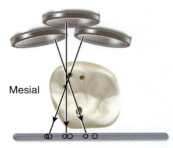

• **Figura 13.44** Separação dos canais mesiovestibular e mesiolingual conseguida variando o ângulo. Com os molares superiores, a separação máxima ocorre com a angulação do cone mesial devido à localização mesial do canal mesiolingual em relação ao canal mesiovestibular.

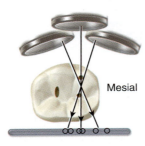

• **Figura 13.45** Separação dos canais mesiovestibular e mesiolingual obtida pela variação do ângulo horizontal. Com molares inferiores, a separação máxima ocorre com uma orientação distal por causa da localização do canal mesiovestibular em relação ao canal mesiolingual.

• Boxe 13.2 — Questões de revisão

6. Cite problemas relacionados à cirurgia de acesso inadequada.
   a. Menor visibilidade
   b. Incapacidade de localizar canais
   c. Incapacidade de remover completamente os tecidos pulpares da câmara pulpar
   d. Erros de instrumentação causados por falta de acesso em linha reta
   e. Todas as anteriores
7. As cristas devem ser preservadas durante a cirurgia de acesso, sempre que possível.
   a. Verdadeiro
   b. Falso
8. Qual das alternativas a seguir é correta em relação à determinação do comprimento de trabalho?
   a. Colocação de lima menor no ápice
   b. Colocação de lima maior que prende no ápice
   c. Remoção do *stop* da lima antes da colocação da lima no canal
   d. Uso de limas não maiores que 10
9. O lençol de borracha pode ser removido durante a determinação do comprimento de trabalho radiográfico.
   a. Verdadeiro
   b. Falso
10. Durante a determinação do comprimento de trabalho radiográfico, uma nova radiografia é necessária se:
    a. A lima estiver a 1 mm do ápice
    b. A lima estiver no ápice
    c. A lima estiver a mais de 2 mm do ápice
    d. A lima estiver no ápice

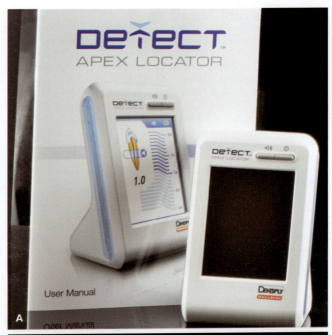

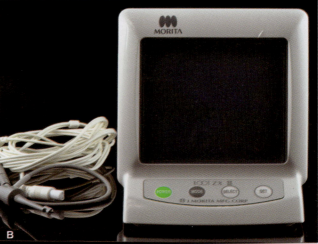

• **Figura 13.46 A e B.** Dois localizadores apicais de impedância.

RESPOSTAS

1 a. Verdadeiro
2 e. Todas as anteriores
3 a. A colocação do lençol de borracha pode ser evitada
4 a. Antes do início do tratamento
5 e. Todas as anteriores
6 e. Todas as anteriores
7 a. Verdadeiro
8 b. Colocação da maior lima que se prenda no ápice
9 b. Falso
10 c. A lima estiver a mais de 2 mm do ápice

Referências bibliográficas

1. Cohen S, Schwartz S: Endodontic complications and the law, *J Endod* 13:191–197, 1987.
2. Anabtawi MF, Gilbert GH, Bauer MR, et al.: Rubber dam use during root canal treatment: findings from the dental practice-based research network, *J Am Dent Assoc* 144:179–186, 2013.
3. Lin P, Huang S, Chang H, et al.: The effect of rubber dam usage on the survival rate of teeth receiving root canal treatment: A nationwide population-based study, *J Endod* 40:1733–1737, 2014.
4. Taintor JF, Biesterfeld RC: A swallowed endodontic file: case report, *J Endod* 4:254–255, 1978.
5. Forrest WR, Perez RS: AIDS and hepatitis prevention: the role of the rubber dam, *Oper Dent* 11:159, 1986.
6. Cochran MA, Miller CH, Sheldrake MA: The efficacy of the rubber dam as a barrier to the spread of microorganisms during dental treatment, *J Am Dent Assoc* 119:141–144, 1989.
7. Samaranayake LP, Reid J, Evans D: The efficacy of rubber dam isolation in reducing atmospheric bacterial contamination, *ASDC J Dent Child* 56:442–444, 1989.
8. Miller RL, Micik RE: Air pollution and its control in the dental office, *Dent Clin North Am* 22:453–476, 1978.
9. Wong RC: The rubber dam as a means of infection control in an era of AIDS and hepatitis, *J Indiana Dent Assoc* 67:41–43, 1988.
10. de Andrade ED, Ranali J, Volpato MC, et al.: Allergic reaction after rubber dam placement, *J Endod* 26:182–183, 2000.
11. Madison S, Jordan RD, Krell KV: The effects of rubber dam retainers on porcelain fused-to-metal restorations, *J Endod* 12:183–186, 1986.
12. Zerr M, Johnson WT, Walton RE: Effect of rubber-dam retainers on porcelain fused to metal, *Gen Dent* 44:132–134, 1996; quiz, 41–42.
13. Schwartz SF, Foster Jr JK: Roentgenographic interpretation of experimentally produced bony lesions. I, *Oral Surg Oral Med Oral Pathol* 32:606–612, 1971.
14. Jeffrey IW, Woolford MJ: An investigation of possible iatrogenic damage caused by metal rubber dam clamps, *Int Endod J* 22:85–91, 1989.
15. Weisman MI: A modification of the No. 3 rubber dam clamp, *J Endod* 9:30–31, 1983.
16. Liebenberg WH: Access and isolation problem solving in endodontics: anterior teeth, *J Can Dent Assoc* 59:663–667, 1993. 70–71.
17. Liebenberg WH: Access and isolation problem solving in endodontics: posterior teeth, *J Can Dent Assoc* 59:817–822, 1993.
18. Wakabayashi H, Ochi K, Tachibana H, et al.: A clinical technique for the retention of a rubber dam clamp, *J Endod* 12:422–424, 1986.
19. Hermsen KP, Ludlow MO: Disinfection of rubber dam and tooth surfaces before endodontic therapy, *Gen Dent* 35:355–356, 1987.
20. Tidmarsh BG: Micromorphology of pulp chambers in human molar teeth, *Int Endod J* 13:69–75, 1980.
21. Shaw L, Jones AD: Morphological considerations of the dental pulp chamber from radiographs of molar and premolar teeth, *J Dent* 12:139–145, 1984.
22. Patel S, Rhodes J: A practical guide to endodontic access cavity preparation in molar teeth, *Br Dent J* 203:133–140, 2007.
23. Deutsch AS, Musikant BL: Morphological measurements of anatomic landmarks in human maxillary and mandibular molar pulp chambers, *J Endod* 30:388–390, 2004.
24. Abbott PV: Assessing restored teeth with pulp and periapical diseases for the presence of cracks, caries and marginal breakdown, *Aust Dent J* 49(1):33–39, 2004.
25. Patel S, Dawood A, Ford TP, et al.: The potential applications of cone beam computed tomography in the management of endodontic problems, *Int Endod J* 40:818–830, 2007.
26. Scarfe WC, Levin MD, Gane D, et al.: Use of cone beam computed tomography in endodontics, *Int J Dent* 10:20–25, 2009.
27. Clark D, Khademi J: Modern molar endodontic access and directed dentin conservation, *Dent Clin North Am* 54:249–273, 2010.
28. Krasner P, Rankow HJ: Anatomy of the pulp-chamber floor, *J Endod* 30:5–16, 2004.
29. Weine FS: *Endodontic therapy*, ed 6, St. Louis, 2004, Mosby.
30. Moore B, Verdelis K, Kishen A, et al.: Impacts of contracted endodontic cavities on instrumentation efficacy and biomechanical responses in maxillary molars, *J Endod* 42(2):1779–1783, 2016.
31. Rover G, Belladonna FG, Bortoluzzi EA, et al.: Influence of access cavity design on root canal detection, instrumentation efficacy, and fracture resistance assessed in maxillary molars, *J Endod* 43(10):11657–11662, 2017.
32. Sabeti M, Kazem M, Dianat, et al.: Impact of access cavity design and root canal taper on fracture resistance of endodontically treated teeth: an ex vivo investigation, *J Endod* 44(9):1402–1406, 2018.
33. Silva EJNL, Rover G, Belladonna FG, et al.: Impact of contracted endodontic cavities on fracture resistance of endodontically treated teeth: a systematic review of in vitro studies, *Clin Oral Investig* 22(1):109–118, 2018.
34. Lee MM, Rasimick BJ, Turner AM, et al.: Morphological measurements of anatomic landmarks in pulp chambers of human anterior teeth, *J Endod* 33:129–131, 2007.
35. Deutsch AS, Musikant BL, Gu S, et al.: Morphological measurements of anatomic landmarks in pulp chambers of human maxillary furcated bicuspids, *J Endod* 31:570–573, 2005.
36. Baldassari-Cruz LA, Lilly JP, Rivera EM: The influence of dental operating microscope in locating the mesiolingual canal orifice, *Oral Surg Oral Med Oral Pathol Oral Radiol Endod* 93:190–194, 2002.
37. Haselton DR, Lloyd PM, Johnson WT: A comparison of the effects of two burs on endodontic access in all-ceramic high lucite crowns, *Oral Surg Oral Med Oral Pathol Oral Radiol Endod* 89:486–492, 2000.
38. de Carvalho MC, Zuolo ML: Orifice locating with a microscope, *J Endod* 26:532–534, 2000.
39. Kasahara E, Yasuda E, Yamamoto A, et al.: Root canal system of the maxillary central incisor, *J Endod* 16:158–161, 1990.
40. Dankner E, Harari D, Rotstein I: Dens evaginatus of anterior teeth: literature review and radiographic survey of 15,000 teeth, *Oral Surg Oral Med Oral Pathol Oral Radiol Endod* 81:472–475, 1996.
41. Gound TG: Dens invaginatus: a pathway to pulpal pathology—a literature review, *Pract Periodontics Aesthet Dent* 9:585–594, 1997; quiz, 96.
42. Green D: Double canals in single roots, *Oral Surg Oral Med Oral Pathol* 35:689–696, 1973.
43. Kulild JC, Peters DD: Incidence and configuration of canal systems in the mesiobuccal root of maxillary first and second molars, *J Endod* 16:311–317, 1990.
44. Pineda F: Roentgenographic investigation of the mesiobuccal root of the maxillary first molar, *Oral Surg Oral Med Oral Pathol* 36:253–260, 1973.
45. Stropko JJ: Canal morphology of maxillary molars: clinical observations of canal configurations, *J Endod* 25:446–450, 1999.
46. Weine FS, Healey HJ, Gerstein H, et al.: Canal configuration in the mesiobuccal root of the maxillary first molar and its endodontic significance, *Oral Surg Oral Med Oral Pathol* 28:419–425, 1969.
47. Acosta Vigouroux SA, Trugeda Bosaans SA: Anatomy of the pulp chamber floor of the permanent maxillary first molar, *J Endod* 4:214–219, 1978.
48. Benjamin KA, Dowson J: Incidence of two root canals in human mandibular incisor teeth, *Oral Surg Oral Med Oral Pathol* 38:122–126, 1974.
49. Rankine-Wilson RW, Henry P: The bifurcated root canal in lower anterior teeth, *J Am Dent Assoc* 70:1162–1165, 1965.
50. Mauger MJ, Waite RM, Alexander JB, et al.: Ideal endodontic access in mandibular incisors, *J Endod* 25:206–207, 1999.
51. Clements RE, Gilboe DB: Labial endodontic access opening for mandibular incisors: endodontic and restorative considerations, *J Can Dent Assoc* 57:587–589, 1991.
52. Vertucci FJ: Root canal morphology of mandibular premolars, *J Am Dent Assoc* 97:47–50, 1978.

53. Vertucci FJ: Root canal anatomy of the human permanent teeth, *Oral Surg Oral Med Oral Pathol* 58:589–599, 1984.
54. Hartwell G, Bellizzi R: Clinical investigation of in vivo endodontically treated mandibular and maxillary molars, *J Endod* 8:555–557, 1982.
55. Skidmore AE, Bjorndal AM: Root canal morphology of the human mandibular first molar, *Oral Surg Oral Med Oral Pathol* 32:778–784, 1971.
56. Reeh ES, Messer HH, Douglas WH: Reduction in tooth stiffness as a result of endodontic and restorative procedures, *J Endod* 15:512–516, 1989.
57. Sedgley CM, Messer HH: Are endodontically treated teeth more brittle? *J Endod* 18:332–335, 1992.
58. Wilcox LR, Walton RE: The shape and location of mandibular premolar access openings, *Int Endod J* 20:223–227, 1987.
59. Chapman CE: A microscopic study of the apical region of human anterior teeth, *J Br Endod Soc* 3:52–58, 1969.
60. Dummer PM, McGinn JH, Rees DG: The position and topography of the apical canal constriction and apical foramen, *Int Endod J* 17:192–198, 1984.
61. Ricucci D, Pascon EA, Ford TR, et al.: Epithelium and bacteria in periapical lesions, *Oral Surg Oral Med Oral Pathol Oral Radiol Endod* 101:239–249, 2006.
62. Ricucci D, Langeland K: Apical limit of root canal instrumentation and obturation. Part 2. A histological study, *Int Endod J* 31:394–409, 1998.
63. Ricucci D: Apical limit of root canal instrumentation and obturation. Part 1. Literature review, *Int Endod J* 31:384–393, 1998.
64. Schaeffer MA, White RR, Walton RE: Determining the optimal obturation length: a meta-analysis of literature, *J Endod* 31:271–274, 2005.
65. Dummer PM, Lewis JM: An evaluation of the endometric probe in root canal length estimation, *Int Endod J* 20:25–29, 1987.
66. Forsberg J: A comparison of the paralleling and bisecting-angle radiographic techniques in endodontics, *Int Endod J* 20:177–182, 1987.
67. Forsberg J: Radiographic reproduction of endodontic "working length" comparing the paralleling and the bisecting-angle techniques, *Oral Surg Oral Med Oral Pathol* 64:353–360, 1987.
68. Olson AK, Goerig AC, Cavataio RE, et al.: The ability of the radiograph to determine the location of the apical foramen, *Int Endod J* 24:28–35, 1991.
69. Seidberg BH, Alibrandi BV, Fine H, et al.: Clinical investigation of measuring working lengths of root canals with an electronic device and with digital-tactile sense, *J Am Dent Assoc* 90:379–387, 1975.
70. Stabholz A, Rotstein I, Torabinejad M: Effect of preflaring on tactile detection of the apical constriction, *J Endod* 21:92–94, 1995.
71. Goerig AC, Neaverth EJ: A simplified look at the buccal object rule in endodontics, *J Endod* 13:570–572, 1987.
72. Richards AG: The buccal object rule, *Dent Radiogr Photogr* 53:37, 1980.
73. McDonald NJ: The electronic determination of working length, *Dent Clin North Am* 36:293–307, 1992.
74. Pratten DH, McDonald NJ: Comparison of radiographic and electronic working lengths, *J Endod* 22:173–176, 1996.
75. Fouad AF, Rivera EM, Krell KV: Accuracy of the Endex with variations in canal irrigants and foramen size, *J Endod* 19:63–67, 1993.
76. Beach CW, Bramwell JD, Hutter JW: Use of an electronic apex locator on a cardiac pacemaker patient, *J Endod* 22:182–184, 1996.
77. Garofalo RR, Ede EN, Dorn SO, et al.: Effect of electronic apex locators on cardiac pacemaker function, *J Endod* 28:831–833, 2002.
78. Moshonov J, Slutzky-Goldberg I: Apex locators: update and prospects for the future, *Int J Comput Dent* 7:359–370, 2004.
79. Simon AB, Linde B, Bonnette GH, et al.: The individual with a pacemaker in the dental environment, *J Am Dent Assoc* 91:1224–1229, 1975.
80. Woolley LH, Woodworth J, Dobbs JL: A preliminary evaluation of the effects of electrical pulp testers on dogs with artificial pacemakers, *J Am Dent Assoc* 89:1099–1101, 1974.
81. Gomez G, Duran-Sindreu F, Jara Clemente F, et al.: The effects of six electronic apex locators on pacemaker function: an in vitro study, *Int Endod J* 46:399–405, 2013.
82. Wilson BL, Broberg C, Baumgartner JC, et al.: Safety of electronic apex locators and pulp testers in patients with implanted cardiac pacemakers or cardioverter/defibrillators, *J Endod* 32:847–852, 2006.

14
Limpeza e Modelagem

OVE A. PETERS, ANA ARIAS E SHAHROKH SHABAHANG

VISÃO GERAL DO CAPÍTULO

Princípios de limpeza e modelagem, 302
Preparo apical, 303
Avaliação pré-tratamento, 306
Princípios de técnicas de limpeza e modelagem, 307
Manejo da *smear layer*, 308
Irrigantes, 309

Lubrificantes, 311
Erros de preparo, 311
Técnicas de preparação, 312
Critérios para avaliação de limpeza e modelagem, 322
Medicamentos intracanal, 323

OBJETIVOS DA APRENDIZAGEM

Após ler este capítulo, o estudante deve estar apto a:

1. Explicar as razões e descrever estratégias para aumentar a porção cervical do canal para promover acesso em linha reta.
2. Definir como determinar o tamanho apropriado da lima utilizada no preparo apical.
3. Descrever os objetivos da limpeza e modelagem biomecânica e explicar como determinar quando eles foram alcançados.
4. Ilustrar diferentes maneiras de preparo e modelagem e desenhar em diagramas longitudinais e transversais.
5. Descrever técnicas para modelar canais que têm formatos irregulares, como redondo, oval, ampulheta, pino de boliche, feijão ou fita.
6. Fazer a distinção entre parada apical, batente apical e ápice aberto e discutir como realizar a obturação em cada um.
7. Descrever as técnicas apropriadas para a remoção da polpa.
8. Caracterizar as dificuldades de preparo na presença de variações anatômicas que dificultam o desbridamento completo.
9. Descrever técnicas para negociar canais com curvatura acentuada, calcificados ou com constrição.
10. Discutir as propriedades e o papel da medicação intracanal entre consultas.

A base dos desfechos a longo prazo de tratamentos de canal radicular bem-sucedidos consiste em estabelecer um diagnóstico preciso e desenvolver um plano de tratamento adequado; aplicar conhecimentos de anatomia e morfologia dentária (forma); realizar desbridamento, desinfecção e obturação de todo o sistema de canais radiculares, de modo a manter a resistência do dente. Historicamente, a ênfase era na obturação e vedação do espaço radicular. No entanto, nenhuma técnica ou material fornece uma vedação que seja completamente impermeável à umidade tanto do aspecto apical quanto coronal. Os primeiros estudos acerca do prognóstico indicaram que as falhas eram atribuíveis à obturação incompleta.[1] Isso provou ser falacioso, pois a obturação apenas reflete a adequação da limpeza e modelagem. Canais mal obturados podem estar limpos e modelados de maneira incompleta. A limpeza e a modelagem adequadas e o estabelecimento de um selamento coronal são elementos essenciais para o sucesso do tratamento, sendo a obturação menos importante para o sucesso a curto prazo.[2] A eliminação (ou redução significativa) de tecido pulpar inflamado ou necrótico e microrganismos são os fatores mais críticos. O papel da obturação no sucesso a longo prazo não foi estabelecido, mas pode ser significativo na prevenção da recontaminação na direção coronal ou apical. Selar o espaço do canal após a limpeza e modelagem ajudará a sepultar quaisquer organismos remanescentes[3] e, com o selamento coronal, prevenir ou, pelo menos, retardar a recontaminação do canal e dos tecidos perirradiculares. No entanto, foi demonstrado que algumas espécies bacterianas sobrevivem ao sepultamento.[4]

Esses conceitos clássicos definem o sucesso em endodontia por curar a periodontite apical, se presente no pré-operatório, ou a prevenção de sua ocorrência, se iniciada com tecidos periapicais normais. No entanto, nos últimos anos, foi demonstrado que a fratura vertical ou outras causas não endodônticas são as principais razões para a eventual perda de dentes com tratamento endodôntico.[5] Deve-se considerar, como consequência, um desfecho mais centrado no paciente, tendo em vista a suscetibilidade aumentada à fratura. A retenção funcional do dente tratado endodonticamente pode servir como um ponto final relevante no tratamento endodôntico,[6] que pode complementar, mas não deve substituir o foco tradicional na cura ou prevenção da periodontite apical.

Princípios de limpeza e modelagem

O tratamento não cirúrgico do canal radicular é um método previsível de reter um dente que, de outra maneira, exigiria extração. O sucesso do tratamento de canal radicular em um dente com polpa vital é superior ao de um dente com diagnóstico de polpa necrótica e lesão perirradicular.[7]

O motivo para tal diferença no resultado é a presença persistente de microrganismos e seus subprodutos metabólicos. Os fatores mais significativos que afetam a incapacidade do médico de remover completamente os microrganismos intracanais são a anatomia e a morfologia do dente. Acredita-se que os instrumentos entrem em contato e aplainem as paredes do canal para desbridá-lo (Figuras 14.1 a 14.4), auxiliado por soluções de irrigação. Os fatores morfológicos incluem canal lateral (ver Figura 14.2) e canais acessórios, curvaturas do canal, irregularidades da parede do canal, achatamentos (ver Figura 14.1) e istmos. Essas variações tornam o contato total com a parede e, portanto, o desbridamento completo impossíveis. Consequentemente, um objetivo prático da limpeza é reduzir significativamente os irritantes, não eliminá-los totalmente. A irrigação frequente e eficaz é necessária para alcançar esse objetivo. Ao mesmo tempo, os canais radiculares precisam ser alargados para permitir que os irrigantes limpem adequadamente o canal e removam a dentina contaminada. Os irrigantes removem prontamente os microrganismos do terço coronário de um canal radicular, mas é necessária uma modelagem adicional para eliminar as bactérias em áreas menos acessíveis do canal. Enquanto isso, a ação mecânica dos instrumentos gera detritos que costumam ser empurrados para a anatomia acessória e podem bloquear o acesso para irrigação subsequente. Esses detritos também precisam ser lavados e removidos. Portanto, é

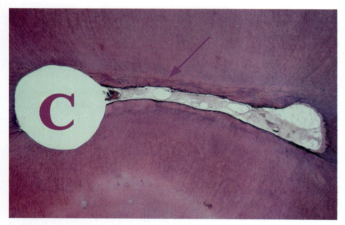

• **Figura 14.1** Corte transversal através de uma raiz mostrando o canal principal (C) e uma extensão sem saída após limpeza e modelagem com limas e hipoclorito de sódio. Observe os restos de tecido na extensão.

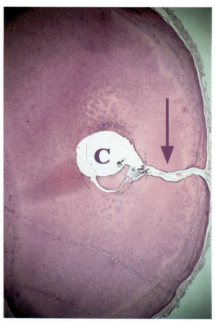

• **Figura 14.2** O canal principal (C) tem um canal lateral (*seta*) que se estende até a superfície da raiz. Após limpeza e modelagem com irrigação com hipoclorito de sódio, o tecido permanece no canal lateral.

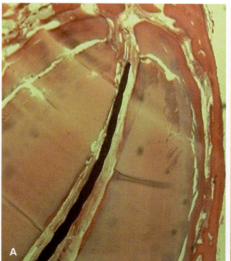
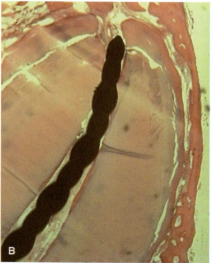

• **Figura 14.3 A.** Lima nº 15 no terço apical do canal. Observe que o tamanho é inadequado para aplainar as paredes. **B.** A lima nº 40 se aproxima mais da morfologia do canal. (Cortesia do Dr. Randy Madsen.)

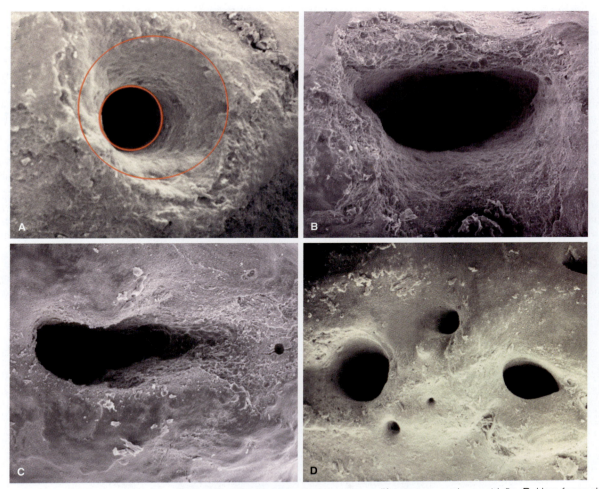

• **Figura 14.4** **A.** A anatomia apical clássica consiste no diâmetro maior do forame e no diâmetro menor da constrição. **B.** Uma forma de forame apical ovoide irregular e reabsorção externa. **C.** Uma morfologia da região apical e um canal acessório. **D.** Forame apical múltiplo.

imprescindível usar modelagem mecânica e irrigação em sinergia para maximizar a eficácia antibacteriana dos procedimentos endodônticos.

Além de aprimorar os procedimentos de limpeza, outro propósito da modelagem é fornecer espaço para um preenchimento eficaz do espaço do canal radicular. O principal objetivo mecânico da modelagem é manter ou desenvolver um funil continuamente afunilado do orifício do canal até o ápice. Conceitualmente, o grau de alargamento é parcialmente ditado pelo método de obturação. Para compactação lateral de guta-percha, o canal deve ser alargado o suficiente para permitir a colocação do espaçador em 1 a 2 mm do comprimento de trabalho (CT).[8] Para técnicas de compactação vertical a quente, o aumento coronal deve permitir a colocação de calcadores em 3 a 5 mm do CT.[9]

No entanto, quanto mais dentina é removida das paredes do canal, menos resistente à fratura a raiz se torna.[10] Pontos de guta-percha micronizados para compactação vertical que permitem a fusão a distâncias maiores da fonte de calor estão agora disponíveis para viabilizar a obturação adequada de preparos mais conservadores. Novos materiais fundamentados no conceito das chamadas técnicas de obturação hidráulica também são comercializados para o mesmo fim. Contudo, como sempre, os clínicos devem selecionar uma técnica de obturação criteriosamente, com base nas evidências disponíveis.

Idealmente, o grau de conformação deve depender do dente e não da técnica de obturação. Por exemplo, raízes estreitas e finas, como os incisivos inferiores, podem não permitir o mesmo grau de alargamento que as raízes mais volumosas, como os incisivos centrais superiores.

Preparo apical

Término da limpeza e modelagem

Embora o conceito de limpeza e modelagem do espaço do canal radicular pareça ser simples, há áreas em que esse consenso não existe. O primeiro é a extensão do preparo apical. Os primeiros estudos identificaram a junção dentinocementária como a área onde termina a polpa e começa o ligamento periodontal. Infelizmente, este é um marco histológico e de posição (que é irregular dentro do canal) que não pode ser determinado do ponto de vista clínico.

Tradicionalmente, o ponto apical de terminação, também conhecido como CT, esteve a 1 mm do ápice radiográfico. Um estudo clássico descreve a porção apical do canal com o maior diâmetro do forame e o menor diâmetro da constrição (ver Figura 14.4).[11] A constrição apical é definida como a porção mais estreita do canal, e a distância média encontrada do forame até a constrição foi de 0,5 mm. Outro estudo constatou que a constrição apical clássica estava presente em apenas 46% dos dentes e, quando presente, variava no formato e em relação ao forame apical.[12] Variações do aspecto clássico consistem em estreitamento das constrições, múltiplas constrições e uma parte paralela do canal apical.[12]

Para complicar a questão, o forame raramente está localizado no ápice anatômico. Dados convincentes de microtomografia computadorizada fornecem um retrato mais realista da morfologia do forame apical (Figura 14.5).

A anatomia apical também mostrou ser bastante variável (ver Figuras 14.4B e 14,5). Um estudo não encontrou um padrão típico para as aberturas foraminais e nenhum forame coincidiu com o ápice da raiz.[13] O mesmo grupo relatou que a distância do forame ao ápice varia de 0,20 a 3,8 mm.

Também foi observado que a distância do forame à constrição aumenta com a idade,[11] e a reabsorção radicular pode destruir a constrição anatômica clássica.[14] Os processos de reabsorção são comuns em polpas necrosadas e reabsorção apical óssea. Portanto, a reabsorção da raiz é um fator adicional a ser considerado na determinação do comprimento.

Em um estudo prospectivo, fatores adversos significativos que influenciaram o sucesso e o fracasso foram a presença de perfuração, a doença perirradicular pré-operatória e o comprimento incorreto da obturação do canal radicular.[15,16] Os autores especularam que os canais preenchidos com mais de 2,0 mm aquém abrigam tecido necrótico, bactérias e irritantes que, quando retirados, podem ser limpos e selados.[15] Uma avaliação de metanálise de sucesso e fracasso indicou uma melhor taxa de sucesso quando a obturação estava confinada ao espaço do canal.[17] Uma revisão de vários estudos sobre os resultados endodônticos confirma que a extrusão de materiais diminui o sucesso.[7,18,19] Em um estudo examinando casos com necrose pulpar, o melhor sucesso foi alcançado quando os procedimentos terminaram em 2 mm ou dentro de 2 mm do ápice radiográfico. Uma obturação 2 mm aquém ou após o ápice resultou em menor taxa de sucesso. Em dentes com tecido pulpar vital inflamado, a terminação entre 1 e 3 mm era aceitável.[18] Dois estudos maiores confirmaram que a sobreobturação estava associada a desfechos inferiores.[7,19]

Ao mesmo tempo, o preparo aquém apresenta maiores riscos de acúmulo e retenção de detritos, o que, por sua vez, pode resultar em bloqueio apical e contribuir para erros de procedimento; além disso, detritos infectados, bactérias e seus subprodutos podem permanecer na porção mais apical do canal em casos com necrose pulpar prejudicando a cicatrização apical e contribuindo para uma periodontite apical persistente ou recorrente[20,21] ou doença pós-tratamento.[22,23]

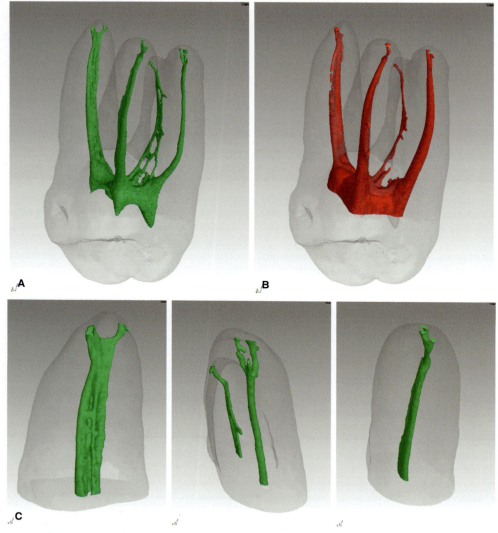

● **Figura 14.5** **A.** Microtomografia computadorizada (micro-TC), reconstrução de um sistema de canal radicular antes do preparo de um molar superior. **B.** Sistema de canais preparado, com preparo apical 30 no canal palatino e 25 nos canais mesiovestibular e distovestibular. **C.** Visão ampliada da configuração inicial do canal para todos os três ápices.

A maioria das publicações acerca de resultados que extrapolam o efeito da terminação apical é retrospectiva. Por outro lado, um estudo prospectivo recente demonstrou que, além da manutenção da perviedade apical, a extensão apical da limpeza do canal é um fator prognóstico significativo para o tratamento do canal radicular, e recomenda-se estender a limpeza do canal o mais próximo possível de seu término apical. Nesse estudo, as chances de sucesso foram reduzidas em 12% para cada 1 mm aquém do término do canal remanescente "não instrumentado".[7]

Portanto, o ponto clínico de preparo apical exato de obturação permanece em debate. A necessidade de compactar a guta-percha e o cimento obturador em direção apical (constrição do canal) é importante na criação de uma vedação. A decisão de onde terminar a preparação é baseada no conhecimento de anatomia apical, sensação tátil, interpretação radiográfica, localizador apical, sangramento apical e resposta do paciente. Para evitar a extrusão, os procedimentos de limpeza e modelagem devem ser confinados ao espaço radicular. Os canais preenchidos até o ápice radiográfico são, na verdade, ligeiramente estendidos.[13]

Grau de alargamento apical

Generalizações podem ser feitas em relação à anatomia e morfologia do dente, embora cada dente seja único. O comprimento do preparo do canal é frequentemente enfatizado sem considerar fatores importantes como o diâmetro e o formato do canal. Como a morfologia é variável, não existe um comprimento de canal padronizado. Tradicionalmente, as técnicas de preparo eram determinadas pelo desejo de limitar os erros de procedimento e pelo método de obturação. Um pequeno preparo apical reduz a incidência de erros no preparo (como é discutido na seção seguinte), mas pode diminuir a eficácia antimicrobiana dos procedimentos de limpeza. Parece que, com instrumentos manuais tradicionais, o desvio apical ocorre em muitos canais curvos alargados além de uma lima de aço inoxidável nº 20.[24]

Os critérios para limpeza e modelagem devem ter como base a capacidade de fornecer quantidades suficientes de irrigante, e não em uma técnica de obturação específica. A capacidade dos irrigantes de atingir a porção apical do canal radicular depende do tamanho do canal, da conicidade e do dispositivo de irrigação utilizado.[25-27]

Tamanhos maiores de preparo têm mostrado proporcionar irrigação adequada e remoção de detritos em conformidade, além de reduzir significativamente o número de microrganismos.[28-31] No entanto, qualquer remoção de dentina tem o potencial de enfraquecer a estrutura radicular; logo, pode ser vantajoso o uso de um auxiliar de irrigação desenvolvido para promover a eficácia na irrigação em preparos conservadores.[32,33]

Em princípio, pode haver uma relação entre aumento do tamanho do preparo apical, limpeza do canal[34] e redução bacteriana.[35,36] As técnicas de instrumentação que preconizam o preparo apical mínimo podem ser ineficazes para atingir o objetivo de limpar e desinfetar o espaço do canal radicular.[34,36] No entanto, esse conceito atinge seus limites quando uma preparação muito grande leva a erros de procedimento[37,38] e quando as modificações criadas no tecido duro bloqueiam a própria anatomia que deveria ser limpa (Figura 14.6).[39]

Uma variedade de espécies microbianas pode penetrar profundamente nos túbulos dentinários.[40] Esses organismos intratubulares são protegidos de instrumentos endodônticos, ação de irrigantes

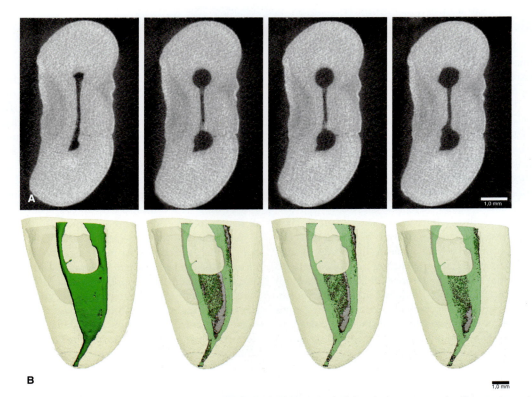

• **Figura 14.6 A.** Imagens individuais de microtomografia computadorizada do terço apical da raiz de uma amostra típica antes e depois do preparo do canal radicular e irrigação com hipoclorito de sódio (NaOCl), irrigação subsequente com ácido etilenodiaminotetracético e irrigação ultrassônica passiva final usando novamente NaOCl (da esquerda para a direita). **B.** As reconstruções tridimensionais correspondentes de todo o sistema de canais são mostradas abaixo. (Reproduzida de Paqué F, Boessler C, Zehnder M: Accumulated hard tissue débris levels in mesial roots of mandibular molars after sequential irrigation steps, *Int Endod J* 44 (2): 148, 2011 com permissão.[39]

e medicamentos intracanal. A remoção da dentina parece ser o principal método para diminuir seus números. No entanto, pode não ser possível remover bactérias que estão profundamente nos túbulos, independentemente da técnica. Existe uma correlação entre o número de organismos presentes e a profundidade de penetração tubular;[41] em dentes com periodontite apical, as bactérias podem penetrar nos túbulos para a periferia da raiz.[42,43]

Eliminação da etiologia

O desenvolvimento de instrumentos de níquel-titânio (NiTi) mudou drasticamente as técnicas de limpeza e modelagem. Foram rapidamente adotados por clínicos em muitos países.[44-46] A principal vantagem de usar esses instrumentos flexíveis está relacionada com a conformação, especificamente, uma redução significativa na incidência de erros de preparo.[37]

Nem instrumentos manuais nem limas rotatórias mostraram realizar o completo desbridamento do canal.[29,47,48] O alargamento mecânico do espaço do canal diminui drasticamente a presença de microrganismos em seu interior,[49] mas não pode tornar o canal estéril.[29] Portanto, irrigantes antimicrobianos têm sido recomendados além das técnicas de preparação mecânica.[50] Atualmente, não há consenso no irrigante mais apropriado ou concentração de solução, embora o hipoclorito de sódio (NaOCl) seja o irrigante amplamente mais utilizado.[51]

Infelizmente, soluções como NaOCl que são designadas para matar bactérias[50,52,53] são frequentemente tóxicas para as células hospedeiras,[54-57] e, portanto, a extrusão além do espaço do canal deve ser evitada.[58,59] Um fator importante relacionado à eficácia é o volume de irrigante utilizado durante o procedimento. Aumentar o volume torna o preparo mais limpo.[60]

Patência apical

A patência apical é uma técnica que preconiza a colocação repetida de pequenas limas manuais ligeiramente além do forame apical durante o preparo do canal (Figura 14.7). Um benefício dessa técnica durante os procedimentos de limpeza e modelagem é garantir que o CT não seja perdido e que a porção apical da raiz não seja preenchida com tecido, restos de dentina e bactérias (ver Figura 14.6A). O conceito de patência tem sido historicamente controverso; na verdade, preocupações com relação à possível extrusão de resíduos dentinários, bactérias e irrigantes foram levantadas,[61] uma condição frequentemente considerada como resultante em dor pós-operatória e possivelmente retardo na cicatrização.[62]

No entanto, um grande estudo retrospectivo identificou a patência apical como um fator possivelmente associado a maiores taxas de sucesso.[7] Além disso, pelo menos *in vitro*, os microrganismos não parecem ser transportados para além dos limites do canal.[63] Limas pequenas não são diretamente eficazes no desbridamento (ver Figura 14.3), mas alcançar a permeabilidade pode ser útil para aumentar a eficácia da irrigação,[64] determinar CT eletrônico, minimizar o risco de perda de comprimento, reduzir contratempos de modelagem,[65] como desvio do canal e formação de degraus, preservar a anatomia da constrição apical[66] e melhorar o sentido tátil dos clínicos durante a modelagem apical.[67]

Estudos avaliando a falha do tratamento observaram, além de vários outros fatores, a presença de bactérias fora do espaço radicular,[20] e as bactérias, em alguns casos, mostraram existir como placas ou biofilmes na estrutura externa da raiz.[68] Foi demonstrado *in vitro* que a manutenção da patência pode estar ligada a pequenas quantidades de irrigante para atingir o periodonto, mas isso não pareceu aumentar a chance de acidentes de irrigação na clínica.[69]

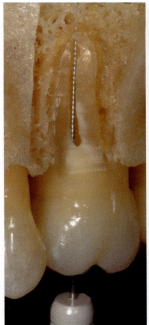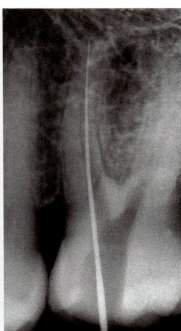

● **Figura 14.7** Uma pequena lima (nº 10 ou 15) é colocada além do ápice radiográfico para manter a patência do forame. Observe que a ponta se estende além do forame apical.

Além disso, uma revisão sistemática publicada recentemente concluiu que a manutenção da patência apical não estava associada à dor pós-operatória em dentes com polpa vital ou não vital.[70] Por todas essas razões, os benefícios de manter a patência apical parecem superar os possíveis riscos.

Avaliação pré-tratamento

Antes do tratamento, cada caso deve ser avaliado quanto ao seu grau de dificuldade. A American Association of Endodontists desenvolveu o *The Endodontic Case Difficulty Assessment Form*, uma ferramenta prática que ajuda os clínicos a identificar as complexidades que não devem ser negligenciadas antes de iniciar um tratamento de canal radicular. Todos os três aspectos – paciente, diagnóstico e tratamento – são considerados para identificar o nível de dificuldade de um caso específico e ajudar em 3 minutos a prever problemas que o clínico pode ter durante o tratamento e determinar se a complexidade do caso é adequada para o nível de conhecimento e conforto do clínico.

A anatomia normal e as variações anatômicas são determinadas, bem como as variações na morfologia do canal.[71] O manuseio incorreto de dificuldades naturais levará a contratempos processuais que serão ainda mais difíceis de gerenciar. Um canal radicular que parece reto em uma radiografia pode ter curvaturas múltiplas em três dimensões que não são capturadas com um filme bidimensional. Portanto, mais de uma radiografia pré-operatória pode ser necessária para uma avaliação adequada; uma varredura de feixe cônico ou tomografia computadorizada de feixe cônico (TCFC) também pode ajudar a determinar a melhor estratégia para modelar as anatomias de canais mais difíceis.

Especificamente, quanto mais longa uma raiz, mais difícil é o tratamento; apicalmente, uma raiz estreita e curva é suscetível à perfuração; em dentes multirradiculares, uma área radicular mediana estreita pode resultar em uma perfuração destacada em direção à concavidade da raiz. O grau e a localização da curvatura são determinados. Os canais raramente são retos, e as curvaturas na direção vestibulolingual normalmente não são visíveis na radiografia. Curvas agudas ou dilacerações são mais difíceis de gerenciar que uma curva suave contínua. As raízes em formato de S ou configuração de baioneta são muito difíceis de tratar. A mineralização intracanal também complicará o tratamento. Essa mineralização geralmente ocorre na direção coronal para apical; portanto, um grande canal estreito pode se tornar mais cilíndrico com a irritação ou idade.

A reabsorção também complicará o tratamento. Com a reabsorção interna, é difícil passar os instrumentos através da porção coronal do canal e do defeito de reabsorção e para a porção apical. Além disso, as limas não removerão tecido, detritos necróticos e bactérias de tal defeito de reabsorção. A reabsorção externa pode perfurar o espaço do canal e apresentar problemas de hemostasia e isolamento. As restaurações podem obstruir o acesso e a visibilidade, bem como alterar a orientação da coroa em relação à raiz.

Princípios de técnicas de limpeza e modelagem

A limpeza e a modelagem são conceitos separados e distintos, mas são realizados simultaneamente. Os critérios de preparação do canal incluem desenvolver um funil continuamente cônico, manter a forma original do canal, manter o forame apical em sua posição original, manter a menor abertura apical possível e desenvolver paredes lisas vítreas.[9] Os procedimentos de limpeza e modelagem são realizados para manter uma matriz apical e compactar o material obturador, independentemente da técnica de obturação.[9]

É necessário conhecimento de uma variedade de técnicas e instrumentos para tratar as inúmeras variações na anatomia do canal. Não há consenso ou evidência clínica sobre qual técnica, *design* ou tipo de instrumento é clinicamente superior (Vídeo 14.3).[38,72]

As limas NiTi têm sido incorporadas à endodôntica devido à sua flexibilidade e resistência à fadiga cíclica.[73] A resistência à fadiga cíclica permite que esses instrumentos sejam usados em uma peça de mão rotatória, o que lhes dá vantagem sobre as limas de aço inoxidável. As limas NiTi são fabricadas em versões manuais e rotatórias e demonstraram produzir modelagem superior em comparação com instrumentos manuais de aço inoxidável (Vídeo 14.1).[37,72,74]

Os instrumentos NiTi estão disponíveis em uma variedade de *designs*, muitos com maior conicidade em comparação com as limas de aço inoxidável padronizadas de 0,02 mm. A superelasticidade da liga de NiTi possibilitou a fabricação de instrumentos mais cônicos e ainda flexíveis o suficiente para dar formato adequado aos canais com diferentes ângulos e raios de curvatura. O aumento da conicidade proporciona formas melhores e mais contínuas com o uso de menos instrumentos e em menor tempo. Os *tapers* comuns são 0,04 e 0,06, e os diâmetros da ponta podem ou não estar em conformidade com as especificações tradicionais de fabricação. Os sistemas de limas podem variar a conicidade (*taper*) enquanto mantém o mesmo diâmetro de ponta, ou podem empregar *tapers* variados com diâmetros de ponta padronizados pela International Organization for Standardization (ISO); alguns instrumentos NiTi têm conicidade variada ao longo de suas porções de corte, com mais instrumentos recentes apresentando menores diâmetros laminados máximos de menos de 1 mm no final da porção laminada do instrumento.

Um conceito racional de preparo do canal radicular usando os instrumentos atuais se divide em estágios. Classicamente, o estágio 1 é um pré-alargamento definido, antes de trazer qualquer lima de mão para o terço apical do canal. Dependendo da dificuldade esperada do canal, instrumentos podem atingir o CT durante o estágio 2; por exemplo, se houver apenas uma curvatura. Se as avaliações pré-operatórias indicaram que um formato de S ou curvaturas múltiplas estão presentes, pode ser útil introduzir um estágio 3 que finalmente alcance o CT estimado, enquanto o estágio 2 fornece um aumento adicional na curvatura secundária.[75]

No entanto, o aparecimento de tratamentos térmicos de ligas de NiTi com diferentes séries de tratamentos, de aquecimento e resfriamento levou ao aprimoramento das propriedades mecânicas de instrumentos rotatórios contemporâneos, otimizando as características microestruturais da liga. A maior flexibilidade e a resistência à fadiga cíclica desses novos instrumentos fornecem melhor comportamento clínico e permitem a preservação da dentina no terço coronal de muitos casos com uma modificação mínima do orifício no estágio 1. Evidências científicas sugerem que a preservação da dentina pericervical (4 mm acima e abaixo da crista óssea) é crucial para a distribuição de tensões funcionais e a manutenção da força do dente e sobrevivência a longo prazo.[76] Simulações computacionais com análise de elementos finitos mostraram que as tensões mastigatórias são reduzidas mesmo quando pequenas quantidades dessa dentina pericervical são preservadas.[77]

Os autores acreditam nesse componente minimamente invasivo da técnica porque o alargamento excessivo é responsável por reduzir a espessura da parede dentária, a resistência estrutural e, talvez, a capacidade de restauração geral (Figura 14.8). Por outro lado, quando é realizado com um instrumento que permite a remoção seletiva de dentina por causa de um diâmetro laminado máximo limitado (DMF) que fornece um preparo coronal conservador, o alargamento coronal precoce também é benéfico para o acesso mais rápido às soluções de irrigação desinfetantes, melhor controle tátil dos instrumentos manuais durante a negociação e fácil colocação das limas no delicado terço apical.[78]

Em geral, a utilização de instrumentos rotatórios de NiTi até o CT deve ser precedida de uma exploração manual do canal até o comprimento de preparo desejado, também conhecido como verificação de patência. Essa etapa é executada com uma ou mais limas K pequenas que não são pré-curvadas. Nos últimos anos, os instrumentos rotatórios de NiTi foram projetados especificamente para simplificar o processo de preparação da trajetória de deslizamento após uma lima de negociação ter chegado ao CT. Se for possível alcançar CT sem pré-curvatura, instrumentos rotatórios podem ser usados para o comprimento desejado. No entanto, deve-se ter cuidado em canais em formato de S, canais que se unem em uma única raiz e canais com dilacerações graves. Canais em que a formação de degraus está presente e canais muito grandes em que os instrumentos falham em entrar em contato com as paredes do canal não são indicados para preparos rotatórios.

A fratura do instrumento pode ocorrer como resultado de carga de torção ou fadiga cíclica.[38] As forças de torção se desenvolvem por causa da resistência ao atrito; portanto, à medida que a área de superfície aumenta ao longo das estrias, maior será o atrito e maior será o potencial de fratura. O estresse de torção pode ser reduzido limitando o contato da lima, por meio de uma técnica de preparação coroa-ápice, verificando um caminho de deslizamento para CT e com a presença de irrigantes líquidos como NaOCl durante os procedimentos de modelagem.

A fadiga cíclica ocorre quando uma lima gira em um canal curvo.[79] No ponto de curvatura, a superfície externa da lima fica sob tensão, enquanto a superfície interna do instrumento é comprimida. Conforme o instrumento gira, as áreas de tensão e compressão se alternam, o início da trinca começa, levando à fratura. Frequentemente, não há evidências visíveis de que a fratura seja iminente.

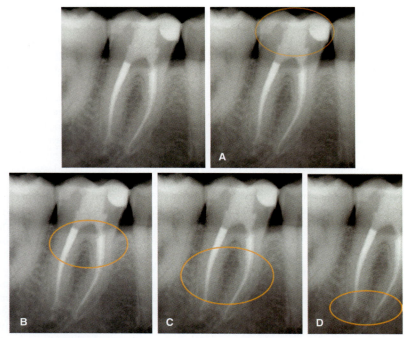

- **Figura 14.8** Um molar inferior tratado endodonticamente por meio de acesso restrito e conformação limitada, destacando suas diretrizes por área: coronal (**A**), pericervical (**B**), corpo radicular (**C**) e apical (**D**). (Reproduzida de Boveda C, Kishen A: Contracted endodontic cavities: the foundation for less invasive alternatives in the management of apical periodontitis. *Endod Topics* 33: 169, 2015 com permissão.)

- **Boxe 14.1   Questões de revisão**

1. Falhas do tratamento endodôntico são causadas pelos seguintes fatores, exceto:
   a. Desbridamento inadequado do canal radicular
   b. Uso de instrumentação manual
   c. Infiltração coronária
   d. Bactérias mais resistentes a protocolos de tratamento
2. O uso de irrigantes antimicrobianos é um componente opcional do desbridamento do canal radicular porque novos avanços tecnológicos no *design* de limas permitem uma melhor adaptação às irregularidades do canal.
   a. Verdadeiro
   b. Falso
3. A localização precisa da constrição apical pode ser difícil de identificar devido a qual dos seguintes fatores?
   a. A localização do forame apical pode variar
   b. A constrição apical pode ser alterada por alterações inflamatórias
   c. O término do canal nem sempre está localizado no ápice radicular
   d. Todas as anteriores
4. A perfuração iatrogênica da raiz pode afetar negativamente o resultado do tratamento endodôntico.
   a. Verdadeiro
   b. Falso
5. A manutenção da dentina pericervical contribui para a resistência às fraturas que podem ser causadas por forças mastigatórias.
   a. Verdadeiro
   b. Falso

Embora o processo de novas ligas termomecânicas tenha melhorado a vida útil dos instrumentos, ainda é aconselhável que o uso de instrumentos de NiTi seja monitorado[80] e limitado a um número reduzido de casos. Para canais difíceis ou calcificados ou muito curvados, recomenda-se que os instrumentos sejam usados apenas uma vez.[72]

Manejo da *smear layer*

Durante a limpeza e modelagem, os componentes orgânicos do tecido pulpar e detritos dentinários inorgânicos se acumulam e não são apenas pressionados em canais acessórios, canais laterais e istmos (ver Figura 14.6), mas também depositados na parede do canal radicular, produzindo uma camada de esfregaço amorfa e irregular (*smear layer*) (Figura 14.9).[81] Com a necrose pulpar, a camada de *smear layer* pode estar contaminada com bactérias e seus subprodutos metabólicos. A camada de *smear layer* é superficial, com espessura de 1 a 5 μm, e os resíduos podem adentrar os túbulos dentinários em distâncias variáveis.[82]

Não há consenso sobre a remoção da *smear layer* antes da obturação.[81,83,84] As vantagens e desvantagens da remoção da *smear layer* permanecem controversas; no entanto, a evidência geralmente apoia a remoção da camada de *smear layer* antes da obturação.[81,85] Os detritos orgânicos presentes na *smear layer* podem constituir substrato para o crescimento bacteriano, e tem sido sugerido que a *smear layer* proíbe o contato do cimento com a parede do canal, o que permite infiltração. Além disso, microrganismos viáveis nos túbulos dentinários podem usar a camada de *smear layer* como substrato para um crescimento sustentado. Quando a camada de *smear layer* não é removida, ela pode se desintegrar lentamente com a infiltração de materiais de obturação, ou pode ser removida por ácidos e enzimas que são produzidos por bactérias viáveis deixadas nos túbulos ou que entram por infiltração coronal.[3] A presença de uma camada de *smear layer* também pode interferir na ação e eficácia dos irrigantes de canais radiculares e desinfetantes de interposição.[53]

Com a remoção da camada de *smear layer*, os materiais de preenchimento se adaptam melhor à parede do canal.[86,87] A remoção da camada de *smear layer* também melhora a adesão de cimentos à dentina, sua penetração tubular,[83,86-88] e permite a penetração de todo o cimento em profundidades variadas.[89] A remoção da camada de *smear layer* reduz a infiltração coronária e apical (Vídeo 14.2).[85,90]

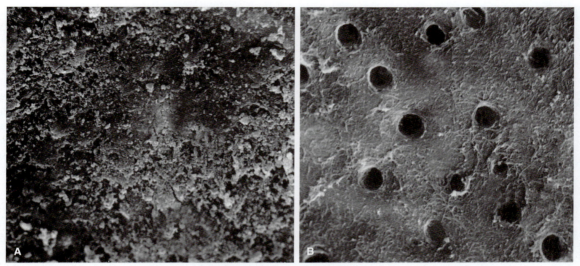

• **Figura 14.9 A.** Uma parede de canal com a camada de *smear layer* presente. **B.** A camada de *smear layer* foi removida com 17% de ácido etilenodiaminotetracético.

Irrigantes

As propriedades ideais para um irrigante endodôntico estão listadas no Boxe 14.2.[81] Atualmente, nenhuma solução atende a todos os requisitos delineados. Na verdade, nenhuma técnica parece capaz de limpar completamente o espaço do canal radicular.[39,91-93] A irrigação frequente é necessária para enxaguar e remover os detritos gerados pela ação mecânica dos instrumentos. Ao mesmo tempo, o preparo da parede radicular cria fragmentos de tecido duro que normalmente são empurrados para a anatomia acessória, bloqueando o acesso para irrigação subsequente.[39] Portanto, é imperativo usar modelagem mecânica e irrigação em sinergia para maximizar a eficácia antibacteriana dos procedimentos endodônticos.

Hipoclorito de sódio

O irrigante mais comum é o NaOCl, também conhecido como alvejante doméstico. As vantagens do NaOCl incluem a descarga mecânica de detritos do canal, a capacidade da solução de dissolver os componentes vitais[94] e tecido necrótico,[95] a ação antimicrobiana da solução[47] e a ação lubrificante.[96] Além disso, é barato e prontamente disponível.[97]

O cloro livre no NaOCl dissolve o tecido necrótico ao quebrar as proteínas em aminoácidos. Não há concentração apropriada comprovada de NaOCl, mas concentrações que variam de 0,5 a 5,25% têm sido recomendadas. Uma concentração comum é de 2,5%, o que diminui o potencial de toxicidade, mas ainda mantém alguma dissolução de tecido e atividade antimicrobiana.[98,99] Como a ação do irrigante está relacionada com a quantidade de cloro livre, a diminuição da concentração pode ser compensada pelo aumento do volume. Aquecer a solução também pode aumentar a efetividade da solução.[100,101] No entanto, o NaOCl tem limitações para a dissolução do tecido no canal, devido ao contato limitado com os tecidos em todas as áreas do canal.

Em decorrência da toxicidade, a extrusão deve ser evitada.[55,59,102] A agulha de irrigação deve ser colocada frouxamente no canal (Figura 14.10), e o uso de agulhas com abertura lateral especificamente projetadas para irrigação endodôntica é recomendado para evitar acidentes. A inserção para irrigação e leve retirada minimiza o potencial para possível extrusão e um acidente de NaOCl (Figura 14.11). Deve-se ter cuidado especial ao irrigar um canal com vértice aberto. Para controlar a profundidade de inserção, a agulha é ligeiramente dobrada no comprimento apropriado ou um "*stop*" de borracha é colocado na agulha. Provavelmente, qualquer irrigante não atinge a região apical mais de 1 mm além da ponta de irrigação, então a colocação profunda com agulhas de pequeno calibre melhora a irrigação (ver Figura 14.10).[103] Durante o enxágue, a agulha é movida para cima e para baixo constantemente para produzir agitação e evitar que a agulha fique presa ou emperrada.

• Boxe 14.2	Propriedades de um irrigante ideal.

Dissolução de matéria inorgânica
Ação antimicrobiana
Não tóxico
Baixa tensão superficial
Lubrificante

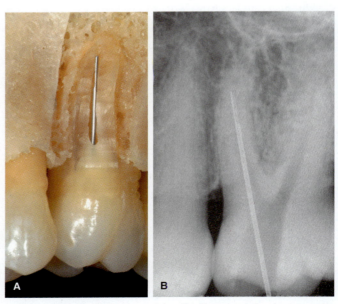

• **Figura 14.10 A e B.** Para uma irrigação eficaz, a agulha deve ser colocada no terço apical da raiz e não deve encontrar resistência.

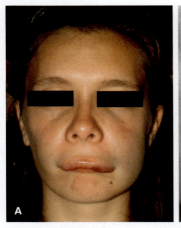
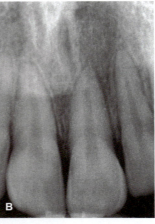

• **Figura 14.11** **A e B.** Um acidente com hipoclorito de sódio durante o tratamento do incisivo central superior esquerdo. Edema extenso ocorreu no lábio superior e foi acompanhado por dor intensa.

Irrigantes quelantes: ácido etilenodiaminotetracético, ácido cítrico, bisfosfonato de hidroxietilideno

Conforme descrito anteriormente, o NaOCl é o irrigante mais eficaz para a dissolução do tecido orgânico e a eliminação do biofilme bacteriano; no entanto, não remove o tecido inorgânico. Por esse motivo, ele precisa ser combinado com um agente quelante, como o ácido etilenodiaminotetracético (EDTA), o ácido cítrico ou o mais recentemente sugerido, bisfosfonato de hidroxietilideno (HEPB), também chamado de etidronato. A atividade quelante é direcionada para a remoção da camada de *smear layer* porque, de fato, esses quelantes têm capacidade mínima de dissolução do tecido.[104]

EDTA[105] é o irrigante utilizado com mais frequência para essa finalidade. No entanto, interações químicas entre EDTA e NaOCl foram descritas e, quando combinadas, a capacidade de dissolução tecidual do NaOCl pode ser afetada como resultado da redução do conteúdo de cloro ativo.[106,107] Por esse motivo, ao usar EDTA, o protocolo de irrigação recomendado inclui uma irrigação com EDTA 17% por 1 minuto ao final da modelagem, seguida de um enxágue final com NaOCl.[108] Quelantes como o EDTA removem os componentes inorgânicos e deixam os elementos do tecido orgânico intactos. NaOCl é então necessário para a remoção do restante do material orgânico; contudo, o uso adicional de NaOCl após agentes quelantes pode levar à desmineralização da dentina da parede radicular.[109]

A desmineralização resulta na remoção da camada de *smear layer*, tampões e aumento dos túbulos.[110,111] A ação é mais efetiva nos terços coronário e médio do canal, enquanto o efeito é diminuído no terço apical.[105,112]

A eficácia reduzida pode ser um reflexo do tamanho do canal[113] ou variações anatômicas, como túbulos irregulares ou escleróticos.[114,115] A estrutura variável da dentina apical apresenta um desafio durante a obturação endodôntica com materiais adesivos.

O tempo recomendado para a remoção da camada de *smear layer* com EDTA é de 1 minuto.[105,116,117] As pequenas partículas da camada de *smear layer* são principalmente inorgânicas com alta proporção entre superfície e massa, o que facilita a remoção por ácidos e quelantes. A exposição ao EDTA por mais de 10 minutos causa a remoção excessiva da dentina peritubular e intratubular.[117] Uma solução de ácido cítrico a 10% também mostrou ser um método eficaz para remover a camada de *smear layer*, embora também reduza o cloro disponível nas soluções de NaOCl.[118,119]

Uma possível alternativa ao ácido cítrico ou EDTA recentemente sugerida é o HEBP. HEBP é um quelante fraco e biocompatível que evita a reabsorção óssea e é usado sistemicamente em pacientes que sofrem de osteoporose ou doença de Paget.[98] Em contraste com o EDTA ou o ácido cítrico, o HEBP pareceu reduzir o conteúdo de cloro ativo de NaOCl após 1 hora, e a redução continuou ao longo do tempo, mas a mistura parecia não interferir nas propriedades de dissolução do NaOCl. Portanto, pode ser misturado e usado em combinação com NaOCl, reduzindo a formação de *smear layer* durante o preparo mecânico do canal radicular. Parece que 7 a 10% de HEBP pode ser misturado na cadeira com NaOCl, sem temer qualquer perda de atividade do NaOCl, e administrado durante todo o curso de preparação do canal radicular.[107]

Clorexidina

A clorexidina tem um amplo espectro de atividade antimicrobiana, fornece uma ação sustentada[102,120] e tem pouca toxicidade.[121-124] A clorexidina a dois por cento tem ação antimicrobiana semelhante a NaOCl a 5,25%[121] e é mais eficaz contra *Enterococcus faecalis*.[102] O NaOCl e a clorexidina são sinérgicos em sua capacidade de eliminar microrganismos.[122] Uma desvantagem da clorexidina é sua incapacidade de dissolver o tecido necrótico e remover a camada de *smear layer*. Além disso, estudos clínicos não confirmam que o uso de clorexidina está associado a melhores resultados.[7]

A interação entre clorexidina e NaOCl produziu um precipitado que pode ter consequências prejudiciais para a terapia endodôntica; entre eles, pode produzir descoloração e substâncias potencialmente tóxicas para os tecidos perirradiculares. Ao mesmo tempo, quando a clorexidina interagiu com o EDTA, um precipitado também foi produzido.[106,125]

MTAD

Um método alternativo para desinfetar e, ao mesmo tempo, remover a camada de *smear layer* consiste em uma mistura de um isômero de tetraciclina, um ácido e um detergente (MTAD) como enxágue final para remover a camada de *smear layer*.[126] A efetividade do MTAD para remover completamente a camada de *smear layer* é aumentada quando baixas concentrações de NaOCl são usadas como irrigante intracanal antes do uso do MTAD.[127] Recomenda-se uma concentração de 1,3%. MTAD pode ser superior ao NaOCl na ação antimicrobiana.[128,129] MTAD demonstrou ser efetiva em matar *E. faecalis*, um organismo comumente encontrado em tratamentos que falham e pode ser benéfico durante o retratamento. É biocompatível,[130] não altera as propriedades físicas da dentina[130] e aumenta a resistência da ligação.[131] Embora existam dados *in vitro* encorajadores, o MTAD não demonstrou ser clinicamente benéfico nesse ponto.[132]

QMix

Uma mistura à base de clorexidina, comercializada como QMix,[133] emprega estratégia subjacente semelhante com o potencial não apenas de remover a camada de *smear layer*, mas também de fornecer atividade antibiofilme. O QMix consiste em uma mistura patenteada de clorexidina, EDTA e um agente tensoativo. Nada se sabe sobre sua contribuição para os resultados clínicos, mas parece que a remoção da *smear layer* é semelhante ao EDTA 17%,[134] e os efeitos antimicrobianos são adequados.[135,136] No entanto, a dissolução do tecido com modelagem prévia do canal e o uso de NaOCl ainda são necessários.[137]

Irrigantes para crioterapia

Um novo uso de solução irrigante foi recentemente descrito no tratamento do canal radicular. A dor pós-tratamento é uma situação muito comum, especialmente em dentes que apresentam dor pré-operatória, necrose pulpar e periodontite apical sintomática. A dor pós-operatória tem sido tradicionalmente controlada com paracetamol, medicamentos anti-inflamatórios não esteroides, opioides e/ou corticosteroides. Em outras áreas da medicina, outras alternativas têm sido sugeridas em busca de maior eficácia no controle da dor evitando os efeitos secundários, entre eles a crioterapia. Uma irrigação controlada com soro fisiológico frio após procedimentos de limpeza e modelagem foi recentemente sugerida para reduzir a incidência e a intensidade da dor pós-operatória em pacientes com periodontite apical sintomática.[138] Os autores sugeriram uma irrigação final após limpeza e modelagem com solução salina estéril fria (2,5°C), também utilizando microcânula estéril fria (2,5°C) acoplada ao sistema de irrigação por pressão negativa Endovac por 5 minutos. Recentemente, diferentes aplicações de crioterapia também resultaram em níveis mais baixos de dor pós-operatória (intracanal, intraoral e extraoral).[139]

Ultrassônico

Existem muitos usos de ultrassom no tratamento de canal radicular; por exemplo, refinamento da cirurgia de acesso para uma abordagem mais conservadora, localização do orifício, remoção de cálculo pulpar, remoção de materiais do interior do canal radicular (incluindo pinos, instrumentos separados, cones de prata), melhorando a irrigação, termo – obturação plástica e preparação da raiz durante a cirurgia;[140] no entanto, a modelagem de canais radiculares curvos com instrumentos ultrassônicos demonstrou criar erros de preparo e não é mais recomendada.[141-143]

Em termos de melhorar a irrigação, as técnicas de agitação permitem que uma solução de irrigação atinja o terço apical e as irregularidades no sistema de canais radiculares, melhorando assim a eficiência da limpeza. O uso de ultrassom,[144] dispositivos sônicos[145] ou irrigação por pressão apical negativa[146] têm sido recomendados. Muitos outros dispositivos ou instrumentos estão continuamente sendo comercializados para desinfecção adicional do sistema de canais radiculares; entretanto, a relação custo-benefício ainda precisa ser demonstrada cientificamente.

O principal mecanismo de limpeza adjuvante com ultrassom é a acústica *microstreaming*,[147] que é descrito como padrões de fluxo complexos de estado estacionário em movimentos semelhantes a vórtices ou fluxos de redemoinhos que são formados perto do instrumento. A agitação do irrigante com um instrumento ativado por ultrassom após a conclusão da limpeza e modelagem tem o benefício de aumentar a eficácia da solução.[113,148-150]

Lubrificantes

Os lubrificantes facilitam a manipulação das limas manuais durante a limpeza e modelagem. Eles auxiliam na negociação inicial do canal, especialmente em canais pequenos e estreitos sem conicidade. O uso de lubrificantes durante a negociação ajuda a evitar o bloqueio do tecido pulpar. Especialmente em dentes vitais, o tecido pulpar pode bloquear o canal radicular durante a negociação. Esse tipo de bloqueio é difícil de contornar, mas muito fácil de prevenir, enchendo a câmara pulpar com lubrificantes viscosos que irão melhorar o avanço da pequena lima sem empurrar apicalmente os restos de tecido pulpar.[151]

A glicerina é um álcool leve, barato, não tóxico, asséptico e um tanto solúvel. Uma pequena quantidade pode ser colocada ao longo do eixo da lima ou depositada no orifício do canal. A rotação da lima no sentido anti-horário carrega o material apicalmente. A lima pode, então, ser trabalhada em comprimento usando um movimento de corda do relógio.

Lubrificantes em pasta podem incorporar quelantes. Uma vantagem de lubrificantes em pasta é que eles têm capacidade de suspender os resíduos dentinários e prevenir a compactação apical. Um produto patenteado consiste em glicol, peróxido de ureia e EDTA em uma base especial solúvel em água. Foi demonstrado que exibe ação antimicrobiana.[152] Outro tipo é composto por EDTA 19% em uma solução viscosa solúvel em água.

Uma desvantagem para esses compostos de EDTA parece ser a desativação de NaOCl pela redução do cloro disponível[153] e potencial toxicidade.[154] A adição de EDTA aos lubrificantes não se mostrou eficaz.[155] Em geral, as limas removem a dentina mais rápido do que os quelantes podem amolecer as paredes do canal. Soluções aquosas, como NaOCl, devem sempre ser usadas em vez de lubrificantes em pasta ao usar técnicas rotatórias de NiTi para reduzir o torque.[96]

Erros de preparo

Independentemente da técnica usada no preparo do canal radicular, podem ocorrer erros de procedimento (ver Capítulo 18). Estes incluem perda de CT, desvio apical, perfuração apical, fratura do instrumento e perfurações de separação.

A perda de CT tem várias causas, incluindo falha em ter um ponto de referência adequado a partir do qual o CT é determinado, acondicionamento de tecido e detritos na porção apical do canal, formação de degraus e medições imprecisas das limas.

A seleção de um ponto de referência coronária adequado é muito importante. Alguns clínicos defendem o uso da mesma referência coronária para todos os canais radiculares no mesmo dente para facilitar o procedimento; entretanto, a determinação adequada de uma referência reta e estável localizada no trajeto original do instrumento ao modelar cada canal evitará contratempos durante o preparo do canal. Além disso, quanto mais visível for o ponto de referência, menor será o estresse do instrumento rotativo quando o operador verificar o comprimento de modelagem adequado.

Por outro lado, o método mais previsível para evitar qualquer tipo de entupimento na porção apical do canal é a utilização regular da chamada lima de permeabilidade durante os procedimentos de limpeza e modelagem. Não apenas minimiza o risco de perda de comprimento, mas também reduz outros contratempos que ocorrem ao tentar forçar um instrumento a voltar ao comprimento inicial.

E, por último, a reconfirmação do CT eletronicamente com um localizador apical após o preparo do terço coronário também ajudará a manter o comprimento correto durante todo o procedimento de modelagem.

O desvio apical e a compactação ocorrem quando limas relativamente inflexíveis são usadas para preparar canais curvos. A força restauradora da lima (a tendência de retornar ao formato reto original da lima) excede o limite para cortar dentina em um canal curvo (ver Figuras 14.12 e 14.13).[156] Quando esse desvio apical continua com limas cada vez maiores, um formato de "lágrima" se desenvolve e a perfuração apical pode ocorrer na superfície lateral da raiz (ver Figura 14.12). O desvio em canais curvos já começa com a lima nº 25.[24] O alargamento de canais curvos no CT além de uma lima nº 25 pode ser feito apenas quando um alargamento coronário adequado é desenvolvido. Além disso, ao modelar um canal radicular difícil, a anatomia mais desafiadora geralmente está localizada no terço apical. O potencial de evitar acidentes nessa porção delicada começa com uma negociação adequada após a

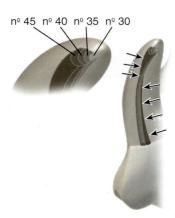

- **Figura 14.12** Erros de procedimento de desvio, alargamento e perfuração do canal ocorrem durante o preparo padronizado quando as limas removem a dentina da parede do canal externo apical à curva e da parede interna coronária à curva. Isso está relacionado à força de restauração (rigidez) das limas. Observe que, na parte apical, o desvio toma a forma de uma lágrima à medida que as limas maiores são utilizadas.

de saída. Portanto, a melhor maneira de lidar com a fratura do instrumento é a prevenção. Para evitar a fratura dos instrumentos rotatórios de NiTi, algumas estratégias são recomendadas: selecionar o caso ideal; entender as características e limitações do instrumento selecionado; limitar o uso de instrumentos; eliminar precocemente interferências coronárias antes de aplicar os instrumentos rotatórios em todo o comprimento do canal radicular; garantir uma patência correta; usar os instrumentos seguindo as instruções recomendadas pelo fabricante em termos de velocidade de rotação, torque e movimento; não forçar os instrumentos em uma direção apical para evitar o *taper-lock*; recapitular se o instrumento não for capaz de avançar no canal radicular; e não inserir o instrumento no canal radicular se a superfície de corte ativa do instrumento estiver com detritos (utilizar gazes para limpar as lâminas).[78]

Perfurações ocorrem em direção à região de furca das raízes curvas e frequentemente nas raízes mesiais dos molares superiores e inferiores (Figuras 14.15 e 14.16). O canal nessa área da raiz nem sempre está centrado nas seções transversais; antes do preparo, a distância média até a parede da furca (zona de perigo) é menor que a distância até a parede externa volumosa (zona de segurança). Um fator complicador adicional é a concavidade da região de furca da raiz.[158]

Técnicas de preparação

Determinação do comprimento de trabalho

Um grande passo na endodontia clínica, independentemente dos instrumentos utilizados, é a determinação da terminação apical de limpeza e modelagem, bem como os procedimentos de obturação. Por meio do uso de radiografias diagnósticas, uma estimativa do CT pode ser obtida. Com uma sequência de preparo em estágio conforme detalhado anteriormente, as limas iniciais não serão colocadas no canal radicular para atingir o CT, pois seu uso é restrito ao terço coronário e médio do canal. No entanto, durante todos os estágios de modelagem, deve-se tomar cuidado para não estender os instrumentos inadvertidamente. Assim que uma pequena lima parecer atingir o ponto final estimado, o uso de um localizador apical eletrônico é recomendado. Essas unidades normalmente fornecem uma avaliação da localização do menor diâmetro do canal e conseguem detectar

remoção da dentina restritiva no terço coronário e médio se o canal radicular apresentar grandes curvaturas ou canais radiculares em formato de S. A escolha de instrumentos rotatórios flexíveis e resistentes é muito importante para não deformar o terço apical de canais radiculares com anatomia complicada.

Como afirmado anteriormente, a fratura do instrumento ocorre com fadiga torsional e cíclica. Travar as estrias de uma lima na parede do canal enquanto continua a girar a porção coronal do instrumento é um exemplo de falha de torção (Figura 14.14). Por outro lado, a fadiga cíclica ocorre quando uma tensão repetitiva de baixo nível se desenvolve no metal. A fratura da lima ocorre com mais frequência com rotatórios, mas também pode envolver instrumentos manuais, como limas tipo K e Hedström.[157]

Trabalhar sob o microscópio cirúrgico e usar pontas ultrassônicas específicas e todo arsenal especificamente desenvolvido ajudarão a recuperar instrumentos quebrados do canal radicular, mas é uma tarefa difícil e, na maioria das situações, leva ao enfraquecimento do dente causado pela remoção excessiva da dentina, permitindo que o instrumento se desprenda da dentina e encontre o caminho

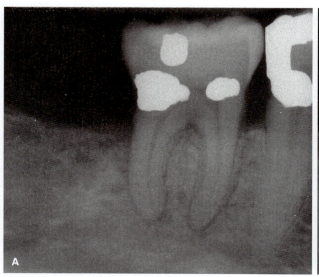
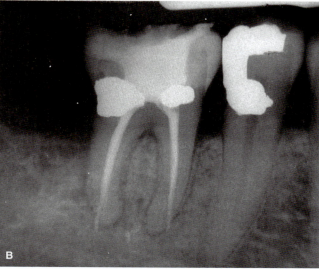

- **Figura 14.13** Um erro de procedimento típico na modelagem de canais radiculares curvos é a retificação ou desvio. Uma comparação de radiografias pré-operatórias (**A**) e pós-operatórias (**B**); neste caso, revela que os canais mesial e distal foram desviados e há perfurações apicais.

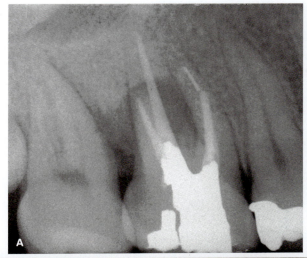

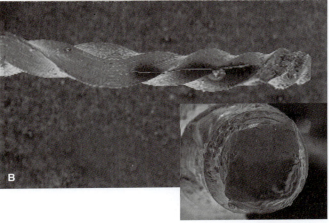

• **Figura 14.14** **A.** Lima nº 35 fraturada no canal mesiovestibular. **B.** O exame de microscópio eletrônico de varredura revela falha torcional no ponto de fratura. Observe o aperto das lâminas perto da fratura e o desenrolamento das lâminas ao longo do eixo.

a posição do marcador em relação ao ligamento periodontal. A exposição da radiografia com o marcador no local é seguida pela verificação da medida.

A partir dessas informações, os clínicos podem observar o CT para esse canal como a distância entre um ponto de referência coronário e o ponto de terminação apical. Com base em evidências clínicas,[7,19] bem como em estudos clássicos,[159] o CT deve terminar logo abaixo do comprimento do canal medido eletronicamente. Durante o preparo do canal, o CT tende a encurtar como resultado do fato de que o canal alargado fornece um caminho mais reto para o ponto de terminação apical; no entanto, esse efeito é minimizado com alargamento coronal. Contudo, é recomendado verificar periodicamente o CT e corrigi-lo, se necessário.

Instrumentação manual

Relógio de corda

Relógio de corda é rotação recíproca do instrumento (sentido horário/anti-horário) em um arco usada para contornar canais e trabalhar limas no lugar. A primeira lima que atinge o CT e se prende levemente é chamada de lima apical inicial (LAI). Uma leve pressão apical é aplicada para mover a lima mais profundamente no canal.

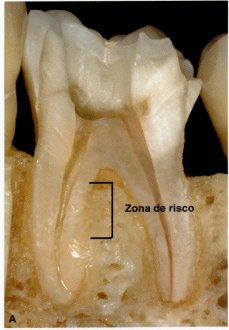

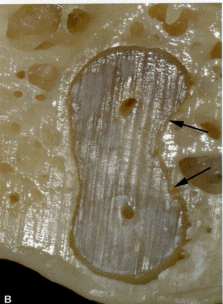

• **Figura 14.15** **A.** A região de furca dos molares no nível da curvatura (zona de perigo) é um local comum para a perfuração. **B.** Observe a concavidade (*setas*) na área de furca deste molar inferior.

Chanfragem

A chanfragem é definida como a rotação de corte no sentido horário da lima. Em geral, os instrumentos são colocados no canal até que a apreensão seja encontrada. O instrumento é então girado 180 a 360° no sentido horário para aplainar as paredes e ampliar o espaço do canal.

Limagem

A limagem é definida como colocar a lima no canal e pressioná-la lateralmente enquanto a retirada se faz ao longo do caminho de inserção para raspar (alisar) a parede. Uma modificação é a técnica de tração de um quarto de volta. Isso envolve colocar a lima até o ponto de apreensão, girar o instrumento 90° e puxar o instrumento ao longo da parede do canal. Qualquer técnica de lima tende a endireitar canais curvos.

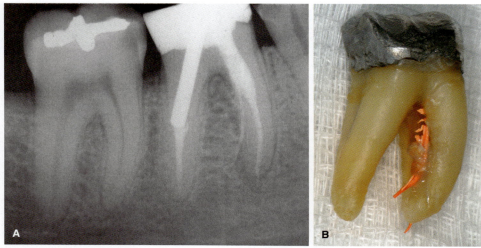

- **Figura 14.16** O acesso em linha reta pode resultar em perfurações nas áreas de furcas dos molares. **A.** O uso de grandes brocas Gates-Glidden e a preparação excessiva resultaram em perfuração. **B.** Observe que a perfuração está na concavidade da furca.

Limagem circunferencial

A limagem circunferencial é usada para canais que são maiores e/ou não redondos. A lima é colocada no canal e retirada de forma direcional sequencialmente contra as paredes mesial, distal, vestibular e lingual. A limagem circunferencial não é muito eficaz além do terço coronário de um canal radicular.[160,161]

Preparo padronizado

Depois de 1961, os instrumentos foram fabricados com uma fórmula padrão. Os clínicos utilizaram uma técnica de preparação de aumento sequencial do espaço do canal com instrumentos menores aos maiores até o CT.[162] Em teoria, isso criou um padrão de preparação de conicidade uniforme. Infelizmente, em canais curvos pequenos e cilíndricos, erros de procedimento foram identificados com a técnica (Boxe 14.3).[163]

Técnica step-back

A técnica *step-back* reduz erros no procedimento e melhora o desbridamento.[163,164] Isso estabelece que, após o alargamento coronário, o diâmetro apical seja determinado com a LAI (a primeira lima que atinge o CT). O preparo subsequente no CT até a lima apical mestre (MAF) cria o tamanho do preparo apical; por exemplo, tamanho nº 35; as limas maiores subsequentes são reduzidas em incrementos de 0,5 ou 1 mm a partir do comprimento da lima anterior (Figuras 14.17 e 14.18) até a lima final (LF); por exemplo, tamanho nº 60. Esse processo de *step-back* cria um preparo largo e cônico enquanto reduz erros no procedimento. A última lima usada na sequência de recuo torna-se a LF. Esse tipo de preparo é superior às técnicas padronizadas de limagem e chanfragem em série no desbridamento e manutenção da forma do canal.[164]

- **Boxe 14.3** Descrição das limas durante o preparo do canal radicular.

Comprimento de trabalho (CT)
Lima apical inicial (LAI)
Lima apical mestre (MAF)
Lima final (LF)
Lima apical final (LAF)

Técnica step-down

A técnica *step-down* é defendida para procedimentos de limpeza e modelagem, uma vez que remove interferências e fornece conicidade coronária. Defendida originalmente para preparo com limas manuais,[165] ela foi incorporada a essas técnicas que empregam limas de NiTi. Com a câmara pulpar cheia de irrigante ou lubrificante, o canal é explorado com um pequeno instrumento para avaliar a morfologia (curvatura). O CT pode ser estabelecido nesse momento. O terço coronário do canal é então alargado com brocas Gates-Glidden ou limas de preparo cervical de NiTi. Uma lima maior (como a nº 60) é então colocada no canal e um movimento de rotação de relógio é usado até que seja encontrada resistência.[165] O processo é repetido com limas sequencialmente menores até que a porção apical do canal seja alcançada. O CT e a LAI (a primeira lima que atinge o CT) podem ser determinados se isso não tiver sido realizado inicialmente. A porção apical do canal agora pode ser preparada alargando o canal para a LAM no CT. O afunilamento apical é realizado com a técnica de recuo.

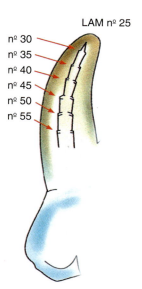

- **Figura 14.17** O *step-back* é projetado para fornecer um preparo cônico. O processo começa com um tamanho de lima maior que a lima apical mestre com redução incremental de 0,5 ou 1 mm.

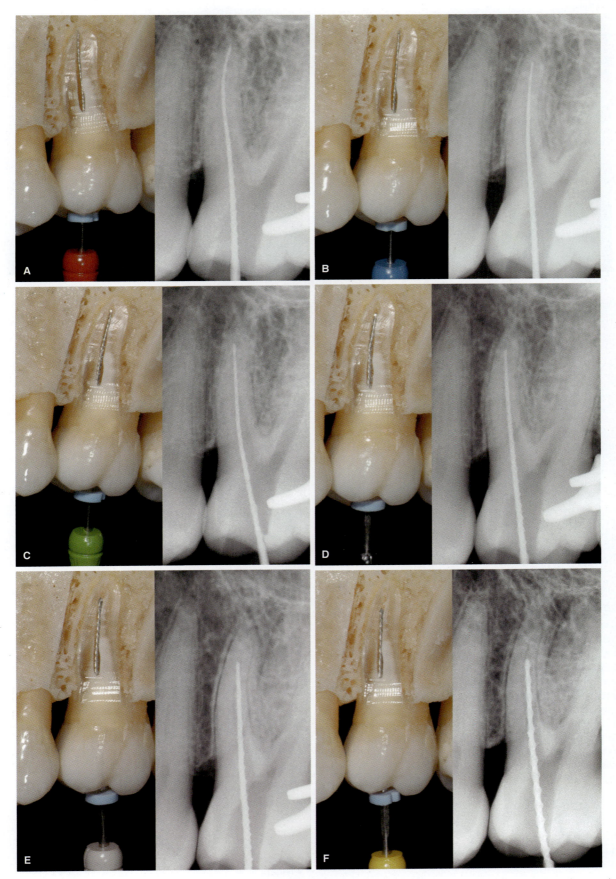

• **Figura 14.18** Um exemplo de preparo *step-back* em um canal moderadamente curvo. **A.** A lima apical mestre nº 25 com comprimento de trabalho corrigido de 21 mm. **B.** O processo de recuo começa com a lima nº 30 a 20,5 mm. **C.** Lima nº 35 a 20 mm. **D.** Lima nº 40 a 19,5 mm. **E.** Lima nº 45 a 19 mm. **F.** Lima nº 50 com 18,5 mm. (*continua*)

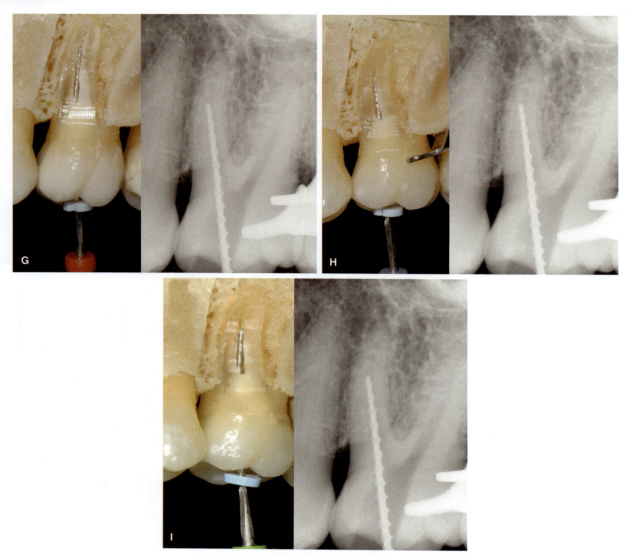

• **Figura 14.18** (*continuação*) **G.** Lima nº 55 a 18 mm. **H.** Lima nº 60 a 17,5 mm. **I.** Lima nº 70 a 17 mm.

Técnica step-back passiva

A técnica *step-back* passiva é uma modificação da técnica *step-back* incremental.[9,166] Após o diâmetro apical do canal ter sido determinado, o instrumento superior seguinte é inserido até que faça o primeiro contato (ponto de apreensão). Ele é então girado meia volta e removido (Figura 14.19). O processo é repetido com instrumentos cada vez maiores sendo colocados em seu ponto de apreensão. Toda a sequência do instrumento é então repetida. A cada sequência, os instrumentos entram mais fundo no canal, criando um preparo cônico. As vantagens da técnica incluem o conhecimento da morfologia do canal, a remoção de detritos e pequenas obstruções do canal e um aumento gradual passivo, ligeiro alargamento do canal da direção apical para coronal.

Limagem de anticurvatura

A limagem de anticurvatura é recomendada durante os procedimentos de alargamento coronário para preservar a parede da furca no tratamento de molares (Figura 14.20). Como afirmado anteriormente, os canais geralmente não estão centralizados nas raízes mesiais dos molares superiores e inferiores; em vez disso, eles estão localizados mais próximo da furca. As perfurações por remoção ocorrem principalmente durante o uso das brocas

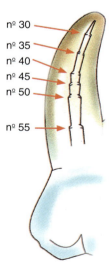

• **Figura 14.19** *Step-back* passivo. Limas menores a maiores são inseridas em seu ponto inicial de apreensão e, em seguida, girados 180 a 360° e retirados. Esse processo cria um ligeiro estreitamento e espaço coronário, e permite que instrumentos maiores alcancem o terço apical.

Gates-Glidden, mas também com o uso excessivo de instrumentos manuais. Para evitar esse erro de procedimento, as brocas Gates-Glidden devem ser confinadas no terço coronário à curvatura da raiz e usadas de forma *step-back* ou *step-down* (Figuras 14.21 e 14.22). Brocas Gates-Glidden e limas de preparo cervical de NiTi também podem ser usadas direcionalmente de forma anticurvatura para remover seletivamente a dentina da parede volumosa (zona de segurança) em direção à aresta, protegendo a parede interna ou região de furca (zona de perigo) coronária à curva (ver Figura 14.20).

Técnica de força equilibrada

A técnica de força equilibrada reconhece o fato de que os instrumentos são guiados pelas paredes do canal quando girados.[167] Como as limas com seção transversal simétrica cortam em rotação no sentido horário e anti-horário, o conceito de instrumentação de força balanceada consiste em posicionar a lima no comprimento e, então, uma rotação no sentido horário (menos de 180°) se prende à dentina. Isso é seguido por uma rotação no sentido anti-horário (pelo menos 120°) com pressão apical para cortar e alargar o canal. O grau de pressão apical varia de leve pressão com pequenos instrumentos a forte pressão com grandes instrumentos. A rotação no sentido horário puxa o instrumento para dentro do canal na direção apical. A rotação de corte no sentido anti-horário força a lima na direção coronária enquanto corta circunferencialmente. Após a rotação de corte, a lima é reposicionada e o processo é repetido até que o CT seja alcançado. Nesse ponto, uma rotação

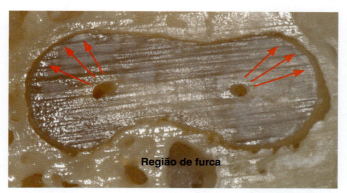

• **Figura 14.20** A técnica de limagem de anticurvatura. Os instrumentos são direcionados longe da zona de perigo da furca em direção às arestas (zona de segurança), onde o volume de dentina é maior.

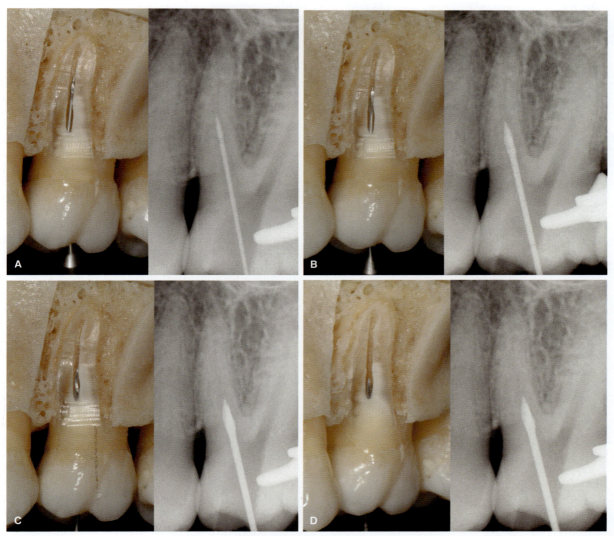

• **Figura 14.21** Acesso em linha reta em um primeiro molar superior esquerdo com brocas Gates-Glidden utilizadas em uma peça de mão de baixa velocidade usando uma técnica de *step-back*. **A.** A Gates nº 1 é usada até a resistência. **B.** Ela é seguida pela nº 2, que não deve ultrapassar a primeira curvatura. **C.** A Gates nº 3 é usada 3 a 4 mm dentro do canal. **D.** Seguida pelo instrumento nº 4.

final no sentido horário é empregada para evacuar os detritos. O conceito de força balanceada é considerado a técnica de instrumentação manual mais efetiva.[74,91]

Retomada

A retomada é importante, independentemente da técnica selecionada (Figura 14.23), e é realizada levando uma pequena lima até o CT para soltar os resíduos acumulados e, em seguida, enxaguar com 1 a 2 mℓ de irrigante. A retomada é realizada entre cada instrumento de ampliação sucessivo, independentemente da técnica de limpeza e modelagem.

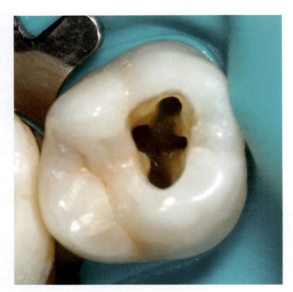

• **Figura 14.22** Um primeiro molar superior após acesso direto com brocas Gates-Glidden.

Modificações de modelagem

A configuração apical em determinado caso pode ser reconhecida como terminação apical, batente apical ou ápice aberto. Além da avaliação de uma radiografia diagnóstica, essas configurações são detectadas colocando-se a LAM no CT corrigido após a conclusão da modelagem. Se a LAM ultrapassar facilmente o CT, a configuração apical está aberta. Se a LAM parar no CT, uma lima de um ou dois tamanhos menor é colocada na mesma profundidade. Se essa lima também parar, a configuração apical é chamada de terminação apical. Quando a lima menor ultrapassa o CT corrigido, a configuração apical é um batente.

Em um pequeno canal curvo, o alargamento deve ser restrito a três tamanhos maiores que a LAI para diminuir o potencial de desvio. Em um canal reto, pode ser maior sem produzir um erro de procedimento. Como um canal devidamente preparado apresenta afunilamento, as pequenas limas no CT corrigido podem ser usadas para alargar o canal sem desvio. O alargamento apical adicional é realizado com um irrigante no canal e emprega uma ação de chanfragem no CT corrigido. A última lima usada passa a ser chamada lima apical final (LAF). Como essa lima está em contato apenas com a porção apical do canal, a técnica pode resultar em um preparo apical menos irregular. O canal é, então, irrigado, a *smear layer* é removida com quelante e o canal seco, com pontas de papel.

Instrumentos acionados por motor

Brocas Gates-Glidden

As brocas Gates-Glidden têm sido usadas historicamente para alargar os orifícios dos canais, de preferência em pares, como os tamanhos 3 e 2 (diâmetros 0,7 e 0,9 mm, respectivamente) (ver Figuras 14.21 e 14.22). Se o orifício do canal não puder acomodar uma lima nº 50, é necessário realizar instrumentação manual cuidadosa para fornecer espaço coronário inicial adequado. Para evitar perfurações, as brocas Gates-Glidden não devem ser colocadas apicalmente às curvaturas do canal. Além disso, com o avanço dos instrumentos rotatórios NiTi e o conceito de endodontia minimamente invasiva, o uso de brocas Gates-Glidden deve ser reconsiderado. A quantidade de dentina removida no terço coronal torna as brocas Gates-Glidden um instrumento inadequado para a endodontia moderna.

Instrumentos rotatórios NiTi

Como afirmado anteriormente, o preparo rotatório de NiTi é normalmente realizado em estágios usando alargamento coronário; entretanto, a técnica específica é baseada no sistema de instrumento selecionado. Uma sequência de instrumentos usa limas NiTi em abordagem *crown down*, com um afunilamento constante e tamanhos de ponta ISO variáveis (Figura 14.24). Com essa técnica, um cone de 0,06 é selecionado. Inicialmente, uma lima de tamanho 0,06/45 é usada até a resistência, seguida por 0,06/40, 0,06/35, 0,06/30, 0,06/25 e 0,06/20. Em uma segunda técnica, limas NiTi com diâmetro de ponta constante são usadas também em uma sequência coroa-ápice. A lima inicial é um instrumento 0,10/20, a segunda é 0,08/20, a terceira é 0,06/20 e a quarta é 0,04/20 (ver Figura 14.24). Muitas variações dessas abordagens básicas foram recomendadas para diferentes *designs* de lima. Os sistemas introduzidos mais recentemente tentam limitar o número de tamanhos de limas, até o ponto de usar apenas um tamanho para a maioria dos canais. Obviamente, um tamanho não se ajusta a todas as formas de canal, e modificações frequentemente precisam ser feitas quando tal sistema é usado (Vídeo 14.4).

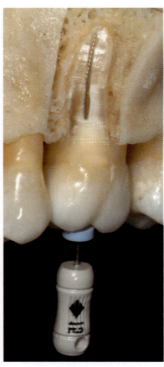

• **Figura 14.23** A retomada é realizada entre cada instrumento por chanfragem com a lima apical mestre ou um instrumento menor, minimizando o acúmulo de detritos e a perda de comprimento.

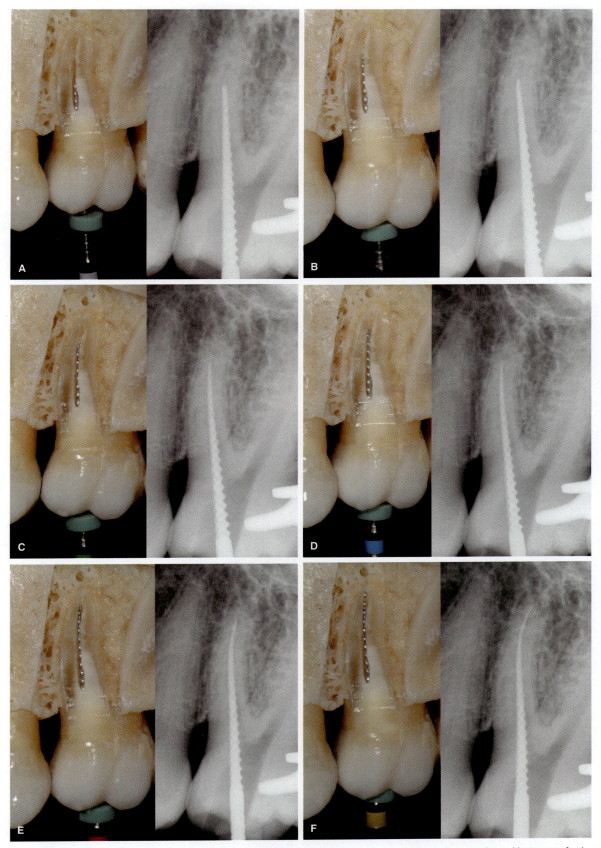

• **Figura 14.24** O canal mesiovestibular é preparado com limas rotatórias de níquel-titânio com a técnica *crown down*. Nesta sequência, cada instrumento exibe o mesmo afunilamento de 0,06 com diâmetros de ponta ISO padronizados variados. Instrumentos foram usados até encontrar resistência. **A.** O processo começa com uma lima de 0,06/45 até resistência a 16,0 mm. **B.** Seguido por um instrumento de 0,06/40 com 17,0 mm. **C.** A lima 0,06/35 é usada com 18,0 mm. **D.** A 0,06/30 com 19,0 mm. **E.** A 0,06/25 com 20,0 mm. **F.** A lima 0,06/20 tem o comprimento de trabalho corrigido de 21,0 mm.

O manuseio dessas limas é crítico em todos os instrumentos rotatórios. Além das diretrizes do fabricante para limas individuais, existem vários princípios gerais que devem ser seguidos.[72,168] Por exemplo, as inserções de instrumentos devem seguir um padrão de entrada e saída; cada etapa de instrumentação deve consistir em três a cinco movimentos e não deve exceder 10 a 15 segundos. A força direcionada apicalmente normalmente não deve exceder a força necessária para dobrar o rotatório quando colocado em uma mesa. A maioria das limas NiTi é feita de liga austenítica e funciona melhor em menor velocidade que em velocidade de rotação mais alta (p. ex., 250 rpm). No entanto, as rotatórias martensíticas funcionam melhor com velocidades mais altas (p. ex., 500 rpm).[169]

Os motores elétricos comercializados atualmente têm o ajuste de torque já programado. Essas configurações são uma proteção razoável contra a quebra do instrumento causada por carga de torção, mas são menos eficazes com *tapers* maiores, como 0,06 e 0,08.[38] Todos os rotatórios funcionam melhor em canais inundados com solução de irrigação e não na presença de um lubrificante do tipo gel, como RC Prep.[96]

Os rotatórios NiTi não devem ser colocados em um canal inexplorado, mas, sim, seguir instrumentos manuais. Tais instrumentos estabelecem uma trajetória de deslizamento que pode ser seguida por rotatórios.[170] É importante observar que as limas manuais para realização de *glide path* não devem ser pré-curvadas; só então os rotatórios poderão funcionar previsivelmente.

Frequentemente, os rotatórios NiTi são combinados com limas manuais ou outros instrumentos rotatórios. Uma dessas técnicas de combinação utiliza as seguintes etapas: alargamento coronário, preparo rotatório com NiTi até o CT e alargamento apical adicional (Boxe 14.4). Após o acesso, o canal irrigado é explorado com uma lima K nº 10 ou 15 na área de terço médio. Às vezes, um canal já é naturalmente alargado e largo; por exemplo, um incisivo central superior ou canino em um paciente mais jovem. Assim, uma lima de tamanho nº 10 pode imediatamente ser colocada no CT estimado e uma radiografia do CT pode ser obtida (Figura 14.25). Para canais mais estreitos, limas de preparo cervical de NiTi

• **Boxe 14.4** Passos da técnica combinada.

Exploração do canal
Preparo cervical
Negociação do canal
Determinação do comprimento de trabalho
Preparo rotatório inicial até o CT
Determinação da lima apical master
Ampliação apical adicional

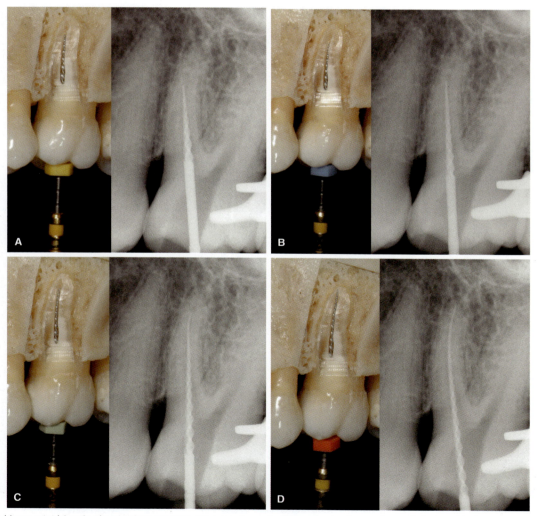

• **Figura 14.25** Limas rotatórias de níquel-titânio com um diâmetro da ponta ISO padronizado e as limas cônicas variáveis podem ser usados no preparo do canal. Nesta sequência, os instrumentos têm um diâmetro de ponta padronizado de 0,20 mm. **A.** Inicialmente, uma lima 1,0/0,20 é usada. **B.** Essa é seguida por 0,08/0,20. **C.** O terceiro instrumento é um 0,06/0,20. **D.** O instrumento final é uma lima de 0,04/0,20 com o comprimento de trabalho corrigido de 21 mm.

podem ser usadas para realizar o alargamento coronário precoce. Esta etapa facilita a irrigação e remove as interferências coronais, o que, por sua vez, permite um acesso mais fácil à porção apical do canal radicular e uma determinação mais precisa da localização da constrição apical,[171] bem como do tamanho.[172]

Na presença de irrigante ou lubrificante à base de gel, o canal é negociado em toda a extensão com uma lima manual usada no movimento de rotação do relógio. Se um impedimento for sentido, as limas de negociação precisam ser pré-curvadas. No entanto, para garantir o *glide path* rotatório subsequente, deve-se confirmar que uma pequena lima K reta (p. ex., tamanho nº 10 ou 15) atinja o CT corrigido. O ajuste perfeito da lima de negociação no CT fornece uma estimativa do tamanho do canal; contudo, as interferências coronais não permitem uma avaliação mais precisa nesse ponto.

Em seguida, as porções média e apical do canal são preparadas usando instrumentos rotatórios NiTi (ver Figuras 14.24 e 14.25). As limas rotatórias são usadas com uma abordagem coroa-ápice para alcançar o CT corrigido. Usar essa abordagem com rotações continuamente afiladas cria uma conicidade coronal e reduz a área de contato da lima, de modo que as forças de torção são reduzidas.[173] Projetados de forma diferente, os NiTi rotatórios podem seguir um princípio de comprimento único, de acordo com as recomendações dos fabricantes.

A ênfase tem sido tradicionalmente colocada na determinação do comprimento do canal com pouca consideração, comparativamente ao diâmetro do canal na porção apical da raiz. Como cada canal é único em sua morfologia, os diâmetros apicais do canal devem ser avaliados. Após o preparo inicial para o comprimento, o tamanho da porção apical do canal é determinado pela colocação de instrumentos sucessivamente maiores no CT corrigido até que uma ligeira resistência seja encontrada (Figura 14.26). Frequentemente, o próximo instrumento maior não irá até o CT corrigido. Se chegar ao comprimento, uma estimativa subjetiva do diâmetro apical deve ser feita dependendo do grau de resistência. Essa lima será a LAI (lima inicial a oferecer resistência). É definida como a maior lima ligeiramente apreendida no CT corrigido após o acesso em linha reta. Esse tamanho de lima fornece uma estimativa do diâmetro do canal antes da limpeza e modelagem. Um alvo de modelagem é definido, a LAM, que é o ponto onde a preparação de *step-back* começa. Deve-se considerar que tal abordagem pode subestimar os diâmetros de constrição reais[174] e, portanto, o alargamento apical adicional pode ser reconsiderado.

Quando o corpo do canal for modelado, a porção apical pode ser adicionalmente preparada usando limas manuais ou rotatórias (Figura 14.27). O primeiro instrumento selecionado para essa parte do processo de modelagem é um tamanho maior que a LAM

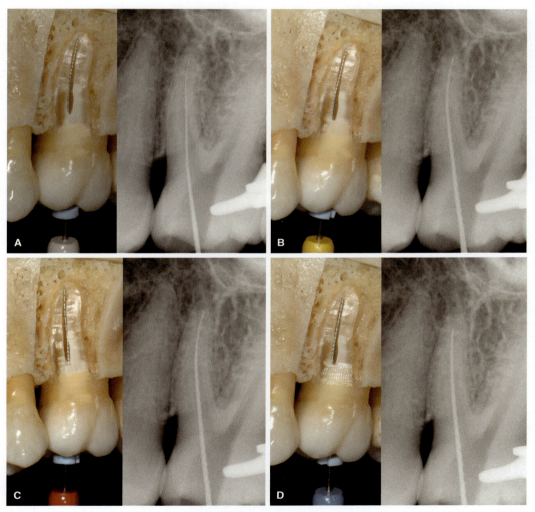

• **Figura 14.26** Após o acesso direto neste molar superior, o tamanho da constrição real é determinado, colocando sucessivamente limas pequenas a maiores no comprimento de trabalho corrigido. **A.** A lima de aço inoxidável nº 15 é colocada a 21,0 mm sem resistência. **B** Nº 20 é colocado a 21,0 mm sem resistência. **C.** A lima nº 25 atinge 21 mm com ligeira resistência. **D.** A lima nº 30 é então colocada e não atinge o comprimento de trabalho corrigido, indicando que o tamanho inicial do canal na porção apical do canal é nº 25.

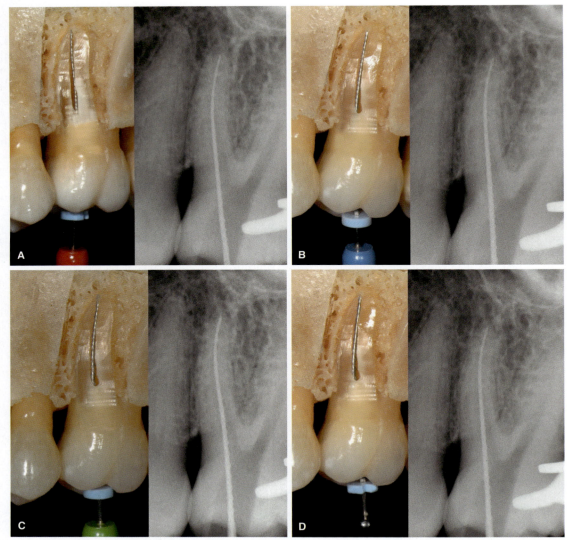

• **Figura 14.27** Alargamento apical final. **A.** A lima apical mestre nº 25 no comprimento de trabalho corrigido de 21,0 mm. **B.** Ampliação com uma lima nº 30 para o comprimento de trabalho corrigido de 21,0 mm. **C.** Ampliação posterior com uma lima nº 35. **D.** Ampliação final para uma lima nº 40. O instrumento final usado torna-se a lima apical final (LAF).

(diâmetro estimado do canal em CT). Recentemente, a evidência clínica sugere que esse aumento pode ser benéfico para o desfecho.[175]

Apesar disso, os instrumentos NiTi continuam a evoluir e a modelagem com instrumentos modernos que são mais flexíveis permite um preparo melhor e respeito às anatomias naturais. Em primeiro lugar, os fabricantes se concentraram em melhorar as características de *design*, como diferentes seções transversais, *designs* de pontas e afunilamentos progressivos ao longo do comprimento das lâminas de corte para melhorar as propriedades dos instrumentos rotatórios. Em segundo lugar, eles sugeriram movimentos de reciprocidade que pareciam aumentar a resistência à fadiga cíclica. Terceiro, os tratamentos térmicos otimizaram as propriedades mecânicas do NiTi, melhorando sua microestrutura por meio de diferentes séries de tratamentos de aquecimento e resfriamento (M-Wire, CM-Wire, ligas Blue e Gold são alguns exemplos de ligas aprimoradas). Ao mesmo tempo, os fabricantes também desenvolveram métodos de fabricação diferentes dos métodos tradicionais de retificação (torção, configuração de forma e usinagem de descarga elétrica são alguns exemplos). Aproveitando todos esses desenvolvimentos em conjunto, a última geração de instrumentos rotatórios, os chamados instrumentos em conformação 3D (como resultado de uma morfologia não plana característica), aborda melhor seções transversais não arredondadas[176] e também respeita mais a dentina coronária em comparação com os rotatórios tradicionais.[177]

Critérios para avaliação de limpeza e modelagem

Após os procedimentos de limpeza e modelagem, o canal deve exibir paredes "lisas como vidro" e não deve haver evidência de limalha de dentina, detritos ou irrigante no canal. Isso pode ser determinado diretamente na porção coronária do canal radicular quando um microscópio cirúrgico é usado para visualizar procedimentos endodônticos; só pode ser determinado indiretamente na porção mais apical do canal radicular por *feedback* tátil durante a instrumentação.

A modelagem é avaliada acessando o estreitamento do canal e identificando a configuração apical em tamanho e formato. Para obturação com compactação lateral, um espaçador digital pequeno deve ir idealmente inserido dentro de 1 mm aquém do CT corrigido sem resistência. Para compactação vertical a quente, o compactador deve chegar até 5 mm do CT corrigido (Figura 14.28).

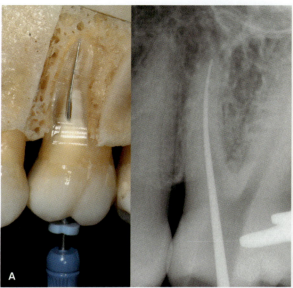 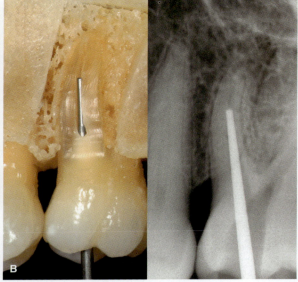

• **Figura 14.28** O afunilamento coronal é avaliado usando a profundidade de penetração do espaçador ou do compactador. **A.** Com compactação lateral, um espaçador digital deve caber frouxamente 1,0 mm do comprimento de trabalho corrigido com espaço adjacente ao espaçador. **B.** Para compactação vertical a quente, o obturador deve ir até 5,0 mm do comprimento de trabalho corrigido.

Os seguintes princípios e conceitos devem ser aplicados independentemente das técnicas ou instrumentos selecionados:

1. A exploração inicial do canal é sempre realizada com limas manuais menores para avaliar o tamanho, o formato e a configuração do canal.
2. Irrigação abundante deve ser fornecida entre os instrumentos no canal.
3. O pré-alargamento coronário facilitará a colocação de limas maiores no CT (manual ou rotatório) e reduzirá os erros de procedimento, como perda de CT e desvio do canal.
4. A ampliação apical é gradual, usando limas sequencialmente maiores, independentemente da técnica de alargamento.
5. Os detritos são soltos e a dentina é removida de todas as paredes no curso externo com ação rotativa no CT ou próximo a ele.
6. Deve-se evitar prender o instrumento ou remover a dentina na sua introdução. As limas são testadas em comprimento usando uma ação de relógio de corda. Este é um movimento de rotação para a frente e para trás das limas entre o polegar e o indicador, trabalhando continuamente a lima apicalmente. A manipulação cuidadosa da lima em um canal cheio de irrigante ajudará a evitar o acondicionamento apical de detritos e minimizar a extrusão de detritos para os tecidos perirradiculares.
7. A limagem circunferencial é usada para canais que apresentam seções transversais não arredondadas. A lima é colocada no canal e retirada de forma direcional contra as paredes mesial, distal, vestibular e lingual.
8. Após cada inserção, a lima é removida e as lâminas são limpas de detritos; a lima pode então ser reinserida no canal para aplainar a próxima parede. Os detritos são removidos da lima limpando-a com uma gaze embebida em álcool ou um rolo de algodão.[178]
9. A retomada é feita para soltar os detritos, colocando uma lima de pequeno tamanho no CT corrigido, seguida de irrigação para remover mecanicamente o material. Durante a retomada, as paredes do canal não são aplainadas e o canal não é alargado.
10. Canais pequenos, longos e curvos são os mais difíceis e tediosos de ampliar. Eles exigem cuidado extra durante o preparo porque são os mais sujeitos à perda de comprimento e desvio.
11. O alargamento excessivo de canais curvos por limas que tentam se endireitar levará a erros de procedimento (ver Figura 14.12).
12. O preparo excessivo das paredes do canal em direção à bifurcação pode resultar em uma perfuração na zona de perigo, onde a dentina radicular é mais fina (ver Figura 14.13).
13. Instrumentos, irrigantes, detritos e materiais obturadores devem ser mantidos dentro do canal. Todos esses são irritantes físicos ou químicos conhecidos por induzirem a inflamação perirradicular e podem atrasar ou comprometer a cura.
14. A criação de um *stop* apical pode ser impossível se o forame apical já for muito grande. Um cone apical (batente) é tentado, mas com cuidado. O uso excessivo de limas grandes agrava o problema criando uma abertura apical ainda maior. Uma forma de resistência ao longo do canal radicular deve permitir a obturação vertical quente adequada sem a necessidade de terminação apical.
15. Forçar ou travar (prender) as limas na dentina produz uma força de torção indesejada. Isso tende a distorcer ou "enrolar" e, assim, enfraquecer e quebrar o instrumento.

Medicamentos intracanal

Os medicamentos intracanais têm longa história de uso como curativos provisórios. Eles têm sido empregados para os três seguintes propósitos: (1) reduzir a dor entre as consultas, (2) diminuir a contagem bacteriana e prevenir o recrescimento e (3) tornar o conteúdo do canal inerte. Alguns agentes comuns estão listados no Boxe 14.5.

• **Boxe 14.5** Medicações intracanal comumente usados.

Hidróxido de cálcio
Fenólicos
Aldeídos
Haletos
Esteroides
Antibióticos
Combinações

A evidência clínica da eficácia desses agentes é mista, o que levou a um aumento do interesse na eficácia da chamada terapia endodôntica. Existem apenas alguns estudos prospectivos comparando diretamente essas duas modalidades de tratamento, com uma metanálise favorecendo o tratamento em uma única visita.[179] Dois estudos clínicos bem-feitos[180,181] mostraram microrganismos remanescentes na anatomia acessória e istmo, mas também no canal principal, permanecendo após o tratamento em sessão única, bem como na maioria dos casos com a colocação de hidróxido de cálcio.

Hidróxido de cálcio

Um agente intracanal que é efetivo na inibição do crescimento microbiano nos canais é o hidróxido de cálcio.[182] O hidróxido de cálcio tem atividade antimicrobiana que é resultado do pH alcalino e pode auxiliar na dissolução de restos de tecido necrótico, bactérias e seus subprodutos.[183-185] Hidróxido de cálcio entre consultas no canal não demonstra efeitos de redução da dor.[186] Hidróxido de cálcio tem sido recomendado para uso em dentes com tecido pulpar necrótico e contaminação bacteriana. Provavelmente, tem poucos benefícios em dentes com polpas vitais. O hidróxido de cálcio deve ser colocado como um pó misturado com um líquido, como uma solução de anestésico local, soro fisiológico ou água estéril, para formar uma pasta; ou como uma pasta patenteada fornecida em uma seringa (Figura 14.29). O lentulo é efetivo e eficiente para sua colocação.[187-189] Girar a pasta no canal rotacionando uma lima no sentido anti-horário e usando uma técnica de injeção não é tão eficaz. É importante colocar o material profunda e densamente para obter o máximo de eficácia. Para isso, o acesso em linha reta deve ser realizado, e a porção apical do canal preparada para uma lima nº 25 ou superior. A remoção após a colocação é difícil,[190] e isso é especialmente verdadeiro na porção apical da raiz.

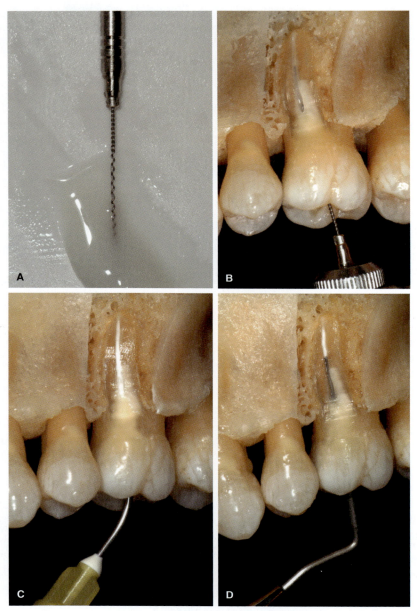

• **Figura 14.29** Colocação de hidróxido de cálcio. **A.** Hidróxido de cálcio misturado com glicerina para formar uma pasta espessa. **B.** Colocação com espiral lentulo. **C.** Injeção de uma pasta patenteada. **D.** Compactação do pó de hidróxido de cálcio com um compactador.

Fenóis e aldeídos

A maioria desses medicamentos exibe ação inespecífica e pode destruir tecidos do hospedeiro, bem como os microrganismos.[191-193] Historicamente, pensava-se que esses agentes eram eficazes, embora seu uso fosse baseado na opinião e no empirismo. Os fenóis e os aldeídos são tóxicos, além de os aldeídos serem agentes fixadores.[194,195] Quando colocados no espaço radicular, eles têm acesso aos tecidos perirradiculares e à circulação sistêmica.[196,197] Pesquisas demonstraram que seu uso clínico não se justifica.[198-202] Os estudos clínicos que avaliam a capacidade desses agentes para prevenir ou controlar a dor entre consultas indicam que eles não são eficazes.[203-206]

Corticosteroides

Os corticosteroides são agentes anti-inflamatórios que têm sido defendidos por diminuir a dor pós-operatória ao suprimir a inflamação. O uso de corticosteroides como medicação intracanal pode diminuir a dor pós-operatória para baixo nível em certas situações;[207] no entanto, as evidências também sugerem que eles podem ser ineficazes, particularmente com níveis maiores de dor.[206] Casos de pulpite irreversível e casos em que o paciente está sofrendo de periodontite apical aguda são exemplos em que o uso de esteroides pode ser benéfico.[207-209]

Clorexidina

A clorexidina foi recentemente defendida como um medicamento intracanal.[210,211] Recomenda-se um gel a 2%, que pode ser usado sozinho na forma de gel ou misturado com hidróxido de cálcio. Quando usado com hidróxido de cálcio, a atividade antimicrobiana é maior do que quando o hidróxido de cálcio é misturado com

Boxe 14.6 Questões de revisão

6. Embora a remoção da camada de *smear layer* não seja universalmente defendida antes da obturação do canal radicular, aqueles que defendem sua remoção citam o seguinte raciocínio.
   a. A camada de *smear layer* fornece uma vedação melhorada do canal durante a obturação
   b. O componente orgânico da camada de *smear layer* é antimicrobiano
   c. A manutenção da camada de *smear layer* fortalece a estrutura da raiz
   d. A camada de *smear layer* pode conter contaminantes bacterianos
7. O NaOCl é eficaz na remoção da camada de *smear layer*.
   a. Verdadeiro
   b. Falso
8. Qual dos seguintes irrigantes pode reduzir a dor pós-operatória?
   a. NaOCl
   b. EDTA
   c. Soro fisiológico frio
   d. Clorexidina
9. Selecione o método mais eficaz para manter a permeabilidade do canal.
   a. Determinação do comprimento da raiz radiográfica
   b. Determinação eletrônica do comprimento da raiz
   c. Uso de lima de *glide path*
   d. Seleção do ponto de referência correto
10. Selecione a medicação intracanal mais comumente usada, colocada quando o tratamento endodôntico não for concluído.
    a. NaOCl
    b. Hidróxido de cálcio
    c. Produtos fenólicos
    d. Clorexidina

RESPOSTAS

1 b. Uso de instrumentação manual
2 b. Falso
3 d. Todas as anteriores
4 a. Verdadeiro
5 a. Verdadeiro
6 d. A camada de *smear layer* pode conter contaminantes bacterianos
7 b. Falso
8 c. Soro fisiológico frio
9 c. Uso de lima de *glide path*
10 b. Hidróxido de cálcio

soro fisiológico,[212] e a cura perirradicular, em modelos animais, parece ser aprimorada.[213] No entanto, um ensaio clínico randomizado recente não demonstrou que a combinação de hidróxido de cálcio e clorexidina 2% fosse vantajosa em comparação com o tratamento em sessão única em casos com lesões periapicais, após 1 ano de observação.[187]

Referências bibliográficas

1. Ingle JI: *Endodontics*, ed 5, London ON, 2002, BC Decker.
2. Sabeti MA, Nekofar M, Motahhary P, et al.: Healing of apical periodontitis after endodontic treatment with and without obturation in dogs, *J Endod* 32(7):628, 2006.
3. Delivanis PD, Mattison GD, Mendel RW: The survivability of F43 strain of *Streptococcus sanguis* in root canals filled with gutta-percha and Procosol cement, *J Endod* 9(10):407, 1983.
4. Sedgley CM, Lennan SL, Applebe OK: Survival of *Enterococcus faecalis* in root canals ex vivo, *Int Endod J* 38(10):735, 2005.
5. Landys Boren D, Jonasson P, Kvist T: Long-term survival of endodontically treated teeth at a public dental specialist clinic, *J Endod* 41(2), 2015.
6. Salehrabi R, Rotstein I: Endodontic treatment outcomes in a large patient population in the USA: an epidemiological study, *J Endod* 30(12), 2004.
7. Ng YL, Mann V, Gulabivala K: A prospective study of the factors affecting outcomes of nonsurgical root canal treatment: part 1: periapical health, *Int Endod J* 44(7):583, 2011.
8. Allison DA, Weber CR, Walton RE: The influence of the method of canal preparation on the quality of apical and coronal obturation, *J Endod* 5(10):298, 1979.
9. Schilder H: Cleaning and shaping the root canal, *Dent Clin North Am* 18(2):269, 1974.
10. Wilcox LR, Roskelley C, Sutton T: The relationship of root canal enlargement to finger-spreader induced vertical root fracture, *J Endod* 23(8):533, 1997.
11. Kuttler Y: Microscopic investigation of root apexes, *J Am Dent Assoc* 50(5):544, 1955.
12. Dummer PMH, McGinn JH, Rees DG: The position and topography of the apical canal constriction and apical foramen, *Int Endod J* 17(4):192, 1984.
13. Gutierrez JH, Aguayo P: Apical foraminal openings in human teeth, *Oral Surg Oral Med Oral Pathol Oral Radiol Endod* 79(6):769, 1995.
14. Malueg LA, Wilcox LR, Johnson W: Examination of external apical root resorption with scanning electron microscopy, *Oral Surg Oral Med Oral Pathol Oral Radiol Endod* 82(1):89, 1996.
15. Farzaneh M, Abitbol S, Friedman S: Treatment outcome in endodontics: the Toronto study, Phases I and II: orthograde retreatment, *J Endod* 30(9):627, 2004.
16. de Chevigny C, Dao TT, Basrani BR, et al.: Treatment outcome in endodontics: the Toronto study—phase 4: initial treatment, *J Endod* 34(3):258, 2008.

17. Schaeffer MA, White RR, Walton RA: Determining the optimal obturation length: a meta-analysis of literature, *J Endod* 31(4):271, 2005.
18. Wu MK, Wesselink PR, Walton RE: Apical terminus location of root canal treatment procedures, *Oral Surg Oral Med Oral Pathol Oral Radiol Endod* 89(1):99, 2000.
19. Ricucci D, Russo J, Rutberg M, et al.: A prospective cohort study of endodontic treatments of 1,369 root canals: results after 5 years, *Oral Surg Oral Med Oral Pathol Oral Radiol Endod* 112(6):825, 2011.
20. Nair PN: On the causes of persistent apical periodontitis: a review, *Int Endod J* 39(4):249, 2006.
21. Siqueira Jr JF: Aetiology of root canal treatment failure: why well-treated teeth can fail, *Int Endod J* 34(1), 2001.
22. Friedman S: Management of post-treatment endodontic disease: a current concept of case selection, *Aust Endod J* 26(3), 2000.
23. Wu MK, Dummer PM, Wesselink PR: Consequences of and strategies to deal with residual post-treatment root canal infection, *Int Endod J* 39(5), 2006.
24. Eldeeb ME, Boraas JC: The effect of different files on the preparation shape of severely curved canals, *Int Endod J* 18(1):1, 1985.
25. Chow TW: Mechanical effectiveness of root canal irrigation, *J Endod* 9(11):475, 1983.
26. Ram Z: Effectiveness of root canal irrigation, *Oral Surg Oral Med Oral Pathol* 44(2):306, 1977.
27. Salzgeber RM, Brilliant JD: An in vivo evaluation of the penetration of an irrigating solution in root canals, *J Endod* 3(10):394, 1977.
28. Ørstavik D, Kerekes K, Molven O: Effects of extensive apical reaming and calcium hydroxide dressing on bacterial infection during treatment of apical periodontitis: a pilot study, *Int Endod J* 24(1):1, 1991.
29. Dalton BC, Ørstavik D, Phillips C, et al.: Bacterial reduction with nickel-titanium rotary instrumentation, *J Endod* 24(11):763, 1998.
30. Sjögren U, Figdor D, Spångberg L, Sundqvist G: The antimicrobial effect of calcium hydroxide as a short-term intracanal dressing, *Int Endod J* 24(3):119, 1991.
31. Wu YN, Shi JN, Huang LZ, Xu YY: Variables affecting electronic root canal measurement, *Int Endod J* 25(2):88, 1992.
32. Haapasalo M, Shen Y, Qian W, Gao Y: Irrigation in endodontics, *Dent Clin North Am* 54(2), 2010.
33. Sluis LW vd, Versluis M, Wesselink PR: Passive ultrasonic irrigation of the root canal: a review of the literature, *Int Endod J* 40(6):415, 2007.
34. Usman N, Baumgartner JC, Marshall JG: Influence of instrument size on root canal debridement, *J Endod* 30(2):110, 2004.
35. Rollison S, Barnett F, Stevens RH: Efficacy of bacterial removal from instrumented root canals in vitro related to instrumentation technique and size, *Oral Surg Oral Med Oral Pathol Oral Radiol Endod* 94(3):366, 2002.
36. Card SJ, Sigurdsson A, Ørstavik D, Trope M: The effectiveness of increased apical enlargement in reducing intracanal bacteria, *J Endod* 28(11):779, 2002.
37. Pettiette MT, Delano EO, Trope M: Evaluation of success rate of endodontic treatment performed by students with stainless-steel K-files and nickel-titanium hand files, *J Endod* 27(2):124, 2001.
38. Peters OA: Current challenges and concepts in the preparation of root canal systems: a review, *J Endod* 30, 2004.
39. Paqué F, Boessler C, Zehnder M: Accumulated hard tissue debris levels in mesial roots of mandibular molars after sequential irrigation steps, *Int Endod J* 44(2):148, 2011.
40. Love RM, Jenkinson HF: Invasion of dentinal tubules by oral bacteria, *Crit Rev Oral Biol Med* 13(2):171, 2002.
41. Akpata ES: Effect of endodontic procedures on the population of viable microorganisms in the infected root canal, *J Endod* 2(12):369, 1976.
42. Matsuo T, Shirakami T, Ozaki K, et al.: An immunohistological study of the localization of bacteria invading root pulpal walls of teeth with periapical lesions, *J Endod* 29(3):194, 2003.
43. Peters LB, Wesselink PR, Buijs JF, van Winkelhoff AJ: Viable bacteria in root dentinal tubules of teeth with apical periodontitis, *J Endod* 27(2):76, 2001.
44. Bird DC, Chambers D, Peters OA: Usage parameters of nickel-titanium rotary instruments: a survey of endodontists in the United States, *J Endod* 35(9):1193, 2009.
45. Parashos P, Messer HH: Uptake of rotary NiTi technology within Australia, *Aust Dent J* 50(4):251, 2005.
46. Bjørndal L, Reit C: The adoption of new endodontic technology amongst Danish general dental practitioners, *Int Endod J* 38(1):52, 2005.
47. Waltimo T, Trope M, Haapasalo M, Ørstavik D: Clinical efficacy of treatment procedures in endodontic infection control and one year follow-up of periapical healing, *J Endod* 31(12):863, 2005.
48. Shuping GB, Ørstavik D, Sigurdsson A, Trope M: Reduction of intracanal bacteria using nickel-titanium rotary instrumentation and various medications, *J Endod* 26(12):751, 2000.
49. Siqueira JF, Lima KC, Magalhaes FAC, et al.: Mechanical reduction of the bacterial population in the root canal by three instrumentation techniques, *J Endod* 25(5):332, 1999.
50. Siqueira Jr JF, Rocas IN, Santos SR, et al.: Efficacy of instrumentation techniques and irrigation regimens in reducing the bacterial population within root canals, *J Endod* 28(3):181, 2002.
51. de Gregorio C, Arias A, Navarrete N, et al.: Differences in disinfection protocols for root canal treatments between general dentists and endodontists: a Web-based survey, *J Am Dent Assoc* 146(7), 2015.
52. Tanomaru Filho M, Leonardo MR, da Silva LA: Effect of irrigating solution and calcium hydroxide root canal dressing on the repair of apical and periapical tissues of teeth with periapical lesion, *J Endod* 28(4):295, 2002.
53. Ørstavik D, Haapasalo M: Disinfection by endodontic irrigants and dressings of experimentally infected dentinal tubules, *Endod Dent Traumatol* 6(4):142, 1990.
54. Gernhardt CR, Eppendorf K, Kozlowski A, Brandt M: Toxicity of concentrated sodium hypochlorite used as an endodontic irrigant, *Int Endod J* 37(4):272, 2004.
55. Pashley EL, Birdsong NL, Bowman K, Pashley DH: Cytotoxic effects of NaOCl on vital tissue, *J Endod* 11(12):525, 1985.
56. Reeh ES, Messer HH: Long-term paresthesia following inadvertent forcing of sodium hypochlorite through perforation in maxillary incisor, *Endod Dent Traumatol* 5(4):200, 1989.
57. Witton R, Brennan PA: Severe tissue damage and neurological deficit following extravasation of sodium hypochlorite solution during routine endodontic treatment, *Br Dent J* 198(12):749, 2005.
58. Brown DC, Moore BK, Brown Jr CE, Newton CW: An in vitro study of apical extrusion of sodium hypochlorite during endodontic canal preparation, *J Endod* 21(12):587, 1995.
59. Hülsmann M, Hahn W: Complications during root canal irrigation-literature review and case reports, *Int Endod J* 33(3):186, 2000.
60. Yamada RS, Armas A, Goldman M, Lin PS: A scanning electron microscopic comparison of a high volume final flush with several irrigating solutions: part 3, *J Endod* 9(4):137, 1983.
61. Lambrianidis T, Tosounidou E, Tzoanopoulou M: The effect of maintaining apical patency on periapical extrusion, *J Endod* 27(11):696, 2001.
62. Holland R, Sant'Anna Junior A, Souza V, et al.: Influence of apical patency and filling material on healing process of dogs' teeth with vital pulp after root canal therapy, *Braz Dent J* 16(1), 2005.
63. Izu KH, Thomas SJ, Zhang P, et al.: Effectiveness of sodium hypochlorite in preventing inoculation of periapical tissue with contaminated patency files, *J Endod* 30(2):92, 2004.

64. Vera J, Arias A, Romero M: Dynamic movement of intracanal gas bubbles during cleaning and shaping procedures: the effect of maintaining apical patency on their presence in the middle and cervical thirds of human root canals-an in vivo study, *J Endod* 38(2):200, 2012.
65. Cailleteau JG, Mullaney TP: Prevalence of teaching apical patency and various instrumentation and obturation techniques in United States dental schools, *J Endod* 23(6), 1997.
66. Flanders DH: Endodontic patency. How to get it. How to keep it. Why it is so important, *N Y State Dent J* 68(3), 2002.
67. Buchanan LS: Management of the curved root canal, *J Calif Dent Assoc* 17(4), 1989.
68. Carr GB, Schwartz RS, Schaudinn C, et al.: Ultrastructural examination of failed molar retreatment with secondary apical periodontitis: an examination of endodontic biofilms in an endodontic retreatment failure, *J Endod* 35(9):1303, 2009.
69. Zhu WC, Gyamfi J, Niu LN, et al.: Anatomy of sodium hypochlorite accidents involving facial ecchymosis - a review, *J Dent* 41(11), 2013.
70. Yaylali IE, Demirci GK, Kurnaz S, et al.: Does maintaining apical patency during instrumentation increase postoperative pain or flare-up rate after non-surgical root canal treatment? A systematic review of randomized controlled trials, *J Endod* epub ahead of print, 2018.
71. AAE: *Endodontic case difficulty assessment form and guidelines*. In AAE, editor. Chicago, IL, 2010, American Association of Endodontics.
72. Peters OA, Paqué F: Current developments in rotary root canal instrument technology and clinical use: a review, *Quintessence Int* 41(6):479, 2010.
73. Walia H, Brantley WA, Gerstein H: An initial investigation of the bending and torsional properties of nitinol root canal files, *J Endod* 14(7):346, 1988.
74. Peters OA, Schönenberger K, Laib A: Effects of four NiTi preparation techniques on root canal geometry assessed by micro computed tomography, *Int Endod J* 34, 2001.
75. McSpadden JT, Bonaccorso A, Tocchio C, et al.: The zone technique, *ENDO (Lond Engl)* 2(1):33, 2008.
76. Clark D, Khademi JA: Case studies in modern molar endodontic access and directed dentin conservation, *Dent Clin North Am* 54(2), 2010.
77. Bonessio N, Arias A, Lomiento G, Peters OA: Effect of root canal treatment procedures with a novel rotary nickel titanium instrument (TRUShape) on stress in mandibular molars: a comparative finite element analysis, *Odontology* 105(1), 2017.
78. Peters OA: The guidebook to molar endodontics, 2016. Heidelberg, Germany, pp. 2016.
79. Pruett JP, Clement DJ, Carnes DL: Cyclic fatigue testing of nickel-titanium endodontic instruments, *J Endod* 23(2):77, 1997.
80. Zuolo ML, Walton RE: Instrument deterioration with usage: nickel-titanium versus stainless steel, *Quintessence Int* 28(6):397, 1997.
81. Torabinejad M, Handysides R, Khademi AA, Bakland LK: Clinical implications of the smear layer in endodontics: a review, *Oral Surg Oral Med Oral Pathol Oral Radiol Endod* 94(6):658, 2002.
82. McComb D, Smith DC: A preliminary scanning electron microscopic study of root canals after endodontic procedures, *J Endod* 1(7):238, 1975.
83. Sen BH, Piskin B, Baran N: The effect of tubular penetration of root canal sealers on dye microleakage, *Int Endod J* 29(1):23, 1996.
84. Chailertvanitkul P, Saunders WP, MacKenzie D: The effect of smear layer on microbial coronal leakage of gutta-percha root fillings, *Int Endod J* 29(4):242, 1996.
85. Clark-Holke D, Drake D, Walton R, et al.: Bacterial penetration through canals of endodontically treated teeth in the presence or absence of the smear layer, *J Dent* 31(4):275, 2003.
86. Oksan T, Aktener BO, Sen BH, Tezel H: The penetration of root canal sealers into dentinal tubules. A scanning electron microscopic study, *Int Endod J* 26(5):301, 1993.
87. Wennberg A, Ørstavik D: Adhesion of root canal sealers to bovine dentine and gutta-percha, *Int Endod J* 23(1):13, 1990.
88. Leonard JE, Gutmann JL, Guo IY: Apical and coronal seal of roots obturated with a dentine bonding agent and resin, *Int Endod J* 29(2):76, 1996.
89. Kokkas AB, Boutsioukis A, Vassiliades LP, Stavrianos CK: The influence of the smear layer on dentinal tubule penetration depth by three different root canal sealers: an in vitro study, *J Endod* 30(2):100, 2004.
90. Cobankara FK, Adanr N, Belli S: Evaluation of the influence of smear layer on the apical and coronal sealing ability of two sealers, *J Endod* 30(6):406, 2004.
91. Siqueira Jr JF, Araujo MC, Garcia PF, et al.: Histological evaluation of the effectiveness of five instrumentation techniques for cleaning the apical third of root canals, *J Endod* 23(8), 1997.
92. Wu MK, Wesselink PR: Efficacy of three techniques in cleaning the apical portion of curved root canals, *Oral Surg Oral Med Oral Pathol Oral Radiol Endod* 79(4):492, 1995.
93. Tan BT, Messer HH: The quality of apical canal preparation using hand and rotary instruments with specific criteria for enlargement based on initial apical file size, *J Endod* 28(9):658, 2002.
94. Rosenfeld EF, James GA, Burch BS: Vital pulp tissue response to sodium hypochlorite, *J Endod* 4(5):140, 1978.
95. Svec TA, Harrison JW: Chemomechanical removal of pulpal and dentinal debris with sodium hypochlorite and hydrogen peroxide vs normal saline solution, *J Endod* 3(2):49, 1977.
96. Peters OA, Boessler C, Zehnder M: Effect of liquid and paste-type lubricants on torque values during simulated rotary root canal instrumentation, *Int Endod J* 38(1):223, 2005.
97. Jungbluth H, Peters C, Peters OA, Zehnder M: Physicochemical and pulp tissue dissolution properties of some household bleach brands compared with a dental sodium hypochlorite solution, *J Endod* 38(3):372, 2012.
98. Zehnder M: Root canal irrigants, *J Endod* 32(5):389, 2006.
99. Zehnder M, Kosicki D, Luder H, et al.: Tissue-dissolving capacity and antibacterial effect of buffered and unbuffered hypochlorite solutions, *Oral Surg Oral Med Oral Pathol Oral Radiol Endod* 94(6), 2002.
100. Berutti E, Marini R: A scanning electron microscopic evaluation of the debridement capability of sodium hypochlorite at different temperatures, *J Endod* 22(9):467, 1996.
101. Gambarini G, De Luca M, Gerosa R: Chemical stability of heated sodium hypochlorite endodontic irrigants, *J Endod* 24(6):432, 1998.
102. Oncag O, Hosgor M, Hilmioglu S, et al.: Comparison of antibacterial and toxic effects of various root canal irrigants, *Int Endod J* 36(6):423, 2003.
103. Abou-Rass M, Piccinino MV: The effectiveness of four clinical irrigation methods on the removal of root canal debris, *Oral Surg Oral Med Oral Pathol* 54(3):323, 1982.
104. Ballal NV, Mala K, Bhat KS: Effect of maleic acid and ethylenediaminetetraacetic acid on the dissolution of human pulp tissue—an in vitro study, *Int Endod J* 44(4), 2011.
105. Hülsmann M, Heckendorff M, Lennon A: Chelating agents in root canal treatment: mode of action and indications for their use, *Int Endod J* 36(12):810, 2003.
106. Rossi-Fedele G, Dogramaci EJ, Guastalli AR, et al.: Antagonistic interactions between sodium hypochlorite, chlorhexidine, EDTA, and citric acid, *J Endod* 38(4), 2012.
107. Zehnder M, Schmidlin P, Sener B, Waltimo T: Chelation in root canal therapy reconsidered, *J Endod* 31(11), 2005.
108. Baumgartner JC, Mader CL: A scanning electron microscope evaluation of four root canal irrigation regimes, *J Endod* 13(4):147, 1987.

109. Mai S, Kim YK, Arola DD, et al.: Differential aggressiveness of ethylenediamine tetraacetic acid in causing canal wall erosion in the presence of sodium hypochlorite, *J Dent* 38(3):201, 2010.
110. Guignes P, Faure J, Maurette A: Relationship between endodontic preparations and human dentin permeability measured in situ, *J Endod* 22(2):60, 1996.
111. Hottel TL, El-Rafai NY, Jones JJ: A comparison of the effects of three chelating agents on the root canals of extracted human teeth, *J Endod* 25(11):716, 1999.
112. Lim TS, Wee TY, Choi MY, et al.: Light and scanning electron microscopic evaluation of Glyde File Prep in smear layer removal, *Int Endod J* 36(5):336, 2003.
113. Krell KV, Johnson RJ: Irrigation patterns of ultrasonic endodontic files. Part II. Diamond coated files, *J Endod* 14(2):535, 1988.
114. Mjør IA, Smith MR, Ferrari M, Mannocci F: The structure of dentine in the apical region of human teeth, *Int Endod J* 34(5):346, 2001.
115. Paqué F, Luder HU, Sener B, Zehnder M: Tubular sclerosis rather than the smear layer impedes dye penetration into the dentine of endodontically instrumented root canals, *Int Endod J* 39(1):18, 2006.
116. Scelza MF, Teixeira AM, Scelza P: Decalcifying effect of EDTA-T, 10% citric acid, and 17% EDTA on root canal dentin, *Oral Surg Oral Med Oral Pathol Oral Radiol Endod* 95(2):234, 2003.
117. Calt S, Serper A: Smear layer removal by EGTA, *J Endod* 26(8):459, 2000.
118. Haznedaroglu F: Efficacy of various concentrations of citric acid at different pH values for smear layer removal, *Oral Surg Oral Med Oral Pathol Oral Radiol Endod* 96(3):340, 2003.
119. Baumgartner JC, Brown CM, Mader CL, et al.: A scanning electron microscopic evaluation of root canal debridement using saline, sodium hypochlorite, and citric acid, *J Endod* 10(11):525, 1984.
120. Rosenthal S, Spångberg L, Safavi K: Chlorhexidine substantivity in root canal dentin, *Oral Surg Oral Med Oral Pathol Oral Radiol Endod* 98(4):488, 2004.
121. Jeansonne MJ, White RR: A comparison of 2.0% chlorhexidine gluconate and 5.25% sodium hypochlorite as antimicrobial endodontic irrigants, *J Endod* 20(6):276, 1994.
122. Kuruvilla JR, Kamath MP: Antimicrobial activity of 2.5% sodium hypochlorite and 0.2% chlorhexidine gluconate separately and combined, as endodontic irrigants, *J Endod* 24(7):472, 1998.
123. Vahdaty A, Pitt Ford TR, Wilson RF: Efficacy of chlorhexidine in disinfecting dentinal tubules in vitro, *Endod Dent Traumatol* 9(6):243, 1993.
124. White RR, Hays GL, Janer LR: Residual antimicrobial activity after canal irrigation with chlorhexidine, *J Endod* 23(4):229, 1997.
125. Basrani BR, Manek S, Sodhi RN, et al.: Interaction between sodium hypochlorite and chlorhexidine gluconate, *J Endod* 33(8), 2007.
126. Torabinejad M, Khademi AA, Babagoli J, et al.: A new solution for the removal of the smear layer, *J Endod* 29(3):170, 2003.
127. Torabinejad M, Cho Y, Khademi AA, et al.: The effect of various concentrations of sodium hypochlorite on the ability of MTAD to remove the smear layer, *J Endod* 29(4):233, 2003.
128. Shabahang S, Pouresmail M, Torabinejad M: In vitro antimicrobial efficacy of MTAD and sodium hypochlorite, *J Endod* 29(7):450, 2003.
129. Shabahang S, Torabinejad M: Effect of MTAD on *Enterococcus faecalis*-contaminated root canals of extracted human teeth, *J Endod* 29(9):576, 2003.
130. Zhang B, Alysandratos KD, Angelidou A, et al.: Human mast cell degranulation and preformed TNF secretion require mitochondrial translocation to exocytosis sites: relevance to atopic dermatitis, *J Allergy Clin Immunol* 127(6):1522, 2011.
131. Machnick TK, Torabinejad M, Munoz CA, Shabahang S: Effect of MTAD on the bond strength to enamel and dentin, *J Endod* 29(12):818, 2003.
132. Malkhassian G, Manzur AJ, Legner M, et al.: Antibacterial efficacy of MTAD final rinse and two percent chlorhexidine gel medication in teeth with apical periodontitis: a randomized double-blinded clinical trial, *J Endod* 35(11):1483, 2009.
133. Stojic S, Shen Y, Qian W, et al.: Antibacterial and smear layer removal ability of a novel irrigant, QMiX, *J Endod* 45(4), 2012.
134. Dai L, Khechen K, Khan S, et al.: The effect of QMix, an experimental antibacterial root canal irrigant, on removal of canal wall smear layer and debris, *J Endod* 37(1):80, 2011.
135. Wang Z, Shen Y, Haapasalo M: Effectiveness of endodontic disinfecting solutions against young and old *Enterococcus faecalis* biofilms in dentin canals, *J Endod* 38(10):1376, 2012.
136. Morgental RD, Singh A, Sappal H, et al.: Dentin inhibits the antibacterial effect of new and conventional endodontic irrigants, *J Endod* 39 (in press), 2013.
137. Ordinola-Zapata R, Bramante CM, Brandao Garcia R, et al.: The antimicrobial effect of new and conventional endodontic irrigants on intra-orally infected dentin, *Acta Odont Scand epub ahead of print*, 2012.
138. Vera J, Ochoa J, Romero M, et al.: Intracanal cryotherapy reduces postoperative pain in teeth with symptomatic apical periodontitis: a randomized multicenter clinical trial, *J Endod* 44(1), 2018.
139. Gundogdu EC, Arslan H: Effects of various cryotherapy applications on postoperative pain in molar teeth with symptomatic apical periodontitis: a preliminary randomized prospective clinical trial, *J Endod* 44(3), 2018.
140. Plotino G, Pameijer CH, Grande NM, Somma F: Ultrasonics in endodontics: a review of the literature, *J Endod* 33(2), 2007.
141. Cymerman JJ, Jerome LA, Moodnik RM: A scanning electron microscope study comparing the efficacy of hand instrumentation with ultrasonic instrumentation of the root canal, *J Endod* 9(8):327, 1983.
142. Schulz-Bongert U, Weine FS, Schulz-Bongert J: Preparation of curved canals using a combined hand-filing, ultrasonic technique, *Comp Cont Educ Dent* 16(3):270, 1995.
143. Chenail BL, Teplitsky PE: Endosonics in curved root canals. Part II, *J Endod* 14(5):214, 1988.
144. Gutarts R, Nusstein J, Reader A, Beck M: In vivo debridement efficacy of ultrasonic irrigation following hand-rotary instrumentation in human mandibular molars, *J Endod* 31(3), 2005.
145. Cheung GS, Stock CJ: In vitro cleaning ability of root canal irrigants with and without endosonics, *Int Endod J* 26(6), 1993.
146. Nielsen BA, Craig Baumgartner J: Comparison of the EndoVac system to needle irrigation of root canals, *J Endod* 33(5), 2007.
147. Ahmad M, Pitt Ford TJ, Crum LA: Ultrasonic debridement of root canals: acoustic streaming and its possible role, *J Endod* 13(10):490, 1987.
148. Cameron JA: The use of ultrasonics in the removal of the smear layer: a scanning electron microscope study, *J Endod* 9(7):289, 1983.
149. Archer R, Reader A, Nist R, et al.: An in vivo evaluation of the efficacy of ultrasound after step-back preparation in mandibular molars, *J Endod* 18(11):549, 1992.
150. Weller RN, Brady JM, Bernier WE: Efficacy of ultrasonic cleaning, *J Endod* 6(9):740, 1980.
151. Buchanan LS: The standardized-taper root canal preparation—part 6. GT file technique in abruptly curved canals, *Int Endod J* 34(3), 2001.
152. Steinberg D, Abid-el-Raziq D, Heling I: In vitro antibacterial effect of RC-Prep components on *Streptococcus sobrinus*, *Endod Dent Traumatol* 15(4):171, 1999.
153. Zehnder M, Schmidlin PR, Sener B, Waltimo TM: Chelation in root canal therapy reconsidered, *J Endod* 31(11):817, 2005.

154. Cehreli ZC, Onur MA, Tasman F, et al.: Effects of current and potential dental etchants on nerve compound action potentials, *J Endod* 28(3):149, 2002.
155. Goldberg F, Abramovich A: Analysis of the effect of EDTAC on the dentinal walls of the root canal, *J Endod* 3(3):101, 1977.
156. Powell SE, Wong PD, Simon JH: A comparison of the effect of modified and nonmodified instrument tips on apical canal configuration. Part II, *J Endod* 14(5):224, 1988.
157. Parashos P, Messer HH: Rotary NiTi instrument fracture and its consequences, *J Endod* 32(11):1031, 2006.
158. Degerness RA, Bowles WR: Dimension, anatomy and morphology of the mesiobuccal root canal system in maxillary molars, *J Endod* 36(6):985, 2010.
159. Sjögren U, Hagglund B, Sundqvist G, Wing K: Factors affecting the long-term results of endodontic treatment, *J Endod* 16(10):498, 1990.
160. Wu MK, Sluis LW vd, Wesselink PR: The capability of two hand instrumentation techniques to remove the inner layer of dentine in oval canals, *Int Endod J* 36(3):218, 2003.
161. Paqué F, Balmer M, Attin T, Peters OA: Preparation of oval-shaped root canals in mandibular molars using nickel-titanium rotary instruments: a micro-computed tomography study, *J Endod* 36(4):703, 2010.
162. Ingle JI: A standardized endodontic technique using newly development instruments and filling materials, *Oral Surg Oral Med Oral Pathol* 14(1):83, 1961.
163. Weine FS, Kelly RF, Lio PJ: The effect of preparation procedures on original canal shape and on apical foramen shape, *J Endod* 1(8):255–262, 1975.
164. Walton RE: Histologic evaluation of different methods of enlarging the pulp canal space, *J Endod* 2(10):304, 1976.
165. Morgan LF, Montgomery S: An evaluation of the crown-down pressureless technique, *J Endod* 10(10):491, 1984.
166. Torabinejad M: Passive step-back technique, *Oral Surg Oral Med Oral Pathol* 77(4):398, 1994.
167. Roane JB, Sabala CL, Duncanson Jr MG: The "balanced force" concept for instrumentation of curved canals, *J Endod* 11(5):203, 1985.
168. AAE: *AAE: Rotary instrumentation: an endodontic perspective*, Chicago, IL, 2008, American Association of Endodontics.
169. Bardsley S, Peters CI, Peters OA: The effect of three rotational speed settings on torque and apical force with vortex rotary instruments in vitro, *J Endod* 37(6):860, 2011.
170. Patino PV, Biedma BM, Liebana CR, et al.: The influence of a manual glide path on the separation rate of NiTi rotary instruments, *J Endod* 31(2):114, 2005.
171. Stabholz A, Rotstein I, Torabinejad M: Effect of preflaring on tactile detection of the apical constriction, *J Endod* 21(2):92, 1995.
172. Pecora JD, Capelli A, Guersoli A, et al.: Influence of cervical preflaring on apical file size determination, *Int Endod J* 38(7):430, 2005.
173. Schrader C, Peters OA: Analysis of torque and force with differently tapered rotary endodontic instruments in vitro, *J Endod* 31(2):120, 2005.
174. Paqué F, Zehnder M, Marending M: Apical fit of initial K-files in maxillary molars assessed by micro-computed tomography, *Int Endod J* 43(4):328, 2010.
175. Saini HR, Tewari S, Sangwan P, et al.: Effect of different apical preparation sizes on outcome of primary endodontic treatment: a randomized controlled trial, *J Endod* 38(10):1309, 2012.
176. Arias A, Paque F, Shyn S, et al.: Effect of canal preparation with TRUShape and Vortex rotary instruments on three-dimensional geometry of oval root canals, *Aust Endod J* 44(1), 2018.
177. Peters OA, Arias A, Paque F: A micro-computed tomographic assessment of root canal preparation with a novel instrument, TRUShape, in mesial roots of mandibular molars, *J Endod* 41(9), 2015.
178. Ferreira Murgel CA, Walton RE, Rittman B, Pecora JD: A comparison of techniques for cleaning endodontic files after usage: a quantitative scanning electron microscopic study, *J Endod* 16(5):214, 1990.
179. Sathorn C, Parashos P, Messer HH: Effectiveness of single- versus multiple-visit endodontic treatment of teeth with apical periodontitis: a systematic review and meta-analysis, *Int Endod J* 38(6):347, 2005.
180. Nair PN, Henry S, Cano V, Vera J: Microbial status of apical root canal system of human mandibular first molars with primary apical periodontitis after "one-visit" endodontic treatment, *Oral Surg Oral Med Oral Pathol Oral Radiol Endod* 99(2), 2005.
181. Vera J, Siqueira JF, Ricucci D, et al.: One- versus two-visit endodontic treatment of teeth with apical periodontitis: a histobacteriologic study, *J Endod* 38(8):1040, 2012.
182. Law A, Messer H: An evidence-based analysis of the antibacterial effectiveness of intracanal medicaments, *J Endod* 30(10):689, 2004.
183. Yang SF, Rivera EM, Baumgardner KR, et al.: Anaerobic tissue-dissolving abilities of calcium hydroxide and sodium hypochlorite, *J Endod* 21(12):613, 1995.
184. Safavi KE, Nichols FC: Effect of calcium hydroxide on bacterial lipopolysaccharide, *J Endod* 19(2):76, 1993.
185. Safavi KE, Nichols FC: Alteration of biological properties of bacterial lipopolysaccharide by calcium hydroxide treatment, *J Endod* 20(3):127, 1994.
186. Walton RE, Holton IFJ, Michelich R: Calcium hydroxide as an intracanal medication: effect on posttreatment pain, *J Endod* 29(10):627, 2003.
187. Rivera EM, Williams K: Placement of calcium hydroxide in simulated canals: comparison of glycerin versus water, *J Endod* 20(9):445, 1994.
188. Sigurdsson A, Stancill R, Madison S: Intracanal placement of $Ca(OH)_2$: a comparison of techniques, *J Endod* 18(8):367, 1992.
189. Torres CP, Apicella MJ, Yancich PP, Parker MH: Intracanal placement of calcium hydroxide: a comparison of techniques, revisited, *J Endod* 30(4):225, 2004.
190. Lambrianidis T, Kosti E, Boutsioukis C, Mazinis M: Removal efficacy of various calcium hydroxide/chlorhexidine medicaments from the root canal, *Int Endod J* 39(1):55, 2006.
191. Chang YC, Tai KW, Chou LS, Chou MY: Effects of camphorated parachlorophenol on human periodontal ligament cells in vitro, *J Endod* 25(12):779, 1999.
192. Spångberg L: Cellular reaction to intracanal medicaments, *Trans Int Conf Endod* 5(0):108, 1973.
193. Spångberg L, Rutberg M, Rydinge E: Biologic effects of endodontic antimicrobial agents, *J Endod* 5(6):166, 1979.
194. Harrison JW, Bellizzi R, Osetek EM: The clinical toxicity of endodontic medicaments, *J Endod* 5(2):42, 1979.
195. Thoden van Velzen SK, Feltkamp-Vroom TM: Immunologic consequences of formaldehyde fixation of autologous tissue implants, *J Endod* 3(5):179, 1977.
196. Walton RE, Langeland K: Migration of materials in the dental pulp of monkeys, *J Endod* 4(6):167, 1978.
197. Myers DR, Shoaf HK, Dirksen TR, et al.: Distribution of 14C-formaldehyde after pulpotomy with formocresol, *J Am Dent Assoc* 96(5):805, 1978.
198. Doran MG, Radtke PK: A review of endodontic medicaments, *Gen Dent* 46(5):484, 1998.
199. Harrison JW, Baumgartner JC, Svec TA: Incidence of pain associated with clinical factors during and after root canal therapy. Part 1. Interappointment pain, *J Endod* 9(9):384, 1983.
200. Byström A, Claesson R, Sundqvist G: The antibacterial effect of camphorated paramonochlorophenol, camphorated phenol and calcium hydroxide in the treatment of infected root canals, *Endod Dent Traumatol* 1(5):170, 1985.

201. Walton RE: Intracanal medicaments, *Dent Clin North Am* 28(4):783, 1984.
202. Harrison JW, Baumgartner CJ, Zielke DR: Analysis of interappointment pain associated with the combined use of endodontic irrigants and medicaments, *J Endod* 7(6):272, 1981.
203. Maddox DL, Walton RE, Davis CO: Incidence of post-treatment endodontic pain related to medicaments and other factors, *J Endod* 3(12):447, 1977.
204. Kleier DJ, Mullaney TP: Effects of formocresol on posttreatment pain of endodontic origin in vital molars, *J Endod* 6(5):566, 1980.
205. Torabinejad M, Kettering JD, McGraw JC, et al.: Factors associated with endodontic interappointment emergencies of teeth with necrotic pulps, *J Endod* 14(5):261, 1988.
206. Trope M: Relationship of intracanal medicaments to endodontic flare-ups, *Endod Dent Traumatol* 6(5):226, 1990.
207. Ehrmann EH, Messer HH, Adams GG: The relationship of intracanal medicaments to postoperative pain in endodontics, *Int Endod J* 36(12):868, 2003.
208. Chance K, Lin L, Shovlin FE, Skribner J: Clinical trial of intracanal corticosteroid in root canal therapy, *J Endod* 13(9):466, 1987.
209. Chance KB, Lin L, Skribner JE: Corticosteroid use in acute apical periodontitis: a review with clinical implications, *Clin Prev Dent* 10(1):7, 1988.
210. Dametto FR, Ferraz CCR, Paula B, et al.: In vitro assessment of the immediate and prolonged antimicrobial action of chlorhexidine gel as an endodontic irrigant against Enterococcus faecalis, *Oral Surg Oral Med Oral Pathol Oral Radiol Endod* 99(6):768, 2005.
211. Dammaschke T, Schneider U, Stratmann U, et al.: Effect of root canal dressings on the regeneration of inflamed periapical tissue, *Acta Odont Scand* 63(3):143, 2005.
212. Gomes BPFD, Vianna ME, Sena NT, et al.: In vitro evaluation of the antimicrobial activity of calcium hydroxide combined with chlorhexidine gel used as intracanal medicament, *Oral Surg Oral Med Oral Pathol Oral Radiol Endod* 102(4):544, 2006.
213. De Rossi A, Silva LAB, Leonardo MR, et al.: Effect of rotary or manual instrumentation, with or without a calcium hydroxide/1% chlorhexidine intracanal dressing, on the healing of experimentally induced chronic periapical lesions, *Oral Surg Oral Med Oral Pathol Oral Radiol Endod* 99(5):628, 2005.

15
Obturação e Cimentação Provisória

NATASHA M. FLAKE E JAMES D. JOHNSON

VISÃO GERAL DO CAPÍTULO

Objetivos de obturação, 331
Quando obturar, 331
Materiais obturadores, 332
Cimentos endodônticos, 336
Técnicas de obturação com guta-percha, 338
Avaliação de obturação, 347
Temporário, 349

OBJETIVOS DA APRENDIZAGEM

Após ler este capítulo, o estudante deve estar apto a:

1. Explicar os objetivos da obturação do canal radicular.
2. Explicar a justificativa para o tratamento endodôntico em uma única visita *versus* várias visitas e identificar os casos em que cada abordagem seria indicada.
3. Explicar a razão para a remoção da camada de esfregaço.
4. Listar as propriedades ideais de um material de obturação.
5. Identificar os materiais de obturação que foram usados historicamente e explicar por que esses materiais não são mais usados.
6. Descrever as propriedades, vantagens e desvantagens de guta-percha.
7. Listar as propriedades ideais de um cimento de canal radicular.
8. Identificar tipos dos cimentos disponíveis no mercado e descrever suas propriedades.
9. Explicar como realizar diferentes técnicas de obturação usando guta-percha como material de obturação.
10. Explicar as vantagens e desvantagens das diferentes técnicas de obturação usadas com guta-percha.
11. Descrever como os materiais e técnicas de obturação são avaliados por meio de pesquisas.
12. Descrever como os resultados da obturação são avaliados clinicamente e o impacto da obturação nos resultados do tratamento.
13. Explicar a justificativa para barreiras intracanais e identificar os materiais usados como barreiras.
14. Explicar a importância da restauração após o tratamento endodôntico e listar os materiais usados para a temporização.

Objetivos de obturação

O sucesso na terapia endodôntica depende da instrumentação, da desinfecção e da obturação adequadas do sistema de canais radiculares. O objetivo da obturação é selar e impermeabilizar ao longo do comprimento do sistema de canais radiculares, desde a entrada do canal radicular até a término apical. A obturação evita tanto a infiltração de microrganismos e seus subprodutos da coroa para o sistema de canais radiculares quanto da direção apical, tecido periapical com infiltração de líquidos para o sistema de canais radiculares. Esse vedamento permite a prevenção e a cura da periodontite apical (Questão 15.1). Após a obturação adequada, uma restauração coronária adequada também é necessária e afeta significativamente a resolução da periodontite apical e o sucesso da terapia de canal radicular.[1] Curiosamente, uma lesão periapical pode regredir pelo menos temporariamente após o desbridamento do canal radicular sem obturação.[2] A pesquisa mostrou que, quando as bactérias são eliminadas do sistema de canal radicular antes da obturação, a cura de uma lesão periapical ocorre independentemente da qualidade da obturação.[3] No entanto, caso as bactérias permaneçam antes de se obturar, a cura estará relacionada à qualidade da obturação.[3] Embora a falha na obturação ou má obturação não sejam opções de tratamento desejáveis, esses resultados demonstram um importante conceito, o de que é mais importante o que se remove do que com o que se obtura o sistema de canais radiculares.

Quando obturar

Uma *versus* duas visitas

A comunidade endodôntica há muito tempo debate o número de visitas em que a terapia de canal radicular deve ser concluída. Deveria um dente ser obturado durante a mesma visita em que é instrumentado? Os fatores que influenciam a resposta a essa pergunta incluem os diagnósticos pulpar e periapical, a apresentação radiográfica, os sinais e sintomas do paciente, o grau de dificuldade, questões de manejo do paciente e questões logísticas. Em alguns casos, o grau de dificuldade dita que o tratamento seja concluído em mais de uma visita; por exemplo, casos muito calcificados, quando é necessário tempo adicional para localizar e instrumentar os canais. O manejo do paciente ou problemas clínicos também podem ditar que o tratamento seja concluído em mais de uma visita; por exemplo, com um paciente que não pode reclinar por um longo período. Finalmente, questões logísticas podem ditar que o tratamento seja concluído em mais de uma consulta; quando, por exemplo, um paciente apresenta-se em caráter de urgência, e o dentista tem tempo limitado em sua agenda para tratá-lo.

As opiniões variam em relação às vantagens e desvantagens do tratamento endodôntico de visita única *versus* visita múltipla quando se trata de diagnósticos pulpar e periapical, apresentação radiográfica e sinais e sintomas do paciente. Existe um consenso de que um dente com uma polpa vital pode ter uma terapia de canal radicular concluída em uma visita (se o tempo permitir), porque os canais não estão infectados. Os casos com polpa vital incluem aqueles com diagnóstico pulpar de pulpite irreversível sintomática, pulpite irreversível assintomática, pulpite reversível ou polpa normal. Quando a terapia de canal radicular é realizada usando protocolos de desinfecção e controle de infecção adequados, completar o tratamento em uma visita impede ainda mais a possibilidade de recontaminação do sistema de canal radicular causada por infiltração coronária entre as visitas. Geralmente, também existe um consenso de que a terapia de canal radicular não deve ser concluída em uma visita quando o paciente apresenta inchaço associado a um abscesso apical agudo ou quando o canal não pode ser seco como resultado da drenagem de exsudato dos tecidos periapicais. Nesses casos, o clínico deve esperar até que o inchaço tenha desaparecido e que o canal possa ser completamente seco antes da obturação.

Há discordância sobre se dentes com polpa necrótica e periodontite apical assintomática, periodontite apical sintomática ou abscesso apical crônico devem ser tratados com tratamento radicular em uma ou múltiplas visitas. O debate centra-se na importância da desinfecção do sistema de canais radiculares. A justificativa para completar o tratamento em duas visitas é que o medicamento intracanal colocado entre as visitas facilita a desinfecção do sistema de canais radiculares (Questão 15.2). Essa abordagem é apoiada por evidências de estudos clínicos que analisam a amostragem microbiana do sistema de canais radiculares. Em um estudo, investigou-se o papel da infecção no momento da obturação em dentes que foram tratados em uma visita. Os dentes continham amostragem de bactérias antes da obturação, e todos eles foram tratados em uma visita.[4] Após 5 anos, a cura completa ocorreu em 94% dos casos com cultura negativa e em 68% dos casos com cultura positiva antes da obturação. Esses resultados destacam a importância de eliminar completamente as bactérias do sistema de canais radiculares antes da obturação, o que pode ser auxiliado por um medicamento intracanal entre as visitas.

Apesar da justificativa microbiológica em concluir o tratamento endodôntico de dentes necróticos em várias visitas, usando um medicamento intracanal, estudos tipo *outcome* não apoiam que um melhor prognóstico se obtém com tratamento em diversas visitas. Múltiplas revisões sistemáticas não encontraram nenhuma diferença significativa no sucesso radiográfico da terapia de canal radicular entre tratamento de uma ou de múltiplas visitas.[5,6] Entretanto, há alguma evidência de que os pacientes que recebem terapia endodôntica em uma única visita podem ter maior probabilidade de sentir surto doloroso e usar analgésicos a curto prazo após o tratamento.[5,6] Infelizmente, a qualidade geral da evidência é pobre, porque muitos estudos têm limitações, incluindo baixa qualidade e risco de viés.[5-7] Portanto, o debate está em andamento, e a decisão de tratar em uma ou duas consultas fica, em última instância, a critério do clínico para cada caso individual.

Remoção da *smear layer*

A *smear layer* é uma combinação de resíduos orgânicos e inorgânicos presentes nas paredes do canal radicular após a instrumentação. Quando vista em microscópio eletrônico de varredura, a *smear layer* tem um aspecto amorfo e irregular que representa aparas dentinárias, restos de tecido, processos odontoblásticos, além de bactérias e seus subprodutos.[8] Historicamente, tem-se debatido se ela deve ou não ser removida, embora haja agora um acordo geral de que deva ser removida antes da obturação. Isso ocorre porque ela pode conter bactérias e seus subprodutos, que permaneceriam no canal se não fosse removida e porque pode inibir a adesão dos materiais obturadores às paredes dentinárias e a penetração nos túbulos dentinários, comprometendo assim o selamento (Questão 15.3). A *smear layer* pode ser removida por irrigação com ácido etilenodiaminotetracético, que atua como agente quelante. Fórmulas de uso comercial também podem ser usadas (p. ex., MTAD, SmearClear, QMix).[9]

Materiais obturadores

Propriedades ideais de um material obturador

Grossman sugeriu as propriedades ideais de um material obturador[10] (Boxe 15.1). Atualmente, nenhum material ou combinação de materiais satisfaz todos esses critérios.

Materiais obturadores do canal radicular

Os principais materiais obturadores do canal radicular ocupam a maior parte do espaço dentro do sistema de canais radiculares. Os materiais de obturação são classificados como sólidos ou semissólidos. Os materiais sólidos são introduzidos no canal como um sólido e requerem cimento para selar completamente o canal. Já os semissólidos são introduzidos no canal na forma líquida, pastosa ou amolecida e, em seguida, acomodados no canal.

Guta-percha

A guta-percha tem sido usada como um material obturador de canais radiculares por mais de 160 anos.[11,12] É de longe o material de obturação do canal radicular mais popular (Vídeo 15.1).

• **Boxe 15.1** **Propriedades desejáveis dos materiais obturadores.**

Grossman sugeriu que o material de obturação ideal teria as seguintes propriedades:
- Ser facilmente introduzido no canal
- Selar o canal lateral e apicalmente
- Não contrair após a inserção
- Ser impermeável à umidade
- Ser bactericida, ou pelo menos não promover o crescimento bacteriano
- Ser radiopaco
- Não manchar a estrutura do dente
- Não irritar os tecidos periapicais nem afetar a estrutura dentária
- Ser estéril ou passível de ser esterilizado
- Ser facilmente removido do canal radicular

Composição

A guta-percha comercial contém os seguintes ingredientes: óxido de zinco 59% a 76%, guta-percha 18% a 22%, ceras e resinas 1% a 4% e sulfatos metálicos de 1% a 18%.[13] A guta-percha é a matriz, e o óxido de zinco, o preenchedor. As ceras e resinas são os plastificantes, enquanto os sulfatos metálicos, como o sulfato de bário, fornecem a radiopacidade necessária.

A estrutura estereoquímica da guta-percha é poli-isopreno 1,4 *trans*, enquanto a estrutura estereoquímica da borracha natural é 1,4 *cis* poli-isopreno.[14,15] Embora a guta-percha e a borracha natural tenham estruturas estereoquímicas semelhantes, estudos mostraram que não há reatividade cruzada da guta-percha com o látex de borracha natural em indivíduos com alergia ao látex.[16,17]

A guta-percha tem duas formas cristalinas, alfa e beta.[14,18] Dependendo da temperatura, ela pode estar em diferentes formas cristalinas, que exibem diferentes características físicas. A guta-percha comercial vem na forma cristalina beta, à temperatura ambiente. Quando a forma beta é aquecida de 42°C a 49°C, ela passa para a fase alfa. Quando a fase alfa da guta-percha é aquecida acima de 53°C a 59°C, ela passa para a fase amorfa. Isso é importante quando o clínico precisa que a forma amorfa da guta-percha flua para todas as partes do sistema de canais radiculares utilizando técnicas termoplásticas.[19-22]

Formas

A guta-percha é formada em cones padronizados ou não padronizados de diferentes tamanhos de ponta e *tapers* (Figura 15.1). Os cones padronizados estão em conformidade com os requisitos da International Organization for Standardization (ISO) ou da American Dental Association/American National Standards Institute (ADA/ANSI). Os cones de guta-percha não padronizados (convencionais) não estão em conformidade com os padrões estabelecidos pela ISO ou ADA/ANSI. Os padronizados são fabricados para ter o mesmo tamanho de ponta e cone que os instrumentos endodônticos correspondentes usados no preparo do sistema de canais radiculares. As especificações originais exigiam que a guta-percha tivesse uma conicidade de 0,02 mm por aumento de milímetro no comprimento. Com o advento dos novos *tapers* das limas endodônticas, os cones de guta-percha agora incluem também várias conicidades, 0,04, 0,06 e assim por diante. Os cones de guta-percha não padronizados terminam em uma ponta afilada. A guta-percha utilizada em dispositivos de termoplastificação é fabricada na forma de cone ou bastão (Figura 15.2). Os cones ou bastões são inseridos em um sistema de injeção de guta-percha termoplastificada, e a guta-percha é aquecida antes de ser dispensada.

Vantagens

A guta-percha é de longe o material obturador de canais radiculares mais popular e amplamente aceito. Embora não atenda a todos os critérios para um material obturador ideal, ele satisfaz a maioria deles. A guta-percha oferece várias vantagens. Primeiro, por causa de sua plasticidade, adapta-se bem quando compactada em canais radiculares preparados, especialmente quando termoplastificada. Em segundo lugar, a guta-percha tem boas características de manuseio e é fácil de ser manipulada com múltiplas técnicas de obturação. É um tanto rígida e assim é de fácil colocação em canais. Terceiro, a guta-percha é relativamente fácil de ser removida do sistema de canais radiculares, seja para criar espaço para um pino, seja para retratamento. Quarto, a guta-percha é considerada um material bem aceito, com boa biocompatibilidade em relação aos tecidos periapicais (Questão 15.4).

Selamento

Para produzir uma obturação adequada, a guta-percha deve ser usada com um cimento.[10] A guta-percha não adere às paredes do canal; portanto, o espaço entre a guta-percha e a parede do canal deve ser selado com um cimento de canal radicular. Além disso, a aplicação de calor ou solventes à guta-percha durante diferentes técnicas de obturação pode causar sua contração, aumentando ainda mais o espaço entre a parede do canal e o cone da guta-percha.

Outros aditivos para guta-percha

Outros ingredientes foram adicionados a algumas marcas de guta-percha para potencializar suas propriedades antibacterianas.

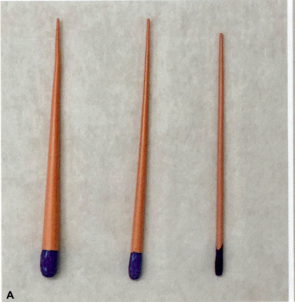 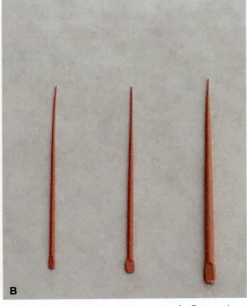

- **Figura 15.1** Os cones de guta-percha estão disponíveis em uma variedade de tamanhos de pontas e de *tapers*. **A.** Cones de guta-percha com tamanho de ponta de 30 da International Organization for Standardization com cones de 0,02, 0,04 e 0,06. **B.** Cones de guta-percha não padronizados com pontas infinitas.

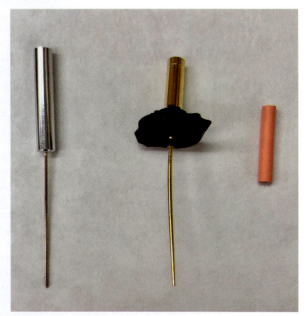

- **Figura 15.2** A guta-percha para uso em sistemas de injeção termo-plastificada é fabricada em cartuchos e cones que se encaixam em seus respectivos sistemas de injeção.

O hidróxido de cálcio foi adicionado às pontas de guta-percha pela Coltene/Whaledent (Langenau, Alemanha). A Activ Point (Coltene/Whaledent, Langenau, Alemanha) contém clorexidina. Foi introduzida outra guta-percha que contém iodo-polivinilpirrolidona. Embora esses aditivos tenham se mostrado eficazes contra várias bactérias,[23-27] não foram realizados estudos clínicos a longo prazo.

Transportadores de guta-percha

Várias marcas de transportadores de guta-percha estão no mercado (Figura 15.3). Os transportadores de obturação são compostos por guta-percha que está em torno de um transportador que ao ser aquecido é em seguida colocado no canal. O cabo do transportador é cortado e removido, deixando a guta-percha e o corpo do transportador no canal. Muitos transportadores de obturação são projetados para se ajustarem ao correspondente sistema de limas. Vários transportadores de obturação são comercializados pela Dentsply Sirona (York, PA), incluindo GutaCore, GutaCore para WaveOne Gold, WaveOne Gold Obturators, ProTaper Next Obturators, ProTaper Universal Obturators, Thermafil Plus Obturators, Vortex Obturators, GT obturators e obturadores GT Series X. O Soft-Core é um transportador de obturação semelhante, comercializado pela Kerr Endodontics (Orange, CA). SimpliFill (Kerr Endodontics) é um *plug* apical de 5 mm de guta-percha acondicionado na extremidade de um transportador de metal. Tem a vantagem de não deixar o transportador no canal, pois esse é torcido e removido, deixando apenas o *plug* apical de guta-percha. O SuccessFil é um sistema transportador de guta-percha em que se combina com o sistema de injeção termoplastificada UltraFil, que é comercializado como o Sistema Trifecta (Coltene/Whaledent, Langenau, Alemanha). O JS Quick-Fill (JS Dental Manufacturing, Inc, Ridgefield, CT) é um núcleo de titânio revestido com guta-percha de fase alfa nos tamanhos ISO 15 a 60. O transportador com o material é girado no canal em baixa velocidade, e o núcleo pode ser deixado no canal ou removido lentamente.

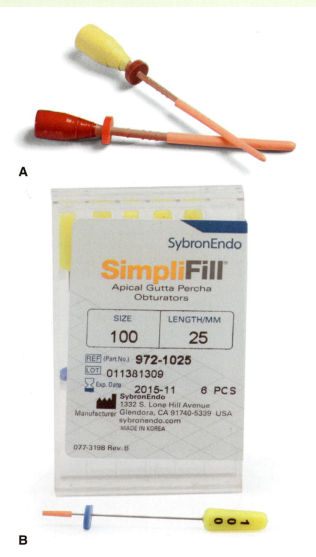

- **Figura 15.3** A maioria dos obturadores consiste em um transportador sólido cercado por guta percha. O obturador é aquecido e inserido no canal. **A.** Obturadores GutaCore. (Cortesia Dentsply Sirona.) **B.** SimpliFill é um tipo de transportador obturador que não é aquecido. O suporte de metal é torcido, deixando apenas um *plug* apical de guta-percha. O SimpliFill está disponível em tamanho apical largo. (Cortesia Kerr Endodontics.)

Agregado de trióxido mineral

O agregado de trióxido mineral (MTA) é um material de silicato de cálcio bioativo que tem muitas aplicações clínicas em endodontia, incluindo terapia de polpa vital, reparo de perfuração e cirurgia de raiz.[28,29] O MTA é usado como material de obturação em casos de ápices imaturos ou abertos[29] (Figura 15.4). Os atributos do MTA incluem biocompatibilidade, selamento e um histórico de resultados clínicos positivos documentados. Semelhantes ao MTA, alguns dos materiais biocerâmicos introduzidos mais recentemente também podem ser usados como materiais de obturação da mesma forma. Dentes com ápices abertos onde seria indicada a obturação com MTA ou outro material biocerâmico são considerados casos de dificuldade moderada ou alta, e o encaminhamento a um especialista é normalmente recomendado (Vídeo 15.2).[30,31]

Cones de prata

Os cones de prata foram usados historicamente em meados de 1900, fabricados para combinar com o tamanho e a conicidade das limas manuais endodônticas usadas no preparo do canal naquela época (Figura 15.5). Assim, os cones de prata tinham um afunilamento de 0,02. Atendiam a alguns dos requisitos de Grossman de um material de obturação ideal. Eram fáceis de inserir e tinham um bom controle de comprimento. No entanto, não selavam bem lateral ou apicalmente por causa de sua falta de plasticidade. Os cones de prata não preenchiam adequadamente todo o espaço do canal e não podiam ser compactados em espaços vazios dentro do sistema de canal radicular. A forma dos cones de prata permanecia redonda após a inserção, e os canais raramente são preparados para uma forma perfeitamente redonda. O espaço restante era preenchido com cimento, levando à infiltração. Essa infiltração permitia a corrosão das pontas de prata e a formação de sais de prata, que eram considerados citotóxicos.[32-36] Com as técnicas modernas, a instrumentação e a obturação de pequenos canais achatados com guta-percha são previsíveis; portanto, o uso de cones de prata diminuiu por conta de suas desvantagens. Os cones de prata não são recomendados para uso na terapia endodôntica moderna.[37] Seu aspecto característico torna-os facilmente identificáveis nas radiografias periapicais dos pacientes (Figura 15.6). Esses dentes podem precisar de um novo tratamento se houver lesão ou se for necessário espaço para colocação de um núcleo; entretanto, o retratamento profilático de dentes obturados com pontas de prata não é indicado.[37]

Resina

Materiais obturadores à base de resina foram usados no início dos anos 2000. Resilon e RealSeal eram compostos de um núcleo de um material à base de policaprolactona e com resina metacrilato bifuncional, vidro bioativo, bismuto e sais de bário como carga, além de pigmentos. Esse produto foi usado com um cimento resinoso (Epiphany ou RealSeal) e um *primer* ou um sistema de transporte material obturador. A justificativa para o produto era criar um "monobloco", consistindo em um cimento resinoso (*bond*) com *tags* que entram e ligam-se aos túbulos dentinários na parede do canal, bem como se ligam de forma adesiva ao material sólido obturador. O produto era fotopolimerizado e selado coronariamente. O sistema consistia em um *primer*, um *bond* e cones de polímero sintético. A pesquisa não mostrou vantagem alguma desses materiais sobre a guta-percha[38-44], e os materiais de obturação à base de resina não estão mais no mercado.

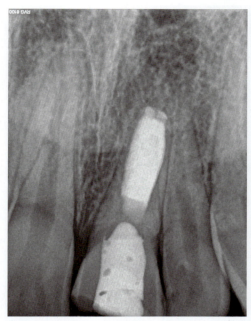

• **Figura 15.4** Radiografia de acompanhamento de 4 anos do dente nº 21 que foi obturado com MTA quando o paciente tinha 7 anos. O paciente sofreu trauma, e o dente tornou-se necrótico antes que o ápice tivesse atingido a maturidade.

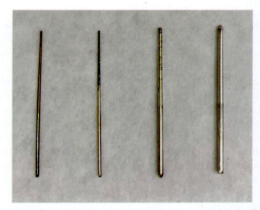

• **Figura 15.5** Os cones de prata tinham uma conicidade de 0,02 e eram fabricados em uma variedade de tamanhos de ponta para combinar com limas de mão endodôntica.

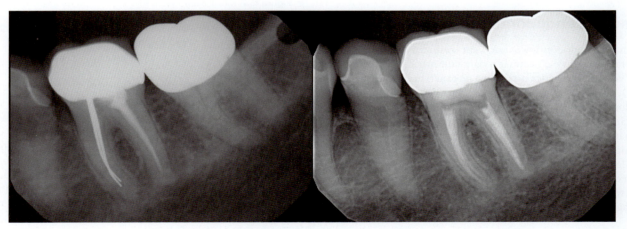

• **Figura 15.6** O primeiro molar inferior esquerdo foi inicialmente obturado com cones de prata e o dente foi retratado décadas depois, quando o paciente apresentou periodontite apical sintomática. Observe a aparência característica das pontas de prata nos canais mesiovestibular e mesiolingual na radiografia pré-operatória à esquerda. A radiografia pós-operatória à direita é o dente após retratamento e preenchimento com guta-percha. (Cortesia do Dr. Patrick Mullally.)

Pastas (semissólidos)

As pastas são um tipo de material semissólido que tem sido usado como material obturador. O óxido de zinco é o principal componente da maioria dos materiais em pasta. Devido à solubilidade do óxido de zinco, essas pastas não são materiais obturadores efetivos. Outras desvantagens da pasta, incluem dificuldade em manter o comprimento de trabalho, contração do material, vazios na obturação e ingredientes tóxicos em algumas pastas.

Um material obturador em pasta é uma pasta de resorcina-formaldeído, que é um tipo de resina de fenol-formaldeído ou baquelite.[45,46] Visto que esse material tem sido amplamente utilizado nos países da Europa Oriental e que ele mancha os dentes em uma cor vermelho-escura característica, é comumente referido como *Vermelho Russo* (Figura 15.7). Esse material tem a vantagem de ser bastante antimicrobiano, mas tem a desvantagem de contrair quando colocado no canal. Além disso, os retratamentos podem ser muito difíceis, uma vez que a resina endurece completamente e ocorrem bolhas na confinação do material[46] (Figura 15.8).

As pastas à base de paraformaldeído são outro tipo de pastas obturadoras. A justificativa para adicionar paraformaldeído às pastas é fornecer efeitos antimicrobianos e mumificadores. No entanto, o paraformaldeído tem toxicidade grave para os tecidos do hospedeiro, e isso nega o benefício de quaisquer efeitos antimicrobianos que possa haver em materiais endodônticos. Essas pastas são conhecidas como N2 (Indrag-Agsa, Losone, Suíça), Sargenti ou RC2B e são feitas de um líquido e um pó. O pó contém óxido de zinco, nitrato de bismuto, carbonato de bismuto, paraformaldeído e óxido de titânio. O líquido consiste em eugenol, óleo de amendoim e óleo de rosa.[47] O N2 sofreu mudanças em resposta a estudos que identificaram substâncias tóxicas, como óxido de chumbo e mercúrio orgânico.[48] No entanto, ainda contém 4% a 8% de paraformaldeído.[49] N2 é extremamente tóxico,[50,51] e, por ser usado como pasta, a extrusão desse material tem causado danos permanentes em muitos casos. O material afeta ossos e tecidos moles e pode causar danos neurológicos permanentes, resultando em parestesia, disestesia e dor. Por causa da toxicidade, riscos para os pacientes, questões legais e o fato de que existem inúmeros outros materiais obturadores aceitáveis disponíveis que fornecem um resultado melhor, o uso desses materiais na endodôntica moderna não é aceitável. A Food and Drug Administration enumera o N2 como uma droga não aprovada, não sendo legalmente importada ou enviada por meio de linhas interestaduais, e a ADA não aprova seu uso.[52,53] Em resumo, o uso de materiais de obturação endodôntica contendo paraformaldeído em cimentos está abaixo do padrão de cuidado, pois eles se mostraram inseguros e ineficazes.[54]

Cimentos endodônticos

O cimento endodôntico é usado em conjunto com um material obturador sólido e é necessário para cumprir o objetivo de criar uma vedação hermética no sistema de canais radiculares (Questão 15.5). Além dos requisitos básicos para materiais obturadores de sólidos, Grossman também identificou os requisitos ideais para um cimento endodôntico (Boxe 15.2).[10] Tal como acontece com os materiais obturadores sólidos, nenhum cimento endodôntico atende atualmente a todos esses critérios.

Além disso, os dois requisitos a seguir podem ser adicionados aos requisitos básicos originais de Grossman: não se deve provocar uma resposta imunológica em tecidos perirradiculares[55-58] nem ser mutagênico ou cancerígeno.[59,60]

Tipos de cimentos endodônticos

Os principais cimentos em uso hoje são aqueles à base de óxido de zinco eugenol (ZOE), resina, hidróxido de cálcio ou biocerâmica.

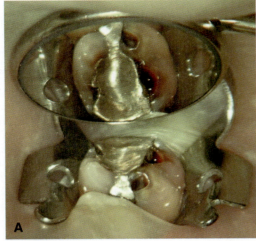

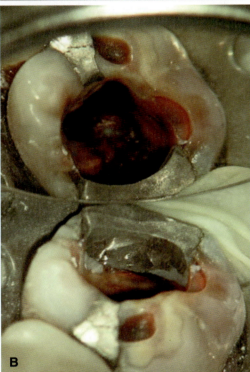

• **Figura 15.7** Molar inferior tratado com uma pasta resinosa de resorcinol-formaldeído. A dentina manchada de vermelho-escuro pode ser vista tanto através da superfície oclusal quanto no acesso. A dentina está sólida.

Cimentos de óxido de zinco e eugenol

Os cimentos contendo óxido de zinco eugenol (ZOE) vêm sendo amplamente utilizados com sucesso por muitos anos. Existem muitas formulações e marcas de cimentos com óxido de zinco como ingrediente principal, diferindo apenas pelos outros componentes adicionados. Os cimentos de ZOE permitem a adição de produtos químicos, como paraformaldeído, bálsamo do Canadá e outros, todos podendo aumentar a toxicidade desse cimento específico.[49] A fórmula original de Grossman continha óxido de zinco, resina hidrogenada ou Staybelite, subcarbonato de bismuto, sulfato de bário e borato de sódio (anidro), com eugenol como componente líquido.[61] Foi comercializado como cimento Proco-sol (StarDental, Lancaster, PA), bem como outros nomes de produtos. Os cimentos 801 e 811 da Roth (Roth's International LTD, Chicago, IL)

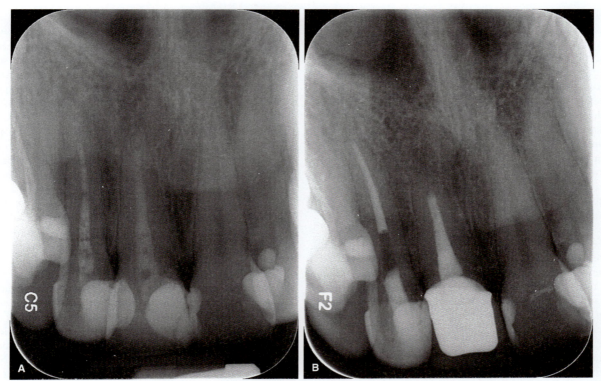

• **Figura 15.8** Os incisivos laterais e centrais superiores direitos foram tratados com uma pasta resinosa de resorcinol-formaldeído. **A.** Os dentes têm vazios característicos visíveis radiograficamente na obturação, especialmente o dente 12, como visto nessa radiografia pré-operatória. Toda a pasta não pôde ser removida durante o retratamento não cirúrgico do dente 11, então a cirurgia de raiz foi realizada. **B.** O dente nº 12 foi posteriormente retirado com sucesso de forma não cirúrgica, conforme mostrado nessa radiografia pós-operatória.

• **Boxe 15.2 Requisitos para um material ideal de vedação do canal radicular.**

1. Deve ser pegajoso quando misturado para fornecer boa adesão entre ele e a parede do canal quando endurecido
2. Deve formar um selo [dito] hermético
3. Deve ser radiopaco para que possa ser visualizado na radiografia
4. As partículas de pó devem ser muito finas para que possam se misturar facilmente com o líquido
5. Não deve encolher após a presa
6. Não deve manchar a estrutura dentária
7. Deve ser bacteriostático ou, pelo menos, não estimular o crescimento bacteriano
8. Deve ser colocado lentamente
9. Deve ser insolúvel nos fluidos dos tecidos
10. Deve ser tolerante ao tecido, ou seja, não irritante para os tecidos periapicais
11. Deve ser solúvel em um solvente comum, caso seja necessário remover a obturação do canal radicular.

eram essencialmente iguais à formulação original de Grossman, com a substituição de subnitrato de bismuto por subcarbonato de bismuto. Apesar de sua popularidade, a produção do cimento de Roth foi interrompida recentemente.

O de Rickert foi um dos primeiros cimentos de óxido de zinco. O pó contém óxido de zinco, prata, resinas e iodeto de timol. O líquido é eugenol e bálsamo do Canadá. Uma desvantagem é que a prata usada para fornecer radiopacidade também pode causar manchas na estrutura dentária. Outra desvantagem é seu rápido tempo de presa em áreas de alta umidade e calor. O cimento de Rickert é comercializado como Kerr Pulp Canal Sealer (Kerr Endodontics, Orange, CA), que tem sido tradicionalmente popular entre os clínicos que usam a técnica de obturação por condensação vertical aquecida. O Pulp Canal Sealer Extended Working Time (EWT) (Kerr Endodontics, Orange, CA), com um tempo de trabalho de 6 horas, foi introduzido para prolongar o tempo de presa sobre o Kerr Pulp Canal Sealer.[62]

O Tubli-Seal (Kerr Endodontics, Orange, CA) foi desenvolvido como uma alternativa para evitar as manchas do Pulp Canal Sealer contendo prata. O Tubli-Seal vem como dois tubos separados. Um tubo contém uma base de óxido de zinco com sulfato de bário para radiopacidade, óleo mineral, amido de milho e lecitina. O tubo do catalisador contém resina polipálido, eugenol e iodeto de timol. O Tubli-Seal é fácil de misturar e tem curto tempo de presa.[62] O Tubli-Seal EWT foi desenvolvido para fornecer tempo de trabalho estendido.

O cimento de Wach é feito de um pó de óxido de zinco, subnitrato de bismuto, subiodeto de bismuto, óxido de magnésio e fosfato de cálcio. O líquido consiste em óleo de cravo, eucaliptol, bálsamo do Canadá e creosoto de madeira de faia. O cimento de Wach tem odor característico de um consultório odontológico antigo.[62] Tem consistência suave, e o bálsamo do Canadá torna o cimento pegajoso. O Medicated Canal Sealer (Medidenta, Woodside, NY) contém iodofórmio para fins antibacterianos e deve ser usado com guta-percha MGP, que também contém 10% de iodofórmio.[63]

Cimentos de hidróxido de cálcio

O Sealapex (Kerr Endodontics, Orange, CA) é um cimento polimérico sem eugenol que contém hidróxido de cálcio. É acondicionado em dois tubos, dos quais um é uma base e o outro um catalisador. O Sealapex tem óxido de zinco na base mais hidróxido de cálcio. Ele também contém butilbenzeno, sulfonamida e estearato de zinco. O tubo catalizador contém sulfato de bário e dióxido de titânio para radiopacidade e uma resina patenteada, salicilato de isobutila e AEROSIL R792.[62] Sealapex tem capacidade de vedação semelhante ao Tubli-Seal.[64] O Apexit (Ivoclar Vivadent, Schaan, Liechtenstein) é um cimento de hidróxido de cálcio com salicilatos também incorporados à fórmula. O CRCS (Calciobiotic Root Canal Sealer, Coltene/Whaledent, Mahwah, NJ) é um cimento contendo hidróxido de cálcio que tem uma base de óxido de zinco-eugenol e eucaliptol. CRCS é um cimento de presa lenta, especialmente em climas secos ou úmidos. Pode demorar até 3 dias para definir totalmente.[62] O cimento endurecido é bastante estável, o que melhora suas qualidades de selagem, mas pode significar que o hidróxido de cálcio não é liberado tão prontamente, de forma que a estimulação do cemento e a formação óssea podem ser severamente limitadas.

Cimentos de resina

Cimentos de resina epóxi têm sido usados em endodontia há algum tempo, incluindo AH26, e seu sucessor AH Plus (Dentsply Sirona, York, PA). AH26 é um cimento que tem sido usado por muitos anos. É um cimento de resina epóxi bisfenol que utiliza hexametilenotetramina (metenamina) para polimerização.[45,65] Uma grande desvantagem do AH26 era que a metenamina liberava formaldeído ao sofrer a cura. Ele também manchava a estrutura do dente e tinha um tempo de trabalho prolongado. Uma vantagem do AH26 é que ele não se afeta pela umidade.[62] O AH Plus e o ThermaSeal Plus (Dentsply Sirona, York, PA) são formulados com uma mistura de aminas que permite a polimerização sem a formação indesejada de formaldeído.[65,66] Eles têm as vantagens do AH26, que incluem aumento da radiopacidade, baixa solubilidade, ligeiro encolhimento e compatibilidade tecidual. O AH Plus é uma resina epóxi de bisfenol que também contém adamantina.[45] Também vem em sistema de duas pastas, ao contrário do sistema líquido-pó do AH26, e tem um tempo de trabalho de 4 horas e um tempo de presa de 8 horas. Melhorias adicionais do AH Plus em relação ao AH26 incluem espessura mais fina e menor solubilidade.

Cimentos biocerâmicos

O agregado de trióxido mineral (MTA) é um material biocerâmico de silicato de cálcio, que possui diversas aplicações em endodontia. O MTA tem sido um material de muito sucesso devido às suas características biológicas e físicas. O MTA é extremamente biocompatível e oferece boa vedação. Devido a esses atributos biológicos e físicos, vários cimentos biocerâmicos estão agora no mercado. O ProRoot Endo Sealer (Dentsply Sirona, York, PA) é um cimento à base de MTA fabricado na forma de pó e gel. O pó é MTA com radiopacidade aprimorada, que contém silicato tricálcico, silicato dicálcico, sulfato de cálcio, óxido de bismuto e uma pequena quantidade de aluminato tricálcico. O gel é uma solução aquosa viscosa de um polímero solúvel em água. O MTAFillapex (Angelus, Londrina, PR, Brasil) é um sistema de pasta dupla. Ele contém resina de salicilato, resina diluente, resina natural, óxido de bismuto, sílica nanoparticulada, MTA e pigmentos. O Endosequence BC Sealer (Root SP) (Brasseler USA, Savannah, GA) é um cimento à base de silicato de cálcio fabricado como um sistema de pasta única. Ele contém óxido de zircônio, silicatos de cálcio, fosfato de cálcio monobásico ($CaH_4P_2O_8$), hidróxido de cálcio, carga e agentes espessantes. O iRoot SP (Innovative BioCeramix Inc., Vancouver, Canadá) é outro cimento à base de silicato de cálcio que contém óxido de zircônio, silicatos de cálcio, fosfato de cálcio, hidróxido de cálcio, carga e agentes espessantes.

Cimentos à base de silicone

Os cimentos à base de silicone fornecem adesão, vedação resistente à umidade e estabilidade.[45] O Lee Endo-Fill (Lee Pharmaceuticals, El Monte, CA) é um cimento de canal radicular à base de silicone. O RoekoSeal (Coltene/Whaledent, Langenau, Alemanha) é um polivinilsiloxano, que é um cimento tipo pasta branca e que polimeriza sem encolher, o que resulta em menos infiltração.[45,67] Ele utiliza platina como agente catalisador.[45] O GutaFlow (Coltene/Whaledent, Langenau, Alemanha) é um polivinilsiloxano que tem partículas de guta-percha finamente moídas adicionadas ao cimento RoekoSeal. O GutaFlow também contém óleo de silicone, óleo de parafina, catalisador de platina, dióxido de zircônio, nanoprata como conservante e um agente corante. Não contém eugenol. O GutaFlow é um sistema obturador de guta-percha fluida a frio para a obturação de canais radiculares. O GutaFlow é triturado em sua cânula e injetado passivamente no canal e então usado com uma ou várias pontas de guta-percha.

Cimentos de uretano metacrilato

O EndoREZ (Ultradent, South Jordan, UT) é um cimento de resina hidrofílica uretano dimetacrilato (UDMA) que supostamente tem bom umedecimento do canal e fluxo para os túbulos dentinários.[67] A propriedade hidrófila melhora sua capacidade de selamento se ainda houver umidade no canal durante a obturação.[45] O EndoREZ é introduzido no canal com uma agulha NaviTip de calibre 30 estreita (Ultradent). Um cone único de guta-percha ou a técnica de obturação de compactação lateral podem ser utilizados. O EZ Fill (Essential Dental Systems, South Hackensack, NJ) é um cimento de resina epóxi sem eugenol que é colocado com uma espiral bidirecional girando em uma peça de mão. Pode ser usado com a técnica de cone único de guta-percha. Não sofre contração de presa e é hidrofóbico, o que o torna resistente à degradação de fluidos.

Avaliação e comparação de cimentos endodônticos

Orstavik[45,68] listou os vários parâmetros de avaliação para testar cimentos endodônticos. Eles incluem testes tecnológicos que foram padronizados pela ISO e pela ADA/ANSI internacionalmente e nos EUA. Esses testes tecnológicos incluem fluxo, tempo de trabalho, tempo de ajuste, radiopacidade, solubilidade e desintegração e mudança dimensional após o ajuste. Além disso, testes biológicos, testes de uso e testes antibacterianos são úteis. Os testes clínicos devem ser incluídos para estabelecer os resultados do tratamento.

Técnicas de obturação com guta-percha

A guta-percha é o material de obturação mais amplamente utilizado e clinicamente aceito; portanto, as técnicas descritas neste capítulo enfocarão seu uso. A guta-percha está disponível em muitas formas e tamanhos diferentes, tanto cones de guta-percha quanto guta-percha para sistemas de injeção termoplastificados (ver **Figuras 15.1**

• **Boxe 15.3** **Questões de revisão**

1. Qual é o objetivo principal da obturação?
2. Qual é a justificativa para concluir a terapia de canal radicular em duas visitas *versus* uma visita?
3. Por que a *smear layer* é removida antes da obturação?
4. Quais são as vantagens da guta-percha como material de obturação do núcleo?
5. Por que deve ser usado um cimento na obturação com guta-percha?

e 15.2). A escolha do método de obturação é baseada principalmente no treinamento clínico e na preferência, bem como na anatomia específica de cada caso. Existem atributos e limitações de cada técnica, mas nenhuma diferença significativa nos resultados foi demonstrada entre as técnicas contemporâneas de obturação usando guta-percha (Vídeo 15.1).[69,70]

Condensação lateral fria

A condensação lateral fria (comumente referida como condensação lateral ou compactação lateral) é a técnica de obturação mais comumente ensinada a alunos de graduação em odontologia.[71] As vantagens da condensação lateral são que pode ser usada em ampla variedade de casos, não requer equipamento especializado e possui um histórico de sucesso clínico. Além disso, a condensação lateral é segura e simples de aprender para clínicos novatos; é menos sensível à técnica do que outros métodos, e o controle do comprimento de trabalho é previsível (menor probabilidade de ultrapassagem). Uma desvantagem da condensação lateral é que ela requer mais tempo do que algumas técnicas de obturação.[72] Além disso, é difícil de usar em alguns casos clínicos (p. ex., canais muito curvos, reabsorção interna, ápices abertos ou outra anatomia anômala do canal) (Questão 15.6). No entanto, esses casos são considerados de "alta dificuldade" e normalmente são encaminhados a um especialista para tratamento.[30,31]

A técnica de condensação lateral e todas as técnicas de obturação variam ligeiramente de um clínico para outro. A seguir está uma descrição de uma técnica tradicional de condensação lateral.

1. O canal é seco. Uma ponta de papel colocada no comprimento de trabalho deve sair do canal seca, sem irrigante, sangue ou exsudato.
2. Um cone principal de guta-percha é selecionado. Os cones de guta-percha devem ser manuseados com uma pinça de algodão (é preferível com trava) e medidos com uma régua milimetrada. Na condensação lateral fria clássica, o cone principal é um cone afilado de 0,02 e tem um tamanho de ponta que corresponde ao tamanho da lima apical principal para a qual o canal foi preparado. O cone selecionado deve se assentar no comprimento de trabalho, não podendo ser empurrado além do comprimento de trabalho, e exibir uma sensação de leve resistência ao remover o cone do canal. Essa resistência (conhecida como *travamento*) indica que o cone está se prendendo às paredes do canal (Figura 15.9). Um cone principal que não penetra até o comprimento de trabalho é muito grande (ou seja, está preso a um comprimento menor do que o comprimento de trabalho). Um cone principal que pode ser levado além do comprimento de trabalho é muito pequeno (ou seja, ele não está preso no comprimento de trabalho, e isso resultará em obturação excessiva). Um cone principal que não exibe resistência alguma na remoção também é muito pequeno (ou seja, não prende no comprimento de trabalho), embora essa sensação possa ser difícil de detectar. Uma inspeção cuidadosa deve pegar qualquer cone que dobre quando é colocado no comprimento de trabalho e é removido; isso indica que ele não se ajusta bem. Um cone que dobra perto da ponta pode ser muito pequeno (Figura 15.10). Um cone que dobra mais coronariamente pode ser muito grande (parecerá que o cone está encaixado no comprimento de trabalho porque a pinça de algodão acomoda-se no ponto de referência, mas o cone ficará curto como resultado da dobra). As variações de seleção de um cone principal preferido por alguns clínicos incluem o uso de um cone afilado de 0,04 ou um cone não padronizado com a ponta cortada em um diâmetro personalizado. Instrumentos especializados estão disponíveis no mercado para ajudar a cortar a ponta dos cones de guta-percha em um diâmetro específico (Figura 15.11). Frequentemente, o clínico pode experimentar vários cones principais, ainda que do mesmo tamanho, antes de selecionar o cone principal que deseja usar para a obturação de um canal. Como resultado das variações de fabricação, haverá variações nos tamanhos reais do cone de guta-percha, mesmo entre aqueles rotulados com a mesma conicidade e os mesmos tamanho e *taper* ISO.[73]

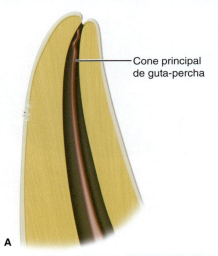

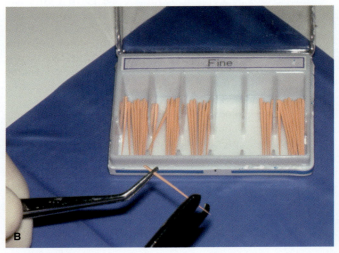

• **Figura 15.10** **A.** Um cone principal que dobra perto da ponta quando inserido em o canal é muito pequeno. **B.** Um cone maior deve ser selecionado ou cortado para formar um tamanho maior na ponta.

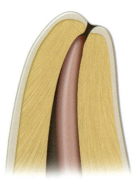

• **Figura 15.9** O cone principal deve ter um ligeiro ajuste de fricção na porção mais apical do canal.

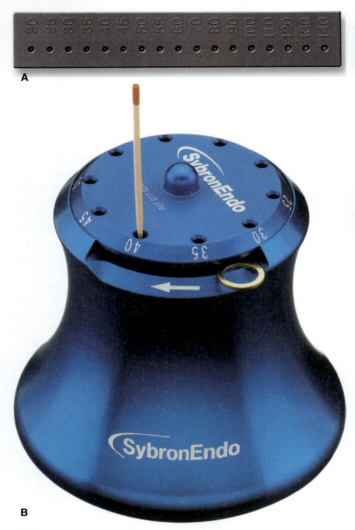

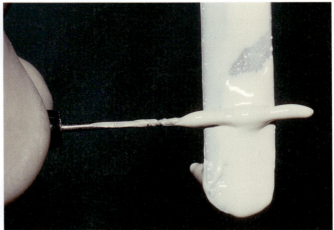

Figura 15.12 Um método simples e eficaz de aplicação do cimento. Uma lima manual coberta com cimento é inserida no canal e girada no sentido anti-horário para revestir as paredes do canal.

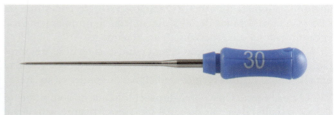

Figura 15.13 Espaçador digital tamanho 30. (Cortesia Dentsply Sirona.)

Figura 15.11 Instrumentos especializados para cortar cones de guta-percha para um tamanho de ponta personalizado da ISO estão disponíveis comercialmente. **A.** Gutta Gauge. (Cortesia Dentsply Sirona.) **B.** Tip Snip. (Cortesia Kerr Endodontics.)

3. O cimento é colocado no canal. Diferentes métodos têm sido usados para aplicar o cimento nas paredes do canal. Isso inclui o uso de uma lima manual até o comprimento, girando no sentido anti-horário, usando lentulo e usando o cone principal (Figura 15.12). O objetivo é colocar uma fina camada de cimento em todas as paredes do canal. Na maioria dos casos, o cimento é colocado no canal antes de assentar o cone principal e no próprio cone principal antes de assentá-lo. A escolha do tipo de cimento fica a critério do clínico.
4. O cimento é colocado no cone principal, que é então colocado no canal até o comprimento de trabalho. O cone é colocado usando uma pressão suave e contínua. Caso o cone não encaixe no comprimento na primeira tentativa, ele deve ser puxado alguns milímetros e lentamente recolocado. O cone principal pode precisar ser gentilmente "bombeado" para cima e para baixo algumas vezes a fim de que o cone se encaixe no comprimento de trabalho desejado.
5. Um espaçador é selecionado para uso em condensação lateral. O comprimento, o tamanho e a conicidade variam entre os distribuidores. Espaçadores digitais de níquel-titânio ou espaçadores manuais de aço inoxidável podem ser usados (Figura. 15.13). Os espaçadores digitais de níquel-titânio têm a vantagem de poder ser inseridos no canal a uma profundidade maior, exercendo menos força sobre as paredes do canal[74-76] (Figura 15.14). Espaçadores digitais também são preferidos por muitos porque são afincados e usados de modo semelhante às limas manuais, além de que pode ser mais fácil acessar áreas difíceis da boca. O espaçador escolhido deve ser capaz de ser colocado no canal a uma distância aproximada de 1 a 2 mm do comprimento de trabalho.
6. O espaçador é colocado no canal e girado usando um movimento contínuo, mantendo o longo eixo do *spreader* no mesmo plano, para criar espaço lateral dentro do canal. A pressão moderada é aplicada na direção apical, enquanto o cabo gira em um arco de aproximadamente 30°. A força apical é mantida no longo eixo do espaçador. O espaçador ficará mais solto conforme é movido nesse movimento. O espaçador é removido do canal também com um movimento de vaivém. Durante a remoção do espaçador, é recomendado segurar a ponta do(s) cone(s) que já foi(foram) assentado(s) no canal, para evitar que o cone principal e quaisquer cones acessórios sejam deslocados do comprimento de trabalho.
7. Cones acessórios são adicionados no espaço criado pelo espaçador (Figura 15.15). Diferentes tipos de cones acessórios podem ser usados, e os cones são adequados ao tamanho do espaçador. Comumente, cones não padronizados ou cones padronizados cônicos de tamanho 25, 0,02 são usados como acessórios. Em canais muito grandes, cones acessórios maiores e um espaçador de tamanho maior podem ser usados. Deve-se ter cuidado durante a condensação lateral para não usar muita força no canal durante o processo de condensação (esse mesmo

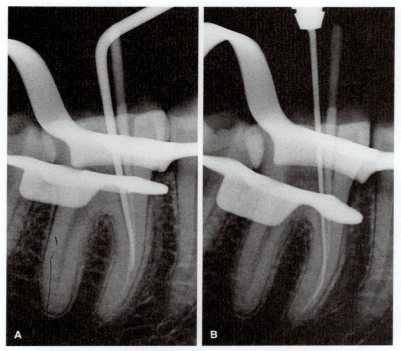

• **Figura 15.14** Comparação de espaçador de mão com espaçador digital. **A.** O espaçador manual mais cônico e rígido não negociará a curva. **B.** O espaçador digital menor e mais flexível permite uma penetração mais profunda e produz menos força na parede do canal.

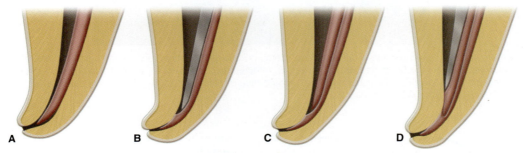

• **Figura 15.15** As etapas de lateral condensação. **A.** O cone principal está adequado. **B.** Um espaçador é inserido, idealmente, a 1 a 2 mm do comprimento de trabalho. **C.** O espalhador é girado e removido e um cone acessório é colocado no espaço criado. **D.** O processo é repetido.

cuidado deve também ser lembrado durante outras técnicas). Recomenda-se que a força utilizada não seja superior a 2,5 lbs, a fim de evitar a fratura vertical da raiz[77,78] (Figura 15.16).

8. A maioria dos clínicos radiografam após a inserção do cone principal. O objetivo da "radiografia do cone principal" é verificar se a guta-percha está alocada no comprimento de trabalho desejado (nem curto nem longo). Como alternativa, o clínico pode escolher adicionar um a dois cones acessórios antes de radiografar. Essa "radiografia de condensação inicial" é usada para verificar o comprimento da guta-percha, se o cone principal não está desalojado durante a condensação inicial e se não há vazios no terço apical do canal. Caso detecte-se um erro no cone principal ou na radiografia de condensação inicial, ainda é possível remover facilmente o(s) cone(s) do canal, antes de serem cortados, e corrigir o erro ou escolher um novo cone principal. Os cones são removidos puxando lentamente a guta-percha do canal.

9. Se o cone principal ou a radiografia de condensação inicial for aceitável, a condensação lateral continua (Figura 15.17). O espaçador é usado, e os cones acessórios subsequentes são revestidos com cimento antes de serem colocados no canal. À medida que mais cones acessórios são adicionados, o espaçador acomoda-se cada vez menos profundamente no canal. A condensação deve continuar até que o espaçador já não possa ser colocado mais do que aproximadamente 4 mm abaixo do nível do orifício (Figura 15.18).

10. Quando o nível apropriado de obturação é alcançado, os cones de guta-percha são selados no nível desejado. Um condensador aquecido eletricamente pode ser usado para selar os cones (Figura 15.19). Historicamente, um bico de Bunsen ou tocha de álcool com um condensador de mão foram empregados e ainda podem ser usados caso um condensador com aquecedor elétrico não esteja disponível. Um condensador de mão a frio é usado para condensar a guta-percha restante verticalmente, preenchendo todos os vazios coronais e criando uma superfície lisa de guta-percha no aspecto coronário do canal (Figura 15.20). Se uma barreira intraorifício for colocada, o nível desejado de guta-percha é de 1 a 2 mm apical no nível da junção cemento-esmalte vestibular (JCE) ou do assoalho da câmara pulpar (em um molar). O espaço de 1 a 2 mm é

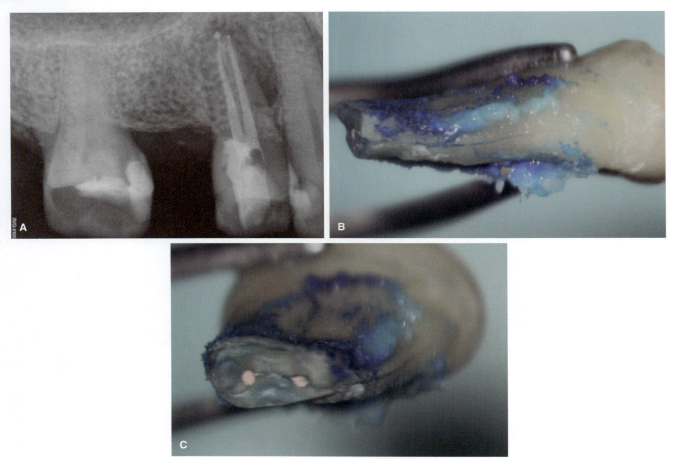

- **Figura 15.16** A força excessiva usada durante a condensação lateral, ou qualquer técnica de obturação, pode levar à fratura vertical da raiz. **A.** Radiografia periapical do dente nº 15 com fratura vertical da raiz. **B.** A fratura da raiz vertical é visualizada estendendo-se pela superfície vestibular a partir de uma direção apical. A raiz foi corada com azul de metileno para melhor visualização. **C.** A fratura estende-se para o interior do canal vestibular, visto na direção apical. (Cortesia do Dr. Alex Hanley.)

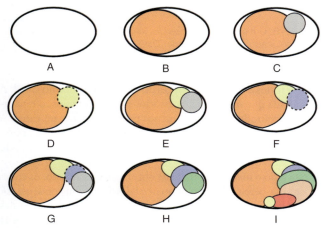

A. Canal preparado
B. Cone principal inserido
C. Distribuidor colocado
D. Colocação do cone acessório (mostrado como um círculo tracejado)
E-H. Continuação da compactação lateral
I. Conclusão da obturação

- **Figura 15.17** Esquema das etapas de condensação lateral. Cada inserção do espaçador em sua extensão mais apical compacta lateralmente o cone de guta-percha em direção à parede oposta. Na conclusão da obturação, o canal é preenchido com uma série de cones que foram unidos a frio com cimento. (Cortesia do Dr. J. Schweitzer.)

então preenchido com o material de barreira intraorifício. Se uma barreira intraorifício não for colocada, a guta-percha é levada ao nível da JCE vestibular ou do assoalho da câmara pulpar. Se o espaço do pino for necessário, a guta-percha adicional pode ser removida para um nível apropriado para o espaço do pino.

Condensação vertical aquecida

A condensação vertical aquecida (também conhecida como compactação vertical aquecida ou a técnica de Schilder) é outro método de obturação amplamente utilizado. A técnica é comumente creditada ao Dr. Herb Schiler,[79,80] embora modificações tenham sido feitas na técnica original ao longo dos anos, à medida que a tecnologia avançou. A principal vantagem da condensação vertical aquecida é que a guta-percha aquecida pode ser adaptada às paredes do canal, o que é particularmente desejável em canais de formato irregular, como os casos de reabsorção interna. Já suas desvantagens em comparação à condensação lateral são que ela é mais sensível à técnica e que o controle do comprimento é particularmente difícil (maior risco de obturação excessiva).[70,81] Condensação vertical aquecida também requer instrumentos e equipamentos adicionais, e é difícil visualizar o nível de guta-percha no canal, a menos que um microscópio cirúrgico odontológico seja usado durante o tratamento (Questão 15.7).

CAPÍTULO 15 Obturação e Cimentação Provisória 343

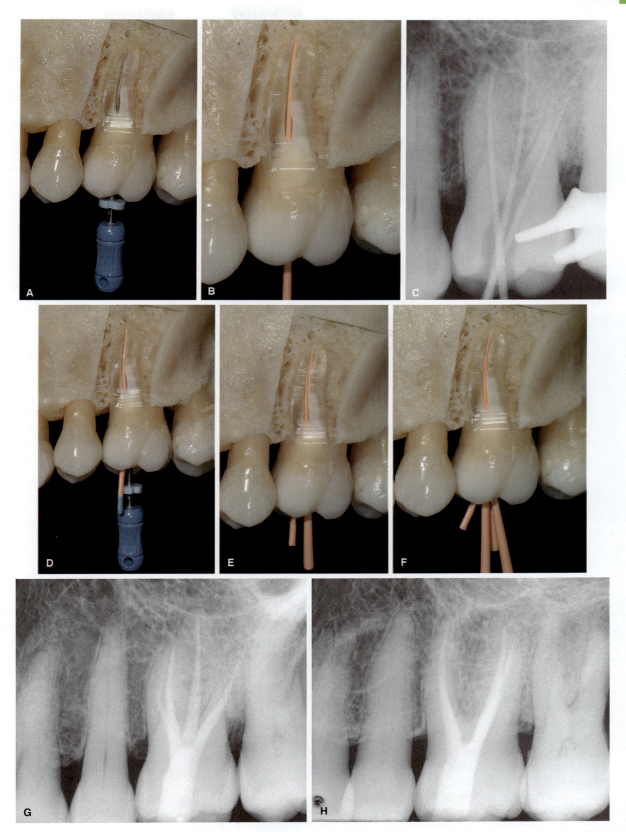

- **Figura 15.18** Condensação lateral. **A.** Uma lima manual correspondente ao tamanho da lima apical principal é inserida para garantir que assente no comprimento de trabalho. **B.** Cones de guta-percha padronizados são colocados no comprimento de trabalho. **C.** A posição dos cones é verificada radiograficamente. **D.** Uma vez que o cimento foi colocado e o cone assentado no comprimento certo, o espalhador é inserido ao longo da lateral do cone cimentado (aqui, no canal mesiovestibular). **E.** Um cone acessório é colocado no espaço criado pelo espaçador. **F.** O processo é repetido (ou seja, reinserção do espaçador, seguida da colocação de outro cone acessório) até que o espaçador não penetre além do terço médio do canal. O excedente de cones é removido com calor, e a massa coronária é compactada verticalmente. **G.** Os canais restantes são obturados da mesma maneira. **H.** A radiografia final mostra quatro canais devidamente obturados. (Cortesia do Dr. W. Johnson.)

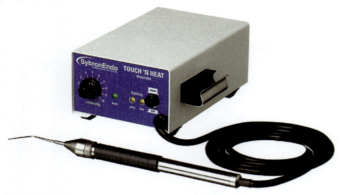

• **Figura 15.19** Um condensador aquecido eletricamente pode ser usado para selar guta-percha durante a obturação com condensação lateral, bem como transportar calor para o canal para remover a guta-percha durante as técnicas de obturação aquecida. O Touch 'n Heat foi o primeiro condensador aquecido eletricamente comercializado em massa e encontra-se no mercado até hoje. (Cortesia Kerr Endodontics.)

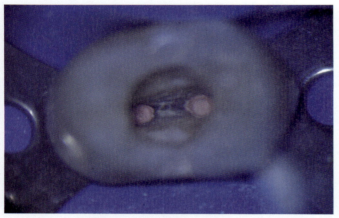

• **Figura 15.20** A guta-percha foi selada e compactada verticalmente com um condensador de mão a frio no nível do orifício nesse pré-molar superior. (Cortesia do Dr. Kyle Countryman.)

Tal como acontece com a condensação lateral, a técnica usada para a condensação vertical aquecida varia ligeiramente de clínico para clínico. Um princípio básico para a condensação vertical aquecida é que o preparo deve ser um funil contínuo, com o menor diâmetro voltado para o forame apical. Segue-se a descrição de uma condensação vertical aquecida básica, começando com um canal seco.

1. Um cone principal de guta-percha é selecionado. O cone geralmente replica a conicidade do canal (p. ex., se um canal está preparado para uma conicidade de 0,04, um cone principal de 0,04 é escolhido). O cone deve travar aquém do comprimento de trabalho desejado, até 2 mm curto. Espera-se que a técnica de condensação vertical aquecida empurre a guta-percha apicalmente até o comprimento de trabalho desejado durante a condensação. Alguns clínicos optam por selecionar um cone principal que se encaixe confortavelmente no comprimento de trabalho.
2. O cimento é aplicado, e o cone principal, colocado.
3. A porção coronária do cone é selada no nível do orifício usando-se um condensador aquecido eletricamente.
4. A guta-percha restante é condensada apicalmente no canal, usando-se um condensador manual a frio pré-preparado. O condensador não se deve prender às laterais do canal durante a condensação. Se o condensador for muito grande, ele se prenderá às paredes do canal, criando força excessiva nas paredes e com risco de fratura vertical da raiz. Se o condensador for muito pequeno, ele fará indentações na massa de guta-percha, em vez de compactá-la na direção apical. O condensador é usado para tampar circunferencialmente a guta-percha no canal.
5. A massa de guta-percha é aquecida novamente, em um nível mais profundo do canal, e uma "porção" de guta-percha é removida do canal, inserindo-se a fonte de calor alguns milímetros na guta-percha. A massa de guta-percha é condensada apicalmente, usando-se de novo um condensador de mão a frio.
6. Esse processo é repetido até que a porção apical do canal seja preenchida com um "*plug* apical" em um nível de 4 a 6 mm do comprimento de trabalho. À medida que a guta-percha é condensada apicalmente, sua massa é empurrada até o comprimento de trabalho e em qualquer irregularidade do canal. Repare que se deve ter cuidado ao usar um condensador aquecido eletricamente no canal para evitar a transmissão de níveis perigosos de calor ao ligamento periodontal.[82,83]
7. O restante do canal é então preenchido com guta-percha termoplastificada de um sistema de injeção (Figura 15.21). A ponta de injeção aquecida é primeiro colocada em contato com o *plug* apical de guta-percha, para aquecer a guta-percha existente antes que mais seja adicionada ao canal. A guta-percha termoplastificada é então injetada, à medida que o instrumento é "recuado" para fora do canal. A guta-percha injetada é condensada apicalmente com um condensador a frio, com pressão apical aplicada conforme a guta-percha esfria, para minimizar a contração. A obturação pode ser realizada em um ou mais segmentos, a depender do comprimento do canal. Antes que os sistemas de injeção de guta-percha termoplastificados estivessem disponíveis comercialmente, pequenos pedaços de guta-percha eram adicionados de volta ao canal, aquecidos e condensados.
8. Na parte coronária, a guta-percha é inserida e cortada no nível desejado, como ocorre com a condensação lateral. A obturação pode ser interrompida ou não concluída caso o espaço do pino seja desejado.

Onda contínua

A condensação de onda contínua é uma variação da compactação vertical aquecida.[84] A onda contínua difere principalmente da vertical aquecida no procedimento de condensação apical (*down pack* pode se referir ao procedimento para remover a guta-percha coronária do canal e ao *plug* apical de guta-percha resultante). A obturação vertical aquecida clássica realiza a condensação apical em várias etapas de aquecimento, removendo a guta-percha e condensando-a verticalmente. Em contraste, a técnica de onda contínua emprega um movimento contínuo para a condensação apical. Uma vez que o cone principal esteja encaixado, um condensador pré-ajustado é escolhido. São utilizadas pontas de condensação aquecidas eletricamente que correspondem à conicidade do canal (Figura 15.22). O condensador aquecido é movido apicalmente através da guta-percha em um movimento durante 1 a 2 segundos, até que o nível desejado de condensação apical – *down pack* – seja alcançado. O condensador de calor é inativado, e a pressão é aplicada apicalmente por 5 a 10 segundos para reduzir a contração da guta-percha por resfriamento. Uma descarga de calor é então aplicada, à medida que o condensador é movido de um lado para outro, para separar o condensador da guta-percha apical. O condensador é então removido do canal, e qualquer excesso de guta-percha coronário no nível de condensação deve ser removido do

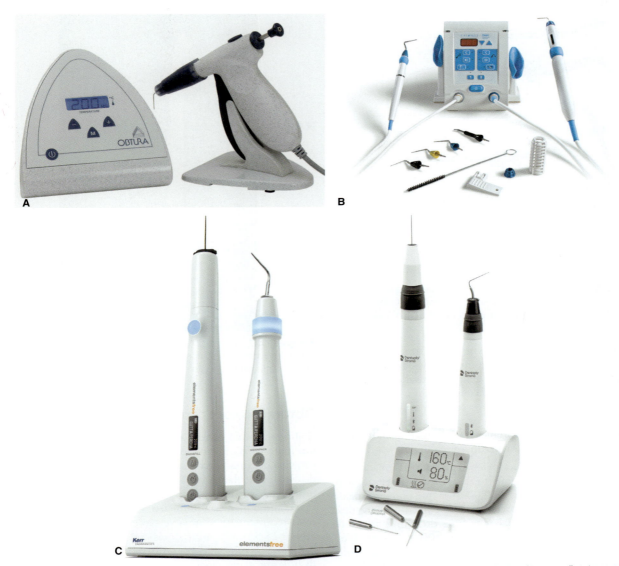

- **Figura 15.21** Sistemas de injeção termoplastificada de guta-percha. **A.** O sistema Obtura usa pedaços de guta-percha, semelhante a uma pistola de cola. (Cortesia Obtura Spartan.) **B.** O Calamus Dual tem uma fonte de calor e uma peça de mão de injeção de guta-percha em um console. A peça de mão de guta-percha utiliza bastões feitos para se encaixar especificamente na peça de mão. (Cortesia Dentsply Sirona.) **C** e **D.** Os sistemas Elements Free e Guta Smart são sem fio e cada um tem uma peça de mão de fonte de calor e uma peça de mão de injeção do material obturador que vem em forma de cartuchos de guta-percha próprios para o sistema. Ambas as peças de mão sem fio compartilham uma base de carregamento em cada sistema. (Cortesia Kerr Endodontics e Dentsply Sirona.)

canal no condensador. A porção apical da guta-percha é condensada apicalmente com um condensador a frio, e o canal é preenchido, como na condensação vertical aquecida. A vantagem da técnica de onda contínua é a redução do tempo necessário para obturar.[72] Uma desvantagem é que o método é bastante sensível à técnica: a guta-percha apical pode ser removida com o condensador, ou a guta-percha coronária não pode ser removida com o condensador. Tal como acontece com a compactação vertical aquecida, manter o controle do comprimento de trabalho é mais difícil com a técnica de onda contínua do que com a condensação lateral fria.

Cones individualizados

O uso de um cone principal personalizado é uma variação usada na obturação. Cones pré-fabricados são mais comumente empregados em conjunção com condensação lateral fria, mas também podem ser usados com técnicas verticais aquecidas. A técnica envolve a seleção de um cone de guta-percha que é maior do que o preparo apical do canal e, em seguida, o amolecimento da ponta do cone em clorofórmio para que uma "impressão" apical de alguns milímetros do canal preparado seja criada. O clorofórmio alisa a camada externa da guta-percha. O cone é então recolocado após o cimento ter sido colocado no canal. Alguns clínicos optam por usar a técnica do cone personalizado em todos os casos. Outros a empregam apenas em casos específicos. Casos em que o cone individualizado seria indicado incluem aqueles com um grande forame apical, uma preparação apical de formato irregular, falta de um batente apical, ou como uma técnica de solução de problemas quando o cone principal não está encaixando no comprimento de trabalho (Questão 15.8). O cone personalizado deve-se encaixar como uma chave em uma fechadura assim que o cimento de canal radicular é aplicado, e o cone é colocado de volta no canal na mesma orientação em que foi removido após a modelagem. Conforme a condensação continua, o uso de um espaçador e/ou condensador fará

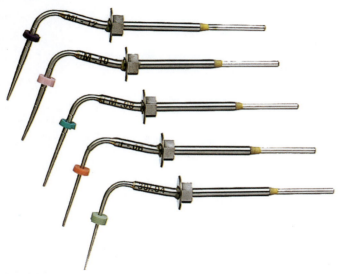

• **Figura 15.22** Condensadores tipo *pluggers* especializados em calor estão disponíveis em variedade de *tapers* e são recomendados para uso na técnica de onda contínua de condensação. (Cortesia Kerr Endodontics.)

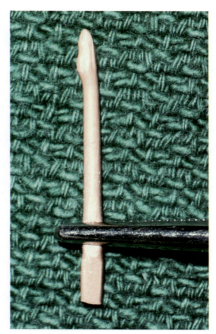

• **Figura 15.23** O cone principal de guta-percha mergulhado em clorofórmio é colocado no comprimento de trabalho e removido. O cone deve mostrar uma impressão do preparo apical do canal.

com que a guta-percha amolecida se molde nas irregularidades no sistema de canais radiculares. As desvantagens de qualquer técnica com solvente de guta-percha são o tempo necessário para formar o cone e o potencial de contração da guta-percha à medida que o clorofórmio evapora. Os testes *in vitro* sugerem a possibilidade de contração após o uso de clorofórmio, mas nenhum estudo clínico demonstrou que isso seja um problema clinicamente significativo.

A técnica do cone individualizado é a seguinte:

1. Um cone principal de guta-percha superdimensionado (que não se encaixa no comprimento de trabalho) é selecionado. Costuma-se usar um cone de 0,02, mas que pode ser maior, a depender do caso e da preferência do clínico. O cone deve assentar aproximadamente 1 mm antes do comprimento de trabalho quando colocado no canal com pressão suave. Normalmente, trata-se de um cone de um a dois tamanhos maior do que o da lima mestre apical.
2. O cone é apreendido com uma pinça de algodão com trava no comprimento de trabalho adequado. Os 3 a 4 mm apicais do cone são rapidamente mergulhados em clorofórmio (por aproximadamente 1 segundo). Outros solventes também podem ser usados.
3. O cone é assentado com uma pressão suave, mas contínua. Ele é puxado alguns milímetros para fora e suavemente recolocado no canal para modelar-se ou adaptar-se à porção apical. O cone deve se ajustar no comprimento de trabalho.
4. Meça para confirmar se o cone se ajusta ao comprimento de trabalho. Se o comprimento estiver aquém, o cone pode ser mergulhado novamente em clorofórmio e reassentado com pressão contínua e suave, ou um novo cone pode ser usado. Se o cone entortar, ele deve ser descartado.
5. A ponta do cone é examinada para que haja certeza de que o cone se adaptou ao canal apical (Figura 15.23). Caso o cone tenha sido individualizado corretamente, "marcas de deslizamento" são visíveis onde o cone amolecido tocou a parede do canal. Áreas lisas e ininterruptas que se parecem com o cone fresco são uma indicação de que o cone é muito pequeno e não está em contato com o canal em todas as dimensões. Se isso ocorrer, um novo cone maior deve ser modelado ou a ponta do cone amolecido deve ser recortada e reformada.
6. Depois que o cone principal é individualizado, o cimento é aplicado, e a obturação é concluída usando-se a técnica preferida.

Obturação com carreador

A obturação com carreador utiliza um "obturador" composto de um material transportador de núcleo envolvido por um revestimento de guta-percha que é usado para preencher o sistema de canal radicular. A versão mais antiga de um obturador tinha um núcleo de metal, mas as versões posteriores utilizaram plástico como o material do núcleo. O material básico introduzido mais recentemente é uma versão em rede de guta-percha (ver Figura 15.3A). Os obturadores estão disponíveis em tamanhos padronizados projetados para corresponder a determinado tamanho da lima apical principal, e algumas limas rotatórias endodônticas são comercializadas com carreadores correspondentes como um "sistema".

Quando o canal está pronto para ser obturado, ele é secado, e o cimento é aplicado. O obturador é aquecido com um forno com controle de tempo e temperatura, que amolece a guta-percha que envolve o carreador (Figura 15.24). O obturador é inserido no canal com o comprimento de trabalho adequado. A porção portadora do obturador é rígida o suficiente para transportar a guta-percha até o comprimento de trabalho, mas flexível o suficiente para ser colocada em torno das curvaturas do canal. O cabo do carreador deve então ser removido, normalmente usando-se uma broca esférica de haste longa e a guta-percha coronária é alisada com um condensador.

As vantagens da obturação com carreador são a eficiência do tempo e a capacidade da guta-percha aquecida de preencher as irregularidades do canal.[85] As desvantagens incluem o controle do comprimento (risco de sobreobturação) e a remoção da guta-percha do carreador durante o assento.[86] Como tal, a obturação com carreadores pode ser sensível à técnica. Além disso, o preparo do espaço para pino e o retratamento são difíceis, pois retirar o carreador do canal pode ser desafiador ou difícil em alguns casos (Questão 15.9).

Uma variação da obturação com carreador usa o *plug* apical de guta-percha anexada na ponta do metal do carreador (ver

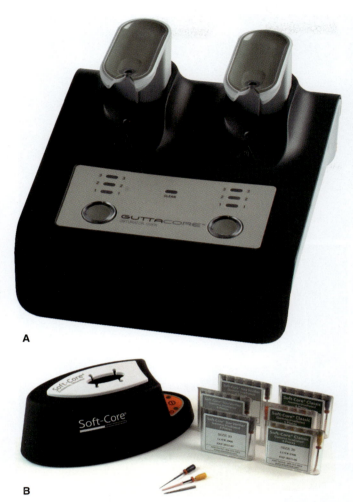

● **Figura 15.24** Fornos especializados são usados para aquecer obturadores, amolecendo a guta-percha que envolve o núcleo. **A.** O forno GutaCore é comercializado para uso com obturadores GutaCore e tem dois braços que são pressionados para mover o obturador para a câmara de aquecimento. (Cortesia Dentsply Sirona.) **B.** O aquecedor Soft-Core é comercializado para uso com obturadores Soft-Core e detém até quatro obturadores de uma vez. (Cortesia Kerr Endodontics.)

Figura 15.3*B*). Depois que a guta-percha é inserida no comprimento de trabalho, o suporte de metal é torcido e removido do canal, deixando o *plug* apical de guta-percha. Esse tipo de carreador não é aquecido.

Obturação de cone único

Nos últimos anos, recebe cada vez mais atenção o uso de uma técnica de obturação de "cone único". Nessa técnica, o canal é obturado com um único cone de guta-percha, que é projetado para adequar-se ao tamanho e à conicidade do preparo do canal. Por exemplo, um canal preparado para uma lima apical principal de tamanho 40/.04 seria obturado com um único cone principal de guta-percha de tamanho 40/.04. Alguns clínicos defendem o uso de um cone principal em tamanho menor do que o tamanho da lima apical principal. As vantagens dessa técnica são a eficiência do tempo e o controle do comprimento. A principal desvantagem é que a guta-percha não se adapta a um canal de formato irregular e podem ocorrer vazios ao longo do canal. Espera-se que o cimento preencha quaisquer irregularidades no canal. A técnica popularizou-se nos últimos anos em conjunto com o uso de um cimento biocerâmico. Contudo, apesar da crescente popularidade, existem poucas pesquisas clínicas publicadas avaliando seu uso.[87]

Avaliação de obturação

Como materiais e técnicas de obturação são avaliados nas pesquisas

Os materiais e técnicas de obturação são comumente avaliados em pesquisas que usam estudos *in vitro*.[88] A qualidade ou densidade da obturação criada por diferentes métodos de obturação pode ser comparada pela obturação em dentes extraídos ou artificiais usando-se diferentes métodos. Os dentes são então seccionados em diferentes níveis da raiz, e as áreas da seção transversal, preenchidas por guta-percha, cimento, ou lacunas são medidas.[72,81] A tomografia microcomputadorizada pode ser usada em estudos semelhantes, em que medições volumétricas tridimensionais podem ser feitas antes e depois da obturação do sistema de canais radiculares; o volume do espaço preenchido pode então ser medido.[89] Estudos de bancada também podem ser usados para investigar a resistência à fratura dos dentes ou a presença de microfissuras dentinárias após a obturação com diferentes métodos ou materiais.[90] Estudos *in vitro* também são empregados para avaliar o selamento das técnicas ou materiais de obturação, de modo que a capacidade das bactérias de penetrar em um canal obturado é medida.[91] Além disso, a biocompatibilidade e a eficácia antimicrobiana dos materiais de obturação também são testadas por cultura de células *in vitro* e ensaios de pesquisa microbiológica.[92-94]

Como a obturação é avaliada clinicamente – avaliação radiográfica

Em casos clínicos, a obturação é comumente avaliada por meio de radiografias periapicais. O comprimento, o estreitamento e a densidade da obturação são avaliados. Evidências radiográficas de erros incluem obturação curta ou além do comprimento de trabalho desejado, assim como vazios na obturação. A avaliação radiográfica de um dente tratado anteriormente pode fornecer informações não apenas sobre a qualidade do tratamento anterior (p. ex., presença de vazios), mas também sobre o tipo de material de preenchimento usado (p. ex., as pontas de prata têm aparência radiográfica diferente em comparação com a guta-percha) (ver Figura 15.6). A tomografia computadorizada de feixe cônico (TCFC) geralmente não é um método útil para avaliar vazios na obturação, porque resulta em artefatos de imagem produzidos pelos materiais. No entanto, a obturação observada em uma imagem TCFC pode mostrar informações importantes, como quando um canal foi perdido ou transportado (Figura 15.25).

É importante entender que a obturação avaliada em uma radiografia periapical pós-operatória também pode refletir a qualidade de instrumentação. Ou seja, a instrumentação inadequada se manifestará radiograficamente como obturação inadequada (p. ex., um canal que foi instrumentado aquém também será preenchido curto). Em alguns casos, radiografias em série podem ser usadas para solucionar problemas caso ocorra erro durante a instrumentação ou obturação. Por exemplo, se uma radiografia de cone principal mostra o cone com comprimento de trabalho menor, mas a radiografia da lima apical principal mostra a lima principal com o comprimento de trabalho correto, isso indica um erro de obturação. No entanto, se a radiografia da lima apical principal também mostrar a lima com comprimento de trabalho menor, isso indica um erro de instrumentação.

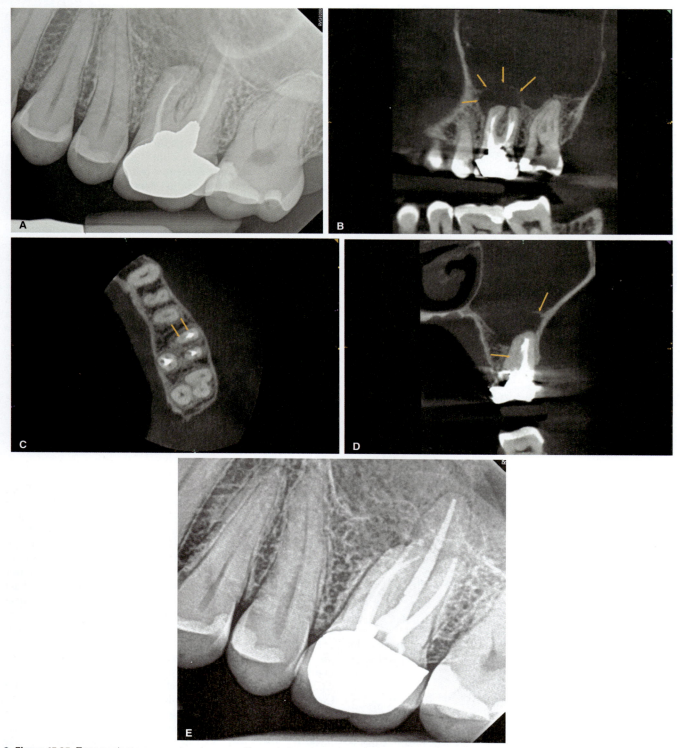

• **Figura 15.25** Esse paciente apresentou dor na região posterior esquerda superior e sensibilidade à percussão no dente 14. **A.** A radiografia periapical pré-operatória mostra que o dente nº 14 foi previamente tratado endodonticamente e a obturação da raiz MV parece curta. **B.** A visão sagital da imagem TCFC mostra uma grande radiolucidez periapical. **C** e **D.** Ambas as vistas axial e coronário mostram um canal MV2 perdido. **E.** A radiografia pós-operatória após retratamento não cirúrgico mostra dois canais tratados na raiz MV. MV, Mesiovestibular; TCFC, tomografia computadorizada de feixe cônico. (Cortesia do Dr. Randy Ball.)

O delineamento de pesquisa ideal para comparar técnicas ou materiais de obturação seria um ensaio clínico prospectivo e randomizado avaliando os resultados do tratamento endodôntico após o uso de duas técnicas ou materiais diferentes. Infelizmente, esses estudos tipo *outcome* não existem na literatura endodôntica, e é improvável que sejam realizados. A viabilidade de tal pesquisa é pobre como resultado do tamanho de amostra – muito grande –, necessário para ter poder adequado para detectar pequenas diferenças nos resultados e taxas de retorno baixas, especialmente as a longo prazo necessárias para obter dados valiosos. Os estudos de resultados disponíveis na literatura relatam amplamente os resultados de uma técnica específica ou não mostram diferença significativa entre as técnicas contemporâneas de obturação.[69,70,87]

Comprimento da obturação – estudos de desfechos

O comprimento ideal de obturação dos canais tem sido um assunto de debate na endodontia.[95] O nível de obturação deve ser compatível com o nível de instrumentação. As preferências dos clínicos variam entre tratar no ápice radiográfico ou na leitura do "forame" em um localizador de ápice eletrônico, ou 0,5 a 1 mm aquém de um desses níveis. A justificativa para instrumentar e obturar no maior comprimento é garantir que a extensão mais apical do canal foi limpa. A justificativa para instrumentar e obturar em um comprimento menor é preservar a integridade dos tecidos periapicais e evitar a extrusão de detritos ou a obturação excessiva do canal.

Vários estudos tipo *outcome* investigaram a influência do nível de obturação no sucesso do tratamento. A pesquisa apoia a melhora dos resultados da terapia de canal radicular quando ele é preenchido de 0 a 2 mm do ápice radiográfico.[96-98] Em um estudo prospectivo dos fatores que afetam os resultados do tratamento de canal radicular não cirúrgico, a extensão da limpeza do canal o mais próximo possível do término apical melhorou significativamente a cicatrização periapical.[69] Em uma revisão sistemática, a obturação radicular estendendo-se até 2 mm do ápice radiográfico melhorou significativamente o resultado do tratamento do canal radicular.[99] Esses estudos não avaliam o nível de obturação em mais detalhes do que a faixa de 0 a 2 mm, e ainda existe o debate quanto a instrumentação ideal e comprimento de obturação dentro dessa faixa.

Temporário

Barreiras intraorifício

O sucesso da terapia endodôntica depende da remoção de bactérias do sistema de canal radicular e prevenção da recontaminação. A infiltração coronária ocorre quando os microrganismos entram no canal radicular pela direção coronária e é uma das principais causas de falha do tratamento endodôntico.[1] As bactérias e seus subprodutos podem então permear o sistema de canais radiculares e estender-se para os tecidos perirradiculares, resultando em sequelas que incluem periodontite apical sintomática ou assintomática, formação de abscesso apical agudo ou crônico e/ou dor. Um tratamento adicional é então necessário (retratamento, cirurgia endodôntica ou extração). A recontaminação do sistema de canal radicular após a terapia endodôntica pode ocorrer se houver uma demora na colocação da restauração permanente, a infiltração da restauração temporária, cáries recorrentes, margens infiltradas e/ou fratura ou perda da restauração ou estrutura dentária. A pesquisa mostrou que a infiltração pode ocorrer através do sistema de canal radicular obturado em um período relativamente curto[100-103] (Questão 15.10).

Para evitar infiltração coronária e subsequente falha do tratamento do canal radicular, barreiras intraorifício (também chamadas de barreiras para orifícios) são frequentemente colocadas coronais ao material obturador do canal radicular.[104] Muitos materiais odontológicos têm sido investigados como barreiras intraorifício, mas o ionômero de vidro e a resina composta de baixa viscosidade são os mais amplamente utilizados na prática clínica. Quando a obturação é concluída, a guta-percha é removida até um nível de 1 a 2 mm apical à junção amelocementária vestibular ou ao assoalho da câmara em um molar. Qualquer excesso de cimento e resíduos é removido da câmara, normalmente usando-se bolinhas de algodão embebidas em álcool. A câmara é secada. O material de barreira intraorifício é aplicado na porção coronária 1 a 2 mm do canal utilizando-se as instruções recomendadas para o material escolhido (Figura 15.26). Em alguns casos, o assoalho da câmara também é coberto (Figura 15.27).

Materiais de preenchimento temporário

Como afirmado anteriormente, a prevenção de infiltração coronária é um fator importante para os desfechos endodônticos bem-sucedidos. A escolha de um material de restauração provisória para selar o preparo do acesso, seja entre as consultas endodônticas ou entre a conclusão da terapia de canal radicular e a restauração definitiva, é parte integrante de um resultado endodôntico de sucesso. Esse procedimento

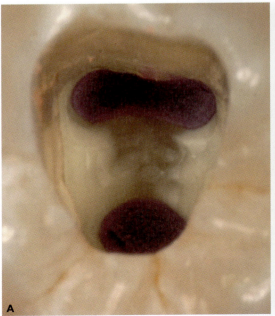 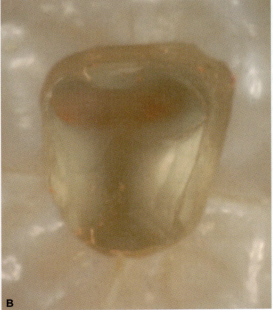

• **Figura 15.26** Os materiais de barreira intraorifício são colocados na região coronária de 1 a 2 mm do canal. **A.** Barreira de orifício de composto fluido PermaFlo Purple. A cor roxa é facilmente distinguida da dentina. **B.** Barreira intraorifício de ionômero de vidro Vitrebond. (Cortesia do Dr. Scott Starley.)

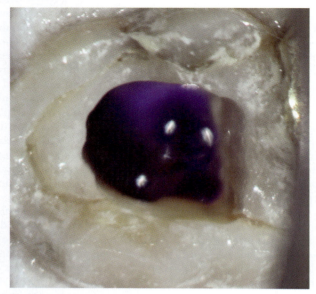

• **Figura 15.27** Barreira intraorifício que cobre todo o assoalho da câmara pulpar em um molar. Essa abordagem selaria os canais radiculares e quaisquer canais na furca contra infiltração.

3,5 mm de espaço para um material de preenchimento temporário, o TERM pode fornecer uma restauração temporária superior para o Cavit. O TERM fornece uma vedação adequada em 1, 2, 3 e 4 mm.[114] O REVOTEK LC (GC Corporation, Tóquio, Japão), o Tempit (Centrix, Milford, CT) e o Systemp inlay (Vivadent, Schaan, Liechtenstein) também são materiais de preenchimento temporário que foram relatados como tendo boas qualidades antibacterianas e de vedação[115] (Figura 15.29).

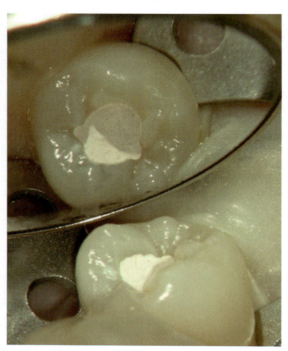

• **Figura 15.28** Cavidade de acesso oclusal preenchida com Cavit como uma restauração temporária em um pré-molar inferior.

temporário pode ser relativamente simples, como no caso de um preparo para acesso oclusal ou lingual de superfície única. Ainda pode ser mais desafiador e demorado, como no caso de um dente com cárie extensa e/ou restaurações defeituosas que devem ser removidas antes do tratamento endodôntico. Se uma ou mais superfícies proximais do dente estiverem faltando após a remoção da cárie e/ou restaurações defeituosas, pode ser necessário restaurar o dente com um material de reconstrução temporário, seja no início do tratamento ou no final da consulta. Se o isolamento adequado não for possível após a remoção da cárie, o dente deve ser reconstruído antes de continuar com a terapia de canal radicular. Isso permite um isolamento mais fácil do dente e a prevenção da contaminação salivar quando a cárie é profunda. Ainda permite a preparo de acesso ideal para criar um reservatório para conter o irrigante durante o tratamento. A decisão de aguardar o final da consulta para reconstruir as paredes que faltam tem a vantagem de poupar tempo no início da consulta. Essa abordagem também pode permitir mais luz no acesso para melhor visibilidade e, em alguns casos, tornar mais fácil para o clínico a inserção das limas no dente durante o tratamento (p. ex., no caso de ausência de parede mesial em um molar superior).

O Cavit (ESPE, Seefeld, Alemanha) é um material de obturação temporária muito popular que, em vários estudos, evita infiltrações, quando usado para fechar preparações de acesso endodôntico.[105-112] O Cavit é pré-misturado e é facilmente introduzido na cavidade de acesso, bem como fácil de remover da cavidade de acesso na consulta subsequente (Figura 15.28). O Cavit contém óxido de zinco, sulfato de cálcio, sulfato de zinco, acetato de glicol, resina de acetato de polivinila, cloreto de polivinilacetato, trietanolamina e pigmento vermelho.[105] O sulfato de cálcio é hidrofílico, causando a expansão higroscópica do material. Essa absorção de umidade e expansão faz com que o Cavit sele muito bem ao se fixar em um ambiente úmido. Uma profundidade de pelo menos 3,5 mm de Cavit é necessária para vedar adequadamente uma preparação de acesso (Vídeo 15.3).[113]

O TERM (Dentsply Sirona, York, PA/LD Caulk Division, Milford, DE) é um material restaurador provisório de resina composta para endodontia. É uma resina fotopolimerizável por luz visível contendo polímeros de dimetacrilato de uretano, carga radiopaca inorgânica, pigmentos e iniciadores.[105] Se não houver

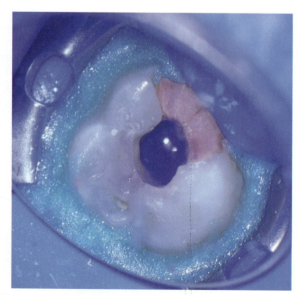

• **Figura 15.29** O dente nº 15 foi diagnosticado com pulpite irreversível sintomática e periodontite apical sintomática. O dente apresentava cáries recorrentes mesiais profundas, que precisavam ser removidas antes da terapia de canal radicular. Uma reconstrução temporária foi concluída usando o ionômero de vidro Fuji TRIAGE, para facilitar o isolamento durante a terapia de canal radicular. O PermaFlo Purple cobre o assoalho da câmara pulpar como uma barreira intraorifício após a conclusão da obturação. (Cortesia do Dr. Kyle Countryman.)

CAPÍTULO 15 Obturação e Cimentação Provisória

Boxe 15.4 Questões de revisão

6. Quais são as vantagens e desvantagens da condensação lateral como técnica de obturação?
7. Quais são as vantagens e desvantagens da condensação vertical a aquecida como técnica de obturação?
8. Em que casos um cone principal de guta-percha com formato personalizado seria indicado?
9. Quais são as vantagens e desvantagens da obturação com carreador?
10. Por que a infiltração coronária deve ser evitada após a terapia de canal radicular?

RESPOSTAS

1. O objetivo da obturação é criar uma vedação ao longo do sistema de canal radicular para evitar a infiltração de microrganismos e seus subprodutos no sistema de canal radicular
2. A justificativa para concluir a terapia de canal radicular em duas visitas é dar tempo para um medicamento intracanal auxiliar na desinfecção do sistema de canal radicular entre as visitas
3. A *smear layer* é removida porque pode conter microrganismos e seus subprodutos e porque pode impedir a adesão do material obturador às paredes de dentina
4. As vantagens da guta-percha incluem sua biocompatibilidade, plasticidade, características de manuseio e capacidade de ser removida do sistema de canal radicular, se necessário
5. O cimento é usado com guta-percha para ajudar a criar uma vedação adequada no sistema de canal radicular
6. As vantagens da condensação lateral são que ela é apropriada para uso por clínicos iniciantes em uma variedade de casos. A condensação lateral também é menos sensível à técnica do que algumas técnicas, tem controle de comprimento, não requer equipamento especializado e possui um histórico de sucesso clínico. As desvantagens da condensação lateral são que ela requer mais tempo do que algumas técnicas de preenchimento e é difícil de usar em alguns casos com anatomia desafiadora
7. Uma vantagem da condensação vertical aquecida é que a guta-percha aquecida é adaptada às paredes do canal, o que é particularmente útil em alguns canais de formato irregular. As desvantagens da condensação vertical aquecida são que ela é mais sensível à técnica do que outros métodos, tem controle de comprimento de trabalho menos previsível, requer equipamento adicional e é difícil de visualizar dentro do canal sem ampliação e iluminação adequadas
8. Um cone principal de guta-percha individualizado é usado em casos com forame apical aberto, uma preparação apical de formato irregular, falta de *stop* apical ou como uma técnica de solução de problemas quando o cone principal não está assentando como esperado
9. As vantagens da obturação com carreador são a economia do tempo e a capacidade de guta-percha aquecida para preencher irregularidades do canal. As desvantagens da obturação com carreador são o controle do comprimento de trabalho, a remoção da guta-percha do transportador durante a colocação e o difícil preparo e retratamento do espaço posterior
10. A infiltração coronária deve ser evitada porque permite a recontaminação do sistema de canais radiculares com microrganismos e é uma das principais causas de falha no tratamento endodôntico.

Referências bibliográficas

1. Gillen BM, Looney SW, Gu LS, et al.: Impact of the quality of coronal restoration versus the quality of root canal fillings on success of root canal treatment: a systematic review and meta-analysis, *J Endod* 37(7):895–902, 2011.
2. Klevant FJ, Eggink CO: The effect of canal preparation on periapical disease, *Int Endodontic J* 16(2):68–75, 1983.
3. Fabricius L, Dahlen G, Sundqvist G, Happonen RP, Moller AJ: Influence of residual bacteria on periapical tissue healing after chemomechanical treatment and root filling of experimentally infected monkey teeth, *Eur J Oral Sci* 114(4):278–285, 2006.
4. Sjogren U, Figdor D, Persson S, Sundqvist G: Influence of infection at the time of root filling on the outcome of endodontic treatment of teeth with apical periodontitis, *Int Endodontic J* 30(5):297–306, 1997.
5. Manfredi M, Figini L, Gagliani M, Lodi G: Single versus multiple visits for endodontic treatment of permanent teeth, *Cochrane Database Syst Rev* 12:CD005296, 2016.
6. Schwendicke F, Gostemeyer G: Single-visit or multiple-visit root canal treatment: systematic review, meta-analysis and trial sequential analysis, *BMJ Open* 7(2):e013115, 2017.
7. De-Deus G, Canabarro A: Strength of recommendation for single-visit root canal treatment: grading the body of the evidence using a patient-centred approach, *Int Endodontic J* 50(3):251–259, 2017.
8. Violich DR, Chandler NP: The smear layer in endodontics - a review, *Int Endodontic J* 43(1):2–15, 2010.
9. Haapasalo M, Shen Y, Wang Z, Gao Y: Irrigation in endodontics, *Br Dent J* 216(6):299–303, 2014.
10. Grossman LI, Oliet S, Del Rio CE: *Endodontic practice*, Philadelphia, 1988, Lea & Febiger.
11. Grossman LI: Endodontics 1776-1976: a bicentennial history against the background of general dentistry, *J Am Dent Assoc* 93:78–87, 1976.
12. Keane HC: *A century of service to dentistry*, Philadelphia, 1944, S.S. White Dental Manufacturing Co.
13. Friedman CM, Sandrik JL, Heuer MA, Rapp GW: Composition and mechanical properties of gutta-percha endodontic points, *J Dent Res* 54(5):921–925, 1975.
14. Bunn CW: Molecular structure of rubber-like elasticity. Part I: the crystal structure of gutta-percha, rubber and polychloroprene, *Proc R Soc Lond (Biol)* 80:40, 1942.
15. Marciano J, Michailesco P, Abadie MJ: Stereochemical structure characterization of dental gutta-percha, *J Endod* 19(1):31–34, 1993.
16. Costa GE, Johnson JD, Hamilton RG: Cross-reactivity studies of gutta-percha, gutta-balata, and natural rubber latex (Hevea brasiliensis), *J Endod* 27(9):584–587, 2001.
17. Hamann C, Rodgers PA, Alenius H, Halsey JF, Sullivan K: Cross-reactivity between gutta-percha and natural latex: assumption vs. reality, *J Am Dent Assoc* 133:1357–1367, 2002.
18. Marciano J, Michailesco P, Charpentier E, Carrera LC, Abadie MJ: Thermomechanical analysis of dental gutta-percha, *J Endod* 18(6):263–270, 1992.
19. Schilder H, Goodman A, Aldrich W: The thermomechanical properties of gutta-percha. I. The compressibility of gutta-percha, *Oral Surg Oral Med Oral Pathol* 37(6):946–953, 1974.
20. Goodman A, Schilder H, Aldrich W: The thermomechanical properties of gutta-percha. II. The history and molecular chemistry of gutta-percha, *Oral Surg Oral Med Oral Pathol* 37(6):954–961, 1974.
21. Schilder H, Goodman A, Aldrich W: The thermomechanical properties of gutta-percha. III. Determination of phase transition temperatures for gutta-percha, *Oral Surg Oral Med Oral Pathol* 38(1):109–114, 1974.
22. Schilder H, Goodman A, Aldrich W: The thermomechanical properties of gutta-percha. Part V. Volume changes in bulk gutta-percha as a function of temperature and its relationship to molecular phase transformation, *Oral Surg Oral Med Oral Pathol* 59(3):285–296, 1985.
23. Chogle S, Mickel AK, Huffaker SK, Neibaur B: An in vitro assessment of iodoform gutta-percha, *J Endod* 31:814–816, 2005.
24. Holland R, Murata SS, Dezan E, Garlipp O: Apical leakage after root canal filling with an experimental calcium hydroxide gutta-percha point, *J Endod* 22:71–73, 1996.

25. Lin S, Levin L, Weiss EI, Peled M, Fuss Z: In vitro antibacterial efficacy of a new chlorhexidine slow-release device, *Quintessence Int* 37(5):391–394, 2006.
26. Podbielski A, Boeckh C, Haller B: Growth inhibitory activity of gutta-percha points containing root canal medications on common endodontic bacterial pathogens as determined by an optimized in vitro assay, *J Endod* 26:398–403, 2000.
27. Melker KB, Vertucci FJ, Rojas MF, Progulske-Fox A, Belanger M: Antimicrobial efficacy of medicated root canal filling materials, *J Endod* 32(2):148–151, 2006.
28. Parirokh M, Torabinejad M, Dummer PMH: Mineral trioxide aggregate and other bioactive endodontic cements: an updated overview – part I: vital pulp therapy, *Int Endodontic J* 51(2):177–205, 2018.
29. Torabinejad M, Parirokh M, Dummer PMH: Mineral trioxide aggregate and other bioactive endodontic cements: an updated overview - part II: other clinical applications and complications, *Int Endodontic J* 51(3):284–317, 2018.
30. American Association of Endodontists: *Endodontic case difficulty assessment form and guidelines*. Available from www.aae.org.
31. American Association of Endodontists: *Endodontic case difficulty assessment and referral. endodontics: colleagues for excellence*, Chicago, IL, 2005, American Association of Endodontists.
32. Seltzer S, Green DB, Weiner N, DeRensis F: A scanning EM examination of silver cones removed from endodontically treated teeth, *Oral Surg* 33:589–605, 1972.
33. Brady JM, Del Rio CE: Corrosion of endodontic silver cones in humans: a scanning electron microscope and X-ray microprobe study, *J Endod* 1(6):205–210, 1975.
34. Goldberg F: Relationship between corroded silver points and endodontic failure, *J Endod* 7:224–227, 1981.
35. Gutierrez JH, Villena F, Gigoux C, Mujica F: Microscope and scanning electron microscope examination of silver points corrosion caused by endodontic materials, *J Endod* 8:301–311, 1982.
36. Kehoe JC: Intracanal corrosion of a silver cone producing localized argyria, *J Endod* 10:199–201, 1984.
37. American Association of Endodontists: *Use of silver points: AAE position statement*. Available from https://www.aae.org/specialty/wp-content/uploads/sites/2/2017/06/silverpointsstatement.pdf 2017.
38. Tay FR, Pashley DH, Yiu CK, et al.: Susceptibility of a polycaprolactone-based root canal filling material to degradation. II. Gravimetric evaluation of enzymatic hydrolysis, *J Endod* 31:737–741, 2005.
39. Tay FR, Pashley DH, Williams MC, et al.: Susceptibility of a polycaprolactone-based root canal filling material to degradation. I. Alkaline hydrolysis, *J Endod* 31(8):593–598, 2005.
40. Tay FR, Loushine RJ, Weller RN, et al.: Ultrastructural evaluation of the apical seal in roots filled with a polycaprolactone-based root canal filling material, *J Endod* 31:514–519, 2005.
41. Tay FR, Loushine RJ, Monticelli F, et al.: Effectiveness of resin-coated gutta-percha cones and a dual-cured, hydrophilic methacrylate resin-based sealer in obturating root canals, *J Endod* 31:659–664, 2005.
42. Tay FR, Hiraishi N, Pashley DH, et al.: Bondability of Resilon to a methacrylate-based root canal sealer, *J Endod* 32(2):133–137, 2006.
43. Gesi A, Raffaelli O, Goracci C, Pashley DH, Tay FR, Ferrari M: Interfacial strength of Resilon and gutta-percha to intraradicular dentin, *J Endod* 31:809–813, 2005.
44. Barborka BJ, Woodmansey KF, Glickman GN, Schneiderman E, He J: Long-term clinical outcome of teeth obturated with Resilon, *J Endod* 43(4):556–560, 2017.
45. Orstavik D: Materials used for root canal obturation: technical, biological and clinical testing, *Endod Topics* 12:25–38, 2005.
46. Schwandt NW, Gound TG: Resourcinol-formaldehyde resin "Russian Red" endodontic therapy, *J Endod* 29:435–437, 2003.
47. Huang FM, Tai K-W, Chou M-Y, Chang Y-C: Cytotoxicity of resin-, zinc oxide-eugenol, and calcium hydroxide-based root canal sealers on human periodontal ligament cells and permanent V79 cells, *Int Endod J* 35:153–158, 2002.
48. England MC, West NM, Safavi K, Green DB: Tissue lead levels in dogs with RC-2B root canal fillings, *J Endod* 6:728–730, 1980.
49. Hauman CH, Love RM: Biocompatibility of dental materials used in contemporary endodontic therapy: a review. Part 2. Root canal filling materials, *Int Endod J* 36(3):147–160, 2003.
50. Spangberg LS: Biologic effects of root-canal-filling materials. The effect on bone tissue of two formaldehyde-containing root canal pastes: N2 and Riebler's paste, *Oral Surg Oral Med Oral Pathol* 38:934–944, 1974.
51. Spangberg LS, Langeland K: Biologic effects of dental materials. I. Toxicity of root-canal-filling materials on HeLa cells *in vitro*, *Oral Surg Oral Med Oral Pathol* 35:402–414, 1973.
52. FDA explains status of N2 material, *J Am Dent Assoc* 123(7):236–237, 1992.
53. Council on Dental Therapeutics ADA: The use of root canal filling materials containing paraformaldehyde: a status report, *J Am Dent Assoc* 114:95, 1987.
54. American Association of Endodontists: *Concerning paraformaldehyde-containing endodontic filling materials and sealers: AAE position statement*. Available from https://www.aae.org/specialty/wp-content/uploads/sites/2/2017/06/paraformaldehydefillingmaterials.pdf 2017.
55. Block RM, Lewis RD, Sheats JB, Burke SH: Antibody formation to dog pulp tissue altered by N2-type paste within the root canal, *J Endod* 8:309–315, 1977.
56. Block RM, Sheats JB, Lewis RD, Fawley J: Cell-mediated response to dog pulp tissue altered by N2 paste within the root canal, *Oral Surg Oral Med Oral Pathol* 45:131–142, 1978.
57. Block RM, Lewis RB, Sheats JB, Fawley J: Cell-mediated immune response to dog pulp tissue altered by Kerr (Rickert's) sealer via the root canal, *J Endod* 4:110–116, 1978.
58. Torabinejad M, Kettering JD, Bakland LK: Evaluation of systemic immunological reactions to AH-26 root canal sealer, *J Endod* 5:196–200, 1979.
59. Harnden DG: Tests for carcinogenicity and mutagenicity, *Int Endod J* 14:35–40, 1981.
60. Lewis BB, Chestner SB: Formaldehyde in dentistry: a review of the mutagenic and carcinogenic potential, *J Am Dent Assoc* 103:429–434, 1981.
61. Grossman LI: *Endodontic practice*, ed 10, Philadelphia, 1982, Lea & Febiger, p 297.
62. Ingle JI, Newton CW, West JD, et al.: Obturation of the radicular space. In Ingle JI, Bakland LK, editors: *Endodontics*, ed 5, Hamilton, London BC, 2002, Decker Inc.
63. Martin H, Martin TR: Iodoform gutta-percha: MGP a new endodontic paradigm, *Dent Today* 18:76, 1999.
64. Sleder FS, Lumley PJ, Bohacek JR: Long-term sealing ability of a calcium hydroxide sealer, *J Endod* 17:541–543, 1991.
65. Spangberg LS, Barbosa SV, Lavigne GD: AH 26 releases formaldehyde, *J Endod* 19:596–598, 1993.
66. Leonardo MR, da Silva LAB, Filho MT, da Silva RS: Release of formaldehyde by 4 endodontic sealers, *Oral Surg Oral Med Oral Pathol Oral Radiol Endod* 88:221–225, 1999.
67. Whitworth J: Methods of filling root canals: principles and practices, *Endod Topics* 12:2–24, 2005.
68. Orstavik D: Physical properties of root canal sealers: measurement of flow, working time, and compressive strength, *Int Endod J* 16(3):99–107, 1983.
69. Ng YL, Mann V, Gulabivala K: A prospective study of the factors affecting outcomes of nonsurgical root canal treatment: part 1: periapical health, *Int Endodontic J* 44(7):583–609, 2011.
70. Peng L, Ye L, Tan H, Zhou X: Outcome of root canal obturation by warm gutta-percha versus cold lateral condensation: a meta-analysis, *J Endod* 33(2):106–109, 2007.
71. American Association of Endodontists Predoctoral Directors Workshop. Unpublished data. Chicago, IL, 2012.
72. Kececi AD, Unal GC, Sen BH: Comparison of cold lateral compaction and continuous wave of obturation techniques following

manual or rotary instrumentation, *Int Endodontic J* 38(6):381–388, 2005.
73. American Dental Association: *Revised American National Standard/American Dental Association Standard No. 78 Dental Obturating Cones*, 2013.
74. Wilson BL, Baumgartner JC: Comparison of spreader penetration during lateral compaction of .04 and .02 tapered gutta-percha, *J Endod* 29(12):828–831, 2003.
75. Lertchirakarn V, Palamara JEA, Messer HH: Load and strain during lateral condensation and vertical root fracture, *J Endodont* 25(2):99–104, 1999.
76. Schmidt KJ, Walker TL, Johnson JD, Nicoll BK: Comparison of nickel-titanium and stainless-steel spreader penetration and accessory cone fit in curved canals, *J Endod* 26(1):42–44, 2000.
77. Holcomb JQ, Pitts DL, Nicholls JI: Further investigation of spreader loads required to cause vertical root fracture during lateral condensation, *J Endod* 13(6):277–284, 1987.
78. Pitts DL, Matheny HE, Nicholls JI: An in vitro study of spreader loads required to cause vertical root fracture during lateral condensation, *J Endod* 9(12):544–550, 1983.
79. Schilder H: Filling root canals in three dimensions, *Dent Clin North Am* 723–744, 1967.
80. Schilder H: Filling root canals in three dimensions, *J Endod* 32(4):281–290, 2006.
81. Peters CI, Sonntag D, Peters OA: Homogeneity of root canal fillings performed by undergraduate students with warm vertical and cold lateral techniques, *Oral Surg Oral Med Oral Pathol Oral Radiol Endod* 110(3):e41–e49, 2010.
82. Lee FS, Van Cura JE, BeGole E: A comparison of root surface temperatures using different obturation heat sources, *J Endod* 24(9):617–620, 1998.
83. Lipski M: Root surface temperature rises during root canal obturation, in vitro, by the continuous wave of condensation technique using System B HeatSource, *Oral Surg Oral Med Oral Pathol Oral Radiol Endod* 99(4):505–510, 2005.
84. Buchanan LS: Continuous wave of condensation technique, *Endod Prac* 1(4):7–10, 1998. 13–16, 18 passim.
85. Mirfendereski M, Roth K, Fan B, et al.: Technique acquisition in the use of two thermoplasticized root filling methods by inexperienced dental students: a microcomputed tomography analysis, *J Endod* 35(11):1512–1517, 2009.
86. Wong AW, Zhang S, Li SK, Zhang C, Chu CH: Clinical studies on core-carrier obturation: a systematic review and meta-analysis, *BMC Oral Health* 17(1):167, 2017.
87. Chybowski EA, Glickman GN, Patel Y, Fleury A, Solomon E, He J: Clinical outcome of non-surgical root canal treatment using a single-cone technique with endosequence bioceramic sealer: a retrospective analysis, *J Endod* 44(6):941–945, 2018.
88. Silva Almeida LH, Moraes RR, Morgental RD, Pappen FG: Are premixed calcium silicate-based endodontic sealers comparable to conventional materials? A systematic review of in vitro studies, *J Endod* 43(4):527–535, 2017.
89. Keles A, Alcin H, Kamalak A, Versiani MA: Micro-CT evaluation of root filling quality in oval-shaped canals, *Int Endodontic J* 47(12):1177–1184, 2014.
90. De-Deus G, Belladonna FG, Silva E, et al.: Micro-CT assessment of dentinal micro-cracks after root canal filling procedures, *Int Endodontic J* 50(9):895–901, 2017.
91. Tasdemir T, Er K, Yildirim T, et al.: Comparison of the sealing ability of three filling techniques in canals shaped with two different rotary systems: a bacterial leakage study, *Oral Surg Oral Med Oral Pathol Oral Radiol Endod* 108(3):e129–e134, 2009.
92. Poggio C, Riva P, Chiesa M, Colombo M, Pietrocola G: Comparative cytotoxicity evaluation of eight root canal sealers, *J Clin Exp Dent* 9(4):e574–e578, 2017.
93. Collado-Gonzalez M, Garcia-Bernal D, Onate-Sanchez RE, et al.: Biocompatibility of three new calcium silicate-based endodontic sealers on human periodontal ligament stem cells, *Int Endodontic J* 50(9):875–884, 2017.
94. Kapralos V, Koutroulis A, Orstavik D, Sunde PT, Rukke HV: Antibacterial activity of endodontic sealers against planktonic bacteria and bacteria in biofilms, *J Endod* 44(1):149–154, 2018.
95. Mounce RE: Mothers, pulp lovers, and apical barbarians, *Dent Today* 22(8):58–60, 2003.
96. Orstavik D, Qvist V, Stoltze K: A multivariate analysis of the outcome of endodontic treatment, *Eur J Oral Sci* 112(3):224–230, 2004.
97. Sjogren U, Hagglund B, Sundqvist G, Wing K: Factors affecting the long-term results of endodontic treatment, *J Endod* 16(10):498–504, 1990.
98. Peak JD, Hayes SJ, Bryant ST, Dummer PM: The outcome of root canal treatment. A retrospective study within the armed forces (Royal Air Force), *Br Dental J* 190(3):140–144, 2001.
99. Ng YL, Mann V, Rahbaran S, Lewsey J, Gulabivala K: Outcome of primary root canal treatment: systematic review of the literature — Part 2. Influence of clinical factors, *Int Endod J* 41(1):6–31, 2008.
100. Swanson K, Madison S: An evaluation of coronal microleakage in endodontically treated teeth. Part I. Time periods, *J Endod* 13:56–59, 1987.
101. Torabinejad M, Ung B, Kettering JD: In vitro bacterial penetration of coronally unsealed endodontically treated teeth, *J Endod* 16:556–559, 1990.
102. Magura ME, Kafrawy AH, Brown CE, Newton CW: Human saliva coronal microleakage in obturated root canals: an in vitro study, *J Endod* 17:324–331, 1991.
103. Khayat A, Lee SJ, Torabinejad M: Human saliva penetration of coronally unsealed obturated root canals, *J Endod* 19:458–461, 1993.
104. Wolcott JF, Hicks ML, Himel VT: Evaluation of pigmented intraorifice barriers in endodontically treated teeth, *J Endod* 25(9):589–592, 1999.
105. Barkhordar RA, Stark MM: Sealing ability of intermediate restorations and cavity design used in endodontics, *Oral Surg Oral Med Oral Pathol* 69(1):99–101, 1990.
106. Beach CW, Calhoun JC, Bramwell JD, Hutter JW, Miller GA: Clinical evaluation of bacterial leakage of endodontic temporary filling materials, *J Endod* 22(9):459–462, 1996.
107. Balto H: An assessment of microbial coronal leakage of temporary filling materials in endodontically treated teeth, *J Endod* 28:762–764, 2002.
108. Lee YC, Yang SF, Hwang YF, Chueh LH, Chung KH: Microleakage of endodontic temporary restorative materials, *J Endod* 19(10):516–520, 1993.
109. Noguera AP, McDonald NJ: A comparative in vitro coronal microleakage study of new endodontic restorative materials, *J Endod* 16:523–527, 1990.
110. Kazemi RB, Safavi KE, Spangberg LS: Assessment of marginal stability and permeability of an interim restorative endodontic material, *Oral Surg Oral Med Oral Pathol* 78(6):788–796, 1994.
111. Mayer T, Eickholz P: Microleakage of temporary restorations after thermocycling and mechanical loading, *J Endod* 23(5):320–322, 1997.
112. Teplitsky PE, Meimaris IT: Sealing ability of Cavit and TERM as intermediate restorative materials, *J Endod* 14:278–282, 1988.
113. Webber RT, del Rio CE, Brady JM, Segall RO: Sealing quality of a temporary filling material, *Oral Surg Oral Med Oral Pathol* 46(1):123–130, 1978.
114. Hansen SR, Montgomery S: Effect of restoration thickness on the sealing ability of TERM, *J Endod* 19(9):448–452, 1993.
115. Slutzky H, Slutzky-Goldberg I, Weiss EI, Matalon S: Antibacterial properties of temporary filling materials, *J Endod* 32(3):214–217, 2006.

16

Restauração de Dentes Tratados Endodonticamente

BRIAN J. GOODACRE, SHANE N. WHITE E CHARLES J. GOODACRE

VISÃO GERAL DO CAPÍTULO

Critérios para um dente restaurável, 355
Complicações associadas a dentes tratados endodonticamente, 357
Considerações estruturais, estéticas e restauradoras, 357
Selamento coronário, 358

Momento da restauração, 358
Formato da restauração, 359
Pinos, 364
Como restaurar o acesso por meio de uma restauração existente, 368

OBJETIVOS DA APRENDIZAGEM

Após ler este capítulo, o estudante deve estar apto a:

1. Descrever os principais fatores envolvidos na sobrevivência de dentes obturados.
2. Resumir os fatores que contribuem para a perda de resistência do dente e descrever a importância estrutural do tecido dentário remanescente.
3. Explicar a importância do selamento coronário e como é feito.
4. Descrever os requisitos de uma restauração adequada.
5. Descrever os riscos pós-operatórios para o dente não restaurado.
6. Discutir a justificativa para a restauração imediata.
7. Identificar as opções de restauração antes de iniciar o tratamento do canal radicular.
8. Discutir as vantagens e desvantagens das restaurações diretas e indiretas.
9. Delinear as indicações para a colocação do pino em dentes anteriores e posteriores.
10. Descrever os sistemas de pinos comuns e as vantagens e desvantagens de cada um.
11. Descrever os materiais de núcleo e sua localização.
12. Descrever as técnicas para restaurar uma abertura de acesso através de uma restauração existente.

A terapia endodôntica é previsível. No entanto, para seu sucesso, os dentes precisam ser restaurados à sua forma e função anteriores. Antes da terapia endodôntica, a capacidade de restauração deve ser determinada; isso envolve uma avaliação cuidadosa da estrutura dentária existente, incluindo a remoção de todas as cáries juntamente com quaisquer restaurações existentes, ambos para reduzir o risco de infiltração marginal durante o tratamento[1] e para revelar a quantidade de estrutura dentária sadia.[2] As opções de restauração específicas devem ser avaliadas com base na demanda funcional e na estrutura dentária remanescente.[2,3] Este capítulo discutirá as considerações necessárias para restaurar adequadamente os dentes tratados endodonticamente.

Critérios para um dente restaurável

Um dente deve manter uma estrutura dentária suficientemente sólida após a terapia de canal radicular, de modo a permitir uma restauração previsível. A avaliação de um dente requer avaliação clínica, radiográfica e estética. O primeiro passo é remover quaisquer cáries e materiais restauradores existentes. Esse processo permite a visualização clara da estrutura dentária remanescente e remove bactérias. Uma sonda periodontal pode ser usada para medir a altura da estrutura dentária remanescente que fornecerá uma férula; medir a profundidade da bolsa, que pode revelar o estado periodontal e possíveis sinais de fratura radicular; e mapear a morfologia da raiz subgengival. Uma radiografia interproximal deve ser usada para avaliar a estrutura remanescente do dente, a câmara pulpar e os níveis ósseos; e radiografias periapicais devem ser usadas para avaliar o comprimento do dente e a morfologia da raiz.

Quantidade de estrutura dentária coronária remanescente

A maioria dos dentes que requerem tratamento de canal radicular foi estruturalmente comprometida por cáries e procedimentos restauradores subsequentes. A perda adicional da estrutura do dente ocorre durante o acesso endodôntico, levando a um enfraquecimento adicional do dente. Quando a cavidade de acesso é circundada por paredes de dentina, tem apenas um pequeno efeito de enfraquecimento.[4] Em um dente já com grave comprometido por cárie, traumatismo ou grandes restaurações, o preparo de acesso é mais significativo, particularmente se houver perda de algumas cristas marginais (Figura 16.1).[5,6] O alargamento coronal excessivo do preparo do acesso também resulta em maior suscetibilidade à fratura.[7]

A formação de uma férula ao redor da estrutura dentária coronal remanescente é importante para prevenir a fratura dentária em dentes tratados endodonticamente. Férula refere-se à quantidade de estrutura dentária cervical, ou à altura da estrutura dentária remanescente sob uma coroa, que está disponível para resistir à fratura do dente (Figura 16.2). Quanto mais estrutura dentária estiver presente, mais resistente o dente será a fratura.

Altura da parede da férula

A altura da parede da férula é simplesmente medida da linha de término do preparo do dente até o aspecto coronal da estrutura remanescente do dente.

Os tipos de preparo da margem ou chanfros na estrutura dental remanescente não são importantes; a altura total da estrutura do dente é a chave.[8-12] A altura exata da férula da coroa necessária para o sucesso foi debatida por muitos anos; as recomendações variam de 1,0 mm a 3,0 mm de altura.[10-14] Sugerimos que uma parede circunferencial de pelo menos 1,5 a 2,0 mm de altura da estrutura do dente esteja presente acima da linha de término da coroa para garantir a resistência à fratura adequada e aumentar o selamento coronário fornecido pela restauração final (Figura 16.3).

Espessura da parede da férula

A terapia endodôntica requer a remoção da estrutura do dente para acesso ao sistema de canais radiculares. A largura da parede da férula refere-se à quantidade de estrutura dentária remanescente

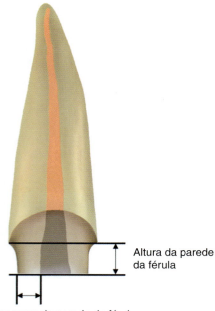

- **Figura 16.2** Férula refere-se à quantidade de estrutura dentária cervical disponível para resistir à fratura do dente e não inclui qualquer material de reconstrução.

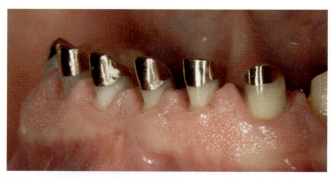

- **Figura 16.3** Dentes anteriores inferiores tratados endodonticamente com uma férula estendendo-se 2 mm além do núcleo para resistência ideal à fratura do dente.

da câmara pulpar e/ou ao preparo do acesso à superfície externa do dente. A quantidade de espessura restante da parede da férula pode ser comprometida pelo preparo da coroa. A cárie e a restauração prévia podem deixar uma espessura mínima da parede da férula. A capacidade de um dente de resistir às forças laterais é diretamente proporcional à espessura da dentina remanescente.[15] Mais de 1,0 mm de espessura de dentina ao redor do canal radicular é necessário para resistência adequada a fratura.[16-19]

Como reestabelecer a estrutura coronária do dente

Em uma situação clínica em que a estrutura dentária mínima permanece, o estabelecimento de uma altura adequada de férula pode ser um desafio. Nessas situações, dois fatores são importantes para garantir o sucesso. Primeiro, é importante restabelecer uma férula de 1,5 mm a 2,0 mm e, segundo, manter a distância biológica do paciente. A distância biológica refere-se ao epitélio juncional e à inserção do tecido conjuntivo presentes desde a crista óssea

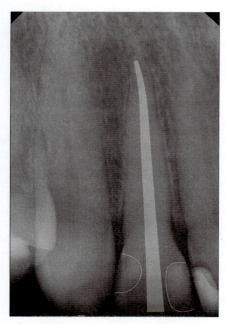

- **Figura 16.1** Os dentes que requerem tratamento de canal radicular estão comumente comprometidos estruturalmente por cáries e procedimentos restauradores. O acesso endodôntico compromete ainda mais o dente.

alveolar até a profundidade do sulco periodontal. Sugere-se que a distância biológica média seja em torno de 2 mm;[20] comumente, a profundidade do sulco também está incluída nessa medida, resultando em uma medida sugerida de 3 mm. No entanto, a distância biológica exata varia de paciente para paciente, o que sugere que aproximadamente 5 mm da altura do dente devem permanecer coronais ao osso alveolar. Quando isso não estiver disponível, a altura pode ser restabelecida por meio de aumento cirúrgico da coroa ou extrusão ortodôntica (ver Capítulo 21).

Aumento cirúrgico da coroa

O aumento da coroa é uma forma de restabelecer uma férula removendo as estruturas periodontais de suporte para expor a estrutura dentária adicional. No entanto, se um dente tem suporte ósseo reduzido, raízes curtas, uma relação coroa-raiz desfavorável, ou se isso pudesse levar a um resultado estético inaceitável, o aumento da coroa seria contraindicado.[21] Ademais, a realocação apical da linha de término para uma parte mais estreita da raiz expõe menos área transversal, predispondo a um dente mais fraco[22] e potencialmente ao envolvimento de furca. Portanto, o dente ideal para o aumento de coroa é um dente periodontalmente saudável, longo, com uma única raiz e com o mínimo de conicidade radicular.

Extrusão ortodôntica

A extrusão ortodôntica envolve a erupção forçada de um dente. A erupção deve ser realizada por meio de extrusão ortodôntica rápida, permitindo apenas a movimentação do dente. Se a extrusão ortodôntica lenta for realizada, ocorre a migração coronal do osso e da gengiva, não permitindo a formação da férula desejada. Também é sugerida a realização de fibrotomia supra-alveolar e o alisamento radicular para ajudar a minimizar a migração coronal de tecido ósseo e gengival ao extruir rapidamente um dente.[23] A extrusão ortodôntica rápida envolve 1 a 3 semanas de ativação seguidas por 8 a 12 semanas de retenção do dente antes de iniciar a restauração.[24] Porém, ao extruir um dente com raízes cônicas, reduz-se não só o suporte ósseo, como também a área da secção transversal, o que dificulta uma restauração estética e estruturalmente resistente.

Complicações associadas a dentes tratados endodonticamente

Embora os dentes tratados endodonticamente corram maior risco de extração do que os dentes vitais,[25] sua taxa de sobrevivência a longo prazo é muito alta. Numerosos estudos que investigam a sobrevivência de dentes tratados endodonticamente documentaram que no máximo 1 a 2% são perdidos por ano,[26-29] e um estudo muito grande de quase 1,5 milhão de casos relatou que apenas 2,9% foram perdidos após 8 anos.[28] Uma metanálise recente mostrou uma sobrevida dentária média de 87% após 8 a 10 anos.[26] Os fatores que afetam a sobrevivência dos dentes obturados incluem:
1. *Cárie e doença periodontal.* Cárie e doença periodontal são responsáveis por até metade de todas as extrações de dentes tratados endodonticamente.[30-32] Evidências emergentes sugerem que dentes obturados podem ser mais suscetíveis a cáries do que dentes vitais, embora as razões sejam desconhecidas.[33,34]
2. *Falta de restauração definitiva.* Uma porcentagem surpreendentemente alta de dentes não são restaurados de forma adequada após o tratamento do canal radicular.[27,31,35] Em um estudo de dados de seguros dos EUA,[6] quase 30% dos dentes não foram restaurados 2 anos após o tratamento do canal radicular, e 11% desses dentes foram extraídos.
3. *Restauração inadequada.* A falta de cobertura coronária para os dentes posteriores é um fator restaurador importante em sua perda após o tratamento do canal radicular.[26-28,36] A falta de proteção cuspídea, a cobertura coronal predispõe o dente a uma coroa não restaurável ou a uma fratura radicular. As restaurações diretas não fornecem proteção adequada para os dentes posteriores, a menos que a abertura de acesso seja muito conservadora.
4. *Tensões oclusais.* Os dentes que servem como pilares para próteses fixas ou removíveis apresentam risco significativamente maior de perda, assim como os dentes sem suporte proximal mesial e distal dos dentes adjacentes.[26,27,37]
5. *Fatores endodônticos.* Tipicamente, apenas cerca de 10% das extrações de dentes tratados com canal radicular resultam de causas endodônticas, como dor persistente.[30-32,38] A patologia endodôntica (desenvolvimento ou persistência de uma lesão periapical) é geralmente passível de tratamento adicional em vez de extração; da mesma maneira, complicações do procedimento, incluindo perfuração, podem ser tratadas.

Considerações estruturais, estéticas e restauradoras

Os dentes funcionam em um ambiente desafiador, com fortes forças oclusais e cargas repetidas com frequência de mais de 1 milhão de ciclos por ano, por muitas décadas. Cáries, procedimentos restauradores e tensões oclusais aumentam o risco de sérios danos aos dentes durante a função normal, e dentes endodonticamente estão em maior risco do que dentes intactos (Figura 16.4). Conforme observado anteriormente, a fratura coronária não restaurável é uma sequela comum de dentes tratados endodonticamente e inadequadamente protegidos.[36,39] É importante compreender a base para essa suscetibilidade à fratura ao planejar a restauração.

Alterações estruturais na dentina

Agora é geralmente reconhecido que muitas propriedades mecânicas da dentina de dentes tratados endodonticamente diferem apenas em pequena medida daquelas da dentina de dentes vitais (força, dureza, módulo de elasticidade).[40,41] Estudos anteriores foram geralmente confundidos pela secagem dos dentes estudados após a extração.[42-45]

Fatores biomecânicos

A função normal gera grandes tensões que são capazes de causar fratura de cúspide e até mesmo fratura vertical da raiz em dentes vitais intactos.[46] A carga funcional repetida e a fadiga mecânica cíclica têm o potencial de enfraquecer os dentes ao longo do tempo, especialmente depois que a estrutura do dente foi perdida por cárie, restauração e preparo do acesso, o que coloca ainda mais tensão sobre a estrutura dentária remanescente já diminuída.[4-6] A distribuição das tensões mastigatórias no dente tratado endodonticamente restaurado é acentuada e adversamente alterada em relação ao dente vital intacto.[44] Portanto, a restauração deve ser projetada para minimizar e proteger contra fraturas.

Considerações estéticas

Cada vez mais, os pacientes desejam melhorar a aparência estética das restaurações; para dentes tratados endodonticamente, isso geralmente envolve o uso de coroas. O preparo da coroa necessita

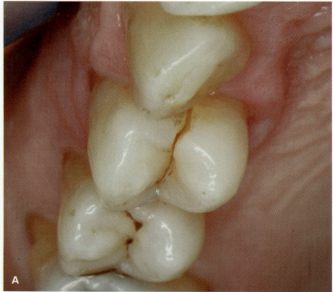

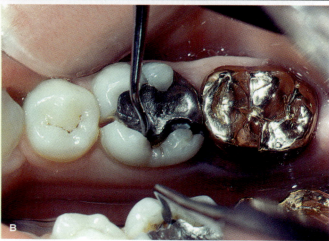

• **Figura 16.4 A.** Fratura radicular de um pré-molar superior sem quaisquer restaurações existentes. **B.** Fratura corono-radicular (dente dividido) de um dente tratado endodonticamente e restaurado com amálgama, mas sem proteção das cúspides enfraquecidas e socavadas. (Cortesia do Dr. H. Colman.)

de redução adicional do dente para fornecer espessura adequada do material cerâmico para proporcionar uma aparência mais natural. A quantidade de redução dentária necessária varia de acordo com o material que está sendo usado. Dentes com manchas escuras podem requerer redução adicional para mascarar a descoloração quando coroas translúcidas de cerâmica pura são usadas, o que enfraquece ainda mais o dente.

Requisitos para restauração adequada

A restauração definitiva deve (1) preservar o máximo possível da estrutura dentária, mas não se deve esquecer da espessura adequada do material restaurador; (2) proteger a estrutura dentária remanescente, com a cobertura da cúspide protegendo os dentes posteriores; (3) satisfazer a função e a estética; (4) fornecer um vedamento coronal; e (5) ser concluído em tempo hábil. Deve-se ter cuidado para garantir que as demandas estéticas não levem ao enfraquecimento dos dentes pela remoção excessiva da estrutura dentária remanescente.

Selamento coronário

A infiltração coronária é uma das principais causas de falha endodôntica.[47,48] Mesmo um canal bem obturado não oferece uma barreira duradoura à penetração bacteriana[49]; contamos com a restauração para integridade a longo prazo do selamento coronário. A restauração pode fornecer o selamento coronário tanto como uma etapa separada (p. ex., colocar uma barreira sobre os orifícios do canal)[50,51] quanto, mais comumente, como parte integrante da restauração. Para restauração direta de uma pequena cavidade de acesso, uma restauração adesiva é mais confiável em termos de vedação.[52] Estudos experimentais de infiltração demonstram consistentemente que a infiltração ocorre ao redor dos pinos, independentemente do tipo de pino ou de cimento de cimentação.[53] No entanto, uma coroa com férula adequada e base sólida do núcleo fornece uma barreira eficaz contra a infiltração coronária.[54,55]

Pergunta frequente em relação a restaurações perdidas ou com infiltração é: "Por quanto tempo uma obturação pode ser exposta a líquidos orais antes de ser retratada?" A pergunta permanece sem resposta clara. Estudos experimentais sugerem que a infiltração completa ao longo do comprimento da obturação da raiz ocorre rapidamente, em dias ou semanas.[56,57] Uma revisão recente, entretanto, concluiu que a infiltração coronária pode ser clinicamente menos significativa do que a sugerida por estudos experimentais de infiltração em laboratório.[58] Clinicamente, a invasão bacteriana costuma limitar-se ao terço coronário do canal, e as lesões periapicais podem levar vários anos para se desenvolver.[59,60] Uma diretriz comumente aceita é que o canal radicular deve ser retratado caso seja exposto aos fluidos orais por mais de 2 a 3 meses.[47] Outros sugerem 2 a 3 semanas.[48] No entanto, se a obturação radicular é realizada de acordo com um alto padrão técnico e não há patologia periapical, pode ser suficiente substituir a restauração perdida ou com infiltração em vez de realizar um retratamento endodôntico.[59] É claro que o retratamento pode ser fornecido depois que a patologia eventualmente se tornar evidente, mas, quanto mais cedo as bactérias forem removidas, melhor será o prognóstico endodôntico.

Momento da restauração

A menos que haja razões específicas para o atraso, restauração definitiva é concluída assim que possível.[47,53,61,62] A colocação do núcleo deve ser realizada no momento da obturação, antes da remoção do dique de borracha.

Se a colocação da restauração do núcleo deve ser tardia, barreiras de orifício podem ser colocadas no momento da obturação usando resina composta[63] ou ionômero de vidro ou um cimento adesivo. A guta-percha é removida do orifício do canal 1 mm abaixo do assoalho pulpar ou 1 mm abaixo do nível da junção cemento-esmalte (JCE), criando-se uma pequena depressão. O dente é condicionado e colocado um primer para resina composta ou o dente é condicionado para ionômero de vidro. Uma opção é selar o orifício com resina composta transparente para permitir fácil visualização do canal e reinserir a guta-percha no canal sempre que for necessário; outra é usar um material branco opaco para que possa ser facilmente distinguido da estrutura dentária natural.

A maioria dos materiais restauradores provisórios comumente usados para selar a abertura de acesso endodôntico permite desgaste oclusal substancial e perda do selamento coronário em semanas. O dente foi enfraquecido pelo preparo do acesso e permanece em risco até que a restauração definitiva seja concluída. A restauração provisória não oferece proteção contra as forças mastigatórias, mesmo quando o dente está fora de oclusão. Como a fratura não restaurável durante ou logo após o tratamento é muito comum (Figura 16.5), a proteção pode ser fornecida na forma de uma coroa provisória bem-feita.

Para a maioria dos dentes, é desnecessário e insensato esperar por evidências radiográficas de reparo antes de colocar a restauração definitiva. A restauração imediata melhorará o prognóstico porque fornece melhor proteção contra fratura e perda do selamento coronário.

Quando a restauração definitiva do dente é adiada, a restauração provisória deve ser durável, proteger e selar, assim como atender às demandas funcionais e estéticas. Materiais provisórios como Cavit são inadequados.[64] Para os dentes posteriores, alguma forma de proteção cuspídea é desejável, mesmo com restaurações provisórias.[65] Uma boa restauração provisória posterior a longo prazo cobrirá as cúspides enfraquecidas, proporcionando função de proteção e vedamento. A preparação definitiva da coroa pode ser concluída mais tarde, sem a remoção do núcleo (Figura 16.6). Restaurações anteriores comparativamente são mais desafiadoras devido a demandas estéticas e a dificuldades com o selamento coronário.[53] Uma coroa provisória, retida por pino com peça única, corre o risco de deslocamento, o que compromete uma vedação adequada.[66] É preferível colocar um pino e um núcleo definitivos imediatamente após a obturação, quando uma coroa provisória é indicada.[62,67]

Formato da restauração

Princípios orientadores

1. *Conservação da estrutura dentária.* A maioria dos dentes anteriores tratados endodonticamente deve ser restaurada de forma simples e conservadora, usando resina composta em vez de uma coroa mais radical ou uma coroa combinada com pino e núcleo.[68,69] Alguns dados indicam inclusive que molares intactos (exceto pela abertura de acesso endodôntico) podem ser restaurados usando-se apenas resina composta.[70] No entanto, a maioria dos dentes posteriores tratados endodonticamente requer a colocação da coroa para que as cúspides e a estrutura dentária remanescente possam ser englobadas, minimizando o potencial de fratura do dente.[36,39] Métodos antiquados e falhos, ainda usados por alguns clínicos, de criar rotineiramente um preparo de acesso muito grande ou remover a coroa em um dente tratado endodonticamente para reconstruí-la em seguida não é desejável nem de acordo com o conhecimento contemporâneo.

2. *Retenção e resistência.* A restauração coronária definitiva de um dente tratado endodonticamente pode consistir apenas de uma obturação restauradora na abertura de acesso endodôntico, quando é retido pela estrutura dentária circundante. Quando o dente está estruturalmente comprometido, é necessária uma coroa. É retido pela dentina remanescente e um núcleo de material restaurador que substitui a estrutura dentária ausente. Somente se o núcleo não puder ser retido adequadamente pela estrutura dentária coronal remanescente, um pino deve ser colocado no canal radicular para fornecer retenção e resistência ao núcleo. Como os pinos enfraquecem os dentes[71-75] e podem produzir fratura radicular ou levar à perfuração radicular durante o preparo do canal radicular,[76] eles devem ser usados apenas quando o núcleo não pode ser retido por qualquer outro meio, como união mecânica e química de um material restaurador.[77,78]

3. *Proteção da estrutura dentária remanescente.* Nos dentes posteriores, isso se aplica à proteção das cúspides enfraquecidas, minimizando a flexão indevida e prevenindo a fratura. A restauração foi projetada para abranger as cúspides, imobilizando o dente e minimizando a chance de fratura do dente.

Planejamento da restauração definitiva

Um dente que está intacto, exceto para o preparo de acesso, pode simplesmente ser restaurado com amálgama ou compósito. Todos os materiais restauradores provisórios devem ser removidos junto com qualquer algodão ou bolinha de espuma; o assoalho pulpar precisa ser limpo de qualquer selante ou guta-percha, e as obturações redondas ou ovais, claramente visualizadas, de modo que não haja qualquer vazio entre a restauração e o assoalho pulpar ou obturação.

Quando o dente requer uma coroa, pode-se determinar o tipo de tratamento definitivo somente após a restauração existente (ou restaurações) terem sido removidas, para garantir que não haja presença de cáries e expor a estrutura dentária sadia remanescente. Portanto, o material específico da coroa será determinado com base nas demandas estéticas e funcionais.

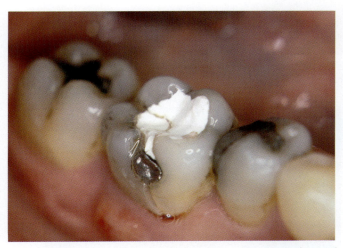

• **Figura 16.5** Fratura não restaurável durante o tratamento do canal radicular. A falta de proteção da cúspide combinada com sulcos anatômicos profundos levou à fratura poucos dias após o acesso endodôntico.

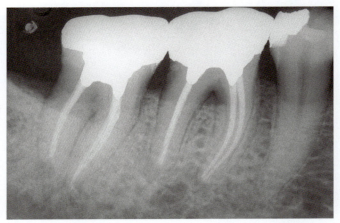

• **Figura 16.6** Os orifícios da câmara e do canal retêm um núcleo de amálgama, aproveitando as retenções naturais. Os dentes podem ser preparados para coroas sem a remoção do amálgama, ou os amálgamas podem ser restaurações definitivas se as cúspides estiverem adequadamente protegidas. (Cortesia DP Parashos.)

Dentes anteriores

Sempre que possível, a restauração direta da abertura de acesso endodôntico (p. ex., resina composta adesiva) é usada. Outras questões estéticas podem ser tratadas de forma conservadora por meio de clareamento interno e uso de facetas de porcelana. Para dentes anteriores muito danificados, pode ser necessária uma cobertura coronária completa usando-se uma coroa ou uma coroa retida por um pino.

Tanto um pino pré-fabricado com núcleo de preenchimento direto (ver Figura 16.7) como um pino fundido e núcleo (ver Figura 16.8) podem ser usados para os dentes anteriores. Em situações esteticamente exigentes, a descoloração da coroa por um pino e núcleo de metal pode ser preocupante. Para evitar a descoloração, é possível usarem-se pinos de metal pré-fabricados revestidos com uma fina camada de resina opaca junto com um núcleo de resina composta da cor do dente. Alternativamente, um pino fundido pode ser fabricado utilizando-se de uma liga metalocerâmica, que permite a aplicação de porcelana opaca para mascarar a cor metálica, proporcionando melhores desfechos estéticos (Figura 16.9). Pinos de fibra ou cerâmica da cor do dente também podem ser considerados.

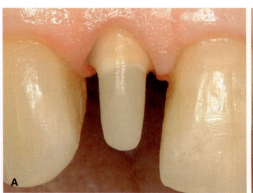
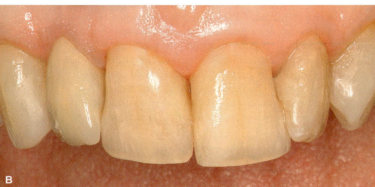

• **Figura 16.7** **A.** Núcleo de preenchimento de resina composta, com uma férula incorporada no preparo de modo que a coroa possa se prender à estrutura do dente cervical ao núcleo. **B.** A coroa metalo-cerâmica como restauração definitiva.

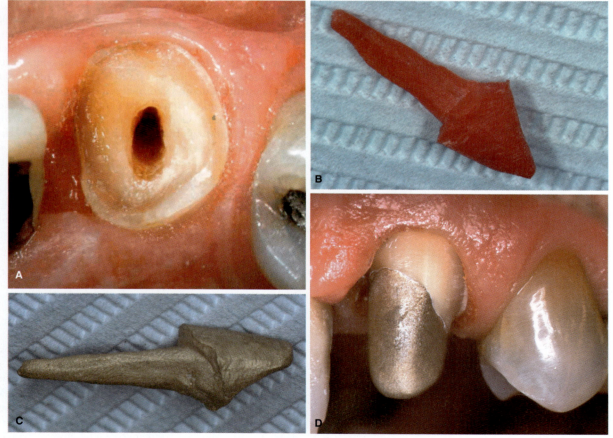

• **Figura 16.8** **A.** Canino superior com canal radicular oval. Esse dente não é morfologicamente adequado para um *post* pré-fabricado porque o pino entraria em contato apenas com uma pequena porção das paredes mesial e distal, ou o dente teria que ser extensivamente preparado para uma forma redonda, enfraquecendo o dente ou possivelmente perfurando-o onde as depressões radiculares proximais estão presentes. **B.** Um padrão de resina foi feito diretamente no dente. **C.** O padrão foi incluído e fundido. **D.** O pino fundido e o núcleo são cimentados e o dente está pronto para o preparo final. (Cortesia do Dr. J. Kan.)

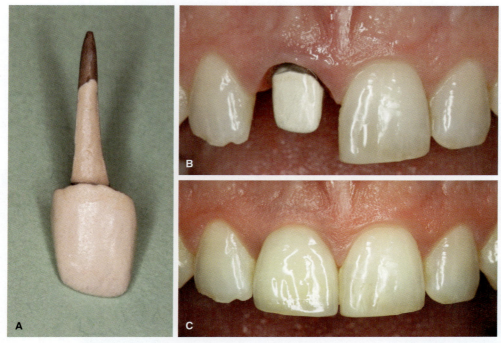

• **Figura 16.9 A.** Pilar fundido e núcleo fabricado com liga metalo-cerâmica com camada opaca de porcelana aplicada. **B.** Pino fundido e núcleo cimentado no incisivo central. **C.** Restauração final.

• Boxe 16.1 — Questões de revisão

1. Qual é a determinação mais importante antes da terapia endodôntica?
   a. Comprimento da raiz
   b. Curvatura da raiz
   c. Restaurabilidade do dente
   d. Localização do dente
2. Quais das opções a seguir são critérios de um dente restaurável?
   a. Quantidade de estrutura dentária coronal remanescente
   b. Altura da parede da férula
   c. Espessura da parede da férula
   d. Todas as alternativas anteriores
3. Qual é a altura mínima da parede da férula sugerida?
   a. 1,0 mm
   b. 2,0 mm
   c. 3,0 mm
   d. 4,0 mm
4. Quais das seguintes opções são contraindicações para o aumento cirúrgico da coroa?
   a. Suporte ósseo reduzido
   b. Raízes curtas
   c. Relação coroa-raiz desfavorável
   d. Resultados estéticos desfavoráveis
   e. Todas as alternativas anteriores
5. Quais complicações associadas a dentes tratados endodonticamente são as mais comuns?
   a. Cárie e doença periodontal
   b. Falta de restauração definitiva
   c. Restauração inadequada
   d. Tensões oclusais
   e. Fatores endodônticos
6. Ao restaurar-se um dente anterior com um acesso endodôntico conservador e sem restaurações existentes, a restauração ideal é uma resina adesiva.
   a. Verdadeiro
   b. Falso

Os dentes anteriores tratados endodonticamente devem suportar inclinações e forças laterais dos movimentos excursivos mandibulares que, se transmitidos excessivamente por meio de um pino, podem fraturar a raiz. Deve-se levar em consideração o esquema oclusal. Sempre que possível, a carga excursiva deve ser limitada, com mais força sendo suportada pelos dentes adjacentes, estruturalmente mais sólidos.

Dentes posteriores

Pré-molares com perda substancial de estrutura coronária, faltando cúspides vestibulares ou palatinas, particularmente pré-molares superiores, muitas vezes precisam de um pino fundido e um núcleo (Figura 16.10). As raízes de pré-molares apresentam muitos riscos para a colocação de pinos. Largura mesiodistal estreita da raiz e grandes concavidades radiculares

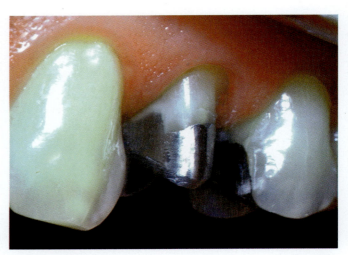

• **Figura 16.10** Um pino fundido e um núcleo fornecem a melhor base para a restauração de pré-molares superiores.

de desenvolvimento, juntamente com raízes cônicas, podem resultar na remoção excessiva da estrutura da raiz ou perfuração quando o dente é preparado para um pino pré-fabricado. Além disso, a fina espessura mesiodistal do dente pode não permitir a espessura adequada do núcleo para garantir a resistência ao utilizar-se de um pino pré-fabricado. O alargamento mínimo durante o preparo do espaço para o pino é essencial para preservar a espessura suficiente de dentina.[79] Em pré-molares superiores com duas raízes, o canal palatino é geralmente usado para o pino porque a raiz vestibular pode frequentemente ter uma concavidade em sua face da furca.[79,80] Um pino pequeno e curto (2 mm a 3 mm) no canal vestibular pode ser empregado para fornecer alguma retenção, resistência e antirrotação. Como regra geral, quando um canal radicular é circular (Figura 16.11), um pino pré-fabricado pode ser usado. No entanto, se o canal radicular for ovoide, um pino pré-fabricado ficaria próximo às paredes mesial e distal do canal, enquanto as áreas vestibular e lingual seriam preenchidas com cimento (Figura 16.12). Portanto, se o canal radicular for ovoide ou em forma de fita um pino, sugere-se um pino moldado personalizado.

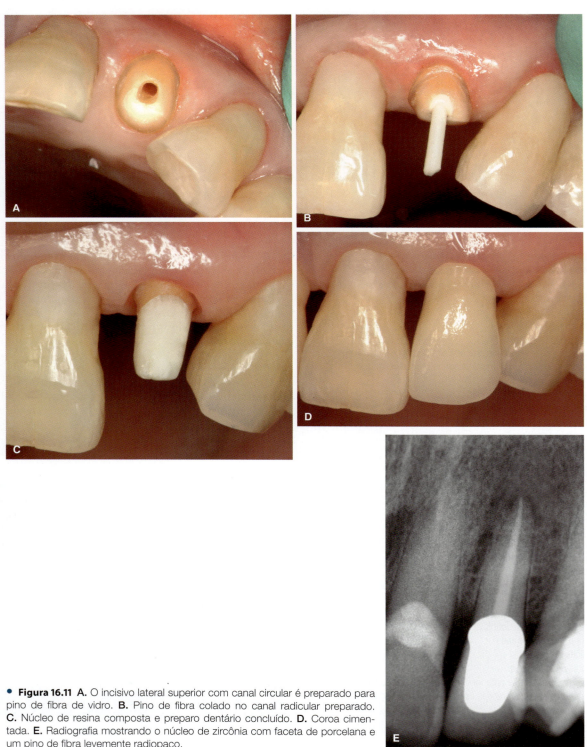

• **Figura 16.11 A.** O incisivo lateral superior com canal circular é preparado para pino de fibra de vidro. **B.** Pino de fibra colado no canal radicular preparado. **C.** Núcleo de resina composta e preparo dentário concluído. **D.** Coroa cimentada. **E.** Radiografia mostrando o núcleo de zircônia com faceta de porcelana e um pino de fibra levemente radiopaco.

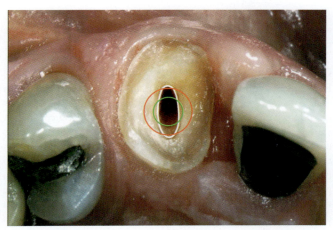

- **Figura 16.12** Um canal ovoide é preparado para um pino e núcleo fundidos (*contorno branco*), fornecendo a melhor base para a restauração de pré-molares superiores. Se um espaço de pino pré-fabricado fosse criado (*contorno verde*), o pino teria contato mínimo com o dente, sendo retido principalmente por cimento. Se fosse criado um espaço maior do pino (*contorno vermelho*), o dente ficaria estruturalmente comprometido, levando à perfuração ou fratura.

A maioria dos molares pode ser restaurada com uma base de núcleo direta, ganhando forma de retenção e resistência de sua câmara pulpar relativamente grande, sem a necessidade de um pino (Figura 16.13). Resistência e forma de retenção adicionais do núcleo são obtidas estendendo-se o material do núcleo de 1 a 2 mm nos orifícios do canal (ver Figuras 16.6 e 16.13).[82] Com o amálgama de presa rápida, o dente pode ser preparado para a coroa na mesma visita, embora o preparo seja mais fácil quando o material estiver totalmente cristalizado. Uma alternativa amplamente usada ao amálgama é a resina composta, que possui resistência à fratura comparável à do amálgama e produz padrões de fratura dentária mais favoráveis se ocorrer falha.[83,84] A resina composta tem a vantagem de permitir o preparo imediato da coroa.[83] O ionômero de vidro não apresenta resistência à compressão suficiente para uso como material de núcleo. Contudo, quando a estrutura dentária coronal remanescente mínima estiver presente e uma pequena câmara pulpar não fornecer retenção suficiente do núcleo, um pino poderá ocasionalmente ser necessário para fornecer retenção para os núcleos de molares. O canal mais longo e reto é o preferido para o pino, normalmente o canal palatino dos molares superiores e o canal distal nos molares inferiores.[81] Mesmo essas raízes são perigosas; a raiz palatina normalmente se

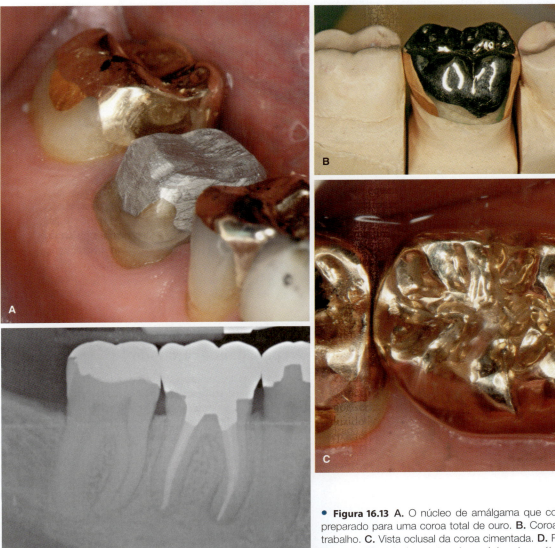

- **Figura 16.13 A.** O núcleo de amálgama que cobria as cúspides foi preparado para uma coroa total de ouro. **B.** Coroa total no modelo de trabalho. **C.** Vista oclusal da coroa cimentada. **D.** Radiografia periapical da coroa cimentada mostrando o núcleo de amálgama estendido para a câmara pulpar.

curva em direção à vestibular, e a raiz distal dos molares inferiores geralmente tem grandes concavidades mesial e distal. Outros canais de molares são quase sempre ainda mais problemáticos e, em regra, devem ser evitados.

Considerações para restaurações diretas

Os dentes anteriores geralmente devem ser restaurados com restaurações diretas; já os posteriores, quando estão praticamente intactos, com a maioria das cristas marginais remanescentes, uma cavidade de acesso conservadora e perda geral mínima da estrutura dentária.

Os dentes posteriores com perda substancial da estrutura dentária podem ser restaurados com amálgama se for esteticamente aceitável e se as cúspides sem suporte forem adequadamente protegidas pelo amálgama.[85] Alguns amálgamas de cobertura da cúspide duraram muitos anos (Figura 16.14), enquanto outros fraturaram como resultado da presença de forças oclusais pesadas. A avaliação das forças oclusais e da atividade funcional ajuda a determinar se um amálgama com cobertura da cúspide é uma restauração adequada. Um amálgama convencional de Classe II sem cobertura da cúspide não fornece proteção cuspídea e normalmente não deve ser usado.[86] No mínimo, as cúspides adjacentes a uma crista marginal perdida devem ser cobertas com espessura suficiente de amálgama (pelo menos 2,0 mm)[87] para resistir às forças oclusais (ver Figura 16.14). O amálgama deve se estender para a câmara pulpar e orifícios do canal para ajudar na retenção. O amálgama pode posteriormente servir como um núcleo para uma restauração fabricada indiretamente, se indicado (ver Figura 16.13). Os amálgamas adesivos também têm sido empregados, mas seu desempenho clínico em dentes obturados não foi bem documentado, e a falha na união é provavelmente catastrófica na presença de cúspides enfraquecidas e desprotegidas.

A necessidade de uma restauração da cor do dente justifica o uso de restaurações de resina composta. O uso da adesão continua a melhorar à medida que os materiais e as técnicas aperfeiçoam-se, e bons resultados foram relatados em um estudo clínico prospectivo a longo prazo de restaurações de resina composta.[88] Infiltração proximal e cárie proximal recorrente permanecem uma preocupação, principalmente quando as restaurações têm margens subgengivais e foram colocadas sem o uso de um dique de borracha. No entanto, a capacidade de substituir a estrutura dentária ausente por uma restauração adesiva da cor do dente oferece muitos benefícios que não devem ser negligenciados.

Considerações para restaurações indiretas

Restaurações fundidas totalmente metálicas (*onlays* e coroas três quartos e totais) fornecem excelente proteção oclusal e são ideais quando a perda da estrutura dentária requer cobertura coronal. A vantagem das *onlays* é que o desenho do preparo do dente é mais conservador do que os preparos de cobertura completa, mas oferece uma boa cobertura cuspídea. A força e a tenacidade do ouro permitem a redução conservadora do dente, com um bisel reverso proporcionando cobertura eficaz da cúspide. As coroas totalmente metálicas de cobertura completa são usadas quando há estrutura dentária coronal insuficiente para uma restauração mais conservadora ou se tensões funcionais ou parafuncionais exigem o efeito protetor da cobertura coronária completa. Quando um dente é preparado para uma coroa, a abertura de acesso coronário deve ser restaurada e selada com um amálgama ou resina composta unida como parte da base do núcleo da coroa. O ionômero de vidro também pode ser utilizado para restaurar a abertura de acesso, desde que sua finalidade seja vedar a abertura e não formar parte substancial das paredes axiais que serão aproveitadas para retenção da coroa.

As exigências estéticas de muitos pacientes impedem o uso de coroas totalmente metálicas. As coroas metalocerâmicas e de cerâmica pura tornaram-se materiais frequentemente usados em dentes tratados endodonticamente. Embora as coroas totalmente cerâmicas forneçam estética aprimorada, as coroas metalocerâmicas também podem ser estéticas e fornecem uma restauração confiável e forte que protege contra a fratura radicular (Figura 16.15).[78,89-92] No entanto, o tratamento do canal radicular pode ter exigido remoção substancial da estrutura do dente, e isso, juntamente com a redução necessária para uma coroa, pode exigir a colocação de uma restauração central e às vezes um pino para reter o núcleo.

Para planejar a forma do núcleo, deve haver exposição completa do perímetro do dente. O fio de afastamento gengival e, às vezes, a remoção de tecido mole, por meio de eletrocirurgia ou do uso de um *laser*, são métodos benéficos que ajudam a evitar que núcleos subdimensionados sejam feitos devido à visualização incompleta da linha de término do preparo do dente. Quando se utiliza de um núcleo como base para a coroa sem o uso de um pino, o material deve ser bem retido na estrutura do dente remanescente e deve ter espessura suficiente para que não frature durante a função, resultando em falha da coroa (Figura 16.16).

Pinos

Preparo dental coronário

Cáries e restaurações prévias devem ser removidas. Espículas finas e delicadas da estrutura dentária podem ser removidas, mas não há necessidade de se fazer uma superfície oclusal ou incisal uniforme e plana; a altura da estrutura dentária remanescente deve ser mantida.

Férula

O uso de uma férula cervical que abrange a estrutura do dente é a chave para prevenir a fratura dental e a perda da restauração (Figura 16.17). As férulas formadas por uma coroa que se estende cervicalmente para envolver a estrutura dentária apical ao núcleo ajudam os dentes a resistir a fraturas, enquanto as férulas criadas pela sobreposição do núcleo com a estrutura dentária coronal geralmente não são efetivas.[9-12] As férulas coronárias que abrangem

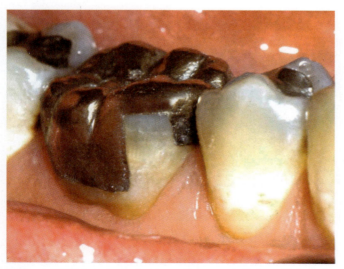

• **Figura 16.14** A restauração de amálgama substituiu múltiplas cúspides enquanto também protegia as cúspides mesiovestibular e lingual com 2 mm de amálgama. Funcionou bem para mais de 10 anos, momento em que o paciente solicitou uma coroa no dente.

CAPÍTULO 16   Restauração de Dentes Tratados Endodonticamente   365

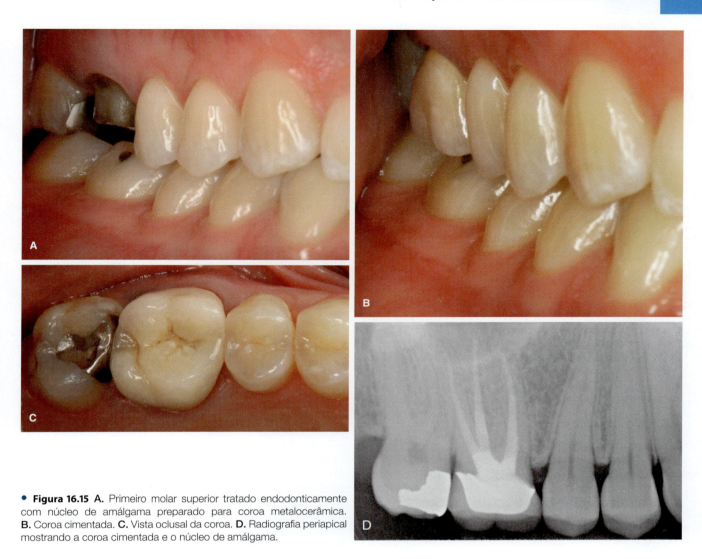

• **Figura 16.15** **A.** Primeiro molar superior tratado endodonticamente com núcleo de amálgama preparado para coroa metalocerâmica. **B.** Coroa cimentada. **C.** Vista oclusal da coroa. **D.** Radiografia periapical mostrando a coroa cimentada e o núcleo de amálgama.

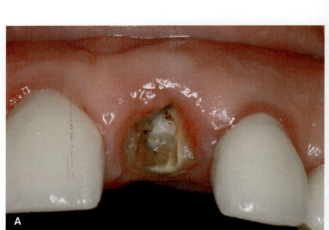

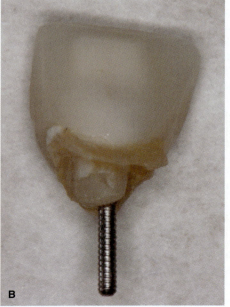

• **Figura 16.16** **A.** O paciente apresentou falha na coroa causada pela falta da férula dentária. **B.** O pino pré-fabricado e o núcleo de resina composta tinham uma estrutura dentária mínima, com principalmente cimento retendo toda a coroa. Isso não foi suficiente para as forças aplicadas aos dentes anteriores.

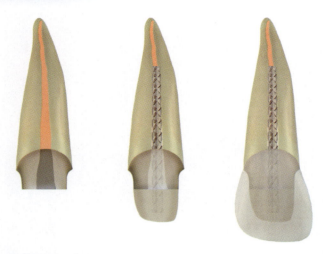

- **Figura 16.17** (*À esquerda*) Dente tratado com canal radicular com férula adequado. (*Ao centro*) O espaço do pino foi criado, pino cimentado (observe o cimento branco entre pino e paredes do canal), e formação de núcleo composto. (*À direita*) Contorno da coroa final e componentes de um dente tratado com canal radicular restaurado com um pino pré-fabricado e núcleo.

mais de 1 mm da estrutura dentária são as mais efetivas para ajudar os dentes a resistir a fraturas.[10] As férulas que abrangem 2 mm de estrutura dentária ao redor de toda a circunferência do dente produzem maior resistência do que as férulas que se prendem apenas a parte da circunferência do dente (ver Figura 16.10).[11,12]

Seleção do pino

Um pino é usado para reter o núcleo e fornecer resistência às forças laterais ou inclinadas. A necessidade de um pino é ditada pela quantidade de estrutura coronária remanescente disponível para reter o núcleo. Uma grande desvantagem dos pinos é que eles enfraquecem os dentes pela remoção adicional de dentina, criando tensões que predispõem à fratura da raiz.[77,78,83,93,94] Portanto, os pinos são usados apenas quando o núcleo não pode ser retido no dente por nenhum outro meio.

O dente não deve ser preparado e adaptado ao sistema de posts; em vez disso, o sistema de *posts* e o *design* do preparo devem ser selecionados conforme apropriado para o dente e sua morfologia. Portanto, os pinos e núcleos personalizados são preferidos para raízes que têm canais radiculares muito cônicos. Além disso, raízes com concavidades radiculares substanciais são mais bem servidas usando pinos fundidos e núcleos feitos para se adequarem à morfologia existente após o tratamento do canal radicular, em vez de remover a estrutura dentária para fazer com que a raiz se encaixe na forma de um pino pré-fabricado. Pinos pré-fabricados arredondados podem ser particularmente problemáticos em incisivos inferiores, molares inferiores, primeiros pré-molares superiores e todos os canais que são de ovais a canais em forma de fita (ver Figura 16.12).

Pinos pré-fabricados arredondados conservadores são adequados para uso em dentes com raízes arredondadas e canais radiculares redondos porque a leve remoção de alguma estrutura da raiz para adaptar o dente ao pino geralmente não resulta em enfraquecimento substancial. Uma grande variedade de pinos pré-fabricados passivamente assentados está disponível. Pinos paralelos fornecem mais retenção do que pinos cônicos. No entanto, eles exigem mais preparo apical do espaço do *post* do que pinos cônicos ou retentores fundidos; combinar o tamanho do pino com o tamanho do canal é importante para minimizar a remoção de dentina e a espessura do cimento. O pino deve aproximar-se das paredes do canal radicular sem se prender, mas não precisa entrar em contato com a dentina em todo o seu comprimento. Pinos rosqueáveis (ativos) devem ser evitados; pinos passivos são preferíveis.[94,116,117] Ranhuras e aberturas permitem que o pino seja encaixado sem pressão indevida e que o cimento definido prenda-se a ele.

Tem havido um debate sobre como o pino deve interagir com o dente sob carga e se o material do pino deve ser semelhante em rigidez à dentina radicular (fibra de quartzo), um pouco mais rígido (fibra de carbono, titânio e ouro) ou muito mais rígido (zircônia, aço inoxidável e ligas de cromo-cobalto).[95] Os pinos rígidos têm sido usados com sucesso por décadas, ajudam a proteger restaurações, mas podem levar a um risco ligeiramente maior de fratura do dente, enquanto os pinos mais flexíveis deformam com o dente e podem tender a falhar com mais frequência, mas sem fraturar o dente.[96] Ensaios clínicos a longo prazo são necessários para determinar como os pinos devem interagir com os dentes e que grau de rigidez funciona melhor.

O pino da cor do dente e os materiais do núcleo são necessários abaixo das coroas de cerâmica pura para evitar a descoloração e permitir alguma transmissão de luz através da coroa e do dente; essa situação aumentou o interesse em pinos de fibra (ver Figura 16.11). O desejo de ter os *posts* flexíveis em harmonia com a estrutura do dente também aumentou o interesse pelos pinos de fibra. Os pinos de fibra de quartzo parecem ser vantajosos em relação ao potencial de fratura da raiz.[97-112] No entanto, esses tipos de pino eram menos retentivos do que pinos de metal em testes de laboratório,[113] indicando a necessidade de comprimento ideal do pino. Os resultados clínicos com pinos de fibra foram misturados; muitos estudos relataram altos níveis de sucesso, mas outros estudos a longo prazo[103,111,112] relataram taxas de falha mais altas.[103,110,112] Afrouxamento, fratura e até mesmo fratura radicular do pino foram relatados. Portanto, propõe-se que os pinos de fibra sejam usados com cautela quando o comprimento do *post* for menor do que o ideal (Figura 16.18), quando as paredes periféricas estiverem faltando (Figura 16.19)[114] ou quando forças oclusais pesadas ou hábitos parafuncionais estiverem presentes.[115]

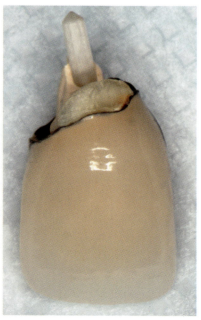

- **Figura 16.18** Pino de fibra excessivamente curto que falhou rapidamente e resultou em fratura da estrutura dentária facial remanescente, visível no interior da coroa. (Cortesia do Dr. N. Baba.)

CAPÍTULO 16 Restauração de Dentes Tratados Endodonticamente   367

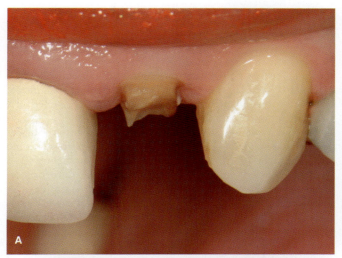

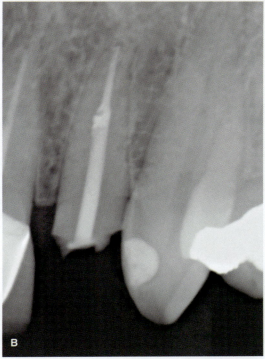

• **Figura 16.19 A.** Pino de fibra que fraturou. Observe a falta de paredes periféricas para ajudar a apoiar o pino. **B.** Radiografia mostrando o pino de fibra fraturado. (Cortesia do Dr. N. Baba.)

Comprimento do espaço do pino

Quando um pino é necessário para a retenção do núcleo, o espaço mínimo do pino (comprimento, diâmetro e conicidade) deve ser preparado sob o dique de borracha. A preparação consiste em remover a guta-percha até o comprimento necessário, seguido da menor ampliação e modelagem necessárias para receber o pino (ver Figura 16.17). É necessário cuidado porque a remoção excessiva de guta-percha resulta em um defeito de selamento apical.[118,119] Como há evidências de que pinos mais longos são mais retentivos[119,120] e têm menos potencial para causar fratura radicular do que os pinos curtos,[120-124] otimizar o comprimento do pino é apropriado, desde que o selamento apical não seja comprometido.

A fim de proteger o selamento apical, recomenda-se que pelo menos 5,0 mm de guta-percha apical sejam retidos e que o pino seja estendido para esse nível (ver Figura 16.17). Para molares, o comprimento é determinado pelo potencial de afinamento ou perfuração radicular e curvatura radicular.[125] Os pinos devem ser estendidos apenas 5,0 mm no canal radicular e apenas na raiz mais larga e mais reta do molar (raiz distal dos molares inferiores e raiz palatina dos molares superiores) (Figura 16.20).

As radiografias podem ser enganosas como um guia para a curvatura e o diâmetro da raiz, disfarçando as concavidades e curvas radiculares no plano vestibulolingual; radiografias fora do ângulo são úteis para entender a curvatura vestibulolingual.[81] Como regra geral, o diâmetro do *post* deve ser mínimo, sobretudo apicalmente, e não mais de um quarto a um terço do diâmetro radicular. (Ver Figura 16.20).[79] Os preparos de *posts* cônicos minimizam a quantidade de estrutura dentária removida apicalmente e, assim, reduzem a quantidade de estrutura dentária removida. No entanto, os pinos cônicos mostraram ser menos retentivos e causam mais estresse no dente como resultado de um efeito de cunha.[126,127]

Remoção de guta-percha

Sempre que possível, a guta-percha é removida sob isolamento absoluto imediatamente após a obturação e o dente é vigorosamente provisoriado antes da remoção do dique de borracha, para garantir o selamento apical e coronal.[128] Nessa fase, o dentista está mais familiarizado com as características do canal, incluindo forma, comprimento, tamanho e curvatura. A guta-percha é removida até o comprimento desejado usando um instrumento quente. A guta-percha restante é então condensada verticalmente antes que o cimento endodôntico seque. Uma radiografia confirma que resta guta-percha suficiente (5 mm) para o selamento apical.[128,129]

A remoção da guta-percha em uma consulta subsequente também é um processo apropriado.[128-130] Um procedimento seguro é o uso de um instrumento aquecido. A guta-percha é removida em incrementos até o comprimento desejado usando-se um calcador aquecido com capacidade de aquecimento suficiente. Os solventes não devem ser utilizados para remover a guta-percha para criar um espaço para o *post* devido à sujeira e à profundidade de penetração imprevisível. Instrumentos rotatórios podem ser usados, mas é preciso cautela, pois eles podem criar um canal que não segue o canal radicular, causando enfraquecimento radicular ou, pior ainda, perfuração. As brocas Gates-Glidden são menos propensas a saírem do caminho ou perfurarem do que os alargadores Peeso.

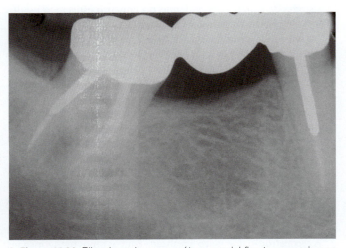

• **Figura 16.20** Pilar de molar para prótese parcial fixa tem um pino na raiz distal que se estende 5 mm além da base da câmara pulpar no canal radicular. O pino foi preparado com uma forma cônica para minimizar a redução do dente. No pilar pré-molar, um pino de parede paralela foi usado devido a morfologia e dimensões radiculares mais favoráveis.

Os instrumentos rotatórios também podem "agarrar" e deslocar a guta-percha apical. Estão disponíveis instrumentos rotatórios de níquel-titânio especialmente projetados para preparar espaços de pinos; esses têm uma ponta não cortante. Eles podem ser efetivos[131] e apresentam baixos riscos de transporte ou deformação de canais.[132,133]

Como concluir o preparo do espaço do post

Depois que o comprimento e o diâmetro do pino foram estabelecidos, o espaço do pino pode precisar de mais refinamento para eliminar pequenas retenções. Após a remoção da guta-percha, instrumentos rotatórios podem ser usados para a modelagem final do espaço do pino; no entanto, como afirmado anteriormente, eles devem ser usados com cuidado para evitar a remoção excessiva do dente, a qual enfraquece a raiz ou provoca uma perfuração. Espaços de *posts* para pinos pré-fabricados devem ser concluídos usando-se a broca recomendada pelo fabricante. A modelagem final também pode ser realizada com a manipulação manual dos instrumentos rotatórios, pois apenas pequenas quantidades de dente precisam ser removidas na maioria das situações. Depois que o espaço do pino foi criado, uma restauração provisória robusta deve ser usada para excluir bactérias orais, e um medicamento intracanal de hidróxido de cálcio fornecerá proteção adicional até que o pino seja cimentado.

Cimentação do pino

A cimentação adequada do pino é vital; os procedimentos recomendados são:

1. O isolamento absoluto é necessário antes da remoção da restauração provisória e do medicamento intracanal
2. O pino deve ser encaixado no canal, e o assentamento, verificado radiograficamente. Os pinos fundidos personalizados podem ser ajustados para se obter um encaixe passivo com um meio revelador de silicone (p. ex., Fit Checker) e, em seguida, jateados com óxido de alumínio de 50 µm antes de serem limpos
3. As paredes do espaço do pino devem ser desinfetadas com hipoclorito de sódio; a camada de esfregaço precisa ser removida com ácido etilenodiaminotetracético (EDTA), enxaguada com água e seca com pontas de papel, não com jatos de ar
4. Após consultar as instruções de procedimento do cimento, misture ou ative adequadamente o cimento e coloque-o no sistema de canais. Dependendo do cimento específico usado, uma peça de mão de baixa velocidade e espiral lentulo girando no sentido horário pode ser utilizada para dispersar uniformemente o cimento por todo o sistema de canais. Alguns cimentos impedem o uso de uma espiral lentulo porque ela acelera seu tempo de presa
5. Coloque o cimento no pino e posicione-o com cuidado. Remova o excesso de cimento, de modo que esteja firme o suficiente para que o cimento saia em pedaços sólidos
6. Permita a presa completa do cimento antes de usar quaisquer instrumentos rotatórios para moldar ou refinar as linhas de término para evitar o enfraquecimento potencial do pino cimentado por conta de vibração. Dependendo do cimento usado, isso pode exigir a restauração provisória do dente e o retorno em outra consulta para refinar a interface entre o dente e o pino
7. A reconstrução do núcleo é realizada para os pinos pré-fabricados com um material restaurador definitivo (resina composta, amálgama). O dente com núcleo de preenchimento é então refinado para a restauração final e uma moldagem é feita, ou o dente preparado é escaneado.

Como restaurar o acesso por meio de uma restauração existente

Ocasionalmente, as polpas sofrem pulpite irreversível ou necrose após a colocação de uma coroa, exigindo tratamento de canal radicular (Figura 16.21).[76,93,134] O acesso através da restauração, com o reparo subsequente definitivo da abertura, é preferível a fazer uma nova coroa.

Para que a restauração permaneça funcional, quatro condições devem ser atendidas: (1) a restauração deve ser comprovada como sem infiltrações, de preferência colocada recentemente; (2) a interface entre a restauração e o material de reparo deve fornecer uma boa vedação coronária; (3) a retenção da coroa não deve ser comprometida; e (4) a estrutura final do núcleo deve apoiar a restauração contra menor tensão traumática ou funcional. O acesso, principalmente se estendido demais, pode deixar apenas uma fina camada de dentina axial, especialmente nos dentes anteriores e pré-molares. A retenção depende quase inteiramente do material de reparo. Felizmente, a câmara e o canal estão disponíveis para se criar um núcleo que forneça retenção e suporte adequados em muitos casos. A colocação de um *post* através de uma abertura de acesso em uma coroa existente no canal radicular acrescenta pouco suporte adicional e raramente é indicada.

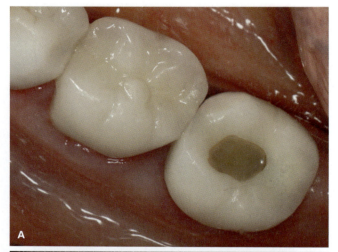

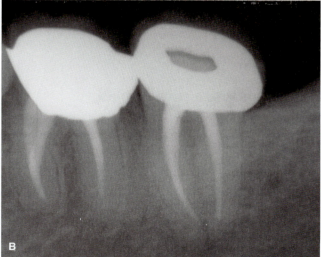

• **Figura 16.21 A.** Acesso através da coroa existente que foi selada com resina composta. **B.** Radiografia mostrando o tratamento do canal radicular através da coroa.

O material de reparo deve ter alta resistência à compressão e ao cisalhamento. O amálgama é um excelente material que mantém (e até melhora) sua vedação com o tempo e é facilmente condensado em toda a câmara e abertura de acesso como uma única unidade. Resinas compostas são geralmente o material de escolha em coroas da cor dos dentes.[83] O ionômero de vidro e outros cimentos não têm a resistência necessária ao cisalhamento, à tração ou à compressão.

Preceitos essenciais

Os pontos-chave na retenção e restauração de todos os dentes tratados endodonticamente por qualquer método incluem:

1. Avaliação pré-operatória cuidadosa em relação à quantidade de estrutura dentária remanescente e planejamento da restauração definitiva
2. Conservação da estrutura dentária durante o preparo do acesso e procedimentos restauradores
3. Uso de isolamento absoluto até que uma restauração definitiva do núcleo ou pino tenha sido colocada
4. Uso de cobertura coronária para unir as cúspides na maioria dos dentes posteriores
5. Não utilização de coroas nos dentes anteriores, a menos que seja absolutamente necessário
6. Não utilização de pinos, a menos que não haja outra maneira de fornecer resistência ou retenção para a restauração final
7. Restauração imediata sem demora.

• Boxe 16.2   Questões de revisão

7. Ao restaurar um molar inferior com uma grande câmara pulpar, qual das seguintes alternativas é a técnica preferida?
   a. Pino cimentado na raiz distal
   b. Núcleo direto colocado na câmara pulpar e coroa
   c. Restauração oclusal em resina composta
   d. Pino fundido e núcleo com coroa
8. Dentes posteriores tratados endodonticamente devem ser restaurados principalmente com que tipo de restauração definitiva?
   a. Coroa
   b. Restauração direta de resina composta
   c. Restauração direta em amálgama
   d. *Inlay*
9. Qual é o objetivo principal de um pino?
   a. Fortalecer o dente
   b. Reter o núcleo de preenchimento
   c. Compensar pela férula mínima
   d. Melhorar a estética
10. Qual é a quantidade mínima de guta-percha necessária para manter um selamento apical?
    a. 3,0 mm
    b. 4,0 mm
    c. 5,0 mm
    d. 6,0 mm
11. Quais das opções a seguir são elementos-chave que uma coroa existente deve exibir antes de acessar através de uma restauração existente?
    a. A restauração deve ser comprovada como sem infiltrações.
    b. A interface entre a restauração e o material de reparo deve fornecer um bom selamento coronário.
    c. A retenção da coroa não deve ser comprometida.
    d. A estrutura do núcleo final deve apoiar a restauração contra menor tensão traumática ou funcional.
    e. Todas as alternativas anteriores.

RESPOSTAS
1 c. Restaurabilidade do dente
2 d. Todas as alternativas anteriores
3 b. 2,0 mm
4 e. Todas acima
5 a. Cárie e doença periodontal
6 a. Verdadeiro
7 b. Núcleo direto colocado na câmara pulpar e coroa
8 a. Coroa
9 b. Reter o núcleo de preenchimento
10 c. 5,0 mm
11 e. Todas as alternativas anteriores

Referências bibliográficas

1. Abbott PV: Assessing restored teeth with pulp and periapical diseases for the presence of cracks, caries and marginal breakdown, *Aust Dent J* 49:33–39, 2004.
2. McDonald AV, Setchell D: Developing a tooth restorability index, *Dent Update* 32:343–344, 2005.
3. Bandlish RB, McDonald AV, Setchell DJ: Assessment of the amount of remaining coronal dentine in root-treated teeth, *J Dent* 34:699–708, 2006.
4. Reeh ES, Messer HH, Douglas WH: Reduction in tooth stiffness as a result of endodontic and restorative procedures, *J Endod* 15:512–516, 1989.
5. Hood JAA: Biomechanics of the intact, prepared and restored tooth: some clinical implications, *Int Dent J* 41:25–32, 1991.
6. Panitvisai P, Messer HH: Cuspal deflection in molars in relation to endodontic and restorative procedures, *J Endod* 21:57–61, 1995.
7. Hansen EK, Asmussen E: Cusp fracture of endodontically treated posterior teeth restored with amalgam: teeth restored in Denmark before 1975 versus after 1979, *Acta Odontol Scand* 51:73–77, 1993.
8. Nicholls JI: The dental ferrule and the endodontically compromised tooth, *Quintessence Int* 32(2):171–173, 2001 Feb.
9. Sorensen JA, Engelman MJ: Ferrule design and fracture resistance of endodontically treated teeth, *J Prosthet Dent* 63:529–536, 1990.
10. Libman WJ, Nicholls JI: Load fatigue of teeth restored with cast posts and cores and complete crowns, *Int J Prosthodont* 8:155–161, 1995.
11. Tan PL, Aquilino SA, Gratton DG, et al.: In vitro fracture resistance of endodontically treated central incisors with varying ferrule heights and configurations, *J Prosthet Dent* 93:331–336, 2005.
12. Ng CC, Dumbrigue HB, Al-Bayat MI, et al.: Influence of remaining coronal tooth structure location on the fracture resistance of restored endodontically treated anterior teeth, *J Prosthet Dent* 95:290–296, 2006.
13. Hoag EP, Dwyer TG: A comparative evaluation of three post and core techniques, *J Prosthet Dent* 47:177–181, 1982.
14. Pereira JR, de Ornelas F, Conti PC, do Valle AL: Effect of a crown ferrule on the fracture resistance of endodontically treated teeth restored with prefabricated posts, *J Prosthet Dent* 95:50–54, 2006.
15. Assif D, Gorfil C: Biomechanical considerations in restoring endodontically treated teeth, *J Prosthet Dent* 71:565–567, 1994.
16. Caputo AA, Standlee JP: Pins and Posts – Why, When and How, *Dent Clin North Am* 20:299–311, 1976.
17. Tjan AH, Whang SB: Resistance to root fracture of dowel channels with various thicknesses of buccal dentin walls, *J Prosthet Dent* 53:496–500, 1985.
18. Sedgley CM, Messer HH: Are endodontically treated teeth more brittle? *J Endod* 18:332–335, 1992.
19. Pilo R, Shapenco E, Lewinstein I: Residual dentin thickness in bifurcated maxillary first premolars after root canal and post space

preparation with parallel-side drills, *J Prosthet Dent* 99:267–273, 2008.
20. Gargiulo AW, Wentz FM, Orban B: Dimensions and relations of the dentogingival junction in humans, *J Periodontol* 261–267, 1961.
21. Pontoriero R, Carnevale G: Surgical crown lengthening: a 12-month clinical wound healing study, *J Periodontol* 72:841–848, 2001.
22. Gegauff A: Effect of crown lengthening and ferrule placement on static load failure of cemented cast post-cores and crowns, *J Proshet Dent* 84:169–179, 2000.
23. Carvalho CV, Bauer FP, Romito GA, Pannuti CM, De Micheli G: Orthodontic extrusion with or without circumferential supracrestal fiberotomy and root planning, *Int J Periodontics Restorative Dent* 26:87–93, 2006.
24. Simon JH, Kelly WH, Gordon DG, Ericksen GW: Extrusion of endodontically treated teeth, *J Am Dent Assoc* 97:17–23, 1978.
25. Caplan DJ, Cai J, Yin G, et al.: Root canal filled versus non-root canal filled teeth: a retrospective comparison of survival times, *J Public Health Dent* 65:90–96, 2005.
26. Ng Y-L, Mann V, Gulabivala K: Tooth survival following nonsurgical root canal treatment: a systematic review of the literature, *Int Endod J* 43:171–189, 2010.
27. Lazarski MP, Walker WA, Flores CM, et al.: Epidemiological evaluation of the outcomes of nonsurgical root canal treatment in a large cohort of insured dental patients, *J Endod* 27:791–796, 2001.
28. Salehrabi R, Rotstein I: Endodontic treatment outcomes in a large patient population in the USA: an epidemiological study, *J Endod* 30:846–850, 2004.
29. Chen SC, Chueh LH, Hsaio CK, et al.: An epidemiological study of tooth retention after non-surgical endodontic treatment in a large population in Taiwan, *J Endod* 33:226–229, 2007.
30. Chen SC, Chueh LH, Hsaio CK, et al.: First untoward events and reasons for tooth extraction after non-surgical endodontic treatment in Taiwan, *J Endod* 34:671–674, 2008.
31. Zadik Y, Sandler V, Bechor R, et al.: Analysis of factors related to tooth extraction of endodontically treated teeth, *Oral Surg Oral Med Oral Pathol Oral Radiol Endod* 106:e31–e35, 2008.
32. Touré B, Faye B, Kane AW, et al.: Analysis of reasons for extraction of endodontically treated teeth: a prospective study, *J Endod* 37:1512–1515, 2011.
33. Merdad K, Sonbul H, Bukhary S, et al.: Caries susceptibility of endodontically versus nonendodontically treated teeth, *J Endod* 37:139–142, 2011.
34. Frisk F, Merdad K, Reit C, et al.: Root-filled teeth and recurrent caries: a study of three repeated cross-sectional samples from the city of Jönköping, Sweden, *Acta Odontol Scand* 69:401–405, 2011.
35. Lynch CD, Burke FM, Ni Riordáin R, et al.: The influence of coronal restoration type on the survival of endodontically treated teeth, *Eur J Prosthodont Restor Dent* 12:171–176, 2004.
36. Aquilino SA, Caplan DJ: Relationship between crown placement and the survival of endodontically treated teeth, *J Prosthet Dent* 87:256–263, 2002.
37. Alley BS, Kitchens GG, Alley LW, et al.: A comparison of survival of teeth following endodontic treatment performed by general dentists or by specialists, *Oral Surg Oral Med Oral Pathol Oral Radiol Endod* 98:115–118, 2004.
38. Ng Y-L, Mann V, Gulabivala K: A prospective study of the factors affecting outcomes of non-surgical root canal treatment. Part 2. Tooth survival, *Int Endod J* 44:610–625, 2011.
39. Vire DE: Failure of endodontically treated teeth: classification and evaluation, *J Endod* 17:338–342, 1991.
40. Huang T-JG, Schilder H, Nathanson D: Effects of moisture content and endodontic treatment on some mechanical properties of human dentin, *J Endod* 18:209–215, 1992.
41. Sedgley CM, Messer HH: Are endodontically treated teeth more brittle? *J Endod* 18:332–335, 1992.
42. Papa J, Cain C, Messer HH: Moisture content of endodontically treated vs vital teeth, *Endod Dent Traumatol* 10:91–93, 1994.
43. 1017 Helfer AR, Melnick S, Schilder H: Determination of the moisture content of vital and pulpless teeth, *Oral Surg Oral Med Oral Pathol* 34:661–670, 1972.
44. Kishen A: Mechanisms and risk factors for fracture predilection in endodontically treated teeth, *Endod Topics* 13:57–83, 2006.
45. Kahler B, Swain MV, Moule A: Fracture toughening mechanisms responsible for differences in work to fracture of hydrated and dehydrated dentine, *J Biomech* 36:229–237, 2003.
46. Chan CP, Lin CP, Tseng SC, et al.: Vertical root fracture in endodontically versus non-endodontically treated teeth: a survey of 315 cases in Chinese patients, *Oral Surg Oral Med Oral Pathol Oral Radiol Endod* 87:504–507, 1999.
47. Slutzky-Goldberg I, Slutzky H, Gorfil C, et al.: Restoration of endodontically treated teeth: review and treatment recommendations, *Int J Dent* 2009(150251):1–9, 2009, https://doi.org/10.1155/2009/150251. Epub 2010 Jan 26.
48. Heling I, Gorfil C, Slutzky C, et al.: Endodontic failure caused by inadequate restorative procedures: review and treatment recommendations, *J Prosthet Dent* 87(6):674–678, 2002.
49. Nair PNR: On the causes of persistent apical periodontitis: a review, *Int Endod J* 39:249–281, 2006.
50. Gillen BM, Looney SW, Gu L-S, et al.: Impact of the quality of coronal restoration versus the quality of root canal fillings on success of root canal treatment: a systematic review and meta-analysis, *J Endod* 37:895–902, 2011.
51. Guerra JA, Skribner JE, Lin LM: Influence of base on coronal microleakage of post-prepared teeth, *J Endod* 20:589–591, 1994.
52. Jenkins S, Kulild J, Williams K, et al.: Sealing ability of three materials in the orifices of root canal systems obturated with gutta-percha, *J Endod* 32:225–227, 2006.
53. Schwartz RS, Fransman R: Adhesive dentistry and endodontics: materials, clinical strategies and procedures for restoration of access cavities: a review, *J Endod* 31:151–165, 2005.
54. Wu MK, Pehlivan Y, Kontakiotis EG, et al.: Microleakage along apical root fillings and cemented posts, *J Prosthet Dent* 79:264–269, 1998.
55. Nissan J, Rosner O, Gross O, et al.: Coronal leakage in endodontically treated teeth restored with posts and complete crowns using different luting agent combinations, *Quintessence Int* 42:317–322, 2011.
56. Schmid-Schwap M, Graf A, Preinerstorfer A, et al.: Microleakage after thermocycling of cemented crowns: a meta-analysis, *Dent Mater* 27:855–869, 2011.
57. Magura ME, Kafrawy AH, Brown Jr CE, et al.: Human saliva coronal microleakage in obturated root canals: an in vitro study, *J Endod* 17:324–331, 1991.
58. Khayat A, Lee SJ, Torabinejad M: Human saliva penetration of coronally unsealed obturated root canals, *J Endod* 19:458–461, 1993.
59. Kainan D, Moshonov J, Smidt A: Is endodontic re-treatment mandatory for every relatively old temporary restoration? A narrative review, *J Am Dent Assoc* 142:391–396, 2011.
60. Ricucci D, Gröndahl K, Bergenholtz G: Periapical status of root-filled teeth exposed to the oral environment by loss of restoration or caries, *Oral Surg Oral Med Oral Pathol Oral Radiol Endod* 90:354–359, 2000.
61. Ricucci D, Bergenholtz G: Bacterial status in root-filled teeth exposed to the oral environment by loss of restoration and fracture or caries: a histopathological study of treated cases, *Int Endod J* 36:787–802, 2003.
62. Tang W, Wu Y, Smales RJ: Identifying and reducing risks for potential fractures in endodontically treated teeth, *J Endod* 36:609–617, 2010.
63. Wolanek GA, Loushine RJ, Weller RN, Kimbrough WF, Volkmann KR: In vitro bacterial penetration endodontically treated teeth coronally sealed with a dentin bonding agent, *J Endod* 27:354–357, 2001.

64. Friedman S, Shani J, Stabholz A, et al.: Comparative sealing ability of temporary filling materials evaluated by leakage of radiosodium, *Int Endod J* 19:187–193, 1986.
65. Pane ES, Palamara JE, Messer HH: Stainless steel bands in endodontics: effects on cuspal flexure and fracture resistance, *Int Endod J* 35:467–471, 2002.
66. Fox K, Gutteridge DL: An in vitro study of coronal microleakage in root canal–treated teeth restored by the post and core technique, *Int Endod J* 30:361–368, 1997.
67. Demarchi MGA, Sato EFL: Leakage of interim post and cores used during laboratory fabrication of custom posts, *J Endod* 28:328–329, 2002.
68. Gluskin AH, Radke RA, Frost SL, et al.: The mandibular incisor: rethinking guidelines for post and core design, *J Endod* 21:33–37, 1995.
69. Pontius O, Hutter JW: Survival rate and fracture strength of incisors restored with different post and core systems and endodontically treated incisors without coronoradicular reinforcement, *J Endod* 28:710–715, 2002.
70. Nagasiri R, Chitmongkolsuk S: Long-term survival of endodontically treated molars without crown coverage: a retrospective cohort study, *J Prosthet Dent* 93:164–170, 2005.
71. Lovdahl PE, Nicholls JI: Pin-retained amalgam cores vs cast-gold dowel-cores, *J Prosthet Dent* 38:507–514, 1977.
72. Guzy GE, Nicholls JI: In vitro comparison of intact endodontically treated teeth with and without endo-post reinforcement, *J Prosthet Dent* 42:39–44, 1979.
73. Leary JM, Aquilino SA, Svare CW: An evaluation of post length within the elastic limits of dentin, *J Prosthet Dent* 57:277–281, 1987.
74. Trope M, Maltz DO, Tronstad L: Resistance to fracture of restored endodontically treated teeth, *Endod Dent Traumatol* 1:108–111, 1985.
75. McDonald AV, King PA, Setchell DJ: In vitro study to compare impact fracture resistance of intact root-treated teeth, *Int Endod J* 23:304–312, 1990.
76. Goodacre CJ, Bernal G, Rungcharassaeng K, et al.: Clinical complications in fixed prosthodontics, *J Prosthet Dent* 90:31–41, 2003.
77. Gutmann JL: The dentin-root complex: anatomic and biologic considerations in restoring endodontically treated teeth, *J Prosthet Dent* 67:458–467, 1992.
78. Assif D, Nissan J, Gafni Y, et al.: Assessment of the resistance to fracture of endodontically treated molars restored with amalgam, *J Prosthet Dent* 89:462–465, 2003.
79. Raiden G, Costa L, Koss S, et al.: Residual thickness of root in first maxillary premolars with post space preparation, *J Endod* 25:502–505, 1999.
80. Tamse A, Katz A, Pilo R: Furcation groove of buccal root of maxillary first premolars: a morphometric study, *J Endod* 26:359–363, 2000.
81. Perez E, Zillich R, Yaman P: Root curvature localizations as indicators of post length in various tooth groups, *Endod Dent Traumatol* 2:58–61, 1986.
82. Nayyar A, Walton RE, Leonard LA: An amalgam coronal-radicular dowel and core technique for endodontically treated posterior teeth, *J Prosthet Dent* 43:511–515, 1980.
83. Schwartz RS, Robbins JW: Post placement and restoration of endodontically treated teeth: a literature review, *J Endod* 30:289–301, 2004.
84. Pilo R, Cardash HS, Levin E, et al.: Effect of core stiffness on the in vitro fracture of crowned, endodontically treated teeth, *J Prosthet Dent* 88:302–306, 2002.
85. Plasmans PJ, Creugers NH, Mulder J: Long-term survival of extensive amalgam restorations, *J Dent Res* 77:453–460, 1998.
86. Linn J, Messer HH: Effect of restorative procedures on the strength of endodontically treated molars, *J Endod* 20:479–485, 1994.
87. Summit JB, Burgess JO, Berry TG, et al.: The performance of bonded vs pin-retained complex amalgam restorations, *J Am Dent Assoc* 132:923–931, 2001.
88. Mannocci F, Qualtrough AJ, Worthington HV, et al.: Randomized clinical comparison of endodontically treated teeth restored with amalgam or with fiber posts and resin composite: five-year results, *Oper Dent* 30:9–15, 2005.
89. Sorensen JA, Martinoff JT: Intracoronal reinforcement and coronal coverage: a study of endodontically treated teeth, *J Prosthet Dent* 51:780–784, 1984.
90. Valderhaug J, Jokstad A, Ambjornsen E, et al.: Assessment of the periapical and clinical status of crowned teeth over 25 years, *J Dent* 25:97–105, 1997.
91. Monaco C, Llukacej A, Baldissara P, Arena A, Scotti R: Zirconia-based versus metal-based single crowns veneered with overpressing ceramic for restoration of posterior endodontically treated teeth: 5-year results of a randomized controlled clinical study, *J Dent* 65:56–63, 2017.
92. Reich S, Schierz O: Chair-side generated posterior lithium disilicate crowns after 4 years, *Clin Oral Investig* 17:1765–1772, 2013.
93. Goodacre CJ, Spolnik KJ: The prosthodontic management of endodontically treated teeth: a literature review. I. Success and failure data, treatment concepts, *J Prosthodont* 3:243–250, 1994.
94. Obermayr G, Walton RE, Leary JM, et al.: Vertical root fracture and relative deformation during obturation and post cementation, *J Prosthet Dent* 66:181–187, 1991.
95. Asmussen E, Peutzfeldt A, Sahafi A: Finite element analysis of stresses in endodontically treated, dowel-restored teeth, *J Prosthet Dent* 94:321–329, 2005.
96. Sirimai S, Riis DN, Morgano SM: An in vitro study of the fracture resistance and the incidence of vertical root fracture of pulpless teeth restored with six post-and-core systems, *J Prosthet Dent* 81:262–269, 1999.
97. Akkayan B, Gulmez T: Resistance to fracture of endodontically treated teeth restored with different post systems, *J Prosthet Dent* 87:431–437, 2002.
98. Newman MP, Yaman P, Dennison J, et al.: Fracture resistance of endodontically treated teeth restored with composite posts, *J Prosthet Dent* 89:360–367, 2003.
99. Fredriksson M, Astback J, Pamenius M, et al.: A retrospective study of 236 patients with teeth restored by carbon fiber–reinforced epoxy resin posts, *J Prosthet Dent* 80:151–157, 1998.
100. Glazer B: Restoration of endodontically treated teeth with carbon fiber posts: a prospective study, *J Can Dent Assoc* 66:613–618, 2000.
101. Malferrari S, Monaco C, Scotti R: Clinical evaluation of teeth restored with quartz fiber–reinforced epoxy resin posts, *Int J Prosthodont* 16:39–44, 2003.
102. Monticelli F, Grandini S, Goracci C, et al.: Clinical behavior of translucent-fiber posts: a 2-year prospective study, *Int J Prosthodont* 16:593–596, 2003.
103. King PA, Setchell DJ, Rees JS: Clinical evaluation of a carbon fiber reinforced endodontic post, *J Oral Rehabil* 30:785–789, 2003.
104. Tidehag P, Lundström J, Larsson B, et al.: A 7-year retrospective study of Composipost root canal posts (abstract 4080), *J Dent Res* 83, 2004 (Special Issue A).
105. Grandini S, Goracci C, Tay FR, et al.: Clinical evaluation of the use of fiber posts and direct resin restorations for endodontically treated teeth, *Int J Prosthodont* 18:399–404, 2005.
106. Mannocci F, Qualtrough AJ, Worthington HV, et al.: Randomized clinical comparison of endodontically treated teeth restored with amalgam or with fiber posts and resin composite: five-year results, *Oper Dent* 30:9–15, 2005.
107. Cagidiaco MC, Radovic I, Simonetti M, et al.: Clinical performance of fiber post restorations in endodontically treated teeth: 2-year results, *Int J Prosthodont* 20:293–298, 2007.
108. Turker SB, Alkumru HN, Evren B: Prospective clinical trial of polyethelene fiber ribbon–reinforced, resin composite post-core build-up restorations, *Int J Prosthodont* 20:55–56, 2007.

109. Wennström J: The C-Post system, *Compend Contin Educ Dent* 20(Suppl):S80–S85, 1996.
110. Naumann M, Blankenstein F, Dietrich T: Survival of glass fiber–reinforced composite post restorations after 2 years: an observational clinical study, *J Dent* 33:305–312, 2005.
111. Segerstrom S, Astback J, Ekstrand KD: A retrospective long term study of teeth restored with prefabricated carbon fiber reinforced epoxy resin posts, *Swed Dent J* 30:1–8, 2006.
112. Ferrari M, Cagidiaco MC, Goracci C, et al.: Long-term retrospective study of the clinical performance of fiber posts, *Am J Dent* 20:287–291, 2007.
113. Gallo JR, Miller T, Xu X, et al.: In vitro evaluation of the retention of composite fiber and stainless steel posts, *J Prosthodont* 11:25–29, 2002.
114. Signore A, Kaitsas V, Ravera G, et al.: Clinical evaluation of an oval-shaped prefabricated glass fiber post in endodontically treated premolars presenting an oval canal cross-section: a retrospective cohort study, *Int J Prosthodont* 24:255–263, 2011.
115. Mehta SB, Millar BJ: A comparison of the survival of fibre posts cemented with two different composite resin systems, *Br Dent J* 205:1–8, 2008 (Online: E23.DOI:10.1038/sj.bdj.2008.1036).
116. Henry PJ: Photoelastic analysis of post core restorations, *Aust Dent J* 22:157–159, 1977.
117. Creugers NH, Mentink AG, Kayser AF: An analysis of durability data on post and core restorations, *J Dent* 21:281–284, 1993.
118. Kvist T, Rydin E, Reit C: The relative frequency of periapical lesions in teeth with root canal–retained posts, *J Endod* 15:578–580, 1989.
119. Pappen AF, Bravo M, Gonzalez-Lopez S, et al.: An in vitro study of coronal leakage after intraradicular preparation of cast-dowel space, *J Prosthet Dent* 94:214–218, 2005.
120. Colley IT, Hampson EL, Lehman ML: Retention of post crowns: an assessment of the relative efficiency of posts of different shapes and sizes, *Br Dent J* 124:63–69, 1968.
121. Johnson JK, Sakumura JS: Dowel form and tensile form, *J Prosthet Dent* 40:645–649, 1978.
122. Standlee JP, Caputo AA, Collard EW, et al.: Analysis of stress distribution by endodontic posts, *Oral Surg Oral Med Oral Pathol Oral Radiol Endod* 33:952–960, 1972.
123. Trabert KC, Caputo AA, Abou-Rass M: Tooth fracture: a comparison of endodontic and restorative treatments, *J Endod* 4:341–345, 1978.
124. Hunter AJ, Feiglin B, Williams JF: Effects of post placement on endodontically treated teeth, *J Prosthet Dent* 62:166–172, 1989.
125. Abou-Rass M, Jann JM, Jobe D, et al.: Preparation of space for posting: effect of thickness of canal walls and incidence of perforation in molars, *J Am Dent Assoc* 104:834–837, 1982.
126. Standlee JP, Caputo AA, Hanson EC: Retention of endodontic dowels: effects of cement, dowel length, diameter, and design, *J Prosthet Dent* 39:400–405, 1978.
127. Sorensen JA, Martinoff JT: Clinically significant factors in dowel design, *J Prosthet Dent* 52:28–35, 1984.
128. Fan B, Wu MK, Wesselink PR: Coronal leakage along apical root fillings after immediate and delayed post space preparation, *Endod Dent Traumatol* 15:124–126, 1999.
129. Goodacre CJ, Spolnik KJ: The prosthodontic management of endodontically treated teeth: a literature review. II. Maintaining the apical seal, *J Prosthodont* 4:51–53, 1995.
130. Abramovitz I, Tagger M, Tamse A, et al.: The effect of immediate vs delayed post space preparation on the apical seal of a root canal filling: a study in an increased-sensitivity pressure-driven system, *J Endod* 26:435–439, 2000.
131. Coniglio I, Magni E, Goracci C, et al.: Post space cleaning using a new nickel titanium endodontic drill combined with different cleaning regimens, *J Endod* 34:83–86, 2008.
132. Rödig T, Hülsmann M, Kahlmeier C: Comparison of root canal preparation with two rotary NiTi instruments: ProFile .04 and GT Rotary, *Int Endo J* 40:553–562, 2007.
133. Cheung GS, Liu CS: A retrospective study of endodontic treatment outcome between nickel-titanium rotary and stainless steel hand filing techniques, *J Endod* 35:938–943, 2009.
134. Cheung GS, Lai SC, Ng RP: Fate of vital pulps beneath a metal-ceramic crown or a bridge retainer, *Int Endod J* 38:521–530, 2005.

17

Clareamento de Dentes Não Vitais com Alteração de Cor

ILAN ROTSTEIN E TORY SILVESTRIN

VISÃO GERAL DO CAPÍTULO

Causas da alteração de cor, 373

Alterações de cor de origem endodôntica, 376

Materiais de clareamento, 378

Mecanismo de clareamento dental, 380

Técnicas de clareamento interno (não vital), 380

Complicações e segurança, 383

Alterações de cor intrínsecas, 384

Alterações de cor extrínsecas, 385

Quando e como encaminhar, 385

OBJETIVOS DA APRENDIZAGEM

Após ler este capítulo, o estudante deve estar apto a:

1. Identificar as causas e a natureza do escurecimento dos dentes.
2. Descrever meios de prevenir o escurecimento dos dentes.
3. Diferenciar as alterações de cor da dentina e do esmalte.
4. Avaliar os prognósticos de curto e longo prazo dos tratamentos de clareamento.
5. Explicar o mecanismo de clareamento dental.
6. Selecionar o agente clareador e a técnica de acordo com a causa da alteração de cor.
7. Descrever cada etapa da técnica interna de "clareamento mediato".
8. Selecionar o método apropriado para restaurar a cavidade de acesso após o clareamento dental.
9. Descrever como os agentes clareadores podem alterar as estruturas dentais.
10. Reconhecer os potenciais efeitos adversos do clareamento dental e discutir meios de prevenção.

O clareamento de dentes com alteração de cor pode ser interno (na câmara pulpar) ou externo (na superfície do esmalte) e envolve várias abordagens. Os objetivos do tratamento são reduzir ou eliminar a alteração de cor, melhorar o grau de translucidez coronária e aliviar e prevenir os sinais e sintomas clínicos presentes e futuros.

Para entender melhor os procedimentos de clareamento, você deve conhecer as técnicas envolvidas, entender as causas da alteração de cor, reconhecer a localização do agente que causa a alteração de cor e aplicar a modalidade de tratamento correta. Também importante é a capacidade de prever o resultado do tratamento (ou seja, com que sucesso várias alterações de cor podem ser tratadas e quanto tempo o resultado estético vai durar). Portanto, antes de tentar corrigir a alteração de cor, deve haver um diagnóstico (para determinar a causa e a localização do escurecimento), um plano de tratamento (para selecionar o material e técnica de clareamento adequados) e um prognóstico (o sucesso de curto e longo prazos esperado). Os pacientes devem ser informados desses fatores antes de realizar o procedimento; qualquer tratamento de alteração de cor é atenuado pela explicação de que o clareamento apresenta certo grau de imprevisibilidade em se adequar totalmente à estética do dente envolvido e que a melhora substancial pode ou não ocorrer. Contudo, com o reconhecimento adequado das causas da alteração de cor e protocolo de tratamento cuidadoso, nenhum dano irreversível à coroa ou raiz ocorre (Vídeo 17.1).

Causas da alteração de cor

A alteração de cor dos dentes pode ocorrer durante ou após a formação do esmalte e da dentina. Algumas alterações de cor aparecem após a erupção do dente e outras são o resultado de procedimentos odontológicos. As alterações de cor *adquiridas* (naturais) podem ser superficiais e localizadas na superfície do dente ou podem estar incrustadas e ser fisicamente incorporadas aos tecidos duros do dente. Às vezes, elas resultam de falhas na formação e na estrutura do esmalte ou de uma lesão traumática.

Alterações de cor *infligidas* (iatrogênicas), resultantes de certos procedimentos odontológicos, geralmente são incorporadas à estrutura dentária e são amplamente evitáveis.

Alterações de cor adquiridas (naturais)

Necrose pulpar

Embora os microrganismos sejam a principal causa de lesão pulpar, irritação mecânica ou química da polpa também podem resultar em necrose do tecido. A necrose pulpar pode ocorrer via estagnação da vascularização e formação de microabscessos. Os glóbulos vermelhos estagnados na vascularização passarão por lise celular e levarão ao acúmulo de hemoglobina e outros subprodutos da degradação da polpa. Esses subprodutos da desintegração do tecido são compostos coloridos capazes de permear os túbulos para manchar a dentina ao redor. O grau de alteração de cor provavelmente está relacionado ao tempo de necrose da polpa.[1,2] Quanto mais tempo os compostos de alteração de cor estiverem presentes na câmara pulpar, maior será a alteração de cor. Esse tipo de alteração de cor pode ser clareado internamente, em regra com sucesso a curto e longo prazos (Figura 17.1).

Hemorragia intrapulpar

A hemorragia intrapulpar geralmente está associada a uma lesão por impacto em um dente, que resulta em rompimento dos vasos sanguíneos coronais, hemorragia no espaço pulpar, estase desse material extravasado e lise de eritrócitos. A lise dos eritrócitos leva ao acúmulo de produtos de desintegração, como os sulfetos de ferro. Esses sulfetos de ferro podem permear os túbulos dentinários para manchar a dentina ao redor. A alteração de cor tende a aumentar com o tempo.

Quando a polpa se torna necrótica, a alteração de cor geralmente persiste. Caso ela sobreviva, a alteração de cor pode desaparecer, e o dente recupera sua cor original. Às vezes, principalmente em indivíduos jovens, um dente com alteração de cor pode responder de forma imprevisível aos testes de vitalidade. Portanto, você não deve confiar em um único teste clínico para estabelecer o diagnóstico do caso. Se a alteração de cor intracoronária permanecer ainda que o teste diagnóstico indique uma polpa saudável e periápice normal, uma faceta de porcelana pode ser considerada. Embora mais invasiva, às vezes a coloração significativamente mais escura pode exigir a consideração de terapia de canal radicular eletiva para remover a mancha que não estaria efetivamente escondida sob uma restauração estética coronal.

O clareamento interno da alteração de cor após hemorragia intrapulpar costuma ser bem-sucedido tanto a curto quanto a longo prazo.[1-4]

Metamorfose cálcica

A metamorfose cálcica, também conhecida como obliteração do canal pulpar, é a formação extensa de dentina terciária na câmara pulpar que causa estreitamento circunferencial da câmara pulpar e do canal radicular. Esse fenômeno geralmente ocorre após uma lesão por impacto que não resultou em necrose pulpar. É provável que haja interrupção temporária do suprimento sanguíneo com destruição parcial dos odontoblastos. Os odontoblastos são geralmente substituídos por células que rapidamente formam dentina irregular nas paredes da câmara pulpar e no espaço do canal radicular. Como resultado, as coroas assumem uma aparência "plana" e descolorida de amarelo ou marrom-amarelado à medida que diminuem gradualmente em translucidez (Figura 17.2). A polpa geralmente permanece vital e não requer tratamento de canal radicular. No entanto, o acompanhamento de rotina é recomendado

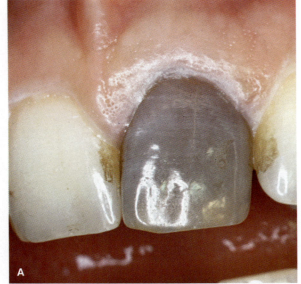

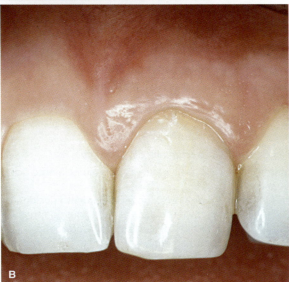

• **Figura 17.1 A.** Alteração de cor como resultado de uma lesão traumática seguida de necrose pulpar. **B.** Após o tratamento do canal radicular, uma pasta de perborato de sódio e água misturada em uma consistência de areia úmida foi selada na câmara pulpar. Após 21 dias de clareamento mediato, o dente recuperou sua cor original. (Cortesia do Dr. A. Claisse).

em decorrência do potencial de necrose pulpar após uma lesão traumática.[5]

Caso o paciente deseje correção de cor, deve-se tentar o clareamento externo primeiro. Se não der certo, pode-se fazer um tratamento de canal e fazer o clareamento interno. O prognóstico estético para esse tratamento nem sempre é previsível. A imprevisibilidade desse procedimento resulta do fato de o agente clareador abordar o pigmento da alteração de cor na estrutura regular dos túbulos dentinários, mas não no volume da dentina irregular da calcificação aberrante.

Idade

Em pacientes mais velhos, as alterações de cor na coroa ocorrem fisiologicamente como resultado da extensa aposição de dentina e do adelgaçamento e mudanças ópticas no esmalte. Alimentos e

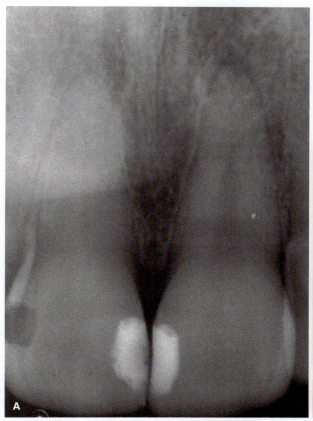 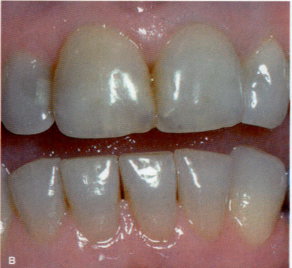

- **Figura 17.2** Metamorfose cálcica. O trauma por impacto resultou em dano pulpar reversível em um dos incisivos centrais (**A**) com extensa formação de dentina terciária (**B**). Esses dentes podem apresentar dificuldades ao tratamento endodôntico e ao clareamento interno.

bebidas também têm efeito cumulativo de alteração de cor devido ao inevitável trincamento e a outras alterações na superfície do esmalte e na dentina subjacente. Além disso, as restaurações aplicadas anteriormente, que se degradam com o tempo, causam mais alteração de cor. O clareamento é geralmente externo porque a alteração de cor ocorre principalmente na superfície do esmalte. O sucesso pode variar, dependendo do fator causal da alteração de cor.

Localização
Os dentes mais clareados são os incisivos superiores. Os incisivos centrais superiores compreendem 69% dos dentes clareados internamente, enquanto os incisivos laterais superiores compreendem 20% dos dentes clareados.[5]

Defeitos de desenvolvimento
As alterações de cor também podem resultar de defeitos de desenvolvimento ou de substâncias incorporadas ao esmalte ou dentina durante a formação do dente.

Fluorose endêmica
Ingestão de quantidades excessivas de flúor durante a formação do dente produz defeitos nas estruturas mineralizadas, particularmente na matriz do esmalte, com hipoplasia resultante. A gravidade e o grau de pigmentação subsequente geralmente dependem do grau de hipoplasia, que por sua vez depende da idade do paciente e da quantidade de flúor ingerida durante a odontogênese.[6] Os dentes não ficam com alteração de cor na erupção, mas podem parecer com cor de giz. Sua superfície, entretanto, é porosa e gradualmente absorve manchas de produtos químicos na cavidade oral.

Como a alteração de cor ocorre no esmalte poroso, esses dentes são tratados externamente. O sucesso estético depende principalmente do grau e da duração da alteração de cor. Alguma regressão e recorrência da alteração de cor tendem a acontecer, mas podem ser corrigidas com reclareamento futuro.

Drogas sistêmicas
A administração ou ingestão de certos medicamentos ou produtos químicos (muitos dos quais ainda não foram identificados) durante a formação do dente podem causar alteração de cor, que às vezes é grave.[7]

A alteração de cor mais comum e dramática desse tipo ocorre após a ingestão de tetraciclina, geralmente em crianças. A alteração de cor é bilateral, afetando vários dentes em ambos os arcos. Pode variar de amarelo a acastanhado a cinza-escuro, dependendo da quantidade, frequência e tipo de tetraciclina e da idade do paciente (estágio de desenvolvimento) durante a administração.

A alteração de cor da tetraciclina foi classificada em três grupos de acordo com a gravidade.[8] A de primeiro grau é amarelo-clara, marrom-clara ou cinza-claro e ocorre uniformemente em toda a coroa, sem faixas. A de segundo grau é mais intensa e também sem faixas. Já a de terceiro grau é muito intensa, e a coroa clínica exibe faixas coloridas horizontais. Esse tipo de alteração de cor geralmente predomina na região cervical.[8] A localização da faixa está correlacionada à parte da dentina que estava se formando no momento da ingestão sistêmica da tetraciclina. Portanto, é recomendado limitar o uso de tetraciclina sistêmica em pacientes com desenvolvimento ativo de dente permanente.

A tetraciclina liga-se ao cálcio, que então é incorporado ao cristal de hidroxiapatita tanto no esmalte quanto na dentina. A maior parte da tetraciclina, entretanto, é encontrada na dentina. A exposição crônica dos dentes ao sol com a droga incorporada pode causar a formação de um subproduto da oxidação da tetraciclina roxa, resultando em alteração de cor adicional dos dentes permanentes.

Um fenômeno de alteração de cor da tetraciclina com início na idade adulta também foi relatado.[9] Ocorre ocasionalmente em dentes maduros em pacientes que recebem terapia a longo prazo com minociclina, que geralmente é administrada para o controle da acne cística. A alteração de cor é gradual devido à incorporação da minociclina na formação contínua da dentina.[7] A pigmentação, via de regra, não é grave.

Duas abordagens têm sido usadas para o clareamento da alteração de cor da tetraciclina. A primeira envolve o clareamento da superfície externa do esmalte; limita-se a uma alteração de cor mais clara e amarelada, e requer várias consultas para obter um resultado satisfatório.[10] A segunda diz respeito ao tratamento do canal radicular seguido de clareamento interno – um procedimento previsível, útil para todos os graus de gravidade da alteração de cor (especialmente alteração de cor do tipo faixa linear) e que tem se mostrado bem-sucedido tanto a curto quanto a longo prazo.[11]

Defeitos na formação do dente

Os defeitos na formação do dente estão confinados ao esmalte e são hipocálcicos ou hipoplásicos. A hipocalcificação do esmalte é comum, aparecendo como uma área distinta de cor acastanhada ou esbranquiçada, geralmente na face vestibular de uma coroa. O esmalte está bem formado e intacto na superfície e é duro ao explorador. Tanto as manchas brancas quanto as acastanhadas são passíveis de correção externa com bons resultados.

A hipoplasia do esmalte difere da hipocalcificação porque o esmalte da primeira é defeituoso e poroso. Essa condição pode ser hereditária (amelogênese imperfeita) ou resultar de fatores ambientais. No tipo hereditário, tanto a dentição decídua quanto a permanente estão envolvidas. Defeitos causados por fatores ambientais podem envolver apenas um ou vários dentes. Presumivelmente, durante a formação do dente, a matriz é alterada e não mineraliza adequadamente. O esmalte poroso adquire facilmente manchas na cavidade oral. Dependendo da gravidade e da extensão da hipoplasia, bem como da natureza da mancha, esses dentes podem ser clareados externamente com algum grau de sucesso.

Discrasias sanguíneas e outros fatores

Várias condições sistêmicas podem causar lise maciça de eritrócitos.[2] Se isso ocorrer na polpa em uma idade precoce, produtos de desintegração do sangue são incorporados à dentina em formação, causando alteração de cor. Um exemplo desse fenômeno é a grave alteração de cor dos dentes decíduos, que geralmente ocorre após a eritroblastose fetal. Essa doença no feto, ou recém-nascido, resulta de fatores de incompatibilidade Rh que levam à lise sistêmica maciça dos eritrócitos. Grandes quantidades de pigmentos de hemossiderina mancham a dentina em formação dos dentes decíduos. Essa alteração de cor não pode ser corrigida por clareamento. No entanto, esse tipo de lise agora é incomum devido a novas medidas preventivas.

A febre alta durante a formação do dente pode resultar em hipoplasia linear definida. Tal condição, conhecida como *hipoplasia cronológica*, é uma interrupção temporária na formação do esmalte que resulta em um tipo de faixa de defeito superficial que adquire mancha. Hiperbilirrubinemia, talassemia e anemia falciforme têm potencial para causar alterações de cor intrínsecas azuladas, marrons ou verdes. A amelogênese imperfeita resulta possivelmente em alterações de cor amareladas ou acastanhadas. A dentinogênese imperfeita pode causar alteração de cor violeta acastanhada, amarelada

ou cinza. A porfiria, uma doença metabólica, pode fazer com que os dentes decíduos e permanentes apresentem uma alteração de cor vermelha ou acastanhada. Essas condições também não são passíveis de clareamento e devem ser corrigidas por meios restauradores minimamente invasivos.

Outros fatores de coloração relacionados a condições sistêmicas ou ingestão de medicamentos são raros e podem não ser identificáveis.[2]

Alterações de cor infligidas (iatrogênicas)

As alterações de cor causadas por vários produtos químicos e materiais usados na odontologia geralmente são evitáveis. Muitas dessas alterações respondem bem ao clareamento, mas alguns são mais difíceis de corrigir apenas com o clareamento.

Alterações de cor de origem endodôntica

Materiais obturadores

Os materiais obturadores são a causa mais comum e grave de alteração de cor de um único dente. A remoção incompleta de materiais da câmara pulpar após a conclusão do tratamento muitas vezes resulta em alteração de cor escura (Figuras 17.3 e 17.4). A remoção de todos os materiais de obturação até um nível apenas cervical à margem gengival pode evitar essa alteração de cor. Às vezes, a remoção do material obturador 1 a 2 mm mais apicalmente é necessária. Os materiais obturadores comuns que podem causar manchas são os restos de selantes, sejam do tipo óxido de zinco-eugenol ou resinas. Esses materiais também podem escurecer

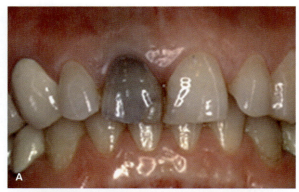
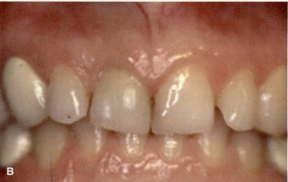

• **Figura 17.3 A.** Alteração de cor como resultado de trauma e tratamento subsequente. O paciente se envolveu em um acidente que causou uma fratura coronária. O tratamento do canal radicular foi realizado, mas a guta-percha e o cimento não foram completamente removidos da câmara pulpar. Um fator de alteração de cor adicional foi a restauração defeituosa com infiltração. **B.** Duas consultas de clareamento mediato e colocação de uma nova restauração de resina composta bem selada restauraram a estética. (Cortesia do Dr. M. Israel.)

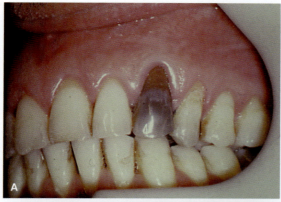
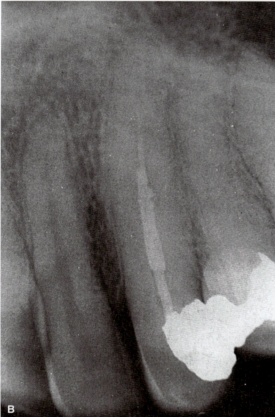
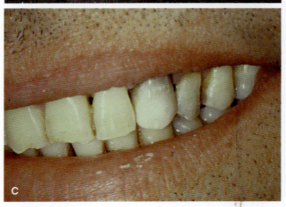

• **Figura 17.4 A.** Canino com grave alteração de cor. **B.** O tratamento inadequado do canal radicular, no qual o material se estendia para a câmara pulpar, causava parte da alteração de cor. **C.** Após o retratamento e três consultas de clareamento mediato, a estética melhorou significativamente. Embora permaneça alguma alteração de cor cervical, está bastante escondida pelo lábio superior. (Cortesia do Dr. H. Libfeld.)

com o tempo.[12-15] Remanescentes de cimento endodôntico gradualmente causam alteração de cor coronária progressiva.[15] O prognóstico do clareamento nesses casos depende dos componentes do cimento. Cimentos endodônticos com componentes metálicos muitas vezes não clareiam bem, e o efeito de clareamento tende a regredir com o tempo.

Remanescentes de tecido pulpar

Os fragmentos pulpares que permanecem na coroa, geralmente nos cornos pulpares, podem causar alteração de cor gradual. Os cornos pulpares devem ser expostos e limpos durante o preparo do acesso para garantir a remoção dos remanescentes pulpares e para evitar a retenção do cimento endodôntico em um estágio posterior. O clareamento interno nesses casos geralmente é bem-sucedido.

Medicamentos intracanais

Vários medicamentos têm o potencial de causar alteração de cor interna da dentina.[1,2,16,17] Esses medicamentos intracanais, selados no espaço do canal radicular, estão em contato direto com a dentina, às vezes por longos períodos, permitindo a penetração nos túbulos dentinários e a oxidação. Tais compostos tendem a pigmentar a dentina gradualmente. A maioria dessas alterações de cor não são acentuadas e são pronta e permanentemente corrigidas por clareamento. No entanto, a alteração de cor por medicação intracanal contendo iodofórmio tende a ser mais grave.

Restaurações coronárias

As restaurações são geralmente metálicas ou de resina composta. As razões para a alteração de cor (e, portanto, a correção apropriada) são bastante diferentes.

Restaurações metálicas

O amálgama é o pior agressor porque seus elementos metálicos escuros podem tornar a dentina cinza-escuro. Se usado para restaurar um preparo de acesso, o amálgama muitas vezes mancha a coroa (Figuras 17.4 e 17.5).

Essas alterações de cor são difíceis de clarear e tendem a repetir-se com o tempo. No entanto, vale a pena tentar o clareamento. O resultado pode ser uma melhora que satisfaça o paciente. O uso de amálgama para restauração dentária vem diminuindo em muitas partes do mundo.

Pode ocorrer alteração de cor devido a pinos de metal colocados inadequadamente e pinos pré-fabricados nos dentes anteriores. Isso é causado pelo metal que é visível através da restauração de resina composta ou da estrutura do dente. Ocasionalmente, a alteração de cor do amálgama também é causada pela visibilidade da restauração através da estrutura translúcida do dente. Nesses casos, a substituição do material metálico antigo por uma restauração esteticamente agradável será suficiente.

Restaurações de resina composta

A microinfiltração das restaurações em resina composta causa alteração de cor. Margens abertas podem permitir que produtos químicos permeiem as lacunas entre a restauração e a estrutura do dente para manchar a dentina subjacente. Além disso, os compostos podem ficar com alteração de cor com o tempo e alterar a tonalidade da coroa. Essas condições podem às vezes ser corrigidas pela substituição da resina composta antiga por uma nova restauração estética bem selada. Em muitos casos, o clareamento interno é realizado primeiro com bons resultados (Figura 17.6).

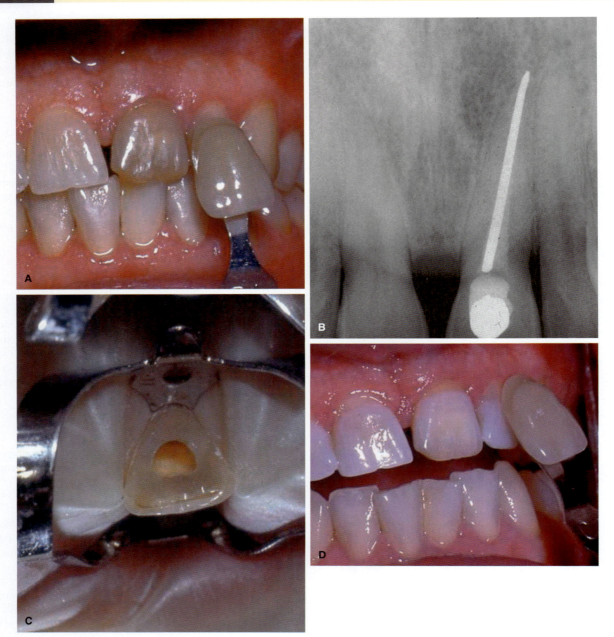

● **Figura 17.5 A.** Alteração de cor de incisivo central superior tratado endodonticamente. **B.** A presença de um cone de prata no canal, a não remoção de todos os restos de tecido pulpar da câmara e o amálgama colocado na cavidade de acesso parecem ser as causas da alteração de cor. **C.** Remoção do amálgama e refinamento da cavidade de acesso. O cone de prata foi removido e o retratamento endodôntico foi realizado. **D.** Clareamento interno, seguido pela colocação de uma nova restauração de resina composta (estética restaurada).

Materiais de clareamento

Os produtos químicos de clareamento podem atuar como agentes oxidantes ou redutores. A maioria dos agentes de clareamento é oxidante, e muitas preparações estão disponíveis. Os agentes comumente usados são soluções de peróxido de hidrogênio de diferentes concentrações, perborato de sódio e peróxido de carbamida. O perborato de sódio e o peróxido de carbamida são compostos químicos gradativamente degradados para liberar baixos níveis de peróxido de hidrogênio. O peróxido de hidrogênio e o peróxido de carbamida são indicados principalmente para o clareamento externo, enquanto o perborato de sódio é usado principalmente para o clareamento interno. Todos se mostraram efetivos.

Peróxido de hidrogênio

O peróxido de hidrogênio é um oxidante poderoso que está disponível em várias dosagens, mas as soluções estabilizadas de 30 a 35% (Superoxyl, Perhydrol) são as mais comuns. Essas soluções de alta concentração devem ser manuseadas com cuidado porque são instáveis, perdem oxigênio rapidamente e podem explodir, a menos que sejam refrigeradas e armazenadas em um recipiente escuro. Além disso, trata-se de produtos químicos cáusticos, que queimam tecidos ao contato.

Embora o peróxido de hidrogênio altamente concentrado clareie rapidamente, outros produtos químicos que liberam níveis muito mais baixos de peróxido estão disponíveis; geralmente eles clareiam com eficácia com períodos de aplicação mais longos.[18]

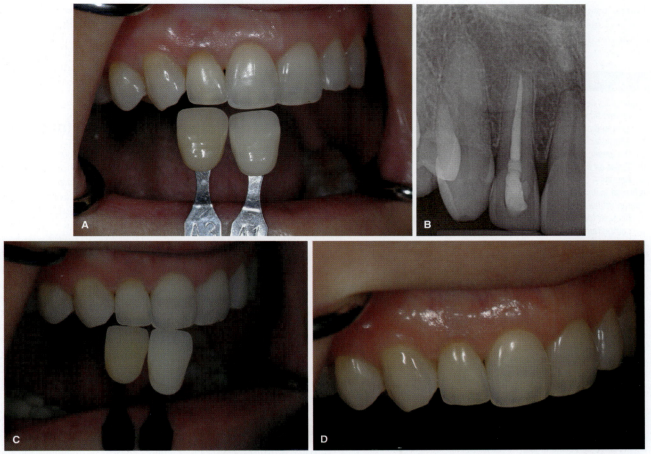

• **Figura 17.6 A.** Alteração de cor de um incisivo lateral superior tratado endodonticamente em uma mulher de 61 anos. Observe a diferença na tonalidade coronal entre o incisivo lateral e o incisivo central adjacente. A causa provável da alteração de cor é a microinfiltração coronária. **B.** Radiografia pré-operatória. **C.** Resultado pós-operatório imediato após o clareamento interno. A cor da coroa do dente tratado melhorou e agora está compatível com a cor do incisivo central adjacente. **D.** Consulta de acompanhamento de quinze meses. O dente tratado mantém resultados estéticos agradáveis. (Cortesia do Dr. A. Sameni.)

Perborato de sódio

O perborato de sódio está disponível na forma de pó ou em várias combinações comerciais patenteadas.[19,20] Quando fresco, contém cerca de 95% de perborato, correspondendo a 9,9% de oxigênio disponível. O perborato de sódio é estável quando seco, mas, na presença de ácido, ar quente ou água, ele se decompõe para formar metaborato de sódio, peróxido de hidrogênio e oxigênio nascente. Vários tipos de preparações de perborato de sódio estão disponíveis: mono-hidrato, tri-hidrato e tetra-hidrato. Eles diferem no conteúdo de oxigênio, o que determina sua eficácia de clareamento.[20] As preparações de perborato de sódio comumente usadas são alcalinas; seu pH depende da quantidade de peróxido de hidrogênio liberado e do metaborato de sódio residual.[21]

O perborato de sódio é mais facilmente controlado e mais seguro do que soluções concentradas de peróxido de hidrogênio.[2,3,4,19,22,23] Portanto, na maioria dos casos, deve ser o material de escolha para o clareamento interno.

Peróxido de carbamida

O peróxido de carbamida está geralmente disponível em concentrações que variam entre 3 e 15%. As preparações comerciais populares contêm cerca de 10% de peróxido de carbamida e têm um pH médio de 5 a 6,5. Geralmente também incluem glicerina ou propilenoglicol, estanato de sódio, ácido fosfórico ou cítrico e sabor. Em algumas preparações, o Carbopol, uma resina solúvel em água, é adicionado para prolongar a liberação de peróxido ativo e para melhorar a vida útil. O peróxido de carbamida a 10% decompõe-se em ureia, amônia, dióxido de carbono e aproximadamente 3,5% de peróxido de hidrogênio.

Os sistemas baseados em peróxido de carbamida e peróxido de hidrogênio são usados principalmente para clareamento externo e têm sido associados a vários graus de alterações nos tecidos duros dos dentes e na mucosa circundante.[24,25] Eles podem afetar adversamente a resistência de união das resinas compostas e sua vedação marginal.[24-28] Portanto, esses materiais devem ser usados com cautela e geralmente sob supervisão estrita do dentista.

Outros agentes

No passado, uma preparação de peroxiborato de sódio monohidratado (Amosan), que libera mais oxigênio do que o perborato de sódio, era recomendada para o clareamento interno. Hoje, esse produto não está disponível em todos os países, e seu uso clínico é menos comum.

O hipoclorito de sódio é um irrigante comum do canal radicular que está comumente disponível comercialmente como alvejante doméstico de 3 a 8%. Embora seja usado como agente clareador doméstico, ele não libera oxidante suficiente para ser eficaz e não é comumente usado para o clareamento dental de rotina.

Outros agentes clareadores não peróxidos também foram sugeridos para uso clínico; no entanto, eles não foram significativamente mais eficazes do que os agentes tradicionais.[29,30]

> **• Boxe 17.1   Questões de revisão**
>
> 1. A alteração de cor do dente sob restaurações de resinas compostas existentes ocorre devido a:
>   a. Margens abertas da restauração permitindo infiltração
>   b. Alteração de cor da própria resina composta ao longo do tempo
>   c. O excesso de adesivo se torna mais opaco com o tempo
>   d. Todas as alternativas anteriores
>   e. Apenas A e B
> 2. A fim de evitar a alteração de cor do tecido pulpar remanescente, o operador deve:
>   a. Acessar toda a câmara pulpar e cornos pulpares para desbridar completamente o tecido
>   b. Depender principalmente de desbridamento químico
>   c. Certificar-se de que o cimento endodôntico não entre em contato com quaisquer restos de tecido, pois o cimento endodôntico só alterará sua cor caso entre em contato com restos de tecido pulpar
>   d. Todas as alternativas anteriores
>   e. Apenas A e B
> 3. A condição causada por uma interrupção temporária na formação do esmalte resultando em um defeito de superfície tipo faixa que absorve pigmentos é conhecida como:
>   a. Hipoplasia progressiva da dentina
>   b. Dimorfismo cronológico cromático
>   c. Hipoplasia cronológica
>   d. Cromatismo agudo progressivo
>   e. Todas as alternativas anteriores
> 4. Ao considerar o clareamento interno de um dente com necrose pulpar, qual das seguintes alternativas é a correta:
>   a. Produtos de desintegração de tecido são liberados nos túbulos dentinários causando manchas
>   b. O grau de alteração de cor está relacionado à duração da necrose pulpar
>   c. As alterações de cor escura têm sucesso apenas a curto prazo quando clareadas.
>   d. Todas as alternativas anteriores
>   e. Apenas A e B
> 5. Qual é o material de clareamento recomendado atualmente usado para a técnica de "clareamento mediato"?
>   a. Hipoclorito de sódio a 5,25%
>   b. Peróxido de hidrogênio a 30%
>   c. Perborato de sódio
>   d. Iodofórmio
>   e. Apenas A e B

Mecanismo de clareamento dental

O clareamento dental é um processo dinâmico que envolve a difusão do material de clareamento nos tecidos duros dentais. É iniciado pelo movimento do agente clareador na estrutura do dente, para interagir com as moléculas da mancha. Consequentemente, ocorrem alterações micromorfológicas e mudanças nas estruturas dentais que afetam suas propriedades ópticas e de percepção.[31]

O mecanismo que resulta na percepção alterada da cor do dente pode ser dividido em três fases: (1) movimento do agente clareador nas estruturas dentais; (2) interação do agente de clareamento com as moléculas do pigmento; e (3) alteração das estruturas dentais para refletir a luz de maneira diferente. O resultado dessa sequência de eventos resulta na mudança final da cor do dente.[31]

Teoriza-se que o mecanismo de clareamento dental envolve a interação do agente oxidante com os cromóforos orgânicos.[32]

Os cromóforos são as partes das moléculas responsáveis por demonstrar a cor. O clareamento funciona por um processo de oxidação removendo elétrons que permite que grandes moléculas orgânicas pigmentadas sejam dissolvidas em constituintes menores e menos pigmentados.[32] Os cromóforos alterados ainda estão presentes, mas seu tamanho é significativamente reduzido e não tão visível ao olho humano.

Técnicas de clareamento interno (não vital)

Os métodos mais comumente usados para clarear os dentes com tratamento de canal radicular são a técnica *termocatalítica* e a chamada técnica de *clareamento mediato*.[1,2,19,33] Essas técnicas são um pouco diferentes, mas produzem resultados semelhantes.[3,4,19] A técnica de clareamento mediato (descrita posteriormente neste capítulo) é preferida porque requer menos tempo de cadeira e é mais confortável e segura para o paciente. Seja qual for a técnica usada, o ingrediente ativo é o oxidante, que está disponível em diferentes formas químicas. A forma menos potente é preferida.

As indicações da técnica de clareamento interno são: (1) alterações de cor de origem da câmara pulpar; (2) alterações de cor da dentina; e (3) alterações de cor que não são passíveis de clareamento externo. As contraindicações são: (1) alterações de cor superficiais do esmalte; (2) formação de esmalte defeituosa; (3) perda grave de dentina; (4) presença de cárie; e (5) restaurações de resina composta proximais com alteração de cor (a menos que sejam substituídas após o clareamento).

Técnica termocatalítica

A técnica termocatalítica envolve a colocação do agente oxidante na câmara pulpar e, em seguida, a aplicação de calor. O calor pode ser fornecido por lâmpadas de calor, luz ou *laser*, instrumentos flamejantes ou dispositivos de aquecimento elétricos, que são fabricados especificamente para clarear os dentes.[33]

O dano potencial da abordagem termocatalítica inclui a possibilidade de reabsorção radicular cervical externa por causa da irritação do cemento e do ligamento periodontal, possivelmente do agente oxidante em combinação com o calor.[34,35] Portanto, a aplicação de calor durante o clareamento interno é contraindicada. Além disso, a técnica termocatalítica não se mostrou mais efetiva a longo prazo do que outros métodos e não é recomendada para o clareamento interno de rotina.

Uma variação termocatalítica é a foto-oxidação ultravioleta. Uma solução de peróxido de hidrogênio de 30 a 35% é colocada na câmara pulpar em uma bolinha de algodão, seguida por uma exposição de 2 minutos à luz ultravioleta aplicada à superfície vestibular coronal do dente. Supostamente, isso causa a liberação de oxigênio semelhante ao observado em outras técnicas de clareamento termocatalíticas.[36,37] Provavelmente, não é mais eficaz do que a técnica de clareamento mediato e requer mais tempo na cadeira. Devido às considerações de toxicidade com o peróxido de hidrogênio concentrado, essa técnica não é recomendada para o clareamento interno de dentes não vitais.

Clareamento mediato

A técnica de clareamento mediato deve ser usada em todas as situações que requerem clareamento interno. Não só é tão eficaz quanto as técnicas descritas anteriormente, mas também é a mais segura e tem menor demanda de tempo de cadeira.[19,38] A técnica é descrita passo a passo na Figura 17.7 e no Boxe 17.2.

CAPÍTULO 17 Clareamento de Dentes Não Vitais com Alteração de Cor   381

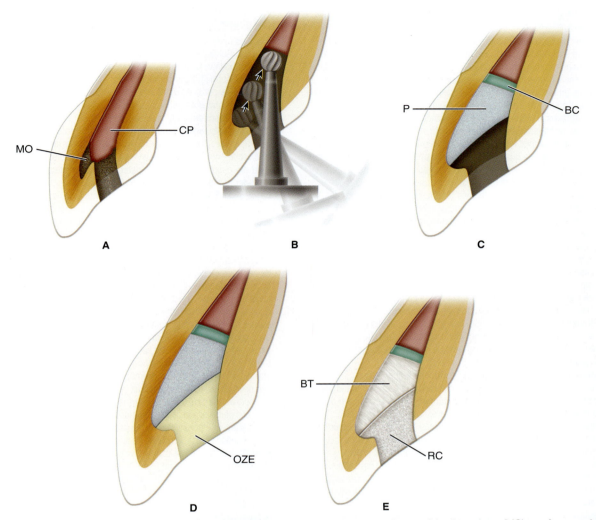

• **Figura 17.7** Clareamento mediato. **A.** Alteração de cor interna da dentina causada por restos de materiais obturadores (MO) na câmara pulpar e por materiais e restos de tecido nos cornos pulpares (CP). **B.** A restauração coronária é removida completamente, o preparo do acesso é melhorado e a guta-percha é removida apicalmente logo abaixo da margem cervical. Em seguida, os cornos pulpares são limpos com uma broca esférica. (Raspar uma fina camada de dentina da parede vestibular é opcional e pode ser tentado em consultas posteriores se a alteração de cor persistir.) **C.** Uma proteção opcional à base de cimento (BC) é colocada sobre a guta-percha, não se estendendo acima da margem cervical. Após a retirada dos restos de materiais e cimento endodôntico da câmara com solventes, é colocada uma pasta (P) composta de perborato de sódio e água (misturada até a consistência de areia úmida). A área incisal é cortada para reter a restauração temporária. **D.** Uma mistura espessa de um obturador temporário do tipo óxido de zinco-eugenol (OZE) sela o acesso. **E.** Em uma consulta subsequente, quando a tonalidade desejada foi alcançada, uma restauração definitiva é colocada. Um método sugerido é preencher a câmara com uma barreira temporária branca (BT) ou com uma base de policarboxilato ou de fosfato de zinco claros. A resina composta adesiva (RC) restaura o acesso lingual e se estende até os cornos pulpares para retenção e suporte da borda incisal. (De Walton RE: Procedimentos de clareamento para dentes com polpas vitais e não vitais. In Levine N (editor): *Current treatment in dental practice*, Philadelphia, 1986, Saunders.)

Muitas vezes, pensa-se que o "clareamento excessivo" é desejável por causa da recidiva futura de alteração de cor. No entanto, o clareamento de um dente para uma cor mais clara do que a dos seus vizinhos deve ser realizado com cuidado, porque o dente excessivamente clareado pode não alterar a cor para se igualar à dos dentes adjacentes. Um dente muito claro pode ser tão antiestético quanto um dente muito escuro.

Os tratamentos nas visitas subsequentes são semelhantes. Se as consultas de clareamento precoce não fornecerem resultados satisfatórios, os seguintes procedimentos adicionais podem ser tentados: (1) uma fina camada de dentina vestibular pigmentada é removida com uma pequena broca esférica (ver Boxe 17.2, etapa 7); (2) a pasta de clareamento mediato é fortalecida pela mistura de perborato de sódio com peróxido de hidrogênio (comece com peróxido de hidrogênio a 3% e aumente a concentração gradualmente, somente se necessário) em vez de água. Calor não é usado. Um oxidante mais potente pode aumentar o efeito de clareamento, mas também o risco de danos subsequentes à raiz.[34,35,39]

O peróxido de carbamida também foi sugerido para o clareamento interno.[40] Esse agente, entretanto, provavelmente não é superior ao perborato de sódio.

Embora em geral os resultados sejam excelentes, às vezes apenas um clareamento parcial é obtido. O paciente, de maneira inesperada, não raro fica muito satisfeito com uma melhora modesta e não espera a perfeição. Portanto, vale a pena tentar o clareamento interno.

O número de aplicações varia de acordo com o grau de alteração de cor e sua causa.[5] Em média, a maioria das alterações de cor (75%) pode ser tratada em uma ou duas consultas, mas às vezes são necessárias mais marcações e reaplicações[5,38,41] (Vídeo 17.2).

Boxe 17.2 Técnica de clareamento mediato

Os passos da técnica de clareamento mediato são os seguintes (ver Figura 17.7):

1. O paciente está familiarizado com as prováveis causas da alteração de cor, o procedimento a ser seguido, o resultado esperado e a possibilidade de recorrência futura da alteração de cor (regressão). Para evitar decepções ou mal-entendidos, uma comunicação eficaz antes, durante e depois do tratamento é absolutamente necessária.
2. As radiografias são feitas para avaliar o estado dos tecidos periapicais e a qualidade do tratamento do canal radicular. A falha do tratamento ou obturação questionável requer retratamento antes do clareamento.
3. A qualidade e a cor de qualquer restauração presente são avaliadas. Se estiver com defeito, a restauração será substituída. Frequentemente, alteração na cor dos dentes resulta de restaurações infiltradas ou com alteração de cor. O paciente deve também ser informado de que o procedimento de clareamento pode afetar temporariamente (ou permanentemente) a vedação e a compatibilidade de cor da restauração, sendo necessária sua substituição.
4. A cor dos dentes é avaliada com uma escala de cores, e as fotografias clínicas são tiradas no início e durante o procedimento. Elas fornecem um ponto de referência para comparação futura pelo dentista e pelo paciente.
5. O dente é submetido a isolamento absoluto. As cunhas interproximais também podem ser usadas para um melhor isolamento. Se o peróxido de hidrogênio for usado, um creme protetor (p. ex., vaselina, Orabase ou manteiga de cacau) deve ser aplicado aos tecidos gengivais antes da colocação do dique. Essa proteção não é necessária com o uso de perborato de sódio.
6. O material restaurador é removido da cavidade de acesso (ver Figura 17.7B). Refinamento de acesso e retirada de todos os materiais obturadores e restauradores antigos da câmara pulpar constituem a etapa mais importante do processo de clareamento. O clínico deve verificar se os cornos pulpares ou outras áreas "ocultas" foram abertos e estão livres de restos de tecido pulpar. Uma câmara totalmente preenchida com resina composta apresenta um problema clínico. Primeiro, esse material é resistente ao corte com brocas. Em segundo lugar, sua tonalidade é frequentemente indistinta da dentina. No entanto, toda a resina composta deve ser removida para permitir que o agente clareador entre em contato e penetre na dentina. Deve-se tomar cuidado no decorrer da remoção da restauração para evitar o corte inadvertido da dentina sadia. Um microscópio cirúrgico ou lupas de aumento são benéficos.
7. (Opcional). Essa etapa pode ser necessária se a alteração de cor parecer ser de origem metálica ou se, na segunda ou terceira consulta, o clareamento por si só não parecer suficiente. Uma fina camada de dentina manchada é cuidadosamente removida em direção ao aspecto vestibular da câmara com uma broca esférica em uma peça de mão de baixa velocidade. Isso remove grande parte da alteração de cor (que está concentrada na área de superfície pulpar). Também pode abrir os túbulos dentinários para melhor penetração dos agentes clareadores.
8. Todos os materiais devem ser removidos até um nível apical à margem gengival. Solventes apropriados (p. ex., solvente laranja ou clorofórmio, em uma bolinha de algodão) são usados para dissolver os restos dos cimentos endodônticos comuns.
9. Caso use-se peróxido de hidrogênio, aplica-se uma camada suficiente de barreira protetora de cimento (p. ex., policarboxilato, fosfato de zinco, ionômero de vidro, material restaurador intermediário [IRM] ou Cavit com pelo menos 2 mm de espessura) como barreira no material obturador. Isso é essencial para minimizar a infiltração de agentes de clareamento.[53] A barreira deve proteger os túbulos dentinários e estar em conformidade com a inserção epitelial externa.[54] Não se deve estender incisal à margem gengival (ver Figura 17.7C). Não é necessário condicionar o ácido da dentina internamente com ácido fosfórico (ou outro) para remover a camada de esfregaço e abrir os túbulos.[55,56] O uso de qualquer produto químico cáustico na câmara é injustificado porque pode resultar em irritação do ligamento periodontal ou reabsorção radicular externa.[56] A mesma reserva aplica-se a solventes como éter ou acetona antes da aplicação do agente de clareamento. A aplicação de peróxido de hidrogênio concentrado com calor (termocatalítico) tem sido sugerida como a próxima etapa. Isso pode não ser mais efetivo e também pode ser questionável em termos de segurança.
10. A pasta de clareamento mediato é preparada pela mistura de perborato de sódio e um líquido inerte, como água, soro fisiológico ou solução anestésica, até a consistência de areia úmida (aproximadamente 2 g/mℓ). Embora o perborato de sódio misturado com peróxido de hidrogênio a 30% clareie mais rápido, na maioria dos casos os resultados a longo prazo são semelhantes aos do perborato de sódio misturado com água; portanto, a primeira mistura não deve ser usada rotineiramente.[3,4,19,38] Outra vantagem do perborato de sódio e do líquido inerte é que uma barreira protetora de cimento e proteção gengival são desnecessárias. Com um instrumento de plástico, a câmara pulpar é preenchida com a pasta. O excesso de líquido é removido compactando com uma bolinha de algodão. Isso também comprime e empurra a pasta para os cantos (ver Figura 17.7C).
11. O excesso de pasta oxidante é removido das retenções nos cornos pulpares e na área gengival com um explorador. Uma bolinha de algodão não é usada, mas uma mistura espessa de óxido de zinco-eugenol (de preferência IRM) ou Cavit é compactada com cuidado a uma espessura de pelo menos 3 mm para garantir um bom vedamento (ver Figura 17.7D).
12. O isolamento absoluto é removido. O paciente é informado de que o agente clareador atua lentamente e que o clareamento significativo pode não ser evidente por 2 ou mais semanas. É comum não se ver mudança inicialmente, mas resultados dramáticos ocorrem em dias ou semanas sucessivas ou após uma futura reaplicação.
13. O paciente deve retornar aproximadamente 2 a 4 semanas depois, e o procedimento é repetido. Se em qualquer consulta futura (terceira ou quarta) o clareamento progressivo não for evidente, mais sessões de clareamento mediato com perborato de sódio e solução aquosa podem não ser benéficas.[38]

Restauração final

A restauração dentária adequada é essencial para resultados finais de clareamento bem-sucedidos a longo prazo.[42-44] A câmara pulpar e a cavidade de acesso são restauradas na visita final (ver Figura 17.7E) Embora tenha sido proposto que substâncias como monômero acrílico ou silicones sejam colocados na câmara para preencher os túbulos dentinários, isso não é benéfico. Ademais, essas substâncias podem levar à alteração de cor com o tempo. No entanto, é importante restaurar a câmara com cuidado e selar o acesso lingual para melhorar a nova tonalidade e evitar infiltrações. O método ideal de preenchimento da câmara após o clareamento dental ainda não foi determinado. No entanto, sabe-se que a câmara não deve ser totalmente preenchida com resina composta, pois isso pode causar perda de translucidez do dente.[43]

É fácil e efetivo preencher a câmara com um obturador temporário de guta-percha de cor clara, ionômero de vidro ou uma tonalidade clara de cimento de fosfato de zinco e, em seguida, restaurar o acesso lingual com uma resina composta fotopolimerizável após condicionamento ácido.[44] As resinas compostas têm diferentes níveis de relação de cor e contraste.[45] O conhecimento de tais propriedades ópticas auxilia na seleção de materiais. Uma profundidade adequada de resina composta deve ser assegurada para selar a cavidade e fornecer algum suporte incisal. A fotopolimerização da superfície vestibular, em vez da lingual, é recomendada porque resulta na contração da resina composta em direção às paredes axiais, reduzindo a taxa de microinfiltração.[46] A microinfiltração coronária de restaurações de acesso lingual é um problema.[47] Uma restauração com infiltração pode levar à recidiva da alteração de cor.

Peróxidos residuais de agentes clareadores, principalmente peróxido de hidrogênio e peróxido de carbamida, podem afetar a resistência de união das resinas compostas ao dente.[27,48-50] O perborato de sódio misturado com água pode resultar em muito menos perda de força de união do que o peróxido de hidrogênio concentrado.[50] Portanto, não é recomendado que o dente seja restaurado com resina composta imediatamente após o clareamento, mas somente após um intervalo de alguns dias. O uso de catalase e outros agentes também foi proposto para a eliminação rápida de peróxidos residuais da cavidade de acesso e para proteção contra potenciais efeitos perigosos[51-54] – o que merece mais estudos.

Foi sugerido que preencher a câmara com pasta de hidróxido de cálcio por algumas semanas antes da colocação da restauração final reverteria a acidez causada pelos agentes clareadores e evitaria a reabsorção; no entanto, esse procedimento é ineficaz e desnecessário.[21,38]

Outros agentes têm sido propostos para aumentar o efeito de clareamento ou para abrir túbulos; nenhum demonstrou ser significativamente efetivo.[55,56]

Futura repigmentação

Embora o clareamento inicial seja bem-sucedido, muitos desses dentes podem repigmentar depois de vários anos.[57,58] Os pacientes devem ser informados dessa possível ocorrência e que o reclareamento geralmente será bem-sucedido.

Quando clarear

O clareamento interno pode ser realizado em vários intervalos após o tratamento do canal radicular (ver Figuras 17.1 e 17.5). O aspecto do dente com alteração de cor pode ser melhorado logo após o tratamento. No entanto, a técnica de clareamento mediato pode ser iniciada na mesma consulta da obturação. Na verdade, isso pode motivar o paciente a aceitar o clareamento, pois a aparência do dente com alteração de cor pode melhorar logo após o tratamento. O clareamento também pode ser tentado com sucesso muitos anos depois que ocorreu alteração de cor (ver Figuras 17.3 e 17.4), mesmo com facetas de porcelana (Figura 17.8). Esses dentes não apresentam tendência acentuadamente maior de recidiva da alteração de cor em comparação a dentes manchados por períodos mais curtos de alteração de cor.[57] No entanto, é provável que um período de alteração de cor mais curto tenda a melhorar as chances de um clareamento bem-sucedido e a reduzir a probabilidade de recidiva da alteração de cor.[58]

Outros fatores que podem influenciar o sucesso a longo prazo também foram avaliados clinicamente. A idade do paciente e a taxa de alteração de cor não têm grande efeito na estabilidade do clareamento a longo prazo.[57]

Complicações e segurança

A segurança do paciente é sempre a maior preocupação em qualquer procedimento. Alguns possíveis efeitos adversos produzidos por produtos químicos e procedimentos de clareamento são discutidos nas sessões a seguir.

Reabsorção radicular externa

Relatos clínicos[35,59] e estudos histológicos[34,39] mostraram que o clareamento interno pode induzir a reabsorção radicular externa. O agente oxidante, particularmente o peróxido de hidrogênio a 30% e o calor podem ser os culpados. No entanto, o mecanismo

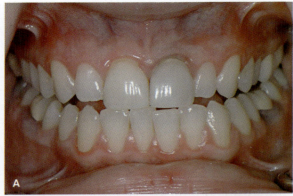

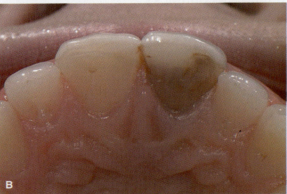

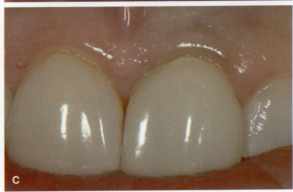

● **Figura 17.8 A.** Alteração de cor de um incisivo tratado endodonticamente e restaurado com uma faceta de porcelana. A alteração de cor é refletida através da faceta e é mais evidente na área cervical. **B.** A visão lingual revela extensa alteração de cor da dentina e da resina composta que foi usada para restaurar a cavidade de acesso. **C.** Remoção da resina composta com alteração de cor, clareamento interno e colocação de uma nova resina composta bem selada restaurou a estética dentária. (Cortesia do Dr. A. Sameni.)

exato pelo qual o periodonto ou cemento é danificado não foi totalmente elucidado. Presumivelmente, o produto químico irritante difunde-se pelos túbulos dentinários[60] e atinge o periodonto através de defeitos na junção cemento-esmalte.[61] Produtos químicos combinados com calor são capazes de causar necrose do cemento, inflamação do ligamento periodontal e subsequente reabsorção radicular.[34,39] O processo pode ser intensificado na presença de bactérias.[62] Lesões traumáticas prévias e idade precoce também podem atuar como fatores predisponentes.[1,2] Portanto, produtos químicos e procedimentos prejudiciais devem ser evitados se não forem essenciais para o clareamento. Mais uma vez, o perborato de sódio misturado com água deve ser preferido em vez de peróxido de hidrogênio a 35%.[38,63] Além disso, os agentes oxidantes apicais à margem cervical não devem ser expostos a mais no espaço pulpar e na dentina do que o absolutamente necessário para obter um resultado clínico estético satisfatório.

Fratura coronária

Acredita-se que a fragilidade ligeiramente aumentada da estrutura coronária do dente, particularmente quando o calor é aplicado, resulte de certos procedimentos de clareamento. Isso supostamente é resultado de desidratação ou alterações nas características físico-químicas da dentina e do esmalte.[64-67] Parece que os dentes clareados não são mais suscetíveis a fraturas se restaurados adequadamente.[68]

Queimaduras químicas

Como mencionado anteriormente, o perborato de sódio é seguro; entretanto, o peróxido de hidrogênio a 30% é cáustico e pode causar queimaduras químicas e descamação da gengiva. Quando esse produto químico forte é usado, os tecidos moles devem ser revestidos com um creme de isolamento, como vaselina, Orabase ou manteiga de cacau. Estudos em animais sugerem que a catalase aplicada aos tecidos orais antes do tratamento com peróxido de hidrogênio previne totalmente dano ao tecido associado.[69]

Alterações de cor intrínsecas

As alterações de cor intrínsecas são aquelas incorporadas à estrutura do dente durante a formação.[70] Significativamente, a maioria dessas alterações de cor está na dentina e é relativamente difícil de tratar externamente. Um bom exemplo é a pigmentação com tetraciclina, que é incorporada à estrutura mineral do dente em desenvolvimento. A tetraciclina incorporada transmite sua cor à dentina.

Tetraciclina

Técnicas de clareamento externo e interno têm sido defendidas como meio de melhorar o aspecto dos dentes com alteração de cor por tetraciclina. Conforme observado anteriormente, a técnica interna é mais eficaz e tem prognóstico a longo prazo muito bom.[11,70] No entanto, a melhor resolução para alterações de cor por tetraciclina é a prevenção.

A técnica envolve o tratamento do canal radicular seguido por uma técnica de clareamento interno mediato, conforme descrito anteriormente neste capítulo. Se o procedimento for explicado aos pacientes, eles podem aceitar essa abordagem, com resultados gratificantes (Figura 17.9). No entanto, esse procedimento não é para todos os pacientes. Muitos preferem manter suas polpas intactas e optar pelo clareamento externo.

Outras alterações de cor intrínsecas

Outros medicamentos ou produtos químicos ingeridos são incorporados aos dentes que estão se formando e causam alteração de cor. Não há relatos de tentativas de clarear esses dentes. Presumivelmente, tentativas de clarear dentes com alteração de cor dentinária pela aplicação externa de agentes clareadores seriam apenas marginalmente efetivas.

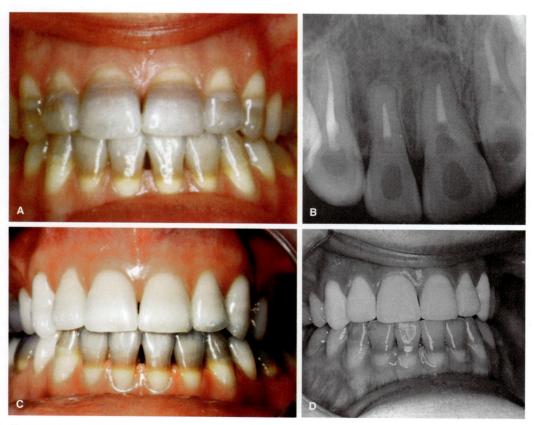

• **Figura 17.9** **A.** Alteração de cor acinzentada característica e faixas de alteração de cor de tetraciclina. As regiões cervicais nos dentes superiores e inferiores não apresentam alteração de cor; a tetraciclina não foi administrada durante esses períodos de desenvolvimento dentário. **B.** O tratamento do canal radicular foi concluído nos dentes anteriores superiores, com subsequentes procedimentos clareadores mediatos. **C.** Após o número necessário de consultas de clareamento, os dentes são restaurados permanentemente. Observe o contraste marcante com os incisivos inferiores, que permanecem sem tratamento. **D.** No acompanhamento de 4 anos, nenhuma regressão e nenhuma recidiva da alteração de cor são vistos. (Cortesia do Dr. H. Wayne Mohorn.)

Boxe 17.3 Questões de revisão

6. Peróxido de carbamida:
   a. É usado principalmente para clareamento externo
   b. Melhora a resistência de união do compósito
   c. Não causa nenhum dano ao tecido da mucosa
   d. Todas as alternativas anteriores
   e. Apenas B e C
7. O mecanismo de clareamento é mais corretamente resumido pelo seguinte:
   a. O clareamento prossegue eliminando o pigmento das moléculas e deixando para trás apenas sua estrutura externa não manchada.
   b. As espécies reativas de oxigênio causam a quebra de moléculas pigmentadas maiores em moléculas menores, menos pigmentadas visivelmente.
   c. O clareamento ocorre por meio da alternância de ligações *trans* para uma forma *cis* que permite que as estruturas ligadas sejam mais bem alinhadas e, assim, cria uma pigmentação menos visível no espectro de luz visível.
   d. Os cromóforos atacam as ligações de outras moléculas, levando à dissolução das espécies reativas de oxigênio (contribuindo de outra forma para a pigmentação das moléculas).
   e. B e C
8. No caso do procedimento de clareamento interno, que requer mais de duas tentativas, é recomendado:
   a. Remover o aspecto coronal do material de obturação e posicionar a barreira do orifício mais apicalmente.
   b. Colocar menos peróxido de hidrogênio concentrado contendo material de clareamento.
   c. Continuar a substituição do agente clareador através do mesmo procedimento até que a tonalidade desejada seja alcançada.
   d. Usar uma broca esférica de baixa velocidade para escavar a dentina na câmara pulpar de maneira deliberada que permita melhor transmissão de luz.
   e. A e D
9. Qual das opções a seguir é a correta ao considerar a restauração de dentes tratados endodonticamente que passaram recentemente por clareamento interno?
   a. Monômero acrílico ou silicones devem ser colocados como um forro para ocluir os túbulos dentinários antes da restauração final do dente.
   b. A câmara pulpar não deve ser preenchida completamente com resina composta, pois poderia diminuir a translucidez natural do dente.
   c. A colocação de hidróxido de cálcio por 1 a 2 semanas após o clareamento é recomendada para aumentar o pH da dentina antes da colocação de uma restauração.
   d. Ao fotopolimerizar a resina composta do acesso, recomenda-se fotopolimerizar pela face lingual em vez da vestibular.
   e. B e D
10. Qual das seguintes afirmações sobre o clareamento interno é correta?
    a. Alterações de cor de longa data que são clareadas internamente são sempre mais propensas a recidiva de cor do que alterações de cor a curto prazo.
    b. A idade do paciente desempenha um papel crítico no sucesso dos procedimentos de clareamento interno.
    c. Embora o mecanismo exato não seja totalmente claro, presume-se que a etiologia da reabsorção radicular relacionada ao clareamento pode ser causada pela liberação de peróxido de hidrogênio através dos túbulos dentinários e defeitos na JCE e superfície radicular, causando irritação ao periodonto.
    d. Os dentes clareados internamente são mais frágeis e mais propensos a fraturas.
    e. Todas as alternativas anteriores

RESPOSTAS

1. e. Apenas A e B.
2. a. Acesse toda a câmara pulpar e os cornos pulpares para desbridar completamente o tecido.
3. c. Hipoplasia cronológica.
4. e. Apenas A e B.
5. c. Perborato de sódio.
6. a. É usado principalmente para clareamento externo.
7. b. As espécies reativas de oxigênio causam a quebra de moléculas pigmentadas maiores em moléculas menores, menos pigmentadas visivelmente.
8. a. Remova o aspecto coronal do material de obturação e posicione a barreira do orifício mais apicalmente.
9. b. A câmara pulpar não deve ser preenchida completamente com resina composta, pois isso pode diminuir a translucidez natural do dente.
10. c. Embora o mecanismo exato não seja totalmente claro, presume-se que a etiologia da reabsorção radicular relacionada ao clareamento deve-se à liberação de peróxido de hidrogênio através dos túbulos dentinários e aos defeitos na JCE e na superfície radicular que causam irritação ao periodonto.

Alterações de cor extrínsecas

As alterações de cor extrínsecas são mais superficiais e obviamente mais sensíveis ao clareamento externo. O sucesso do clareamento, entretanto, depende mais da profundidade da mancha no esmalte do que da cor da própria mancha. Essas alterações de cor não são tratadas com clareamento interno.

Quando e como encaminhar

A demanda por clareamento dental tem aumentado constantemente na última década[31,71] e provou ser segura e efetiva quando feita por um dentista treinado. A maioria dos procedimentos de clareamento pode ser realizada por dentistas generalistas, principalmente se a causa da alteração de cor for diagnosticada. Caso o clínico geral não possa fazer essa identificação, o encaminhamento a um especialista deve ser considerado.

O clínico geral também pode recomendar pacientes cuja alteração de cor dos dentes não responda aos métodos convencionais de clareamento. Fatores não identificados podem estar impedindo que os produtos químicos de clareamento cheguem efetivamente à mancha. O especialista é capaz de identificar e corrigir esses fatores.

Referências bibliográficas

1. Rotstein I: Intracoronal bleaching of nonvital teeth. In Greenwall L, editor: *Tooth whitening techniques*, ed 2, Boca Raton, 2017, CRC Press, p 143.
2. Rotstein I, Walton R: Bleaching discolored teeth. In Torabinejad M, Walton RE, Fouad AF, editors: *Endodontics: principles and practice*, ed 5, St Louis, 2015, Elsevier/Saunders, p 428.
3. Rotstein I, Zalkind M, Mor C, et al.: In vitro efficacy of sodium perborate preparations used for intracoronal bleaching of discolored non-vital teeth, *Endod Dent Traumatol* 7:177, 1991.
4. Rotstein I, Mor C, Friedman S: Prognosis of intracoronal bleaching with sodium perborate preparation in vitro: 1-year study, *J Endod* 19:10, 1993.
5. Abott P, Heah SY: Internal bleaching of teeth: an analysis of 225 teeth, *Aust Dent J* 54:326, 2009.

6. Driscoll WS, Horowitz HS, Meyers RJ, et al.: Prevalence of dental caries and dental fluorosis in areas with optimal and above-optimal water fluoride concentrations, *J Am Dent Assoc* 107:42, 1983.
7. Tredwin CJ, Scully C, Bagan-Sebastian JV: Drug-induced disorders of teeth, *J Dent Res* 84:596, 2005.
8. Jordan RE, Boksman L: Conservative vital bleaching treatment of discolored dentition, *Compend Contin Educ Dent* 5:803, 1984.
9. Chiappinelli JA, Walton RE: Tooth discoloration resulting from long-term tetracycline therapy: a case report, *Quintessence Int* 23:539, 1992.
10. Botelho MG, Chan AWK, Newsome PRH, et al.: A randomized controlled trial of home bleaching of tetracycline-stained teeth, *J Dent* 67:29, 2017.
11. Walton RE, O'Dell NL, Lake FT, et al.: Internal bleaching of tetracycline-stained teeth in dogs, *J Endod* 9:416, 1983.
12. Davis MC, Walton RE, Rivera EM: Sealer distribution in coronal dentin, *J Endod* 28:464, 2002.
13. Thomson AD, Athanassiadis B, Kahler B, et al.: Tooth discoloration: staining effects of various sealers and medicaments, *Aust Endod J* 38:2, 2012.
14. Lenherr P, Allgayer N, Weiger R, et al.: Tooth discoloration induced by endodontic materials: a laboratory study, *Int Endod J* 45:942, 2012.
15. Parsons JR, Walton RE, Ricks-Williamson L: In vitro longitudinal assessment of coronal discoloration from endodontic sealers, *J Endod* 27:699, 2001.
16. Kim JH, Kim Y, Shin SJ, et al.: Tooth discoloration of immature permanent incisor associated with triple antibiotic therapy: a case report, *J Endod* 36:1086, 2010.
17. Kirchhoff AL, Raldi DP, Salles AC, et al.: Tooth discolouration and internal bleaching after the use of triple antibiotic paste, *Int Endod J* 48:1181, 2015.
18. Lim MY, Lum SO, Poh RS, et al.: An in vitro comparison of the bleaching efficacy of 35% carbamide peroxide with established intracoronal bleaching agents, *Int Endod J* 37:483, 2004.
19. Spasser H: A simple bleaching technique using sodium perborate, *NY State Dent J* 27:332, 1961.
20. Weiger R, Kuhn A, Lost C: In vitro comparison of various types of sodium perborate used for intracoronal bleaching of discolored teeth, *J Endod* 20:338, 1994.
21. Rotstein I, Friedman S: pH variation among materials used for intracoronal bleaching, *J Endod* 17:376, 1991.
22. Asfora KK, Santos C, Montes MA, et al.: Evaluation of biocompatibility of sodium perborate and 30% hydrogen peroxide using the analysis of the adherence capacity and morphology of macrophages, *J Dent* 33:155, 2005.
23. Maleknejad F, Ameri H, Kianfar I: Effect of intracoronal bleaching agents on ultrastructure and mineral content of dentin, *J Conserv Dent* 15:174, 2012.
24. Majeed A, Farooq I, Grobler SR, et al.: Tooth bleaching: a review of the efficacy and adverse effects of various tooth whitening products, *J Coll Physicians Surg Pak* 25:891, 2015.
25. Goldberg M, Grootveld M, Lynch E: Undesirable and adverse effects of tooth-whitening products: a review, *Clin Oral Investig* 14:1, 2010.
26. Crim GA: Post-operative bleaching: effect on microleakage, *Am J Dent* 5:109, 1992.
27. Titley KC, Torneck CD, Ruse ND: The effect of carbamide-peroxide gel on the shear bond strength of a microfill resin to bovine enamel, *J Dent Res* 71:20, 1992.
28. Moosavi H, Ghavamnasiri M, Manari V: Effect of postoperative bleaching on marginal leakage of resin composite and resin-modified glass ionomer restorations at different delayed periods of exposure to carbamide peroxide, *J Contemp Dent Pract* 10:e009, 2009.
29. Marin PD, Heithersay GS, Bridges TE: A quantitative comparison of traditional and non-peroxide bleaching agents, *Endod Dent Traumatol* 14:64, 1998.
30. Kaneko J, Inoue S, Kawakami S, et al.: Bleaching effect of sodium percarbonate on discolored pulpless teeth in vitro, *J Endod* 26:25, 2000.
31. Kwon SR, Wertz PW: Review of the mechanism of tooth whitening, *J Esthet Restor Dent* 27:240, 2015.
32. Plotino G, Buono L, Grande MN, et al.: Nonvital tooth bleaching: a review of the literature and clinical procedures, *J Endod* 34:394, 2008.
33. Buchalla W, Attin T: External bleaching therapy with activation by heat, light or laser: a systematic review, *Dent Mater* 23:586, 2007.
34. Madison S, Walton R: Cervical root resorption following bleaching of endodontically treated teeth, *J Endod* 16:570, 1990.
35. Friedman S, Rotstein I, Libfeld H, et al.: Incidence of external root resorption and esthetic results in 58 bleached pulpless teeth, *Endod Dent Traumatol* 4:23, 1988.
36. Howell RA: Bleaching discoloured root-filled teeth, *Br Dent J* 148:159, 1980.
37. Lin LC, Pitts DL, Burgess Jr LW: An investigation into the feasibility of photobleaching tetracycline-stained teeth, *J Endod* 14:293, 1988.
38. Holmstrup G, Palm AM, Lambjerg-Hansen H: Bleaching of discoloured root-filled teeth, *Endod Dent Traumatol* 4:197, 1988.
39. Rotstein I, Friedman S, Mor C, et al.: Histological characterization of bleaching-induced external root resorption in dogs, *J Endod* 17:436, 1991.
40. Devji T: Walking bleach technique of endodontically treated teeth with 35% hydrogen peroxide and 37% carbamide peroxide may result in similar improvements in tooth color and patient satisfaction, *J Am Dent Assoc* 149:e113, 2018.
41. Attin T, Paque F, Ajam F, et al.: Review of the current status of tooth whitening with the walking bleach technique, *Int Endod J* 36:313, 2003.
42. Deliperi S: Clinical evaluation of nonvital tooth whitening and composite resin restorations: five-year results, *Eur J Esthet Dent* 3:148, 2008.
43. Freccia WF, Peters DD, Lorton L: An evaluation of various permanent restorative materials' effect on the shade of bleached teeth, *J Endod* 8:265, 1982.
44. Rivera EM, Vargas M, Ricks-Williamson L: Considerations for the aesthetic restoration of endodontically treated anterior teeth following intracoronal bleaching, *Pract Periodont Aesthet Dent* 9:117, 1997.
45. de Costa J, Vargas M, Swift EJ, et al.: Color and contrast ratio of resin composites for whitened teeth, *J Dent* 1:e27, 2009.
46. Lemon RR: Bleaching and restoring endodontically treated teeth, *Curr Opin Dent* 1:754, 1991.
47. Wilcox LR, Diaz-Arnold A: Coronal microleakage of permanent lingual access restorations in endodontically treated anterior teeth, *J Endod* 15:584, 1989.
48. Titley KC, Torneck CD, Ruse ND, et al.: Adhesion of a resin composite to bleached and unbleached human enamel, *J Endod* 19:112, 1993.
49. Sundfeld RH, Briso AL, De Sa PM, et al.: Effect of time interval between bleaching and bonding on tag formation, *Bull Tokyo Dent Coll* 46:1, 2005.
50. Timpawat S, Nipattamanon C, Kijsamanmith K, et al.: Effect of bleaching agents on bonding to pulp chamber dentine, *Int Endod J* 38:211, 2005.
51. Rotstein I: Role of catalase in the elimination of residual hydrogen peroxide following tooth bleaching, *J Endod* 19:567, 1993.
52. Lima AF, Lessa FC, Mancini MN, et al.: Transdentinal protective role of sodium ascorbate against the cytopathic effects of H_2O_2 released from bleaching agents, *Oral Surg Oral Med Oral Pathol Oral Radiol Endod* 109:e70, 2010.
53. Rotstein I, Zyskind D, Lewinstein I, et al.: Effect of different protective base materials on hydrogen peroxide leakage during intracoronal bleaching in vitro, *J Endod* 18:114, 1992.
54. Steiner DR, West JD: A method to determine the location and shape of an intracoronal bleach barrier, *J Endod* 20:304, 1994.
55. Casey LJ, Schindler WG, Murata SM, et al.: The use of dentinal etching with endodontic bleaching procedures, *J Endod* 15:535, 1989.

56. Camps J, Pommel L, Aubut V, et al.: Influence of acid etching on hydrogen peroxide diffusion through human dentin, *Am J Dent* 23:168, 2010.
57. Dahl JE, Pallesen U: Tooth bleaching: a critical review of the biological aspects, *Crit Rev Oral Biol Med* 14:292, 2003.
58. Brown G: Factors influencing successful bleaching of the discolored root-filled tooth, *Oral Surg Oral Med Oral Pathol* 20:238, 1965.
59. Heithersay GS, Dahlstrom SW, Marin PD: Incidence of invasive cervical resorption in bleached root-filled teeth, *Aust Dent J* 39:82, 1994.
60. Rotstein I, Torek Y, Misgav R: Effect of cementum defects on radicular penetration of 30% H_2O_2 during intracoronal bleaching, *J Endod* 17:230, 1991.
61. Neuvald L, Consolaro A: Cementoenamel junction: microscopic analysis and external cervical resorption, *J Endod* 26:503, 2000.
62. Heling I, Parson A, Rotstein I: Effect of bleaching agents on dentin permeability to *Streptococcus faecalis*, *J Endod* 21:540, 1995.
63. Rokaya ME, Beshr K, Hashem Mahram A, et al.: Evaluation of extraradicular diffusion of hydrogen peroxide during intracoronal bleaching using different bleaching agents, *Int J Dent* 2015:493795, 2015.
64. Rotstein I, Lehr Z, Gedalia I: Effect of bleaching agents on inorganic components of human dentin and cementum, *J Endod* 18:290, 1992.
65. Lewinstein I, Hirschfeld Z, Stabholz A, et al.: Effect of hydrogen peroxide and sodium perborate on the microhardness of human enamel and dentin, *J Endod* 20:61, 1994.
66. Chng HK, Ramli HN, Yap AU, et al.: Effect of hydrogen peroxide on intertubular dentine, *J Dent* 33:363, 2005.
67. Eimar H, Siciliano R, Abdallah MN, et al.: Hydrogen peroxide whitens teeth by oxidizing the organic structure, *J Dent* 40(suppl 2):e25, 2012.
68. Roberto AR, Sousa-Neto MD, Viapiana R, et al.: Effect of different restorative procedures on the fracture resistance of teeth submitted to internal bleaching, *Braz Oral Res* 26:77, 2012.
69. Rotstein I, Wesselink PR, Bab I: Catalase protection against hydrogen peroxide–induced injury in rat oral mucosa, *Oral Surg Oral Med Oral Pathol* 75:744, 1993.
70. Lake FT, O'Dell NL, Walton RE: The effect of internal bleaching on tetracycline in dentin, *J Endod* 11:415, 1985.
71. Joiner A, Luo W: Tooth colour and whiteness: a review, *J Dent* 67S:S3, 2017.

18

Acidentes de Procedimento

ALI NOSRAT, YOSHITSUGU TERAUCHI E MAHMOUD TORABINEJAD

VISÃO GERAL DO CAPÍTULO

Introdução, 389
Perfurações durante o preparo da cavidade de acesso, 389
Acidentes durante a limpeza e a modelagem, 395

Acidentes durante a obturação, 402
Acidentes durante o preparo do espaço para pino, 404

OBJETIVOS DA APRENDIZAGEM

Após ler este capítulo, o estudante deve estar apto a:

1. Perfuração da câmara pulpar durante o preparo do acesso
2. Evitar degraus
3. Obstrução do canal por materiais dentários ou restos de dentina
4. Perfuração coronal ou radicular
5. Instrumento fraturado
6. Obturação aquém do comprimento de trabalho preparado
7. Materiais de obturação estendidos além do ápice
8. Obturação incompleta
9. Incidentes no preparo do espaço para pino
10. Injeções acidentais.

Introdução

Como outras disciplinas complexas da odontologia, a terapia de canal radicular pode apresentar desafios indesejados ou imprevistos que podem afetar o prognóstico. Esses percalços são chamados coletivamente de *acidentes de procedimento*. No entanto, o medo de acidentes de procedimento não deve impedir um profissional de realizar o tratamento de canal radicular se a seleção de caso adequada e problemas de competência forem observados.

O conhecimento dos fatores etiológicos envolvidos em acidentes de procedimento é essencial para sua prevenção. Além disso, devem-se apreender métodos de reconhecimento e tratamento, bem como os efeitos de tais acidentes no prognóstico. A maioria dos problemas pode ser evitada aderindo aos princípios básicos de diagnóstico, seleção de caso, planejamento de tratamento, preparo de acesso, limpeza e modelagem, obturação e preparo do espaço para pino.

Exemplos de acidentes de procedimento incluem instrumentos endodônticos engolidos ou aspirados, perfuração da coroa ou da raiz, formação de degraus, instrumentos fraturados, canais com ou sem preenchimento e raízes fraturadas verticalmente. Um bom praticante usa conhecimento, destreza, intuição, paciência e consciência das limitações pessoais para minimizar esses acidentes. Quando ocorre um acidente durante o tratamento de canal radicular, o paciente deve ser informado sobre (1) o incidente, (2) procedimentos necessários para a correção, (3) modalidades alternativas de tratamento e (4) o efeito desse acidente sobre prognóstico. A documentação médico-legal adequada é obrigatória. Um praticante de sucesso aprende com experiências anteriores e aplica para os desafios futuros. Além disso, o clínico que conhece suas próprias limitações reconhecerá os casos potencialmente difíceis e encaminhará o paciente a um endodontista. O beneficiário será o paciente, que receberá o melhor atendimento.

Este capítulo discute causas, prevenção e tratamento de vários tipos de acidentes de procedimento que podem ocorrer em diferentes fases do tratamento de canal (Vídeo 18.1). O efeito desses acidentes no prognóstico de curto e longo prazos também será descrito.

Perfurações durante o preparo da cavidade de acesso

O objetivo principal de uma cavidade de acesso é fornecer um caminho desobstruído ou em linha reta para o forame apical (Figura 18.1). Acidentes, como remoção excessiva de estrutura dentária ou perfuração, podem ocorrer durante as tentativas de localização de canais. A falta de acesso em linha reta costuma ser o principal fator etiológico para outros tipos de acidentes intracanal.

Causas

Apesar das variações anatômicas na configuração dos vários dentes, a câmara pulpar, na maioria dos casos, está localizada no centro da coroa anatômica. Já o sistema pulpar está localizado no eixo longo do dente. Não atentar ao grau de inclinação axial de um dente em relação aos dentes adjacentes e ao osso alveolar pode resultar em desvio

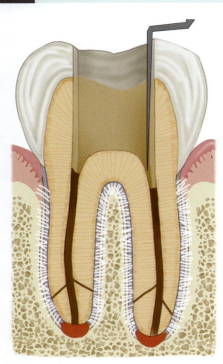

• **Figura 18.1** Fazer um caminho desobstruído e em linha reta para o forame apical dos canais radiculares evita acidentes.

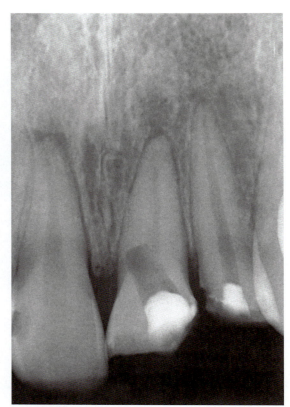

• **Figura 18.2** Não atentar ao grau de inclinação axial do incisivo central em relação aos dentes adjacentes e ao osso alveolar resultou em desvio grave e quase em perfuração neste preparo de acesso simples.

ou perfuração da coroa ou da raiz em vários níveis (Figura 18.2). Depois de estabelecer a forma adequada de contorno de acesso, deixar de direcionar a broca paralelamente ao longo eixo do dente causará desvio ou perfuração da coroa ou da raiz. Esse problema costuma ocorrer quando o dentista deve utilizar a imagem refletida de um espelho intraoral para fazer o preparo do acesso. Em tais situações, a tendência natural é direcionar a broca para longe do eixo longo da raiz a fim de melhorar a visão através do espelho. Outro motivo que pode causar falha no direcionamento da broca paralelamente ao longo do eixo da raiz é o preparo da cavidade de acesso em ampliações maiores. O clínico pode perder a "percepção de profundidade" ao usar o microscópio em ampliações maiores, o que possivelmente causará desvio do eixo longo. Não verificar a orientação da abertura de acesso durante o preparo pode resultar em perfuração. O dentista deve parar periodicamente para revisar a relação broca-dente. Auxílios para avaliar o progresso incluem transiluminação, ampliação e radiografias. Radiografias interproximais feitas durante o preparo da cavidade de acesso são úteis para ajustar a orientação mesiodistal. Radiografias periapicais deslocadas são úteis para ajustar a orientação vestibulolingual.

A busca pela câmara pulpar ou por orifícios de canais em uma cavidade de acesso despreparada também pode resultar em acidentes. Deixar de reconhecer quando a broca passa através de uma câmara pulpar pequena ou achatada (semelhante a um disco) em um dente multirradiculares também pode resultar em desvio ou perfuração da furca (Figura 18.3A).

Uma coroa fundida muitas vezes não está alinhada ao extenso eixo do dente; direcionar a broca ao longo da peça fundida desalinhada pode resultar em uma perfuração coronal ou radicular.

Prevenção

Exame clínico

O conhecimento aprofundado da morfologia dentária, incluindo a superfície e a anatomia interna e sua relação, é obrigatório para evitar perfurações da câmara pulpar. Em seguida, a localização e a angulação do dente devem ser relacionadas aos dentes adjacentes e ao osso alveolar para evitar um preparo de acesso desalinhado. Além disso, radiografias de dentes em diferentes ângulos fornecem informações sobre o tamanho e a extensão da câmara pulpar, bem como sobre a presença de alterações internas, como calcificação ou reabsorção. A radiografia é uma projeção bidimensional de um objeto tridimensional. A variação do ângulo de exposição horizontal fornecerá pelo menos uma visão distorcida da terceira dimensão e pode ser útil no fornecimento de informações anatômicas adicionais. A tomografia computadorizada de feixe cônico (TCFC) também pode fornecer informações valiosas em casos com calcificação grave ou anatomia incomum do canal. Em casos complexos, o encaminhamento a um endodontista pode ser indicado.

Procedimentos operatórios

O uso de um dique de borracha (Figura 18.4) durante o tratamento de canal radicular é geralmente indicado.[1,2] Entretanto, em situações nas quais problemas são antecipados na localização das câmaras pulpares (p. ex., dentes inclinados, peças fundidas mal orientadas ou câmaras calcificadas), iniciar o acesso sem um dique de borracha é preferível porque permite um melhor alinhamento coroa-raiz. No entanto, quando o acesso é feito sem a colocação do dique de borracha, nenhum instrumento intracanal, como limas, alargadores ou extirpa-nervos, deve ser usado, a menos que sejam presos por um pedaço de fio dental[6] e um tampão de garganta seja colocado. Câmaras ou canais constritos devem ser procurados pacientemente, com pequenas quantidades de dentina removidas de cada vez.

A falha em reconhecer quando a broca passa pelo teto da câmara pulpar, se a câmara está calcificada, pode resultar em desvio ou perfuração da furca. Após a penetração do teto da câmara, usando-se uma broca de acesso "com extremidade segura", como a Endo Z

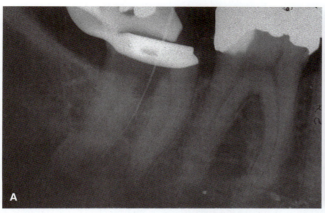
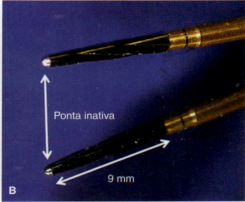

- **Figura 18.3 A.** Falha em reconhecer quando a broca passa pelo teto da câmara pulpar em uma calcificada câmara pulpar pode resultar em desvio ou perfuração da furca. O uso de localizadores de ápice e radiografias anguladas é necessário para a detecção precoce da perfuração. A detecção precoce reduz os danos e melhora o reparo. **B.** O uso de uma broca de acesso com ponta inativa evitará a perfuração do piso da câmara.

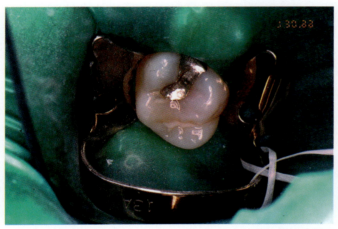

- **Figura 18.4** O dique de borracha deve ser aplicado nos dentes anteriores e posteriores. Ele fornece isolamento do dente alvo e evita acidentes durante o procedimento.

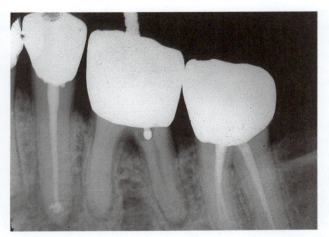

- **Figura 18.5** Uma pequena broca é colocada durante o preparo do acesso quando a orientação é um problema. Isso fornece informações sobre angulação e profundidade de penetração da broca.

(Dentsply/Maillefer, Tulsa, OK) ou uma broca *shaper* de polpa (Dentsply/Tulsa Dental, Tulsa, OK), se evitará a perfuração do assoalho da câmara (Figura 18.3B).

O uso de localizadores de ápice e radiografias anguladas é necessário para a detecção precoce da perfuração. A detecção precoce reduz os danos causados pelo tratamento contínuo (irrigação, limpeza e modelagem) e melhora o prognóstico para o reparo não cirúrgico.

Outro método útil de fornecer isolamento e visualizar o alinhamento coroa-raiz é o uso de "isolamento a distância". Trata-se de um dique que pode ser aplicado na região anterior sem um grampo de isolamento (ver Capítulo 13) ou nas regiões posteriores por isolamento do quadrante, se um dente distal puder receber um grampo. Além disso, a eliminação do grampo metálico do campo de operação permite a orientação radiográfica do preparo do acesso coronal.

Para orientar o acesso, uma broca pode ser colocada no orifício de preparo (fixada com bolinhas de algodão) e então radiografada (Figura 18.5). Isso fornece informações sobre a profundidade do acesso em relação à localização do canal. Lembre-se de que um único canal está localizado no centro da raiz. Uma radiografia vestibular direta mostrará a relação mesiodistal; um filme mesial ou distal mostrará a localização vestibulolingual. Esse procedimento é útil para localizar pequenos canais.

O uso de uma luz de fibra óptica durante o preparo do acesso pode auxiliar na localização de canais. Essa luz forte ilumina a cavidade quando o feixe é direcionado através da abertura de acesso (luz refletida) e ilumina o assoalho da câmara pulpar (luz transmitida). Neste último caso, o orifício do canal aparece como uma mancha escura. Usar lentes de aumento ou um microscópio operatório[3-7] também ajudará na localização de um pequeno orifício. Lupas de ampliação (2,5 ou mais) são úteis, especialmente quando combinadas com transiluminação. O auxílio definitivo na localização do canal é o microscópio cirúrgico. Pacientes com problemas que requerem ampliação significativa para localização do canal devem ser encaminhados a um endodontista que tenha esse equipamento especializado.

A imagem TCFC é uma ferramenta útil para localizar e negociar os canais, especificamente em dentes com anatomia interna complicada ou calcificada.[8-10] A TCFC pode ser usada antes e, caso necessário, durante o tratamento para prevenir a perfuração e localizar os canais em dentes com câmara pulpar calcificada. Imagens com campo de visão limitado são preferíveis àquelas com grande campo de visão, pois fornecem mais precisão, com resolução mais alta. As secções transversais axiais no nível da junção cemento-esmalte (JCE) podem mostrar a posição da câmara pulpar calcificada em relação à superfície externa da coroa. Caso o clínico não consiga encontrar os canais após o preparo da cavidade de acesso ser iniciado, a TCFC pode ser realizada para ajudar a localizar os canais. O clínico pode ajustar a profundidade de trepanação, bem como a posição mesiodistal e vestibulolingual da broca, usando cortes transversais axial, sagital e coronal, respectivamente.

Reconhecimento e tratamento

A perfuração no ligamento periodontal (LPD) ou osso geralmente (mas nem sempre) resulta em hemorragia imediata e contínua. O canal ou câmara é difícil de secar, e a colocação de uma ponta de papel ou bolinha de algodão pode aumentar ou renovar o sangramento. O osso é relativamente avascular em comparação com o tecido mole. A perfuração mecânica pode produzir inicialmente apenas hemorragia igual à do tecido pulpar.

As perfurações devem ser reconhecidas precocemente para evitar danos subsequentes aos tecidos periodontais com instrumentos intracanais e irrigantes. Os primeiros sinais de perfuração podem incluir um ou mais dos seguintes: (1) dor súbita durante a determinação do comprimento de trabalho quando a anestesia local foi adequada durante o preparo do acesso; (2) aparecimento súbito de hemorragia; (3) dor em queimação ou gosto ruim durante a irrigação com hipoclorito de sódio; ou (4) outros sinais, incluindo uma lima mal posicionada radiograficamente ou uma leitura do ligamento periodontal de um localizador apical aquém do comprimento de trabalho em uma entrada de lima inicial.

Dor pós-operatória incomumente intensa pode resultar de procedimentos de limpeza e modelagem realizados por meio de uma perfuração não detectada. Em uma consulta subsequente, o local da perfuração ficará hemorrágico devido à inflamação dos tecidos circundantes. O prognóstico geral do dente deve ser avaliado em relação a seu valor estratégico, à localização e ao tamanho do defeito, assim como ao potencial de reparo.

A perfuração no ligamento periodontal em qualquer local terá efeito negativo no prognóstico a longo prazo.[11] O dentista deve informar o paciente sobre o prognóstico questionável[12] e monitorar de perto a resposta periodontal a longo prazo a qualquer tratamento. Além disso, o paciente deve saber quais sinais ou sintomas indicam falha, bem como, em caso de alguma ocorrer, qual será o tratamento subsequente.

As perfurações durante o preparo da cavidade de acesso apresentam uma variedade de problemas. Quando ocorre uma perfuração ou há forte suspeita, o paciente deve ser considerado para encaminhamento a um endodontista. Em geral, um especialista está mais bem equipado para gerenciar esses pacientes (Figura 18.6A–C). Além disso, após avaliação a longo prazo, outros procedimentos, como cirurgia, podem ser necessários se ocorrer falha futura.

Perfuração lateral da raiz

A localização e o tamanho da perfuração durante o acesso são fatores importantes em uma perfuração lateral. Se o defeito estiver localizado acima da altura do osso da crista, o prognóstico para o reparo da perfuração é favorável.[13] Esses defeitos podem ser facilmente "exteriorizados" e reparados com material restaurador padrão, como amálgama, ionômero de vidro ou resina composta. Curetagem periodontal ou cirurgia aberta são ocasionalmente necessárias para colocar, remover ou alisar o excesso de material de reparo. Em alguns casos, o melhor reparo é a colocação de uma coroa completa com a margem estendida apicalmente para cobrir o defeito.

Dentes com perfurações no osso da crista ou abaixo dele no terço coronário da raiz geralmente têm o pior prognóstico (Vídeo 18.2).[12,13] A inserção frequentemente diminui e uma bolsa periodontal se forma, com a perda de inserção estendendo-se apicalmente até pelo menos a profundidade do defeito. O objetivo do tratamento é posicionar a porção apical do defeito acima do osso da crista. A extrusão ortodôntica da raiz é geralmente o procedimento de escolha para dentes na zona estética.[14] O aumento cirúrgico da coroa pode ser considerado quando o resultado estético não for comprometido ou quando dentes adjacentes necessitarem de terapia periodontal cirúrgica. O reparo interno dessas perfurações por agregado de trióxido mineral (MTA) demonstrou fornecer uma vedação adequada em comparação com outros materiais.[15] Idealmente, o reparo dessas perfurações deve ser feito assim que acontecerem, para evitar danos ao periodonto. Geralmente, o reparo de perfurações no terço cervical após a perda de inserção e a formação de bolsa tem prognóstico muito desfavorável.

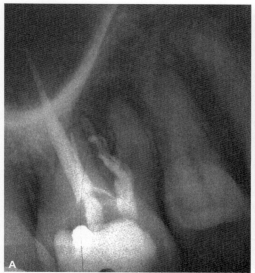
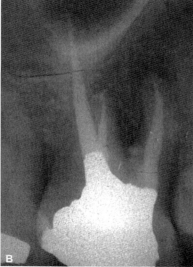
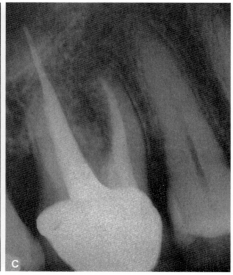

• **Figura 18.6 A.** A busca do canal MV em uma câmara parcialmente calcificada resultou em uma perfuração de furca e extrusão de materiais obturadores para os tecidos periapicais. Uma leitura do localizador apical, ou uma radiografia angulada, teria detectado esse tipo de erro. **B.** O tratamento inicial foi refeito e a perfuração selada com agregado de trióxido mineral (MTA). **C.** Radiografia (3 anos depois) não mostra evidências de patose na área reparada. (Cortesia do Dr. George Bogen.)

Contudo, um relato de caso recente mostrou que materiais à base de silicato de cálcio podem ter o potencial de induzir a cicatrização no periodonto, mesmo quando o reparo da perfuração é feito após a formação de bolsa.[16]

Perfuração da furca

A perfuração da furca é geralmente uma entre dois tipos: o "direto" ou o "lateral". Cada um é criado e manejado de forma diferente, e os prognósticos variam. A perfuração direta geralmente ocorre durante a busca por um orifício do canal. Trata-se de mais um defeito "perfurado" na bifurcação com uma broca, que geralmente é acessível, pode ser pequeno e ter paredes. Esse tipo de perfuração deve ser reparado imediatamente (se possível) com MTA (Figura 18.7). Se houver condições adequadas (campo seco), podem-se usar ionômero de vidro ou resina composta para selar o defeito. O prognóstico geralmente é bom, caso o defeito seja selado imediatamente.

Uma perfuração lateral envolve o lado da bifurcação da superfície radicular cervical e resulta do alargamento excessivo com limas ou brocas. Enquanto as perfurações diretas são geralmente acessíveis e, portanto, passíveis de ser reparadas de forma não cirúrgica, as perfurações laterais são geralmente inacessíveis, exigindo abordagens mais elaboradas. As consequências usuais de perfurações de remoção não tratadas são inflamação seguida pelo desenvolvimento de uma bolsa periodontal. A falha a longo prazo resulta da infiltração do material de reparo, que produz ruptura periodontal com perda de inserção. O uso hábil de MTA melhorou significativamente o prognóstico de reparo não cirúrgico de perfurações de remoção em comparação com outros materiais de reparo (Figura 18.8*A-C*).

Tratamento não cirúrgico

Se possível, reparo não cirúrgico (Figura 18.9) de perfurações de furca é preferível à intervenção cirúrgica devido ao difícil acesso e à possibilidade de danos adicionais ao periodonto durante a cirurgia. Tradicionalmente, materiais como amálgama, guta-percha, óxido de zinco-eugenol, Cavit, hidróxido de cálcio, osso liofilizado e *indium foil* têm sido usados clínica e experimentalmente para selar esses defeitos.[17,18] O reparo é difícil devido a problemas potenciais com visibilidade, controle de hemorragia e capacidade de manejo e vedação dos materiais de reparo. Em geral, as perfurações que ocorrem durante o preparo do acesso devem ser vedadas imediatamente, mas a patência dos canais deve ser protegida. Reparo imediato das perfurações com materiais bioativos (ou seja, MTA e materiais semelhantes a MTA[19]) oferece os melhores resultados para reparo de perfuração (Vídeo 18.3).[12,20-23]

Tratamento cirúrgico

A cirurgia requer procedimentos restauradores mais complexos e higiene oral mais exigente do paciente.[24] As alternativas cirúrgicas incluem o reparo da perfuração com MTA – se acessível por uma abordagem cirúrgica. A localização exata, o tamanho e também a acessibilidade da perfuração podem ser avaliados por meio de imagens de TCFC.[25] Caso a perfuração não seja reparável ou acessível por uma abordagem cirúrgica, hemissecção, bicuspidização, amputação de raiz ou reimplante intencional devem ser considerados. Dentes com raízes divergentes e níveis ósseos que permitem o preparo de margens de coroa adequadas são candidatos a hemissecção ou bicuspidização (Figura 18.10). O reimplante intencional é indicado quando o defeito é inacessível ou quando existem vários problemas, como uma perfuração combinada com um instrumento separado, ou quando o prognóstico com outros procedimentos cirúrgicos é ruim. Tanto o dentista quanto o paciente devem reconhecer que o prognóstico para o tratamento de dentes alterados cirurgicamente é questionável devido à maior dificuldade técnica associada a procedimentos restauradores e a exigências

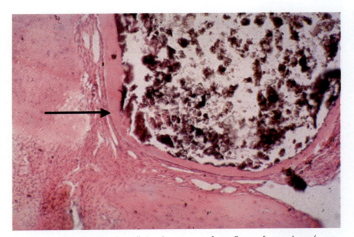

• **Figura 18.7** Reparo imediato de uma perfuração na furca do pré-molar de um cão com agregado de trióxido mineral (MTA) resulta na formação de cemento (*seta*) adjacente ao material.

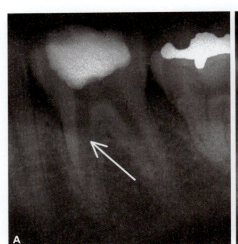
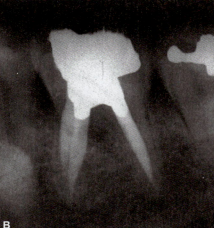
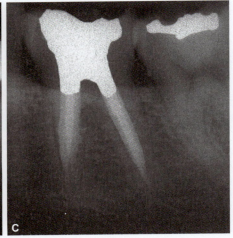

• **Figura 18.8 A.** Radiografia mostra perfuração *lateral* (*seta*) na raiz mesiovestibular do primeiro molar inferior. **B.** As raízes mesiais foram preenchidas com agregado de trióxido mineral (MTA) e a raiz distal com guta-percha e cimento endodôntico. **C.** Uma radiografia feita 1 ano depois não mostra lesão perirradicular.

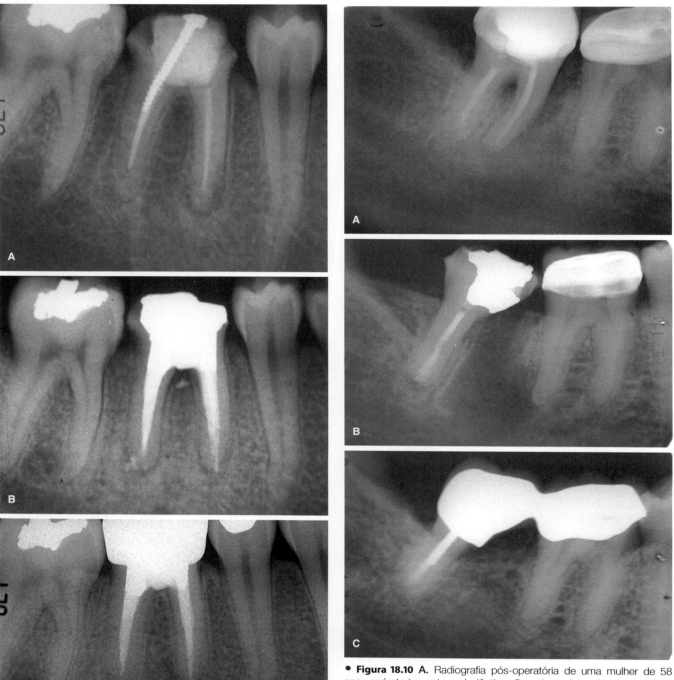

● **Figura 18.9 A.** A radiografia periapical mostra a presença de uma perfuração da furca no primeiro molar inferior. **B.** O canal radicular foi retratado e a perfuração reparada com agregado de trióxido mineral (MTA). **C.** A radiografia feita 26 meses depois mostra evidências de cicatrização óssea na furca.

● **Figura 18.10 A.** Radiografia pós-operatória de uma mulher de 58 anos após tratamento endodôntico. O paciente é sensível à percussão e há lesões periapicais. Uma bolsa periodontal de 7 mm existe na face mesiovestibular da raiz mesial do segundo molar. Suspeita-se de uma fratura, e extração-reimplante foi realizada para fins de diagnóstico. O dente foi extraído, e uma fratura foi observada na raiz mesial. **B.** A raiz mesial foi removida, e o dente, reimplantado após retrobturação da raiz distal com agregado de trióxido mineral (MTA). **C.** Radiografia de 1 ano depois mostra o reparo ósseo e a restauração desse dente. A bolsa periodontal foi eliminada.

Prognóstico

Os fatores que afetam o prognóstico a longo prazo dos dentes após reparo de perfuração incluem localização do defeito em relação ao osso da crista, comprimento do tronco da raiz, acessibilidade para reparo, tamanho do defeito, presença ou ausência de comunicação periodontal com o defeito, lapso de tempo entre a perfuração e o

complicadas de higiene oral. As raízes restantes são propensas a cáries, doença periodontal e fratura vertical da raiz. As opções de planejamento do tratamento, incluindo extração, devem ser discutidas com o paciente quando o prognóstico for desfavorável.

reparo, capacidade de selamento do material restaurador e fatores subjetivos como competência técnica do dentista e atitude e higiene bucal do paciente.[13] O reconhecimento e o reparo precoces melhoram o prognóstico, minimizando os danos aos tecidos periodontais por bactérias, limas e irrigantes. Além disso, uma pequena perfuração (menos de 1 mm) causa menos destruição do tecido e é mais fácil de reparar do que uma perfuração maior. Localizadores apicais eletrônicos ou radiografias anguladas com limas no local ajudam na detecção precoce. Outra ferramenta útil para diagnosticar e localizar as perfurações é a TCFC. As imagens de TCFC podem ajudar os clínicos a compreender a posição espacial da perfuração e determinar um plano de tratamento realista (cirúrgico ou não cirúrgico) para repará-la.[26]

Uma perfuração não reconhecida ou tratada na furca geralmente resulta em um defeito periodontal que se comunica através do sulco gengival em semanas ou às vezes dias. Uma comunicação periodontal preexistente causada por perfuração piora o prognóstico; o tempo entre a perfuração e o reparo deve ser o mais curto possível.[27,28] A vedação imediata do defeito reduz a incidência e a gravidade da ruptura periodontal. Para determinar melhor o prognóstico a longo prazo, o dentista deve monitorar os sintomas do paciente, as alterações radiográficas e, o mais importante, o estado periodontal. Radiografias e sondagem periodontal durante o exame de recordação são as melhores medidas de sucesso ou fracasso do procedimento de reparo. A formação de uma bolsa periodontal adjacente ao local da perfuração é um sinal definitivo de falha.

Acidentes durante a limpeza e a modelagem

Os acidentes de procedimento mais comuns durante a limpeza e a modelagem do sistema de canal radicular são formação de degraus, criação de canal artificial, perfuração radicular, fratura de instrumentos e extrusão de solução irrigante periapicalmente. A correção desses acidentes costuma ser difícil, e o paciente deve ser encaminhado ao endodontista.

Formação de degrau

Por definição, um degrau é criado quando o comprimento de trabalho não pode mais ser negociado e a patência original do canal é perdida. As principais causas da formação de degraus incluem (1) acesso em linha reta inadequado ao canal, (2) falha na curvatura prévia das limas, (3) forçamento de limas grandes em canais curvos, (4) irrigação ou lubrificação inadequada e (5) compactação de detritos na porção apical do canal.

Prevenção de um degrau
Avaliação pré-operatória
A prevenção de degraus começa com o exame de radiografias pré-operatórias tiradas de diferentes ângulos e imagens de TCFC para investigar curvaturas, comprimento e tamanho inicial.

Curvaturas
Foi relatado que a incidência de formação de degraus aumentava significativamente quando a curvatura do canal era maior que 20° e, quando a curvatura era maior que 30°, mais de 50% dos canais ficavam com degraus.[29] O mais importante é o terço cervical do canal radicular. A curvatura coronal grave predispõe o canal apical à formação de degraus. O acesso em linha reta ao orifício do canal pode ser obtido durante o preparo do acesso, mas a acessibilidade ao terço apical do canal é obtida apenas com alargamento coronal e usando limas pré-curvadas. Curvas apicais graves requerem uma sequência adequada de procedimentos de limpeza e modelagem para manter a patência (ver Capítulo 14).

Comprimento
Canais mais longos são mais propensos à formação de degraus em comparação com canais mais curtos e de diâmetro maior. É necessária atenção cuidadosa para manter a patência de modo a evitar degraus.

Tamanho inicial
Canais de diâmetro menor são mais facilmente rebaixados do que canais de diâmetro maior.

Em resumo, os canais mais propensos a degraus são finos, curvos e longos. Radiografias são bidimensionais e, portanto, não fornecem informações precisas sobre a forma real e a curvatura do sistema de canal radicular. Todos os canais radiculares têm algum grau de curvatura, incluindo curvas vestibulolinguais, que podem não ser aparentes em exposições faciais retas (Figura 18.11). As imagens de TCFC são as ferramentas mais precisas para entender a presença e o grau de curvaturas.[8]

Instrumentos
Instrumentos com mais flexibilidade causam menos transporte apical, resultando na formação de degraus. A flexibilidade dos instrumentos depende de vários fatores inter-relacionados, como *design* da seção transversal, diâmetro do núcleo, passo, propriedades metalúrgicas, tratamento de superfície dos instrumentos, tratamento térmico, tipo de cinemática (rotação contínua, reciprocidade e movimento adaptativo), número de pontos de contato com as paredes do canal e tipo de ligas usadas para os instrumentos (convencional, fase R, M-Wire, CM-wire, MaxWire e GOLD Wire).[30,31] A maneira mais comum de aumentar a flexibilidade da lima é diminuir sua massa de metal aumentando o número de canais por unidade de comprimento, aumentando a profundidade das lâminas e diminuindo o ângulo da hélice, a conicidade, o tamanho e/ou o diâmetro do núcleo da lima. Assim, um aumento da conicidade resulta na ampliação da área da seção transversal e na diminuição da flexibilidade.[32] O formato da ponta também pode afetar a incidência de formação de degraus. Relata-se que instrumentos com pontas piramidais formam degraus.[33] Limas flexíveis (níquel-titânio) com pontas não cortantes reduzem as chances de formação de degraus. Deixar de usar os instrumentos em ordem sequencial também pode levar à formação de degraus.

Procedimentos técnicos
A determinação do comprimento de trabalho no processo de limpeza e modelagem é uma continuação do preparo do acesso. O acesso em linha reta ideal ao terço apical não é alcançado até que a limpeza e a modelagem tenham sido concluídas. Uma medição precisa do comprimento de trabalho é um requisito porque a limpeza e a modelagem abaixo do comprimento ideal são um prelúdio para a formação do degrau. A recapitulação e a irrigação frequentes, juntamente com o uso de lubrificantes, são obrigatórias. O hipoclorito de sódio pode ser usado inicialmente para controle de hemorragia e remoção de resíduos. No entanto, esse agente sozinho pode não ser adequado para fornecer a lubrificação máxima.

Lubrificantes à base de silicone, glicerina e cera estão disponíveis comercialmente para lubrificação de canais. Como esses materiais são viscosos, eles são transportados para as regiões apicais do canal com a lima. A lubrificação aprimorada permite a inserção mais fácil da lima, reduz a tensão na lima e auxilia na remoção de detritos. O lubrificante é facilmente removido com irrigação com hipoclorito de sódio. O uso excessivo de lubrificantes à base de ácido etilenodiaminotetracético (EDTA) pode aumentar o risco de formação de degraus.

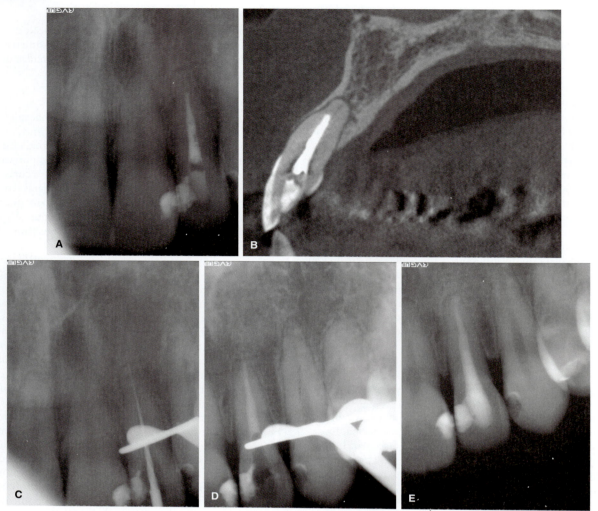

● **Figura 18.11 A.** A radiografia pré-operatória mostra que o incisivo lateral superior esquerdo está preenchido de forma insuficiente e a presença do canal apical ao final da obturação radicular. **B.** Visão sagital da tomografia computadorizada de feixe cônico (TCFC) mostra a presença da formação de degrau em relação ao terço apical do canal com uma lesão de pequeno porte. **C.** A borda foi contornada e a patência apical foi estabelecida. **D.** O agregado de trióxido mineral (MTA) foi obturado no canal. **E.** Radiografia pós-operatória de 3 meses mostrando cicatrização apical.

As técnicas passivas de *step-back* e de força equilibrada são dois métodos benéficos do preparo do canal que reduzem as chances de formação de degraus. Cada lima é usada em sequência com a limagem circunferencial para remover qualquer irregularidade antes que uma lima de diâmetro maior seja colocada. O uso eficaz da lima circunferencial garante suavidade das paredes do canal e alargamento em direção à extremidade apical do canal, o que ajudará a prevenir a formação de degraus.

Canais com curvatura coronal grave requerem uma técnica de limpeza e modelagem passivas (ver Capítulo 14). Uma lima nº 15 é usada em comprimento de trabalho. Com irrigação ou lubrificação máxima, o canal é passiva e progressivamente alargado de forma gradual. A lima nº 15 é recapitulada várias vezes para manter a patência. Essa técnica de pré-alargamento reduz a curvatura coronal e aumenta o canal. Melhor controle das limas é obtido para aumentar e limpar o terço apical do canal como a última etapa (consulte a seção sobre Limpeza Apical no Capítulo 14). Usando essa técnica, reduzem-se as chances de formação de degraus. As limas rotatórias, com maior conicidade, misturam-se e unem-se à forma em um funil afilado.

Manejo de um degrau

Depois de criado, um degrau é difícil de corrigir. Se possível, tanto o canal original quanto a borda devem estar localizados sob o microscópio e com a ajuda de imagens de TCFC. Se o degrau não estiver claramente localizado, ele deve ser alargado até a saliência em uma direção anticurvatura com uma broca Gates-Glidden (GG) nº 3 em um movimento de escovação, já que um degrau costuma se formar em linha reta. Em seguida, deve-se tentar contornar o degrau e instrumentar o canal usando-se uma das seguintes técnicas: "Instrumentos manuais", "Pontas ultrassônicas", "Instrumentos rotatórios" e "Abordagem cirúrgica".

Instrumentos manuais

Uma lima K pequena, como uma lima K nº 10, é o instrumento-chave usado para contornar um canal com degraus. A ponta da lima (2 a 3 mm) é fortemente curvada e trabalhada no canal na direção da sua curvatura. Um movimento de "bicada" é usado para tentar sentir o travamento do espaço do canal original, que está ligeiramente aquém da extensão apical do degrau. Uma microlima projetada para ser usada sob o microscópio, como o micro-Opener com conicidade nº 10/0,06 (Dentsply Sirona, Suíça) e o microexplorador (Dental

Engineering Laboratories, Seattle, WA), é mais bem colocada no canal original quando ele é visível ao microscópio. Uma vez que a lima foi posta no canal original, repete-se um pequeno movimento para cima e para baixo, de forma a ampliar a entrada do canal original (ver Figura 18.11). Em seguida, uma lima maior é posteriormente colocada no canal até que a saliência seja reduzida para permitir que qualquer lima seja inserida suavemente no comprimento de trabalho.

Pontas ultrassônicas

As pontas ultrassônicas de pequeno diâmetro ajudarão a melhorar a visibilidade com o benefício adicional de reduzir a necessidade de sacrificar a dentina sadia ao contornar ou remover a saliência. O uso de pontas ultrassônicas mais longas também pode facilitar o contorno ou a redução do degrau no terço apical sob o microscópio. Primeiro, a entrada do canal original é localizada sob o microscópio. Em seguida, a ponta ultrassônica a ser usada deve ser afiada com uma broca de polimento de metal e pré-curvada ao canal original. A ponta ultrassônica pré-curvada é colocada no canal original e ativada para ampliar sua entrada. Uma vez que a entrada para o caminho original foi alargada para a inserção da lima, as limas de negociação devem ser colocadas no canal para estabelecer a patência e para suavizar as irregularidades nas paredes do canal que podem ter sido criadas com ultrassom. Segue-se então para o preparo do canal radicular com níquel-titânio (NiTi) rotatório ou com limas manuais (ver Figura 18.11).

Instrumentos rotatórios

Se uma lima rotatória for usada para superar um degrau, deve ser um instrumento menos cônico, como um PathFile nº 13 com conicidade 0,02 (Dentsply Sirona, Suíça) ou uma Race (ISO) 10 com conicidade 0,02 (FKG, Suíça). Primeiro, a porção apical, "os 2 a 3 mm apicais", da lima rotatória de conicidade 0,02 é pré-curvada em 30 a 45° e girada a 100 rpm ou mais lentamente, levada ao canal e movida apicalmente. Caso uma saliência ou curvatura apical acentuada seja encontrada, o instrumento é retirado cerca de 1 mm e imediatamente reinserido. Isso permite que a ponta pré-curvada se mova para uma orientação diferente no canal quando reinserida, o que pode exigir várias retiradas e reinserções, pois o clínico não tem como prever quando entrar na via original antes de negociar totalmente o canal. A seguir, é introduzido um de maior diâmetro para alargar o trajeto e reduzir a borda até ser possível o preparo do canal com instrumentos rotatórios convencionais.

Abordagem cirúrgica

Se um degrau não puder ser contornado com nenhuma das técnicas descritas anteriormente e a lesão periapical persistir, as opções de tratamento serão limitadas à intervenção cirúrgica, como cirurgia periapical e reimplante intencional com tratamento endodôntico retrógrado.

Prognóstico

A formação de degraus não resulta imediatamente em cirurgia ou perda do dente. A presença de degraus pode afetar o prognóstico, a depender se o canal apical à saliência pode ser adequadamente limpo ou não. Em geral, degraus apicais curtos e limpos têm bom prognóstico. Dentes com tecido pulpar vital apical a um degrau, em regra, têm um prognóstico melhor do que dentes com tecidos infectados necróticos apicais a um degrau que não foi previamente limpo antes da formação do degrau. O paciente deve ser informado sobre o prognóstico, a importância do exame de acompanhamento e quais sinais indicam falha. O aparecimento futuro de sintomas clínicos ou evidência radiográfica de falha pode exigir encaminhamento para cirurgia apical ou retratamento.

Criação de um canal artificial

Causa e prevenção

O desvio da via original do sistema de canais radiculares e a criação de um canal artificial causam um degrau exagerado, que é iniciado pelos fatores que provocam a formação e o transporte do degrau. Portanto, as recomendações para prevenir a formação de degraus devem ser seguidas para evitar a criação de canais artificiais. A sequência desafortunada é a seguinte: um degrau é criado, e o comprimento de trabalho adequado é perdido. O operador, ansioso por recuperar aquele comprimento, desgasta apicalmente a cada lima, criando assim um canal artificial. Usado de forma persistente, a lima eventualmente perfura a superfície da raiz. O uso agressivo de limas de aço inoxidável é a causa mais comum desse problema. A criação de um canal artificial pode ser evitada com uma radiografia intraoperatória colocando-se a lima de negociação no canal assim que o comprimento de trabalho é perdido, negociando-se o canal sob o microscópio para localizar a via original e usando-se uma pequena lima pré-curvada orientada para a via original.

Manejo

Negociar o canal original com o degrau exagerado geralmente é muito difícil. No entanto, se a via original puder ser localizada nas imagens de TCFC e sob o microscópio, negociar o canal original não deve ser tão difícil. Caso haja perfuração no canal artificial, ela precisa ser avaliada para manejar o canal artificial. Se o tamanho da perfuração na extensão apical do canal artificial for maior que 0,5 mm de diâmetro, ele deve ser selado com MTA antes de negociar o canal original (Figura 18.12). Isso permite uma negociação mais fácil do canal principal. O prognóstico do dente com perfuração depende do desbridamento e da capacidade de selamento do canal artificial perfurado e do canal original.[27,34] Para o canal com perfuração menor que 0,5 mm de diâmetro, ambos os canais devem ser limpos, modelados e obturados com MTA ao mesmo tempo. Se o manejo não cirúrgico do reparo da perfuração for difícil, a intervenção cirúrgica deve ser considerada (consulte a seção "Perfurações radiculares", neste capítulo).

Para obturar o canal sem perfuração, o canal original deve ser localizado, negociado, limpo e modelado junto com o canal artificial.

Prognóstico

O prognóstico depende da habilidade do operador de renegociar o canal original e da porção restante não instrumentada e não preenchida do canal principal. A menos que exista uma perfuração, os dentes nos quais o canal original pode ser renegociado e obturado têm um prognóstico semelhante àqueles sem complicações do procedimento. Em contraste, quando uma grande porção do canal principal está não instrumentada e não obturada, existe um pior prognóstico, e o dente deve ser examinado periodicamente. As perfurações ao nível do osso da crista têm o pior prognóstico como resultado de danos no ligamento periodontal e formação de bolsa. A falha geralmente significa que a cirurgia será necessária para retirar a raiz não instrumentada e não obturada.

Perfurações radiculares

As raízes podem ser perfuradas em diferentes níveis durante a limpeza e a modelagem. A localização (apical, média ou cervical) da perfuração e o estágio do tratamento afetam o prognóstico.[27] A resposta periodontal à lesão é afetada pelo nível e pelo tamanho da perfuração. Além disso, as perfurações nos estágios iniciais de limpeza e modelagem afetam o prognóstico de maneira significativa.

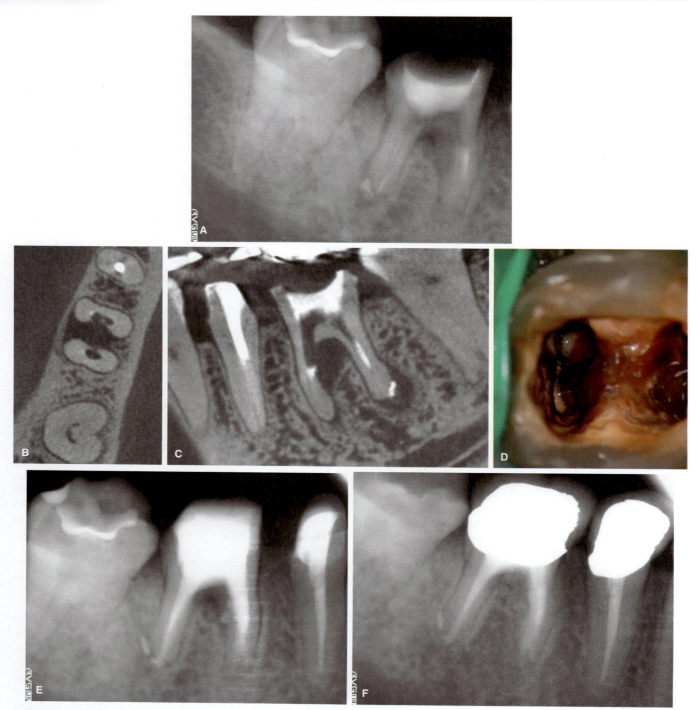

● **Figura 18.12 A.** Radiografia pré-operatória mostrando lesões periapicais e de furca. **B.** Vista axial da imagem de tomografia computadorizada de feixe cônico (TCFC) mostra uma grande perfuração de furca no canal MV causando lesões de furca. **C.** Visão sagital da imagem de TCFC mostra o canal MV perfurado na parede distal na furca e lesões periapicais associadas às raízes mesial e distal. **D.** Perfuração na parede distal do canal MV (*seta apontando*). **E.** Radiografia pós-operatória de 3 meses após obturação mostrando lesões periapicais e de furca de tamanho reduzido. **F.** Radiografia pós-operatória de 6 meses mostrando cicatrização da furca e periapical.

Perfurações apicais

As perfurações apicais ocorrem através do forame apical (superinstrumentação ou transporte no nível do forame apical) ou através do corpo da raiz (novo canal perfurado).

Etiologia e indicadores

A instrumentação do canal além da constrição apical resulta em perfuração. Comprimento de trabalho incorreto ou incapacidade de manter o comprimento de trabalho adequado causam "rasgo"[4] ou "arrombamento" do forame apical. O aparecimento de nova hemorragia no canal ou nos instrumentos, dor durante o preparo do canal em um dente previamente assintomático e a perda súbita do "*stop*" apical são indicadores de perfuração pelo forame apical. A extensão da maior lima (final) além do ápice radiográfico também é um sinal. Um localizador apical eletrônico também pode confirmar esse acidente de procedimento.

Prevenção

Para evitar a perfuração apical, os comprimentos de trabalho adequados devem ser estabelecidos e mantidos durante todo o procedimento. Em canais curvos, a flexibilidade das limas em relação ao tamanho e ao estreitamento deve ser considerada. Os procedimentos de limpeza e modelagem endireitam um pouco o canal e diminuem efetivamente o comprimento de trabalho em até 1 a 2 mm, exigindo assim uma compensação. Para evitar a perfuração apical, o comprimento de trabalho deve ser verificado com um localizador apical antes e após a conclusão das etapas de limpeza e modelagem. Usar um motor elétrico para limas rotatórias com um localizador apical integrado é outra opção.

Tratamento

O tratamento inclui o estabelecimento de um novo comprimento de trabalho, a criação de um batente apical (funil) e a obturação do canal em seu novo comprimento. Dependendo do tamanho e localização do forame apical, um novo comprimento de trabalho 1 a 2 mm antes do ponto de perfuração deve ser estabelecido. O canal é então limpo, modelado e obturado no novo comprimento de trabalho. O cone principal deve ter um *stop* apical aquém do comprimento de trabalho antes da obturação. A colocação de MTA como barreira apical pode impedir a extrusão de materiais de obturação.

O MTA também pode ser usado para preencher o canal e reparar a perfuração ao mesmo tempo. O diâmetro apical é medido com uma série de limas K. Em seguida, uma lima rotatória NiTi com um ou dois tamanhos menor que o diâmetro apical é selecionada. A lima rotatória NiTi selecionada é conectada a um localizador apical, seguindo-se uma compactação do MTA no canal e também no local da perfuração, usando-se a lima manual. O comprimento de trabalho deve ser alcançado uma ou duas vezes com a lima rotatória NiTi girando no sentido anti-horário manualmente para condensar ainda mais o MTA no espaço do canal.

Prognóstico

O prognóstico depende principalmente do tamanho, do formato e da localização do defeito, bem como do material usado para o reparo da perfuração.[20] Um ápice aberto ou funil reverso deve ser selado com MTA, pois fornece vedação adequada mesmo quando o material é extruído além do forame apical. Embora o MTA seja bioativo[19] e assente-se na presença de sangue e umidade,[35] é recomendado prevenir a extrusão de MTA[36] e de qualquer tipo de material obturador de canal radicular. A acessibilidade cirúrgica das perfurações também são variáveis importantes para o sucesso a longo prazo. O reparo de perfurações apicais em dentes anteriores é mais fácil e prático do que em dentes posteriores.

Perfurações laterais (terço médio da raiz)
Etiologia e tratamento

As perfurações laterais (terço médio da raiz) acontecem como resultado de esforços contínuos para atingir o comprimento de trabalho em um canal artificial que não foi diagnosticado pelo clínico. O leitor é encaminhado ao tópico "Criação de um canal artificial" para encontrar informações sobre as causas, prevenção e tratamento das perfurações laterais (terço médio da raiz) (Vídeo 18.2).

Prognóstico

O prognóstico dos dentes com perfurações no terço médio depende da eficácia do desbridamento do canal, do controle da hemorragia e da capacidade de obturar o canal apical à perfuração. O MTA é o material de escolha não apenas para reparo de perfuração, mas também pode ser utilizado como material de obturação quando houver perfuração intermediária. Dentes com perfurações próximas ao ápice após desbridamento completo ou parcial do canal têm melhor prognóstico do que aqueles com perfurações mais precoces. Em geral, pequenas perfurações são mais fáceis de selar do que grandes.

No retorno, exames radiográficos e periodontais para sinais e sintomas são realizados. A falha geralmente requer cirurgia ou outras abordagens. Essas abordagens dependem da gravidade da perfuração, da importância estratégica do dente e da localização e acessibilidade da perfuração. As técnicas corretivas incluem reparo do local da perfuração, ressecção da raiz até o nível da perfuração, amputação da raiz, hemissecção, reimplante e extração.

Perfurações da raiz cervical
Etiologia e indicadores

As perfurações radiculares cervicais podem ocorrer pelo aumento excessivo na porção cervical de um canal por limas, brocas GG, abridores de orifício ou alargadores Peeso. O uso dos métodos descritos anteriormente neste capítulo pode minimizar as perfurações durante o preparo do acesso. A remoção das restaurações quando possível, o uso de luzes de fibra óptica para iluminação, ampliação, imagem TCFC, acesso em linha reta ao orifício dos canais e exploração cuidadosa da entrada do canal podem prevenir a maioria dos problemas durante o preparo do acesso. O alargamento cuidadoso (*step-back*) e o uso conservador de instrumentos de alargamento são necessários durante os procedimentos de limpeza e modelagem.

Tratamento e prognóstico

Prevenir a comunicação entre o local da perfuração e o sulco gengival é muito crítico no prognóstico de dentes com perfurações radiculares coronais. O reparo da perfuração lateral no terço coronal da raiz, especialmente quando a perfuração é cervical a crista osso, tem o pior prognóstico devido à rápida perda de inserção periodontal. O canal apical à perfuração deve ser preenchido com MTA primeiro, e, posteriormente, o defeito deve ser reparado com o mesmo material para melhor selamento e cicatrização.

Fratura de instrumento

Etiologia

Embora a fratura do instrumento nem sempre reduza o prognóstico, ela pode afetar o desfecho do tratamento endodôntico. Estudos mostraram que a fratura do instrumento afeta negativamente o desfecho dos tratamentos endodônticos apenas nos casos em que o controle microbiano está comprometido ou lesões periapicais preexistem[37] (Figura 18.13). A fratura do instrumento em endodontia ocorre principalmente como resultado da fadiga do metal (fadiga cíclica e fadiga por torção), defeitos de fabricação, corrosão do instrumento na presença de $NaOCl$,[38,39] ou uma combinação desses fatores. Apesar da alta flexibilidade, os instrumentos de NiTi em geral são mais suscetíveis a fraturas com uma força menor do que os instrumentos de aço inoxidável.[40] Outros fatores associados à fratura de instrumentos são os seguintes: experiência do operador,[41,42] velocidade de rotação,[43] curvatura do canal (raio),[44] *design* e técnica de instrumentos,[45] ajuste de torque,[46] processo de manufatura,[47] tipo de ligas de NiTi usadas,[48] tipo de movimento rotacional (rotações contínuas ou movimentos alternativos),[49] tipo de dente[50,51] e ausência de pré-alargamento.[52]

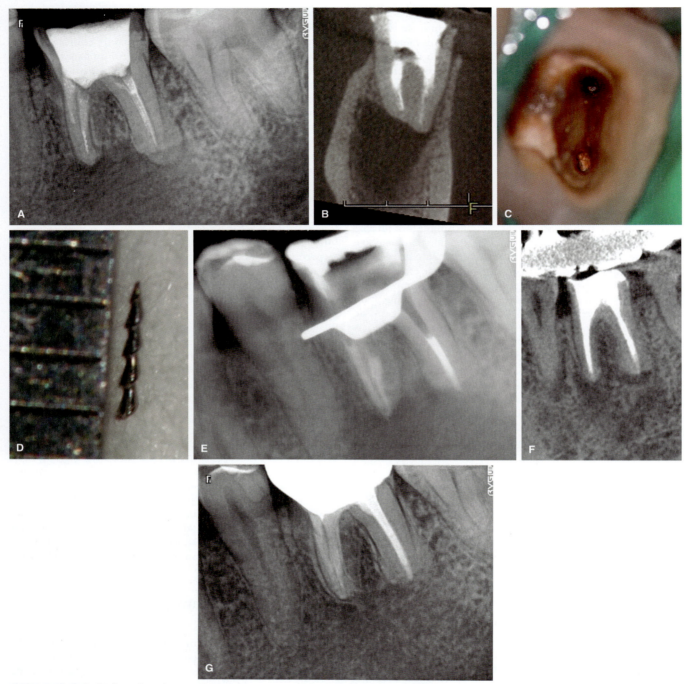

• **Figura 18.13** **A.** Radiografia pré-operatória mostrando um instrumento fraturado no terço apical do canal mesiovestibular com grandes lesões periapicais associadas às raízes mesial e distal. **B.** Visão coronal pré-operatória de imagem de tomografia computadorizada de feixe cônico (TCFC) mostrando o instrumento fraturado no canal MV com grande lesão periapical. **C.** Visão ampliada mostrando o instrumento fraturado no canal MV (seta). **D.** Instrumento recuperado medindo 2,5 mm. **E.** Pós-operatório com agregado de trióxido mineral (MTA) preenchendo os canais mesiais, obturação de guta-percha em canais distais. **F.** Visão sagital pós-operatória de 6 meses de imagem de TCFC mostrando cura da lesão periapical. **G.** Radiografia pós-operatória de 12 meses mostrando cicatrização periapical.

Reconhecimento

Uma lima encurtada com uma ponta romba e subsequente perda de patência para o comprimento original são as principais pistas para a presença de um instrumento fraturado. Uma radiografia é essencial para a confirmação. É imprescindível que o paciente seja informado do acidente e seu efeito no prognóstico.[1] Tal como acontece com outros acidentes processuais, a documentação detalhada também é necessária para considerações médico-legais.

Prevenção

O reconhecimento das propriedades físicas e das limitações de estresse das limas é fundamental. Lubrificação contínua com solução de irrigação ou lubrificantes é necessário. Cada instrumento é examinado antes do uso. Se uma lima desenrolada ou torcida for girada e visualizada, os reflexos do refletor aumentarão as distorções das lâminas. A rotação de uma lima de grande diâmetro em um canal curvo aumenta a fadiga cíclica em comparação com uma lima de menor diâmetro. Para reduzir essa fadiga de um instrumento em um canal curvo, uma lima de menor diâmetro deve ser usada com velocidade de rotação reduzida. Enquanto isso, girar uma lima de pequeno diâmetro em um canal estreito o torna mais suscetível a fraturas devido à fadiga torcional. Para reduzir a fadiga torcional de um instrumento, a velocidade de rotação deve ser aumentada, e a lima, usada com leve pressão apical.

A vida de fadiga dos instrumentos NiTi é maior em meio líquido do que no ar, o que indica o efeito da temperatura e do ambiente no risco de fratura do instrumento.[53] Um meio aquoso pode servir como um dissipador de calor eficaz para reduzir o risco de fratura do instrumento.

Relata-se o uso de movimentos recíprocos para estender a vida útil de um instrumento[54] e aumentar a resistência à fadiga cíclica em comparação com a rotação contínua.[49] É importante estabelecer um *glidepath* com as limas manuais antes que as limas rotatórias sejam introduzidas no canal.

Tratamento

O manejo não cirúrgico de instrumentos fraturados pode ser categorizado em métodos mecânicos e químicos. O método químico inclui o uso de solventes para corrosão de instrumentos e processo eletroquímico para dissolução de instrumentos, o que pode ser demorado porque os solventes químicos podem entrar em contato apenas com a superfície exposta do instrumento fraturado no canal para corroer todo o instrumento. Portanto, o método mecânico para recuperação de instrumentos é discutido apenas neste capítulo.

Existem três abordagens para lidar com um instrumento fraturado intracanal: (1) tentar remover o instrumento de maneira não cirúrgica ou cirúrgica, (2) tentar contorná-lo ou (3) preparar e obturar o canal com o instrumento fraturado. Usando uma pequena lima e seguindo as diretrizes descritas para negociar um degrau, o operador deve tentar contornar o instrumento fraturado. Depois de ultrapassar o instrumento fraturado, as limas ultrassônicas[55] ou limas Hedstrom são usadas para remover o fragmento (Vídeo 18.3). Se a remoção do fragmento fraturado não for bem-sucedida, o canal é limpo, modelado e obturado em seu novo comprimento de trabalho.

Primeiro, um diagnóstico e um plano de tratamento para a recuperação do instrumento devem ser feitos usando-se radiografia periapical e imagens de TCFC. Com a imagem TCFC, informações precisas do procedimento sobre a remoção do instrumento fraturado, como o comprimento do instrumento fraturado, os graus da curvatura, a espessura das paredes do canal, a presença de perfuração e a presença de lesões pré-operatórias, podem ser obtidos.

A grande maioria dos instrumentos rotatórios de NiTi fraturam no terço apical dos canais.[56] Quando um instrumento fraturado está além da curva e extruído principalmente para além dos forames apicais, uma abordagem cirúrgica deve ser considerada. Uma abordagem não cirúrgica deve ser realizada se a quantidade de dentina removida for mínima e razoável e não apresentar o risco de degraus ou perfurações.

A recuperação previsível de instrumentos requer preparações precisas. Primeiro, o canal necessita ser alargado para o nível do instrumento fraturado com uma broca GG nº 3 sem a ponta ativa (broca GG modificada nº 3). Em seguida, a broca de microtrefina (Dental Engineering Laboratories, Santa Bárbara, CA) é inserida no canal e girada no sentido anti-horário a 600 rpm para soltar o instrumento fraturado e expor a porção coronal de 1 mm do instrumento separado. Se o instrumento fraturado estiver ao redor da curva ou além da curva, uma lima rotatória NiTi de grande diâmetro, aproximadamente três tamanhos maiores do que o diâmetro estimado do instrumento separado, deve ser usada em vez da broca GG, sem usar a broca de microtrefina para evitar a formação de degraus. Em seguida, uma ponta ultrassônica afiada, como o Terauchi File Retrieval Kit (TFRK) – 12/6 e o TFRK-S (Dental Engineering Laboratories, Santa Barbara, CA), é usada para criar um espaço fino na lacuna entre o instrumento fraturado e a parede interna ou a parede circundante na porção reta do canal onde a espessura da parede dentinária é maior. Quando o instrumento fraturado é ultrassonicamente oscilado da parede interna de um canal curvo, ele será deslocado coronariamente, ao passo que a oscilação ultrassônica da parede externa resultará em empurrá-la mais apicalmente. A ponta ultrassônica usada no preparo deve ser pequena o suficiente para não apenas deslizar na lacuna na parede interna, mas também permitir a visualização adequada no canal sob o microscópio. A ponta ultrassônica deve ser ativada intermitentemente (ligada e desligada) na configuração de potência mais baixa que permita a remoção mínima de dentina para evitar o aumento da temperatura[57,58] e a quebra do instrumento fraturado ou da ponta ultrassônica. O espaço fino a ser criado na parede interna com ultrassom deve ser pelo menos maior que um terço do instrumento fraturado e mais de 180° semicircular ao redor dele na parede interna para soltar o instrumento fraturado. O preparo para a recuperação do instrumento deve continuar aprofundando o espaço ou estendendo o espaço semicircular até que o instrumento fraturado seja visto em movimento ou "dançando". Um instrumento fraturado de NiTi mais longo tende a flexionar com ultrassom, o que muitas vezes é mal interpretado como movendo-se ou "dançando" sob o microscópio. Depois que a lima fraturada for solta, o processo de recuperação deve ser tentado. Durante a recuperação por ultrassom, o espaço do canal radicular deve ser preenchido com EDTA. Quando a ponta ultrassônica afiada é colocada no espaço criado na parede interna e ativada continuamente em um movimento para cima e para baixo dentro do espaço, o instrumento fraturado deve sair em 10 segundos. O espaço entre o instrumento fraturado e a parede do canal deve ser maior do que o diâmetro do instrumento fraturado para permitir que ele flua para fora do canal. Se o dispositivo de laço for usado para recuperar o instrumento fraturado, o espaço mínimo necessário para a colocação do laço é de 0,4 mm de largura e 0,5 mm de comprimento no lado da porção cervical do instrumento fraturado. Um condensador nº 40 deve ser introduzido no espaço para ver se o espaço é grande o suficiente para colocar o laço. O tamanho do laço deve ser ajustado ao tamanho do instrumento fraturado com um explorador endodôntico DG-16. O laço deve ser dobrado em 45° para facilitar sua colocação. Em seguida, ele é colocado sobre o instrumento fraturado, apertado em torno dele com força mínima e gentilmente puxado para fora do canal, pois o instrumento fraturado já está desalojado das paredes do canal. Caso se sinta resistência ao puxar o instrumento fraturado para cima com o laço, deve-se balançar suavemente o laço em várias direções laterais e coronais (Figura 18.14).

Se o instrumento for fraturado em uma porção curva apical do canal além da seção reta do canal, não se deve tentar o uso de uma plataforma de escalonamento, pois pode resultar em degrau, perfuração ou perda excessiva de dentina.[59]

Se o instrumento não puder ser desviado ou removido, o preparo e a obturação devem ser realizados no nível cervical do fragmento.

Para a maioria dos casos que envolvem instrumentos fraturados, o paciente precisa ser encaminhado a um endodontista para tratamento (Vídeo 18.4).

Prognóstico

O prognóstico é melhor quando a fratura de um grande instrumento ocorre nas fases posteriores de instrumentação perto do comprimento de trabalho. O prognóstico é pior para dentes com canais

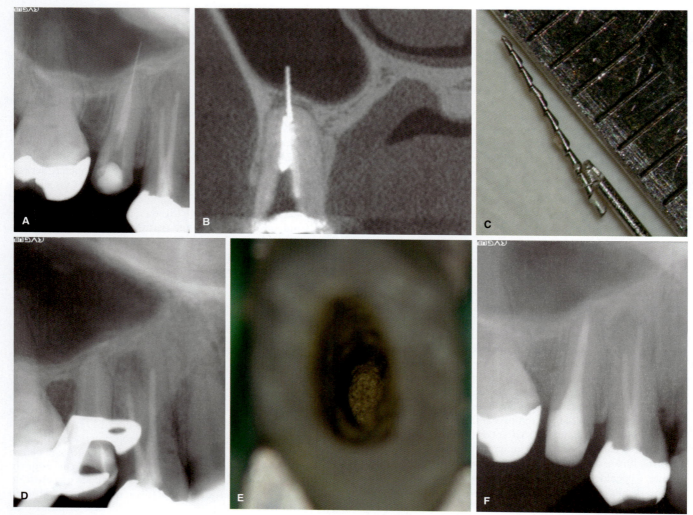

● **Figura 18.14** **A.** Radiografia pré-operatória mostrando uma lima fraturada no canal radicular com a porção apical extruído para o seio maxilar. **B.** Visão coronal pré-operatória de imagem de tomografia computadorizada de feixe cônico (TCFC) mostrando a posição da lima fraturada. **C.** Lima fraturada recuperada medindo 6 mm. **D.** Radiografia feita imediatamente após a recuperação. **E.** Imagem microscópica mostrando a obturação do agregado de trióxido mineral (MTA). **F.** Radiografia pós-operatória mostrando a obturação de MTA bem adaptada ao canal radicular.

não debridados, nos quais um pequeno instrumento é fraturado próximo ao ápice no início do preparo. Por questões médico-legais, o paciente deve ser informado (com documentação em prontuário) de uma fratura por instrumento. Apesar da preocupação do paciente e do dentista, relatos clínicos indicam que o prognóstico na maioria dos procedimentos que envolvem instrumento fraturado é favorável.[60] O fator prognóstico mais importante para dentes com instrumento fraturado retido é a presença de lesão periapical. O prognóstico de dentes tratados endodonticamente com instrumentos retidos permanece o mesmo.[37,60]

Se o dente permanecer sintomático ou houver uma falha subsequente, ele pode ser tratado cirurgicamente. As raízes acessíveis são removidas com colocação de um material obturador na extremidade da raiz. A acessibilidade do ápice radicular para intervenção cirúrgica é crítica para o desfecho.

Papel da imagem 3D na prevenção

A TCFC fornece ao clínico uma visão tridimensional da anatomia interna, o que o ajuda a prevenir a maioria dos acidentes de procedimento. Por exemplo, se a imagem TCFC mostrar uma curvatura apical abrupta e um forame apical no lado distal da raiz mesial de um molar inferior, podem ser evitadas a formação de degrau, a perfuração e a fratura do instrumento durante a instrumentação direcionada ao ápice da raiz. Cortes axiais geralmente mostram o número de canais e a espessura da parede do canal em relação ao longo eixo da raiz para evitar perfuração durante o preparo e a instrumentação do acesso. Cortes sagitais e coronais revelam curvatura do canal em relação ao acesso coronal ao canal radicular e ao longo eixo da raiz para evitar a formação de saliências e fratura do instrumento.[61] Por outro lado, estudos mostraram que a imagem TCFC não oferece vantagem sobre as radiografias periapicais na detecção de instrumentos fraturados em dentes obturados.[62]

Acidentes durante a obturação

A limpeza e modelagem adequadas são as chaves para evitar problemas de obturação, pois esses acidentes geralmente resultam de preparação inadequada do canal. Em geral, canais adequadamente preparados são obturados sem acidentes. No entanto, ocorrem problemas. A qualidade da obturação reflete a qualidade do preparo do canal.

Boxe 18.1 Questões de revisão

1. Que tipo de canal está sujeito à formação de saliências durante a instrumentação?
    a. Canal curto e curvo
    b. Canal curto com pequeno diâmetro
    c. Canal longo com pequeno diâmetro e curvatura
    d. Canal longo com grande diâmetro e curvatura
2. Que tipo de instrumento tem menos probabilidade de criar degrau no canal?
    a. Instrumento de grande diâmetro com uma conicidade aumentada
    b. Instrumento de pequeno diâmetro com conicidade mínima
    c. Instrumento NiTi com ponta cortante
    d. Instrumento de aço inoxidável com ponta não cortante
3. De que lado do canal deve ser criado um espaço estreito com ultrassom no preparo para a recuperação do instrumento?
    a. Parede externa
    b. Parede interior
    c. Parede mais espessa
    d. Parede mais fina
4. Qual é o objetivo do preparo do canal radicular para a retirada do instrumento?
    a. Visualizar o instrumento fraturado
    b. Afrouxar o instrumento fraturado
    c. Expor a porção coronal do instrumento fraturado
    d. Criar um espaço semicircular no espaço da parede interna
5. O que a visão axial da imagem TCFC mostra para evitar a perfuração durante o preparo da cavidade de acesso e instrumentação?
    a. O número de canais e a espessura da parede do canal
    b. A curvatura do canal e o longo eixo da raiz
    c. A presença de lesões periapicais
    d. A presença de um degrau

Subobturação

Etiologia

Algumas causas de obturação insuficiente incluem uma barreira natural no canal, um degrau criado durante o preparo, alargamento insuficiente, um cone principal mal adaptado e pressão de condensação inadequada. Contornar (se possível) qualquer barreira natural ou artificial para criar um funil suave é a chave para evitar uma subobturação. O advento das limas rotatórias NiTi de maior conicidade melhorou muito a previsibilidade de funil e conicidade adequados.

Tratamento e prognóstico

A remoção da guta-percha subpreenchida e o retratamento são preferidos. O foco do retratamento deve estar na causa da obturação insuficiente. Em outras palavras, o clínico deve primeiro determinar o que causou a subobturação e, em seguida, tratar desse problema durante o retratamento. Forçar a guta-percha apicalmente pelo aumento da pressão do espaçador ou do condensador não é uma solução e pode fraturar a raiz. Se a condensação lateral for o método de obturação, o cone principal deve ser marcado para indicar o comprimento de trabalho. Se houver suspeita de deslocamento do cone principal durante a condensação, uma radiografia é feita antes que o excesso de guta-percha seja removido. A remoção pode ser realizada puxando-se os cones na ordem inversa da colocação. Remoção de guta-percha em canais obturados com a condensação lateral é mais fácil do que a remoção com outras técnicas de obturação.

Sobreobturação

O material de obturação extruído causa danos aos tecidos e inflamação. O desconforto pós-operatório (sensibilidade à mastigação) geralmente dura alguns dias ou semanas.

Etiologia

A sobreobturação é geralmente a consequência da superinstrumentação por meio da constrição apical ou da falta de afilamento adequado nos canais preparados. Quando o ápice é aberto naturalmente por reabsorção apical ou sua constrição é removida durante a limpeza e a modelagem, não há matriz contra a qual condensar; a condensação descontrolada força a extrusão de materiais (Figura 18.15). Outras causas incluem reabsorção inflamatória e desenvolvimento incompleto da raiz.

Prevenção

Para evitar a sobreobturação, as orientações para prevenir perfuração do forame apical devem ser seguidas. O preparo cônico com um "batente" apical geralmente evita a sobreobturação. A maior lima e o cone principal no comprimento de trabalho devem ter um *stop* positivo. Se houver suspeita de sobreobturação, uma radiografia deve ser feita antes que o excesso de guta-percha seja removido. Tal como acontece com a subobturação, a massa de guta-percha pode ser removida se o cimento endodôntico não tiver tomado presa.

Tratamento e prognóstico

Quando aparecem sinais ou sintomas de falha endodôntica, a cirurgia apical pode ser necessária para remover o material dos tecidos apicais e colocar o material de obturação da extremidade radicular. O prognóstico a longo prazo é ditado pela qualidade do selamento apical, pela quantidade e biocompatibilidade do material extruído, pela resposta do hospedeiro e pela toxicidade e capacidade de selamento do material de obturação da extremidade radicular.

Fratura vertical de raiz

A fratura total vertical da raiz causa falha intratável. Aspectos da fratura vertical da raiz são descritos em mais detalhes no Capítulo 4.

Etiologia

Os fatores causais incluem procedimentos de tratamento de canal radicular e fatores associados, como colocação do pino. A principal causa da fratura vertical da raiz é a cimentação de pino. A causa secundária é a aplicação excessiva de forças de condensação para obturar um canal mal preparado ou superpreparado.[63] Um estudo mostrou que a fratura radicular vertical está associada a dois canais em uma raiz, presença de istmo entre os canais em uma raiz e forças de condensação durante a obturação.[64]

Prevenção

Em relação aos procedimentos de tratamento do canal radicular, a melhor forma de prevenir fraturas radiculares verticais é o preparo adequado do canal e o uso de pressão equilibrada durante a obturação. Uma das principais razões para a dilatação de canais é fornecer espaço para instrumentos de condensação. Os espaçadores digitais produzem menos tensão e distorção da raiz do que seus equivalentes manuais.[65] Além disso, os espaçadores digitais de NiTi produzem menos tensão durante a compactação do que os espaçadores de dedo de aço inoxidável.[66]

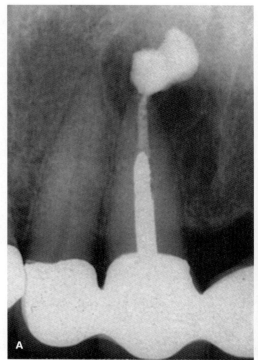
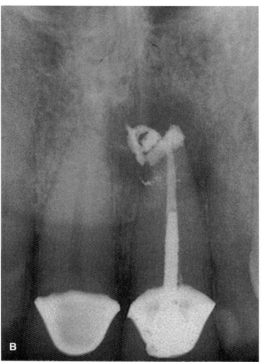

• **Figura 18.15** **A.** A falta de medidas de comprimento adequadas pode resultar em sobreobturação com cimento obturador ou (**B**) cimento endodôntico e guta-percha.

Indicadores

Fraturas radiculares verticais de longa data são frequentemente associadas a uma bolsa periodontal estreita e profunda com ou sem uma abertura de fístula, bem como uma radiolucidez lateral ou em forma de J (Figura 18.16) que se estende até a porção apical da fratura vertical.[67] Para confirmar o diagnóstico, uma fratura vertical deve ser visualizada. A cirurgia exploratória ou a remoção da restauração geralmente é necessária para visualizar esse acidente. Mais recentemente, a TCFC tem sido usada para confirmar ou descartar fraturas radiculares verticais. No entanto, a dispersão de pinos ou materiais de obturação do canal radicular pode dificultar a interpretação das fraturas radiculares verticais em imagens de TCFC.[68]

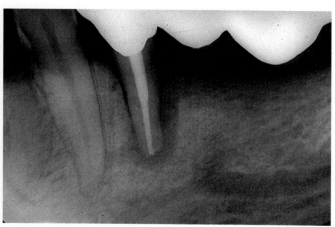

• **Figura 18.16** Uma radiolucidez lateral em forma de lágrima e um defeito de sondagem estreito estendem-se até o ápice de um dente com fratura vertical.

Prognóstico e tratamento

A fratura completa da raiz vertical prediz um prognóstico desfavorável. O tratamento é a remoção da raiz envolvida em dentes multirradiculares ou a extração de dentes unirradiculares.

Acidentes durante o preparo do espaço para pino

Para evitar a perfuração da raiz, a guta-percha pode ser removida para o nível desejado com condensadores aquecidos ou dispositivos de aquecimento eletrônico, como o "Touch N Heat" ou System B (SybronEndo, Orange, CA). Esse espaço de pino "piloto" fornece um caminho de menor resistência para as brocas de pino. Tentar remover a guta-percha com uma broca apenas resultará em perfuração. Quando um canal é preparado para receber um pino, as brocas devem ser usadas sequencialmente, começando com um tamanho que se ajuste passivamente ao nível desejado. Erros de cálculo e preparo incorreto podem resultar em perfuração em qualquer nível. O conhecimento da anatomia da raiz é necessário para determinar o tamanho e a profundidade dos pinos.

Indicadores

O aparecimento de sangue novamente durante o preparo do espaço posterior é uma indicação da presença de uma perfuração radicular. A presença de uma abertura de fístula ou defeitos de sondagem que se estendem até a base de um pino costumam ser um sinal de fratura ou perfuração da raiz. As radiografias geralmente mostram uma radiolucidez lateral ao longo da raiz ou local da perfuração.

Tratamento e prognóstico

Conforme descrito anteriormente, o prognóstico de dentes com perfuração radicular durante o preparo do espaço do pino depende do tamanho da raiz, da localização em relação à inserção epitelial e da acessibilidade para reparo. O manejo da perfuração do pino geralmente é cirúrgico caso o pino não possa ser removido. Já se o pino puder ser removido, o reparo não cirúrgico é preferível (Figura 18.17). Idealmente, o reparo da perfuração deve ser feito imediatamente após a perfuração ser diagnosticada (Figura 18.18). Dentes com pequenas perfurações radiculares que estão na região apical e são acessíveis para reparo cirúrgico têm melhor prognóstico do que aqueles que têm grandes perfurações, estão próximos ao sulco gengival ou são inacessíveis. Devido à complexidade do diagnóstico, das técnicas cirúrgicas e da avaliação de acompanhamento, os pacientes com perfurações por pino devem ser encaminhados a um endodontista para avaliação e tratamento.

Outros acidentes

Aspiração ou ingestão

A aspiração ou ingestão de instrumentos é um evento sério, mas pode ser facilmente evitado com as devidas precauções. O uso de dique de borracha é o padrão de cuidado para evitar tal ingestão ou aspiração e ações judiciais subsequentes.

O desaparecimento de um instrumento que escorregou dos dedos do dentista seguido de tosse violenta ou engasgo do paciente e a confirmação radiográfica de uma lima no trato alimentar ou via respiratória são os principais sinais. Esses pacientes requerem encaminhamento imediato a um serviço clínico para diagnóstico e tratamento adequados. Segundo levantamento de Grossman, 87% desses instrumentos são engolidos, e o restante, aspirado.[69] A remoção cirúrgica é necessária para alguns dos engolidos (Figura 18.19) e quase todos os instrumentos aspirados.

Extrusão de irrigante

O encaixe de uma agulha no canal (ou particularmente fora de uma perfuração) com expressão vigorosa de irrigante (geralmente hipoclorito de sódio) causa a penetração de irrigantes nos tecidos perirradiculares e inflamação e desconforto para os pacientes.[70] A extrusão de NaOCl nos tecidos periapicais pode causar uma emergência com risco de vida.[71] Essa situação é chamada de *acidente com hipoclorito de sódio*. Uma pesquisa com endodontistas certificados pelo conselho nos EUA mostrou que cerca de um terço dos endodontistas sofreram um acidente com NaOCl.[72] Eles ocorreram mais comumente em dentes posteriores superiores com diagnóstico de necrose pulpar e lesão periapical.[72] A colocação frouxa das agulhas de irrigação, a irrigação cuidadosa, com leve pressão, bem como o uso de uma agulha perfurada lateralmente, evitam forçar a solução de irrigação para os tecidos perirradiculares. Além disso, recomenda-se colocar um *stop* de borracha na agulha de irrigação, menor do que o comprimento de trabalho, para ficar longe do forame apical durante a irrigação. O movimento de cima para baixo da agulha durante a irrigação também ajuda a evitar o travamento da agulha dentro do canal. Dor repentina, prolongada e aguda durante a irrigação, seguida por um rápido inchaço difuso (o "acidente com hipoclorito de sódio"), geralmente indica a penetração da solução nos tecidos perirradiculares. O episódio agudo diminuirá espontaneamente com o tempo (Figura 18.20). Em dentes com ápice aberto, o uso de irrigantes menos concentrados, ou soro fisiológico, evitará a possibilidade de acidentes de irrigação.

Inicialmente, não há razão para prescrever antibióticos. Caso haja inchaço visível, recomendam-se incisão e drenagem para reduzir a pressão.[70] O tratamento é paliativo. Analgésicos e esteroides são prescritos, e o paciente fica tranquilo. Como o desfecho é bem dramático, a avaliação é realizada com frequência para acompanhar o progresso.

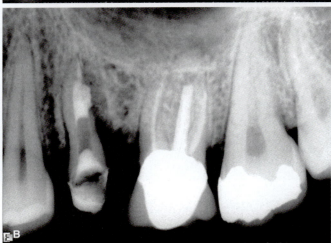
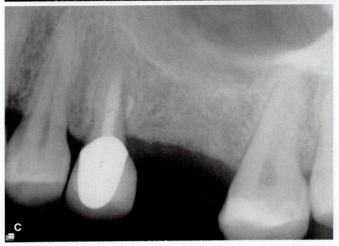

• **Figura 18.17** **A.** A perfuração da raiz lateral é evidente em um paciente que teve uma terapia de canal radicular anterior. **B.** Após a remoção do pino e limpeza do canal radicular, a porção apical da raiz foi preenchida com agregado de trióxido mineral (MTA). **C.** A radiografia pós-operatória feita 9 anos depois mostra ausência de qualquer lesão perirradicular.

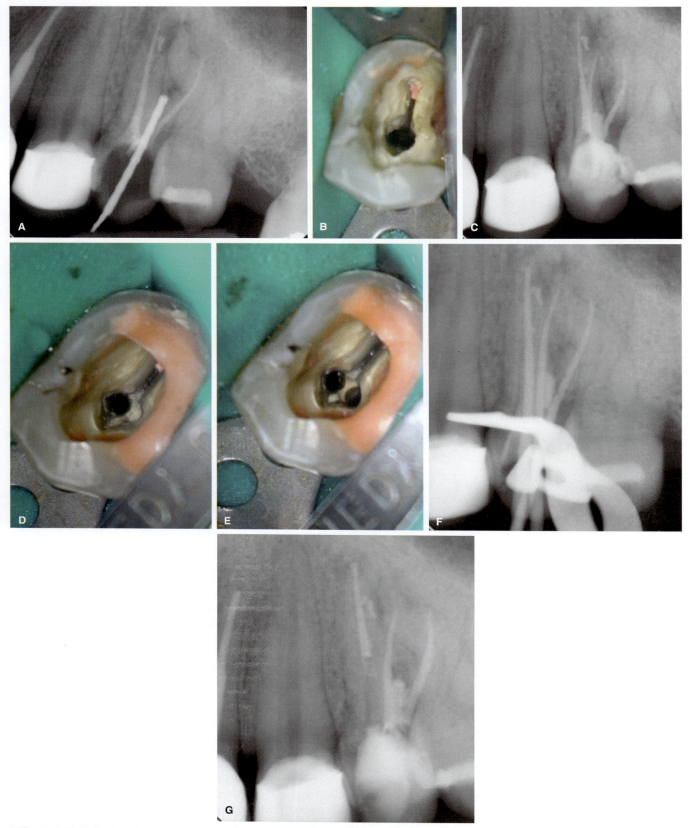

- **Figura 18.18** A. Perfuração durante o preparo do espaço posterior no dente nº 12. A radiografia periapical mostra um canal MV perdido. B. Após localizar e preparar o canal MV. A imagem mostra o orifício do MV abaixo do nível da perfuração da furca. C. Perfuração reparada com agregado de trióxido mineral (MTA) e a via do MV foi mantida patente usando um único cone de guta-percha. D. Após a configuração do MTA, o cone em MV foi retirado. E. O retratamento continuou nos canais DV e P. A imagem mostra o assoalho da câmara pulpar construído com MTA. F. Radiografia com cones principais em todos os três canais. G. Radiografia final mostrando tratamento adequado do canal radicular em todos os três canais, perfuração no assoalho da câmara pulpar reparada e um espaço de pino preparado no canal P.

Injeções acidentais

Na odontologia, anestesia local, soro fisiológico, hipoclorito de sódio, clorofórmio, peróxido de hidrogênio, formalina e álcool são usados com frequência. Todas são soluções claras e transparentes, e cada uma possui indicações específicas de uso. A injeção acidental ocorre quando uma solução incolor, como hipoclorito de sódio, clorofórmio ou formalina, é carregada em um tubete de anestésico local vazio. Um recente estudo de revisão mostrou que as seguintes soluções foram injetadas inadvertidamente: hipoclorito de sódio, formalina, formocresol, clorexidina, cloreto de benzalcônio (Zefiran), epinefrina 1:1000 e líquido de isqueiro.[73] Em todos os incidentes, os pacientes sentiram dor intensa e imediata na área da injeção. No geral, as consequências a longo prazo foram mais devastadoras quando a injeção acidental foi um bloqueio do nervo alveolar inferior em comparação com infiltrações locais.[73]

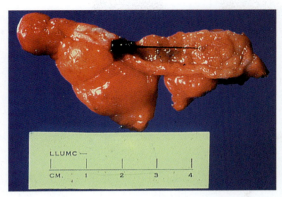

- **Figura 18.19** Um extirpa-nervos engolido resultou na remoção do apêndice de um paciente e uma ação judicial subsequente contra um dentista que não usou um dique de borracha durante a terapia de canal radicular. (Cortesia do Dr. L. Thompsen.).

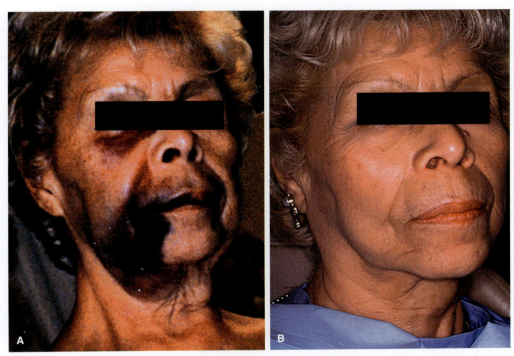

- **Figura 18.20 A.** NaOCl foi inadvertidamente injetado por meio de uma perfuração apical em um pré-molar superior durante a irrigação. A reação hemorrágica foi rápida e difusa. **B.** Nenhum tratamento foi necessário; o inchaço e o hematoma desapareceram em algumas semanas. (Cortesia do Dr. James Stick.)

• Boxe 18.2 Questões de revisão

6. Qual perfuração tem pior prognóstico?
    a. Perfuração no terço apical
    b. Perfuração no terço médio
    c. Perfuração no nível da crista óssea sem formação de bolsa
    d. Perfuração no nível da crista óssea com formação de bolsa
7. Qual é a principal razão para a sobreobturação?
    a. Ausência de batente apical causada por superinstrumentação
    b. Apical reabsorção
    c. Conicidade inadequada
    d. Todas as alternativas anteriores
8. Qual injeção acidental pode ter os efeitos mais devastadores?
    a. NaOCl injetado como bloqueio alveolar inferior
    b. NaOCl injetado como infiltração na maxila anterior
    c. Soro fisiológico neutro injetado como bloqueio alveolar inferior
    d. Soro fisiológico neutro injetado como infiltração bucal
9. Em qual das alternativas a seguir é maior o risco de acidente com NaOCl?
    a. Dentes posteriores superiores
    b. Dentes anteriores superiores
    c. Dentes posteriores inferiores
    d. Dentes anteriores inferiores
10. Em que condição pulpar/periapical o risco de acidente com NaOCl é maior?
    a. Pulpite irreversível com periodontite apical sintomática
    b. Necrose pulpar com lesão periapical
    c. Necrose pulpar com periápice normal
    d. Pulpite irreversível com periápice normal

RESPOSTAS

1. c. Canal longo com pequeno diâmetro e curvatura
2. b. Instrumento de pequeno diâmetro com conicidade mínima
3. b. Parede interior
4. b. Para afrouxar o instrumento fraturado
5. a. O número de canais e a espessura da parede do canal
6. d. Perfuração ao nível da crista óssea com formação de bolsa
7. d. Todas as alternativas anteriores
8. a. NaOCl injetado como bloqueio alveolar inferior
9. a. Dentes posteriores superiores
10. b. Necrose pulpar com lesão periapical

Referências bibliográficas

1. Lambrianidis T, Beltes P: Accidental swallowing of endodontic instruments, *Endod Dent Traumatol* 12(6):301–304, 1996.
2. Fishelberg G, Hook D: Patient safety during endodontic therapy using current technology: a case report, *J Endod* 29(10):683–684, 2003.
3. Nosrat A, Verma P, Hicks ML, et al.: Variations of palatal canal morphology in maxillary molars: a case series and literature review, *J Endod* 43(11):1888–1896, 2017.
4. Gorduysus MO, Gorduysus M, Friedman S: Operating microscope improves negotiation of second mesiobuccal canals in maxillary molars, *J Endod* 27(11):683–686, 2001.
5. Karapinar-Kazandag M, Basrani BR, Friedman S: The operating microscope enhances detection and negotiation of accessory mesial canals in mandibular molars, *J Endod* 36(8):1289–1294, 2010.
6. Nosrat A, Deschenes RJ, Tordik PA, Hicks ML, Fouad AF: Middle mesial canals in mandibular molars: incidence and related factors, *J Endod* 41(1):28–32, 2015.
7. Baldassari-Cruz LA, Lilly JP, Rivera EM: The influence of dental operating microscope in locating the mesiolingual canal orifice, *Oral Surg Oral Med Oral Pathol Oral Radiol Endod* 93(2):190–194, 2002.
8. Nosrat A, Schneider SC: Endodontic management of a maxillary lateral incisor with 4 root canals and a dens invaginatus tract, *J Endod* 41(7):1167–1171, 2015.
9. Blattner TC, George N, Lee CC, Kumar V, Yelton CD: Efficacy of cone-beam computed tomography as a modality to accurately identify the presence of second mesiobuccal canals in maxillary first and second molars: a pilot study, *J Endod* 36(5):867–870, 2010.
10. Tahmasbi M, Jalali P, Nair MK, Barghan S, Nair UP: Prevalence of middle mesial canals and isthmi in the mesial root of mandibular molars: an in vivo cone-beam computed tomographic study, *J Endod* 43(7):1080–1083, 2017.
11. Farzaneh M, Abitbol S, Friedman S: Treatment outcome in endodontics: the Toronto study. Phases I and II: orthograde retreatment, *J Endod* 30(9):627–633, 2004.
12. Tsesis I, Rosenberg E, Faivishevsky V, et al.: Prevalence and associated periodontal status of teeth with root perforation: a retrospective study of 2,002 patients' medical records, *J Endod* 36(5):797–800, 2010.
13. Tsesis I, Fuss Z: Diagnosis and treatment of accidental root perforations, *Endodontic Topics* 13:95–107, 2006.
14. Lemon RR: Simplified esthetic root extrusion techniques, *Oral Surg Oral Med Oral Pathol* 54(1):93–99, 1982.
15. Lee SJ, Monsef M, Torabinejad M: Sealing ability of a mineral trioxide aggregate for repair of lateral root perforations, *J Endod* 19(11):541–544, 1993.
16. Asgary S, Verma P, Nosrat A: Periodontal healing following nonsurgical repair of an old perforation with pocket formation and oral communication, *Restor Dent Endod* 43(2):e17, 2018.
17. Sinai IH: Endodontic perforations: their prognosis and treatment, *J Am Dent Assoc* 95(1):90–95, 1977.
18. Hartwell GR, England MC: Healing of furcation perforations in primate teeth after repair with decalcified freeze-dried bone: a longitudinal study, *J Endod* 19(7):357–361, 1993.
19. Kim JR, Nosrat A, Fouad AF: Interfacial characteristics of Biodentine and MTA with dentine in simulated body fluid, *J Dent* 43(2):241–247, 2015.
20. Siew K, Lee AH, Cheung GS: Treatment outcome of repaired root perforation: a systematic review and meta-analysis, *J Endod* 41(11):1795–1804, 2015.
21. Samiee M, Eghbal M, Parirokh M, Abbas F, Asgary S: Repair of furcal perforation using a new endodontic cement, *Clin Oral Investig* 14(6):653–658, 2010.
22. Parirokh M, Torabinejad M: Mineral trioxide aggregate: a comprehensive literature review—Part III: clinical applications, drawbacks, and mechanism of action, *J Endod* 36(3):400–413, 2010.
23. Asgary S, Nosrat A: Conservative management of class 4 invasive cervical root resorption using calcium-enriched mixture cement, *J Endod* 42(8):1291–1294, 2016.
24. Lemon RR: Nonsurgical repair of perforation defects. Internal matrix concept, *Dent Clin North Am* 36(2):439–457, 1992.
25. Venskutonis T, Plotino G, Juodzbalys G, Mickeviciene L: The importance of cone-beam computed tomography in the management of endodontic problems: a review of the literature, *J Endod* 40(12):1895–1901, 2014.
26. AAE and AAOMR Joint Position Statement: use of cone beam computed tomography in endodontics 2015 update, *J Endod* 41(9):1393–1396, 2015.
27. Fuss Z, Trope M: Root perforations: classification and treatment choices based on prognostic factors, *Endod Dent Traumatol* 12(6):255–264, 1996.
28. Ford TR, Torabinejad M, McKendry DJ, Hong CU, Kariyawasam SP: Use of mineral trioxide aggregate for repair of furcal perforations, *Oral Surg Oral Med Oral Pathol Oral Radiol Endod* 79(6):756–763, 1995.
29. Greene KJ, Krell KV: Clinical factors associated with ledged canals in maxillary and mandibular molars, *Oral Surg Oral Med Oral Pathol* 70(4):490–497, 1990.
30. Capar ID, Ertas H, Ok E, Arslan H, Ertas ET: Comparative study of different novel nickel-titanium rotary systems for root canal preparation in severely curved root canals, *J Endod* 40(6):852–856, 2014.
31. Schafer E, Florek H: Efficiency of rotary nickel-titanium K3 instruments compared with stainless steel hand K-Flexofile. Part 1. Shaping ability in simulated curved canals, *Int Endod J* 36(3):199–207, 2003.
32. Javaheri HH, Javaheri GH: A comparison of three Ni-Ti rotary instruments in apical transportation, *J Endod* 33(3):284–286, 2007.
33. Ponce de Leon Del Bello T, Wang N, Roane JB: Crown-down tip design and shaping, *J Endod* 29(8):513–518, 2003.
34. Seltzer S, Sinai I, August D: Periodontal effects of root perforations before and during endodontic procedures, *J Dent Res* 49(2):332–339, 1970.
35. Oloomi K, Saberi E, Mokhtari H, et al.: Evaluation of the effect of blood contamination on the compressive strength of MTA modified with hydration accelerators, *Restor Dent Endod* 38(3):128–133, 2013.
36. Nosrat A, Nekoofar MH, Bolhari B, Dummer PM: Unintentional extrusion of mineral trioxide aggregate: a report of three cases, *Int Endod J* 45(12):1165–1176, 2012.
37. Spili P, Parashos P, Messer HH: The impact of instrument fracture on outcome of endodontic treatment, *J Endod* 31(12):845–850, 2005.
38. Peters OA, Roehlike JO, Baumann MA: Effect of immersion in sodium hypochlorite on torque and fatigue resistance of nickel-titanium instruments, *J Endod* 33(5):589–593, 2007.
39. Berutti E, Angelini E, Rigolone M, Migliaretti G, Pasqualini D: Influence of sodium hypochlorite on fracture properties and

corrosion of ProTaper Rotary instruments, *Int Endod J* 39(9):693–699, 2006.
40. Powers J, Sakaguchi R: *Craig's restorative dental materials*, ed 12, St Louis, 2006, Mosby.
41. Parashos P, Gordon I, Messer HH: Factors influencing defects of rotary nickel-titanium endodontic instruments after clinical use, *J Endod* 30(10):722–725, 2004.
42. Terauchi Y, O'Leary L, Kikuchi I, et al.: Evaluation of the efficiency of a new file removal system in comparison with two conventional systems, *J Endod* 33(5):585–588, 2007.
43. Lopes HP, Ferreira AA, Elias CN, et al.: Influence of rotational speed on the cyclic fatigue of rotary nickel-titanium endodontic instruments, *J Endod* 35(7):1013–1016, 2009.
44. Lopes HP, Moreira EJ, Elias CN, de Almeida RA, Neves MS: Cyclic fatigue of ProTaper instruments, *J Endod* 33(1):55–57, 2007.
45. Kosti E, Zinelis S, Lambrianidis T, Margelos J: A comparative study of crack development in stainless-steel Hedstrom files used with step-back or crown-down techniques, *J Endod* 30(1):38–41, 2004.
46. Gambarini G: Rationale for the use of low-torque endodontic motors in root canal instrumentation, *Endod Dent Traumatol* 16(3):95–100, 2000.
47. Alapati SB, Brantley WA, Svec TA, et al.: SEM observations of nickel-titanium rotary endodontic instruments that fractured during clinical use, *J Endod* 31(1):40–43, 2005.
48. Gao Y, Shotton V, Wilkinson K, Phillips G, Johnson WB: Effects of raw material and rotational speed on the cyclic fatigue of ProFile Vortex rotary instruments, *J Endod* 36(7):1205–1209, 2010.
49. Pedulla E, Grande NM, Plotino G, Gambarini G, Rapisarda E: Influence of continuous or reciprocating motion on cyclic fatigue resistance of 4 different nickel-titanium rotary instruments, *J Endod* 39(2):258–261, 2013.
50. Cuje J, Bargholz C, Hulsmann M: The outcome of retained instrument removal in a specialist practice, *Int Endod J* 43(7):545–554, 2010.
51. Shen Y, Peng B, Cheung GS: Factors associated with the removal of fractured NiTi instruments from root canal systems, *Oral Surg Oral Med Oral Pathol Oral Radiol Endod* 98(5):605–610, 2004.
52. Patino PV, Biedma BM, Liebana CR, Cantatore G, Bahillo JG: The influence of a manual glide path on the separation rate of NiTi rotary instruments, *J Endod* 31(2):114–116, 2005.
53. Shen Y, Qian W, Abtin H, Gao Y, Haapasalo M: Effect of environment on fatigue failure of controlled memory wire nickel-titanium rotary instruments, *J Endod* 38(3):376–380, 2012.
54. You SY, Bae KS, Baek SH, et al.: Lifespan of one nickel-titanium rotary file with reciprocating motion in curved root canals, *J Endod* 36(12):1991–1994, 2010.
55. Suter B, Lussi A, Sequeira P: Probability of removing fractured instruments from root canals, *Int Endod J* 38(2):112–123, 2005.
56. Wu J, Lei G, Yan M, et al.: Instrument separation analysis of multi-used ProTaper Universal rotary system during root canal therapy, *J Endod* 37(6):758–763, 2011.
57. Ettrich CA, Labossiere PE, Pitts DL, Johnson JD: An investigation of the heat induced during ultrasonic post removal, *J Endod* 33(10):1222–1226, 2007.
58. Madarati AA, Qualtrough AJ, Watts DC: Efficiency of a newly designed ultrasonic unit and tips in reducing temperature rise on root surface during the removal of fractured files, *J Endod* 35(6):896–899, 2009.
59. Ward JR, Parashos P, Messer HH: Evaluation of an ultrasonic technique to remove fractured rotary nickel-titanium endodontic instruments from root canals: an experimental study, *J Endod* 29(11):756–763, 2003.
60. Panitvisai P, Parunnit P, Sathorn C, Messer HH: Impact of a retained instrument on treatment outcome: a systematic review and meta-analysis, *J Endod* 36(5):775–780, 2010.
61. Uraba S, Ebihara A, Komatsu K, Ohbayashi N, Okiji T: Ability of cone-beam computed tomography to detect periapical lesions that were not detected by periapical radiography: a retrospective assessment according to tooth group, *J Endod* 42(8):1186–1190, 2016.
62. Rosen E, Venezia NB, Azizi H, et al.: A comparison of cone-beam computed tomography with periapical radiography in the detection of separated instruments retained in the apical third of root canal-filled teeth, *J Endod* 42(7):1035–1039, 2016.
63. Obermayr G, Walton RE, Leary JM, Krell KV: Vertical root fracture and relative deformation during obturation and post cementation, *J Prosthet Dent* 66(2):181–187, 1991.
64. Chai H, Tamse A: The effect of isthmus on vertical root fracture in endodontically treated teeth, *J Endod* 41(9):1515–1519, 2015.
65. Dang DA, Walton RE: Vertical root fracture and root distortion: effect of spreader design, *J Endod* 15(7):294–301, 1989.
66. Gharai SR, Thorpe JR, Strother JM, McClanahan SB: Comparison of generated forces and apical microleakage using nickel-titanium and stainless steel finger spreaders in curved canals, *J Endod* 31(3):198–200, 2005.
67. Tamse A, Kaffe I, Lustig J, Ganor Y, Fuss Z: Radiographic features of vertically fractured endodontically treated mesial roots of mandibular molars, *Oral Surg Oral Med Oral Pathol Oral Radiol Endod* 101(6):797–802, 2006.
68. Hassan B, Metska ME, Ozok AR, van der Stelt P, Wesselink PR: Detection of vertical root fractures in endodontically treated teeth by a cone beam computed tomography scan, *J Endod* 35(5):719–722, 2009.
69. Grossman LI: Prevention in endodontic practice, *J Am Dent Assoc* 82(2):395–396, 1971.
70. Guivarc'h M, Ordioni U, Ahmed HM, et al.: Sodium hypochlorite accident: a systematic review, *J Endod* 43(1):16–24, 2017.
71. Bowden JR, Ethunandan M, Brennan PA: Life-threatening airway obstruction secondary to hypochlorite extrusion during root canal treatment, *Oral Surg Oral Med Oral Pathol Oral Radiol Endod* 101(3):402–404, 2006.
72. Kleier DJ, Averbach RE, Mehdipour O: The sodium hypochlorite accident: experience of diplomates of the American Board of Endodontics, *J Endod* 34(11):1346–1350, 2008.
73. Verma P, Tordik P, Nosrat A: Hazards of improper dispensary: literature review and report of an accidental chloroform injection, *J Endod* 44(6):1042–1047, 2018.

19
Retratamento Não Cirúrgico

YOSHITSUGU TERAUCHI, MASOUD PARIROKH E ROBERT HANDYSIDES

VISÃO GERAL DO CAPÍTULO

Introdução, 411

Causas da não cicatrização do tratamento inicial do canal radicular, 411

Opções de diagnóstico e retratamento, 412

Riscos e benefícios do retratamento, 417

Prognóstico, 428

Agradecimentos, 430

OBJETIVOS DA APRENDIZAGEM

Após ler este capítulo, o estudante deve estar apto a:

1. Reconhecer as causas da falha inicial da terapia de canal radicular que requerem retratamento endodôntico não cirúrgico.
2. Identificar se uma terapia de canal radicular inicial requer tratamento adicional.
3. Identificar as opções de tratamento disponíveis para dentes que precisam de retratamento endodôntico.
4. Declarar as indicações e contraindicações para retratamento endodôntico não cirúrgico.
5. Descrever como um diagnóstico preciso deve ser feito para retratamento endodôntico não cirúrgico.
6. Discutir os planos de tratamento para retratamento endodôntico não cirúrgico.
7. Descrever os riscos e benefícios do retratamento endodôntico não cirúrgico.
8. Descrever técnicas e materiais usados em retratamento endodôntico não cirúrgico.
9. Discutir as opções de restauração e cuidados de acompanhamento.
10. Discutir o prognóstico e os resultados do retratamento endodôntico não cirúrgico.

Introdução

Ao fornecer tratamento de canal radicular por meio das técnicas atuais, o clínico espera taxas de sucesso excelentes. Metodologias e materiais modernos têm demonstrado isso em estudos que procuram manter a função e a retenção dentária.[1,2] A terapia de canal radicular inicial, no entanto, nem sempre resulta na cura por uma infinidade de razões. A não desinfecção adequada do sistema de canais radiculares pode resultar em não cicatrização. As bactérias podem persistir após o tratamento inicial como resultado de áreas que eram inacessíveis para instrumentação e irrigação.[3-6] As causas da falha do tratamento podem incluir falta de isolamento do dente; limpeza, modelagem e irrigação inadequadas; e obturação incompleta (Figura 19.1). Além disso, variações anatômicas complexas na anatomia do canal radicular, obstruções do canal radicular, incluindo calcificações, também podem ser um problema.[3-5] O restabelecimento da infecção do canal radicular após o tratamento inicial também pode levar à progressão da doença.[7-9] Essa reintrodução de microrganismos é causada principalmente por microinfiltração coronal e cárie recorrente.[3,4,9,10] Além disso, o tratamento inicial pode ser comprometido pelo uso a longo prazo de materiais temporários antes da colocação de restaurações definitivas.[12-14]

A não cicatrização após a terapia de canal radicular não cirúrgica inicial pode também estar relacionada a erros de procedimento ou à presença de biofilmes.[11] Erros de procedimento incluem perfurações, transporte do canal, instrumentos fraturados e formações de degraus, os quais podem afetar negativamente o desfecho do tratamento.[3,6]

Também é importante reconhecer que as fraturas radiculares verticais (FRV), às vezes, podem aparecer como lesões que não cicatrizam. Estas são fraturas longitudinais que ocorrem após o tratamento do canal radicular e podem estar relacionadas ao enfraquecimento das raízes pela remoção excessiva de dentina ou simplesmente pelas tensões sobre os dentes devido à função normal (Vídeo 19.1).[15-17]

Causas da não cicatrização do tratamento inicial do canal radicular

Uma redução ou eliminação significativa de bactérias no sistema de canais radiculares após o tratamento endodôntico inicial deve reduzir a presença de periodontite periapical. As causas da falha inicial do tratamento endodôntico podem incluir a incapacidade do procedimento de erradicar bactérias, microrganismo intrarradicular introduzido,[18] infecção extrarradicular,[19] reação de corpo estranho,[20] procedimentos acidentais[21] e eventos não endodônticos relacionados, como FRV, lesões traumáticas e doença periodontal.[22] A maioria dos estudos acerca dos resultados desfavoráveis do tratamento endodôntico relatou que os microrganismos nos canais radiculares ou lesões perirradiculares desempenha papel importante na persistência da periodontite apical (Figura 19.2).[8,22-24]

Opções de diagnóstico e retratamento

O diagnóstico de um dente com necessidade de retratamento endodôntico deve ter como base sinais e sintomas clínicos, radiográficos e, quando necessário, interpretações tomográficas.

As radiografias periapicais devem ser feitas em dois ângulos horizontais diferentes para avaliar qualidade da obturação, nível do osso da crista, presença de canais radiculares perdidos, erros de procedimento, reabsorções e lesões radiolúcidas laterais ou periapicais (Figura 19.3).

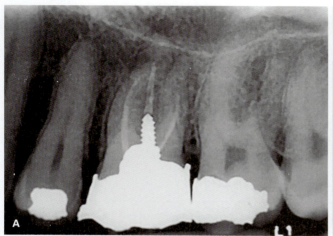
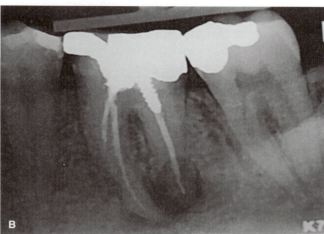

• **Figura 19.1 A.** Um paciente apresentou sensibilidade a palpação e percussão. A revisão da radiografia periapical do primeiro molar superior esquerdo mostra a presença de patose apical. **B.** Radiografia periapical do primeiro molar inferior esquerdo mostrando obturação incompleta e grande patose periapical. A restauração dental foi fraturada e precisa de uma restauração de cobertura total.

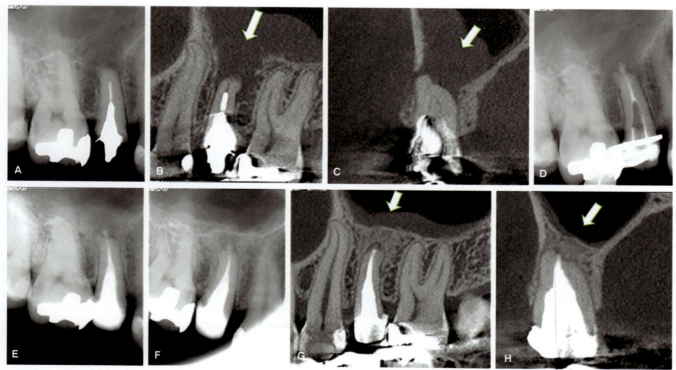

• **Figura 19.2 A.** Radiografia pré-operatória do segundo pré-molar superior direito mostrando uma grande lesão periapical. **B.** Visão sagital da imagem de tomografia computadorizada de feixe cônico (TCFC) revela um espaço de canal não preenchido apical à obturação da raiz e lesão periapical com extensão para a cavidade do seio maxilar (seta). **C.** Corte coronal da imagem de TCFC revela reabsorção completa do assoalho do seio maxilar na raiz (seta). **D.** Radiografia pós-operatória mostrando obturações de canais radiculares com MTA. **E.** Radiografia pós-operatória de 3 meses mostrando uma redução de lesão periapical. **F.** Radiografia pós-operatória de 6 meses mostrando boa cicatrização periapical. **G.** Visão sagital pós-operatória de 6 meses de imagem de TCFC revela a cicatrização periapical e a reforma do assoalho do seio maxilar (seta). **H.** Visão coronal pós-operatória de 6 meses de imagens de TCFC revela reforma completa do assoalho do seio maxilar (seta).

CAPÍTULO 19 Retratamento Não Cirúrgico

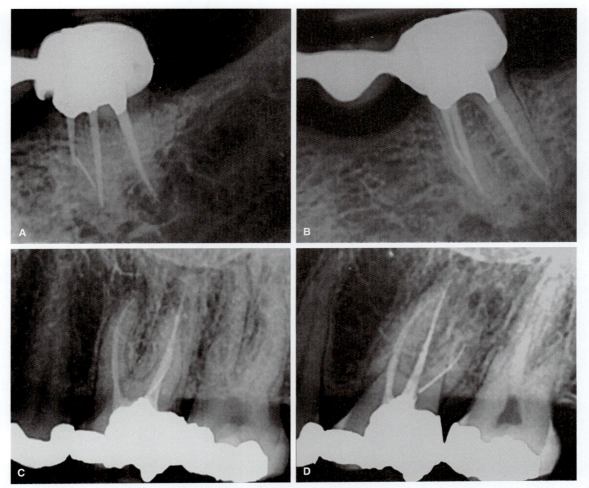

- **Figura 19.3** Importância de realizar radiografia periapical pré-operatória com diferentes ângulos. **A.** O segundo molar inferior esquerdo mostra instrumentos quebrados em um dos canais radiculares mesiais. **B.** Diferentes ângulos horizontais do mesmo dente mostram a possibilidade de transporte do canal radicular, bem como perfuração na mesma raiz. **C.** A radiografia periapical do primeiro molar superior esquerdo, quando feita distalmente, resultou na sobreposição da raiz distovestibular sobre a raiz palatina. **D.** Realizar a radiografia com um ângulo horizontal diferente mostra instrumento fraturado na raiz distovestibular.

A introdução da tomografia computadorizada de feixe cônico (TCFC) na endodontia teve efeito considerável e positivo no diagnóstico e planejamento do tratamento. No entanto, as imagens de TCFC revelam mais lesões periapicais em comparação com as técnicas radiográficas.[25,26] Uma investigação de Torabinejad et al. mostrou que 20% dos dentes com história de terapia de canal radicular sem lesões periapicais radiográficas visíveis exibiam lesões radiolúcidas periapicais > 1 mm de tamanho quando avaliados por TCFC. Eles alertaram os clínicos a não considerar todas essas lesões como falhas do tratamento porque a radiolucidez pode ser uma lesão anterior em sua fase de cura, doença periapical persistente ou mesmo tecido cicatricial fibroso.[27] Eles recomendaram acompanhamento adicional, bem como investigação do caso para determinar a verdadeira natureza dessa radiolucidez (Figura 19.4).

Tanto as infecções intrarradiculares quanto as extrarradiculares podem resultar na não cicatrização do tratamento do canal radicular. Se uma radiografia periapical mostrar terapia de canal radicular adequada, a presença de infecção extrarradicular também deve ser considerada como uma razão para a falha.[28]

O motivo pelo qual um dente requer retratamento endodôntico deve sempre ser confirmado. Além de realizar retratamento endodôntico para os casos com falha, em alguns deles, como resultado da fratura da restauração preexistente, vazamento ou estética inaceitável,

o retratamento endodôntico deve ser realizado para dentes com terapia de canal radicular inadequada, apesar da ausência de sinais clínicos ou sintomas e patose radiográfica (Figura 19.5).

Em alguns casos, os dentistas podem não ter um plano de tratamento semelhante para lidar com um dente com terapia de canal radicular falhada anteriormente.[29] Fatores como experiência pessoal do profissional, habilidade, arsenal disponível, atitude dos pacientes e demandas para receber retratamento endodôntico podem influenciar o plano de tratamento. Portanto, um dentista ajudaria os pacientes a participar de um processo de tomada de decisão compartilhado por meio da descrição completa de todas as opções de tratamento, seus riscos e benefícios, bem como vantagens e desvantagens econômicas. Os pacientes geralmente procuram um consultório odontológico quando sentem dor e desconforto, precisam reparar uma restauração preexistente, têm dentes fraturados ou traumatizados ou precisam de tratamento como resultado de cáries dentárias. Ocasionalmente, tomar decisões pode ser difícil devido a condições que podem ser realmente complicadas. Seria sensato avaliar com precisão cada caso por meio de exames clínicos e radiográficos e, se necessário, encaminhar o paciente a um periodontista ou protesista para se certificar de que o dente pode ser restaurado e mantido após o retratamento endodôntico. É extremamente importante descrever todas as informações em

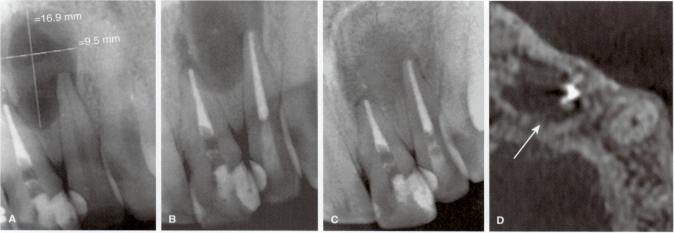

- **Figura 19.4** Exemplo de resolução de um caso que mostra lesão periapical em imagem de TCFC. **A.** Presença de grande lesão periapical ao redor do incisivo lateral superior esquerdo. **B.** Tratamento do canal radicular do incisivo lateral. **C.** Cicatrização periapical 2 anos após o tratamento. **D.** Presença de radiolucidez ao redor do incisivo lateral superior em corte axial do dente tratado há 2 anos (*seta branca*). Nenhum tratamento deve ser realizado para este caso porque o paciente está sem sintomas e a radiografia de acompanhamento mostrou cura em comparação com a radiografia pré-operatória.

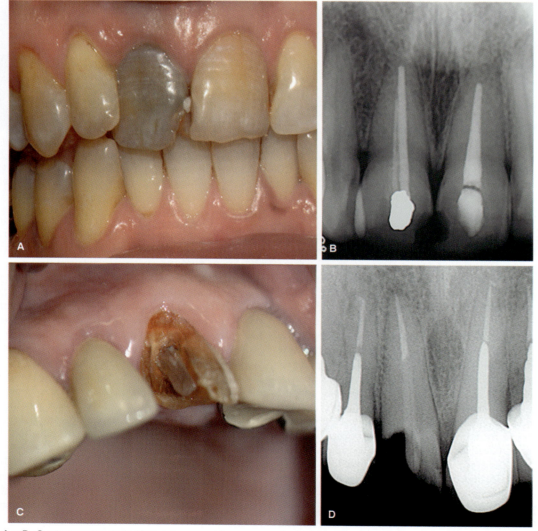

- **Figura 19.5** **A a D.** O retratamento endodôntico é necessário como resultado de estética inaceitável e coroa fraturada no incisivo central superior direito.

uma linguagem simples que seja facilmente compreendida pelos pacientes.[30] Portanto, é necessário considerar a idade do paciente, o primeiro/segundo idioma e a formação educacional para uma melhor comunicação.[31,32]

As opções de tratamento em endodontia, quando a terapia de canal radicular anterior mostra sinais de falha ou quando o dente precisa de uma nova restauração permanente, incluiriam retratamento não cirúrgico do canal radicular, retratamento cirúrgico, reimplante, transplante e possível extração, seguidos pela colocação de um implante.[33]

Indicações para retratamento endodôntico não cirúrgico

O retratamento é considerado a opção de procedimento primária quando o dente exibe tratamento de canal radicular inicial inadequado, tem sensibilidade à palpação e percussão, edema localizado, cárie recorrente, restaurações provisórias com infiltração e restaurações coronais abaixo do padrão ou ausentes. A avaliação radiográfica pode mostrar a presença de canais não tratados, má obturação do canal com lacunas, instrumentos fraturados, cáries recorrentes não localizadas durante o exame clínico ou restaurações defeituosas com margens abertas que podem potencialmente contribuir para a não cicatrização. Qualquer combinação de sintomas clínicos, evidências radiográficas e outros achados clínicos indicam possivelmente que a não cicatrização é evidente, mas também pode surgir sem qualquer contribuição das condições anteriormente mencionadas.

Contraindicações para retratamento endodôntico não cirúrgico

Um fator importante para determinar a necessidade de retratamento não cirúrgico é a capacidade de restauração do dente após a remoção necessária de materiais restauradores preexistentes. A estrutura dentária adicional pode ser perdida durante a eliminação da cárie e a remoção dos materiais do pino e do núcleo. A decisão da restaurabilidade geralmente requer a desmontagem abrangente de restaurações preexistentes e a avaliação do sistema de canais radiculares remanescente. Outros fatores incluem a presença de envolvimento periodontal extenso que enfraquece o suporte dentário e/ou a presença de fraturas coronais ou radiculares problemáticas. Pacientes que não estão motivados para salvar o dente natural são maus candidatos ao retratamento.

Planejamento de tratamento para retratamento não cirúrgico

Na maioria dos casos, o retratamento não cirúrgico do canal radicular é o primeiro tratamento de escolha para superar um resultado de não cicatrização de um tratamento anterior do canal radicular ou corrigir um tratamento endodôntico inadequado anterior sem sinais clínicos e radiográficos de falha (Figura 19.6).[33,34] Além disso, o retratamento endodôntico não cirúrgico é geralmente preferido a outras opções de tratamento, porque o procedimento é menos

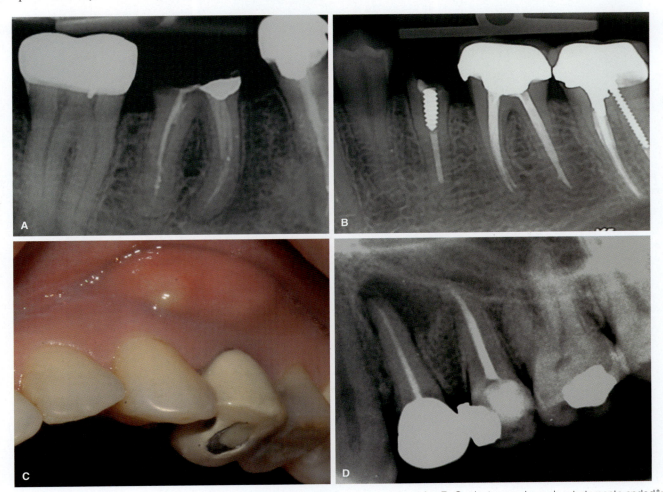

• **Figura 19.6** Casos típicos que precisam de retratamento endodôntico por vários motivos. **A e B.** Os dentes precisam de retratamento endodôntico em decorrência da fratura de suas restaurações. **C e D.** O primeiro pré-molar superior esquerdo precisa de retratamento endodôntico como resultado do fracasso da terapia de canal radicular anterior.

invasivo que endodôntica cirúrgica, reimplante, transplante e extração e substituição com implante.[2]

Além do desafio técnico de realizar retratamento endodôntico, outros aspectos do tratamento também devem ser considerados.[35] Fatores importantes a esse respeito incluem relação custo-benefício do tratamento, estado periodontal, estrutura dentária remanescente após a remoção de todas as cáries e restaurações preexistentes, capacidade de restauração do dente, custo total do tratamento, necessidade de aumento da coroa para colocar uma restauração de cobertura total adequada e condições estéticas e funcionais.

A relação custo-benefício de um tratamento pode afetar a tomada de decisão quando existem diferentes opções de tratamento. Tanto o retratamento endodôntico microcirúrgico quanto o retratamento endodôntico não cirúrgico com coroa são tratamentos mais econômicos em comparação com a extração e a colocação de um implante.[36]

O clínico deve sempre avaliar o estado periodontal, a capacidade de restauração e a função do dente durante a visita de exame. Os contatos oclusais do dente também devem ser avaliados, principalmente se durante o tratamento anterior a superfície oclusal do dente tiver sido reduzida por um longo tempo (Figura 19.7).

Um auxílio importante no planejamento do tratamento é solicitar a TCFC antes de iniciar o retratamento endodôntico.[37] Os profissionais só devem solicitar a TCFC depois de fazer cursos relevantes e ganhar experiência e conhecimento acerca da interpretação das imagens de TCFC e suas limitações.[25] A European Academy of DentoMaxilloFacial Radiology recomendou a incorporação de cursos sobre TCFC nos currículos de graduação e pós-graduação, bem como programas de educação continuada para dentistas e endodontistas, a fim de melhorar suas habilidades em relação à interpretação das imagens tomográficas utilizadas em sua prática clínica.[38]

Embora a TCFC possa ser um auxílio importante para o profissional, isso não significa que deva ser solicitada para todos os casos de retratamento endodôntico.[39,40] Para fins de retratamento endodôntico, a TCFC pode ser solicitada se:[25,40,41]

- A radiografia convencional bidimensional (periapical) não forneceu informações suficientes sobre o(s) motivo(s) da falha em um dente que recebeu tratamento endodôntico anteriormente (Figura 19.8)
- A radiografia convencional bidimensional (periapical) mostra a possibilidade de anatomia complexa do canal radicular em um dente com história de terapia endodôntica (Figura 19.9)
- Há possibilidade de acidentes e canais radiculares negligenciados que não são detectados adequadamente pela radiografia bidimensional convencional (Figuras 19.9 e 19.10).

Com base nos padrões de atendimento, o dentista deve escolher se a radiografia convencional é suficiente para iniciar

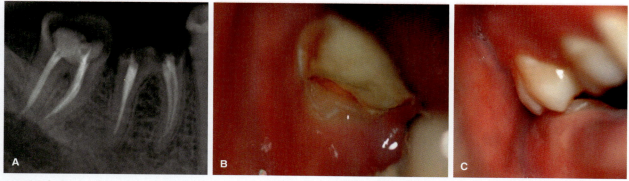

• **Figura 19.7 A.** A superfície oclusal do segundo molar inferior direito foi reduzida após o tratamento prévio de canal radicular. **B.** Visão oclusal do dente que necessita de reconstrução. **C.** Não há espaço para colocar uma restauração de cobertura total sobre o dente.

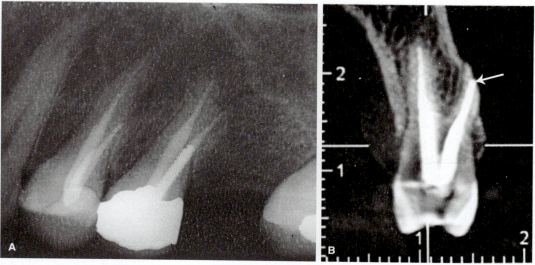

• **Figura 19.8 A.** O segundo pré-molar superior esquerdo recebeu terapia de canal radicular há 2 anos; no entanto, o paciente queixava-se de dor e sensibilidade à percussão e palpação desde a consulta de tratamento. **B.** A imagem de TCFC em corte coronal mostrou perfuração apical na raiz vestibular (*seta branca*).

> **Boxe 19.1 Questões de revisão**
>
> 1. A não cicatrização da terapia de canal radicular pode ser causada por:
>   a. Isolamento dental inadequado
>   b. Instrumentação inadequada
>   c. Obturação inadequada
>   d. Todas as anteriores
> 2. As "lesões apicais" radiográficas após a terapia de canal radicular podem ser o resultado de:
>   a. Não cura após o tratamento
>   b. Restabelecimento da doença
>   c. Fratura radicular vertical
>   d. Todas as anteriores
> 3. Quando devem ser expostos ao paciente os riscos, os benefícios e as alternativas para o tratamento?
>   a. Antes do tratamento
>   b. Durante o tratamento
>   c. Após o tratamento
> 4. Qual das alternativas a seguir descreve uma desvantagem da TCFC em comparação com a radiografia convencional?
>   a. Maior dose de radiação
>   b. Maior custo
>   c. Resolução mais baixa
>   d. Todas as anteriores
> 5. Qual das alternativas a seguir é uma contraindicação para retratamento endodôntico?
>   a. Ausência de restauração coronal
>   b. Coroa não restaurável
>   c. Alteração de cor do dente
>   d. Uma história de edema de tecidos moles

o retratamento endodôntico ou se há necessidade de mais informações solicitando TCFC. O clínico deve discutir com o paciente sobre os riscos e benefícios de solicitar a TCFC e ambos chegarem à decisão de solicitar a tomografia ou usar apenas a radiografia convencional durante o planejamento do tratamento. Dose de radiação mais alta, custo mais alto e resolução mais baixa são desvantagens da TCFC em comparação com a radiografia periapical.[42]

Não existe um plano de tratamento único para todos os dentes com história de terapia endodôntica e lesões periapicais não cicatrizantes.[30] Cada caso deve ser avaliado individualmente e as decisões sobre o plano de tratamento devem ser feitas com base na preferência do paciente, possibilidade de tornar o tratamento ideal e considerando o prognóstico. Os pacientes, em sua maioria, estão interessados em ser ativos ou colaborativos na tomada de decisões quando os dentes apresentam periodontite apical.[43] As variáveis devem ser discutidas com os pacientes, e uma decisão final compartilhada deve ser feita.[44]

Riscos e benefícios do retratamento

Como qualquer tratamento odontológico, os riscos, os benefícios, os tratamentos alternativos e as consequências subsequentes das escolhas devem sempre ser discutidos com o paciente. Essa conversa ocorre antes do início do tratamento e inclui uma explicação sobre o que o tratamento envolve, o tempo de tratamento esperado, o prognóstico e os custos.[36]

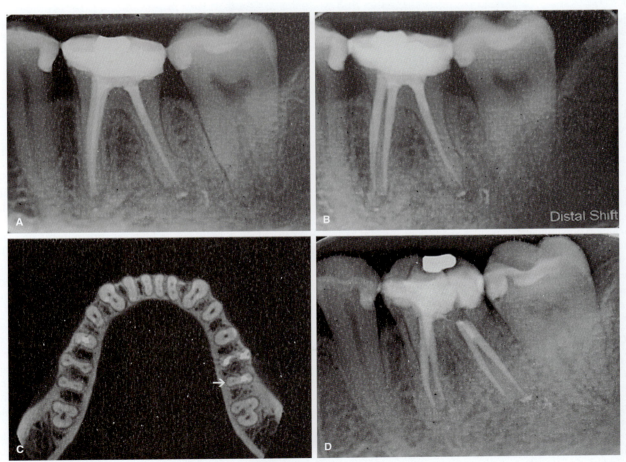

• **Figura 19.9 A e B.** A radiografia periapical mostrou possibilidade de anatomia complexa do canal radicular no primeiro molar inferior esquerdo. **C.** Imagem TCFC em vista axial mostrou que a raiz distolingual havia sido negligenciada (*seta branca*). **D.** O dente recebeu retratamento endodôntico.

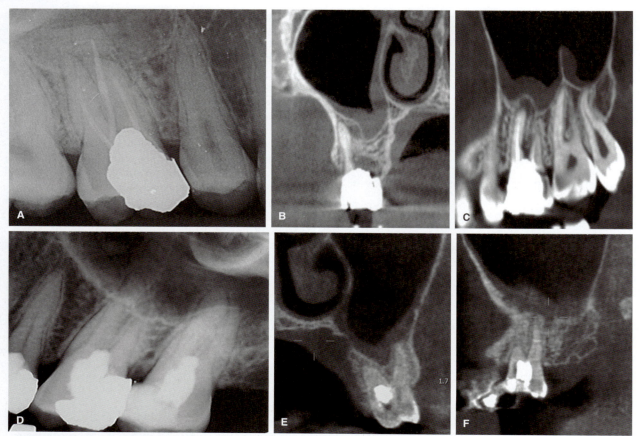

• **Figura 19.10 A.** O primeiro molar superior direito com terapia endodôntica inadequada mostrou a possibilidade de acidente durante o preparo da cavidade de acesso. Ambas as imagens de TCFC em cortes coronal (**B**) e sagital (**C**) mostraram perfuração em região de furca. **D.** Os primeiros e segundos molares superiores esquerdos mostraram a possibilidade de perfuração em região de furca de uma pulpotomia anterior. Nenhum sinal de perfuração na furca foi observado nas imagens de TCFC nas incidências coronal (**E**) e sagital (**F**).

Os procedimentos de retratamento não cirúrgico do canal radicular apresentam vários riscos potenciais. Isso inclui a fratura de uma coroa de porcelana durante o procedimento de acesso, a fratura radicular durante os procedimentos de remoção do pino e o deslocamento da coroa, que pode exigir a substituição. Além disso, é possível que surjam desafios iatrogênicos, como remoção extensa da estrutura dentária, transporte do canal, criação de degraus ou até mesmo perfurações.[5,6,45] A separação de um instrumento também tem possibilidade de ocorrer, o que pode impedir a capacidade de remover completamente os materiais de obturação. Essas complicações afetam potencialmente o resultado do retratamento. Os benefícios do retratamento incluem a preservação e a retenção do dente natural do paciente e a prevenção de tratamento clínico mais extenso e custos.

Procedimentos de retratamento endodôntico

Acesso por meio de restaurações de cobertura total ou preexistentes

A decisão de remover todas as restaurações existentes durante o retratamento endodôntico depende de vários fatores. Na maioria desses casos, o clínico deve remover todas as restaurações existentes antes de iniciar o procedimento de retratamento endodôntico devido à possibilidade de infiltração e presença de cáries recorrentes. Além disso, é razoável remover uma restauração anterior, bem como cáries, antes de realizar o retratamento endodôntico para determinar se a restauração futura é possível ou não.[46] No entanto, em alguns casos, o paciente pode ter recebido recentemente uma restauração adequada, e removê-la aumentaria o custo do tratamento. Nesse caso, o fornecimento de cavidade de acesso por meio da restauração anterior pode ser recomendado (Figura 19.11). A preservação de uma restauração em coroa também pode ajudar a melhorar o isolamento da barreira dentária e a manter a oclusão, com o mínimo de alteração estética. No entanto, pode restringir a capacidade dos clínicos de observar trincas, perda de canal(is) radicular(es) e cáries recorrentes. Se uma restauração anterior do dente retirado for amálgama, sempre haverá uma chance de empurrar inadvertidamente os fragmentos de amálgama (induzidos durante o preparo da cavidade de acesso) para o espaço do canal radicular e bloquear a negociação do canal radicular.

Com base no formulário de avaliação de dificuldade da *American Association of Endodontists* (AAE),[47] o retratamento do canal radicular foi classificado como altamente difícil. Se o dente tiver recebido uma coroa de cobertura total ou for um pilar para uma ponte e precisa receber um retratamento endodôntico, isso certamente aumentará a dificuldade e pode ser mais sensato encaminhar o paciente a um endodontista. Para mais informações sobre o assunto, ver Capítulo 6.

Se um pino pré-fabricado ou fundido estiver presente mesmo em um dente que recebeu recentemente uma restauração, a remoção de todas as restaurações existentes é altamente recomendada.

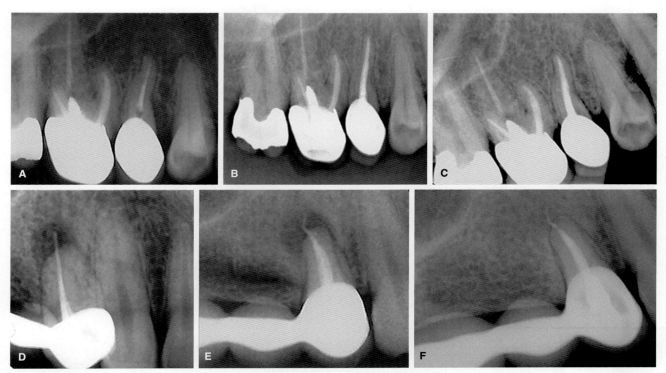

• **Figura 19.11** Exemplos de preparo de cavidades de acesso com e sem restauração preexistente. **A.** Um segundo pré-molar superior direito com uma história de porcelana recentemente colocada fundida a uma coroa de metal sendo clinicamente sintomático. **B.** A cavidade de acesso foi preparada através da coroa. **C.** A radiografia de acompanhamento 1 ano após o tratamento mostrou um resultado bem-sucedido e o dente estava clinicamente livre de sintomas. **D.** O primeiro pré-molar superior direito era um pilar de uma ponte. Devido à adaptação marginal adequada da ponte e estética favorável, o retratamento endodôntico foi realizado por meio da restauração de cobertura total. **E.** O canal radicular perdido foi localizado. **F.** Apesar do esforço malsucedido para remoção da guta-percha extravasada, a radiografia periapical mostrou que a lesão radiolúcida cicatrizou 18 meses depois.

Remoção de restaurações existentes

Os resultados do tratamento endodôntico podem depender mais da adaptação marginal da restauração do que da qualidade das obturações dos canais radiculares.[48,49] Assim, devido à possibilidade de entrada de bactérias induzida coronariamente nos canais, é essencial remover as restaurações coronais preexistentes e avaliar a presença de cárie secundária e contaminação do canal radicular (Figura 19.12). Quando um dente se apresenta com uma restauração de cobertura total, resina composta ou restauração de amálgama com cárie recorrente, margens abertas ou perda da integridade marginal, a remoção completa da restauração é indicada. Na maioria dos casos, a remoção da restauração de cobertura total é necessária para ver se há alguma contaminação bacteriana não detectada.[5,6,50] A remoção das restaurações preexistentes possibilita a inspeção de possíveis cáries e fraturas recorrentes e a avaliação da capacidade de restauração do dente.[6,50,51] Se a entrada de bactérias induzida coronariamente for evidente, toda a estrutura remanescente do dente deve ser inspecionada, incluindo os canais e o assoalho pulpar. Quando a estrutura coronal restante é avaliada como inadequada, a extrusão ortodôntica da raiz deve ser considerada (ver Capítulo 21).

Remoção de obstruções do canal

As obstruções do canal geralmente impedem a negociação bem-sucedida do sistema de canais radiculares durante o tratamento não cirúrgico do canal radicular. O tratamento cirúrgico pode precisar ser incluído para gerenciar esses desafios de tratamento.

As obstruções do canal incluem pinos e núcleos, calcificações do sistema de canal radicular, saliências iatrogênicas, detritos dentinários no sistema de canal radicular, instrumentos fraturados, pontas de prata ou detritos metálicos e alguns materiais pastosos.[3,5,6] Remoções de obstruções do canal são situações de tratamento tipicamente complexas que frequentemente requerem extenso treinamento e experiência do operador para serem manejadas. Para o benefício do paciente, o encaminhamento a um endodontista deve ser considerado e oferecido.[52] Existem basicamente três abordagens para gerenciar instrumentos fraturados intracanal: (1) tentativa de remover o instrumento de maneira não cirúrgica ou cirúrgica,[53] (2) tentativa de contornar o instrumento ou (3) preparação e obturação do canal com o instrumento fraturado.

Primeiro, um diagnóstico e um plano de tratamento para a recuperação do instrumento devem ser feitos com radiografia periapical e imagem TCFC (ver Capítulo 18).

Conforme discutido no Capítulo 18, a maioria dos instrumentos rotatórios de níquel-titânio (NiTi) fratura no terço apical dos canais.[54] Quando um instrumento fraturado é alojado além da curva e ultrapassa principalmente além do forame apical, uma abordagem cirúrgica deve ser considerada, visto que a remoção sacrifica a estrutura menos valiosa em comparação com a abordagem não cirúrgica. Um procedimento não cirúrgico deve ser iniciado se a quantidade de estrutura dentária removida após a cirurgia for maior que uma abordagem não cirúrgica.

Ignorar um instrumento fraturado pode não ser tão bem-sucedido quanto a remoção com ultrassom,[55,56] e tentativas de contornar o instrumento podem levar a acidentes iatrogênicos, como a formação de degraus, perfurações e transportes, principalmente em canais curvos.[57] Em geral, contornar um instrumento quebrado é um procedimento sensível à técnica que requer experiência, sentido tátil e perseverança por parte do clínico.[58-68]

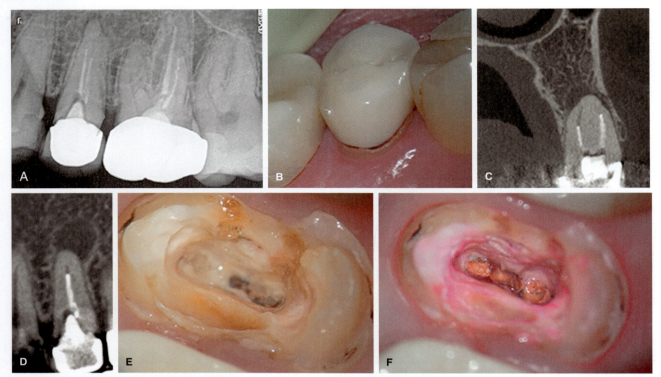

• **Figura 19.12 A.** Radiografia pré-operatória mostrando um amplo espaço entre a restauração coronal e a raiz com lesão periapical. **B.** Fotografia intraoral mostrando má adaptação marginal da coroa. **C.** A visão coronal da imagem TCFC mostra um amplo espaço entre os dois canais radiculares e o núcleo com uma lesão periapical associada à raiz. **D.** Visão sagital da imagem de TCFC também mostra espaços entre os dois canais radiculares e o retentor intrarradicular. **E.** Lesões de cárie extensas descobertas sob a restauração coronal. **F.** Dentina corada com corante detector de cárie revela lesões cariosas profundas nos dois canais.

Quando um instrumento fratura no terço apical do canal em um estágio posterior de instrumentação do canal e se uma quantidade excessiva da estrutura do dente tiver que ser sacrificada para recuperá-la, a lima separada deve ser incorporada como parte do material de obturação e programada para revisão periódica.[69-72] A capacidade de vedação do material de obturação não é comprometida pela presença de lima fraturada ou outros detritos metálicos.[73]

O uso de ultrassom pode remover efetivamente um instrumento fraturado quando realizado sob alta ampliação e iluminação.[74-78]

A formação de degraus durante a preparação do canal radicular pode ser análoga a instrumentos quebrados, pois eles também podem limitar a instrumentação na direção apical. Os degraus são normalmente gerados na parede do canal externo quando o preparo do canal curvo não é mantido (Figura 19.13).[68] Esses problemas de canal geralmente ocorrem quando as limas de aço inoxidável não são pré-curvadas adequadamente para corresponder à curvatura do canal. As limas tradicionais de aço inoxidável têm pontas de corte agressivas (pontas piramidais) em comparação com as limas NiTi e podem endireitar canais, a menos que sejam pré-curvadas corretamente, resultando na formação de saliências. O transporte do canal radicular e o degrau também podem ocorrer durante a preparação se o acúmulo de detritos não for removido de forma consistente. É importante manter o canal úmido e irrigar constantemente o canal com uma agulha de irrigação menor que o diâmetro do canal radicular durante a instrumentação, a fim de evitar o bloqueio de detritos. O reconhecimento e a visualização de degraus do canal são essenciais para evitar perfurações e outros erros de procedimento. Estudos demonstraram que instrumentos NiTi não aterrados flexíveis com pontas não cortantes produzem transporte apical significativamente menor que instrumentos NiTi aterrados ou instrumentos NiTi com pontas cortantes.[69,70] Para obter mais informações sobre o manejo de degraus, ver Capítulo 18.

Remoção de núcleo e pino

Remoção com sucesso de pinos e núcleos durante o retratamento depende de vários fatores. Estes incluem nível de habilidade, experiência, treinamento e seleção de instrumentação do operador. Brocas de metal duro com haste longa de pequeno diâmetro e sistemas ultrassônicos usados em conjunto com o microscópio cirúrgico odontológico (MCO) facilitam o tratamento previsível. Outras considerações sobre o resultado incluem o tipo de material do núcleo (fundido *versus* resina ou amálgama), o comprimento e o diâmetro do pino pré-fabricado ou fundido, a localização do pino, o tipo de material do pino (metálico ou não metálico) e a variedade de cimento ou sistema de colagem usado para proteger o pilar e o sistema do núcleo.[6,45,50] Qualquer número de métodos usados para remover pinos pode comprometer a estrutura dentária existente.[45] Alguns pinos podem ser difíceis de remover se forem longos, bem encaixados ou cimentados com sistemas de colagem ou cimentos resinosos (Figura 19.14). Os pinos, em sua maioria, são essencialmente retos e geralmente podem ser manejados com brocas de metal duro de pequeno diâmetro e haste longa sob o MCO. No entanto, pinos não metálicos, como zircônia da cor do dente ou pinos de fibra, podem ser difíceis de diferenciar da estrutura do dente. As brocas de pequeno diâmetro em parceria com o MCO permitem a remoção conservadora do pino sem sacrificar a estrutura dentária adicional (ver Figura 19.14).

Em preparação para a pós-remoção, o material do núcleo coronal deve ser cuidadosamente seccionado e removido incrementalmente com brocas de diamante, zircônia-diamante, transmetal ou de carboneto e pontas ultrassônicas para preservar a porção do pino que sai coronariamente do canal radicular para facilitar a remoção de vários materiais do núcleo.[6,45,50]

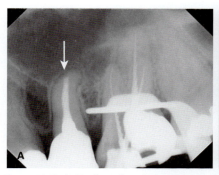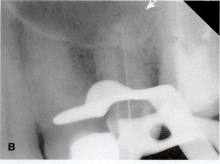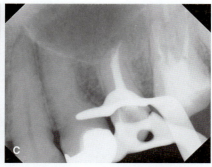

• **Figura 19.13 A.** Radiografia pré-operatória mostrando a formação de degrau na parede do canal externo em relação à curvatura do canal (*seta branca*). **B.** Radiografia intraoperatória mostrando uma lima pré-curvada nº 10 K no trajeto original após preencher o espaço do degrau com MTA (*seta branca*). **C.** Radiografia pós-operatória mostrando a obturação radicular no canal original além do degrau.

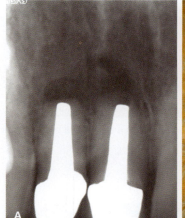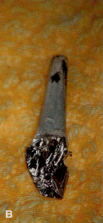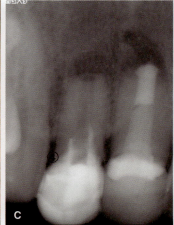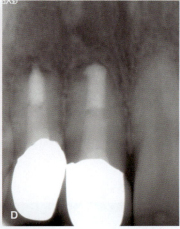

• **Figura 19.14 A.** Radiografia pré-operatória mostrando um pino fundido longo colocado no canal do incisivo central superior direito com lesões periapicais. **B.** Pilar fundido removido mostrando que a porção de metal que estava no canal parece intacta. **C.** A radiografia feita imediatamente após a remoção do pino mostra a parede de dentina intocada. **D.** Radiografia pós-operatória de 12 meses mostrando cicatrização periapical.

Esse procedimento é mais bem realizado com iluminação e ampliação para ajudar a preservar a estrutura dentária adjacente durante o procedimento. Após a remoção do núcleo, qualquer cimento visível ao redor do pino pode ser removido circunferencialmente usando-se pontas ultrassônicas finas ou brocas diamantadas com ponta de chama.[6,71] O afrouxamento da coluna deve ser observado à medida que a ativação ultrassônica progride.

Pinos aparafusados geralmente podem ser afrouxados com ultrassom aplicado a eles em uma rotação no sentido anti-horário e apanhados com pinças hemostáticas de vários tamanhos ou pinças ou alicates de ponta pequena. No entanto, esse procedimento deve ser executado com cuidado porque gera rapidamente temperaturas extremamente altas sem refrigeração à água. Além disso, a energia ultrassônica deve ser fornecida em diferentes locais ao redor da parte exposta do pino em intervalos que duram não mais que 15 s.[6,53,72,73] As pontas ultrassônicas usadas sem refrigeração de água e colocadas em contato com os pinos geram aumentos de temperatura de 10°C em 1 min na superfície externa da raiz.[74] Se essa temperatura limiar for atingida, a geração de calor pode causar necrose dos tecidos periodontais, com possível perda do dente e do osso de sustentação.

Pinos cimentados com cimento resinoso e pinos de fibra são difíceis de afrouxar e remover com ultrassom.[50] Portanto, esses pinos devem ser desgastados com brocas de metal duro de pequeno diâmetro sob o MCO.

Após a remoção do pino, qualquer excesso de cimento pode ser removido usando-se uma combinação de solventes, instrumentos rotatórios ou manuais ou pontas ultrassônicas (Vídeo 19.2).[6,45,50]

Remoção de guta-percha

Guta-percha é o material de obturação mais comumente usado e universal. Portanto, é necessário remover com mais frequência durante o retratamento endodôntico do que outros materiais, a fim de preparar melhor o espaço do canal radicular ou melhorar um canal com obturação inadequada durante o retratamento. Como os biofilmes são a causa primária de infecções endodônticas recorrentes e crônicas, a remoção da guta-percha é essencial para a retirada bem-sucedida do sistema de canais radiculares.[74] Isso pode ser feito utilizando-se de instrumentos manuais e rotatórios, instrumentos ultrassônicos, sistemas de calor ou solventes e geralmente requer uma combinação desses métodos.

O uso de brocas Gates-Glidden provavelmente deve ser limitado à porção coronal do canal, e força excessiva não deve ser usada devido à possível presença de reabsorção radicular apical ou obturações radiculares de guta-percha mal-adaptadas, o que pode resultar na extrusão do material (Figura 19.15).[75,76] A maneira mais eficiente de remover guta-percha é usar instrumentos ultrassônicos e manuais sob o MCO, seguido por instrumentos rotatórios (Figura 19.16). Além disso, foi relatado que o clorofórmio é capaz de reduzir os níveis intracanal de *Enterococcus faecalis*, um

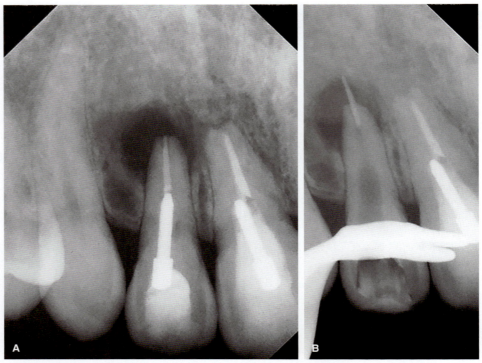

• **Figura 19.15 A.** Radiografia pré-operatória mostrando uma grande lesão periapical. **B.** Radiografia intraoperatória mostrando a velha obturação da raiz de guta-percha empurrada para os tecidos periapicais por uma broca GG nº 2.

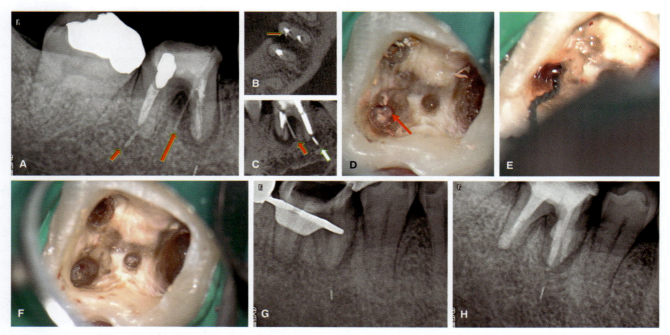

• **Figura 19.16 A.** Radiografia pré-operatória mostrando obturações radiculares extravasadas para os tecidos periapicais com lesões periapicais (*setas*). **B.** Visão axial pré-operatória de imagem de TCFC mostrando as obturações radiculares extrudadas da perfuração no canal mesiovestibular (*seta*). **C.** Visão sagital pré-operatória de imagem de TCFC mostrando as obturações radiculares extravasadas da perfuração no canal mesiovestibular (*seta vermelha*) e do canal distal (*seta branca*). **D.** Visão microscópica mostrando a perfuração no canal mesiovestibular (*seta*), que é idêntica à visão axial da imagem de TCFC. **E.** Visão microscópica mostrando a remoção da guta-percha extravasada nos tecidos periapicais do local da perfuração com o modelador XP-3D. **F.** Visão microscópica mostrando que a remoção de todas as obturações radiculares foi concluída. **G.** A radiografia intraoperatória confirma a remoção das obturações radiculares tanto dos canais radiculares quanto dos tecidos periapicais. **H.** Radiografia pós-operatória mostrando obturação de MTA em todos os canais.

microrganismo comum detectado em falhas endodônticas.[7,77] No entanto, se o clorofórmio for usado durante os estágios iniciais da remoção da guta-percha, mais material obturador provavelmente permanecerá no canal e pode contribuir para o excesso de extrusão além do forame apical.[78,79] Xileno, halotano, eucalipol, óleo de eucalipto, dissulfeto de carbono, benzeno e óleo de laranja também podem ser usados para essa finalidade. Embora tenham se mostrado menos efetivos no amolecimento da guta-percha do que o clorofórmio, a maioria desses solventes não representa um risco significativo para a saúde dos pacientes.[80-82] Uma investigação mediu a quantidade residual de clorofórmio, halotano e xileno expressa através do forame apical durante procedimentos de retratamento.[81] Foi determinado que a quantidade de cada solvente injetado estava abaixo dos níveis que podem representar um problema de saúde para os pacientes (Vídeo 19.3).

Remoção de obturadores de guta-percha em carregadores

Um método popular de obturação utiliza obturadores de guta-percha em carregadores. Tais dispositivos dispõem de um núcleo central de plástico, metal ou outro material denso que é revestido com guta-percha. Durante o retratamento não cirúrgico do canal radicular, esses obturadores podem ser removidos usando-se uma combinação de técnicas semelhantes às de remoção de pinos, pontas de prata e guta-percha. O tratamento começa com a criação de um caminho adjacente ao núcleo central para permitir que um instrumento engate o carregador. Amoleça a guta-percha na superfície do carregador com uma fonte de calor ou solvente.[83–88] Quando o calor é usado para amolecer a guta-percha, um dispositivo controlado termostaticamente, condensador ou instrumento endodôntico aquecido sobre uma chama aberta é eficaz.[87] Como o aumento da temperatura pode danificar os tecidos periapicais circundantes, deve-se ter cuidado para evitar colocar a ponta aquecida em contato com a parede dentinária por longos períodos.[88] A guta-percha também pode ser amolecida com instrumentação rotativa em velocidades mais altas (1.500 a 2.500 rpm), mas o uso desses instrumentos deve ser limitado a canais retos porque a possibilidade de fratura do instrumento em um canal curvo é alta.[89,90]

Uma vez que um caminho tenha sido criado, limas Hedstrom únicas ou múltiplas podem ser usadas para prender e remover o carregador.[83,84,86,87] Limas rotatórias também podem ser usadas para apreender e remover carregadores de plástico. Essas estratégias funcionam melhor para suportes de plástico do que para suportes de metal devido à dificuldade de encaixar a superfície de metal com as limas. Os carregadores de metal são mais facilmente removidos empregando-se técnicas utilizadas para remover pontas de prata, como a técnica de lima trançada, ou usando pinças hemostáticas modificadas, alicates e instrumentos ultrassônicos. Após a remoção bem-sucedida dos portadores e da guta-percha, a preparação do canal e a obturação podem ser concluídas (Vídeo 19.4).

Remoção de cones (pontas) de prata

As pontas de prata são comumente embutidas no material do núcleo de reforço. A iluminação e a ampliação com o MCO são acessórios essenciais durante a remoção do núcleo para garantir a preservação do aspecto coronal da ponta de prata.[50,91,92] Após a remoção do material do núcleo, solventes, instrumentos ultrassônicos ou limas manuais são usados para criar um espaço ao redor da ponta de prata exposta.[92–94] As pontas de prata são macias, e o contato com pontas ultrassônicas ou brocas pode cortá-las facilmente.

O segredo para remover as pontas de prata é quebrar o selo ao redor da ponta de prata. Um método para conseguir isso é engatar e trançar uma ou duas limas ao redor do cone e, em seguida, aplicar uma força como energia ultrassônica ou alavancar com uma pinça hemostática. Essa aplicação de energia facilita a remoção do cone, quebrando rapidamente a vedação de cimento.

A porção coronal de um cone solto que se estende da câmara pulpar pode então ser agarrada e puxada do canal com uma variedade de dispositivos. Estes incluem vários tipos de pinças hemostáticas especializadas, pinças Steiglitz modificadas ou regulares, porta-agulhas, alicates de folha de ouro, recuperadores de ponta de prata Caufield ou pinça dente de rato.[45,93,94] Se a porção coronal do cone não estiver presente ou for retirada acidentalmente durante a remoção do material do núcleo, uma ou mais limas manuais podem ser usadas com o fim de apreender e extrair o cone.[45,80] Um método alternativo para remover cones nessa situação inclui tubos de metal flexíveis ou dispositivos de manga de agulha que prendem o cone com uma lima ou arame, ou unem a cabeça do cone usando cola de cianoacrilato.[45,80,91,95] Tais técnicas requerem o uso de uma trepanação para percorrer uma área de acesso para os dispositivos. Após a remoção bem-sucedida da ponta de prata, os procedimentos de limpeza e modelagem podem prosseguir (Figura 19.17). As pontas de prata impossíveis de serem removidas podem exigir intervenção cirúrgica (Vídeo 19.5).

Remoção de pastas moles e duras

As pastas moles são facilmente removidas usando-se instrumentos manuais ou rotatórios.[80] Irrigação abundante e uma técnica de preparação *crown-down* são recomendadas ao remover materiais moles do sistema de canais para minimizar as reagudizações pós-operatórias[80] (Figura 19.18).

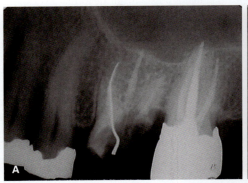 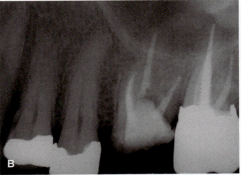

• **Figura 19.17 A.** A raiz mesiovestibular de um primeiro molar superior esquerdo foi obturada com um cone de prata, enquanto o outro canal radicular foi preenchido com guta-percha. Como resultado da cárie extensa, o dente precisou de um retratamento endodôntico. **B.** A ponta de prata foi removida por preensão com pinça Steiglitz e a guta-percha foi removida com clorofórmio e lima Hedstrom. Todos os canais radiculares foram obturados com guta-percha e cimento endodôntico AH26.

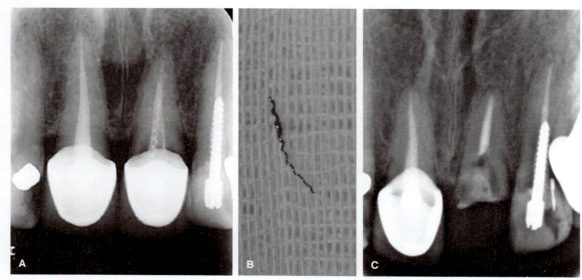

• **Figura 19.18** **A.** Imagem radiográfica pré-operatória de um incisivo central superior esquerdo mostrou uma espiral lentulo fraturada durante a colocação da pasta dentro do canal radicular. **B.** A espiral lentulo foi removida. **C.** Obturação do canal radicular após a pasta e remoção da espiral lentulo.

As pastas de presa forte são muito mais difíceis de remover, uma vez que a maior parte do aspecto coronal da pasta dura é removida primeiro com uma broca ou ponta ultrassônica.[50,80,96] Se isso não resultar na abertura de um sistema de canal, uma estratégia é remover 4 mm da ponta de uma lima K, criando-se uma borda afiada na ponta para melhor cortar e remover o material endurecido.[97] As empresas odontológicas, agora, fabricam limas com pontas afiadas endurecidas que podem ser usadas para penetrar inicialmente nesses materiais. A perfuração e a criação de degraus são problemas potenciais ao tentar remover cimentos endurecidos nos canais radiculares, especialmente se os canais são curvos.[80]

Vários solventes endodônticos têm sido investigados quanto à sua eficácia no amolecimento de pastas de obturação rígidas para facilitar sua remoção. Embora uma investigação tenha relatado que o hipoclorito de sódio (NaOCl) é eficaz no amolecimento de uma pasta de resorcinol-formalina (Russian Red), um estudo de acompanhamento comparando seis solventes diferentes, incluindo NaOCl, não encontrou nenhum mais eficaz que a água, que foi usada como controle (Figura 19.19).[98,99] A instrumentação mecânica continua sendo o meio mais previsível de remoção de pasta dura. Se a remoção da pasta dura não for bem-sucedida, deve-se considerar a opção de cirurgia para retenção do dente.

Remoção de calcificações

As calcificações do canal radicular são frequentemente observadas radiograficamente antes do tratamento. O manejo clínico e a visualização interna dessas calcificações dentro do acesso são muito auxiliados pela ampliação e iluminação com o MCO. Outras obstruções devem ser removidas antes de explorar a área calcificada. Uma vez acessadas e adequadamente visualizadas, as calcificações são manejadas usando uma combinação de agentes quelantes, limas rígidas (p. ex., limas C e C +) e pontas ultrassônicas ou brocas do tipo Mueller para remover o tecido calcificado e conseguir patência. O uso de instrumentação ultrassônica e brocas do tipo Mueller é restrito à porção coronal/reta do canal radicular. Quando o canal é localizado com o auxílio de microexploradores e do MCO, uma pequena dobra pode ser colocada em limas manuais rígidas de pequeno diâmetro, e a porção curva do canal pode ser cuidadosamente negociada usando-se vários agentes quelantes e lubrificantes. O canal pode ser ampliado com a técnica *crown-down*, com uma combinação de limas manuais e sistemas de limas rotatórias NiTi. Se o canal não puder ser negociado como resultado de extensa calcificação, a intervenção cirúrgica deve ser considerada.

Manejo de biofilmes

Microrganismos não aderidos no espaço do canal radicular podem se agregar, aderir e colonizar a superfície das paredes do canal radicular, produzindo biofilmes bacterianos. Biofilmes bacterianos podem se formar não apenas dentro do espaço do canal radicular, mas também sobre a superfície da raiz, resultando em periodontite apical que não cicatriza, apesar da terapia adequada do canal radicular.[28,100,101]

A periodontite apical ao redor da(s) raiz(ízes) de um dente com histórico de tratamento de canal pode ser persistente, recorrente ou o resultado de infecção secundária. Um dente com periodontite apical no momento da terapia de canal radicular inicial que não resolve após o tratamento tem infecção persistente. A infecção secundária ocorre se o clínico não conseguir isolar completamente o dente durante a terapia de canal radicular ou quando há microinfiltração coronal após o tratamento. Um exemplo de infecção recorrente é um dente com periodontite apical no momento da terapia endodôntica inicial que se recuperou após o tratamento, apresentando doença recorrente em um estágio posterior.[102-104]

Há maior possibilidade de formação de biofilme sobre as paredes do canal radicular de dentes que precisam de retratamento endodôntico não cirúrgico como resultado da presença de infecções persistentes, recorrentes ou secundárias. Portanto, o clínico deve sempre considerar estratégias para remover biofilmes durante a limpeza e modelagem do canal radicular em casos de retratamento.

A maioria das investigações confirmou a capacidade do NaOCl como irrigante de romper o biofilme formado por *Enterococcus faecalis* ou outros microrganismos, como *Streptococcus mutans*, *Streptococcus oralis* e *Actinomyces oris*.[105,106]

Em comparação com 5,25% de NaOCl, 2% de clorexidina não conseguiu dissolver biofilmes com eficácia.[105,107] A concentração de NaOCl é uma variável importante para a dissolução de biofilmes. As concentrações de 2,5 e 5,25% de NaOCl foram significativamente mais efetivas em biofilmes velhos e jovens de *E. faecalis* em comparação com NaOCl a 1%, que só foi eficaz em biofilmes jovens.[108]

Se o NaOCl for usado como irrigante durante o retratamento endodôntico, o tempo de contato da solução também é uma variável importante para a dissolução de biofilmes. Quando NaOCl 1 ou 2,5% é usado como irrigante, o tempo mínimo de contato de 30 minutos deve ser considerado, principalmente se o clínico estiver se concentrando na limpeza do terço apical do canal radicular.[107]

NaOCl é o melhor irrigante para dissolver tecidos orgânicos dentro do espaço do canal radicular; no entanto, devido à sua incapacidade de remover resíduos inorgânicos, um agente quelante também é recomendado. Tanto o NaOCl quanto o ácido etilenodiaminotetracético (EDTA) podem afetar vários tipos de biofilmes por meio da dissolução de polissacarídeos da matriz do biofilme.[105] Portanto, o uso de NaOCl como irrigante e a remoção da camada de esfregaço com EDTA ou MTAD devem ser considerados em dentes tratados endodonticamente que requerem retratamento endodôntico (Figura 19.20*A-B*).

Além da concentração da solução de irrigação e do tempo de contato, a profundidade de penetração da agulha é outro fator

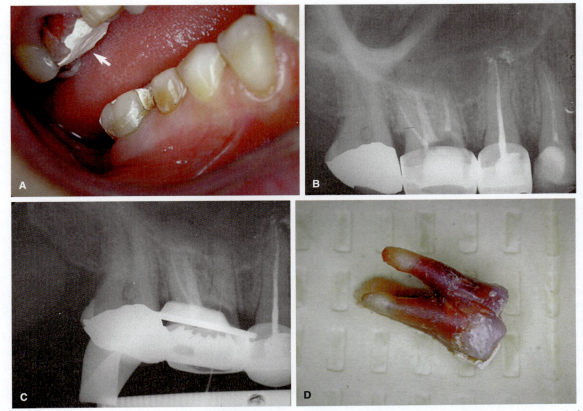

• **Figura 19.19 A.** O dente (*seta*) exibe descoloração vermelha da coroa como resultado da obturação do canal radicular com um material de pasta dura de resorcinol. **B.** As obturações de resorcinol são curtas em relação ao comprimento ideal em todos os três canais do dente nº 16. A pasta de resorcinol também estava presente nos pré-molares. **C.** O material de resorcinol foi removido com sucesso da porção coronal do canal mesiovestibular, mas o canal encontrava-se calcificado no terço, apical no nível da obturação anterior. A perfuração da raiz ocorreu durante as tentativas de remoção do material do canal palatino. O plano de tratamento foi alterado e o dente foi extraído e recolocado como parte de uma ponte. **D.** Observe que a descoloração vermelha das raízes se estende ao nível das obturações de resorcinol anteriores.

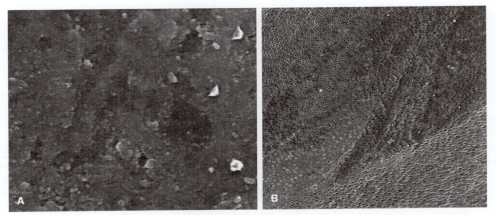

• **Figura 19.20 A.** Uma imagem de microscopia eletrônica de varredura mostra a presença de biofilme sobre a parede do canal radicular. **B.** Após o preparo do canal radicular e a irrigação com NaOCl 5,25% seguido de ácido etilenodiaminotetracético (EDTA), a parede do canal radicular estava limpa e os túbulos dentinários puderam ser observados.

importante que pode afetar a remoção do biofilme. A profundidade de penetração da agulha de até 2 mm abaixo do comprimento de trabalho foi mais eficaz na remoção de biofilmes.[109] No entanto, a irrigação deve ser realizada com cuidado para evitar acidentes com NaOCl. Para revisar os métodos usados para evitar acidentes com NaOCl durante a irrigação do canal radicular, ver Capítulo 18.

Preparação do canal radicular em retratamento

A técnica de preparação do canal radicular em retratamento endodôntico não cirúrgico concentra-se principalmente na remoção de materiais de obturação de canal radicular preexistentes. Isso permite a operação efetiva de instrumentos e irrigantes nos túbulos dentinários que estão cobertos com os fragmentos desses materiais. Portanto, o preparo do canal radicular pode reduzir microrganismos e detritos associados à periodontite apical persistente, secundária ou recorrente. Instrumentos manuais, rotatórios e alternativos foram introduzidos para remover materiais de obturação de canais radiculares; entretanto, nenhuma das técnicas de instrumentação pode remover completamente todos os materiais obturadores do espaço do canal radicular.[110-112]

Existem variáveis que podem ter algum efeito no preparo do canal radicular dos dentes que precisam de retratamento endodôntico. Tais variáveis incluem contorno da cavidade de acesso, forma transversal do canal radicular, técnica de instrumentação, movimento durante a técnica de preparo, estimativa do comprimento de trabalho, tamanho do preparo apical, anatomia do canal radicular e tipo de material obturador do canal radicular.

O contorno da cavidade de acesso pode afetar a remoção de materiais obturadores do espaço do canal radicular. As cavidades de acesso contraídas em canais radiculares de formato oval resultam em maior volume de materiais obturadores residuais após o retratamento endodôntico.[110] Portanto, um contorno padrão da cavidade de acesso deve ser fornecido para o retratamento endodôntico, particularmente em dentes com canais radiculares de formato oval.

O preparo *crown-down* é o método de instrumentação de escolha para o retratamento endodôntico porque minimiza os detritos extrusados apicalmente durante o preparo do canal radicular.[113]

Canais radiculares em formato oval oferecem mais desafios durante o retratamento endodôntico porque há maior possibilidade de que as paredes do canal radicular permaneçam intocadas durante a remoção dos materiais obturadores.[114]

Se o clínico for usar instrumentos acionados por motor durante o retratamento, um motor endodôntico com capacidade de movimento adaptativo (SybronEndo, Orange, CA) é recomendado por causa de sua capacidade significativamente maior de remover mais materiais de obturação do canal radicular em comparação com o movimento alternativo,[115] particularmente em canais radiculares de formato oval.[116] Os motores endodônticos com movimentos adaptativos foram projetados para ter movimentos rotacionais e recíprocos com base nas tensões exercidas no instrumento. Com nenhum ou pouco estresse, o movimento do instrumento consistiria em uma rotação de 600° no sentido horário, uma parada completa e, em seguida, reiniciando outro movimento no sentido horário. No entanto, quando o instrumento encaixa na parede do canal radicular ou nos materiais de obturação, o motor muda para movimento alternativo.

Em relação ao tempo necessário para a remoção dos materiais obturadores dos canais radiculares, os instrumentos manuais requerem significativamente mais tempo em comparação com os instrumentos rotatórios.[117] Assim, do ponto de vista clínico, o tempo aqui não é muito valioso porque os irrigantes necessitam de um tempo mínimo de contato para a desinfecção do canal radicular, e o curto tempo gasto na remoção dos materiais obturadores do canal radicular e no preparo do canal radicular não apresenta vantagens sobre o uso de instrumentos rotatórios.[107,118] Além disso, a possibilidade de acidentes iatrogênicos é significativamente maior, principalmente instrumentos quebrados, quando instrumentos rotatórios são usados para remover materiais obturadores de canais radiculares.[117]

Uma das etapas mais importantes na instrumentação do canal radicular em casos de retratamento é determinar o comprimento de trabalho. A presença de materiais obturadores dentro do canal radicular pode afetar a impedância do canal radicular, afetando, portanto, a precisão da estimativa dos localizadores apicais eletrônicos (LAE).[119] Depender do LAE sem considerar a radiografia periapical pode resultar em superinstrumentação ou subestimação do comprimento de trabalho; assim, tanto o LAE quanto a radiografia periapical devem ser usados nessa etapa para evitar complicações futuras.[120,121]

Sentir-se mais fraco ou sem sensação tátil digital é uma das desvantagens dos instrumentos rotatórios durante o preparo do canal radicular. O uso de instrumentos manuais entre a ativação dos instrumentos rotatórios permitiria ao clínico usar seu sentido tátil digital durante o preparo do canal radicular e, em combinação com as informações coletadas do LAE e da radiografia periapical, pode prevenir uma nova sobreinstrumentação. Na verdade, o sentido tátil digital seria uma ajuda complementar durante o preparo do canal radicular. Se um clínico acredita que o instrumento de canal radicular pode penetrar além do comprimento estimado por LAE e radiografia periapical, pode ser melhor reconsiderar a medição do comprimento de trabalho.[122]

Outro fator importante que deve ser considerado durante o preparo do espaço do canal radicular é a obtenção da perviedade da terminação apical para aumentar a taxa de sucesso dos procedimentos de retratamento.[123]

Maior tamanho de preparação resulta em menor material residual de obturação do canal radicular,[117] que melhora significativamente a redução bacteriana em dentes com periodontite apical com história de terapia endodôntica anterior.[124] No entanto, deve-se ter em mente que o tamanho do preparo maior não significa que o dentista deva ignorar o risco de transporte do canal radicular e sacrificar a estrutura dentinária, tornando o dente sujeito a FVR. Portanto, o clínico também deve considerar vários fatores, como o volume da raiz, a configuração do canal radicular, bem como a curvatura, a presença de zonas de perigo e depressões na superfície da raiz durante o preparo do canal radicular, a fim de evitar mais acidentes.

Outro ponto importante é o fato de que a remoção de materiais obturadores de canais radiculares de dentes com anatomia complicada do canal radicular é mais difícil do que aqueles com canais radiculares retos.[117] Em casos com anatomia complicada do canal radicular, é altamente recomendável que o paciente seja encaminhado a um endodontista.

O tipo de materiais obturadores de canais radiculares também é outra variável que pode afetar o preparo dos canais radiculares na retirada endodôntica. Vários selantes endodônticos bioativos foram introduzidos no mercado.[125] O retratamento de dentes preenchidos com guta-percha e esses selantes pode ser muito difícil. O tipo de cimento endodôntico bioativo, o tipo de solvente e a configuração do canal radicular são variáveis que podem afetar a remoção bem-sucedida dos materiais obturadores do canal radicular durante o retratamento endodôntico.[126] Na maioria das situações, o clínico geralmente não conhece o tipo de cimento endodôntico usado na obturação de um dente designado para retratamento endodôntico.

A modelagem do espaço do canal radicular em casos retratados depende do preparo do canal radicular durante o tratamento endodôntico inicial. Se os canais radiculares não foram bem preparados e guta-percha de cone único for observada na radiografia periapical, a limpeza e a modelagem durante o retratamento devem ser realizadas como terapia de canal radicular primária de rotina (Figura 19.21A). No entanto, se o tratamento endodôntico anterior mostrar canais radiculares bem formados ou superalargados, mais ênfase na remodelagem do espaço do canal radicular pode tornar o dente suscetível a fraturas futuras. Nesse caso, o clínico é aconselhado a se concentrar na remoção de todos os materiais obturadores preexistentes e no uso de irrigantes para limpar o espaço do canal radicular tanto quanto possível com remodelagem conservadora do(s) canal(is) (Figura 19.21B).

Não há acordo geral a respeito da realização de retratamento endodôntico em uma única visita ou em várias visitas. A vantagem do retratamento endodôntico em mais de uma consulta é o benefício da atividade antibacteriana dos medicamentos colocados dentro do canal radicular entre as consultas. No entanto, não há evidências suficientes de taxas de sucesso significativamente maiores quando o retratamento é realizado em mais de uma visita.[127] Diversas investigações questionaram se o tratamento endodôntico em casos de infecção não vital deve ser realizado em mais de uma consulta para obter uma taxa de sucesso mais alta.[128-131] A terapia de canal radicular em uma única consulta tem algumas vantagens, incluindo melhor custo-benefício e menos tempo necessário para o paciente e o clínico.[131] Portanto, em certos casos sem contraindicações para a conclusão do processo de retratamento (ou seja, sem exsudato de limpeza ou sem periodontite apical sintomática), o retratamento endodôntico pode ser realizado em uma visita para evitar nova recontaminação do espaço do canal radicular que pode ocorrer entre as consultas.

Irrigação em retratamento

Se todos os canais do dente forem encontrados e limpos, uma alta taxa de sucesso pode ser alcançada. No entanto, foi demonstrado que sempre há algumas áreas dentro do espaço do canal radicular que permanecem intocadas por várias técnicas de instrumentação.[132] Um auxílio importante durante o retratamento endodôntico é o uso de soluções químicas para remover tecidos necrosados, bem como bactérias e seus subprodutos do espaço do canal radicular.

O NaOCl é a solução de irrigação mais popular entre os membros da AAE e dentistas dos EUA.[133,134] Todas as concentrações de NaOCl proporcionam reduções significativas de microrganismos no espaço do canal radicular; no entanto, eles exibem diferenças em sua capacidade de remover biofilmes.[108]

Os resultados de uma revisão sistemática e metanálise em estudos laboratoriais mostraram que o uso de técnicas de ativação intracanal (irrigação ultrassônica passiva, pressão negativa apical, irrigação sônica) são superiores à forma passiva convencional de colocar uma agulha dentro do canal radicular e irrigação para remover detritos e a camada de esfregaço.[135]

A capacidade de selamento dos materiais obturadores pode ser significativamente melhorada com a remoção da camada de esfregaço antes da obturação do canal radicular.[136] A remoção da camada de esfregaço usando uma combinação de NaOCl e EDTA resulta em um efeito marginalmente significativo na taxa de sucesso da terapia de canal radicular inicial; entretanto, no retratamento endodôntico, pode aumentar significativamente o número de casos curados.[123] A remoção da camada de esfregaço também pode ajudar o NaOCl a penetrar melhor nos túbulos dentinários e dissolver biofilmes (Figura 19.22).

As vantagens do uso de NaOCl 5,25% em comparação com as concentrações mais baixas da mesma solução incluem menos dor pós-operatória,[137] curto tempo necessário para a remoção de biofilmes[107] e maior eficácia contra biofilmes antigos.[108]

Obturação após retratamento

Os procedimentos de retratamento endodôntico podem induzir trincas durante a remoção de materiais obturadores de canais radiculares preexistentes.[138] O método de obturação do canal radicular durante o tratamento endodôntico inicial também pode afetar a indução de trincas e a vulnerabilidade do dente à FRV depois da remoção dos materiais obturadores após o preparo do espaço do canal radicular. Os dentes inicialmente obturados por compactação vertical a quente exibem mais fissuras após o retratamento em comparação com os dentes que receberam condensação lateral fria como técnica inicial de obturação.[139]

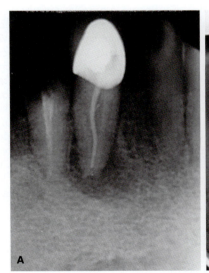
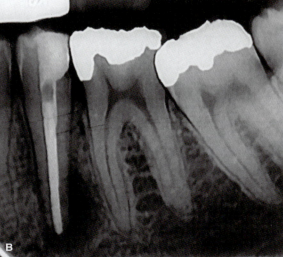

• **Figura 19.21** **A.** Um cone de guta-percha "nadando" em um dente canino inferior direito. Preparação do canal radicular durante o retratamento endodôntico nesse dente deve ser realizado de maneira semelhante a uma terapia de canal radicular primária de rotina. **B.** O retratamento endodôntico para o segundo pré-molar inferior esquerdo deve se concentrar na remoção de materiais obturadores de canais radiculares preexistentes e no uso de irrigantes para a desinfecção do canal radicular.

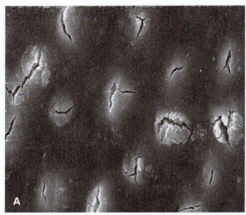 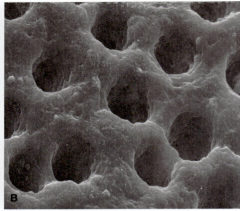

● **Figura 19.22** **A.** Se a parede do canal radicular for irrigada apenas com NaOCl, a camada de esfregaço cobrirá os túbulos dentinários. **B.** A irrigação com ácido etilenodiaminotetracético (EDTA) a 17% seguido de NaOCl pode remover a camada de esfregaço com sucesso.

Na maioria das vezes, o profissional não sabe qual tipo de técnica de obturação foi anteriormente utilizada em dentes que necessitavam de retratamento endodôntico; portanto, o clínico deve sempre considerar técnicas de preparação e obturação que apliquem menor pressão na parede do canal radicular. Por exemplo, o uso de espalhadores de NiTi para compactação lateral a frio tem sido recomendado como resultado do menor risco de indução de trincas em comparação com espaçadores de aço inoxidável.[140,141] Além disso, o Thermafil também exibiu resultados promissores a longo prazo como uma técnica de obturação do canal radicular após o retratamento endodôntico.[142]

A técnica de obturação de cone único com cimentos endodônticos bioativos foi introduzida como uma opção para obturação de canais radiculares após retratamento endodôntico; no entanto, investigações de apoio não compartilham atualmente altos níveis de evidência.[143,144]

Opções restauradoras

A literatura mostra que a qualidade do tratamento endodôntico, a presença de restauração coronal e a extensão apical da obturação do canal radicular estiveram significativamente associadas a tecidos periapicais saudáveis.[145] Portanto, é essencial considerar uma restauração adequada em um dente tratado endodonticamente para o sucesso a longo prazo, pois a restauração coronal funciona como uma "barreira" não apenas para evitar a reinfecção do sistema de canal radicular após o tratamento endodôntico, mas também para proteger o dente da fratura radicular. Consequentemente, a quantidade de estrutura dentária coronal, a presença de uma férula de dentina adequada, a seleção cuidadosa de agentes cimentantes para a pós-cimentação e o tipo de restauração coronal são fatores importantes que afetam os resultados do tratamento endodôntico.[146-150] A presença de pinos de fibra também pode contribuir para o sucesso a longo prazo de dentes tratados endodonticamente, pois pinos de resina composta reforçados com fibra com um módulo de elasticidade semelhante ao da dentina podem reduzir o risco de FRV.[151,152] Um estudo recente acerca de resultados clínicos a longo prazo de dentes tratados endodonticamente demonstrou que dentes restaurados com pinos de fibra produziram significativamente menos perda de dente do que dentes restaurados sem pino, independentemente da presença ou ausência de uma coroa de cobertura total.[153] As principais razões para FRV de dentes tratados endodonticamente estão intimamente relacionadas a procedimentos restauradores e incluem a ausência de estrutura dentária remanescente adequada[154] e forças oclusais excessivas.[155] Embora dentes tratados endodonticamente restaurados com coroas mostrem maior resistência a fratura do que resinas compostas, dentes com uma ou duas perdas de superfície dentária e dois contatos proximais restaurados com resina composta apresentam uma distribuição mais favorável das forças oclusais e, portanto, uma taxa de sobrevivência comparável com restaurações de cobertura total.[156-158] Além da necessidade de proteger o dente tratado endodonticamente com uma restauração de cobertura cuspídea adequada, é importante colocar uma restauração definitiva o mais rápido possível para evitar a microinfiltração coronal, impedir a propagação de infiltrações coronais existentes se presentes, conservar a estrutura do dente remanescente e afastar a necessidade de retratamento adicional ou procedimentos cirúrgicos. Restaurações provisórias a longo prazo podem provocar recontaminação do material obturador, o que possivelmente resultará em extração do dente e suas consequências.[13]

Cuidados de acompanhamento e complicações pós-tratamento

As visitas de acompanhamento são importantes para monitorar os sintomas e garantir que a cura ocorra. Uma visita de acompanhamento inicial geralmente ocorre 6 meses após o retratamento e, em seguida, anualmente. A primeira consulta de acompanhamento pode ser antes de 6 meses se houver circunstâncias atenuantes que o exijam. Além de um exame radiográfico, as visitas de acompanhamento devem incluir uma avaliação clínica da mobilidade, sondagem periodontal e teste de palpação e percussão.

Alguns estudos indicaram que os surtos pós-tratamento ocorrem com mais frequência em casos de retratamento não cirúrgico do canal radicular, em comparação com a terapia inicial do canal radicular.[159-161] Uma explicação para esse aumento nas crises pode ser de que os procedimentos de retratamento podem resultar em maior extrusão de bactérias e outros irritantes para os tecidos apicais.[9] A técnica *crown-down*, associada ao uso frequente de irrigantes injetados com agulhas de ventilação lateral, promove a remoção de detritos na direção coronal e ajuda a minimizar essa complicação.

Prognóstico

O retratamento endodôntico não cirúrgico tem resultados favoráveis quando a causa da falha anterior foi diagnosticada e corrigida usando tecnologias contemporâneas[162] (Figura 19.23). Além de resultados bem-sucedidos, os dentes que receberam retratamento endodôntico exibiram altas taxas de sobrevivência.[2]

Em geral, o retratamento endodôntico não cirúrgico tem uma taxa de sucesso menor em comparação com a terapia endodôntica primária. No entanto, o retratamento pode ter um desfecho altamente bem-sucedido, comparável à terapia de canal radicular primário, se o forame apical puder ser negociado e a causa da falha, superada. Negociar todo o comprimento do canal radicular deve ajudar a erradicar microrganismos, detritos e materiais de obturação anteriores do espaço do canal radicular.[123,163]

Para obter mais informações sobre preditores do resultado de tratamentos endodônticos, ver Capítulo 22.

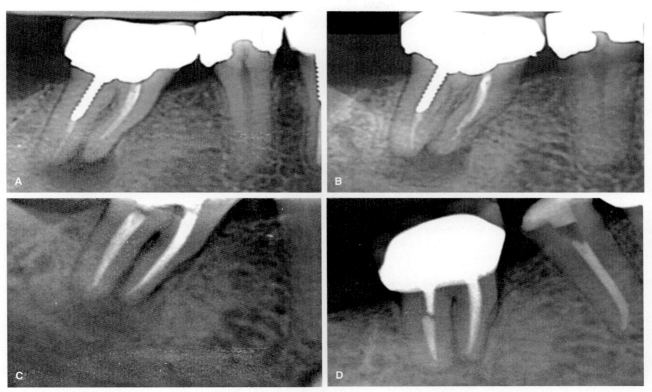

• **Figura 19.23** **A e B.** Segundo molar inferior direito com terapia de canal radicular inadequada e lesão periapical. **C.** Retratamento endodôntico foi realizado. **D.** Lesão periapical cicatrizada 2 anos depois.

• Boxe 19.2 Questões de revisão

6. Qual é a maneira mais previsível de remover pastas duras?
   a. Uso de solventes
   b. Uso de instrumentação mecânica
   c. Não há maneira previsível de remover pastas duras
7. Qual das seguintes está entre as desvantagens de preparar a cavidade de acesso sem remover a restauração coronal anterior durante o retratamento endodôntico?
   a. Dificuldade no isolamento e irrigação dos dentes
   b. Limitação para negociação do forame apical
   c. Restringe o clínico na observação possíveis rachaduras
   d. Aumenta a possibilidade de erros do localizador de ápice eletrônico
8. O aspecto mais importante para remover pinos de prata com sucesso é:
   a. Uso de solventes
   b. Uso de iluminação e ampliação
   c. Uso de energia ultrassônica
9. Quando o retratamento teria um resultado bem-sucedido comparável ao tratamento de canal radicular primário?
   a. Nenhum odor desagradável após a remoção da restauração coronal
   b. Usando instrumentos rotatórios para o preparo do canal radicular
   c. O forame apical de todos os canais radiculares pode ser negociado
   d. O dente não apresentava descoloração coronal antes do tratamento
10. Um homem de 36 anos de idade com história de tratamento de canal anterior para o dente nº 20 apresenta dor ao mastigar. A radiografia periapical indica uma lesão radiolúcida ao redor da raiz mesial do dente. Seu registro indica que o dente era vital na época do tratamento do canal radicular. Qual é o tipo de infecção mais esperado para esse dente?
    a. Persistente
    b. Secundário
    c. Recorrente
    d. Extrarradicular

RESPOSTAS

1 d. Todas as anteriores
2 d. Todas as anteriores
3 a. Antes do tratamento
4 d. Todas as anteriores
5 c. Coroa não restaurável
6 b. Uso de instrumentação mecânica
7 c. Restringe o clínico de observar possíveis rachaduras
8 b. Uso de iluminação e ampliação
9 c. O forame apical de todos os canais radiculares pode ser negociado
10 b. Secundário

Agradecimentos

Os autores desejam agradecer ao Dr. George Bogen pela edição do capítulo e pelos comentários inestimáveis.

Referências bibliográficas

1. Alley BS, Kitchens GG, Alley LW, et al.: A comparison of survival of teeth following endodontic treatment performed by general dentists or by specialists, *Oral Surg Oral Med Oral Pathol Oral Radiol Endod* 98:115–118, 2004.
2. Salehrabi R, Rotstein I: Epidemiologic evaluation of the outcomes of orthograde endodontic retreatment, *J Endod* 36:790–792, 2010.
3. Allen RK, Newton CW, Brown Jr CE: A statistical analysis of surgical and nonsurgical endodontic retreatment cases, *J Endod* 15:261–266, 1989.
4. Hoen MM, Pink FE: Contemporary endodontic retreatments: an analysis based on clinical treatment findings, *J Endod* 28:834–836, 2002.
5. Friedman S, Stabholz A: Endodontic retreatment-case selection and technique. Part 1. Criteria for case selection, *J Endod* 12:28–33, 1986.
6. Ruddle CJ: Nonsurgical retreatment, *J Endod* 30:827–845, 2004.
7. Molander A, Reit C, Dahlen G, et al.: Microbiological status of root-filled teeth with apical periodontitis, *Int Endod J* 31:1–7, 1998.
8. Sundqvist G, Figdor D, Persson S, et al.: Microbiologic analysis of teeth with failed endodontic treatment and the outcome of conservative re-treatment, *Oral Surg Oral Med Oral Pathol Oral Radiol Endod* 85:86–93, 1998.
9. Siqueira Jr JF: Microbial causes of endodontic flare-ups, *Int Endod J* 36:453–463, 2003.
10. Sjögren U, Figdor D, Persson S, et al.: Influence of infection at the time of root filling on the outcome of endodontic treatment of teeth with apical periodontitis, *Int Endod J* 30:297–306, 1997.
11. Ricucci D, Siqueira Jr JF: Biofilms and apical periodontitis: study of prevalence and association with clinical and histopathologic findings, *J Endod* 36:1277–1288, 2010.
12. Chong BS: Coronal leakage and treatment failure, *J Endod* 21:159, 1995.
13. Begotka BA, Hartwell GR: The importance of the coronal seal following root canal treatment, *Va Dent J* 73:8–10, 1996.
14. Hartwell GR, Loucks CA, Reavley BA: Bacterial leakage of provisional restorative materials used in endodontics, *Quintessence Int* 41:335–339, 2010.
15. Tamse A: Iatrogenic vertical root fractures in endodontically treated teeth, *Endod Dent Traumatol* 4:190–196, 1988.
16. Sedgley CM, Messer HH: Are endodontically treated teeth more brittle? *J Endod* 18:332, 1992.
17. Fuss Z, Lustig J, Katz A, et al.: An evaluation of endodontically treated vertically fractured roots: impact of operative procedures, *J Endod* 1:46–48, 2001.
18. Friedman S, Abitbol S, Lawrence HP: Treatment outcome in endodontics: the Toronto Study—phase 1: initial treatment, *J Endod* 29:787–793, 2003.
19. Setzer FC, Boyer KR, Jeppson JR, et al.: Long-term prognosis of endodontically treated teeth: a retrospective analysis of preoperative factors in molars, *J Endod* 37:21–25, 2011.
20. Barbizam JV, Fariniuk LF, Marchesan MA, et al.: Effectiveness of manual and rotary instrumentation techniques for cleaning flattened root canals, *J Endod* 28:365–366, 2002.
21. De Cleen MJ, Schuurs AH, Wesselink PR, Wu MK: Periapical status and prevalence of endodontic treatment in an adult Dutch population, *Int Endod J* 26:112–119, 1993.
22. Gomes BPFA, Pinheiro ET, Jacinto RC, et al.: Microbial analysis of canals of root-filled teeth with periapical lesions using polymerase chain reaction, *J Endod* 34:537–540, 2008.
23. Lin LM, Skribner JE, Gaengler P: Factors associated with endodontic treatment failures, *J Endod* 18:625–627, 1992.
24. Lin LM, Rosenberg PA, Lin J: Do procedural errors cause endodontic treatment failure?, *J Am Dent Assoc* 136: 187–193. quiz 231, 2005.
25. Patel S, Brown J, Semper M, Abella F, Mannocci F: European Society of Endodontology position statement: Use of cone beam computed tomography in Endodontics: European Society of Endodontology (ESE) developed by. *Int Endod J* 52:1675–1678, 2019.
26. Kruse C, Spin-Neto R, Wenzel A, et al.: Impact of cone beam computed tomography on periapical assessment and treatment planning five to eleven years after surgical endodontic retreatment, *Int Endod J* 51:729–737, 2018.
27. Torabinejad M, Rice DD, Maktabi O, et al.: Incidence and size of periapical radiolucencies using cone-beam computed tomography in teeth without apparent intraoral radiographic lesions: a new periapical index with a clinical recommendation, *J Endod* 44:389–394, 2018.
28. Pereira RS, Rodrigues VAA, Furtado WT, et al.: Microbial analysis of root canal and periradicular lesion associated to teeth with endo-dontic failure, *Anaerobe* 48:12–18, 2017.
29. Burns LE, Visbal LD, Kohli MR, et al.: Long-term evaluation of treatment planning decisions for nonhealing endodontic cases by different groups of practitioners, *J Endod* 44:226–232, 2018.
30. Hamedy R, Shakiba B, Fayazi S, et al.: Patient-centered endodontic outcomes: a narrative review, *Iran Endod J* 8:197–204, 2013.
31. Jawale BA, Bendgude V, Husain N, et al.: Soft skill appraisal for dentistry: a tool for positive practice management, *J Contemp Dent Pract* 12:475–478, 2011.
32. Riley 3rd JL, Gilbert GH, Heft MW: Orofacial pain-related communication patterns: sex and residential setting differences among community-dwelling adults, *Pain* 99:415–422, 2002.
33. Torabinejad M, White SN: Endodontic treatment options after unsuccessful initial root canal treatment: alternatives to single-tooth implants, *J Am Dent Assoc* 147:214–220, 2016.
34. Olcay K, Ataoglu H, Belli S: Evaluation of related factors in the failure of endodontically treated teeth: a cross-sectional study, *J Endod* 44:38–45, 2018.
35. Wenteler GL, Sathorn C, Parashos P: Factors influencing root canal retreatment strategies by general practitioners and specialists in Australia, *Int Endod J* 48:417–427, 2015.
36. Kim SG, Solomon C: Cost-effectiveness of endodontic molar retreatment compared with fixed partial dentures and single-tooth implant alternatives, *J Endod* 37:321–325, 2011.
37. Rodríguez G, Patel S, Durán-Sindreu F, et al.: Influence of Cone-beam computed tomography on endodontic retreatment strategies among general dental practitioners and endodontists, *J Endod* 43:1433–1437, 2017.
38. Brown J, Jacobs R, Levring Jäghagen E, et al.: Basic training requirements for the use of dental CBCT by dentists: a position paper prepared by the European Academy of DentoMaxilloFacial Radiology, *Dentomaxillofac Radiol* 43:20130291, 2014.
39. Special Committee to Revise the Joint AAE/AAOMR Position Statement on use of CBCT in Endodontics. AAE and AAOMR joint position statement: use of cone beam computed tomography in endodontics 2015 update, *Oral Surg Oral Med Oral Pathol Oral Radiol* 120:508–512, 2015.
40. European Society of Endodontology, Patel S, Durack C, et al.: European Society of Endodontology position statement: the use of CBCT in endodontics, *Int Endod J* 47:502–504, 2014.
41. Weissman J, Johnson JD, Anderson M, et al.: Association between the presence of apical periodontitis and clinical symptoms in endodontic patients using cone-beam computed tomography and periapical radiographs, *J Endod* 41:1824–1829, 2015.
42. Mahasneh SA, Horner K, Cunliffe J, et al.: Guidelines on radiographic imaging as part of root canal treatment: a systematic review with a focus on review imaging after treatment, *Int Endod J* 51:e238–e249, 2018.

43. Azarpazhooh A, Dao T, Ungar WJ, et al.: Clinical decision making for a tooth with apical periodontitis: the patients' preferred level of participation, *J Endod* 40:784–789, 2014.
44. Azarpazhooh A, Dao T, Ungar WJ, et al.: Patients' values related to treatment options for teeth with apical periodontitis, *J Endod* 42:365–370, 2016.
45. Hülsmann M: Methods for removing metal obstructions from the root canal, *Endod Dent Traumatol* 9:223–237, 1993.
46. Jensen AL, Abbott PV, Castro Salgado J: Interim and temporary restoration of teeth during endodontic treatment, *Aust Dent J* 52: S83–99, 2007.
47. https://www.semanticscholar.org/paper/AAE-Endodontic-Case-Difficulty-Assessment-Form-and/5c8c17add6120eecef28321d325f6351ba079970 (accessed: 12/25/2019).
48. Ray HA, Trope M: Periapical status of endodontically treated teeth in relation to the technical quality of the root filling and the coronal restoration, *Int Endod J* 28:12–18, 1995.
49. Gillen BM, Looney SW, Gu LS, et al.: Impact of the quality of coronal restoration versus the quality of root canal fillings on success of root canal treatment: a systematic review and meta-analysis, *J Endod* 37:895–902, 2011.
50. Stabholz A, Friedman S: Endodontic retreatment: case selection and technique. Part 2. Treatment planning for retreatment, *J Endod* 14:607–614, 1988.
51. Taschieri S, Machtou P, Rosano G, et al.: The influence of previous non-surgical re-treatment on the outcome of endodontic surgery, *Minerva Stomatol* 59:625–632, 2010.
52. Selbst AG: Understanding informed consent and its relationship to the incidence of adverse treatment events in conventional endodontic therapy, *J Endod* 16:387–390, 1990.
53. Dixon EB, Kaczkowski PJ, Nicholls JI, et al.: Comparison of two ultrasonic instruments for post removal, *J Endod* 28:111–115, 2002.
54. Wu J, Lei G, Yan M, et al.: Instrument separation analysis of multiused protaper universal rotary system during root canal therapy, *J Endod* 37:758–763, 2011.
55. Nevares G, Cunha RS, Zuolo ML, da Silveira Bueno CE: Success rates for removing or bypassing fractured instruments: a prospective clinical study, *J Endod* 38:442–444, 2012.
56. Hulsmann M, Schinkel I: Influence of several factors on the success or failure of removal of fractured instruments from the root canal, *Endod Dent Traumatol* 15:252–258, 1999.
57. Weine FS, Kelly RF, Lio PJ: The effect of preparation procedures on original canal shape and on apical foramen shape, *J Endod* 1:255–262, 1975.
58. Ramirez-Salomon M, Soler-Bientz R, de la Garza-Gonzalez R, et al.: Incidence of Lightspeed separation and the potential for bypassing, *J Endod* 23:586–587, 1997.
59. Feldman G, Solomon C, Notaro P, Moskowitz E: Retrieving broken endodontic instruments, *J Am Dent Assoc* 88:588–591, 1974.
60. Souyave LC, Inglis AT, Alcalay M: Removal of fractured endodontic instruments using ultrasonics, *Br Dent J* 159:251–253, 1985.
61. Fox J, Moodnik RM, Greenfield E, Atkinson JS: Filling root canals with files: radiographic evaluation of 304 cases, *NY State Dent J* 38:154–157, 1972.
62. Saunders JL, Eleazer PD, Zhang P, Michalek S: Effect of a fractured instrument on bacterial penetration of obturated root canals, *J Endod* 30:177–179, 2004.
63. Suter B, Lussi A, Sequiera P: Probability of removing fractured instruments from root canals, *Int Endod J* 38:112–123, 2005.
64. Ruddle CJ: Nonsurgical retreatment. In Cohen S, Burns RC, editors: *Pathways of the pulp*, ed 8, St. Louis, MO, 2002, CV Mosby, pp 875–929.
65. Nagai O, Tani N, Kayaba Y, et al.: Ultrasonic removal of fractured instruments in root canals, *Int Endod J* 19:298–304, 1986.
66. Chenail BL, Teplitsky PE: Orthograde ultrasonic retrieval of root canal obstructions, *J Endod* 13:186–190, 1987.
67. Ward JR, Parashos P, Messer HH: Evaluation of an ultrasonic technique to remove fractured rotary nickel-titanium endodontic instruments from root canals: an experimental study, *J Endod* 29:756–763, 2003.
68. Jafarzadeh H: Ledge formation: review of a great challenge in endodontics, *J Endod* 33:1155–62, 2007.
69. García M, Duran-Sindreu F, Mercadé M, et al.: A comparison of apical transportation between profile and RaCe rotary instruments, *J Endod* 38:990–992, 2012.
70. Ponce de Leon Del Bello T, Wang N, Roane JB: Crown-down tip design and shaping, *J Endod* 29:513–518, 2003.
71. Machtou P, Sarfati P, Cohen AG: Post removal prior to retreatment, *J Endod* 15:552–554, 1989.
72. Smith BJ: Removal of fractured posts using ultrasonic vibration: an in vivo study, *J Endod* 27:632–634, 2001.
73. Dominici JT, Clark S, Scheetz J, et al.: Analysis of heat generation using ultrasonic vibration for post removal, *J Endod* 31:301–303, 2005.
74. Tronstad L, Sunde PT: The evolving new understanding of endodontic infections, *Endodontic Topics* 6:57–77, 2003.
75. Laux M, Abbott PV, Pajarola G, et al.: Apical inflammatory root resorption: a correlative radiographic and histological assessment, *Int Endod J* 33:483–493, 2000.
76. Vier FV, Figueiredo JA: Prevalence of different periapical lesions associated with human teeth and their correlation with the presence and extension of apical external root resorption, *Int Endod J* 35:710–719, 2002.
77. Edgar SW, Marshall JG, Baumgartner JC: The antimicrobial effect of chloroform on enterococcus faecalis after gutta-percha removal, *J Endod* 32:1185–1187, 2006.
78. Huang X, Ling J, Gu L: Quantitative evaluation of debris extruded apically by using ProTaper Universal Tulsa Rotare System in endodontic retreatment, *J Endod* 33:1102–1105, 2007.
79. Ma J, Al-Ashaw AJ, Shen Y, et al.: Efficacy of ProTaper Universal Rotary Retreatment System for gutta-percha removal from oval root canals: a micro-computed tomography study, *J Endod* 38:1516–1520, 2012.
80. Friedman S, Stabholz A, Tamse A: Endodontic retreatment: case selection and technique. Part 3. Retreatment techniques, *J Endod* 16:543–549, 1990.
81. Chutich MJ, Kaminski EJ, Miller DA, Lautenschlager EP: Risk assessment of the toxicity of solvents of gutta-percha used in endo-dontic retreatment, *J Endod* 24:213–216, 1998.
82. Hansen MG: Relative efficiency of solvents used in endodontics, *J Endod* 24:38–40, 1998.
83. Ibarrola JL, Knowles KI, Ludlow MO: Retrievability of Thermafil plastic cores using organic solvents, *J Endod* 19:417–418, 1993.
84. Imura N, Zuolo ML, Kherlakian D: Comparison of endodontic retreatment of laterally condensed gutta-percha and Thermafil with plastic carriers, *J Endod* 19:609–612, 1993.
85. Wilcox LR: Thermafil retreatment with and without chloroform solvent, *J Endod* 19:563–566, 1993.
86. Zuolo ML, Imura N, Ferreira MO: Endodontic retreatment of Thermafil or lateral condensation obturations in post space prepared teeth, *J Endod* 20:9–12, 1994.
87. Wolcott JF, Himel VT, Hicks ML: Thermafil retreatment using a new "System B" technique or a solvent, *J Endod* 25:761–764, 1999.
88. Lipski M, Wozniak K: In vitro infrared thermographic assessment of root surface temperature rises during Thermafil retreatment using system B, *J Endod* 29:413–415, 2003.
89. Fishelberg G, Pawluk JW: Nickel-titanium rotary-file canal preparation and intracanal file separation, *Compend Contin Educ Dent* 25:17–18, 2004.
90. Rödig T, Hausdörfer T, Konietschke F, et al.: Efficacy of D-RaCe and ProTaper universal retreatment NiTi instruments and hand files in removing gutta-percha from curved root canals: a micro-computed tomography study, *Int Endod J* 45:580–589, 2012.
91. Krell KV, Fuller MW, Scott GL: The conservative retrieval of silver cones in difficult cases, *J Endod* 10:269–273, 1984.
92. Suter B: A new method for retrieving silver points and separated instruments from root canals, *J Endod* 24:446–448, 1998.

93. Plack 3rd WF, Vire DE: Retrieval of endodontic silver points, *Gen Dent* 32:124–127, 1984.
94. Friedman S: Considerations and concepts of case selection in the management of post-treatment endodontic disease, *Endo Topics* 1:54–78, 2002.
95. Spriggs K, Gettleman B, Messer HH: Evaluation of a new method for silver point removal, *J Endod* 16:335–338, 1990.
96. Fachin EV, Wenckus CS, Aun CE: Retreatment using a modified-tip instrument, *J Endod* 21:425–428, 1995.
97. Jeng HW, ElDeeb ME: Removal of hard paste fillings from the root canal by ultrasonic instrumentation, *J Endod* 13:295–298, 1987.
98. Vranas RN, Hartwell GR, Moon PC: The effect of endodontic solutions on resorcinol-formalin paste, *J Endod* 29:69–72, 2003.
99. Gambrel MG, Hartwell GR, Moon PC, et al.: The effect of endodontic solutions on resorcinol-formalin paste in teeth, *J Endod* 31:25–29, 2005.
100. Tennert C, Feldmann K, Haamann E, et al.: Effect of photodynamic therapy (PDT) on Enterococcus faecalis biofilm in experimental primary and secondary endodontic infections, *BMC Oral Health* 14:132, 2014.
101. Del Fabbro M, Samaranayake LP, Lolato A, et al.: Analysis of the secondary endodontic lesions focusing on the extraradicular microorganisms: an overview, *J Investig Clin Dent* 5:245–254, 2014.
102. Nair PN: On the causes of persistent apical periodontitis: a review, *Int Endod J* 39:249–281, 2006.
103. Ricucci D, Siqueira Jr JF: Recurrent apical periodontitis and late endodontic treatment failure related to coronal leakage: a case report, *J Endod* 37:1171–1175, 2011.
104. Siqueira Jr JF: Rôças IN, Ricucci D, Hülsmann M: Causes and management of post-treatment apical periodontitis, *Br Dent J* 216:305–312, 2014.
105. Tawakoli PN, Ragnarsson KT, Rechenberg DK, Mohn D, Zehnder M: Effect of endodontic irrigants on biofilm matrix polysaccharides, *Int Endod J* 50:153–160, 2017.
106. Rodrigues CT, de Andrade FB, de Vasconcelos LRSM, et al.: Antibacterial properties of silver nanoparticles as a root canal irrigant against Enterococcus faecalis biofilm and infected dentinal tubules, *Int Endod J* 51:901–911, 2018.
107. Del Carpio-Perochena AE, Bramante CM, Duarte MA, et al.: Biofilm dissolution and cleaning ability of different irrigant solutions on intraorally infected dentin, *J Endod* 37:1134–1138, 2011.
108. Forough Reyhani M, Rezagholizadeh Y, Narimani MR, et al.: Antibacterial effect of different concentrations of sodium hypochlorite on *Enterococcus faecalis* biofilms in root canals, *J Dent Res Dent Clin Dent Prospects* 11:215–221, 2017.
109. Mohmmed SA, Vianna ME, Penny MR, et al.: The effect of sodium hypochlorite concentration and irrigation needle extension on biofilm removal from a simulated root canal model, *Aust Endod J* 43:102–109, 2017.
110. Niemi TK, Marchesan MA, Lloyd A, Seltzer RJ: Effect of instrument design and access outlines on the removal of root canal obturation materials in oval-shaped canals, *J Endod* 42:1550–1554, 2016.
111. Martins MP, Duarte MA, Cavenago BC, et al.: Effectiveness of the protaper next and reciproc systems in removing root canal filling material with sonic or ultrasonic irrigation: a micro-computed tomographic study, *J Endod* 43:467–471, 2017.
112. Yılmaz F, Koç C, Kamburoğlu K, et al.: Evaluation of 3 different retreatment techniques in maxillary molar teeth by using micro-computed tomography, *J Endod* 44:480–484, 2018.
113. al-Omari MA, Dummer PM: Canal blockage and debris extrusion with eight preparation techniques, *J Endod* 21:154–158, 1995.
114. Rechenberg DK, Paqué F: Impact of cross-sectional root canal shape on filled canal volume and remaining root filling material after retreatment, *Int Endod J* 46:547–555, 2013.
115. Capar ID, Arslan H, Ertas H, et al.: Effectiveness of ProTaper Universal retreatment instruments used with rotary or reciprocating adaptive motion in the removal of root canal filling material, *Int Endod J* 48:79–83, 2015.
116. Crozeta BM, Silva-Sousa YT, Leoni GB, et al.: Micro-computed tomography study of filling material removal from oval-shaped canals by using rotary, reciprocating, and adaptive motion systems, *J Endod* 42:793–797, 2016.
117. Rossi-Fedele G, Ahmed HM: Assessment of root canal filling removal effectiveness using micro-computed tomography: a systematic review, *J Endod* 43:520–526, 2017.
118. Retamozo B, Shabahang S, Johnson N, et al.: Minimum contact time and concentration of sodium hypochlorite required to eliminate *Enterococcus faecalis*, *J Endod* 36:520–523, 2010.
119. Al-bulushi A, Levinkind M, Flanagan M, et al.: Effect of canal preparation and residual root filling material on root impedance, *Int Endod J* 41:892–904, 2008.
120. Er O, Uzun O, Ustun Y, et al.: Effect of solvents on the accuracy of the Mini Root ZX apex locator, *Int Endod J* 46:1088–1095, 2013.
121. Mancini M, Palopoli P, Iorio L, et al.: Accuracy of an electronic apex locator in the retreatment of teeth obturated with plastic or cross-linked gutta-percha carrier-based materials: an ex vivo study, *J Endod* 40:2061–2065, 2014.
122. Mandlik J, Shah N, Pawar K, et al.: An in vivo evaluation of different methods of working length determination, *J Contemp Dent Pract* 14:644–648, 2013.
123. Ng YL, Mann V, Gulabivala K: A prospective study of the factors affecting outcomes of nonsurgical root canal treatment: part 1: periapical health, *Int Endod J* 44:583–609, 2011.
124. Rodrigues RCV, Zandi H, Kristoffersen AK, et al.: Influence of the apical preparation size and the irrigant type on bacterial reduction in root canal-treated teeth with apical periodontitis, *J Endod* 43:1058–1063, 2017.
125. Parirokh M, Torabinejad M: Mineral trioxide aggregate: a comprehensive literature review—Part I: chemical, physical, and antibacterial properties, *J Endod* 36:16–27, 2010.
126. Parirokh M, Torabinejad M, Dummer PMH: Mineral trioxide aggregate and other bioactive endodontic cements: an updated overview - part I: vital pulp therapy, *Int Endod J* 51:177–205, 2018.
127. Manfredi M, Figini L, Gagliani M, Lodi G: Single versus multiple visits for endodontic treatment of permanent teeth, *Cochrane Database Syst Rev* 12:CD005296, 2016.
128. Molander A, Warfvinge J, Reit C, Kvist T: Clinical and radiographic evaluation of one- and two-visit endodontic treatment of asymptomatic necrotic teeth with apical periodontitis: a randomized clinical Trial, *J Endod* 33:1145–1148, 2007.
129. Sathorn C, Parashos P, Messer H: Antibacterial efficacy of calcium hydroxide intracanal dressing: a systematic review and meta-analysis, *Int Endod J* 40:2–10, 2007.
130. Su Y, Wang C, Ye L: Healing rate and post-obturation pain of single- versus multiple-visit endodontic treatment for infected root canals: a systematic review, *J Endod* 37:125–132, 2011.
131. Almeida DO, Chaves SC, Souza RA, Soares FF: Outcome of single- vs multiple-visit endodontic therapy of nonvital teeth: a meta-analysis, *J Contemp Dent Pract* 18:330–336, 2017. 1.
132. Lopes RMV, Marins FC, Belladonna FG, et al.: Untouched canal areas and debris accumulation after root canal preparation with rotary and adaptive systems, *Aust Endod J*, 44:260–266, 2018.
133. Dutner J, Mines P, Anderson A: Irrigation trends among American Association of Endodontists members: a web-based survey, *J Endod* 38:37–40, 2012.
134. Savani GM, Sabbah W, Sedgley CM, Whitten B: Current trends in endodontic treatment by general dental practitioners: report of a United States national survey, *J Endod* 40:618–624, 2014.
135. Virdee SS, Seymour DW, Farnell D, et al.: Efficacy of irrigant activation techniques in removing intracanal smear layer and debris from mature permanent teeth: a systematic review and meta-analysis, *Int Endod J* 51:605–621, 2018.

136. Shahravan A, Haghdoost AA, Adl A, et al.: Effect of smear layer on sealing ability of canal obturation: a systematic review and meta-analysis, *J Endod* 33:96–105, 2007.
137. Farzaneh S, Parirokh M, Nakhaee N, Abbott PV: Effect of two different concentrations of sodium hypochlorite on postoperative pain following single-visit root canal treatment: a triple-blind randomized clinical trial, *Int Endod J* 51:e2–e11, 2018.
138. Shemesh H, Roeleveld AC, Wesselink PR, Wu MK: Damage to root dentin during retreatment procedures, *J Endod* 37:63–66, 2011.
139. Capar ID, Saygili G, Ergun H, et al.: Effects of root canal preparation, various filling techniques and retreatment after filling on vertical root fracture and crack formation, *Dent Traumatol* 31:302–307, 2015.
140. Berry KA, Loushine RJ, Primack PD, Runyan DA: Nickel-titanium versus stainless-steel finger spreaders in curved canals, *J Endod* 24:752–754, 1998.
141. Gharai SR, Thorpe JR, Strother JM, McClanahan SB: Comparison of generated forces and apical microleakage using nickel-titanium and stainless steel finger spreaders in curved canals, *J Endod* 31:198–200, 2005.
142. Pirani C, Iacono F, Gatto MR, et al.: Outcome of secondary root canal treatment filled with Thermafil: a 5-year follow-up of retrospective cohort study, *Clin Oral Investig* 22:1363–1373, 2018.
143. Chybowski EA, Glickman GN, Patel Y, et al.: Clinical outcome of non-surgical root canal treatment using a single-cone technique with endosequence bioceramic sealer: a retrospective analysis, *J Endod* 44:941–945, 2018.
144. Torabinejad M, Parirokh M, Dummer PMH: Mineral trioxide aggregate and other bioactive endodontic cements: an updated overview - part II: other clinical applications and complications, *Int Endod J* 51:284–317, 2018.
145. Gomes AC, Nejaim Y, et al.: Influence of endodontic treatment and coronal restoration on status of periapical tissues: a cone-beam computed tomographic study, *J Endod* 41:1614–1618, 2015.
146. Cheung GS, Chan TK: Long-term survival of primary root canal treatment carried out in a dental teaching hospital, *Int Endod J* 36:117–128, 2003.
147. Cagidiaco MC, Goracci C, Garcia-Godoy F, Ferrari M: Clinical studies of fiber posts: a literature review, *Int J Prosthodont* 21:328–336, 2008.
148. Sterzenbach G, Franke A, Naumann M: Rigid versus flexible dentine-like endodontic posts–clinical testing of a biomechanical concept: seven-year results of a randomized controlled clinical pilot trial on endodontically treated abutment teeth with severe hard tissue loss, *J Endod* 38:1557–1563, 2012.
149. Dejak B, Motkowski A: 3D-Finite element analysis of molars restored with endocrowns and posts during masticatory simulation, *Dent Mater* 29:e309–e317, 2013.
150. Veríssimo C, Simamoto Junior PC, Soares CJ, et al.: Effect of the crown, post, and remaining coronal dentin on the biomechanical behavior of endodontically treated maxillary central incisors, *J Prosthet Dent* 111:234–246, 2014.
151. Ferrari M, Vichi A, Fadda GM, et al.: A randomized controlled trial of endodontically treated and restored premolars, *J Dent Res* 91: 72S–78S. 2012.
152. Ferrari M, Cagidiaco MC, Grandini S, et al.: Post placement affects survival of endodontically treated premolars, *J Dent Res* 86:729–734, 2007.
153. Guldener KA, Lanzrein CL, et al.: Long-term clinical outcomes of endodontically treated teeth restored with or without fiber post-retained single-unit restorations, *J Endod* 43:188–193, 2017.
154. Shemesh H, Wesselink PR, Wu MK: Incidence of dentinal defects after root canal filling procedures, *Int Endod J* 43:995–1000, 2010.
155. Randow K, Glantz PO: On cantilever loading of vital and non-vital teeth. An experimental clinical study, *Acta Odontol Scand* 44:271–277, 1986.
156. Suksaphar W, Banomyong D, et al.: Survival rates from fracture of endodontically treated premolars restored with full-coverage crowns or direct resin composite restorations: a retrospective study, *J Endod* 44:233–238, 2018.
157. Aquilino SA, Caplan DJ: Relationship between crown placement and the survival of endodontically treated teeth, *J Prosthet Dent* 87:256–263, 2002.
158. Caplan DJ, Weintraub JA: Factors related to loss of root canal filled teeth, *J Public Health Dent* 57:31–39, 1997.
159. Torabinejad M, Kettering JD, McGraw JC, et al.: Factors associated with endodontic interappointment emergencies of teeth with necrotic pulps, *J Endod* 14:261–266, 1988.
160. Trope M: Flare-up rate of single-visit endodontics, *Int Endod J* 24:24–26, 1991.
161. Walton R, Fouad A: Endodontic interappointment flare-ups: a prospective study of incidence and related factors, *J Endod* 18:172–177, 1992.
162. He J, White RK, White CA, et al.: Clinical and patient-centered outcomes of nonsurgical root canal retreatment in first molars using contemporary techniques, *J Endod* 43:231–237, 2017.
163. Al-Nuaimi N, Patel S, Davies A, et al.: Pooled analysis of 1-year recall data from three root canal treatment outcome studies undertaken using cone beam computed tomography, *Int Endod J* 51:e216–e226, 2018.

20
Microcirurgia Apical

RICHARD RUBINSTEIN, MOHAMED I. FAYAD E MAHMOUD TORABINEJAD

VISÃO GERAL DO CAPÍTULO

Uma breve história, 435
Indicações para cirurgia apical, 435
Tratamentos de canal radicular com falha, 436
Acidentes processuais, 436

Materiais obturadores irremovíveis, 436
Complexidade anatômica do sistema de canal radicular, 436
Casos sintomáticos, 436
Preparo apical, 442

OBJETIVOS DA APRENDIZAGEM

Após ler este capítulo, o estudante deve estar apto a:

1. Discutir o papel da cirurgia endodôntica no planejamento do tratamento para um paciente.
2. Reconhecer as situações em que a cirurgia é o tratamento de escolha.
3. Definir os termos *incisão, curetagem apical, ressecção apical, preparo apical, obturação apical, enxerto* e *sutura*.
4. Descrever resumidamente os procedimentos passo a passo envolvidos na apicectomia, incluindo aqueles para incisão e divulsão, acesso ao ápice, curetagem apical, ressecção apical, retropreparo e retro-obturação, reposicionamento do retalho e sutura.
5. Indicar os diferentes tipos de retalho.
6. Fazer um diagrama dos vários tipos de retalho e descrever as indicações, vantagens e desvantagens de cada um.
7. Listar os materiais de retro-obturação da raiz mais comuns.
8. Rever os diferentes materiais para enxerto.
9. Rever os princípios básicos da sutura.
10. Descrever as instruções a serem fornecidas ao paciente acerca dos cuidados pós-operatórios da cirurgia apical.
11. Rever o desfecho da microcirurgia apical.

Uma breve história

Revisões sistemáticas com metanálises, estudos com grandes tamanhos de amostra e estudos de redes de pesquisa baseados na prática indicam taxas de sobrevida extremamente altas a médio e longo prazos para dentes tratados endodonticamente não cirúrgico.[1-9] Se um dente tratado endodonticamente não cirúrgico falhar e não puder ser retratado de modo não cirúrgico e for determinado que o motivo da falha não é de natureza periodontal, traumática ou restauradora, a cirurgia apical (CA) costuma ser o tratamento de escolha.

Embora as origens da CA possam ser rastreadas até os tempos pré-colombianos,[10,11] a cirurgia endodôntica contemporânea começou sua jornada no início dos anos 1960, juntamente com o reconhecimento da endodontia como uma especialidade nos EUA, em 1964.[12,13]

O principal objetivo da CA é salvar um dente natural. Isso é feito removendo uma porção de uma raiz com complexidades anatômicas carregadas de restos de tecido e microrganismos e/ou selando o canal quando um selamento completo não pode ser realizado por meio de procedimentos não cirúrgicos.[5] Avanços significativos no uso de ampliação e iluminação – especificamente, a introdução do microscópio cirúrgico operatório (MCO) no final dos anos 1980 e o arsenal e materiais de suporte que se seguiram – beneficiaram os protocolos de tratamento em CA, de modo que os dentes que poderiam ter sido extraídos, agora têm uma chance previsível de sucesso em sua manutenção. A CA é, atualmente, considerada um procedimento microcirúrgico no sentido mais verdadeiro.[14] O objetivo deste capítulo é discutir as indicações e contraindicações para microcirurgia apical, procedimentos envolvidos na microcirurgia apical, incluindo aqueles para incisão e divulsão do tecido, acesso ao ápice, curetagem apical, ressecção da raiz, preparo e retro-obturação do canal, devolução do retalho ao seu leito e sutura, bem como instruções a serem dadas ao paciente acerca dos cuidados pós-operatórios depois da cirurgia endodôntica (Vídeo 20.1).

Indicações para cirurgia apical

As principais indicações para CA são falhas no tratamento do canal radicular, acidentes de procedimento, materiais que não podem ser removidos do canal radicular ou tecidos periapicais, complexidade anatômica do sistema de canal radicular que impede a limpeza completa, modelagem e obturação do sistema de canal radicular através do acesso coronário, casos sintomáticos, cirurgias adjuvantes e cirurgia exploratória.

Tratamentos de canal radicular com falha

Quando o tratamento de canal radicular não cirúrgico anterior não pode ser melhorado ou realizado pelo fato de que recuperar o acesso ao canal ou remover pinos poderia causar perfuração ou fratura da raiz e/ou criar um problema restaurador, a endodontia cirúrgica é indicada (Figura 20.1).

Acidentes processuais

A maioria dos acidentes de procedimento pode ser corrigida de forma não cirúrgica (ver Capítulo 18). No entanto, quando a correção não cirúrgica desses acidentes não é viável ou prática, a CA é indicada para salvar esses dentes. Os acidentes de procedimento que podem exigir CA incluem formação de saliências, perfuração radicular, instrumentos separados e canais com obturação aquém ou obturação além (Figura 20.2).

Materiais obturadores irremovíveis

Quando os materiais de obturação não podem ser removidos de forma não cirúrgica ou estão além do espaço do canal radicular e causam problemas, a CA é indicada para salvar o dente (Figura 20.3).

Complexidade anatômica do sistema de canal radicular

Anatomia complexa, curvatura grave e calcificações do canal que não podem ser tratadas de forma não cirúrgica são indicações para endodontia cirúrgica (Figura 20.4).

Casos sintomáticos

Quando o retratamento não cirúrgico não fornece alívio da dor e desconforto e o retratamento não cirúrgico não é possível, a CA deve ser considerada para reduzir a dor e o desconforto para o paciente (Figura 20.5).

Cirurgias adjuvantes

Os procedimentos cirúrgicos adjuvantes incluem ressecção da raiz, hemissecção, aumento da coroa, reimplante dentário e transplante (ver Capítulo 21).

Cirurgia exploratória

Existem algumas radiolucências que não são causadas por infecção do canal radicular e podem mimetizar lesões periapicais de origem endodôntica. Lesões suspeitas e não cicatrizantes requerem cirurgia exploratória e realização de uma biopsia para exame histológico (ver Capítulo 5).

Contraindicações para cirurgia apical

As contraindicações para CA incluem (1) complicações médicas ou sistêmicas; (2) uso indiscriminado de cirurgia periapical; (3) fatores anatômicos; e (4) causa não identificada de falha do tratamento.

Seleção de casos e planejamento de tratamento contemporâneo

Uma das indicações mais importantes na realização da microcirurgia apical é saber quando realizar a microcirurgia apical. A seleção

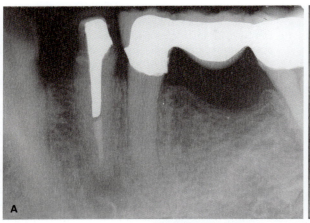
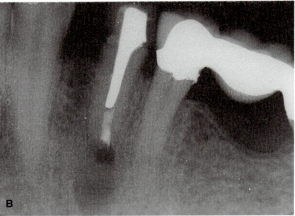
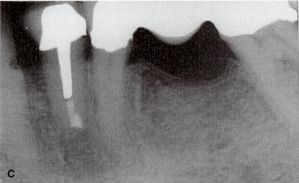

• **Figura 20.1** **A.** Um tratamento de canal radicular inadequado, um núcleo grande e o desconforto do paciente levaram a uma decisão para realizar uma cirurgia periapical no primeiro pré-molar inferior. **B.** Radiografia pós-operatória após cirurgia endodôntica. Agregado de trióxido mineral (MTA) foi usado como material de obturação radicular. **C.** A radiografia periapical feita 4,5 anos depois mostra a cicatrização completa e um dente funcional.

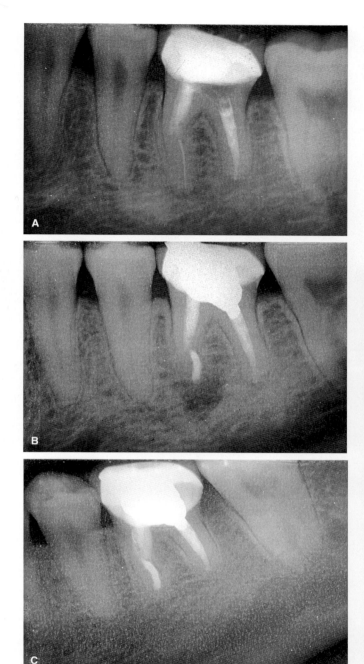

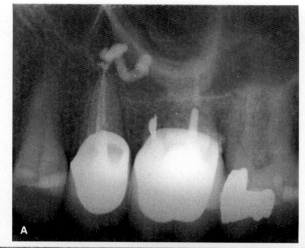
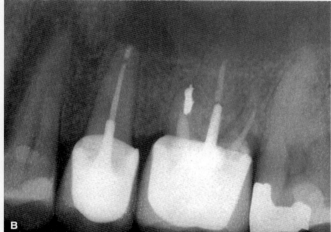
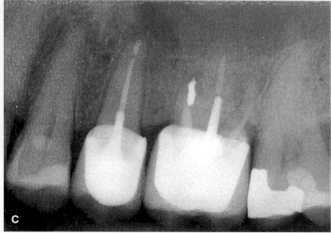

• **Figura 20.2 A.** A lima de níquel-titânio é separada dentro do canal mesiovestibular do primeiro molar inferior. **B.** Devido ao desconforto do paciente, foi realizada cirurgia periapical. Agregado trióxido mineral (MTA) foi usado como material de obturação da raiz. **C.** A radiografia periapical feita 32 meses depois mostra a cura completa.

• **Figura 20.3 A.** A radiografia pré-operatória mostra a presença de materiais de preenchimento extrudados na região periapical tecidos do dente bicúspide superior esquerdo. **B.** Devido ao desconforto do paciente, foi realizada cirurgia periapical. Agregado de trióxido mineral (MTA) foi usado como material de obturação da raiz. **C.** A radiografia pós-operatória feita 18 meses depois mostra a cura dos tecidos periapicais.

de casos afetará fortemente os resultados do tratamento, o que influencia as opções de tratamento futuras e as taxas de sucesso a longo prazo. A ferramenta de diagnóstico mais importante para este fim foi a introdução da tomografia computadorizada de feixe cônico (TCFC; ver Capítulo 3). Além disso, é possível preparar um arsenal apropriado e abordagens estratégicas bem antes da cirurgia real.

O exame de TCFC pode nos ajudar a planejar o tratamento, localizando a posição exata da periodontite apical.

Microcirurgia apical

Embora os clínicos gerais não possam realizar procedimentos microcirúrgicos, cabe a eles entender os materiais e os métodos para que o melhor tratamento possível possa ser fornecido aos seus

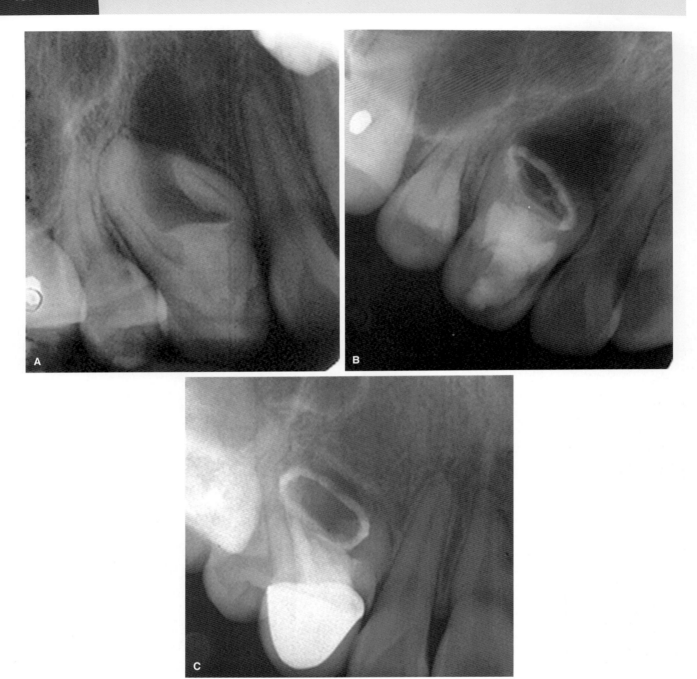

• **Figura 20.4 A.** A radiografia pré-operatória mostra a presença de um *dens in dente* na cúspide superior direita do dente. **B.** Devido à incapacidade do operador de realizar o tratamento endodôntico não cirúrgico, uma cirurgia apical foi realizada. **C.** A radiografia pós-operatória feita 20 meses depois mostra a resolução completa da lesão neste dente.

pacientes. A fim de compreender os objetivos da microcirurgia apical e a aplicação de materiais e métodos, é útil dividir o assunto em vários estágios ou seções (Vídeo 20.2).

Formato do retalho

O primeiro passo na CA é planejar um retalho que permita a exposição adequada do local da cirurgia. As diretrizes e os princípios gerais a seguir devem ser usados durante o desenho do retalho.

1. O retalho deve ser projetado para acesso máximo ao local da cirurgia
2. Um suprimento de sangue adequado para o tecido rebatido é mantido com uma base de retalho ampla
3. Incisões sobre defeitos ósseos ou sobre a lesão perirradicular devem ser evitadas; podem causar fenestrações pós-cirúrgicas dos tecidos moles ou não união da incisão
4. O defeito ósseo real é maior que o tamanho observado radiograficamente
5. Deve ser usado um retalho mínimo, incluindo pelo menos um dente de cada lado do dente pretendido
6. Ângulos agudos no retalho devem ser evitados. Os cantos agudos são difíceis de reposicionar e suturar e podem se tornar isquêmicos e descamados, resultando em cicatrização retardada e, possivelmente, formação de cicatrizes
7. Incisões e rebatimentos incluem periósteo como parte do retalho. Quaisquer pedaços ou marcas remanescentes do periósteo

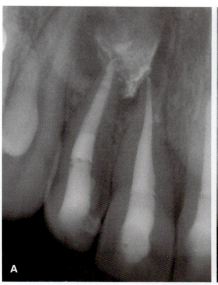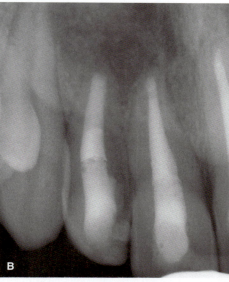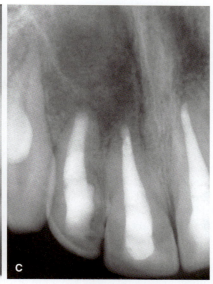

- **Figura 20.5 A.** Radiografia pré-operatória da região superior direita em um paciente jovem mostra extrusão de materiais de preenchimento para os tecidos periapicais. **B.** Devido à presença de inchaço e desconforto contínuos, foi realizada cirurgia periapical em ambos os incisivos. **C.** Radiografia pós-operatória feita em 12 meses depois mostra resolução completa da lesão.

celular não refletido sofrerão hemorragia, comprometendo a visibilidade
8. A papila interdental não deve ser dividida (incisada) e deve ser totalmente incluída ou excluída do retalho
9. As incisões verticais devem ser estendidas para permitir que o afastador descanse no osso e não esmague partes do retalho.

Embora existam vários desenhos de retalhos, dois atendem à maioria das necessidades da CA: o retalho mucoperiosteal completo (triangular ou retangular) e o retalho submarginal (triangular ou retangular).

Retalho curvo submarginal

O retalho curvo submarginal é uma incisão horizontal ligeiramente curva, em formato de meia-lua feita na gengiva inserida com a convexidade mais próxima da margem gengival livre. É simples e facilmente rebatida e fornece acesso ao ápice sem violar o tecido ao redor das coroas. Suas desvantagens incluem acesso restrito com visibilidade limitada, rasgamento dos cantos da incisão se o operador tentar melhorar o acesso esticando o tecido e deixando a incisão diretamente sobre a lesão se o defeito cirúrgico for maior que o previsto. As margens da incisão desse retalho frequentemente cicatrizam. O retalho curvo submarginal é limitado pela presença do freio, inserções musculares ou caninos e outras eminências ósseas. Por causa de suas muitas desvantagens, esse *design* geralmente não é indicado ou usado.

Retalho mucoperiosteal total

O retalho mucoperiosteal (intrassulcular) completo consiste em uma incisão na crista gengival com elevação total das papilas interdentais, margem gengival livre, gengiva inserida e mucosa alveolar. Pode ter uma incisão (triangular) ou duas (retangulares) incisões de relaxante vertical. Possibilita acesso e visibilidade máximos, impede a incisão sobre um defeito ósseo e tem menos tendência à hemorragia. Esse desenho permite curetagem periodontal, alisamento radicular e remodelagem óssea e cicatrização com formação mínima de cicatriz. Suas desvantagens incluem a dificuldade de recolocar, suturar e fazer alterações (altura e formato) na margem gengival livre, além de possível recessão gengival após a cirurgia e exposição das margens da coroa.

Retalhos submarginais triangulares e retangulares

Os retalhos triangulares e retangulares são conhecidos como *retalhos curvos submarginais modificados*. Uma incisão horizontal festonada (Ochsenbein-Luebke) é feita na gengiva inserida com uma ou duas incisões verticais acessórias. Esse retalho é usado com mais sucesso em dentes anteriores superiores com coroas. Um desenho alternativo de retalho submarginal é a incisão baseada na papila, na qual as papilas interdentais são deixadas intactas. Os pré-requisitos são 4 mm de gengiva inserida, profundidades mínimas de sondagem e boa saúde periodontal. As desvantagens são possíveis cicatrizes e hemorragia desde as margens do corte até o local da cirurgia. Esse *design* também fornece menos visibilidade que o retalho mucoperiosteal completo (Vídeo 20.3).

Após a obtenção da anestesia e antes da incisão do retalho cirúrgico, a cavidade oral deve ser enxaguada com solução desinfetante como clorexidina. Foi demonstrado que um enxágue com clorexidina 0,12% reduz significativamente a contagem bacteriana na cavidade oral antes dos procedimentos cirúrgicos.[15] Para uma discussão completa acerca de anestesia, ver Capítulo 8.

Microbisturis (Figura 20.6) (Kerr Endodontics, Orange, CA) são usados no desenho do retalho da margem gengival livre para

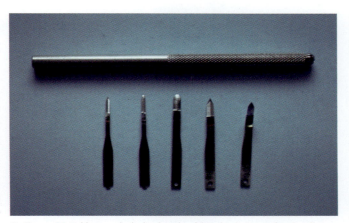

- **Figura 20.6** Uma variedade de microbisturis de tamanho 1 a 5 usados para incisão.

incisar delicada e atraumaticamente as papilas interdentais quando retalhos de espessura total são necessários. Lâminas microcirúrgicas Feather (Figura 20.7A) (J. Morita USA, Inc. Irvine, CA) são feitas de aço inoxidável de alta qualidade usando tecnologia de retificação de alta precisão, que produz arestas de corte ultra-afiadas que funcionam com uma variedade de cabos. Essas lâminas permitem uma incisão muito fina e minimizam o risco de lesão do tecido (Figura 20.7B-D).

Historicamente, os retalhos eram rebatidos com uma cureta Molt 2-4 ou variação do Molt 2-4. O elevador de periósteo recentemente introduzido (Figura 20.8) (G. Hartzell & Son, Concord, CA) tem duas extremidades de trabalho de 2 mm e 3,5 mm e 2 mm e 7 mm e realiza os objetivos de rebatimento atraumático do retalho.

Osteotomia

Como podemos ver melhor com o MCO, a remoção do osso pode ser mais conservadora. Peças de mão como a Impact Air 45 (Kerr Endodontics, Orange, CA) introduzidas por cirurgiões orais para facilitar o seccionamento de terceiros molares inferiores também são sugeridas para CA a fim de obter melhor acesso aos ápices dos molares superiores e inferiores. Ao usar a peça de mão, o jato de água é direcionado diretamente para o campo cirúrgico, mas o fluxo de ar é ejetado pela parte de trás da peça de mão, eliminando assim muitos dos respingos que ocorrem com peças de mão convencionais de alta velocidade. Como não há ar ou água pressurizados, as chances de produzir piemia e enfisema são significativamente reduzidas.

Brocas como o cortador ósseo Lindemann H161 ou H162 (Brasseler USA, Savannah, GA) são extremamente eficientes e são recomendadas para a remoção de tecidos duros. Elas têm 9 mm de comprimento e apenas quatro lâminas, o que resulta em menos entupimento. Com o uso de um MCO e uma Impact Air 45, brocas cirúrgicas de alta velocidade podem ser colocadas mesmo em áreas de risco anatômico com alto grau de confiança e precisão (Figura 20.9). O tamanho da osteotomia deve ser tão pequeno quanto prático para que a cicatrização da ferida não seja prejudicada, mas grande o suficiente para permitir o desbridamento completo da cripta óssea e o acesso para os procedimentos de raiz que se seguirão.

Curetagem e biopsia

Nem é preciso dizer que, se o tecido tem de ser removido, ele justifica o exame e o diagnóstico por um patologista oral. Em nenhum momento o cirurgião deve remover o tecido e aceitar a responsabilidade de seu diagnóstico com base na impressão clínica, cor ou consistência. Além disso, qualquer material estranho presente na cripta óssea deve ser removido, pois pode causar irritação persistente e impedir a cicatrização completa dos tecidos.[16] Para uma discussão mais aprofundada das patologias periapicais radiolúcidas, ver Capítulo 5.

Ressecção apical e avaliação do ápice ressecado

Há um consenso geral de que a principal causa de falha no tratamento endodôntico convencional é a incapacidade do clínico de

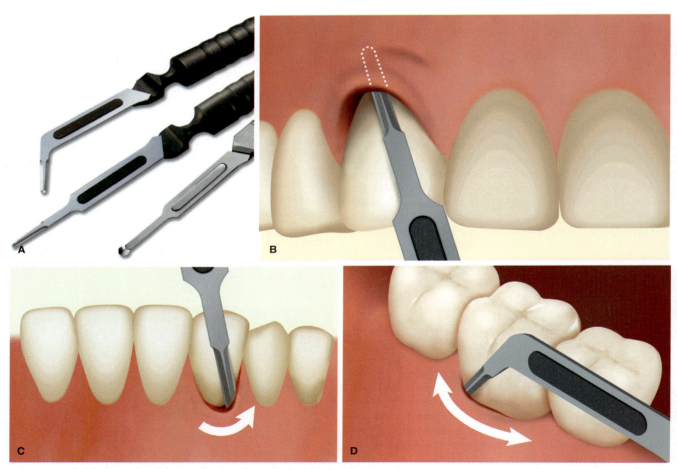

• **Figura 20.7 A.** Lâminas microcirúrgicas Feather. (Cortesia de J. Morita.) **B a D.** Aplicação das microlâminas de cirurgia Feather. (Cortesia de J. Morita.)

CAPÍTULO 20   Microcirurgia Apical   441

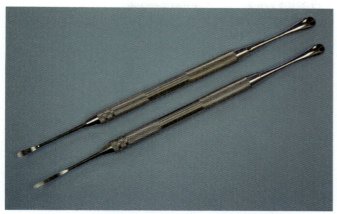

• **Figura 20.8** Elevadores de periósteo PR-1 e PR-2.

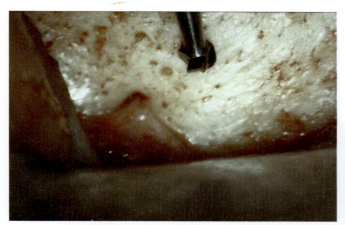

• **Figura 20.9** Impact Air 45 e broca cirúrgica em estreita proximidade com o nervo mentoniano em 8×.

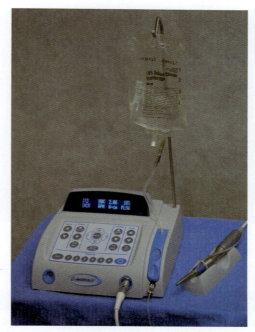

• **Figura 20.10** Motor Aseptico 7000 e peça de mão NSK 2: 1 pescoço longo.

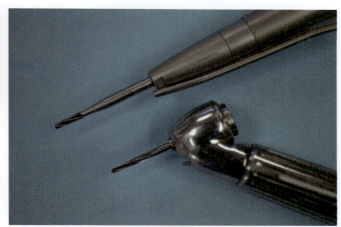

• **Figura 20.11** Uma comparação do Impact Air 45 e NSK 2: 1 pescoço longo de mão, peça e brocas de comprimento cirúrgico.

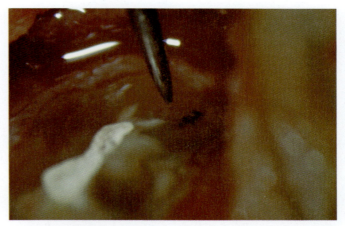

• **Figura 20.12** Explorador CX-1 localizando um portal de saída (PDS) não tratado na superfície chanfrada de uma raiz previamente obturada com ampliação de 20×.

modelar, desinfetar e obturar todo o sistema de canais radiculares de maneira adequada.[17] A maior parte dessa anatomia não tratada está localizada na região apical de 3 mm e, por esse motivo, uma ressecção de 3 mm é recomendada.[18-20] Com a introdução do ultrassom para a criação de preparos radiculares, surgiu uma segunda razão para uma ressecção de 3 mm. Vários autores estudaram a incidência de linhas de trincas, rachaduras e fraturas na raiz e nas superfícies de cemento após preparos ultrassônicos da extremidade da raiz.[21-25] Embora todos esses estudos tenham mostrado um aumento estatisticamente significativo, nenhum mostrou qualquer significado clínico como resultado de seus achados.

Historicamente, um chanfro longo foi criado a fim de fornecer acesso para uma peça de mão com microcabeça. Com a introdução do ultrassom, pouco ou nenhum bisel é necessário. Isso resulta em menos túbulos dentinários cortados e menos chance de infiltração. Avanços recentes no projeto de motor elétrico e peças de mão retas proporcionam oportunidades ao clínico para a visualização direta da extremidade da raiz durante a ressecção da raiz e a criação de chanfros axiais que se aproximam de zero grau (Figuras 20.10 e 20.11).

Depois que a ressecção da extremidade da raiz foi concluída, a superfície chanfrada da raiz pode ser examinada sob uma ampliação de médio porte. Usando-se um pequeno microexplorador CX-1 (Kerr Endodontics, Orange, CA), pequenas microfraturas, istmos e portais de saída (PDS) podem ser facilmente vistos (Figuras 20.12 e 20.13).

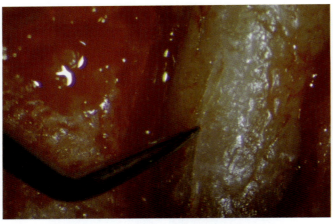
• **Figura 20.13** Explorador CX-1 localizando uma rachadura na superfície vestibular de uma raiz com aumento de 20×.

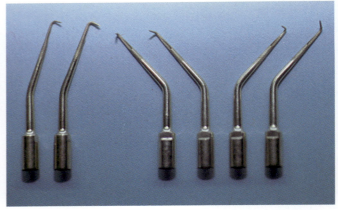
• **Figura 20.14** Várias pontas ultrassônicas com diferentes formatos e ângulos.

• **Boxe 20.1** **Questões de revisão**

1. Se um dente sintomático tratado endodonticamente não cirurgicamente falhar e a qualidade do tratamento de canal radicular for inaceitável, qual é a primeira linha de tratamento apropriada?
   a. Retratamento cirúrgico
   b. Retratamento não cirúrgico
   c. Cirurgia exploratória
   d. Acompanhamento
2. Os avanços significativos na microcirurgia endodôntica incluem todos os seguintes, exceto:
   a. Ampliação
   b. Ultrassom
   c. Peça de mão pneumática de impacto
   d. Materiais obturadores apicais biocerâmicos
3. Todos os itens a seguir são contraindicações para cirurgia apical, exceto:
   a. Complicações médicas ou sistêmicas
   b. Uso indiscriminado de cirurgia periapical
   c. Fatores anatômicos
   d. Não ter as habilidades
4. O retalho cirúrgico deve ser desenhado exatamente do tamanho da lesão periapical.
   a. Verdadeiro
   b. Falso
5. Para evitar recessão gengival e contração das papilas na zona estética, o retalho submarginal é o de escolha.
   a. Verdadeiro
   b. Falso

Preparo apical

Desde a introdução da tecnologia ultrassônica periapical no início dos anos 1990 por Carr, as preparações apicais têm sido feitas com pontas ultrassônicas.[26] Uma variedade de dicas e configurações de dicas foi introduzida para acomodar virtualmente qualquer situação de acesso (Figura 20.14). A maioria das pontas ultrassônicas tem 0,25 mm de diâmetro e aproximadamente 3 mm de comprimento.

As pontas revestidas de diamante são sugeridas como a última ponta ultrassônica a ser usada no preparo da extremidade da raiz para evitar rachaduras intradentina e de canal.[27] Além disso, o uso clínico de pontas diamantadas mostrou que elas são mais eficientes na remoção de guta-percha em comparação com pontas de aço inoxidável (Figuras 20.15 e 20.16).

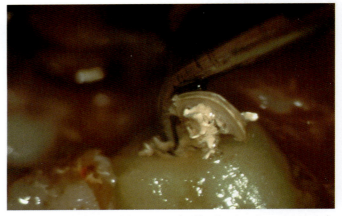
• **Figura 20.15** Guta-percha termoplastificada girando em torno de uma ponta de aço inoxidável com aumento de 16×.

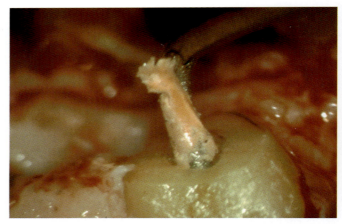
• **Figura 20.16** Guta-percha termoplastificada "caminhando" para fora do preparo com aumento de 16×.

Piezocirurgia

A piezocirurgia é uma modalidade de corte ósseo com indicações em rápido aumento em diferentes campos cirúrgicos, incluindo a cirurgia endodôntica. As principais vantagens da piezocirurgia incluem proteção dos tecidos moles, visualização ideal do campo cirúrgico, diminuição da perda de sangue, redução da vibração e ruído, maior conforto para o paciente e proteção das estruturas dentais. Algumas desvantagens da piezocirurgia incluem o encargo financeiro inicial associado à compra do dispositivo, à longa duração do procedimento cirúrgico e ao fato de que os manuais de instruções de muitas unidades piezoelétricas desencorajam o uso desses dispositivos em pacientes com marca-passos cardíacos implantados.[27] A tecnologia foi desenvolvida em 1998 pelo cirurgião oral italiano Tomaso Vercellotti para superar as limitações da cirurgia óssea convencional[28] (Figura 20.17).

Avaliação do preparo apical

Outro desenvolvimento na microcirurgia apical foi a introdução do microespelho cirúrgico. Os microespelhos vêm em uma variedade de formatos e tamanhos e têm diâmetros que variam de 1 mm a 5 mm. Os microespelhos recentemente introduzidos utilizam um revestimento de ródio. O ródio é extremamente duro e durável e insuperável em refletividade, clareza e brilho. Eles são de superfície frontal, resistentes a arranhões e autocláveis (JEDMED, St. Louis, MO) (Figura 20.18). Antes de usar microespelhos, era impossível avaliar a eficácia do preparo apical. Falha em remover completamente o material de obturação do canal radicular antigo e detritos da parede facial do preparo apical (Figura 20.19) podem levar a vazamento da parede facial e eventual falha se não for limpo antes da colocação de um selo apical. Claramente, é necessário remover circunferencialmente todos os detritos do preparo apical para satisfazer os critérios estabelecidos por Gilheany *et al.* e Ricucci e Siqueira.[29,30]

Hemostasia

Antes de selecionar e colocar os materiais de retro-obturação, é fundamental estabelecer uma boa hemostasia. A hemostasia começa com a obtenção e a revisão do questionário de saúde do paciente. Pode ser necessária a consulta ao médico do paciente. A anestesia deve ser profunda com um vasoconstritor adequado. Existem muitos materiais hemostáticos disponíveis. Essa lista pode incluir sulfato férrico, cloreto de alumínio, colágeno, gaze hemostática, epinefrina racêmica ou eletrocautério. Ao selecionar os agentes hemostáticos, deve-se considerar seu efeito nos tecidos duros e moles e se seu uso pode comprometer a cicatrização. Para uma discussão completa sobre anestesia local, ver Capítulo 8.

Selecionando os materiais retro-obturadores

Historicamente, o amálgama foi sugerido pela primeira vez para preenchimentos por Farrar e relatado no Dental Cosmos em 1884.[31] Em 1978, Oynick e Oynick mostraram fibras colágenas do ligamento periodontal contra o retro-obturador SuperEBA (Southern Anesthesia and Surgical, West Columbia, SC) e possivelmente na matriz do SuperEBA também, e sugeriram que o SuperEBA pode promover a cura.[32] Biocerâmicos como o agregado de trióxido mineral (MTA) ProRoot (Dentsply Tulsa Dental, Tulsa, OK), BioAggregate (Innovative Bioceramix, Vancouver, Canadá), EndoSequence Root Repair Material (Brasseler USA, Savannah, GA), Grey MTA Plus (Avalon Biomed, Bradenton, FL) e Biodentine (Septodont USA, Louisville, CO) logo viriam a seguir. A classe de biocerâmicas inclui alumina e zircônia, vidro bioativo, cerâmica de vidro, revestimentos e compostos, silicatos de cálcio, hidroxiapatita, fosfatos de cálcio reabsorvíveis e vidros de radioterapia. A classe geral é usada para substituição de articulações e tecidos e para revestir implantes metálicos com o propósito de

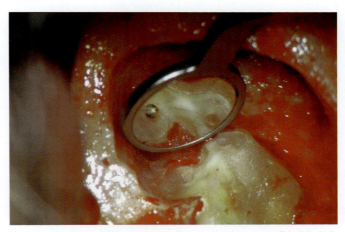

• **Figura 20.18** Visão de microespelho de ródio da superfície biselada da raiz com aumento de 13×.

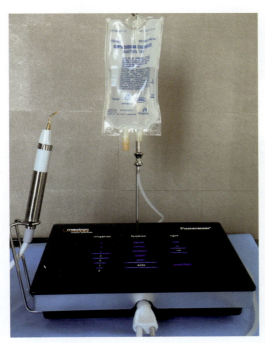

• **Figura 20.17** Piezocirurgia Touch (Mecron, Via Loreta, GE, Itália). O painel de controle permite que o clínico escolha o procedimento cirúrgico (potência) e os tipos de irrigação.

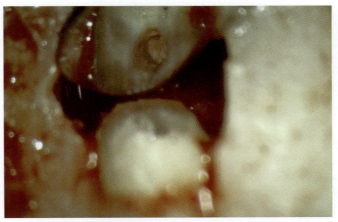

• **Figura 20.19** Visualização de microespelho de guta-percha e detritos na parede vestibular do preparo apical com aumento de 16×.

melhorar a biocompatibilidade. Eles são química e fisicamente estáveis em um ambiente biológico e se ligam quimicamente à dentina. ProRoot MTA, BioAggregate, EndoSequence Root Repair Material e Grey MTA Plus se encaixam nessa definição.

A questão de saber se o SuperEBA teve resultados diferentes do ProRoot MTA foi estudada por Song *et al.* e relatada como um estudo prospectivo randomizado controlado.[33] Eles relataram que não houve diferença significativa nos resultados clínicos da microcirurgia endodôntica quando SuperEBA e ProRoot MTA foram usados como materiais obturadores de raízes. No entanto, ProRoot MTA produz regeneração periapical completa histologicamente, enquanto SuperEBA é incapaz de fazer o mesmo (Figura 20.20).

Mistura, colocação, condensação, escultura e acabamento de materiais de retro-obturação

Materiais de retro-obturação de consistência de cemento, como SuperEBA e material restaurador intermediário (MRI) ressecado, são misturados a uma consistência de massa e transportados para o preparo apical em pequenos cones truncados de 1 mm a 2 mm de tamanho em uma cureta nº 12 (Figura 20.21). Entre cada alíquota de material, um pequeno condensador (JEDMED Instrument Company, St. Louis, MO) que caberá dentro do preparo apical é usado para condensar o material (Figura 20.22).

O exame final da retro-obturação é realizado após a superfície ter sido seca com um irrigador Stropko, porque é mais preciso verificar as margens do preparo quando a superfície biselada da raiz está seca (Figura 20.23). Materiais como ProRoot MTA têm melhor aplicação ao preparo apical com um sistema com carregador (Figura 20.24).

Ao colocar o ProRoot MTA, selecione um carregador que se encaixe no preparo apical (Figura 20.25). Isso evitará o extravasamento de material na cripta óssea. Como o ProRoot MTA é coeso, mas apenas ligeiramente aderente às paredes do preparo, deve-se ter cuidado para evitar puxar o material para fora do preparo (Figura 20.26). A retro-obturação com ProRoot MTA é finalizada limpando-se a superfície biselada da raiz com uma bolinha de algodão úmida (Figura 20.27).

Colocação de enxertos ósseos e membranas

Uma pergunta frequente é se um enxerto ósseo deve ser colocado na cripta óssea ou uma membrana colocada sobre o sítio cirúrgico como uma questão de rotina. De acordo com o artigo de revisão de Lin *et al.*, biologicamente, um coágulo é um melhor preenchimento de espaço do que todos os materiais de enxerto ósseo, pois contém o próprio produto biológico do hospedeiro para fornecer uma estrutura excelente para a cicatrização de feridas. A melhor aplicação de barreiras de membrana em cirurgia periapical parece ser em lesões endodôntico-periodontais combinadas ou grandes lesões periapicais

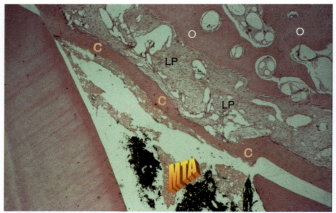

• **Figura 20.20** Regeneração completa dos tecidos periapicais após o uso de MTA como um material obturador apical em macacos. *O*, osso; *LP*, ligamento periodontal; *C*, cemento; *MTA*, agregado de trióxido mineral.

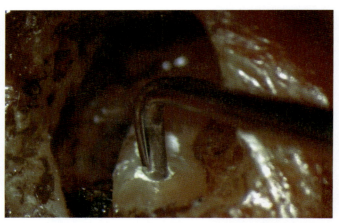

• **Figura 20.22** Conexão de SuperEBA no preparo apical com um pequeno condensador com aumento de 16×.

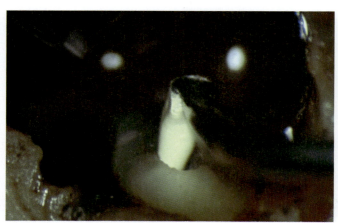

• **Figura 20.21** Colocação de SuperEBA no preparo apical com uma cureta de colher nº 12 com aumento de 16×.

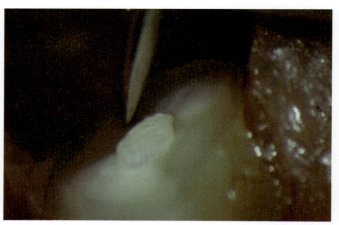

• **Figura 20.23** Verificação da integridade marginal com um explorador CX-1 com aumento de 20×.

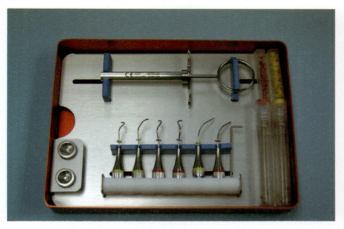

• **Figura 20.24** Sistema de colocação microapical.

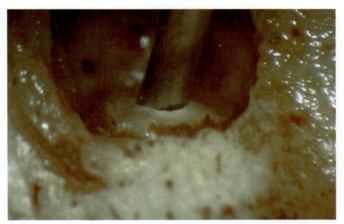

• **Figura 20.25** Carregador de MAP colocado dentro do preparo apical com aumento de 16×.

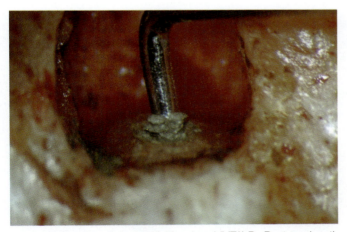

• **Figura 20.26** Agregado de trióxido mineral (MTA) ProRoot sendo retirado do preparo apical com aumento de 16×.

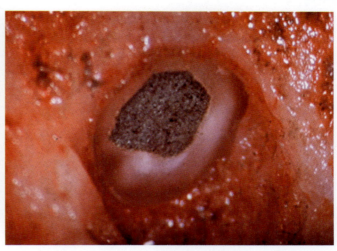

• **Figura 20.27** Verificação da integridade marginal do agregado de trióxido mineral (MTA) após sua aplicação com aumento de 20×.

ocorreu após 6 semanas, quando as membranas de politetrafluoretileno (PTFE) foram colocadas em ambos os lados do defeito.[34] Pecora e Andreana repetiram o estudo de Dahlin com sulfato de cálcio como barreira e encontraram os mesmos resultados.[35] Para uma discussão mais aprofundada dos procedimentos de enxerto, consulte a seção sobre enxerto no Capítulo 21.

Fechamento de retalho

O estágio final da microcirurgia apical é o fechamento do retalho. Deve-se ter cuidado para reaproximar o retalho, a fim de promover a cicatrização por primeira intenção. A sutura é uma parte crítica do fechamento do retalho. Existem vários materiais de sutura disponíveis. Parirokh *et al.* mostraram significativamente mais contaminação bacteriana e detritos físicos com suturas de seda em comparação com fluoreto de polivinilideno (PVDF), uma sutura de monofilamento, em 3, 5 e 7 dias após a colocação.[36] No entanto, o PVDF é difícil de manusear e precisa ser puxado várias vezes para apagar a memória rígida. Além disso, os pacientes frequentemente reclamam que as pontas da sutura são rígidas e irritantes para a mucosa oral.

A Maxima PTFE (Henry Schein, NY, EUA) é uma sutura monofilamentar revestida com PTFE que tem propriedades de manuseio semelhantes à seda, mas produz menos inflamação e contaminação.

Embora a seleção do material de sutura seja importante, também é necessário considerar o desenho da agulha. As agulhas de corte reverso têm suas superfícies de corte na superfície convexa da agulha, tornando-as ideais para suturar gengiva e mucosa oral. As suturas Maxima PTFE estão disponíveis com uma agulha *premium* de corte a *laser* que proporciona uma transição mais suave entre a agulha e o material de sutura, reduzindo ainda mais o arrasto e o traumatismo do tecido.

Apesar de a pinça de tecido Adson poder segurar o retalho firmemente durante a sutura, os instrumentos mais recentes, como a pinça Corn (Laschal Surgical Inc., Purchase, NY) são projetados para a colocação de agulha de precisão (Figura 20.28). A pinça agarra o tecido e a agulha penetra nele através de uma abertura nas extremidades da pinça.

Há uma variedade de porta-agulhas disponíveis para o médico. O porta-agulha Baraquer recentemente introduzido (Laschal Surgical Inc., Purchase, NY) (Figura 20.29) tem a vantagem adicional de conter uma pequena tesoura que também pode cortar a sutura.

que se comunicam com a crista alveolar. Eles também concluíram que não há evidências conclusivas para demonstrar que a aplicação de barreiras de membrana em lesões ósseas grandes ou passantes tem melhor resultado a longo prazo do que um grupo-controle em cirurgia periapical. Se for antecipada fibrose perirradicular, uma membrana pode ser colocada para melhorar a estética.

Dahlin *et al.* mostraram que a cura óssea completa de defeitos ósseos induzidos experimentalmente em mandíbulas de ratos

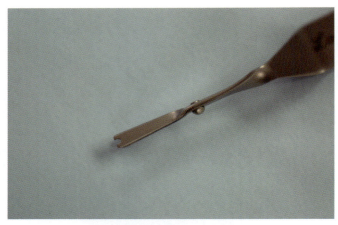

• **Figura 20.28** Pinça Corn.

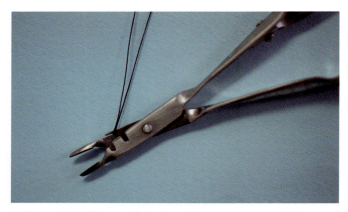

• **Figura 20.29** Porta-agulha/tesoura Baraquer com material de sutura encaixado na tesoura.

Feita a sutura, o retalho deve ser comprimido com gaze embebida em soro fisiológico e pressão digital firme por no mínimo 3 minutos. Isso diminuirá a chance de formação de hematoma sob o retalho.

Instruções pós-operatórias

Instruções pós-operatórias orais e escritas devem ser fornecidas ao paciente. As instruções devem ser escritas em linguagem simples e direta. Eles devem minimizar a ansiedade do paciente decorrente de sintomas pós-operatórios normais, descrevendo como promover cura e conforto.

Uma lista típica de instruções pós-operatórias é a seguinte:
1. Algum inchaço e descoloração são comuns. Use uma bolsa de gelo com pressão moderada na parte externa do rosto (20 minutos em face e 5 minutos fora da face) até ir para a cama à noite. A aplicação de gelo e pressão reduz o sangramento e o inchaço e fornece um efeito analgésico
2. Algum vazamento de sangue é normal. Se o sangramento aumentar, coloque uma compressa de gaze umedecida ou lenços faciais sobre a área e aplique pressão com os dedos por 15 minutos. Se o sangramento continuar, entre em contato com o dentista
3. Não levante o lábio ou bochecha para olhar a área. Os pontos estão amarrados e você pode arrancá-los
4. A partir de amanhã, dissolva 1 colher de chá de sal em um copo de água morna e enxágue suavemente a boca 3 ou 4 vezes/dia. Utilizar enxaguatório bucal com clorexidina 0,12% pode promover a cicatrização. Enxaguatórios bucais contendo álcool devem ser evitados nos primeiros dias após a cirurgia. A escovação cuidadosa é importante, mas a escovação vigorosa pode danificar a área da cirurgia. Esta noite você deve escovar e passar fio dental em todas as áreas, exceto no local da cirurgia. Amanhã à noite, você pode escovar cuidadosamente o local da cirurgia
5. Dieta adequada e ingestão de líquidos são essenciais após a cirurgia. Faça uma dieta leve e mastigue no lado oposto da boca. Beba muito líquido e coma alimentos leves, como queijo cottage, iogurte, ovos e sorvete
6. A dor geralmente é mínima após a CA, e analgésicos fortes normalmente não são necessários. Algum desconforto é normal. Se o analgésico foi prescrito, siga as instruções. Se nenhum medicamento foi prescrito, tome o seu remédio não prescrito para a dor preferencial, se necessário. Se isso não for suficiente, entre em contato com o dentista
7. Se você é fumante, não fume nos primeiros 3 dias após o procedimento
8. Se você sentir dor ou inchaço excessivo, ou se tiver febre, entre em contato com o dentista imediatamente
9. Marque a consulta para a retirada dos pontos (as suturas são removidas 3 a 7 dias após a cirurgia)
10. Entre em contato com o dentista se tiver dúvidas ou preocupações.

Remoção de sutura

O segredo para a remoção da sutura está na cicatrização do epitélio. Harrison e Jurosky relataram que um selamento epitelial fino foi estabelecido na ferida incisional horizontal em 24 horas e um selamento epitelial multicamadas foi estabelecido na ferida incisional vertical entre 24 e 48 horas.[37] A maioria dos médicos concorda que as suturas podem ser deixadas no local por até 7 dias sem causar irritação significativa nos tecidos moles.

Foi introduzido recentemente o instrumento para remoção de sutura tesoura/forceps Combo (Figura 20.30) (Laschal Surgical Inc., Purchase, NY). Tesouras de sutura com extremidade de segurança (Laschal Surgical Inc., Purchase, NY) foram projetadas para remover suturas que estão enterradas em tecido edematoso ou hipertrófico.

Prognóstico

Com base nos resultados de várias metanálises de microcirurgia endodôntica, há altas taxas de sucesso, variando de 91,4 a 94,4%[38-53] (ver Capítulo 22).

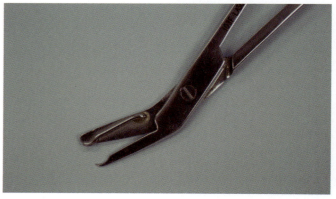

• **Figura 20.30** Instrumento de remoção de sutura com tesoura/fórceps Combo.

Boxe 20.2 Questões de revisão

6. A avaliação do preparo apical não foi possível antes da introdução de:
   a. Pontas ultrassônicas periapicais de aço inoxidável
   b. Microespelhos
   c. Piezocirurgia
   d. Pontas ultrassônicas periapicais revestidas de diamante
7. O fator mais importante no controle do sangramento é:
   a. O questionário de saúde do paciente
   b. Sulfato férrico
   c. Gaze hemostática
   d. Eletrocautério
8. Todos os seguintes são materiais de reenchimento biocerâmico, exceto:
   a. ProRoot MTA
   b. Material de reparo de raiz EndoSequence
   c. Amálgama
   d. MTA Plus cinza
9. De acordo com Lin et al., o melhor material para um enxerto ósseo é:
   a. Sulfato de cálcio
   b. Aloenxerto
   c. O coágulo sanguíneo do próprio paciente
   d. Vidro bioativo
10. O segredo para a remoção da sutura é(são):
    a. Instruções pós-operatórias
    b. A cura do epitélio
    c. Tamanho da agulha
    d. A escolha do material de sutura

RESPOSTAS

1. b. Retratamento não cirúrgico
2. c. Peça de mão pneumática de impacto
3. d. Não ter as habilidades
4. b. Falso
5. a. Verdadeiro
6. b. Microespelhos
7. a. O questionário de saúde do paciente
8. c. Amálgama
9. c. O coágulo sanguíneo do próprio paciente
10. b. A cura do epitélio

Referências bibliográficas

1. Iqbal MK, Kim S: For teeth requiring endodontic therapy, what are the differences in the outcomes of restored endodontically treated teeth compared to implant-supported restorations? *Int J Oral Maxillofac Implants* 221(Suppl):96–116, 2007.
2. Torabinejad M, Anderson P, Bader J, et al.: The outcomes of endodontic treatment, single implant, fixed partial denture and no tooth replacement: a systematic review, *JPD* 98:285–311, 2007.
3. Ng YL, Mann V, Gulabivala K: Tooth survival following non-surgical root canal treatment: a systematic review of the literature, *Int Endod J* 43:171–189, 2010.
4. Lazarski MP, Walker 3rd WA, Flores CM, et al.: Epidemiological evaluation of the outcomes of nonsurgical root canal treatment in a large cohort of insured dental patients, *J Endod* 27:791, 2001.
5. Salehrabi R, Rotstein I: Endodontic treatment outcomes in a large patient population in the USA: an epidemiological study, *J Endod* 30:846–850, 2004.
6. Chen S, Chueh L, Hsiao CK, et al.: An epidemiologic study of tooth retention after nonsurgical endodontic treatment in a large population in Taiwan, *J Endod* 33:226–229, 2007.
7. Raedel M, Hartmann A, Bohm S, Walter MH: Three-year outcomes of root canal treatment: mining an insurance database, *J Dent* 43(4):412–417, 2015.
8. Bernstein SD, Horowitz AJ, Man M, et al.: Outcomes of endodontic therapy in general practice: a study by the Practitioners Engaged in Applied Research and Learning Network, *J Am Dent Assoc* 143:478–487, 2012.
9. Gilbert GH, Tilashalski KR, Litaker MS, et al.: Outcomes of root canal treatment in Dental Practice-Based Research Network practices, *Gen Dent* 58:28–36, 2010.
10. Saville MH: Pre-Colombian decoration of teeth in Ecuador, *Am Anthropol* 15:377–394, 1913.
11. Andrews RR: Evidence of prehistoric dentistry in Central America, *Trans Pan Am Med Cong* 2:1872–1873, 1893.
12. Frank AL, Glick DH, Patterson SS, Weine FS: Long-term evaluation of surgically placed amalgam fillings, *J Endod* 18(8):391–398, 1992.
13. Gutmann JL, Harrison JW: Surgical endodontics. Boston, 1991, Blackwell.
14. Shabahang S: State of the art and science of endodontics, *J Am Dent Assoc* 136(1):41–52, 2005.
15. Veksler AE, Kayrouz GA, Newman MG: Reduction of salivary bacteria by pre-procedural rinses with chlorhexidine 0.12%, *J Periodontol* 62(11):649–651, 1991.
16. Lin LM, Gaengler P, Langeland K: Periradicular curettage, *Int Endod J* 29(4):220–227, 1996.
17. Nair PN: On the causes of persistent apical periodontitis: a review. *Int Endod J.* 39(4):249–281, 2006.
18. Weller RN, Niemczyk SP, Kim S: Incidence and position of the canal isthmus. Part 1. Mesiobuccal root of the maxillary first molar, *J Endod* 21(7):380–383, 1995.
19. West JD: *The relationship between the three-dimensional endodontic seal and endodontic failures*, Thesis. Boston University Goldman School of Graduate Dentistry, 1975.
20. Kim S PG, Rubinstein R: *Color atlas of microsurgery in endodontics*, Philadelphia, 2001, WB Saunders.
21. Layton CA, Marshall JG, Morgan LA, Baumgartner JC: Evaluation of cracks associated with ultrasonic root-end preparation, *J Endod* 22(4):157–160, 1996.
22. Beling KL, Marshall JG, Morgan LA, Baumgartner JC: Evaluation for cracks associated with ultrasonic root-end preparation of gutta-percha filled canals, *J Endod* 23(5):323–326, 1997.
23. Min MM, Brown Jr CE, Legan JJ, Kafrawy AH: In vitro evaluation of effects of ultrasonic root-end preparation on resected root surfaces, *J Endod* 23(10):624–628, 1997.
24. Morgan LA, Marshall JG: A scanning electron microscopic study of in vivo ultrasonic root-end preparations, *J Endod* 25(8):567–570, 1999.
25. Rainwater A, Jeansonne BG, Sarkar N: Effects of ultrasonic root-end preparation on microcrack formation and leakage, *J Endod* 26(2):72–75, 2000.
26. Carr G: Microscopes in endodontics, *J Calif Dent Assoc* 11:55, 1992.
27. Brent PD, Morgan LA, Marshall JG, Baumgartner JC: Evaluation of diamond-coated ultrasonic instruments for root-end preparation, *J Endod* 25(10):672–675, 1999.
28. Vercellotti T: Technological characteristics and clinical indications of piezoelectric bone surgery, *Minerva Stomatol* 53(5):207–214, 2004.
29. Gilheany PA, Figdor D, Tyas MJ: Apical dentin permeability and microleakage associated with root end resection and retrograde filling, *J Endod* 20(1):22–26, 1994.
30. Ricucci D, Siqueira Jr JF: Biofilms and apical periodontitis: study of prevalence and association with clinical and histopathologic findings, *J Endod* 36(8):1277–1288, 2010.
31. Siqueira JF: Reaction of periradicular tissues to root canal treatment: benefits and drawbacks, *Endodontic Topics* 10:123–147, 2005.
32. Nair PN, Henry S, Cano V, Vera J: Microbial status of apical root canal system of human mandibular first molars with primary apical periodontitis after "one-visit" endodontic treatment, *Oral Surg Oral Med Oral Pathol Oral Radiol Endod* 99(2):231–252, 2005.

33. Teixeira FB, Sano CL, Gomes BP, et al.: A preliminary in vitro study of the incidence and position of the root canal isthmus in maxillary and mandibular first molars, *Int Endod J* 36(4):276–280, 2003.
34. Mannocci F, Peru M, Sherriff M, et al.: The isthmuses of the mesial root of mandibular molars: a micro-computed tomographic study, *Int Endod J* 38(8):558–563, 2005.
35. Degerness R, Bowles W: Anatomic determination of the mesiobuccal root resection level in maxillary molars, *J Endod* 34(10):1182–1186, 2008.
36. Gutarts R, Nusstein J, Reader A, Beck M: In vivo debridement efficacy of ultrasonic irrigation following hand-rotary instrumentation in human mandibular molars, *J Endod* 31(3):166–170, 2005.
37. Abella F, de Ribot J, Doria G, et al.: Applications of piezoelectric surgery in endodontic surgery: a literature review, *J Endod* 40(3):325–332, 2014.
38. Baldi D, Menini M, Pera F, et al.: Sinus floor elevation using osteotomes or piezoelectric surgery, *Int J Oral Maxillofac Surg* 40(5):497–503, 2011.
39. Walmsley AD, Laird WR, Williams AR: Dental plaque removal by cavitational activity during ultrasonic scaling, *J Clin Periodontol* 15(9):539–543, 1988.
40. Farrar JN: Radical and heroic treatment of alveolar abscess by amputation of roots of teeth, with description and application of the cantilever crown, *The Dental Cosmos* 26(3):135–139, 1884.
41. Oynick J, Oynick T: A study of a new material for retrograde fillings, *J Endod* 4(7):203–206, 1978.
42. Song M, Shin SJ, Kim E: Outcomes of endodontic micro-resurgery: a prospective clinical study, *J Endod* 37(3):316–320, 2011.
43. Omnell KA: Electrolytic precipitation of zinc carbonate in the jaw; an unusual complication after root resection, *Oral Surg Oral Med Oral Pathol* 12(7):846–852, 1959.
44. Dahlin C, Linde A, Gottlow J, Nyman S: Healing of bone defects by guided tissue regeneration, *Plast Reconstr Surg* 81(5):672–676, 1988.
45. Pecora G, Andreana S, Margarone 3rd JE, et al.: Bone regeneration with a calcium sulfate barrier, *Oral Surg Oral Med Oral Pathol Oral Radiol Endod* 84(4):424–429, 1997.
46. Parirokh M, Asgary S, Eghbal MJ, et al.: A scanning electron microscope study of plaque accumulation on silk and PVDF suture materials in oral mucosa, *Int Endod J* 37(11):776–781, 2004.
47. Harrison JW, Jurosky KA: Wound healing in the tissues of the periodontium following periradicular surgery. I. The incisional wound, *J Endod* 17(9):425–435, 1991.
48. Setzer FC, Shah S, Kohli M, et al.: Outcome of endodontic surgery: a meta-analysis of the literature—part 1: comparison of traditional root-end surgery and endodontic microsurgery, *J Endod* 36:1757, 2010.
49. Setzer FC, Kohli M, Shah S, et al.: Outcome of endodontic surgery: a meta-analysis of the literature—part 2: comparison of endodontic microsurgical techniques with and without the use of higher magnification, *J Endod* 38:1, 2012.
50. Tsesis I, Rosen E, Taschieri S, et al.: Outcomes of surgical endodontic treatment performed by a modern technique: an updated meta-analysis of the literature, *J Endod* 39:332, 2013.
51. Kohli MR, Berenji H, Setzer FC, et al.: Outcome of endodontic surgery: a meta-analysis of the literature-part 3: comparison of endodontic microsurgical techniques with 2 different root-end filling materials, *J Endod* 44:923, 2018.
52. Torabinejad M, Dinsbach N, Turman M, et al.: Survival of intentionally replanted teeth and implant-supported single crowns: a systemic review, *J Endod* 41:992–998, 2015.
53. Torabinejad M, Landaez M, Milan M, et al.: Tooth retention through endodontic microsurgery or tooth replacement using single implants: a systematic review of treatment outcomes, *J Endod* 41:1–10, 2015.

21

Procedimentos Adjuntos

MAHMOUD TORABINEJAD E MOHAMMAD SABETI

VISÃO GERAL DO CAPÍTULO

Introdução, 449

Incisão para drenagem, 449

Ressecção radicular, 451

Hemissecção, 451

Aumento de coroa, 451

Extrusão radicular, 452

Reimplante dentário, 455

Transplante, 456

Regeneração tecidual guiada e regeneração óssea guiada em endodontia, 456

Preservação de alvéolo, 458

OBJETIVOS DA APRENDIZAGEM

Após ler este capítulo, o estudante deve estar apto a:

1. Discutir o papel da cirurgia endodôntica adjuvante no planejamento do tratamento do paciente.
2. Reconhecer situações em que procedimentos cirúrgicos adjuvantes são os tratamentos de escolha.
3. Definir os termos *incisão* e *drenagem, ressecção radicular, hemissecção, aumento da coroa, reimplante dentário, transplante dentário* e *preservação do alvéolo.*
4. Discutir as indicações para cada procedimento listado no objetivo 3.
5. Descrever resumidamente os procedimentos, passo a passo, envolvidos no objetivo 3.
6. Discutir o prognóstico para cada procedimento listado no objetivo 3.

Introdução

Procedimentos cirúrgicos adjuvantes são aqueles usados para tratar quaisquer condições patológicas ou acidentes que ocorrem durante o tratamento de canal radicular. Uma das condições patológicas que requerem um procedimento adjuvante é uma incisão para drenagem de abscessos apicais agudos. Conforme discutido no Capítulo 18, a maioria dos acidentes de procedimento pode ser corrigida de forma não cirúrgica. Quando a correção não cirúrgica é inviável ou impraticável, essas condições são tratadas cirurgicamente, conforme discutido no Capítulo 20. Os procedimentos cirúrgicos adjuvantes são adicionais. Portanto, são modalidades adicionais de tratamento para evitar a perda dentária e preservar a dentição natural. O objetivo deste capítulo é discutir indicações, contraindicações, procedimentos envolvidos e prognóstico para algumas dessas práticas, como incisão para drenagem, ressecção radicular, hemissecção, alongamento da coroa, reimplante dentário e transplante. Ademais, os princípios e materiais para a preservação do alvéolo após a extração usando técnicas regenerativas e regeneração óssea guiada (ROG) serão discutidos.

Incisão para drenagem

O objetivo da incisão para drenagem é remover exsudatos inflamatórios e purulência de um edema de partes moles. A incisão para drenagem reduz o desconforto resultante do acúmulo de pressão e acelera a cicatrização.

Indicações

O melhor tratamento para o inchaço originado de um abscesso apical agudo de origem pulpar é estabelecer a drenagem através do dente agressor (Figura 21.1A; Vídeo). Quando a drenagem adequada não pode ser realizada pelo próprio dente, ela é obtida por incisão em tecidos moles. A drenagem através do tecido mole é realizada de forma mais efetiva quando o inchaço é flutuante. Um inchaço flutuante é uma massa contendo líquido em que uma sensação de onda é sentida quando a pressão é aplicada (Figura 21.1B). A incisão de um inchaço flutuante libera a purulência imediatamente e proporciona um alívio rápido. Se o inchaço não for flutuante ou firme, a incisão para drenagem geralmente resulta na drenagem apenas de sangue e líquidos

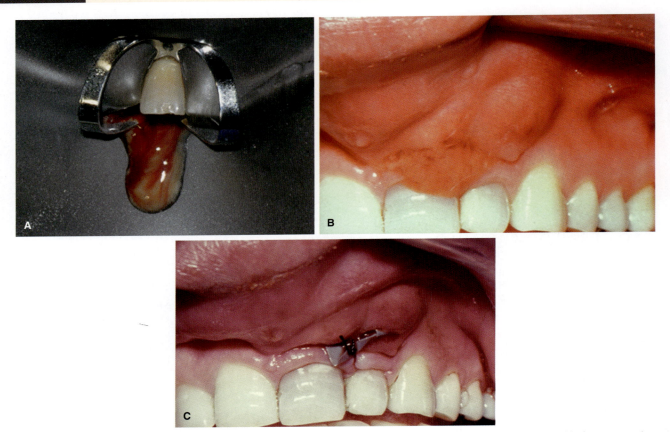

- **Figura 21.1 A.** Estabelecimento de drenagem através de um dente agressor. **B.** Um inchaço flutuante está presente devido à presença de uma infecção no incisivo lateral direito. **C.** Uma incisão para drenagem é realizada e um dreno de borracha é suturado no lugar para evitar o fechamento imediato da incisão.

serosos. A incisão e a drenagem de um abscesso não flutuante reduzem a pressão e facilitam a cura, reduzindo os irritantes e aumentando a circulação na área.

Contraindicações

Existem relativamente poucas contraindicações para o uso de incisão para drenagem. Pacientes com tempos prolongados de sangramento ou de coagulação ou aqueles que usam bisfosfonatos devem ser abordados com cautela, e o rastreamento hematológico é frequentemente indicado. Um abscesso no espaço anatômico ou próximo a ele deve ser tratado com muito cuidado.

Procedimentos

Anestesia

Às vezes, é difícil obter anestesia profunda quando há inflamação, inchaço ou exsudatos. Como a infiltração subperiosteal direta é ineficaz e pode ser bastante dolorosa, são preferíveis técnicas de bloqueio regional. Bloqueios mandibulares para áreas posteriores, bloqueios mentais bilaterais para a mandíbula anterior, bloqueios alveolares superiores posteriores para a maxila posterior e bloqueios infraorbitários para a área pré-maxilar são as escolhas preferidas. Essas injeções podem ser complementadas por infiltração regional.

Além da anestesia de bloqueio, um dos métodos a seguir também pode ser usado. A primeira técnica é a infiltração que começa periférica ao edema. Após a aplicação do anestésico tópico, a solução é injetada lentamente com pressão e profundidade limitadas, seguida de injeções adicionais em tecido previamente anestesiado, aproximando-se progressivamente do centro do edema. Esse procedimento resulta em melhor anestesia sem extremo desconforto.

A segunda técnica é o uso de cloreto de etila tópico. Um jato dessa solução é direcionado para o inchaço a distância, permitindo que o líquido volatilize na superfície do tecido. Em segundos, o tecido no local da volatilização fica branco. A incisão é realizada rapidamente com pulverização contínua de cloreto de etila. Essa anestesia tópica é um suplemento para bloquear a anestesia quando uma incisão rápida é necessária. Se nenhum desses procedimentos funcionar, sedação com óxido nitroso/oxigênio ou sedação intravenosa (IV) pode ser usada para incisão e drenagem.

Incisão

Após a anestesia, a incisão é feita verticalmente com bisturi nº 11 (Figura 9.6C). As incisões verticais são paralelas aos vasos sanguíneos e nervos principais, e deixam muito pouca cicatriz. A incisão deve ser feita firmemente através do periósteo até o osso. Se o inchaço for flutuante, o pus geralmente flui imediatamente, seguido de sangue (Vídeo); caso contrário, a drenagem predominante é o sangue.

Drenagem

Após a incisão inicial, uma pequena pinça hemostática fechada pode ser colocada na incisão e então aberta para ampliar o trato de drenagem (Figura 9.6D). Esse procedimento é indicado com intumescências mais extensas. Para manter um caminho para a drenagem, um corte para dreno em forma de I ou "árvore de Natal" em um dique de borracha ou um pedaço de gaze iodofórmica pode ser colocado (a sutura é opcional) na incisão (Figura 21.1C; Vídeo). Após 2 a 3 dias, o dreno deve ser retirado; caso não seja suturado, o paciente pode retirá-lo em casa.

Ressecção radicular

A ressecção radicular é a remoção total ou parcial de uma raiz de qualquer dente multirradicular. Essa operação geralmente é realizada em molares superiores, mas também pode ser feita em molares inferiores.[1]

Indicações

A principal indicação para ressecção radicular é a perda óssea intensa em uma raiz envolvida periodontalmente que não pode ser tratada por tratamento periodontal. Além disso, a ressecção radicular é indicada para raízes de dentes multirradiculares com cárie grave, reabsorção, fratura radicular vertical ou acidentes de procedimento intratáveis na furca de dentes multirradiculares.

Contraindicações

A ressecção radicular é contraindicada quando há suporte ósseo insuficiente para a(s) raiz(es) remanescente(s), pacientes em uso de bisfosfonatos e na existência de raízes fundidas.

Procedimentos

A ressecção radicular pode ser realizada com e sem retalho cirúrgico. O levantamento de um retalho cirúrgico proporciona melhor visibilidade para o operador. Após rebater um retalho, a ressecção da raiz é realizada com uma broca de fissura para cortar a raiz envolvida e separá-la da coroa. O coto remanescente deve ser contornado à superfície da coroa, proporcionando ao paciente uma boa higiene (Figura 21.2). O prognóstico para a ressecção radicular foi relatado como razoável a bom, a depender de seleção do caso, higiene do paciente e motivação (Vídeo 21.1).[1]

Hemissecção

Hemissecção é a divisão cirúrgica de um dente multirradicular em dois segmentos. Geralmente, é realizada em molares inferiores e, em raras ocasiões, em molares superiores. As indicações e contraindicações para hemissecção são semelhantes às da ressecção radicular.[2-6]

Procedimentos

Como na ressecção radicular, a hemissecção pode ser realizada com e sem retalho cirúrgico. Após rebater um retalho, um corte vertical é feito através da coroa na furca usando uma broca de fissura. O corte inicial deve ser feito rente e às custas da raiz insalvável. O dente é seccionado pela bifurcação. A raiz não salvável é então removida. A coroa anatômica da(s) raiz(es) restante(s) deve ser contornada até a superfície da raiz sem quaisquer saliências. Essa ação fornece margens boas e suaves para a coroa protética e acesso adequado para uma boa higiene do paciente (Figura 21.3). As taxas de sucesso de dentes que tiveram amputação radicular ou hemissecção foi relatada como sendo de 70 a 85%.[3,4] Como a ressecção da raiz, os principais fatores que afetam o sucesso a longo prazo desse procedimento são a seleção do caso e a higiene bucal do paciente (Vídeos 21.2 e 21.3).[3,5,6]

Aumento de coroa

Embora os clínicos geralmente prefiram a colocação da margem supragengival, algumas situações como presença de cárie subgengival, fratura da coroa, perfuração da raiz, coroa clínica curta, hipersensibilidade dentária ou demandas estéticas podem ditar a margem subgengival para a colocação da restauração. Colocar as margens da restauração abaixo da gengiva pode causar inflamação gengival persistente e, eventualmente, perda do dente.[7-11] Para prevenir essas complicações e estabelecer a distância biológica, o aumento da coroa pode ser realizado cirurgicamente ou não. O aumento cirúrgico da coroa (ACC) geralmente consiste na remoção de tecidos moles e/ou duros para obter uma coroa clínica mais longa e restabelecer as dimensões de largura biológica adequadas ao redor de um dente.

Indicações

O ACC é indicado para dentes com coroa clínica natural curta e coroa clínica encurtada resultante da presença de condições patológicas como cárie extensa, reabsorção, perfuração iatrogênica ou fratura da coroa com extensão subgengival.[12-13] O ACC é indicado quando o operador espera que a margem final da restauração esteja localizada a menos de 3 mm da crista óssea alveolar.

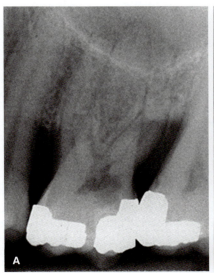
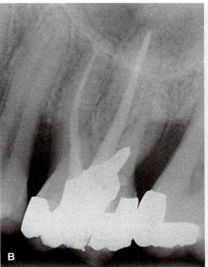
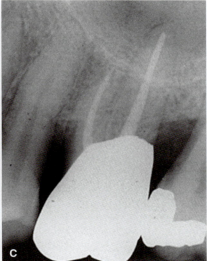

• **Figura 21.2** **A.** Um molar superior com perda óssea grave ao redor da raiz disto-vestibular. **B.** O tratamento do canal radicular foi seguido por um núcleo de amálgama estendendo-se de 3 a 4 mm para o interior do canal distovestibular. **C.** A raiz foi amputada e uma coroa posteriormente colocada.

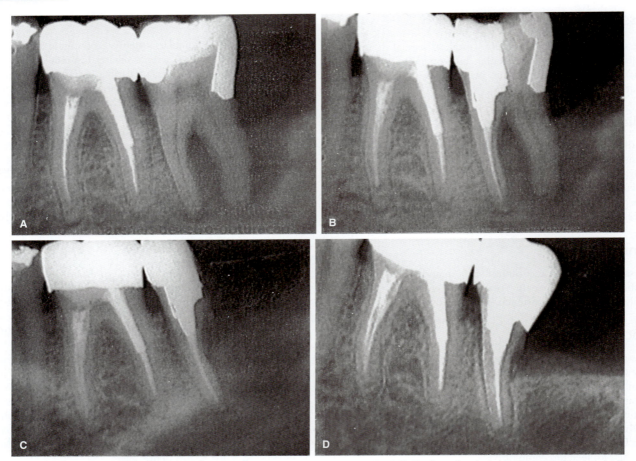

● **Figura 21.3 A.** Um segundo molar inferior com perda óssea grave ao redor da raiz distal. **B.** Radiografia pós-operatória após tratamento de canal radicular nas raízes mesiais e colocação de uma restauração de amálgama. **C.** Radiografia pós-operatória após a realização da hemissecção. **D.** Radiografia pós-operatória 2 anos depois.

Contraindicações

O ACC é contraindicado por motivos médicos, em pacientes sob bisfosfonatos, quando o procedimento pode resultar na exposição de uma furca do dente ou está próximo a estruturas anatômicas vitais como seio maxilar ou forame mentual, bem como para dentes na zona estética, quando o procedimento resulta na presença de uma coroa clínica longa para apenas um dente.[13]

Procedimentos

O ACC é tipicamente realizado por gengivectomia ou colocação de retalho de tecido gengival apicalmente com ou sem remoção óssea.

Após rebater um retalho de espessura total, uma incisão submarginal é realizada. Em seguida, os tecidos moles e duros são removidos, e o retalho é suturado no nível adequado para permitir o restabelecimento da fixação do tecido epitelial e conjuntivo e para permitir uma estrutura dentária suficiente para o suporte adequado da restauração planejada (Figura 21.4). As taxas médias de sobrevivência do procedimento ACC foram relatadas em 83% após 10 anos.[14] No entanto, uma revisão sistemática recente com dados limitados conclui que o ACC pode resultar em aumento do comprimento da coroa e possível rebote da margem gengival.[15]

Extrusão radicular

Uma alternativa ao ACC é a extrusão ortodôntica ou erupção forçada.[16,17]

Indicações e contraindicações

A extrusão radicular é indicada para qualquer dente com coroa horizontal ou fratura radicular, cárie, reabsorção ou perfurações acidentais que se estendem abaixo da crista óssea de 0 a 4 mm.[17] As contraindicações para a extrusão da raiz são raízes curtas, espaço insuficiente para extrusão da raiz e doença periodontal.[17]

Procedimentos

Se houver estrutura dentária suficiente disponível após o tratamento do canal radicular, os braquetes são colocados no terço incisal da coroa do dente envolvido e dos dentes adjacentes. A força vertical é aplicada ao dente envolvido, colocando faixas elásticas nos dentes adjacentes e conectando-os ao dente tratado endodonticamente com estrutura coronal inadequada (Figura 21.5). Quando não há estrutura dentária coronal suficiente disponível, um clipe de papel é cimentado com material restaurador intermediário (IRM) na porção coronal do dente tratado com canal radicular. Depois de cimentar um fio horizontal nos dentes adjacentes, a força vertical é aplicada ao dente envolvido, colocando-se faixas elásticas do clipe de papel no dente tratado com canal radicular e no fio horizontal. Por causa das forças de extrusão leves, o dente e todo o aparato de fixação periodontal movimentam-se coronalmente. Esse procedimento pode levar de 2 a 4 semanas. Após realizar a extrusão adequada, o dente deve ser estabilizado por pelo menos 2 meses antes de colocar uma restauração final[17] (Figura 21.6).

CAPÍTULO 21 **Procedimentos Adjuntos** 453

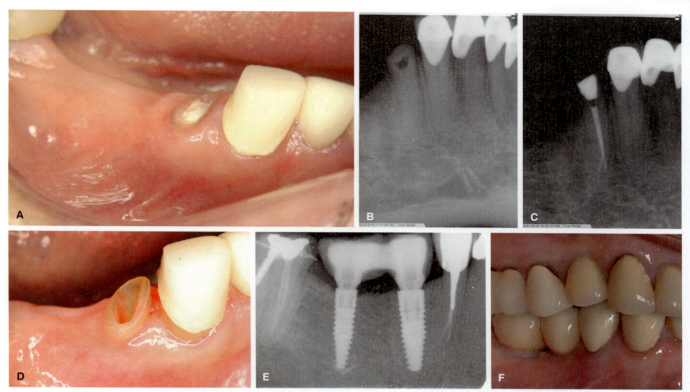

• **Figura 21.4 A.** Aspecto clínico do primeiro dente pré-molar inferior que requer cirurgia de aumento de coroa. **B.** Radiografia pré-operatória do mesmo dente mostrando a presença de tratamento de canal radicular adequado. **C.** Radiografia pós-operatória após o tratamento do canal radicular. **D.** Aspecto clínico pós-operatório do mesmo dente após procedimento de aumento de coroa. Observe o aumento na estrutura dentária supragengival em comparação com A. **E.** Radiografia pós-operatória após restauração daquele dente com pino e coroa e colocação de dois implantes na área edêntula. **F.** Aspecto clínico pós-operatório da região após a restauração. (Cortesia do Dr. Brian Goodacre.)

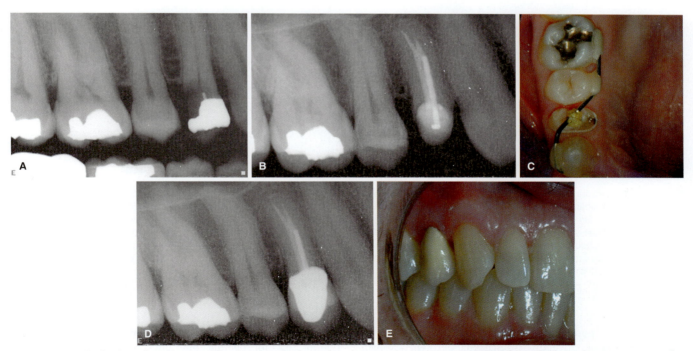

• **Figura 21.5 A.** Radiografia pré-operatória de um primeiro pré-molar superior com uma coroa clínica inadequada para restauração. **B.** Radiografia mostrando tratamento de canal radicular completo nesse dente. **C.** Fotografia clínica da colocação do aparelho de extrusão para extrusão do dente ortodonticamente. **D.** Radiografia pós-operatória após a extrusão desse dente. **E.** Radiografia pós-operatória após tratamento do canal radicular, extrusão e colocação de uma coroa 15 meses após o término dos procedimentos. (Cortesia do Dr. M. Pouresmail.)

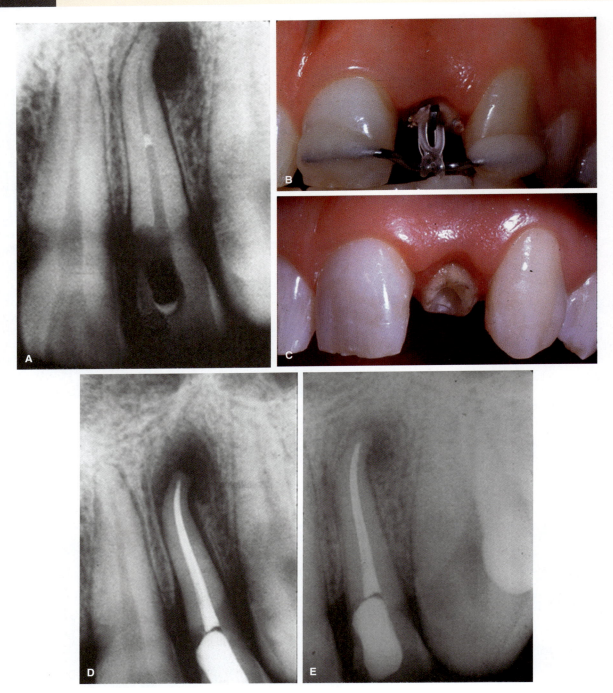

• **Figura 21.6** **A.** Radiografia pré-operatória de um incisivo lateral superior com cárie cervical grave e coroa clínica inadequada para restauração. **B.** Após completar o tratamento do canal radicular, um clipe de papel é cimentado com material restaurador intermediário (IRM) na porção coronal do dente tratado com canal radicular. Depois de cimentar um fio horizontal nos dentes adjacentes, força vertical é aplicada ao dente envolvido, colocando faixas elásticas do clipe de papel no dente tratado com canal radicular e no fio horizontal. **C.** Como a aplicação de leves forças de extrusão por 4 semanas resultou no movimento do dente e da gengiva, uma gengivectomia foi realizada para expor completamente a raiz. **D.** Radiografia pós-operatória após extrusão desse dente. **E.** Radiografia pós-operatória após o tratamento do canal radicular, extrusão e colocação de uma coroa 15 meses após a conclusão dos procedimentos.

Esse tratamento pode também ser acelerado com fibrotomia. Quando realizado, o nível do osso marginal permanecerá principalmente na posição original.[18]

As desvantagens da extrusão radicular ortodôntica incluem problemas estéticos durante o procedimento, tempo necessário para atingir os resultados ideais e fibrotomia cirúrgica após a extrusão radicular. Por causa dessas desvantagens, a extrusão cirúrgica (Figura 21.7) foi sugerida como uma alternativa ao aumento de coroa por extrusão ortodôntica.[19] A extrusão cirúrgica consiste na extração e na estabilização do dente extraído por 4 a 6 semanas, e seu conceito é baseado em informações da literatura de trauma odontológico para o tratamento da luxação extrusiva.

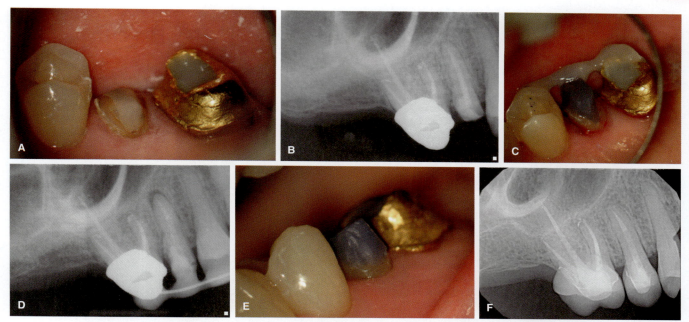

- **Figura 21.7** **A.** Fotografia pré-operatória de um segundo pré-molar superior com uma coroa clínica inadequada para restauração. **B.** Radiografia mostrando que esse dente tem tratamento de canal radicular adequado. **C.** Fotografia clínica desse dente após extrusão cirúrgica e imobilização para os dentes adjacentes. **D.** Radiografia pós-operatória após extrusão e imobilização desse dente. **E.** Fotografia clínica desse dente 3 semanas depois. **F.** Radiografia pós-operatória após extrusão e colocação de uma coroa 4 meses após a conclusão dos procedimentos. (Cortesia do Dr. Rajiv Patel.)

• **Boxe 21.1** Questões de revisão

1. Os objetivos da incisão para drenagem são:
   a. Remover exsudatos inflamatórios e purulência de um aumento de tecido mole
   b. Isso reduz o desconforto resultante da pressão do núcleo de preenchimento
   c. Acelera a cicatrização
   d. Aumento da circulação na área
   e. Nenhuma das anteriores
   f. Todas as alternativas anteriores
2. Quais são as contraindicações para incisão e drenagem?
   a. Pacientes com tempos de coagulação ou sangramento prolongados
   b. Um abscesso próximo ou em um espaço anatômico deve ser tratado com muito cuidado
   c. Paciente com edema flutuante e uma massa contendo líquido
   d. A e B
3. Quais são as principais indicações para ressecção radicular?
   a. Grave perda óssea em uma raiz com envolvimento periodontal que não pode ser tratada por tratamento periodontal
   b. Dentes multirradiculados com cárie grave, reabsorção, fratura vertical da raiz
   c. Presença de raízes fundidas
   d. A e B
4. Quais são as contraindicações para o aumento cirúrgico da coroa?
   a. Quando o procedimento pode resultar na exposição de uma furca dentária
   b. Proximidade de estruturas anatômicas vitais, como seio maxilar ou forame mentoniano
   c. Nenhuma das alternativas anteriores
   d. A e B
5. Quais são as indicações para extrusão radicular?
   a. Qualquer dente com coroa horizontal ou fraturas radiculares
   b. Qualquer dente com cárie e reabsorção
   c. Raízes curtas
   d. A e B

Reimplante dentário

Reimplante dentário é a reinserção de um dente em sua própria cavidade alveolar após a realização de cirurgia apical fora da cavidade.[20] Esse procedimento é indicado quando uma cirurgia apical é contraindicada ou muito difícil de ser realizada, e é a última opção de tratamento para salvar um dente (Figura 21.8).

Existem vários fatores que afetam o sucesso clínico do reimplante intencional. Eles incluem: idade, sexo, tipo de dente reimplantado, presença de fraturas, estágio de desenvolvimento da raiz, estado do osso alveolar circundante, contaminação do dente reimplantado, procedimento de limpeza e antibioticoterapia.[21]

O tamanho apical (correlacionado com a idade) e o tempo que o dente ficou fora do alvéolo são, respectivamente, dois dos fatores mais importantes para determinar o prognóstico.[22] O fator de sucesso para o reimplante intencional deriva da capacidade do dente reimplantado de ser integrado de volta ao corpo em tempo hábil. A oportunidade está diretamente relacionada à viabilidade das células mesenquimais circundantes ao redor do dente implantado. Os dentes que foram ressecados têm capacidade mínima de revascularizar ou regenerar qualquer uma das células mesenquimais do ligamento periodontal ou cemento, que são vitais para o sucesso do reimplante.

Os efeitos adversos do reimplante incluem reabsorção de superfície e anquilose; esses sinais são tipicamente observados em 12 meses após o reimplante.[23] Há uma taxa de sucesso visivelmente maior com coroas suportadas por implantes do que com dentes reimplantados intencionalmente: 97 e 88%, respectivamente.[24] Embora os dados mostrem resultados muito mais previsíveis com implantes, o reimplante intencional ainda é considerado um procedimento adequado e deve ser considerado como uma opção de tratamento para pacientes que desejam manter sua dentição.[25]

O reimplante dentário é contraindicado para dentes não restauráveis, com suporte ósseo inadequado e de difícil extração. Pacientes em uso de bisfosfonatos podem não ser bons candidatos para esse

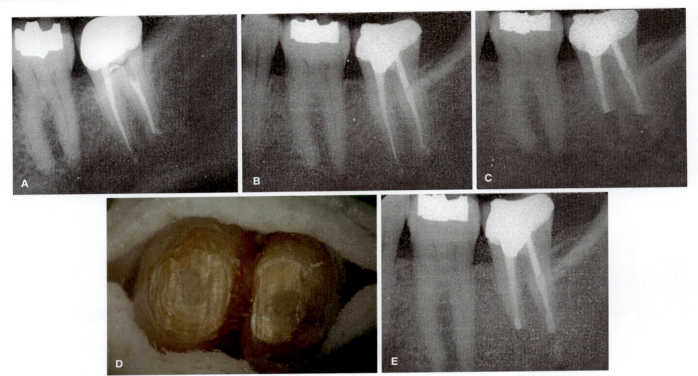

• **Figura 21.8 A.** Radiografia pré-operatória de um segundo molar inferior com tratamento de canal radicular completo com dor contínua. **B.** Radiografia pós-operatória após retratamento não cirúrgico. O paciente permaneceu sintomático. **C.** Radiografia pós-operatória imediata após o reimplante dentário. **D.** Uma visão clínica pós-operatória das raízes após a ressecção e obturação da raiz com agregado de trióxido mineral (MTA). **E.** Radiografia pós-operatória feita 2 anos depois. O dente não apresentava sintomas clínicos neste momento.

procedimento. Após a extração do dente com trauma mínimo, a cirurgia apical é realizada fora da boca, e, em seguida, o dente é reinserido em sua cavidade original.[24] O reimplante dentário tem longa história na odontologia.[26] Quando bem planejado e executado, o reimplante dentário tem se mostrado bastante bem-sucedido (sobrevida média de 88%).

Transplante

O transplante é a extração de um dente erupcionado, incluso ou impactado de uma parte da boca para um sítio de extração ou local receptor preparado cirurgicamente dentro do mesmo indivíduo.[20] O transplante de um dente é indicado para um dente insalubre ou ausente.[27,28] É contraindicado se o dente transplantado não for restaurável, tiver suporte ósseo inadequado, for difícil de extrair e não se ajustar ao sítio receptor. Pacientes em uso de bifosfonatos não são bons candidatos para transplante. Idealmente, o tratamento de canal radicular deve ser realizado no dente transplantado antes desse procedimento. Depois de extrair o dente não salvável e preparar o alvéolo para o transplante de um novo dente, o dente saudável é extraído com trauma mínimo e com danos ao periodonto. Uma cirurgia apical é realizada no dente extraído fora da boca; em seguida, o dente é reinserido em seu novo alvéolo (Figura 21.9). Durante o transplante dentário, o dente deve ser mantido em gaze úmida para evitar desidratação e necrose do ligamento periodontal. Os dentes transplantados, quando devidamente indicados e realizados, apresentam bom prognóstico.[28]

Regeneração tecidual guiada e regeneração óssea guiada em endodontia

Como técnica, a regeneração tecidual guiada (RTG) decorre de observações de que o tipo de tecido que forma a inserção em uma superfície radicular exposta resulta dos tipos de células que primeiro povoam a área.[29] Um longo epitélio juncional será formado a partir do avanço dos tecidos epiteliais; a reabsorção radicular pode ocorrer a partir do avanço do tecido conjuntivo gengival; a reabsorção e a anquilose seguem do osso em contato com a superfície da raiz, e, finalmente, se as células do ligamento periodontal (LP) propagarem-se, uma inserção de tecido conjuntivo pode se formar. Como resultado ideal, as células do LP levarão a uma nova inserção de tecido conjuntivo orientada de forma adequada e à subsequente formação de osso. Os primeiros estudos mostraram que os tecidos do LP preservados nos dentes extraídos de cães autoimplantados em áreas da mandíbula promovem a cura e, portanto, uma inserção do tecido conjuntivo orientada funcionalmente. Na prática, a RTG é frequentemente usada para casos em que a periodontite levou a uma perda de inserção clínica significativa. Com a adição de enxerto ósseo, a ROG pode ser usada em conjunto com a RTG para preencher defeitos ósseos. Geralmente, após a exposição cirúrgica das áreas de perda de inserção clínica com defeito ósseo e desbridamento da superfície radicular exposta, o material de enxerto ósseo é colocado com uma barreira para prevenir a migração apical do epitélio gengival e a formação de tecido conjuntivo gengival, reabsorção radicular ou anquilose. Assim, haverá permissão para que as fibras do LP formem uma inserção adequada de tecido conjuntivo com preenchimento do osso alveolar no espaço.[30] É importante notar que as células derivadas epiteliais migram até 10 vezes mais rápido do que outras células derivadas periodontalmente; portanto, esses tipos de células devem ser impedidos de migração apical pelo uso de uma barreira para que as células com potencial regenerativo (as células do LP) proliferem-se.[31]

Rankow *et al*. listaram aplicações clínicas endodônticas onde a RTG pode ser benéfica. Uma pesquisa com membros da *American*

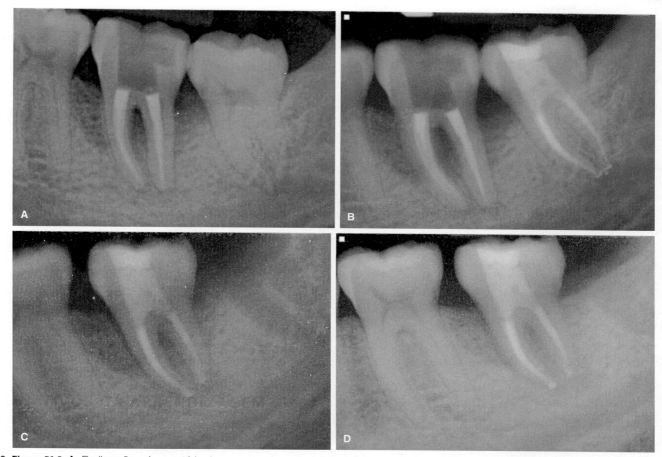

• **Figura 21.9 A.** Radiografia pré-operatória de um segundo molar inferior não restaurável com fratura radicular vertical. Os exames radiográficos e clínicos mostraram a presença de um terceiro dente intacto adequado para transplante. **B.** Radiografia pós-operatória após a conclusão do tratamento de canal radicular no terceiro molar. **C.** Radiografia pós-operatória imediata após o transplante dentário. **D.** A radiografia pós-operatória 7 anos e meio depois mostra excelente cicatrização. O dente não apresentava sintomas clínicos neste momento.

Association of Endodontists em 2011 mostrou que 10,1% dos entrevistados usariam a RTG para reparo de lesões periapicais pequenas (< 1 cm), 62,9% para reparo de lesões periapicais grandes (> 1 cm), 63,9% para reparo de furca ou perfuração radicular e 88,7% para reparo de ponta a ponta (lesões transósseas).[30] Em uma revisão de Corbella *et al.*, estudos usando a RTG com membrana como barreira para cirurgia endodôntica foram categorizados com base em dois sistemas de classificação.[32,33] Diretrizes para a gestão do sítio cirúrgico ao usar RTG estão disponíveis.[34]

Indicações

Notou-se que a RTG usada para o tratamento de grandes lesões periapicais pode ser de algum benefício, bem como para lesões periapicais de uma cortical à outra. O uso de barreiras de membrana reabsorvíveis apresentou resultados mais favoráveis em relação às membranas não reabsorvíveis ou ao uso de enxerto sem membrana.

Contraindicações

As contraindicações potenciais para a cirurgia endodôntica não são diferentes de qualquer tratamento odontológico eletivo.[34] A seleção de casos deve considerar o potencial de melhoria com o tratamento proposto *versus* tratamentos alternativos, avaliação da condição clínica do paciente, saúde bucal geral e uso de medicamentos. Contraindicações foram sugeridas para o uso de técnicas de RTG e incluem qualquer condição médica incompatível com o procedimento, infecção ativa no local e higiene oral deficiente. Além disso, foram sugeridas contraindicações relativas para nível ósseo interproximal impróprio, espessura tecidual inadequada, quantidade inadequada de gengiva queratinizada, profundidade vestibular inadequada para avanço do retalho e tabagismo.[35] As medicações e as contraindicações relativas foram dadas para as técnicas de ROG usadas para recobrimento radicular em pacientes com recessão gengival.[36] É importante notar que a infecção ativa no local provavelmente estará presente ao usar técnicas de RTG/ROG durante a cirurgia endodôntica, mas idealmente a fonte da infecção é removida.

Procedimento

Em resumo: membranas restauráveis devem ser usadas a fim de prevenir um segundo procedimento cirúrgico para remoção da membrana. A membrana deve estender-se 2 a 3 mm além das margens da cripta óssea e sustentar-se com o material de enxerto ósseo. A membrana deve ser totalmente recoberta durante a sutura do tecido e a compressão pós-operatória é contraindicada. Além disso, deve-se evitar fumar, pois demonstrou afetar significativamente um resultado positivo.

Prognóstico

O prognóstico da cirurgia endodôntica nas classes A a C é muito bom, pois os estudos mostram resultados positivos, acima de 96%.

Classes D a F representam os casos mais desafiadores em que a cirurgia endodôntica isolada pode ter um prognóstico reduzido, mas, com as técnicas de RTG/ROG, o prognóstico pode ser melhorado.

Preservação de alvéolo

A preservação do alvéolo é o procedimento usado para manter o volume ósseo após a extração de um dente. Geralmente, o volume ósseo diminuirá como resultado dos processos de reabsorção após a extração do dente. O procedimento de preservação do alvéolo é utilizado para minimizar esse efeito e geralmente envolve a colocação de um biomaterial no alvéolo para retardar o processo de reabsorção.

Indicação

As indicações para preservação do alvéolo incluem a colocação tardia de implantes que requerem a necessidade de redução do processo de reabsorção óssea, bem como qualquer necessidade do paciente que requeira a necessidade de sustentação óssea. As preservações de soquete são normalmente realizadas com autoenxertos, aloenxertos, xenoenxertos ou aloplastos.

Contraindicações

A contraindicação para preservação de alvéolo inclui infecções agudas/condições clínicas que podem afetar a cura adequada.[37] Pacientes com diabetes não controlado, radioterapia em andamento ou tabagismo pesado também estão na categoria de contraindicações como candidatos insatisfatórios para a preservação do alvéolo devido à sua fraca capacidade de cura.[38] Pacientes com alergia a material de enxerto de preservação de alvéolo, mais especificamente material sintético, também são obviamente contraindicados para esse procedimento.

Procedimento

A preservação do alvéolo começa primeiro com a extração de um dente. Uma vez que o dente foi extraído, o material de enxerto escolhido é colocado no alvéolo, e a ferida é selada com fechamento primário[39] (Figura 21.10).

• **Boxe 21.2   Questões de revisão**

6. Quais células viajam mais rápido do que outras células derivadas do periodonto?
   a. Epiteliais
   b. Do tecido conjuntivo
   c. Ambas as alternativas anteriores
7. Uma barreira pode impedir a migração apical de células derivadas do periodonto?
   a. Sim
   b. Não
8. Quais são as contraindicações para RTG e ROG em endodontia?
   a. Qualquer condição médica incompatível com o procedimento
   b. Infecção ativa no local
   c. Má higiene oral
   d. Todas as alternativas anteriores
   e. Nenhuma das alternativas
9. Quais das seguintes opções são recomendadas em RTG e ROG em endodontia?
   a. A membrana deve se estender 2 a 3 mm além das margens da cripta óssea e ser suportada com o material de enxerto ósseo
   b. A membrana deve ser totalmente coberta ao suturar o tecido
   c. Usar uma membrana restaurável
   d. Todas as alternativas anteriores
10. Qual é a indicação para preservação do alvéolo?
    a. Posicionamento tardio de implantes que requerem a necessidade de redução do processo de reabsorção óssea
    b. Qualquer paciente que necessite de osso para ser sustentado
    c. Nenhuma das alternativas
    d. A e B

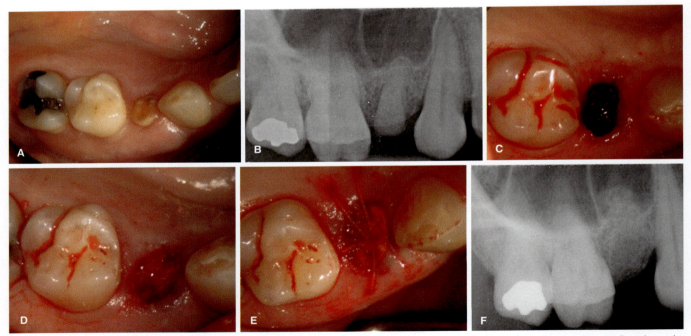

• **Figura 21.10 A.** Visão clínica de um segundo pré-molar superior com cárie grave e uma coroa inadequada para uma restauração adequada. **B.** Radiografia mostrando a raiz e a restauração da coroa para preservar esse dente. **C.** Quadro clínico demonstrando o sítio da extração. **D.** Quadro clínico mostrando a colocação de material de enxerto no alvéolo do sítio de extração. **E.** Quadro clínico mostrando a colocação de membrana reabsorvível e suturas sobre o material de enxerto para prendê-lo no sítio da extração. **F.** Radiografia pós-operatória mostrando preservação completa do alvéolo no local da extração.

> **RESPOSTAS**
>
> 1 f. Todas as alternativas anteriores
> 2 d. A e B
> 3 d. A e B
> 4 d. A e B
> 5 d. A e B
> 6 a. Epiteliais
> 7 a. Sim
> 8 d. Todas as alternativas anteriores
> 9 d. Todas as alternativas anteriores
> 10 d. A e B

Referências bibliográficas

1. Langer B, Stein S, Wagenberg B: An evaluation of root resections. A ten-year study, *J Periodontol* 52:719, 1981.
2. Green EN: Hemisection and root amputation, *J Am Dent Assoc* 112(4):511–518, 1986.
3. Carnevale G, Di Febo G, Tonelli MP, et al.: A retrospective analysis of the periodontal-prosthetic treatment of molars with interradicular lesions, *Int J Periodontics Restorative Dent* 11(3):189–205, 1991.
4. Basten CH, Ammons Jr WF, Persson R: Long-term evaluation of root-resected molars: a retrospective study, *Int J Periodontics Restorative Dent* 16(3):206–219, 1996.
5. Fugazzotto PA: A comparison of the success of root resected molars and molar position implants in function in a private practice: results of up to 15-plus years, *J Periodontol* 72(8):1113–1123, 2001.
6. Park SY, Shin SY, Yang SM, Kye SB: Factors influencing the outcome of root resection therapy in molars: a 10-year retrospective study, *J Periodontol* 80(1):32–40, 2009.
7. Orkin DA, Reddy J, Bradshaw D: The relationship of the position of crown margins to gingival health, *J Prosthet Dent* 57:421–424, 1987.
8. Block PL: Restorative margins and periodontal health: a new look at an old perspective, *J Prosthet Dent* 57:683–689, 1987.
9. Bader JD, Rozier RG, McFall WT, Ramsey DL: Effect of crown margins on periodontal conditions in regularly attending patients, *J Prosthet Dent* 65:75–79, 1991.
10. Gunay H, Seeger A, Tschernitchek H, Geurtsen W: Placement of the preparation line and periodontal health – a prospective 2 year clinical study, *Int J Periodontics Restorative Dent* 20:171–181, 2000.
11. Tarnow DP, Magner AW, Fletcher P: The effect of the distance from the contact point to the crest of bone on the presence or absence of the interproximal dental papilla, *J Periodontol* 63:995–996, 1992.
12. Rosenberg ES, Garber DA, Evian C: Tooth lengthening procedures, *Compend Continuing Educ Dent* 1:161–172, 1980.
13. Becker W, Ochsenbein C, Becker BE: Crown lengthening: the periodontal-restorative connection, *Compend Contin Educ Dent* 19:239–240, 242, 244–246 passim; quiz 256, 1998.
14. Moghaddam AS, Radafshar G, Taramsari M, Darabi F: Long-term survival rate of teeth receiving multidisciplinary endodontic, periodontal and prosthodontic treatments, *J Oral Rehabil* 41:236–242, 2014.
15. Pilalas I, Tsalikis L, Tatakis DN: Prerestorative crown lengthening surgery outcomes: a systematic review, *J Clin Periodontol* 43:1094–1108, 2016.
16. Heithersay GS: Combined endodontic-orthodontic treatment of transverse root fractures in the region of the alveolar crest, *Oral Surg Oral Med Oral Pathol* 36(3):404–415, 1973.
17. Simon JH: Root extrusion. Rationale and techniques, *Dent Clin North Am* 28(4):909–921, 1984.
18. Pontoriero R, Celenza Jr F, Ricci G, Carnevale G: Rapid extrusion with fiber resection: a combined orthodontic-periodontic treatment modality, *Int J Periodontics Restor Dent* 7(5):30–43, 1987.
19. Chien M, Patel R: Immediate surgical extrusion. In Schwartz R, Canakapalli V, editors: *Best practices in endodontics: a desk reference*, Chicago, 2015, Quintessence, pp 275–281.
20. American Association of Endodontists: *An annotated glossary of terms used in endodontics*, ed 8, Chicago, 2015, American Association of Endodontists.
21. Andreasen JO, Borum MK, Jacobsen HL, Andreasen FM: Replantation of 400 avulsed permanent incisors. 4. Factors related to periodontal ligament healing, *Endod Dent Traumatol* 11:76, 1995.
22. Sigurdsson A, Bourguignon C: Luxation injuries. In *A clinical guide to dental traumatology*, St. Louis, 2007, Elsevier Inc, pp 72–98.
23. Andersson L, Bodin I, Sorensen S: Progression of root resorption following replantation of human teeth after extended extraoral storage, *Endod Dent Traumatol* 5(1):38–47, 1989.
24. Torabinejad M, Dinsbach N, Turman M, White S, et al.: Survival of intentionally replanted teeth and implant-supported single crowns: a systemic review, *J Endod* 41:992–998, 2015.
25. Peer M: Intentional replantation: a "last resort" treatment or a conventional treatment procedure? Nine case reports, *Dent Traumatol* 20(1):48–55, 2004.
26. Becker BD: Intentional replantation techniques: a critical review, *J Endod* 44(1):14–21, 2018.
27. Tsukiboshi M: Autogenous tooth transplantation: a reevaluation, *Int J Periodont Restor Dent* 13:120–149, 1993.
28. Tsukiboshi M, Yamauchi N, Tsukiboshi Y. Long-term Outcomes of Autotransplantation of Teeth: A Case Series. *J Endod* 45(12S):S72–S83, 2019.
29. Rankow HJ, Krasner PR: Endodontic applications of guided tissue regeneration in endodontic surgery, *J Endod* 22(1):34–43, 1996.
30. Nalyor J, Mines P, Anderson A, Kwon D: The use of guided tissue regeneration techniques among endodontists: a web-based survey, *J Endodontics* 37(11):1495–1498, 2011.
31. Corbella S, Taschieri S, Elkbanny A, et al.: Guided tissue regeneration using a barrier membrane in endodontic surgery, *Swiss Dental Journal SSO* 126:13–25, 2016.
32. von Arx T, Cochran DL: Rationale for the application of the GTR principle using a barrier membrane in endodontic surgery: a proposal of classification and literature review, *Int J Periodont Restor Dent* 21:127–139, 2001.
33. Dietrich T, Zunker P, Dietrich D, Bernimoulin J-P: Apicomarginal defects in periradicular surgery: classification and diagnostic aspects, *Oral Surg Oral Med Oral Pathol Oral Radiol Endod* 94, 2002. 233–229.
34. Hargreaves KM, Cohen S, Berman LH: *Cohen's pathways of the pulp*, ed 10, St. Louis, 2011, Mosby Elsevier.
35. Wang HL, Al Shammari KF: Guided tissue regeneration-based root coverage utilizing collagen membranes: technique and case reports, *Quintessence Int* 33:715–721, 2002.
36. Wang HL, Carroll WJ: Guided bone regeneration using bone grafts and collagen membranes, *Quintessence Int* 32:504–515, 2001.
37. Darby I, Chen S, De Poi R: Ridge preservation: what is it and when should it be considered, *Australian Dental J* 53:11–21, 2007.
38. Serino G, Biancu S, Lezzi G, Piattelli A: Ridge preservation following tooth extraction using a polylactide and polyglycolide sponge as space filler: a clinical and histological study in humans, *Clinical Oral Implants Research* 14:651–658, 2003.
39. Irinakis T, Tabesh M: Preserving the socket dimensions with bone grafting in single sites: an esthetic surgical approach when planning delayed implant placement, *J Oral Implantol* 3:156–163, 2007.

22
Desfechos do Tratamento Endodôntico

FRANK SETZER, SAMI CHOGLE E MAHMOUD TORABINEJAD

VISÃO GERAL DO CAPÍTULO

Introdução, 461

Definições de sucesso e fracasso, 462

Quando avaliar, 462

Métodos para avaliação de desfechos em endodontia, 462

Taxas de sucesso, 465

Taxas de sobrevivência, 466

Desfechos com base no paciente, 466

Complicações pós-operatórias, 467

Indicadores de prognóstico, 467

Causas do tratamento do canal radicular não reparado e com falha, 467

Desfechos dos tratamentos após o insucesso da endodontia não cirúrgica inicial, 470

Razões para extração de dentes tratados endodonticamente, 474

OBJETIVOS DA APRENDIZAGEM

Após ler este capítulo, o estudante deve estar apto a:

1. Descrever sinais do tratamento endodôntico bem e malsucedido.
2. Descrever as modalidades mais comuns usadas para determinar o sucesso ou o fracasso.
3. Indicar a gama aproximada de resultados esperados do tratamento endodôntico simples e de rotina com base nas condições pré-tratamento.
4. Indicar preditores de sucesso e falha.
5. Identificar as causas endodônticas e não endodônticas da falha de tratamento.
6. Indicar os desfechos do retratamento, cirurgia parendodôntica e reimplante intencional.
7. Indicar os desfechos dos tratamentos de próteses parciais fixas e implantes unitários.
8. Abordar o planejamento do tratamento da falha endodôntica, reconhecendo as vantagens e desvantagens das diferentes modalidades de tratamento.

Introdução

Fornecer aos pacientes os melhores desfechos possíveis a longo prazo em termos de função, conforto e estética é um dos objetivos primários do tratamento endodôntico. Do ponto de vista biológico, isso abrange a prevenção ou cura da periodontite apical. A prevenção será o foco para o tratamento de dentes que apresentam inflamação pulpar, como pulpite irreversível, que pode ser alcançada ao manterem-se condições assépticas, utilizando protocolos higiênicos e isolamento absoluto para evitar que qualquer microrganismo oral ou bactéria presente na cárie entre no sistema de canal radicular durante ou após o tratamento endodôntico.

O objetivo do tratamento de dentes com infecção presente no sistema de canais radiculares é reduzir significativamente a carga microbiana e prevenir a recontaminação.[1-3] Isso se consegue por meio de uma fase de desinfecção, que inclui instrumentação mecânica completa, irrigação antimicrobiana e medicação, além de uma fase de selamento, que inclui obturação de canais radiculares e colocação de restauração definitiva. A obturação total da raiz deve eliminar amplamente o hábitat para os microrganismos, de modo que qualquer resíduo deles após o tratamento possa perecer como resultado das condições ambientais adversas de um sistema de canal radicular bem vedado, ou pelo menos deixado dormente. Finalmente, as restaurações que evitam a infiltração coronal devem impedir a recontaminação bacteriana e prover a reabilitação funcional e estética.

Os desfechos ideais dependem do alcance dessas metas técnicas. No entanto, como resultado da complexidade dos sistemas de canais radiculares[4,5], da instrumentação e das técnicas de obturação menos que perfeitas, bem como da impossibilidade de tornar indefinidamente livres de infiltração as restaurações definitivas, pode-se não alcançar a eliminação garantida de microrganismos dos sistemas de canais radiculares em certas circunstâncias.

Os objetivos deste capítulo são (1) definir o sucesso e o fracasso, (2) descrever os métodos usados para a avaliação dos desfechos endodônticos, (3) fornecer taxas de desfechos, incluindo sucesso e sobrevivência, (4) explicar os sinais e sintomas de desfechos negativos, (5) discutir os fatores que influenciam os desfechos e (6) comparar os desfechos do tratamento endodôntico não cirúrgico inicial com aqueles de retratamento não cirúrgico, de retratamento cirúrgico (cirurgia parendodôntica) e de tratamentos alternativos, como implantes unitários.

Definições de sucesso e fracasso

Um desfecho bem-sucedido do tratamento endodôntico pode ter um significado diferente para as diferentes partes interessadas envolvidas no tratamento, incluindo pacientes, dentistas e pagantes terceirizados.[6]

Os pacientes esperam eliminação dos sintomas, função de mastigação confortável, estética satisfatória, garantia de que os sintomas não possam voltar a ocorrer, bem como que seus dentes não apresentem risco de causar doença sistêmica. As seguradoras podem julgar o desfecho pelo acesso aos cuidados prestados, a qualidade dos cuidados, a eficiência de custos e a longevidade do tratamento oferecido.

Os dentistas estão principalmente preocupados com a prestação de cuidados ideais, a eliminação previsível da doença medida clínica e radiograficamente e uma compensação justa. Além disso, eles se empenham em alinhar as expectativas de todas as partes interessadas. Os dentistas também devem reavaliar a qualidade técnica do tratamento e o desfecho a longo prazo em termos de prevenção e eliminação da periodontite apical.

Para dentes tratados endodonticamente com polpas previamente vitais e sem lesão apical preexistente, o sucesso implica que o dente permaneça assintomático e nenhuma patose periapical desenvolva-se após o tratamento. A falha envolverá novos sintomas e/ou o aparecimento de uma lesão periapical. Para um dente com diagnóstico de necrose pulpar, o resultado do tratamento é considerado bem-sucedido se o dente permanecer assintomático e uma periodontite apical preexistente cicatrizar, respectivamente, nenhuma nova lesão apical se desenvolver durante o acompanhamento. A ocorrência de sintomas e/ou lesão nova ou aumentada é considerada falha do tratamento.

Recentemente, a Associação Americana de Endodontistas propôs as seguintes alternativas para os termos *sucesso* e *falha*:

- Reparado – Dentes funcionais assintomáticos com nenhuma ou mínima lesão periapical radiográfica
- Não cicatrizados – Dentes sintomáticos não funcionais, com ou sem lesão periapical radiográfica
- Em reparo – Dentes com lesão periapical que são assintomáticos e funcionais, ou dentes com ou sem lesão periapical radiográfica que são sintomáticos, mas cuja função pretendida não está alterada
- Funcional – Um dente ou raiz tratada que está servindo ao seu objetivo final na dentição

Determinar sucesso ou fracasso pode ser difícil devido à natureza e à complexidade do próprio processo de cicatrização periapical e como resultado das dificuldades de observação. Muitos dentes tratados endodonticamente assintomáticos demonstram radiograficamente vários graus de lesões apicais. O clínico deve julgar se um dente está no caminho do sucesso ou do fracasso e, em seguida, decidir junto com o paciente sobre o curso de ação adequado, se indicado.

Quando avaliar

Os períodos de acompanhamento recomendados variam de 6 meses a 5 anos.[7-12] Seis meses é um período inicial amplamente aceito e um intervalo de acompanhamento inicial razoável para a maioria das situações. É importante determinar em que ponto do processo de reparo o desfecho do tratamento provavelmente não reverterá seu curso e quando o tratamento pode ser julgado previsivelmente como sucesso ou fracasso, sem a necessidade de acompanhamento adicional.

Uma lesão radiográfica que permanece inalterada ou com aumento de tamanho após 1 ano de acompanhamento tem pouca probabilidade de se resolver e, portanto, é considerada malsucedida. Se após 6 meses uma lesão periapical ainda estiver presente, embora menor, é provável que ela esteja em progresso de reparo e um acompanhamento adicional é indicado. Lesões perirradiculares maiores levarão mais tempo para cicatrizar do que lesões menores. Infelizmente, o sucesso aparente pode reverter para falha posteriormente (geralmente como resultado de reinfecção por infiltração coronal); no entanto, a cicatrização tardia também pode ocorrer. Portanto, uma avaliação endodôntica, incluindo histórico do paciente, exame clínico e radiografia de dentes tratados endodonticamente, deve fazer parte de todo exame abrangente dele.

Métodos para avaliação de desfechos em endodontia

O processo de avaliação do sucesso da terapia endodôntica é complicado pela falta de correlação direta entre as medidas do processo da doença e sua manifestação clínica. O clínico deve, portanto, assimilar várias métricas de informações, incluindo histórico do paciente, achados clínicos e exames radiográficos para determinar os desfechos do tratamento endodôntico. A avaliação dos desfechos endodônticos segue a mesma via diagnóstica do tratamento inicial (ver Capítulo 4). A biopsia de tecidos perirradiculares durante a cirurgia parendodôntica fornece um diagnóstico histológico, outro método para avaliação do sucesso ou fracasso do tratamento do canal radicular. Esse método não é usado rotineiramente e é uma abordagem impraticável para determinar os desfechos clínicos dos tratamentos endodônticos primários não cirúrgicos.

Histórico do paciente

Reclamações de sintomas novos, persistentes ou que pioram após a conclusão do tratamento de canal podem indicar falha. A persistência de sinais (p. ex., surgimento de fístula) ou sintomas muito depois da terapia endodôntica ter sido concluída indica doença primária e contínua. No entanto, o surgimento de novos sinais ou sintomas meses ou anos após o tratamento do canal radicular geralmente resulta de doença secundária pós-tratamento, como infiltração secundária à ausência de restauração coronal adequada. Os sintomas relacionados a desconforto ou dor ao mastigar, dor e assim por diante são geralmente uma indicação de inflamação ou infecção perirradicular, independentemente da evidência de lesão radiográfica. É preciso lembrar que a cicatrização óssea leva tempo e que um dente que parece "diferente" ao morder pode estar a caminho da cicatrização; isso deve ser confirmado clínica e radiograficamente. A dor ao toque pode indicar um dente rachado. Um gosto ruim pode indicar a drenagem de um abscesso. Ocasionalmente, um paciente relata sensibilidade ao frio ou calor; isso provavelmente está relacionado a um dente adjacente não tratado, mas pode ser uma indicação da não localização de canal vital em um dente tratado.

Exame clínico

A presença de sinais ou sintomas persistentes geralmente é uma indicação de doença e falha. No entanto, a ausência de sintomas não significa sucesso. A lesão periapical sem sintomas significativos está geralmente presente nos dentes antes e depois do tratamento do canal radicular até que a cura ocorra.[13] Há pouca correlação entre a presença de lesão e sintomas correspondentes; no entanto, quando sinais ou sintomas adversos são evidentes, há uma forte probabilidade de existência de lesão.[14] Sinais persistentes (p. ex., inchaço, profundidade de sondagem ou fístula) ou sintomas geralmente indicam falha.

Os critérios de sucesso clínico comuns incluem o seguinte:[14]

- Sem sinais de inchaço, infecção ou inflamação
- Desaparecimento da fístula (separado ou por via espaço do ligamento periodontal)
- Sem defeitos de tecidos moles ou profundidades de sondagem patológicas.

Como parte da avaliação geral do dente após a terapia endodôntica, é crucial avaliar a restauração atual e o aparato de inserção periodontal. Tanto restauração defeituosa ou ausente quanto doença periodontal ativa foram significativamente associadas à perda de um dente tratado endodonticamente.[15]

Achados radiográficos

Com base na interpretação das radiografias, o desfecho de cada tratamento pode ser classificado em sucesso, fracasso ou situação questionável. Para poder comparar com precisão as radiografias feitas em momentos diferentes, é importante que sejam feitas de forma reproduzível e com distorção mínima. A melhor maneira de garantir a reprodutibilidade é com posicionadores radiográficos de paralelismo. Dentes com raízes ou canais múltiplos devem ser examinados usando as visualizações periapicais em ângulo reto e fora de ângulo.

O sucesso radiográfico é a ausência de lesão radiolúcida apical. Isso significa que uma lesão de reabsorção presente no momento do tratamento foi resolvida ou, se não havia lesão presente no momento do tratamento inicial, nenhuma se desenvolveu. Assim, o sucesso radiográfico é evidente pela eliminação ou falta de desenvolvimento de uma área de rarefação por um período mínimo de 1 ano após o tratamento (Figura 22.1).

A falha radiográfica é a persistência ou desenvolvimento de patologias radiograficamente. De modo específico, se essa é uma lesão radiolúcida que se manteve a mesma, aumentou ou desenvolveu-se desde o tratamento (Figura 22.2). Dentes não funcionais e sintomáticos com ou sem lesões radiográficas são considerados falha (não cicatrizados).

Status desconhecido radiograficamente indica um estado de incerteza. Essa classificação inclui dentes com lesão assintomáticos e funcionais. A lesão radiolúcida nesses dentes não aumentou nem diminuiu significativamente. Dentes com lesões radiolúcidas que foram tratados em outro lugar e para os quais não há radiografias anteriores para comparação são frequentemente atribuídos a essa categoria (Figura 22.3).

Uma deficiência da avaliação radiográfica é que as radiografias não podem ser feitas ou interpretadas de maneiras padronizadas. Já em 1966, Bender *et al.*[14] observaram que a interpretação radiográfica está frequentemente sujeita a vieses pessoais e que uma mudança nas angulações pode frequentemente dar uma aparência completamente diferente à lesão, fazendo-a parecer menor ou maior. Além disso, diferentes observadores podem discordar sobre o que veem em uma radiografia e o mesmo observador pode discordar de si mesmo se solicitado a revisar a mesma radiografia em um período de tempo diferente.[16]

Ørstavik *et al.*[17] sugeriram o uso do índice periapical (IPA) para avaliação radiográfica do desfecho do tratamento do canal radicular. O IPA baseia-se na comparação entre as radiografias com um conjunto de cinco imagens radiográficas relatadas por Brynolf em 1967.[18] Essas imagens representam um periápice radiograficamente

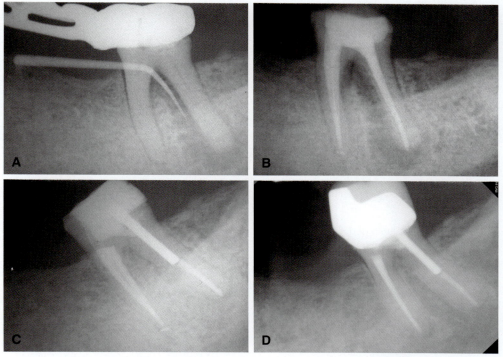

- **Figura 22.1** Sucesso. **A.** A radiografia inicial mostra a perda da crista óssea ao redor do ápice da raiz distal. Uma fístula é rastreada. A sondagem periodontal demonstra formação de bolsas profundas. Não há resposta aos testes de vitalidade pulpar. **B.** Tratamento do canal radicular concluído. **C.** Uma radiografia de retorno de 12 anos mostra a resolução da radiolucidez, o núcleo de preenchimento e o pino. **D.** Uma radiografia de acompanhamento de 12 anos demonstra tecidos apicais saudáveis. O paciente usa uma prótese parcial removível.

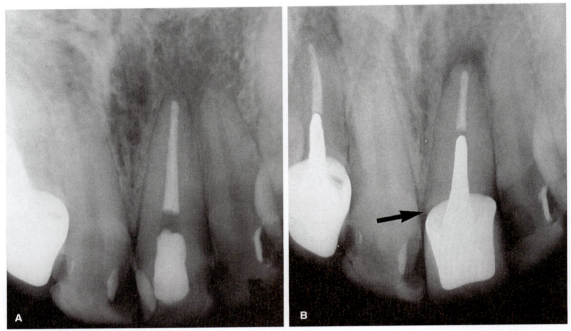

- **Figura 22.2** Falha. **A.** Tratamento endodôntico aparentemente adequado. O dente foi restaurado posteriormente com um pino e núcleo e coroa. **B.** O paciente relata desconforto persistente após 2 anos. Uma radiolucidez perirradicular indica falha, provavelmente resultado de infiltração coronal em margem defeituosa (seta).

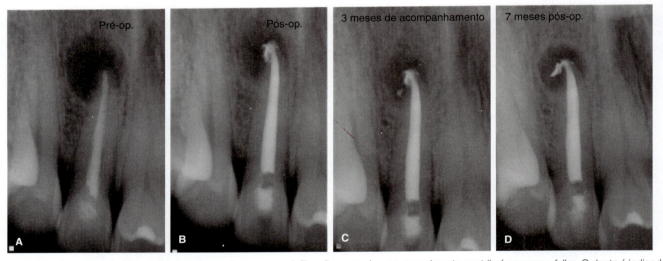

- **Figura 22.3** Incerteza. **A.** Obturação demonstrando espaços e infiltração coronal que provavelmente contribuíram para a falha. O dente é indicado para retratamento não cirúrgico e uma nova restauração permanente. **B.** Imagem pós-operatória depois de retratamento. **C.** Retorno de 3 meses, paciente relata ausência de sintomas. A lesão radiolúcida está diminuindo de tamanho, mas não se resolveu. **D.** Retorno de 7 meses: apesar de nova restauração, a lesão permaneceu e permanece nas mesmas proporções.

saudável (pontuação 1) a uma grande lesão periapical (pontuação 5). Cada uma das radiografias pré-operatórias e de retorno recebe uma pontuação de acordo com sua semelhança com uma das cinco imagens de referência. O desfecho do tratamento com IPA pode ser classificado como "em reparo" se o tamanho da lesão for reduzido, "reparado" se a lesão tiver sido eliminada ou "em desenvolvimento" se uma nova lesão se formou. Embora preciso e reproduzível, o reparo completo com o IPA pode levar até 4 ou 5 anos, especialmente após cirurgias parendodônticas evidenciadas por um maior número de reparos "lentos" em comparação com as falhas "tardias". Outros costumam usar os termos reparado, em reparo e doente, em vez de sucesso e fracasso, devido ao potencial do último para confundir os pacientes.[19]

A tomografia computadorizada de feixe cônico (TCFC) com técnica de imagem tridimensional de alta resolução (3D) tem valor demonstrável no diagnóstico e avaliação de desfechos para pacientes endodônticos (ver Capítulo 3). A imagem 3D permite uma avaliação precisa sem a sobreposição das estruturas anatômicas circundantes. Estudos recentes comparando imagens 2D e 3D relataram um aumento significativo na cicatrização incerta e na cicatrização insatisfatória no período de acompanhamento de 1 ano devido à detecção mais alta e mais precisa de lesões ósseas que podem não ser visíveis com radiologia bidimensional.[20-22] Atualmente, o uso rotineiro de TCFC não é recomendado[23-24] devido à sua maior dosagem de radiação. No entanto, com melhorias constantes nos algoritmos de *hardware* e *software*, a TCFC se tornará cada vez mais uma ferramenta essencial de diagnóstico e avaliação para o clínico. O aumento da sensibilidade e resolução pode exigir uma reavaliação dos critérios para reparo radiográfico periapical aceitável.

Exame histológico

O desfecho ideal por meio da avaliação histológica exigiria reconstituição das estruturas perirradiculares e ausência de inflamação (Figura 22.4). Isso é impraticável e impossível sem cirurgia. Ademais, há incerteza sobre o grau de correlação entre os achados histológicos e o aspecto radiográfico negativo. Duas investigações histológicas de dentes tratados com canais radiculares em cadáveres chegaram a conclusões muito diferentes. Brynolf[18] concluiu que quase todos os dentes tratados com canal radicular mostraram alguma inflamação perirradicular, apesar do aspecto de tratamento bem-sucedido em radiografias. Em contraste, Green et al.[25] observaram que a maioria dos dentes tratados com canal radicular com periápice radiograficamente normal estavam de fato isentos de inflamação histológica. Assim, com a tecnologia atual, como a TCFC não invasiva, a avaliação clínica e radiográfica parece ser o meio mais prático de avaliar o grau de cicatrização após o tratamento endodôntico.

Taxas de sucesso

Como acontece com outros procedimentos odontológicos e médicos, infelizmente nem todos os tratamentos endodônticos são bem-sucedidos. O reconhecimento, a aceitação e o manejo de tratamentos que não se resolvem e não reparam podem ser difíceis e frequentemente envolvem um conjunto complexo de fatores. Historicamente, a crença popular é que as taxas de sucesso e sobrevivência para o tratamento endodôntico estão entre 80 e 95%. No entanto, as porcentagens gerais devem ser tomadas com cautela, e cada caso deve ser avaliado individualmente para determinar a probabilidade percentual de sucesso.

Torabinejad et al.[26] realizaram uma revisão sistemática da literatura relativa ao sucesso e ao fracasso da terapia endodôntica

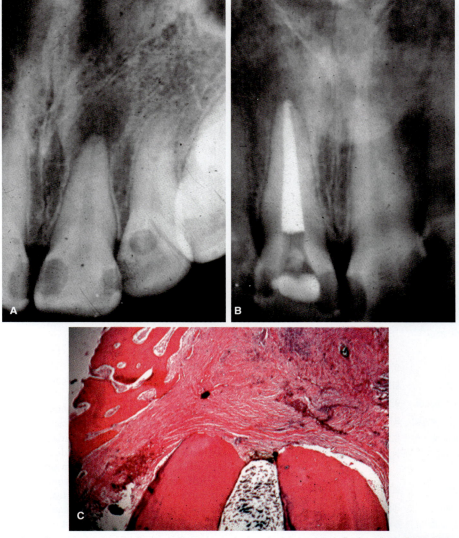

• **Figura 22.4** **A.** Uma radiografia periapical revelou uma radiolucidez apical no incisivo central. **B.** A radiografia periapical obtida 6 meses depois mostra a resolução da maior parte da radiolucidez apical. Apesar da alteração radiográfica, o paciente permaneceu sintomático, e a cirurgia teve que ser realizada. **C.** O exame histológico desse dente mostra a resolução da maioria das células inflamatórias próximas ao ápice. (Cortesia do Dr. A. Khayat.)

não cirúrgica, bem como aos níveis de evidência (NE) atribuídos aos estudos. Nos últimos 40 anos, 306 artigos foram publicados acerca do desfecho do tratamento endodôntico não cirúrgico. Cinquenta e um estudos incluíram pelo menos 100 dentes; a metanálise desses estudos sugeriu uma taxa geral de sucesso radiográfico de 81,5% em um período de 5 anos. Outros que avaliaram os desfechos de 4 a 6 anos do tratamento endodôntico inicial relataram taxas gerais de reparo semelhantes.[27] Em outra revisão sistemática, Torabinejad e colaboradores[28] compararam os desfechos de dentes tratados endodonticamente com os de coroas de implante único, próteses dentárias fixas (PFs) e nenhum tratamento após a exodontia. Os dados de sucesso nessa revisão classificaram consistentemente a terapia com implantes como superior ao tratamento endodôntico, que por sua vez foi classificado como superior às PFs (Tabela 22.1).

No entanto, critérios muito diferentes para o sucesso são usados em implantodontia, endodontia e prótese dentária; portanto, tais comparações carecem de validade. A comparação das taxas de sobrevivência é muito mais significativa e foi registrada em 97% no mesmo estudo.[28]

Taxas de sobrevivência

As taxas de sobrevivência a longo prazo para dentes tratados endodonticamente incluem a retenção ou sobrevivência dentária. Apresentado por Friedman e Mor[19] em 2004, o termo *retenção funcional* é frequentemente usado para indicar a retenção do dente na ausência de sinais e sintomas, independentemente de uma lesão radiográfica. Vários estudos muito grandes relataram taxas de sobrevivência a longo prazo extremamente altas para dentes com tratamento endodôntico: Lazarski et al.[29] apontaram sobrevida funcional de 94% para 44.613 casos em 3,5 anos nos EUA; Salehrabi e Rotstein[30] relataram sobrevida de 97% para 1,1 milhão de pacientes em 8 anos nos EUA; e Chen et al.,[31] sobrevida de 93% para 1,5 milhão de dentes em 5 anos em Taiwan. Os dentes com tratamento de canal têm taxas de sobrevivência notavelmente altas a longo prazo.

Essas taxas de sobrevivência de dentes tratados endodonticamente permitem melhor comparação com tratamentos alternativos, como PFs e restaurações suportadas por implante unitário. A revisão sistemática mencionada anteriormente mostra que os tratamentos endodônticos e com implantes resultaram em taxas de sobrevida ≥ 6 anos superiores em comparação com extração e substituição por uma PPF.[28] Torabinejad et al.[28] e Iqbal e Kim[32] relataram achados semelhantes quando compararam as taxas de sobrevivência de dentes restaurados endodonticamente tratados com as de restaurações implantossuportadas. Doyle e colaboradores,[33] além disso, disseram que, embora semelhante em taxas de falha, o grupo de implante apresentou tempo maior para a função dentária e maior incidência de complicações pós-operatórias que requerem intervenção. Além disso, uma revisão sistemática recente afirmou que as taxas de sobrevivência dos implantes não excedem às dos dentes comprometidos, desde que com canais radiculares adequadamente tratados e mantidos.[34] Portanto, a importância de manter a dentição natural por meio da odontologia baseada em evidências não pode ser subestimada.

Desfechos com base no paciente

Na era atual do cuidado centrado no paciente, as perspectivas dos pacientes sobre seu estado de saúde estão ganhando importância na identificação de necessidades, no planejamento do tratamento e, por fim, na avaliação dos desfechos dos cuidados de saúde. Atualmente, as definições de saúde também incluem medidas psicológicas de bem-estar.[35] A antecipação e a experiência da dor associada ao canal radicular são as principais fontes de medo para os pacientes — uma preocupação muito importante para os dentistas. Uma revisão sistemática recente descobriu que a gravidade da dor associada ao canal radicular pré-tratamento foi moderada, caiu substancialmente dentro de 1 dia de tratamento e continuou a cair para níveis mínimos em 7 dias.[36] As classificações de satisfação geral para tratamento endodôntico são extremamente altas, geralmente acima de 90%.[37] A satisfação é maior quando o tratamento endodôntico é feito por especialistas, provavelmente reflexo de comunicação e gestão eficientes. Os custos iniciais para o tratamento e a restauração do canal radicular são substancialmente menores do que para a substituição com uma coroa unitária sobre implante ou PPF.[28,38]

Estudos recentes sobre desfechos baseados em pacientes focaram nas métricas de qualidade de vida. Esses instrumentos foram em sua maioria adaptados da medicina para aplicação em odontologia, como os instrumentos de qualidade de vida relacionada à saúde bucal (QVRSB). Liu et al.[39] relataram um estudo longitudinal sobre a QVRSB para 279 pacientes após o tratamento endodôntico usando a ferramenta de avaliação Oral Health Impact Profile (OHIP), que se mostrou sensível e responsiva ao tratamento endodôntico e útil para compreender as perspectivas dos pacientes sobre os desfechos.

Um estudo maior envolvendo mais de 1.250 pacientes em uma rede de pesquisa baseada na prática sugere que, 3 a 5 anos após a terapia endodôntica inicial, uma pequena porcentagem (5%) dos pacientes sente dor persistente, dos quais < 2% não são

Tabela 22.1 Porcentagens de sobrevivência combinada e ponderada e taxas de sucesso de implantes dentários, tratamento endodôntico, e pontes de três ou quatro unidades ao longo de 2 a 4, 4 a 6 e mais de 6 anos.

Procedimento	Sucesso (%)	Sobrevivência (%)
2 a 4 anos		
Implante dentário (agrupado)	98 (95 a 99)	95 (93 a 97)
Implante dentário (ponderado)	99 (96 a 100)	96 (94 a 97)
Tratamento endodôntico (agrupado)	90 (88 a 92)	94
Tratamento endodôntico (ponderado)	89 (88 a 91)	–
Ponte de 3 unidades (agrupado)	79 (69 a 87)	94
Ponte de 3 unidades (ponderado)	78 (76 a 81)	–
4 a 6 anos		
Implante dentário (agrupado)	97 (96 a 98)	97 (95 a 98)
Implante dentário (ponderado)	98 (97 a 99)	97 (95 a 98)
Tratamento endodôntico (agrupado)	93 (87 a 97)	94 (92 a 96)
Tratamento endodôntico (ponderado)	94 (92 a 96)	94 (91 a 96)
Ponte de 3 unidades (agrupado)	82 (71 a 91)	93
Ponte de 3 unidades (ponderado)	76 (74 a 79)	–
6+ anos		
Implante dentário (agrupado)	95 (93 a 96)	97 (95 a 99)
Implante dentário (ponderado)	95 (93 a 97)	97 (96 a 98)
Tratamento endodôntico (agrupado)	84 (82 a 87)	92 (84 a 97)
Tratamento endodôntico (ponderado)	84 (81 a 87)	97 (97 a 97)
Ponte de 3 unidades (agrupado)	81 (74 a 86)	82
Ponte de 3 unidades (ponderado)	80 (79 a 82)	–

atribuíveis a causas odontogênicas que podem afetar adversamente sua qualidade de vida.[40] O retratamento endodôntico não cirúrgico também demonstrou melhorar significativamente a qualidade de vida e a capacidade mastigatória dos pacientes ao longo do tempo, com uma taxa de sucesso de 90,4% após 2 anos.[41] Estudos futuros a partir das próprias perspectivas dos pacientes podem expandir nossa compreensão dos fatores prognósticos e das consequências do tratamento endodôntico.

Complicações pós-operatórias

Como em todos os procedimentos odontológicos, podem ocorrer complicações após o tratamento do canal radicular. No entanto, a incidência de complicações pós-operatórias a longo prazo parece ser menor do que para alternativas, implantes unitários e próteses dentárias fixas.[33,42] A taxa de complicações de 10 anos para dentes retidos com tratamento endodôntico é de aproximadamente 4%, em comparação com aproximadamente 18% para restaurações de implante unitário retido.[33] As complicações típicas incluem sintomas, inchaço e necessidade de retratamento.[33] Na endodontia, as complicações são registradas como falhas de acordo com os critérios descritos anteriormente; em outras disciplinas, as complicações geralmente não são registradas como falhas.

Indicadores de prognóstico

O clássico estudo de referência publicado por Larz Strindberg em 1956 relacionou os desfechos do tratamento a fatores biológicos e terapêuticos.[43] Os fatores agora considerados preditores de sucesso e falha incluem (1) lesão apical, (2) estado bacteriano do canal, (3) extensão e qualidade da obturação e (4) qualidade da restauração coronal. O papel desses fatores deve ser discutido com o paciente antes e depois do tratamento.

Várias investigações relataram fatores que resultam em um prognóstico ligeiramente menos favorável: a presença de lesões periapicais e tamanho de lesão maior;[38,44] a presença de bactérias no canal antes da obturação;[45] e obturações aquém, além, com espaços vazios ou sem densidade.[46-50] Algumas evidências sugerem que o uso de um medicamento hidróxido de cálcio intracanal pode melhorar o prognóstico.[51-53] A qualidade da restauração coronal desempenha um papel fundamental nos desfechos do tratamento do canal radicular.[54-56]

Fatores como o tipo de dente, idade e sexo do paciente, assim como a técnica de obturação, exercem mínima ou nenhuma influência no prognóstico.[51-53,57] A maioria das condições clínicas não tem influência significativa no prognóstico.[58] No entanto, os pacientes com diabetes melito insulinodependente têm uma taxa de cura significativamente menor após a terapia endodôntica em dentes com lesões apicais.[59] Curiosamente, diabetes melito, hipertensão e doença arterial coronariana estão associados a um risco aumentado de extração após tratamento endodôntico.[60] Embora esse achado não indique causalidade, a carga de doença sistêmica tem amplos efeitos sobre o bem-estar, a morbidade e o comportamento do paciente. Obviamente, um paciente com histórico médico complexo, doença grave ou deficiência pode apresentar alto grau de dificuldade no manejo e exige altos níveis de experiência e perícia. No entanto, o tratamento endodôntico pode beneficiar muito alguns pacientes, evitando a necessidade de extrações de alto risco ou outros procedimentos cirúrgicos; tais pacientes incluem aqueles com distúrbios hemorrágicos, aqueles que foram submetidos a irradiação de cabeça e pescoço e aqueles tratados com bifosfonatos em altas doses.

> **Boxe 22.1 Questões de revisão**
>
> 1. Qual dos critérios a seguir NÃO SERÁ considerado parte de um desfecho verdadeiramente bem-sucedido em um acompanhamento de 1 ano?
>   a. Sem sinais clínicos de inchaço, infecção ou inflamação
>   b. Desaparecimento de uma fítula
>   c. Diminuição do tamanho de uma radiolucidez
>   d. Sem defeitos de tecidos moles ou profundidades de sondagem patológicas
>   e. Nenhum sintoma clínico experimentado pelo paciente
> 2. Qual das seguintes afirmações sobre a detecção radiográfica de lesão periapical é FALSA?
>   a. A sensibilidade de detecção de periodontite apical com imagem TCFC é maior do que com a radiografia digital convencional
>   b. Qualquer periodontite apical na mandíbula será detectável em radiografias se exceder 3 mm de diâmetro
>   c. Se as radiografias no acompanhamento forem feitas em uma angulação diferente do controle pós-operatório, a progressão real da cura pode ser mal avaliada
>   d. Diferentes observadores podem discordar sobre a interpretação das imagens radiolúcidas periapicais
>   e. O mesmo observador pode discordar de si mesmo na interpretação das lesões radiolúcidas periapicais se vistas em momentos diferentes
> 3. Com base em revisões sistemáticas e metanálises, qual dos seguintes intervalos de desfechos não reflete o procedimento associado?
>   a. Sucesso do tratamento endodôntico com diagnóstico de pulpite irreversível: 90 a 100%
>   b. Sucesso do tratamento endodôntico com diagnóstico de periodontite apical: 75 a 85%
>   c. Sucesso do retratamento não cirúrgico: 75 a 85%
>   d. Sucesso da microcirurgia parendodôntica: 55 a 65%
>   e. Sobrevivência de implantes unitários: 90 a 100%
> 4. Qual dos seguintes fatores NÃO PODERIA ser considerado um preditor de sucesso e fracasso para tratamento endodôntico?
>   a. Tipo de material de obturação
>   b. Presença ou ausência de lesão apical
>   c. Extensão e qualidade da obturação da raiz
>   d. Estado bacteriano do sistema de canal radicular
>   e. Qualidade da restauração coronal
> 5. Qual das seguintes afirmações sobre o IPA está INCORRETA?
>   a. O IPA se baseia na comparação com um conjunto de cinco imagens radiográficas relatadas por Brynolf em 1967
>   b. O desfecho do tratamento com IPA pode ser classificado como "cicatrização" se o tamanho da lesão for reduzido
>   c. O desfecho do tratamento com IPA pode ser classificado como "reparado" se a lesão foi eliminada
>   d. O desfecho do tratamento com IPA pode ser classificado como "em desenvolvimento" se uma nova lesão se formou
>   e. O IPA classifica em 4 estágios de periápice saudável (pontuação 1) a uma grande lesão periapical (pontuação 4)

Causas do tratamento do canal radicular não reparado e com falha

O desfecho da terapia endodôntica depende muito do controle da infecção.

A presença de microrganismos recém-introduzidos, persistentes ou recorrentes é a principal causa da patologia endodôntica.[61] Idealmente, após a instrumentação quimicomecânica, o sistema de canais radiculares deve estar livre de microrganismos.[62]

A prevenção da infecção microbiana do sistema de canais radiculares é o objetivo principal para o tratamento de dentes com estado pulpar vital. Isso requer isolamento adequado, desinfecção do campo operatório e técnicas de tratamento endodôntico asséptico para reduzir o risco de contaminação e alcançar um prognóstico superior. Se a polpa estava necrótica, ou o próprio dente previamente tratado endodonticamente, e uma patologia apical estava presente, a remoção de microrganismos, toxinas, metabólitos, antígenos e subprodutos é essencial, mas pode ser um desafio.

A localização e a natureza dos microrganismos, a complexidade do sistema de canais radiculares, os aspectos técnicos do tratamento endodôntico e a qualidade da restauração permanente configuram razões potenciais para o insucesso do tratamento.

Infelizmente, a complexidade do sistema de canal radicular com todas as suas ramificações pode tornar os microrganismos inacessíveis à ruptura mecânica ou aos efeitos antimicrobianos de desinfetantes, medicamentos e materiais obturadores endodônticos.[63,64] A maior parte dos sistemas de canais radiculares infectados pode provavelmente conter microrganismos residuais após o tratamento do canal radicular; entretanto, espera-se que as condições ambientais de um sistema de canais radiculares bem selado após o desbridamento quimicomecânico adequado os eliminem, ou pelo menos os deixem em um estado dormente.

Portanto, a desinfecção quimicomecânica terá como objetivo principal a redução das contagens microbianas por uma combinação de instrumentação mecânica com soluções desinfetantes abundantes e frequentes, como o hipoclorito de sódio.[65] A medicação entre as consultas com hidróxido de cálcio pode reduzir ainda mais o número de microrganismos,[66] acelerar o reparo e reduzir a inflamação.[51,52]

Erros comuns que levam à presença microbiana persistente e, em última análise, à falha incluem (1) erros no diagnóstico e planejamento do tratamento; (2) falta de conhecimento da anatomia pulpar e/ou radicular, resultando na não localização de canais ou outras áreas do canal radicular durante o tratamento; (3) desbridamento e/ou desinfecção inadequada do sistema de canais radiculares; (4) erros operatórios; (5) deficiências da obturação radicular; (6) a ausência de cobertura cuspídea nos dentes posteriores, permitindo maiores taxas de fratura; (7) remoção excessiva da estrutura dentária, predispondo os dentes à fratura; e (8) infiltração coronal por meio de restaurações temporárias ou permanentes inadequadas. Compreender esses fatores pré-operatórios, operatórios e pós-operatórios desempenha um papel essencial na avaliação dos motivos da falha do tratamento e nas melhores opções para seu manejo.

Causas pré-operatórias

Diagnósticos errôneos, erros no planejamento do tratamento e na tomada de decisão, seleção inadequada de casos (ou seja, tratamento além dos níveis de habilidade e experiência do clínico), bem como o tratamento de um dente com prognóstico inicial ruim, podem ser motivos para o insucesso do tratamento endodôntico. O diagnóstico deve levar em consideração todas as informações disponíveis: histórico médico e odontológico do paciente, queixa principal, sinais e sintomas, bem como uma avaliação endodôntica abrangente e atual, incluindo inspeção visual, percussão, palpação, sondagem, testes de sensibilidade e avaliação radiográfica (ver Capítulo 4). A avaliação radiográfica deve incluir filmes periapicais de diferentes angulações mesiodistais e pode incluir radiografias interproximais ou projeções tridimensionais, como um campo de visão limitado TCFC (ver Capítulo 3). Juntamente com o exame clínico, a avaliação radiográfica pode ajudar a identificar complexidades no sistema de canais radiculares, como canais adicionais (Figura 22.5) e anatomia do canal, dilacerações e curvaturas radiculares, fraturas (Figura 22.6), reabsorção externa ou interna, defeitos periodontais e/ou presença de patologias periapicais.

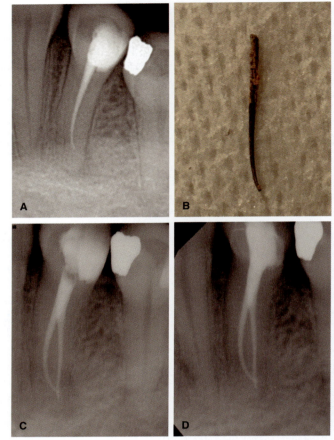

• **Figura 22.5** **A.** O ligamento periodontal duplo visível mesialmente no primeiro pré-molar inferior indica a presença de uma divisão no canal ou na raiz ou de canais adicionais. **B.** Material de obturação original com o portador de plástico removido. **C.** Radiografia pós-operatória revelou uma divisão no meio da raiz e dois canais. **D.** Retorno de 6 meses, restauração definitiva e resolução da periodontite apical, indicativo de reparo.

Microrganismos específicos, como *Enterococcus faecalis*, demonstram qualidades especiais de sobrevivência, incluindo a capacidade de formar biofilmes.[67-69] O arranjo de bactérias em biofilmes pode representar desafios significativos para a eliminação efetiva,[70] com uma resistência estimada 1.000 vezes maior aos agentes antimicrobianos do que as formas planctônicas correspondentes de bactérias.[71] Embora a periodontite apical seja geralmente em resposta à infecção intrarradicular, existem situações, como um abscesso apical agudo, em que os microrganismos estão presentes nos tecidos periapicais. Em certas situações, biofilmes extrarradiculares ou corpos coesos dentro da própria lesão periapical podem ser encontrados, tornando esses microrganismos inacessíveis às estratégias de tratamento intrarradicular, com actinomices[72] ou *Propionibacterium propionicum*[73] sendo exemplos comuns.

Por último, a natureza da lesão periapical pode desempenhar um papel no processo de cicatrização. A maioria das patologias periapicais é de natureza inflamatória;[74] histologicamente, 50% são descritos como granulomas, 35% como abscessos e 15% como cistos. Dos cistos, aproximadamente 40% foram identificados como cistos de bolsa, onde a cavidade revestida com epitélio se conecta ao sistema de canais radiculares através do forame apical. Espera-se que essas lesões cicatrizem após o tratamento endodôntico não cirúrgico.[74] No entanto, os 60% restantes são cistos verdadeiros, com maior probabilidade de cicatrização apenas após extração ou tratamento

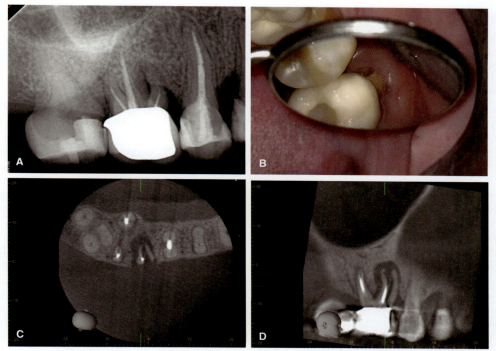

• **Figura 22.6** Indicadores de fratura radicular vertical. **A.** Perda óssea isolada na raiz mesiovestibular. **B.** Observação clínica da linha de fratura. **C.** Confirmação por tomografia computadorizada de feixe cônico (TCFC) de fragmentos de raízes separados. **D.** Confirmação de TCFC de lesão em forma de J. (Aquisição de TCFC para planejamento de tratamento de ressecção radicular; cortesia do Dr. Rami Elsabee.)

endodôntico cirúrgico, pois estão desconectados do sistema de canais radiculares e envolvidos por revestimento epitelial em sua totalidade.[74] Atualmente não é possível diferenciar clinicamente entre cistos periapicais e granulomas, nem entre bolsa periapical e cistos verdadeiros. No entanto, lesões maiores (radiograficamente 200 mm² ou mais) mostraram-se mais prováveis de ser cistos.[75,76]

Causas operatórias

Muitas falhas resultam de erros no procedimento operatório (ver Capítulo 18). O desbridamento completo e/ou desinfecção do sistema de canais radiculares em sua totalidade junto com uma obturação bem selada e restauração permanente são os meios durante o tratamento endodôntico para prevenir ou eliminar a periodontite apical e obter sucesso. Os avanços nos instrumentos e técnicas endodônticos melhoraram muito a facilidade e a integridade da limpeza quimiomecânica. Os sistemas de limas rotatórias de níquel-titânio e novas técnicas de ativação para soluções de irrigação ajudaram a limpar de forma mais previsível. Em comparação com a instrumentação manual de aço inoxidável, as limas rotatórias de níquel-titânio são mais flexíveis e preparam os canais radiculares mais centrados e arredondados. No entanto, os clínicos devem seguir protocolos adequados para evitar o fracasso. Uma cavidade de acesso em linha reta que permite abordagem desobstruída aos orifícios do canal fornece uma instrumentação do canal mais segura e reduz o risco de canais não localizados. Caso os cornos pulpares não sejam removidos, os tecidos pulpares, bactérias, detritos e materiais obturadores podem permanecer no espaço pulpar coronal e resultar em infecção persistente ou escurecimento dentário. Cavidades de acesso subestendidas podem limitar a flexão do instrumento, apresentando risco de limpeza insuficiente e fratura do instrumento. No entanto, cavidades de acesso demasiadamente grandes também devem ser evitadas para reduzir a perda excessiva da estrutura dentária, que pode enfraquecer o dente, aumentar o risco de fratura e perfuração e complicar a restauração.[77-78]

O nível de dificuldade do tratamento endodôntico pode afetar fortemente a qualidade do desfecho. Desvios significativos da anatomia normal ou forma radicular, curvaturas extremas (> 30°) ou em forma de S, divisão do canal no terço médio ou apical ou raízes muito longas (> 25 mm) podem aumentar a probabilidade de perfurações por desvio ou tensão mecânica e desenvolvimento de uma lesão.[79] Embora as perfurações tenham tido melhor prognóstico desde que materiais de reparo, como agregado de trióxido mineral (MTA) ou biocerâmicas, tornaram-se disponíveis,[80] alguns podem exigir cirurgia parendodôntica.[81] Outras complicações possíveis possivelmente estão relacionadas a ápices abertos (> 1,5 mm de diâmetro), diminuição da visibilidade do canal nas radiografias, canais calcificados, reabsorções internas e externas, bem como histórico de trauma.

Canais calcificados e/ou não localizados podem ser difíceis de visualizar em radiografias periapicais; no entanto, o uso de imagens TCFC pode permitir uma detecção clara. Clinicamente, o assoalho pulpar deve ser inspecionado cuidadosamente após a remoção da cárie, assim como qualquer restauração existente para identificar canais não localizados ou calcificados.

Sjögren *et al.* demonstraram uma taxa de reparo periapical de 94% nos dentes com periodontite apical se a obturação radicular foi estendida dentro de 0 a 2 mm do ápice radiográfico.[11] O confinamento dos procedimentos e materiais endodônticos no espaço do canal facilita o reparo dos tecidos perirradiculares.[46,82] No entanto, se a área apical foi subinstruída mais de 2 mm da extremidade da raiz, esse desfecho diminuiu para 68%.[11,50] Por outro lado, a superinstrumentação com obturação excessiva de materiais obturadores de canais radiculares também pode promover reações de corpo estranho,[83] hemorragia perirradicular e induzir infecção extrarradicular pela transferência de microrganismos do canal para os tecidos periapicais, podendo comprometer o desfecho.[84]

Causas pós-operatórias

A restauração do dente após o tratamento do canal radicular deve ser com uma restauração coronal durável e de alta qualidade que protege e sela o dente de forma permanente, evitando a entrada e percolação apical de microrganismos e contaminantes salivares (Figura 22.7).[50-56,62-66,85-89]

A qualquer momento após a conclusão do tratamento do canal radicular, infiltração coronal pode representar risco de recontaminação e, consequentemente, falha do procedimento endodôntico. Deve-se garantir o selamento coronal por meio de uma restauração temporária imediatamente após a conclusão do tratamento do canal radicular e, então, por toda a "vida" do dente por uma restauração permanente.

A restauração permanente pode ser colocada imediatamente após a obturação radicular ser concluída, ou o mais cedo possível depois disso. O isolamento absoluto em um ambiente sem saliva deve ser usado sempre que a obturação real for exposta durante o processo de restauração. Selantes de orifício ou materiais de barreira são úteis para minimizar qualquer risco de recontaminação durante o processo de restauração.[90] Todas as restaurações temporárias e bolinhas de algodão devem ser completamente removidas antes da restauração.[61] A guta-percha e o selante necessitam ser removidos do assoalho da cavidade de acesso. Nenhum espaço deve permanecer entre a obturação da raiz e o núcleo e/ou restauração, pois qualquer um desses espaços fornece um hábitat potencial para colonização e crescimento bacteriano.

Erros ao longo desse processo restaurador são capazes de comprometer o sucesso, o que pode incluir a remoção excessiva de dentina durante a instrumentação ou para pinos enfraquecendo os dentes e aumentando sua suscetibilidade à fratura (Figura 22.8),[77] ou perfurações ocorridas durante a colocação do pino. Foi demonstrado que a cobertura coronal total (ou seja, com uma coroa ou *onlay*) melhora o prognóstico para os dentes posteriores, reduzindo a incidência de fratura. No entanto, para dentes anteriores com estrutura dentária suficiente remanescente, a cobertura coronal total não aumenta a longevidade do dente. Ao contrário, preparar dentes anteriores tratados endodonticamente para uma coroa pode remover muita estrutura dentária remanescente, enfraquecer o dente e resultar em um prognóstico menos favorável. Restaurações de resina composta e/ou facetas de cerâmica são preferidas para os dentes anteriores.

Desfechos dos tratamentos após o insucesso da endodontia não cirúrgica inicial

Durante décadas, o principal objetivo da odontologia era preservar a dentição natural, tentando salvar dentes com doenças pulpares e/ou periodontais e, caso fosse necessário extrair dentes sem esperança, substituí-los por próteses fixas ou removíveis. Embora isso possa parecer uma tomada de decisão direta, o planejamento do tratamento provavelmente se tornou mais complexo com a disponibilidade de implantes dentários. Tanto a preservação de dentes tratados endodonticamente com restaurações permanentes adequadas quanto as restaurações de implantes demonstram desfechos excelentes e previsíveis para manter a saúde bucal e a dentição do paciente. A maioria dos dentes com tratamento endodôntico cicatriza sem qualquer intervenção adicional. Em caso de falha do tratamento endodôntico primário, no entanto, os médicos têm as seguintes opções de tratamento: (1) retratamento não cirúrgico, (2) retratamento cirúrgico, (3) extração e substituição com um implante unitário, (4) extração e substituição usando uma prótese dentária fixa, (5) reimplante intencional ou autotransplante e (6) extração sem substituição.[91]

Retratamento não cirúrgico

O retratamento endodôntico não cirúrgico é a primeira escolha de tratamento para a maioria dos casos endodônticos que falharam. A taxa de sucesso do retratamento não cirúrgico variou entre 40 e 100%, de acordo com uma revisão sistemática que identificou 31 estudos clínicos desde 1970 (Figura 22.9).[92] O estudo prospectivo de Toronto relatou uma taxa de "reparo" de casos de retratamento

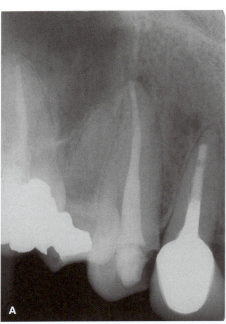
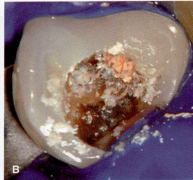
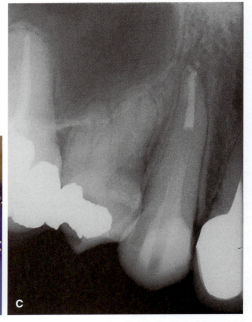

• **Figura 22.7 A.** A falta de selamento coronal resultou em sintomas clínicos e uma lesão periapical no canino superior direito. **B.** Fotografia clínica mostra falta de restauração permanente e cárie coronal. **C.** Após retratamento do tratamento endodôntico anterior e colocação de um pino de fibra de carbono, o acesso coronal ao dente tratado com canal radicular foi selado permanentemente. (Cortesia do Dr. D. Roland.)

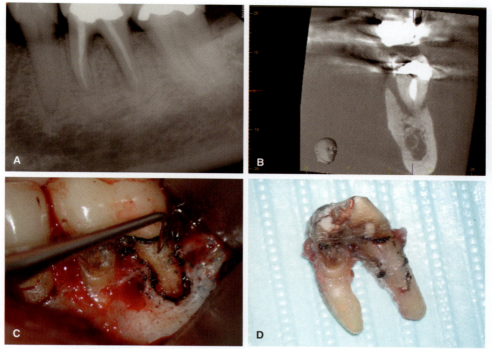

- **Figura 22.8 A.** Aumento excessivo dos terços coronais. Perda óssea na furca e ao longo da raiz distal. **B.** Confirmação por tomografia computadorizada de feixe cônico (TCFC) da extensão da perda óssea vertical. **C.** Confirmação clínica após a elevação do retalho. **D.** Dente extraído. (Cortesia do Dr. Rami Elsabee.)

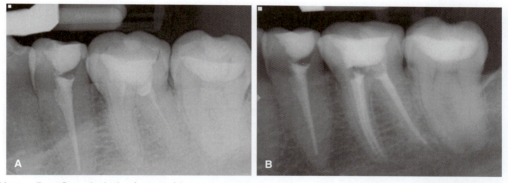

- **Figura 22.9 A.** Uma radiografia periapical pré-operatória mostra o primeiro molar inferior com tratamento endodôntico inadequado. O paciente apresenta sintomas clínicos. **B.** Radiografia pós-operatória após retratamento de canal não cirúrgico; o paciente é assintomático.

endodôntico de 81%.[93] Uma revisão sistemática e metanálise de retratamento não cirúrgico relatou uma taxa de sucesso global ponderada de 77,2% com base em dados de 17 estudos de 1961 a 2005.[94] Em dentes com periodontite apical, o sucesso geral foi reduzido para 65%, e, naqueles com lesões maiores que 5 mm de diâmetro, para 41%.[94] No entanto, foi mencionado que os períodos de seguimento para lesões maiores podem não ter sido longos o suficiente para demonstrar o reparo completo.[94] A qualidade técnica do tratamento endodôntico inicial pode afetar negativamente o desfecho do retratamento não cirúrgico se todo o sistema de canais radiculares não estiver acessível para reinstrumentação e desinfecção completas durante o retratamento, causados por obstáculos deixados para trás no tratamento inicial do canal radicular.[95] Infelizmente, até o momento, não existe nenhum estudo de desfecho de evidência de nível superior sobre o retratamento não cirúrgico que inclua as técnicas de tratamento modernas padrão de hoje, como instrumentação de níquel-titânio, o microscópio cirúrgico odontológico ou ferramentas diagnósticas modernas, como imagem de TCFC. Portanto, não se sabe se há mudanças nas taxas de sucesso com as tecnologias endodônticas recentes.

Cirurgia endodôntica

Uma revisão sistemática de estudos que investigam o desfecho da endodontia cirúrgica encontrou taxas de sucesso que variam de 37 a 91%, dependendo do operador e das técnicas específicas usadas para os procedimentos cirúrgicos.[96] Infelizmente, muitos estudos relatando o sucesso e o fracasso da cirurgia periapical foram identificados como séries de casos ou outros estudos com baixo nível de evidência.[97] Torabinejad *et al.* realizaram uma revisão sistemática comparando os desfechos clínicos e radiográficos do retratamento não cirúrgico com aqueles do retratamento cirúrgico.[98] O estudo concluiu que o retratamento não cirúrgico oferece desfechos mais favoráveis a longo prazo do que a cirurgia parendodôntica.[98]

Uma série de revisões sistemáticas e metanálises documentou desde então que o desfecho do retratamento cirúrgico depende muito das técnicas usadas para os procedimentos. Técnicas tradicionais, agora obsoletas, usando uma peça de mão cirúrgica reta, ressecção chanfrada da raiz e, frequentemente, uma obturação retrógrada com amálgama demonstraram taxas de sucesso ponderadas combinadas de 59,0%.[99] Por outro lado, o uso de lupas, preparo ultrassônico da extremidade da raiz e materiais obturadores mais biocompatíveis, como material restaurador intermediário (IRM), SuperEBA ou MTA, aumentou esse desfecho para 86% da cicatrização periapical.[100] A microcirurgia parendodôntica, que usa as mesmas ferramentas e técnicas, mas substitui as lupas por um microscópio cirúrgico odontológico capaz de fornecer grande ampliação, demonstrou taxas de sucesso ainda mais altas, variando de 91,4 a 94,4% para lesões endodônticas verdadeiras baseadas em várias metanálises (Figura 22.10).[99,101-103] No entanto, outra revisão sistemática e metanálise descreveram taxas de desfechos mais baixas para dentes submetidos à cirurgia parendodôntica em comparação com implantes unitários.[104] Além disso, se o dente também está comprometido periodontalmente, o desfecho cirúrgico também foi relatado como significativamente menor.[105]

A cirurgia endodôntica deve ser reservada para dentes com retratamento não cirúrgico falho, ou situações em que o retratamento não cirúrgico pode ser impedido por motivos técnicos,[98] pois parece que a taxa de sucesso para um retratamento convencional é muito alta.[106]

Implante dentário unitário

A introdução de implantes dentários na odontologia moderna proporcionou grandes benefícios para os pacientes e permitiu a substituição dentária funcional, durável e estética, levando a mudanças significativas no planejamento e na tomada de decisões do tratamento endodôntico, periodontal e protético.[107] As restaurações suportadas por implantes eliminaram a necessidade de preparos de coroa em dentes pilares intactos para próteses parciais fixas (Figura 22.11) e permitiram restaurações protéticas fixas, mesmo na ausência de dentes naturais adequados como pilares.[108,109]

As comparações entre o desfecho de dentes tratados endodonticamente e implantes dentários são desafiadoras devido à natureza multifatorial de ambas as modalidades de tratamento, resultados a curto prazo *versus* longo prazo e diferenças na avaliação dos desfechos. O campo de implantes carece de uma definição singular de sucesso. As diretrizes da Academy of Osseointegration descreveram "o desfecho desejado de uma terapia com implantes bem-sucedida" como "não apenas a realização da metaterapêutica, mas também a manutenção de uma substituição dentária estável, funcional e esteticamente aceitável para o paciente".[110] Como um substituto dos critérios de desfecho definidos, a sobrevivência do implante unitário é usada com frequência.[107]

As taxas de sucesso e sobrevivência para implantes de dente unitário atualmente são muito altas. A revisão sistemática e metanálise mencionada anteriormente por Iqbal e Kim incluíram 55 estudos investigando implantes dentários e 13 estudos investigando dentes tratados endodonticamente com vários períodos de acompanhamento.[32] No ponto inicial de comparação em 1 ano, a sobrevivência do implante foi maior em 97,5% em comparação com a sobrevivência do dente de 96,9%. Essa tendência mostrou reversão a longo prazo após 6 anos, quando a sobrevivência do implante caiu para 94,2% e os dentes tratados endodonticamente foram retidos em 97,2%. No entanto, em todos os períodos, 95,0% dos implantes e 94,0% dos dentes tratados endodonticamente sobreviveram.[32] Torabinejad *et al.* também relataram taxa de sobrevivência de 97% para ambos os procedimentos.[28]

No estudo de Doyle *et al.*, 196 implantes únicos foram pareados com 196 dentes tratados endodonticamente, acompanhados por até 10 anos e, em seguida, comparados com base nas variáveis de desfecho "sucesso", "sobrevivência com intervenção", "sobrevivência sem intervenção", bem como "fracasso".[33] Os resultados demonstraram taxas de falha idênticas em 6,1%. Sucesso dentário foi relatado

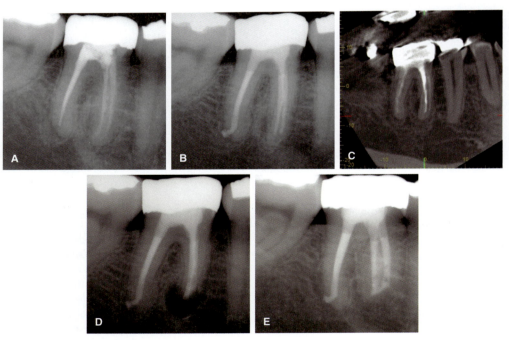

• **Figura 22.10 A.** Tratamento endodôntico insuficiente de um primeiro molar inferior. **B.** Feixe cônico com tomografia computadorizada (TCFC) para planejamento de tratamento. **C.** O paciente permanece sintomático 3 meses após o retratamento não cirúrgico. **D.** Radiografia pós-operatória depois de microcirurgia parendodôntica. **E.** Uma radiografia de retorno 18 meses depois mostra a resolução completa da lesão perirradicular. A paciente permaneceu assintomática desde o procedimento cirúrgico. (Cortesia do Dr. Tom Schloss.)

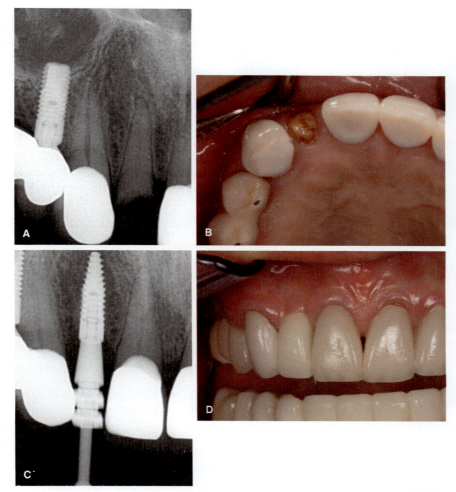

● **Figura 22.11 A.** Uma radiografia periapical mostra um incisivo lateral superior direito com extensa perda de estrutura do dente, relação coroa-raiz insuficiente e forma de raiz afilada desfavorável. **B.** A imagem clínica correspondente demonstra a perda da estrutura dentária no nível do tecido mole. O dente foi considerado não restaurável. Observe o espaço estreito entre o incisivo central e o canino. **C.** Radiografia mostrando o posicionamento ideal do implante e o alinhamento do pilar de transferência. **D.** Situação clínica no retorno de 1 ano. (Cortesia do Dr. Santiago Jané Ceballos.)

em 82,1%, e sucesso de implantes dentários, em 73,5%. A taxa de sobrevivência com necessidade de intervenção foi maior para implantes dentários (17,9%) do que para dentes naturais (2,6%), confirmando as altas taxas de complicações frequentemente observadas para restaurações de implantes. Embora os graus gerais de satisfação com o mínimo de dor e desconforto tenham sido geralmente observados para ambos os procedimentos,[111] é consenso que os dentes naturais restaurados duram mais que as restaurações de implantes dentários em situações comparáveis. As taxas de sucesso e sobrevivência endodôntica e de implante são, no entanto, substancialmente superiores às das próteses dentárias fixas (Tabela 22.1). Vahdati *et al.* recentemente compararam o desfecho de sobrevivência do desfecho endodôntico não cirúrgico e implantes unitários em 170 pacientes que receberam ambos os tratamentos.[112] O estudo confirmou Doyle e colaboradores, com ambos os tratamentos demonstrando uma taxa de sobrevivência de 95% com um acompanhamento médio de 7,5 anos e um número significativamente maior de tratamentos adjuntos e adicionais, número de consultas, tempo decorrido antes da restauração final, número de medicamentos prescritos, bem como custo do tratamento para implantes unitários em comparação com o tratamento endodôntico não cirúrgico.[112]

Ambas as opções, a preservação de um dente natural e a (substituição) implante, devem ser vistas como complementares e não como procedimentos concorrentes.[32]

A decisão de manter ou extrair um dente individual será baseada em achados relativos ao estado endodôntico, condição periodontal, estrutura dentária remanescente, cárie, morfologia radicular, condição dos dentes adjacentes e do arco oposto, oclusão e parâmetros estéticos.[113] Se, a longo prazo, um dente está potencialmente comprometido por motivos protéticos, periodontais ou endodônticos, deve-se levar em consideração que múltiplos fatores de risco podem se acumular e que o risco de falha a longo prazo pode aumentar.[114]

Próteses dentárias fixas

Antes da implantodontia, o preparo dos dentes como pilares para próteses parciais fixas ou removíveis era comum após a extração de dentes condenados. No entanto, maior taxa de incidência de cárie, bem como problemas pulpares e periodontais, foi relatada, além de complicações, como fraturas de cerâmica ou radiculares (Figura 22.12).[115] As taxas de sucesso e sobrevida para próteses dentárias fixas foram relatadas em 48 a 95%. Uma metanálise demonstrou sobrevida em 10 anos de 87%, e sobrevida em 15 anos de 69% para próteses dentárias fixas.[116] Outros relatórios também demonstraram resultados semelhantes.[28,117,118] Uma revisão sistemática comparando dentes tratados endodonticamente com implantes de coroas unitárias e próteses dentárias fixas relatou uma

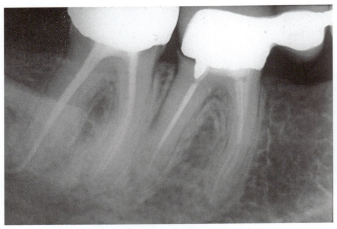

• **Figura 22.12** Molares inferiores direitos restaurados que desenvolveram problemas pulpares e periapicais, além de cáries nas margens das coroas. A infiltração coronal provavelmente contribuiu para o desenvolvimento do novas lesões periapicais.

taxa de sucesso de apenas 82% em mais de 6 anos (ver Tabela 22.1). Conforme discutido anteriormente, o planejamento do tratamento em prótese dentária mudou significativamente desde a introdução dos implantes dentários.[119] As próteses suportadas por implantes são agora amplamente preferidas às próteses suportadas por dentes.

Reimplante e transplante

O reimplante é a reinserção de um dente em seu alvéolo após sua extração cuidadosa e deliberada para fins de retratamento cirúrgico extraoral.[120] O reimplante é indicado quando não há outra alternativa de tratamento para manter um dente estratégico, principalmente em situações em que a proximidade de detalhes anatômicos, como o nervo infra-alveolar ou estruturas radiculares adjacentes, proíbe a cirurgia parendodôntica direta (Figura 22.13). Dentes transplantados são frequentemente bem-sucedidos a longo prazo,[103,121-123] mas requerem uma seleção cuidadosa de casos (ver Capítulo 21).

O transplante é a transferência de um dente de uma cavidade alveolar para outra no mesmo paciente.[120,124,125] Os procedimentos clínicos envolvidos incluem preparo, extração, transplante e estabilização da cavidade. Quando o transplante é adequadamente indicado e realizado, esses dentes podem ter um bom prognóstico.[91,126-129] Anquilose e reabsorção são os modos de falha mais comuns de dentes reimplantados intencionalmente e autotransplantados.

Extração sem substituição

Há pouca informação sobre ônus e bônus de extrair e não substituir dentes individuais, incluindo qualquer efeito psicossocial e/ou econômico em potencial. Poucos efeitos adversos foram descritos para uma arcada dentária encurtada ou mesmo interrompida.

No entanto, é incontestável que a perda de dentes visíveis sem substituição tem um grande efeito adverso psicossocial.[28]

Razões para extração de dentes tratados endodonticamente

Apenas uma pequena proporção dos dentes tratados endodonticamente é extraída. Destes, muito poucos são extraídos por motivos endodônticos.[29-31] As razões comuns para a extração são cárie, doença periodontal, não restaurabilidade, falha protética e fratura de dente ou raiz.[15,29-31,130] A complexidade adicional de qualquer procedimento adjuvante adicional também pode resultar em

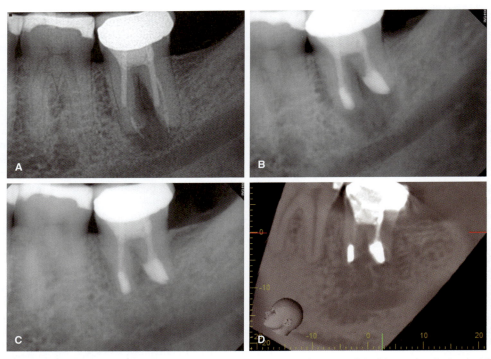

• **Figura 22.13** **A.** Uma radiografia periapical mostra um segundo molar inferior esquerdo com radiolucidez perirradicular. A obturação da raiz anterior é estendida demais em ambas as raízes, a posição do pino na raiz distal e a extensão da perda óssea é indicativa de uma perfuração. **B.** Situação após o reimplante intencional com massa biocerâmica como obturação da raiz e material de reparo pós-perfuração durante o procedimento extraoral. **C.** Uma radiografia 24 meses depois mostra a cura completa dos tecidos perirradiculares. **D.** Confirmação por tomografia computadorizada de feixe cônico (TCFC) da cicatrização perirradicular.

complicações adicionais e riscos associados mais elevados, o que pode aumentar os custos do tratamento e comprometer a disposição do paciente em aceitar o tratamento endodôntico e a preservação dos dentes.[131] No entanto, a crença de que os implantes dentários proporcionam melhor prognóstico a longo prazo em comparação com os dentes naturais foi em certo momento rejeitada por vários estudos comparativos, de modo que surgiu um apelo renovado para revisitar a longa história de manutenção dentária bem-sucedida para preservação da dentição natural.[132] Afinal, um dente perdido desaparecerá irreversivelmente, e a extração só deve ser considerada após deliberação completa.[107] Portanto, é fundamental que a situação atual e todos os potenciais fatores de risco futuros sejam cuidadosamente considerados durante a avaliação abrangente do paciente e o planejamento do tratamento.[113,131,133]

Referências bibliográficas

1. Sundqvist G: *Bacteriological studies of necrotic dental pulps, odontol dissertation no 7*, Umeå, Sweden, 1976, University of Umeå.
2. Bergenholtz G: Micro-organisms from necrotic pulp of traumatized teeth, *Odontol Rev* 25:347, 1974.
3. Kantz WE, Henry CA: Isolation and classification of anaerobic bacteria from intact pulp chambers of non-vital teeth in man, *Arch Oral Biol* 19:91, 1974.
4. Hess W: The permanent dentition. I. In Hess W, Zürcher E, editors: *The anatomy of the root-canals of the teeth*, London, 1925, John Bale, Sons & Danielsson.
5. Davis SR, Brayton SM, Goldman M: The morphology of the prepared root canal: a study utilizing injectable silicone, *Oral Surg Oral Med Oral Pathol* 34:642, 1972.
6. Anderson MH: Use of evidence-based data by insurance companies, *J Evid Base Dent Pract* 4:120, 2004.
7. Reit C: Decision strategies in endodontics: on the design of a recall program, *Endod Dent Traumatol* 3:233, 1987.
8. Ørstavik D: Time-course and risk analyses of the development and healing of chronic apical periodontitis in man, *Int Endod J* 29:150, 1996.
9. Adenubi JO, Rule DC: Success rate for root fillings in young patients, *Br Dent J* 141:237, 1976.
10. Byström A, Happonen RP, Sjögren U, et al.: Healing of periapical lesions of pulpless teeth after endodontic treatment with controlled asepsis, *Endod Dent Traumatol* 3:58, 1987.
11. Sjögren U, Hägglund B, Sundqvist G, et al.: Factors affecting the long-term results of endodontic treatment, *J Endod* 16:498, 1990.
12. Molven O, Halse A: Success rates for gutta-percha and Kloroperka N-Ø root fillings made by undergraduate students: radiographic findings after 10-17 years, *Int Endod J* 21:243, 1988.
13. Lin LM, Pascon EA, Skribner J, et al.: Clinical, radiographic, and histologic study of endodontic treatment failures, *Oral Surg Oral Med Oral Pathol* 71:603, 1991.
14. Bender IB, Seltzer S, Soltanoff W: Endodontic success—a reappraisal of criteria. 1, *Oral Surg Oral Med Oral Pathol* 22:780, 1966.
15. Vire DE: Failure of endodontically treated teeth: classification and evaluation, *J Endod* 17:338, 1991.
16. Goldman M, Pearson AH, Darzenta N: Endodontic success: who's reading the radiograph? *Oral Surg Oral Med Oral Pathol* 33:432, 1972.
17. Ørstavik D, Kerekes K, Eriksen HM: The periapical index: a scoring system for radiographic assessment of apical periodontitis, *Endod Dent Traumatol* 2:20, 1986.
18. Brynolf I: A histological and roentgenological study of the periapical region of human upper incisors, *Odontol Rev* 18(Suppl ll):1–33, 1967.
19. Friedman S, Mor C: The success of endodontic therapy—healing and functionality, *J Calif Dent Assoc* 32:493, 2004.
20. von Arx T, Janner SF, Hänni S, Bornstein MM: Agreement between 2D and 3D radiographic outcome assessment one year after periapical surgery, *Int Endod J* 49:915, 2016.
21. Schloss T, Sonntag D, Kohli MR, Setzer FC: A comparison of 2- and 3-dimensional healing assessment after endodontic surgery using cone-beam computed tomographic volumes or periapical radiographs, *J Endod* 43:1072, 2017.
22. Patel S, Dawood A, Mannocci F, et al.: Detection of periapical bone defects in human jaws using cone beam computed tomography and intraoral radiography, *Int Endod J* 42:507, 2009.

• Boxe 22.2 Questões de revisão

6. Qual dos seguintes fatores NÃO VAI complicar a desinfecção adequada do sistema de canais radiculares?
   a. Virulência dos microrganismos
   b. Complexidade do sistema de canal radicular
   c. Escolha do sistema de lima rotatória
   d. Instrumento fraturado no sistema de canal radicular
   e. A qualidade da restauração permanente desempenha um papel importante como razões potenciais para a falha do tratamento
7. Erros que podem levar à presença microbiana persistente e falha endodôntica incluem todos os seguintes, EXCETO em:
   a. Diagnóstico impreciso
   b. Presença de dentina terciária
   c. Canais não localizados
   d. Desbridamento e/ou desinfecção inadequada do sistema de canais radiculares
   e. Restaurações temporárias ou permanentes inadequadas
8. Qual é o desafio mais significativo representado pela presença de bactérias em um biofilme?
   a. Resposta imunológica reduzida do hospedeiro
   b. Aumento da carga bacteriana na área apical
   c. Fratura de lima por fadiga de torção
   d. Maior resistência a agentes antimicrobianos
   e. Maior potencial para reação alérgica tipo I
9. Qual é a razão MENOS comum para a extração de dentes tratados endodonticamente?
   a. Endodontia inadequada
   b. Doença periodontal
   c. Falha protética
   d. Fratura de raiz
   e. Maior sucesso para implantes em comparação com dentes naturais
10. Vahdati *et al.* recentemente compararam o resultado da sobrevivência de tratamento endodôntico não cirúrgico e implantes unitários em 170 pacientes que receberam ambos os tratamentos. Qual foi o significado observado com os implantes unitários?
    a. Maior número de tratamentos adjuntos e adicionais
    b. Tempo decorrido mais longo antes da restauração final
    c. Maior número de medicamentos prescritos
    d. Maior custo de tratamento
    e. Todas as alternativas anteriores

RESPOSTAS

1. c. Diminuição do tamanho de uma radiolucidez
2. b. Qualquer periodontite apical na mandíbula será detectada em radiografias se exceder 3 mm de diâmetro
3. d. Sucesso da microcirurgia parendodôntica: 55% a 65%
4. a. Tipo de material de obturação
5. e. O IPA classifica em 4 estágios de periápice saudável (pontuação 1) a uma grande lesão periapical (pontuação 4)
6. c. Escolha do sistema de lima rotatória
7. b. Presença de dentina terciária
8. d. Maior resistência a agentes antimicrobianos
9. a. Endodontia inadequada
10. e. Todas as alternativas anteriores

23. European Society of Endodontology, Patel S, Durack C, et al.: European Society of Endodontology position statement: the use of CBCT in endodontics, *Int Endod J* 47:502, 2014.
24. AAE and AAOMR Joint Position Statement: Use of cone beam computed tomography in endodontics 2015 update. Special committee to revise the joint AAE/AAOMR position statement on use of CBCT in endodontics, *Oral Surg Oral Med Oral Pathol Oral Radiol* 120:508, 2015.
25. Green TL, Walton RE, Taylor JK, et al.: Radiographic and histologic periapical findings of root canal treated teeth in cadaver, *Oral Surg Oral Med Oral Pathol Oral Radiol Endod* 83:707, 1997.
26. Torabinejad M, Kutsenko D, Machnick TK, et al.: Levels of evidence for the outcome of nonsurgical endodontic treatment, *J Endod* 31:637, 2005.
27. Friedman S, Abitbol S, Lawrence HP: Treatment outcome in endodontics: the Toronto Study—phase 1: initial treatment, *J Endod* 29:787, 2003.
28. Torabinejad M, Anderson P, Bader J, et al.: The outcomes of endodontic treatment, single implant, fixed partial denture and no tooth replacement: a systematic review, *J Prosthet Dent* 98:285, 2007.
29. Lazarski MP, Walker WATTI, Flores CM, et al.: Epidemiological evaluation of the outcomes of nonsurgical root canal treatment in a large cohort of insured dental patients, *J Endod* 27:791, 2001.
30. Salehrabi R, Rotstein I: Endodontic treatment outcomes in a large patient population in the USA: an epidemiological study, *J Endod* 30:846, 2004.
31. Chen S, Chueh L, Hsiao CK, et al: An epidemiologic study of tooth retention after nonsurgical endodontic treatment in a large population in Taiwan, *J Endod* 33:226,
32. Iqbal MK, Kim S: For teeth requiring endodontic therapy, what are the differences in the outcomes of restored endodontically treated teeth compared to implant-supported restorations? *Int J Oral Maxillofac Implants* 221(Suppl):96, 2007.
33. Doyle SL, Hodges JS, Pesun IJ, et al.: Retrospective cross sectional comparison of initial nonsurgical endodontic treatment and single-tooth implants, *J Endod* 32:822, 2006.
34. Levin L, Halperin-Sternfeld M: Tooth preservation or implant placement: a systematic review of long-term tooth and implant survival rates, *J Am Dent Assoc* 144:1119, 2013.
35. Locker D: Concepts of health, disease and quality of life. In Slade GD, editor: *Measuring oral health and quality of life*, ed 11, North Carolina, 1997, University of North Carolina Chapel Hill.
36. Pak JG, White SN: Pain prevalence and severity before, during, and after root canal treatment: a systematic review, *J Endod* 37:429, 2011.
37. Dugas NN, Lawrence HP, Teplitsky P, et al.: Quality of life and satisfaction outcomes of endodontic treatment, *J Endod* 28:819, 2002.
38. Kim SG, Solomon C: Cost-effectiveness of endodontic molar retreatment compared with fixed partial dentures and single-tooth implant alternatives, *J Endod* 37:321, 2011.
39. Liu P, McGrath C, Cheung GS: Improvement in oral health-related quality of life after endodontic treatment: a prospective longitudinal study, *J Endod* 40:805, 2014.
40. Vena DA, Collie D, Wu H, PEARL Network Group, et al.: Prevalence of persistent pain 3 to 5 years post primary root canal therapy and its impact on oral health-related quality of life: PEARL Network findings, *J Endod* 40:1917, 2014.
41. He J, White RK, White CA, et al.: Clinical and patient-centered outcomes of nonsurgical root canal retreatment in first molars using contemporary techniques, *J Endod* 43:231, 2017.
42. Goodacre CJ, Bernal G, Rungcharassaeng K, et al.: Clinical complications in fixed prosthodontics, *J Prosthet Dent* 90:31, 2003.
43. Strindberg LL: The dependence of the results of pulp therapy on certain factors, *Acta Odontol Scand* 14:175, 1956.
44. Chugal NM, Clive JM, Spangberg LS: A prognostic model for assessment of the outcome of endodontic treatment: effect of biologic and diagnostic variables, *Oral Surg Oral Med Oral Pathol Oral Radiol Endod* 91:342, 2001.
45. Sjögren U, Figdor D, Persson S, et al.: Influence of infection at the time of root filling on the outcome of endodontic treatment of teeth with apical periodontitis, *Int Endod J* 30:297, 1997.
46. Seltzer S, Bender IB, Turkenkopf S: Factors affecting successful repair after root canal therapy, *J Am Dent Assoc* 67:651, 1963.
47. Bergenholtz G, Lekholm U, Milthon R, et al.: Influence of apical overinstrumentation and overfilling on re-treated root canals, *J Endod* 5:310, 1979.
48. Ørstavik D, Hörsted-Bindslev P: A comparison of endodontic treatment results at two dental schools, *Int Endod J* 26:348, 1993.
49. De Moor RJ, Hommez GM, De Boever JG, et al.: Periapical health related to the quality of root canal treatment in a Belgian population, *Int Endod J* 33:113, 2000.
50. Chugal NM, Clive JM, Spangberg LS: Endodontic infection: some biologic and treatment factors associated with outcome, *Oral Surg Oral Med Oral Pathol Oral Radiol Endod* 96:81, 2003.
51. Katebzadeh N, Sigurdsson A, Trope M: Radiographic evaluation of periapical healing after obturation of infected root canals: an in vivo study, *Int Endod J* 33:60, 2000.
52. Katebzadeh N, Hupp J, Trope M: Histological periapical repair after obturation of infected root canals in dogs, *J Endod* 25:364, 1999.
53. Weiger R, Rosendahl R, Lost C: Influence of calcium hydroxide intracanal dressings on the prognosis of teeth with endodontically induced periapical lesions, *Int Endod J* 33:219, 2000.
54. Safavi KE, Dowden WE, Langeland K: Influence of delayed coronal permanent restoration on endodontic prognosis, *Endod Dent Traumatol* 187:1987, 1987.
55. Ray HA, Trope M: Periapical status of endodontically treated teeth in relation to the technical quality of the root filling and the coronal restoration, *Int Endod J* 28:12, 1995.
56. Chugal NM, Clive JM, Spangberg LS: Endodontic treatment outcome: effect of the permanent restoration, *Oral Surg Oral Med Oral Pathol Oral Radiol Endod* 104:576, 2007.
57. Stabholz A: Success rate in endodontics, *Alpha Omegan* 83:20, 1990.
58. Storms JL: Factors that influence the success of endodontic treatment, *J Can Dent Assoc (Tor)* 35:83, 1969.
59. Fouad AF, Burleson J: The effect of diabetes mellitus on endodontic treatment outcome: data from an electronic patient record, *J Am Dent Assoc* 134:43, 2003.
60. Wang C, Chueh L, Chen S, et al.: Impact of diabetes mellitus, hypertension, and coronary artery disease on tooth extraction after nonsurgical endodontic treatment, *J Endod* 37:1, 2011.
61. Kakehashi S, Stanley HR, Fitzgerald R: The effects of surgical exposures of dental pulps in germ free and conventional laboratory rats, *Oral Surg Oral Med Oral Pathol* 20:340, 1965.
62. Grossman LI: Endodontic failures, *Dent Clin North Am* 16:59, 1972.
63. Mandel E, Machtou P, Friedman S: Scanning electron microscope observation of canal cleanliness, *J Endod* 16:279, 1990.
64. Dalton BC, Ørstavik D, Phillips C, et al.: Bacterial reduction with nickel-titanium rotary instrumentation, *J Endod* 24:763, 1998.
65. Bystrom A, Sundqvist G: Bacteriologic evaluation of the effect of 0.5 percent sodium hypochlorite in endodontic therapy, *Oral Surg Oral Med Oral Pathol* 55:307, 1983.
66. Sjögren U, Figdor D, Spångberg L, et al.: The antimicrobial effect of calcium hydroxide as a short-term intracanal dressing, *Int Endod J* 24:119, 1991.
67. Love RM: Enterococcus faecalis – a mechanism for its role in endodontic failure, *Int Endod J* 34:399, 2001.
68. Evans M, Davies JK, Sundqvist G, Figdor D: Mechanisms involved in the resistance of *Enterococcus faecalis* to calcium hydroxide, *Int Endod J* 35:221, 2002.
69. Figdor D, Davies JK, Sundqvist G: Starvation survival, growth and recovery of *Enterococcus faecalis* in human serum, *Oral Microbiol Immunol* 18:234, 2003.

70. Svensäter G, Bergenholtz G: Biofilms in endodontic infections, *Endod Topics* 9:27, 2004.
71. Chavez de Paz LE: Redefining the persistent infection in root canals: possible role of biofilm communities, *J Endod* 33:652, 2007.
72. Schaal KP, Lee HJ: Actinomycete infections in humans - a review, *Gene* 115:201, 1992.
73. Sundqvist G, Reuterving CO: Isolation of *Actinomyces israelii* from periapical lesion, *J Endod* 6:602, 1980.
74. Ramachandran Nair PN, Pajarola G, Schroeder HE: Types and incidence of human periapical lesions obtained with extracted teeth, *Oral Surg Oral Med Oral Pathol Oral Radiol Endod* 81:93, 1996.
75. Lalonde ER: A new rationale for the management of periapical granulomas and cysts: an evaluation of histopathological and radiographic findings, *J Am Dent Assoc* 80:1056, 1970.
76. Natkin E, Oswald RJ, Carnes LI: The relationship of lesion size to diagnosis, incidence, and treatment of periapical cysts and granulomas, *Oral Surg Oral Med Oral Pathol* 57:82, 1984.
77. Trope M, Maltz DO, Tronstad L: Resistance to fracture of restored endodontically treated teeth, *Endod Dent Traumatol* 1:108, 1985.
78. Salis SG, Hood JA, Stokes AN, et al.: Patterns of indirect fracture in intact and restored human premolar teeth, *Endod Dent Traumatol* 3:10, 1987.
79. Seltzer S, Sinai I, August D: Periodontal effects of root perforations before and during endodontic procedures, *J Dent Res* 49:332, 1970.
80. Torabinejad M, Parirokh M, Dummer PMH: Mineral trioxide aggregate and other bioactive endodontic cements: an updated overview—part II: other clinical applications and complications, *Int Endod J* 51:284, 2018.
81. Hartwell GR, England MC: Healing of furcation perforations in primate teeth after repair with decalcified freeze-dried bone: a longitudinal study, *J Endod* 19:357, 1993.
82. Wu MK, Wesselink PR, Walton RE: Apical terminus location of root canal treatment procedures, *Oral Surg Oral Med Oral Pathol Oral Radiol Endod* 89:99, 2000.
83. Seltzer S, Soltanoff W, Sinai I, et al.: Biologic aspects of endodontics. Part 3. Periapical tissue reactions to root canal instrumentation, *Oral Surg Oral Med Oral Pathol* 26:534, 1968.
84. Seltzer S: *Endodontology*, ed 2, Philadelphia, 1988, Lea & Febiger.
85. Smith CS, Setchell DJ, Harty FJ: Factors influencing the success of conventional root canal therapy: a five-year retrospective study, *Int Endod J* 26:321, 1993.
86. Swanson K, Madison S: An evaluation of coronal microleakage in endodontically treated teeth. I. Time periods, *J Endod* 13:56, 1987.
87. Magura ME, Kafrawy AH, Brown Jr CE, et al.: Human saliva coronal microleakage in obturated root canals: an in vitro study, *J Endod* 17:324, 1991.
88. Khayat A, Lee SJ, Torabinejad M: Human saliva penetration of coronally unsealed obturated root canals, *J Endod* 19:458, 1993.
89. Alves J, Walton R, Drake D: Coronal leakage: endotoxin penetration from mixed bacterial communities through obturated, post-prepared root canals, *J Endod* 24:587, 1998.
90. Malik G, Bogra P, Singh S, Samra RK: Comparative evaluation of intracanal sealing ability of mineral trioxide aggregate and glass ionomer cement: an in vitro study, *J Conserv Dent* 16:540, 2013.
91. Torabinejad M, White SN: Endodontic treatment options after unsuccessful initial root canal treatment: Alternatives to single-tooth implants, *J Am Dent Assoc* 147:214–220, 2016.
92. Paik S, Sechrist C, Torabinejad M: Levels of evidence for the outcome of endodontic retreatment, *J Endod* 30:745, 2004.
93. Farzaneh M, Abitbol S, Friedman S: Treatment outcome in endodontics: the Toronto study—phases I and II: orthograde retreatment, *J Endod* 30:627, 2004.
94. Ng YL, Mann V, Gulabivala K: Outcome of secondary root canal treatment: a systematic review of the literature, *Int Endod J* 41:1026, 2008.
95. Gorni FG, Gagliani MM: The outcome of endodontic re-treatment: a 2-yr follow-up, *J Endod* 30:1, 2004.
96. Friedman S: The prognosis and expected outcome of apical surgery, *Endod Topics* 11:219, 2005.
97. Mead C, Javidan-Nejad S, Mego M, et al.: Levels of evidence for the outcome of endodontic surgery, *J Endod* 31:19, 2005.
98. Torabinejad M, Corr R, Handysides R, et al.: Outcomes of nonsurgical retreatment and endodontic surgery: a systematic review, *J Endod* 35:930, 2009.
99. Setzer FC, Shah S, Kohli M, et al.: Outcome of endodontic surgery: a meta-analysis of the literature—part 1: comparison of traditional root-end surgery and endodontic microsurgery, *J Endod* 36:1757, 2010.
100. Setzer FC, Kohli M, Shah S, et al.: Outcome of endodontic surgery: a meta-analysis of the literature—part 2: comparison of endodontic microsurgical techniques with and without the use of higher magnification, *J Endod* 38:1, 2012.
101. Tsesis I, Rosen E, Taschieri S, et al.: Outcomes of surgical endodontic treatment performed by a modern technique: an updated meta-analysis of the literature, *J Endod* 39:332, 2013.
102. Kohli MR, Berenji H, Setzer FC, et al.: Outcome of endodontic surgery: a meta-analysis of the literature-part 3: comparison of endodontic microsurgical techniques with 2 different root-end filling materials, *J Endod* 44:923, 2018.
103. Torabinejad M, Dinsbach N, Turman M, et al.: Survival of intentionally replanted teeth and implant-supported single crowns: a systemic review, *J Endod* 41:992–998, 2015.
104. Torabinejad M, Landaez M, Milan M, et al.: Tooth retention through endodontic microsurgery or tooth replacement using single implants: a systematic review of treatment outcomes, *J Endod* 41:1W10, 2015.
105. Song M, Kang M, Kang DR, et al.: Comparison of the effect of endodontic-periodontal combined lesion on the outcome of endodontic microsurgery with that of isolated endodontic lesion: survival analysis using propensity score analysis, *Clin Oral Investig* 22:1717, 2018.
106. Bergenholtz G, Lekholm U, Milthon R, et al.: Retreatment of endodontic fillings, *Scand J Dent Res* 87:217, 1979.
107. Setzer FC, Kim S: Comparison of long-term survival of implants and endodontically treated teeth, *J Dent Res* 93:19, 2014.
108. Brånemark PI, Zarb GA, Albrektsson T: *Tissue-integrated prostheses: osseointegration in clinical dentistry*, Chicago, 1985, Quintessence.
109. Schroeder A, Sutter F, Buser D, et al.: *Oral implantology*, ed 2, New York, 1996, Thieme.
110. Academy of Osseointegration: Guidelines of the Academy of Osseointegration for the provision of dental implants and associated patient care, *Int J Oral Maxillofac Implants* 25:620, 2010.
111. Torabinejad M, Salha W, Lozada J, et al.: Degree of patient pain, complications, and satisfaction after root canal treatment or a single implant: a preliminary prospective investigation, *J Endod* 40, 2014. 1940–5.
112. Vahdati SA, Torabinejad M, Handysides R, Lozada J: A retrospective comparison of outcome in patients who received both nonsurgical root canal treatment and single-tooth implants, *J Endod*, 45:99–103, 2019.
113. Su H, Liao HF, Fiorellini JP, et al.: Factors affecting treatment planning decisions for compromised anterior teeth, *Int J Periodont Restor Dent* 34:389, 2014.
114. Zitzmann NU, Krastl G, Hecker H, et al.: Strategic considerations in treatment planning: deciding when to treat, extract, or replace a questionable tooth, *J Prosthet Dent* 104:80, 2010.
115. Brägger U, Aeschlimann S, Burgin W, et al.: Biological and technical complications and failures with fixed partial dentures (FPD) on implants and teeth after four to five years of function, *Clin Oral Implants Res* 12:26, 2001.
116. Scurria MS, Bader JD, Shugars DA: Meta-analysis of fixed partial denture survival: prostheses and abutments, *J Prosthet Dent* 79:459, 1998.

117. Creugers NH, Kayser AF, van 't Hof MA: A meta-analysis of durability data on conventional fixed bridges, *Commun Dent Oral Epidemiol* 22:448, 1994.
118. Walton TR: An up to 15-year longitudinal study of 515 metal-ceramic FPDs. Part 1. Outcome, *Int J Prosthodont* 15:439, 2002.
119. Curtis DA, Lacy A, Chu R, et al.: Treatment planning in the 21st century: what's new? *J Calif Dent Assoc* 30:503, 2002.
120. American Association of Endodontists: *An annotated glossary of terms used in endodontics*, ed 8, Chicago, IL, 2015, American Association of Endodontists.
121. Kingsbury Jr BC, Wiesenbaugh Jr JM: Intentional replantation of mandibular premolars and molars, *J Am Dent Assoc* 83:1053, 1971.
122. Bender IB, Rossman LE: Intentional replantation of endodontically treated teeth, *Oral Surg Oral Med Oral Pathol* 76:623, 1993.
123. Grossman LI: Intentional replantation of teeth, *J Am Dent Assoc* 72:1111, 1966.
124. Apfel H: Autoplasty of enucleated prefunctional third molars, *J Oral Surg Anesth Hosp Dent Serv* 8:289, 1950.
125. Miller HM: Transplantation; a case report, *J Am Dent Assoc* 40:237, 1950.
126. Tsukiboshi M: Autogenous tooth transplantation: a reevaluation, *Int J Periodontics Restorative Dent* 13:120, 1993.
127. Akiyama Y, Fukuda H, Hashimoto K: A clinical and radiographic study of 25 autotransplanted third molars, *J Oral Rehabil* 25:640, 1998.
128. Andreasen JO: Third molar autotransplantation relation between successful healing and stage of root development at time of grafting. Paper presented at the annual meeting of the Scandinavian Association of Oral and Maxillofacial Surgeons, August 15-19, 1990, Nyborg, Denmark.
129. Andreasen JO, Paulsen HU, Yu Z, et al.: A long-term study of 370 autotransplanted premolars. II. Tooth survival and pulp healing subsequent to transplantation, *Eur J Orthod* 12:14, 1990.
130. Fuss Z, Lustig J, Tamse A: Prevalence of vertical root fractures in extracted endodontically treated teeth, *Int Endod J* 32:283, 1999.
131. Torabinejad M, Goodacre CJ: Endodontic or dental implant therapy: the factors affecting treatment planning, *J Am Dent Assoc* 137:973, 2006.
132. Giannobile WV, Lang NP: Are dental implants a panacea or should we better strive to save teeth? *J Dent Res* 95:5, 2016.
133. White SN, Miklus VG, Potter KS, et al.: Endodontics and implants: a catalog of therapeutic contrasts, *J Evid Based Dent Pract* 6:101, 2006.

Apêndice 1

Tabela Resumida dos Números de Raízes dos Dentes Superiores Permanentes

Blaine Cleghorn e William Christie

Consulte o Apêndice 4 para obter uma lista de referências.

Dentes superiores permanentes – Número de raízes.

	Número de raízes						Número de estudos	Referências	Número de dentes	Anomalia ou Variação mais comum (número de relatos de caso entre parênteses)
	Mais comum	1	2	3	4	Outro				
Incisivos centrais	1 raiz	100%					7	Rahimi, S et al. 2009 (1), Weng, X-L et al. 2009 (2), Sert, S e Bayirli, GS 2004 (3), Çaliskan, MK et al. 1995 (4), Vertucci, F 1984 (5), Pineda, F e Kuttler, Y 1972 (6), Barrett, MT 1925 (7)	892	*Dens evaginatus* (17), 2 raízes e 2 canais (14), 1 raiz e 2 canais (10), Fusão (9), *Dens invaginatus* (7)
Incisivos laterais	1 raiz	100%					7	Weng, X-L et al. 2009 (2), Sert, S e Bayirli, GS 2004 (3), Çaliskan, MK et al. 1995 (4), Vertucci, F 1984 (5), Bjorndal, AM e Skidmore, AE 1983 (8), Pineda, F e Kuttler, Y 1972 (6), Barrett MT 1925 (7)	827	*Dens invaginatus* (58), Sulco palatogengival (20), *Dens evaginatus* (cúspide da garra) (17), 2 raízes e 2 canais (10), 1 raiz e 2 canais (10)
Caninos	1 raiz	100%					7	Weng, X-L et al. 2009 (2), Sert, S e Bayirli, GS 2004 (3), Çaliskan, MK et al. 1995 (4), Vertucci, F 1984 (5), Bjorndal, AM e Skidmore, AE 1983 (8), Pineda, F e Kuttler, Y 1972 (6), Barrett MT 1925 (7)	842	*Dens invaginatus* (7), 1 raiz e 2 canais (2), *Dens evaginatus* (cúspide de garra) (2), 2 raízes (2)

(*continua*)

	Número de raízes						Número de estudos	Referências	Número de dentes	Anomalia ou Variação mais comum (número de relatos de caso entre parênteses)
	Mais comum	1	2	3	4	Outro				
Primeiro pré-molar Caucasianos e outros (exceto asiáticos e nativos da América do Norte)	2 raízes	37,7%	56,7%	1,9%		3,7%	17	Bürklein, S et al. (2017) (9), Abella, F et al. 2015 (10), Bulut, DG et al. 2015 (11), Gupta, S et al. (2015) (12), Dababneh, R e Rodan, R 2013 (13), Ng'ang'a, RN et al. 2010 (14), Atieh, MA 2008 (15), Awawdeh, L et al. 2008 (16), Chaparro, AJ et al. 1999 (17), Kartal, N et al. 1998 (18), Zaatar, El et al. 1997 (19), Pecora, JD et al. 1992 (20), Vertucci, FJ e Gegauff, A 1979 (21), Carns, EJ e Skidmore, AE 1973 (22), Green, D 1973 (23), Mueller, AH 1933 (24), Barrett MT 1925 (7)	4482	3 raízes e 3 canais (26), Sulco de furca (palatal da raiz V) (3), Dens evaginatus (2)
Asiáticos e nativos da América do Norte	1 raiz	61,8%	37,6%	0,6%			5	Tian, Y-Y et al. 2012 (25), Cheng, XL e Weng, YL 2008 (26), Loh, HS et al. 1998 (27), Aoki, K 1990 (28), Walker, RT 1987 (29)	4981	
Todos os estudos		50,4%	46,7%	1,2%		1,7%	22	Bürklein, S et al. (2017) (9), Abella, F et al. 2015 (10), Bulut, DG et al. 2015 (11), Gupta, S et al. (2015) (12), Dababneh, R e Rodan, R 2013 (13), Ng'ang'a, RN et al. 2010 (14), Atieh, MA 2008 (15), Awawdeh, L et al. 2008 (16), Chaparro, AJ et al. 1999 (17), Kartal, N et al. 1998 (18), Zaatar, El et al. 1997 (19), Pecora, JD et al. 1992 (20), Vertucci, FJ e Gegauff, A 1979 (21), Carns, EJ e Skidmore, AE 1973 (22), Green, D 1973 (23), Mueller, AH 1933 (24), Barrett MT 1925 (7), Tian, Y-Y et al. 2012 (25), Cheng, XL e Weng, YL 2008 (26), Loh, HS et al. 1998 (27), Aoki, K 1990 (28), Walker, RT 1987 (29)	9463	
Segundo pré-molar	1 raiz	90,5%	8,9%	0,2%		0,4%	12	Elnour, M et al. 2016 (30), Abella, F et al. 2015 (10), Bulut, DG et al. 2015 (11), Yang, L et al. 2014 (31), Zaatar, El et al. 1997 (19), Pecora, JD et al. 1992 (32), Sikri, VK e Sikri, P 1991 (33), Aoki, K 1990 (28), Gorlin, RJ e Goldman, HM 1970 (34), Mueller, AH 1933 (24), Barrett MT 1925 (7)	9833	3 raízes e 3 canais (16), Dens evaginatus (2)

(continua)

APÊNDICE 1 Tabela Resumida dos Números de Raízes dos Dentes Superiores Permanentes

		Número de raízes					Número de estudos	Referências	Número de dentes	Anomalia ou Variação mais comum (número de relatos de caso entre parênteses)
	Mais comum	1	2	3	4	Outro				
Primeiro molar	3 raízes (MV, DV e L)	1,8%	2,2%	95,5%	0,2%	1,4%	20	Ghobashy, AM *et al.* 2017 (35), Khademi, A *et al.* 2017 (36), Martins, JN *et al.* 2016 (37), Naseri, M *et al.* 2016 (38), Tian, X-M *et al.* 2016 (39), Alrahabi, M e Zafar, MS 2015 (40), Nikoloudaki GE *et al.* 2015 (41), Singh, S e Pawar, M 2015 (42), Bhuyan, AC *et al.* 2014 (43), Guo, J *et al.* 2014 (44), Rouhani, A *et al.* 2014 (45), Silva, EJ *et al.* 2014 (46), Plotino, G *et al.* 2013 (47), Zhang, R *et al.* 2011 (48), Zheng, Q-H *et al.* 2010 (49), Pattanshetti, N *et al.* 2008 (50), Rwenyonyi, CM *et al.* 2007 (51), al Shalabi, RM *et al.* 2000 (52), Thomas, RP, Moule, AJ e Bryant, R 1993 (53), Gray, R 1983 (54), Barrett, MT 1925 (7)	7.237	3 raízes (MV, DV e palatal) e 4 a 5 canais (1 a 2 MV, DV e 2 palatais) (26), 3 raízes (MV, DV e palatal) e 5 canais (2 MV, 2DV e palatal) (12), taurodontismo (10), raízes fusionadas e canal em forma de C (10), 4 raízes (MV, DV e 2 palatais) e 4 canais (MV, DV e 2 palatais) (9)
Segundo molar	3 raízes (MV, DV e L)	5,9%	9,1%	77,6%	0,8%		17	Ghobashy, AM *et al.* 2017 (35), Khademi, A *et al.* 2017 (36), Martins, JN *et al.* 2016 (37), Tian, X-M *et al.* 2016 (39), Nikoloudaki GE *et al.* 2015 (41), Singh, S e Pawar, M 2015 (42), Zhang, Q *et al.* 2014 (55), Rouhani, A *et al.* 2014 (45), Silva, EJ *et al.* 2014 (46), Plotino, G *et al.* 2013 (47), Kim, Y *et al.* 2012 (56), Zhang, R *et al.* 2011 (48), Rwenyonyi, CM *et al.* 2007 (51), al Shalabi, RM *et al.* 2000 (52), Libfeld, H e Rotstein, I 1989 (57), Barrett, MT 1925 (7)	6.699	4 raízes (MV, DV e 2 palatais) e 4 canais (MV, DV e 2 palatais) (57), 3 raízes e 4 canais (MV, DV e 2 canais palatais) (7), 3 raízes e 5 canais (3 canais MV, DV e palatal) (3)
Terceiro molar	3 raízes (MV, DV e L)	31,2%	24,1%	42,4%	2,2%	0,1%	8	Tomaszewska IM *et al.* 2017 (58), Rawtiya, M *et al.* 2016 (59), Singh, S e Pawar, M 2015 (42), Sert, S *et al.* 2011 (60), Alavi, AM 2002 (61), Sidow, SJ *et al.* 2000 (62), Guerisoli, DM *et al.* 1998 (63), Barrett, MT 1925 (7)	1.072	4 raízes (3 canais em forma de 3) (1)

MV = mesiovestibular, DV = distovestibular e L = lingual.

Apêndice 2

Tabela Resumida dos Sistemas de Canal Radicular dos Dentes Superiores Permanentes

Blaine Cleghorn e William Christie

Consulte o Apêndice 4 para obter uma lista de referências.

Dentes superiores permanentes – Número de canais.

	NÚMERO DE CANAIS					Referências	Número de estudos	Número de dentes	Anomalia ou variação mais comum (número de relatos de caso entre parênteses)
	Mais comum	1	2	3	4	Outro			
Incisivos centrais *2 ou mais canais	1 canal	99,1%	0,9%*				Da Silva, EJ et al. 2016 (64), Altunsoy, M et al. 2014 (65), Rahimi, S et al. 2009 (1), Weng, X-L et al. 2009 (2), Sert, S e Bayirli, GS 2004 (3), Çaliskan, MK et al. 1995 (4), Vertucci, F 1984 (5), Pineda, F e Kuttler, Y 1972 (6), Barrett MT 1925 (7)	9	2.635	Dens evaginatus (17), 2 raízes e 2 canais (14), 1 raiz e 2 canais (10), fusão (9), Dens invaginatus (7)
Incisivos laterais *2 ou mais canais	1 canal	96,0%	4,0%*				Da Silva, EJ et al. 2016 (64), Altunsoy, M et al. 2014 (65), Weng, X-L et al. 2009 (2), Sert, S e Bayirli, GS 2004 (3), Çaliskan, MK et al. 1995 (4), Vertucci, F 1984 (5), Bjorndal, AM e Skidmore, AE 1983 (8), Pineda, F e Kuttler, Y 1972 (6), Barrett MT 1925 (7)	9	2.531	Dens invaginatus (58), sulco palatogengival (20), Dens evaginatus (cúspide da garra) (17), 2 raízes e 2 canais (10), 1 raiz e 2 canais (10)
Caninos *2 ou mais canais	1 canal	95,6%	4,4%*				Da Silva, EJ et al. 2016 (64), Altunsoy, M et al. 2014 (65), Somalinga, NS et al. 2014 (66), Weng, X-L et al. 2009 (2), Sert, S e Bayirli, GS 2004 (3), Çaliskan, MK et al. 1995 (4), Vertucci, F 1984 (5), Bjorndal, AM e Skidmore, AE 1983 (8), Pineda, F e Kuttler, Y 1972 (6), Barrett MT 1925 (7)	10	2.815	Dens invaginatus (7), 1 raiz e 2 canais (2), Dens evaginatus (cúspide da garra) (2), 2 raízes (2)
Primeiro pré-molar Caucasianos e outros (excluindo asiáticos & nativos da América do Norte)	2 canais	11,3%	85,7%	1,7%		1,4%	Bürklein, S et al. (2017) (9), Abella, F et al. 2015 (10), Gupta, S et al. (2015) (12), Ok, E et al. 2014 (67), Ng'ang'a, RN et al. 2010 (14), Weng, X-L et al. 2009 (2), Ateih, M 2008 (15), Awawdeh, L et al. 2008 (16), Sert, S e Bayirli, GS 2004 (3), Kartal, N et al. 1998 (18), Zaatar, EI et al. 1997 (19), Çaliskan, MK et al. 1995 (4), Pecora, JD et al. 1991 (20), Bellizzi, R e Hartwell, G 1985 (68), Vertucci, F e Gegauff, A 1979 (21), Carns, EJ e Skidmore, AE 1973 (22), Green, D 1973 (23), Pineda, F e Kuttler, Y 1972 (6), Mueller, AH 1933 (24), Barrett, MT 1925 (7), Hess, W 1925 (69)	20	6.368	3 raízes e 3 canais (20), sulco de furca (palatal da raiz V) (3), Dens evaginatus (2)

APÊNDICE 2 Tabela Resumida dos Sistemas de Canal Radicular dos Dentes Superiores Permanentes

Asiáticos e nativos da América do Norte	2 canais	34,2%	63,2%	0,4%	2,4%	4	Weng, X-L et al. 2009 (2), Cheng, XL e Weng, YL 2008 (26), Loh, HS et al. 1998 (27), Walker, RT 1987 (204)	1.574	
Todos os estudos		15,8%	81,2%	1,4%	1,6%	24	Bürklein, S et al. (2017) (9), Abella, F et al. 2015 (10), Gupta, S et al. (2015) (12), Ok, E et al. 2014 (67), Ng'ang'a, RN et al. 2010 (14), Weng, X-L et al. 2009 (2), Ateih, M 2008 (15), Awawdeh, L et al. 2008 (16), Cheng, XL e Weng, YL 2008 (26), Sert, S e Bayirli, GS 2004 (3), Kartal, N et al. 1998 (18), Loh, HS et al. 1998 (27), Zaatar, EI et al. 1997 (19), Çaliskan, MK et al. 1995 (4), Pecora, JD et al. 1991 (20), Walker, RT 1987 (29), Bellizzi, R e Hartwell, G 1985 (68), Vertucci, F e Gegauff, A 1979 (21), Carns, EJ e Skidmore, AE 1973 (22), Green, D 1973 (23), Pineda, F e Kuttler, Y 1972 (6), Mueller, AH 1933 (24), Barrett, MT 1925 (7), Hess, W 1925 (69)	7.942	
Segundo pré-molar	1 ou 2 canais	47,1%	50,8%	0,8%	1,3%	19	Bürklein, S et al. (2017) (9), Elnour, M et al. 2016 (30), Abella, F et al. 2015 (10), Ok, E et al. 2014 (67), Yang, L et al. 2014 (31), Jayamisha Raj, UJ e Sumitha, M 2009 (70), Weng, X-L et al. 2009 (2), Sert, S e Bayirli, GS 2004 (3), Kartal, N et al. 1998 (18), Zaatar, EI et al. 1997 (19), Çaliskan, MK et al. 1995 (4), Pecora, JD et al. 1992 (32), Sikri, VK e Sikri, P 1991 (33), Bellizzi, R e Hartwell, G 1985 (68), Vertucci, F 1984 (5), Green, D 1973 (23), Pineda, F e Kuttler, Y 1972 (6), Mueller, AH 1933 (24)	5.815	3 raízes e 3 canais (16), *Dens evaginatus* (2)

(continua)

	NÚMERO DE CANAIS					Número de estudos	Referências	Número de dentes	Anomalia ou variação mais comum (número de relatos de caso entre parênteses)
	Mais comum	1	2	3	4	Outro			
Primeiro molar (três raízes)* 2 ou mais canais MV	2 canais	40,2%	59,8%*				71	Alrahabi, M e Zafar, MS 2015 (40), Marroquin, B et al. 2015 (71), Singh, S e Pawar, M 2015 (42), Bhuyan, AC et al. 2014 (43), Kim, Y et al. 2013 (72), Gu, Y et al. 2011 (73), Peeters, HH et al. 2011 (74), Somma, F et al. 2009 (75), Weng, X-L et al. 2009 (2), Abiodun-Solanke IM et al. 2008 (76), Alacam, T et al. 2008 (77), Khraisat, A e Smadi, L 2007 (78), Rwenyonyi, CM et al. 2007 (51), Eder, A et al. 2006 (79), Smadi, L e Khraisat, A 2006 (80), Jung, I-Y et al. 2005 (81), Scott, AE e Apicella, MJ 2004 (82), Sert, S e Bayirli, GS 2004 (3), Alavi, AM et al. 2002 (61), Schwarze, T et al. 2002 (83), Wasti, F et al. 2001 (84), al Shalabi, RM et al. 2000 (52), Weine, FS et al. 1999 (85), Imura, N et al. 1998 (86), Çaliskan, MK et al. 1995 (4), Thomas, RP, Moule, AJ e Bryant, R 1993 (53), Pecora, JD et al. 1992 (87), Kulild, JC e Peters, DD 1990 (88), Gilles, J e Reader, A 1990 (89), Vertucci, F 1984 (5), Gray, R 1983 (54), Acosta Vigouroux SA e Trugeda Bosaans, SA 1978 (90), Seidberg, BH et al. 1973 (91), Pineda, F e Kuttler, Y 1972 (6), Sykaras, SN e Economou, PN 1971 (92), Weine, FS 1969 (93), Okamura, T 1927 (94), Hess, W 1925 (69), Zürcher, E 1925 (95), Moral, H 1914 (96), Ghobashy, AM et al. 2017 (35), Khademi, A et al. 2, MS017 (36), Betancourt, P et al. 2016 (97), Coelho, MS et al. 2016 (98), Naseri, M et al. 2016 (38), Tian, X-M et al. 2016 (39), Guo, J et al. 2014 (44), Silva, EJ et al. 2014 (46), Abuabara, A et al. 2013 (99), Plotino, G et al. 2013 (47), Reis, AG et al. 2013 (100), Kim, Y et al. 2012 (56), Lee, J-H et al. 2011 (101), Zhang, R et al. 2011 (48), Zheng, Q-H et al. 2010 (49), Abiodun-Solanke IM et al. 2008 (76), Pattanshetti, N et al. 2008 (50), Hartwell, G et al. 2007 (102), Wolcott, J et al. 2002 (103), Buhrley, LJ et al. 2002 (104), Sempira, HN e Hartwell, GR 2000 (105), Stropko, JJ 1999 (106), Zaatar, EI et al. 1997 (19), Fogel, HM, Peikoff, MD e Christie, WH 1994 (107), Weller, RN e Hartwell, GR 1989 (108), Neaverth, EJ et al. 1987 (109), Hartwell, G e Bellizzi, R 1982 (110), Pomeranz, HH e, Fishelberg, G 1974 (111), Slowey, RR 1974 (112), Nosonowitz, DM e Brenner, MR 1973 (113), Seidberg, BH et al. 1973 (91)	18.333	3 raízes (MB, DB e palatal) e 4 a 5 canais (1 a 2 MV, DV e 2 palatais) (26), 3 raízes (MV, DV e palatal) e 5 canais (2 MV, 2DV e palatal) (12), taurodontismo (10), raízes fundidas e canal em forma de C (10), 4 raízes (MV, DV e 2 palatais) e 4 canais (MV, DV e 2 palatais) (9)

APÊNDICE 2 Tabela Resumida dos Sistemas de Canal Radicular dos Dentes Superiores Permanentes

DV	1 canal	98,6%	1,4%*	33	Ghobashy, AM et al. 2017 (35), Naseri, M et al. 2016 (38), Tian, X-M et al. 2016 (39), Alrahabi, M e Zafar, MS 2015 (40), Briseno-Marroquin, B et al. 2015 (71), Singh, S e Pawar, M 2015 (42), Bhuyan, AC et al. 2014 (43), Guo, J et al. 2014 (44), Silva, EJ et al. 2014 (46), Plotino, G et al. 2013 (47), Kim, Y et al. 2012 (56), Zhang, R et al. 2011 (48), Zheng, Q-H et al. 2010 (49), Abiodun-Solanke IM et al. 2008 (76), Weng, X-L et al. 2009 (2), Pattanshetti, N et al. 2008 (50), Rwenyonyi, CM et al. 2007 (51), Sert, S e Bayirli, GS 2004 (3), Alavi, AM et al. 2002 (61), Wasti, F et al. 2001 (84), al Shalabi, RM et al. 2000 (52), Zaatar, El et al. 1997 (19), Çaliskan, MK et al. 1995 (4), Thomas, RP, Moule, AJ e Bryant, R 1993 (53), Pecora, JD et al. 1992 (87), Vertucci, F 1984 (5), Gray, R 1983 (54), Hartwell, G e Bellizzi, R 1982 (110), Acosta Vigouroux SA e Trugeda Bosaans, SA 1978 (90), Pineda, F e Kuttler, Y 1972 (6), Hess, W 1925 (69), Zürcher, E 1925 (95)	8.635
Palatal	1 canal	99,3%	0,7%*	34	Ghobashy, AM et al. 2017 (35), Naseri, M et al. 2016 (38), Marceliano-Alves, M et al. 2016, Tian, X-M et al. 2016 (39), Alrahabi, M e Zafar, MS 2015 (40), Briseno-Marroquin, B et al. 2015 (71), Singh, S e Pawar, M 2015 (42), Bhuyan, AC et al. 2014 (43), Guo, J et al. 2014 (44), Silva, EJ et al. 2014 (46), Plotino, G et al. 2013 (47), Kim, Y et al. 2012 (56), Zhang, R et al. 2011 (48), Zheng, Q-H et al. 2010 (49), Abiodun-Solanke IM et al. 2008 (76), Weng, X-L et al. 2009 (2), Pattanshetti, N et al. 2008 (50), Rwenyonyi, CM et al. 2007 (51), Sert, S e Bayirli, GS 2004 (3), Alavi, AM et al. 2002 (61), Wasti, F et al. 2001 (84), al Shalabi, RM et al. 2000 (52), Zaatar, El et al. 1997 (19), Çaliskan, MK et al. 1995 (4), Thomas, RP, Moule, AJ e Bryant, R 1993 (53), Pecora, JD et al. 1992 (87), Vertucci, F 1984 (5), Gray, R 1983 (54), Hartwell, G e Bellizzi, R 1982 (110), Acosta Vigouroux SA e Trugeda Bosaans, SA 1978 (90), Pineda, F e Kuttler, Y 1972 (6), Hess, W 1925 (69), Zürcher, E 1925 (95)	8.804

(continua)

	NÚMERO DE CANAIS					Número de estudos	Referências	Número de dentes	Anomalia ou variação mais comum (número de relatos de caso entre parênteses)
	Mais comum	1	2	3	4	Outro			
Segundo molar (três raízes) *2 ou mais canais MV	1 canal	56,5%	43,5%*				35	Ghobashy, AM et al. 2017 (35), Khademi, A et al. 2017 (36), Wolf, TG et al. 2017 (114), Betancourt, P et al. 2016 (97), Coelho, MS et al. 2016 (98), Tian, X-M et al. 2016 (39), Singh, S e Pawar, M 2015 (42), Silva, EJ et al. 2014 (46), Plotino, G et al. 2013 (47), Reis, AG et al. 2013 (100), Han, X et al. 2012 (115), Kim, Y et al. 2012 (56), Zhang, R et al. 2011 (48), Weng, X-L et al. 2009 (2), Rwenyonyi, CM et al. 2007 (51), Sert, S e Bayirli, GS 2004 (3), Alavi, AM et al. 2002 (61), Schwarze, T et al. 2002 (83), al Shalabi, RM et al. 2000 (52), Stropko, JJ 1999 (106), Imura, N et al. 1998 (86), Zaatar, El et al. 1997 (19), Çaliskan, MK et al. 1995 (4), Eskoz, N e Weine, FS 1995 (116), Singh, C et al. 1994 (117), Pecora, JD et al. 1992 (87), Kulild, JC e Peters, DD 1990 (88), Gilles, J e Reader, A 1990 (89), Vertucci, F 1984 (5), Hartwell, G e Bellizzi, R 1982 (110), Pomeranz, HH e Fishelberg, G 1974 (111), Nosonowitz, DM e Brenner, MR 1973 (113), Pineda, F e Kuttler, Y 1972 (6), Hess, W 1925 (69)	8.059	4 raízes (MV, DV e 2 palatais) e 4 canais (MV, DV e 2 palatais) (57), 3 raízes e 4 canais (MV, DV e 2 canais palatais) (7), 3 raízes e 5 canais (3 canais MV, DV e palatal) (3)
DV	1 canal	99,5%	0,5%*				21	Ghobashy, AM et al. 2017 (35), Wolf, TG et al. 2017 (114), Tian, X-M et al. 2016 (39), Singh, S e Pawar, M 2015 (42), Silva, EJ et al. 2014 (46), Plotino, G et al. 2013 (47), Kim, Y et al. 2012 (56), Zhang, R et al. 2011 (48), Weng, X-L et al. 2009 (2), Rwenyonyi, CM et al. 2007 (51), Sert, S e Bayirli, GS 2004 (3), Alavi, AM et al. 2002 (61), al Shalabi, RM et al. 2000 (52), Zaatar, El et al. 1997 (19), Çaliskan, MK et al. 1995 (4), Singh, C et al. 1994 (117), Pecora, JD et al. 1992 (87), Vertucci, F 1984 (5), Hartwell, G e Bellizzi, R 1982 (110), Pineda, F e Kuttler, Y 1972 (6), Hess, W 1925 (69)	5.053	
Palatal	1 canal	99,8%	0,2%*				20	Ghobashy, AM et al. 2017 (35), Wolf, TG et al. 2017 (114), Tian, X-M et al. 2016 (39), Singh, S e Pawar, M 2015 (42), Silva, EJ et al. 2014 (46), Plotino, G et al. 2013 (47), Kim, Y et al. 2012 (56), Zhang, R et al. 2011 (48), Weng, X-L et al. 2009 (2), Rwenyonyi, CM et al. 2007 (51), Sert, S e Bayirli, GS 2004 (3), Alavi, AM et al. 2002 (61), al Shalabi, RM et al. 2000 (52), Zaatar, El et al. 1997 (19), Çaliskan, MK et al. 1995 (4), Pecora, JD et al. 1992 (87), Vertucci, F 1984 (5), Hartwell, G e Bellizzi, R 1982 (110), Pineda, F e Kuttler, Y 1972 (6), Hess, W 1925 (69)	5.003	
Terceiro molar	3 canais	9,8%	13,4%	51,5%	20,4%	2,2%	6	Rawtiya, M et al. 2016 (59), Singh, S e Pawar, M 2015 (42), Weng, X-L et al. 2009 (2), Alavi, AM 2002 (61), Sidow, SJ et al. 2000 (62), Guerisoli, DM et al. 1998 (63)	715	4 raízes (3), canal em forma de C (1)

MV = mesiovestibular; DV = distovestibular.

Apêndice 3

Tabela Resumida dos Números de Raízes dos Dentes Inferiores Permanentes

Blaine Cleghorn e William Christie

Consulte o Apêndice 4 para obter uma lista de referências.

Dentes inferiores permanentes – Número de raízes.

| | Mais comum | \multicolumn{5}{c|}{NÚMERO DE CANAIS} | Número de estudos | Referências | Número de dentes | Anomalia ou variação mais comum (número de relatos de caso entre parênteses) |
		1	2	3	4	Outro				
Incisivos centrais	1 raiz	100%					13	Verna, GR et al. 2017 (118), Kamtane, S e Ghodke, M 2016 (119), Zhengyan, Y et al. 2016 (120), Kayaoglu, G et al. 2015 (121), Han, T et al. 2014 (122), Lin, Z et al. 2014 (123), Aminsobhani, M et al. 2013 (124), Sert, S e Bayirli, GS 2004 (3), Çaliskan, MK et al. 1995 (4), Vertucci FJ 1974 (125), Madiera MC e Hetem S 1973 (126), Pineda F e Kuttler Y 1972 (6), Barrett MT 1925 (7)	9.728	Dens invaginatus (6), Dens evaginatus (cúspide da garra) (6), 2 canais (6)
Incisivos laterais	1 raiz	100%					13	Verna, GR et al. 2017 (118), Kamtane, S e Ghodke, M 2016 (119), Zhengyan, Y et al. 2016 (120), Kayaoglu, G et al. 2015 (121), Han, T et al. 2014 (122), Lin, Z et al. 2014 (123), Aminsobhani, M et al. 2013 (124), Sert, S e Bayirli, GS 2004 (3), Çaliskan, MK et al. 1995 (4), Vertucci, FJ 1974 (125), Vertucci, FJ 1974 (125), Madiera, MC e Hetem, S 1973 (126), Pineda, F e Kuttler, Y 1972 (6), Barrett, MT 1925 (7)	9.664	2 canais (5), Dens invaginatus (4)

(continua)

		NÚMERO DE CANAIS					Número de estudos	Referências	Número de dentes	Anomalia ou variação mais comum (número de relatos de caso entre parênteses)
	Mais comum	1	2	3	4	Outro				
Caninos	1 raiz	96,7%	3,3%				10	Soleymani, A et al. 2017 (127), Shemesh, A et al. 2016 (128), Zhengyan, Y et al. 2016 (120), Kayaoglu, G et al. 2015 (121), Han, T et al. 2014 (122), Aminsobhani, M et al. 2013 (124), Ouellet, R 1995 (129), Pecora, JD et al. 1993 (130), Alexandersen, V 1963 (131), Barrett, MT 1925 (7)	16.452	2 raízes e 2 canais (8), 2 raízes e 3 canais (3), 1 raiz e 2 canais (3)
Primeiro pré-molar	1 raiz	94,3%	4,8%	0,1%	0,1%		26	Alkaabi, W et al. 2017 (132), Bürklein, S et al. (2017) (9), Dou, L et al. 2017 (133), Abraham, SB e Gopinath, VK 2015 (134), Bulut, DG et al. 2015 (11), Huang, Y-D et al. 2015 (135), Kazemipoor, M et al. 2015 (136), Kazemipoor, M et al. 2015 (137), Kong, L-j et al. 2015 (138), Llena, C et al. 2014 (139), Singh, S e Pawar, M 2014 (140), Alhadainy, HA 2013 (141), Yang, H et al., 2013 (142), Yu, X et al. 2012 (143), Jain, A e Bahuguna, R 2011 (144), Kheddmat, S et al. 2010 (145), Awawdeh, LA e Al-Qudah, AA 2008 (146), Rahimi, S et al. 2007 (147), Iyer, VH et al. 2006 (148), Sert, S e Bayirli, GS 2004 (3), Zaatar, EI et al. 1997 (19), Çaliskan, MK et al. 1995 (4), Geider, P et al. 1989 (149), Vertucci, F 1978 (150), Schulze, C 1970 (151), Barrett, MT 1925 (7)	14.137	3 raízes e 3 canais (5), 1 raiz e 2 canais (5), 1 raiz e 3 canais (5), Dens evaginatus (4), 2 raízes e 2 canais (3), 3 canais (3), canal em forma de C (4)
Segundo pré-molar	1 raiz	98,4%	1,4%	0,1%			20	Bürklein, S et al. (2017) (9), Bulut, DG et al. 2015 (11), Kazemipoor, M et al. 2015 (136), Kazemipoor, M et al. 2015 (137), lena, C et al. 2014 (139), Singh, S e Pawar, M 2014 (140), Bolhari, B et al. 2013 (152), Yu, X et al. 2012 (143), Parekh, V et al. 2011 (153), Rahimi, S et al. 2009 (1), Awawdeh, LA e Al-Qudah, AA 2008 (146), Rahimi, S et al. 2007 (147), Sert, S e Bayirli, GS 2004 (3), Zaatar, EI et al. 1997 (19), Çalişkan, MK et al. 1995 (4), Geider, P et al. 1989 (149), Vertucci, F 1978 (150), Zillich, R e Dowson, J 1973 (154), Visser, JB 1948 (155), Barrett, MT 1925 (7)	8.002	3 canais (12), 2 raízes e 2 canais (11), canal em forma de C (7), Dens evaginatus (6), 3 raízes e 3 canais (6)

(continua)

APÊNDICE 3 Tabela Resumida dos Números de Raízes dos Dentes Inferiores Permanentes

| | NÚMERO DE CANAIS |||||| Número de estudos | Referências | Número de dentes | Anomalia ou variação mais comum (número de relatos de caso entre parênteses) |
	Mais comum	1	2	3	4	Outro				
Primeiro molar										*Radix entomolaris* (32), 2 raízes e 5 canais (3 M e 2 D) (20), 2 raízes e 4 canais (3 M e D) (10), 2 raízes e 5 canais (2 M e 3D) (8), 2 raízes e 6 canais (3 M e 3 D) (7)
Caucasianos e outros (exceto asiáticos e nativos da América do Norte)	2 raízes (M e D)	0,2%	96,3%	3,5%			28	Madani, ZS *et al.* 2017 (156), Mohammadzadeh Akhlaghi, N *et al.* 2017 (157), Celikten, B *et al.* 2016 (158), Martins, JN *et al.* 2016 (37), Rodrigues, CT *et al.* 2016 (159), Peiris, R *et al.* 2015 (160), Chourasia, HR *et al.* 2012 (161), Colak, H *et al.* 2012 (162), Chandra, SS *et al.* 2011 (163), Al-Qudah, AA e Awawdeh, LA 2009 (164), Schafer, E *et al.* 2009 (165), Pattanshetti, N *et al.* 2008 (50), Reuben, J *et al.* 2008 (166), Shahi, s *et al.* 2008 (167), Ahmed, HA *et al.* 2007 (168), Peiris, R *et al.* 2007 (169), Al-Nazhan, S 1999 (170), Sperber, GH e Moreau, JL 1998 (171), Zaatar, El *et al.* 1998 (172), Zaatar, El *et al.* 1997 (19), Rocha, LF *et al.* 1996 (173), Younes *et al.* 1990 (174), Curzon, MEJ 1974 (175), Curzon, MEJ 1973 (176), de Souza-Freitas, JA *et al.* 1971 (177), Skidmore, AE e Bjorndal, AM 1971 (178), Barrett, MT 1925 (7)	9.639	
Asiáticos e nativos da América do Norte	2 raízes (M e D)	0,4%	77,5%	22,1%			17	Zhang, X *et al.* 2015, Jang, J-K *et al.* 2013 (179), Kim, S-Y *et al.* 2013 (180), Zhang, R *et al.* 2011 (181), Huang, CC *et al.* 2010 (182), Wang, Y *et al.* 2010 (183), Chen, G *et al.* 2009 (184) Gulabivala, K *et al.* 2002 (185), Gulabivala, K *et al.* 2001 (186), Yew, S e Chan, K 1993 (187), Morita, M 1990 (188), Harada, Y *et al.* 1989 (189), Onda, S *et al.* 1989 (190), Walker, R 1988 (191), Reichart, PA e Metah, D 1981 (192), Curzon, MEJ 1974 (175), de Souza-Freitas, JA *et al.* 1971 (177)	11.632	

(*continua*)

	NÚMERO DE CANAIS						Número de estudos	Referências	Número de dentes	Anomalia ou variação mais comum (número de relatos de caso entre parênteses)
	Mais comum	1	2	3	4	Outro				
Todos os estudos	2 raízes (M e D)	0,3%	86,0%	13,7%			45	Madani, ZS *et al.* 2017 (156), Mohammadzadeh Akhlaghi, N *et al.* 2017 (157), Celikten, B *et al.* 2016 (158), Martins, JN *et al.* 2016 (37), Rodrigues, CT *et al.* 2016 (159), Peiris, R *et al.* 2015 (160), Chourasia, HR *et al.* 2012 (161), Colak, H *et al.* 2012 (162), Chandra, SS *et al.* 2011 (163), Al-Qudah, AA e Awawdeh, LA 2009 (164), Schafer, E *et al.* 2009 (165), Pattanshetti, N *et al.* 2008 (50), Reuben, J *et al.* 2008 (166), Shahi, S *et al.* 2008 (167), Ahmed, HA *et al.* 2007 (168), Peiris, R *et al.* 2007 (169), Al-Nazhan, S 1999 (170), Sperber, GH e Moreau, JL 1998 (171), Zaatar, El *et al.* 1998 (172), Zaatar, El *et al.* 1997 (19), Rocha, LF *et al.* 1996 (173), Younes *et al.* 1990 (174), Curzon, MEJ 1974 (175), Curzon, MEJ 1973 (176), de Souza- Freitas, JA *et al.* 1971 (177), Skidmore, AE e Bjorndal, AM 1971 (178), Barrett, MT 1925 (7), Zhang, X *et al.* 2015, Jang, J-K *et al.* 2013 (179), Kim, S-Y *et al.* 2013 (180), Zhang, R *et al.* 2011 (181), Huang, CC *et al.* 2010 (182), Wang, Y *et al.* 2010 (183), Chen, G *et al.* 2009 (184) Gulabivala, K *et al.* 2002 (185), Gulabivala, K *et al.* 2001 (186), Yew, S e Chan, K 1993 (187), Morita, M 1990 (188), Harada, Y *et al.* 1989 (189), Onda, S *et al.* 1989 (190), Walker, R 1988 (191), Reichart, PA e Metah, D 1981 (192), Curzon, MEJ 1974 (175), de Souza-Freitas, JA *et al.* 1971 (177)	21.271	

(*continua*)

APÊNDICE 3 Tabela Resumida dos Números de Raízes dos Dentes Inferiores Permanentes

		NÚMERO DE CANAIS					Número de estudos	Referências	Número de dentes	Anomalia ou variação mais comum (número de relatos de caso entre parênteses)
	Mais comum	1	2	3	4	Outro				
Segundo molar	2 raízes (M e D)	23,2%	53,%	1,8%	0,1%		27	Madani, ZS et al. 2017 (156), Pawar, AM et al. 2017 (193), Akhaghi, NM et al. 2016 (194), Celikten, B et al. 2016 (158), Kim, SY et al. 2016 (195), Martins, JN et al. 2016 (37), Shemesh, A et al. 2015 (196), Silva, EJNL et al. 2013 (197), Zare Jahromi, M et al. 2013 (198), Zhang, R et al. 2011 (181), Zheng, Q et al. 2011 (199), Neelakantan, P et al. 2010 (200), Al-Qudah, AA e Awawdeh, LA 2009 (164), Rahimi, S et al. 2008 (201), Ahmed, HA et al. 2007 (168), Peiris, R et al. 2007 (169), Cheung, LHM et al. 2006 (202), Gulabivala, K et al. 2002 (185), Gulabivala, K et al. 2001 (186), Zaatar, El et al. 1997 (19), Rocha, LF da Costa et al. 1996 (173), Manning, SA 1990a (203), Onda, S et al. 1989 (190), Walker, RT 1988 (204), Weine, FS et al. 1988 (205), Kotoku, K 1985 (206), Barrett, MT 1925 (7)	13.932	Canal em forma de C (19), taurodontismo (18), fusão com um paramolar (7), 3 raízes (MV, ML e D) e 3 canais (6), 1 raiz e 1 canal (6)
Terceiro molar	2 raízes (M e D)	42,8%	53,3%	3,7%	0,1%	0%	10	Somasundaram, P et al. 2017 (207), Park, J-B et al. 2013 (208), Kuzekanani, M et al. 2012 (209), Sert, S et al. 2011 (60), Gulabivala, K et al. 2002 (185), Gulabivala, K et al. 2001 (186), Sidow, SJ et al. 2000 (62), Guerisoli, DM et al. 1998 (63), Ogiwara, I et al. 1981 (210), Barrett, MT 1925 (7)	14.001	Altamente variável; variação é a norma

Apêndice 4

Tabela Resumida dos Sistemas de Canal Radicular dos Dentes Inferiores Permanentes

Blaine Cleghorn e William Christie

Dentes inferiores permanentes – Número de canais.

	Mais comum	1	2	3	4	Outro	Número de estudos	Referências	Número de dentes	Anomalia ou variação mais comum (número de relatos de caso entre parênteses)
		NÚMERO DE CANAIS								
Incisivos centrais	1 canal	84,3%	15,6%			0,1%	23	Verna, GR et al. 2017 (118), Da Silva, EJ et al. 2016 (64), Zhengyan, Y et al. 2016 (120), Kayaoglu, G et al. 2015 (121), Altunsoy, M et al. 2014 (65), Han, T et al. 2014 (122), Lin, Z et al. 2014 (123), Liu, J et al. 2014 (211), Aminsobhani, M et al. 2013 (124), Sert, S e Bayirli, GS 2004 (3), Gomes, BP et al. 1996 (212), Çaliskan, MK et al. 1995 (4), Karagöz-Kücükay, I 1994 (213), Walker RT 1988 (214), Kaffee I et al. 1985 (215), Bellizzi R e Hartwell G 1983 (216), Warren, EM e Laws, AJ 1981 (217), Miyoshi S et al. 1977 (218), Vertucci FJ 1974 (125), Madiera MC e Hetem S 1973 (126), Pineda F e Kuttler Y 1972 (6), Laws AJ 1971 (219), Barrett MT 1925 (7)	14.045	Dens invaginatus (6), Dens evaginatus (cúspide da garra) (6), 2 canais (6)

(continua)

		NÚMERO DE CANAIS					Número de estudos	Referências	Número de dentes	Anomalia ou variação mais comum (número de relatos de caso entre parênteses)
	Mais comum	1	2	3	4	Outro				
Incisivos laterais	1 canal	79,1%	20,8%			0,1%	23	Verna, GR *et al.* 2017 (118), Da Silva, EJ *et al.* 2016 (64), Zhengyan, Y *et al.* 2016 (120), Kayaoglu, G *et al.* 2015 (121), Altunsoy, M *et al.* 2014 (65), Han, T *et al.* 2014 (122), Lin, Z *et al.* 2014 (123), Liu, J *et al.* 2014 (211), Aminsobhani, M *et al.* 2013 (124), Sert, S e Bayirli, GS 2004 (3), Gomes, BP *et al.* 1996 (212), Çaliskan, MK *et al.* 1995 (4), Walker, RT 1988 (214), Karagöz-Kücükay, I 1994 (213), Kaffe, I *et al.* 1985 (215), Warren, EM e Laws, AJ 1981 (217), Bellizzi, R e Hartwell, G 1983 (216), Miyoshi, S *et al.* 1977 (218), Vertucci, FJ 1974 (125), Madiera, MC e Hetem, S 1973 (126), Pineda, F e Kuttler, Y 1972 (6), Laws, AJ 1971 (219), Barrett, MT 1925 (7)	13.748	2 canais (5), *Dens invaginatus* (4)
Caninos *2 ou mais canais	1 canal	91,2%	8,8%*				20	Soleymani, A *et al.* 2017 (127), Da Silva, EJ *et al.* 2016 (64), Shemesh, A *et al.* 2016 (128), Zhengyan, Y *et al.* 2016 (120), Kayaoglu, G *et al.* 2015 (121), Altunsoy, M *et al.* 2014 (65), Han, T *et al.* 2014 (122), Somalinga, NS *et al.* 2014 (66), Aminsobhani, M *et al.* 2013 (124), Vaziri, P *et al.* 2008 (220), Sert, S e Bayirli, GS 2004 (3), Caliskan, MK *et al.* 1995 (4), Pecora, JD *et al.* 1993 (130), Kaffee I *et al.* 1985 (215), Vertucci, F 1984 (5), Bellizzi, R e Hartwell, G 1983 (216), Miyoshi, S *et al.* 1977 (218), Green, D 1973 (23), Pineda, F e Kuttler, Y 1972 (6), Barrett, MT 1925 (7)	14.377	2 raízes e 2 canais (8), 2 raízes e 3 canais (3), 1 raiz e 2 canais (3)

(continua)

APÊNDICE 4 Tabela Resumida dos Sistemas de Canal Radicular dos Dentes Inferiores Permanentes

	NÚMERO DE CANAIS						Número de estudos	Referências	Número de dentes	Anomalia ou variação mais comum (número de relatos de caso entre parênteses)
	Mais comum	1	2	3	4	Outro				
Primeiro pré-molar *2 ou mais canais	1 canal	72,2%	28,9%*				40	Alkaabi, W et al. 2017 (132), Bürklein, S et al. (2017) (9), Dou, L et al. 2017 (133), Zhang, D et al. 2017 (221), Abraham, SB e Gopinath, VK 2015 (134), Chen, J et al. 2015 (222), Huang, Y-D et al. 2015 (135), Kazemipoor, M et al. 2015 (136), Kazemipoor, M et al. 2015 (137), Llena, C et al. 2014 (139), Ok, E et al. 2014 (67), Shetty, A et al. 2014 (223), Singh, S e Pawar, M 2014 (140), Alhadainy, HA 2013 (141), Liu, N et al. 2013 (224), Yang, H et al., 2013 (142), Baroudi, K et al. 2012 (225), Yu, X et al. 2012 (143), Jain, A e, Bahuguna, R 2011 (144), Parekh, V et al. 2011 (153), Rahimi, S et al. 2007 (147), Kheddmat, S et al. 2010 (145), Velmurugan, N e Sehya, R 2009 (226), Awawdeh, LA e Al-Qudah, AA 2008 (146), Lu, T-Y et al. 2006 (227), Sert, S e Bayirli, GS 2004 (3), Yoshioka, T et al. 2004 (228), Zaatar, El et al. 1997 (19), Çaliskan, MK et al. 1995 (4), Sabala, CL et al. 1994 (229), Baisden, MK et al. 1992 (230), Geider, P et al. 1989 (149), Walker, RT 1988 (231), Miyoshi, S et al. 1977 (218), Vertucci, F 1978 (150), Green, D 1973 (23), Zillich, R e Dowson, J 1973 (154), Pineda, F e Kuttler, Y 1972 (6), Mueller, AH 1933 (24), Barrett, MT 1925 (7)	13.086	3 raízes e 3 canais (5), 1 raiz e 2 canais (5), 1 raiz e 3 canais (5), Dens evaginatus (4), 2 raízes e 2 canais (3), 3 canais (3), canal em forma de C (4)
Segundo pré-molar *2 ou mais canais	1 canal	84,2%	15,8%*				25	Bürklein, S et al. (2017) (9), Kazemipoor, M et al. 2015 (136), Kazemipoor, M et al. 2015 (137), Llena, C et al. 2014 (139), Shetty, A et al. 2014 (223), Singh, S e Pawar, M 2014 (140), Ok, E et al. 2014 (67), Bolhari, B et al. 2013 (152), Baroudi, K et al. 2012 (225), Yu, X et al. 2012 (143), Parekh, V et al. 2011 (153), Rahimi, S et al. 2009 (1), Awawdeh, LA e Al-Qudah, AA 2008 (146), Rahimi, S et al. 2007 (147), Hasheminia, M e Hashemi, A 2005 (232), Sert, S e Bayirli, GS 2004 (3), Zaatar, El et al. 1997 (19), Çaliskan, MK et al. 1995 (4), Geider, P et al. 1989 (149), Miyoshi, S et al. 1977 (218), Vertucci, F 1978 (150), Green, D 1973 (23), Zillich, R e Dowson, J 1973 (154), Pineda, F e Kuttler, Y 1972 (6), Barrett, MT 1925 (7)	8.733	3 canais (12), 2 raízes e 2 canais (11), canal em forma de C (7), Dens evaginatus (6), 3 raízes e 3 canais (6)

(continua)

	NÚMERO DE CANAIS						Número de estudos	Referências	Número de dentes	Anomalia ou variação mais comum (número de relatos de caso entre parênteses)
	Mais comum	1	2	3	4	Outro				
Primeiro molar (duas raízes) *2 ou mais canais										*Radix entomolaris* (32), 2 raízes e 5 canais (3 M e 2 D) (20), 2 raízes e 4 canais (3 M e D) (10), 2 raízes e 5 canais (2 M e 3 D) (8), 2 raízes e 6 canais (3 M e 3 D) (7)
Mesial	2 canais	3,1%	95,7%	1,1%		0,2%	23	Mohammadzadeh Akhlaghi, N et al. 2017 (157)Ja, ng, J-K et al. 2013 (179), Kim, S-Y et al. 2013 (180), Wang, Y et al. 2010 (183), Al-Qudah, AA e Awawdeh, LA 2009 (164), Reuben, J et al. 2008 (166), Jung, I-Y et al. 2005 (81), Sert, S e Bayirli, GS 2004 (3), Gulabivala, K et al. 2002 (185), Gulabivala, K et al. 2001 (186), Wasti, F et al. 2001 (84), Al-Nazhan, S 1999 (170), Zaatar, El et al. 1998 (172), Zaatar, El et al. 1997 (19), Rocha, LF et al. 1996 (173), Çaliskan, MK et al. 1995 (4), Yew, S e Chan, K 1993 (187), Goel, NK et al. 1990 (233), Fabra-Campos, H 1985 (234), Vertucci, F 1984 (5), Hartwell, G e Bellizzi, R 1982 (110), Pineda, F e Kuttler, Y 1972 (6), Skidmore, AE e Bjorndal, AM 1971 (178)	6.428	
Distal	1 canal	68,7%	31,3%*				24	Mohammadzadeh Akhlaghi, N et al. 2017 (157), Wang, Y et al. 2010 (183), Filpo-Perez, C et al. 2015 in press (235), Jang, J-K et al. 2013 (179), Kim, S-Y et al. 2013 (180), Al-Qudah, AA e Awawdeh, LA 2009 (164), Pattanshetti, N et al. 2008 (50), Reuben, J et al. 2008 (166), Sert, S e Bayirli, GS 2004 (3), Gulabivala, K et al. 2002 (185), Gulabivala, K et al. 2001 (186), Wasti, F et al. 2001 (84), Al-Nazhan, S 1999 (170), Zaatar, El et al. 1998 (172), Zaatar, El et al. 1997 (19), Rocha, LF et al. 1996 (173), Çaliskan, MK et al. 1995 (4), Yew, S e Chan, K 1993 (187), Goel, NK et al. 1990 (233), Fabra-Campos, H 1985 (234), Vertucci, F 1984 (5), Hartwell, G e Bellizzi, R 1982 (110), Pineda, F e Kuttler, Y 1972 (6), Skidmore, AE e Bjorndal, AM 1971 (178)	6.569	

(*continua*)

APÊNDICE 4 Tabela Resumida dos Sistemas de Canal Radicular dos Dentes Inferiores Permanentes

		NÚMERO DE CANAIS					Número de estudos	Referências	Número de dentes	Anomalia ou variação mais comum (número de relatos de caso entre parênteses)
	Mais comum	1	2	3	4	Outro				
Primeiro molar (três raízes) *2 ou mais canais										
Mesial	2 canais	2,8%	97,2%*				8	Mohammadzadeh Akhlaghi, N et al. 2017 (157), Rodrigues, CT et al. 2016 (159), Kim, S-Y et al. 2013 (180), Wang, Y et al. 2010 (183), Al-Qudah, AA e Awawdeh, LA 2009 (164), Gulabivala, K et al. 2002 (185), Gulabivala, K et al. 2001 (186), Yew, S e Chan, K 1993 (187)	928	
Distobucal	1 canal	98,3%	1,7%*				8	Mohammadzadeh Akhlaghi, N et al. 2017 (157), Rodrigues, CT et al. 2016 (159), Kim, S-Y et al. 2013 (180), Wang, Y et al. 2010 (183), Al-Qudah, AA e Awawdeh, LA 2009 (164), Gulabivala, K et al. 2002 (185), Gulabivala, K et al. 2001 (186), Yew, S e Chan, K 1993 (187)	928	
Distolingual	1 canal	100%					9	Mohammadzadeh Akhlaghi, N et al. 2017 (157), Rodrigues, CT et al. 2016 (159), Kim, S-Y et al. 2013 (180), Chourasia, HR et al. 2012 (161), Wang, Y et al. 2010 (183), Al-Qudah, AA e Awawdeh, LA 2009 (164), Gulabivala, K et al. 2002 (185), Gulabivala, K et al. 2001 (186), Yew, S e Chan, K 1993 (187)	936	
Segundo molar (duas raízes) *2 ou mais canais										Canal em forma de C (19), taurodontismo (18), fusão com um paramolar (7), 3 raízes (MV, ML e D) e 3 canais (6), 1 raiz e 1 canal (6)
Mesial	2 canais	16,5%	84,0%*				14	Akhaghi, NM et al. 2016 (194), Kim, SY et al. 2016 (195), Silva, EJNL et al. 2013 (197), Neelakantan, P et al. 2010 (200), Al-Qudah, AA e Awawdeh, LA 2009 (164), Sert, S e Bayirli, GS 2004 (3), Gulabivala, K et al. 2002 (185), Gulabivala, K et al. 2001 (186), Zaatar, El et al. 1997 (19), Rocha, LF da Costa et al. 1996 (173), Çaliskan, MK et al. 1995 (4), Weine, FS et al. 1988 (236), Vertucci, F 1984 (5), Hartwell, G e Bellizzi, R 1982 (110)	3.293	

(continua)

	NÚMERO DE CANAIS						Número de estudos	Referências	Número de dentes	Anomalia ou variação mais comum (número de relatos de caso entre parênteses)
	Mais comum	1	2	3	4	Outro				
Distal	1 canal	88,2%	11,8%				14	Akhaghi, NM *et al.* 2016 (194), Kim, SY *et al.* 2016 (195), Silva, EJNL *et al.* 2013 (197), Neelakantan, P *et al.* 2010 (200), Al-Qudah, AA e Awawdeh, LA 2009 (164), Sert, S e Bayirli, GS 2004 (3), Gulabivala, K *et al.* 2002 (185), Gulabivala, K *et al.* 2001 (186), Zaatar, EI *et al.* 1997 (19), Rocha, LF *et al.* 1996 (173), Çaliskan, MK *et al.* 1995 (4), Weine, FS *et al.* 1988 (205), Vertucci, F 1984 (5), Hartwell, G e Bellizzi, R 1982 (110)	3.293	
Terceiro molar	2 a 3 canais	6,9%	32,9%	51,0%	9,3%	2,2%	3	Somasundaram, P *et al.* 2017 (207), Sidow, SJ *et al.* 2000 (62), Guerisoli, DM *et al.* 1998 (63)	420	Altamente variável; variação é a norma

Referências bibliográficas

1. Rahimi S, Shahi S, Yavari HR, et al.: A stereomicroscopy study of root apices of human maxillary central incisors and mandibular second premolars in an Iranian population, *J Oral Sci* 51(3):411–415, 2009.
2. Weng XL, Yu SB, Zhao SL, et al.: Root canal morphology of permanent maxillary teeth in the Han nationality in Chinese Guanzhong area: a new modified root canal staining technique, *J Endod* 35(5):651–656, 2009.
3. Sert S, Bayirli GS: Evaluation of the root canal configurations of the mandibular and maxillary permanent teeth by gender in the Turkish population, *J Endod* 30(6):391–398, 2004.
4. Çalişkan M, Pehlivan Y, Sepetçioğlu F, et al.: Root canal morphology of human permanent teeth in a Turkish population, *J Endod* 21(4):200–204, 1995.
5. Vertucci FJ: Root canal anatomy of the human permanent teeth, *Oral Surg Oral Med Oral Pathol* 58(5):589–599, 1984.
6. Pineda F, Kuttler Y: Mesiodistal and buccolingual roentgenographic investigation of 7,275 root canals, *Oral Surg Oral Med Oral Pathol* 33(1):101–110, 1972.
7. Barrett M: The internal anatomy of the teeth with special reference to the pulp and its branches, *Dent Cosmos* 67:581–592, 1925.
8. Bjørndal AM, Skidmore AE: *Anatomy and morphology of permanent teeth*, Iowa City, 1983, University of Iowa College of Dentistry.
9. Burklein S, Heck R, Schafer E: Evaluation of the root canal anatomy of maxillary and mandibular premolars in a selected german population using cone-beam computed tomographic data, *J Endod* 43(9):1448–1452, 2017.
10. Abella F, Teixido LM, Patel S, et al.: Cone-beam computed tomography analysis of the root canal morphology of maxillary first and second premolars in a spanish population, *J Endod* 41(8):1241–1247, 2015.
11. Bulut DG, Kose E, Ozcan G, et al.: Evaluation of root morphology and root canal configuration of premolars in the Turkish individuals using cone beam computed tomography, *Eur J Dent* 9(4):551–557, 2015.
12. Gupta S, Sinha DJ, Gowhar O, et al.: Root and canal morphology of maxillary first premolar teeth in north Indian population using clearing technique: an in vitro study, *J Conserv Dent* 18(3):232–236, 2015.
13. Dababneh R, Rodan R: Anatomical landmarks of maxillary bifurcated first premolars and their influence on periodontal diagnosis and treatment, *J Int Acad Periodontol* 15(1):8–15, 2013.
14. Ng'ang'a RN, Masiga MA, Maina SW: Internal root morphology of the maxillary first premolars in Kenyans of African descent, *East Afr Med J* 87(1):20–24, 2010.
15. Atieh MA: Root and canal morphology of maxillary first premolars in a Saudi population, *J Contemp Dent Pract* 9(1):46–53, 2008.
16. Awawdeh L, Abdullah H, Al-Qudah A: Root form and canal morphology of Jordanian maxillary first premolars, *J Endod* 34(8):956–961, 2008.
17. Chaparro AJ, Segura JJ, Guerrero E, et al.: Number of roots and canals in maxillary first premolars: study of an Andalusian population, *Endod Dent Traumatol* 15(2):65–67, 1999.
18. Kartal N, Ozcelik B, Cimilli H: Root canal morphology of maxillary premolars, *J Endod* 24(6):417–419, 1998.
19. Zaatar EI, al-Kandari AM, Alhomaidah S, al-Yasin IM: Frequency of endodontic treatment in Kuwait: radiographic evaluation of 846 endodontically treated teeth, *J Endod* 23(7):453–456, 1997.
20. Pecora J, Saquy P, Sousa Neto M, Woelfel J: Root form and canal anatomy of maxillary first premolars, *Braz Dent J* 2:87–94, 1991.
21. Vertucci FJ, Gegauff A: Root canal morphology of the maxillary first premolar, *J Am Dent Assoc* 99(2):194–198, 1979.
22. Carns EJ, Skidmore AE: Configurations and deviations of root canals of maxillary first premolars, *Oral Surg Oral Med Oral Pathol* 36(6):880–886, 1973.
23. Green D: Double canals in single roots, *Oral Surg Oral Med Oral Pathol* 35(5):689–696, 1973.
24. Mueller A: Anatomy of the root canals of the incisors, cuspids and bicuspids of the permanent teeth, *J Am Dent Assoc* 20:1361–1386, 1933.
25. Tian YY, Guo B, Zhang R, et al.: Root and canal morphology of maxillary first premolars in a Chinese subpopulation evaluated using cone-beam computed tomography, *Int Endod J* 45(11):996–1003, 2012.
26. Cheng XL, Weng YL: Observation of the roots and root canals of 442 maxillary first premolars, *Shanghai Kou Qiang Yi Xue* 17(5):525–528, 2008.

27. Loh HS: Root morphology of the maxillary first premolar in Singaporeans, *Aust Dent J* 43(6):399–402, 1998.
28. Aoki K: Morphological studies on the roots of maxillary premolars in Japanese, *Shikwa Gakuho* 90(2):181–199, 1990.
29. Walker RT: Root form and canal anatomy of maxillary first premolars in a southern Chinese population, *Endod Dent Traumatol* 3(3):130–134, 1987.
30. Elnour M, Khabeer A, AlShwaimi E: Evaluation of root canal morphology of maxillary second premolars in a Saudi Arabian sub-population: an in vitro microcomputed tomography study, *Saudi Dent J* 28(4):162–168, 2016.
31. Velmurugan N, Parameswaran A, Kandaswamy D, et al.: Maxillary second premolar with three roots and three separate root canals—case reports, *Aust Endod J* 31(2):73–75, 2005.
32. Pecora J, Sousa Neto M, Saquy P, Woelfel J: In vitro study of root canal anatomy of maxillary second premolars, *Braz Dent J* 3(2):81–85, 1992.
33. Sikri VK, Sikri P: Maxillary second premolar: configuration and deviations of root canals, *J Indian Dent Assoc* 62(3):46–49, 1991.
34. Gorlin R, Goldman H: *Thoma's oral pathology*, ed 6, St. Louis, 1970, CV Mosby.
35. Ghobashy AM, Nagy MM, Bayoumi AA: Evaluation of root and canal morphology of maxillary permanent molars in an Egyptian population by cone-beam computed tomography, *J Endod* 43(7):1089–1092, 2017.
36. Khademi A, Zamani Naser A, Bahreinian Z, et al.: Root morphology and canal configuration of first and second maxillary molars in a selected Iranian population: a cone-beam computed tomography evaluation, *Iran Endod J* 12(3):288–292, 2017.
37. Martins JN, Mata A, Marques D, Carames J: Prevalence of root fusions and main root canal merging in human upper and lower molars: a cone-beam computed tomography in vivo study, *J Endod* 42(6):900–908, 2016.
38. Naseri M, Safi Y, Akbarzadeh Baghban A, et al.: Survey of anatomy and root canal morphology of maxillary first molars regarding age and gender in an iranian population using cone-beam computed tomography, *Iran Endod J* 11(4):298–303, 2016.
39. Tian XM, Yang XW, Qian L, et al.: Analysis of the root and canal morphologies in maxillary first and second molars in a chinese population using cone-beam computed tomography, *J Endod*, 2016.
40. Alrahabi M, Sohail Zafar M: Evaluation of root canal morphology of maxillary molars using cone beam computed tomography, *Pak J Med Sci* 31(2):426–430, 2015.
41. Nikoloudaki GE, Kontogiannis TG, Kerezoudis NP: Evaluation of the root and canal morphology of maxillary permanent molars and the incidence of the second mesiobuccal root canal in greek population using cone-beam computed tomography, *Open Dent J* 9:267–272, 2015.
42. Singh S, Pawar M: Root canal morphology of South Asian Indian maxillary molar teeth, *Eur J Dent* 9(1):133–144, 2015.
43. Bhuyan AC, Kataki R, Phyllei P, Gill GS: Root canal configuration of permanent maxillary first molar in Khasi population of Meghalaya: an in vitro study, *J Conserv Dent* 17(4):359–363, 2014.
44. Guo J, Vahidnia A, Sedghizadeh P, Enciso R: Evaluation of root and canal morphology of maxillary permanent first molars in a North American population by cone-beam computed tomography, *J Endod* 40(5):635–639, 2014.
45. Rouhani A, Bagherpour A, Akbari M, et al.: Cone-beam computed tomography evaluation of maxillary first and second molars in Iranian population: a morphological study, *Iran Endod J* 9(3):190–194, 2014.
46. Silva EJ, Nejaim Y, Silva AI, et al.: Evaluation of root canal configuration of maxillary molars in a Brazilian population using cone-beam computed tomographic imaging: an in vivo study, *J Endod* 40(2):173–176, 2014.
47. Plotino G, Tocci L, Grande NM, et al.: Symmetry of root and root canal morphology of maxillary and mandibular molars in a white population: a cone-beam computed tomography study in vivo, *J Endod* 39(12):1545–1548, 2013.
48. Zhang R, Yang H, Yu X, et al.: Use of CBCT to identify the morphology of maxillary permanent molar teeth in a Chinese subpopulation, *Int Endod J* 44(2):162–169, 2011.
49. Zheng QH, Wang Y, Zhou XD, et al.: A cone-beam computed tomography study of maxillary first permanent molar root and canal morphology in a Chinese population, *J Endod* 36(9):1480–1484, 2010.
50. Pattanshetti N, Gaidhane M, Al Kandari AM: Root and canal morphology of the mesiobuccal and distal roots of permanent first molars in a Kuwait population-a clinical study, *Int Endod J* 41(9):755–762, 2008.
51. Rwenyonyi CM, Kutesa AM, Muwazi LM, Buwembo W: Root and canal morphology of maxillary first and second permanent molar teeth in a Ugandan population, *Int Endod J* 40(9):679–683, 2007.
52. al Shalabi RM, Omer OE, Glennon J, et al.: Root canal anatomy of maxillary first and second permanent molars, *Int Endod J* 33(5):405–414, 2000.
53. Thomas RP, Moule AJ, Bryant R: Root canal morphology of maxillary permanent first molar teeth at various ages, *Int Endod J* 26(5):257–267, 1993.
54. Gray R: The maxillary first molar. In Bjørndal AM, Skidmore AE, editors: *Anatomy and morphology of permanent teeth*, Iowa City, 1983, University of Iowa College of Dentistry.
55. Zhang Q, Chen H, Fan B, et al.: Root and root canal morphology in maxillary second molar with fused root from a native Chinese population, *J Endod* 40(6):871–875, 2014.
56. Kim Y, Lee SJ, Woo J: Morphology of maxillary first and second molars analyzed by cone-beam computed tomography in a Korean population: variations in the number of roots and canals and the incidence of fusion, *J Endod* 38(8):1063–1068, 2012.
57. Libfeld H, Rotstein I: Incidence of four-rooted maxillary second molars: literature review and radiographic survey of 1,200 teeth, *J Endod* 15(3):129–131, 1989.
58. Tomaszewska IM, Leszczynski B, Wrobel A, et al.: A micro-computed tomographic (micro-CT) analysis of the root canal morphology of maxillary third molar teeth, *Ann Anat*, 2017.
59. Rawtiya M, Somasundaram P, Wadhwani S, et al.: Retrospective study of root canal configurations of maxillary third molars in Central India population using cone beam computed tomography Part- I, *Eur J Dent* 10(1):97–102, 2016.
60. Sert S, Sahinkesen G, Topcu FT, et al.: Root canal configurations of third molar teeth. A comparison with first and second molars in the Turkish population, *Aust Endod J* 37(3):109–117, 2011.
61. Alavi AM, Opasanon A, Ng YL, Gulabivala K: Root and canal morphology of Thai maxillary molars, *Int Endod J* 35(5):478–485, 2002.
62. Sidow SJ, West LA, Liewehr FR, Loushine RJ: Root canal morphology of human maxillary and mandibular third molarsm, *J Endod* 26(11):675–678, 2000.
63. Guerisoli DM, de Souza RA, de Sousa Neto MD, et al.: External and internal anatomy of third molars, *Braz Dent J* 9(2):91–94, 1998.
64. da Silva EJ, de Castro RW, Nejaim Y, et al.: Evaluation of root canal configuration of maxillary and mandibular anterior teeth using cone beam computed tomography: an in-vivo study, *Quintessence Int* 47(1):19–24, 2016.
65. Altunsoy M, Ok E, Nur BG, et al.: A cone-beam computed tomography study of the root canal morphology of anterior teeth in a Turkish population, *Eur J Dent* 8(3):302–306, 2014.
66. Somalinga Amardeep N, Raghu S, Natanasabapathy V: Root canal morphology of permanent maxillary and mandibular canines in Indian population using cone beam computed tomography, *Anat Res Int* 1–7, 2014.
67. Ok E, Altunsoy M, Nur BG, et al.: A cone-beam computed tomography study of root canal morphology of maxillary and mandibular premolars in a Turkish population, *Acta Odontol Scand* 1–6, 2014.

68. Bellizzi R, Hartwell G: Radiographic evaluation of root canal anatomy of in vivo endodontically treated maxillary premolars, *J Endod* 11(1):37–39, 1985.
69. Hess W: *The anatomy of the root-canals of the teeth of the permanent dentition, part 1*, New York, 1925, William Wood and Co.
70. Jayasimha Raj U, Mylswamy S: Root canal morphology of maxillary second premolars in an Indian population, *J Conserv Dent* 13(3):148–151, 2010.
71. Briseno-Marroquin B, Paque F, Maier K, et al.: Root canal morphology and configuration of 179 maxillary first molars by means of micro-computed tomography: an ex vivo study, *J Endod* 41(12):2008–2013, 2015.
72. Kim Y, Chang SW, Lee JK, et al.: A micro-computed tomography study of canal configuration of multiple-canalled mesiobuccal root of maxillary first molar, *Clin Oral Investig* 17(6):1541–1546, 2013.
73. Gu Y, Lee JK, Spangberg LS, et al.: Minimum-intensity projection for in-depth morphology study of mesiobuccal root, *Oral Surg Oral Med Oral Pathol Oral Radiol Endod* 112(5):671–677, 2011.
74. Peeters HH, Suardita K, Setijanto D: Prevalence of a second canal in the mesiobuccal root of permanent maxillary first molars from an Indonesian population, *J Oral Sci* 53(4):489–494, 2011.
75. Somma F, Leoni D, Plotino G, et al.: Root canal morphology of the mesiobuccal root of maxillary first molars: a micro-computed tomographic analysis, *Int Endod J* 42(2):165–174, 2009.
76. Abiodun-Solanke IM, Dosumu OO, Shaba PO, Ajayi DM: Prevalence of additional canals in maxillary first molars in a Nigerian population, *J Contemp Dent Pract* 9(7):81–88, 2008.
77. Alacam T, Tinaz AC, Genc O, Kayaoglu G: Second mesiobuccal canal detection in maxillary first molars using microscopy and ultrasonics, *Aust Endod J* 34(3):106–109, 2008.
78. Khraisat A, Smadi L: Canal configuration in the mesio-buccal root of maxillary first molar teeth of a Jordanian population, *Aust Endod J* 33(1):13–17, 2007.
79. Eder A, Kantor M, Nell A, et al.: Root canal system in the mesiobuccal root of the maxillary first molar: an in vitro comparison study of computed tomography and histologym, *Dentomaxillofac Radiol* 35(3):175–177, 2006.
80. Smadi L, Khraisat A: Root canal morphology of the mesiobuccal root in maxillary first molars of a Jordanian population, *Gen Dent* 54(6):413–416, 2006.
81. Jung IY, Seo MA, Fouad AF, et al.: Apical anatomy in mesial and mesiobuccal roots of permanent first molars, *J Endod* 31(5):364–368, 2005.
82. Scott Jr AE, Apicella MJ: Canal configuration in the mesiobuccal root of the maxillary first molar: a descriptive study, *Gen Dent* 52(1):34–36, 2004.
83. Schwarze T, Baethge C, Stecher T, Geurtsen W: Identification of second canals in the mesiobuccal root of maxillary first and second molars using magnifying loupes or an operating microscope, *Aust Endod J* 28(2):57–60, 2002.
84. Wasti F, Shearer AC, Wilson NH: Root canal systems of the mandibular and maxillary first permanent molar teeth of south Asian Pakistanis, *Int Endod J* 34(4):263–266, 2001.
85. Weine FS, Hayami S, Hata G, Toda T: Canal configuration of the mesiobuccal root of the maxillary first molar of a Japanese sub-population, *Int Endod J* 32(2):79–87, 1999.
86. Imura N, Hata GI, Toda T, et al.: Two canals in mesiobuccal roots of maxillary molars, *Int Endod J* 31(6):410–414, 1998.
87. Pecora JD, Woelfel JB, Sousa Neto MD, Issa EP: Morphologic study of the maxillary molars. Part II: Internal anatomy, *Braz Dent J* 3(1):53–57, 1992.
88. Kulild JC, Peters DD: Incidence and configuration of canal systems in the mesiobuccal root of maxillary first and second molars, *J Endod* 16(7):311–317, 1990.
89. Gilles J, Reader A: An SEM investigation of the mesiolingual canal in human maxillary first and second molars, *Oral Surg Oral Med Oral Pathol* 70(5):638–643, 1990.
90. Acosta Vigouroux SA, Trugeda Bosaans SA: Anatomy of the pulp chamber floor of the permanent maxillary first molar, *J Endod* 4(7):214–219, 1978.
91. Seidberg BH, Altman M, Guttuso J, Suson M: Frequency of two mesiobuccal root canals in maxillary permanent first molars, *J Am Dent Assoc* 87(4):852–856, 1973.
92. Sykaras S, Economou P: Root canal morphology of the mesiobuccal root of the maxillary first molar, *Oral Res Abstr* 2025, 1971.
93. Weine FS, Healey HJ, Gerstein H, Evanson L: Canal configuration in the mesiobuccal root of the maxillary first molar and its endodontic significance, *Oral Surg Oral Med Oral Pathol* 28(3):419–425, 1969.
94. Okamura T: Anatomy of the root canals, *J Am Dent Assoc* 14:632–636, 1927.
95. Zürcher E: *The anatomy of the root-canals of the teeth of the deciduous dentition and of the first permanent molars, part 2*, New York, 1925, William Wood and Co.
96. Moral H: *Ueber Pulpaausgüsse*, Deutsche Monatsschrift für Zahnheilkunde, 1914.
97. Betancourt P, Navarro P, Munoz G, Fuentes R: Prevalence and location of the secondary mesiobuccal canal in 1,100 maxillary molars using cone beam computed tomography, *BMC Med Imaging* 16(1):66, 2016.
98. Coelho MS, Parker JM, Tawil PZ: Second mesiobuccal canal treatment in a predoctoral dental clinic: a retrospective clinical study, *J Dent Educ* 80(6):726–730, 2016.
99. Abuabara A, Baratto-Filho F, Aguiar Anele J, et al.: Efficacy of clinical and radiological methods to identify second mesiobuccal canals in maxillary first molars, *Acta Odontol Scand* 71(1):205–209, 2013.
100. Reis AG, Grazziotin-Soares R, Barletta FB, et al.: Second canal in mesiobuccal root of maxillary molars is correlated with root third and patient age: a cone-beam computed tomographic study, *J Endod* 39(5):588–592, 2013.
101. Lee JH, Kim KD, Lee JK, et al.: Mesiobuccal root canal anatomy of Korean maxillary first and second molars by cone-beam computed tomography, *Oral Surg Oral Med Oral Pathol Oral Radiol Endod* 111(6):785–791, 2011.
102. Hartwell G, Appelstein CM, Lyons WW, Guzek ME: The incidence of four canals in maxillary first molars: a clinical determination, *J Am Dent Assoc* 138(10):1344–1346, 2007.
103. Wolcott J, Ishley D, Kennedy W, et al.: Clinical investigation of second mesiobuccal canals in endodontically treated and retreated maxillary molars, *J Endod* 28(5):477–479, 2002.
104. Buhrley LJ, Barrows MJ, BeGole EA, Wenckus CS: Effect of magnification on locating the MB2 canal in maxillary molars, *J Endod* 28(4):324–327, 2002.
105. Sempira HN, Hartwell GR: Frequency of second mesiobuccal canals in maxillary molars as determined by use of an operating microscope: a clinical study, *J Endod* 26(11):673–674, 2000.
106. Stropko JJ: Canal morphology of maxillary molars: clinical observations of canal configurations, *J Endod* 25(6):446–450, 1999.
107. Fogel HM, Peikoff MD, Christie WH: Canal configuration in the mesiobuccal root of the maxillary first molar: a clinical study, *J Endod* 20(3):135–137, 1994.
108. Weller RN, Hartwell GR: The impact of improved access and searching techniques on detection of the mesiolingual canal in maxillary molars, *J Endod* 15(2):82–83, 1989.
109. Neaverth EJ, Kotler LM, Kaltenbach RF: Clinical investigation (in vivo) of endodontically treated maxillary first molars, *J Endod* 13(10):506–512, 1987.
110. Hartwell G, Bellizzi R: Clinical investigation of in vivo endodontically treated mandibular and maxillary molars, *J Endod* 8(12):555–557, 1982.
111. Pomeranz HH, Fishelberg G: The secondary mesiobuccal canal of maxillary molars, *J Am Dent Assoc* 88(1):119–124, 1974.
112. Slowey RR: Radiographic aids in the detection of extra root canals, *Oral Surg Oral Med Oral Pathol* 37(5):762–772, 1974.

113. Nosonowitz DM, Brenner MR: The major canals of the mesiobuccal root of the maxillary 1st and 2nd molars, *N Y J Dent* 43(1):12–15, 1973.
114. Wolf TG, Paque F, Woop AC, et al.: Root canal morphology and configuration of 123 maxillary second molars by means of micro-CT, *Int J Oral Sci* 9(1):33–37, 2017.
115. Han X, Yang H, Li G, et al.: A study of the distobuccal root canal orifice of the maxillary second molars in Chinese individuals evaluated by cone-beam computed tomography, *J Appl Oral Sci Revista FOB* 20(5):563–567, 2012.
116. Eskoz N, Weine FS: Canal configuration of the mesiobuccal root of the maxillary second molar, *J Endod* 21(1):38–42, 1995.
117. Singh C, Sikri VK, Arora R: Study of root canals and their configuration in maxillary second permanent molar, *Indian J Dent Res* 5(1):3–8, 1994.
118. Verma GR, Bhadage C, Bhoosreddy AR, et al.: Cone beam computed tomography study of root canal morphology of permanent mandibular incisors in indian subpopulation, *Pol J Radiol* 82:371–375, 2017.
119. Kamtane S, Ghodke M: Morphology of mandibular incisors: a study on CBCT, *Pol J Radiol* 81:15–16, 2016.
120. Zhengyan Y, Keke L, Fei W, et al.: Cone-beam computed tomography study of the root and canal morphology of permanent anterior teeth in a Chongqing population, *Ther Clin Risk Manag* 12:19–25, 2016.
121. Kayaoglu G, Peker I, Gumusok M, et al.: Root and canal symmetry in the mandibular anterior teeth of patients attending a dental clinic: CBCT study, *Braz Oral Res* 29, 2015.
122. Han T, Ma Y, Yang L, et al.: A study of the root canal morphology of mandibular anterior teeth using cone-beam computed tomography in a Chinese subpopulation, *J Endod* 40(9):1309–1314, 2014.
123. Lin Z, Hu Q, Wang T, et al.: Use of CBCT to investigate the root canal morphology of mandibular incisors, *Surg Radiol Anat*, 2014.
124. Aminsobhani M, Sadegh M, Meraji N, et al.: Evaluation of the root and canal morphology of mandibular permanent anterior teeth in an Iranian population by cone-beam computed tomography, *J Dent (Tehran)* 10(4):358–366, 2013.
125. Vertucci FJ: Root canal anatomy of the mandibular anterior teeth, *J Am Dent Assoc* 89(2):369–371, 1974.
126. Madeira MC, Hetem S: Incidence of bifurcations in mandibular incisors, *Oral Surg Oral Med Oral Pathol* 36(4):589–591, 1973.
127. Soleymani A, Namaryan N, Moudi E, Gholinia A: Root canal morphology of mandibular canine in an iranian population: a CBCT assessment, *Iran Endod J* 12(1):78–82, 2017.
128. Shemesh A, Levin A, Katzenell V, et al.: Root anatomy and root canal morphology of mandibular canines in Israeli population, *Refuat Hapeh Vehashinayim (1993)* 33(1):19–23, 2016. 60.
129. Ouellet R: Mandibular permanent cuspids with two roots, *J Can Dent Assoc* 61(2):159–161, 1995.
130. Pecora JD, Sousa Neto MD, Saquy PC: Internal anatomy, direction and number of roots and size of human mandibular canines, *Braz Dent J* 4(1):53–57, 1993.
131. Alexandersen V: Double-rooted human lower canine teeth. In Brothwell D, editor: *Dental anthropology*, Oxford, 1963, Pergamon Press, pp 235–244.
132. Alkaabi W, AlShwaimi E, Farooq I, et al.: A micro-computed tomography study of the root canal morphology of mandibular first premolars in an Emirati population, *Med Princ Pract* 26(2):118–124, 2017.
133. Dou L, Li D, Xu T, et al.: Root anatomy and canal morphology of mandibular first premolars in a Chinese population, *Sci Rep* 7(1):750, 2017.
134. Abraham SB, Gopinath VK: Root canal anatomy of mandibular first premolars in an Emirati subpopulation: A laboratory study, *Eur J Dent* 9(4):476–482, 2015.
135. Huang YD, Wu J, Sheu RJ, et al.: Evaluation of the root and root canal systems of mandibular first premolars in northern Taiwanese patients using cone-beam computed tomography, *J Formos Med Assoc* 114(11):1129–1134, 2015.
136. Kazemipoor M, Poorkheradmand M, Rezaeian M, Safi Y: Evaluation by CBCT of root and canal morphology in mandibular premolars in an Iranian population, *Chin J Dent Res* 18(3):191–196, 2015.
137. Kazemipoor M, Hajighasemi A, Hakimian R: Gender difference and root canal morphology in mandibular premolars: a cone-beam computed tomography study in an Iranian population, *Contemp Clin Dent* 6(3):401–404, 2015.
138. Kong LJ, Wan K, Liu DG: Double roots of mandibular premolar in full-mouth periapical films, *Chin Med Sci J* 30(3):174–178, 2015.
139. Llena C, Fernandez J, Ortolani PS, Forner L: Cone-beam computed tomography analysis of root and canal morphology of mandibular premolars in a Spanish population, *Imaging Sci Dent* 44(3):221–227, 2014.
140. Singh S, Pawar M: Root canal morphology of South Asian Indian mandibular premolar teeth, *J Endod* 40(9):1338–1341, 2014.
141. Alhadainy HA: Canal configuration of mandibular first premolars in an Egyptian population, *J Adv Res* 4(2):123–128, 2013.
142. Yang H, Tian C, Li G, et al.: A cone-beam computed tomography study of the root canal morphology of mandibular first premolars and the location of root canal orifices and apical foramina in a Chinese subpopulation, *J Endod* 39(4):435–438, 2013.
143. Yu X, Guo B, Li KZ, et al.: Cone-beam computed tomography study of root and canal morphology of mandibular premolars in a western Chinese population, *BMC Med Imaging* 12:18, 2012.
144. Jain A, Bahuguna R: Root canal morphology of mandibular first premolar in a Gujarati population - an in vitro study, *Dent Res J (Isfahan)* 8(3):118–122, 2011.
145. Khedmat S, Assadian H, Saravani AA: Root canal morphology of the mandibular first premolars in an Iranian population using cross-sections and radiography, *J Endod* 36(2):214–217, 2010.
146. Awawdeh LA, Al-Qudah AA: Root form and canal morphology of mandibular premolars in a Jordanian population, *Int Endod J* 41(3):240–248, 2008.
147. Rahimi S, Shahi S, Yavari HR, et al.: Root canal configuration of mandibular first and second premolars in an Iranian population, *J Dent Res Dent Clin Dent Prospects* 1(2):59–64, 2007.
148. Iyer VH, Indira R, Ramachandran S, Srinivasan MR: Anatomical variations of mandibular premolars in Chennai population, *Indian J Dent Res* 17(1):7–10, 2006.
149. Geider P, Perrin C, Fontaine M: Endodontic anatomy of lower premolars- apropos of 669 cases, *J Odontol Conserv*(10)11–15, 1989.
150. Vertucci FJ: Root canal morphology of mandibular premolars, *J Am Dent Assoc* 97(1):47–50, 1978.
151. Schulze C: Developmental abnormalities of teeth and jaws. In Gorlin R, Goldman H, editors: *Thoma's oral pathology*, ed 6, St. Louis, 1970, CV Mosby Co, pp 106–107.
152. Bolhari B, Assadian H, Fattah T: Evaluation of the root canal morphology of mandibular second premolars in an Iranian population, *J Dent (Tehran)* 10(6):516–521, 2013.
153. Parekh V, Shah N, Joshi H: Root canal morphology and variations of mandibular premolars by clearing technique: an in vitro study, *J Contemp Dent Pract* 12(4):318–321, 2011.
154. Zillich R, Dowson J: Root canal morphology of mandibular first and second premolars, *Oral Surg Oral Med Oral Pathol* 36(5):738–744, 1973.
155. Visser J: *Beitrag zur Kenntnis der menschlichen zahnwurzelformen, medical dissertation*, Universität Zürich, 1948.
156. Madani ZS, Mehraban N, Moudi E, Bijani A: Root and canal morphology of mandibular molars in a selected Iranian population using cone-beam computed tomography, *Iran Endod J* 12(2):143–148, 2017.
157. Mohammadzadeh Akhlaghi N, Khalilak Z, Vatanpour M, et al.: Root canal anatomy and morphology of mandibular first molars in a selected Iranian population: an in vitro study, *Iran Endod J* 12(1):87–91, 2017.

158. Celikten B, Tufenkci P, Aksoy U, et al.: Cone beam CT evaluation of mandibular molar root canal morphology in a Turkish Cypriot population, *Clin Oral Investig* 20(8):2221–2226, 2016.
159. Rodrigues CT, Oliveira-Santos C, Bernardineli N, et al.: Prevalence and morphometric analysis of three-rooted mandibular first molars in a Brazilian subpopulation, *J Appl Oral Sci revista FOB* 24(5):535–542, 2016.
160. Peiris R, Malwatte U, Abayakoon J, Wettasinghe A: Variations in the root form and root canal morphology of permanent mandibular first molars in a Sri Lankan population, *Anat Res Int* 2015:803671, 2015.
161. Chourasia HR, Meshram GK, Warhadpande M, Dakshindas D: Root canal morphology of mandibular first permanent molars in an Indian population, *Int J Dent* 1–6, 2012.
162. Colak H, Ozcan E, Hamidi MM: Prevalence of three-rooted mandibular permanent first molars among the Turkish population, *Nigerian J Clin Pract* 15(3):306–310, 2012.
163. Chandra SS, Chandra S, Shankar P, Indira R: Prevalence of radix entomolaris in mandibular permanent first molars: a study in a South Indian population, *Oral Surg Oral Med Oral Pathol Oral Radiol Endod* 112(3):e77–82, 2011.
164. Al-Qudah AA, Awawdeh LA: Root and canal morphology of mandibular first and second molar teeth in a Jordanian population, *Int Endod J* 42(9):775–784, 2009.
165. Schafer E, Breuer D, Janzen S: The prevalence of three-rooted mandibular permanent first molars in a German population, *J Endod* 35(2):202–205, 2009.
166. Reuben J, Velmurugan N, Kandaswamy D: The evaluation of root canal morphology of the mandibular first molar in an Indian population using spiral computed tomography scan: an in vitro study, *J Endod* 34(2):212–215, 2008.
167. Shahi S, Yavari HR, Rahimi S, Torkamani R: Root canal morphology of human mandibular first permanent molars in an Iranian population, *J Dent Res Dent Clin Dent Prospects* 2(1):20–23, 2008.
168. Ahmed HA, Abu-bakr NH, Yahia NA, Ibrahim YE: Root and canal morphology of permanent mandibular molars in a Sudanese population, *Int Endod J* 40(10):766–771, 2007.
169. Peiris R, Takahashi M, Sasaki K, Kanazawa E: Root and canal morphology of permanent mandibular molars in a Sri Lankan population, *Odontology / the Society of the Nippon Dental University* 95(1):16–23, 2007.
170. Nazhan S: Incidence of four canals in root-canal-treated mandibular first molars in a Saudi Arabian sub-population, *Int Endod J* 32(1):49–52, 1999.
171. Sperber GH, Moreau JL: Study of the number of roots and canals in Senegalese first permanent mandibular molars, *Int Endod J* 31(2):117–122, 1998.
172. Zaatar EI, al Anizi SA, al Duwairi Y: A study of the dental pulp cavity of mandibular first permanent molars in the Kuwaiti population, *J Endod* 24(2):125–127, 1998.
173. Rocha LF, Sousa Neto MD, Fidel SR, et al.: External and internal anatomy of mandibular molars, *Braz Dent J* 7(1):33–40, 1996.
174. Younes SA, al-Shammery AR, el-Angbawi MF: Three-rooted permanent mandibular first molars of Asian and black groups in the Middle East, *Oral Surg Oral Med Oral Pathol* 69(1):102–105, 1990.
175. Curzon ME: Miscegenation and the prevalence of three-rooted mandibular first molars in the Baffin Eskimo, *Community Dent Oral Epidemiol* 2(3):130–131, 1974.
176. Curzon ME: Three-rooted mandibular permanent molars in English Caucasians, *J Dent Res* 52(1):181, 1973.
177. de Souza-Freitas JA, Lopes ES, Casati-Alvares L: Anatomic variations of lower first permanent molar roots in two ethnic groups, *Oral Surg Oral Med Oral Pathol* 31(2):274–278, 1971.
178. Skidmore AE, Bjørndal AM: Root canal morphology of the human mandibular first molar, *Oral Surg Oral Med Oral Pathol* 32(5):778–784, 1971.
179. Jang JK, Peters OA, Lee W, et al.: Incidence of three roots and/or four root canals in the permanent mandibular first molars in a Korean sub-population, *Clin Oral Investig* 17(1):105–111, 2013.
180. Kim SY, Kim BS, Woo J, Kim Y: Morphology of mandibular first molars analyzed by cone-beam computed tomography in a Korean population: variations in the number of roots and canals, *J Endod* 39(12):1516–1521, 2013.
181. Zhang R, Wang H, Tian YY, et al.: Use of cone-beam computed tomography to evaluate root and canal morphology of mandibular molars in Chinese individuals, *Int Endod J* 44(11):990–999, 2011.
182. Huang CC, Chang YC, Chuang MC, et al.: Evaluation of root and canal systems of mandibular first molars in Taiwanese individuals using cone-beam computed tomography, *J Formos Med Assoc* 109(4):303–308, 2010.
183. Wang Y, Zheng QH, Zhou XD, et al.: Evaluation of the root and canal morphology of mandibular first permanent molars in a western Chinese population by cone-beam computed tomography, *J Endod* 36(11):1786–1789, 2010.
184. Chen G, Yao H, Tong C: Investigation of the root canal configuration of mandibular first molars in a Taiwan Chinese population, *Int Endod J* 42(11):1044–1049, 2009.
185. Gulabivala K, Opasanon A, Ng YL, Alavi A: Root and canal morphology of Thai mandibular molars, *Int Endod J* 35(1):56–62, 2002.
186. Gulabivala K, Aung TH, Alavi A, Ng YL: Root and canal morphology of Burmese mandibular molars, *Int Endod J* 34(5):359–370, 2001.
187. Yew SC, Chan K: A retrospective study of endodontically treated mandibular first molars in a Chinese population, *J Endod* 19(9):471–473, 1993.
188. Morita M: Morphological studies on the roots of lower first molars in Japanese, *Shikwa Gakuho* 90(6):837–854, 1990.
189. Harada Y, Tomino S, Ogawa K, et al.: Frequency of three-rooted mandibular first molars. Survey by x-ray photographs, *Shika Kiso Igakkai Zasshi* 31(1):13–18, 1989.
190. Onda S, Minemura R, Masaki T, Funatsu S: Shape and number of the roots of the permanent molar teeth, *Bull Tokyo Dent Coll* 30(4):221–231, 1989.
191. Walker RT: Root form and canal anatomy of mandibular first molars in a southern Chinese population, *Endod Dent Traumatol* 4(1):19–22, 1988.
192. Reichart PA, Metah D: Three-rooted permanent mandibular first molars in the Thai, *Community Dent Oral Epidemiol* 9(4):191–192, 1981.
193. Pawar AM, Pawar M, Kfir A, et al.: Root canal morphology and variations in mandibular second molar teeth of an Indian population: an in vivo cone-beam computed tomography analysis, *Clin Oral Investig*, 2017.
194. Akhlaghi NM, Abbas FM, Mohammadi M, et al.: Radicular anatomy of permanent mandibular second molars in an Iranian population: a preliminary study, *Dent Res J (Isfahan)* 13(4):362–366, 2016.
195. Kim SY, Kim BS, Kim Y: Mandibular second molar root canal morphology and variants in a Korean subpopulation, *Int Endod J* 49(2):136–144, 2016.
196. Shemesh A, Levin A, Katzenell V, et al.: Prevalence of 3- and 4-rooted first and second mandibular molars in the Israeli population, *J Endod* 41(3):338–342, 2015.
197. Silva EJ, Nejaim Y, Silva AV, et al.: Evaluation of root canal configuration of mandibular molars in a Brazilian population by using cone-beam computed tomography: an in vivo study, *J Endod* 39(7):849–852, 2013.
198. Zare Jahromi M, Jafari Golestan F, Mashhadi Esmaeil M, et al.: Root and canal morphology of mandibular second molar in an Iranian population by clearing method, *J Dent (Shiraz)* 14(2):78–81, 2013.
199. Zheng Q, Zhang L, Zhou X, et al.: C-shaped root canal system in mandibular second molars in a Chinese population evaluated by

cone-beam computed tomography, *Int Endod J* 44(9):857–862, 2011.
200. Neelakantan P, Subbarao C, Subbarao CV, Ravindranath M: Root and canal morphology of mandibular second molars in an Indian population, *J Endod* 36(8):1319–1322, 2010.
201. Rahimi S, Shahi S, Lotfi M, et al.: Root canal configuration and the prevalence of C-shaped canals in mandibular second molars in an Iranian population, *J Oral Sci* 50(1):9–13, 2008.
202. Cheung LH, Low D, Cheung GSP: Root morphology—a study of the mandibular second molar of ethnic Chinese, *Ann R Australas Coll Dent Surg* 18:47–50, 2006.
203. Manning SA: Root canal anatomy of mandibular second molars. Part I, *Int Endod J* 23(1):34–39, 1990.
204. Walker RT: Root form and canal anatomy of mandibular second molars in a southern Chinese population, *J Endod* 14(7):325–329, 1988.
205. Weine FS, Pasiewicz RA, Rice RT: Canal configuration of the mandibular second molar using a clinically oriented in vitro method, *J Endod* 14(5):207–213, 1988.
206. Kotoku K: Morphological studies on the roots of Japanese mandibular second molars, *Shikwa Gakuho* 85(1):43–64, 1985.
207. Somasundaram P, Rawtiya M, Wadhwani S, et al.: Retrospective study of root canal configurations of mandibular third molars using CBCT- Part-II, *J Clin Diagn Res* 11(6):ZC55–ZC59, 2017.
208. Park JB, Kim N, Park S, Ko Y: Evaluation of number of roots and root anatomy of permanent mandibular third molars in a Korean population, using cone-beam computed tomography, *Eur J Dent* 7(3):296–301, 2013.
209. Kuzekanani M, Haghani J, Nosrati H: Root and canal morphology of mandibular third molars in an Iranian population, *J Dent Res Dent Clin Dent Prospects* 6(3):85–88, 2012.
210. Ogiwara I, Adachi M, Morita T: Morphological characteristics of Japanese mandibular third molars- roots number and accessory root (author's transl), *Shikwa Gakuho* 81(5):889–898, .
211. Liu J, Luo J, Dou L, Yang D: CBCT study of root and canal morphology of permanent mandibular incisors in a Chinese population, *Acta Odontol Scand* 72(1):26–30, 2014.
212. Gomes BP, Rodrigues HH, Tancredo N: The use of a modelling technique to investigate the root canal morphology of mandibular incisors, *Int Endod J* 29(1):29–36, 1996.
213. Karagoz-Kucukay I: Root canal ramifications in mandibular incisors and efficacy of low-temperature injection thermoplasticized gutta-percha filling, *J Endod* 20(5):236–240, 1994.
214. Walker RT: The root canal anatomy of mandibular incisors in a southern Chinese population, *Int Endod J* 21(3):218–223, 1988.
215. Kaffe I, Kaufman A, Littner MM, Lazarson A: Radiographic study of the root canal system of mandibular anterior teeth, *Int Endod J* 18(4):253–259, 1985.
216. Bellizzi R, Hartwell G: Clinical investigation of in vivo endodontically treated mandibular anterior teeth, *J Endod* 9(6):246–248, 1983.
217. Warren EM, Laws AJ: The relationship between crown size and the incidence of bifid root canals in mandibular incisor teeth, *Oral Surg Oral Med Oral Pathol* 52(4):425–429, 1981.
218. Miyoshi S, Fujiwara J, Tsuji YT, Yamamoto K: Bifurcated root canals and crown diameter, *J Dent Res* 56(11):1425, 1977.
219. Laws AJ: Prevalence of canal irregularities in mandibular incisors: a radiographic study, *N Z Dent J* 67(309):181–186, 1971.
220. Vaziri FB, Kasraee S, Abdolsamadi HR, et al.: Root canal configuration of one-rooted mandibular canine in an Iranian population: an in vitro study, *J Dent Res Dent Clin Dent Prospects* 2(1):28–32, 2008.
221. Zhang D, Chen J, Lan G, et al.: The root canal morphology in mandibular first premolars: a comparative evaluation of cone-beam computed tomography and micro-computed tomography, *Clin Oral Investig* 21(4):1007–1012, 2017.
222. Chen J, Li X, Su Y, et al.: A micro-computed tomography study of the relationship between radicular grooves and root canal morphology in mandibular first premolars, *Clin Oral Investig* 19(2):329–334, 2015.
223. Shetty A, Hegde MN, Tahiliani D, et al.: A three-dimensional study of variations in root canal morphology using cone-beam computed tomography of mandibular premolars in a South Indian population, *J Clin Diagn Res* 8(8):ZC22–24, 2014.
224. Liu N, Li X, Liu N, et al.: A micro-computed tomography study of the root canal morphology of the mandibular first premolar in a population from southwestern China, *Clin Oral Investig* 17(3):999–1007, 2013.
225. Baroudi K, Kazkaz M, Sakka S, Tarakji B: Morphology of root canals in lower human premolars, *Niger Med J* 53(4):206–209, 2012.
226. Velmurugan N, Sandhya R: Root canal morphology of mandibular first premolars in an Indian population: a laboratory study, *Int Endod J* 42(1):54–58, 2009.
227. Lu TY, Yang SF, Pai SF: Complicated root canal morphology of mandibular first premolar in a Chinese population using the cross section method, *J Endod* 32(10):932–936, 2006.
228. Yoshioka T, Villegas JC, Kobayashi C, Suda H: Radiographic evaluation of root canal multiplicity in mandibular first premolars, *J Endod* 30(2):73–74, 2004.
229. Sabala CL, Benenati FW, Neas BR: Bilateral root or root canal aberrations in a dental school patient population, *J Endod* 20(1):38–42, 1994.
230. Baisden MK, Kulild JC, Weller RN: Root canal configuration of the mandibular first premolar, *J Endod* 18(10):505–508, 1992.
231. Walker RT: Root canal anatomy of mandibular first premolars in a southern Chinese population, *Endod Dent Traumatol* 4(5):226–228, 1988.
232. Hasheminia M, Hashemi A: Frequency of canal configuration in maxillary first premolars and mandibular second premolars, *J Isfahan Dent School* 1(3&4):59–64, 2005.
233. Goel NK, Gill KS, Taneja JR: Study of root canals configuration in mandibular first permanent molar, *J Indian Soc Pedod Prev Dent* 8(1):12–14, 1991.
234. Fabra-Campos H: Unusual root anatomy of mandibular first molars, *J Endod* 11(12):568–572, 1985.
235. Filpo-Perez C, Bramante CM, Villas-Boras MH, et al.: Micro-computed tomographic analysis of the root canal morphology of the distal root of mandibular first molar, *J Endod* 41(2):231–236, 2015.
236. Weine FS: The C-shaped mandibular second molar: incidence and other considerations. Members of the Arizona Endodontic Association, *J Endod* 24(5):372–375, 1998.

Índice Alfabético

A

Abordagens de engenharia de tecidos, 195
Abscesso apical, 13
- agudo, 14, 74
- - com inchaço intraoral localizado, 173
- crônico, 14, 74
Achados radiográficos, 463
Acidente(s)
- com hipoclorito de sódio, 405
- de procedimento, 389
- durante a limpeza e a modelagem, 395
- durante a obturação, 402
- durante o preparo do espaço para pino, 404
- procedurais, 116
- processuais, 436
Ácido
- cítrico, 310
- etilenodiaminotetracético, 310
Acompanhamento dos resultados do tratamento, 48
Actinomicose
- apical, 13
- periapical, 25
Adesão, 275
Adjuvantes no diagnóstico endodôntico, 74
Adormecimento do lábio/bochecha, 144, 148
Agentes de ação prolongada, 145
Agregado de trióxido mineral, 334
Agulhas de pequeno calibre, 142
Aldeídos, 325
Algesia, 86
Alodinia, 86, 142
- mecânica, 13
Alterações
- de cor
- - adquiridas (naturais), 374
- - causas da, 373
- - da coroa, 215
- - de origem endodôntica, 376
- - extrínsecas, 385
- - infligidas (iatrogênicas), 376
- - intrínsecas, 384
- - estruturais na dentina, 357
- - etárias, 29
Amarria, 275
Ameloblastoma, 93
Análise tomográfica computadorizada de feixe cônico no trauma, 204
Anastomose transversa, 237

Anatomia, 29
- da raiz e do canal, 232
- do canal radicular, 231
- - de dentes superiores e inferiores, 249
- - desde a idade da especialização em endodontia, 234
- - influência em procedimentos endodônticos, 260
Anemia falciforme, 27, 100
Anestesia, 112
- adequada e profunda, 110
- anterior malsucedida, 142
- de tecido mole, 144
- dificuldades na endodontia, 153
- em patoses pulpares ou periapicais, 156
- endodôntica, 141
- intraóssea, 149
- - após bloqueio do nervo alveolar inferior, 146
- local, 141
- mandibular para odontologia restaurativa, 144
- maxilar para odontologia restaurativa, 147
- no ligamento periodontal após bloqueio do nervo alveolar inferior, 146
- para procedimentos cirúrgicos, 158
- profunda, 171
- pulpar, 144
- - duração da, 144, 148
- - convencional para odontologia restaurativa, 143
- seletiva, 70, 153
- suplementar para odontologia restaurativa na mandíbula e no maxilar, 149
- tratamento de canal radicular, 31
Anestésico(s)
- tamponados, 158
- tópico, 142
Anomalias
- dentais, 185
- do canal radicular, 241
Ansiedade, 141
Antibióticos, 172
- sistêmicos, 24
Apexogênese, 193
Ápice
- aberto, 217
- fechado, 218
Apicificação

- com hidróxido de cálcio, 219
- com MTA, 220
- indicações, abordagem e limitações, 193
- protocolos clínicos, 193
Apreensão, 141, 154
Artefato do efeito de endurecimento do feixe, 52
Articaína, 145, 148
Articulação temporomandibular, 88
Aspecto radiográfico do(s) canal(is), 114
Aspiração ou ingestão de instrumentos, 405
Aumento
- cirúrgico da coroa, 357
- de coroa, 451
Avaliação
- da obturação, 48, 347
- da saúde sistêmica do paciente endodôntico, 24
- de dificuldade de caso, 111
- do preparo apical, 443
- do progresso do tratamento, 46
- dos mecanismos de falha com o bloqueio do nervo alveolar inferior, 146
- e comparação de cimentos endodônticos, 338
- inicial dos comprimentos de trabalho, 47
- radiográfica, 291
Avulsão, 218, 224

B

Barreiras intraorifícios, 349
Bifosfonatos orais, 26
Biofilme, 5, 424
Biologia da radiação, 40
Biopsia, 440
Bisel da agulha, 146
Bisfosfonato de hidroxietilideno, 310
Bloqueio(s)
- da segunda divisão, 149
- do nervo alveolar
- - inferior, 144, 145, 155
- - - em pulpite sintomática irreversível, 154
- - superior anterior
- - - médio, 149
- - - palatino, 149
- - superior posterior, 149
- do nervo incisivo, 145
- infraorbital, 149

Brocas Gates-Glidden, 318
Bruxismo, 88
Bupivacaína, 145
- com epinefrina, 148

C
Calcificação de canal, 29
Câmara pulpar, 29, 235
Campo de visão, 49
Canal(is), 46
- acessórios, 239
- apical, 240
- em forma de C, 244
- radicular, 214, 237
- - anatomia do, 231
- - materiais obturadores do, 332
- - não cicatrização do tratamento inicial do, 411
- - não reparado e com falha, causas do tratamento do, 467
- - rotas de infecção do, 4
- - tratamento de, 31, 214
- - - de anestesia, 31
- - - de com falha, 436
- - - de procedimentos, 31
Caninos, 250
- inferiores, 288
- superiores, 281
Capacidade de abrir a boca, 112
Capeamento pulpar
- direto, 189
- indireto, 187
Cárie dentária, 5, 185
- remoção de, 70, 277
Cavidade óssea de Stafne, 93
Cefaleia, 87
- em salvas, 88
Células-tronco
- da polpa dental humana, 17
- mesenquimais, 17
Chanfragem, 313
Cicatrização
- da polpa, 16
- dos tecidos pulpares e periapicais, 16
- periapical, 18
- pós-cirúrgica, 34
Cimentação
- do pino, 368
- provisória, 331
Cimentos
- à base de silicone, 338
- biocerâmicos, 338
- de hidróxido de cálcio, 337
- de óxido de zinco e eugenol, 336
- de resina, 338
- de uretano metacrilato, 338
- endodônticos, 336
Cirurgia(s)
- adjuvantes, 436
- apical
- - contraindicações para, 436
- - indicações para, 435
- de acesso, 276

- - e localização do canal, 281
- endodôntica, 471
- exploratória, 436
- periapical, 158
Cisto(s)
- cirúrgico ciliado, 95
- dentígero, 93
- do canal incisivo, 91
- do ducto nasopalatino, 91
- em bolsa (ou baía), 12
- odontogênico e não odontogênico, 93
- ósseo traumático, 96
- radiculares apicais, 12
- verdadeiros, 12
Citomegalovírus humano, 27
Clareamento
- de dentes não vitais com alteração de cor, 373
- excessivo, 381
- mediato, 380
Classificação
- clínica das condições
- - periapicais (apicais), 13
- - pulpares, 11
- dos tipos de fraturas, 76
- e diagnóstico diferencial de lesões endodônticas-periodontais, 79
Clínico geral, 108
Clorexidina, 310, 325
COA, 96
Colocação
- da banda, 276
- de enxertos ósseos e membranas, 444
- do lençol de borracha, 276
Compactação vertical aquecida, 342
Complexidade
- anatômica do sistema de canal radicular, 436
- de casos endodônticos, 105
Complexo dentina-polpa, 181
Complicações
- associadas a dentes tratados endodonticamente, 357
- pós-operatórias, 467
Componentes e morfologia do canal radicular, 235
Comprimento
- da obturação, 349
- de trabalho, 291
- do espaço do pino, 367
Comunicação, 142
- entre endodontistas e dentistas generalistas, 108
Concussão, 217, 222
Condensação
- de onda contínua, 344
- lateral fria, 339
- vertical aquecida, 342
Condição(ões)
- de emergência, 112
- hematolinfoides, malignidades e distúrbios relacionados, 100
Cone(s)
- acessórios, 340

- de prata, 334
- individualizados, 345
- principal, 48
Confiança do paciente, 142
Conservação da estrutura dentária, 359
Contrapressão, 150
Controle, 142
- da dor, 171
Coroas provisórias, 276
Corticosteroides, 325
Criação de um canal artificial, 397
Critérios
- para avaliação de limpeza e modelagem, 322
- para um dente restaurável, 355
Cronologia, 29
Cuidados e instruções de cuidados pós-operatórios, 111
Curetagem, 440
Curvatura e tamanho do canal, 241
Cúspide fraturada, 76

D
Dados
- de projeção, 51
- volumétricos, 51
Danos
- à polpa, 2, 153
- ao periodonto, 153
- aos dentes primários, 153
- periodontais, 203
Defeito(s)
- de Stafne, 93
- na formação do dente, 376
- ósseo estático, 93
- osteoporótico focal da medula óssea, 96
- periodontais primários, 80
- - de origem endodôntica, 80
- - de origem endodôntica-periodontal, 80
Definições de sucesso e fracasso, 462
Deflexão da agulha, 146
Degrau, 395
- manejo de um, 396
Dens
- *evaginatus*, 185, 191, 242
- *invaginatus*, 185, 242, 281
Dente(s)
- anteriores, 360
- com ápices
- - abertos, 219
- - fechados, 220
- e estruturas de suporte, 203
- imaturos, 181
- - com necrose pulpar, tratamento de, 191
- mandibulares
- - anteriores, 157
- - posteriores, 157
- maxilares
- - anteriores, 157
- - posteriores, 157
- posteriores, 361
- quebrado, 76
- trincado, 76

Dentinogênese
- "reacionária", 184
- terciária, 183
Dentistas generalistas, 108
Desbridamento biomecânico adequado, 111
Desconforto na injeção, 150
Desenvolvimento de um sistema, 167
Desfecho(s)
- com base no paciente, 466
- diagnóstico, 170
- do tratamento endodôntico, 461
Desinfecção do campo operacional, 276
Deslocamento
- do tubo, 42
- dos dentes, 203
Determinação
- da anatomia da raiz e da polpa, 49
- do comprimento de trabalho, 48, 291, 312
Diabetes melito, 26
Diagnóstico, 63, 72, 112
- de fraturas longitudinais, 74
- diferencial, 85
- endodôntico, 63
- periapical, 73
- pulpar, 72
Diferenças de gênero em relação à dor, 142
Dificuldades
- de anestesia na endodontia, 153
- radiográficas, 112
Discrasias sanguíneas, 376
Disestesia, 86
Disfunção da glândula salivar, 90
Disposição do paciente, 112
Distúrbios
- articulares, 88
- da coluna cervical e da articulação temporomandibular, 88
- temporomandibulares, 88
Documentação de caso endodôntico, 109
Doença(s)
- endodôntica
- - e doenças sistêmicas, 24
- - em idosos, 28
- periapicais, 2, 12
- psicológica, 88
- pulpares, 2, 7
- sistêmicas
- - e lesão endodôntica ou seu tratamento, 24
- - endodontia e, 24
Dor, 86, 118
- de dente
- - de origem cardíaca, 89
- - de origem não pulpar, 86
- - fantasma, 89
- - idiopática, 89
- - sinusal/nasal, 90
- de origem
- - não pulpar, 86
- - odontológica, 87
- derivada de estruturas vasculares, 89
- diferenças de gênero em relação à, 142
- dos tecidos pulpares ou no periodonto, 87

- e inflamação, 147
- - e ansiedade, 149
- intracraniana, 87
- miofascial, 88
- musculoesquelética, 88
- na coluna cervical, 89
- não odontogênica, 87
- neurológica, 88
- neuropática, 86, 88
- neurovascular, 88
- no ligamento periodontal, 87
- orofacial
- - incidência de, 86
- - não odontológica, 86
- referida, 89
- tipos de, 88
- tolerância à, 86
Drogas sistêmicas, 375

E
Emergência(s)
- e urgência, 167
- endodônticas, 165, 166
- entre consultas, 175
- - e pós-obturação, 166
- pós-obturação, 177
- pré-tratamento, 166, 170
Encaminhamento
- após o tratamento, 118
- durante o tratamento, 116
Endodontia
- e doença sistêmica, 24
- geriátrica, 23
- radiologia em, 39
- regenerativa, 220
Endodontistas, 108
Endurecimento do feixe, 52
Envelhecimento do canal radicular, 249
Enxaquecas, 88
Epinefrina, 145, 148
Equipamento para captura de imagens bidimensionais, 40
Erros de acesso, 291
Escavação de cárie em etapas, 188
Esqueleto facial, 203
Estrutura(s)
- dentária coronária remanescente, 355
- sobrepostas, 46
Etidocaína, 145
Exame(s), 64
- clínicos, 65, 202, 462
- de imagem periapical, 42
- de tecido mole, 202
- extraoral, 65
- físico, 24
- histológico, 465
- intraoral, 65, 168
- objetivo, 65
- periodontal, 169
- radiográfico, 70, 169, 204
- subjetivo, 64, 168
Extração
- de dentes tratados endodonticamente, 474

- sem substituição, 474
Extrusão
- de irrigante, 405
- ortodôntica, 357
- radicular, 452

F
Fadiga, 141
- cíclica, 307
Fator(es)
- biomecânicos, 357
- de crescimento
- - derivado de plaquetas BB (PDGF-BB), 17
- - endotelial vascular (VEGF), 17
- - semelhante à insulina 1 (IGF-1), 17
- - transformador β1 (TGF-β1), 17
- etiológicos da lesão do complexo dentina-polpa, 185
- iatrogênicos, 186
- que influenciam a cicatrização periapical, 18
- que podem alterar o plano de tratamento, 82
- relacionados à anestesia, 148
Fechamento de retalho, 445
Fenóis, 325
Férula, 356, 364
Fibras
- Aδ, 1, 67
- C, 1
Fibroma
- ameloblástico, 95
- cementificante e ossificante, 97
Fibro-odontoma ameloblástico, 95
Filmes odontológicos, 42
Fisiologia, 29
Flare-ups, 116
Fluorose endêmica, 375
Forame
- incisivo, 92
- mentual, 91
Forma
- de contorno, 277
- de conveniência, 277
Formação de degrau, 395
Formato
- da restauração, 359
- do arquivo de imagem, 51
- do retalho, 438
Formulário de Avaliação de Dificuldade de Caso Endodôntico da AAE e Orientações de Uso, 106
Fratura(s)
- alveolares, 220, 222
- complexas da coroa, 207
- coronária(s), 384
- - tratamento de, 207
- coronorradiculares, 208, 222
- da coroa
- - com exposição pulpar, 222
- - não complexa, 206
- - sem exposição pulpar, 221

- de esmalte, 206, 221
- de instrumento, 307, 399
- longitudinais, 74
- radicular(es), 210, 222
- - horizontais, 210
- - intra-alveolares, 210
- - transversais, 210
- - vertical, 76
- vertical de raiz, 403
Fusão, 246
Futura repigmentação, 383

G

Geminação, 246
Grampos
- de alcance profundo, 273, 275
- universais para isolamento, 273
Granuloma, 12
Grau de alargamento apical, 305
Guta-percha, 332

H

Hemicrania contínua, 88
Hemissecção, 451
Hemorragia intrapulpar, 374
Hemostasia, 443
Heparina, 24
Herpes-vírus, 27
Hidróxido de cálcio, 324
Hiperalgesia, 86, 154
Hipercementose, 248
Hipertaurodontismo, 242
Hipertensão arterial, 26
Hipoalgesia, 86
Hipoclorito de sódio, 306, 309
Hipoestesia, 86
Hipotaurodontismo, 242
Histiocitose das células de Langerhans, 101
Histologia e fisiologia da polpa dental normal, 1
Histórico
- clínico, 111, 202
- - e de saúde, 23
- - e dental, 167
- dentário, 64
- do paciente, 462
- médico, 65
HIV/AIDS, 26

I

Imagens bidimensionais, 52
Implante dentário unitário, 472
Incisão para drenagem, 158, 449
Incisivos, 249
- centrais
- - e laterais inferiores, 283
- - e laterais superiores, 281
- - inferiores, 249
Indicadores de prognóstico, 467
Inervação
- acessória, 146
- cruzada, 146

Infecção(ões)
- em biofilme, 5
- endodônticas, 5
- - agudas, 25
- - crônicas, 25
- extrarradiculares, 16
- intrarradiculares, 16
- por herpes-zóster, 27
- virais, 26
Infiltração
- adicional de lidocaína no maxilar, 149
- de articaína
- - após o bloqueio do nervo alveolar inferior, 146
- - na mandíbula, 149
- de nervo incisivo no forame mentual, 145
- em molares maxilares com pulpite irreversível, 154
- pelo lençol de borracha, 276
- vestibular suplementar de articaína, 155
Inflamação
- neurogênica, 182
- tecidual, 142
Injeção(ões)
- acidentais, 407
- de infiltração
- - de articaína, 146
- - de lidocaína, 146
- e locais alternativos, 145
- em duas etapas, 142
- intraósseas suplementares, 155
- intrapulpar suplementar, 155
- intrasseptal suplementar, 155
- lenta, 142
- no ligamento periodontal, 150
- suplementares, 31
- - no ligamento periodontal, 155
Inserção da agulha, 142
Instrumentação manual, 313
Instrumento(s)
- acionados por motor, 318
- de níquel-titânio, 306, 307, 318
- rotatórios, 397
Inter-relações endodônticas-periodontais, 79
Irrigação em retratamento, 427
Irrigantes, 309
- antibacterianos, 2
- para crioterapia, 311
- quelantes, 310
Irritação, 30
Irritantes
- mecânicos, 2
- microbianos, 3
- químicos, 2
Isolamento, 31
- a distância, 391
- absoluto, 271
- adequado com dique de borracha, 110
- do dente, 113
- - com estrutura coronária inadequada, 274
Istmo, 237

L

Lei
- da centralidade, 236
- da concentricidade, 236
- da JCE, 236
- da localização do orifício
- - 1, 236
- - 2, 236
- - 3, 237
- da mudança de cor, 236
- da simetria
- - 1, 236
- - 2, 236
Lençol de borracha, 272
Lesão(ões)
- ao periodonto, 215
- central de célula gigante, 97
- combinadas verdadeiras, 80
- de concussão, 215
- de luxação, 222
- - laterais, extrusivas e intrusivas, 215
- dentárias traumáticas, 201
- do ligamento periodontal, 203
- endodôntica, 72
- fibro-ósseas benignas da região maxilofacial e gnática, 97
- nos tecidos dentais duros e na polpa, 206
- periapicais, 70
- persistente, 118
- por subluxação, 215
- pulpares, 71, 203
- traumáticas, 77
- - na dentição decídua, manejo de, 220
Levonordefrina, 145, 148
Lidocaína, 154
- com epinefrina, 144
- tamponada, 145
Ligamento periodontal, 2
- dor no, 87
Limagem, 313
- circunferencial, 314
- de anticurvatura, 316
Limas NiTi, 307
Limiar de dor, 86
Limpeza
- das extremidades, 277
- e modelagem, 302
- - término da, 303
Linfoma, 100
Linhas de fissura, 74, 76
Localização da dor, 87
Localizadores apicais eletrônicos, 294
Lubrificantes, 311
Luxação, 203, 217
- extrusiva, 217, 222
- intrusiva, 217, 224
- lateral, 217, 224

M

Malformações embriológicas, 241
Manejo farmacológico pós-operatório, 171, 173
Massa de tecido mole, 94

Índice Alfabético

Materiais
- de clareamento, 378
- de preenchimento temporário, 349
- de retro-obturação, 444
- dentários, 186
- obturadores, 332, 376
- - do canal radicular, 332
- - irremovíveis, 436
- retro-obturadores, 443

Mecanismos
- de clareamento dental, 380
- de defesa da polpa, 181
- de falha com o bloqueio do nervo alveolar inferior, 146

Medicamentos
- analgésicos pré-operatórios, 155
- intracanais, 32, 323, 377

Mepivacaína, 145, 148
Mesotaurodontismo, 242
Metamorfose cálcica, 29, 30, 220, 374
Métodos
- para avaliação de desfechos em endodontia, 462
- para elevar o índice de sucesso do bloqueio do nervo alveolar inferior, 146

Microbiologia das infecções de canal radicular, 4
Microbiota das infecções endodônticas, 6
Microcirurgia apical, 435, 437
Microrganismos residuais, papel no desfecho do tratamento endodôntico, 15
Microtrauma, 88
Mieloma múltiplo, 101
Mobilidade, 203
Modificações de modelagem, 318
Molares, 255
- inferiores, 289
- superiores, 281

Momento da restauração, 358
Morfologia
- da coroa, 113
- do canal e da raiz, 113, 277

MTAD, 310

N

Natureza da resposta a ferimentos, 30
Necrose, 72
- pulpar, 11, 13, 219, 374
- - assintomática, 158
- - com inchaço
- - - difuso, 174
- - - intraoral localizado, 173
- - com lesão apical, 173
- - - manejo de, 173
- - e desenvolvimento da raiz, 184
- - sem inchaço, 173
- - sintomática, 157

Neoplasias e outras lesões na cabeça, 90
Neuralgia(s)
- do nervo intermediário, 89
- do trigêmeo, 89
- facial atípica, 89
- glossofaríngea, 89
- paroxísticas, 89

Neurite, 89
Neuroma, 86, 89
Nitrato de prata, 2
Nocicepção, 86

O

Objetivos de obturação, 331
Objeto vestibular, 294
Obliteração do canal pulpar, 220
Obturação, 331
- após retratamento, 427
- avaliação radiográfica, 347
- com carreador, 346
- de cone único, 347
- uma versus duas visitas, 331

Odontalgia atípica, 89
Odontoblast-like cell, 184
Odontoblastos, 1, 182
Odontoma, 94
Onda contínua, 344
Osteíte condensante, 15, 74
Osteoblastoma, 99
Osteodentina, 184
Osteonecrose dos maxilares, 26
- relacionada aos bifosfonatos, 26

Osteorradionecrose, 26
Osteotomia, 440
Óxido nitroso, 154

P

Padrão(ões)
- de cuidados, 105, 109
- moleculares associados a patógenos (PMAPs), 4

Pastas (semissólidos), 336
Patência apical, 306
Patogênese das doenças pulpares e periapicais, 1
Patologia
- dentária confundível, 87
- não endodôntica, 15
- óssea, 97

Pedras pulpares, 8, 29
Perborato de sódio, 379
Percepção e reação à dor, 167
Perfuração(ões)
- apicais, 398
- da furca, 393
- da raiz cervical, 399
- durante o preparo da cavidade de acesso, 389
- laterais (terço médio da raiz), 392, 399
- no ligamento periodontal ou osso, 392
- radiculares, 397

Periápice normal, 13
Periodontite apical, 424
- assintomática, 13, 73
- sintomática, 13, 73, 171
- - sem inchaço, 173

Peróxido
- de carbamida, 379, 381
- de hidrogênio, 378

Perturbações psicológicas, 88
Piezocirurgia, 442
Pinos, 364
Placas de fósforo fotoestimuladas, 42
Planejamento
- da restauração definitiva, 359
- do tratamento, 63, 81, 170
- - para retratamento não cirúrgico, 415

Plano de tratamento completo, 82
Polpa(s)
- anteriormente necróticas
- - e com inchaço, 177
- - e sem inchaço, 176
- anteriormente vitalizadas com desbridamento incompleto, 176
- dental normal, histologia e fisiologia da, 1
- dentária, 181
- - de pacientes idosos, 29
- normal, 11
- vital, 181
- - tratamento de, 207

Pontas ultrassônicas, 397
Porphyromonas gingivalis, 166
Posição
- do paciente para bloqueio do nervo alveolar inferior, 146
- na arcada, 112

Precisão da colocação da agulha, 146
Predisposição genética, 27
Pré-molares, 251
- inferiores, 289
- superiores, 281

Preparação
- do acesso, 31
- do canal radicular em retratamento, 426

Preparo
- apical, 303, 442
- dental coronário, 364
- padronizado, 314
- para colocação do lençol de borracha, 274

Preservação de alvéolo, 458
Prilocaína, 145, 148
Princípio(s)
- da captura de imagem tridimensional, 49
- de ALARA, 40
- de limpeza e modelagem, 302
- - de técnicas de, 307

Procedimento(s)
- adjuntos, 449
- de capeamento, 187
- de endodontia regenerativa (REPs)
- - indicações, abordagem e limitações, 194
- - protocolos clínicos, 195
- de incisão e drenagem, 158
- de retratamento endodôntico, 418

Processo de cicatrização
- da polpa, 16
- periapical, 18

Profundidade do bit, 51
Programas avançados de educação odontológica em endodontia, 108
Proteção da estrutura dentária remanescente, 359

Proteínas não colágenas essenciais, 181
Próteses dentárias fixas, 473
Pulpectomia, 209
Pulpite
- assintomática irreversível, 154
- hiperplásica, 11
- irreversível, 11
- - assintomática, 72
- - sintomática, 72
- normal, 72
- reversível, 11, 72
- sintomática irreversível, 154, 155, 156, 171
Pulpotomias, 189
- de Cvek, 189

Q
QMix, 310
Quebra do perfurador, 150
Queimaduras químicas, 384
Queixa principal, 64
Queratocisto odontogênico, 95
Quorum sensing, 5

R
Radiologia em endodontia, 39
Radiolucências
- de origem não pulpar, 91
- pericoronais, 93
Radix, 243
- *distolingualis*, 244
- *entomolaris*, 244
- *mesiolingualis*, 244
- *paramolaris*, 244
Raios X, 39
Raízes, 46
Ramificação apical do delta apical, 241
Ranger dentes, 88
Reabsorção, 77, 114
- inflamatória, 220
- interna, 11
- por substituição externa, 220
- radicular, 220
- - cervical invasiva, 78
- - externa, 77, 383
- - interna, 71, 77
- superficial, 220
Reação
- de piscar olhos, 143
- inflamatória na lesão periapical, 12
Receptores
- de imagem intraoral, 41
- de reconhecimento de padrões (RRPs), 4
- digitais de imagem, 42
Rede de capilares terminais, 2
Reestabelecimento da estrutura coronária do dente, 356
Reflexo faríngeo, 112
Regeneração, 16
- óssea guiada em endodontia, 456
- tecidual guiada, 456
Regra(s)
- SLOB, 294
- SLOV, 43

- e variações na anatomia do dente, 232
Reimplante, 474
- com tempo de desidratação superior a 60 minutos, 219
- dentário, 455
- em 60 minutos de avulsão, 218, 219
- imediato, 218
Relógio de corda, 313
Remanescentes de tecido pulpar, 377
Remoção
- da *smear layer*, 332
- de calcificações, 424
- de cáries, 70, 277
- de cones (pontas) de prata, 423
- de guta-percha, 367, 421
- de núcleo e pino, 420
- de obstruções do canal, 419
- de obturadores de guta-percha em carregadores, 423
- de pastas moles e duras, 423
- de restaurações existentes, 419
- de sutura, 446
- excessiva da estrutura dentária, 291
Reparação, 16
Resina, 335
Resistência, 359
Resposta
- do hospedeiro na polpa dental, 7
- periapical, 31
- pulpar, 29
Ressecção
- apical e avaliação do ápice ressecado, 440
- radicular, 451
Restauração(ões)
- coronárias, 377
- de dentes tratados endodonticamente, 355
- de resina composta, 377
- diretas, 364
- final, 382
- - adequada, 111
- indiretas, 364
- metálicas, 377
- temporárias, 276
Retalho(s)
- curvo submarginal, 439
- mucoperiosteal total, 439
- submarginais triangulares e retangulares, 439
Retenção, 359
Retentores de lençol de borracha, 273
Retomada, 318
Retratamento endodôntico não cirúrgico, 411, 470
- contraindicações para, 415
- indicações para, 415
- riscos e benefícios do, 417
Revascularização pulpar, 194
Reversão do adormecimento de tecidos moles, 155
Revitalização pulpar, 194
Risco de osteorradionecrose ou osteonecrose dos maxilares, 26
Rotas de infecção do canal radicular, 4
Ruivos, 146

S
Sarcoma
- condrogênico, 100
- de Ewing, 100
- osteogênico, 99
Saúde sistêmica no paciente endodôntico e na endodontia geriátrica, 23
Seios faciais, 90
Selamento coronário, 358
Seleção
- de caso para terapia de polpa vital, 207
- do pino, 366
Sensação
- de amortecimento dos dentes, 148
- tátil, 294
Sensibilização, 86
- central, 172
Sensores
- de dispositivo de carga acoplada, 42
- de pixel ativo de metal-óxido semicondutor complementar, 42
- do tipo estado sólido (diretos), 42
Sequela(s)
- de fraturas radiculares, 214
- de traumatismo dentário, 219
Shunts arteríola/vênula, 183
Sialoproteína de dentina, 17
Sinais vitais, 24, 65
Síndromes de desaferantação, 89
Sistema(s)
- de canais radiculares, 5
- de configuração do canal radicular, 241
- de diagnóstico, 167
Smear layer, 308, 332
- manejo da, 308
- remoção da, 332
SNOOP, mnemônico, 87
Sobreobturação, 403
Soluções puras de mepivacaína e prilocaína, 148
Spray de refrigeração, 143
Step-back, 314
- passivo, 316
Step-down, 314
Subluxação, 217, 222
Subobturação, 403
Substâncias poliméricas extracelulares (EPS), 6
Substituição da estrutura coronária, 276
Sulco radicular, 248

T
Tabagismo, 27
Tamanho do voxel, 51
Taurodontismo, 242
Taxas
- de sobrevivência, 466
- de sucesso, 465
Tecido
- duro, 65
- mole, 65
Técnica(s)
- de clareamento

Índice Alfabético

- - interno (não vital), 380
- - mediato, 380, 382
- de deslocamento horizontal do tubo, 44
- de força equilibrada, 317
- de Gow-Gates, 145, 154
- de injeção alternativas, 149
- de obturação com guta-percha, 338
- de paralelismo modificada, 42
- de Schilder, 342
- de Vazirani-Akinosi, 145, 154
- para captura de imagem intraoral, 42
- para o sistema Stabident, 149
- *step-back*, 314
- - passiva, 316
- *step-down*, 314
- suplementares para dentes mandibulares na endodontia, 155
- termocatalítica, 380

Tecnologia molecular, 7
Tempos de exposição, 40
Tensão e distensão muscular e articular da maxila, 88
Teoria do núcleo central, 153
Terapia
- de polpa vital, 186
- farmacológica adjuvante, 143
Término da limpeza e modelagem, 303
Terminologia
- básica de conhecimento e diagnóstico de dor, 86
- endodôntica, 72
Testador elétrico de polpa, 143
Teste(s)
- adjuvantes, 70
- de inflamação periodontal, 65
- de palpação, 66
- de sensibilidade pulpar, 66
- de vitalidade pulpar, 168
- do calor, 68
- do frio, 67, 203
- elétrico da polpa, 203
- periapicais, 168
- pulpar elétrico, 68, 69
Tetraciclina, 375, 384
Tolerância à dor, 86
Tomografia computadorizada de feixe cônico, 49
Toxinas bacterianas, 166
Traço falciforme, 27
Transiluminação, 74
Transplante, 456, 474
Tratamento
- de canal radicular, 31, 214
- - anestesia, 31
- - com falha, 436
- - procedimentos, 31
- de dentes imaturos com necrose pulpar, 191
- de fraturas coronárias, 207
- de polpa vital, 207
- definitivo, 81
- emergencial, 81
Trato sinusal, 118
Trauma, 77, 88, 185
Tubo de raios X encaixado, 41
Tumor odontogênico escamoso, 95

U

Ultrassônico, 311
Unidades
- de raios X intraoral, 40
- padrão de fixação em parede, 40
- portáteis, 41
Urgência, emergência e, 167
Uso de materiais aprovados, 111

V

Vasoconstritores, 144
Vasodilatação, 182
Vermelho russo, 336
Vírus
- da imunodeficiência humana, 26
- Epstein-Barr, 27
- varicela-zóster, 27

(^{99m}Tc) são usadas para localizar a doença e detectar lesões disseminadas imperceptíveis clinicamente. Nenhum estudo relatou resultados falso-negativos com cintilografia óssea. A TC e a RM podem ser úteis para definir infecção óssea e determinar a extensão da doença nos tecidos moles (ver Figuras 25.15 e 25.16). As lesões têm coeficiente de atenuação baixo, geralmente têm aspecto bolhoso e são expansivas. Nas imagens de RM, as lesões têm sinal hipointenso em T1 com aumento correspondente nas sequências ponderadas em T2 e *gradient-echo*.

Recentemente, a osteomielite causada por fungo *Nocardia asteroides* tem sido relatada em pacientes HIV-positivos que desenvolveram AIDS. Manifestações clínicas e radiológicas desse processo infeccioso são muito semelhantes às da tuberculose. A maioria dos casos de osteomielite causada por *Nocardia* resultou de disseminação direta da infecção de tecidos moles; contudo, também há relatos de disseminação hematogênica.

Sífilis

Manifestações clínicas e radiológicas

Sífilis é uma doença infecciosa sistêmica causada pelo espiroqueta *Treponema pallidum*. A *sífilis congênita* é transmitida da mãe ao feto e pode evidenciar-se por osteocondrite, periostite ou osteíte crônica. As lesões acometem mais comumente a tíbia e, nos casos típicos, são difusas e simétricas; alterações destrutivas são observadas frequentemente na metáfise na junção com a placa de crescimento, produzindo o que se conhece como *sinal de Wimberger* (Figura 25.17). Nos estágios mais avançados da doença, lesões da tíbia provocam arqueamento anterior típico, conhecido como *deformidade em canela de sabre*.

A *sífilis adquirida* pode causar osteíte crônica com esclerose irregular da cavidade medular, ou abscessos sifilíticos conhecidos como *gomas* (Figura 25.18). Essa última apresentação da doença pode ser semelhante à osteomielite piogênica, mas a inexistência de sequestros típicos da osteomielite bacteriana permite estabelecer a diferença.

Patologia

Em todos os estágios da sífilis, um sinal patológico característico é a formação de manguitos perivasculares de células mononucleares (também conhecidos como *microangiite*) atribuídos à invasão da parede de vasos sanguíneos finos por espiroquetas. Isso provoca endarterite obstrutiva com espessamento concêntrico por proliferação endotelial e obstrução do lúmen vascular. Nos ossos, essas alterações afetam predominantemente vasos sanguíneos periosteais. Como consequência da obstrução vascular (endarterite obstrutiva), formam-se lesões nodulares granulomatosas destrutivas de diâmetro variado (as chamadas *gomas*) dentro do osso cortical e medular.

Diagnóstico diferencial de osteomielite

Em geral, o aspecto radiográfico de osteomielite é tão característico que o diagnóstico é estabelecido facilmente com base na história clínica e raramente são necessários exames radiológicos complementares (p. ex., cintilografia, TC e RM). No entanto, algumas vezes, a osteomielite pode assemelhar-se a outras lesões. Principalmente em sua fase aguda, a osteomielite pode ser semelhante à histiocitose de células de Langerhans ou ao sarcoma de Ewing (Figura 25.19). Entretanto, anormalidades dos tecidos moles associadas a essas duas doenças são típicas e diferentes. Nos casos de osteomielite, o edema de partes moles é difuso e há apagamento dos planos fasciais, enquanto a histiocitose de células de Langerhans geralmente não se acompanha de edema significativo ou massa nos tecidos moles. A disseminação

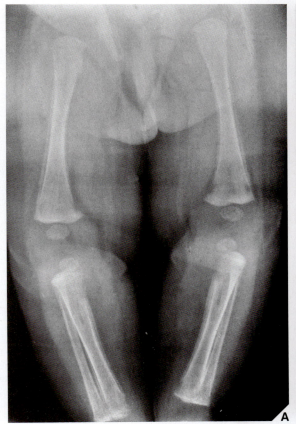
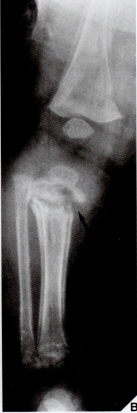

Figura 25.17 Sífilis óssea congênita. A. A radiografia anteroposterior das pernas desse bebê de 7 semanas demonstrou periostite típica com envolvimento dos fêmures e das tíbias. Além disso, havia alterações destrutivas na medular das tíbias proximais. Dois meses depois (**B**), o processo infeccioso havia progredido com destruição da metáfise tibial e periostite marcante. A erosão típica da superfície medial da metáfise proximal da tíbia é conhecida como *sinal de Wimberger* (seta).

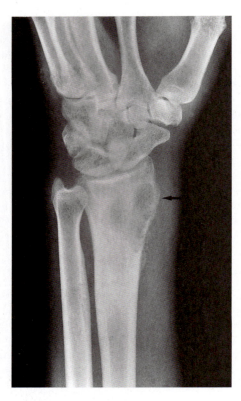

▲ **Figura 25.18 Sífilis óssea adquirida.** Radiografia oblíqua do antebraço distal desse homem de 51 anos demonstrou abscesso osteolítico (goma) na superfície lateral do rádio distal (*seta*).

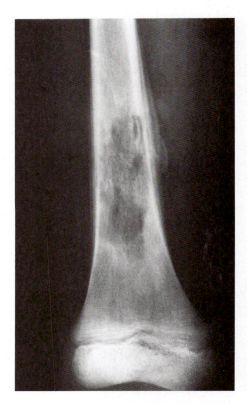

▲ **Figura 25.19 Osteomielite semelhante ao sarcoma de Ewing.** Menino de 7 anos referia dor na perna direita havia 3 semanas. A radiografia anteroposterior demonstrou lesão na medular da diáfise distal do fêmur com padrão de destruição tipo "roído de traça", que estava associada a reação periosteal lamelar e proeminência discreta dos tecidos moles. Esses aspectos radiográficos eram sugestivos do diagnóstico de sarcoma de Ewing. Entretanto, inexistência de massa bem definida em tecidos moles e duração breve dos sintomas sugeriam o diagnóstico correto de osteomielite, que foi confirmado por biopsia.

do sarcoma de Ewing aos tecidos moles forma uma massa bem definida com preservação dos planos fasciais. A duração das queixas do paciente também desempenha um papel importante no diagnóstico. O tumor, como sarcoma de Ewing, leva entre 4 e 6 meses para destruir o osso na mesma extensão que a osteomielite faz em 4 a 6 semanas; já a histiocitose de células de Langerhans causa a mesma destruição em apenas 7 a 10 dias. Contudo, apesar dessas diferenças, o padrão radiográfico de destruição óssea, reação periosteal e localização no osso pode ser muito semelhante nas três doenças (ver Figura 22.15).

Especialmente quando se localiza no córtex, o abscesso ósseo pode ser muito semelhante ao *nidus* do osteoma osteoide (ver Figura 17.21). Contudo, na região medular, a existência de trajeto serpiginoso favorece o diagnóstico de abscesso ósseo em vez de osteoma osteoide (Figura 25.20).

Osteomielite multifocal recidivante crônica

Osteomielite multifocal recidivante crônica (OMRC) é um processo inflamatório multifocal agudo que acomete mais de um osso e afeta principalmente crianças e adolescentes com manifestações clínicas e radiológicas semelhantes às da osteomielite, mas sem infecção e patógeno detectável. Hoje em dia, a OMRC é considerada uma doença inflamatória autoimune hereditária causada por disfunção imune, mas sem autoanticorpos ou linfócitos T antígeno-específicos. Alguns autores sugeriram relação entre OMRC e um alelo raro do marcador D18S60, resultando em um haplótipo de risco relativo no cromossomo 18 (18q21.3-18q22). A doença caracteriza-se por início insidioso de dor com edema e hipersensibilidade dos ossos

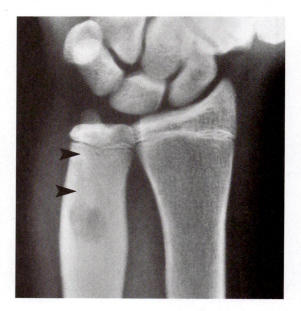

▲ **Figura 25.20 Abscesso ósseo semelhante a osteoma osteoide.** Jovem de 17 anos com história típica de osteoma osteoide: dor óssea noturna aliviada rapidamente com ácido acetilsalicílico. A radiografia anteroposterior do antebraço distal demonstrou lesão lítica na diáfise distal da ulna. O trajeto serpiginoso estendendo-se do foco de lise até a placa de crescimento (*pontas de seta*) sugeriu diagnóstico de abscesso ósseo.

afetados. Lesões na clavícula e esterno são comuns, embora os ossos tubulares longos e curtos também possam ser afetados (Figura 25.22). O diagnóstico é estabelecido por exclusão de outras lesões, inclusive osteomielite bacteriana; síndrome SAPHO (acrônimo da síndrome evidenciada por **s**inovite, **a**cne, **p**ustulose, **h**iperosteose e **o**steíte); histiocitose de células de Langerhans; e vários tumores ósseos. As opções de tratamento incluem anti-inflamatórios não hormonais (AINHs), pamidronato e bifosfonatos.

Outra lesão semelhante é a síndrome de Majeed, um distúrbio inflamatório autoimune transmitido como traço autossômico recessivo causado por mutações do gene *LPIN2*; essa síndrome caracteriza-se por OMRC, anemia diseritropoética congênita e dermatose neutrofílica.

Artrites infecciosas

A maioria das artrites infecciosas tem resultados positivos à cintilografia óssea e quadro radiológico muito semelhante, inclusive com derrame articular e destruição da cartilagem e osso subcondral com estreitamento consequente do espaço articular (ver Figura 12.40). Entretanto, alguns aspectos clínicos e radiográficos são típicos de determinados processos infecciosos, de acordo com os diversos locais afetados (Tabela 25.1).

Infecções articulares piogênicas

Sinais e sintomas clínicos de artrite piogênica (séptica) dependem do local afetado e da extensão do acometimento, assim como do agente etiológico específico. Embora a maioria dos casos de artrite séptica seja causada por *Staphylococcus aureus* e *Neisseria gonorrhoeae*, outros patógenos – inclusive *Pseudomonas aeruginosa*, *Enterobacter cloacae*, *Klebsiella pneumoniae*, *Candida albicans* e *Serratia marcescens* – têm sido isolados com frequência crescente de infecções articulares dos usuários de drogas intravenosas, que são causadas pela contaminação das drogas injetadas ou agulhas.

Qualquer articulação pequena ou grande pode ser afetada por artrite séptica, e a disseminação hematogênica nos dependentes químicos caracteriza-se pelo acometimento de locais incomuns, inclusive coluna vertebral (vértebras e discos intervertebrais), articulações sacroilíaca, esternoclavicular, acromioclavicular e sínfise púbica.

Em geral, as radiografias convencionais são suficientes para diagnosticar artrite séptica. Alguns aspectos radiográficos típicos podem ajudar a estabelecer o diagnóstico certo. Via de regra, uma única articulação é afetada, mais comumente a que sustenta peso (p. ex., joelho ou quadril). O estágio inicial da infecção articular pode ser evidenciado simplesmente por derrame articular, edema de partes moles e osteoporose periarticular, mas o espaço articular "radiográfico" geralmente está preservado (Figura 25.22).

Na fase mais avançada da artrite piogênica, a cartilagem articular é destruída; nos casos típicos, há o acometimento subarticular e o espaço articular é estreitado (Figura 25.23). Artrografia geralmente é realizada depois de aspiração da articulação para retirar amostras do líquido articular para exame bacteriológico e ajuda a determinar a extensão da destruição articular e demonstrar existência de sinovite (Figura 25.23 B). A cintilografia óssea geralmente é útil para diferenciar infecção articular de infecção de tecidos moles periarticulares (ver Figura 24.10). Esse exame também ajuda a monitorar os efeitos do tratamento, embora possam ser necessárias várias semanas até que a cintilografia óssea demonstre aspecto inteiramente normal. Anormalidades demonstradas na RM na artrite piogênica são derrame articular com edema de tecidos moles circundantes e na medula óssea (Figura 25.24). Nos estágios mais avançados, pode haver destruição da cartilagem e do osso subcondral em consequência da osteomielite associada (Figuras 25.25 e 25.26; ver também Figura 12.40 B). Derrame articular "lamelado" demonstrado nas imagens de RM é considerado um sinal confiável de artrite séptica (ver Figura 25.25 B). Essa alteração foi descrita originalmente nesse paciente com artroplastia de joelho infectada, mas também pode ocorrer em articulações de pacientes sem história de artroplastia, mas comumente no joelho.

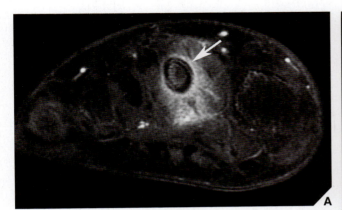

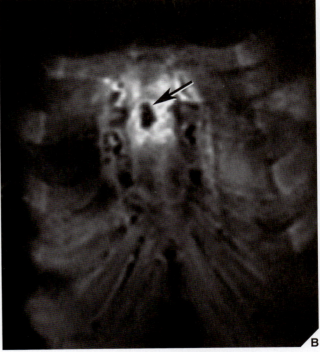

Figura 25.21 Imagens de RM de OMRC. Essa menina de 12 anos referia história de dor crônica no pé e região anterior do tórax. **A.** Imagem axial de RM ponderada em T2 com saturação de gordura do antepé demonstrou sinal alterado no segundo metatarso com reação periosteal (*seta*) e edema dos tecidos moles circundantes. **B.** Imagem coronal de RM ponderada em T1 com saturação de gordura do esterno obtida depois da injeção intravenosa de gadolínio mostrou área focal de sinal hipointenso no corpo do esterno (*seta*) circundada por edema realçado pelo contraste.

Tabela 25.1 Aspectos clínicos e radiográficos típicos das artrites infecciosas em diversos locais.

Tipo	Local	Anormalidades Principais	Técnicas/Projeções
Infecções piogênicas[a]	Articulações periféricas	Osteoporose periarticular Derrame articular Destruição do osso subcondral (nos dois lados da articulação)	Cintilografia óssea (fase inicial) Incidências convencionais do local específico afetado Aspiração e artrografia Ressonância magnética (RM)
	Coluna vertebral	Estreitamento do espaço discal Indefinição do platô vertebral Massa paraespinal Obstrução parcial ou total do fluxo intratecal do contraste Destruição do disco	Incidências anteroposterior e perfil Tomografia computadorizada (TC) e RM Mielografia Discografia e aspiração
Infecções não piogênicas Tuberculose	Articulações grandes	Acometimento monoarticular (semelhante ao da artrite reumatoide) Sequestros "que se beijam" (joelho) Alterações escleróticas do osso subcondral	Cintilografia óssea Incidências convencionais TC
	Coluna vertebral	Formação de giba Lesão osteolítica do corpo vertebral Destruição discal Massa paraespinal Abscesso de partes moles (abscesso "frio") Obstrução do fluxo intratecal de contraste	Incidências anteroposterior e de perfil Discografia e aspiração TC e RM Mielografia
Doença de Lyme	Joelho	Estreitamento do compartimento femoropatelar Alterações edematosas do coxim de gordura infrapatelar	Incidência de perfil TC e RM

[a]Nos usuários de drogas intravenosas, podem ser encontrados focos infecciosos em locais incomuns, inclusive vértebras; articulações sacroilíaca, esternoclavicular e acromioclavicular e sínfise púbica. Técnicas radiológicas usadas para avaliar infecções dessas estruturas, assim como anormalidades radiográficas principais, são as mesmas referidas para os locais mais comuns.

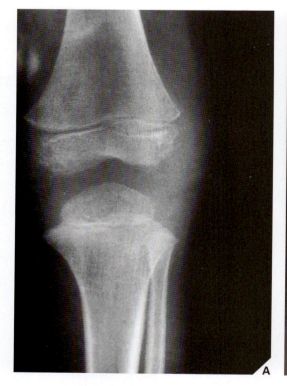 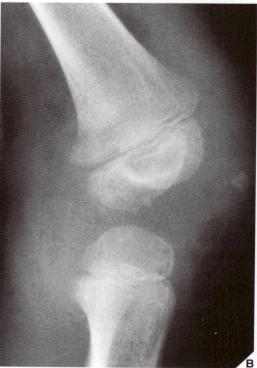

▲ **Figura 25.22 Artrite séptica.** Radiografias nas incidências anteroposterior (**A**) e perfil (**B**) do joelho esquerdo dessa criança de 4 anos demonstraram grau significativo de osteoporose periarticular e derrame articular volumoso. Observe que havia erosões pequenas da epífise distal do fêmur e preservação do espaço articular. A aspiração demonstrou disseminação hematogênica de infecção estafilocócica das vias urinárias.

Capítulo 25 Osteomielite, Artrite Infecciosa e Infecções de Tecidos Moles   **1223**

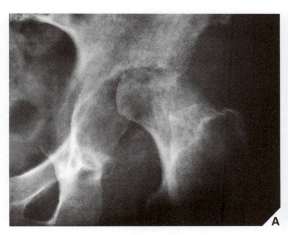
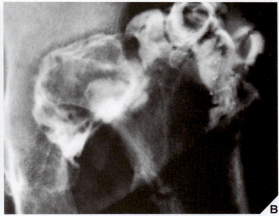

▲
Figura 25.23 Artrite séptica. Essa mulher de 64 anos havia desenvolvido infecção das vias respiratórias superiores 6 meses antes de começar a sentir dor no quadril esquerdo. **A.** Radiografia anteroposterior do quadril demonstrou destruição completa da cartilagem articular dos dois lados da articulação e erosão da cabeça do fêmur. Observe o grau significativo de osteoporose. **B.** A artrografia contrastada foi realizada principalmente para retirar líquido articular para análise bacteriológica, que isolou *S. aureus*. O contraste delineou a articulação destruída, demonstrando irregularidade sinovial compatível com sinovite crônica.

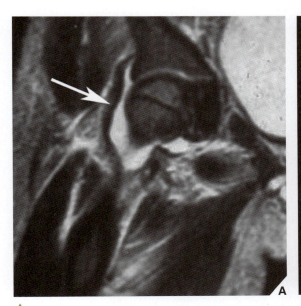
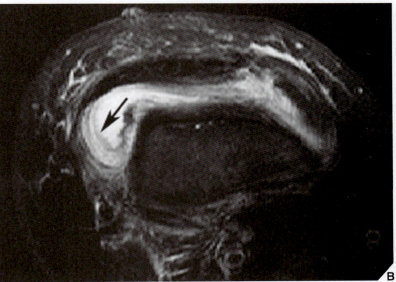

▲
Figura 25.24 Imagens de RM de artrite séptica. A. Imagem coronal de RM ponderada em T2 do quadril direito desse menino de 12 anos demonstrou derrame articular com distensão capsular (*seta*), além de edema dos músculos circundantes, sugerindo o diagnóstico de artrite séptica. Contudo, não havia sinais de osteomielite. **B.** Imagem axial de RM ponderada em T2 com supressão de gordura do joelho de outro paciente com artrite séptica confirmada mostrou derrame articular com aspecto "lamelado" (*seta*).

Complicações

Artrite infecciosa das articulações periféricas de crianças pode causar destruição da placa de crescimento e parada de crescimento subsequente (ver Figura 24.19). Além disso, a infecção pode disseminar-se ao osso adjacente e causar osteomielite. Artrite degenerativa e anquilose óssea intra-articular também são complicações possíveis.

Infecções articulares não piogênicas

Artrite tuberculosa

Manifestações clínicas

Artrite tuberculosa representa 1% de todos os casos de tuberculose extrapulmonar, embora o número de casos tenha aumentado recentemente. Os agentes etiológicos são bacilos álcool-ácido resistentes da tuberculose – *Mycobacterium tuberculosis* e *Mycobacterium bovis*. A infecção pode ser diagnosticada em todas as faixas etárias, mas é mais frequente em crianças e adultos jovens. Na maioria dos pacientes com artrite tuberculosa, há um ou mais fatores predisponentes como traumatismo, alcoolismo, abuso de drogas, injeção intra-articular de corticoides ou doença sistêmica crônica. A infecção articular geralmente é causada por invasão direta a partir de foco adjacente de osteomielite ou por disseminação hematogênica do bacilo da tuberculose. As articulações grandes que sustentam peso (inclusive quadril e joelho) são mais comumente afetadas, e lesões monoarticulares são a regra.

Manifestações radiológicas

As radiografias convencionais geralmente são suficientes para demonstrar aspectos típicos de artrite tuberculose, embora seu quadro radiográfico inicial geralmente seja indistinguível do que ocorre com artrite

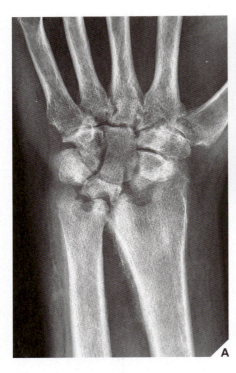
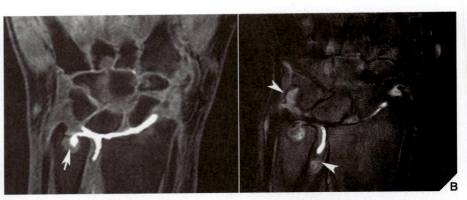

◀ **Figura 25.25 Imagens de RM de artrite séptica. A.** Radiografia dorsopalmar do punho direito desse homem de 43 anos demonstrou destruição da articulação radiocarpal e alterações erosivas do rádio e ulna distais e ossos semilunar e escafoide. Observe o envolvimento da articulação carpometacarpal. Havia reação periosteal no rádio e ulna distais e edema de tecidos moles. **B.** Imagem coronal tridimensional (3D) de RM em sequência GRE (*gradient recalled echo*) com supressão de gordura (**lado esquerdo**) e outra imagem coronal ponderada em densidade de prótons com supressão de gordura (**lado direito**) mostraram erosão da ulna distal (*seta*) com derrame articular radiocarpal, que se estendia à articulação radiulnar distal por meio de uma rotura completa da fibrocartilagem triangular. Observe sinal de intensidade intermediária a baixa na maior parte do derrame e edema brando dos tecidos moles circundantes (*pontas de seta*) – sinais compatíveis com sinovite secundária à artrite séptica.

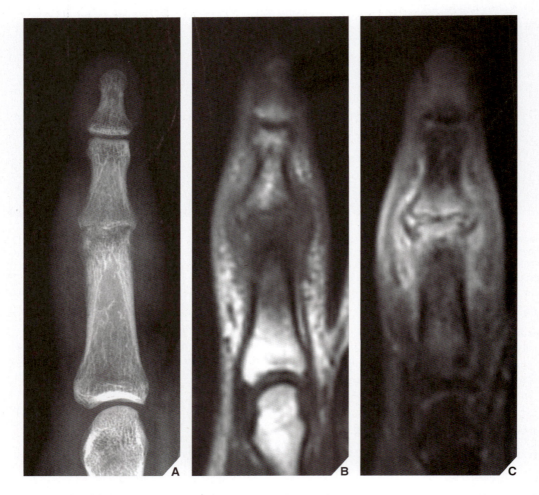

▲ **Figura 25.26 Imagens de RM de artrite séptica. A.** A radiografia do dedo indicador desse homem de 26 anos demonstrou estreitamento do espaço articular da interfalangiana proximal e edema acentuado de partes moles. Imagens coronais de RM ponderadas em T1 (**B**) e T1 com supressão de gordura (**C**) obtida depois da injeção intravenosa de gadolínio mostraram destruição da articulação, derrame articular, lesão do osso subcondral e edema difuso de partes moles.

Capítulo 25 Osteomielite, Artrite Infecciosa e Infecções de Tecidos Moles **1225**

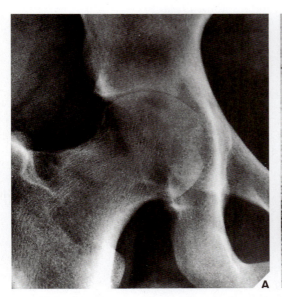
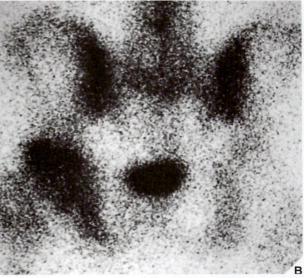

Figura 25.27 Artrite tuberculosa. Essa mulher de 29 anos com histórico de alcoolismo crônico referia dor no quadril direito. **A.** A radiografia anteroposterior do quadril demonstrou diminuição do espaço articular, principalmente na região de carga, assim como osteoporose periarticular. A cintilografia óssea com difosfonato marcado por ^{99m}Tc mostrou hipercaptação do isótopo apenas no quadril direito. A atividade aumentada nas articulações sacroilíacas é um achado normal. O diagnóstico de artrite tuberculosa foi confirmado por aspiração com agulha.

reumatoide monoarticular. Contudo, o acometimento de apenas uma articulação, conforme demonstrado à cintilografia óssea, favorece processo infeccioso (Figura 25.27). A tríade de anormalidades radiográficas (tríade de Phemister), composta de osteoporose periarticular, erosão óssea em localização periférica e diminuição progressiva do espaço articular, deve sugerir o diagnóstico certo; contudo, a TC pode ajudar a demonstrar anormalidades sutis (Figura 25.28). Ocasionalmente, focos necróticos cuneiformes – conhecidos como *sequestros "que se beijam"* – podem ser encontrados nos dois lados da articulação afetada, especialmente no joelho. Em estágio mais avançado da doença, pode haver destruição completa da articulação e alterações escleróticas nos ossos adjacentes são demonstradas comumente (Figuras 25.29 e 25.30). Anormalidades demonstradas à RM na artrite tuberculosa são correspondentes às alterações radiográficas, inclusive edema de medula óssea, derrame articular, erosões periféricas e destruição articular progressiva. O acúmulo de vários corpos intra-articulares (corpos de "arroz") é típico de artrite, tenossinovite e bursite associadas à tuberculose (Figura 25.31 A), embora também possam ser encontrados na artrite reumatoide e na condromatose sinovial. A bursite tuberculosa é rara, mas deve ser considerada no diagnóstico diferencial das bursites, especialmente quando a bursa articular afetada está acentuadamente distendida (Figura 25.31 B e C).

Patologia

Ao exame anatomopatológico, há separação da cartilagem articular afastada do osso subjacente por tecido de granulação. Com o avanço da doença, a cartilagem articular e o osso subcondral dos dois lados da articulação são totalmente destruídos. Nos estágios mais tardios da doença não tratada, frequentemente há anquilose articular. A histopatologia da artrite tuberculosa é a mesma da osteomielite tuberculosa descrita nos parágrafos anteriores.

Outras artrites infecciosas

Infecções articulares causadas por fungos (actinomicose, criptococose, coccidioidomicose (Figura 25.32), histoplasmose, esporotricose e candidíase), vírus (varíola) e espiroquetas (sífilis, bouba ou framboesia) são diagnosticadas menos comumente que artrite piogênica ou tuberculosa.

Uma doença interessante é a *artrite de Lyme*, artrite infecciosa causada pelo espiroqueta *Borrelia burgdorferi* transmitida por carrapatos *Ixodes dammini* ou outras espécies semelhantes, inclusive *Ixodes pacificus* e *Ixodes ricinus*. Em geral, a doença começa no verão com lesão cutânea típica (eritema migratório crônico) no local da picada do carrapato e sinais e sintomas gripais; dentro de algumas semanas ou meses, o paciente desenvolve artrite crônica evidenciada por erosões de cartilagem e osso. A lesão articular tem algumas semelhanças com artrite idiopática juvenil e artrite reativa. Pode haver derrame articular nos estágios iniciais da doença, e alterações edematosas típicas na bursa adiposa infrapatelar podem ser detectadas no joelho (Figura 25.33). A RM pode demonstrar dobras em formato de fitas na sinóvia hipertrofiada e frondosa e líquido sinovial na bursa adiposa infrapatelar (Figura 25.34).

Doenças parasitárias do sistema musculoesquelético causadas por infecções por nematódeos, platelmintos ou cestódeos (inclusive ancilostomíase, loíase, filariose, cisticercose ou equinococose) são relativamente incomuns no hemisfério ocidental, mas em algumas áreas endêmicas infecções parasitárias devem ser incluídas no diagnóstico diferencial de lesões localizadas em ossos e partes moles, especialmente quando aparecem anormalidades incomuns nos exames radiológicos. Uma dessas doenças – hidatidose ou doença dos cistos hidáticos, também conhecida como *equinococose* ou *doença equinocócica* – é uma infecção parasitária causada por cestódeo (*Echinococcus granulosus*), que afeta o sistema musculoesquelético em cerca de 1 a 4% de todos os casos relatados. Nos ossos, os exames de imagem demonstram lesões osteolíticas expansivas em forma de bolhas e um aspecto típico é formação de cistos em vários órgãos internos (fígado, pulmões) e tecidos moles. A RM é uma modalidade útil para demonstrar cistos hidáticos em tecidos moles (Figura 25.35).

1226 **Parte 5** Infecções

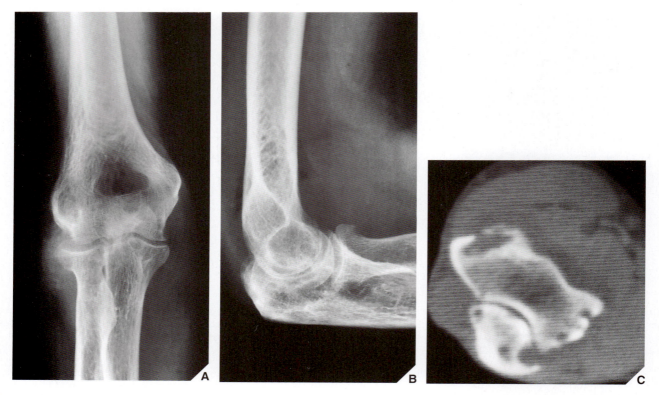

Figura 25.28 Imagem de TC de artrite tuberculosa. Esse homem indiano de 70 anos sentia dor no cotovelo esquerdo havia 4 meses. De acordo com o filho, o paciente havia sido tratado de uma doença pulmonar crônica. Radiografias nas incidências anteroposterior (**A**) e perfil (**B**) do cotovelo demonstraram derrame articular volumoso, indicado pelos sinais positivos dos coxins adiposos anterior e posterior na incidência de perfil. Erosões periarticulares pequenas não estavam evidentes nessas incidências. **C.** A imagem de TC evidenciou estreitamento dos espaço articular e erosões periféricas típicas de tuberculose.

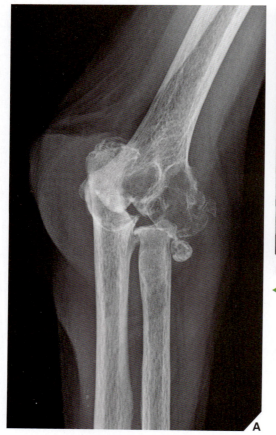

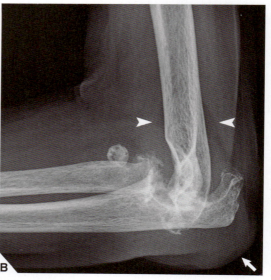

◀ **Figura 25.29 Artrite tuberculosa.** Radiografias nas incidências oblíqua externa (**A**) e perfil (**B**) do cotovelo esquerdo dessa mulher de 70 anos com tuberculose pulmonar mostraram destruição completa de todos os compartimentos da articulação do cotovelo e derrame articular volumoso evidenciado pelos sinais positivos dos coxins adiposos anterior e posterior (*pontas de seta*). A massa de tecidos moles localizada no olécrano (*seta*) era secundária à bursite.

Capítulo 25 Osteomielite, Artrite Infecciosa e Infecções de Tecidos Moles   **1227**

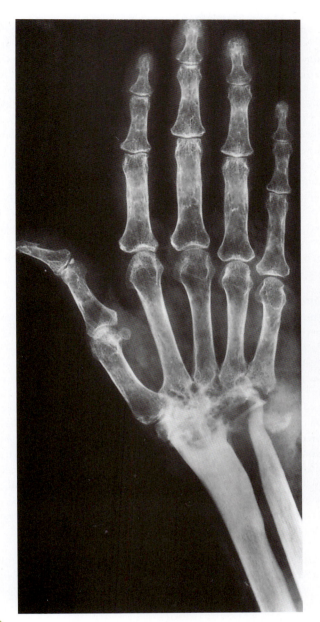

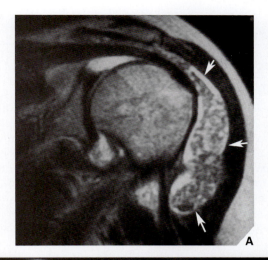

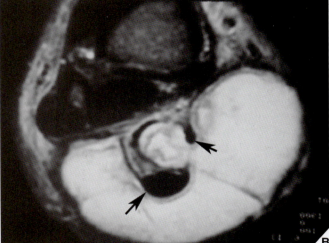

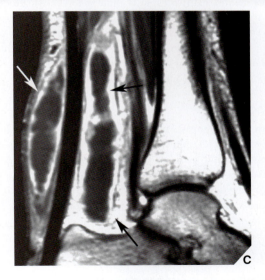

▲
Figura 25.30 Artrite tuberculosa. Radiografia posteroanterior do punho e da mão esquerda dessa mulher de 52 anos com tuberculose pulmonar demonstrou artrite avançada no carpo esquerdo. Havia destruição completa das articulações radiocarpal, mediocarpal e carpometacarpal, além de entalhes e alterações escleróticas no rádio e ulna distais. Observe que havia osteoporose distal às articulações afetadas e edema de tecidos moles.

▲
Figura 25.31 Imagem de RM de bursite tuberculosa. A. Imagem coronal de RM ponderada em T2 do ombro esquerdo de um paciente com bursite subdeltóidea por tuberculose mostra bursa distendida por líquido com múltiplos corpos riziformes (*setas*). **B.** Imagem axial de RM ponderada em T2 do tornozelo de outro paciente demonstrou distensão acentuada da bursa retrocalcânea, que circunda posteriormente os tendões do calcâneo e plantar (*setas*). **C.** Imagem sagital de RM ponderada em T1 com saturação de gordura obtida depois da injeção intravenosa de gadolínio mostrou realce da parede da bursa (*setas*). (Cortesia do Dr. Jose Marcos-Robles, Madrid, Espanha.)

Infecções da coluna vertebral

Infecções piogênicas

Manifestações clínicas e radiológicas

Agentes infecciosos podem alcançar a coluna vertebral por diversos mecanismos. Disseminação hematogênica ocorre pelas vias arterial e venosa (sistema venoso paravertebral de Batson) e microrganismos alojam-se no corpo vertebral, geralmente na região subcondral anterior. Esse foco de osteomielite pode espalhar-se para o disco intervertebral através da perfuração da placa terminal da vértebra, causando infecção do espaço discal (discite) (Figura 25.36). Infecção do espaço discal também pode ser causada diretamente por implantação de microrganismos através de punção do canal espinal, durante cirurgia vertebral ou, raramente, por disseminação a partir de foco infeccioso adjacente (p. ex., abscesso paravertebral; ver Figura 24.4). A infecção discal também pode ocorrer em crianças por via hematogênica, porque ainda há irrigação sanguínea ao disco intervertebral.

Radiograficamente, a infecção dos discos intervertebrais caracteriza-se por estreitamento do espaço discal, destruição das placas terminais das vértebras adjacentes e massa paraespinal. Embora a maioria dos casos seja evidente nas radiografias convencionais da coluna vertebral nas incidências anteroposterior e perfil (Figura 25.37), a TC (Figura 25.38) pode fornecer informações adicionais. A cintilografia óssea pode detectar infecção em estágio inicial, antes que sejam demonstradas quaisquer anormalidades nas radiografias (Figura 25.39). Em alguns casos, a discografia é realizada, mas, como ocorre com artrografia das infecções articulares, o objetivo principal é recolher amostra para exame bacteriológico. Entretanto, a artrografia com contraste pode definir a extensão da infecção discal (Figura 25.40).

Atualmente, a RM é a modalidade preferencial para diagnosticar e avaliar infecções da coluna vertebral. Anormalidades típicas como estreitamento do espaço discal, destruição do disco, espessamento dos tecidos moles paraespinais e alterações edematosas da musculatura paraespinal são mais bem evidenciadas com essa técnica (Figuras 25.43 e 25.44).

Patologia

Espécimes anatomopatológicos de coluna vertebral com infecção dos espaços intervertebrais refletem as anormalidades evidenciadas nos exames radiológicos, ou seja, irregularidade das placas terminais das vértebras e esclerose óssea. No estágio inicial da infecção, o espaço intervertebral está estreitado. Com o avanço do processo infeccioso, o disco intervertebral sofre fragmentação e é totalmente destruído, resultando em colapso vertebral e cifose.

Infecções não piogênicas

Tuberculose da coluna vertebral

Manifestações clínicas e radiológicas

A infecção da coluna vertebral pelo bacilo da tuberculose é conhecida como *espondilite tuberculosa* ou *doença de Pott*. O corpo vertebral ou o disco intervertebral pode ser afetado, e vértebras torácicas inferiores e lombares superiores são acometidas mais frequentemente. A doença representa 25 a 50% de todos os casos de tuberculose óssea. Na maioria deles, os sintomas iniciais são insidiosos e incluem dor local e manifestações sistêmicas de doença debilitante crônica. Na época da apresentação clínica inicial, os pacientes podem ter dor lombar persistente, mais tarde associada a sinais de compressão das raízes neurais e radiculopatia. Muitas vezes, os pacientes podem ter outros sintomas neurológicos, inclusive fraqueza dos membros inferiores, perda de reflexos ou mesmo paraplegia. Este último sintoma é a complicação mais grave de espondilite tuberculosa e resulta da disseminação do processo infeccioso ao espaço epidural com compressão resultante da medula espinal (ver Figura 25.46).

Anormalidades dos exames radiológicos de pacientes com tuberculose da coluna vertebral são semelhantes às que ocorrem com infecções piogênicas. Há estreitamento do espaço discal, e as placas terminais das vértebras adjacentes ao disco infectado apresentam indícios de destruição. É comum encontrar massa paraespinal (Figura 25.44). Em casos raros, o processo infeccioso pode destruir uma única vértebra ou parte dela (pedículo), sem invadir o disco intervertebral.

Patologia

Abscessos granulomatosos primários podem estar localizados no corpo vertebral em posição anterior, paradiscal ou central (Figura 25.45). Posição anterior representa cerca de 20% dos casos e provoca destruição óssea cortical abaixo do ligamento longitudinal anterior. Localização paradiscal (50% dos casos) causa destruição do disco intervertebral e, em muitos casos, o processo infeccioso espalha-se para o corpo vertebral adjacente. Em geral, a infecção também avança em direção posterior e entra no espaço subdural. Com o avanço da doença, os abscessos podem comprimir a medula espinal. Lesões centrais são responsáveis pelos casos restantes e começam na parte intermediária do corpo vertebral, mas depois se espalham e destroem totalmente essa estrutura (Figura 25.46) e discos intervertebrais adjacentes (Figura 25.47). Alterações histopatológicas encontradas na espondilite tuberculosa são semelhantes às que ocorrem com osteomielite tuberculosa descrita anteriormente.

Complicações

Tuberculose da coluna vertebral pode causar colapso parcial ou total da vértebra destruída, resultando em cifose e deformidade em giba. Disseminação da infecção aos ligamentos e tecidos moles adjacentes também é muito comum; os músculos psoas são acometidos frequentemente por infecções tuberculosas secundárias, e as lesões são descritas comumente como *abscessos frios* (Figura 25.47). Contudo, a complicação mais comum de espondilite tuberculosa é a compressão do saco dural e da medula espinal com consequente paraplegia. A mielografia (Figura 25.48) e a RM são muito úteis para diagnosticar compressão quando há suspeita dessa complicação.

Coccidioidomicose da coluna vertebral

Lesões da coluna vertebral causada por essa infecção evidenciam-se mais comumente por osteomielite vertebral, ou raramente invasão do espaço discal (espondilodiscite). No primeiro caso, os corpos vertebrais têm lesões em saca-bocado e destruição permeativa. Também há casos publicados de destruição praticamente completa da vértebra (Figura 25.49). A coccidioidomicose geralmente afeta apêndices vertebrais, e é comum encontrar disseminação aos tecidos moles paraespinais. Embora tenham sido relatados no passado, o estreitamento dos espaços discais e a deformidade em giba (comuns nos pacientes com tuberculose) não são comuns nos casos de coccidioidomicose.

Capítulo 25 Osteomielite, Artrite Infecciosa e Infecções de Tecidos Moles

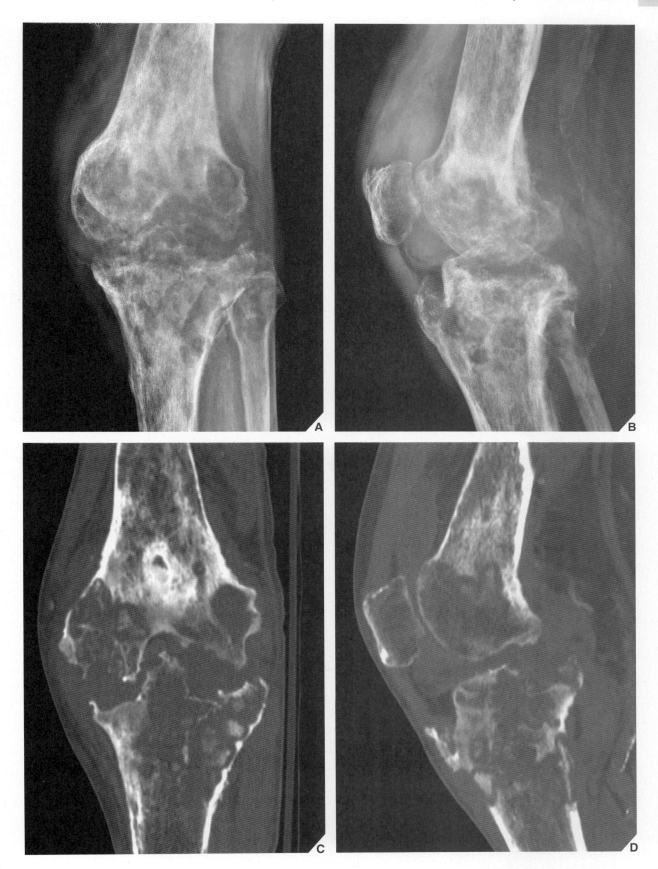

Figura 25.32 Artrite associada à coccidioidomicose. Radiografias nas incidências anteroposterior (**A**) e perfil (**B**) do joelho esquerdo desse homem de 62 anos com coccidioidomicose pulmonar demonstraram desmineralização óssea difusa, destruição da articulação e vários focos osteolíticos dentro do fêmur distal, tíbia proximal e fíbula proximal. Também havia derrame articular volumoso. Imagens de TC reformatadas nos planos coronal (**C**) e sagital (**D**) melhor caracterizaram a extensão da destruição osteoarticular.

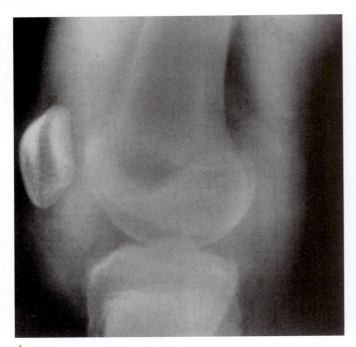

Figura 25.33 Artrite de Lyme. A radiografia de perfil do joelho direito desse menino de 13 anos com edema intermitente de partes moles e derrame no joelho há vários meses demonstrou osteoporose periarticular, derrame articular, edema de tecidos moles e áreas densas na bursa adiposa infrapatelar. (Reproduzida com autorização de Lawson JP, Rahn DW. Lyme disease and radiologic findings in Lyme arthritis. *Am J Roentgenol* 1992;158:1065-1069. Copyright © 1992 da American Roentgen Ray Society.)

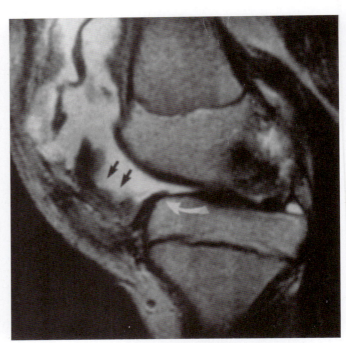

Figura 25.34 Imagem de RM de doença de Lyme. Imagem sagital de RM ponderada em T2 do joelho esquerdo desse rapaz de 17 anos com edema da articulação há 7 meses demonstrou derrame articular, que deslocava o menisco medial anteriormente (*seta curva branca*). Observe as dobras em formato de fita na sinóvia hipertrofiada e extensões frondosas de sinóvia e líquido sinovial na bursa adiposa infrapatelar (*setas escuras*). (Reproduzida com autorização de Lawson JP, Rahn DW. Lyme disease and radiologic findings in Lyme arthritis. *Am J Roentgenol* 1992;158:1065-1069. Copyright © 1992 da American Roentgen Ray Society.)

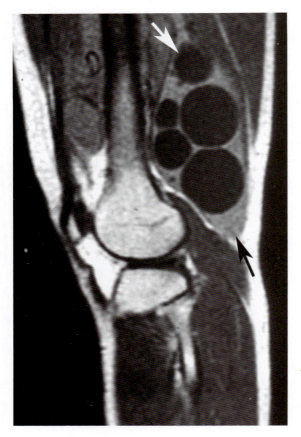

Figura 25.35 Imagem de RM de hidatidose. Imagem sagital de RM ponderada em T1 do joelho demonstrou coleção líquida volumosa na superfície posterior da coxa distal (*setas*), que continha várias coleções líquidas menores causadas por cistos hidáticos.

Capítulo 25 Osteomielite, Artrite Infecciosa e Infecções de Tecidos Moles   1231

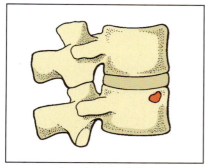
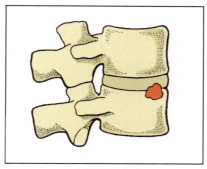
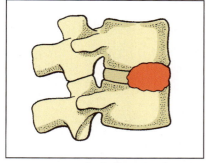
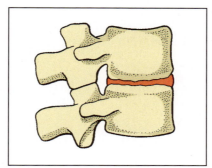
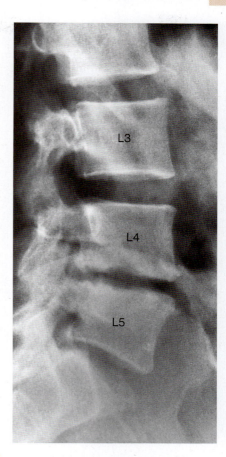

Figura 25.36 Estágios sequenciais de acometimento do corpo vertebral e disco intervertebral por processo infeccioso.

Figura 25.37 Infecção do disco intervertebral. A radiografia de perfil da coluna lombar desse homem de 32 anos demonstrou alterações radiográficas típicas de infecção discal. Havia estreitamento do espaço discal de L4-5 e a placa terminal inferior de L4 e a placa terminal superior de L5 estavam mal delineadas. Observe que as placas terminais do espaço discal de L3-4 estavam normais.

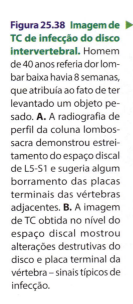

Figura 25.38 Imagem de TC de infecção do disco intervertebral. Homem de 40 anos referia dor lombar baixa havia 8 semanas, que atribuía ao fato de ter levantado um objeto pesado. **A.** A radiografia de perfil da coluna lombossacra demonstrou estreitamento do espaço discal de L5-S1 e sugeria algum borramento das placas terminais das vértebras adjacentes. **B.** A imagem de TC obtida no nível do espaço discal mostrou alterações destrutivas do disco e placa terminal da vértebra – sinais típicos de infecção.

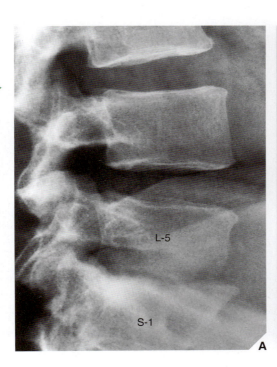
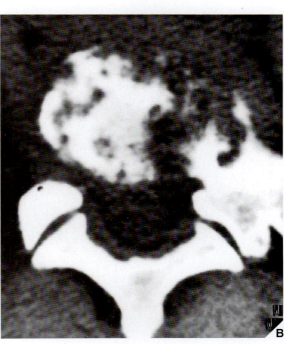

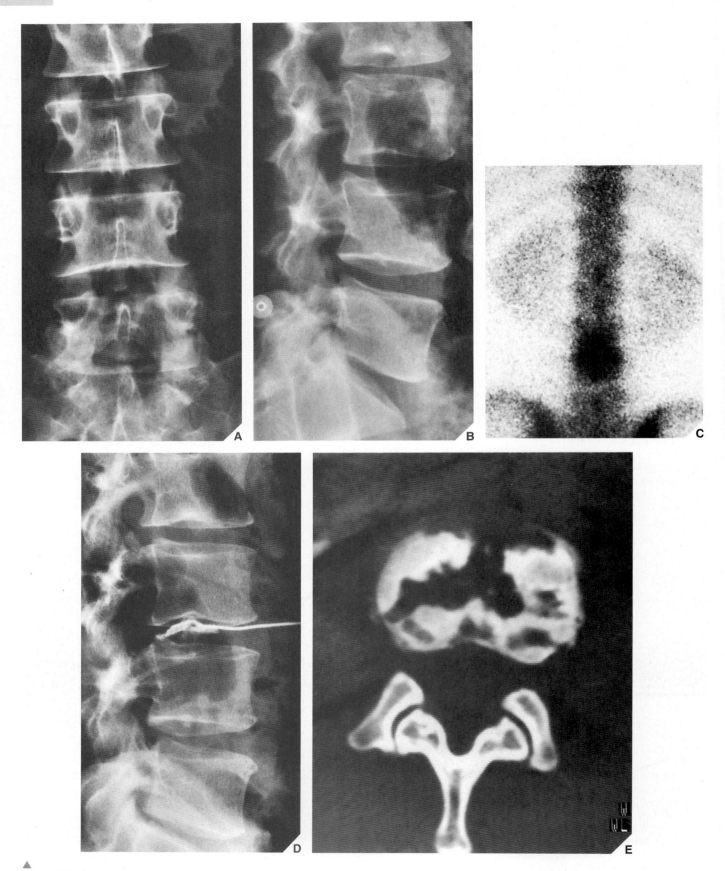

Figura 25.39 Infecção do disco intervertebral. As radiografias convencionais nas incidências anteroposterior (**A**) e perfil (**B**) da coluna lombar desse homem de 40 anos, que referia dor lombar havia 4 semanas, não mostraram anormalidades bem definidas. Contudo, a imagem de cintilografia óssea (**C**) mostrou hipercaptação do radiofármaco no nível de L3-4. Na discografia subsequente (**D**) com abordagem oblíqua, tornou-se evidente que havia destruição parcial do disco. **E.** A imagem de TC demonstrou a extensão da destruição. O exame bacteriológico do líquido aspirado isolou *Escherichia coli*.

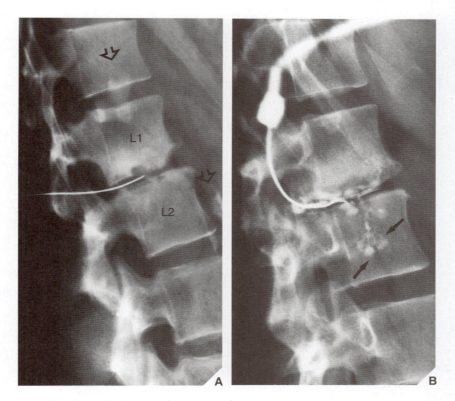

Figura 25.40 Infecção do espaço intervertebral com osteomielite vertebral. Esse usuário de drogas de 22 anos com dor lombar havia 2 meses tinha sido diagnosticado com infecção do disco intervertebral. A discografia foi realizada principalmente para recolher líquido para exame bacteriológico, que isolou *P. aeruginosa*. Antes da punção, o paciente recebeu injeção intravenosa de contraste iodado para demonstrar os rins, como precaução antes de realizar biopsia da coluna vertebral nesse nível. **A.** A radiografia de perfil da coluna lombar demonstrou estreitamento do espaço discal de L1-2 e destruição das placas terminais das vértebras adjacentes. A agulha espinal estava localizada no centro do disco. As *setas abertas* indicam os cálices contrastados do rim. **B.** A radiografia de perfil obtida durante a injeção de metrizamida mostrou passagem do contraste para dentro do corpo de L2 (*setas*), indicando existência de osteomielite vertebral.

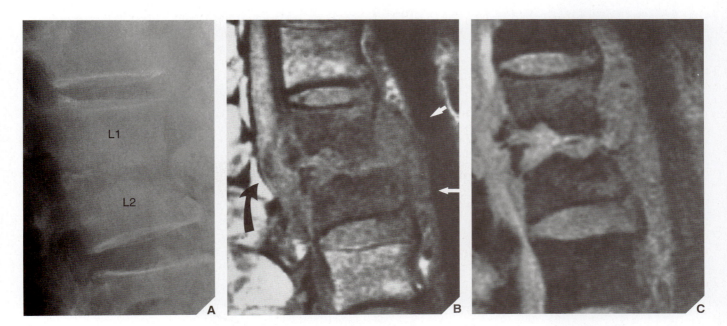

Figura 25.41 Imagens de RM de infecção do espaço discal com osteomielite vertebral. Homem de 48 anos, usuário de drogas intravenosas, desenvolveu infecção do disco intervertebral de L1-2. **A.** A radiografia de perfil demonstrou alterações clássicas de infecção discal: estreitamento do espaço intervertebral e destruição das placas terminais das vértebras. **B.** A imagem sagital de RM ponderada em T1 em sequência *spin-echo* (TR 600 ms/TE 20 ms) mostrou, além da destruição do disco, massa inflamatória volumosa que se estendia anteriormente (*setas*) e destruíra o ligamento longitudinal anterior e infiltrava os tecidos moles paraespinais. Posteriormente, a massa invadia o canal raquiano (*seta curva*). **C.** A imagem sagital de RM ponderada em T2* em sequência *gradient-echo* (MPGR, ou *multiplanar gradient recalled*) evidenciou fragmentação das faces posteriores dos corpos vertebrais adjacentes e compressão do saco dural por abscesso volumoso.

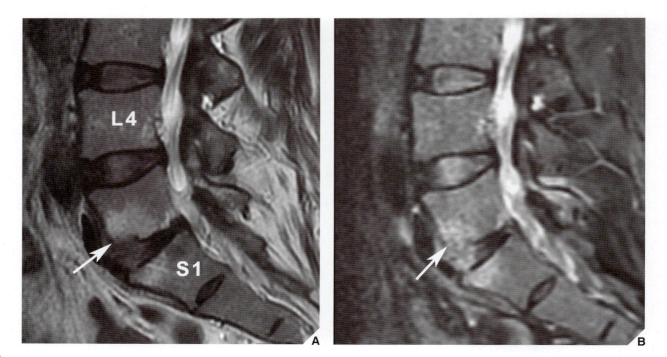

▲
Figura 25.42 Imagens de RM de infecção do espaço discal com osteomielite vertebral. Imagens de RM sagitais em T2 (**A**) e em sequência STIR (*short time inversion recovery*) (**B**) da coluna lombar desse homem de 53 anos demonstraram área focal de decorticação da placa terminal inferior de L5 (*setas*), que representava osteomielite com edema de medula óssea da face inferior do corpo da vértebra L5 e face superior do corpo vertebral de S1. Também havia edema e sinal hiperintenso na face anterior do disco intervertebral com edema discreto de tecidos moles pré-vertebrais. Contudo, não havia sinais de abscesso epidural.

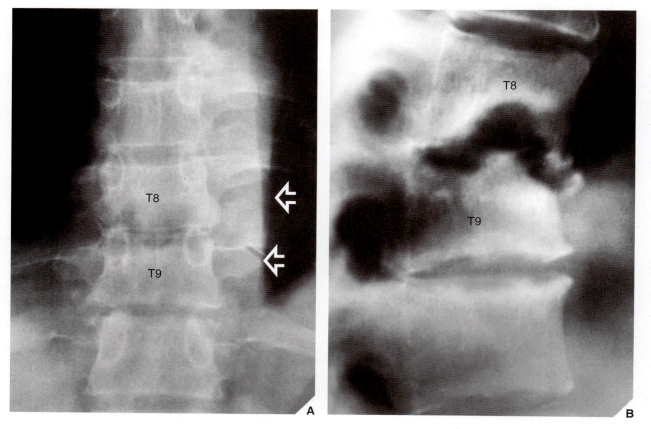

▲
Figura 25.43 Espondilite tuberculosa. A. Radiografia anteroposterior da coluna torácica desse homem de 50 anos demonstrou estreitamento do espaço discal de T8-9 associado a massa paraespinal do lado esquerdo (*setas abertas*). **B.** Essa imagem de perfil de tomografia convencional mostrou destruição do disco e erosões extensas da superfície inferior do corpo de T8 e placa terminal superior de T9.

Infecções de partes moles

Em geral, as infecções de tecidos moles (celulite) resultam da introdução direta de microrganismos por uma perfuração da pele, mas também ocorrem como complicações de doenças sistêmicas, inclusive diabetes. Os microrganismos mais comumente isolados são *S. aureus*, *Clostridium novyi* e *Clostridium perfringens*. Esses bacilos formadores de gases podem provocar acúmulos de gás nos tecidos moles, que podem ser facilmente reconhecidos como bolhas ou faixas radiotransparentes nos tecidos subcutâneos ou músculos (Figura 25.49). Em geral, essa alteração indica gangrena causada por bactérias anaeróbias. Edema de partes moles e obscurecimento dos planos fasciais e adiposos também são evidentes ao exame radiográfico convencional (Figura 25.50). A TC é esclarecedora nesse aspecto (Figuras 25.51 e 25.52) e, além disso, pode diferenciar entre celulite simples e celulite associada a uma infecção óssea (Figura 25.53).

Atualmente, a RM é o método preferencial para avaliar infecções de tecidos moles. Em especial, abscessos de partes moles, assim como envolvimento de bainhas tendíneas e músculos, são demonstrados claramente por essa modalidade de exame. Abscessos de partes moles aparecem como áreas redondas ou alongadas – mas sempre bem demarcadas – com sinal hipointenso nas imagens ponderadas em T1, que passam a ter sinal hiperintenso nas imagens ponderadas em T2 (Figura 25.54; ver também Figura 24.15). Em alguns casos, observa-se uma faixa periférica de sinal hipointenso, que representa a cápsula fibrosa ao redor do abscesso. A coleção de líquido infectado dentro da bainha de um tendão sempre tem sinal hiperintenso nas imagens ponderadas em T2 e sinal hipointenso em T1, mas isso não permite diferenciá-la de líquido não infectado.

Pacientes diabéticos têm risco alto de desenvolver abscessos de tecidos moles, artrite séptica, tenossinovite séptica e osteomielite adjacentes às úlceras de pele, mais comumente no nível dos pododáctilos, primeiro e quinto metatarsos e calcâneo. A RM é considerada modalidade preferencial para avaliar existência e extensão de infecção (Figura 25.55).

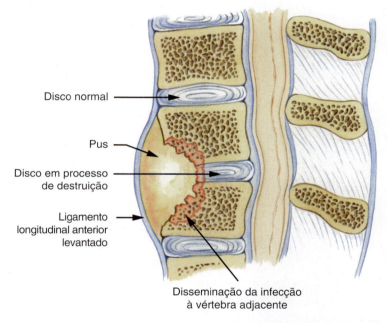

▲
Figura 25.44 Patologia da espondilite tuberculosa. Ilustração esquemática do processo de disseminação da tuberculose na coluna vertebral. (Reproduzida com autorização de Vigorita JV, Ghelmsan B, Mintz D. *Orthopaedic pathology*, 3rd ed. Philadelphia: Wolters Kluwer; 2016:262.)

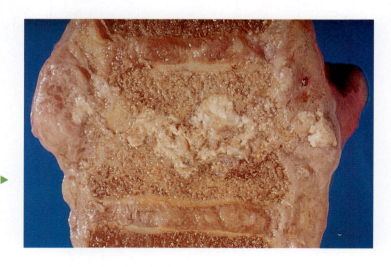

Figura 25.45 Patologia da espondilite tuberculosa. Fotografia de ▶ um corte coronal da vértebra torácica demonstrou destruição do corpo vertebral com aspecto clássico de necrose caseosa (semelhante ao queijo) amarela. (Reproduzida com autorização de Vigorita JV, Ghelmsan B, Mintz D. *Orthopaedic pathology*, 3rd ed. Philadelphia: Wolters Kluwer; 2016:265.)

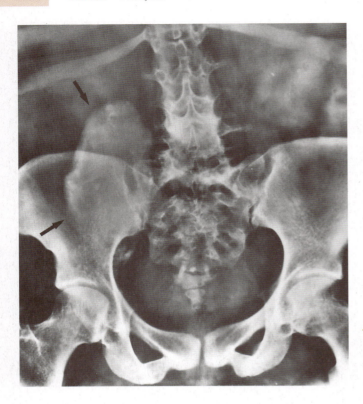

◀ **Figura 25.46 Abscesso frio de tuberculose.** A radiografia anteroposterior da pelve dessa mulher de 35 anos com tuberculose vertebral demonstrou massa radiodensa oval com calcificações irregulares sobrepostas à parte medial do ilíaco e articulação sacroilíaca direita (músculo psoas direito) (*setas*). Aspecto típico de abscesso frio.

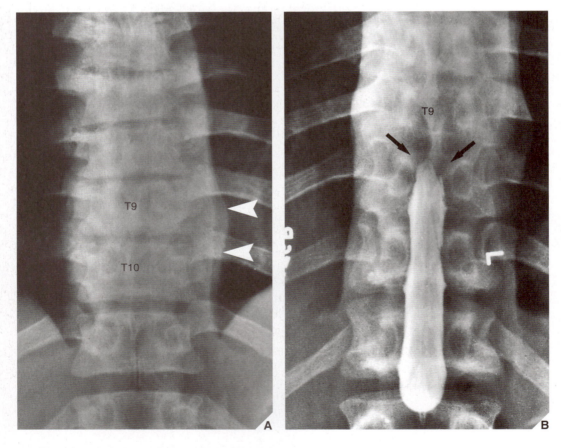

▲
Figura 25.47 Discite tuberculosa. Homem de 39 anos com história de tuberculose pulmonar apresentou sintomas neurológicos de compressão da medula espinal. **A.** Radiografia anteroposterior da coluna torácica inferior demonstrou estreitamento mínimo do disco intervertebral de T9-10 e massa paraespinal volumosa (*pontas de seta*). **B.** A imagem de mielografia mostrou obstrução completa do fluxo de contraste no espaço subaracnóideo do nível da infecção discal (*setas*).

Capítulo 25 Osteomielite, Artrite Infecciosa e Infecções de Tecidos Moles 1237

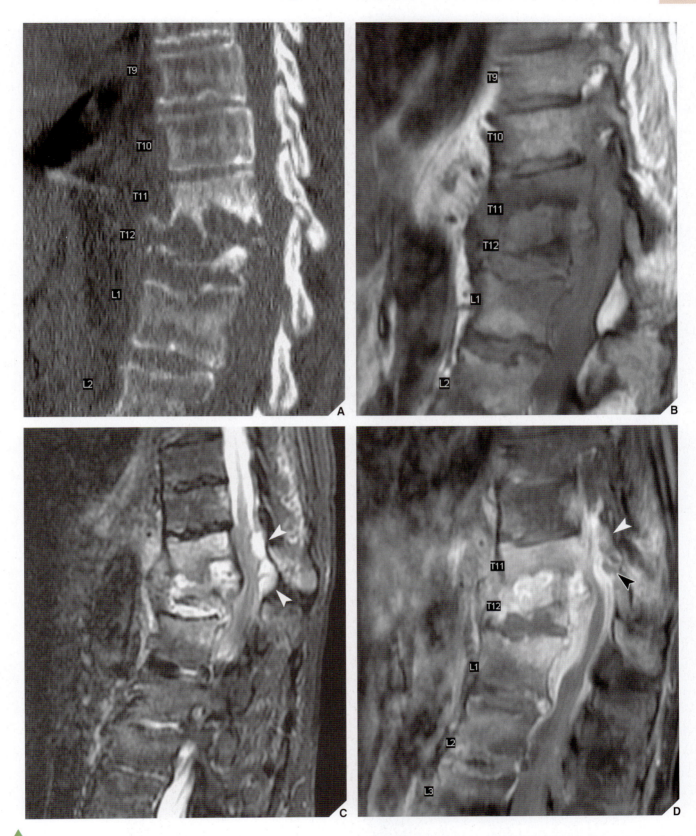

▲
Figura 25.48 Imagens de TC e RM de coccidioidomicose da coluna vertebral. A. Imagem de TC reformatada no plano sagital do segmento toracolombar da coluna dessa mulher de 66 anos com diagnóstico de coccidioidomicose pulmonar demonstrou destruição das vértebras T11, T12 e L1 com lesões localizadas nos espaços intervertebrais intervenientes. Imagens sagitais de RM ponderada em densidade de prótons (**B**), em sequência STIR (*short time inversion recovery*) (**C**) e ponderada em T1 com supressão de gordura obtida depois da injeção intravenosa de gadolínio (**D**) melhor caracterizaram o processo infeccioso. Havia espessamento epidural com abscesso bilobado dorsal comprimindo a face dorsal da medula espinal no nível de T11-12 (*pontas de seta*). Observe, também, o edema da medula espinal entre T11 e L1.

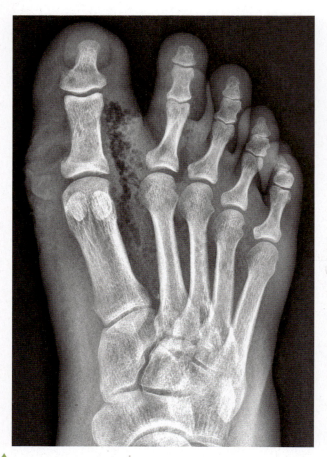

▲ **Figura 25.49 Infecção de tecidos moles.** Radiografia anteroposterior do pé esquerdo dessa mulher diabética de 34 anos demonstrou edema acentuado dos tecidos moles e da superfície medial do antepé, que estava associado à formação de bolhas de gás. As estruturas ósseas não estavam afetadas.

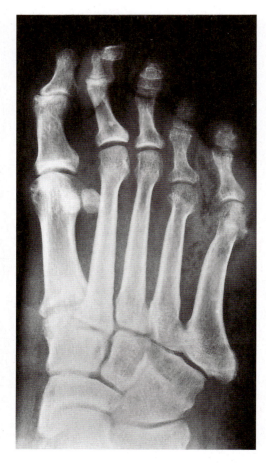

▲ **Figura 25.50 Gangrena de partes moles.** Radiografia oblíqua do pé desse homem de 59 anos com diabetes melito de longa duração demonstrou inflamação e edema acentuados de partes moles, especialmente na região do quarto e do quinto dedo do pé. Faixas radiotransparentes de gás são típicas de infecção gangrenosa.

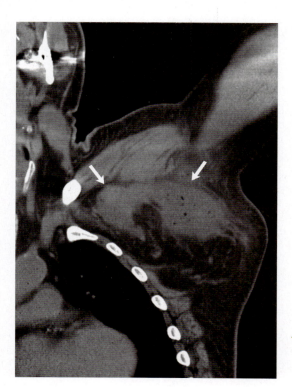

◀ **Figura 25.51 Imagem de TC de abscesso de partes moles.** Nesse homem de 72 anos, essa imagem coronal de TC demonstrou massa heterogênea volumosa em partes moles com focos de gás na axila esquerda, abaixo da parte lateral do músculo peitoral maior (*setas*).

Capítulo 25 Osteomielite, Artrite Infecciosa e Infecções de Tecidos Moles 1239

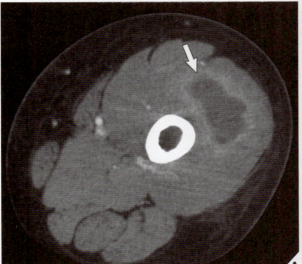
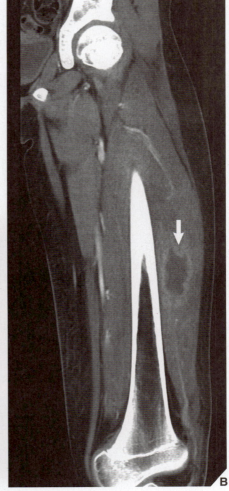

▲ **Figura 25.52 Imagens de TC de abscesso de partes moles.** Imagens de TC reformatadas nos planos axial (**A**) e coronal (**B**) da coxa esquerda dessa menina de 11 anos com septicemia demonstraram abscesso volumoso com parede espessa no músculo vasto lateral (*setas*).

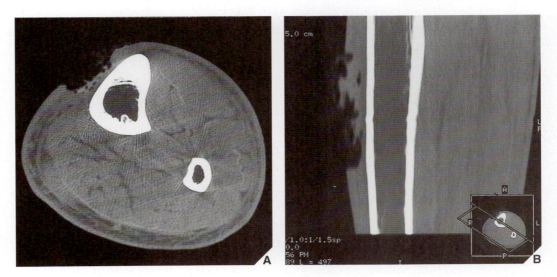

▲ **Figura 25.53 Imagens de TC de abscesso de partes moles.** Esse homem de 26 anos desenvolveu infecção na parte anterior da perna esquerda. Imagens de TC reformatadas nos planos axial (**A**) e sagital oblíquo (**B**) demonstraram abscesso e sua relação com a tíbia. Observe que o córtex não havia sido afetado.

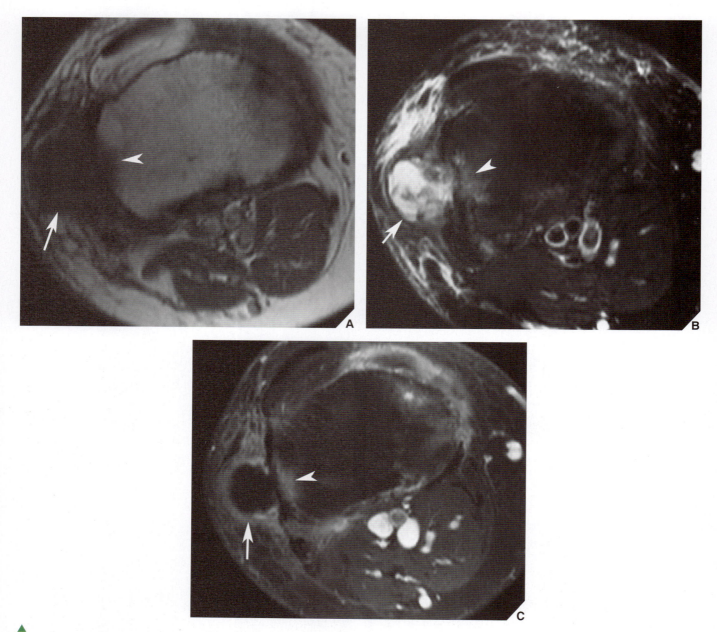

▲
Figura 25.54 Imagens de RM de abscesso de partes moles. A. Imagem axial de RM ponderada em T1 do joelho demonstrou coleção líquida com sinal hipointenso na parte lateral do joelho (*seta*) e edema reativo hipointenso da medula óssea da tíbia adjacente (*ponta de seta*). **B.** Imagem axial de RM ponderada em T2 mostrou coleção líquida com sinal hiperintenso (*seta*) e edema de partes moles adjacentes e na medula óssea (*ponta de seta*). Observe a área focal pequena de decorticação da tíbia nesse nível, indicando osteomielite. **C.** Imagem axial de RM ponderada em T1 com saturação de gordura obtida depois da injeção intravenosa de gadolínio evidenciou realce da parede do abscesso (*seta*) e edema/osteomielite da tíbia adjacente (*ponta de seta*).

Capítulo 25 Osteomielite, Artrite Infecciosa e Infecções de Tecidos Moles

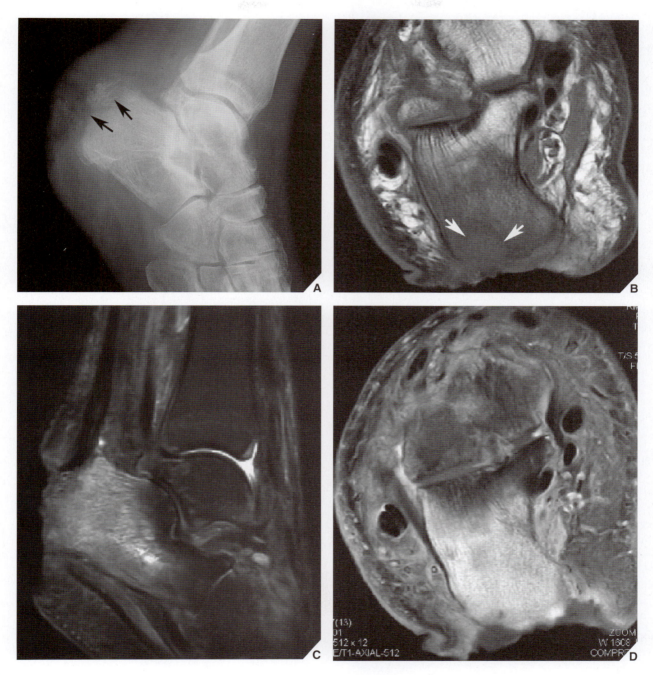

Figura 25.55 Imagens de RM de pé diabético. A. Radiografia de perfil do tornozelo demonstrou úlcera volumosa no calcâneo com decorticação do processo posterior do calcâneo (*setas*) e edema acentuado de partes moles. **B.** imagem axial de RM ponderada em T1 mostrou úlcera volumosa no calcanhar e área focal de destruição óssea no processo posterior do calcâneo (*setas*). **C.** Imagem sagital de RM em sequência STIR evidenciou edema extenso do calcâneo e úlcera volumosa. **D.** Imagem axial de RM ponderada em T1 com saturação de gordura obtida depois da injeção intravenosa de gadolínio demonstrou realce da medula óssea do calcâneo e úlcera volumosa no calcanhar.

ASPECTOS PRÁTICOS A SEREM LEMBRADOS

Osteomielite

1. Anormalidades radiológicas típicas de osteomielite são:
   - Destruição óssea cortical e medular
   - Esclerose reativa e reação periosteal
   - Presença de sequestros e invólucros.
2. Metáfise é um local típico de osteomielite nas crianças.
3. A osteomielite aguda de um osso longo frequentemente se assemelha ao sarcoma de Ewing e histiocitose de células de Langerhans. A história clínica, especialmente duração dos sintomas antes do aparecimento das alterações ósseas, geralmente ajuda a estabelecer o diagnóstico certo.
4. Em geral, a lesão metafisária destrutiva que se estende à epífise indica abscesso ósseo.
5. Clínica e radiograficamente, o abscesso de Brodie assemelha-se ao osteoma osteoide. No diagnóstico diferencial, a existência de trajeto radiotransparente entre lesão e placa de crescimento favorece processo infeccioso.
6. Com a sífilis congênita:
   - As anormalidades típicas são osteocondrite, periostite e osteíte
   - A destruição da parte medial da metáfise de um osso longo (sinal de Wimberger) é típica.

Artrite infecciosa

1. Aspectos radiográficos típicos de artrite séptica das articulações periféricas são:
   - Osteoporose periarticular, derrame articular e edema de tecidos moles (fase inicial)
   - Destruição de cartilagem e placas subcondrais dos dois lados da articulação (fase avançada).
2. Na tuberculose de articulação periférica, que geralmente se evidencia por acometimento monoarticular (muito semelhante à artrite reumatoide), a tríade de anormalidades radiográficas de Phemister é típica e inclui:
   - Osteoporose periarticular
   - Erosões ósseas periféricas
   - Estreitamento progressivo do espaço articular.
3. Artrite de Lyme tem algumas semelhanças com artrite idiopática juvenil e artrite reativa. Imagens de RM demonstram alterações edematosas típicas da bursa adiposa infrapatelar e dobras de sinóvia hipertrofiada.
4. Infecções parasitárias do sistema musculoesquelético são raras nos EUA. A RM é muito útil para demonstrar cistos hidáticos em partes moles de pacientes com equinococose.

Infecções da coluna vertebral

1. Na avaliação radiológica de infecções da coluna vertebral:
   - A cintilografia óssea pode detectar infecção discal antes do aparecimento de quaisquer sinais radiográficos
   - A discografia é um exame válido realizado principalmente para aspirar líquido para exame bacteriológico
   - A RM é a modalidade preferencial para diagnosticar e avaliar infecções da coluna vertebral.
2. Infecção piogênica da coluna vertebral é reconhecida radiograficamente por:
   - Estreitamento do espaço discal
   - Destruição das placas terminais das duas vértebras adjacentes ao disco afetado
   - massa paraespinal.
3. Sinais radiográficos típicos de infecção tuberculosa de um disco intervertebral são:
   - Estreitamento do espaço discal
   - Desaparecimento do contorno nítido das placas terminais das vértebras adjacentes.
4. Tuberculose da coluna vertebral pode:
   - Destruir discos e vértebras, causando cifose e deformidade em giba
   - Estender-se aos tecidos moles e formar abscesso frio.

Infecções dos tecidos moles

1. Celulite causada por bactérias produtoras de gás nos tecidos moles (gangrena) é reconhecida radiograficamente por:
   - Edema e inflamação de partes moles
   - Bolhas ou faixas radiotransparentes, que representam acúmulos de gás.
2. Pacientes diabéticos são particularmente suscetíveis às infecções de tecidos moles, e os pés são mais comumente acometidos.
3. A cintilografia óssea com leucócitos marcados por índio-111 ajuda a detectar e localizar a infecção, enquanto a RM é ideal para determinar extensão da infecção de partes moles.
4. A RM com contraste de gadolínio permite diferenciar abscesso de celulite ou fleimão.

LEITURAS SUGERIDAS

Abdelwahab IF, Present DA, Zwass A, et al. Tumorlike tuberculous granulomas of bone. *AJR Am J Roentgenol* 1987; 149: 1207-1208.

Alexander GH, Mansuy MM. Disseminated bone tuberculosis (so-called multiple cystic tuberculosis). *Radiology* 1950; 55: 839-842.

Allison DC, Holtom PD, Patzakis MJ, et al. Microbiology of bone and joint infections in injecting drug abusers. *Clin Orthop Relat Res* 2010; 468: 2107-2012.

Al-Shahed MS, Sharif HS, Haddad MC, et al. Imaging features of musculoskeletal brucellosis. *Radiographics* 1994; 14: 333-348.

Bayer AS, Guze LB. Fungal arthritis. Fungal arthritis. II. Coccidioidal synovitis: clinical, diagnostic, therapeutic, and prognostic considerations. *Semin Arthritis Rheum* 1979; 8: 200-211.

Behrman RE, Masci JR, Nicholas P. Cryptococcal skeletal infections: case report and review. *Rev Infect Dis* 1990; 12: 181-190.

Brodie BC. An account of some cases of chronic abscess of the tibia. *Med Chir Trans* 1832; 17: 238-239.

Brown R, Wilkinson T. Chronic recurrent multifocal osteomyelitis. *Radiology* 1988; 166: 493-496.

Bruno MS, Silverberg TN, Goldstein DH. Embolic osteomyelitis of the spine as a complication of infection of the urinary tract. *Am J Med* 1960; 29: 865-878.

Chelboun J, Sydney N. Skeletal cryptococcosis. *J Bone Joint Surg Am* 1977; 59A: 509-514.

Cremin BJ, Fisher RM. The lesions of congenital syphilis. *Br J Radiol* 1970; 43: 333-341.

Crim JR, Seeger LL. Imaging evaluation of osteomyelitis. *Crit Rev Diagn Imaging* 1994; 35: 201-256.

Dalinka MK, Greendyke WH. The spinal manifestations of coccidioidomycosis. *J Can Assoc Radiol* 1971; 22: 93-99.

Davies AM, Hughes DE, Grimer RJ. Intramedullary and extramedullary fat globules on magnetic resonance imaging as a diagnostic sign for osteomyelitis. *Eur Radiol* 2005; 15: 2194-2199.

Duncan GJ, Tooke SM. Echinococcus infestation of the biceps brachii. A case report. *Clin Orthop Relat Res* 1990;(261): 247-250.

Erdman WA, Tamburro F, Jayson HT, et al. Osteomyelitis: characteristics and pitfalls of diagnosis with MR imaging. *Radiology* 1991; 180: 533-539.

Ferguson PJ, Sandu M. Current understanding of the pathogenesis and management of chronic recurrent multifocal osteomyelitis. *Curr Rheumatol Rep* 2012; 14: 130-141.

Gilmour WM. Acute haematogenous osteomyelitis. *J Bone Joint Surg Br* 1962; 44B: 841-853.

Gold RH, Hawkins RA, Katz RD. Bacterial osteomyelitis: findings on plain radiography, CT, MR, and scintigraphy. *AJR Am J Roentgenol* 1991; 157: 365-370.

Golla A, Jansson A, Ramser J, et al. Chronic recurrent multifocal osteomyelitis (CRMO): evidence for a susceptibility gene located on chromosome 18q21.3-18q22. *Eur J Hum Genet* 2002; 10: 217-221.

Handly B, Moore M, Creutzberg G, et al. Bisphosphonate therapy for chronic recurrent multifocal osteomyelitis. *Skeletal Radiol* 2013; 42: 1741-1778.

Haygood TM, Williamson SL. Radiographic findings of extremity tuberculosis in childhood: back to the future? *Radiographics* 1994; 14: 561-570.

Hopkins KL, Li KC, Bergman G. Gadolinium-DTPA-enhanced magnetic resonance imaging of musculoskeletal infectious processes. *Skeletal Radiol* 1995; 24: 325-330.

Jain R, Sawhney S, Berry M. Computed tomography of vertebral tuberculosis: patterns of bone destruction. *Clin Radiol* 1993; 47: 196-199.

Jaovisidha S, Chen C, Ryu KN, et al. Tuberculous tenosynovitis and bursitis: imaging findings in 21 cases. *Radiology* 1996; 201: 507-513.

Kak V, Chandrasekar PH. Bone and joint infections in injection drug users. *Infect Dis Clin North Am* 2002; 16: 681-695.

Karchevsky M, Schweitzer ME, Morrison WB, et al. MRI findings of septic arthritis and associated osteomyelitis in adults. *AJR Am J Roentgenol* 2004; 182: 119-122.

Klein MJ, Bonar SF, Freemont T, et al, eds. *Atlas of nontumor pathology. Non-neoplastic diseases of bones and joints.* Washington, DC: American Registry of Pathology; 2011: 411-543.

Lawson JP, Rahn DW. Lyme disease and radiologic findings in Lyme arthritis. *AJR Am J Roentgenol* 1992; 158: 1065-1069.

Lawson JP, Steere AC. Lyme arthritis: radiologic findings. *Radiology* 1985; 154: 37-43.

Lund PJ, Chan KM, Unger EC, et al. Magnetic resonance imaging in coccidioidal arthritis. *Skeletal Radiol* 1996; 25: 661-665.

Martin J, Marco V, Zidan A, et al. Hydatid disease of the soft tissues of the lower limb: findings in three cases. *Skeletal Radiol* 1993; 22: 511-514.

May DA, Disler DG. Case 50: primary coccidioidal synovitis of the knee. *Radiology* 2002; 224: 665-668.

McGahan JP, Graves DS, Palmer PES. Coccidioidal spondylitis: usual and unusual radiographic manifestations. *Radiology* 1980; 136: 5-9.

McGahan JP, Graves DS, Palmer PES, et al. Classic and contemporary imaging of coccidioidomycosis. *AJR Am J Roentgenol* 1981; 136: 393-404.

Merkle EM, Schulte M, Vogel J, et al. Musculoskeletal involvement in cystic echinococcosis: report of eight cases and review of the literature. *AJR Am J Roentgenol* 1997; 168: 1531-1534.

Moore SL, Jones S, Lee JL. *Nocardia* osteomyelitis in the setting of previously unknown HIV infection. *Skeletal Radiol* 2005; 34: 58-60.

Phemister DB, Hatcher CM. Correlation of pathological and roentgenological findings in the diagnosis of tuberculosis arthritis. *AJR Am J Roentgenol* 1933; 29: 736-752.

Pimprikar MV, Kekatpure AL. Subdeltoid bursa tuberculosis with rice bodies formation: case report and review of literature. *J Orthop Case Rep* 2014; 4: 57-59.

Plodkowski AJ, Hayter CL, Miller TT, et al. Lamellated hyperintense synovitis: potential MR imaging sign of an infected knee arthroplasty. *Radiology* 2013; 266: 256-260.

Resnick D, Niwayama G. Osteomyelitis, septic arthritis, and soft tissue infection: mechanisms and situations. In: Resnick D, ed. *Diagnosis of bone and joint disorders,* 3rd ed. Philadelphia: WB Saunders; 1995: 2325-2418. Resnick D, Niwayama G. Osteomyelitis, septic arthritis, and soft tissue infection: organisms. In: Resnick D, ed. *Diagnosis of bone and joint disorders,* 3rd ed. Philadelphia: WB Saunders; 1995: 2448-2558.

Roderick MR, Ramanan AV. Chronic recurrent multifocal osteomyelitis. *Adv Exp Med Biol* 2013; 764: 99-107.

Schauwecker D. Osteomyelitis: diagnosis with In-111-labeled leukocytes. *Radiology* 1989; 171: 141-146.

Theodorou DJ, Theodorou SJ, Kakitsubata Y, et al. Imaging characteristics and epidemiologic features of atypical mycobacterial infections involving the musculoskeletal system. *AJR Am J Roentgenol* 2001; 176: 341-349.

Toledano TR, Fatone EA, Weis A, et al. MRI evaluation of bone marrow changes in the diabetic foot: a practical approach. *Semin Musculoskelet Radiol* 2011; 15: 257-268.

Zeppa MA, Laorr A, Greenspan A, et al. Skeletal coccidioidomycosis: imaging findings in 19 patients. *Skeletal Radiol* 1996; 25: 337-343.

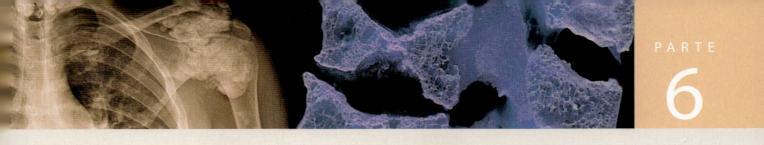

PARTE 6

DOENÇAS METABÓLICAS E ENDÓCRINAS E DISTÚRBIOS VARIADOS

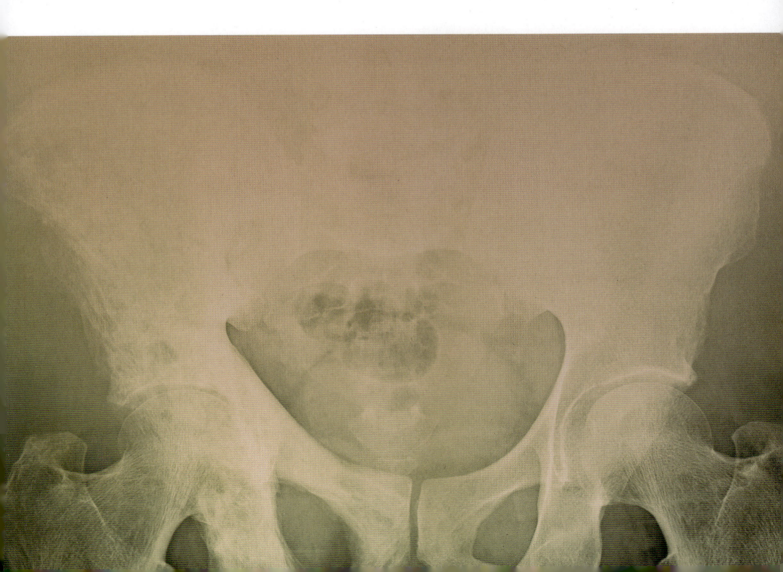

Avaliação Radiológica de Doenças Metabólicas e Endócrinas e Distúrbios Variados

Composição e formação do osso

O tecido ósseo é formado por dois tipos de material: (a) material extracelular, que inclui *matriz orgânica* ou *tecido osteoide* (fibrilas de colágeno dentro da substância basal de mucopolissacarídeo) e *componente cristalino inorgânico* (fosfato de cálcio ou hidroxiapatita); e (b) material celular constituído de *osteoblastos* (células que induzem formação óssea), *osteoclastos* (células que induzem reabsorção óssea) e *osteócitos* (células inativas).

O osso é um tecido dinâmico vivo. O osso antigo é continuamente removido e substituído por osso novo. Em condições normais, esse processo contínuo de reabsorção e formação ósseas está em equilíbrio (Figura 26.1 A) e o teor mineral dos ossos permanece relativamente constante. Entretanto, em algumas condições anormais, quando o metabolismo ósseo está alterado, esse equilíbrio pode ser perdido. Por exemplo, quando osteoblastos estão mais ativos que o normal, ou quando osteoclastos estão menos ativos, há produção de mais osso (condição conhecida como *osso em excesso*) (Figura 26.1 B). Contudo, quando osteoclastos estão normais ou hiperativos e osteoblastos estão hipoativos, há formação de menos osso ("osso insuficiente") (Figura 26.1 C). A redução generalizada de massa óssea também pode ser causada por mineralização reduzida do osteoide, embora com equilíbrio entre taxas de reabsorção e formação ósseas (Figura 26.1 D).

O crescimento e a mineralização do osso são influenciados por vários fatores, sendo os mais importantes: níveis de hormônio do crescimento produzido pela hipófise; calcitonina produzida pela tireoide; e paratormônio produzido pelas glândulas paratireoides, bem como ingestão dietética, absorção intestinal e excreção urinária de vitamina D, cálcio e fósforo.

Entretanto, é importante lembrar que a densidade óssea normal se altera com a idade, ou seja, aumenta desde a lactência até a idade de 35 a 40 anos e depois diminui progressivamente à taxa de 8% por década nas mulheres e 3% nos homens.

Avaliação das doenças endócrinas e metabólicas

A maioria das doenças endócrinas e metabólicas caracteriza-se radiograficamente por anormalidades da densidade óssea, que geralmente estão relacionadas com produção óssea aumentada, reabsorção óssea exagerada ou mineralização óssea inadequada. Ossos afetados por essas doenças parecem anormalmente radiotransparentes (osteopenia) ou radiodensos (osteosclerose) (Tabela 26.1).

Modalidades radiológicas

Modalidades radiológicas usadas mais comumente para avaliar doenças endócrinas e metabólicas são:

1. Radiografia convencional
2. Tomografia computadorizada (TC)
3. Cintilografia óssea
4. Ressonância magnética (RM)
5. Ultrassonografia (US)

Radiografia convencional

A radiografia é a técnica mais simples e amplamente utilizada para avaliar a densidade óssea, a qual pode detectar facilmente mesmo aumentos discretos de densidade óssea; contudo, as radiografias geralmente não conseguem detectar reduções da mineralização óssea geral, a menos que a redução seja de 30% no mínimo. É importante ressaltar que osso normal pode facilmente adquirir aspecto radiográfico anormal em consequência de erros técnicos, inclusive ajustes inadequados de quilovoltagem e miliamperagem. Por exemplo, exposição excessiva produz aspecto de radiotransparência óssea aumentada, enquanto exposição insuficiente aumenta artificialmente a radiodensidade óssea.

Por essas razões, a inspeção visual de uma radiografia convencional deve enfatizar menos aumentos ou reduções aparentes da densidade óssea e valorizar mais a espessura do córtex ósseo. Espessura cortical está diretamente relacionada com mineralização óssea e pode ser medida objetivamente e comparada com exames padronizados normais, ou com imagens subsequentes do mesmo paciente. A determinação da espessura cortical é realizada somando-se a largura dos dois córtices no ponto médio de determinado osso – esta soma deve ser aproximadamente a metade do diâmetro global do osso; espessura cortical também pode ser expressa como índice de massa óssea, que é calculado dividindo-se a espessura cortical combinada pelo diâmetro total do osso (Figura 26.2). O segundo ou o terceiro metatarso é comumente usado para obter essas medidas (Figura 26.3).

Fotodensitometria é outra técnica semelhante usada para avaliar densidade óssea e também usa radiografia. Essa técnica está baseada

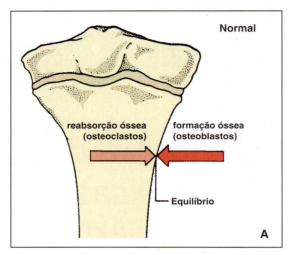
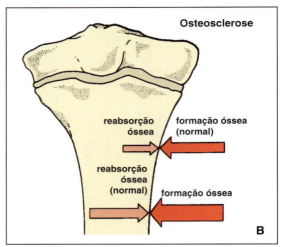
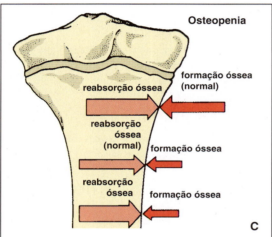
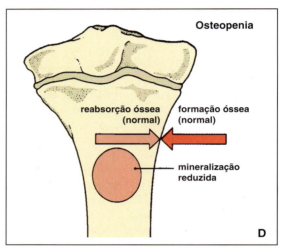

Figura 26.1 Formação e reabsorção ósseas. A. No osso normal, a relação entre reabsorção e formação ósseas está em equilíbrio. **B.** Uma condição anormal ("osso em excesso") caracteriza-se por reabsorção óssea reduzida e formação óssea normal, ou por reabsorção óssea normal e formação óssea aumentada. **C.** Outro estado anormal ("osso insuficiente") caracteriza-se por reabsorção óssea aumentada e produção óssea normal; por reabsorção óssea normal e formação óssea reduzida; ou por reabsorção óssea aumentada e formação óssea reduzida. **D.** A escassez de osso também pode ser causada por redução da mineralização óssea, embora com equilíbrio entre reabsorção e formação ósseas.

Tabela 26.1 Doenças endócrinas e metabólicas caracterizadas por anormalidades da densidade óssea.

Radiodensidade aumentada	Radiotransparência aumentada
Hiperparatireoidismo secundário	Osteoporose
Osteodistrofia renal	Osteomalacia
Hiperfosfatasia	Raquitismo
Hipercalcemia idiopática	Escorbuto
Doença de Paget	Hiperparatireoidismo primário
Osteopetrose[a]	Hipofosfatasia
Picnodisostose[a]	Hipofosfatemia
Melorreostose[a]	Acromegalia
Hipotireoidismo	Doença de Gaucher
Mastocitose	Homocistinúria
Mielofibrose	Osteogênese imperfeita[a]
Doença de Gaucher (estágio reparativo)	Fibrogênese imperfeita
Intoxicação por flúor	Síndrome de Cushing
Intoxicações por chumbo, bismuto ou fósforo	Ocronose (alcaptonúria)
Osteonecrose	Doença de Wilson (degeneração hepatolenticular)
Esclerose tuberosa	Hipogonadismo

[a]Essas doenças estão descritas na Parte 7: "Anomalias Congênitas e do Desenvolvimento".

Capítulo 26 Avaliação Radiológica de Doenças Metabólicas e Endócrinas e Distúrbios Variados   **1249**

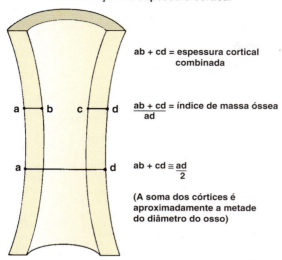

Figura 26.2 Determinação da espessura cortical. A determinação da espessura cortical está baseada na medição da cortical dos metacarpos (em geral, segundo ou terceiro). Essa medida pode ser expressa pela soma simples dos dois córtices, ou por essa soma dividida pela espessura total do osso que, neste caso, é considerada um índice de massa óssea. Normalmente, a soma dos córtices deve ser aproximadamente a metade do diâmetro geral do metacarpo.

na observação de que densidade fotográfica de um osso na radiografia é proporcional à sua massa. Por meio do uso de um fotodensitômetro, a densidade fotográfica de determinado osso pode ser comparada com a densidade de cortes cuneiformes padronizados conhecidos, possibilitando avaliação precisa do grau de densidade óssea.

O aspecto de radiotransparência óssea relativamente aumentada nas radiografias convencionais não deve ser descrito como *osteoporose*, porque essa anormalidade não é específica de osteoporose, osteomalacia ou hiperparatireoidismo. A maioria dos especialistas concorda que aumento da radiotransparência é mais bem descrito pelo termo *osteopenia* (escassez de osso). O termo *osteoporose* refere-se especificamente à redução da quantidade de tecido ósseo (matriz óssea deficiente), enquanto *osteomalacia* aplica-se à redução da quantidade de mineral da matriz (mineralização deficiente); essas duas condições caracterizam-se por aumento da radiotransparência óssea (Figura 26.4). Conforme enfatizado por Resnick, qualquer condição na qual reabsorção óssea seja maior que formação óssea acarreta osteopenia, independentemente da patogenia específica da doença. Na verdade, osteopenia difusa é uma anormalidade encontrada em pacientes com osteoporose, osteomalacia, hiperparatireoidismo, doenças neoplásicas (p. ex., mieloma) e diversos outros distúrbios.

Embora a osteopenia não seja uma anormalidade específica, as radiografias podem ajudar a detectar outros aspectos radiográficos importantes, que levam a um diagnóstico específico. Entre essas alterações estão zonas de Looser, que representam pseudofraturas ou fraturas de estresse por insuficiência, que são típicas da osteomalacia (Figura 26.5); alargamento da placa de crescimento e intensificação da metáfise, anormalidades típicas de raquitismo (Figura 26.6); reabsorção óssea subperiosteal, uma alteração patognomônica de hiperparatireoidismo (Figura 26.7); e áreas focais de destruição osteolítica e desnivelamento endosteal, que são características de mieloma múltiplo (Figura 26.8).

No passado, as radiografias ampliadas eram úteis à investigação de doenças metabólicas porque demonstravam detalhes da estrutura óssea. Hoje em dia, a ampliação digital com o PACS (sistema de arquivamento e transmissão de imagens, ou *picture archive and communication system*, em inglês), que permite exibir imagens de alta resolução no formato sem filme em estações de leitura avançada (como descrito no Capítulo 2), é mais eficiente para demonstrar reabsorção óssea subperiosteal típica de hiperparatireoidismo, ou tunelização cortical (Figura 26.9) encontrada em qualquer processo que aumente a reabsorção óssea. A tunelização cortical ocorre em estágios muito iniciais do processo patológico e pode ser detectada, mesmo quando não há outras anormalidades radiográficas.

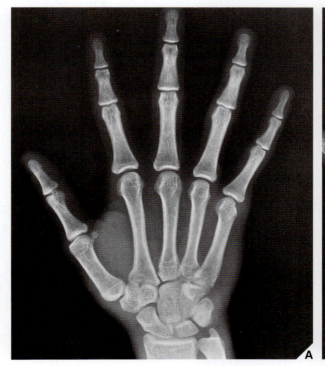
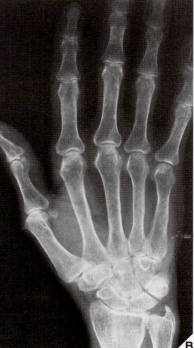

Figura 26.3 Espessura cortical da mão. Radiografias dorsopalmares da mão demonstraram espessuras normal (**A**) e anormal (**B**) da cortical do segundo e terceiro metacarpos.

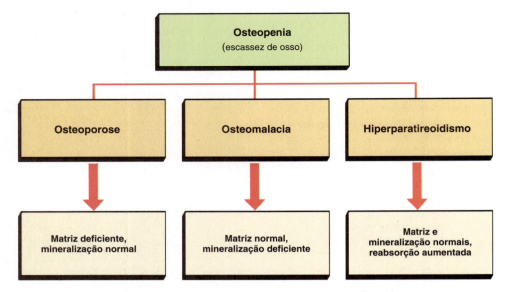

▲ **Figura 26.4 Osteopenia.** Aumento da radiotransparência óssea nas radiografias convencionais é mais bem descrito pelos termos *osteopenia* ou *rarefação óssea*, em vez de *osteoporose*; esta anormalidade é um aspecto típico não apenas de osteoporose, mas também de osteomalacia e hiperparatireoidismo, que são distúrbios clinicamente diferentes.

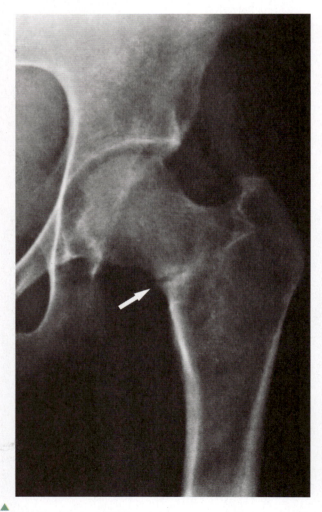

▲ **Figura 26.5 Osteomalacia.** Zona de Looser ou pseudofratura (ou talvez seja melhor falar em *fratura de estresse por insuficiência*), aqui demonstrada no colo do fêmur (*seta*), é representada por falha radiotransparente no osso cortical, que reflete acúmulo de tecido osteoide não mineralizado e é típica de osteomalacia.

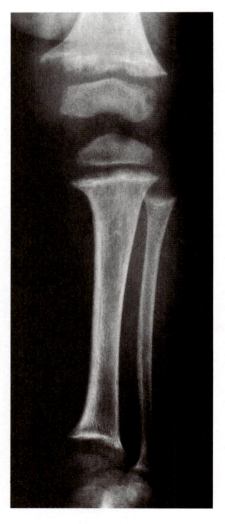

▲ **Figura 26.6 Raquitismo.** Radiografia da perna de uma criança de 2 anos e meio demonstrou alargamento típico da placa de crescimento, especialmente da zona de calcificação provisória, além de aspecto "em taça" da metáfise.

Capítulo 26 Avaliação Radiológica de Doenças Metabólicas e Endócrinas e Distúrbios Variados   1251

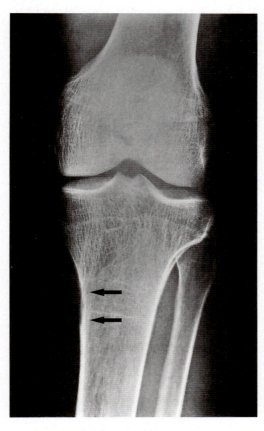

▲
Figura 26.7 Hiperparatireoidismo. Radiografia anteroposterior do joelho esquerdo dessa mulher de 42 anos com hiperparatireoidismo primário causado por hiperplasia das glândulas paratireoides demonstrou aumento de radiotransparência óssea e áreas de reabsorção óssea subperiosteal na superfície medial da tíbia proximal (*setas*) – alterações típicas dessa doença.

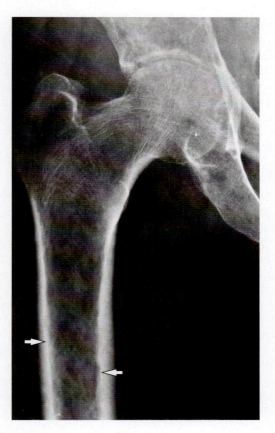

▲
Figura 26.8 Mieloma múltiplo. A radiografia do quadril dessa mulher de 58 anos demonstrou aumento de radiotransparência dos ossos. Nesse caso, também havia radiotransparências focais e entalhes endosteais (*setas*) evidentes no fêmur.

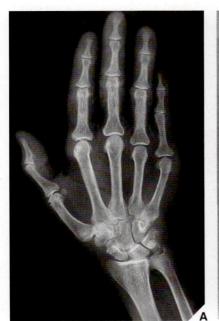
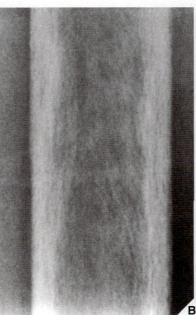
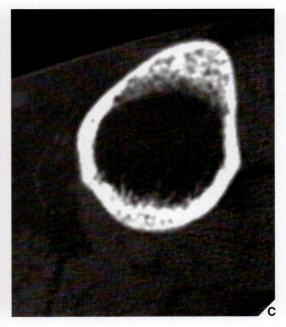

▲
Figura 26.9 Hiperparatireoidismo. A. A radiografia dorsopalmar da mão dessa mulher de 52 anos demonstrou alterações típicas dessa doença: radiotransparência óssea aumentada (osteopenia); reabsorção subperiosteal evidenciada mais claramente nas superfícies radiais das falanges médias dos dedos indicador, médio e anular; acrosteólise dos tufos dos dedos indicador e médio; desaparecimento das trabéculas ósseas; e tunelização cortical, que reflete *turnover* ósseo rápido. **B.** Essa imagem ampliada do fêmur da mesma paciente obtida da estação de PACS demonstrou detalhes finos da estrutura óssea. A tunelização da cortical foi evidenciada mais claramente. **C.** A imagem axial de TC mostrou tunelização cortical em corte transversal.

Tomografia computadorizada

No passado, a TC era usada para fazer análises quantitativas do teor mineral ósseo do esqueleto axial (TC quantitativa, ou TCQ); contudo, em razão da exposição intensa à radiação, essa técnica foi praticamente substituída pela absorciometria de raios X de energia dupla (*dual-energy x-ray absorptiometry*, ou DEXA, em inglês). Entretanto, a TC desempenha um papel importante na avaliação de fraturas associadas à osteoporose de coluna vertebral, pelve e membros inferiores (fraturas de insuficiência).

Cintilografia óssea

A cintilografia óssea é uma modalidade inespecífica, mas muito sensível para avaliar *turnover* ósseo ativo. Por tal razão, essa técnica frequentemente é útil para avaliar várias doenças metabólicas. A cintilografia óssea é especialmente valiosa na triagem de pacientes com doença de Paget para determinar distribuição das lesões e atividade da doença (Figura 26.10). Fraturas de estresse por insuficiência, que são encontradas frequentemente em pacientes com osteomalacia, podem ser demonstradas à cintilografia óssea. Nos casos de osteodistrofia renal, essa técnica pode não demonstrar imagens dos rins, confirmando que há disfunção renal. Nos pacientes com hiperparatireoidismo, a cintilografia pode detectar focos assintomáticos de tumores marrons. Na síndrome de distrofia simpática reflexa, essa modalidade de exame pode evidenciar anormalidades no osso afetado, mesmo antes que sejam demonstradas alterações sugestivas nas radiografias convencionais. Do mesmo modo, nos casos de osteoporose migratória regional, anormalidades focais podem ser detectadas à cintilografia óssea muito tempo antes que anormalidades radiográficas tornem-se evidentes.

Recentemente, a combinação de imagens de TC por emissão de fótons simples (SPECT) com sestamibi marcado com tecnécio-99m (^{99m}Tc) e imagens de TC convencional (SPECT/TC) tem conquistado aceitação ampla como técnica para localizar adenomas paratireóideos ectópicos, que causam hiperparatireoidismo primário. O uso de um equipamento híbrido de TC/SPECT, que combina câmera de SPECT com aparelho de TC na mesma unidade integrada, tem a vantagem de fornecer informações funcionais tridimensionais (3D) obtidas pela SPECT combinadas com localização anatômica precisa oferecida pela TC; desse modo, a localização pré-operatória de adenomas paratireóideos é facilitada (Figura 26.11). Experiências com tomografia por emissão de pósitrons com metionina marcada por C-11 também confirmaram a eficácia dessa técnica para localizar com precisão glândulas paratireoides anormais de pacientes com hiperparatireoidismo.

Ressonância magnética

Em alguns casos, a ressonância magnética (RM) ajuda a avaliar doenças endócrinas e metabólicas. Essa técnica pode fornecer informações importantes quanto ao estado da medula óssea nas doenças como osteoporose regional transitória (Figura 26.12), osteoporose migratória regional e síndrome de distrofia simpática reflexa (também conhecida como *síndrome de dor regional complexa, distrofia neuromuscular reflexa, síndrome de dor musculoesquelética ampliada, atrofia de Sudeck* e *causalgia*). Essa técnica pode demonstrar claramente anormalidades na medula óssea de pacientes com doença de Gaucher, principalmente infartos ósseos medulares e osteonecrose (Figura 26.13). Nos casos de osteomalacia, a RM pode delinear as chamadas *pseudofraturas* ou *zonas de Looser*. Na doença de Paget, RM é muito útil para demonstrar estágios iniciais de complicações iminentes, principalmente desenvolvimento de sarcomas no osso pagético (ver Figura 29.29).

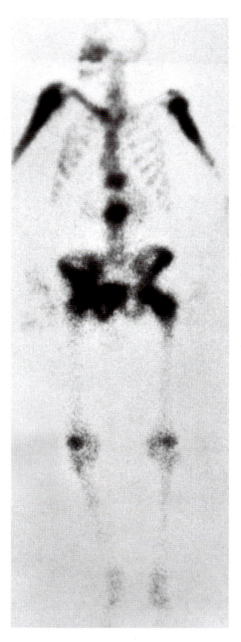

Figura 26.10 Cintilografia óssea de doença de Paget. Cintilografia óssea desse homem de 72 anos com evidências clínicas e radiográficas de doença de Paget na pelve e fêmures proximais demonstrou outros focos assintomáticos de acometimento das patelas e úmeros, assim como em várias vértebras torácicas e lombares.

Técnicas radiológicas para avaliar densidade mineral óssea

Ao longo das últimas décadas, o desenvolvimento de tecnologias não invasivas que permitem realizar determinações precisas da massa óssea revolucionou o estudo da osteoporose e dos distúrbios relacionados. A detecção e a quantificação precisas de alterações da mineralização óssea tornaram-se extremamente valiosas a diagnóstico e tratamento de doenças ósseas metabólicas. Existem várias técnicas diferentes que utilizam diversas fontes de energia para medir densidade mineral óssea, inclusive técnicas de medicina nuclear e radiográficas, TC e US.

Capítulo 26 Avaliação Radiológica de Doenças Metabólicas e Endócrinas e Distúrbios Variados **1253**

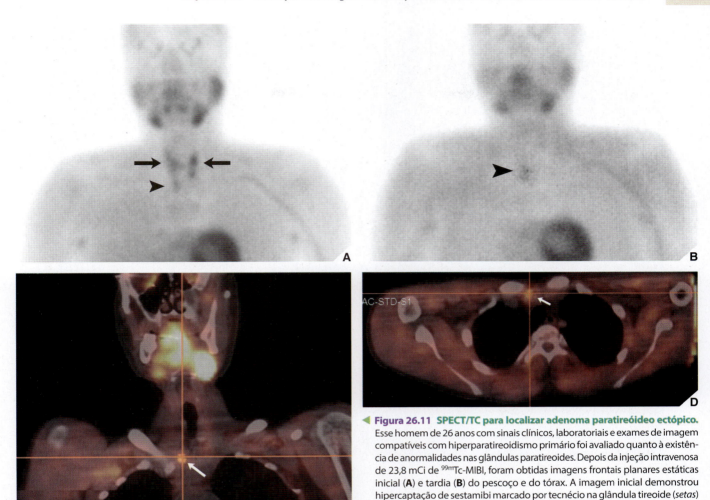

◀ **Figura 26.11 SPECT/TC para localizar adenoma paratireóideo ectópico.**
Esse homem de 26 anos com sinais clínicos, laboratoriais e exames de imagem compatíveis com hiperparatireoidismo primário foi avaliado quanto à existência de anormalidades nas glândulas paratireoides. Depois da injeção intravenosa de 23,8 mCi de ^{99m}Tc-MIBI, foram obtidas imagens frontais planares estáticas inicial (**A**) e tardia (**B**) do pescoço e do tórax. A imagem inicial demonstrou hipercaptação de sestamibi marcado por tecnécio na glândula tireoide (*setas*) e adenoma da paratireoide, que se localizava abaixo da tireoide (*ponta de seta*). A imagem tardia mostrou eliminação normal do marcador pela glândula tireoide, mas atividade persistente dentro do adenoma paratireóideo, que se encontrava em posição ectópica (*ponta de seta*). Imagens coloridas sobrepostas de SPECT/TC nos planos coronal (**C**) e axial (transversal) (**D**) evidenciaram (no cruzamento das linhas) um foco de hiperatividade compatível com a localização ectópica do adenoma paratireóideo no mediastino superior à direita (*setas*). (Cortesia do Dr. David K. Shelton, Sacramento, Califórnia.)

Técnicas de medicina nuclear e radiográficas

Diversas técnicas de medicina nuclear e radiográficas são usadas para determinar densidade mineral óssea. Elas incluem absorciometria de fóton único (*single-photon absorptiometry*, ou SPA, em inglês), absorciometria de fóton duplo (*dual-photon absorptiometry*, ou DPA, em inglês), absorciometria de raios X de energia simples (*single x-ray* absorptiometry, ou SXA, em inglês) e absorciometria de raios X de dupla energia (DEXA, em inglês). Esses métodos são usados na prática clínica para avaliar pacientes com doenças metabólicas que afetam o esqueleto, confirmar diagnóstico de osteoporose ou avaliar sua gravidade e monitorar resposta ao tratamento.

Absorciometria de fóton simples

A absorciometria de fóton simples (SPA) é usada para determinar densidade mineral de estruturas periféricas (inclusive dedo da mão ou rádio) e mede principalmente osso cortical. O exame usa uma fonte única de energia, seja iodo-125 ou amerício-241. Os inconvenientes dessa técnica incluíam a necessidade de repor isótopos decompostos e resolução espacial inadequada. Além disso, as determinações são relativamente insensíveis aos estímulos metabólicos e variações de espessura dos tecidos moles podem resultar em subestimação ou superestimação da densidade mineral óssea.

Absorciometria de fóton duplo

A absorciometria de fóton duplo (DPA) foi introduzida para superar algumas das limitações da SPA e permitir avaliação de estruturas ósseas centrais como coluna vertebral e quadril. A fonte radionuclídica é gadolínio-153, que produz fótons com dois níveis de energia (44 e 100 KeV). As imagens são obtidas com um *scanner* retilíneo de corpo inteiro. A determinação reflete ossos compactos e trabeculares no trajeto da varredura. As principais vantagens da DPA são dose baixa de radiação, precisão diagnóstica e disponibilidade de alguns focos acessíveis à medição. Uma desvantagem é seu tempo de varredura relativamente longo.

Absorciometria de raios X de energia simples

Ao contrário da SPA e da DPA, a absorciometria de raios X de energia simples (SXA) usa um sistema de raios X como fonte de fótons.

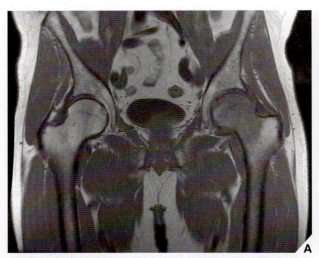
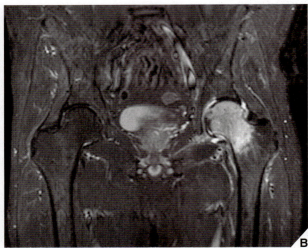
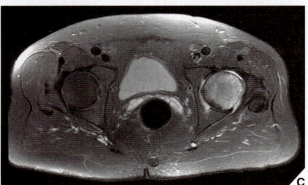

◀ **Figura 26.12 Imagens de RM de osteoporose transitória do quadril.** Homem de 50 anos referia dor no quadril esquerdo. **A.** A imagem coronal de RM ponderada em T1 demonstrou sinal hipointenso na cabeça e colo do fêmur esquerdo. **B.** Imagem coronal de RM em sequência STIR (*short time inversion recovery*) e outra imagem axial ponderada em T2 (**C**) mostraram sinal hiperintenso no mesmo local. Na maioria dos casos, edema de medula óssea regride após vários meses, mas alguns pacientes desenvolvem fraturas subcondrais pequenas na cabeça do fêmur, que frequentemente se tornam evidentes depois da regressão do edema de medula óssea.

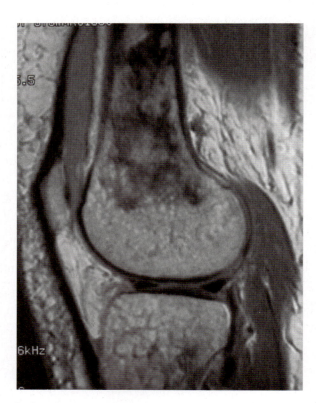

▲
Figura 26.13 Imagem de RM de doença de Gaucher. Imagem sagital de RM ponderada em T1 do joelho desse paciente jovem demonstrou padrão "bolhoso" na medula óssea do fêmur distal e tíbia proximal com áreas de sinal hipointenso heterogêneo no fêmur distal; essas alterações estavam relacionadas com infiltração da medula óssea por células de Gaucher e esclerose/infartos ósseos associados.

Essa técnica é aplicável principalmente aos ossos periféricos como rádio e calcâneo. A SXA tem as vantagens de ser portátil e custo baixo. Uma desvantagem é a necessidade de uma banheira com água para determinar as equivalências de tecidos moles.

Absorciometria de raios X de energia dupla

Hoje em dia, a absorciometria de raios X de energia dupla (DEXA) é a técnica mais eficaz disponível para medir densidade mineral óssea e usa fótons produzidos por uma fonte de energia de baixa dose. Os princípios físicos da DEXA são semelhantes aos da DPA. Entretanto, a fonte de gadolínio é substituída por uma de raios X com dois níveis de energia, que permite diferenciar entre osso e tecidos moles circundantes. Por essa razão, o equipamento gera imagem bidimensional (2D) baseada em superfície e as determinações da densidade mineral óssea podem ser calculadas e comparadas com faixas normais ajustadas pela idade cronológica (Figura 26.14). Em razão do fluxo mais alto de energia gerada por um tubo de raios X, em vez de uma fonte de isótopos, o tempo de varredura e as colimações do feixe de raios X podem ser reduzidos. A DEXA pode ser usada para avaliar coluna vertebral, quadril e corpo inteiro, permitindo que pacientes sejam classificados em normais, osteopênicos ou osteoporóticos.

Nome: NVM
ID do Paciente: 00011
Sexo: feminino
Raça: branca
Altura: 1,62 m
Peso: 73 kg
Idade: 69 anos

Médico de referência: 0554

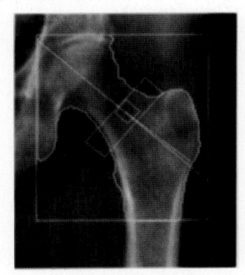

Imagem inadequada para uso diagnóstico
99 × 111

Informações do exame:
Data do exame: 19 de dezembro de 2002
Tipo de exame: quadril esquerdo
Análise: 19 de dezembro de 2002, 12:07, Versão 11.2, Quadril Esquerdo
Técnico: DAS
Modelo: QDR 4500A (S/N 45115)
Comentário: 2301

Resumo dos resultados de DEXA:

Região	Área (cm²)	CMO (g)	DMO g/cm²	Escore T	RP (%)	Escore Z	MA (%)
Colo	5,07	2,68	0,528	−2,9	62	−1,1	81
Trocant.	11,31	5,31	0,469	−2,3	67	−1,0	82
Intertrocant.	16,59	12,79	0,771	−2,1	70	−0,9	85
Total	**32,96**	**20,77**	**0,630**	**−2,6**	**67**	**−1,1**	**83**
Índice de Ward	1,15	0,38	0,335	−3,4	46	−0,9	76

VC DMO Total: 1,0%
Classificação da Organização Mundial da Saúde: osteoporose
Risco de Fratura: alto
DMO: Densidade mineral óssea

Total

Idade

Curva e escores de referência para mulheres brancas

▲
Figura 26.14 Medição da densidade mineral óssea por meio da DEXA. Havia suspeita de que essa mulher de 69 anos tivesse osteoporose em desenvolvimento. A DEXA do seu quadril esquerdo confirmou esse diagnóstico, indicando também risco alto de fratura.

Radiogrametria radiográfica auxiliada por computador digital

A radiogrametria radiográfica auxiliada por computador digital (*digital computer-assisted x-ray radiogrammetry*, ou DXR, em inglês) realiza cálculo da densidade mineral óssea por meio de uma análise textural e radiogramétrica computadorizada de três ossos metacarpos centrais. Algoritmos computadorizados envolvidos definem automaticamente as regiões de interesse em torno das partes mais estreitas dos metacarpos e, em seguida, definem os limites dos córtices interno e externo. Desse modo, o computador calcula a média da espessura cortical e a espessura cortical óssea global. A técnica de aquisição e o próprio processo de análise têm valores de reprodutibilidade altos, sugerindo que o método da DRX tenha alta precisão.

Ultrassonografia quantitativa

O exame de US está baseado em onda mecânica que vibra a uma frequência entre 20 kHz e 100 MHz. A passagem dessa onda pelo osso faz com que seus componentes cortical e trabecular vibrem em uma faixa de microescala. Desse modo, as propriedades mecânicas e físicas do osso alteram progressivamente o formato, a intensidade e a velocidade de propagação da onda que, como enfatizado por Hans *et al.*, permitem caracterizar o tecido ósseo em termos de velocidade do ultrassom (velocidade do som) e atenuação do US de banda larga. Esses parâmetros permitem determinar densidade mineral óssea, principalmente do calcâneo. Embora esse método não seja tão preciso quanto os outros explicados antes, inexistência de radiação ionizante no ultrassom, portabilidade do equipamento e sua relação de custo-benefício favorável tornam a avaliação ultrassonográfica da densidade mineral óssea uma opção interessante na triagem de pacientes suspeitos de osteoporose.

ASPECTOS PRÁTICOS A SEREM LEMBRADOS

1. Nas radiografias convencionais, o aumento de radiotransparência óssea (osteopenia) ou densidade óssea (osteosclerose) está relacionado com processos de formação e reabsorção ósseas que, em condições normais, estão em equilíbrio:
   - Quando a reabsorção óssea é maior que a formação óssea, seja em razão de aumento da atividade dos osteoclastos ou redução de atividade dos osteoblastos, ou quando não há deposição mineral suficiente na matriz, o resultado é aumento da radiotransparência do osso
   - Quando a formação óssea é maior que reabsorção óssea, seja em razão do aumento de atividade dos osteoblastos ou redução de atividade dos osteoclastos, o resultado é aumento da radiodensidade do osso
2. Em vez do termo específico *osteoporose*, utiliza-se o termo descritivo inespecífico *osteopenia* para descrever qualquer rarefação regional ou generalizada do esqueleto, que se evidencia radiograficamente por aumento da radiotransparência óssea, independentemente da patogenia específica. A razão principal dessa escolha é que, em geral, não é possível diferenciar as diversas causas de aumento da radiotransparência óssea. O termo *osteosclerose* aplica-se a qualquer aumento de densidade óssea, independentemente da causa do problema.
3. *Osteoporose* é um termo específico que define a condição na qual o tecido ósseo (matriz óssea) está reduzido, mas a mineralização da matriz orgânica está normal. *Osteomalacia* é um termo específico que define a condição na qual a mineralização do tecido osteoide é insuficiente.
4. As principais técnicas radiológicas usadas para avaliar diversos distúrbios endócrinos e metabólicos são:
   - TC
   - Cintilografia radionuclídea (cintilografia óssea)
   - RM
   - US
5. A cintilografia é uma modalidade radiológica inespecífica, mas altamente sensível para avaliar o *turnover* ósseo em diversos distúrbios metabólicos e endócrinos.
6. A SPET/TC com ^{99m}Tc é uma técnica radiológica útil para investigar adenomas paratireóideos associados ao hiperparatireoidismo primário.
7. A RM oferece informações importantes sobre as condições da medula óssea em doenças como osteoporose regional transitória, osteoporose migratória regional, osteoporose idiopática juvenil e síndrome de distrofia simpática reflexa. Essa técnica também é útil para investigar doenças de Gaucher e de Paget.
8. Há várias técnicas disponíveis para realizar determinações precisas da densidade mineral óssea, inclusive SPA, DPA, DEXA, TCQ e DXR.
9. Atualmente, a DEXA é considerada a técnica mais útil para realizar a avaliação da densidade mineral óssea, que pode ser comparada com faixas normais pareadas por idade cronológica.
10. A US quantitativa é uma técnica interessante usada para determinar densidade mineral óssea em razão da portabilidade do equipamento, razão custo-benefício favorável e inexistência de radiação ionizante.

LEITURAS SUGERIDAS

Adams JE. Single and dual energy x-ray absorptiometry. *Eur Radiol* 1997; 7 (suppl 2):S20-S31.

Baran DT, Faulkner KG, Genant HK, et al. Diagnosis and management of osteoporosis: guidelines for the utilization of bone densitometry. *Calcif Tissue Int* 1997; 61:433-440.

Cann CE. Quantitative CT for determination of bone mineral density: a review. *Radiology* 1988; 166:509-522.

Choi D, Kim D-Y, Han CS, et al. Measurements of bone mineral density in the lumbar spine and proximal femur using lunar prodigy and the new pencil-beam dual-energy x-ray absorptiometry. *Skeletal Radiol* 2010; 39:1109-1116.

Crozier F, Champsaur P, Pham T, et al. Magnetic resonance imaging in reflex sympathetic dystrophy syndrome of the foot. *Joint Bone Spine* 2003; 70:503-508.

DeMayo R, Haims AH, McRae MC, et al. Correlation of MRI-based bone marrow burden score with genotype and spleen status in Gaucher's disease. *AJR Am J Roentgenol* 2008; 191:115-123.

Dhainaut A, Hoff M, Kälvesten, et al. Long-term in-vitro precision of direct digital x-ray radiogrammetry. *Skeletal Radiol* 2011; 40:1575-1579.

Gamble CL. Osteoporosis: making the diagnosis in patients at risk for fracture. *Geriatrics* 1995; 50:24-33.

Gayed IW, Kim EE, Broussard WF, et al. The value of 99mTc-sestamibi SPECT/CT over conventional SPECT in the evaluation of parathyroid adenomas or hyperplasia. *J Nucl Med* 2005; 46:248-252.

Grampp S, Jergas M, Glüer CC, et al. Radiologic diagnosis of osteoporosis. Current methods and perspectives. *Radiol Clin North Am* 1993; 31:1133-1145.

Grampp S, Steiner E, Imhof H. Radiological diagnosis of osteoporosis. *Eur Radiol* 1997; 7 (suppl 2):S11-S19.

Guglielmi G, Schneider P, Lang TF, et al. Quantitative computed tomography at the axial and peripheral skeleton. *Eur Radiol* 1997; 7 (suppl 2):S32-S42.

Hans D, Fuerst T, Duboeuf F. Quantitative ultrasound bone measurement. *Eur Radiol* 1997; 7 (suppl 2):S43-S50.

Kanis JA, Melton LJ III, Christiansen C, et al. The diagnosis of osteoporosis. *J Bone Miner Res* 1994; 9:1137-1141.

Lai KC, Goodsitt MM, Murano R, et al. A comparison of two dual-energy x-ray absorptiometry systems for spinal bone mineral measurement. *Calcif Tissue Int* 1992; 50:203-208.

Lang P, Steiger P, Faulkner K, et al. Osteoporosis. Current techniques and recent developments in quantitative bone densitometry. *Radiol Clin North Am* 1991; 29:49-76.

Lomoschitz FM, Grampp S, Henk CB, et al. Comparison of imaging-guided and nonimaging-guided quantitative sonography of the calcaneus with dual x-ray absorptiometry of the spine and femur. *AJR Am J Roentgenol* 2003; 180:1111-1116.

Lorberboym M, Minski I, Macadziob S, et al. Incremental diagnostic value of preoperative 99mTc-MIBI SPECT in patients with a parathyroid adenoma. *J Nucl Med* 2003; 44:904-908.

Malich A, Boettcher J, Pfeil A, et al. The impact of technical conditions of x-ray imaging on reproducibility and precision of digital computer-assisted x-ray radiogrammetry (DXR). *Skeletal Radiol* 2004; 33:698-703.

Miller PD, Bonnick SL, Rosen CJ. Consensus of an international panel on the clinical utility of bone mass measurements in the detection of low bone mass in the adult population. *Calcif Tissue Int* 1996; 58:207-214.

Nelson DA, Brown EB, Flynn MJ, et al. Comparison of dual photon and dual energy x-ray bone densitometers in a clinic setting. *Skeletal Radiol* 1991; 20:591-595.

Ng P, Lenzo NP, McCarthy MC, et al. Ectopic parathyroid adenoma localised with sestamibi SPECT and image-fused computed tomography. *Med J Aust* 2003; 179:485-487.

Purz S, Kluge R, Barthel H, et al. Visualization of ectopic parathyroid adenomas. *N Engl J Med* 2013; 369:2067-2069.

Rosenberg AE. The pathology of metabolic bone disease. *Radiol Clin North Am* 1991; 29:19-36.

Roy M, Mazeh H, Chen H, et al. Incidence and localization of ectopic parathyroid adenomas in previously unexplored patients. *World J Surg* 2013; 37:102-106.

Scientific Advisory Board of the Osteoporosis Society of Canada. Clinical practice guidelines for the diagnosis and management of osteoporosis. *CMAJ* 1996; 155:1113-1133.

Staron RB, Greenspan R, Miller TT, et al. Computerized bone densitometric analysis: operator-dependent errors. *Radiology* 1999; 211:467-470.

Tatoń G, Rokita E, Wróbel A, et al. Combining areal DXA bone mineral density and vertebrae postero-anterior width improves the prediction of vertebral strength. *Skeletal Radiol* 2013; 42:1717-1725.

Weber T, Cammerer G, Schick C, et al. C-11 methionine positron emission tomography/computed tomography localizes parathyroid adenomas in primary hyperparathyroidism. *Horm Metab Res* 2010; 42:209-214.

Osteoporose, Raquitismo e Osteomalacia

Osteoporose

Osteoporose é uma doença óssea metabólica generalizada que se caracteriza por formação insuficiente ou reabsorção exagerada de matriz óssea, resultando em redução da massa óssea e deterioração da microarquitetura dos ossos. Embora haja redução da quantidade de tecido ósseo, o osso existente ainda se mantém totalmente mineralizado. Em outras palavras, o osso é quantitativamente deficiente, mas qualitativamente normal.

O osteoporose tem várias causas potenciais e, consequentemente, também há diferentes tipos de apresentação (Tabela 27.1). Nos pacientes com osteoporose, a diferenciação principal é entre os tipos *generalizado* ou *difuso* (que afeta todo o esqueleto) e *localizado* ou *regional* (um único osso ou região) (Figura 27.1). A diferenciação básica das causas possíveis é entre os tipos *congênito* e *adquirido*.

Osteoporose generalizada

Alguns aspectos radiográficos são comuns a todos os tipos de osteoporose, independentemente da causa específica. Sempre há alguma redução da espessura cortical e diminuição da quantidade e espessura de trabéculas do osso esponjoso (Figura 27.2). Essas alterações são mais proeminentes nos segmentos que não sustentam peso e não estão submetidos a estresse. As primeiras estruturas afetadas pela osteoporose, assim como as que são demonstradas mais claramente nos exames radiográficos, são regiões periarticulares nas quais o córtex é anatomicamente mais fino (Figura 27.3). Nos ossos longos, a espessura dos córtices diminui, os ossos tornam-se frágeis e há aumento da incidência clínica de fraturas, principalmente do fêmur proximal (Figura 27.4), do úmero proximal, do rádio distal e das costelas.

Além das várias técnicas radiológicas existentes para avaliar osteoporose (descritas em detalhes no Capítulo 26), existem alguns métodos simples baseados em radiografia convencional.

A análise do padrão trabecular dos ossos foi enfatizada como método eficaz para avaliar osteoporose, considerando-se que os padrões de perda de osso trabecular correlacionam-se diretamente com a gravidade crescente de osteoporose. No fêmur, essas alterações podem ser avaliadas com base nos seguintes padrões: grupo compressivo principal de trabéculas, grupo compressivo secundário de trabéculas e grupo tênsil principal de trabéculas (Figura 27.5 e Tabela 27.2). O padrão trabecular da extremidade proximal do fêmur é um indicador excelente da gravidade da osteoporose.

No estágio inicial de osteoporose, as trabéculas compressivas e tênseis são acentuadas em razão da reabsorção inicial das trabéculas orientadas aleatoriamente, por isso a radiotransparência do triângulo de Ward torna-se mais proeminente. Com a agravação da osteoporose, trabéculas tênseis são numericamente reduzidas e regridem da borda femoral medial para lateral. Quando a reabsorção trabecular aumenta, a parte externa das trabéculas tênseis principais em oposição ao trocanter maior desaparece, abrindo lateralmente o triângulo de Ward. À medida que a osteoporose torna-se mais grave, há reabsorção de todas as trabéculas, com exceção das que fazem parte do grupo compressivo principal. Nos casos de osteoporose avançada, o componente compressivo principal é o último a ser afetado, e esse processo evidencia-se por reduções de quantidade e comprimento de cada tipo de trabécula. Por fim, a parte superior do fêmur pode estar totalmente destituída de marcas trabeculares.

O esqueleto axial, especialmente a coluna vertebral, é outra área importante na qual alterações osteoporóticas são avaliadas. Isso é especialmente válido para a osteoporose associada ao envelhecimento, isto é, *osteoporose involutiva* (senescente ou pós-menopausa), na qual corpos vertebrais são especialmente vulneráveis. Inicialmente, há aumento relativo da densidade dos platôs em consequência de reabsorção do osso esponjoso, causando o que se conhece como *aspecto de caixa vazia* (Figura 27.6). Posteriormente, há redução global da densidade com desaparecimento de qualquer padrão trabecular, resultando no aspecto de "vidro fosco". Um aspecto típico de acometimento vertebral por osteoporose é a biconcavidade do corpo vertebral resultante da expansão dos discos adjacentes e depressões em forma de arco nas margens superior e inferior dos corpos vertebrais enfraquecidos (Figura 27.7). Os termos usados para descrever essa configuração observada nos casos de osteoporose grave são: *vértebra de peixe, vértebra de bacalhau, vértebra em boca de peixe, vértebra em rabo de peixe, deformidade em espinha de peixe* e *deformidade em vidro de relógio*. Os termos *vértebra de peixe, vértebra de bacalhau* e *vértebra em espinha de peixe* foram criados em razão da semelhança com as vértebras de algumas espécies de peixe. Por outro lado, o termo *vértebra em boca de peixe*, usado mais comumente, originou-se do fato de que os corpos vertebrais bicôncavos são semelhantes a bocas desses animais. Algumas vezes, esse termo também é usado para descrever depressão central desnivelada dos platôs do corpo vertebral de pacientes com doença falciforme,

Tabela 27.1 Causas de osteoporose.

Generalizada (difusa)		Localizada (regional)
Genética (congênita)	**Estados de deficiência**	**Causas variadas**
Osteogênese imperfeita	Escorbuto	**(continuação)**
Disgenesias gonadais:	Desnutrição	Imobilização (gesso)
Síndrome de	Anorexia nervosa	Desuso
Turner (XO)	Deficiência de	Dor
Síndrome de	proteína	Infecção
Klinefelter (XXY)	Alcoolismo	Síndrome da distrofia
Hipofosfatasia	Doença hepática	simpática reflexa
Homocistinúria		(atrofia de Sudeck)
Mucopolissacaridoses	**Neoplásica**	Osteoporose regional
Doença de Gaucher	Mieloma	transitória
Anemias	Leucemia	Osteoporose transitória
Síndromes falciformes	Linfoma	do quadril
Talassemia	Doença metastática	Osteoporose migratória
Hemofilia		regional
Doença de Christmas	**Induzida por fármacos**	Osteoporose juvenil
	Heparina	idiopática
Endócrina	Fenitoína	Doença de Paget (fase
Hipertireoidismo	Corticoide	"quente")
Hiperparatireoidismo		
Síndrome de Cushing	**Causas variadas**	
Acromegalia	Involutiva (senescente/	
Deficiência de estrogênio	pós-menopausa)	
Hipogonadismo	Amiloidose	
Diabetes melito	Ocronose	
Gravidez	Paraplegia	
	Baixo peso	
	Idiopática	

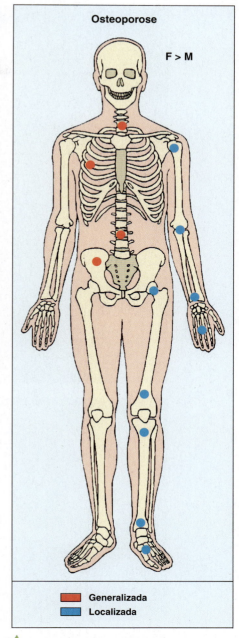

Figura 27.1 Estruturas afetadas pela osteoporose.

embora uma expressão utilizada mais comumente para descrever esse aspecto seja *deformidade em forma de H* (ver Figura 1.3). Nos estágios avançados de osteoporose, há colapso total do corpo vertebral e deformidade cuneiforme. Na coluna torácica, tal alteração determina cifose acentuada.

O exame histopatológico das vértebras osteoporóticas demonstra que há destruição seletiva das trabéculas horizontais com acentuação subsequente das trabéculas verticais. Isso também pode ser observado nos espécimes anatomopatológicos de corpos vertebrais (Figura 27.8). Outro aspecto altamente característico é a alteração do formato da vértebra, inclusive achatamento, encunhamento anterior e biconcavidade mencionada antes.

Três variantes principais de *osteoporose iatrogênica* são considerações especialmente interessantes. A *osteoporose induzida pela heparina* ocorre depois do tratamento prolongado com doses diárias altas (mais de 10.000 unidades) de heparina. Ainda não está claramente definido como esse tipo de osteoporose é iniciado e se desenvolve, embora estimulação da atividade dos osteoclastos e inibição dos osteoblastos com supressão da ossificação endocondral tenham sido implicadas como causas potenciais. Fraturas espontâneas de vértebras, costelas e colo do fêmur são detectadas nos exames radiográficos. Em alguns casos, a *osteoporose induzida por fenitoína* desenvolve-se depois do tratamento prolongado com esse fármaco. A coluna vertebral e as costelas geralmente são afetadas, e fraturas são complicações comuns.

Osteoporose induzida por corticoides, que ocorre durante a evolução da síndrome de Cushing ou como complicação iatrogênica durante tratamento com vários corticoides, caracteriza-se por redução da formação óssea e aumento da reabsorção óssea. Embora o esqueleto axial seja afetado mais comumente, o esqueleto apendicular também pode ser acometido. Na coluna vertebral, há espessamento e esclerose significativos dos platôs vertebrais, sem alteração concomitante das bordas vertebrais anteriores e posteriores.

Osteoporose associada aos processos neoplásicos está descrita no Capítulo 16.

Osteoporose localizada

Osteoporose regional transitória é o termo coletivo usado para descrever um grupo de distúrbios, que têm os seguintes elementos em comum: osteoporose que se desenvolve rapidamente e geralmente afeta estruturas periarticulares, sem qualquer causa

1260 Parte 6 Doenças Metabólicas e Endócrinas e Distúrbios Variados

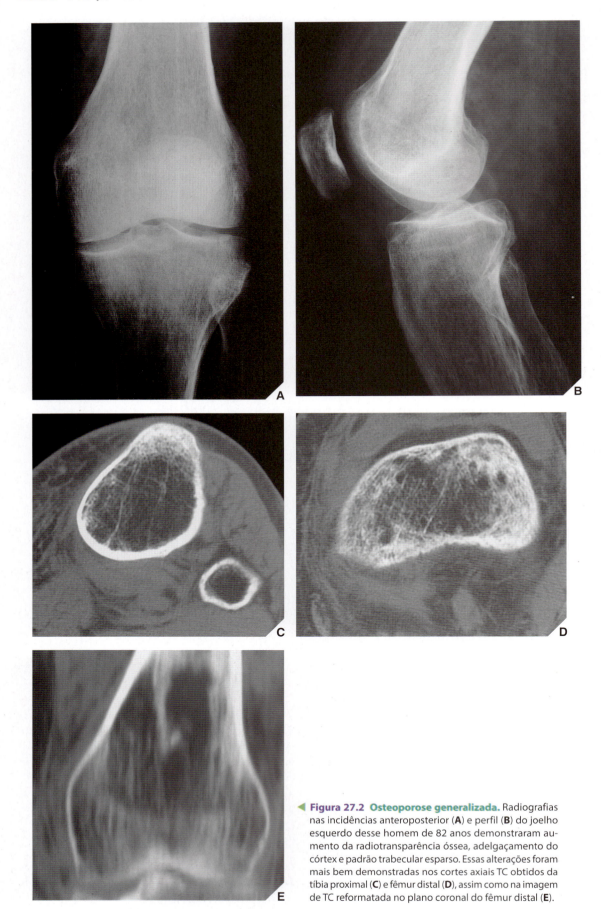

◀ **Figura 27.2 Osteoporose generalizada.** Radiografias nas incidências anteroposterior (**A**) e perfil (**B**) do joelho esquerdo desse homem de 82 anos demonstraram aumento da radiotransparência óssea, adelgaçamento do córtex e padrão trabecular esparso. Essas alterações foram mais bem demonstradas nos cortes axiais TC obtidos da tíbia proximal (**C**) e fêmur distal (**D**), assim como na imagem de TC reformatada no plano coronal do fêmur distal (**E**).

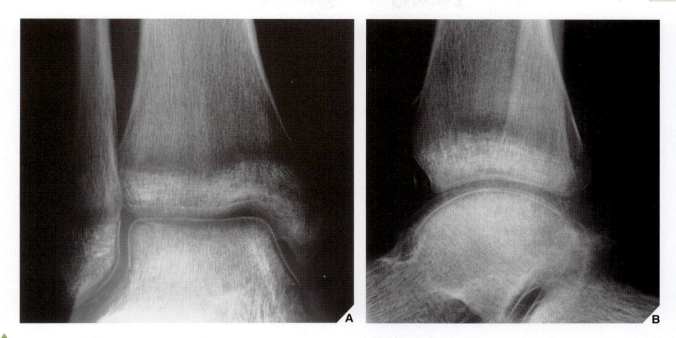

▲
Figura 27.3 Osteoporose periarticular. Radiografias nas incidências anteroposterior (**A**) e perfil (**B**) do tornozelo demonstraram padrão trabecular esparso e aumento de radiotransparência das áreas subcondrais.

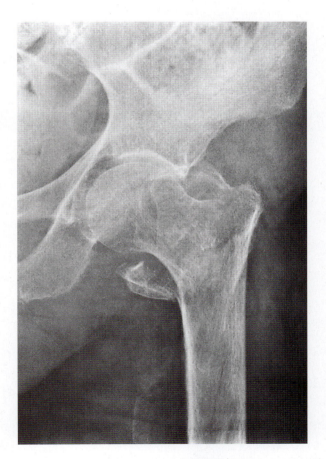

▲
Figura 27.4 Osteoporose complicada por fratura. Essa mulher de 85 anos com osteoporose pós-menopausa avançada teve fratura intertrocantérica do fêmur esquerdo, como demonstrado por essa radiografia anteroposterior. Observe que havia adelgaçamento do córtex e aumento de radiotransparência dos ossos.

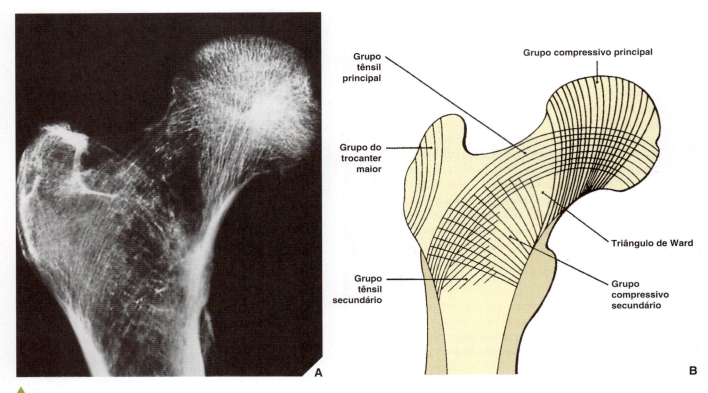

Figura 27.5 Padrões trabeculares do fêmur proximal. A. Padrão trabecular da extremidade proximal do fêmur é um indicador excelente da gravidade da osteoporose. **B.** A confluência dos grupos de trabéculas tênsil principal, compressiva principal e compressiva secundária forma uma área triangular de radiotransparência, também conhecida como triângulo de Ward. Trabéculas tênseis principais são mais importantes que trabéculas secundárias; trabéculas compressivas são mais importantes que trabéculas tênseis. Perda óssea ocorre em ordem crescente de importância.

Tabela 27.2 Cinco grupos principais de trabéculas.

1. Grupo compressivo principal
- Estende-se do córtex medial do colo femoral até a parte superior da cabeça do fêmur
- Trabéculas principais para carga
- No fêmur normal, são as mais espessas e mais firmemente compactadas
- Parecem acentuadas na osteoporose
- Últimas a desaparecer

2. Grupo compressivo secundário
- Origina-se do córtex nas proximidades do trocanter menor
- Descreve uma curvatura laterossuperior na direção do trocanter maior e parte superior do colo femoral
- Nos casos típicos, essas trabéculas são finas e amplamente separadas

3. Grupo tênsil principal
- Origina-se do córtex lateral inferior ao trocanter maior
- Estende-se medialmente em configuração de arco e termina na parte inferior da cabeça do fêmur

4. Grupo tênsil secundário
- Origina-se do córtex lateral abaixo do grupo tênsil principal
- Estende-se superior e medialmente, terminando depois de cruzar o terço médio do colo femoral

5. Grupo do trocanter maior
- Composto de trabéculas tênseis mais delicadas e mal definidas
- Origina-se lateralmente abaixo do trocanter maior
- Estende-se para cima até terminar nas proximidades da superfície superior do trocanter maior

Capítulo 27 Osteoporose, Raquitismo e Osteomalacia 1263

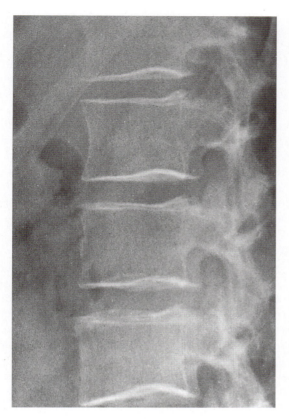

▲ **Figura 27.6 Osteoporose involutiva.** A radiografia de perfil da coluna lombar dessa mulher de 89 anos demonstrou aumento relativo de densidade dos platôs vertebrais e reabsorção das trabéculas de osso esponjoso, formando o aspecto de caixa vazia.

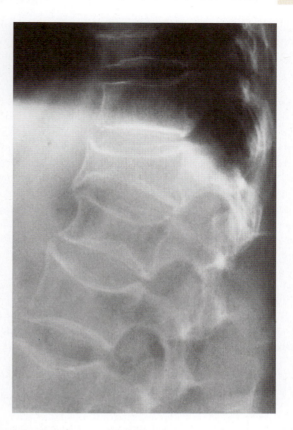

▲ **Figura 27.7 Osteoporose involutiva.** Biconcavidade (ou "vértebra de bacalhau") evidenciada na imagem de perfil da coluna toracolombar dessa mulher de 80 anos resultou de enfraquecimento dos platôs vertebrais e expansão intravertebral dos núcleos pulposos.

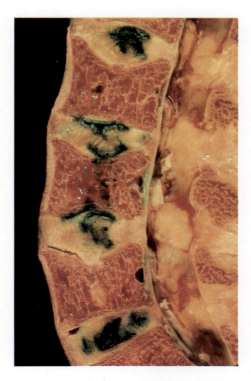

▲ **Figura 27.8 Patologia da osteoporose.** Essa fotografia de um corte sagital da coluna lombar inferior demonstrou biconcavidade dos corpos vertebrais em consequência do colapso central dos platôs vertebrais e expansão intravertebral dos discos. (Reproduzida com autorização de Vigorita JV, Ghelmsan B, Mintz D. *Orthopaedic pathology*, 3rd ed. Philadelphia: Wolters Kluwer; 2016:125.)

definida como traumatismo ou imobilização. Esse distúrbio é autolimitado e reversível e são descritos três subtipos. A *osteoporose transitória do quadril* ocorre principalmente em gestantes e homens jovens e de meia-idade. A principal manifestação radiológica desse subtipo é osteoporose localizada na cabeça e no colo do fêmur e acetábulo (ver Figura 26.12). A *osteoporose migratória regional*, que afeta joelho, tornozelo e pé, é diagnosticada principalmente em homens entre a 4ª e a 5ª década de vida. Esse distúrbio migratório caracteriza-se por dor e edema em torno das articulações afetadas, começa rapidamente e regride em cerca de 6 a 9 meses; pode haver recidiva subsequente e acometimento de outras articulações. A *osteoporose juvenil idiopática* é diagnosticada frequentemente durante ou pouco antes da puberdade e, nos casos típicos, regride espontaneamente. As anormalidades ósseas geralmente são simétricas e sua localização é justarticular. Em muitos casos, esse subtipo de osteoporose causa dor e fraturas por compressão de corpos vertebrais.

A osteoporose localizada secundária à imobilização com gesso ou causada por desuso de um membro doloroso está descrita no Capítulo 4. Atrofia de Sudeck (síndrome de distrofia simpática reflexa) também pode ocorrer como complicação de fraturas (ver Figura 4.77).

Raquitismo e osteomalacia

Enquanto a redução da massa óssea é a anormalidade principal na osteoporose, a alteração óssea essencial do raquitismo (que ocorre nas crianças) e osteomalacia (que afeta adultos) é mineralização (calcificação) anormal da matriz óssea. Quando quantidades adequadas de cálcio e fósforo não estão disponíveis, não pode haver calcificação normal do tecido osteoide.

No passado, a causa mais comum de raquitismo e osteomalacia era *ingestão deficiente* de vitamina D, que é responsável pela homeostasia do cálcio e fósforo e manutenção da mineralização óssea normal. Entretanto, hoje em dia, as causas principais são as seguintes: *absorção intestinal inadequada*, que acarreta perdas de cálcio e fósforo pelo trato gastrintestinal em pacientes com doenças gástricas, biliares ou entéricas, ou que foram submetidos à gastrectomia ou outras operações gástricas; *distúrbios dos túbulos renais* (lesões dos túbulos proximais e/ou distais frequentemente causam acidose tubular renal); e *osteodistrofia renal* secundária à insuficiência renal, que acarreta perda de cálcio pelos rins. Vários outros distúrbios associados à osteomalacia foram descritos, inclusive neurofibromatose, displasia fibrosa e doença de Wilson, mas a relação exata entre a doença de base e a osteomalacia ainda não está definida (Tabela 27.3).

Raquitismo

Raquitismo infantil

Diagnosticado principalmente em lactentes de 6 a 18 meses de vida, o raquitismo infantil caracteriza-se por desmineralização generalizada do esqueleto, que acarreta deformidades arqueadas dos ossos que sustentam peso quando os bebês começam a ficar de pé e caminhar. Lactentes com raquitismo em estágio inicial são inquietos e dormem mal. O fechamento das fontanelas é tardio. O primeiro sinal físico é o amolecimento da calota craniana (craniotabes). O crescimento da cartilagem da junção costocondral causa proeminência conhecida como *rosário raquítico*. Os níveis séricos de cálcio e fósforo são reduzidos, enquanto a concentração sérica de fosfatase alcalina é aumentada.

Aspectos radiográficos fundamentais são encontrados na metáfise e na epífise – regiões nas quais o crescimento é mais ativo – principalmente extremidades distais do rádio, ulna e fêmur, mas também extremidades proximais da tíbia e da fíbula (Figura 27.9). A mineralização deficiente da zona provisória de calcificação é refletida por alargamento da placa de crescimento e depressão e apagamento da metáfise, que parece desorganizada e irregular (Figuras 27.10 e 27.11; ver também Figura 26.6). Nos centros de ossificação secundária da epífise, também são observadas alterações semelhantes: o osso torna-se radiotransparente, e há perda de nitidez na periferia e comumente deformidades de arqueamento (Figura 27.12).

Raquitismo por resistência à vitamina D

Esse distúrbio é diagnosticado em crianças maiores (depois de 30 meses de vida), e são descritos quatro tipos diferentes. *Raquitismo clássico resistente à vitamina D* (ou hipofosfatêmico), também conhecido como *raquitismo familiar resistente à vitamina D*, é uma doença congênita transmitida como traço dominante ligado ao X. Estudos recentes sugeriram que o raquitismo hipofosfatêmico seja causado por mutação do gene *PHEX* localizado no cromossomo X. Normalmente, esse gene produz uma enzima tipo zinco-metalopeptidase. A perda de função desse gene resulta na eliminação da circulação do fator 23 de crescimento dos fibroblastos (FGF-23), que atua nos rins no sentido de aumentar a excreção de fosfato e reduzir a atividade da alfa-1-hidroxilase. Isso causa hipofosfatemia, mas os níveis séricos do cálcio são normais. Os pacientes são baixos e atarracados com

---

Tabela 27.3 Causas de raquitismo e osteomalacia.

Deficiência nutricional
Vitamina D
    Dietética
    Exposição insuficiente à luz solar
    Síntese reduzida
Cálcio
Fósforo

Distúrbios de absorção
Cirurgia gástrica
Cirurgia intestinal (*bypass*)
Doenças gástricas (obstrução)
Doenças intestinais (espru)

Distúrbios renais
Distúrbios dos túbulos renais
    Lesões dos túbulos proximais (impossibilidade de absorver fosfato inorgânico, glicose e aminoácidos)
    Lesões dos túbulos distais (acidose tubular renal)
    Lesões simultâneas dos túbulos proximais e distais
Osteodistrofia renal

Causas variadas
Associadas à:
    Doença de Wilson
    Fibrogênese imperfeita
    Displasia fibrosa
    Neurofibromatose
    Hipofosfatasia
    Neoplasia

pernas arqueadas. Calcificações e ossificações ectópicas dos esqueletos axial e apendicular, além de alterações escleróticas ocasionais, estão entre as anormalidades radiográficas típicas. O *raquitismo por deficiência de vitamina D com glicosúria* caracteriza-se por um mecanismo anormal de reabsorção de glicose e fosfato inorgânico. A *síndrome de Fanconi* (nome atribuído em homenagem ao pediatra suíço Guido Fanconi) caracteriza-se por anormalidade dos túbulos renais proximais e reabsorção deficiente de fosfato, glicose e vários aminoácidos. Manifestações clínicas dessa síndrome são hipopotassemia, hipercloremia, acidose, poliúria, polidipsia, déficit de crescimento e desenvolvimento no raquitismo hipofosfatêmico de crianças e osteomalacia nos adultos. A *síndrome de hipofosfatemia adquirida* evidencia-se no final da adolescência ou primeiros anos da vida adulta e, provavelmente, tem etiologia tóxica.

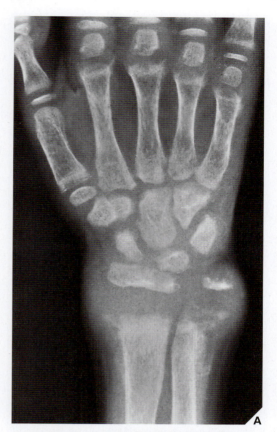

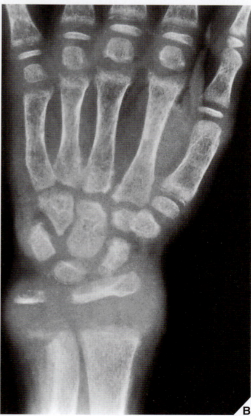

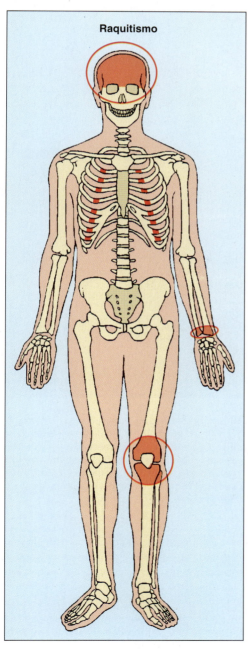

Figura 27.9 Estruturas acometidas mais comumente por raquitismo.

Figura 27.10 Raquitismo. A e **B.** Radiografia anteroposterior das mãos desse menino de 8 anos com raquitismo dietético não tratado demonstrou osteopenia, alargamento das placas de crescimento do rádio e tíbia distais e apagamento das metáfises – todas anormalidades típicas dessa doença.

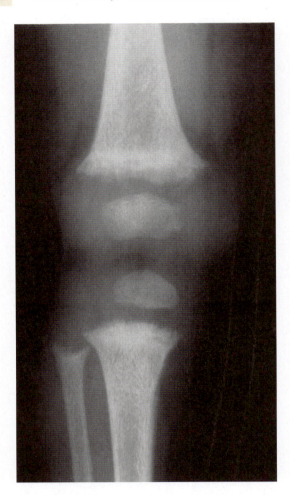

▲
Figura 27.11 Raquitismo. Radiografia anteroposterior do joelho desse menino de 4 anos demonstrou alargamento das placas de crescimento do fêmur distal e tíbia proximal secundário à mineralização deficiente da zona provisória de calcificação. Observe que também havia depressão e apagamento das metáfises.

Em todos os quatro tipos de raquitismo resistente à vitamina D, anormalidades radiográficas são semelhantes às do raquitismo infantil. Contudo, o arqueamento das pernas e o encurtamento dos ossos longos são mais acentuados e, em alguns casos, os ossos parecem escleróticos (Figura 27.13).

Osteomalacia

A osteomalacia tem o mesmo mecanismo patogênico do raquitismo, mas ocorre apenas após o término do crescimento ósseo. Por essa razão, o termo aplica-se às anormalidades de ossos corticais e trabeculares dos esqueletos axial e apendicular. Na maioria dos casos, a osteomalacia é causada por absorção anormal de vitamina D (lipossolúvel) no trato gastrintestinal em consequência de uma síndrome de má absorção. Também pode ser causada por disfunção dos túbulos renais proximais, que acarreta a chamada *osteomalacia renal*. A apresentação clínica mais comum dessa doença é de dor óssea e fraqueza muscular.

Histologicamente, a osteomalacia caracteriza-se por quantidades excessivas de matriz óssea (osteoide) inadequadamente mineralizada recobrindo superfícies das trabéculas de osso esponjoso e revestindo canais haversianos do córtex.

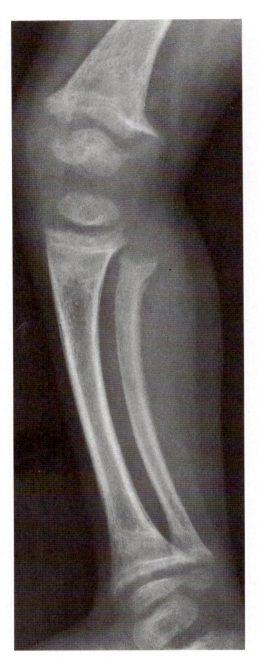

▲
Figura 27.12 Raquitismo. Radiografia de perfil da perna dessa menina de 3 anos com raquitismo por deficiência de vitamina D demonstrou radiotransparência óssea aumentada, alargamento das placas de crescimento, depressão e apagamento das metáfises e borramento do contorno externo dos centros de ossificação secundária – todas anormalidades radiográficas típicas dessa doença. Observe que também havia arqueamento da tíbia e fíbula, que é um sinal frequente de raquitismo.

Ao exame radiográfico, a osteomalacia evidencia-se por osteopenia generalizada com várias linhas radiotransparentes bilaterais e geralmente simétricas no córtex perpendicular ao eixo longitudinal do osso; tais linhas são conhecidas como *pseudofraturas* ou *zonas de Looser* (Figura 27.14; ver também Figura 26.5). Essas falhas – que representam fraturas de estresse por insuficiência cortical preenchidas por calo anormalmente mineralizado, osteoide e tecido fibroso – são comuns ao longo das bordas axilares das escápulas, borda interna do colo femoral, superfície dorsal proximal da ulna, costelas

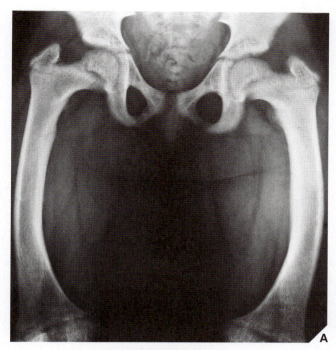
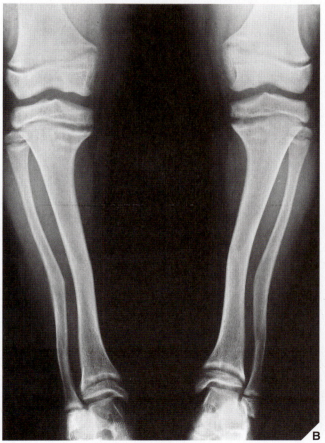

▲ **Figura 27.13 Raquitismo por resistência à vitamina D. A.** Radiografia anteroposterior dos fêmures dessa menina de 9 anos com raquitismo por resistência à vitamina D (hipofosfatêmico) demonstrou arqueamento lateral e encurtamento dos dois ossos. Também havia evidência de alterações escleróticas, que são encontradas ocasionalmente nessa doença. **B.** A radiografia dos joelhos e das pernas da mesma paciente mostrou deformidade com arqueamento das tíbias e fíbulas, além de alargamento e deformidade das placas de crescimento em torno dos joelhos e tornozelos.

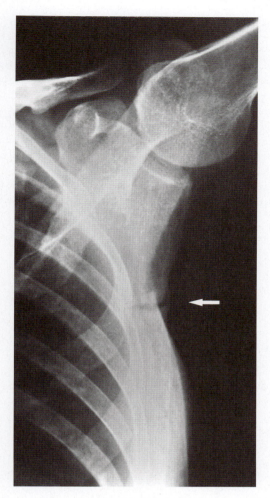

▲ **Figura 27.14 Osteomalacia.** A radiografia anteroposterior do ombro esquerdo dessa mulher de 25 anos com osteomalacia causada por síndrome de má absorção demonstrou fenda radiotransparente perpendicular ao córtex da escápula (*seta*). Essas falhas, conhecidas como *pseudofraturas* (*zonas de Looser*), são praticamente patognomônicas de osteomalacia (ver também Figura 26.5).

e ramos púbico e isquiático (Figura 27.15). A condição descrita por Milkman e conhecida como *síndrome de Milkman* é um tipo brando de osteomalacia, no qual pseudofraturas são especialmente numerosas.

Um tipo interessante de osteomalacia é *osteomalacia oncogênica* (também conhecida como *osteomalacia induzida por tumor* [OIT]), uma síndrome paraneoplásica que se caracteriza por hipofosfatemia, hiperfosfatúria e níveis plasmáticos baixos de 1,25-di-hidroxivitamina D (1,25 $[OH]_2D$); essa síndrome é causada por tumores e lesões pseudotumorais de ossos e tecidos moles. Os tumores frequentemente responsáveis por essa síndrome são lesões vasculares benignas de crescimento lento (p. ex., hemangioma ou hemangiopericitoma), lesões semelhantes a osteoblastoma, lesões semelhantes a fibroma não ossificante e, muito raramente, algumas neoplasias malignas. Alguns autores sugeriram que, como na hipofosfatemia ligada ao X, as mutações do FGF-23 sejam a causa da OIT. Os tumores que causam essa síndrome secretam quantidades excessivas de fosfatonina, que reduz a reabsorção de fosfato e causa hipofosfatemia e níveis baixos de 1,25-di-hidroxivitamina D. As manifestações clínicas são fraqueza muscular, dor óssea e, ocasionalmente, fraturas. Essa doença regride quando a lesão desencadeante é retirada.

Osteodistrofia renal

Osteodistrofia renal (também conhecida como *osteopatia urêmica*) é uma reação óssea à doença renal crônica e, em geral, está associada à insuficiência renal crônica causada por glomerulonefrite ou pielonefrite. Essa condição é diagnosticada nos pacientes em diálise ou que fizeram transplante renal.

Dois mecanismos principais que atuam simultaneamente, embora com gravidade e proporção variáveis, são responsáveis pelas anormalidades ósseas associadas à osteodistrofia renal: hiperparatireoidismo secundário e metabolismo anormal de vitamina D. Hiperparatireoidismo secundário é causado por retenção de fosfato e causa redução do nível sérico do cálcio que, por sua vez, estimula secreção de paratormônio pelas glândulas paratireoides. O metabolismo anormal de vitamina D é causado pela insuficiência renal, porque os rins são responsáveis por produzir uma enzima (25-OH-D-1 α-hidroxilase) que converte vitamina D 25-hidroxivitamina D (25-OH-D) inativa em 1,25(OH)$_2$D ativa. Apenas essa forma fisiologicamente ativa e mais potente da vitamina D é responsável pela homeostasia do cálcio e do fósforo e pela manutenção da mineralização óssea normal.

Anormalidades radiológicas principais associadas à osteodistrofia renal são as mesmas do raquitismo, osteomalacia e hiperparatireoidismo secundário. Raquitismo e osteomalacia secundários à osteodistrofia renal raramente são encontrados em sua forma isolada; em geral, há anormalidades coexistentes típicas de hiperparatireoidismo secundário (Figura 27.16). Alguns pacientes podem ter aumento de radiotransparência óssea e adelgaçamento do córtex (Figura 27.17), mas zonas de Looser são muito raras. Na maioria dos casos, algumas alterações escleróticas formam-se nos ossos. Epífises deslizadas podem ser encontradas nos casos avançados de doença urêmica. Calcificações de partes moles são comuns (Figura 27.18).

Espécimes anatomopatológicos de coluna vertebral demonstram perda do padrão trabecular normal do corpo vertebral com esclerose acentuada nos platôs vertebrais – alterações correspondentes às anormalidades radiográficas. O exame histopatológico mostra aumento da formação de osso trabecular imaturo na superfície das trabéculas, que é muito semelhante à alteração encontrada no hiperparatireoidismo e na osteomalacia. Também há fibrose paratrabecular difusa com atividade osteoclástica marcante, embora também seja possível detectar alguma atividade osteoblástica. À medida que a doença avança, as anormalidades mais marcantes são túneis de reabsorção óssea.

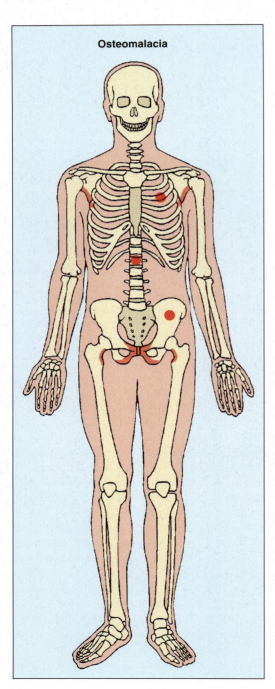

▲ **Figura 27.15** Estruturas afetadas mais comumente por osteomalacia.

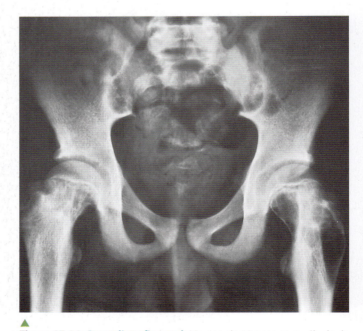

▲ **Figura 27.16 Osteodistrofia renal.** Menino de 13 anos com válvula de uretra posterior e insuficiência renal secundária apresentou alterações radiográficas típicas de osteodistrofia renal, inclusive combinação de osteomalacia e hiperparatireoidismo secundário. A radiografia anteroposterior da pelve demonstrou alterações escleróticas nos ossos e alargamento típico das articulações sacroilíacas. Falhas císticas múltiplas nos fêmures proximais (tumores marrons) indicavam hiperparatireoidismo secundário.

Capítulo 27　Osteoporose, Raquitismo e Osteomalacia　**1269**

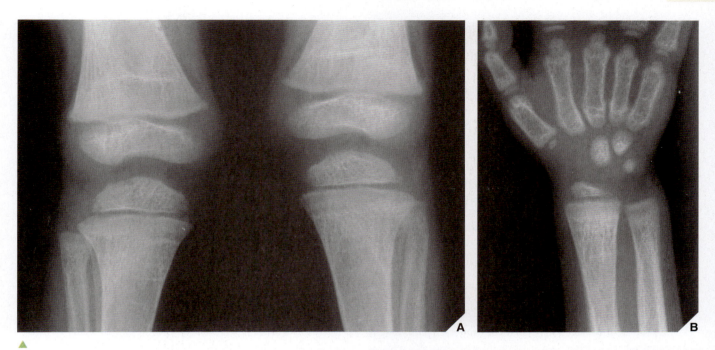

▲
Figura 27.17 Osteodistrofia renal. Radiografias anteroposterior dos joelhos (**A**) e dorsopalmar do punho (**B**) desse menino de 6 anos com pielonefrite crônica demonstraram osteopenia e córtex ósseo adelgaçado. (Cortesia do Dr. Philip E. S. Palmer, Davis, Califórnia.)

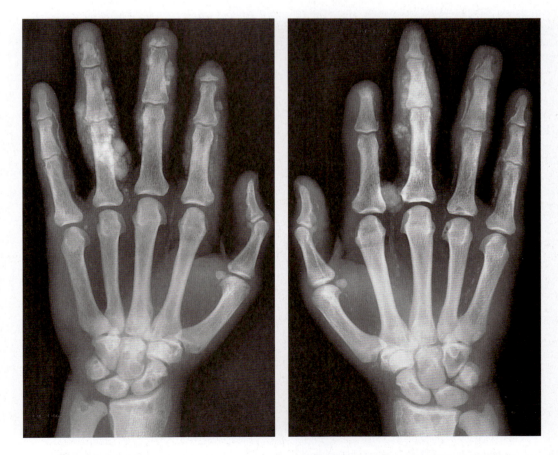

▲
Figura 27.18 Osteodistrofia renal. Radiografias convencionais das mãos de um homem de 45 anos em diálise por doença renal terminal demonstraram calcificações extensas de tecidos moles e acrosteólise das falanges distais dos dedos indicador e médio da mão direita e do dedo anular da mão esquerda. Observe que também havia vários tumores marrons nos ossos do carpo.

ASPECTOS PRÁTICOS A SEREM LEMBRADOS

Osteoporose

1. Osteoporose caracteriza-se por:
   - Formação insuficiente ou reabsorção excessiva de matriz óssea, resultando em redução da massa óssea
   - Radiotransparência aumentada dos ossos e adelgaçamento dos córtices nas radiografias convencionais.
2. Estruturas acometidas preferencialmente por osteoporose são:
   - Esqueleto axial (coluna vertebral e pelve)
   - Regiões periarticulares do esqueleto apendicular.
3. Análise do padrão trabecular da extremidade proximal do fêmur (índice de Singh) é um método eficaz na avaliação de osteoporose, porque padrões de perda trabecular correlacionam-se diretamente com gravidade crescente da osteoporose.
4. Na coluna vertebral, os aspectos radiográficos típicos que indicam gravidade da osteoporose são:
   - Aspecto de "caixa vazia" (estágio inicial)
   - Vértebras de bacalhau
   - Fraturas cuneiformes múltiplas (estágio avançado).
5. Existem várias técnicas não invasivas disponíveis que permitem determinações precisas da densidade mineral óssea dos pacientes com osteoporose. A técnica mais eficaz é a absorciometria de raios X de dupla energia (DEXA), que usa fótons produzidos por fonte de energia em dose baixa.

Raquitismo e osteomalacia

1. Raquitismo (crianças) e osteomalacia (adultos) são causadas por mineralização (calcificação) anormal da matriz óssea.
2. Ao exame radiográfico, o raquitismo caracteriza-se por:
   - Osteopenia generalizada
   - Deformidades com arqueamento de ossos longos, principalmente fêmur e tíbia
   - Alargamento da placa de crescimento (secundário à mineralização deficiente da zona provisória de calcificação) e depressão ou apagamento da metáfise, principalmente do úmero proximal, rádio e ulna distais e fêmur distal.
3. Anormalidades radiográficas do raquitismo por resistência à vitamina D são semelhantes às do raquitismo infantil. Entretanto, deformidades com arqueamento e encurtamento de ossos longos são mais marcantes.
4. Radiograficamente, osteomalacia caracteriza-se por:
   - Osteopenia generalizada
   - Linhas radiotransparentes simétricas no córtex (zonas de Looser ou pseudofraturas).
5. Osteodistrofia renal, geralmente associada à insuficiência renal crônica causada por glomerulonefrite ou pielonefrite, consiste na resposta do esqueleto à doença renal de longa duração. Manifestações radiográficas principais são as mesmas associadas ao raquitismo, à osteomalacia e ao hiperparatireoidismo secundário, com predomínio de osteosclerose, reabsorção óssea e deformidades com abaulamento.

LEITURAS SUGERIDAS

Beaulieu JG, Razzano D, Levine RB. Transient osteoporosis of the hip in pregnancy. *Clin Orthop Relat Res* 1976; 115:165-168.

Briggs AM, Wrigley TV, Tully EA, et al. Radiographic measures of thoracic kyphosis in osteoporosis: Cobb and vertebral centroid angles. *Skeletal Radiol* 2007; 36:761-767.

Carpenter TO. Oncogenic osteomalacia – a complex dance of factors. *N Engl J Med* 2003; 348:1705-1708.

Chong WH, Molinolo AA, Chen CC, et al. Tumor-induced osteomalacia. *Endocr Relat Cancer* 2011; 18:R53-R77.

Gillespy T III, Gillespy MP. Osteoporosis. *Radiol Clin North Am* 1991; 29:77-84.

Hesse E, Rosenthal H, Bastian L. Radiofrequency ablation of a tumor causing oncogenic osteomalacia. *New Engl J Med* 2007; 357:422-424.

Hunder GG, Kelly PJ. Roentgenologic transient osteoporosis of the hip. A clinical syndrome? *Ann Intern Med* 1968; 68:539-552.

Jones G. Radiological appearance of disuse osteoporosis. *Clin Radiol* 1969; 20:345-353.

Jonsson KB, Zahradnik R, Larsson T, et al. Fibroblast growth factor 23 in oncogenic osteomalacia and X-linked hypophosphatemia. *N Engl J Med* 2003; 348:1656-1663.

Lang P, Steiger P, Faulkner K, et al. Osteoporosis: current techniques and recent developments in quantitative bone densitometry. *Radiol Clin North Am* 1991; 29:49-76.

Mayo-Smith W, Rosenthal DI. Radiographic appearance of osteopenia. *Radiol Clin North Am* 1991; 29:37-47.

Milkman LA. Pseudofractures (hunger osteopathy, late rickets, osteomalacia). *Am J Roentgenol* 1930; 24:29-37.

Murphey MD, Sartoris DJ, Quale JL, et al. Musculoskeletal manifestations of chronic renal insufficiency. *Radiographics* 1993; 13:357-379.

Murphy WA Jr, DiVito DM. Fuller Albright, postmenopausal osteoporosis, and fish vertebrae. *Radiology* 2013; 268:323-326.

Pitt MJ. Rickets and osteomalacia are still around. *Radiol Clin North Am* 1991; 29:97-118.

Sundaram M. Founders lecture 2007: metabolic bone disease: what has changed in 30 years? *Skeletal Radiol* 2009; 38:841-853.

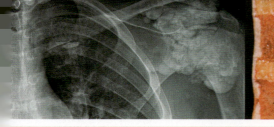

Hiperparatireoidismo

Fisiopatologia

Hiperparatireoidismo, também conhecido como *osteíte fibrosa generalizada* ou *doença óssea de Recklinghausen*, é causado por hiperatividade das glândulas paratireoides que secretam paratormônio (PTH, ou hormônio paratireóideo). A síntese aumentada desse hormônio é decorrente de hiperplasia (9% dos casos) ou adenoma das glândulas (90% dos pacientes); apenas em casos muito raros (1%), o hiperparatireoidismo é secundário a carcinoma de paratireoide. Secreção excessiva de paratormônio, que atua em rins e ossos, causa distúrbios do metabolismo do cálcio e do fósforo, resultando em hipercalcemia, hiperfosfatúria e hipofosfatemia. A excreção renal de cálcio e fosfato aumenta e os níveis séricos de cálcio sobem, enquanto as concentrações séricas de fósforo diminuem. Além disso, níveis séricos de fosfatase alcalina aumentam.

O hiperparatireoidismo pode ser dividido em formas primária, secundária e terciária. A forma clássica da doença – *hiperparatireoidismo primário* – é evidenciada por secreção aumentada de paratormônio resultante de hiperplasia, adenoma ou carcinoma das glândulas paratireoides. Em geral, o hiperparatireoidismo primário está associado à hipercalcemia. As mulheres são acometidas com frequência três vezes maior que os homens, e esse distúrbio é mais comum entre a terceira e a quinta década de vida. Hiperparatireoidismo primário é um distúrbio geneticamente heterogêneo causado por mutações do gene *MEN1*, *CDC73* ou *CASR*. O gene *MEN1* regula a produção de uma proteína denominada "menin", que atua como supressor tumoral. O gene *CEC73* fornece instruções para produção da proteína parafibromina, outro supressor tumoral. A perda de função do supressor tumoral parafibromina leva ao desenvolvimento de adenoma ou carcinoma paratireóideo. O gene *CASR* envia instruções para produção de uma proteína conhecida como *receptor de sensibilização ao cálcio* (CaSR) responsável por regular a quantidade de cálcio do corpo, em parte por meio do controle da produção de paratormônio.

O hiperparatireoidismo secundário é causado por aumento da secreção de hormônio paratireóideo (PTH) em resposta à hipocalcemia persistente. Em geral, a causa básica da hiperfunção das glândulas paratireoides é depressão da função renal. A hiperfosfatemia secundária à insuficiência renal causa hipocalcemia crônica, que, por sua vez, estimula o aumento da secreção de paratormônio. Embora o hiperparatireoidismo secundário geralmente seja hipocalcêmico, também pode ser normocalcêmico como reação adaptativa à hipocacelmia. O *hiperparatireoidismo terciário* consiste na progressão do estado de hipocalcemia para uma condição de hipercalcemia. As glândulas paratireoides "escapam" do efeito regular dos níveis séricos de cálcio. Esses pacientes geralmente fazem hemodiálise renal e são considerados portadores de *hiperparatireoidismo* autônomo.

Embora o termo hiperparatireoidismo primário seja tradicionalmente usado como sinônimo da forma hipercalcêmica dessa doença, alguns pacientes podem ter níveis séricos de cálcio normais ou até mesmo reduzidos. Por essa razão, Reiss e Canterbury sugeriram um método alternativo para classificar o hiperparatireoidismo com base nos níveis séricos de cálcio. De acordo com esse sistema, o hiperparatireoidismo é classificado como hipercalcêmico, normocalcêmico ou hipocalcêmico.

De forma a entender as manifestações clínicas e patológicas e as anormalidades dos exames de imagem associadas ao hiperparatireoidismo, é essencial compreender as funções interdependentes do PTH e da vitamina D no metabolismo do cálcio.

Fisiologia do metabolismo de cálcio

Concentrações séricas do cálcio são mantidas em uma faixa fisiológica normal exígua (2,20 a 2,65 mmol/L ou 8,8 a 10,6 mg/dL) pelos intestinos e rins, órgãos principais responsáveis pelos mecanismos clássicos de *feedback* negativo que equilibram ingestão e excreção do cálcio. Os ossos também contribuem para a manutenção da homeostasia do cálcio e, como representam cerca de 99% do cálcio elementar presente no corpo humano, são considerados reservatórios desse elemento. A ação do PTH, um hormônio polipeptídico cuja secreção é estimulada por redução do nível de cálcio no líquido extracelular, é essencial a esses mecanismos dependentes de vários hormônios. Nos pacientes com hiperparatireoidismo primário, há secreção excessiva inadequada de PTH apesar dos níveis séricos altos de cálcio, enquanto o hiperparatireoidismo secundário caracteriza-se por secreção adequada desse hormônio em resposta à hipocalcemia crônica.

O PTH aumenta as concentrações de cálcio sérico por vários mecanismos. O principal deles é a conservação de cálcio nos rins por ampliação da reabsorção de cálcio e o aumento da excreção de fosfatos nos túbulos renais proximais. Ademais, esse hormônio estimula a liberação de cálcio e fósforo dos ossos, aumentando a quantidade e a atividade dos osteoclastos, o que diminui a reabsorção óssea, ainda que o mecanismo exato pelo qual isso ocorre não esteja totalmente esclarecido. Por fim, embora estudos tenham demonstrado que o PTH não tem efeito direto na absorção de cálcio nos intestinos, ele desempenha um papel importante quando estimula o metabolismo da vitamina D com aumento subsequente da absorção de cálcio e fósforo pelos intestinos.

As duas formas de vitamina D presentes no corpo humano – ergocalciferol (vitamina D₂), um composto sintético e aditivo alimentar comum, e colecalciferol (vitamina D₃) produzido principalmente na pele a partir do 7-di-hidrocolesterol por ação da luz ultravioleta – são metabolizadas em 25-hidroxivitamina D no fígado. A reação fundamental do metabolismo da vitamina D ocorre nos rins, onde a 25-hidroxivitamina D sofre hidroxilação em sua forma ativa (1,25-hidroxivitamina D) e um metabólito inativo (24,25-di-hidroxivitamina D). Essa etapa é catalisada pela enzima renal 1-α-hidroxilase, que é sintetizada nos rins por estimulação do PTH na presença de níveis séricos baixos de cálcio e fosfato. Isso confere aos rins um papel central e singular no metabolismo da vitamina D. A 1,25-di-hidroxivitamina D é o mediador principal da absorção de cálcio e fósforo no intestino delgado. Os rins também podem alternar entre produção das formas ativa e inativa da vitamina D, possibilitando controle delicado do metabolismo de cálcio.

Manifestações clínicas

O hiperparatireoidismo também é conhecido como *doença de cálculos e ossos*. Sinais e sintomas de hiperparatireoidismo estão relacionados com hipercalcemia, anormalidades ósseas e doença renal. A hipercalcemia causa fraqueza, hipotonia muscular, náuseas, anorexia, constipação intestinal, poliúria e sede. As anormalidades ósseas encontradas mais comumente são osteopenia generalizada e focos de destruição óssea, que são descritas comumente como *tumores marrons*. Esses pseudotumores representam áreas de retração fibrótica, nas quais há acúmulo de osteoclastos, decomposição do sangue e formação de cistos. As localizações mais comuns dos tumores marrons são a mandíbula, a clavícula, as costelas, a pelve e o fêmur. Além disso, sempre há reabsorção óssea subcondral e subperiosteal. Lesões renais causam nefrocalcinose, disfunção renal e uremia.

Manifestações radiológicas

No sistema esquelético, as estruturas afetadas preferencialmente pelo hiperparatireoidismo são os ombros, as mãos, as vértebras e o crânio (Figura 28.1). Em geral, as radiografias convencionais são suficientes para demonstrar seus aspectos característicos: osteopenia generalizada; reabsorção óssea subperiosteal, subcondral e cortical; tumores marrons; e calcificações de cartilagens e tecidos moles. A reabsorção subperiosteal é mais bem demonstrada nas radiografias das mãos, onde geralmente afeta as margens radiais das falanges médias dos dedos médio e indicador (Figura 28.2; ver também Figuras 26.7 e 26.9), embora outros ossos também possam sê-lo (Figura 28.3). Em muitos casos, também há reabsorção óssea subcondral, que acarreta depressão da cartilagem articular sobrejacente (Figura 28.4). Outra característica dessa doença é reabsorção das extremidades acromiais da clavícula (Figura 28.5). Reabsorção intracortical evidencia-se por estrias longitudinais (sinal conhecido como *tunelização*), que podem ser percebidas mais claramente nas imagens ampliadas (ver Figura 26.9 B e C). Outro aspecto típico é a perda da lâmina dura dentária, que normalmente aparece como linha branca fina e bem definida circundando a membrana periodôntica que fixa o dente ao osso (Figura 28.6). No crânio, há salpicados típicos na calvária, que conferem um aspecto de "sal e pimenta" (Figura 28.7). Alterações destrutivas localizadas nos ossos afetados pelo hiperparatireoidismo assumem forma de lesões císticas com diâmetros variados, que são comumente conhecidas como *tumores marrons*. Essas lesões geralmente se localizam na mandíbula, na pelve e nos fêmures, mas podem ser encontradas em qualquer parte do esqueleto (Figura 28.8).

Nos casos de hiperparatireoidismo secundário, os pacientes podem ter outros aspectos típicos, além das anormalidades radiográficas já descritas. Há aumento generalizado da densidade óssea, principalmente nos pacientes mais jovens. Na coluna vertebral, essa alteração é evidenciada como faixas escleróticas densas nas proximidades dos platôs terminais, conferindo-lhes aspecto de sanduíche. Esse fenômeno é conhecido como *vértebra em camisa de rúgbi*, porque faixas escleróticas formam tiras horizontais semelhantes a esse tipo de camisa (Figuras 28.9 e 28.10). Entretanto, durante a avaliação de um paciente com hiperparatireoidismo, é importante ter

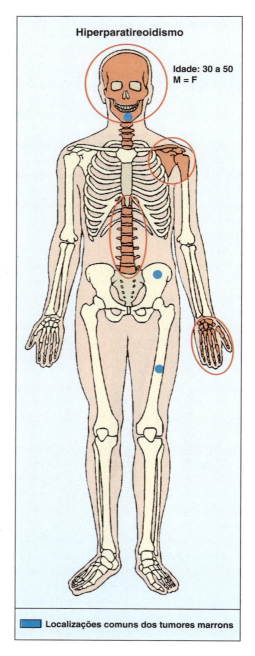

Figura 28.1 Estruturas mais comumente afetadas por hiperparatireoidismo.

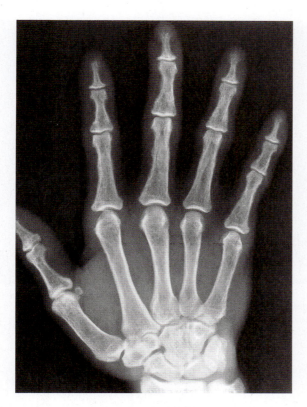

▲
Figura 28.2 Hiperparatireoidismo primário. Radiografia dorsopalmar da mão esquerda de um homem de 42 anos com hiperparatireoidismo primário causado por hipertrofia das glândulas paratireoides demonstrou reabsorção subperiosteal típica, que afetava principalmente a margem radial das falanges médias dos dedos médio e indicador.

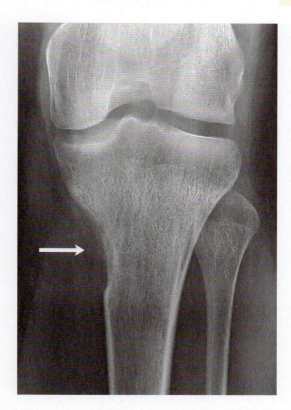

▲
Figura 28.3 Hiperparatireoidismo primário. Radiografia anteroposterior do joelho desse homem de 32 anos demonstrou reabsorção subperiosteal e cortical na margem medial da tíbia (seta).

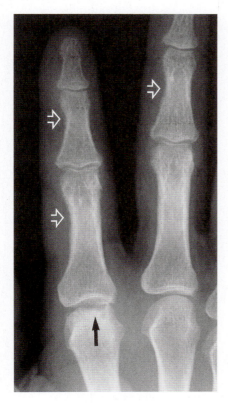

▲
Figura 28.4 Hiperparatireoidismo primário. Esse paciente tinha reabsorção óssea subcondral na cabeça do segundo metacarpo (seta). Observe que também havia reabsorção subperiosteal nas falanges proximal e distal (setas abertas).

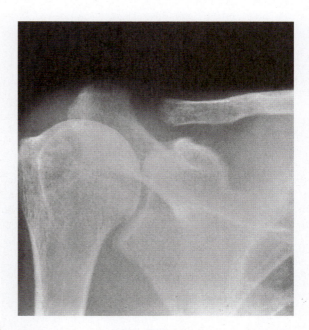

▲
Figura 28.5 Hiperparatireoidismo primário. A radiografia anteroposterior do ombro direito dessa mulher de 36 anos demonstrou reabsorção da extremidade acromial da clavícula.

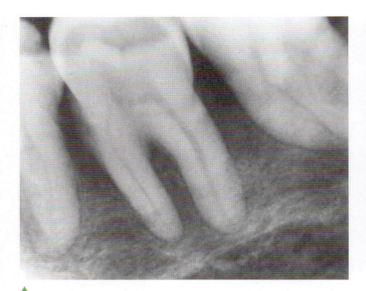

▲ **Figura 28.6 Hiperparatireoidismo primário.** Radiografia do segundo dente molar demonstrou perda da lâmina dura dentária.

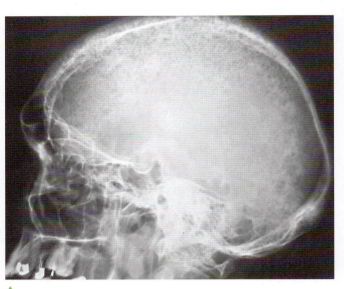

▲ **Figura 28.7 Hiperparatireoidismo primário.** Radiografia de perfil do crânio do paciente ilustrado na Figura 28.2 demonstrou redução da densidade geral do osso e aspecto granuloso na calota craniana – o chamado *crânio em sal e pimenta*.

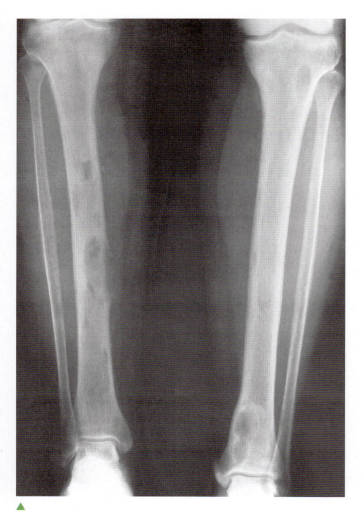

▲ **Figura 28.8 Hiperparatireoidismo primário.** Radiografia anteroposterior das pernas da mesma paciente ilustrada na Figura 28.5 demonstrou várias lesões osteolíticas (tumores marrons) nas tíbias.

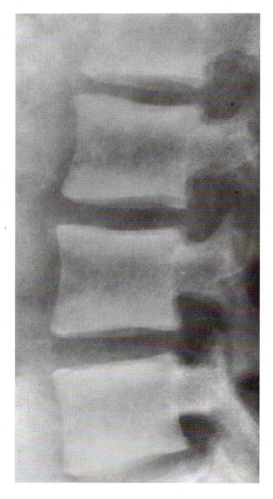

▲ **Figura 28.9 Hiperparatireoidismo secundário.** Esse rapaz de 17 anos com insuficiência renal crônica desenvolveu hiperparatireoidismo secundário. A radiografia de perfil da coluna lombar demonstrou faixas escleróticas adjacentes aos platôs vertebrais – sinal conhecido como *vértebra em camisa de rúgbi*.

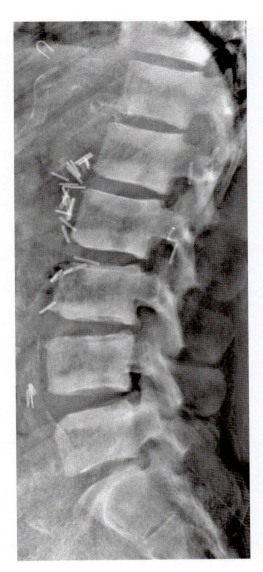

▲
Figura 28.10 Hiperparatireoidismo secundário. Radiografia de perfil da coluna lombar desse homem de 68 anos com insuficiência renal demonstrou aspecto típico da chamada *vértebra em camisa de rúgbi*.

em mente que alterações osteoscleróticas também podem ser sinais de cura da doença, seja espontaneamente ou em consequência do tratamento. Deposição de cálcio em fibrocartilagem, cartilagem articular e tecidos moles é comum (Figura 28.11), e calcificações vasculares são muito mais frequentes em pacientes com hiperparatireoidismo secundário (Figuras 28.12 e 28.13). A reabsorção óssea subcondral pode causar pseudoalargamento das articulações afetadas – sacroilíacas, nos casos típicos (Figura 28.13 D).

Patologia

A anormalidade histopatológica inicial consiste em proliferação fibrovascular, que desloca a medula óssea para localização paratrabecular. Essa alteração é acompanhada de hiperatividade osteoclástica. As trabéculas ósseas tornam-se "esfarrapadas" e entalhadas. A dissecção das trabéculas ósseas por grupos de osteoclastos forma túneis característicos dentro do osso. A porosidade dos ossos aumenta acentuadamente, de forma que o osso compacto torna-se semelhante

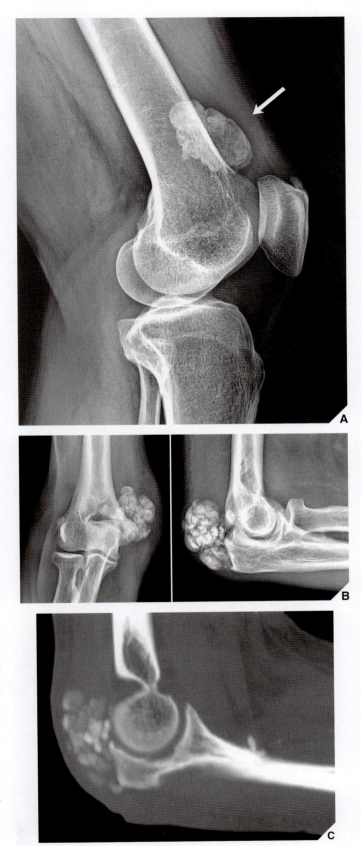

▲
Figura 28.11 Hiperparatireoidismo secundário. Homem de 52 anos com diagnóstico clínico de insuficiência renal e hiperparatireoidismo secundário apresentava calcificações de partes moles em vários locais, inclusive joelho (**A**) (*seta*) e cotovelo (**B** e **C**).

1276 Parte 6 Doenças Metabólicas e Endócrinas e Distúrbios Variados

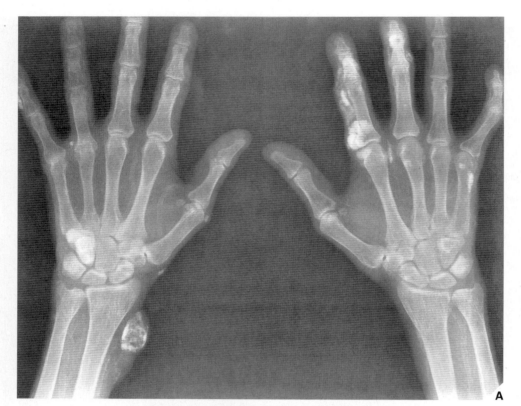

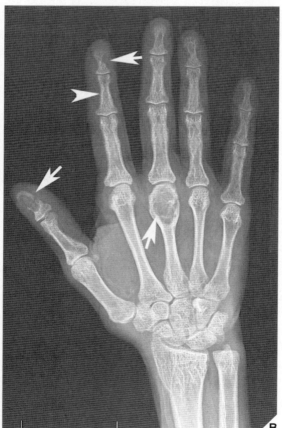

Figura 28.12 Hiperparatireoidismo secundário. A. Radiografia anteroposterior dos antebraços distais e das mãos dessa mulher de 48 anos demonstrou calcificações em partes moles e vasos sanguíneos; anormalidades típicas de hiperparatireoidismo secundário. Observe, também, a osteopenia difusa. **B.** A radiografia dorsopalmar da mão de outro paciente com hiperparatireoidismo secundário causado por insuficiência renal crônica mostrou várias lesões osteolíticas no terceiro metacarpo e nas falanges distais do primeiro e do segundo dedo que representavam tumores marrons (*setas*). Observe a reabsorção óssea subperiosteal típica em várias falanges (*ponta de seta*) e calcificações vasculares.

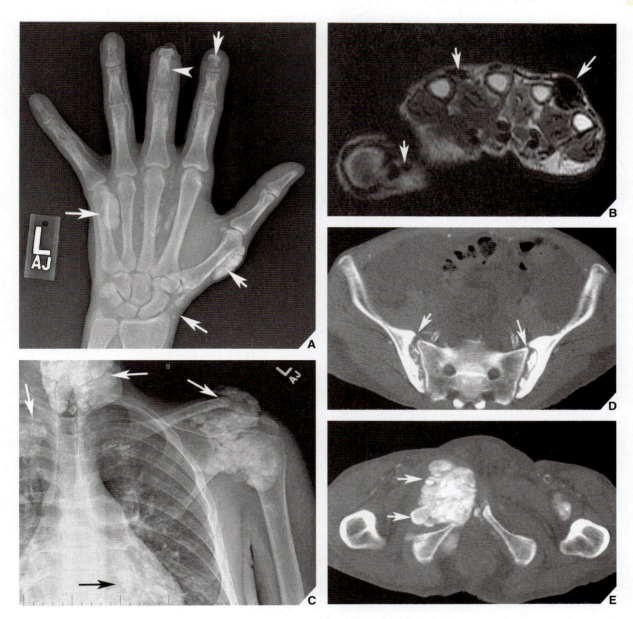

Figura 28.13 Imagens de TC e RM de hiperparatireoidismo secundário. A. Radiografia posteroanterior da mão esquerda dessa mulher de 53 anos com doença renal crônica e hiperparatireoidismo secundário demonstrou vários depósitos cálcicos em partes moles (*setas*), calcificações vasculares extensas e reabsorção óssea subperiosteal mais óbvia na falange média do terceiro dedo (*ponta de seta*). A paciente havia amputado a falange distal do terceiro quirodáctilo. **B.** Imagem axial de RM ponderada em T2 da mão esquerda mostrou focos hipointensos nos tecidos subcutâneos (*setas*), que correspondiam aos depósitos cálcicos detectados nas radiografias. **C.** A radiografia anteroposterior do ombro esquerdo demonstrou vários depósitos cálcicos no ombro esquerdo, no pescoço e na parede torácica (*setas*). **D.** Imagem axial de TC da pelve mostrou esclerose óssea e pseudoalargamento das articulações sacroilíacas (*setas*) em consequência da reabsorção de osso subcondral. **E.** Imagem axial de TC da parte inferior da pelve demonstrou depósito cálcico volumoso (calcinose tumoral secundária) com vários níveis líquido-cálcio (*setas*).

ao osso esponjoso. Esse processo é conhecido como *tunelização* ou *reabsorção dissecante* e é típico de osteopatia associada ao hiperparatireoidismo. Além disso, as áreas localizadas de reabsorção óssea massiva associadas a hemorragia causam formação dos chamados "tumores marrons".

Complicações

Formas primária e secundária de hiperparatireoidismo podem ser complicadas por fraturas patológicas, que geralmente ocorrem em costelas e corpos vertebrais. Artropatia associada ao hiperparatireoidismo, outra complicação comum, está descrita com mais detalhes no Capítulo 15. Em alguns casos, também é possível encontrar deslizamento das epífises do fêmur ou úmero. Lesões de ligamentos e tendões causam frouxidão capsular e ligamentar, que pode acarretar instabilidade articular. Em alguns casos, é possível ocorrer avulsão espontânea de tendão, fenômeno atribuído ao efeito direto do PTH nos tecidos conjuntivos. Em casos ainda menos comuns, pode haver deposição intra-articular de cristais (di-hidrato de pirofosfato de cálcio) na cartilagem, na cápsula e na sinóvia, com potencial de causar síndrome de pseudogota.

ASPECTOS PRÁTICOS A SEREM LEMBRADOS

1. As anormalidades radiográficas típicas de hiperparatireoidismo primário (hipercalcêmico) são:
   - Osteopenia generalizada
   - Reabsorção óssea subperiosteal, subcondral e cortical
   - Reabsorção da extremidade acromial da clavícula
   - Crânio com aspecto de "sal e pimenta"
   - Lesões císticas (tumores marrons) com dimensões variadas.
2. A reabsorção óssea subperiosteal é mais bem demonstrada nas radiografias dorsopalmares das mãos, porque essas alterações geralmente ocorrem nas margens radiais das falanges médias dos dedos médio e indicador.
3. A reabsorção óssea subcondral é mais comumente observada nas articulações sacroilíacas, esternoclaviculares e acromioclaviculares.
4. A reabsorção cortical (tunelização) é mais facilmente detectada nas radiografias ampliadas da mão ou dos ossos longos.
5. Hiperparatireoidismo secundário (causado por doença renal) caracteriza-se radiograficamente por:
   - Aumento generalizado de densidade óssea
   - Faixas escleróticas adjacentes às placas terminais das vértebras, conhecidas como *vértebras em camisa de rúgbi*
   - Calcificações de partes moles.
6. As complicações mais comuns do hiperparatireoidismo são fraturas patológicas (corpos vertebrais, costelas), artropatias metabólicas e deslizamentos de epífises (fêmur e úmero).

LEITURAS SUGERIDAS

Beale MG, Salcedo JR, Ellis D, et al. Renal osteodystrophy. *Pediatr Clin North Am* 1976; 23:873-884.

Brandi ML, Falchetti A. Genetics of primary hyperparathyroidism. *Urol Int* 2004; 72 (suppl 1):11-16.

Brecht-Krauss D, Kusmierek J, Hellwig D, et al. Quantitative bone scintigraphy in patients with hyperparathyroidism. *J Nucl Med* 1987; 28:458-461.

Brown TW, Genant HK, Hattner RS, et al. Multiple brown tumors in a patient with chronic renal failure and secondary hyperparathyroidism. *AJR Am J Roentgenol* 1977; 128:131-134.

de Graaf P, Schicht IM, Pauwels EKJ, et al. Bone scintigraphy in renal osteodystrophy. *J Nucl Med* 1978; 19:1289-1296.

Genant HK, Heck LL, Lanzl LH, et al. Primary hyperparathyroidism. A comprehensive study of clinical, biochemical and radiographic manifestations. *Radiology* 1973; 109:5130-524.

Hooge WA, Li D. CT of sacroiliac joints in secondary hyperparathyroidism. *J Can Assoc Radiol* 1981; 32:42-44.

Massry S, Ritz E. The pathogenesis of secondary hyperparathyroidism of renal failure. Is there a controversy? *Arch Intern Med* 1978; 138:853-856.

Murphey MD, Sartoris DJ, Quale JL, et al. Musculoskeletal manifestations of chronic renal insufficiency. *Radiographics* 1993; 13:357-379.

Olsen KM, Chew FS. Tumoral calcinosis:pearls, polemics, and alternative possibilities. *Radiographics* 2006; 26:871-885.

Reiss E, Canterbury JM. Spectrum of hyperparathyroidism. *Am J Med* 1974; 56:794-799.

Resnick D. Erosive arthritis of the hand and wrist in hyperparathyroidism. *Radiology* 1974; 110:263-269.

Resnick D. The "rugger jersey" vertebral body. *Arthritis Rheum* 1981; 24:1191-1192.

Resnick D, Niwayama G. Subchondral resorption of bone in renal osteodystrophy. *Radiology* 1976; 118:315-321.

Roche CJ, O'Keeffe DP, Lee WK, et al. Selections from the buffet of food signs in radiology. *Radiographics* 2002; 22:1369-1384.

Sundaram M, Joyce PF, Shields JB, et al. Terminal phalangeal tufts: earliest site of renal osteodystrophy findings in hemodialysis patients. *AJR Am J Roentgenol* 1979; 133:25-29.

Teplick JG, Eftekhari F, Haskin ME. Erosion of the sternal ends of the clavicles. A new sign of primary and secondary hyperparathyroidism. *Radiology* 1974; 113:323-326.

Wittenberg A. The rugger jersey spine sign. *Radiology* 2004; 230:491-492.

Doença de Paget

Fisiopatologia e manifestações clínicas

Doença de Paget é um distúrbio ósseo relativamente comum, que se caracteriza por anormalidade progressiva crônica do metabolismo ósseo diagnosticado principalmente em indivíduos idosos. A doença é ligeiramente mais comum em homens do que em mulheres (3:2), e a média de idade por ocasião da apresentação clínica varia de 45 a 55 anos, embora também haja casos confirmados da doença de Paget em adultos jovens. A prevalência dessa doença varia consideravelmente nas diferentes partes do mundo, alcançando incidência mais alta na Grã-Bretanha, na Austrália e na Nova Zelândia.

Ainda existem debates quanto à natureza exata da doença de Paget e à sua etiologia. Sir James Paget denominou a doença de *osteíte deformante* com base na crença de que o processo básico era de origem infecciosa. Outras causas também foram sugeridas, inclusive neoplásica, vascular, endócrina, imunológica, traumática e hereditária. A etiologia hereditária foi apoiada pela detecção de mutações do gene *SQSTM1*, que codifica uma proteína p62 envolvida na regulação da função dos osteoclastos de pacientes com as formas familiar e esporádica da doença de Paget. Além disso, mutações dos genes *CSF1*, *OPTN* e *TNFRSF11A* foram relacionadas como fatores de risco dessa doença. Pacientes com mutações do gene *SQSTM1* tendem a desenvolver formas mais graves da doença e mostram grau alto de penetrância à medida que envelhecem. Mais recentemente, foram demonstradas novas associações dentro dos genes *PML* localizados no cromossomo 15q24, *RIN3* no cromossomo 14q32 e *NUP205* no cromossomo 7q33. Por outro lado, exames ultraestruturais e descoberta de osteoclastos multinucleados gigantes contendo microfilamentos no citoplasma afetado, além de corpos de inclusão intranucleares, sugerem etiologia viral. Alguns pesquisadores encontraram indícios imunocitológicos de que as partículas eram análogas às que se formam a partir do material de vírus do grupo do sarampo. Outros estudos imunológicos identificaram antígenos virais nas células afetadas, que eram idênticos aos do vírus sincicial respiratório. O estudo mais recente sugeriu paramixovírus como agente etiológico.

Independentemente da causa primária da doença de Paget, seu processo patológico básico está relacionado com desequilíbrio entre reabsorção óssea e neoformação óssea por aposição. Nessa doença, há remodelação óssea desordenada e extremamente ativa secundária à reabsorção óssea osteoclástica e formação óssea osteoblástica com padrão típico de mosaico, que é a marca histológica típica dessa doença. Bioquimicamente, aumento da atividade osteoblástica reflete-se nos níveis altos de fosfatase alcalina sérica, que podem alcançar patamares extremamente altos. Do mesmo modo, aumento da reabsorção óssea osteoclástica é refletida nos níveis urinários altos de hidroxiprolina, que é formada em consequência da decomposição de colágeno.

Anormalidades ósseas encontradas em pacientes com doença de Paget frequentemente são assintomáticas e podem ser detectadas por acaso em radiografias ou à necropsia. Quando anormalidades ósseas causam sintomas, as manifestações clínicas geralmente estão relacionadas com complicações da doença, inclusive deformidade de ossos longos, aumento da temperatura local do membro afetado, hipersensibilidade periosteal e dor óssea, fraturas, osteoartrite secundária, compressão de nervos e degeneração sarcomatosa. A distribuição das lesões varia de padrão monostótico até formas generalizadas da doença. Em ordem decrescente de frequência, os seguintes ossos são afetados mais comumente: pelve, fêmur, crânio, tíbia, vértebras, clavícula, úmero e costelas (Figura 29.1). A fíbula é afetada apenas em casos excepcionais.

Manifestações radiológicas

Anormalidades radiológicas associadas à doença de Paget correspondem aos processos patológicos dos ossos e dependem do estágio da doença. Na fase inicial – *fase osteolítica* ou *quente* –, observa-se reabsorção óssea ativa evidenciada por uma cunha radiotransparente ou área alongada com bordas bem definidas, que destrói córtex e osso esponjoso à medida que se estende ao longo da diáfise. Termos usados frequentemente para descrever esse fenômeno são *cunha progressiva, chama de vela* e *foice* (Figuras 29.2 e 29.3). Nos ossos chatos como crânio ou osso ilíaco, a área de destruição óssea ativa conhecida como *osteoporose circunscrita* evidencia-se por lesão unicamente osteolítica (Figura 29.4). No crânio, as estruturas acometidas mais frequentemente são ossos frontal e occipital; as tábuas cranianas interna e externa são afetadas, mas a primeira geralmente é acometida de forma mais extensiva.

Na *fase intermediária* ou *mista*, a destruição óssea é acompanhada de neoformação óssea, quando este último processo tende a predominar. Remodelação óssea evidencia-se radiograficamente por espessamento do córtex e trabeculação grosseira do osso esponjoso (Figura 29.5). Na pelve, há espessamento cortical e esclerose das linhas iliopectínea e isquiopúbica. Ramo isquiopubiano e púbis podem aumentar. Na coluna vertebral, o córtex fino do corpo vertebral, que desaparece na fase quente, é depois substituído por osso grosseiramente trabeculado e largo, formando o que parece ser uma "moldura de quadro" em torno do corpo da vértebra (Figura 29.6). No crânio, são típicas densidades focais com aspecto de "bolas de algodão" (Figura 29.7).

1280 Parte 6 Doenças Metabólicas e Endócrinas e Distúrbios Variados

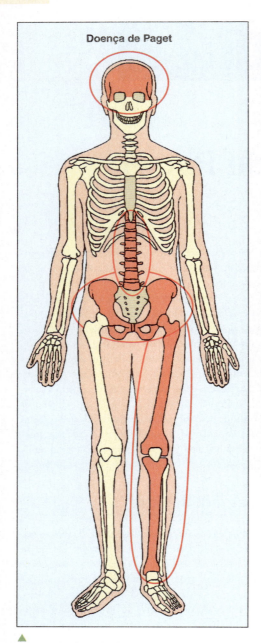

Figura 29.1 Principais estruturas afetadas na doença de Paget.

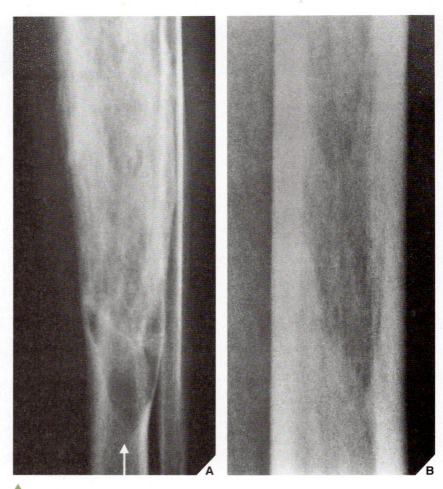

Figura 29.2 Fase osteolítica da doença de Paget. A. Radiografia anteroposterior da perna de uma mulher de 68 anos demonstrou cunha progressiva de destruição osteolítica no terço médio da tíbia (*seta*). **B.** Imagem ampliada do terço médio do fêmur de outro paciente mostrou fase unicamente osteolítica da doença de Paget. Nesses dois exemplos, as lesões eram semelhantes a uma foice ou chama de vela. (**A**, Reproduzida com autorização de Sissons HA, Greenspan A. Paget's disease. In: Taveras JM, Ferrucci JT, eds. *Radiology – imaging, diagnosis, intervention*, vol. 5. Philadelphia: JB Lippincott; 1986:1-14.)

Na fase *esclerótica* ou *fria*, há aumento difuso da densidade óssea com crescimento e alargamento do osso, espessamento cortical acentuado e borramento da demarcação entre córtex e osso esponjoso (Figura 29.8). Arqueamento de ossos longos pode ser um aspecto marcante (Figura 29.9). Na pelve, anormalidades comuns são indefinição da demarcação entre córtex e osso esponjoso e alterações escleróticas (Figura 29.10). Anormalidades semelhantes são encontradas no crânio, onde o desaparecimento do espaço diploico é um aspecto típico (Figura 29.11).

É importante lembrar que, como nos ossos longos, a doença de Paget começa em uma extremidade articular e avança para outra, podendo todas as três fases da doença coexistir no mesmo osso (Figura 29.12 A). Da mesma forma, diferentes fases podem coexistir em ossos chatos ou coluna vertebral (Figura 29.12 B).

A tomografia computadorizada (TC) demonstra aspectos típicos da doença de Paget (Figuras 29.13 e 29.14). Em alguns casos, a ressonância magnética (RM) é usada para demonstrar lesões corticais e intramedulares e excluir (ou confirmar) extensão do processo aos tecidos moles e avaliar possível transformação maligna. Nas sequências ponderadas em T1, a lesão geralmente apresenta sinal de intensidade intermediária a baixa. Nas imagens ponderadas em T2, o sinal pode ter intensidade alta, intermediária ou baixa, dependendo do estágio da doença e do grau de fibrose e esclerose (Figuras 29.15 e 29.16).

Cintilografia demonstra hipercaptação do radiofármaco em todas as três fases da doença, mas especialmente nas fases quente e intermediária, em razão da vascularização aumentada e da atividade osteoblástica do osso anormal (Figuras 29.17 a 29.19; ver também Figuras 26.10 e 29.11 D e E).

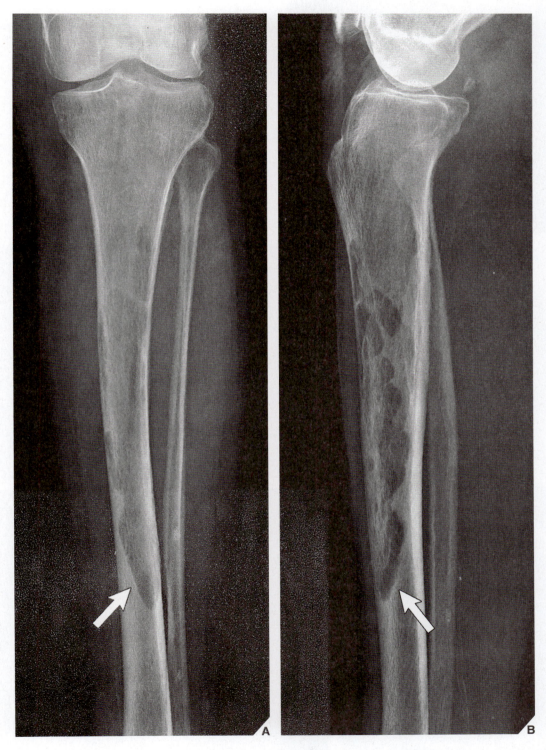

▲ **Figura 29.3 Fase osteolítica da doença de Paget.** Radiografias nas incidências anteroposterior (**A**) e perfil (**B**) da perna esquerda desse homem de 83 anos demonstraram doença em fase aguda com aspecto típico em foice (*setas*).

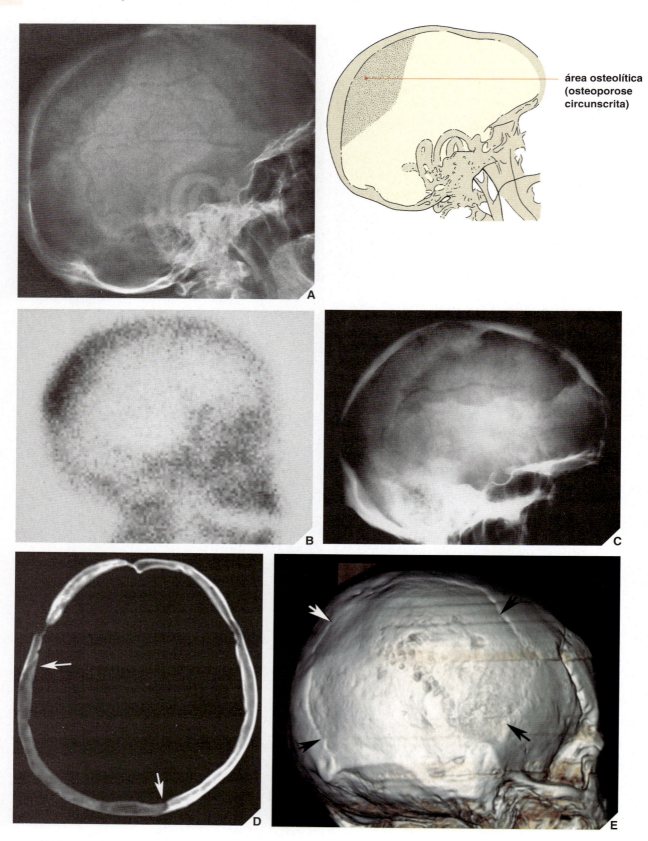

▲ **Figura 29.4 Fase osteolítica da doença de Paget. A.** Radiografia de perfil do crânio desse homem de 60 anos demonstrou lesão osteolítica na região parietoccipital. Essa falha nitidamente demarcada, conhecida como *osteoporose circunscrita*, representa a fase quente da doença. **B.** Imagem de cintilografia óssea mostrou aumento localizado típico de captação do radiofármaco, resultando no aspecto do sinal de "quipá" ou "solidéu". **C.** Radiografia de perfil do crânio dessa mulher de 65 anos evidenciou osteoporose circunscrita na área frontoparietal. **D.** imagem axial de TC e outra imagem axial de TC reconstruída em 3D (**E**) do crânio no modo de superfície sombreada de outro paciente com osteoporose circunscrita demonstraram ampla falha osteolítica nitidamente demarcada na região temporoccipital (*setas*). (**C**, Cortesia do Dr. Evan Stein, Brooklyn, Nova York.)

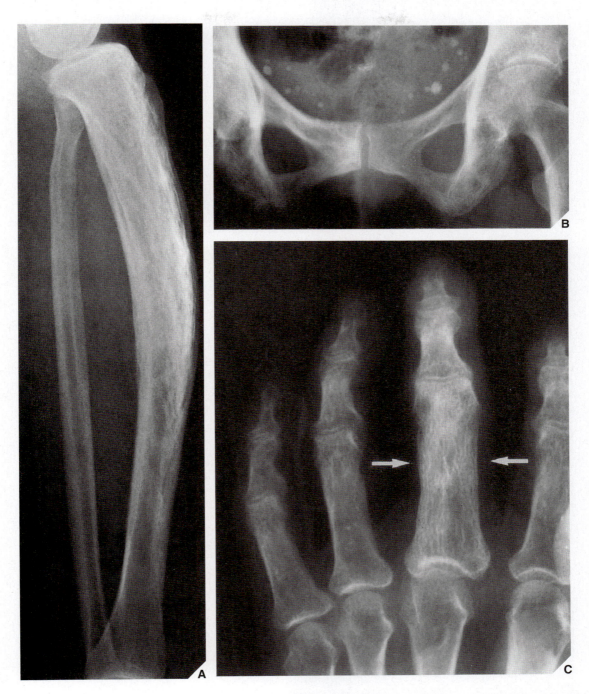

▲ **Figura 29.5 Fase intermediária da doença de Paget. A.** Na fase intermediária, nesse caso envolvendo a tíbia de uma mulher de 62 anos, aspectos típicos são espessamento do córtex e padrão trabecular grosseiro na medular do osso. Observe o arqueamento anterior. **B.** Em outro paciente, uma mulher de 81 anos, a fase intermediária foi evidenciada nos ossos púbico e ísquio. **C.** Nessa mulher de 67 anos com forma monostótica da doença, a fase mista acometeu a falange proximal do dedo médio.

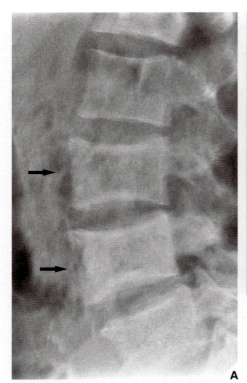
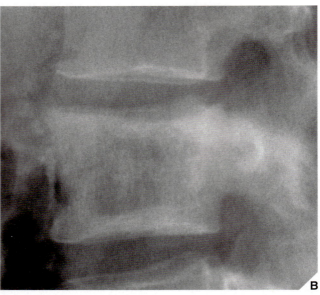
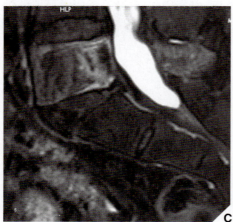

◀ **Figura 29.6 Fase intermediária da doença de Paget. A.** Lesões pagéticas da coluna lombar na fase mista podem ser reconhecidas pelo aspecto de "moldura de quadro" dos corpos vertebrais (*setas*), que é produzido pelo osso esclerótico denso na periferia e radiotransparência mais acentuada ao centro. Observe que havia substituição parcial dos platôs vertebrais por osso grosseiramente trabeculado. **B.** Em outro paciente, o aspecto de moldura de quadro do corpo vertebral de L2 assinalava a fase intermediária da doença de Paget. **C.** Imagem sagital de RM na sequência STIR da coluna lombar de outro paciente com doença de Paget no corpo vertebral de L5 demonstrou o equivalente da moldura de quadro evidenciado nas radiografias. (**A**, Reproduzida com autorização de Sissons HA, Greenspan A. Paget's disease. In: Taveras JM, Ferrucci JT, eds. *Radiology – imaging, diagnosis, intervention*, vol. 5. Philadelphia: JB Lippincott; 1986:1-14; **C**, Cortesia do Dr. Oleg Opsha, Brooklyn, Nova York.)

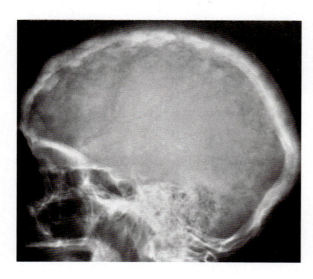

◀ **Figura 29.7 Fase intermediária da doença de Paget.** A radiografia de uma mulher de 68 anos demonstrou densidades focais esparsas no crânio com aspecto de "bolas de algodão" típicas da fase intermediária da doença de Paget.

Capítulo 29 Doença de Paget **1285**

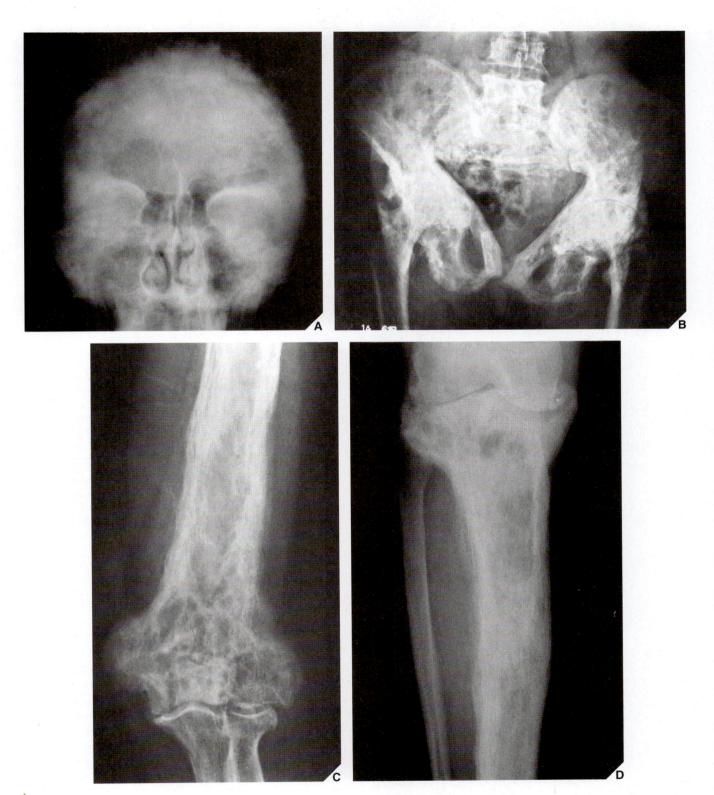

▲
Figura 29.8 Fase fria da doença de Paget. Na fase fria, há espessamento considerável do córtex e deformidade óssea. **A.** Radiografia anteroposterior do crânio dessa mulher de 82 anos demonstrou alterações típicas da fase fria da doença de Paget. **B.** Na pelve de uma mulher de 80 anos, a lesão adquiriu aspecto triangular. **C.** Lesões de ossos longos, nesse caso o úmero distal de uma mulher de 60 anos, causam espessamento cortical acentuado, estreitamento da cavidade medular e padrão trabecular grosseiro. Anormalidades semelhantes estavam presentes na tíbia de um homem de 72 anos. (**A** e **B**, Reproduzidas com autorização de Sissons HA, Greenspan A. Paget's disease. In: Taveras JM, Ferrucci JT, eds. *Radiology – imaging, diagnosis, intervention*, vol. 5. Philadelphia: JB Lippincott; 1986:1-14.)

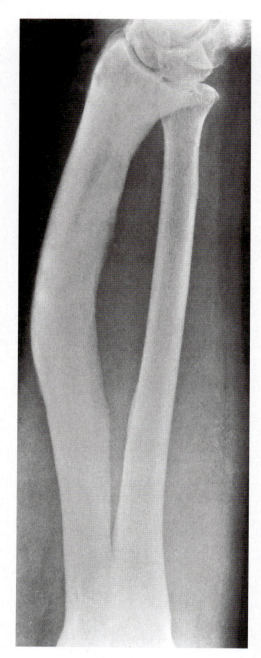

▲ **Figura 29.9 Fase fria da doença de Paget.** A radiografia anteroposterior do antebraço desse homem de 57 anos com doença de Paget poliostótica demonstrou crescimento do rádio esquerdo com deformidade arqueada acentuada. Outros sinais da fase fria da doença são evidenciados por alterações escleróticas difusas e demarcação imprecisa entre o córtex e o osso esponjoso, que também havia afetado a ulna proximal.

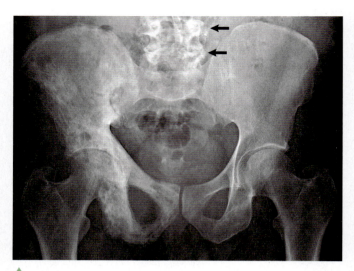

▲ **Figura 29.10 Fase fria da doença de Paget.** Radiografia anteroposterior da pelve de um homem de 71 anos demonstrou espessamento cortical e padrão trabecular grosseiro na hemipelve direita – anormalidades típicas da fase fria da doença de Paget. Observe que também havia lesões nas vértebras L4 e L5 (setas).

Patologia

Espécimes anatomopatológicos de osso pagético demonstram padrão trabecular proeminente desorganizado e áreas de reabsorção óssea (Figura 29.20). Como também ocorre com as anormalidades radiológicas, o aspecto microscópico depende do estágio da doença. Na fase aguda, há reabsorção óssea, fibrose endosteal e sinusoides vasculares proeminentes. Nos ossos esponjosos, as trabéculas são mais delicadas e esparsas, enquanto os ossos corticais apresentam cavidades amplas de reabsorção óssea. Osteoclastos pagéticos são muito maiores que os encontrados nas áreas de reabsorção óssea fisiológica e têm mais núcleos com nucléolos grandes. Na fase intermediária, embora ainda haja alguma atividade osteoclástica, também se observa hiperatividade osteoblástica com trabéculas ósseas de contorno irregular, algumas mais finas e outras mais espessas que as normais. Taxas aceleradas de reabsorção e formação ósseas resultam em aumento da quantidade de linhas de cementação invertida. Isso produz o padrão típico de mosaico. Na fase fria, a atividade celular é menos intensa e a vascularização diminui. O aspecto histopatológico predominante é de osso reconstruído espesso, que contém quantidades acentuadamente maiores de linhas de cementação proeminentes e irregulares com padrão de mosaico em negrito.

Diagnóstico diferencial

Vários distúrbios podem se assemelhar à doença de Paget, embora essa doença também possa ser confundida com outros processos patológicos; por exemplo, acometimento de um único osso pode ser confundido com displasia fibrosa monostótica, enquanto aumento homogêneo de densidade óssea pode simular linfoma ou tumor metastático. Aspecto em camisa de rúgbi na coluna vertebral de pacientes com hiperparatireoidismo secundário pode ser semelhante às vértebras de Paget (ver Figuras 28.9 e 28.10). Hemangioma vertebral também pode ser muito semelhante à vértebra de Paget nas radiografias, com exceção de que o corpo vertebral não está aumentado e os platôs vertebrais estão bem delineados (ver Figuras 20.57 e 20.59). Entretanto, o distúrbio que mais se assemelha à doença de Paget é a hiperfosfatasia idiopática familiar, também conhecida como *doença de Paget juvenil* (ver Figuras 30.1 e 30.2). Nesses casos, ao contrário da doença de Paget, as extremidades articulares do osso podem ser preservadas.

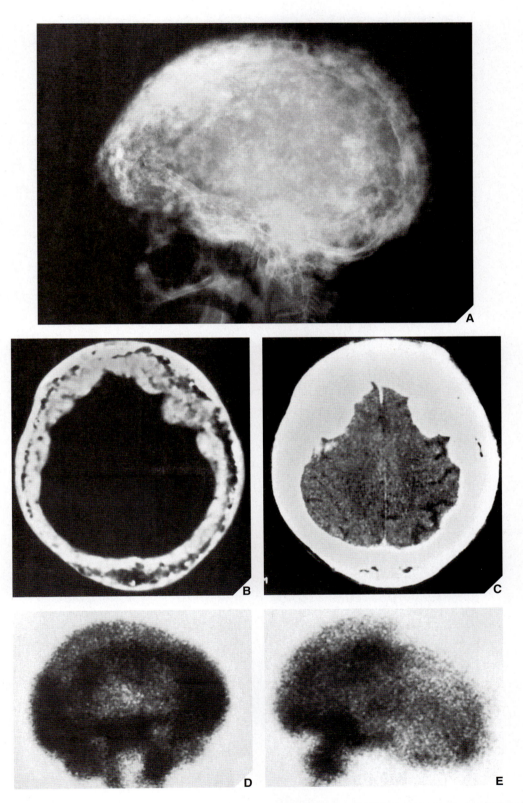

Figura 29.11 Fase fria da doença de Paget. A. Essa radiografia de perfil do crânio dessa mulher de 80 anos demonstrou várias densidades coalescentes associadas a espessamento e esclerose da calvária e base do crânio. Imagens imagens de TC demonstraram claramente lesões predominantes da tábua interna com diminuição marcante do espaço diploico (**B**) e espessamento da calota craniana (**C**). Imagens de cintilografia nas projeções frontal (**D**) e lateral (**E**) evidenciaram hipercaptação acentuada do radiofármaco.

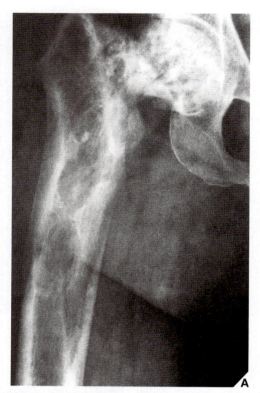
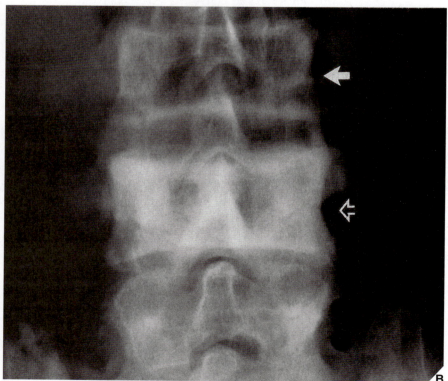

Figura 29.12 Coexistência de diferentes fases da doença de Paget. A. Radiografia anteroposterior da metade proximal do fêmur dessa mulher de 77 anos demonstrou três fases da doença. A fase fria localizada na cabeça do fêmur, a fase intermediária na diáfise proximal e a fase quente estavam representadas pela cunha osteolítica de reabsorção no córtex medial mais distal. Em outro paciente (**B**), um homem de 54 anos, a fase intermediária foi detectada na vértebra L3 (*seta*), enquanto a L4 apresenta lesão da fase fria (*seta aberta*).

Capítulo 29   Doença de Paget   **1289**

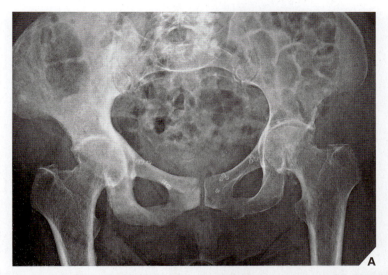

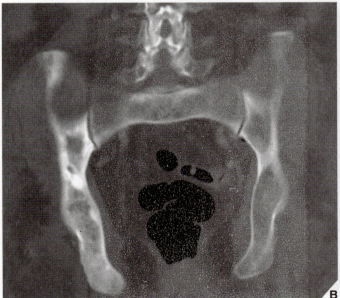

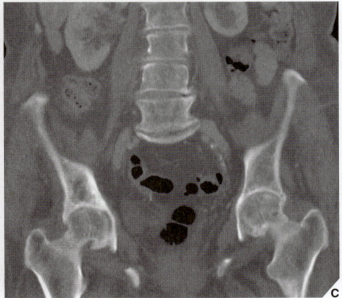

Figura 29.13 Imagens de TC de doença de Paget. A. Radiografia anteroposterior da pelve de mulher de 99 anos demonstrou alterações escleróticas na hemipelve direita. **B** e **C.** Duas imagens de TC reformatadas no plano coronal mostraram espessamento cortical e padrão trabecular grosseiro nos ossos afetados. Compare com a hemipelve esquerda normal.

Complicações

Fraturas patológicas

Entre as diversas complicações diagnosticadas nos pacientes com doença de Paget, as mais comuns são fraturas patológicas de ossos longos. Essas lesões podem ser fraturas de estresse parciais ou incompletas, que radiograficamente se evidenciam por várias linhas radiotransparentes horizontais na superfície convexa do córtex (Figura 29.21). Fraturas completas verdadeiras são descritas como *tipo banana*, em razão da direção horizontal da linha de fratura à medida que cruza o osso afetado (Figuras 29.22 e 29.23) e também foram comparadas com madeira podre ou giz esmagado. As fraturas são mais comuns durante a fase osteolítica ou quente e frequentemente são as manifestações iniciais da doença de Paget.

Doença articular degenerativa

Outra complicação da doença de Paget é a artropatia degenerativa. Em geral, essa forma secundária de osteoartrite ocorre nas articulações do joelho e do quadril, onde são encontradas anormalidades típicas como estreitamento do espaço articular e formação de osteófitos. Lesões do acetábulo podem ser complicadas com protrusão acetabular (Figura 29.24).

Complicações neurológicas

Complicações neurológicas da doença de Paget são secundárias ao acometimento da coluna vertebral e do crânio. Por exemplo, o colapso de um corpo vertebral acarreta bloqueio do canal medular extradural, que pode causar paraplegia (Figura 29.25). O comprometimento ósseo importante pode causar estenose de

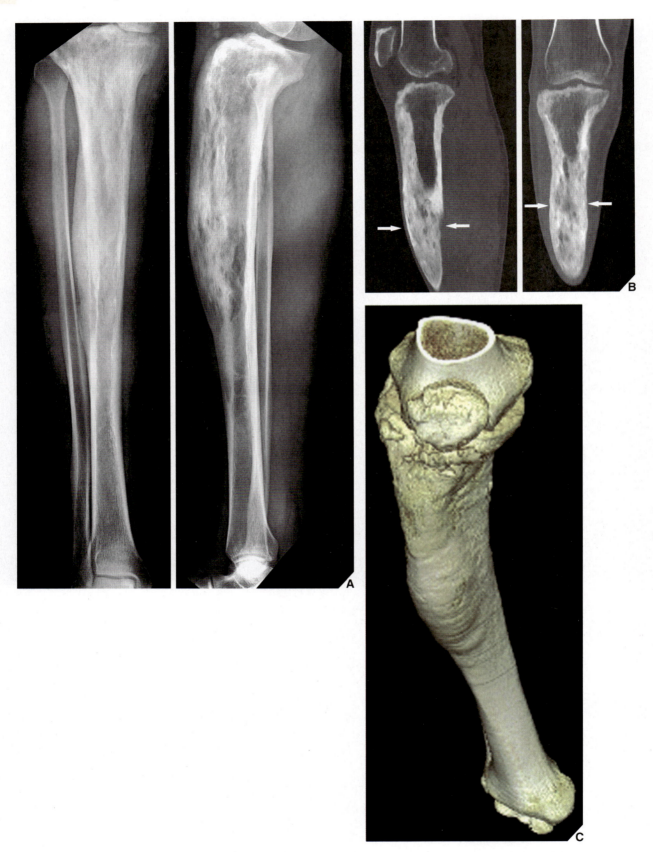

▲ **Figura 29.14 Imagens de TC e TC 3D (tridimensional) da doença de Paget.** Radiografias nas incidências anteroposterior (**A**) e perfil (**B**) da perna direita desse homem de 75 anos demonstraram espessamento cortical e trabeculação grosseira da tíbia proximal. **B.** Imagens de TC reformatadas nos planos sagital e coronal melhor demonstraram as anormalidades. Observe que não havia demarcação entre córtex e osso esponjoso (*setas*). **C.** Imagem de TC reconstruída em 3D evidenciou deformidade da tíbia e arqueamento anterior.

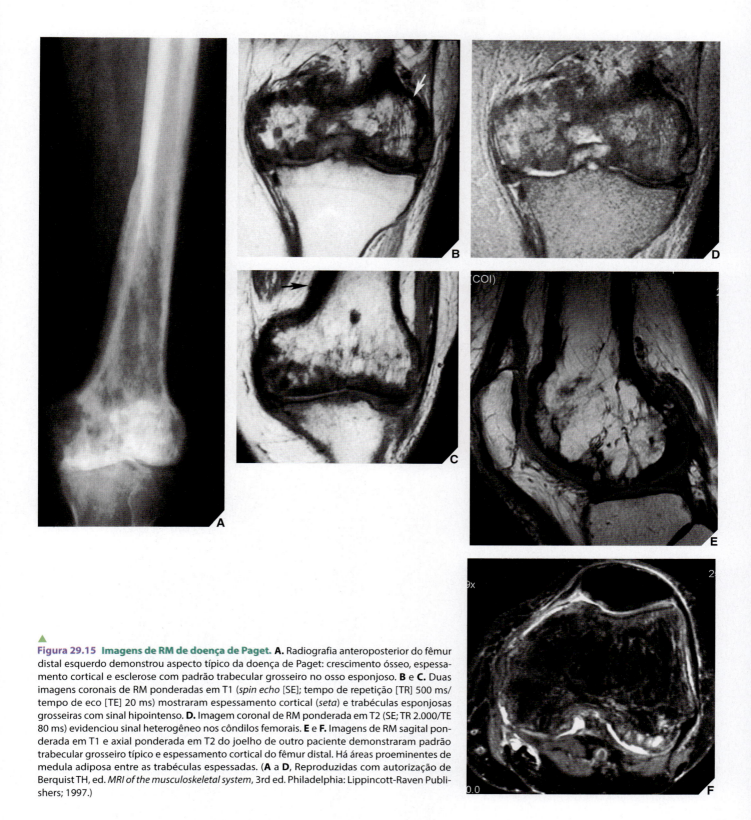

Figura 29.15 Imagens de RM de doença de Paget. A. Radiografia anteroposterior do fêmur distal esquerdo demonstrou aspecto típico da doença de Paget: crescimento ósseo, espessamento cortical e esclerose com padrão trabecular grosseiro no osso esponjoso. **B** e **C.** Duas imagens coronais de RM ponderadas em T1 (*spin echo* [SE]; tempo de repetição [TR] 500 ms/ tempo de eco [TE] 20 ms) mostraram espessamento cortical (*seta*) e trabéculas esponjosas grosseiras com sinal hipointenso. **D.** Imagem coronal de RM ponderada em T2 (SE; TR 2.000/TE 80 ms) evidenciou sinal heterogêneo nos côndilos femorais. **E** e **F.** Imagens de RM sagital ponderada em T1 e axial ponderada em T2 do joelho de outro paciente demonstraram padrão trabecular grosseiro típico e espessamento cortical do fêmur distal. Há áreas proeminentes de medula adiposa entre as trabéculas espessadas. (**A** a **D**, Reproduzidas com autorização de Berquist TH, ed. *MRI of the musculoskeletal system*, 3rd ed. Philadelphia: Lippincott-Raven Publishers; 1997.)

1292 Parte 6 Doenças Metabólicas e Endócrinas e Distúrbios Variados

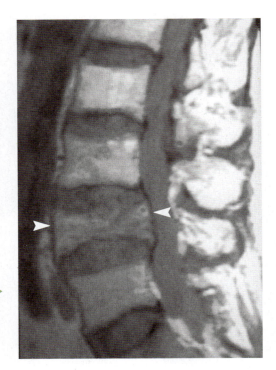

Figura 29.16 Imagem de RM de doença de Paget. Imagem sagital de RM ponderada em T1 (*spin echo* [SE]; tempo de repetição [TR] 500 ms/tempo de eco [TE] 20 ms) da coluna lombar demonstrou lesões vertebrais associadas à doença de Paget (*pontas de seta*). (Reproduzida com autorização de Berquist TH, ed. *MRI of the musculoskeletal system*, 3rd ed. Philadelphia: Lippincott-Raven Publishers; 1997.)

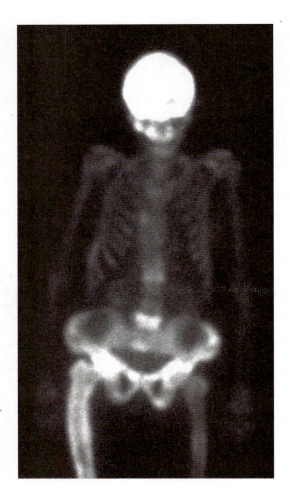

Figura 29.17 Imagem de cintilografia de doença de Paget poliostótica. Depois da injeção intravenosa de 23 mCi (851 MBq) de difosfonato de metileno marcado com tecnécio-99m (^{99m}TC-MDP), a imagem de cintilografia de corpo inteiro de um homem de 82 anos demonstrou hipercaptação do radiofármaco no crânio, nas vértebras lombares, nos ossos pélvicos e nos fêmures (direito maior que esquerdo).

Capítulo 29 Doença de Paget   1293

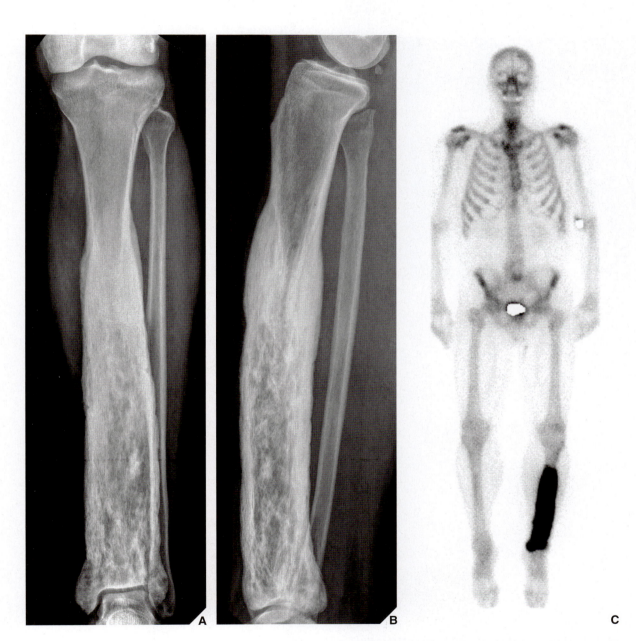

▲
Figura 29.18 Imagem de cintilografia de doença de Paget monostótica. Radiografias nas incidências anteroposterior (**A**) e perfil (**B**) da perna esquerda desse homem de 60 anos demonstraram crescimento ósseo, espessamento cortical e padrão trabecular grosseiro na tíbia representativos da fase fria da doença. **C.** Imagem de cintilografia de corpo inteiro obtida depois da injeção intravenosa de 15 mCi (555 MBq) de difosfonato de metileno marcado com tecnécio-99m (^{99m}Tc-MDP) evidenciou hipercaptação do radiofármaco na tíbia.

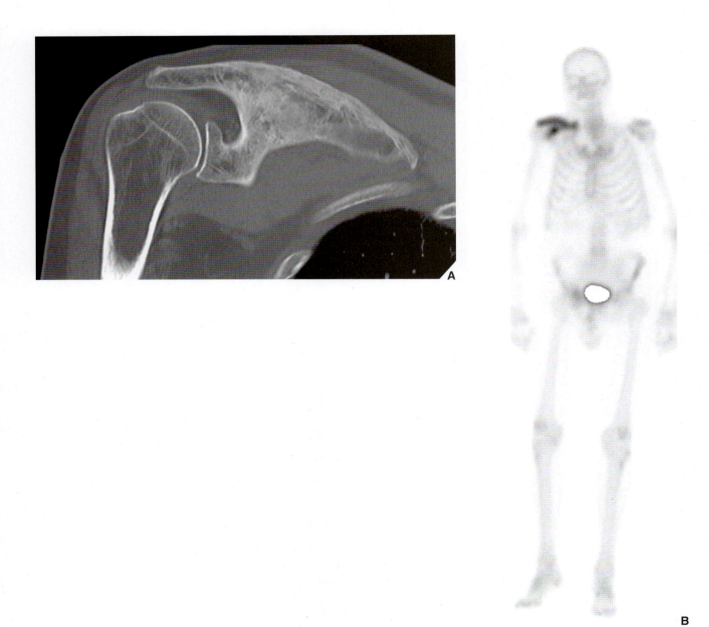

Figura 29.19 Imagem de cintilografia e TC de doença de Paget monostótica. A. Imagem de TC reformatada no plano coronal do ombro direito de um homem de 88 anos demonstrou alterações escleróticas e padrão trabecular grosseiro na maior parte da escápula. **B.** Imagem de cintilografia de corpo inteiro obtida depois da injeção intravenosa de 15 mCi (555 MBq) de difosfonato de metileno marcado com tecnécio-99m (^{99m}TC-MDP) mostrou hipercaptação acentuada do radiofármaco limitada à escápula direita.

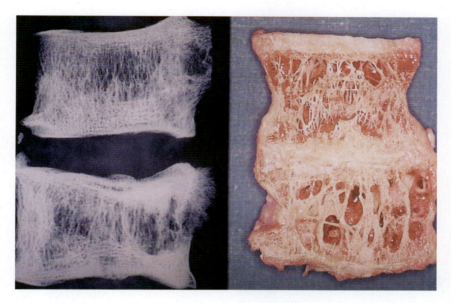

Figura 29.20 Patologia da doença de Paget. Fotografia e radiografia de um espécime de duas vértebras demonstraram padrão trabecular grosseiro e focos de esclerose. A arquitetura interna do osso estava acentuadamente desorganizada. (Reproduzida com autorização de Vigorita JV, Ghelmsan B, Mintz D. *Orthopaedic pathology*, 3rd ed. Philadelphia: Wolters Kluwer; 2016;185.)

canal raquiano demonstrado por TC (Figura 29.26). A invaginação basilar causada por amolecimento da calota pode causar insinuação.

Complicações neoplásicas

Tumores benignos ou malignos de células gigantes – isolados ou múltiplos – podem complicar a doença de Paget. Localizações comuns desses tumores são crânio e osso ilíaco.

O desenvolvimento de sarcomas ósseos é uma complicação grave da doença de Paget, ainda que seja rara (incidência menor que 1%). O osteossarcoma certamente é o tipo histológico mais comum, seguido de fibrossarcoma, histiocitoma fibroso maligno, condrossarcoma e linfoma; ossos mais sujeitos a desenvolver transformação maligna são pelve, fêmur e úmero. Aspectos radiográficos principais dessa complicação incluem desenvolvimento de lesão osteolítica no foco da doença de Paget, rompimento cortical e formação de massa de tecidos moles (Figura 29.27 A), que podem ser confirmados por TC (Figura 29.27 B) ou RM (Figura 29.28); raramente há reação periosteal. Em muitos casos, também ocorrem fraturas patológicas. O aspecto radiográfico do sarcoma de Paget deve ser diferenciado de metástases de carcinoma primário de rim (Figura 29.29), mama ou próstata. O depósito metastático pode alojar-se no osso normal ou pagético. O prognóstico dos pacientes com degeneração sarcomatosa da doença de Paget é sombrio; em geral, o tempo médio de sobrevida não passa de 6 a 8 meses. Em alguns casos, o osteossarcoma de osso pagético pode cursar com metástases para outros ossos e tecidos moles, mas metástases pulmonares, hepáticas e adrenais são muito mais prováveis.

Tratamento ortopédico e clínico

Tratamento ortopédico. Em razão da apresentação clínica variável da doença de Paget, as decisões quanto ao tratamento devem ser baseadas nas manifestações clínicas específicas de cada paciente. O objetivo do tratamento ortopédico é controlar e atenuar dor, em vez de recuperar a qualidade normal dos ossos. O papel do cirurgião ortopédico no tratamento de pacientes com essa doença consiste em avaliar e tratar a causa da dor, avaliar e controlar quaisquer deformidades e assegurar o tratamento de fraturas patológicas e tumores que se desenvolvem no osso pagético. O radiologista contribui para alcançar esses objetivos, fornecendo informações essenciais. Por exemplo, a TC ajuda a demonstrar estenose medular, que frequentemente causa sintomas neurológicos em pacientes com doença de Paget (ver Figura 29.19). A cintilografia também é uma técnica muito útil, principalmente para determinar a distribuição óssea da doença (ver Figura 26.10). A intervenção cirúrgica está indicada para tratar fraturas patológicas, artrite incapacitante avançada e deformidades extremas de arqueamento de ossos longos. As fraturas de estresse ou insuficiência, que são mais comuns na tíbia e no fêmur proximal, são tratadas por imobilização e proteção para evitar carga e com parafusos de compressão. Complicações artríticas são especialmente comuns nas articulações dos quadris e joelhos e geralmente são tratadas por artroplastia total.

O *tratamento clínico* consiste em inibir a atividade osteoclástica com injeções subcutâneas ou intramusculares de calcitonina – hormônio de 32 aminoácidos secretado pelas células C da tireoide – e bifosfonatos orais, que se ligam às áreas com *turnover* ósseo acelerado e reduzem a reabsorção óssea. A ação principal dos bifosfonatos é reduzir a atividade osteoclástica. Entre os fármacos desse grupo utilizados mais comumente estão etidronato, pamidronato, alendronato, risedronato e tiludronato. Recentemente, pesquisadores relataram resultados promissores com ibandronato e zoledronato. Administração de plicamicina, antes conhecida como *mitramicina*, inibe a síntese de RNA e tem efeito citotóxico potente nos osteoclastos. Dosagens da fosfatase alcalina sérica e do nível de hidroxiprolina na urina de 24 horas eram os indicadores principais da resposta da doença ao tratamento clínico; contudo, marcadores bioquímicos de formação e reabsorção óssea desenvolvidos recentemente permitem avaliação mais precisa da atividade da doença e resposta ao tratamento.

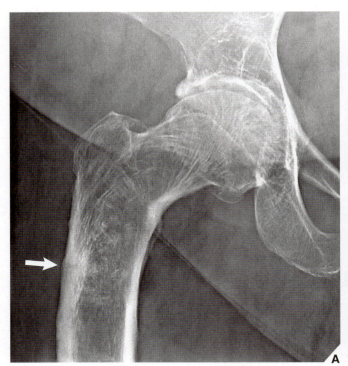
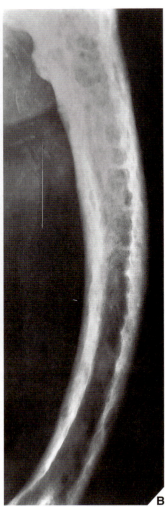

Figura 29.21 Fraturas de estresse/insuficiência associadas à doença de Paget. A. Radiografia anteroposterior do quadril direito de uma mulher de 70 anos demonstrou doença de Paget no fêmur proximal. Observe a fratura de insuficiência no córtex lateral (*seta*). **B.** A radiografia mostrou várias fraturas de insuficiência no córtex lateral do fêmur de um homem de 80 anos com doença de Paget avançada; essa é a complicação mais comum dessa doença.

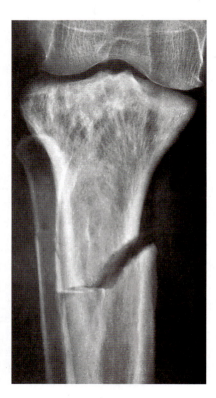

Figura 29.22 Fratura patológica associada à doença de Paget. Homem de 62 anos com doença de Paget monostótica na tíbia direita com fratura patológica. Observe que a linha da fratura atravessava a área de destruição osteolítica ativa. (Reproduzida com autorização de Sissons HA, Greenspan A. Paget's disease. In: Taveras JM, Ferrucci JT, eds. *Radiology – imaging, diagnosis, intervention*, vol. 5. Philadelphia: JB Lippincott; 1986:1-14.)

Capítulo 29   Doença de Paget   **1297**

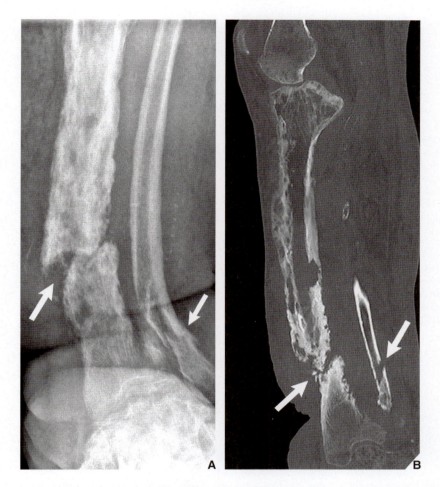

▲
Figura 29.23 Imagem de TC de fratura patológica associada à doença de Paget. A. Radiografia anteroposterior do segmento distal da perna esquerda desse homem de 89 anos e (**B**) uma imagem de TC reformatada no plano sagital demonstraram doença de Paget em fase fria com lesões na tíbia e segmento distal da fíbula complicadas por fraturas patológicas (*setas*).

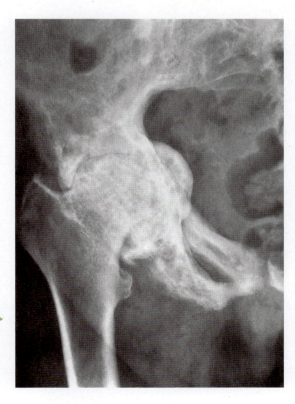

Figura 29.24 Osteoartrite secundária à doença ▶ de Paget. Mulher de 75 anos com doença de Paget poliostótica de longa duração referia dor de intensidade crescente no quadril direito havia 1 ano. Essa radiografia anteroposterior demonstrou osteoartrite avançada com protrusão acetabular associada.

Figura 29.25 Fratura patológica associada à doença de Paget. Homem de 60 anos com doença de Paget poliostótica com dor lombar baixa e sintomas neurológicos. Radiografias nas incidências anteroposterior (**A**) e perfil (**B**) da coluna lombar demonstraram fratura patológica de L3 com invasão do canal medular, que era a causa dos seus sintomas. (Reproduzida com autorização de Sissons HA, Greenspan A. Paget's disease. In: Taveras JM, Ferrucci JT, eds. *Radiology – imaging, diagnosis, intervention*, vol. 5. Philadelphia: JB Lippincott; 1986:1-14.)

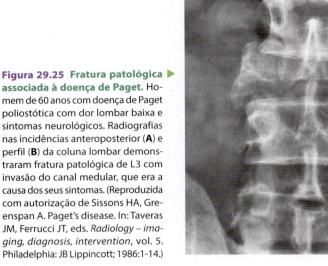
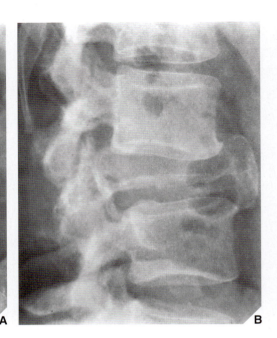

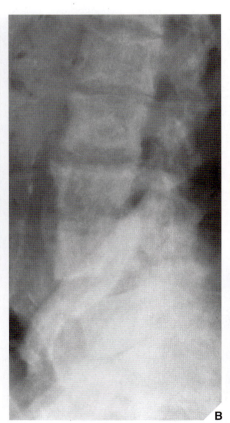
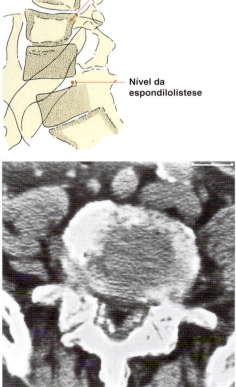

Figura 29.26 Imagens de TC de complicações vertebrais associadas à doença de Paget. Homem de 84 anos com doença de Paget poliostótica há muitos anos desenvolveu espondilolistese e estenose vertebral. Radiografias nas incidências anteroposterior (**A**) e perfil (**B**) da coluna lombar demonstraram doença de Paget na fase fria. No nível de L4-5, havia espondilolistese degenerativa grau II. **C.** Essa imagem de TC no nível de L5 evidenciou estreitamento do canal vertebral típico de estenose vertebral, causa principal da maioria dos sintomas neurológicos dos pacientes com doença de Paget.

Capítulo 29   Doença de Paget   **1299**

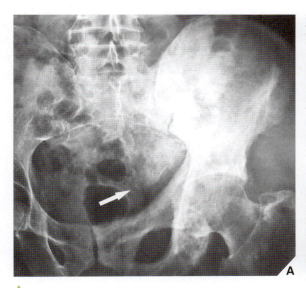
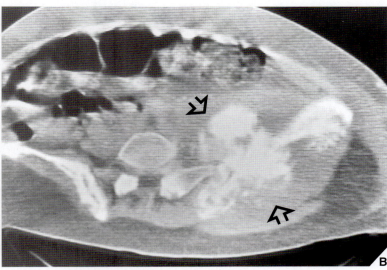

▲ **Figura 29.27 Imagens de TC de sarcoma pagético.** Mulher de 70 anos com doença de Paget na hemipelve esquerda desenvolveu complicação rara – degeneração sarcomatosa. **A.** Radiografia anteroposterior da pelve demonstrou acometimento extenso do ilíaco, púbis e ísquio esquerdos pela doença de Paget. Também havia destruição da cortical e massa volumosa de tecidos moles acompanhada de neoformação óssea (*seta*) – todas as anormalidades típicas de osteossarcoma. **B.** A imagem de TC demonstrou melhor a massa de tecidos moles (*setas abertas*).

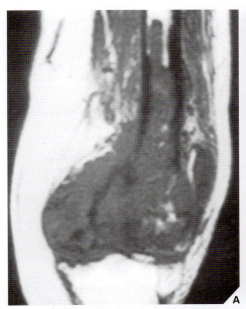
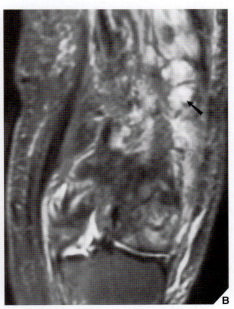
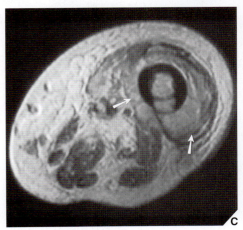

◀ **Figura 29.28 Imagens de RM de sarcoma de Paget. A.** Imagem coronal de RM ponderada em T1 (*spin echo* [SE]; tempo de repetição [TR] 500 ms/ tempo de eco [TE] 20 ms) demonstrou doença de Paget no fêmur distal. Destruição do córtex e massa de tecidos moles foram demonstradas. Imagens de RM coronal em sequência STIR (**B**) e axial ponderada em T2 (**C**) confirmaram existência de massa de tecidos moles (*setas*) e, desse modo, corroboraram o diagnóstico de transformação maligna. (Reproduzida com autorização de Berquist TH, ed. *MRI of the musculoskeletal system*, 3rd ed. Philadelphia: Lippincott-Raven Publishers; 1997.)

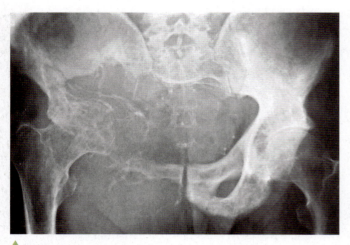

Figura 29.29 Metástases da doença de Paget. Radiografia anteroposterior da pelve dessa mulher de 55 anos com doença de Paget há 10 anos demonstrou destruição osteolítica do ilíaco, ísquio e púbis direitos em consequência de metástases de carcinoma de células renais (hipernefroma). Observe o acometimento típico da pelve pela doença de Paget. Essa lesão metastática não deve ser confundida com sarcoma de Paget.

ASPECTOS PRÁTICOS A SEREM LEMBRADOS

1. A marca histológica característica da doença de Paget é o padrão em mosaico de remodelação óssea ativa e desordenada, que é secundária à reabsorção osteoclástica e à formação osteoblástica.
2. Aspectos radiográficos típicos da doença de Paget óssea são:
   - Acometimento de, no mínimo, uma extremidade articular de um osso longo
   - Espessamento cortical e crescimento do osso afetado
   - Padrão trabecular grosseiro no osso esponjoso
   - Arqueamento de ossos longos
   - Corpos vertebrais com aspecto de "moldura de quadro".
3. Algumas alterações radiográficas específicas da doença de Paget estão relacionadas com o estágio da doença. Na fase aguda (quente), as áreas osteolíticas radiotransparentes ocorrem:
   - No crânio ou no osso chato, onde são conhecidas como *osteoporose circunscrita*
   - Em osso longo, onde se evidenciam por uma cunha crescente de doença em atividade, semelhante a uma chama de vela ou foice.
4. A cintilografia óssea, que sempre mostra hipercaptação de radiofármaco nos ossos afetados pela doença de Paget, é útil para determinar a distribuição da lesão.
5. A complicação mais comum da doença de Paget é a fratura patológica, sejam fraturas de estresse incompletas, sejam fraturas completas "tipo banana".
6. A complicação mais grave da doença de Paget é a degeneração sarcomatosa. Radiograficamente, essa complicação pode ser reconhecida por:
   - Destruição osteolítica na área de lesão pagética
   - Rotura da cortical
   - Massa de tecidos moles.
   A transformação maligna deve ser diferenciada de lesões metastáticas em osso pagético, que podem provir de carcinoma primário do pulmão, mama, rins, trato gastrintestinal ou próstata.
7. O diagnóstico diferencial da doença de Paget deve incluir:
   - "Doença de Paget juvenil" (hiperfosfatasia idiopática familiar)
   - Doença de van Buchem (hiperosteose cortical generalizada)
   - Hemangioma vertebral
   - Vértebra em camisa de rúgbi associada ao hiperparatireoidismo secundário
   - Linfoma
   - Metástases osteoblásticas extensivas.

LEITURAS SUGERIDAS

Adkins MC, Sundaram M. Radiologic case study: insufficiency fracture of the acetabular roof in Paget's disease. *Orthopedics* 2001; 24:1019-1020.
Albagha OME, Wani SE, Visconti MR, et al. Genome-wide association identifies three new susceptibility loci for Paget's disease of bone. *Nat Genet* 2011; 43:685-689.
Altman RD, Bloch DA, Hochberg MC, et al. Prevalence of pelvic Paget's disease of bone in the United States. *J Bone Miner Res* 2000; 15:461-465.
Anderson DC. Paget's disease of bone is characterized by excessive bone resorption coupled with excessive and disorganized bone formation. *Bone* 2001; 29:292-293.
Bahk YW, Parh YH, Chung SK, et al. Bone pathologic correlation of multimodality imaging in Paget's disease. *J Nucl Med* 1995; 36:1421-1426.
Basle MF, Chappard D, Rebel A. Viral origin of Paget's disease of bone? *Presse Med* 1996; 25:113-118.
Beaudouin C, Dohan A, Nasrallah T, et al. Atypical vertebral Paget's disease. *Skeletal Radiol* 2014; 43:991-995.
Berquist TH, ed. *MRI of the musculoskeletal system*, 3rd ed. Philadelphia: Lippincott-Raven; 1996:920-922.
Birch MA, Taylor W, Fraser WD, et al. Absence of paramyxovirus RNA in cultures of pagetic bone cells and in pagetic bone. *J Bone Miner Res* 1994; 9:11-16.
Brandolini F, Bacchini P, Moscato M, et al. Chondrosarcoma as a complicating factor in Paget's disease of bone. *Skeletal Radiol* 1997; 26:497-500.
Brown JP, Chines AA, Myers WR, et al. Improvement of pagetic bone lesions with risedronate treatment: a radiologic study. *Bone* 2000; 26:263-267.
Colarintha P, Fonseca AT, Salgado L, et al. Diagnosis of malignant change in Paget's disease by T1-201. *Clin Nucl Med* 1996; 21:299-301.
Conrad GR, Johnson AW. Solitary adenocarcinoma metastasis mimicking sarcomatous degeneration in Paget's disease. *Clin Nucl Med* 1997; 22:300-302.
Delmas PD, Meunier PJ. The management of Paget's disease of bone. *N Engl J Med* 1997; 336:558-566.
Fenton P, Resnick D. Metastases to bone affected by Paget's disease: a report of three cases. *Int Orthop* 1991; 15:397-399.
Frassica FJ, Sim FH, Frassica DA, et al. Survival and management considerations in postirradiation osteosarcoma and Paget's osteosarcoma. *Clin Orthop Relat Res* 1991; 270:120-127.
Greditzer HG III, McLeod RA, Unni KK, et al. Bone sarcomas in Paget disease. *Radiology* 1983; 146:327-333.
Greenspan A. A review of Paget's disease: radiologic imaging, differential diagnosis, and treatment. *Bull Hosp Jt Dis* 1991; 51:22-33.
Greenspan A. Paget's disease: current concept, radiologic imaging, and treatment. *Recent Adv Orthop* 1993; 1:32-48.
Greenspan A, Norman A, Sterling AP. Precocious onset of Paget's disease – a report of three cases and review of the literature. *J Can Assoc Radiol* 1977; 28:69-72.
Hadjipavlou A, Gaitanis IN, Kontakis GM. Paget's disease of the bone and its management. *J Bone Joint Surg Br* 2002; 84 (2):160-169.
Hadjipavlou A, Lander P, Srolovitz H, et al. Malignant transformation in Paget disease of bone. *Cancer* 1992; 70:2802-2808.
Hosking D, Meunier PJ, Ringe JD, et al. Paget's disease of bone: diagnosis and management. *BMJ* 1996; 312:491-495.
Hutter RV, Foote FW Jr, Frazell EL, et al. Giant cell tumors complicating Paget's disease of bone. *Cancer* 1963; 16:1044-1056.
Kang H, Park Y-C, Yang KH. Paget's disease: skeletal manifestations and effect of biophosphonates. *J Bone Metab* 2017; 24:97-103.
Kaufmann GA, Sundaram M, McDonald DJ. Magnetic resonance imaging in symptomatic Paget's disease. *Skeletal Radiol* 1991; 20:413-418.
Kilcoyne A, Heffernan EJ. Atypical proximal femoral fractures in patients with Paget disease receiving bisphosphonate therapy. *AJR Am J Roentgenol* 2011; 197:W196-W197.
Kim CK, Estrada WN, Lorberboym M, et al. The "mouse face" appearance of the vertebrae in Paget's disease. *Clin Nucl Med* 1997; 22:104-108.
Kumar A, Kumar PG, Prakash MS, et al. Paget's disease diagnosed on bone scintigraphy: case report and literature review. *Indian J Nucl Med* 2013; 28:121-123.
Kunin JR, Strouse PJ. The "yarmulke" sign of Paget's disease. *Clin Nucl Med* 1991; 16:788-789.

Lander PH, Hadjipavlou AG. A dynamic classification of Paget's disease. *J Bone Joint Surg Br* 1986; 68B:431-438.

Laurin N, Brown JP, Morisette J, et al. Recurrent mutation of the gene encoding sequestome 1 (SQSTM1/p62) in Paget disease of bone. *Am J Hum Genet* 2002; 70:1582-1588.

Leach RJ, Singer FR, Roodman GD. The genetics of Paget's disease of bone. *J Clin Endocrin Metab* 2001; 86:24-28.

Meunier PJ, Vignot E. Therapeutic strategy in Paget's disease of bone. *Bone* 1995; 17:489S-491S.

Mills BG, Frausto A, Singer FR, et al. Multinucleated cells formed in vitro from Paget's bone marrows express viral antigens. *Bone* 1994; 15:443-448.

Mirra JM. Pathogenesis of Paget's disease based on viral etiology. *Clin Orthop Relat Res* 1987; 217:162-170.

Mirra JM, Brien EW, Tehranzadeh J. Paget's disease of bone: review with emphasis on radiologic features. Part I. *Skeletal Radiol* 1995; 24:163-171, 173-184.

Moore TE, Kathol MH, El-Koury GY, et al. Unusual radiologic features of Paget's disease of bone. *Skeletal Radiol* 1994; 23:257-260.

Nicholas JJ, Srodes CH, Herbert D, et al. Metastatic cancer in Paget's disease of bone: a case report. *Orthopedics* 1987; 10:725-729.

Paget J. On a form of chronic inflammation of bones (osteitis deformans). *Med Chir Trans* 1877; 60:37-64.

Potter HG, Schneider R, Ghelman B, et al. Multiple giant cell tumors and Paget disease of bone: radiographic and clinical correlations. *Radiology* 1991; 180:261-264.

Rosenbaum HD, Hanson DJ. Geographic variation in the prevalence of Paget's disease of bone. *Radiology* 1969; 92:959-963.

Ryan PJ, Fogelman I. Paget's disease – five years follow-up after pamidronate therapy. *Br J Rheumatol* 1994; 33:98-99.

Sissons HA, Greenspan A. Paget's disease. In: Taveras JM, Ferrucci JT, eds. *Radiology – imaging, diagnosis, intervention*, vol. 5. Philadelphia: JB Lippincott; 1986:1-14.

Smith SE, Murphey MD, Motamedi K, et al. From the Archives of the AFIP. Radiologic spectrum of Paget disease of bone and its complications with pathologic correlation. *Radiographics* 2002; 22:1191-1216.

Sundaram MG, Khanna G, El-Khoury GY. T1-weighted MR imaging for distinguishing large osteolysis of Paget's disease from sarcomatous degeneration. *Skeletal Radiol* 2001; 30:378-383.

Wallace E, Wong J, Reid IR. Pamidronate treatment of the neurologic sequelae of pagetic spinal stenosis. *Arch Intern Med* 1995; 155:1813-1815.

Whyte MP. Paget's disease of bone. *N Engl J Med* 2006; 355:593-600.

Wittenberg K. The blade of grass sign. *Radiology* 2001; 221:199-200.

Yu T, Squires F, Mammone J, et al. Lymphoma arising in Paget's disease. *Skeletal Radiol* 1997; 26:729-731.

Doenças Metabólicas e Endócrinas Variadas

Hiperfosfatasia idiopática familiar

Manifestações clínicas

Hiperfosfatasia idiopática familiar, também conhecida como *hiperosteose cortical deformante juvenil, osteoectasia familiar* ou *doença de Paget juvenil*, é uma doença autossômica recessiva rara que acomete crianças pequenas, geralmente nos primeiros 18 meses de vida, com predileção marcante por descendentes porto-riquenhos. A doença causa deformidades ósseas progressivas. Clinicamente, a doença caracteriza-se por nanismo, arqueamento doloroso dos membros, fraqueza muscular, anormalidades da marcha, protrusão acetabular, fraturas patológicas, deformidades da coluna vertebral, déficits de visão e audição, nível sérico alto de fosfatase alcalina e concentração alta da enzima leucina-aminopeptidase. Estudos recentes sugeriram que esse distúrbio seja causado por mutações do gene *TNFRSF11B*, que está localizado no braço longo do cromossomo 8 (8q24), resultando em deficiência de osteoprotegerina (OPG). OPG é um receptor de citocina, também conhecido como *fator inibidor da osteoclastogênese* (FIOC), que normalmente suprime reabsorção óssea e regula a atividade dos osteoclastos.

Manifestações radiológicas

Aumentos do *turnover* dos ossos e colágeno esquelético demonstrados na cintilografia óssea são anormalidades típicas de hiperfosfatasia idiopática familiar. Aspectos radiográficos são característicos. Embora essa doença não tenha qualquer relação com doença de Paget clássica, frequentemente é referida como *doença de Paget juvenil* e tem aspectos radiográficos semelhantes. Os ossos longos aumentam de tamanho e apresentam espessamento cortical e padrão trabecular grosseiro (Figuras 30.1 e 30.2). Do mesmo modo, deformidades de arqueamento são comuns, assim como lesões localizadas na pelve e no crânio (Figura 30.3). Entretanto, ao contrário da doença de Paget, as epífises geralmente são preservadas.

O tratamento consiste em bifosfonatos e calcitonina.

Diagnóstico diferencial

Existem algumas doenças semelhantes à hiperfosfatasia idiopática familiar que fazem parte do grupo geral das hiperosteoses endosteais (ou hiperosteose cortical generalizada). Em especial, a forma autossômica recessiva desses distúrbios – doença de van Buchem – embora seja classificada como hiperfosfatasia tardia crônica, na verdade é uma displasia diferente. O início da doença é mais tardio que o da hiperfosfatasia congênita, e a idade dos pacientes varia de 25 a 50 anos. A manifestação radiográfica principal é espessamento simétrico dos córtices dos ossos tubulares longos e curtos. Os fêmures não são arqueados e as extremidades articulares são preservadas. Os ossos do crânio apresentam espessamento acentuado da calvária e da base. Níveis séricos de fosfatase alcalina estão elevados, mas concentrações de cálcio e fósforo são normais. Ver descrição mais detalhada dessa displasia no Capítulo 33.

Acromegalia

Manifestações clínicas

Secreção excessiva de hormônio do crescimento (somatotropina) pelas células eosinofílicas do lobo anterior da hipófise, seja em consequência de hiperplasia da glândula, seja em consequência de tumor, provoca aceleração do crescimento ósseo. Quando esse problema ocorre antes da maturidade óssea (*i. e.*, enquanto as placas de crescimento ainda não estão fechadas), o resultado é gigantismo; depois da maturidade óssea, o excesso desse hormônio causa acromegalia. Em geral, o início dos sintomas é insidioso, e o acometimento de algumas estruturas específicas do esqueleto é característico (Figura 30.4). As primeiras manifestações clínicas são crescimento gradativo das mãos e dos pés e acentuação extrema do aspecto facial. As anormalidades faciais típicas são causadas pelo crescimento excessivo dos seios frontais, protrusão da mandíbula (prognatismo), acentuação das saliências orbitárias, crescimento do nariz e lábios e espessamento e engrossamento dos tecidos moles da face.

Manifestações radiológicas

As radiografias demonstram alguns aspectos típicos dessa doença. A radiografia de perfil do crânio evidencia espessamento dos ossos cranianos e aumento da densidade óssea. O espaço diploico pode estar obliterado. A sela túrcica que abriga a hipófise pode ou não estar aumentada. Os seios paranasais estão alargados (Figura 30.5), e as células da mastoide tornam-se excessivamente pneumatizadas. O prognatismo mandibular, uma das manifestações clínicas evidentes dessa doença, é demonstrado nas radiografias de perfil dos ossos faciais.

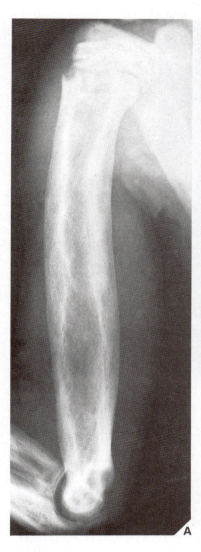
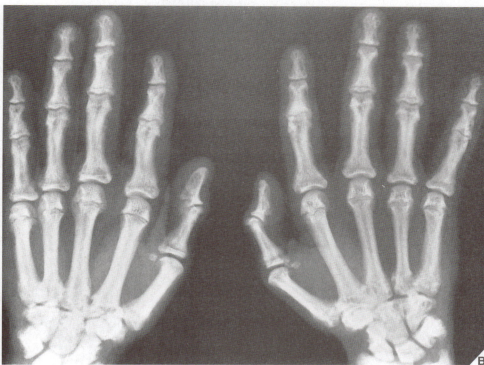

◀ **Figura 30.1 Hiperfosfatasia idiopática familiar. A.** Radiografia anteroposterior do ombro e do braço de um menino porto-riquenho de 12 anos demonstrou espessamento acentuado do córtex do úmero e das trabéculas ósseas com aspecto grosseiro, semelhante ao osso pagético. **B.** Radiografia das mãos mostrou alterações escleróticas nos ossos e estreitamento acentuado das cavidades medulares de metacarpos e falanges.

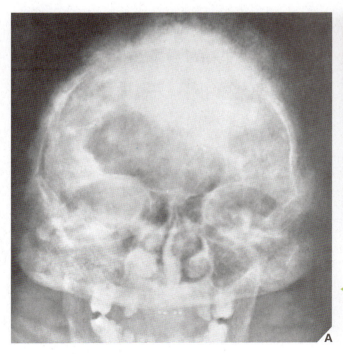
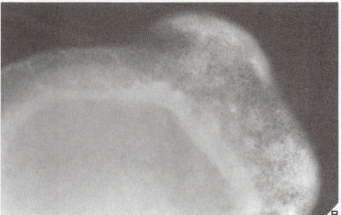

◀ **Figura 30.2 Hiperfosfatasia idiopática familiar. A.** A radiografia anteroposterior do crânio desse homem de 30 anos demonstrou espessamento e esclerose dos ossos cranianos, semelhante à doença de Paget. **B.** Imagem ampliada mostrou espessamento acentuado da tábua interna e alargamento do espaço diploico.

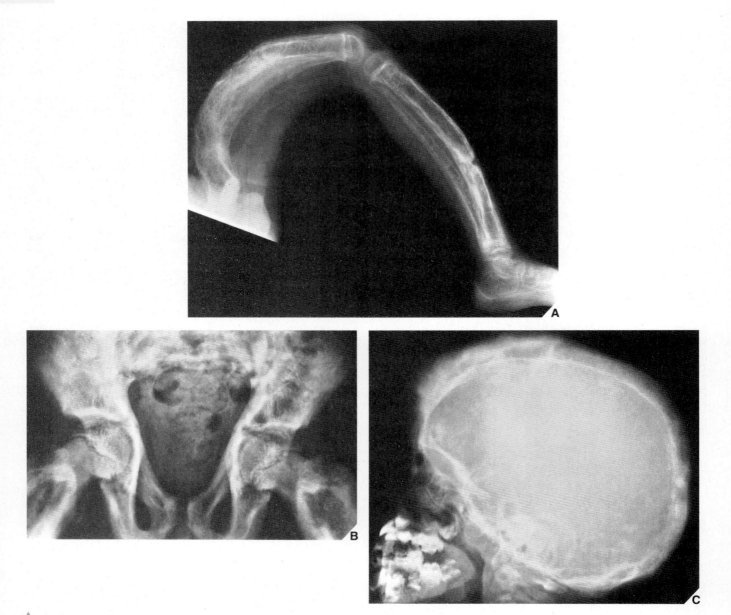

Figura 30.3 Hiperfosfatasia idiopática familiar. A. Radiografia de um menino de 4 anos demonstrou arqueamento acentuado dos ossos longos do membro inferior – aspecto marcante dessa doença. **B.** Radiografia anteroposterior da pelve mostrou padrão trabecular grosseiro e espessamento cortical típicos dessa doença. Observe que as epífises não foram afetadas. **C.** Radiografia de perfil do crânio evidenciou espessamento das tábuas ósseas e aspecto de "bolas de algodão" na calvária, semelhante à doença de Paget. (**B,** Reproduzida com autorização de Sissons HA, Greenspan A. Paget's disease. In: Taveras JM, Ferrucci JT, eds. *Radiology – imaging, diagnosis, intervention*. Philadelphia: JB Lippincott; 1986:1-14.)

As mãos também apresentam alterações radiográficas importantes. As cabeças dos metacarpos estão aumentadas e pode haver espessamento ósseo irregular ao longo das bordas desses ossos, simulando osteófitos semelhantes a bicos. O aumento do tamanho do osso sesamoide na articulação metacarpofalangiana do dedo polegar pode ser útil para diagnosticar acromegalia. Valores do índice sesamoide (determinado pelo comprimento e largura desse ossículo em milímetros) maiores que 30 nas mulheres e 40 nos homens sugerem acromegalia; contudo, a linha divisória entre valores normais e anormais geralmente não é suficientemente precisa para permitir que casos limítrofes sejam diagnosticados com base apenas nesse índice. Também há alterações características nas falanges distais: suas bases crescem e os tufos terminais formam projeções semelhantes a esporões. Espaços articulares alargam em consequência da hipertrofia da cartilagem articular (Figura 30.6) e também pode haver hipertrofia de tecidos moles, resultando na formação de dedos quadrados com formato de pás.

Radiografias dos pés na incidência de perfil permitem realizar uma medição importante – espessura do coxim adiposo plantar. Esse índice é determinado pela distância entre superfície posteroinferior do calcâneo até a superfície cutânea mais próxima. Em um indivíduo normal de 75 kg, a espessura do coxim adiposo plantar não deve ser maior que 22 mm. Para cada aumento de 12 kg de peso corporal, pode-se acrescentar 1 mm a esse valor básico; de tal modo, a medida de 24 mm seria o valor normal mais alto para um indivíduo de 100 kg. Quando a espessura do coxim adiposo plantar é maior que o valor normal estabelecido, a possibilidade de que o

Capítulo 30   Doenças Metabólicas e Endócrinas Variadas   **1305**

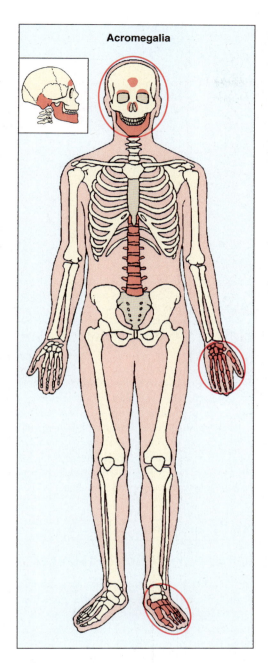

▲ **Figura 30.4** Estruturas afetadas mais comumente na acromegalia.

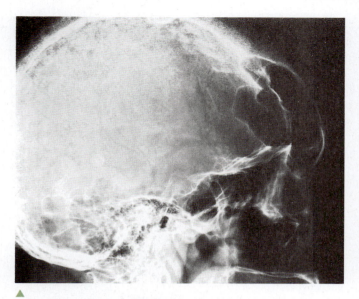

▲ **Figura 30.5 Crânio acromegálico.** Radiografia de perfil do crânio dessa mulher de 75 anos demonstrou ampliação acentuada dos seios frontais, saliências supraorbitárias proeminentes e espessamento dos ossos frontais.

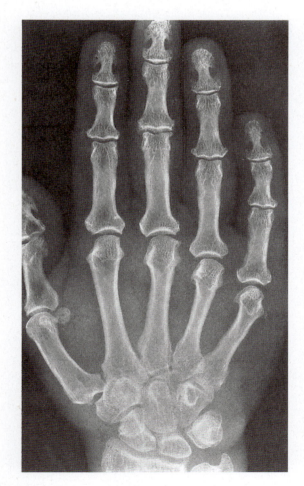

▲ **Figura 30.6 Mão acromegálica.** Radiografia dorsopalmar da mão dessa mulher de 38 anos demonstrou crescimento excessivo típico dos tufos terminais e projeções em forma de esporões. As bases das falanges terminais também estavam aumentadas e os espaços articulares, alargados.

indivíduo tenha acromegalia é grande (Figura 30.7) e deve ser realizada dosagem do nível sérico de hormônio do crescimento.

A coluna vertebral do paciente com acromegalia também pode apresentar aspecto típico. Radiografia de perfil da coluna pode demonstrar aumento do diâmetro anteroposterior de um corpo vertebral, assim como entalhe ou acentuação da concavidade da borda vertebral posterior (Figura 30.8). Embora o mecanismo exato dessa alteração seja desconhecido, a reabsorção óssea foi sugerida como causa possível. Outras doenças também foram associadas ao entalhe da margem posterior dos corpos vertebrais (Figura 30.8). Além disso, nos casos de acromegalia vertebral, a cifose dorsal está aumentada e a lordose lombar, exagerada. O espaço do disco intervertebral pode ser maior que o normal em razão do crescimento excessivo da parte cartilaginosa do disco.

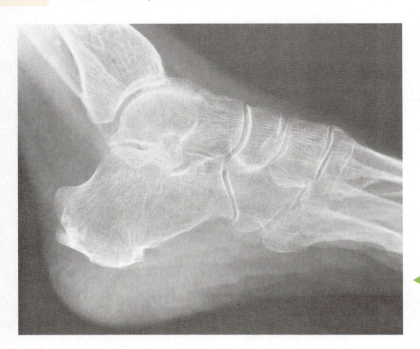

◀ **Figura 30.7 Pé acromegálico.** Radiografia de perfil do pé de um homem de 58 anos demonstrou espessura do coxim adiposo plantar de 38 mm, muito acima do normal para esse paciente de 70 kg. Tal medida corresponde à distância mais curta entre calcâneo e superfície plantar do calcanhar.

As anormalidades articulares encontradas nos pacientes com acromegalia são causadas por uma complicação comum – doença articular degenerativa –, que, por sua vez, resulta do crescimento excessivo da cartilagem articular e nutrição inadequada subsequente da cartilagem anormalmente espessa. A combinação de estreitamento do espaço articular, osteófitos, esclerose subcondral e formação de lesões císticas é semelhante à que ocorre em processos osteoartríticos primários. Ver também considerações sobre artropatia acromegálica no Capítulo 13.

Doença de Gaucher

Classificação e manifestações clínicas

A doença de Gaucher é um distúrbio hereditário familiar transmitido como traço autossômico recessivo, que é causado por diversas mutações do *locus* genético que codifica a enzima glicocerebrosidase (cerebrosídeo-β-glicosidase) e está localizado no cromossomo 1 (1q21), resultando em atividade deficiente de hidrolase lisossômica. Essa doença é um distúrbio metabólico, que se caracteriza por deposição anormal de cerebrosídeos (glicolipídios) nas células reticuloendoteliais do baço, do fígado e da medula óssea. Esses macrófagos alterados, conhecidos como *células de Gaucher*, são a marca histológica característica dessa doença, que é classificada em três grupos (fenótipos) diferentes:

Tipo I: o *tipo não neuropático* ou do *adulto* é o mais comum e ocorre principalmente entre judeus Asquenaze. O início da doença ocorre na primeira ou segunda década de vida, e os indivíduos afetados geralmente têm expectativa de vida normal. Anormalidades ósseas e hepatosplenomegalia caracterizam essa forma da doença, embora alguns pacientes possam ser inteiramente assintomáticos.

Tipo II: o *tipo neuropático agudo* é fatal no primeiro ano de vida. Aparentemente, essa forma da doença não tem predileção por qualquer grupo étnico. Sempre há hepatosplenomegalia, além de lesão cerebral e distúrbio convulsivo.

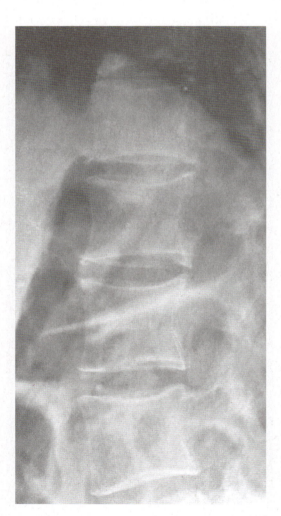

▲ **Figura 30.8 Coluna vertebral acromegálica.** A radiografia de perfil da coluna toracolombar dessa mulher de 49 anos demonstrou entalhamento vertebral posterior, fenômeno causado aparentemente por reabsorção óssea.

Tipo III: o *tipo neuropático juvenil subagudo*, que acomete principalmente suecos da região de Norrbotten, começa nos últimos meses do primeiro ano de vida e tem evolução maligna semelhante à do tipo II. Pacientes têm hepatosplenomegalia, anemia, distúrbios respiratórios, retardo mental e convulsões e, em geral, morrem ao final da segunda década de vida.

As primeiras manifestações clínicas do paciente dependem do tipo de doença. A forma adulta da doença (tipo I) é a mais comum e, nos casos típicos, evidencia-se por distensão abdominal secundária à esplenomegalia. A dor óssea recidivante é um sinal de acometimento dos ossos, enquanto a dor óssea grave e aguda com edema e febre sugerem osteomielite piogênica aguda. Esse complexo clínico, que resulta de necrose isquêmica do osso, também é conhecido como *osteomielite asséptica*. Pinguéculas podem ser encontradas nos olhos, e a pele possivelmente adquire pigmentação castanha. Epistaxe ou outras hemorragias causadas por trombocitopenia podem ocorrer. O diagnóstico é confirmado pela demonstração de células de Gaucher típicas no aspirado de medula óssea ou biopsia do fígado.

Manifestações radiológicas

O exame radiográfico dos pacientes com doença de Gaucher demonstra anormalidades típicas, os quais têm osteoporose difusa geralmente associada à expansão medular. Nas extremidades de ossos longos, esse fenômeno é conhecido como *deformidade em balão de Erlenmeyer* (Figura 30.9 e Tabela 30.1). Outra anormalidade típica encontrada é destruição óssea localizada com aspecto de favos de mel (Figura 30.10); a destruição osteolítica grosseira geralmente se limita às diáfises de ossos longos e, ocasionalmente, pode ser encontrada dentro do osso cortical. Além disso, alterações escleróticas são comuns e secundárias ao processo reparativo dos infartos ósseos (Figura 30.11).

Infarto ósseo medular e reação periosteal têm potencial para causar o fenômeno de "osso dentro do osso", que pode ser semelhante à osteomielite (Figura 30.12). Hermann e colaboradores realizaram um estudo com 29 pacientes portadores de doença de Gaucher tipo I e usaram ressonância magnética (RM) a fim de determinar a utilidade dessa técnica na avaliação de lesões da medula óssea. Os resultados desse estudo sugeriram que a RM seja uma modalidade não invasiva valiosa nesses casos para avaliar atividade da doença. Aparentemente, pacientes com sinal hipointenso na medula óssea nas sequências ponderadas em T1 e T2, embora com aumento relativo da intensidade do sinal entre as imagens ponderadas em T1 a T2, podem ser considerados portadores de "processo ativo", que se correlaciona diretamente com os sintomas. Mais recentemente, os pesquisadores introduziram a técnica de RM quantitativa na forma de escaneamento do desvio químico quantitativo (QCSI, ou *quantitative chemical shift imaging*, em inglês). Essa técnica quantifica o teor de gordura da medula óssea usando a diferença de frequências

Tabela 30.1 Causas de deformidade em balão de Erlenmeyer.

Doença de Gaucher
Doença de Niemann-Pick
Displasia fibrosa
Anemia falciforme
Talassemia
Exostoses cartilaginosas múltiplas
Doença de Ollier (encondromatose)
Doença de Albers-Schönberg (osteopetrose)
Doença de Engelmann (displasia diafisária progressiva)
Doença de Pyle (displasia metafisária)
Picnodisostose
Intoxicação por chumbo

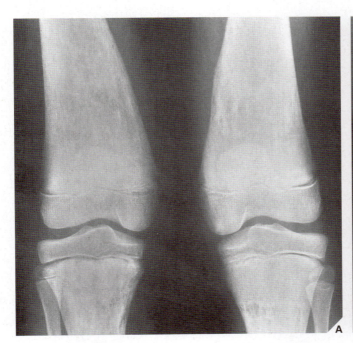
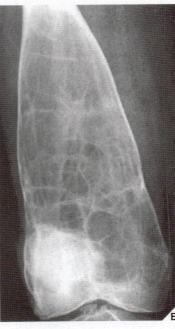

Figura 30.9 Doença de Gaucher. A. Radiografia anteroposterior de um menino de 12 anos com doença tipo adulto demonstrou deformidade em balão de Erlenmeyer nos fêmures distais, que era secundária à expansão medular. Observe que havia adelgaçamento cortical causado por osteoporose difusa. **B.** A radiografia anteroposterior do fêmur distal de outro paciente mostrou deformidade típica em balão de Erlenmeyer. Há dilatação dos espaços entre as trabéculas, relacionada a acúmulo de células de Gaucher, que conferem aspecto "bolhoso".

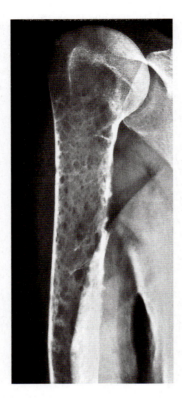

Figura 30.10 **Doença de Gaucher.** Alterações destrutivas, nesse caso envolvendo úmero direito proximal de uma mulher de 52 anos com forma adulta da doença, podem adquirir aspecto semelhante a favos de mel.

de ressonância entre gordura e água e, desse modo, detectando redução da quantidade de gordura que ocorre quando células de Gaucher substituem adipócitos normais ricos em triglicerídeos da medula óssea. Estudos demonstraram que teores reduzidos de gordura na medula óssea com base no exame de QCSI correspondiam a exacerbação da atividade clínica da doença e desenvolvimento de complicações ósseas. Essa técnica também pode ser um recurso útil para monitorar resposta ao tratamento.

Complicações

A complicação mais comum da doença de Gaucher é osteonecrose de cabeça do fêmur e, ocasionalmente, côndilos femorais (Figura 30.13). Superposição de alterações degenerativas também é uma alteração frequente, que requer intervenção cirúrgica. Fraturas patológicas são comuns e podem acometer ossos longos e coluna vertebral. A complicação mais grave (embora felizmente seja rara) é a transformação maligna em focos de infarto ósseo.

Tratamento

Tratamento de reposição enzimática usando alglucerase derivada da placenta ou preparações recombinantes (*i. e.*, imiglucerase) tem conseguido melhora hematológica e regressão da hepatosplenomegalia. Em alguns pacientes, foram descritos sinais de regeneração óssea. A esplenectomia deve ser realizada. O transplante de medula óssea também foi experimentado, mas os resultados foram variados.

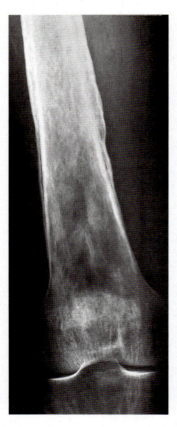

Figura 30.11 **Doença de Gaucher.** Radiografia anteroposterior do fêmur distal direito desse homem de 29 anos demonstrou infarto medular ósseo e reações endosteais e periosteais secundárias aos processos reparativos.

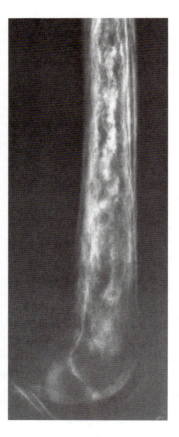

Figura 30.12 **Doença de Gaucher.** Radiografia de perfil do fêmur distal dessa mulher de 28 anos demonstrou infartos medulares extensos e neoformação óssea periosteal, acarretando aspecto de "osso dentro do osso".

Capítulo 30 Doenças Metabólicas e Endócrinas Variadas 1309

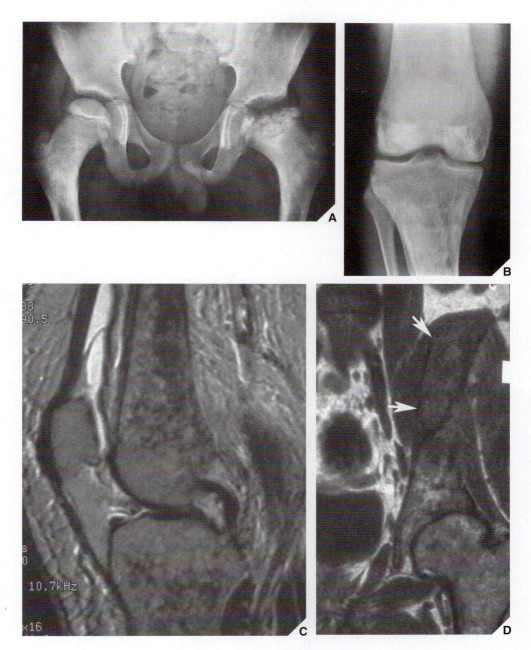

Figura 30.13 **Doença de Gaucher complicada por osteonecrose. A.** A radiografia anteroposterior da pelve de uma criança judia Asquenaze de 11 anos com forma não neuropática da doença demonstrou osteonecrose de cabeça do fêmur esquerdo – complicação comum dessa doença. **B.** A radiografia anteroposterior do joelho direito de um homem de 25 anos com doença de Gaucher mostrou alterações osteonecróticas dos côndilos femorais medial e lateral. Observe que também havia infarto ósseo na tíbia proximal. **C.** A imagem sagital de RM ponderada em T2 do joelho de outro paciente evidenciou áreas com sinal hipointenso na medula óssea do fêmur distal e tíbia proximal, que representavam fibrose e infartos ósseos. **D.** Imagem coronal de RM ponderada em T1 do quadril esquerdo de outro paciente com doença de Gaucher demonstrou várias áreas com sinal hipointenso na medula óssea da pelve e no fêmur esquerdo, que estavam relacionadas com fibrose da medula óssea e infartos ósseos. Observe que havia extensão dos depósitos de células de Gaucher aos tecidos moles da pelve (*setas*).

Calcinose tumoral

Fisiopatologia e manifestações clínicas

Descrita inicialmente por Inclan *et al.* em 1943, a calcinose tumoral caracteriza-se pela formação de uma ou várias massas císticas lobuladas periarticulares com material semelhante a giz. O desenvolvimento das massas é causado pela deposição de sal de cálcio nos tecidos moles em torno das articulações – ombros (principalmente perto da escápula), quadris e cotovelos –, assim como nas superfícies extensoras dos membros. As massas são indolores e geralmente se desenvolvem em crianças e adolescentes. Os indivíduos negros são mais comumente afetados do que outros grupos raciais, e a maioria dos casos de calcinose tumoral foi relatada na África e na Nova Guiné. Como a etiologia é desconhecida, o diagnóstico é de exclusão. Outras causas de calcificações de partes moles, inclusive hiperparatireoidismo secundário, hipervitaminose D, gota e pseudogota, miosite ossificante, condromas parartículares e calcinose circunscrita, devem ser excluídas antes que se possa estabelecer o diagnóstico de calcinose tumoral. Estudos recentes demonstraram que pacientes com calcinose tumoral familiar têm mutações do gene *FGF23* ou *GALNT3*. Este último gene codifica GalNac-T3, que impede a decomposição do hormônio fosfatúrico conhecido como fator 23 de crescimento fibroblástico (FGF23), que é necessário à reabsorção renal normal de fosfato. Mutações do gene *GALNT3* ou *FGF23* causam calcinose tumoral familiar hiperfosfatêmica ou sua variante conhecida como síndrome de hiperosteose-hiperfosfatemia.

Manifestações radiológicas

Em geral, as radiografias demonstram massas calcificadas lobuladas e bem demarcadas, que são circulares ou ovais e estão localizadas ao redor das articulações (Figura 30.14). Em casos menos frequentes, há acometimento de tecidos moles (Figura 30.15). A densidade das massas de tecidos moles é variável: algumas são moles a amorfas, enquanto outras são praticamente semelhantes a um osso. Apenas em casos muito raros, o depósito cálcico está localizado na cápsula articular. Imagens em corte transversal, inclusive a tomografia computadorizada (TC), avaliam melhor a localização e distribuição das massas calcificadas (ver Figura 30.15 D e E).

Tratamento

A ressecção cirúrgica das massas calcificadas é a abordagem mais eficaz, embora tentativas de tratar essa doença com dietas restritivas de cálcio e fosfato e antiácidos que contenham combinações de fosfatos tenham obtido algum sucesso.

Hipotireoidismo

Fisiopatologia e manifestações clínicas

O hipotireoidismo é uma síndrome diagnosticada em lactentes e crianças que resulta da deficiência de hormônios tireóideos tiroxina e tri-iodotironina, seja durante a vida fetal (cretinismo), seja nos primeiros anos da infância (mixedema ou hipotireoidismo juvenil). A deficiência pode ser primária (causada por alguma doença da tireoide) ou secundária (atribuída à falta de hormônio de estimulação da tireoide [TSH] produzido pela hipófise). Mutações dos genes *DUOX2, PAX8, SLC5A5, TG, TPO, TSHB, TSHR* e *2(THOX2)* são responsáveis pelo hipotireoidismo congênito porque impedem ou interferem no desenvolvimento normal da glândula tireoide antes do nascimento (disgenesia ou agenesia da tireoide) ou quando a glândula

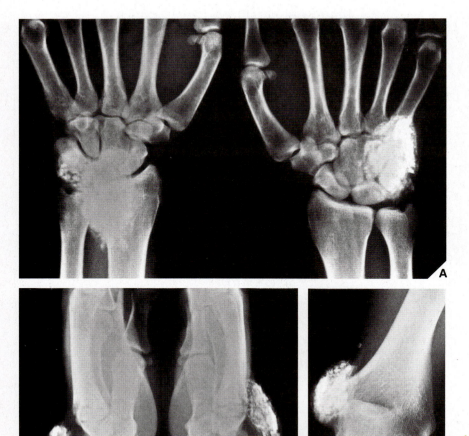

◀ **Figura 30.14 Calcinose tumoral.** Esse indivíduo negro de 66 anos tinha vários "caroços" ao redor dos punhos e dos cotovelos desde a infância. As radiografias nas incidências dorsopalmar (**A**) e perfil (**B**) dos punhos demonstraram massas calcificadas localizadas na superfície dorsal, pouco abaixo da pele. **C.** Essa radiografia anteroposterior do cotovelo direito mostrou acúmulo de cálcio tumoral na superfície anteromedial.

está presente, porque impedem a produção de hormônios tireóideos. Estruturas principais afetadas são placas de crescimento e epífises, especialmente demonstradas nas mãos e nos quadris (Figura 30.16). Os principais sinais e sintomas são letargia, constipação intestinal, crescimento da língua, distensão abdominal e pele ressecada. Nos casos típicos, as manifestações clínicas são menos graves quando a deficiência ocorre nos primeiros anos da infância em razão de uma doença adquirida do que nos casos em que é congênita.

Manifestações radiológicas

O aspecto radiográfico fundamental dos dois tipos de hipotireoidismo é o atraso da maturação esquelética com redução do crescimento ósseo, que acarreta nanismo. Em especial, o desenvolvimento dos centros de ossificação secundária é bastante retardado, como pode ser demonstrado nas radiografias dorsopalmares das mãos (Figura 30.17). As epífises ossificam a partir de vários centros de ossificação e, desse modo, adquirem aspecto fragmentado e, em alguns casos, parecem anormalmente densas (Figura 30.18). Esse processo pode ser confundido com osteonecrose, como se observa na doença de Legg-Calvé-Perthes (ver Figuras 32.30 A, 32.32 e 32.33), ou com algumas displasias, como displasia epifisária puntiforme, também conhecida como *doença de Conradi*. Outra anormalidade radiográfica típica do hipotireoidismo é a pneumatização insuficiente dos seios paranasais e mastoides.

Complicações

Uma das complicações mais comuns de hipotireoidismo é o deslizamento da epífise da cabeça do fêmur. Anormalidades radiográficas dessa complicação estão descritas no Capítulo 32.

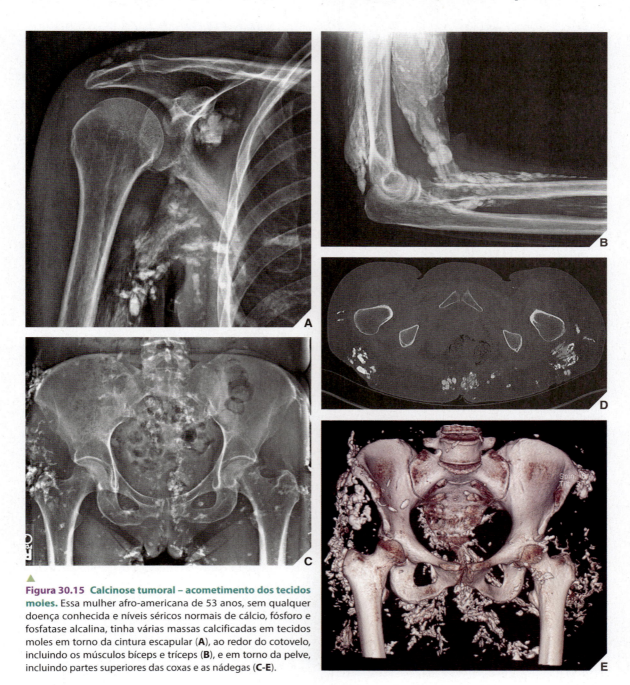

▲
Figura 30.15 Calcinose tumoral – acometimento dos tecidos moles. Essa mulher afro-americana de 53 anos, sem qualquer doença conhecida e níveis séricos normais de cálcio, fósforo e fosfatase alcalina, tinha várias massas calcificadas em tecidos moles em torno da cintura escapular (**A**), ao redor do cotovelo, incluindo os músculos bíceps e tríceps (**B**), e em torno da pelve, incluindo partes superiores das coxas e as nádegas (**C-E**).

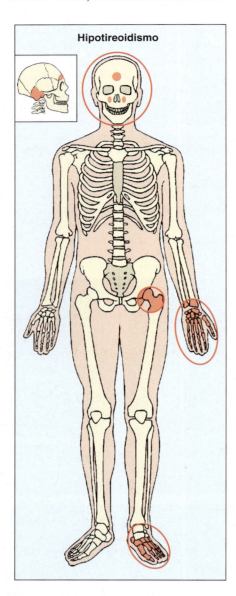

▲
Figura 30.16 Estruturas mais comumente afetadas pelo hipotireoidismo.

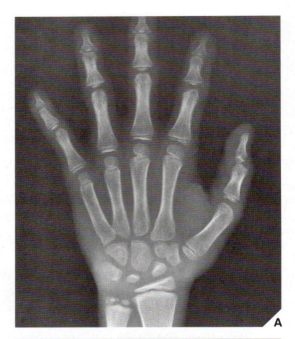

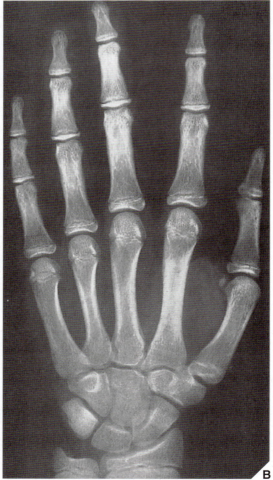

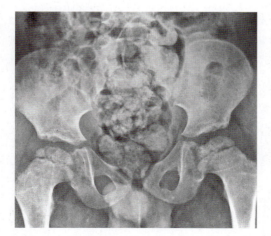

▲
Figura 30.18 Hipotireoidismo congênito (cretinismo). A radiografia anteroposterior da pelve desse menino de 5 anos demonstrou pseudofragmentação de duas epífises das cabeças dos fêmures. Esse processo pode ser confundido com doença de Legg-Calvé-Perthes.

▲
Figura 30.17 Hipotireoidismo juvenil. A. Radiografia dorsopalmar da mão direita desse menino de 13 anos demonstrou imaturidade óssea; a idade óssea era de cerca de 8 anos. Observe os centros de ossificação secundária "fragmentados" na ulna distal e nas falanges distais. Na verdade, esses centros representavam focos de ossificação separados. **B.** A mão de um menino normal da mesma idade é demonstrada para comparação.

Escorbuto

Fisiopatologia e manifestações clínicas

A doença de Barlow, que também é conhecida como escorbuto, é causada pela deficiência de ácido ascórbico (vitamina C). A função dessa vitamina é manter as substâncias intracelulares de origem mesenquimal, inclusive tecido conjuntivo, tecido osteoide dos ossos e dentina dos dentes. Nos lactentes, a deficiência primária é causada mais comumente por carência dietética de vitamina C, enquanto nos adultos geralmente é causada por idiossincrasias alimentares ou dieta insuficiente. Deficiência de vitamina C causa tendência hemorrágica, que resulta em sangramento subperiosteal e funções anormais dos osteoblastos e condroblastos. Esta última condição causa osteogênese defeituosa.

As primeiras manifestações clínicas são inespecíficas e incluem fraqueza, fadiga, irritabilidade, perda de apetite, diarreia e febre baixa em alguns casos. Mais tarde, outros sintomas podem ocorrer, inclusive inflamação e sangramento gengivais, perda de dentes, emagrecimento, dor e inflamação das articulações e dispneia.

Manifestações radiológicas

Lesões ósseas típicas do escorbuto são causadas pela interrupção da ossificação endocondral em consequência da incapacidade que os osteoblastos têm de produzir tecido osteoide. Reabsorção osteoclástica contínua sem neoformação óssea adequada resulta no desenvolvimento de osteoporose com osteopenia generalizada e adelgaçamento dos córtices. Deposição de fosfato de cálcio continua em qualquer tecido osteoide formado, de forma que há aumento da densidade adjacente à placa de crescimento. Essas áreas são conhecidas como *linhas brancas do escorbuto* (Figura 30.19). Um anel de hiperdensidade também se forma ao redor dos centros de ossificação secundários – anormalidade conhecida como *sinal do anel de Wimberger*. Fraturas de metáfises são comuns e são responsáveis pelo sinal do "ângulo" ou "bico de pelicano" (ver Figura 30.19). O aumento da fragilidade capilar causa sangramentos subperiosteal e de tecidos moles e formação de hematomas, que podem desencadear reação periosteal (Figura 30.20). Nos adultos, o sangramento pode se estender para a articulação.

Diagnóstico diferencial

O escorbuto deve ser diferenciado da "síndrome da criança espancada", da sífilis congênita e da leucemia. Na síndrome da criança espancada (também conhecida como *síndrome do bebê sacudido* ou *síndrome do traumatismo infantil paterno* [STIP]), anormalidades típicas são fraturas anguladas de metáfises e fraturas em diversos estágios de consolidação. Na sífilis congênita, os centros epifisários estão normais. Nos casos de leucemia, faixas metafisárias radiotransparentes são comuns, mas fraturas e epifisólise não fazem parte da doença.

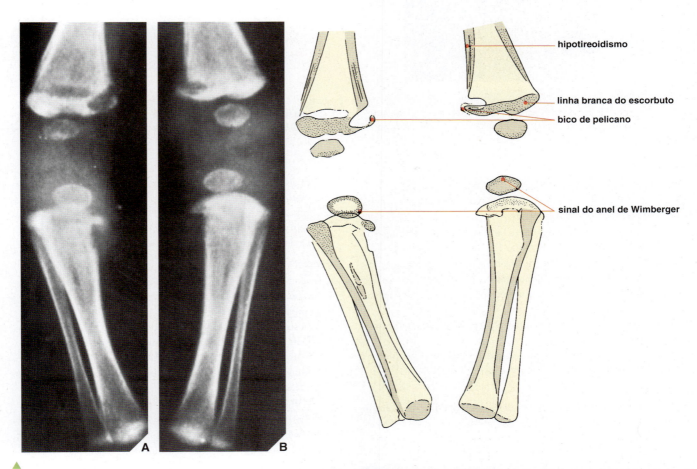

▲ **Figura 30.19 Escorbuto. A e B.** Radiografias anteroposteriores das pernas de um bebê de 8 meses demonstraram alterações ósseas típicas de escorbuto. Observe o segmento denso adjacente à placa de crescimento (linha branca do escorbuto), anel de hiperdensidade em torno dos centros de ossificação secundários dos fêmures distais e tíbias proximais (sinal do anel de Winberger) e afilamento das metáfises das tíbias (bico de pelicano). Também havia reação periosteal secundária a sangramento subperiosteal.

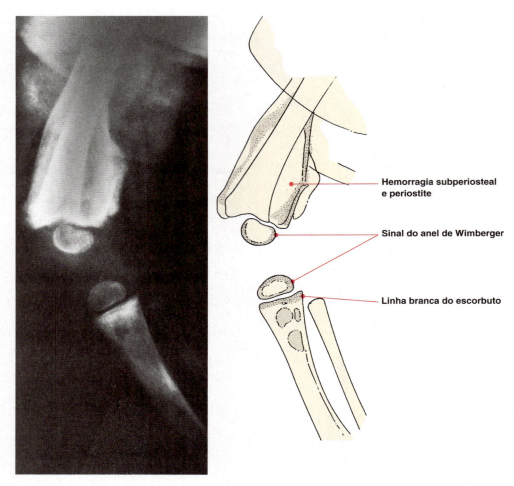

Figura 30.20 Escorbuto. Radiografia de perfil da perna direita desse bebê de 10 meses com sangramento subperiosteal secundário ao escorbuto demonstrou reação periosteal acentuada na diáfise distal do fêmur. Anel periférico de hiperdensidade e radiotransparência central – sinal do anel de Wimberger – eram evidentes no centro de ossificação da epífise femoral distal deslocado posteriormente e na epífise proximal da tíbia. Observe uma "linha branca" na metáfise da tíbia.

ASPECTOS PRÁTICOS A SEREM LEMBRADOS

Hiperfosfatasia idiopática familiar
1. Duas doenças com anormalidades radiográficas semelhantes são hiperfosfatasia idiopática familiar ("doença de Paget juvenil") e forma autossômica recessiva da hiperosteose cortical generalizada, ou doença de van Buchem. Os aspectos radiográficos dessas doenças são semelhantes aos da doença de Paget e incluem:
   - Espessamento cortical e padrão trabecular grosseiro do osso esponjoso
   - Preservação das extremidades articulares dos ossos (ao contrário da doença de Paget clássica).

Acromegalia
1. Na investigação diagnóstica e avaliação de pacientes com acromegalia, as seguintes incidências radiográficas têm valor especial:
   - Incidência de perfil do crânio para avaliar espessura da calvária, dimensões dos seios paranasais e prognatismo
   - Incidência dorsopalmar das mãos para avaliar índice sesamoide e detectar alterações dos tufos distais
   - Incidência de perfil do pé para medir espessura do coxim adiposo plantar
   - Incidência de perfil da coluna vertebral para avaliar espaços dos discos intervertebrais e bordas posteriores dos corpos vertebrais.
2. Uma das complicações frequentes da acromegalia é a doença articular degenerativa (osteoartrite) decorrente de nutrição precária da cartilagem articular hipertrofiada.

Doença de Gaucher
1. Doença de Gaucher é um distúrbio metabólico que se caracteriza por deposição anormal de cerebrosídeos (glicolipídios) no sistema reticuloendotelial.
2. Aspectos radiográficos típicos da doença de Gaucher incluem:
   - Deformidade em balão de Erlenmeyer dos fêmures distais
   - Osteonecrose das cabeças dos fêmures
   - Infarto ósseo medular de ossos longos, comumente associado à reação periosteal
   - Osteopenia generalizada.
3. RM é uma técnica não invasiva usada para avaliar atividade da doença.

Calcinose tumoral
1. Calcinose tumoral é uma doença diagnosticada predominantemente em indivíduos negros, que consiste em massas císticas calcificadas em torno das articulações grandes (ombros, quadris e cotovelos).

2. O diagnóstico da calcinose tumoral é firmado por exclusão: outras causas de calcificação em tecidos moles devem ser excluídas, inclusive hiperparatireoidismo secundário, hipervitaminose D e miosite ossificante justacortical.

Hipotireoidismo

1. O aspecto radiográfico fundamental do hipotireoidismo (cretinismo e mixedema juvenil) é o atraso da maturação óssea, que aparece mais claramente na incidência dorsopalmar da mão.
2. Outras alterações radiográficas típicas de hipotireoidismo são:
   - Aspecto fragmentado dos centros de ossificação das epífises
   - Hiperdensidade das epífises e das metáfises.
3. Nas cabeças dos fêmures, esses aspectos podem ser semelhantes aos da osteonecrose (doença de Legg-Calvé-Perthes) ou da displasia epifisária puntiforme (doença de Conradi).

Escorbuto

1. As normalidades radiográficas típicas de escorbuto (deficiência de vitamina C) são:
   - Osteopenia generalizada
   - Linhas brancas do escorbuto nas proximidades da placa de crescimento
   - Sinal do anel de Wimberger, que consiste em hiperdensidade em torno dos centros de ossificação
   - Sinal do ângulo ou bico de pelicano, que representa fraturas de metáfise
   - Reação periosteal decorrente de sangramento subperiosteal.
2. Entre as doenças que devem ser diferenciadas do escorbuto, estão:
   - Síndrome da criança espancada (síndrome do bebê sacudido)
   - Sífilis congênita
   - Leucemia.

LEITURAS SUGERIDAS

Albright F. Changes simulating Legg Perthes disease (osteochondritis deformans juvenilis) due to juvenile myxoedema. *J Bone Joint Surg* 1938; 20:764-769.

Beutler E. Gaucher disease. Review article. *N Engl J Med* 1991; 325:1354-1360.

Chong B, Hegde M, Fawkner M, et al. Idiopathic hyperphosphatasia and *TNFRSF11B* mutations: relationships between phenotype and genotype. *J Bone Miner Res* 2003; 18:2095-2104.

Cremin BJ, Davey H, Goldblatt J. Skeletal complications of type I Gaucher disease: the magnetic resonance features. *Clin Radiol* 1990; 41:244-247.

Cundy T, Hegde M, Naot D, et al. A mutation in the gene *TNFRSF11B* encoding osteoprotegerin causes an idiopathic hyperphosphatasia phenotype. *Hum Mol Genet* 2002; 11:2119-2127.

Delanghe JR, Langlois MR, De Buyzere ML, et al. Vitamin C deficiency and scurvy are not only a dietary problem but are codetermined by the haptoglobin polymorphism. *Clin Chem* 2007; 53:1397-1400.

Desnick RJ. Gaucher disease (1882–1982): centennial perspectives on the most prevalent Jewish genetic disease. *Mt Sinai J Med* 1982; 49:443-455.

Duncan TR. Validity of sesamoid index in diagnosis of acromegaly. *Radiology* 1975; 115:617-619.

Feldman RH, Lewis MM, Greenspan A, et al. Tumoral calcinosis in an infant. A case report. *Bull Hosp Jt Dis Orthop Inst* 1983; 43:78-83.

Frishberg Y, Topaz O, Bergman R, et al. Identification of a recurrent mutation in GALNT3 demonstrates that hyperostosis-hyperphosphatemia syndrome and familial tumoral calcinosis are allelic disorders. *J Mol Med* 2005; 83:33-38.

Garringer HJ, Malekpour M, Esteghamat F, et al. Molecular genetic and biochemical analyses of FGF23 mutations in familial tumoral calcinosis. *Am J Physiol Endocrinol Metab* 2008; 295:E929-E937.

Grabowski GA. Gaucher disease. *Adv Hum Genet* 1993; 21:341-377.

Grabowski GA. Phenotype, diagnosis, and treatment of Gaucher's disease. *Lancet* 2008; 372:1263-1271.

Hermann G. Skeletal manifestation of type 1 Gaucher disease – an uncommon genetic disorder. *Osteol Közlem* 2001; 10:141-148.

Hermann G, Shapiro RS, Abdelwahab IF, et al. MR imaging in adults with Gaucher disease type I: evaluation of marrow involvement and disease activity. *Skeletal Radiol* 1993; 22:247-251.

Horev G, Kornreich L, Hadar H, et al. Hemorrhage associated with bone crisis in Gaucher disease identified by magnetic resonance imaging. *Skeletal Radiol* 1991; 20:479-482.

Ichikawa S, Baujat G, Seyahi A, et al. Clinical variability of familial tumoral calcinosis caused by novel GALNT3 mutations. *Am J Med Genet A* 2010; 152:896-903.

Inclan A, Leon P, Camejo MG. Tumoral calcinosis. *JAMA* 1943; 121:490-495.

Johnson LA, Hoppel BE, Gerard EL, et al. Quantitative chemical shift imaging of vertebral bone marrow in patients with Gaucher disease. *Radiology* 1992; 182:451-455.

Katz R, Booth T, Hargunani R, et al. Radiological aspects of Gaucher disease. *Skeletal Radiol* 2011; 40:1505-1513.

Kho KM, Wright AD, Doyle FH. Heel pad thickness in acromegaly. *Br J Radiol* 1970; 43:119-125.

Kleinberg DL, Young IS, Kupperman HS. The sesamoid index. An aid in the diagnosis of acromegaly. *Ann Intern Med* 1966; 64:1075-1078.

Mankin HJ, Rosenthal DI, Xavier R. Gaucher disease. New approaches to an ancient disease. *J Bone Joint Surg Am* 2001; 83:748-760.

Masi L, Gozzini A, Franchi A, et al. A novel recessive mutation of fibroblast growth factor-23 in tumoral calcinosis. *J Bone Joint Surg Am* 2009; 91:1190-1198.

Mass M, van Kuijk C, Stoker J, et al. Quantification of bone involvement in Gaucher disease: MR imaging bone marrow burden score as an alternative to Dixon quantitative chemical shift MR imaging – initial experience. *Radiology* 2003; 229:554-561.

McNulty JF, Pim P. Hyperphosphatasia. Report of a case with a 30 year follow-up. *Am J Roentgenol Radium Ther Nucl Med* 1972; 115:614-618.

Mitchell GE, Lourie H, Berne AS. The various causes of scalloped vertebrae with notes on their pathogenesis. *Radiology* 1967; 89:67-74.

Oppenheim IM, Canon AM, Barcenas W, et al. Bilateral symmetrical cortical osteolytic lesions in two patients with Gaucher disease. *Skeletal Radiol* 2011; 40:1611-1615.

Park SM, Chatterjee VKK. Genetics of congenital hypothyroidism. *J Med Genet* 2005; 42:379-389.

Steinbach HL, Russell W. Measurement of the heel-pad as an aid to diagnosis of acromegaly. *Radiology* 1964; 82:418-423.

Van Buchem FSP, Hadders HN, Ubbens R. An uncommon familial systemic disease of the skeleton: hyperostosis corticalis generalisata familiaris. *Acta Radiol* 1955; 44:109-120.

Zimran A, Gelbart T, Westwood B, et al. High frequency of the Gaucher disease mutation at nucleotide 1226 among Ashkenazi Jews. *Am J Hum Genet* 1991; 49:855-859.

ANOMALIAS CONGÊNITAS E DO DESENVOLVIMENTO

PARTE 7

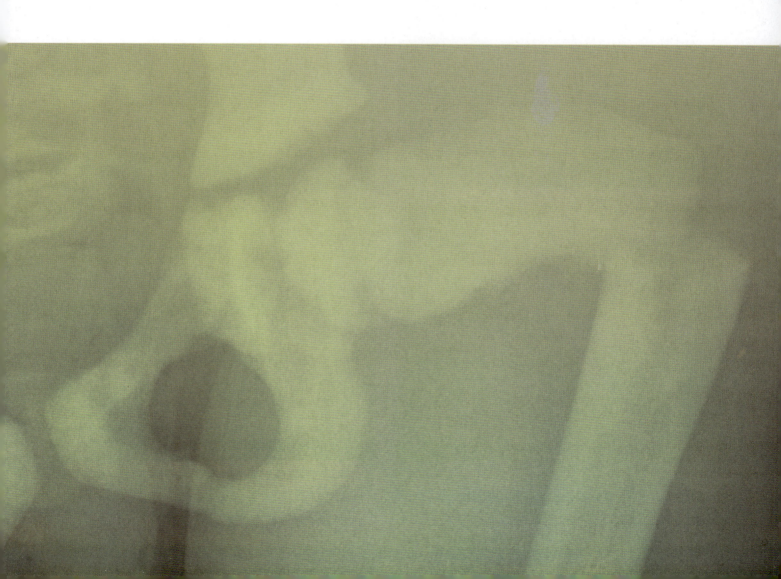

Avaliação Radiológica de Anomalias Esqueléticas

Classificação

As doenças descritas nesta seção incluem anomalias de formação, desenvolvimento, maturação e modelamento do esqueleto. Algumas dessas anomalias ocorrem durante o desenvolvimento fetal (p. ex., agenesia congênita de parte ou todo o membro; dedos supranumerários da mão ou do pé; ou fusão dos dedos) e são evidentes quando o bebê nasce. Algumas podem começar a se desenvolver durante a vida fetal, mas se tornam evidentes mais tarde na infância, inclusive a síndrome de Hurler (gargolismo) ou a osteogênese imperfeita tardia. Outras anomalias, como algumas displasias esclerosantes, desenvolvem-se depois do nascimento em razão de predisposição genética e evidenciam-se em idade mais avançada.

As anomalias congênitas podem ser classificadas de várias formas, mas, em vista de sua complexidade, a descrição completa e detalhada dessas malformações estaria além dos objetivos deste capítulo. De forma a simplificar as diversas classificações, que são alteradas e ampliadas constantemente, as anomalias congênitas podem ser divididas com base em sua patologia da seguinte forma: lesões que afetam formação, crescimento, maturação e modelamento dos ossos (Tabela 31.1). As anomalias da formação óssea incluem *falha completa de formação de um osso* e *formação defeituosa* de ossos, que podem ser evidenciadas por redução da quantidade de ossos (agenesia e aplasia) (Figura 31.1 A e B) ou aumento anormal do número de ossos (ossos supranumerários, p. ex., polidactilia) (Figura 31.1 C e D). As anomalias da formação também podem ser observadas com malformações que afetam a *diferenciação* óssea, inclusive pseudoartrose (Figura 31.2 A) e fusões ósseas (sindactilia e sinosteose) (Figura 31.2 B a E). Também foram descritas anomalias combinadas com formação óssea defeituosa (agenesia e polidactilia) e anomalias de diferenciação óssea defeituosa (coalisão e sindactilia) (Figura 31.3). Anomalias do crescimento ósseo têm potencial para causar *malformações de tamanho ou formato* dos ossos. Essas malformações podem se evidenciar por subdesenvolvimento (hipoplasia ou atrofia) (Figura 31.4 A a C), crescimento exagerado (hipertrofia ou gigantismo) (Figura 31.3 D) ou crescimento deformado (p. ex., tíbia vara congênita; ver Figuras 32.45 e 32.49). Anomalias relacionadas com o crescimento ósseo também podem ser evidenciadas por malformações que afetam *movimentos de uma articulação*, inclusive contraturas, subluxações e luxações (Figura 31.5). Entre este último grupo de anomalias congênitas que afetam o sistema esquelético estão as que acarretam malformações do *crescimento, maturação e modelamento* dos ossos, como ocorre com diversas displasias (Figura 31.6).

Outro sistema de classificação simples é anatômico e está baseado na região do corpo afetada. Esse sistema inclui anomalias da cintura escapular e membros superiores; pelve e membros inferiores; e esqueleto em geral.

Modalidades de exame radiológico

Exames radiológicos são essenciais ao diagnóstico preciso de muitas anomalias congênitas e do desenvolvimento que, em alguns casos (p. ex., osteopoiquilose ou osteopatia estriada), são absolutamente assintomáticas e detectadas apenas por radiografias realizadas com outra finalidade. Esses exames também desempenham papel importante no monitoramento da resposta ao tratamento. Em alguns casos, resultados do tratamento – conservador ou cirúrgico – podem ser avaliados apenas com base nos exames radiológicos apropriados.

As modalidades de exame radiológico utilizadas mais comumente para diagnosticar malformações congênitas dos ossos e das articulações são as seguintes:

1. Radiografia convencional, inclusive incidências padronizadas e especiais
2. Artrografia
3. Mielografia
4. Tomografia computadorizada (TC)
5. Cintilografia (cintilografia óssea)
6. Ultrassonografia (US)
7. Ressonância magnética (RM)

Na maioria dos casos, o diagnóstico pode ser estabelecido com base nas incidências radiográficas padronizadas e específicas para a região anatômica em questão. Como também ocorre com muitas outras doenças ortopédicas, radiografias devem ser obtidas ao menos em duas projeções com ângulo de 90° entre cada uma (Figura 31.7; ver também Figura 4.1). Entretanto, em alguns casos são necessárias incidências adicionais para a avaliação completa da anomalia, especialmente as que afetam estruturas complexas como tornozelo e pé (Figura 31.8). Sempre que for possível, devem ser obtidas radiografias dos pés com carga.

Técnicas radiológicas complementares desempenham papel importante na investigação de algumas anomalias congênitas e do desenvolvimento. Por exemplo, a mielografia ainda é uma técnica valiosa para detectar anomalias da coluna vertebral (Figura 31.9). Nos casos de luxações congênitas, especialmente do quadril, a artrografia

Tabela 31.1 Classificação simplificada das anomalias congênitas do sistema esquelético.

Anomalias da formação dos ossos
Falha completa de formação (agenesia, aplasia)
Falha parcial de formação (hemimelia)
Formação defeituosa
　Redução do número de ossos
　Aumento do número de ossos
Diferenciação defeituosa
　Pseudoartrose
　Fusão (sinostose, coalisão, sindactilia)
Anomalias do crescimento dos ossos
Tamanho anormal
　Crescimento insuficiente (hipoplasia, atrofia)
　Crescimento exagerado (hipertrofia, gigantismo)
Forma anormal (crescimento deformado)
Articulação anormal (subluxação, luxação)

Anomalias da maturação modelamento dos ossos
Falha de maturação e modelamento do osso encondral
Falha de maturação e modelamento do osso intramembranoso
Falhas simultânea de maturação e modelamento dos ossos encondral e intramembranoso
Doenças ósseas constitucionais
Anomalias do crescimento e desenvolvimento de cartilagem e/ou osso (osteocondrodisplasias)
Malformação de ossos específicos, sejam isoladas ou combinadas (disostoses)
Osteólises idiopáticas
Anomalias cromossômicas e distúrbios metabólicos primários

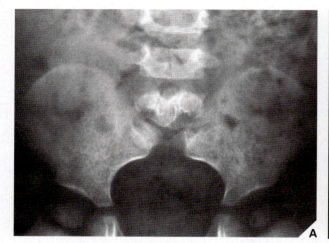
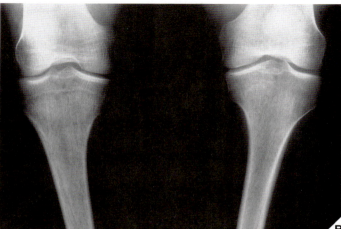
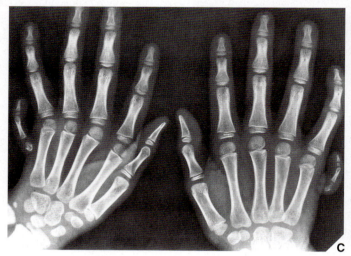
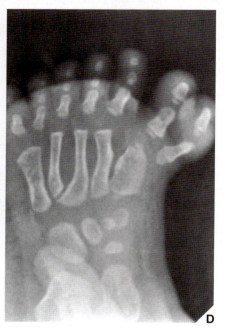

Figura 31.1 Anomalias da formação óssea. Anomalias congênitas relacionadas com malformações dos ossos podem ser evidenciadas por falha completa de formação de um osso, como se pode observar na radiografia de uma menina de 1 ano com agenesia do sacro (**A**) e agenesia bilateral das fíbulas em uma mulher de 26 anos (**B**), ou por formação de ossos supranumerários, como demonstrado nesse menino de 12 anos com polidactilia bilateral (**C**) e em uma menina de 3 anos com polidactilia do pé direito (**D**).

Capítulo 31   Avaliação Radiológica de Anomalias Esqueléticas   **1321**

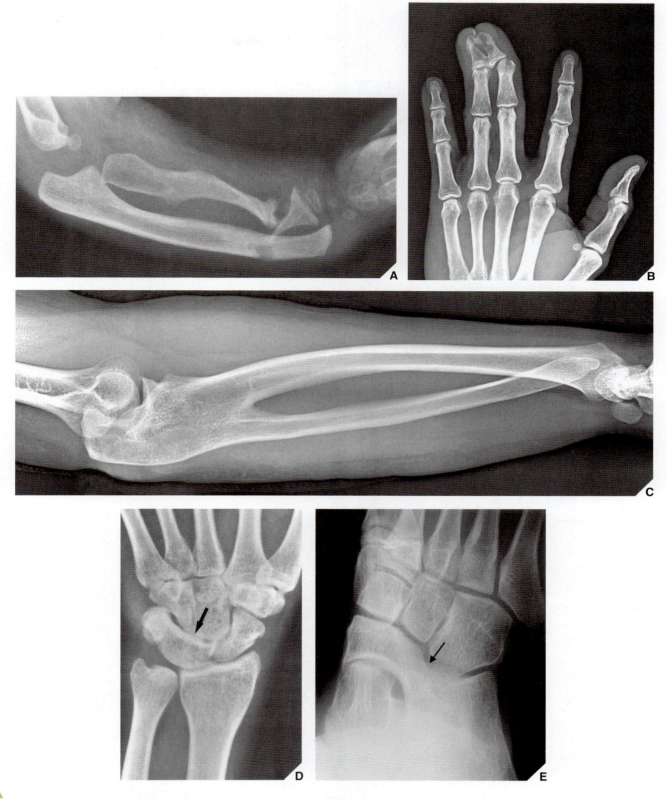

▲
Figura 31.2 Anomalias da formação óssea. Anomalias congênitas relacionadas com divisão óssea podem se evidenciar como pseudoartrose congênita, nesse caso envolvendo rádio esquerdo de um menino de 4 anos (**A**); fusão completa dos dedos (sindactilia), aqui demonstrada em um menino de 1 ano (**B**), que também apresentava polidactilia; fusão parcial (sinostose) de dois ossos afetando rádio e ulna proximais de uma mulher de 21 anos (**C**); ou coalisão evidenciada por fusão completa dos ossos semilunar e piramidal (*seta*) de um homem de 33 anos (**D**) e fusão calcâneo-navicular (*seta*) em outro homem de 21 anos (**E**).

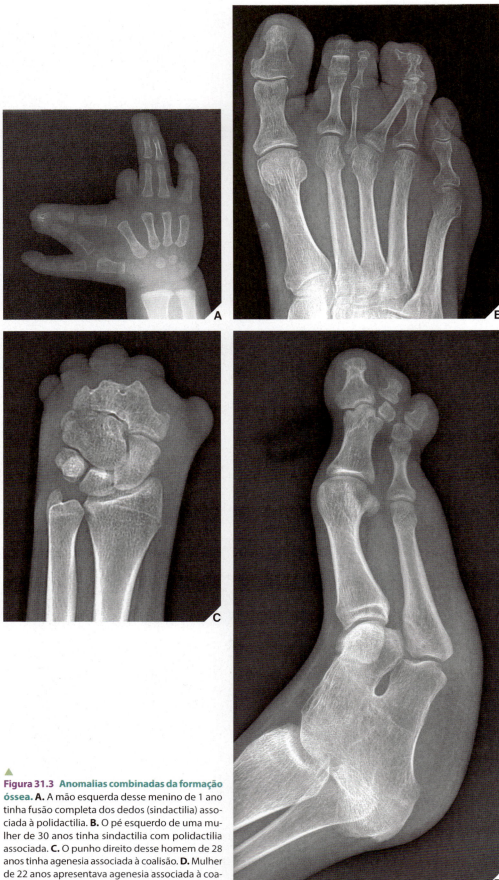

Figura 31.3 Anomalias combinadas da formação óssea. A. A mão esquerda desse menino de 1 ano tinha fusão completa dos dedos (sindactilia) associada à polidactilia. **B.** O pé esquerdo de uma mulher de 30 anos tinha sindactilia com polidactilia associada. **C.** O punho direito desse homem de 28 anos tinha agenesia associada à coalisão. **D.** Mulher de 22 anos apresentava agenesia associada à coalisão tarsal.

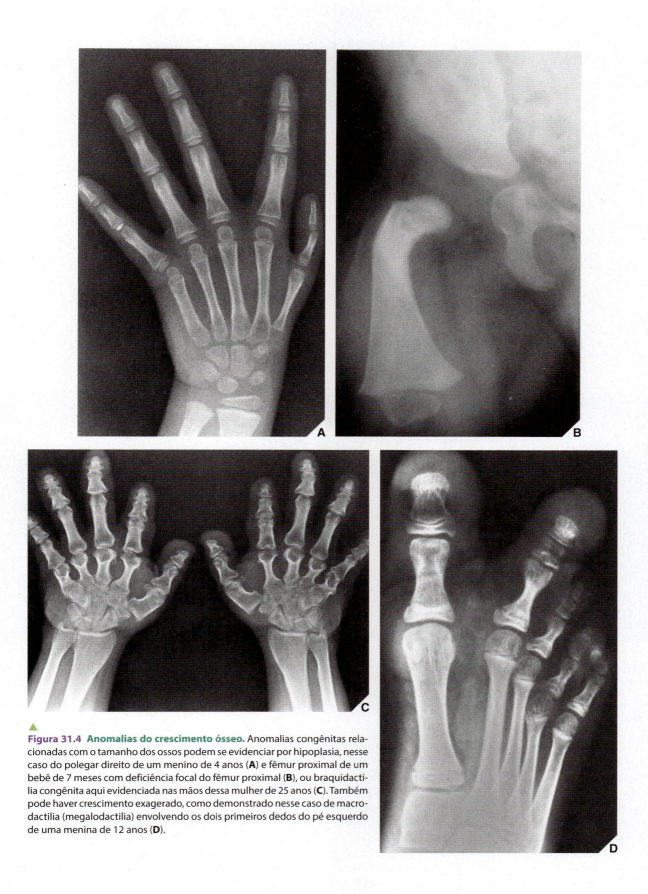

▲
Figura 31.4 Anomalias do crescimento ósseo. Anomalias congênitas relacionadas com o tamanho dos ossos podem se evidenciar por hipoplasia, nesse caso do polegar direito de um menino de 4 anos (**A**) e fêmur proximal de um bebê de 7 meses com deficiência focal do fêmur proximal (**B**), ou braquidactilia congênita aqui evidenciada nas mãos dessa mulher de 25 anos (**C**). Também pode haver crescimento exagerado, como demonstrado nesse caso de macrodactilia (megalodactilia) envolvendo os dois primeiros dedos do pé esquerdo de uma menina de 12 anos (**D**).

1324 Parte 7 Anomalias Congênitas e do Desenvolvimento

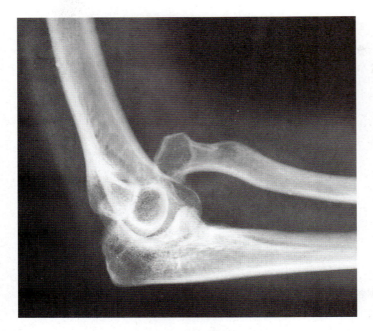

▲
Figura 31.5 Anomalia do crescimento ósseo. Luxação congênita da cabeça do rádio de uma mulher de 35 anos é uma anomalia relacionada com crescimento ósseo anormal, que acarreta um problema da mobilidade articular. Observe que havia hipoplasia e formato anormal da cabeça do rádio, que é um aspecto importante para ajudar a diferenciar essa anomalia da luxação traumática.

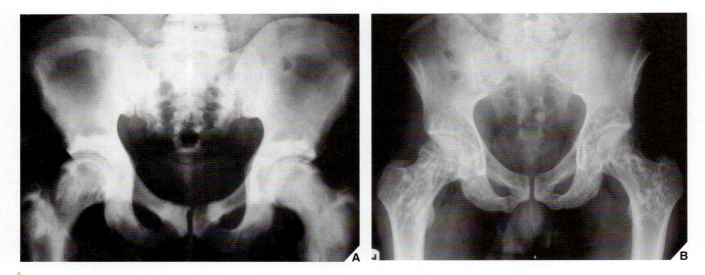

▲
Figura 31.6 Anomalias do desenvolvimento e maturação ósseos. A. Osteopetrose (doença de Albers-Schönberg), aqui evidenciada na coluna lombar, na pelve e nos fêmures desse homem de 28 anos, é uma anomalia congênita relacionada com desenvolvimento e maturação dos ossos. Persistência de esponjosa imatura na cavidade medular é responsável pelo aspecto denso, marmóreo, dos ossos. **B.** Osteopoiquilose comprometendo a pelve e os fêmures proximais de um homem de 21 anos representa anomalia do desenvolvimento do osso endocondral na qual ilhas de esponjosa secundária não são reabsorvidas e remodeladas.

ainda é uma técnica essencial (Figura 31.10); esse exame também é útil para demonstrar anomalias do desenvolvimento que afetam cartilagem articular e meniscos do joelho, como ocorre na doença de Blount (Figura 31.11). A TC é especialmente útil na investigação de luxações congênitas do quadril. Além de fornecer dados interpretativos importantes sobre essa anomalia complexa (inclusive detalhes da relação entre acetábulo e cabeça do fêmur), a TC possibilita a avaliação precisa do grau de redução da cabeça femoral após o tratamento, geralmente demonstrando anormalidades muito sutis não detectadas nas radiografias ou artrografia do quadril (Figura 31.12).

Outra indicação da TC baseia-se em sua capacidade de medir o ângulo de anteversão da cabeça do fêmur, isto é, o grau de torção anterior da cabeça e do colo femorais com relação ao plano coronal (Figuras 31.13 e 31.14). As imagens reformatadas de TC tridimensional (3D) podem ajudar a obter visão global de deformidades da coluna vertebral (Figuras 31.15 e 31.16).

Outras técnicas complementares também desempenham funções importantes na investigação de anomalias esqueléticas. Por exemplo, a cintilografia é especialmente útil para detectar focos assintomáticos de anomalia esquelética em várias displasias do desenvolvimento

Capítulo 31 Avaliação Radiológica de Anomalias Esqueléticas   **1325**

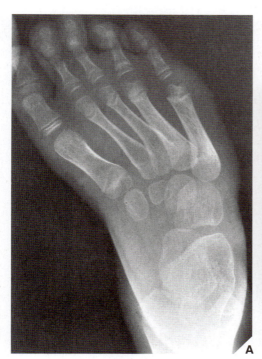
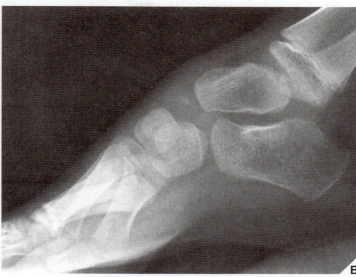

▲
Figura 31.7 Deformidade de pé chato. Radiografias nas incidências dorsoplantar (**A**) e perfil (**B**) do pé de um menino de 7 anos foram suficientes para demonstrar todos os componentes da deformidade equinovara congênita do pé (pé chato), ou seja, posição equina do calcâneo, posição vara do retropé e adução e deformidade em varo do antepé.

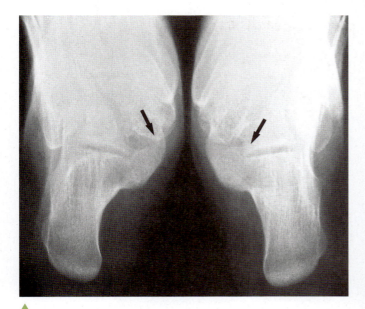
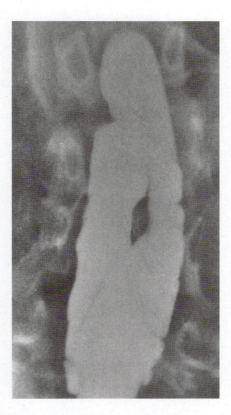

▲
Figura 31.8 Coalisão talocalcânea. Incidência tangencial posterior (Harris-Beath) dos calcâneos de uma mulher de 23 anos demonstrou fusão óssea no nível da faceta média das articulações subtalares (setas) – anormalidade típica de coalisão talocalcânea.

▲
Figura 31.9 Diastematomielia. Imagem de mielografia de uma menina de 9 anos demonstrou falha de enchimento no centro do saco dural preenchido por contraste, causada por um esporão fibroso fixado ao corpo vertebral. Essa anormalidade permitiu confirmar o diagnóstico de diastematomielia, uma anomalia congênita rara das vértebras e coluna vertebral. Observe, também, o aumento dos espaços interpediculares.

(Figura 31.17). Apenas recentemente, a US começou a ser usada para diagnosticar anomalias esqueléticas congênitas, inclusive displasia e luxação do quadril. Essa modalidade de exame é útil para avaliar posição da cabeça do fêmur no acetábulo e também a condição da cobertura acetabular cartilaginosa e outras estruturas cartilaginosas (inclusive *labrum*) que não podem ser demonstradas nas radiografias convencionais (Figura 31.18). A US também oferece método não invasivo de examinar o quadril de lactentes que, sem isso, poderia exigir a realização de artrografia. Ademais, essa técnica não expõe os pacientes à radiação ionizante.

A RM é especialmente adequada para avaliar anomalias congênitas e do desenvolvimento da coluna vertebral, porque todas as estruturas (inclusive elementos neurais) são demonstradas simultaneamente. Como o exame de RM é basicamente uma avaliação do desenvolvimento neuroanatômico, geralmente são obtidas imagens *spin-echo* (SE) ponderadas em T1 (Figura 31.19). Contudo, anomalias que afetam a medula espinal e o saco dural são mais bem demonstradas nas imagens ponderadas em T2, em razão do contraste nítido do líquor. Essas sequências são muito úteis para demonstrar, por exemplo, ancoramento medular, disrafia espinal e diastematomielia (Figuras 31.20 a 31.22).

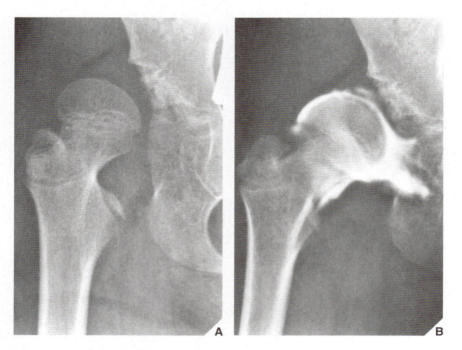

Figura 31.10 Luxação congênita do quadril. A. Radiografia anteroposterior convencional do quadril direito de uma menina de 7 anos tratada de maneira conservadora demonstrou persistência da luxação completa. **B.** A artrografia foi realizada para avaliar estruturas cartilaginosas da articulação. Além do *labrum* cartilaginoso deformado, o ligamento redondo parecia espessado, e o contraste acumulou-se na cápsula estirada. O ligamento redondo espessado impediu várias tentativas de redução fechada realizadas antes.

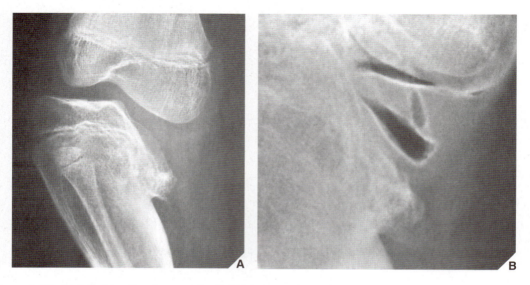

Figura 31.11 Doença de Blount. A. Radiografia anteroposterior do joelho de um menino de 4 anos demonstrou tíbia vara congênita (doença de Blount). **B.** Imagem de artrografia com contraste duplo do joelho mostrou hipertrofia do menisco medial e espessamento da cartilagem não ossificada da superfície medial da epífise tibial proximal.

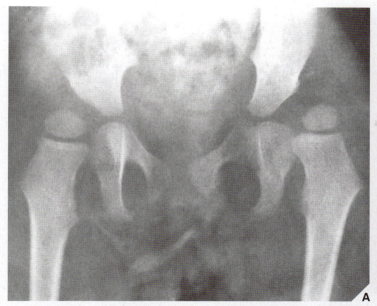
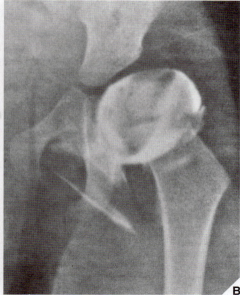
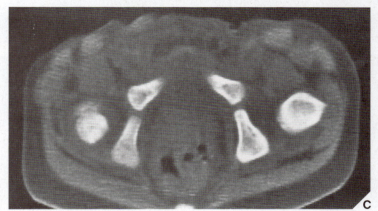

◀ **Figura 31.12 Luxação congênita do quadril. A.** A radiografia anteroposterior da pelve dessa menina de 1 ano demonstrou luxação congênita do quadril esquerdo. Após tratamento conservador com suspensório de Pavlik, a artrografia contrastada (**B**) foi realizada para avaliar os resultados do tratamento. A cabeça do fêmur parecia estar bem assentada no acetábulo. Observe a superfície lisa da linha de Shenton-Menard (ver Figura 32.10 A). Contudo, a imagem de TC evidenciou persistência da subluxação posterolateral.

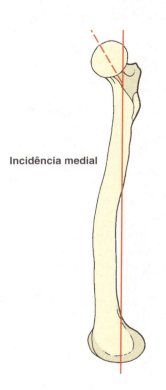
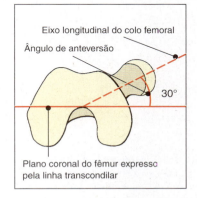

Idade (anos)	Valores normais do ângulo de anteversão
0 a 1	30 a 50°
1 a 2	30°
3 a 5	25°
Maturidade óssea	8 a 15°

◀ **Figura 31.13 Anteversão da cabeça do fêmur.** Ângulo de anteversão da cabeça do fêmur representa o grau de torção anterior da cabeça e do colo femorais no plano coronal. Ele é determinado pelo ângulo formado entre o eixo longitudinal do colo do fêmur e o plano coronal do fêmur expresso por uma linha transcondilar (ver Figura 31.14).

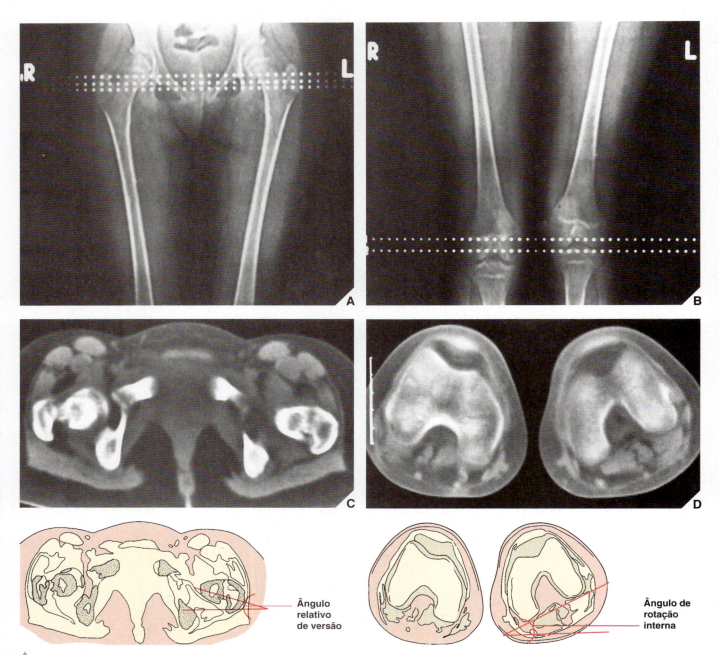

Figura 31.14 Determinação do ângulo de versão da cabeça do fêmur por meio da TC. De forma a obter o ângulo de versão da cabeça do fêmur na imagem de TC, o paciente é colocado em posição supina com membros inferiores em posição neutra, pés colocados juntos e joelhos bem apoiados na mesa. Preferencialmente, deve-se obter uma única escanografia que inclua os quadris e os joelhos na mesma imagem; contudo, também podem ser obtidas imagens separadas (**A** e **B**) quando o paciente é muito alto. Neste último caso, deve-se ter o cuidado de não movimentá-lo entre as duas tomadas. No corte que atravessa o colo do fêmur e a parte superior do trocanter maior (**C**), deve-se traçar uma linha através do colo femoral usando-se a cabeça do fêmur e o trocanter como guias. O ângulo que essa linha forma com o plano horizontal (nível da mesa de TC) determina o ângulo *relativo* de anteversão (ou retroversão) da cabeça do fêmur. Na imagem de TC obtida no nível dos côndilos femorais na incisura intercondilar (**D**), deve-se traçar uma linha que passe pelas bordas posteriores dos côndilos, e o ângulo formado por essa linha e o plano horizontal determina o grau de rotação interna ou externa dos membros. Com base nessas duas medidas, calcula-se o ângulo *real* (de anteversão ou retroversão). Quando o joelho está em rotação interna, como era o caso aqui, a soma dos dois ângulos reflete o grau de anteversão. Quando o joelho está em rotação externa, o ângulo obtido no joelho deve ser subtraído do ângulo do quadril, fornecendo o grau de versão.

Capítulo 31   Avaliação Radiológica de Anomalias Esqueléticas   **1329**

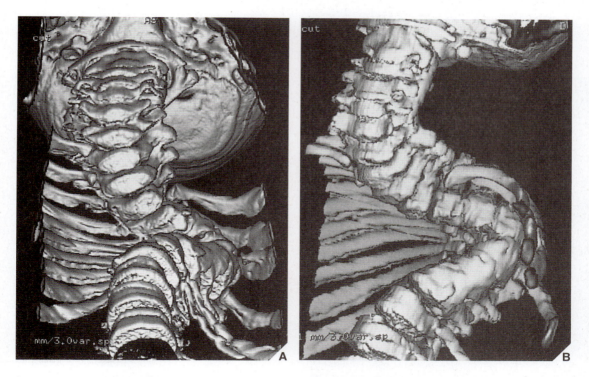

▲
Figura 31.15 Imagens de TC 3D de cifoscoliose congênita. Imagens de TC 3D da coluna vertebral desse menino de 4 anos com cifoscoliose congênita reconstruídas em projeções frontal (**A**) e lateral (**B**) demonstraram uma visão geral da deformidade da coluna.

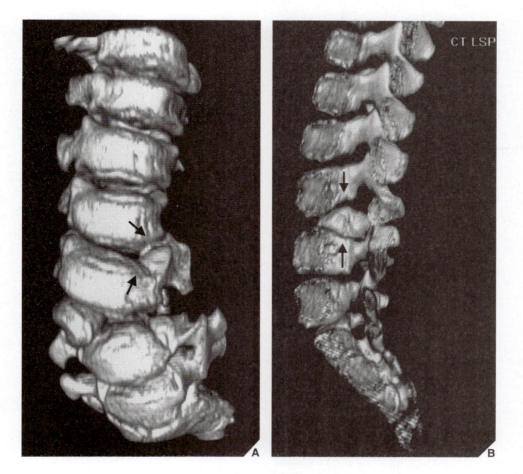

▲
Figura 31.16 Imagens de TC 3D de hemivértebra congênita. Imagens de TC 3D reconstruídas nas projeções frontal (**A**) e lateral (**B**) da coluna lombar de uma menina de 5 anos com dextroscoliose congênita demonstraram uma hemivértebra (*setas*) encunhada entre L3 e L4.

1330 Parte 7 Anomalias Congênitas e do Desenvolvimento

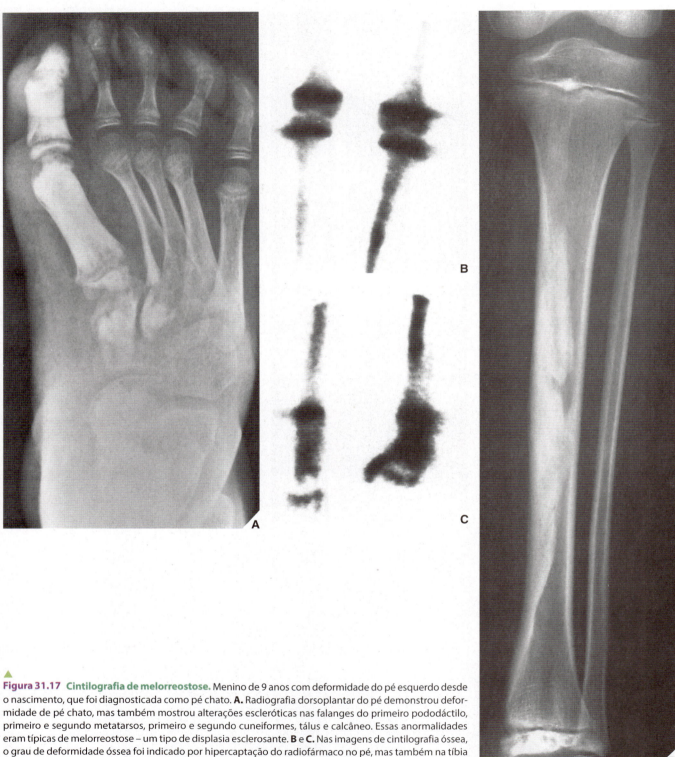

▲
Figura 31.17 Cintilografia de melorreostose. Menino de 9 anos com deformidade do pé esquerdo desde o nascimento, que foi diagnosticada como pé chato. **A.** Radiografia dorsoplantar do pé demonstrou deformidade de pé chato, mas também mostrou alterações escleróticas nas falanges do primeiro pododáctilo, primeiro e segundo metatarsos, primeiro e segundo cuneiformes, tálus e calcâneo. Essas anormalidades eram típicas de melorreostose – um tipo de displasia esclerosante. **B** e **C.** Nas imagens de cintilografia óssea, o grau de deformidade óssea foi indicado por hipercaptação do radiofármaco no pé, mas também na tíbia esquerda, que foi confirmada por radiografia subsequente da perna esquerda (**D**).

Capítulo 31   Avaliação Radiológica de Anomalias Esqueléticas   **1331**

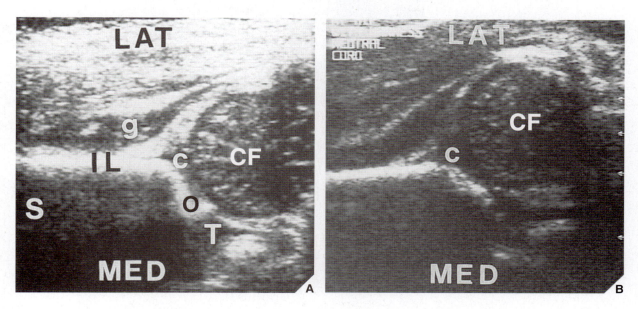

▲ **Figura 31.18 Imagens de US de displasia congênita do quadril. A.** Imagem coronal de US do quadril esquerdo desse menino recém-nascido demonstrou relações normais entre cabeça do fêmur e acetábulo. **B.** Imagem coronal de US do quadril esquerdo dessa menina recém-nascida mostrou displasia acetabular e subluxação lateral da cabeça do fêmur. *LAT* = LATERAL; *g* = músculo glúteo; *IL* = ílio; *c* = acetábulo cartilaginoso; *CF* = cabeça do fêmur; *S* = superior; *O* = acetábulo ósseo; *T* = cartilagem trirradiada; *MED* = medial. (Cortesia do Dr. E. Gercovich, Sacramento, Califórnia.)

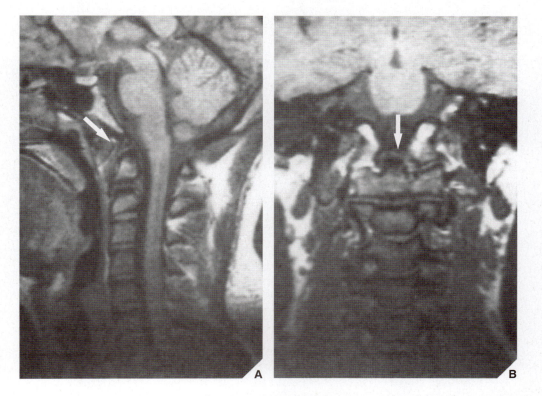

▲ **Figura 31.19 Imagens de RM de hipoplasia da odontoide. A.** Imagem sagital de RM ponderada em T1 (*spin* echo [SE]; tempo de repetição [TR] 800 ms/ tempo de eco [ET] 20 ms) demonstrou odontoide hipoplásica (*seta*), que se originava do corpo da segunda vértebra normal. O arco anterior da primeira vértebra cervical não foi visualizado em razão de sua fusão ao occipício. **B.** Imagem coronal de RM ponderada em T1 (SE; TR 800/TE 20 ms) confirmou que o corpo da segunda vértebra cervical era normal, mostrou o processo odontoide rudimentar (*seta*). O atlas estava fundido com o occipício, de forma que não havia côndilos occipitais. (Reimpressa com permissão de Beltran J. *MRI: musculoskeletal system.* Philadelphia: JB Lippincott; 1990.)

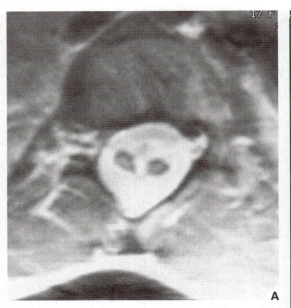
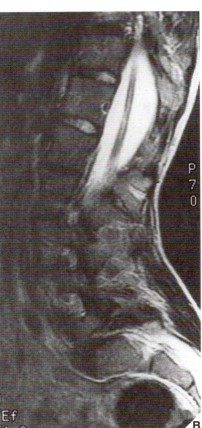

▲ **Figura 31.20 Imagens de RM de diastematomielia. A.** Imagem axial de RM ponderada em densidade de prótons (*fast spin echo* [FSE]; TR 5.000/TE 16 ms Ef) de uma jovem de 17 anos com espinha bífida e diastematomielia demonstrou medula espinal fendida no nível de T12. **B.** Imagem sagital de RM ponderada em T2 (FSE; TR 3.000/TE 133 ms Ef) mostrou septo fibroso com sinal hipointenso dentro do saco dural acentuadamente expandido. O líquido raquidiano apresenta sinal hiperintenso.

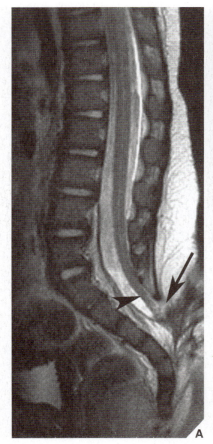
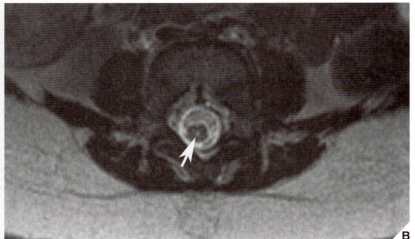

◀ **Figura 31.21 Imagens de RM de medula fixada. A.** Imagem sagital de RM ponderada em T2 desse recém-nascido com depressão cutânea sobre o sacro demonstrou espessamento do filo terminal (*ponta de seta*) com posição baixa do cone medular ancorado no nível da disrafia sacral (*seta*). Também havia siringomielia da medula lombar e do segmento da medula torácica visualizado. Observe as faixas fibrosas na gordura subcutânea sobre o sacro. Esse paciente não tinha meningomielocele ou lipoma associado. **B.** Essa imagem axial de RM ponderada em T2 obtida do nível de L4 mostrou siringomielia (*seta*).

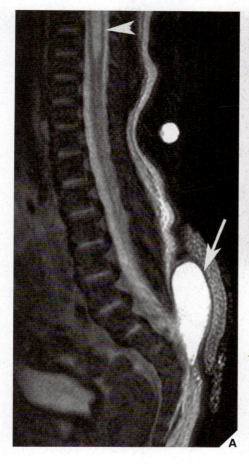
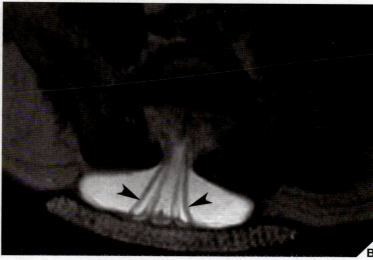

◀ **Figura 31.22 Imagens de RM de mielomeningocele e medula ancorada.**
A. Imagem sagital de RM ponderada em T2 desse recém-nascido demonstrou disrafia sacral com mielomeningocele (*seta*), medula ancorada e siringomielia da medula torácica baixa (*ponta de seta*). **B.** Imagem axial de RM ponderada em T2 no plano de S1 mostrou meningocele através da falha sacral, contendo elementos neurais (*pontas de seta*). Além disso, o paciente tinha herniação tonsilar, que não foi demonstrada nessas imagens. O diagnóstico final foi de malformação de Chiari tipo I.

ASPECTOS PRÁTICOS A SEREM LEMBRADOS

1. As anomalias congênitas evidenciam-se por distúrbios da formação, crescimento e maturação/remodelamento ósseos.
2. Embora a maioria das anomalias congênitas e do desenvolvimento possa ser diagnosticada por radiografias convencionais, deve-se considerar o uso das técnicas complementares, inclusive:
   - Cintilografia óssea, principalmente para definir a distribuição dos focos de lesão das diversas displasias
   - TC, especialmente para avaliar luxação congênita do quadril e determinar o ângulo de versão da cabeça do fêmur
   - TC 3D, principalmente para avaliar deformidades vertebrais
   - US, especialmente para avaliar displasia congênita do quadril
   - RM, principalmente para avaliar anormalidades da coluna vertebral, saco dural e medula espinal.
3. Incidências especiais podem ser necessárias para avaliar anomalias de estruturas complexas, inclusive tornozelo e pé.
4. Resultados e progressão do tratamento de diversas anomalias congênitas, especialmente luxação congênita do quadril, podem ser mais bem monitorados por meio de TC e US.

LEITURAS SUGERIDAS

Beighton P, Cremin B, Faure C, et al. International nomenclature of constitutional diseases of bone. *Ann Radiol* 1984; 27:275.

Berkshire SB Jr, Maxwell EN, Sams BF. Bilateral symmetrical pseudarthrosis in a newborn. *Radiology* 1970; 97:389-390.
Brower JS, Wootton-Gorges SL, Costouros JG, et al. Congenital diplopodia. *Pediatr Radiol* 2003; 33:797-799.
Chung MS. Congenital differences of the upper extremity: classification and treatment principles. *Clin Orthop Surg* 2011; 3:172-177.
Eich GF, Babyn P, Giedion A. Pediatric pelvis: radiographic appearance in various congenital disorders. *Radiographics* 1992; 12:467-484.
Gerscovich EO. Infant hip in developmental dysplasia: facts to consider for a successful diagnostic ultrasound examination. *Appl Radiol* 1999; 28:18-25.
Graf R. New possibilities for the diagnosis of congenital hip joint dislocation by ultrasonography. *J Pediatr Orthop* 1983; 3:354-359.
International nomenclature of constitutional diseases of bone. *Am J Roentgenol* 1978; 131:352-354.
Kozin SH. Upper-extremity congenital anomalies. *J Bone Joint Surg Am* 2003; 85 (8):1564-1576.
Kulik SA Jr, Clanfon TO. Tarsal coalition. *Foot Ankle Int* 1996; 17:286-296.
Laor T, Jaramillo D, Hoffer FA, et al. MR imaging in congenital lower limb deformities. *Pediatr Radiol* 1996; 26:381-387.
Newman JS, Newberg AH. Congenital tarsal coalition: multimodality evaluation with emphasis on CT and MR imaging. *Radiographics* 2000; 20:321-332.
Reed MH, Genez B. Hands. In: Reed MH, ed. *Pediatric skeletal radiology.* Baltimore: Williams & Wilkins; 1992:584-625.
Rubin P. *Dynamic classification of bone dysplasias.* Chicago: Year Book Medical; 1972.
Sharma BG. Duplication of the clavicle with triplication of the coracoid process. *Skeletal Radiol* 2003; 32:661-664.
Stanitski DF, Stanitski CL. Fibular hemimelia: a new classification system. *J Pediatr Orthop* 2003; 23:30-34.
Wechsler RJ, Karasick D, Schweitzer ME. Computed tomography of talocalcaneal coalition: imaging techniques. *Skeletal Radiol* 1992; 21:353-358.
Wechsler RJ, Schweitzer ME, Deely DM, et al. Tarsal coalition: depiction and characterization with CT and MR imaging. *Radiology* 1994; 193:447-452.

Anomalias dos Membros Superiores e Inferiores

Anomalias da cintura escapular e dos membros superiores

Elevação congênita da escápula

A *deformidade de Sprengel*, também conhecida como elevação congênita da escápula, pode ser unilateral ou bilateral. Essa anomalia se caracteriza por escápula pequena, elevada e girada com sua borda inferior apontando para a coluna vertebral – alterações facilmente perceptíveis nas radiografias anteroposteriores do ombro ou tórax (Figura 32.1). O ombro esquerdo é afetado mais comumente, e cerca de 75% de todos os casos são diagnosticados em meninas. Alguns casos dessa anomalia são transmitidos como traço autossômico dominante, mas a maioria é esporádica. A forma familiar da deformidade de Sprengel é conhecida como *doença de Corno*. A detecção da elevação congênita da escápula é importante porque essa anomalia está associada frequentemente a outras malformações, inclusive escoliose congênita, costelas fundidas, espinha bífida e fusão das vértebras cervicais ou torácicas superiores. Esta última anomalia congênita (Figura 32.2), conhecida como *síndrome de Klippel-Feil*, também é causada por mutações dos genes *GDF3* e *GDF6*. Além disso, algumas vezes há conexão óssea entre escápula elevada e uma das vértebras (geralmente C5 ou C6), formando o que se conhece como *osso omovertebral* (Figura 32.3).

Escápula denteada

Escápula denteada, também conhecida como *hipoplasia glenóidea*, é uma anomalia congênita da escápula relativamente rara atribuída ao subdesenvolvimento do centro de ossificação da glenoide inferior, resultando em retroversão da glenoide, fossa glenoidal pequena e predisposição à osteoartrite precoce da articulação glenoumeral. Essa anomalia é assintomática ou causa sinais e sintomas brandos em pacientes mais jovens, mas se torna sintomática nos indivíduos adultos e idosos com limitação da amplitude dos movimentos, dor no ombro e instabilidade glenoumeral posterior com luxação posterior secundária. As anormalidades demonstradas nos exames radiológicos (Figura 32.4) são aspecto ondulado e "denteado" da glenoide com alargamento da articulação glenoumeral inferior, rotura do *labrum* posterior e retroversão da glenoide. Também podem ser detectadas alterações displásicas coexistentes, inclusive hipoplasia do úmero proximal, configuração em gancho da clavícula distal e hipertrofia do processo coracoide. Nos pacientes adultos, a osteoartrite secundária é uma complicação comum, que também está associada a perda de cartilagem e formação de osteófitos.

Deformidade de Madelung

Essa anomalia de desenvolvimento do rádio e do carpo distais, originalmente descrita pelo cirurgião alemão Otto Madelung em 1879, geralmente é diagnosticada em jovens adolescentes que se apresentam com dor e redução da amplitude dos movimentos do punho, mas sem qualquer história pregressa de traumatismo ou infecção. Hoje em dia, o termo *deformidade de Madelung* é usado frequentemente para descrever várias lesões do punho, que se caracterizam por fusão prematura da epífise distal do rádio com deformidades consequentes da ulna distal e do punho. Sob o ponto de vista etiológico, essas anormalidades podem ser divididas em deformidades pós-traumáticas, displasias e lesões idiopáticas. Alguns autores também sugeriram uma causa genética. Outros citaram coexistência com nanismo mesomélico (p. ex., discondrosteose de Leri-Weill causada por deleção ou duplicação do gene *SHOX* localizado na banda Xp23.3 do cromossomo X) e mutação do cromossomo X (p. ex., síndrome de Turner). A deformidade pós-traumática pode ocorrer após lesões repetitivas ou de um único evento que interrompa o crescimento do rádio distal. Entre as displasias ósseas associadas à deformidade de Madelung, estão várias exostoses cartilaginosas hereditárias, doença de Ollier, acondroplasia, displasia epifisária múltipla e mucopolissacaridoses, inclusive as síndromes de Hurler e Morquio.

Ao exame físico, a mão encontra-se desviada no lado palmar para o eixo longitudinal do antebraço e há subluxação dorsal da ulna. Redução da amplitude dos movimentos limita os movimentos de supinação, dorsiflexão e elevação radial, mas pronação e flexão palmar geralmente estão preservadas.

Os critérios radiográficos para diagnosticar deformidade de Madelung foram propostos por Dannenberg *et al.* (Tabela 32.1). Radiografias nas incidências posteroanterior e perfil do antebraço distal e punho são suficientes para demonstrar quaisquer anormalidades associadas a essa deformidade (Figuras 32.5 e 32.6).

O tratamento cirúrgico da deformidade de Madelung é indicado para aliviar a dor e melhorar o aspecto estético. Há várias cirurgias disponíveis, inclusive liberação do ligamento (epifisólise de Vickers), osteotomia cuneiforme, osteotomia cupular de Carter-Ezaki e artrodese radioescafocapitato. Em alguns casos, pode ser necessário realizar operação de Darrach ou Suavé-Kapandji.

Capítulo 32 Anomalias dos Membros Superiores e Inferiores   **1335**

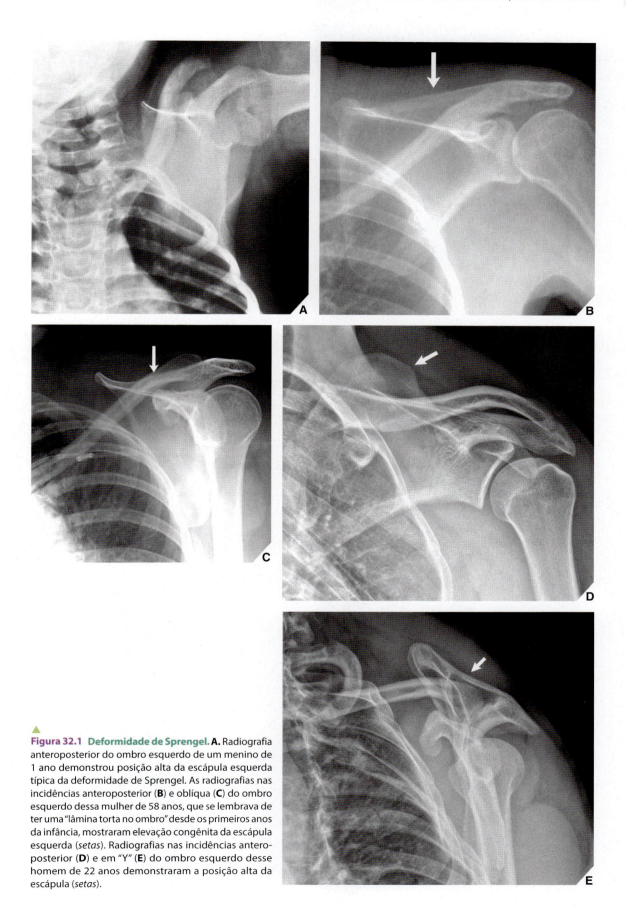

▲
Figura 32.1 Deformidade de Sprengel. A. Radiografia anteroposterior do ombro esquerdo de um menino de 1 ano demonstrou posição alta da escápula esquerda típica da deformidade de Sprengel. As radiografias nas incidências anteroposterior (**B**) e oblíqua (**C**) do ombro esquerdo dessa mulher de 58 anos, que se lembrava de ter uma "lâmina torta no ombro" desde os primeiros anos da infância, mostraram elevação congênita da escápula esquerda (*setas*). Radiografias nas incidências anteroposterior (**D**) e em "Y" (**E**) do ombro esquerdo desse homem de 22 anos demonstraram a posição alta da escápula (*setas*).

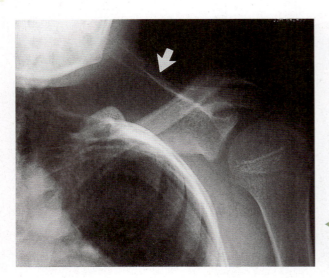

◀ **Figura 32.2 Síndrome de Klippel-Feil e deformidade de Sprengel.** A radiografia anteroposterior do ombro esquerdo de um menino de 13 anos com síndrome de Klippel-Feil demonstrou escápula elevada (*seta*).

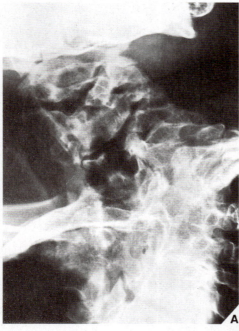

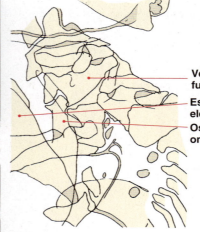

Vértebras cervicais fundidas
Escápula direita elevada
Osso omovertebral

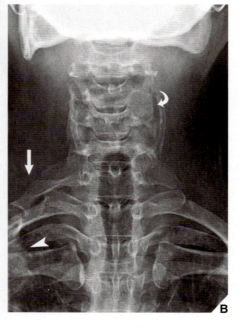

▲ **Figura 32.3 Síndrome de Klippel-Feil e deformidade de Sprengel. A.** A radiografia posteroanterior das colunas cervical e torácica superior de uma mulher de 37 anos com deformidade de Sprengel e síndrome de Klippel-Feil associada (fusão das vértebras cervicais) demonstrou osso omovertebral interligando a escápula direita elevada e a vértebra C5. **B.** A radiografia anteroposterior das colunas cervical e torácica superior desse homem de 66 anos mostrou fusão parcial das vértebras cervicais inferiores (*seta curva*) e osso omovertebral (*seta*). A *ponta de seta* assinala escápula elevada.

Capítulo 32 Anomalias dos Membros Superiores e Inferiores   1337

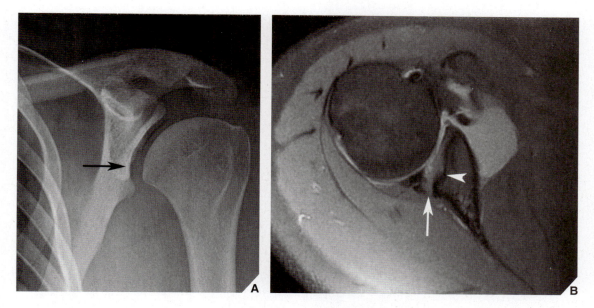

▲
Figura 32.4 Escápula denteada (hipoplasia glenoidal). A. Radiografia anteroposterior do ombro esquerdo demonstrou hipoplasia da borda inferior da glenoide com rebordo ondulado (*seta*). **B.** Imagem axial de artrorressonância magnética ponderada em T1 com saturação de gordura do ombro mostrou hipoplasia da glenoide inferoposterior (*ponta de seta*) associada a rotura do *labrum* posterior (*seta*).

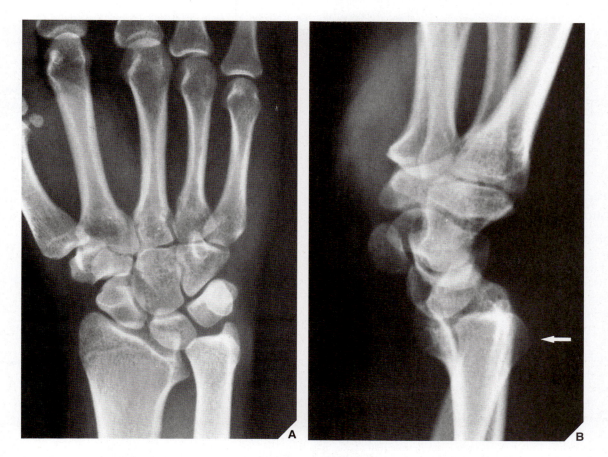

▲
Figura 32.5 Deformidade de Madelung. A. Radiografia posteroanterior do punho esquerdo dessa mulher de 21 anos demonstrou redução do comprimento do rádio, cuja extremidade distal tinha formato triangular. Essa anormalidade estava associada à configuração triangular do carpo, com osso semilunar no ápice encravado entre rádio e ulna. **B.** Radiografia de perfil mostrou subluxação dorsal da ulna (*seta*).

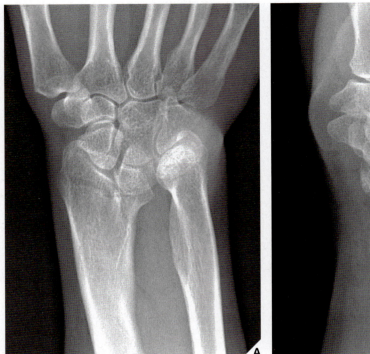
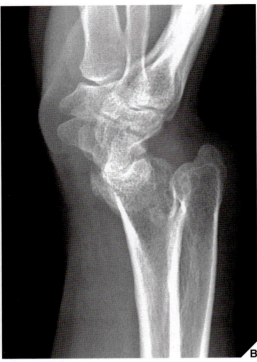

▲
Figura 32.6 Deformidade de Madelung. Radiografias nas incidências posteroanterior (**A**) e perfil (**B**) do punho esquerdo dessa mulher de 42 anos demonstraram anormalidades típicas dessa anomalia, inclusive redução do comprimento do rádio, alongamento da ulna associado à subluxação dorsal e configuração triangular do carpo com osso semilunar encravado entre o rádio e a ulna. (Cortesia do Dr. Robert M. Szabo, Sacramento, Califórnia.)

Anomalias da cintura pélvica e quadril

A Tabela 32.2 oferece uma descrição geral das incidências radiográficas e técnicas radiológicas mais úteis para avaliar anomalias mais comuns da cintura pélvica e do quadril.

Luxação congênita do quadril (displasia do desenvolvimento do quadril)

A articulação do quadril é a estrutura mais comumente afetada por luxações congênitas. A incidência desse tipo de malformação é de 1,5 por 1.000 nascimentos, e a lesão é 8 vezes mais comum em meninas que meninos. Na luxação unilateral, o quadril esquerdo é acometido com frequência duas vezes maior que o direito, enquanto a luxação bilateral ocorre em mais de 25% das crianças afetadas. Diagnosticada mais comumente nos indivíduos brancos do que nos negros, a luxação congênita do quadril é muito comum nos países do Mediterrâneo e da Escandinávia, mas praticamente desconhecida na China; isso pode ser explicado, em parte, pelo costume chinês de as mães carregarem os bebês nas costas com os quadris flexionados e abduzidos.

Os critérios diagnósticos de luxação congênita do quadril (LCQ) incluem anormalidades demonstradas ao exame físico e alterações dos exames radiológicos. Existem alguns sinais clínicos que ajudam a avaliar recém-nascidos e lactentes quanto à possibilidade de que tenham LCQ (Tabela 32.3).

Manifestações radiográficas

Todos os estágios de LCQ – displasia, subluxação e luxação do quadril – têm anormalidades radiográficas típicas. O termo *displasia*

Tabela 32.1 Critérios radiográficos para diagnosticar deformidade de Madelung.

Anormalidades do rádio
Curvatura dupla (medial e dorsal)
Redução do comprimento do osso
Formato triangular da epífise distal
Fusão prematura da parte medial da epífise distal associada à angulação medial e palmar da superfície articular
Áreas focais de radiotransparência ao longo da borda medial do osso
Exostose na borda medial distal

Anormalidades da ulna
Subluxação dorsal
Hiperdensidade (hipercondensação e distorção) da cabeça da ulna
Aumento do comprimento do osso

Anormalidades do carpo
Configuração triangular com o osso semilunar no ápice
Aumento da distância entre o rádio e a ulna distais
Redução do ângulo do carpo

Adaptada de Dannenberg M, Anton JI, Spiegel MB. Madelung's deformity. Consideration of its roentgenological diagnostic criteria. *Am J Roentgenol* 1939;42:671.

congênita do quadril foi proposto inicialmente por Hilgenreiner em 1925 e refere-se ao desenvolvimento retardado ou anormal da articulação do quadril, resultando em anormalidades das relações articulares entre acetábulo anormal e extremidade proximal do fêmur deformado (Figura 32.7). Alguns autores acreditam que essa lesão seja precursora da subluxação e luxação do quadril, ainda que alguns especialistas usem o termo *displasia do desenvolvimento do quadril* (DDQ) para descrever todos os estágios da LCQ.

Tabela 32.2 Incidências radiográficas e técnicas radiológicas mais eficazes para avaliar anomalias comuns da cintura pélvica e do quadril.

Incidência/Técnica	Anormalidades fundamentais
Luxação congênita do quadril	
Anteroposterior da pelve e dos quadris	Determinação de:
	Linha Y de Hilgenreiner
	Índice acetabular
	Linha de Perkins-Ombredanne
	Linha de Shenton-Menard (arc.)
	Ângulo C-B de Wiberg
	Centro de ossificação das epífises da cabeça do fêmur
	Relações entre cabeça do fêmur e acetábulo
Anteroposterior dos quadris em abdução e rotação interna	Linha de Andrén-von Rosen
Artrografia	Congruência articular
	Condição da(o):
	Labrum cartilaginoso (rotura labral)
	Ligamento redondo
	Zona orbicular
TC (simples ou com artrografia)	Relações entre cabeça do fêmur e acetábulo
Ultrassonografia	Subluxação superior, lateral ou posterior
	Posição da cabeça do fêmur no acetábulo
	Condição do(a):
	Cobertura acetabular
	Labrum cartilaginoso
Coxa vara como anomalia do desenvolvimento	
Anteroposterior da pelve e do quadril	Ângulo varo do colo e da diáfise do fêmur
Deficiência focal do fêmur proximal	
Anteroposterior do quadril e fêmur proximal	Encurtamento do fêmur
	Deslocamento superior, posterior e lateral do segmento proximal do fêmur
Artrografia	Cabeça do fêmur não ossificada
Doença de Legg-Calvé-Perthes	
Anteroposterior e perfil do quadril em perna de rã	Osteonecrose de cabeça do fêmur, indicada pelo sinal do crescente e colapso subcondral
	Sinal de Gage
	Subluxação da cabeça do fêmur
	Orientação horizontal da placa de crescimento
	Calcificações laterais à epífise
	Alterações císticas da metáfise
	Sinal da corda solta
Artrografia	Incongruência da articulação do quadril
	Espessura da cartilagem articular
Cintilografia óssea	Captação reduzida de isótopo (estágio mais precoce)
	Hipercaptação de isótopo (estágio tardio)
TC e RM	Incongruência da articulação do quadril
	Osteonecrose
Deslizamento de epífise da cabeça do fêmur	
Anteroposterior dos quadris	Desaparecimento do sinal do triângulo de Capener
	Osteonecrose periarticular
	Alargamento e indefinição da placa de crescimento
	Redução da altura da epífise femoral
	Inexistência de intersecção da epífise pela linha tangencial ao córtex lateral do colo femoral
	Corcova de Herndon
	Condrólise (complicação)
Quadril em pernas de rã	Inexistência de intersecção da epífise pela linha tangencial ao córtex lateral do colo femoral
	Deslizamento (deslocamento) real da epífise femoral
Cintilografia óssea e RM	Osteonecrose (complicação)

C-B = centro-borda; TC = tomografia computadorizada; RM = ressonância magnética.

Tabela 32.3 Manifestações clínicas de luxação congênita do quadril.

Limitação da abdução do quadril flexionado (em razão do encurtamento e da contração dos adutores do quadril)
Aumento da profundidade ou assimetria das dobras cutâneas inguinais ou crurais
Encurtamento de uma perna
Sinal de Allis ou Galeazzi[a] – posição mais baixa do joelho do lado afetado quando joelhos e quadris são flexionados (em consequência da posição da cabeça do fêmur posterior ao acetábulo nessa posição)
Sinal do "estalo" de Ortolani ("choque de entrada" ou sinal de redução)
Teste de Barlow ("choque de saída" ou sinal de luxação)
Ação de telescopagem ou pistonamento da coxa[a] (devido à falta de contenção da cabeça do fêmur dentro do acetábulo)
Teste de Trendelenburg[a] – descida do quadril normal quando a criança, apoiada sobre os dois pés, levanta o membro normal e sustenta peso sobre o lado afetado (em razão da fraqueza dos abdutores da coxa)
Marcha bamboleante[a]

[a]Essas anormalidades podem ser detectadas em crianças maiores.

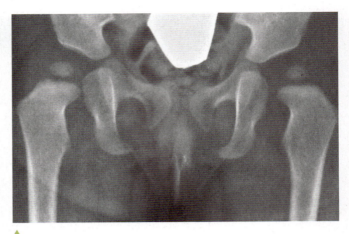

▲ **Figura 32.8 Displasia congênita do quadril.** Radiografia anteroposterior da pelve de uma menina de 1 ano demonstrou subluxação superolateral congênita do quadril esquerdo. Observe o tamanho ligeiramente menor da epífise femoral esquerda.

Quando há *subluxação congênita do quadril*, a relação entre cabeça do fêmur e acetábulo não é normal, mas as duas estruturas estão em contato (Figura 32.8). A *luxação congênita do quadril* caracteriza-se por perda completa de contato entre cabeça do fêmur e cartilagem acetabular; na maioria dos casos, o fêmur proximal está deslocado para cima, mas também pode haver luxação lateral, posterior e posterolateral (Figura 32.9).

Medidas

Ao contrário do quadril do adulto, a relação entre cabeça do fêmur e acetábulo do quadril do recém-nascido não pode ser avaliada por inspeção direta porque a cabeça do fêmur não está ossificada e, como ainda é uma estrutura cartilaginosa, não pode ser demonstrada nas radiografias convencionais. O centro de ossificação aparece primeiramente entre as idades de 3 a 6 meses, e atraso de seu aparecimento deve ser considerado indício de displasia congênita do quadril. Por tal razão, o colo do fêmur deve ser usado para confirmar essa relação. A radiografia anteroposterior da pelve serve como base para determinar vários indicadores indiretos da relação entre a cabeça do fêmur e o acetábulo. Entretanto, de forma a conseguir medidas exatas, o posicionamento adequado do bebê é fundamental; os membros inferiores devem ficar estendidos em posição neutra e alinhados longitudinalmente, enquanto os raios centrais devem ser direcionados para a linha média, ligeiramente acima da sínfise púbica, de forma a assegurar simetria das duas metades da pelve. As medidas usadas para avaliar a relação entre a cabeça do fêmur e o acetábulo são as seguintes (Figura 32.10):

1. *Linha de Hilgenreiner* ou *linha Y*, traçada através da parte superior da cartilagem trirradiada, é propriamente um indicador valioso das relações femoroacetabulares e serve como base para todos os outros indicadores.
2. *Índice acetabular*, ou ângulo formado por uma linha tangencial à cobertura do acetábulo e linha Y, não pode ser usado isoladamente para diagnosticar luxação porque, em alguns casos, é maior que 30° nos indivíduos normais. Contudo, ângulos menores que 30° geralmente são considerados anormais e indicam luxação iminente. Alguns autores sugeriram que apenas ângulos maiores que 40° sejam significativos.

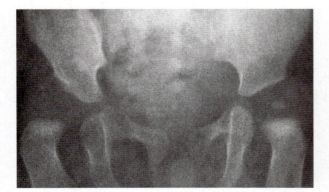

▲ **Figura 32.7 Displasia congênita do quadril.** Radiografia anteroposterior da pelve de um menino de 1 ano demonstrou acetábulo ligeiramente plano e indícios de atraso do centro de ossificação da epífise femoral direita; o centro de ossificação da epífise esquerda estava centrado normalmente sobre a cartilagem trirradiada.

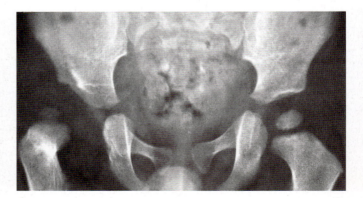

▲ **Figura 32.9 Luxação congênita do quadril.** Radiografia anteroposterior da pelve de um menino de 2 anos demonstrou luxação superolateral completa do quadril direito. Observe a posição anormal do centro de ossificação em relação ao acetábulo, quando comparado com o quadril esquerdo normal.

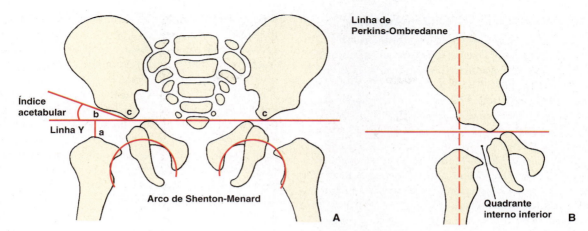

Figura 32.10 Medidas úteis para avaliar relação entre cabeça do fêmur e acetábulo. A. A *linha de Hilgenreiner,* ou *linha Y,* é traçada sobre a parte superior da cartilagem trirradiada. Nos bebês normais, a distância representada por uma linha (*ab*) perpendicular à linha Y no ponto mais proximal do colo femoral deve ser igual nos dois lados da pelve, assim como a distância representada por outra linha (*bc*) traçada coincidentemente com a linha Y em posição medial à cobertura acetabular. Em lactentes de 6 a 7 meses de vida, o valor médio dessa distância (*ab*) foi definido entre 19,3 ± 1,5 mm, enquanto a distância (*bc*) é de 18,2 ± 1,4 mm. *Índice acetabular* é o ângulo formado por uma linha traçada tangencialmente à cobertura do acetábulo entre o ponto (*c*) na base do acetábulo na linha Y. O valor normal desse ângulo varia de 25 a 29°. *Linha de Shenton-Menard* é um arco que se estende sobre a superfície medial do colo femoral e a borda superior do forame obturador. Esse arco deve ser suave e contínuo. **B.** *Linha de Perkins-Ombredanne* é traçada perpendicularmente à linha Y sobre a borda mais lateral da cartilagem acetabular ossificada que, na verdade, corresponde à espinha ilíaca anteroinferior. Em recém-nascidos e lactentes normais, a superfície medial do colo femoral ou epífise ossificada da cabeça do fêmur está localizada no quadrante interno inferior. A posição de uma dessas estruturas no quadrante externo inferior ou superior indica subluxação ou luxação do quadril.

3. *Linha de Perkins-Ombredanne,* traçada perpendicularmente à linha Y através da borda mais lateral da cartilagem acetabular ossificada, ajuda a determinar se há subluxação e luxação do quadril. A interseção dessa linha com a linha Y forma quatro quadrantes; em condições normais, a face medial do colo femoral ou epífise ossificada da cabeça do fêmur está localizada no quadrante medial inferior.
4. *Linha de Shenton-Menard,* que forma um arco suave sobre a superfície medial do colo do fêmur e a borda superior do forame obturador, pode estar interrompida nos casos de subluxação ou luxação do quadril. Contudo, mesmo nos indivíduos normais, o arco pode não ser suave quando a radiografia é obtida com o quadril em rotação externa e adução.
5. *Linha de Andrén-von Rosen,* traçada nas radiografias obtidas com quadris em abdução a 45° e rotação interna, descreve a relação entre eixo longitudinal da diáfise femoral e acetábulo (Figura 32.11). Nos casos de luxação ou subluxação do quadril, essa linha intercepta ou fica acima da espinha ilíaca anterossuperior.

Depois que a epífise da cabeça do fêmur está totalmente ossificada com cerca de 4 anos de idade, o diagnóstico de luxação grave geralmente pode ser estabelecido sem dificuldades. Entretanto, a avaliação dos casos sutis de displasia do quadril pode ser facilitada por outro parâmetro da relação entre cabeça do fêmur e acetábulo – *ângulo centro-borda (C-B) de Wiberg* (Figura 32.12). A determinação desse ângulo é muito útil depois da ossificação completa da cabeça do fêmur, porque então sua relação com o acetábulo pode estar definitivamente estabelecida.

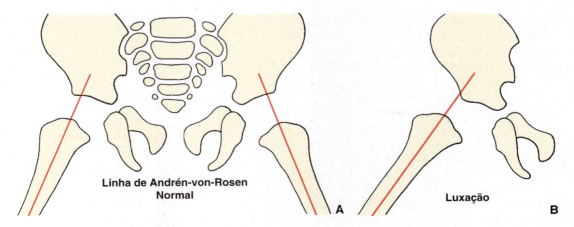

Figura 32.11 Linha de Andrén-von-Rosen. A. Com abdução e rotação interna do quadril a no mínimo 45°, essa linha é traçada ao longo do eixo longitudinal da diáfise do fêmur. Nos quadris normais, essa linha intercepta a pelve na borda superior do acetábulo. **B.** Quando há subluxação ou luxação do quadril, ela corta ou fica acima da espinha ilíaca anterossuperior.

Artrografia e tomografia computadorizada

Além da radiografia convencional, a artrografia do quadril é outra técnica útil para avaliar LCQ. Durante esse exame, rotineiramente são obtidas radiografias com o quadril nas posições neutra (Figura 32.13 A), pernas de rã (Figura 31.13 B) e em abdução, adução e rotação interna. Nos casos de subluxação, a cabeça do fêmur está localizada em posição lateral e logo abaixo da borda labral do acetábulo, enquanto a cápsula articular geralmente é larga (Figura 32.14). Quando há luxação completa, a cabeça do fêmur está localizada acima e ao lado da borda labral (Figura 32.15). Também podem ser encontradas deformidades do *labrum* cartilaginoso, que é uma estrutura situada entre a cabeça do fêmur e o acetábulo. Nos estágios avançados, o *labrum* pode estar invertido e hipertrofiado, impossibilitando assim a redução. Além disso, a parte da cápsula que se situa em posição medial à cabeça do fêmur geralmente está comprimida e forma um istmo com aspecto de "número 8".

A tomografia computadorizada (TC) simples (Figura 32.16) ou com artrografia também é uma técnica utilizada frequentemente para avaliar LCQ. Quando há subluxação ou luxação, perde-se congruência entre acetábulo e cabeça do fêmur, que normalmente está centrada sobre a cartilagem trirradiada (Figura 32.17). A TC é a técnica preferencial para determinar o grau de subluxação ou luxação e também é um recurso essencial para monitorar resposta ao tratamento da LCQ. Nos pacientes adultos, TC oferece uma opção útil para avaliar a cobertura parcial da cabeça do fêmur pelo acetábulo ósseo (Figura 32.18).

Ultrassonografia

Ao longo da última década, a ultrassonografia tornou-se uma das técnicas mais úteis para diagnosticar e avaliar a displasia congênita do quadril. O exame é realizado com o paciente em repouso; enquanto ele realiza movimentos, suas articulações são submetidas a estresse. A abordagem lateral é amplamente utilizada e, nesse caso, o lactente é colocado em posição supina ou em decúbito lateral. O exame é realizado no plano coronal com quadris estendidos ou flexionados (ver Figura 31.18). No plano axial, as coxas são flexionadas a 90° e as imagens são obtidas com e sem aplicação de estresse. Os componentes ósseos e cartilaginosos da articulação do quadril são demonstrados claramente nas imagens exibidas, e a cobertura acetabular da cabeça do fêmur pode ser avaliada. Além disso, a inclinação do acetábulo (ângulo alfa, ou α) pode ser medida com relação à linha do ilíaco. Ângulos iguais ou maiores que 60° são normais. Ângulos entre 50 e 60° são considerados fisiológicos até a idade de 3 meses, mas devem ser acompanhados por exames repetidos. Ângulos menores que 50° são anormais em qualquer idade. Outro ângulo (ângulo beta, ou β) é formado pela linha ilíaca e uma linha traçada do *labrum* até o ponto de transição entre osso ilíaco e acetábulo ósseo. Essa medida indica a cobertura cartilaginosa do acetábulo e sua importância é menor que a do ângulo α. Quanto menor é o ângulo β, menor é a cobertura cartilaginosa em razão da contenção mais firme da cabeça do fêmur pelo acetábulo ósseo. O exame dinâmico descrito inicialmente por Harcke em 1984 acrescenta imagens de ultrassonografia em tempo real da articulação do quadril. A finalidade dessa técnica é demonstrar instabilidade. O exame é realizado na projeção de flexão transversal e consiste em realizar uma manobra de Barlow para tentar deslocar, subluxar ou luxar a cabeça do fêmur aparentemente bem encaixada.

Pesquisadores experimentaram exame de pacientes com DCQ por meio da ultrassonografia tridimensional (3D). Essa técnica permite avaliar globalmente (*Gestalt*) elementos ósseos e fibrocartilaginosos do acetábulo e sua relação com a cabeça do fêmur, sem necessidade de realizar medições detalhadas do ângulo acetabular. A informação obtida pode ser armazenada para revisão, análise e reconstrução adicional subsequentes com parâmetros diferentes. A imagem gerada pelo computador no plano sagital oferece visão singular do quadril, que não poderia ser obtida pela ultrassonografia convencional. Do mesmo modo, a imagem gerada por rotação espacial fornece visão craniocaudal (olho de pássaro) esclarecedora do quadril do lactente. O aspecto tridimensional da imagem rodada é melhorado pela transparência da reconstrução, em contraste com reconstruções de contorno disponíveis com TC 3D.

Ressonância magnética

A utilidade da ressonância magnética (RM) na avaliação de displasias do desenvolvimento do quadril foi ampliada. Embora vários pesquisadores não tenham recomendado essa técnica para uso rotineiro, ainda assim eles ressaltaram seus aspectos favoráveis, inclusive informações qualitativas que não podem ser fornecidas por radiografias, principalmente nos pacientes que não conseguiram resultados satisfatórios com tratamento conservador. Por outro lado, alguns autores sugerem que a RM fornece informações anatômicas precisas acerca do *labrum*, do ligamento redondo, da bursa adiposa intra-articular (pulvinar), do ligamento transversal e do tendão do iliopsoas. Além disso, em alguns estudos com adultos jovens, a RM mostrou-se capaz de facilitar o diagnóstico e a caracterização da DDQ porque fornece informações morfológicas quanto à deficiência acetabular. Essa técnica também permitiu avaliar possíveis lesões associadas da cartilagem articular, do *labrum* acetabular e do ligamento redondo (Figura 32.19).

Classificação

Dunn sugeriu um sistema de classificação da LCQ baseado principalmente no formato das bordas acetabulares, contorno geral da cabeça do fêmur e existência de eversão ou inversão labral:

- Tipo I: encontrado geralmente em recém-nascidos. Alterações das bordas acetabulares são discretas. A cabeça do fêmur torna-se antevertida, mas tem esfericidade normal e não fica completamente coberta pela cartilagem acetabular. Isso pode causar instabilidade variável, principalmente com extensão e abdução do quadril. O *labrum* acetabular também pode estar deformado.
- Tipo II: os quadris se tornam subluxados e o *labrum* cartilaginoso apresenta-se evertido. A cabeça do fêmur normalmente fica antevertida, mas sua esfericidade não é completa. O acetábulo é mais raso que com o tipo I, e a falha de ossificação da cobertura acetabular aumenta o ângulo acetabular.
- Tipo III: há deformidade significativa do acetábulo e da cabeça do fêmur, que se torna luxada em direção posterossuperior, acarretando formação de um falso acetábulo por eversão do *labrum*. Este fica hipertrofiado, e o ligamento redondo, alongado e retraído, puxando com ele o ligamento acetabular transversal. Essa condição reduz o espaço acetabular e impede a redução completa.

Em 1979, Crowe *et al.* sugeriram classificar luxação congênita do quadril do adulto com base na extensão da migração proximal da cabeça do fêmur. O grau I inclui os casos que apresentam desenvolvimento anormal mínimo da cabeça do fêmur e acetábulo, com

Capítulo 32 Anomalias dos Membros Superiores e Inferiores **1343**

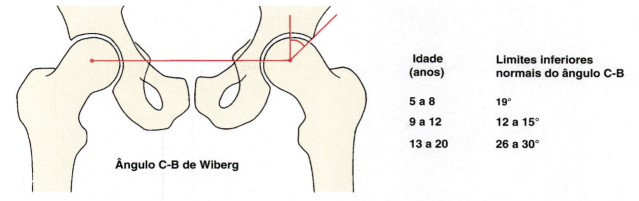

Idade (anos)	Limites inferiores normais do ângulo C-B
5 a 8	19°
9 a 12	12 a 15°
13 a 20	26 a 30°

Figura 32.12 Ângulo de Wiberg. O ângulo C-B de Wiberg ajuda a avaliar o desenvolvimento do acetábulo e sua relação com cabeça do fêmur. Inicialmente, deve ser traçada uma linha de base interligando as duas cabeças dos fêmures. O ângulo C-B é formado por duas linhas que se originam do centro da cabeça do fêmur, uma traçada perpendicularmente à linha de base até o acetábulo e outra interligando o centro da cabeça do fêmur com o *labrum* acetabular superior. Valores situados abaixo das faixas inferiores normais, que estão definidas para cada grupo etário, indicam displasia do quadril.

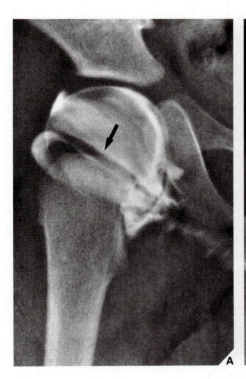
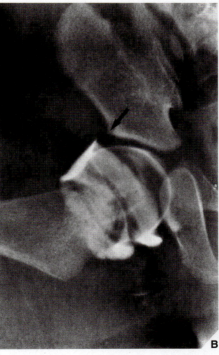

Figura 32.13 Artrografia de quadril normal. A. Imagem de artrografia do quadril direito em posição neutra desse menino de 5 meses demonstrou que o contraste se acumulou nos recessos amplos em posição medial e lateral à constrição produzida pelo ligamento orbicular (*seta*). Observe a suavidade e até mesmo a espessura da cartilagem que cobre a cabeça do fêmur. **B.** Na incidência de pernas de rã, o contraste apareceu delineando a borda do *labrum* acetabular (*seta*). O ligamento redondo pode ser identificado em posição medial à cabeça do fêmur, estendendo-se da margem inferior do acetábulo.

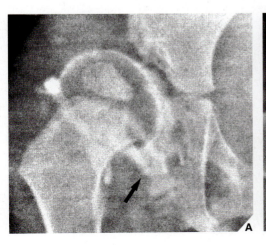
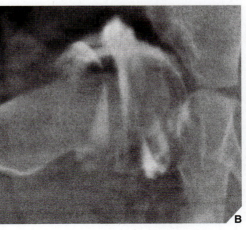

Figura 32.14 Imagens de artrografia de displasia congênita do quadril. A. Imagem de artrografia do quadril direito em posição neutra dessa menina de 1 ano com subluxação congênita do quadril demonstrou desvio típico do quadril em posição lateral e inferior ao *labrum* acetabular. Havia acúmulo do contraste na cápsula distendida (*seta*) e o ligamento redondo estava alongado. Na posição de pernas de rã (**B**), a cabeça do fêmur moveu-se mais profundamente dentro do acetábulo, mas a subluxação persistiu.

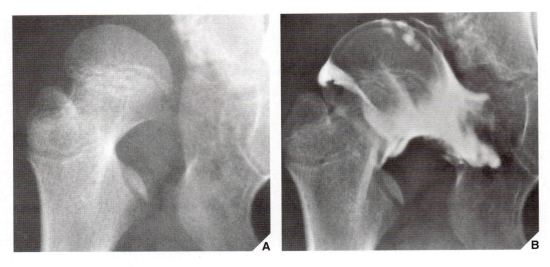

▲
Figura 32.15 Imagens de artrografia de luxação congênita do quadril. A. A radiografia anteroposterior do quadril direito dessa menina de 8 anos demonstrou luxação superolateral completa da cabeça do fêmur. Observe o acetábulo raso. **B.** Essa imagem de artrografia do quadril mostrou deformidade do *labrum* acetabular e estiramento do ligamento redondo. A cabeça do fêmur estava acima e em posição lateral à borda margem labral. Observe que houve acúmulo do contraste na cápsula articular frouxa.

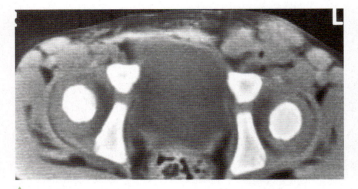

▲
Figura 32.16 Imagem de TC de quadris normais. Corte axial dos quadris desse lactente de 19 meses demonstrou congruência normal entre os acetábulos e as cabeças femorais que estavam centralizados sobre a cartilagem trirradiada.

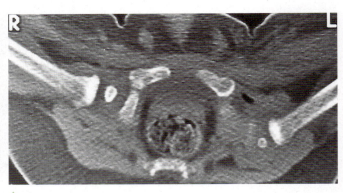

▲
Figura 32.17 Imagens de TC de luxação congênita do quadril. Corte axial no nível dos segmentos proximais dos fêmures e quadris desse menino de 6 meses demonstrou luxação posterolateral do quadril esquerdo. O quadril direito estava normal.

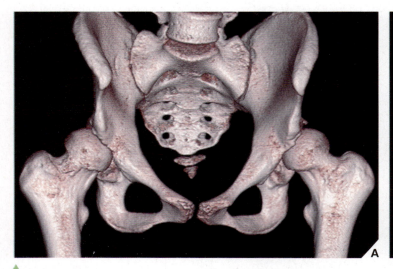
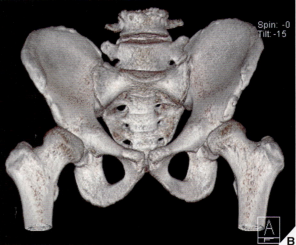

▲
Figura 32.18 Imagens de TC 3D de displasia congênita do quadril. A. Imagem de TC reconstruída em 3D da pelve dessa jovem de 15 anos mostrou displasia bilateral associada à subluxação. **B.** Imagem de TC reconstruída em 3 D da pelve desse homem de 32 anos com displasia congênita bilateral dos quadris demonstrou cobertura parcial das cabeças femorais pelos acetábulos ósseos.

subluxação menor que 50%; o grau II, os casos que apresentam desenvolvimento anormal do acetábulo com subluxação entre 50 e 75%; o grau III, quando o acetábulo está desenvolvido sem cobertura e há luxação completa da articulação do quadril (75 a 100%) com formação de acetábulo falso no local da cabeça femoral luxada; e o grau IV, quando o fêmur está localizado em posição alta na pelve (luxação alta do quadril; luxação de 100%).

Tratamento

O princípio que embasa o tratamento conservador é reduzir luxação da cabeça do fêmur por meio de uma manobra de flexão-abdução por período suficiente para permitir crescimento adequado da cabeça femoral e acetábulo que, por sua vez, assegura congruência e estabilidade da articulação do quadril. Em geral, essa abordagem terapêutica é adotada nos estágios muito precoces da LCQ e para lactentes com menos de 2 anos de vida; isso inclui imobilização, inclusive com tala de Frejka ou suspensório de Pavlik, além de vários procedimentos de tração (Figura 32.20). Em geral, a tração cutânea de Colonna ou Buck geralmente é usada nas crianças de 2 meses a 12 anos de idade, com aplicação simultânea de gesso e bem acolchoado em formato de "8" no lado normal. Radiografias periódicas são obtidas para monitorar o progresso da tração e a descida da cabeça do fêmur. Gage e Winter descreveram um sistema aplicável a essa finalidade, que é formado por várias "estações" de tração (Figura 32.21). Alguns autores relataram que o alcance da "estação +2" por meio da tração esquelética – antes de realizar tratamento adicional por redução fechada ou aberta – estava associado à frequência muito menor de osteonecrose de cabeça do fêmur.

Quando há falha da abordagem conservadora, a criança já não tem idade suficiente para fazer tratamento conservador ou as anormalidades são muito graves, o tratamento cirúrgico é necessário. A avaliação radiológica do quadril, na qual a TC desempenha papel principal, é obrigatória antes da intervenção cirúrgica porque fornece ao cirurgião imagens excelentes da anatomia do quadril, principalmente dimensões da cabeça do fêmur, sua relação com acetábulo e configuração acetabular. Informações acerca dessas estruturas podem contraindicar a realização de alguns procedimentos cirúrgicos.

Hoje em dia, várias técnicas cirúrgicas são usadas para tratar displasia congênita do quadril. O objetivo comum a todas elas é conseguir melhor cobertura da cabeça do fêmur. Esses procedimentos cirúrgicos podem ser divididos em quatro grupos: cirurgias de cobertura, nas quais são utilizados enxertos ósseos para estender a cobertura acetabular; acetabuloplastias, nas quais a cobertura acetabular é mobilizada e rebaixada; osteotomias pélvicas, nas quais o acetábulo é redirecionado; e osteotomias de deslocamento pélvico, nas quais a cabeça do fêmur é posicionada abaixo da parte óssea deslocada da pelve. A *capsulorrafia* consiste em remover o excesso de cápsula articular estirada e, simultaneamente, realizar femoroplastia e/ou acetabuloplastia. A *osteotomia desrotacional femoral em varo* é realizada para corrigir a anteversão excessiva do colo e a deformidade em valgo. Isso inclui angulação em varo do fêmur proximal, com ou sem rotação para redirecionar a cabeça femoral para dentro do acetábulo (Figura 32.22). A cirurgia mais popular é a *osteotomia de Salter* do osso inominado, que pode ser combinada com osteotomia desrotacional em varo simultânea do colo do fêmur. Em geral, ela é realizada nas crianças com idades entre 1 e 6 anos.

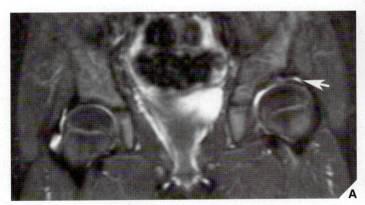
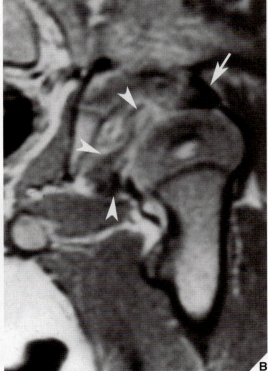

Figura 32.19 Imagens de RM de displasia congênita do quadril. A. Imagem coronal de RM ponderada em T2 desse menino de 5 anos com DDQ demonstrou acetábulo esquerdo raso, cobertura parcial da cabeça do fêmur e *labrum* rodado superiormente e roto (*seta*). **B.** Outra imagem coronal de RM ponderada em T1 desse menino de 5 meses com DDQ mostrou subluxação lateral e cobertura parcial da cabeça do fêmur, acetábulo displásico e raso, *labrum* evertido e hipertrofiado (*seta*) e hipertrofia do pulvinar e ligamento transversal (*pontas de seta*).

O princípio dessa técnica é redirecionar a orientação anormal do acetábulo que, nas crianças com LCQ, está direcionado mais anterolateralmente, desse modo tornando o quadril estável apenas em abdução, flexão e rotação interna. Esse redirecionamento é conseguido deslocando-se todo o acetábulo em direção anterolateral e inferior, sem alterar seu formato ou sua capacidade, por meio de um enxerto ósseo triangular (Figura 32.23). A *osteotomia de Pemberton* é uma osteotomia transilíaca parcial, que articula a cobertura acetabular anterolateral sobre a cartilagem trirradiada flexível. Essa cirurgia é indicada quando o acetábulo é displásico e alongado; contudo, o procedimento deve ser realizado apenas em crianças com menos de 7 anos de idade, quando a cartilagem trirradiada é flexível e o crescimento ainda ocorrerá para remodelar as superfícies articulares. A *osteotomia inominada tríplice de Steele* geralmente está indicada para crianças com idades entre 6 e 8 anos, que apresentam sínfise púbica imóvel. Além da osteotomia de Salter, são realizadas osteotomias dos ramos púbicos inferior e superior. O acetábulo é trazido e girado na direção do plano frontal, impedindo a rotação externa. A *osteotomia pélvica de Chiari* geralmente é reservada para crianças maiores. Essa cirurgia consiste em osteotomia de deslocamento, que praticamente forma uma cobertura ou contraforte para limitar a subluxação proximal adicional da cabeça do fêmur. Tal procedimento desloca a cabeça do fêmur em direção medial e aumenta a sua superfície de carga, produzindo uma saliência acetabular superior pendente. Essa técnica também pode ser combinada com osteotomia desrotacional em varo do colo femoral. A *osteotomia de Ganz*, também conhecida como *osteotomia periacetabular de Bernese*, geralmente é realizada em crianças maiores e adolescentes e, algumas vezes, adultos. O princípio que embasa essa cirurgia é permitir rotação lateral e anterior e medicalização do quadril, sem violação da coluna posterior da hemipelve. As osteotomias são realizadas em torno do acetábulo (osteotomia completa do púbis e osteotomia biplanar do ilíaco); contudo, o corte através da coluna posterior do ísquio é incompleto. O fragmento acetabular é rodado anterior e lateralmente (mantendo a anteversão) e, em seguida, é recolocado em posição medial. Esse procedimento assegura cobertura excelente da cabeça do fêmur e da mobilidade acetabular ótima.

Complicações

O tratamento conservador e cirúrgico da LCQ pode ser complicado por osteonecrose da cabeça do fêmur, recidiva da luxação, infecção, lesão do nervo ciático ou fusão precoce da placa de crescimento em razão da imobilização prolongada com gesso. A complicação tardia mais comum dos casos tratados e não tratados de DCQ é a doença articular degenerativa.

Deficiência focal femoral proximal

Deficiência focal femoral proximal (DFFP) é uma anomalia congênita evidenciada por disgenesia e hipoplasia de segmentos variáveis do fêmur proximal. A gravidade da lesão varia de encurtamento femoral, associado à deformidade em varo do colo femoral, até a formação de apenas um toco diminuto de fêmur distal.

Classificação e manifestações radiológicas

Existem várias classificações propostas para a DFFP. O sistema proposto por Levinson *et al.*, que se baseia na gravidade das anormalidades da cabeça do fêmur, segmento femoral e acetábulo, é a mais prática sob a perspectiva de prognóstico:

Tipo A: a cabeça do fêmur está presente e o segmento femoral é curto. Há deformidade em varo do colo femoral. O acetábulo é normal.
Tipo B: a cabeça do fêmur está presente, mas não há conexão óssea entre ela e o segmento femoral curto. O acetábulo tem anormalidades displásicas.
Tipo C: a cabeça do fêmur está ausente ou representada apenas por um ossículo. O segmento femoral é curto e afila em direção proximal. O acetábulo apresenta displasia grave.
Tipo D: a cabeça do fêmur e o acetábulo estão ausentes. O segmento femoral é rudimentar, e o forame obturador está alargado.

A radiografia convencional geralmente é suficiente para diagnosticar a DFFP. O fêmur é curto e seu segmento proximal está deslocado em direção superior, posterior e lateral à crista ilíaca; a ossificação da epífise femoral está invariavelmente retardada (Figura 32.24). A artrografia ajuda a avaliar essa anomalia, principalmente para sua classificação porque, nos primeiros meses da lactência, a cabeça femoral e o acetábulo não ossificados podem ser delineados adequadamente por contraste positivo (Figura 32.24 C). Essa técnica também ajuda a diferenciar a DFFP de outras apresentações semelhantes de DDQ em alguns casos. Nos casos graves de DFFP, a RM pode ser útil para demonstrar presença ou ausência de crista cartilaginosa entre os segmentos femorais proximal e distal (Figura 32.25).

Tratamento

Vários procedimentos cirúrgicos são realizados para corrigir essa anomalia, inclusive amputação. A cirurgia de preservação do membro consiste em converter o joelho em articulação do quadril, flexionando-o em 90° e unindo o fêmur à pelve. Outra técnica desenvolvida por Borggreve em 1903, conhecida como *cirurgia de rotação externa* ou *osteoplastia rotacional* depois de um aperfeiçoamento introduzido por Van Nes, converte o pé em articulação do joelho; em seguida, o membro é adaptado a uma prótese de perna.

Doença de Legg-Calvé-Perthes

A doença de Legg-Calvé-Perthes, também conhecida como *coxa plana*, é o nome aplicado à osteonecrose (necrose isquêmica) da epífise proximal do fêmur. Estudos genéticos recentes sugeriram que polimorfismo do gene do fibrinogênio beta (*G-455-A*) seja um fator de risco dessa doença. A anomalia é cinco vezes mais comum em meninos do que em meninas e geralmente ocorre na faixa etária de 4 a 8 anos. O desenvolvimento dessa doença em idade mais precoce geralmente está associado a prognóstico mais favorável. Qualquer lado pode ser afetado e anomalias bilaterais, cujo desenvolvimento é sucessivo em vez de simultâneo, ocorrem em cerca de 10% dos casos (Figura 32.26). Sinais e sintomas clínicos consistem em dor, claudicação e limitação da mobilidade. Em muitos casos, a dor não se localiza no quadril afetado, mas no joelho ipsilateral. A doença de Legg-Calvé-Perthes é uma condição autolimitante que, por fim, evolui para a cura, mas, em razão da deformidade progressiva que ela causa no formato da cabeça e do colo do fêmur, o resultado costuma ser osteoartrite precoce da articulação do quadril. A causa dessa anomalia é controvertida. Alguns pesquisadores consideram-na um tipo de osteonecrose idiopática, mas traumatismo ou microtraumatismos repetitivos podem ser um fator importante para redução da irrigação sanguínea da epífise da cabeça do fêmur. Trueta sugeriu que a irrigação sanguínea da cabeça do fêmur seja insuficiente entre as idades de 4 a 8 anos e que isso poderia ser um fator na patogenia da doença.

Capítulo 32 Anomalias dos Membros Superiores e Inferiores 1347

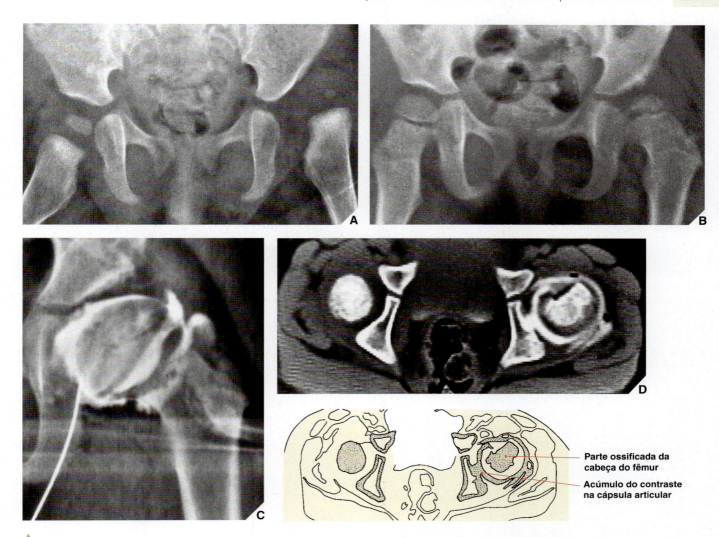

Figura 32.20 Tratamento da displasia congênita de quadril. A. A radiografia anteroposterior da pelve desse menino de 1 ano demonstrou aspecto típico de luxação congênita do quadril esquerdo. **B.** Depois do tratamento conservador com suspensório de Pavlik e com a idade de 2 anos, ainda havia subluxação. Observe o arco de Shenton-Menard interrompido. Com a idade de 3 anos, depois de tratamento conservador adicional por tração cutânea e aplicação de gesso em forma de "8", houve redução quase completa da subluxação, conforme demonstrado pela artrografia contrastada (**C**). Entretanto, essa imagem de TC (**D**) mostrou algum deslocamento lateral residual mínimo da cabeça do fêmur, como evidenciado pelo acúmulo medial de contraste.

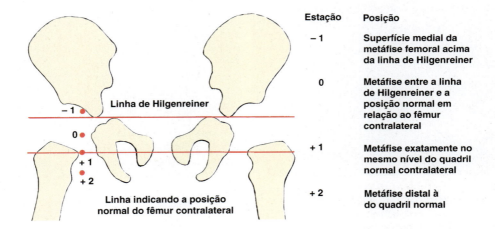

Figura 32.21 Sistema de Gage e Winter. Essa determinação das estações para monitorar o progresso do tratamento por tração e descida da cabeça do fêmur baseia-se na posição da metáfise femoral proximal com relação ao acetábulo ipsilateral e ao quadril normal contralateral.

1348 **Parte 7** Anomalias Congênitas e do Desenvolvimento

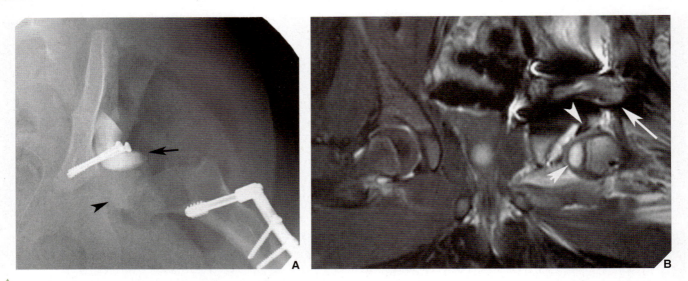

▲
Figura 32.22 Osteotomia desrotacional femoral em varo e procedimento de cobertura acetabular. A. Radiografia anteroposterior do quadril esquerdo demonstrou aloenxerto ósseo fixado por dois parafusos metálicos na superfície superolateral do acetábulo esquerdo displásico (*seta*), assegurando cobertura adequada da cabeça do fêmur (*ponta de seta*). Observe os ferros de osteotomia desrotacional em varo no fêmur esquerdo proximal. **B.** Imagem coronal de RM ponderada em T2 do mesmo paciente mostrou artefato causado pelos parafusos usados na cirurgia de cobertura (*seta longa*). A cabeça do fêmur ainda estava separada do acetábulo (*seta curta*) em razão da presença do *labrum* recoberto (*ponta de seta*). Compare com o lado direto, que mostra posição normal da cabeça do fêmur dentro do acetábulo.

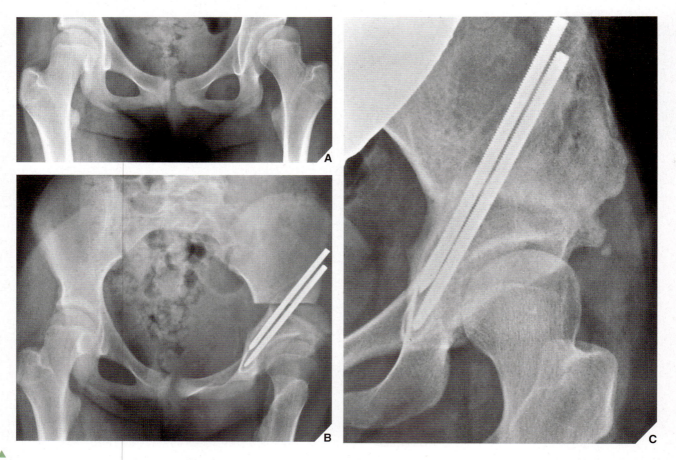

▲
Figura 32.23 Osteotomia de Salter. A. Radiografia anteroposterior da pelve dessa menina de 7 anos com DDQ demonstrou subluxação superolateral persistente do quadril esquerdo depois de tratamento conservador. Observe a orientação anterolateral do acetábulo em comparação com o quadril direito normal. **B.** A radiografia pós-operatória obtida depois da osteotomia de Salter sobre a parte supracetabular do osso ilíaco mostrou o acetábulo deslocado em direção anterolateral e inferior; um enxerto ósseo triangular retirado da superfície anterolateral do ilíaco foi fixado por dois pinos de Steinmann no local da osteotomia. Quatro anos depois (**C**), a cabeça do fêmur estava totalmente coberta pelo acetábulo. Em razão da configuração do colo femoral em valgo, a paciente ainda poderia precisar de osteotomia desrotacional em varo.

Capítulo 32   Anomalias dos Membros Superiores e Inferiores   **1349**

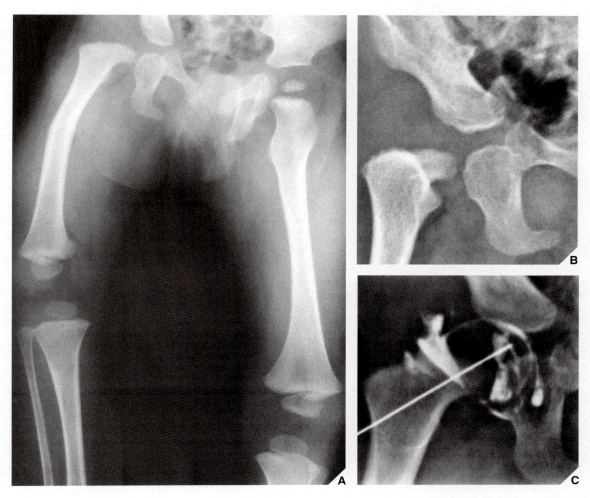

▲
Figura 32.24 Deficiência focal femoral proximal. A. A radiografia anteroposterior desse menino de 18 meses, que apresentava perna direita curta, demonstrou configuração em varo da articulação do quadril direito, ausência do centro de ossificação na epífise femoral proximal e encurtamento do fêmur – aspectos radiográficos clássicos de DFFP. **B.** Imagem em incidência central focalizada do quadril direito mostrou deslocamento superior, posterior e lateral do segmento femoral proximal com relação ao acetábulo. **C.** Artrografia foi realizada para classificar a anomalia e demonstrou presença da cabeça do fêmur no acetábulo e inexistência de qualquer anomalia do colo femoral, confirmando que a deficiência focal era tipo A.

Manifestações radiológicas

Exames radiológicos são essenciais para diagnosticar doença de Legg-Calvé-Perthes e reconhecer seus sinais prognósticos. A radiografia convencional é suficiente para avaliar a maioria dos aspectos dessa doença (ver Figura 32.26), enquanto a artrografia ajuda a determinar congruência acetabular, espessura da cartilagem articular e grau de subluxação (Figura 32.27). O indício mais precoce de doença de Legg-Calvé-Perthes aparece na cintilografia óssea, na forma de hipocaptação de marcador nos quadris em consequência da irrigação sanguínea deficiente. Contudo, com a progressão da doença, observa-se hipercaptação secundária aos processos de reparação.

Os primeiros sinais radiográficos da doença de Legg-Calvé-Perthes são osteoporose periarticular e edema de tecidos moles periarticulares com distorção dos planos adiposos pericapsulares e do iliopsoas. Também pode haver discrepância de tamanho entre os centros de ossificação das epífises da cabeça femoral. Mais tarde, o deslocamento lateral do centro de ossificação afetado causa alargamento da superfície medial da articulação; presença do sinal do crescente (que, em alguns casos, pode ser detectado apenas na incidência do quadril em pernas de rã) (Figura 32.28); ou fissuras radiotransparentes na epífise, indicando progressão da doença. Nos estágios mais avançados da doença, o achatamento e a esclerose da epífise da cabeça femoral tornam-se evidentes, e essas anormalidades estão associadas ao aumento da densidade da cabeça do fêmur em razão de necrose óssea, microfraturas e alterações reparadoras conhecidas como *substituição rastejante*. Em alguns casos, pode-se observar fenômeno de vácuo causado por gás nitrogênio liberado dentro das fissuras da epífise da cabeça do fêmur. Alterações císticas também podem ser encontradas no segmento metafisário. Mais à frente, pode haver alargamento do colo femoral. Durante toda a evolução da doença, o espaço articular é notavelmente bem preservado porque a cartilagem articular não é afetada. Apenas no estágio terminal da doença de Legg-Calvé-Perthes, quando há osteoartrite secundária, a articulação é afetada da mesma forma que na doença articular degenerativa primária.

Um dos sinais radiográficos da doença de Legg-Calvé-Perthes avançada é o chamado *sinal da corda frouxa*, que consiste em uma linha opaca fina e curva com formato de "U" localizada na metáfise do fêmur e que se estende lateralmente a partir da borda inferior do colo femoral (Figura 32.29).

A técnica de Moss é usada para determinar o grau de deformidade da cabeça do fêmur. Consiste em sobrepor a radiografia anteroposterior do quadril a um modelo que apresenta círculos concêntricos

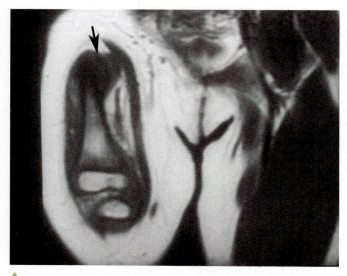

▲ **Figura 32.25 Imagem de RM de deficiência femoral focal proximal.** Imagem coronal de RM ponderada em T1 dessa jovem com DFFP demonstrou que a diáfise femoral direita proximal terminava em uma superfície condral grosseira (seta), que não se ligava com a cabeça e o colo femorais proximais hipoplásicos (não demonstrados).

espaçados a cada 2 mm. Quando a concentricidade da cabeça femoral se desvia em mais de dois círculos de 2 mm, a anormalidade é classificada como "insatisfatória"; quando o desvio é igual a um círculo de 2 mm, a condição é referida como "adequada"; e quando não há desvio, o termo usado é "boa". A subluxação lateral pode ser medida por meio do ângulo C-B de Wiberg (ver Figura 32.12). É importante ressaltar que essas duas medidas não se correlacionam bem com desenvolvimento de osteoartrite secundária, que é a complicação principal da doença de Legg-Calvé-Perthes.

Vários pesquisadores ressaltaram a utilidade da RM no diagnóstico precoce da doença de Legg-Calvé-Perthes e avaliação das alterações cartilaginosas e sinoviais. Essa técnica também se mostrou valiosa para determinar o formato cartilaginoso da cabeça do fêmur. Além disso, a RM permite realizar avaliações pré e pós-operatórias da contenção da cabeça femoral e possibilita demonstrar sua superfície medial. Em comparação com a artrografia, as vantagens da RM são sua abordagem não invasiva, a possibilidade de obter imagens em vários planos de estudo (i. e., axial, coronal e sagital), a ausência de contraste intra-articular, de radiação e de seus efeitos colaterais (Figuras 32.30 e 32.31).

Classificação

Existem vários sistemas de classificação e indicadores prognósticos elaborados para avaliar pacientes com doença de Legg-Calvé-Perthes. Waldenström propôs um sistema de três estágios baseados na progressão do processo de osteonecrose. O primeiro estágio caracteriza-se por alterações da irrigação sanguínea da epífise femoral com alteração secundária de formato e densidade da cabeça do fêmur. No segundo estágio, há revascularização e o osso necrótico é substituído por osso novo (substituição rastejante). O terceiro estágio representa a fase de cicatrização da doença, na qual a reconstrução da epífise do fêmur pode causar congruência ou incongruência articular em razão da deformidade de sua cabeça (*coxa magna*), com predisposição a alterações degenerativas.

A classificação de Catterall, que tem mais valor prognóstico, divide essa anomalia em quatro grupos com base nas anormalidades radiográficas:

Grupo 1: a parte anterior da epífise é afetada; não há evidência de colapso subarticular ou fragmentação da cabeça do fêmur. O prognóstico é bom, e os pacientes têm boa evolução sem tratamento, principalmente aqueles com menos de 8 anos.

Grupo 2: a parte anterior da epífise é afetada mais gravemente, mas os segmentos medial e lateral ainda são preservados (Figura 32.32). Na metáfise, pode haver alterações císticas diminutas. O prognóstico é pior que o dos pacientes do grupo 1, mas pode haver cicatrização, principalmente nas crianças com menos de 5 anos.

Grupo 3: a epífise por inteiro parece densa, resultando no fenômeno descrito como "uma cabeça dentro de outra cabeça". As anormalidades são mais difusas, e o colo torna-se alargado. O prognóstico é desfavorável, e mais de 70% dos pacientes precisam de tratamento cirúrgico.

Grupo 4: há achatamento acentuado e "expansão" da cabeça do fêmur, que, por fim, sofre colapso total; as alterações da metáfise são extensas (Figura 32.33). O prognóstico é muito pior que dos grupos anteriores.

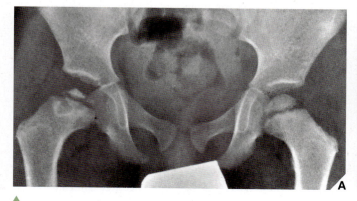 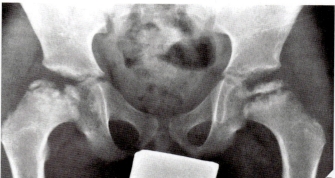

▲ **Figura 32.26 Doença de Legg-Calvé-Perthes.** Menino de 5 anos com dor no quadril direito há vários meses. **A.** A radiografia anteroposterior de pelve e quadril demonstrou doença em estágio avançado que afetava o quadril direito, com osteonecrose e colapso da epífise do fêmur, além de alterações na metáfise. Observe a subluxação lateral da articulação do quadril. O quadril esquerdo estava normal. **B.** Três anos depois, o quadril esquerdo também foi acometido. Observe a progressão das alterações osteonecróticas na epífise do fêmur direito.

Capítulo 32　Anomalias dos Membros Superiores e Inferiores　**1351**

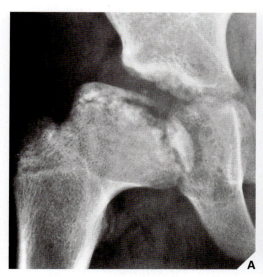
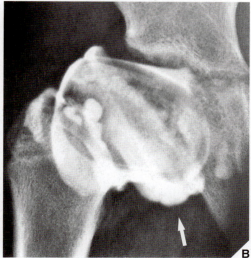

◀ **Figura 32.27 Artrografia na doença de Legg-Calvé-Perthes.** Esse menino de 6 anos referia dor progressiva na articulação do quadril direito e começou a claudicar nos últimos 8 meses. **A.** A radiografia anteroposterior demonstrou epífise femoral densa, achatada e deformada com colapso e fragmentação subcondrais, alterações metafisárias difusas, alargamento do colo femoral e subluxação lateral. **B.** A imagem de artrografia contrastada mostrou achatamento da cartilagem articular na superfície lateral da cabeça do fêmur e contorno relativamente liso da cartilagem na superfície anteromedial. O acúmulo do contraste em direção medial (*seta*) indicava subluxação lateral.

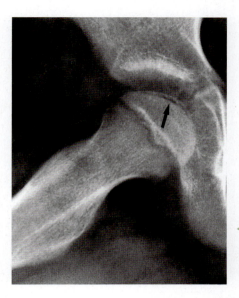

◀ **Figura 32.28 Doença de Legg-Calvé-Perthes.** Imagem na incidência em pernas de rã do quadril direito dessa menina de 7 anos demonstrou sinal do crescente (*seta*), que é uma das primeiras anormalidades radiográficas causadas por osteonecrose.

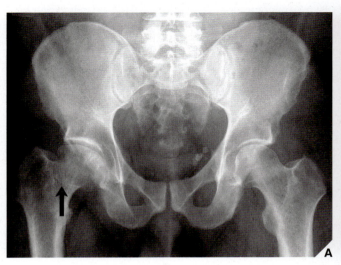
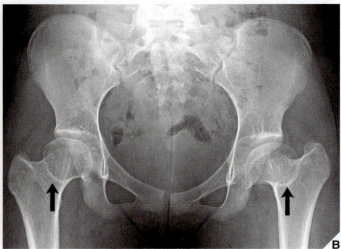

▲
Figura 32.29 Doença de Legg-Calvé-Perthes. A. A radiografia anteroposterior da pelve desse homem de 30 anos demonstrou crescimento da cabeça do fêmur direito (*coxa magna*), achatamento da superfície articular e deformidade compatíveis com osteonecrose. A *seta* assinala sinal da corda frouxa. **B.** A radiografia anteroposterior da pelve dessa jovem de 17 anos mostrou osteonecrose bilateral avançada das cabeças dos fêmures. Observe o sinal da corda frouxa bilateralmente (*setas*), que é típico dessa doença.

Mais tarde, Catterall aperfeiçoou essa classificação e introduziu quatro sinais de "cabeça em risco", que significam prognóstico sombrio; esses aspectos podem ser demonstrados na incidência anteroposterior da articulação do quadril:

1. Sinal de Gage – um segmento osteoporótico radiotransparente em forma de "V" na parte lateral da cabeça do fêmur (Figura 32.34)
2. Calcificação lateral à epífise, que representa cartilagem expulsa e indica compressão da cabeça do fêmur pela borda lateral do acetábulo (ver Figura 32.33)
3. Subluxação lateral da cabeça do fêmur (ver Figuras 32.27 A e 32.33)
4. Inclinação horizontal da placa de crescimento, que indica fechamento da placa de crescimento epifisária (ver Figura 32.28 B)
5. Recentemente, Murphy e Marsh acrescentaram um quinto sinal a esse grupo de indicadores – alterações metafisárias difusas (ver Figura 32.27 A)

Pacientes de qualquer um dos quatro grupos com dois ou mais sinais de "cabeça em risco" têm prognóstico significativamente agravado. Além disso, ele é desfavorável quando a doença está em estágio avançado por ocasião do diagnóstico e quando o paciente tem mais de 6 anos.

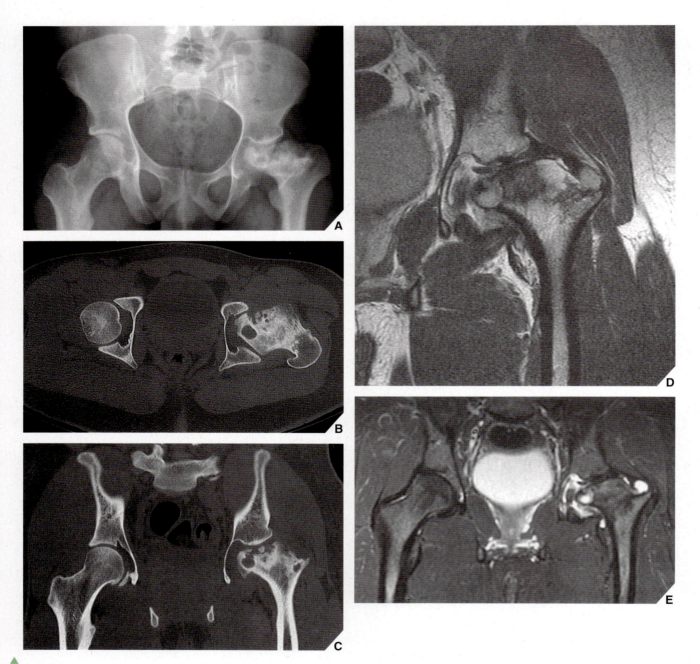

Figura 32.30 Imagens de TC e RM na doença de Legg-Calvé-Perthes. A. Radiografia anteroposterior da pelve desse jovem de 19 anos demonstrou anormalidades típicas da doença de Legg-Calvé-Perthes no quadril esquerdo. As imagens de TC reformatadas nos planos axial (**B**) e coronal (**C**) da pelve mostraram osteonecrose da cabeça do fêmur esquerdo acentuadamente deformada com fragmentação óssea. **D.** Imagem coronal de RM ponderada em densidade de prótons do quadril esquerdo evidenciou deformidade e osteonecrose da cabeça femoral com subluxação lateral e deformidade do acetábulo. **E.** A imagem de RM em sequência STIR (*short time inversion recovery*) da pelve demonstrou também derrame articular.

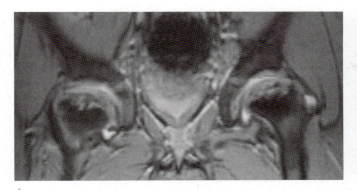

Figura 32.31 Imagem de RM na doença de Legg-Calvé-Perthes. Imagem coronal de RM em sequência *GRE (gradient recalled echo)* demonstrou lesões bilaterais com achatamento, fragmentação da epífise do fêmur proximal e placas de crescimento irregulares.

Diagnóstico diferencial

O diagnóstico diferencial dessa doença deve incluir outras causas de osteonecrose e fragmentação da cabeça do fêmur, que podem ocorrer, por exemplo, em pacientes com hipotireoidismo, doença de Gaucher e anemia falciforme.

Tratamento

O tratamento dos pacientes com doença de Legg-Calvé-Perthes deve ser individualizado caso a caso com base nas manifestações clínicas e radiográficas, incluindo idade de início da doença, amplitude dos movimentos da articulação do quadril, extensão do acometimento da cabeça do fêmur e existência ou inexistência de deformidade e subluxação lateral do fêmur. Embora alguns especialistas tenham sugerido evitar carga para impedir que ocorra deformidade da cabeça do fêmur, a profilaxia requer medidas que mantenham a cabeça femoral dentro do acetábulo (contenção) e, desse modo, impeçam a extrusão e a subluxação, além de assegurar a amplitude plena dos movimentos da articulação do quadril. Nesse sentido, Salter recomendou carga plena com métodos de contenção terapêutica. De forma a atenuar sinovite e suas sequelas, como dor e rigidez, utiliza-se uma combinação de abstenção de sustentação de peso, tração, anti-inflamatórios não hormonais e exercícios de mobilização suave para assegurar moldagem da cabeça do fêmur pelo acetábulo. O tratamento cirúrgico consiste em osteotomia femoral (desrotacional em varo) ou pélvica (osso inominado) com o objetivo de cobrir a cabeça do fêmur com o acetábulo.

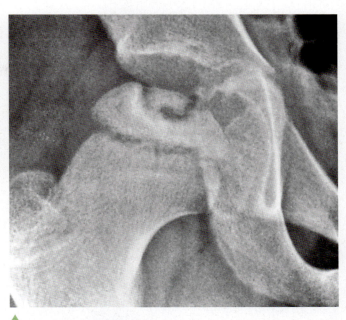

Figura 32.32 Doença de Legg-Calvé-Perthes. Radiografia anteroposterior do quadril direito desse menino de 9 anos demonstrou estágio mais avançado da doença (grupo 2 de Catterall). Observe a falha central na cabeça do fêmur com preservação dos contrafortes lateral e medial.

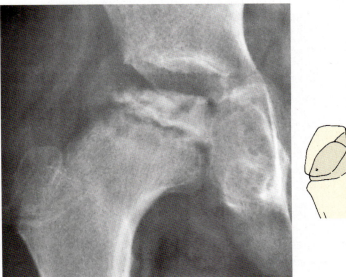

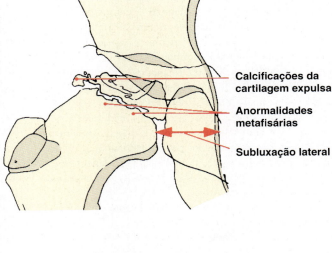

Figura 32.33 Doença de Legg-Calvé-Perthes. Radiografia anteroposterior do quadril direito dessa menina de 8 anos com doença avançada (grupo 4 de Catterall) demonstrou hiperdensidade e fragmentação de toda a cabeça do fêmur. Sinais de "cabeça em risco" estavam aparentes como alterações metafisárias e subluxação lateral. Calcificações laterais à epífise representavam cartilagem expulsa e indicavam compressão da cabeça do fêmur pela borda lateral do acetábulo.

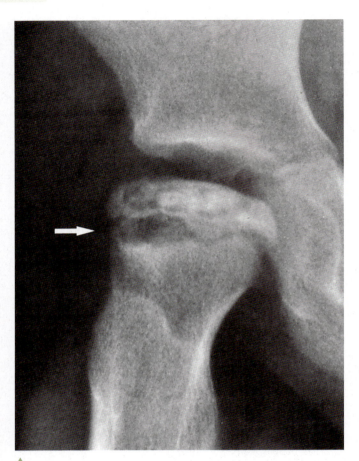

Figura 32.34 Doença de Legg-Calvé-Perthes. Menina de 7 anos com uma falha radiotransparente em forma de "V" na superfície lateral da epífise – o chamado sinal de Gage (seta) –, indicativa de "cabeça em risco".

Deslizamento epifisário da cabeça do fêmur

Deslizamento epifisário da cabeça do fêmur (DECF) é uma doença de adolescentes, na qual a cabeça do fêmur desliza em direção posterior, medial e inferior em relação ao colo femoral. Meninos são afetados mais comumente do que meninas. As crianças de ambos os sexos frequentemente têm sobrepeso. Nos meninos, o quadril esquerdo é afetado com frequência duas vezes maior que o direito, enquanto nas meninas os dois quadris são afetados igualmente. Deslizamentos bilaterais ocorrem em 20 a 40% dos casos.

Embora a causa exata do DECF seja desconhecida, o início do problema – que geralmente é insidioso e não é precedido de história de traumatismo – costuma coincidir com o estirão de crescimento da puberdade. Estudos realizados por Harris sugeriram que um desequilíbrio entre hormônio sexual e hormônio do crescimento enfraquece a placa de crescimento, tornando-a mais suscetível às forças de cisalhamento geradas pela carga.

Independentemente da causa, o DECF consiste em fratura de Salter-Harris tipo I atravessando a placa de crescimento do fêmur proximal. Isso ocorre por deslocamento posterior, medial e inferior da epífise da cabeça do fêmur, resultando em deformidade em varo da articulação do quadril e rotação externa com adução do fêmur. Em geral, a dor no quadril ou, ocasionalmente, no joelho é o sintoma inicial desse problema, e o exame físico pode demonstrar encurtamento do membro envolvido e limitação da abdução, da flexão e da rotação interna da articulação do quadril.

Manifestações radiológicas

As anormalidades radiográficas que podem ser observadas nos pacientes com DECF dependem do grau de afastamento da epífise femoral. A radiografia anteroposterior do quadril, complementada por incidência em pernas de rã, geralmente é suficiente para estabelecer o diagnóstico correto. Vários indicadores diagnósticos sugestivos de DECF são demonstrados nas radiografias anteroposteriores do quadril (Figura 32.35). O sinal do triângulo de Capener pode ser útil para diagnosticar DECF em estágio inicial. Na radiografia convencional do quadril de um adolescente normal, há uma área intracapsular na superfície medial do colo femoral, que se superpõe à parede posterior do acetábulo, formando uma sombra triangular densa; na maioria dos casos de DECF, esse triângulo desaparece (Figura 32.36). No estágio mais avançado, a osteoporose periarticular torna-se evidente, além de alargamento e indefinição e redução da altura epifisária (ver Figura 32.35). Além disso, com o avanço da doença, o deslizamento epifisário da cabeça femoral pode ser demonstrado pela inexistência de interseção da epífise com uma linha traçada tangencialmente ao córtex lateral do colo do fêmur (Figura 32.37). A incidência de perfil do quadril na posição de pernas de rã demonstra melhor o deslizamento (Figura 32.37 B), e as radiografias do lado oposto facilitam a comparação. Os estágios crônicos dessa doença apresentam formação óssea reativa ao longo da superfície superolateral do colo femoral e, também, remodelação óssea; isso forma uma protuberância com alargamento do colo femoral, que confere aspecto de "cabo de pistola" conhecido como *corcova de Herndon* (Figura 32.38). Em alguns casos, o DECF é causado por traumatismo agudo, e a doença é conhecida como *fratura transepifisária* (Figura 32.39).

A RM ajuda a avaliar pacientes com DECF. Além das anormalidades demonstradas nas radiografias, essa técnica pode evidenciar edema de medula óssea do fêmur afetado e indícios iniciais de DECF ou pré-DECF (Figuras 32.40 e 32.41).

Tratamento e complicações

O DECF é tratado cirurgicamente por redução aberta ou fechada do deslizamento e fixação interna utilizando vários tipos de dispositivos cirúrgicos, fios e pinos para evitar recidiva do deslizamento e induzir fechamento da epífise. Uma das complicações do tratamento é a penetração acidental da cartilagem articular da cabeça do fêmur por um pino de Knowles durante sua colocação. Lehman *et al.* desenvolveram um pino canulado que evita essa complicação, permitindo que o contraste seja injetado durante o procedimento cirúrgico para determinar, por radioscopia, a posição certa do pino na cabeça do fêmur. Outras complicações que podem ocorrer não estão relacionadas necessariamente com tratamento cirúrgico. A condrólise ocorre em cerca de 30 a 35% dos pacientes com DECF e é muito mais frequente em pacientes negros do que em brancos. Em geral, isso ocorre no primeiro ano depois do deslizamento e pode ser evidenciado por estreitamento progressivo do espaço articular (Figura 32.42). Osteonecrose secundária à irrigação sanguínea precária da cabeça do fêmur e à vulnerabilidade dos vasos epifisários foi descrita em cerca de 25% dos pacientes com DECF (Figura 32.43). Osteoartrite secundária também pode ocorrer e é reconhecida por estreitamento típico do espaço articular, esclerose subcondral e formação de osteófitos marginais (Figura 32.44; ver também Figura 32.38 B). Outra complicação possível é a deformidade grave em varo do colo femoral, também conhecida como *coxa vara*.

Anormalidades radiográficas de epifisiólise femoral proximal

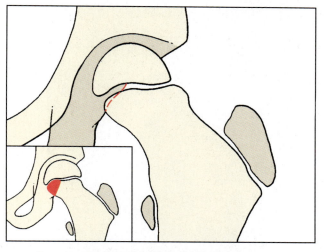

Desaparecimento do triângulo de Capener

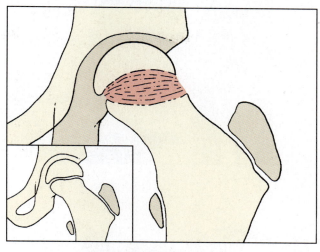

Indefinição da epífise

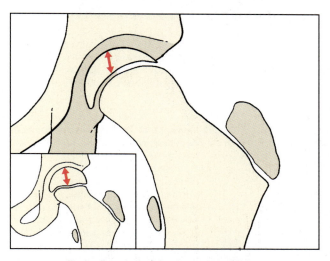

Redução relativa da altura da epífise

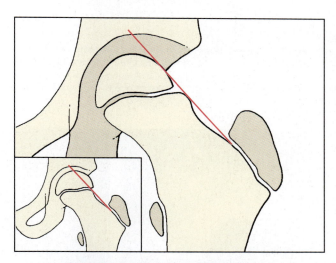

Perda da interseção da epífise pela linha cortical lateral do colo do fêmur

▲
Figura 32.35 Deslizamento epifisário da cabeça do fêmur. Várias anormalidades radiográficas são reconhecidas como indícios que levam ao diagnóstico do DECF. Quadrículas menores demonstram aspectos normais.

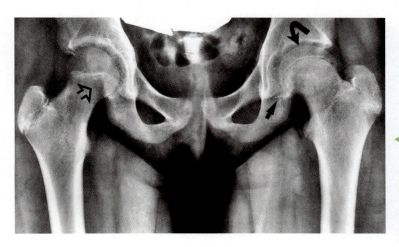

◀ **Figura 32.36 Deslizamento epifisário da cabeça do fêmur.** Radiografia anteroposterior dos quadris dessa menina de 12 anos demonstrou desaparecimento da densidade triangular na área de superposição do segmento medial da metáfise femoral com a parede posterior do acetábulo (sinal de Capener) (*seta*). O triângulo estava nitidamente demarcado no quadril direito normal (*seta aberta*). Observe que também havia redução relativa da altura da epífise femoral esquerda (*seta curva*).

1356 Parte 7 Anomalias Congênitas e do Desenvolvimento

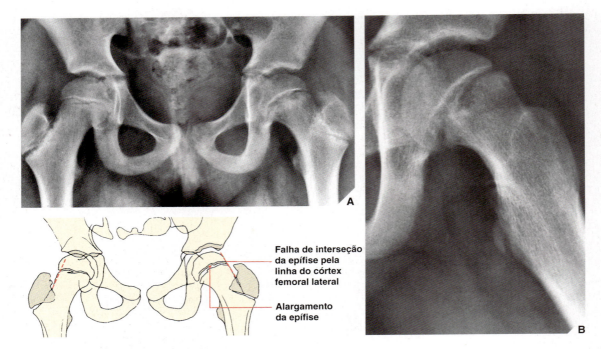

Figura 32.37 Deslizamento epifisário da cabeça do fêmur. Menina de 9 anos referia dor no quadril e no joelho esquerdos fazia 4 meses. Ao exame físico, havia limitação discreta da abdução e rotação interna da articulação do quadril. **A.** Radiografia anteroposterior da bacia demonstrou grau mínimo de osteoporose periarticular do quadril esquerdo, alargamento da placa de crescimento e redução discreta da altura da epífise. Observe que não havia interseção da epífise pela linha cortical lateral do colo femoral. **B.** Radiografia na incidência de pernas de rã mostrou deslizamento posteromedial da epífise da cabeça do fêmur.

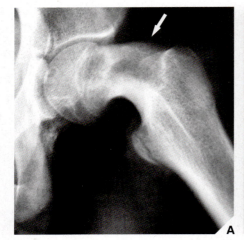
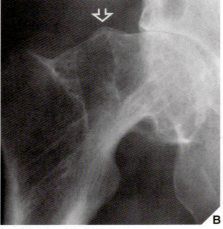

Figura 32.38 Deslizamento epifisário da cabeça do fêmur. A. Menino de 14 anos com história de 14 meses de dor crônica no quadril esquerdo foi examinado por um pediatra porque tinha encurtamento significativo da perna esquerda e marcha claudicante. A radiografia do quadril esquerdo na incidência de perfil em pernas de rã demonstrou alterações típicas de DECF crônica. Também havia grau moderado de osteoporose e deformidade por remodelação do colo femoral conhecida como *corcova de Herndon* (*seta*). **B.** Radiografia anteroposterior do quadril direito desse jovem de 20 anos com DECF tratado com parafusos mostrou corcova de Herndon (*seta aberta*) e osteoartrite secundária.

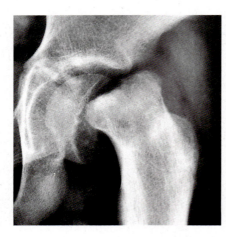

Figura 32.39 Deslizamento epifisário da cabeça do fêmur. Radiografia anteroposterior do quadril esquerdo de um menino de 13 anos, que foi ejetado do carro durante acidente automobilístico, demonstrou deslizamento agudo da epífise femoral. A lesão representa fratura de Salter-Harris tipo I atravessando a placa de crescimento.

Capítulo 32 Anomalias dos Membros Superiores e Inferiores 1357

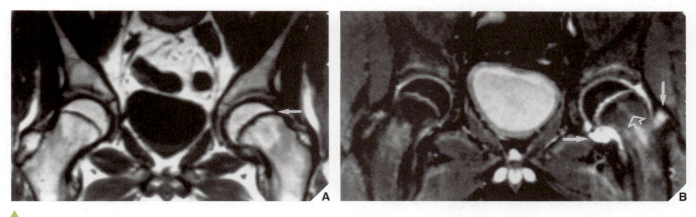

▲
Figura 32.40 Imagens de RM de deslizamento epifisário da cabeça do fêmur. A. Imagem coronal de RM ponderada em T1 dos quadris desse menino de 14 anos demonstrou deslizamento epifisário da cabeça do fêmur do lado esquerdo (*seta*). O quadril direito estava normal. **B.** A imagem coronal de RM ponderada em T2 com supressão de gordura mostrou derrame articular (*setas*) e edema de medula óssea da metáfise (*seta aberta*).

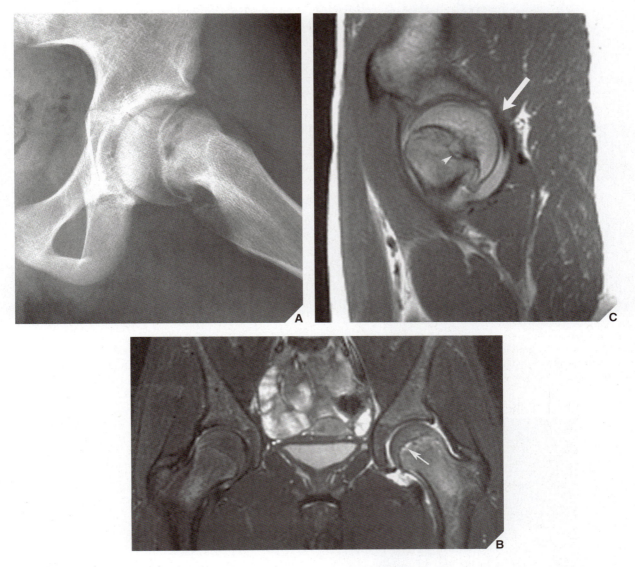

▲
Figura 32.41 Imagens de RM de deslizamento epifisário da cabeça do fêmur. A. Radiografia do quadril esquerdo na incidência de pernas de rã dessa menina de 13 anos demonstrou deslocamento medial da epífise do fêmur. **B.** A imagem coronal de RM em sequência STIR (*short time inversion recovery*) da pelve mostrou líquido na articulação do quadril esquerdo. Observe que havia redução relativa da altura da epífise femoral em razão do deslocamento posterior e edema de medula óssea da metáfise, que se estendia à região intertrocantérica. Observe também a irregularidade e o aumento do sinal da epífise (*seta*). **C.** Imagem sagital de RM ponderada em densidade de prótons evidenciou deslocamento posterior da epífise femoral (*seta*) e alargamento focal da epífise (*ponta de seta*).

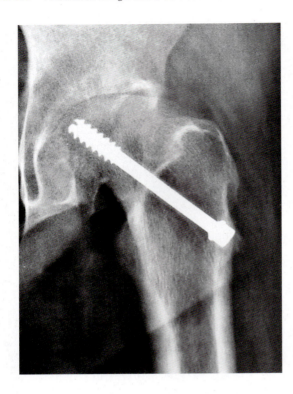

◀ **Figura 32.42 Complicação do DECF.** Radiografia anteroposterior do quadril esquerdo dessa menina de 13 anos, que 1 ano antes havia sido tratada para DECF, demonstrou estreitamento articular secundário à condrólise – uma complicação dessa doença.

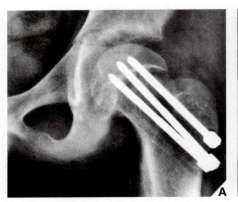 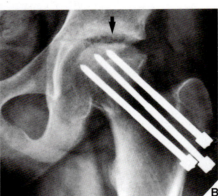 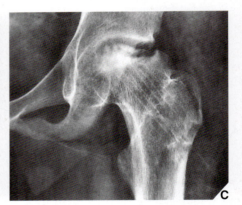

▲
Figura 32.43 Complicação do DECF. A. Menino de 12 anos foi tratado com inserção de três pinos de Knowles na cabeça do fêmur. Seis meses depois, uma nova radiografia (**B**) demonstrou achatamento mínimo do segmento de carga da epífise femoral (*seta*), ou seja, um sinal precoce sugestivo de osteonecrose. Os pinos foram retirados. Na radiografia obtida 1 ano depois (**C**), havia aumento da densidade da cabeça do fêmur e também fragmentação da epífise e colapso subcondral – indícios de osteonecrose avançada.

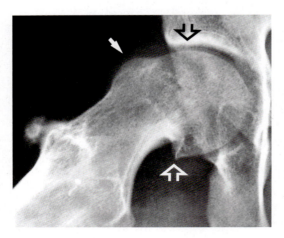

◀ **Figura 32.44 Complicação do DECF.** A radiografia de perfil em incidência de rã do quadril direito desse menino de 14 anos, que desenvolveu deslizamento agudo de epífise da cabeça do fêmur com a idade de 9 anos, demonstrou estreitamento do espaço articular e osteofitose (*setas abertas*), ou seja, anormalidades típicas de um processo de osteoartrite secundária. Observe que havia uma corcova de Herndon (*seta*).

Anomalias dos membros inferiores

A Tabela 32.4 oferece uma visão geral das incidências radiográficas e técnicas radiológicas mais eficazes para avaliar anomalias comuns do membro inferior e do pé.

Tíbia vara congênita

Tíbia vara congênita, também conhecida como *doença de Blount*, afeta predominantemente a parte medial da placa de crescimento da tíbia proximal, além dos segmentos mediais da metáfise e da epífise tibiais, resultando em deformidade em varo da articulação do joelho. A causa dessa anomalia é desconhecida, mas provavelmente se trata de um distúrbio multifatorial com fatores genéticos, humorais, bioquímicos e ambientais. Bateson demonstrou convincentemente que doença de Blount e deformidade fisiológica das pernas arqueadas fazem parte da mesma condição, que é influenciada pela carga em idade precoce e por fatores raciais. Com base em um estudo com crianças negras da África do Sul, entre as quais havia incidência mais alta da doença de Blount (assim como ocorre na Jamaica), Bathfield e Beighton sugeriram que sua causa poderia estar relacionada com o hábito das mães de carregar seus filhos nas costas. As coxas da criança ficam abduzidas e flexionadas, e os joelhos, flexionados, enganchados na cintura da mãe, são forçados a adotar configuração em varo.

São descritos dois tipos de doença de Blount: *tíbia vara infantil*, que geralmente é bilateral e acomete crianças com menos de 10 anos com início mais frequente entre as idades de 1 a 3 anos; e *tíbia vara do adolescente*, que geralmente é unilateral e acomete crianças com idades entre 8 e 15 anos. A evolução do segundo tipo dessa doença é menos grave, e sua incidência é menor que a da forma infantil. Independentemente de suas variantes, a doença de Blount deve ser diferenciada das outras causas de tíbia vara, inclusive as que ocorrem como sequela pós-traumática.

Manifestações radiológicas e diagnóstico diferencial

Radiologicamente, os estágios iniciais da doença de Blount caracterizam-se por hipertrofia da parte cartilaginosa não ossificada da epífise tibial e hipertrofia do menisco medial, que representam alterações compensatórias secundárias à parada de crescimento da face medial da epífise. À medida que a metáfise e a placa de crescimento se tornam deprimidas, a altura da cartilagem diminui. Nos estágios avançados da doença, há fusão prematura da placa de crescimento no lado medial (Figura 32.45). A existência de fusão é uma informação importante ao planejamento cirúrgico porque, além de osteotomia corretiva, poderia ser necessária a ressecção da ponte óssea ou da epifisiodese (fusão da epífise). A artrografia com contraste duplo é uma técnica valiosa na avaliação radiológica da doença de Blount porque permite demonstrar cartilagem não ossificada do platô medial (Figura 32.46) e anormalidades associadas do menisco medial (Figura 32.47). A RM também ajuda a demonstrar condição da placa de crescimento, cartilagem epifisária e grau de deformidade da epífise e meniscos (Figura 32.48). Essas informações são valiosas à avaliação pré-operatória.

Na maioria dos casos, também é possível diferenciar radiograficamente a doença de Blount (especialmente em seus estágios avançados) de arqueamento das pernas como anomalia do desenvolvimento. Nos pacientes com doença de Blount, a face medial da metáfise tibial está caracteristicamente deprimida, apresentando angulação abrupta e formação de proeminência com formato de bico, que está associada ao espessamento cortical da face medial da tíbia. Alterações semelhantes são encontradas na superfície medial da epífise tibial. Em razão da angulação abrupta da metáfise e adução da diáfise, a tíbia adquire conformação em varo (Figura 32.49). Na maioria dos casos, o córtex lateral da tíbia continua relativamente retilíneo. Entretanto, na deformidade de arqueamento associado ao desenvolvimento, observa-se arqueamento bilateral suave dos córtices tibiais e femorais medial e

Tabela 32.4 Incidências radiográficas e técnicas radiológicas mais eficazes para avaliar anomalias comuns dos membros inferiores e do pé.

Incidência/Técnica	Anormalidades essenciais
Tíbia vara congênita	
Anteroposterior dos joelhos	Depressão da metáfise tibial medial com formação de um bico
	Deformidade em varo da tíbia
	Fusão prematura da placa de crescimento tibial
Artrografia	Hipertrofia da(o):
	Parte não ossificada da epífise
	Menisco medial
Joelho valgo	
Anteroposterior dos joelhos	Deformidade em valgo
Pseudoartrose infantil da tíbia	
Anteroposterior e perfil da tíbia	Arqueamento da tíbia
	Pseudoartrose
Displasia epifisária hemimélica	
Anteroposterior e perfil do tornozelo (ou de outra articulação afetada)	Deformidade bulbosa unilateral da tíbia distal (ou de qualquer epífise afetada)
Perfil do pé (com carga ou dorsiflexão forçada)	Posição equina do calcanhar
	Subluxação talocalcânea
	Ângulo talocalcâneo lateral de Kite (menor que 35°)
Pé planovalgo congênito/anomalia do desenvolvimento	
Anteroposterior do pé	Projeção medial da linha axial através do tálus
Tálus vertical congênito	
Perfil do pé	Posição vertical do tálus
	Luxação talonavicular
	Pé com formato de barco ou sapato persa
Com flexão plantar forçada	Possível redução da luxação
Anteroposterior do pé	Deformidade de pé chato
	Deslocamento medial do tálus
	Abdução do antepé
Coalizão calcaneonavicular	
Perfil ou oblíqua medial (45°) e TC do pé	Fusão dos ossos calcâneo e navicular
RM	Coalizão fibrosa ou cartilaginosa
Oblíqua medial (15°) do pé	Fusão do tálus e calcâneo
Perfil do pé	Bico talar
	Sinal do "C"
	Apagamento da articulação subtalar
Tangencial posterior e TC do calcâneo	Fusão ou deformidade da faceta medial da articulação subtalar
Artrografia subtalar	Interligação cartilaginosa ou fibrosa
Coalizão talonavicular	
Perfil do pé	Fusão dos ossos tálus e navicular
TC	As mesmas que as anteriores

TPM = tálus-primeiro metatarso; TC = tomografia computadorizada; RM = ressonância magnética.

lateral; a placa de crescimento tem aspecto normal, e não há depressão da metáfise tibial com formação de um bico (Figura 32.50). O arqueamento fisiológico regride à conformação retilínea sem tratamento à medida que a criança amplia sua mobilidade e o processo de regressão geralmente começa com cerca de 18 meses. Entretanto, essas duas condições podem estar associadas à torção interna da tíbia. Em geral, o arqueamento fisiológico persiste por cerca de 18 a 24 meses e, na maioria dos casos, diminui progressivamente, embora, em alguns deles, possa progredir à medida que ocorre maturação esquelética. A doença de Blount pode ser diferenciada do raquitismo com base na ossificação das metáfises e na inexistência de alargamento da placa de crescimento (ver Figuras 27.11 e 27.12).

Classificação

Com base na progressão das anormalidades radiográficas da doença de Blount, Langenskiöld classificou a tíbia vara congênita em seis estágios para facilitar a definição do prognóstico e do tratamento:

Estágio I: deformidade em varo da tíbia associada à irregularidade da placa de crescimento e bico pequeno na metáfise medial; em geral, isso é observado em crianças de 2 a 3 anos de idade

Estágio II: depressão nítida da parte medial da metáfise associada à inclinação da superfície medial da epífise; isso é observado frequentemente em crianças de 2 a 4 anos de idade

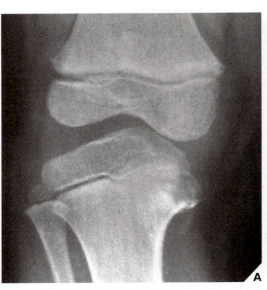
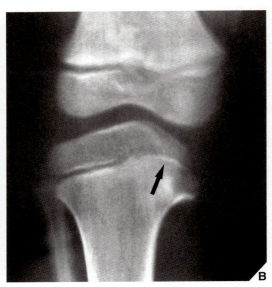

▲ **Figura 32.45 Doença de Blount. A.** Radiografia anteroposterior do joelho direito dessa menina de 8 anos demonstrou alterações típicas de tíbia vara congênita. Além disso, havia possível fusão da parte medial da placa de crescimento. **B.** A imagem da tomografia convencional confirmou a existência de interligação óssea na face medial da epífise (*seta*). O tratamento poderia exigir epifisiodese ou ressecção da interligação, além de osteotomia corretiva da tíbia em valgo.

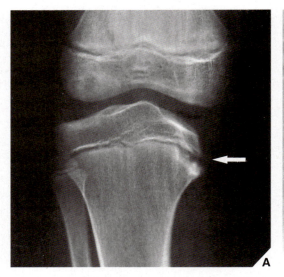
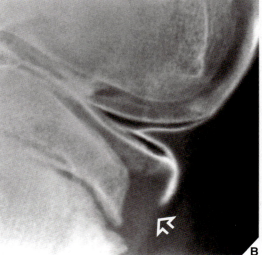

▲ **Figura 32.46 Doença de Blount. A.** Radiografia anteroposterior do joelho direito de um menino de 10 anos demonstrou aspecto clássico dessa doença, como evidenciado pela depressão da metáfise medial associada à formação de um bico e inclinação da epífise tibial medial (*seta*). **B.** A imagem ampliada de artrografia mostrou que o contraste delineava a cartilagem não ossificada e espessada do platô tibial medial (*seta aberta*). Nesse caso, o menisco medial estava normal.

Estágio III: progressão da deformidade em varo e bico muito proeminente com fragmentação ocasional da parte medial da metáfise; essas anormalidades ocorrem em crianças de 4 a 6 anos

Estágio IV: estreitamento acentuado da placa de crescimento e inclinação marcante da face medial da epífise, que apresenta borda irregular; em geral, é observado em crianças de 5 a 10 anos

Estágio V: deformidade marcante da epífise medial, que está separada em duas partes por uma faixa clara – parte distal com formato triangular; é observada frequentemente em crianças de 9 a 11 anos

Estágio VI: interligação óssea entre epífise e metáfise e, possivelmente, fusão do fragmento triangular da epífise medial separada com a metáfise; alteração observada em crianças de 10 a 13 anos

Os estágios V e VI representam fases de lesão estrutural irrecuperável.

Smith introduziu uma classificação simplificada da doença de Blount na tentativa de relacionar grau de deformidade com necessidade de tratamento. Esse esquema é formado de quatro graus: grau A, tíbia vara potencial; grau B, tíbia vara suave; grau C, tíbia vária avançada; e grau D, fechamento da epífise.

Tratamento

Em geral, a doença de Blount é tratada com talas de imobilização. Quando a deformidade continua a avançar apesar desse tratamento, pode ser necessário realizar osteotomia tibial alta em valgo para assegurar o alinhamento normal do membro; em geral, a correção de deformidades rotatórias requer osteotomia também da fíbula proximal. A artrografia, ou a RM, pode ser necessária antes da cirurgia para determinar a condição da cartilagem articular tibial – informação útil ao planejamento do grau de correção angular necessária à eliminação da deformidade.

Displasia epifisária hemimélica

Também conhecida como doença de Trevor-Fairbank, a displasia epifisária hemimélica é uma anomalia do desenvolvimento, que se caracteriza pelo crescimento cartilaginoso excessivo assimétrico de uma ou mais epífises do membro inferior, com preferência marcante pela epífise distal da tíbia e do tálus. Nos casos típicos, a lesão é detectada em um lado do membro afetado, daí o nome *hemimélica*. Em 1926, Mouchet e Belot relataram o primeiro caso e usaram o termo *tarsomegalia*. Em 1950, Trevor revisou 10 casos e usou o termo *aclasia tarsoepifisária* e, finalmente, em 1956 Fairbank publicou 14 casos e cunhou o termo *displasia epifisária hemimélica*. A etiologia é desconhecida, e não há predileção familiar ou hereditária definida. O sexo masculino é afetado com frequência três vezes maior. Ao exame anatomopatológico, a lesão é semelhante a um osteocondroma e, por essa razão, a doença é referida ocasionalmente como *osteocondroma epifisário* ou *intra-articular*. Clinicamente, há deformidade, limitação dos movimentos da articulação afetada e dor, principalmente em torno do tornozelo, que é a queixa clínica mais comum nos adultos.

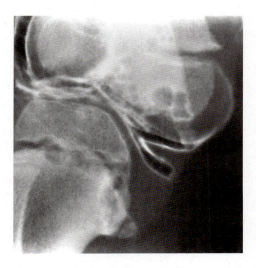

Figura 32.47 Doença de Blount. A imagem radioscópica ampliada de artrografia do joelho dessa menina de 4 anos demonstrou hipertrofia da face medial da cartilagem tibial proximal e aumento de tamanho do menisco medial.

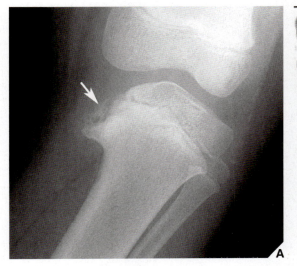 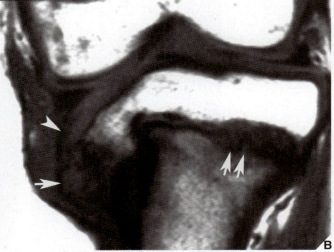

Figura 32.48 Imagem de RM de doença de Blount. A. A radiografia anteroposterior do joelho esquerdo demonstrou depressão típica do platô tibial medial e fragmentação da epífise medial (*seta*). **B.** Imagem coronal de RM ponderada em T1 mostrou cartilagem epifisária deprimida e irregular no platô tibial medial (*ponta de seta*) com calcificação parcial e fragmentação (*seta*). Observe irregularidade e alargamento da placa de crescimento, que não foram evidenciados na radiografia (*setas duplas*).

Manifestações radiológicas e tratamento

O diagnóstico da doença de Trevor-Fairbank pode ser firmado com base em radiografias e RM. Nos casos típicos, os pacientes têm proliferação bulbosa irregular no centro de ossificação ou epífise de um lado, que se assemelha a um osteocondroma (Figuras 32.51 a 32.54). Em alguns casos, outros centros de ossificação do mesmo paciente (especialmente os do joelho) podem ser afetados da mesma forma.

O tratamento dessa doença deve ser individualizado com base no grau de deformidade e intensidade da dor; em geral, é necessário realizar ressecção cirúrgica da lesão. Recidivas são comuns.

Tálipe equinovaro

Tálipe equinovaro (pé torto congênito) é uma deformidade congênita que inclui quatro componentes: (a) posição equinovara do calcanhar; (b) posição vara do retropé; (c) adução e deformidade em varo do antepé; e (d) subluxação talonavicular. Antes da ossificação do osso navicular com 2 a 3 anos de idade, apenas os três primeiros componentes podem ser detectados radiograficamente.

Medidas e manifestações radiográficas

O conhecimento detalhado da anatomia do pé é essencial ao entendimento e à descrição adequada das diversas anormalidades que fazem parte dessa anomalia (ver Figura 10.2). Algumas linhas e ângulos traçados nas radiografias dorsoplantar e perfil do pé ajudam a detectar deformidade. Entre esses, os mais úteis são os ângulos de Kite e o ângulo do tálus-primeiro metatarso (TPM) (Figura 32.55). Nos casos de pé torto congênito, o ângulo talocalcâneo anteroposterior de Kite é menor que 20°, o ângulo lateral é menor que 35° e o ângulo TPM é maior que 15° (Figura 32.56). Além dessas medidas, existem outros alinhamentos do pé normal do lactente, que estão alterados nos casos dessa deformidade. Por exemplo, a radiografia na incidência anteroposterior do pé normal demonstra alinhamento paralelo dos ossos metatarsos que, com a deformidade do pé torso, convergem nos segmentos proximais. Do mesmo modo, com a determinação do ângulo talocalcâneo anteroposterior de Kite, as linhas do ângulo normalmente interceptam o primeiro e o quarto metatarso; quando há anomalia do pé torto, essas linhas incidem lateralmente aos pontos normais. É importante observar que as medições precisas desses vários ângulos dependem de técnica cuidadosamente padronizada para obter incidências radiográficas anteroposterior e perfil do pé, porque alterações discretas da posição podem alterar a relação entre os ossos. Sempre que possível, as duas incidências devem ser obtidas em posições com carga. Nos lactentes nos quais isso não é possível, a incidência anteroposterior é obtida com a criança sentada com os joelhos mantidos juntos; o plano sagital da perna precisa estar em ângulo reto com o cassete radiográfico, sobre o qual os pés do bebê devem ser colocados. Quando não é possível obter radiografias de perfil com carga, o joelho da criança deve ser mantido em flexão e seu pé deve ser fixado em dorsiflexão.

Tratamento

A maioria das deformidades associadas ao pé torto congênito pode ser corrigida com tratamento conservador, utilizando-se várias manipulações e dispositivos de imobilização. O grau de correção necessária pode ser determinado com base nas linhas e nos ângulos descritos antes. Quando não é possível conseguir correção completa com medidas conservadoras, a liberação cirúrgica geralmente é realizada e a radiografia intraoperatória é obtida para confirmar os resultados (Figura 32.57). A avaliação radiográfica também é essencial no período pós-operatório para monitorar a evolução do paciente.

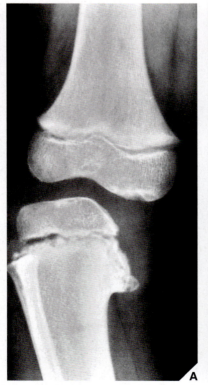
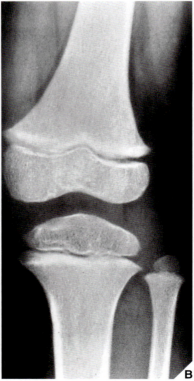

▲ **Figura 32.49 Doença de Blount. A.** Essa radiografia anteroposterior do joelho direito dessa menina de 4 anos com tíbia vara congênita unilateral demonstrou depressão da metáfise tibial medial associada à formação de um bico e inclinação medial da epífise tibial. **B.** O joelho esquerdo era normal.

Capítulo 32 Anomalias dos Membros Superiores e Inferiores **1363**

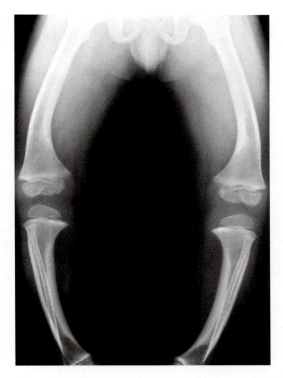

Figura 32.50 Deformidade de arqueamento fisiológico das pernas. Radiografia anteroposterior com carga (de pé) das pernas desse menino de 3 anos demonstrou deformidade arqueada dos fêmures e configuração em varo dos joelhos. Entretanto, não havia sinais de doença de Blount; as metáfises tibiais proximais e placas de crescimento estavam normais, embora houvesse torção interna associada das duas tíbias e espessamento dos córtices femorais e tibiais mediais – alteração comum nos pacientes com arqueamento fisiológico.

A complicação mais comum de cirurgia de pé torto está relacionada com a correção exagerada, que acarreta deformidade de pé chato com tálus vertical (pé talo vertical).

Tálus vertical congênito

Como o próprio nome indica, o tálus vertical congênito consiste em luxações primárias das articulações talonavicular e talocalcâneo, com o tálus colocando-se em posição vertical e apontando em direção plantar e medial. Essa anomalia, também conhecida como *pé talo vertical*, é mais comum em homens que em mulheres e geralmente é diagnosticada nas primeiras semanas de vida. Em geral, essa lesão está associada a muitas outras anomalias congênitas e apenas em casos raros é uma deformidade única. Casos familiares relatados foram transmitidos como traço autossômico dominante com penetrância parcial. Estudos genéticos recentes sugeriram que a mutação do gene *HOXD10*, localizado no cromossomo 2q31, seja um fator etiológico. O pé geralmente está em dorsiflexão, e há abaulamento proeminente na superfície plantar da região metatarsal. O pé por inteiro pode assumir configuração em "formato de barco" ou "sapato turco".

Manifestações radiológicas

Radiografias convencionais, principalmente na incidência de perfil, confirmam o diagnóstico. O tálus aparece em posição vertical, e, nas crianças de 2 a 3 anos, o osso navicular totalmente ossificado ressalta a luxação talonavicular (Figura 32.58). Esse tipo de luxação diferencia essa anomalia da deformidade de pé chato congênito. Antes da ossificação do osso navicular, o tálus vertical congênito também pode ser detectado nas radiografias de perfil por posição ligeiramente equina do calcâneo, alargamento da articulação

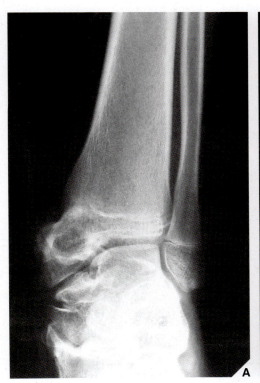 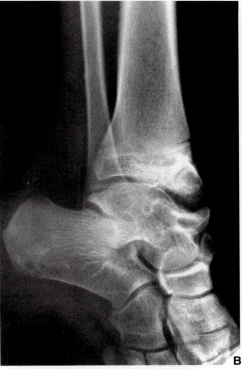

Figura 32.51 Doença de Trevor-Fairbank no tornozelo. Menina de 12 anos com dor e limitação da mobilidade da articulação do tornozelo. Radiografias nas incidências anteroposterior (**A**) e perfil (**B**) do tornozelo demonstraram deformidade e crescimento do maléolo medial, tálus e osso navicular – anormalidades típicas de displasia epifisária hemimélica. Observe que esse distúrbio de crescimento estava limitado à parte medial da articulação do tornozelo.

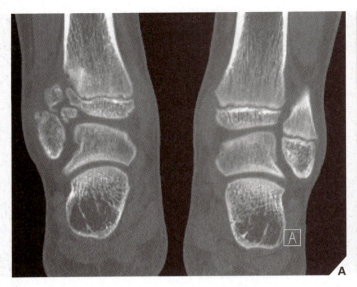
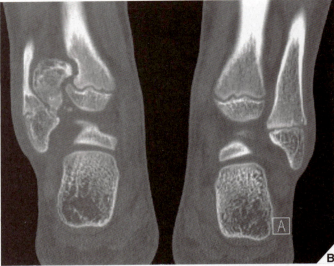

▲ **Figura 32.52 Imagens de TC de doença de Trevor-Fairbank no tornozelo. A** e **B.** Duas imagens de TC reformatadas no plano coronal dos tornozelos de uma jovem de 17 anos demonstraram massa semelhante a um osteocondroma originado da epífise da tíbia direita, que causou erosão da metáfise tibial e da epífise e metáfise distal da fíbula. Observe a deformidade acentuada da articulação do tornozelo direito (compare com o tornozelo esquerdo normal).

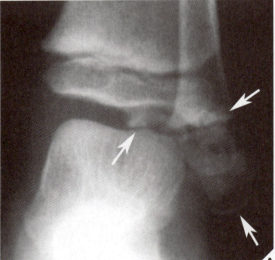
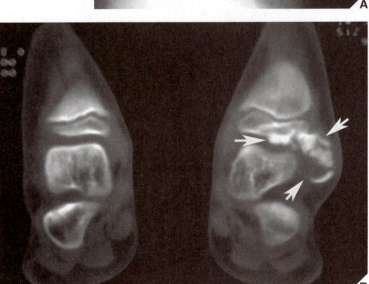
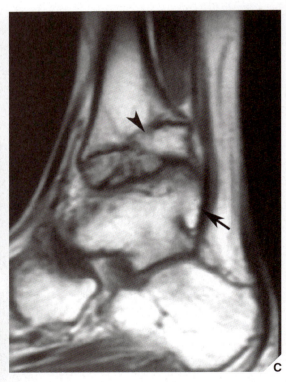

◀ **Figura 32.53 Imagens de TC e RM de doença de Trevor-Fairbank no tornozelo. A.** Radiografia anteroposterior do tornozelo esquerdo desse menino de 7 anos demonstrou massa semelhante a um osteocondroma, que se originava da epífise distal da tíbia com extensão intra-articular (*setas*). **B.** Imagem coronal de TC dos tornozelos confirmou a origem da excrescência tumoral na epífise distal da tíbia e demonstrou seu componente intra-articular (*setas*). Observe que o maléolo estava deformado e expandido e havia calcificações condroides. **C.** Imagem sagital de RM ponderada em T1 do tornozelo de outro paciente com doença de Trevor-Fairbank evidenciou osteocondroma originado da face posterior da cúpula talar (*seta*). Observe a deformidade por remodelação da epífise distal da tíbia (*ponta de seta*).

Capítulo 32 Anomalias dos Membros Superiores e Inferiores   1365

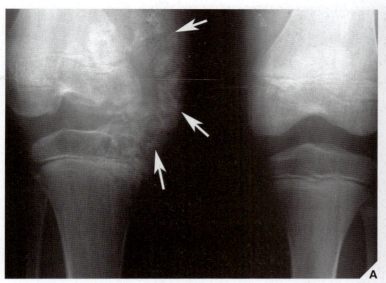
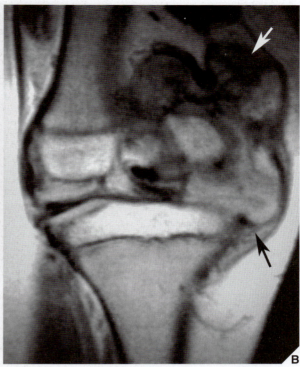

▲ **Figura 32.54 Doença de Trevor-Fairbank no joelho. A.** Radiografia anteroposterior dos joelhos demonstrou massa cartilaginosa calcificada, que se estendia do epicôndilo medial e metáfise medial do fêmur direito até a epífise tibial proximal medial (*setas*). **B.** A imagem coronal de RM ponderada em T1 do joelho direito confirmou a extensão do tumor, que "interligava" o fêmur à tíbia (*setas*).

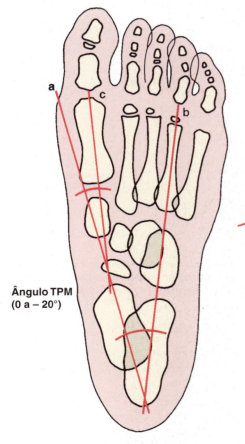

Ângulo TPM
(0 a – 20°)

A   Ângulo talocalcâneo
anteroposterior de Kite (20-40°)

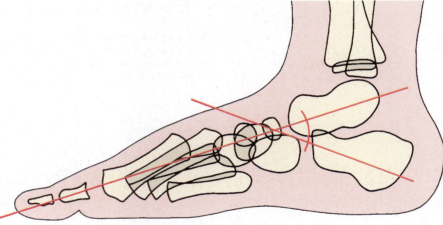

Ângulo talocalcâneo lateral de Kite (35-50°)   **B**

◀ **Figura 32.55 Medidas de Kite. A.** O ângulo talocalcâneo anteroposterior de Kite e o ângulo TPM são determinados na radiografia dorsoplantar do pé com carga. O ângulo de Kite é formado pela interseção de duas linhas: a primeira (*a*) traçada sobre o eixo longitudinal do tálus normalmente intercepta o primeiro metatarso; a segunda linha (*b*) traçada sobre o eixo longitudinal do calcâneo geralmente intercepta o quarto metatarso. O ângulo de interseção dessas linhas normalmente varia de 20 a 40°; ângulos menores que 20° indicam posição em varo do retropé. O ângulo TFM é determinado na mesma radiografia por uma linha (*c*) traçada sobre o eixo longitudinal do primeiro metatarso e interceptando a linha (*a*). Normalmente, valores desse ângulo variam de 0 a – 20°; valores positivos indicam adução do antepé. **B.** O ângulo talocalcâneo lateral de Kite é determinado na radiografia de perfil do tornozelo e pé com carga pela interseção das linhas traçadas sobre os eixos longitudinais do tálus e calcâneo (linhas paralelas às bordas inferiores desses dois ossos). Normalmente, esse ângulo mede entre 35 e 50°; ângulos menores que 35° indicam deformidade equina do calcanhar.

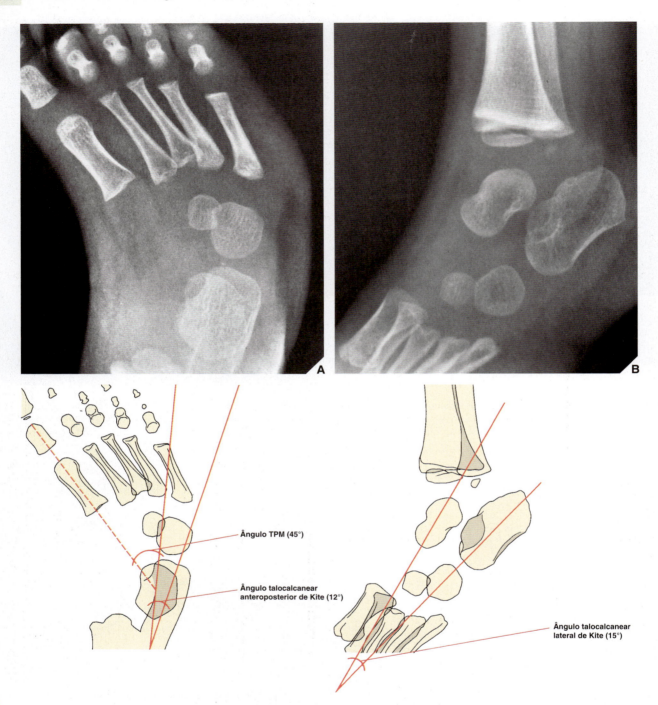

Figura 32.56 Deformidade de pé torto. A. Radiografia dorsoplantar do pé esquerdo desse menino de 2 anos demonstrou posição em varo da parte posterior do pé, como evidenciado pelo ângulo talocalcâneo anteroposterior de Kite, assim como adução antepé, como indicado pelos valores anormais do ângulo TPM (ver Figura 32.57 A). Na incidência de perfil (**B**), a posição equina do calcanhar era evidente com base na determinação do ângulo talocalcâneo lateral de Kite (ver Figura 32.54 B).

calcaneocuboide e posição em valgo do antepé, que se encontra dorsiflexionado na articulação mediotarsal. O arco longitudinal é invertido, e o pé por inteiro assume configuração de "solado de roqueiro" (Figura 32.59 A). Nos casos típicos, a radiografia na incidência dorsoplantar demonstra deslocamento medial do tálus distal e abdução do antepé (Figura 32.59 B). É importante obter radiografia de perfil com pé em flexão plantar forçada de forma a verificar se a luxação pode ser reduzida (Figura 32.60) porque, com base nesse dado, o cirurgião pode decidir não apenas entre tratamento conservador ou cirúrgico, mas também o tipo de cirurgia a ser realizada.

Tratamento

A maioria dos casos de tálus vertical congênito requer correção cirúrgica da deformidade por liberação dos tecidos moles, redução da luxação e colocação de pinos entre o tálus e o osso navicular

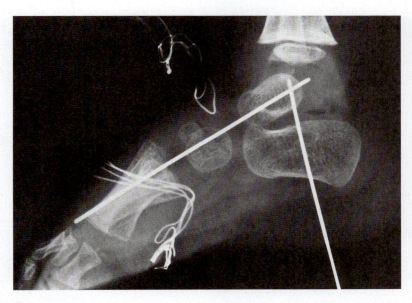

▲ **Figura 32.57 Tratamento da deformidade de pé torto. A.** A radiografia intraoperatória do pé dessa menina de 2 anos foi obtida para confirmar o grau de correção do pé torto. Depois da liberação dos tecidos moles (alongamento do tendão do calcâneo e sindesmotomia da articulação posterior do tornozelo), dois fios de Kirschner foram passados através das articulações talonavicular e subtalar para estabilizar a parte posterior do pé. Observe a correção da deformidade equina, como evidenciado pela posição horizontal do calcâneo e pelo valor normal do ângulo talocalcâneo lateral de Kite (compare com a Figura 32.58 B).

(Figura 32.61). Nas crianças com mais de 6 anos, o osso navicular é retirado. A confirmação radiográfica da correção é essencial.

Coalizão tarsal

O termo *coalizão tarsal* descreve a fusão de dois ou mais ossos do tarso formando uma estrutura única. Essa fusão pode ser parcial ou total, enquanto a interligação pode ser fibrosa (sindesmose), cartilaginosa (sincondrose) ou óssea (sinostose). Vários ossos podem ser afetados, mas na maioria dos casos a fusão ocorre entre o calcâneo e o osso navicular, menos comumente entre o tálus e o calcâneo e mais raramente entre o tálus e o navicular e entre os ossos calcâneo e cuboide. Em alguns casos, podem ser afetados mais de dois ossos. Embora esteja presente desde o nascimento, sinais e sintomas de coalizão tarsal raramente começam antes da secunda ou terceira década de vida. Dor, principalmente depois de andar ou ficar de pé por muito tempo, é uma queixa inicial típica. O exame físico demonstra espasmo do músculo fibular e limitação da mobilidade da articulação (condição conhecida como *pé espástico fibular*).

Embora as manifestações clínicas geralmente indiquem o diagnóstico certo, exames radiológicos confirmam essa hipótese diagnóstica. O sinal principal de coalizão tarsal é evidência de fusão. Também pode haver sinais secundários, inclusive sustentáculo talar dismórfico, impossibilidade de demonstrar a faceta subtalar média, bico talar (ver Figuras 32.67, 32.68 e 32.70), encurtamento do colo talar ou articulação do tornozelo em "bola e soquete" (ver Figura 32.66), os quais representam alterações adaptativas dos ossos e das articulações adjacentes afetados.

Coalizão calcaneonavicular

A melhor incidência radiográfica do pé para demonstrar esse tipo de fusão é perfil ou oblíqua medial (interna) a 45° (Figura 32.62), embora a TC possa ser esclarecedora em alguns casos. O sinal do focinho (nariz) de tamanduá é típico dessa anomalia. Esse sinal

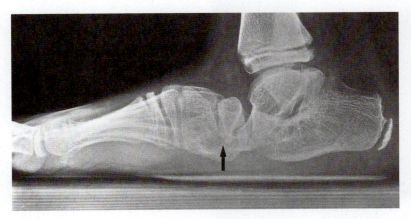

▲ **Figura 32.58 Tálus vertical congênito.** Radiografia de perfil com carga do pé desse menino de 12 anos demonstrou luxações evidentes das articulações talonavicular e talocalcânea. Observe que havia deformidade em vidro de relógio do tálus e encunhamento do osso navicular (*seta*).

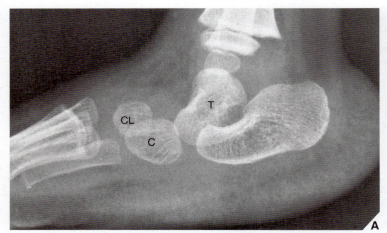
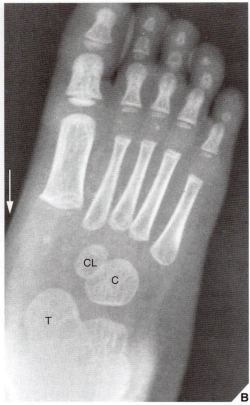

▲ **Figura 32.59 Tálus vertical congênito. A.** Radiografia de perfil do pé desse menino de 2 anos demonstrou posição vertical do tálus e posição equina do calcâneo. Observe achatamento do arco longitudinal e alinhamento do osso cuneiforme com o colo do tálus. **B.** Radiografia dorsoplantar mostrou que o tálus apontava em direção medial; o osso navicular ainda não estava ossificado. Observe o abaulamento de partes moles na superfície medial do pé (seta). T = talo; C = cuboide; CL = cuneiforme lateral.

– visível na radiografia de perfil do tornozelo – é causado por alongamento tubular do processo anterior do calcâneo, que se aproxima ou se superpõe ao osso navicular e se assemelha a um focinho de tamanduá (Figura 32.63). Hipoplasia da cabeça do tálus é um sinal secundário. A RM ajuda a demonstrar coalizão cartilaginosa ou fibrosa (Figura 32.64).

Coalizão talonavicular

Esse tipo raro de coalizão tarsal é mais bem estudado nas radiografias de perfil do pé ou imagens de TC ou RM (Figuras 32.65 e 32.66).

Coalizão talocalcânea

Como a fusão óssea entre o tálus e o osso calcâneo ocorre mais comumente no nível do sustentáculo talar e na faceta média da articulação subtalar, essa anomalia pode ser bem demonstrada nas incidências oblíqua e de Harris-Beath (tangencial posterior) (Figura 32.67); em alguns casos, imagens de TC também podem ser úteis (Figuras 32.68 a 32.72). Nos casos suspeitos de coalizão cartilaginosa ou fibrosa, não evidenciadas nas radiografias, devem-se buscar por alterações secundárias, como a aposição direta das superfícies articulares da faceta média da articulação subtalar, eburnação e esclerose das bordas

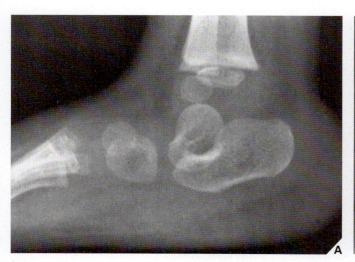
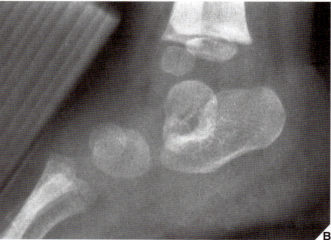

▲ **Figura 32.60 Tálus vertical congênito. A.** Radiografia de perfil do pé dessa menina de 2 anos demonstrou orientação vertical do tálus, assim como luxação talonavicular, embora o osso navicular ainda não estivesse ossificado. **B.** Flexão plantar forçada do pé não reduziu a luxação.

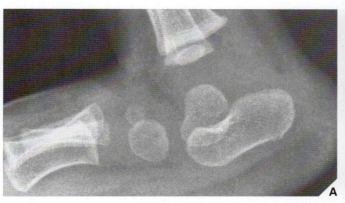
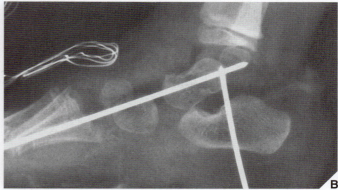

▲ **Figura 32.61 Tálus vertical congênito. A.** Radiografia pré-operatória do pé dessa menina de 2 anos demonstrou que o eixo longitudinal do tálus estava em continuidade com o da tíbia. **B.** Radiografia intraoperatória mostrou redução satisfatória da luxação talonavicular.

articulares e alargamento ou arredondamento do processo lateral do tálus. Além disso, uma linha contínua em formato de "C" estendendo-se do tálus até o sustentáculo talar (o chamado *sinal do C*, descrito originalmente por Lateur *et al.* em 1994) aparece nas radiografias de perfil do tornozelo (ver Figuras 32.70 A, 32.73 A e 32.72 A). Essa linha é formada pelas sombras combinadas da cúpula talar e das facetas fundidas da articulação subtalar, com o contorno inferior proeminente do sustentáculo. Além disso, o chamado *sinal da faceta média ausente*, que se refere à impossibilidade de demonstrar a faceta média da articulação subtalar na incidência de perfil padronizada do tornozelo e foi descrita originalmente por Harris em 1955, pode facilitar o diagnóstico dessa anomalia. Um sinal secundário comum de coalizão talocalcânea é a excrescência óssea na superfície dorsal do talo, formando o que se conhece como *bico talar* (ver Figuras 32.67 A e 32.68 A), que aparece nas imagens de coalizões óssea, condral e fibrosa. Contudo, é importante ter em mente que hipertrofia semelhante da saliência talar pode ser encontrada também com outras lesões; por exemplo, pode estar relacionada com tração capsular e ligamentar anormal associada às alterações degenerativas da articulação talonavicular (Figura 32.73). Para demonstrar as formas não ósseas de coalizão talar, pode ser necessário realizar artrografia ou RM subtalar (ver Figura 32.71). Do mesmo modo, quando o quadro clínico é duvidoso e radiografias padronizadas são inconclusivas, a cintilografia óssea pode ajudar a localizar a área de coalizão evidenciada por hipercaptação do radiofármaco, embora essa alteração não seja específica.

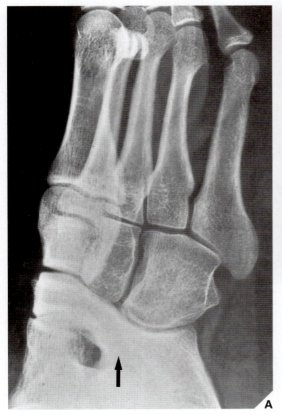
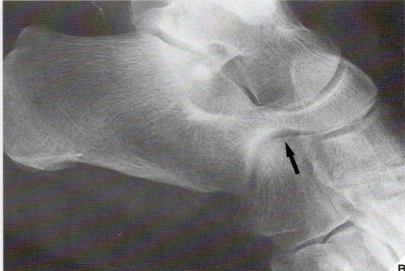

◀ **Figura 32.62 Coalizão calcaneonavicular. A.** Radiografia oblíqua interna a 45° do pé desse jovem de 18 anos demonstrou interligação óssea sólida entre ossos calcâneo e navicular (*seta*). Em outro paciente (**B**), a radiografia de perfil mostrou fusão óssea semelhante desses dois ossos (*seta*).

1370 Parte 7 Anomalias Congênitas e do Desenvolvimento

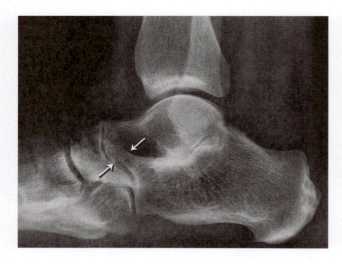

◀ **Figura 32.63 Coalizão calcaneonavicular.** Radiografia de perfil do pé dessa mulher de 27 anos demonstrou sinal do focinho de tamanduá (*setas*), que é típico dessa lesão.

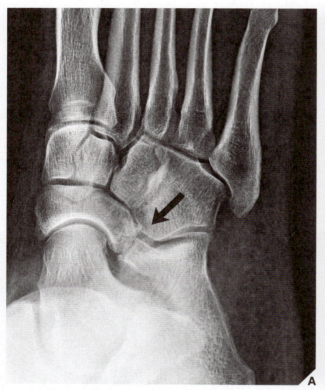

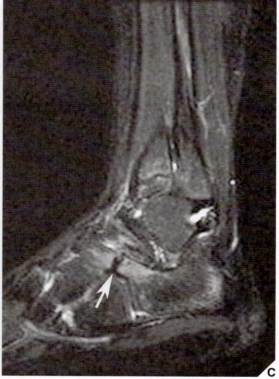

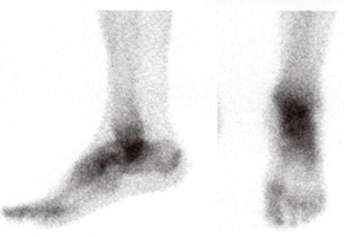

◀ **Figura 32.64 Imagens de cintilografia e RM de coalizão calcaneonavicular. A.** Radiografia oblíqua do pé esquerdo desse homem de 38 anos demonstrou distância reduzida entre o processo anterior do calcâneo e o osso navicular (*seta*). **B.** A imagem de cintilografia óssea do pé esquerdo, obtida depois da injeção intravenosa de 25 mCi (925 MBq) de difosfonato de metileno marcado com tecnécio-99m (^{99m}Tc-MDP), mostrou hipercaptação do radiofármaco na região do osso navicular e da articulação subtalar. **C.** Imagem sagital de RM em sequência STIR (*short time inversion recovery*) evidenciou faixa com sinal hipointenso na junção calcaneonavicular (*seta*), que representava coalizão fibrosa. Observe o edema de estresse do processo anterior do calcâneo e polo lateral do osso navicular, em consequência da biomecânica anormal do pé.

Capítulo 32 Anomalias dos Membros Superiores e Inferiores   **1371**

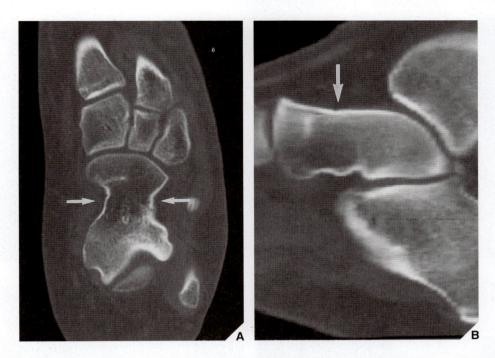

Figura 32.65 Imagens de tc de coalizão talonavicular. Imagens de tc reformatadas nos planos axial (**a**) e sagital (**b**) demonstraram fusão óssea sólida entre o tálus e o osso navicular (*setas*) desse rapaz de 17 anos.

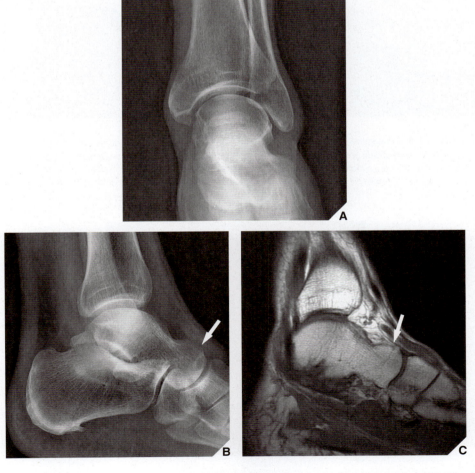

Figura 32.66 Imagens de RM de coalizão talonavicular. A. Radiografia anteroposterior desse homem de 52 anos demonstrou deformidade em bola e soquete da articulação do tornozelo. Radiografia de perfil (**B**) e imagem sagital de RM ponderada em T1 (**C**) mostraram fusão óssea entre o tálus e o osso navicular (*setas*).

1372 Parte 7 Anomalias Congênitas e do Desenvolvimento

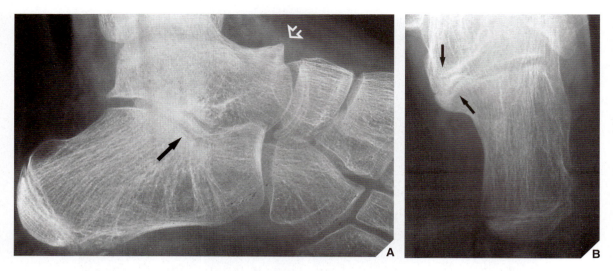

Figura 32.67 Coalizão talocalcânea. A. Radiografia oblíqua do retropé desse menino de 12 anos demonstrou apagamento da faceta medial da articulação subtalar (*seta*). Observe o bico talar proeminente (*seta aberta*) **B.** Essa radiografia na incidência de Harris-Beath confirmou coalizão talocalcâneo óssea (*setas*).

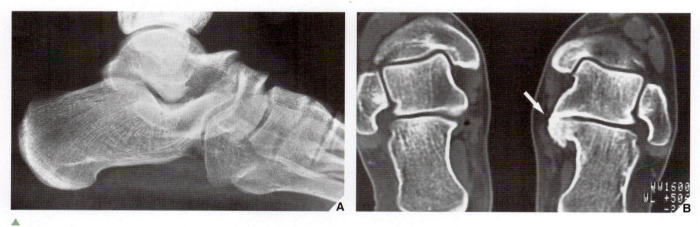

Figura 32.68 Imagens de TC de coalizão talocalcânea. Homem de 25 anos referia dor no pé esquerdo, que se tornava especialmente intensa depois de andar ou ficar por muito tempo em pé. **A.** A radiografia de perfil do pé esquerdo demonstrou alterações escleróticas na faceta média da articulação subtalar, estreitamento do espaço da articulação talocalcâneo posterior e bico talar proeminente – aspectos sugestivos de coalizão tarsal. **B.** A imagem coronal de TC mostrou claramente estreitamento do espaço articular da faceta média e interligação óssea (*seta*). O pé direito normal está demonstrado para facilitar a comparação.

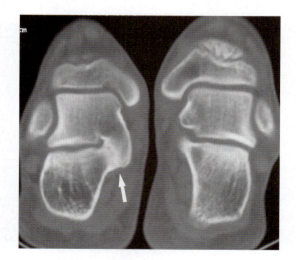

Figura 32.69 Imagem de TC de coalizão talocalcânea. A imagem coronal de TC desse menino de 13 anos com dor no pé direito demonstrou coalizão talocalcânea óssea na região da faceta subtalar média (*seta*). O outro pé estava normal.

Capítulo 32   Anomalias dos Membros Superiores e Inferiores   **1373**

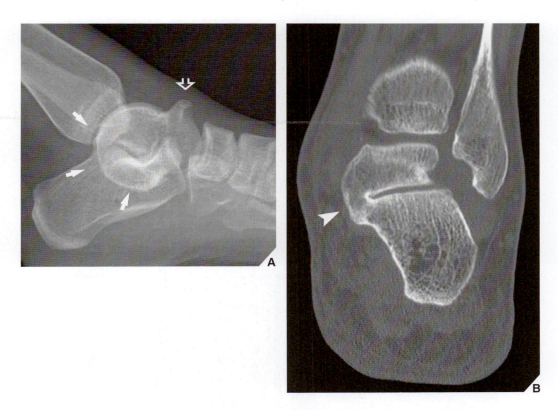

▲
Figura 32.70 Imagem de TC de coalizão talocalcânea. A. Radiografia de perfil do tornozelo dessa mulher de 19 anos demonstrou bico talar anterior proeminente (*seta aberta*) e sinal do "C" (*setas*) formado pelas sombras combinadas da cúpula talar e faceta média fundida da articulação subtalar. **B.** Imagem de TC confirmou fusão óssea na área da faceta subtalar média (*ponta de seta*).

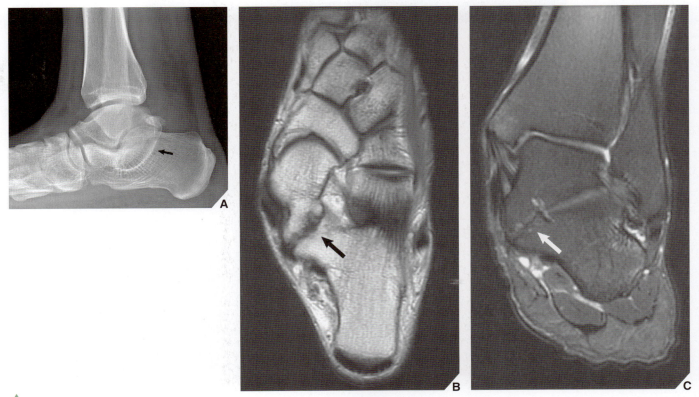

▲
Figura 32.71 Imagens de RM de coalizão talocalcânea. A. Radiografia de perfil do tornozelo esquerdo desse homem de 35 anos demonstrou deformidade de pé chato e sinal do "C" típico (*seta*). Imagens de RM axial ponderada em densidade de prótons (**B**) e coronal ponderada em T2 (**C**) confirmaram coalizão talocalcânea fibrosa (*setas*).

1374 Parte 7 Anomalias Congênitas e do Desenvolvimento

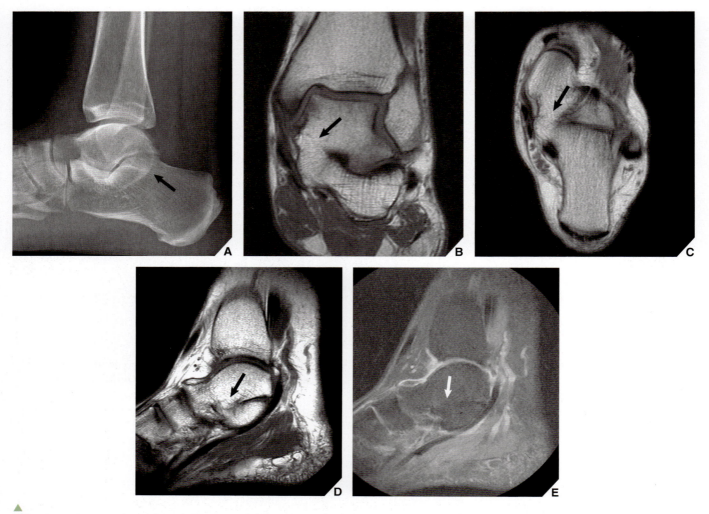

▲
Figura 32.72 Imagens de RM de coalizão talocalcânea. A. Radiografia de perfil do tornozelo esquerdo dessa mulher de 61 anos demonstrou sinal do "C" (*seta*). Imagens de RM coronal ponderada em T1 (**B**), axial ponderada em T1 (**C**), sagital ponderada em T1 (**D**) e sagital ponderada em densidade de prótons com supressão de gordura (**E**) confirmaram coalizão talocalcânea óssea sólida (*setas*).

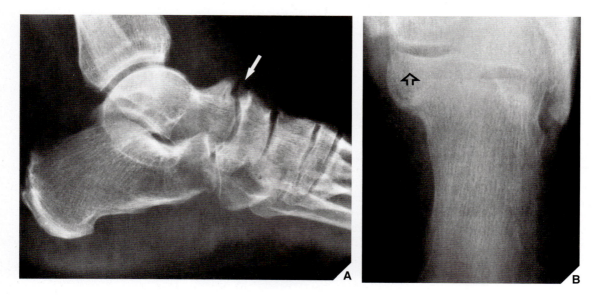

▲
Figura 32.73 Osteoartrite talonavicular. A. Radiografia de perfil do pé dessa mulher de 61 anos demonstrou bico talar e alterações degenerativas da articulação talonavicular (*seta*). As facetas média e posterior da articulação subtalar pareciam normais. **B.** Radiografia na incidência de Harris-Beath mostrou que a faceta média da articulação subtalar estava normal (*seta aberta*) e não havia indício de coalizão tarsal.

ASPECTOS PRÁTICOS A SEREM LEMBRADOS

Anomalias da cintura escapular e dos membros superiores

1. A elevação congênita da escápula (deformidade de Sprengel) frequentemente está associada a outras anomalias, mais comumente síndrome de Klippel-Feil (fusão das vértebras cervicais ou torácicas superiores).
2. Escápula denteada, também conhecida como *hipoplasia glenóidea*, é uma anomalia congênita rara atribuída ao desenvolvimento anormal do centro de ossificação da glenoide inferior, que acarreta retroversão glenoidal, glenoide pequena e predisposição à osteoartrite precoce da articulação glenoumeral.
3. A deformidade de Madelung pode ser avaliada adequadamente nas radiografias posteroanterior e perfil do antebraço distal e punho. As anormalidades sempre presentes são:
   - Redução do comprimento do rádio e aumento do comprimento da ulna
   - Arqueamento medial e dorsal do rádio
   - Configuração triangular dos ossos do carpo com osso semilunar no ápice.

Anomalias da cintura pélvica e do quadril

1. LCQ é bilateral em mais de 50% das crianças afetadas; por essa razão, nos casos aparentemente unilaterais, o quadril normal deve ser examinado cuidadosamente.
2. Várias linhas e ângulos podem ser traçados nas radiografias anteroposteriores da pelve e dos quadris para ajudar a demonstrar LCQ:
   - Linha Y de Hilgenreiner
   - Linha de Perkins-Ombredanne
   - Linha de Andrén-von Rosen
   - Arco de Shenton-Menard
   - Índice acetabular
   - Ângulo C-E de Wiberg.
3. Além de radiografias convencionais, a avaliação radiológica de LCQ requer artrografia e TC, que é especialmente útil para monitorar resultados do tratamento.
4. A ultrassonografia é uma técnica extremamente útil para diagnosticar e avaliar displasia congênita do quadril. Componentes ósseos e cartilaginosos da articulação do quadril são bem demonstrados, e a cobertura acetabular da cabeça do fêmur pode ser avaliada.
5. A ultrassonografia 3D do quadril do lactente fornece imagens singulares no plano sagital e permite avaliar a articulação na perspectiva craniocaudal (olho de pássaro).
6. Antes do tratamento cirúrgico ou conservador, aplica-se tração cutânea ou esquelética para trazer a cabeça femoral luxada até a "estação +2" e evitar osteonecrose de cabeça do fêmur.
7. As estações de tração de Gage e Winter são determinadas pela posição da metáfise do fêmur proximal (colo do fêmur) com relação ao acetábulo ipsilateral e quadril normal contralateral.
8. A DFFP pode ser semelhante à luxação congênita do quadril. A artrografia ajuda a diferenciar essas anomalias quando demonstra:
   - Presença da cabeça do fêmur no acetábulo no tipo A
   - Falha do colo femoral no tipo B
   - Ausência da cabeça do fêmur nos tipos C e D.
9. A doença de Legg-Calvé-Perthes (coxa plana) é causada por osteonecrose (necrose isquêmica) da epífise proximal do fêmur. Exames radiológicos usados para avaliar pacientes com essa doença são:
   - Cintilografia óssea, principalmente nos estágios iniciais
   - Radiografia convencional
   - Artrografia contrastada
   - RM.
10. Anormalidades radiográficas encontradas mais comumente em pacientes com doença de Legg-Calvé-Perthes são:
    - Osteoporose periarticular
    - Hiperdensidade e achatamento epifisário da cabeça do fêmur
    - Sinal do crescente
    - Fissura e fragmentação da epífise
    - Alterações císticas da metáfise e alargamento do colo femoral
    - Subluxação lateral da articulação do quadril.
11. Nos pacientes com doença de Legg-Calvé-Perthes, "cabeça femoral em risco" é definida por cinco sinais radiográficos indicativos de prognóstico desfavorável:
    - Falha radiotransparente em formato de "V" na parte lateral da cabeça do fêmur (sinal de Gage)
    - Calcificações laterais à epífise do fêmur
    - Subluxação lateral da cabeça do fêmur
    - Orientação horizontal da placa de crescimento
    - Alterações císticas difusas na metáfise.
12. Sinal da corda frouxa é um aspecto típico dos estágios avançados da doença de Legg-Calvé-Perthes.
13. O DECF é uma fratura de Salter-Harris do tipo I atravessando a epífise, que aparece mais definida na incidência em pernas de rã. Indícios diagnósticos importantes são:
    - Desaparecimento do sinal do triângulo de Capener
    - Redução da altura da epífise
    - Alargamento e indefinição da placa de crescimento
    - Inexistência de interseção da epífise pela linha cortical lateral do colo femoral.

Anomalias dos membros inferiores

1. Tíbia vara congênita (doença de Blount) pode ser diferenciada do arqueamento fisiológico das pernas (associado ao desenvolvimento) por sua apresentação típica com depressão da metáfise tibial medial associada à angulação abrupta e à formação de uma proeminência em forma de bico na metáfise.
2. Displasia epifisária hemimélica (doença de Trevor-Fairbank) afeta mais comumente a articulação do tornozelo. A marca radiográfica típica dessa lesão, que histologicamente se assemelha a um osteocondroma, é proliferação bulbosa excessiva e irregular em um lado do centro de ossificação ou epífise.
3. Deformidade de pé torto é reconhecida radiograficamente por:
   - Posição equina do calcanhar
   - Posição vara do retropé
   - Adução e posição em varo do antepé
   - Subluxação talonavicular.
4. Na avaliação da deformidade de pé torto, alguns ângulos e linhas traçadas nas radiografias anteroposterior e perfil do pé facilitam o diagnóstico, inclusive:
   - Ângulo talocalcâneo anteroposterior e lateral de Kite
   - Ângulo TPM
   - Extensão das linhas traçadas através do eixo longitudinal do tálus e calcâneo.
5. O posicionamento correto dos pés é um fator crucial à avaliação radiográfica dos lactentes e das crianças pequenas. Radiografias com carga devem ser obtidas sempre que for possível; nos lactentes pequenos, o pé deve ser pressionado sobre o cassete radiográfico.

6. Tálus vertical congênito pode ser diferenciado do pé chato fisiológico pela existência de luxação das articulações talonavicular e talocalcânea.
7. Nos casos de coalizão tarsal – causa mais comum da chamada *deformidade do pé espástico fibular* –, a fusão dos ossos afetados (em geral, tálus e calcâneo, ou calcâneo e osso navicular) pode ser:
   - Fibrosa (sindesmose)
   - Cartilaginosa (sincondrose)
   - Óssea (sinostose).
8. A avaliação radiológica da coalizão tarsal inclui:
   - Radiografias convencionais na incidência de perfil (que demonstra o sinal secundário encontrado mais comumente com essa anomalia: formação de um bico talar) e nas incidências de Harris-Beath e oblíqua
   - TC
   - Artrografia subtalar
   - RM, que pode demonstrar coalizão cartilaginosa ou fibrosa.

LEITURAS SUGERIDAS

Apley AG, Wientrob S. The sagging rope sign in Perthes disease and allied disorders. *J Bone Joint Surg Br* 1981; 63-B:43-47.

Bahk W-J, Lee H-Y, Kang Y-K, et al. Dysplasia epiphysealis hemimelica: radiographic and magnetic resonance imaging features and clinical outcome of complete and incomplete resection. *Skeletal Radiol* 2010; 39:85-90.

Bateson EM. Non-rachitic bowleg and knock-knee deformities in young Jamaican children. *Br J Radiol* 1966; 39:92.

Bateson EM. The relationship between Blount's disease and bow legs. *Br J Radiol* 1968; 41:107-114.

Bathfield CA, Beighton PH. Blount disease. A review of etiological factors in 110 patients. *Clin Orthop Relat Res* 1978; 135:29-33.

Bellyei A, Mike G. Weight bearing in Perthes' disease. *Orthopedics* 1991; 14:19-22.

Beltran LS, Rosenberg ZS, Mayo JD, et al. Imaging evaluation of developmental hip dysplasia in the young adult. *AJR Am J Roentgenol* 2013; 200:1077-1088.

Bennett JT, Mazurek RT, Cash JD. Chiari's osteotomy in the treatment of Perthes' disease. *J Bone Joint Surg Br* 1991; 73B:225-228.

Blount WP. Tibia vara. Osteochondrosis deformans tibiae. *J Bone Joint Surg* 1937; 19:1-29.

Borggreve J. Kniegelenksersatz durch das in der Beinlangsachse um 180 Gedrehte Fussgelenk. *Arch Orthop Unfall-Chir* 1930; 28:175-178.

Bos CF, Bloem JL, Obermann WR, et al. Magnetic resonance imaging in congenital dislocation of the hip. *J Bone Joint Surg Br* 1988; 70-B:174-178.

Brown RR, Rosenberg ZS, Thornhill BA. The C sign: more specific for flatfoot deformity than subtalar coalition. *Skeletal Radiol* 2001; 30:84-87.

Catterall A. *Legg-Calvé-Perthes' disease*. New York: Churchill Livingstone; 1982.

Catterall A. The natural history of Perthes' disease. *J Bone Joint Surg Br* 1971; 53B:37-53.

Chapman VM. The anteater nose sign. *Radiology* 2007; 245:604-605.

Cheema JI, Grissom LE, Harcke HT. Radiographic characteristics of lower-extremity bowing in children. *Radiographics* 2003; 23:871-880.

Craig JG, van Holsbeeck M, Zaltz I. The utility of MR in assessing Blount disease. *Skeletal Radiol* 2002; 31:208-213.

Crim JR, Kjeldsberg KM. Radiographic diagnosis of tarsal coalition. *AJR Am J Roentgenol* 2004; 182:323-328.

Crowe JF, Mani VJ, Ranawat CS. Total hip replacement in congenital dislocation and dysplasia of the hip. *J Bone Joint Surg Am* 1979; 61 (1):15-23.

Dannenberg M, Anton JI, Spiegel MB. Madelung's deformity. Consideration of its roentgenological diagnostic criteria. *Am J Roentgenol* 1939; 42:671.

Dillman JR, Hernandez R. MRI of Legg-Calve-Perthes disease. *AJR Am J Roentgenol* 2009; 193:1394-1407.

Ducou le Pointe H, Mousselard H, Rudelli A, et al. Blount's disease: magnetic resonance imaging. *Pediatric Radiol* 1995; 25:12-14.

Dunn PM. Perinatal observations on the etiology of congenital dislocation of the hip. *Clin Orthop Relat Res* 1976; (119):11-22.

Dunn PM. The anatomy and pathology of congenital dislocation of the hip. *Clin Orthop Relat Res* 1976; (119):23-27.

Egund N, Wingstrand H. Legg-Calvé-Perthes disease: imaging with MR. *Radiology* 1991; 179:89-92.

Fairbank TJ. Dysplasia epiphysealis hemimelica (tarso-epiphysial aclasis). *J Bone Joint Surg Br* 1956; 38-B:237-257.

Fisher R, O'Brien TS, Davis KM. Magnetic resonance imaging in congenital dysplasia of the hip. *J Pediatr Orthop* 1991; 11:617-622.

Gage JR, Winter RB. Avascular necrosis of the capital femoral epiphysis as a complication of closed reduction of congenital dislocation of the hip. A critical review of twenty years' experience at Gillette Children's Hospital. *J Bone Joint Surg Am* 1972; 54(2):373-388.

Ganz R, Klaue K, Vinh TS, et al. A new periacetabular osteotomy for the treatment of hip dysplasias. Technique and preliminary results. *Clin Orthop Relat Res* 1988; 232:26-36.

Gerscovich EO. A radiologist's guide to the imaging in the diagnosis and treatment of developmental dysplasia of the hip. I. General considerations, physical examination as applied to real-time sonography and radiology. *Skeletal Radiol* 1997; 26:386-397.

Gerscovich EO. A radiologist's guide to the imaging in the diagnosis and treatment of developmental dysplasia of the hip. II. Ultrasonography: anatomy, technique, acetabular angle measurements, acetabular coverage of femoral head, acetabular cartilage thickness, three-dimensional technique, screening of newborns, study of older children. *Skeletal Radiol* 1997; 26:447-456.

Gerscovich EO, Greenspan A, Cronan MS, et al. Three-dimensional sonographic evaluation of developmental dysplasia of the hip: preliminary findings. *Radiology* 1994; 190:407-410.

Ghatan AC, Hanel DP. Madelung deformity. *J Am Acad Orthop Surg* 2013; 21:372-382.

Goldman AB, Schneider R, Martel W. Acute chondrolysis complicating slipped capital femoral epiphysis. *AJR Am J Roentgenol* 1978; 130:945-950.

Greenhill BJ, Hugosson C, Jacobsson B, et al. Magnetic resonance imaging study of acetabular morphology in developmental dysplasia of the hip. *J Pediatr Orthop* 1993; 13:314-317.

Harcke HT. Screening newborns for developmental dysplasia of the hip: the role of sonography. *AJR Am J Roentgenol* 1994; 162:395-397.

Harcke HT, Kumar SJ. The role of ultrasound in the diagnosis and management of congenital dislocation and dysplasia of the hip. *J Bone Joint Surg Am* 1991; 73 (4):622-628.

Harper KW, Helms CA, Haystead CM, et al. Glenoid dysplasia: incidence and association with posterior labral tears as evaluated with MRI. *AJR Am J Roentgenol* 2012; 184:984-988.

Harris RI. Rigid valgus foot due to talocalcaneal bridge. *J Bone Joint Surg Am* 1955; 37:169-182.

Harris WR. The endocrine basis for slipping of the upper femoral epiphysis. An experimental study. *J Bone Joint Surg Br* 1950; 32B:5-11.

Herring JA. The treatment of Legg-Calvé-Perthes disease. A critical review of the literature. *J Bone Joint Surg Am* 1994; 76A:448-458.

Herring JA, Neustadt JB, Williams JJ, et al. The lateral pillar classification of Legg-Calvé-Perthes disease. *J Pediatr Orthop* 1992; 12:143-150.

Ito H, Matsuno T, Hirayama T, et al. Three-dimensional computed tomography analysis of non-osteoarthritic adult acetabular dysplasia. *Skeletal Radiol* 2009; 38:131-139.

Jawad MU, Scully SP. In brief: Crowe's classification: arthroplasty in developmental dysplasia of the hip. *Clin Orthop Relat Res* 2011; 469:306-308.

Kim HT, Eisenhauer E, Wenger DR. The "sagging rope sign" in avascular necrosis in children's hip diseases – confirmation by 3D CT studies. *Iowa Orthop J* 1995; 15:101-111.

Kim SH. Signs in imaging. The C sign. *Radiology* 2002; 223:756-757.

Langenskiöld A. Tibia vara; (osteochondrosis deformans tibiae); a survey of 23 cases. *Acta Chir Scand* 1952; 103:1-22.

Langenskiöld A, Riska EB. Tibia vara (osteochondrosis deformans tibiae): a survey of seventy-one cases. *J Bone Joint Surg Am* 1964; 46A:1405-1420.

Lateur LM, Van Hoe LR, Van Ghillewe KV, et al. Subtalar coalition: diagnosis with the C sign on lateral radiograph of the ankle. *Radiology* 1994; 193:847-851.

Legg AT. An obscure affection of the hip-joint. *Boston Med Surg J* 1910; 162:202-204.

Lehman WB, Grant A, Rose D, et al. A method of evaluating possible pin penetration in slipped capital femoral epiphysis using a cannulated internal fixation device. *Clin Orthop* 1984; 186:65-70.

Levinson ED, Ozonoff MB, Royen PM. Proximal femoral focal deficiency (PFFD). *Radiology* 1977; 125:197-203.

Liu PT, Roberts CC, Chivers FS, et al. "Absent middle facet": a sign on unenhanced radiography of subtalar joint coalition. *AJR Am J Roentgenol* 2003; 181:1565-1572.

Lowe HG. Necrosis of articular cartilage after slipping of capital femoral epiphysis. Report of six cases with recovery. *J Bone Joint Surg Br* 1970; 52B:108-118.

Maldjian C, Patel TY, Klein RM, et al. Efficacy of MRI in classifying proximal focal femoral deficiency. *Skeletal Radiol* 2007; 36:215-220.

Masciocchi C, D'Archivio C, Barile A, et al. Talocalcaneal coalition: computed tomography and magnetic resonance imaging diagnosis. *Eur J Radiol* 1992; 15:22-25.

Meehan PL, Angel D, Nelson JM. The Scottish Rite abduction orthosis for the treatment of Legg-Perthes disease. A radiographic analysis. *J Bone Joint Surg Am* 1992; 74 (1):2-12.

Mouchet AA, Belot J. Tarsomegalie. *J Radiol Electrol* 1926; 10:289-293.

Murphy RP, Marsh HO. Incidence and natural history of "head at risk" factors in Perthes' disease. *Clin Orthop Relat Res* 1978; 132:102-107.

Newman JS, Newberg AH. Congenital tarsal coalition: multimodality evaluation with emphasis on CT and MR imaging. *Radiographics* 2000; 20:321-332.

Nielsen JB. Madelung's deformity. A follow-up study of 26 cases and a review of the literature. *Acta Orthop Scand* 1977; 48:379-384.

Oestreich AE, Mize WA, Crawford AH, et al. The "anteater nose": a direct sign of calcaneonavicular coalition on the lateral radiograph. *J Pediatr Orthop* 1987; 7:709-711.

Ogden JA, Conlogue GJ, Phillips MS, et al. Sprengel's deformity. Radiology of the pathologic deformation. *Skeletal Radiol* 1979; 4:204-211.

Pavlik A. Die funktionelle Behand-lungmethode mittels Riemenbügel als Prinzip der konservativen Therapie bei angeborenen Hüftgelenks verrenkungen der Säuglinge. *Z Orthop* 1958; 8:341-352.

Phillips WE II, Burton EM. Ultrasonography of development displacement of the infant hip. *Appl Radiol* 1995; 24:25-32.

Rab GT. Surgery for developmental dysplasia of the hip. In: Chapman MW, ed. *Operative orthopaedics*, 2nd ed. Philadelphia: JB Lippincott; 1993:3101-3112.

Resnick D. Talar ridges, osteophytes, and beaks: a radiologic commentary. *Radiology* 1984; 151:329-332.

Sakellariou A, Sallomi D, Janzen DL, et al. Talocalcaneal coalition. Diagnosis with the C-sign on lateral radiographs of the ankle. *J Bone Joint Surg Br* 2000; 82 (4):574-578.

Salter RB. Etiology, pathogenesis and possible prevention of congenital dislocation of the hip. *Can Med Assoc J* 1968; 98:933-945.

Salter RB. Legg-Perthes disease: the scientific basis for methods of treatment and their indications. *Clin Orthop Relat Res* 1980; 150:8-11.

Salter RB. Role of innominate osteotomy in the treatment of congenital dislocation and subluxation of the hip in the older child. *J Bone Joint Surg Am* 1966; 48:1413-1439.

Salter RB. The present status of surgical treatment for Legg-Perthes disease. *J Bone Joint Surg Am* 1984; 66A:961-966.

Salter RB, Thompson GH. Legg-Calvé-Perthes disease. The prognostic significance of the subchondral fracture and a two-group classification of the femoral head involvement. *J Bone Joint Surg Am* 1984; 66 (4):479-489.

Scham SM. The triangular sign in the early diagnosis of slipped capital femoral epiphysis. *Clin Orthop Relat Res* 1974; 103:16-17.

Shingade VU, Song H-R, Lee S-H, et al. The sagging rope sign in achondroplasia – different from Perthes' disease. *Skeletal Radiol* 2006; 35:923-928.

Smith CF. Tibia vara (Blount's disease). *J Bone Joint Surg Am* 1982; 64 (4):630-632.

Sohn C, Lenz GP, Thies M. 3-Dimensional ultrasound image of the infant hip. *Ultraschall Med* 1990; 11:302-305.

Sorge G, Ardito S, Genuardi M, et al. Proximal femoral focal deficiency (PFFD) and fibular A/hypoplasia (FA/H): a model of a developmental field defect. *Am J Med Genet* 1995; 55:427-432.

Sprengel W. Die angeborne Verschiebung des Schulterblattes nach oben. *Arch Klin Chir* 1891; 42:545.

Stevenson DA, Mineau G, Kerber RA, et al. Familial predisposition to developmental dysplasia of the hip. *J Pediatr Orthop* 2009; 29:463-466.

Taniguchi A, Tanaka Y, Kadono K, et al. C sign for diagnosis of talocalcaneal coalition. *Radiology* 2003; 228:501-505.

Terjesen T, Rundén TO, Johnsen HM. Ultrasound in the diagnosis of congenital dysplasia and dislocation of the hip joints in children older than two years. *Clin Orthop Relat Res* 1991; 262:159-169.

Tönnis D. Normal values of the hip joint for the evaluation of x-rays in children and adults. *Clin Orthop Relat Res* 1976; 119:39-47.

Trevor D. Tarso-epiphyseal aclasis: a congenital error of epiphyseal development. *J Bone Joint Surg Br* 1950; 32-B (2):204-213.

Trueta J. The normal vascular anatomy of the human femoral head during growth. *J Bone Joint Surg Br* 1957; 39-B (2):358.

Tyler PA, Rajeswaran G, Saifuddin A. Imaging of dysplasia epiphysealis hemimelica (Trevor's disease). *Clin Radiol* 2013; 68:415-421.

Van Nes CP. Rotation-plasty for congenital defects of the femur: making use of the ankle of the shortened limb to control the knee joint of a prosthesis. *J Bone Joint Surg Br* 1950; 32-B:12-16.

Waldenström H. The first stages of coxa plana. *J Bone Joint Surg* 1938; 20:559-566.

Wechsler RJ, Karasick D, Schweitzer ME. Computed tomography of talocalcaneal coalition: imaging techniques. *Skeletal Radiol* 1992; 21:353-358.

Wechsler RJ, Schweitzer ME, Deely DM, et al. Tarsal coalition: depiction and characterization with CT and MR imaging. *Radiology* 1994; 193:447-452.

Wenger DR, Bomar JD. Human hip dysplasia: evolution of current treatment concepts. *J Orthop Sci* 2003; 8 (2):264-271.

Werner CML, Ramseier LE, Ruckstuhl T, et al. Normal values of Wiberg's lateral centeredge angle and Lequesne's acetabular index – a coxometric update. *Skeletal Radiol* 2012; 41:1273-1278.

Escoliose e Anomalias com Lesões Esqueléticas Generalizadas

Escoliose

Independentemente da causa (Figura 33.1), *escoliose* é definida como curvatura lateral da coluna vertebral no plano coronal. Isso a diferencia de cifose, que é uma curvatura posterior da coluna no plano sagital, assim como de lordose ou curvatura anterior da coluna também no plano sagital (Figura 33.2). Quando há curvaturas nos planos coronal e sagital, a deformidade é conhecida como *cifoscoliose*. Além de curvatura lateral, a escoliose também pode ter um componente rotacional, no qual as vértebras rodam na direção da convexidade da curvatura.

Escoliose idiopática

A escoliose idiopática representa cerca de 75% de todas as anomalias escolióticas e pode ser classificada em três grupos. O tipo *infantil*, do qual existem duas variantes, afeta crianças com menos de 4 anos de idade, é diagnosticado predominantemente nos meninos, e a curvatura geralmente afeta o segmento torácico com convexidade voltada para a esquerda. Na variante *regressiva* (benigna), a curvatura geralmente não aumenta em mais de 30° e regride espontaneamente, razão pela qual não é necessário qualquer tratamento. A variante *progressiva* tem prognóstico desfavorável, e há possibilidade de deformidade grave, a menos que seja iniciado um tratamento rigoroso nos estágios iniciais do processo. A *escoliose idiopática juvenil* afeta igualmente meninos e meninas entre 4 e 9 anos. *Escoliose idiopática do adolescente* certamente é o tipo mais comum de escoliose idiopática e representa 85% dos casos diagnosticados predominantemente em meninas a partir da idade de 10 anos até a época de maturidade óssea. A coluna torácica ou toracolombar é mais comumente afetada, e a convexidade da curvatura é voltada para a direita (Figura 33.3). Embora a causa desse tipo de escoliose seja desconhecida, alguns autores sugeriram que um fator genético possa estar envolvido e que a escoliose idiopática seja uma doença familiar. Resultados de estudos citogenéticos recentes indicaram mutações do gene *SNTG1*, que codifica gama-1-sintrofina e está localizado no cromossomo 8q11.2, embora anomalias de algumas regiões dos cromossomos 6, 9, 16 e 17 também possam ser responsáveis pelo padrão hereditário desse distúrbio.

Escoliose congênita

A escoliose congênita é responsável por 10% dos casos dessa deformidade, e, em geral, pode ser classificada em três grupos, de acordo com MacEwen: as que resultam de *falha de desenvolvimento das vértebras*, que pode ser parcial ou completa (Figura 33.4); as que são causadas por *falha de segmentação vertebral*, que pode ser assimétrica e unilateral, ou simétrica e bilateral; e as que são atribuídas à *combinação* das duas primeiras. Os efeitos da escoliose congênita no equilíbrio e sustentação alteram a biomecânica de todo o sistema esquelético.

Escolioses variadas

Vários outros tipos de escoliose com etiologias específicas podem ocorrer, inclusive formas neuromuscular, pós-traumática, infecciosa, metabólica, degenerativa e secundária a tumores. A descrição desses tipos de escoliose estaria além dos propósitos deste capítulo.

Avaliação radiológica

O exame radiográfico para avaliar a escoliose inclui radiografias de toda a coluna nas incidências anteroposterior e perfil com paciente em posição ortostática; radiografia anteroposterior centrada sobre a curva escoliótica com paciente em supinação (ver Figuras 33.3 e 33.4), que é usada para tirar várias medidas da curvatura da coluna e rotação vertebral (descritas adiante); e radiografias anteroposteriores obtidas com paciente inclinado lateralmente para cada lado, de forma a avaliar componentes estruturais flexíveis da curvatura. É importante ter o cuidado de incluir as cristas ilíacas ao menos em uma dessas radiografias para avaliar a maturidade óssea (ver Figuras 33.13 e 33.14).

Técnicas complementares como tomografia computadorizada (TC) podem ser necessárias para avaliar lesões congênitas, inclusive falhas de segmentação. Pielografia intravenosa (PIV) é essencial nos casos de escoliose congênita para avaliar a ocorrência de outras anomalias do trato geniturinário (Figura 33.5). A ressonância magnética (RM) é a técnica preferencial para investigar anomalias associadas da medula espinal e raízes neurais.

A Tabela 33.1 apresenta uma descrição geral das incidências radiográficas e técnicas radiológicas usadas para avaliar a escoliose.

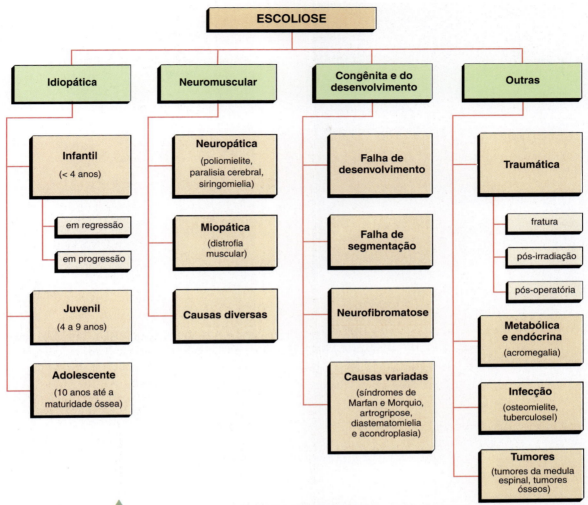

Figura 33.1 Classificação geral da escoliose com base em sua etiologia.

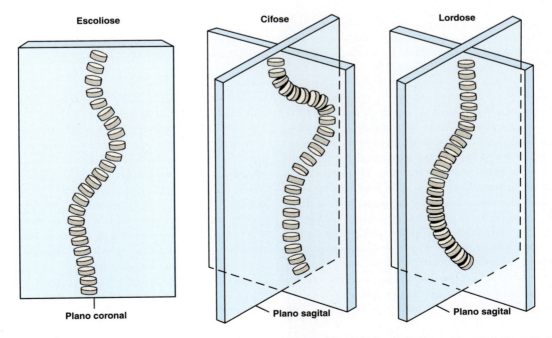

Figura 33.2 Definições. Escoliose é uma curvatura lateral da coluna vertebral no plano coronal (frontal). Cifose é curvatura posterior da coluna e lordose é curvatura anterior, ambas no plano sagital (lateral).

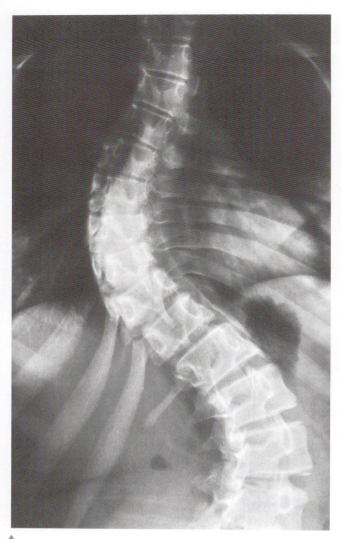

▲
Figura 33.3 Escoliose idiopática. Radiografia anteroposterior da coluna vertebral de uma jovem de 15 anos demonstrou aspectos típicos de escoliose idiopática envolvendo o segmento toracolombar. A convexidade da curvatura estava voltada para a direita, e havia curvatura compensatória do segmento lombar com convexidade voltada para a esquerda.

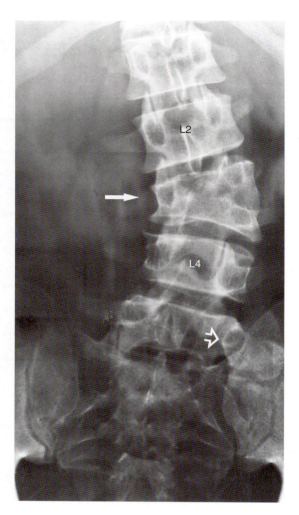

▲
Figura 33.4 Escoliose congênita. Radiografia anteroposterior da coluna lombossacra de um homem de 22 anos demonstrou escoliose causada por hemivértebra, ou seja, falha de desenvolvimento unilateral completa. Observe que a vértebra L3 estava deformada (*seta*) em consequência da fusão defeituosa das hemivértebras do lado esquerdo, onde havia dois pedículos. A escoliose resultante tinha sua borda convexa voltada para a esquerda. Também havia anomalia associada causada pela chamada *vértebra lombossacra de transição* (*seta aberta*).

Medidas

De forma a avaliar os diversos tipos de escoliose, alguns termos (Figura 33.6) e algumas medidas devem ser introduzidos. A avaliação da gravidade da curvatura escoliótica tem implicações práticas não apenas para a seleção dos pacientes para tratamento cirúrgico, como também para o monitoramento dos resultados do tratamento corretivo. As técnicas de Lippman-Cobb (Figura 33.7) e Risser-Ferguson (Figura 33.8) são dois métodos amplamente aceitos para medir a curvatura da escoliose. Entretanto, as medidas obtidas por esses métodos não são comparáveis. Os valores obtidos pelo método de Lippman-Cobb, que determina o ângulo de curvatura apenas com base nas extremidades da curva escoliótica, dependendo unicamente da inclinação das vértebras distais, geralmente são maiores que os fornecidos pelo método de Risser-Ferguson. Isso também se aplica às porcentagens de correção determinadas pelos dois métodos; o método de Lippman-Cobb fornece porcentagem de correção mais precisa. Este último método, que foi adotado e padronizado pela Scoliosis Research Society, classifica a gravidade da curvatura escolióticas em sete grupos (Tabela 33.2).

Outra técnica usada para medir o grau de escoliose foi introduzida por Greenspan *et al.* em 1978 e usa um "índice escoliótico". Destinada a obter representação mais abrangente e precisa da curvatura escoliótica, essa técnica mede o desvio de cada vértebra envolvida com base na linha vertebral vertical determinada por pontos situados ao centro da vértebra localizada imediatamente acima da última vértebra superior da curva e ao centro da vértebra localizada imediatamente abaixo da última vértebra inferior (Figura 33.9). O aspecto mais valioso dessa técnica é que ela reduz a influência de hipercorreção das vértebras distais no ângulo medido, uma crítica frequentemente atribuída ao método de Lippman-Cobb. Além disso, segmentos curtos ou curvaturas mínimas, que geralmente são difíceis de medir com os métodos aceitos atualmente, tornam-se facilmente mensuráveis por essa técnica.

Também existem métodos computadorizados para medir e analisar a curvatura escoliótica. Embora sejam mais precisos que os métodos manuais, eles exigem equipamento mais sofisticado e são mais demorados que as técnicas descritas antes.

Capítulo 33 Escoliose e Anomalias com Lesões Esqueléticas Generalizadas 1381

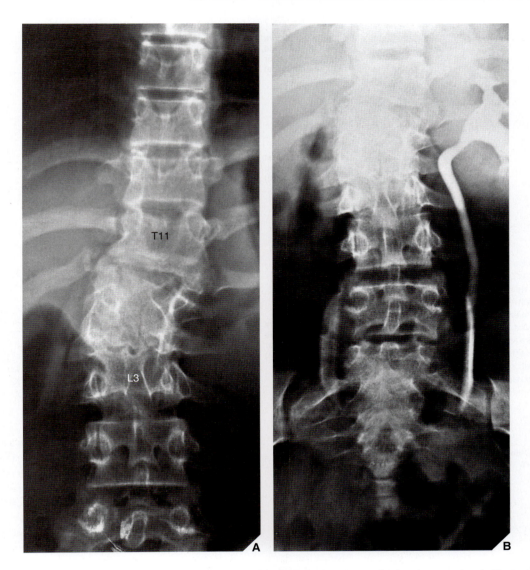

Figura 33.5 Escoliose congênita. A. Radiografia anteroposterior em posição supina da coluna toracolombar dessa menina de 13 anos demonstrou escoliose congênita secundária às vértebras em bloco envolvendo fusão de T12-L2. **B.** A PIV realizada na mesma paciente mostrou apenas o rim esquerdo – um exemplo de agenesia renal. A escoliose congênita está associada frequentemente às anomalias do trato urinário.

Tabela 33.1 Incidências radiográficas padronizadas e técnicas radiológicas usadas para avaliar escoliose.

Incidência/Técnica	Demonstração
Anteroposterior da coluna vertebral	Desvio lateral
	Ângulo de escoliose (com base nos métodos de Risser-Ferguson e Lippman-Cobb e índice escoliótico)
	Rotação vertebral (com base nos métodos de Cobb e Nash-Moe)
Anteroposterior da pelve	Ossificação da apófise anular como determinante da maturidade óssea
	Ossificação da apófise da crista ilíaca como determinante da maturidade óssea
Inclinação lateral da coluna vertebral	Flexibilidade da curvatura
	Grau de redução da curvatura
Perfil da coluna vertebral	Cifose e lordose coexistentes
Tomografia computadorizada (TC)	Fusão congênita de vértebras
	Hemivértebras
Mielografia	Medula ancorada
RM	Anomalias das raízes neurais
	Compressão e desvio do saco dural
	Medula ancorada
Pielografia intravenosa	Anomalias coexistentes do trato urinário (escoliose congênita)
Ultrassonografia	

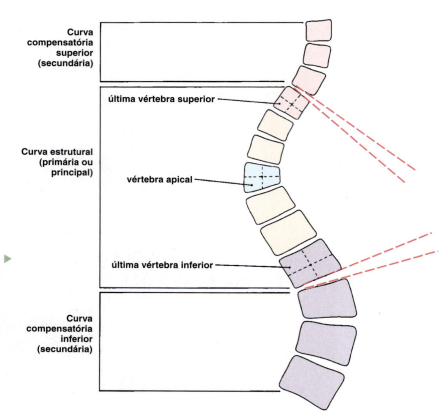

Figura 33.6 Terminologia usada para descrever curvatura escoliótica. As últimas vértebras da curvatura são definidas como as que se inclinam ao máximo na direção da concavidade da curva estrutural. A vértebra apical, que apresenta rotação e encunhamento mais grave, é aquela cujo centro está mais desviado lateralmente da linha central. O centro da vértebra apical é determinado pela interseção de duas linhas – uma traçada do centro dos platôs superior e inferior e outra, do centro das bordas laterais do corpo vertebral. O centro não deve ser determinado por linhas diagonais atravessando os ângulos do corpo vertebral.

Figura 33.7 Método de Lippman-Cobb. Com esse método de medição do grau da curvatura escoliótica, dois ângulos são formados pela intersecção de dois conjuntos de linhas. O primeiro conjunto de linhas, uma traçada tangencialmente à superfície da vértebra distal superior e outra tangencialmente à superfície inferior da vértebra distal inferior, intercepta e forma o ângulo (*a*). A interseção do outro conjunto de linhas, ambas traçadas perpendicularmente às linhas tangenciais, forma o ângulo (*b*). Esses ângulos são iguais, e qualquer um deles pode servir para medir o grau de escoliose.

Além de medir a curvatura escoliótica, a avaliação radiográfica de escoliose também deve levar em consideração outros fatores. A determinação do grau de *rotação das vértebras* do segmento afetado pode ser realizada por dois métodos utilizados hoje em dia. A técnica de Cobb para calcular o grau de rotação usa posição do processo espinhoso como ponto de referência (Figura 33.10). Na radiografia anteroposterior da coluna vertebral normal, o processo espinhoso aparece ao centro do corpo vertebral quando não há rotação. À medida que o grau de rotação aumenta, o processo espinhoso migra na direção da convexidade da curva. O método de Nash-Moe, também baseado em medidas obtidas na incidência anteroposterior da coluna vertebral, usa simetria dos pedículos como ponto de referência, ou seja, a migração dos pedículos na direção da convexidade da curva determina o grau de rotação da vértebra (Figura 33.11).

O último fator necessário à avaliação da escoliose é a determinação da *maturidade óssea*. Isso é importante para o prognóstico e o tratamento da escoliose, principalmente a do tipo idiopático, porque há possibilidade de progressão significativa do grau de curvatura enquanto a maturidade óssea não é alcançada. A idade óssea pode ser determinada por comparação de uma radiografia da mão

Tabela 33.2 Classificação de Lippman-Cobb para curvatura escoliótica.

Grupo	Ângulo de curvatura (graus)
I	< 20
II	21 a 30
III	31 a 50
IV	51 a 75
V	76 a 100
VI	101 a 125
VII	> 125

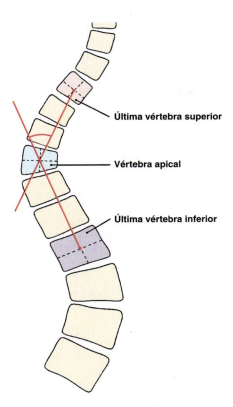

Figura 33.8 Método de Risser-Ferguson. Com esse método, o grau de curvatura escoliótica é determinado pelo ângulo formado pela interseção de duas linhas no centro da vértebra apical: a primeira linha origina-se do centro da vértebra distal superior, e a segunda, do centro da vértebra distal inferior.

do paciente com padrões definidos para as diferentes idades, que estão disponíveis nos atlas de radiologia. A idade óssea também pode ser avaliada por observação radiográfica da ossificação da apófise do anel vertebral (Figura 33.12) ou, como se faz frequentemente, com base na ossificação da apófise ilíaca (Figuras 33.13 e 33.14).

Tratamento

Existem vários procedimentos cirúrgicos para tratar a escoliose. O objetivo principal do tratamento cirúrgico é equilibrar e unir a coluna vertebral de forma a evitar que a deformidade se agrave; o objetivo secundário é corrigir a curvatura escoliótica à medida que sua flexibilidade permita. O processo de determinação do nível de fusão depende de vários fatores, inclusive da causa da escoliose e da idade do paciente, assim como do padrão de curvatura escoliótica e do grau de rotação vertebral determinada por meio do exame radiográfico do paciente.

Hoje em dia, a fusão vertebral é frequentemente combinada com fixação interna da coluna para conferir a estabilidade. Uma das técnicas mais populares de fixação interna é a de Harrington-Luque (instrumentação segmentar de Wisconsin), que utiliza hastes de distração com extremidades quadradas e alças de arame introduzidas através das bases dos processos espinhosos e conectadas às duas hastes paravertebrais contorneadas (Figura 33.15). Esse procedimento requer decorticação das lâminas e dos processos espinhosos, obliteração das articulações facetárias devido à remoção da cartilagem e colocação de enxerto ósseo autólogo retirado da crista ilíaca

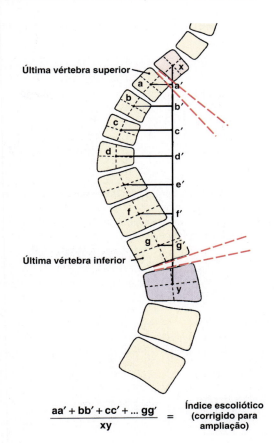

$$\frac{aa' + bb' + cc' + \ldots gg'}{xy} = \text{Índice escoliótico (corrigido para ampliação)}$$

Figura 33.9 Índice escoliótico – método de Greenspan. Para determinar o grau de escoliose com base no índice escoliótico, cada vértebra (*a-g*) é considerada parte integrante da curvatura. Primeiramente, é preciso traçar uma linha vertebral vertical (*xy*), cujos pontos distais estão localizados nos centros das vértebras localizadas imediatamente acima e abaixo das últimas vértebras superior e inferior da curvatura. Em seguida, devem ser traçadas linhas partindo do centro de cada vértebra perpendicularmente à linha vertebral vertical (*aa', bb',…gg'*). Os valores obtidos por essas linhas representam o desvio linear de cada vértebra; sua soma dividida pelo comprimento da linha vertical (*xy*) para corrigir ampliação radiográfica fornece o índice escoliótico. Valor zero indica coluna retilínea; quanto maior o índice escoliótico, mais grave é a escoliose.

e aplicado no lado côncavo da curvatura. Ganchos das hastes de distração são introduzidos sob as lâminas nas extremidades superior e inferior da curvatura. Hastes paravertebrais pré-moldadas de ácido inoxidável (hastes de Luque ou hastes L) são ancoradas no processo espinhoso ou na pelve, dependendo da localização da curvatura; em seguida, os fios passados através da base do processo espinhoso em cada nível da coluna a ser unida são fixados às hastes L. Algumas variações dessa técnica usam apenas instrumentação da haste L, que requer o uso de fios sublaminares fixados às hastes, ou uma combinação de afastadores de Harrington e fios fixados a eles. A instrumentação vertebral de Cotrel-Dubousset, que utiliza hastes serrilhadas, também tem ganhado popularidade. A fixação é conseguida por inserção de ganchos duplos nos pedículos transversais em vários níveis. As duas hastes serrilhadas também são estabilizadas por dois dispositivos de tração transversais. A técnica de Dwyer, que envolve a fixação anterior da coluna vertebral e obliteração dos discos intervertebrais, também é usada como tratamento cirúrgico da escoliose, mais comumente no tipo paralítico dessa deformidade.

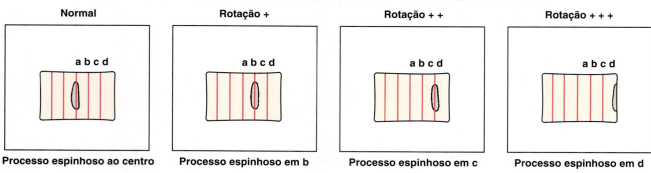

Figura 33.10 Método do processo espinhoso de Cobb. Com esse método usado para determinar o grau de rotação, a vértebra é dividida em seis partes iguais. Normalmente, o processo espinhoso aparece ao centro. Sua migração para determinados pontos na direção da convexidade da curva define o grau de rotação.

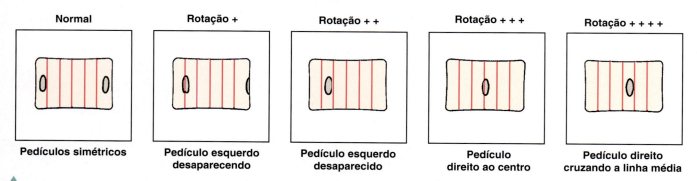

Figura 33.11 Método de Nash-Moe. Com esse método usado para determinar o grau de rotação, a vértebra também é dividida em seis partes. Normalmente, os pedículos aparecem nas partes externas. A migração de um pedículo para determinados pontos na direção da convexidade da curva determina o grau de rotação.

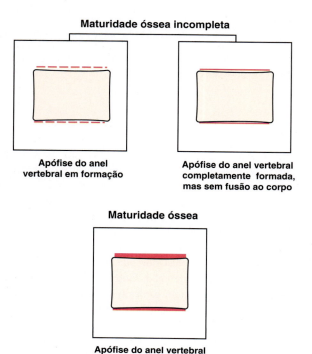

◀ **Figura 33.12 Maturidade óssea.** Determinação da maturidade óssea com base na ossificação da apófise do anel vertebral.

Capítulo 33 Escoliose e Anomalias com Lesões Esqueléticas Generalizadas   1385

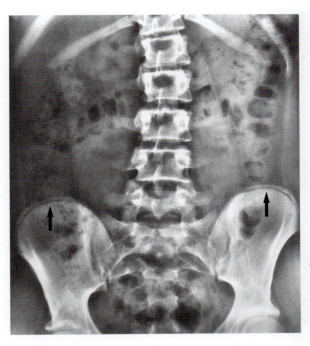

◀ **Figura 33.13 Maturidade óssea.** A ossificação da apófise ilíaca ajuda a definir a idade óssea. A progressão da apófise dessa menina de 14 anos com escoliose idiopática estava concluída, mas não havia fusão com a crista ilíaca (*setas*) indicando maturação esquelética em progressão.

A avaliação radiográfica pós-operatória da fixação interna pela técnica de Harrington-Luque deve enfatizar os seguintes aspectos: (a) se os ganchos da haste de Harrington estão ancorados adequadamente com seus suportes nas lâminas das vértebras superior e inferior do segmento unido; (b) se existe um gancho ou alça separada ou deslocada; e (c) se as hastes e fios estão intactos. Além disso, deve-se buscar por evidências de pseudoartrose das vértebras unidas quando a perda pós-operatória de correção é maior que 10°; perdas de correção na faixa de 6 a 10° são comuns. A avaliação de pseudoartrose pode necessitar de TC e radiografias convencionais. A TC também pode ser necessária nos primeiros 6 a 9 meses depois da cirurgia para confirmar casos suspeitos de não união do osso enxertado no lado côncavo da curvatura. A união do enxerto com segmento vertebral deve parecer sólida. Outras complicações podem envolver a instrumentação aplicada, inclusive fratura de haste de distração ou de fio ou parafuso, ou torção excessiva das hastes. Em geral, essas falhas podem ser demonstradas facilmente nas radiografias convencionais.

Anomalias com lesões esqueléticas generalizadas

A Tabela 33.3 oferece uma visão geral das incidências radiográficas e técnicas radiológicas mais eficazes para avaliar anomalias congênitas e do desenvolvimento que formam lesões esqueléticas generalizadas.

Neurofibromatose

Descrita originalmente como doença dos tecidos neurogênicos (tumores de troncos neurais), a neurofibromatose (também conhecida como *doença de von Recklinghausen*) é atualmente entendida como displasia hereditária que pode acometer quase todos os sistemas do corpo. A neurofibromatose tipo 1 é transmitida como traço autossômico dominante e mais de 50% dos pacientes têm história familiar positiva. Essa doença é causada por mutação ou

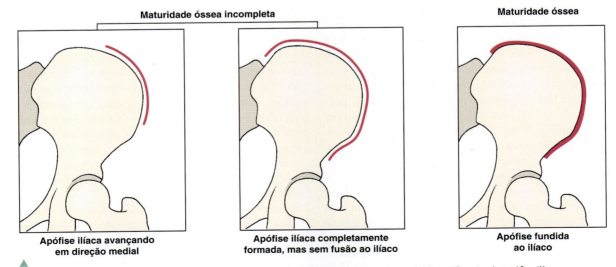

Figura 33.14 Maturidade óssea. Determinação da maturidade óssea com base no estado da ossificação da apófise ilíaca.

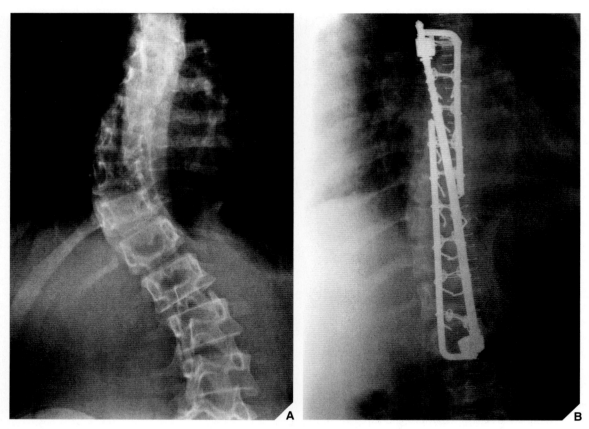

Figura 33.15 Tratamento de escoliose. A. Radiografia anteroposterior pré-operatória da coluna lombar dessa jovem de 15 anos demonstrou dextroscoliose idiopática. **B.** Radiografia pós-operatória mostrou a posição do afastador de Harrington e duas hastes L. Observe os diversos fios sublaminares fixados às hastes L pré-moldadas.

deleção do gene *NF1* localizado no braço longo do cromossomo 17 (17q11.2), cujo produto – proteína neurofibromina (uma enzima ativadora da GTPase) – funciona como supressor tumoral. Mutações do gene *NF1* resultam na produção de uma versão não funcional dessa proteína, que não consegue regular a proliferação e a divisão celulares. Lesões cutâneas sésseis ou pedunculadas (moluscos fibrosos) são encontradas em quase todos os casos e manchas café com leite, que podem estar presentes desde o nascimento ou surgir com o tempo, são observadas em mais de 90% dos pacientes. Manchas desse tipo têm bordas lisas, que foram comparadas ao contorno da costa da Califórnia; isso as diferencia das manchas café com leite da displasia fibrosa, cujas bordas se assemelham à "costa do Maine" entrecortada. Essas manchas aumentam de tamanho e número à medida que o paciente cresce. Sardas axilares ou inguinais são raras ao nascer, mas aparecem ao longo de toda a infância e adolescência. A neurofibromatose plexiforme consiste em lesões difusas dos nervos associadas a massas elefantoides de tecidos moles (elefantíase neuromatosa) e crescimento localizado ou generalizado de parte ou todo um membro (Figura 33.16 A a D). Outros tumores associados à *NF1* são neurofibromas subcutâneos e intramusculares, neurofibromas vertebrais, gliomas ópticos e astrocitomas cerebelares. Pacientes com *NF1* são suscetíveis ao desenvolvimento de tumores malignos como neurofibrossarcoma (Figura 33.16 E a G) ou lipossarcomas. Neurofibromas originados do epineuro (neurofibromas plexiformes) têm probabilidade maior que 10% de transformação maligna em neurofibrossarcomas.

Anormalidades ósseas são comuns em pacientes com neurofibromatose; no mínimo 50% desses pacientes têm algumas alterações ósseas, mais comumente erosões corticais extrínsecas semelhantes a covas, que resultam da compressão direta pelos neurofibromas adjacentes. Isso é encontrado frequentemente nos ossos longos (Figura 33.17) e nas costelas. Ossos longos comumente têm deformidades de arqueamento, e, em cerca de 10% dos casos, há pseudoartroses que acometem mais comumente partes inferiores da tíbia e fíbula (Figura 33.18). Esse tipo de pseudoartrose deve ser diferenciado da pseudoartrose congênita. Além disso, os ossos longos são afetados por lesões que, no passado, eram consideradas neurofibromas intraósseos; atualmente, essas radiotransparências císticas são consideradas defeitos fibrosos corticais e fibromas não ossificantes associados à neurofibromatose (ver Figura 19.10). Outro aspecto típico dessa doença é o entalhamento dos ossos (Figura 33.19).

A coluna vertebral é a segunda estrutura afetada mais comumente pelas anormalidades ósseas da neurofibromatose. Escoliose ou cifoscoliose, que, nos casos típicos, afeta um segmento curto da coluna vertebral com angulação aguda, é comum na coluna cervical inferior ou torácica superior. O alargamento dos forames neurais do segmento cervical também pode ocorrer e é causado por neurofibromas em formato de haltere, que se formam nas raízes neurais espinais (Figura 33.20). Nos segmentos torácico e lombar, o entalhamento da borda posterior dos corpos vertebrais é outro sinal radiográfico típico (Figura 33.21). Embora a maioria dessas anormalidades possa ser diagnosticada facilmente por radiografias convencionais, algumas técnicas complementares podem ser úteis. A mielotomografia computadorizada (MTC) e a RM são especialmente úteis para demonstrar aumento de volume do espaço subaracnóideo dilatado e dilatação dural localizada, que se estende

Tabela 33.3 Incidências radiográficas e técnicas radiológicas mais eficazes para avaliar anomalias comuns que causam lesões esqueléticas generalizadas.

Incidência/Técnica	Anormalidades cruciais	Incidência/Técnica	Anormalidades cruciais
Artrogripose		Anteroposterior de pelve	Alargamento das asas dos ilíacos
Anteroposterior, perfil e oblíqua das articulações afetadas	Subluxações e luxações múltiplas Radiotransparências semelhantes à gordura nos tecidos moles Formação de membranas cubitais e poplíteas	**Osteopetrose**	Constrição da parte inferior do osso ilíaco Acetábulos rasos orientados obliquamente
Síndrome de Down		Anteroposterior e perfil: de ossos longos de coluna vertebral	Hiperdensidade (osteosclerose) Aspecto de "osso dentro de osso" Corpos vertebrais em "camisa de rúgbi"
Anteroposteriores: de pelve e quadris de costelas	Displasia do quadril 11 pares de costelas	Anteroposterior de pelve	Padrão anelar de ossos normais e anormais no ilíaco
Dorsopalmar das mãos	Clinodactilia e hipoplasia dos quintos dedos	**Picnodisostose**	
Perfil da coluna cervical	Subluxação atlantoaxial	Anteroposterior e perfil de ossos longos	Hiperdensidade (osteosclerose) Reabsorção dos tufos terminais (acrosteólise)
Tomografia (perfil) da coluna cervical (C1, C2)	Odontoide hipoplásico	Dorsopalmar das mãos	
Neurofibromatose		Perfil de crânio	Ossos wormianos
Anteroposterior, perfil e oblíqua dos ossos longos	Erosões semelhantes a covas Pseudoartrose da tíbia e fíbula distais		Persistência das fontanelas anterior e posterior Ângulo mandibular obtuso (fetal)
Anteroposteriores: de costelas	Incisura costal	**Osteopoiquilose**	
de coluna cervical inferior/torácica superior	Escoliose Cifoscoliose	Anteroposterior dos ossos afetados	Focos densos nas extremidades articulares dos ossos longos
Oblíqua da coluna cervical	Alargamento dos forames neurais	**Osteopatia estriada**	
Perfil da coluna torácica/lombar	Entalhamento vertebral posterior	Anteroposterior de ossos longos	Estrias densas, principalmente na metáfise
Mielografia	Neurofibromas intraespinais Aumento do volume do espaço subaracnóideo dilatado Ectasia dural localizada	**Displasia diafisária progressiva**	
		Anteroposterior de ossos longos (principalmente membros inferiores)	Espessamento fusiforme simétrico do córtex Preservação das epífises
Tomografia computadorizada (TC)	Complicações (p. ex., degeneração sarcomatosa)	**Hiperosteose endosteal**	
Ressonância magnética (RM)	Neurofibromas	Anteroposterior de ossos longos, perfil de crânio, anteroposterior e oblíqua de mandíbula	Espessamento endosteal simétrico do córtex diafisário dos ossos longos (estreitamento do canal medular) Osteosclerose de crânio, ossos faciais e mandíbula
Osteogênese imperfeita			
Anteroposterior, perfil e oblíqua dos ossos afetados	Osteoporose Deformidades de arqueamento Metáfise em forma de trombeta Fraturas	**Disosteosclerose**	
		Anteroposterior de ossos longos, perfil de crânio, anteroposterior e oblíqua de mandíbula	Esclerose generalizada do esqueleto Estatura baixa em membros curtos Mandíbula pequena Fronte volumosa
Perfil do crânio	Ossos wormianos		
Anteroposterior e perfil da coluna torácica/lombar	Cifoscoliose		
Acondroplasia		**Displasia metafisária (doença de Pyle)**	
Anteroposteriores: de membros superiores e inferiores	Encurtamento dos ossos tubulares, principalmente úmeros e fêmures	Anteroposterior e perfil dos joelhos	Expansão do fêmur distal e tíbia proximal com configuração semelhante a um balão de Erlenmeyer
de pelve	Ossos ilíacos arredondados Orientação horizontal das coberturas acetabulares Incisuras ciáticas pequenas	Perfil de crânio	Alargamento das partes mediais das clavículas Geno valgo Esclerose discreta da base do crânio
da coluna vertebral	Estreitamento da distância interpedicular	**Displasia craniometafisária**	
Perfil da coluna	Pedículos curtos Entalhamento posterior dos corpos vertebrais	Anteroposterior e perfil de ossos longos	Crescimento exagerado do crânio, prognatismo, fronte proeminente
Dorsopalmar das mãos	Dedos curtos e grossos Separação do dedo médio (aspecto de tridente)	Anteroposterior e perfil de crânio	Leontíase óssea (fácies leonina) Esclerose da base do crânio Adelgaçamento dos córtices de ossos tubulares longos e curtos Radiotransparência justarticular nos ossos
TC	Estenose do canal espinal	**Melorreostose**	
Doença de Morquio-Brailsford		Anteroposterior e perfil dos ossos afetados	Hiperosteose cérea (semelhante a cera de vela escorrendo) assimétrica Ossificações dos tecidos moles periarticulares
Anteroposterior e perfil da coluna	Vértebras ovais ou com formato de gancho e bico central		
Anteroposteriores de pelve e quadris	Constrição exagerada dos corpos ilíacos Alargamento das asas dos ilíacos Displasia dos segmentos proximais dos fêmures	**Displasia craniodiafisária**	
		Anteroposterior e perfil de crânio	Hiperosteose e esclerose do crânio, coluna vertebral, costelas
Síndrome de Hurler		Perfil da coluna vertebral	Remodelamento anormal das diáfises e metáfises dos ossos longos
Anteroposterior e perfil: de coluna	Arredondamento e formação de bicos inferiores nos corpos vertebrais Vértebra retrocedida em forma de gancho no ápice da curvatura cifoescoliótica Bossa frontal	Anteroposterior das costelas Anteroposterior e perfil de ossos longos	Adelgaçamento cortical dos ossos longos
		Hiperosteose generalizada com estrias ósseas	
		Anteroposterior e perfil de ossos longos	Alargamento, espessamento cortical e estrias grosseiras em ossos longos
de crânio	Sinostose das suturas sagital e lambdoidea Espessamento da calvária Sela túrcica com formato de "J"	Perfil de crânio	Esclerose da abóboda craniana

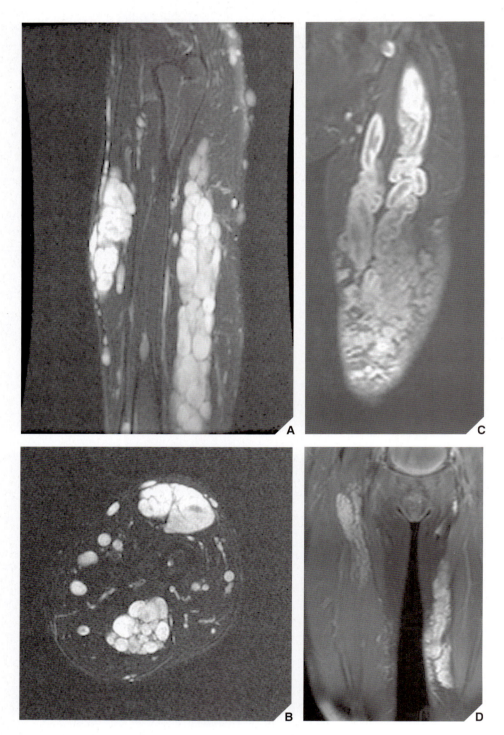

▲
Figura 33.16 Imagens de RM de neurofibromatose. Homem de 19 anos com história de aumento volumétrico lento e progressivo da coxa esquerda. O exame clínico também detectou várias manchas café com leite. Imagens de RM sagital em sequência IR (*inversion recovery*) (**A**) e axial ponderada em T2 com supressão de gordura (**B**) da parte superior da coxa esquerda demonstraram várias massas grandes, lobuladas e brilhantes que representavam neurofibromas; o maior deles envolvia o nervo ciático e era compatível com neurofibromatose plexiforme. Outro paciente, uma mulher de 18 anos com diagnóstico confirmado de *NF1*, desenvolveu déficits sensoriais nas duas coxas. **C.** Imagem coronal de RM pós-contraste ponderada em T1 da coxa esquerda e (**D**) outra imagem coronal de RM pós-contraste das coxas mostraram neurofibromas plexiformes bilaterais nos nervos femorocutâneos lateral e anterior, mais proeminentes no lado esquerdo. Observe que houve realce típico com padrão de "olho de boi" dos neurofibromas da coxa esquerda com padrão de realce periférico. (*Continua*)

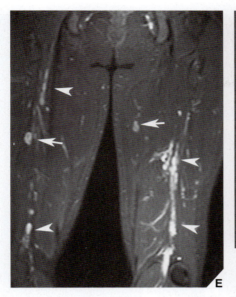
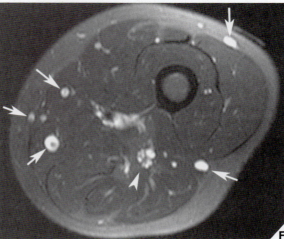
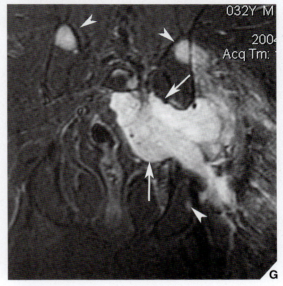

▲
Figura 33.16 Imagens de RM de neurofibromatose.
(*Continuação*) Imagens coronal (**E**) e axial (**F**) de RM ponderada em T2 foram obtidas em uma jovem de 16 anos com *NF1*, que desenvolveu déficits sensoriais bilaterais nas coxas. Há vários neurofibromas subcutâneos e intramusculares pequenos (*setas*) e neurofibromas plexiformes nos nervos ciáticos (*pontas de seta*). **G.** A imagem coronal de RM ponderada em T2 com saturação de gordura da pelve de um homem de 32 anos com *NF1* diagnosticada e queixa de dor ciática evidenciou massa volumosa do nervo ciático esquerdo, que se estendia da região do plexo lombossacral e cruzava a incisura sacrosquiática (*setas*). A biopsia da lesão confirmou neurofibrossarcoma. Havia metástases ósseas (*pontas de seta*) e alterações edematosas no músculo glúteo máximo esquerdo compatíveis com desenervação em estágio inicial.

aos entalhamentos posteriores nos corpos vertebrais. No exame de RM, uma alteração típica de neurofibromatose é o sinal hipointenso no centro da lesão e sinal hiperintenso na periferia (lesão em olho de boi) (ver Figura 33.16 C e D). Depois da infusão intravenosa de gadolínio, há realce marcante dessas lesões.

A neurofibromatose tipo 2 é um distúrbio autossômico dominante com penetrância alta, causado por mutação do gene *NF2* localizado no cromossomo 22 (22q12.2), que regula a produção de uma proteína supressora tumoral chamada merlin (do inglês *moe*zin-*e*zrin-*r*adixin-*l*ike prote*in*), também conhecida como *schannomina*. A neurofibromatose tipo 2 caracteriza-se por vários schwannomas, meningiomas e ependimomas.

Osteogênese imperfeita

A osteogênese imperfeita (OI), também conhecida como *fragilitas ossium*, é uma doença hereditária congênita não relacionada com o sexo, que se evidencia no esqueleto na forma de anormalidade primária da matriz óssea. A doença caracteriza-se por fragilidade óssea resultante da qualidade e/ou quantidade anormal de colágeno tipo I. Dependendo do tipo de OI, o padrão hereditário da doença pode ser autossômico dominante, autossômico dominante com mutação recente ou autossômico recessivo. Alguns autores sugeriram que esse distúrbio resulte de mutações dos genes *COL1A1*, *COL1A2*, *CRTAP* e *LEPRE1*. Em1906, Looser dividiu essa doença em dois tipos – "congênita" e "tardia" – e sugeriu que fossem expressões do mesmo distúrbio. A OI congênita (doença de Vrolik) foi classificada como o tipo mais grave, que se evidencia ao nascer e caracteriza-se por arqueamento dos membros superiores e inferiores dos bebês nascidos vivos ou que não sobrevivem ao período neonatal. O tipo mais benigno, ou OI tardia (doença de Ekman-Lobstein), na qual a expectativa de vida é normal, pode ser evidenciado por fraturas desde o nascimento, embora sejam mais comuns nas fases mais adiantadas da lactência. Essa condição também está associada a outras manifestações clínicas, inclusive deformidades dos membros, escleras azuladas, frouxidão ligamentar e anomalias dentárias.

Classificação

Em geral, a OI caracteriza-se por quatro manifestações clínicas principais: (a) osteoporose com fragilidade óssea excessiva; (b) escleras azuladas; (c) dentição anormal (dentinogênese imperfeita); e (d) déficit auditivo com início pré-senil. Também podem ser observadas outras manifestações clínicas, inclusive frouxidão ligamentar e

1390 Parte 7 Anomalias Congênitas e do Desenvolvimento

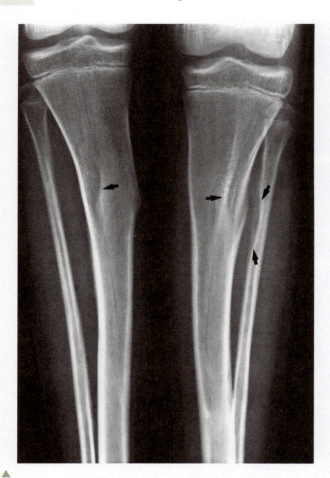

Figura 33.17 Neurofibromatose. Radiografia anteroposterior das pernas dessa menina de 11 anos demonstrou erosões extrínsecas nos segmentos proximais das tíbias e fíbulas (*setas*) – alteração comum dessa doença.

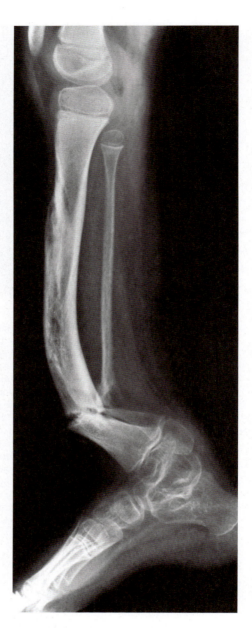

Figura 33.18 Neurofibromatose. Radiografia de perfil da perna direita de um menino de 11 anos com doença generalizada demonstrou arqueamento anterior dos segmentos distais da tíbia e fíbula com pseudoartrose associada. Observe as erosões compressivas no terço médio da diáfise da tíbia.

hipermobilidade articular, estatura baixa, equimoses ao mais leve traumatismo, cicatrizes hiperplásicas e regulação anormal da temperatura. A classificação mais antiga da OI em dois tipos – congênita e tardia – não refletia a complexidade e a heterogeneidade dessa doença. A classificação proposta por Sillence *et al.* em 1979 e depois revisada baseia-se nas características fenotípicas e no padrão de transmissão. Hoje em dia, são descritos quatro tipos principais de OI e seus subtipos:

Tipo I: esse tipo mais comum da doença é uma forma relativamente branda com padrão hereditário autossômico dominante. A fragilidade óssea é branda a moderada, e sempre há osteoporose. As escleras são nitidamente azuladas, e é comum detectar déficit ou perda de audição. A estatura é normal ou praticamente normal. Ossos wormianos estão presentes. Os dois subtipos são diferenciados pela existência de dentes normais (subtipo IA) ou de dentinogênese imperfeita (subtipo IB).

Tipo II: essa é a forma fetal ou perinatal letal da doença. Tem padrão hereditário autossômico dominante causado por mutação recente. A gravidade extrema da osteoporose generalizada, fragilidade óssea e atraso profundo do crescimento intrauterino resulta em morte dos pacientes no período fetal ou início do período neonatal. Dos bebês que sobrevivem, 80 a 90% morrem com cerca de 4 semanas de vida. Todos os pacientes desse grupo têm anormalidades radiológicas típicas de OI. Além disso, as escleras são azuladas e a face tem formato triangular causado pelos ossos craniofaciais moles e nariz afilado. O crânio é grande em comparação com a face e demonstra falha marcante de mineralização, além de ossos wormianos. Os membros são curtos, largos e angulados. Os três subtipos (A, B e C) são marcados por diferenças no aspecto das costelas e ossos longos. Com o subtipo A, os ossos longos são largos e amassados e as costelas são largas com "fios de pérolas" contínuos. Com o subtipo B, os ossos longos também são largos e amassados, mas as costelas apresentam "fios de pérolas" descontínuos ou nenhum "friso". O subtipo C caracteriza-se por ossos longos finos e fraturados e costelas finas e frisadas.

Capítulo 33 Escoliose e Anomalias com Lesões Esqueléticas Generalizadas 1391

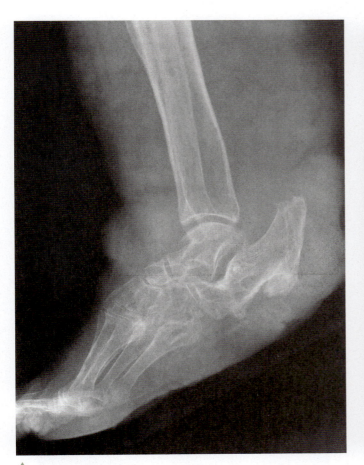

Figura 33.19 **Neurofibromatose.** Radiografia de perfil da perna e do pé dessa mulher de 37 anos demonstrou entalhamento do calcâneo e hipertrofia acentuada dos tecidos moles (elefantíase) – anormalidades típicas do tipo plexiforme dessa doença.

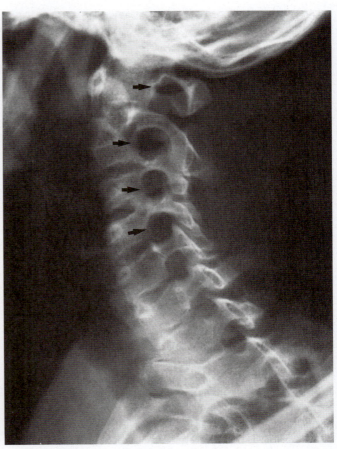

Figura 33.20 **Neurofibromatose.** A radiografia oblíqua da coluna cervical desse homem de 26 anos demonstrou alargamento dos forames neurais superiores (*setas*) secundário aos neurofibromas em "halteres", que se formaram nas raízes dos nervos espinais.

Tipo III: essa forma rara progressiva e grave tem padrão hereditário autossômico dominante com mutações recentes. Fragilidade óssea e osteopenia são anormalidades importantes, e, com o avanço da idade, os pacientes têm fraturas múltiplas e deformidade progressiva grave dos ossos longos e da coluna vertebral. Em geral, as anormalidades ósseas são menos graves do que com o tipo II e mais graves do que com os tipos I e IV. As escleras são normais, embora tenham coloração azul-clara ou cinza ao nascer, mas a cor muda ao longo da lactência e nos primeiros anos da infância, até que tenham cor normal na adolescência ou na vida adulta. Os ossos do crânio são grandes, finos e mal ossificados, e também há ossos wormianos.

Tipo IV: essa forma de OI também é rara e é transmitida como traço autossômico dominante. Nos casos típicos, os pacientes têm osteoporose, fragilidade óssea e deformidade, mas as anormalidades são muito brandas. As escleras geralmente são normais. A incidência de déficit auditivo é baixa e ainda menor que com o tipo I.

Glorieux *et al.* acrescentaram mais dois tipos – V e VI – e Ward *et al.* descreveram detalhadamente o tipo mais raro de OI tipo VII. O tipo V inclui pacientes que originalmente eram classificados com de tipo IV, mas que tinham fenótipo diferente, inclusive formação de calo hiperplásico sem evidência de mutações do colágeno tipo

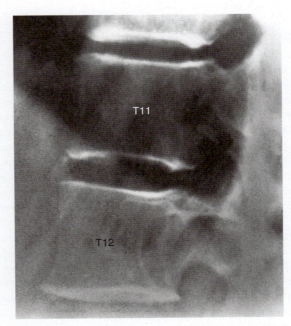

Figura 33.21 **Neurofibromatose.** Imagem ampliada da radiografia de perfil da coluna vertebral inferior dessa mulher de 29 anos demonstrou entalhamento da borda posterior da vértebra T12 – uma anormalidade comum nessa doença.

I. Esses pacientes também têm calcificação da membrana interóssea radiulnar e faixas metafisárias radiodensas adjacentes às placas de crescimento. Ao exame histológico, esse tipo se caracteriza por padrão rendilhado de deposição lamelar à microscopia de luz polarizada. O tipo VI inclui pacientes que têm fraturas mais frequentes (principalmente das vértebras) do que portadores do tipo IV e são diagnosticados entre as idades de 4 a 18 meses. As escleras desses pacientes são brancas ou ligeiramente azuladas, e nenhum deles tem dentinogênese imperfeita. Os níveis séricos de fosfatase alcalina são elevados em comparação com os de pacientes da mesma idade com OI tipo IV. O tipo VII é uma forma autossômica recessiva com fenótipo moderado a grave, e caracteriza-se por fraturas desde o nascimento, escleras azuladas, deformidades precoces dos membros inferiores, coxa vara e osteopenia. Rizomelia é uma manifestação clínica marcante. A anomalia genética desse tipo de OI foi localizada no cromossomo 3 p22-24.1, que está localizado fora dos *loci* dos genes do colágeno tipo I.

Manifestações radiológicas

Anormalidades radiológicas de OI são facilmente detectadas nas radiografias convencionais. Osteoporose grave, deformidades ósseas e adelgaçamento dos córtices são anormalidades sempre presentes. Os ossos também são rarefeitos e frágeis com metáfises semelhantes a uma trombeta (Figura 33.22). As fraturas são comuns (Figura 33.23). Outras anormalidades esqueléticas típicas estão localizadas no crânio, onde são encontrados ossos wormianos típicos (Figura 33.24), bem como na coluna vertebral, onde pode haver cifoscoliose grave causada por combinação de osteoporose, frouxidão ligamentar e deformidades pós-traumáticas (Figura 33.25). Nas crianças com doença grave, metáfises e epífises dos ossos longos podem apresentar várias áreas radiotransparentes entalhadas com bordas escleróticas (Figura 33.26). Esse aspecto é descrito como *calcificações de pipoca* e pode ser causado por fragmentação traumática da placa de crescimento. A pelve sempre é deformada e protrusão acetabular é uma anormalidade comum (Figura 33.27).

Diagnóstico diferencial

Em alguns casos, a OI pode ser confundida com abuso infantil e vice-versa. A história pessoal e familiar, o exame físico, os exames radiológicos e a evolução clínica das anormalidades contribuem para diferenciar essas duas condições. Entre os elementos fundamentais à diferenciação entre OI e síndrome da criança espancada ("síndrome do bebê sacudido", síndrome de traumatismo infantil provocado pelos pais) estão: (a) escleras azuladas ou dentes anormais nos casos de OI; (b) indícios fornecidos pela história familiar e clínica (sempre positiva nos casos de OI); (c) exame físico; (d) exames radiológicos usados para demonstrar ossos wormianos e osteoporose nos casos de OI; e (e) fraturas dos ângulos metafisários e fraturas em "alça de balde", que são altamente específicas e praticamente patognomônicas de abuso infantil, inclusive fraturas múltiplas de costelas, especialmente de costelas posteriores ou na junção costovertebral; fraturas múltiplas e/ou em diferentes estágios de consolidação; e fraturas de esterno ou escápula, principalmente acrômio. Fraturas transversais, oblíquas ou helicoidais de osso longo com mineralização normal na ausência de qualquer história pregressa de um bebê que ainda não anda também são muito sugestivas de abuso infantil. O elemento essencial ao diagnóstico de OI e abuso infantil é a correlação da história clínica com o exame físico, a história familiar e as anormalidades evidenciadas nos exames radiológicos.

Tratamento

Além de corrigir deformidades e evitar fraturas, não existe tratamento específico para a OI. Entretanto, a doença tende a melhorar espontaneamente na puberdade com cessação ou redução do número de fraturas. Relatos recentes sugeriram aumento gradativo da densidade óssea depois do tratamento com infusão intravenosa de pamidronato sódico. Deformidades dos membros são corrigidas por vários tipos de osteotomia, dos quais o mais popular é a técnica de Sofield ("carne no espeto"), na qual os ossos deformados são osteotomizados por um procedimento de fragmentação, cortados em segmentos curtos e depois realinhados com a introdução de uma haste rígida ou expansível (Figura 33.28). Complicações mais comuns desse tratamento são fratura da haste, recidiva da fratura do osso na extremidade do dispositivo metálico e pseudoartrose.

Acondroplasia

Manifestações clínicas

Acondroplasia é uma doença hereditária autossômica dominante que começa durante a vida intrauterina e é causada por falha de formação de osso endocondral, que afeta o crescimento e o desenvolvimento da cartilagem. Cerca de 80% dos casos resultam de mutação esporádica

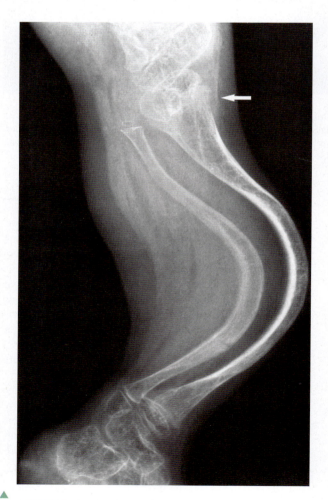

▲ **Figura 33.22 Osteogênese imperfeita.** Radiografia de perfil da perna desse menino de 12 anos com OI tipo III demonstrou adelgaçamento dos córtices e arqueamento anterior da tíbia e da fíbula. A metáfise da tíbia tem aspecto de trombeta (*seta*).

Capítulo 33 Escoliose e Anomalias com Lesões Esqueléticas Generalizadas **1393**

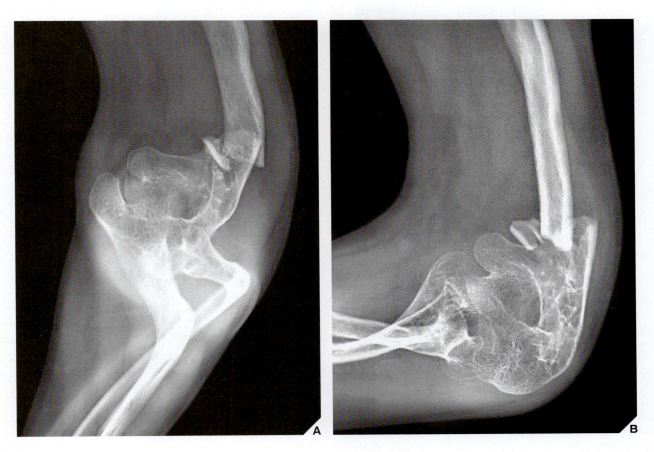

▲ **Figura 33.23 Osteogênese imperfeita.** Radiografias nas incidências anteroposterior (**A**) e perfil (**B**) do cotovelo desse homem de 27 anos demonstraram aspecto ósseo típico dessa doença. Observe fratura supracondilar cominutiva do úmero.

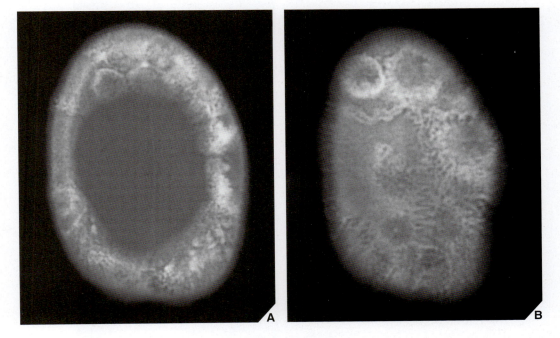

▲ **Figura 33.24 Imagens de TC de osteogênese imperfeita.** Esses cortes axiais de TC de crânio no nível dos ossos frontais e parietais (**A**) e vértice (**B**) demonstraram ossos suturais (wormianos).

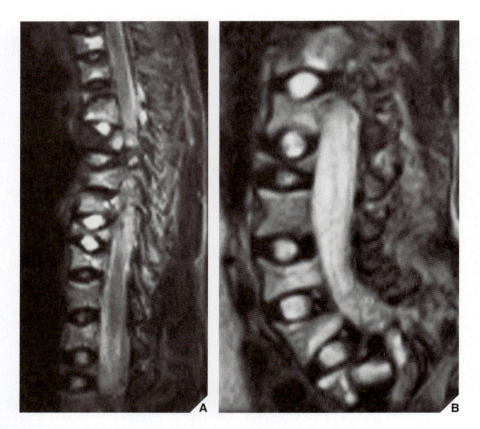

Figura 33.25 **Imagens de RM de osteogênese imperfeita. A.** Imagem sagital de RM ponderada em T2 da coluna torácica desse menino de 13 anos demonstrou fraturas com compressão de vários corpos vertebrais associadas à cifose e à compressão da medula espinal. **B.** Imagem sagital de RM ponderada em T2 da coluna lombar mostrou várias fraturas vertebrais e ectasia dural.

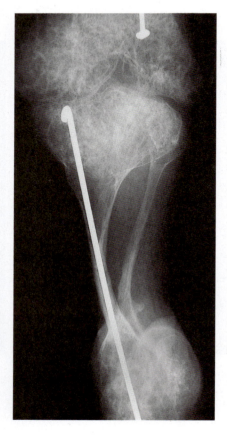

Figura 33.26 **Osteogênese imperfeita.** Radiografia anteroposterior da perna esquerda desse menino de 12 anos com doença do tipo III demonstrou "calcificações de pipoca" nas extremidades articulares dos ossos longos. Um pino de Rush havia sido colocado na tíbia para tratar a fratura patológica.

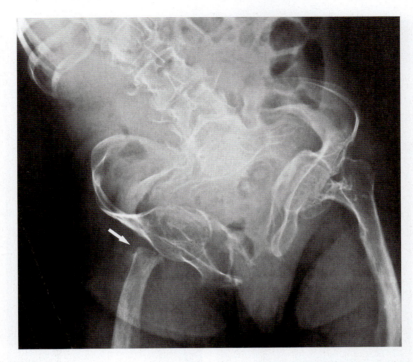

Figura 33.27 Osteogênese imperfeita. Mulher de 27 anos com deformidade marcante da pelve, compatível com OI tardia. Há protrusão acetabular bilateral e fratura patológica do fêmur direito (*seta*).

do gene *FGGR3* do receptor do fator de crescimento fibroblástico (FGF), que está localizado no cromossomo 4. Existem duas mutações desse gene, e ambas consistem em substituição de um aminoácido glicina na posição 380 por uma molécula de arginina. O aspecto mais marcante da acondroplasia é o nanismo rizomélico (desproporcional) com membros curtos. As mãos e os pés são curtos e atarracados; o tronco é relativamente longo, com o tórax achatado no seu diâmetro anteroposterior; e os membros inferiores geralmente são abaulados, acarretando a marcha bamboleante típica. A cabeça é grande com bossa frontal proeminente, ponte nasal deprimida e aspecto facial "encovado".

Manifestações radiológicas

Radiograficamente, os pacientes com acondroplasia têm anormalidades típicas. Como também ocorre nos casos típicos de nanismo rizomélico, os ossos tubulares dos membros são curtos e os segmentos proximais (dos úmeros e fêmures) são afetados mais gravemente que os segmentos distais (rádio, ulna, tíbia e fíbula) dos membros; as placas de crescimento assumem configuração em forma de "V" (Figura 33.29). Nas mãos, os dedos são curtos e atarracados e os dedos médios ficam separados dos outros, conferindo à mão o aspecto de "tridente" (Figura 33.30). As anormalidades típicas dessa doença também podem ser encontradas na coluna vertebral e na pelve. A coluna vertebral tem estreitamento típico da distância interpedicular e pedículos curtos, que geralmente causam estenose de canal raquidiano; outra anormalidade comum é o entalhamento da superfície posterior dos corpos vertebrais (Figura 33.31). Na pelve, que é curta e larga, os ossos ilíacos são arredondados e não apresentam asas normais; as coberturas acetabulares têm orientação horizontal; e as incisuras ciáticas são pequenas. Em conjunto, essas anormalidades conferem à hemipelve o aspecto de raquete de pingue-pongue. O formato do contorno interno da pelve também foi comparado ao de uma taça de champanhe (Figura 33.32).

Complicações

A maioria dos pacientes com acondroplasia tem vida normal, embora com expectativa de vida cerca de 10 anos menor que a da população em geral. A complicação mais grave de acondroplasia está relacionada com estenose do canal raquidiano secundária aos pedículos geralmente curtos. O estreitamento do forame magno predispõe à compressão da medula espinal e do tronco encefálico. Alguns pacientes também podem desenvolver hidrocefalia comunicante. Ocasionalmente, os pacientes com acondroplasia também têm hérnias de núcleo pulposo. A TC e a RM são técnicas preferenciais para confirmar essas duas complicações.

Diagnóstico diferencial

É importante salientar que existem duas outras doenças semelhantes à acondroplasia, embora sejam diferentes quanto à gravidade dos sintomas e anormalidades radiográficas. A *hipocondroplasia* é uma forma branda de osteocondrodistrofia, na qual anormalidades esqueléticas são menos graves que as da acondroplasia. O crânio não é afetado. Por outro lado, o *nanismo tanatofórico* parece ser uma forma grave de acondroplasia, porque é fatal durante a vida intrauterina ou nas primeiras horas depois do nascimento.

Mucopolissacaridoses

As mucopolissacaridoses (MPSs) formam um grupo de doenças hereditárias que têm em comum o acúmulo excessivo de mucopolissacarídeos (glicosaminoglicanos) em consequência de deficiências de enzimas lisossômicas específicas. Embora sejam descritos vários tipos diferentes de MPSs (Tabela 33.4), cada qual com manifestações clínicas e radiológicas particulares, o diagnóstico específico de todas essas doenças baseia-se na idade de início, na gravidade da disfunção neurológica, no grau de opacificação da córnea e em outros aspectos

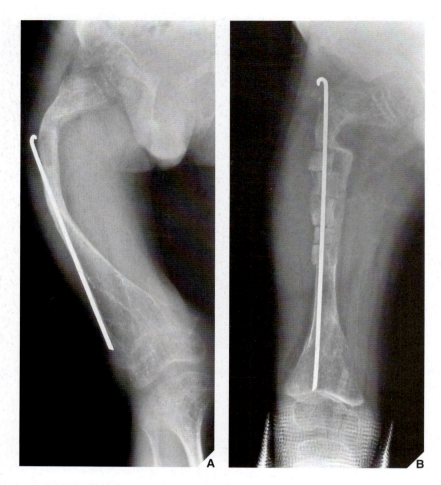

Figura 33.28 Tratamento da osteogênese imperfeita. Menino de 10 anos com deformidades graves dos ossos longos teve fratura patológica do fêmur direito. **A.** Um único fio de Kirschner intramedular foi introduzido, e os segmentos fraturados foram unidos. Contudo, ainda havia arqueamento lateral do fêmur. **B.** A radiografia pós-operatória obtida depois da osteotomia de Sofield demonstrou que os segmentos ósseos do fêmur estavam realinhados por uma haste rígida.

clínicos. Com exceção da doença de Morquio-Brailsford, todas as MPSs caracterizam-se por excreção urinária excessiva de sulfatos de heparano e dermatano. Vários estudos citogenéticos esclareceram até certo ponto a causa dessas doenças. Por exemplo, as mutações do gene *IDUA* são responsáveis pela MPS tipo I; mutações do gene *IDS* podem causar MPS II; mutações dos genes *SGSH, NAGLU, HGSNAT* e *GNS* causam MPS III; e mutações dos genes *GALNS* e *GLB1* acarretam MPS IV. A deficiência de GALNS resulta em acúmulo de glicosaminoglicanos (GAGs), sulfato de queratina (SQ) e sulfato-6-condroitina (S6C) em vários tecidos, especialmente em ossos, cartilagens, ligamentos, valvas cardíacas e córnea.

As MPSs têm algumas anormalidades radiográficas em comum, como osteoporose, corpos vertebrais ovais ou com formato de gancho e configuração pélvica anormal com constrição exagerada dos ossos ilíacos e abertura excessiva das asas dos ilíacos. Os ossos tubulares são curtos, e são evidenciadas alterações displásicas nas epífises proximais dos fêmures (Figura 33.33). As articulações também são deformadas, e há quantidades exageradas de tecidos moles (Figura 33.34). Entretanto, as MPSs mostram variações dessas anormalidades radiográficas; por exemplo, a síndrome de Hurler causa arredondamento típico dos platôs vertebrais na incidência de perfil; os corpos vertebrais parecem ovais, mas geralmente há giba dorsolombar com corpo vertebral hipoplásico retrocedido em formato de gancho.

Fibrodisplasia ossificante progressiva (miosite ossificante progressiva)

A fibrodisplasia ossificante progressiva é uma doença sistêmica autossômica dominante rara com expressividade variável e penetrância completa. Recentemente, o gene responsável (*ACVR1*) foi mapeado no cromossomo 17q21-22, enquanto outro estudo localizou esse gene no cromossomo 4q21-31. Na maioria dos casos, apenas um único membro da família é afetado. Isso sugere ocorrência de mutação esporádica.

Manifestações clínicas

A maioria dos pacientes desenvolve anormalidades nos primeiros anos de vida (entre o nascimento e o 5º ano), e não há predomínio em um dos sexos. O primeiro sintoma clínico é a formação de nódulos e massas dolorosas nos tecidos subcutâneos, especialmente em torno da cabeça e do pescoço, com rigidez e limitação da mobilidade. Mais tarde, ocorre ossificação excessiva de músculos, ligamentos e fáscias; as estruturas mais comumente afetadas são a cabeça e o pescoço, os músculos paravertebrais dorsais, a cintura escapular e os quadris. As lesões localizadas nos músculos intercostais interferem na respiração. A malformação bilateral dos primeiros quirodáctilos é um sinal comum.

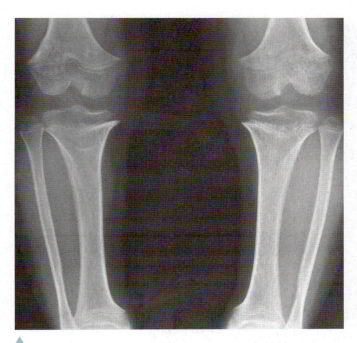

Figura 33.29 Acondroplasia. Radiografia anteroposterior das pernas de um menino de 12 anos demonstrou tíbias curtas e largas típicas dessa doença; as fíbulas eram relativamente mais longas. As epífises em torno das articulações dos joelhos tinham a forma de "V" e pareciam retraídas dentro das metáfises com formato de trombeta.

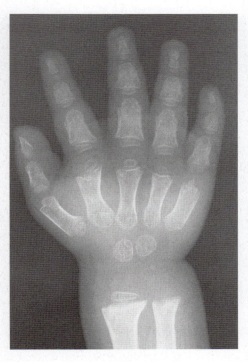

Figura 33.30 Acondroplasia. Aspecto típico de tridente na mão dessa menina de 3 anos. Observe que os metacarpos e as falanges dos dedos eram curtos.

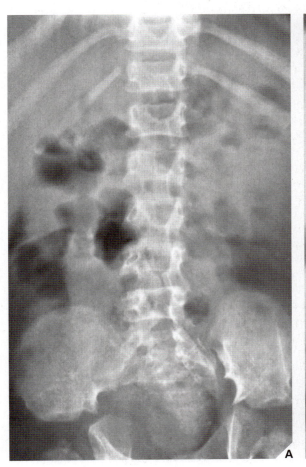

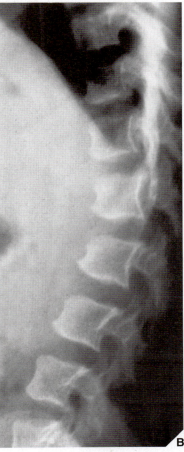

Figura 33.31 Acondroplasia. A. Radiografia anteroposterior da coluna toracolombar desse menino de 2 anos demonstrou estreitamento progressivo da distância interpedicular das vértebras lombares em direção caudal. **B.** A radiografia de perfil mostrou pedículos curtos e entalhamento posterior dos corpos vertebrais.

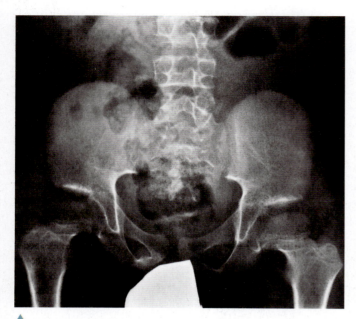

▲ **Figura 33.32 Acondroplasia.** Radiografia anteroposterior da pelve desse menino de 13 anos demonstrou anormalidades típicas dessa doença. Ossos ilíacos arredondados e sem o aspecto normal das asas, enquanto as coberturas acetabulares eram horizontais – tais alterações conferiam a esses ossos o aspecto de "raquete de pingue-pongue". Observe também que o contorno interno da cavidade pélvica tinha formato de "taça de champanhe".

Clinicamente, essa doença progride da cintura escapular para braços, coluna vertebral e pelve. A história natural é de remissões e exacerbações; a morte atribuída à insuficiência respiratória causada por constrição da parede torácica é um desfecho praticamente inevitável. Até hoje, não existe tratamento conhecido para essa doença.

Manifestações radiológicas

As anormalidades dos primeiros quirodáctilos e pododáctilos estão presentes desde o nascimento e precedem à ossificação dos tecidos moles. Alterações radiológicas típicas consistem em agenesia, microdactilia ou hálux valgo congênito, ocasionalmente com fusão das articulações metacarpofalangianas ou metatarsofalangianas (Figuras 33.35 A e 33.36 C). Os primeiros pododáctilos e quirodáctilos curtos podem estar associados à clinodactilia do quinto dedo da mão, assim como à braquidactilia. Nos tecidos moles, podem ser encontradas ossificações extensas com massas ósseas interligando-as nas colunas cervical e torácica, tórax e membros (Figuras 33.35 B e 33.36 A e B). Em alguns casos, as lesões localizadas nas inserções de ligamentos e tendões formam excrescências ósseas semelhantes a exostoses. Anquilose articular é causada mais comumente por ossificação de tecidos moles circundantes, mas também pode haver fusão intra-articular verdadeira (Figuras 33.35 C e 33.36 B). A TC permite localizar com precisão as lesões pré-ósseas. A RM (especialmente imagens contrastadas) pode caracterizar mais claramente as anormalidades dos tecidos moles. As lesões em estágio inicial apresentam sinal hipointenso nas sequências ponderadas T1 e sinal hiperintenso nas imagens ponderadas T2, e há realce homogêneo marcante depois da infusão de gadolínio.

Patologia

A anormalidade histopatológica principal é encontrada no tecido conjuntivo. Em alguns pacientes, especialmente nos estágios iniciais da doença, anormalidades histopatológicas são semelhantes às que ocorrem na fibromatose agressiva. Lesões em estágios mais avançados consistem em osso maduro com estrutura lamelar contendo elementos compactos e esponjosos. Espécimes anatomopatológicos mostram lesões semelhantes às encontradas na miosite ossificante circunscrita, mas não se observa fenômeno zonal de ossificação centrípeta. As primeiras alterações histológicas são edema e exsudato inflamatório seguidos de proliferação mesenquimatosa e formação de massa volumosa de colágeno. Esse colágeno pode aceitar deposição de sais de cálcio. Por fim, a lesão é transformada em massas irregulares de osso lamelar entrelaçado.

Displasias ósseas esclerosantes

As displasias ósseas esclerosantes constituem um grupo de anomalias do desenvolvimento relacionadas com formação e modelagem dos ossos, mais comumente em consequência de erros inatos do metabolismo. Em muitos desses distúrbios, uma falha comum é a impossibilidade de ocorrer reabsorção de cartilagem e/ou osso durante o processo de maturação e remodelamento do esqueleto. Em alguns casos, a anormalidade afeta funções reabsortivas dos osteoclastos, apesar da atividade osteoblástica normal. Esses distúrbios básicos do metabolismo originam-se mais comumente durante processos de ossificação endocondral e intramembranosa. Todas as displasias esclerosantes têm em comum o acúmulo ósseo excessivo, resultando no aspecto radiográfico de hiperdensidade óssea. Norman e Greenspan elaboraram um sistema de classificação desses distúrbios com base na localização da falha (endocondral ou intramembranosa) durante o desenvolvimento e a maturação do esqueleto. Em 1991, Greenspan ampliou e modificou essa classificação. A abordagem usada em tal classificação enfatiza as estruturas afetadas e o mecanismo patogenético dessas displasias.

Osteopetrose

Osteopetrose (também conhecida como *doença de Albers-Schönberg* ou *doença dos ossos marmóreos*) é um distúrbio hereditário causado pela incapacidade de reabsorção e remodelamento dos ossos formados por ossificação endocondral. O resultado é o acúmulo excessivo de esponjosa primária (matriz cartilaginosa calcificada) na parte medular de ossos chatos e ossos tubulares longos e curtos, assim como nas vértebras. Embora a causa dessa doença ainda não esteja definida, deficiência da enzima anidrase carbônica dos osteoclastos foi atribuída à reabsorção óssea anormal por essas células. Além disso, pesquisadores relataram mutações dos genes *SLC4A2* em modelos de camundongos e vitelas. A osteopetrose é classificada de acordo com mecanismo de transmissão hereditária, gravidade, idade de início e manifestações clínicas coexistentes. São descritas duas variantes de osteopetrose. A forma autossômica recessiva infantil "maligna" é diagnosticada por ocasião do nascimento ou nos primeiros anos da infância. Quando não tratada por transplante de medula óssea, geralmente leva a óbito em consequência de anemia grave secundária às quantidades expressivas de cartilagem e osso imaturo comprimindo a cavidade medular. A anomalia genética dessa variante parece envolver mutações com perdas de função dos genes *TCIRG1, CLCN7, OSTM1, SNC10* e *PLEKHM1*, resultando em abundância de osteoclastos, ainda que com função reabsortiva gravemente alterada (borda enrugada de osteoclastos deficientes, daí a incapacidade de reabsorver ossos e cartilagens), assim como mutações dos

Tabela 33.4 Classificação das mucopolissacaridoses.

Designação numérica	Epônimo	Características genéticas e clínicas
MPS I-H	Síndrome de Hurler (gargolismo)	Autossômica recessiva; mutações do gene *IDUA* Opacificação de córnea, retardo mental, micrognatismo, hepatosplenomegalia, cardiomegalia Excreção urinária aumentada de sulfatos de heparano e dermatano Deficiência da enzima α-L-iduronidase
MPS I-S	Síndrome de Scheie	Autossômica recessiva Opacificação de córnea, degeneração da retina, glaucoma, desenvolvimento mental normal, peito de pombo, pescoço curto, clavículas e escápulas proeminentes, rigidez articular, síndrome do túnel do carpo, deformidades das mãos e dos pés, achatamento dos corpos vertebrais, valvopatia aórtica, hérnias inguinais e umbilicais
MPS I-H/S	Síndrome de Hurler-Scheie composta	Retardo mental moderado, estatura baixa, opacificação da córnea, déficit auditivo Excreção urinária dos mesmos produtos da MPS I-H e mesma deficiência enzimática
MPS II	Síndrome de Hunter (variantes branda e grave)	Doença recessiva ligada ao cromossomo sexual (apenas homens) Retardo mental brando, nenhuma opacificação de córnea Excreção urinária dos mesmos produtos da MPS I-H Deficiência de iduronato-sulfatase
MPS III	Síndrome de Sanfilippo (variantes A, B, C e D)	Autossômica recessiva Retardo mental progressivo, hiperatividade motora, aspectos faciais grosseiros, morte na segunda década de vida Excreção urinária aumentada de sulfato de heparano Deficiência de heparano-*N*-sulfatase (A) Deficiência de α-*N*-acetilglicosaminidase (B) Deficiência de acetil-CoA-alfaglicosaminida-acetiltransferase (C) Deficiência de *N*-acetilglicosamina-6-sulfatase (D)
MPS IV	Doença de Morquio-Brailsford (tipo A, clássico; tipo B, anormalidades mais brandas)	Autossômica recessiva Nanismo com tronco curto, postura típica com joelhos travados, lordose lombar e *pectus carinatum* grave; opacidades de córnea; déficit auditivo; hepatosplenomegalia Excreção urinária aumentada do sulfato de queratano Deficiência de *N*-acetilgalactosamina-6-sulfato-sulfatase (A) Deficiência de betagalactosidase (B)
MPS V	Redefinida como MPS I-S	Ver acima (MPS I-S)
MPS VI	Síndrome de Maroteaux-Lamy	Autossômica recessiva Inteligência normal, estatura baixa, cifose lombar; hepatosplenomegalia, contraturas articulares, anomalias cardíacas Excreção urinária aumentada de sulfato de dermatano Deficiência de *N*-acetilgalactosamina-4-sulfatase
MPS VII	Síndrome de Sly	Autossômica recessiva Retardo mental e do crescimento, hidrocefalia, hepatosplenomegalia, hérnias inguinal e umbilical, infecções pulmonares, displasia esquelética, estatura baixa Excreção urinária aumentada de sulfatos de heparano e dermatano Deficiência de β-glicuronidase
MPS VIII	Síndrome de DiFerrante	Provavelmente causada por anomalia genética Estatura baixa Excreção urinária aumentada de sulfatos de queratano e heparano Deficiência de glicosamina-6-sulfato-sulfatase
MPS IX	Síndrome de Natowicz	Massas de tecidos moles em torno das articulações, estatura baixa e inteligência normal Deficiência de hialuronidase

genes *TNFSF11* e *TNFRSF11A*, que diminuem a quantidade de osteoclastos. A forma adulta autossômica dominante "benigna" foi atribuída a uma anomalia localizada no cromossomo 1 p21, que se caracteriza por esclerose óssea e é compatível com sobrevida longa. Alguns estudos descreveram o que pareciam ser outras variantes dessa anomalia do desenvolvimento, ilustrando a heterogeneidade do padrão hereditário da osteopetrose: tipo recessivo intermediário; tipo autossômico recessivo com acidose tubular; e osteopetrose associada ao X com imunodeficiência grave, linfedema e anormalidades ectodérmicas.

Patologia

Exame macroscópico dos ossos geralmente demonstra alargamento na região da metáfise e da diáfise, que desenvolvem deformidade semelhante a um balão de Erlenmeyer. Os ossos afetados são hiperdensos e, ao corte histopatológico, contêm tecidos muito compactados com desorganização total da arquitetura normal. Uma anormalidade histopatológica típica de osteopetrose é a persistência de cartilagem calcificada de esponjosa primária com fechamento da cavidade medular óssea. Essa cartilagem calcificada é delimitada por trabéculas interligadas e distribuída aleatoriamente com ossos entrelaçado e lamelar

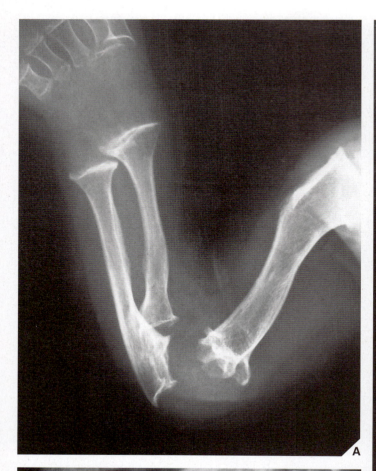
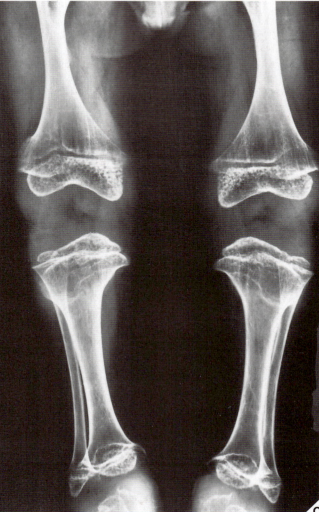
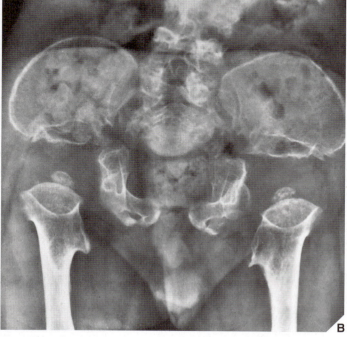

◀ **Figura 33.33 Doença de Morquio-Brailsford.** Exames radiográficos desse menino de 3 anos apresentaram manifestações clássicas dessa doença. **A.** A radiografia do braço direito demonstrou encurtamento e deformidades do úmero, do rádio e da ulna com contornos irregulares das metáfises. **B.** A radiografia anteroposterior da pelve e dos quadris mostrou alargamento das asas dos ilíacos e constrição dos corpos ilíacos. O estreitamento da pelve no nível dos acetábulos, que estavam distorcidos, produzia aspecto típico em "taça de vinho". Observe que havia fragmentação dos centros de ossificação das cabeças dos fêmures e alargamento dos colos femorais com subluxação das articulações dos quadris e deformidade em coxa valga. **C.** As pernas tinham deformidades nas epífises dos fêmures e tíbias, além de encurtamento desses ossos. (*Continua*)

Capítulo 33 Escoliose e Anomalias com Lesões Esqueléticas Generalizadas **1401**

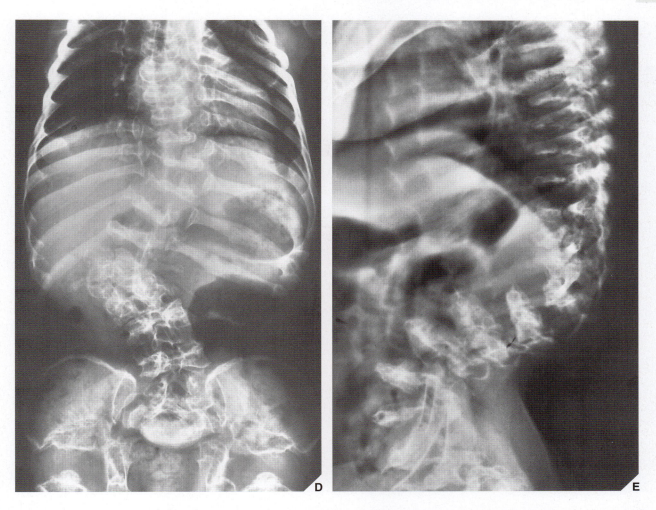

Figura 33.33 **Doença de Morquio-Brailsford.** (*Continuação*) **D.** A radiografia anteroposterior da coluna vertebral demonstrou cifoscoliose acentuada. As vértebras estavam grosseiramente deformadas e achatadas (platispondilia), e as costelas eram largas, embora com extremidades vertebrais estreitas, conferindo-lhes aspecto de "remo de canoa". Observe que havia osteoporose grave. **E.** Radiografia de perfil da coluna vertebral demonstrou hiperlordose do segmento lombar e cifose da junção toracolombar. Observe o formato dos corpos vertebrais com contorno irregular típico dos platôs vertebrais e projeções centrais em forma de língua ou bico no segmento lombar.

em proporções e espessura variáveis, frequentemente com linhas de cimentação proeminentes. Na maioria das formas de osteopetrose, os osteoclastos estão presentes em quantidades aumentadas. Apesar disso, eles ficam soltos nos espaços intertrabeculares e não reabsorvem osso. Na verdade, os exames de microscopia eletrônica demonstraram que os osteoclastos são malformados – não têm bordas emaranhadas e, embora as células estejam localizadas perto do osso, elas não parecem funcionalmente ativas.

Manifestações radiológicas

A marca radiográfica típica de osteopetrose, assim como de todas as displasias ósseas esclerosantes, é a hiperdensidade óssea (Figura 33.37). O exame radiográfico também demonstra que não há diferenciação entre córtex e cavidade medular e, em alguns casos, tem aspecto de "osso dentro de osso" (Figuras 33.38 e 33.39). Os ossos tubulares longos e curtos apresentam deformidades em forma de clava e alargamento de suas extremidades em consequência de falhas de remodelamento (Figuras 33.40 e 33.41). Na coluna vertebral, a mesma falha causa aspecto típico de sanduíche nos corpos vertebrais (Figuras 33.42 e 33.43; ver também Figura 33.39 A). A osteopetrose pode ocorrer com padrão cíclico, ou seja, com intervalos de crescimento normal. Isso forma faixas alternadas de ossos normal e anormal com padrão anelar, que é especialmente bem demonstrado nas metáfises de ossos longos e ossos chatos, inclusive na pelve e na escápula (Figura 33.44).

Complicações

Fraturas são complicações comuns de osteopetrose e são causadas por ossos frágeis (Figuras 33.45 a 33.48). O osso em expansão pode estreitar forames neurais e causar cegueira, surdez e paralisia facial. Essas crianças também estão mais sujeitas a ter hipocalcemia, convulsões tetânicas e hiperparatireoidismo secundário. Supressão da medula óssea causa pancitopenia e anemia. Osteopetrose com acidose tubular renal pode ser compatível com sobrevida longa, mas alguns pacientes – especialmente os que são diagnosticados nos dois primeiros anos de vida – desenvolvem acidose, déficit de crescimento, retardo mental progressivo e calcificações cerebrais.

Picnodisostose

Picnodisostose (doença de Maroteaux-Lamy) é um distúrbio hereditário autossômico recessivo causado por mutações do gene da

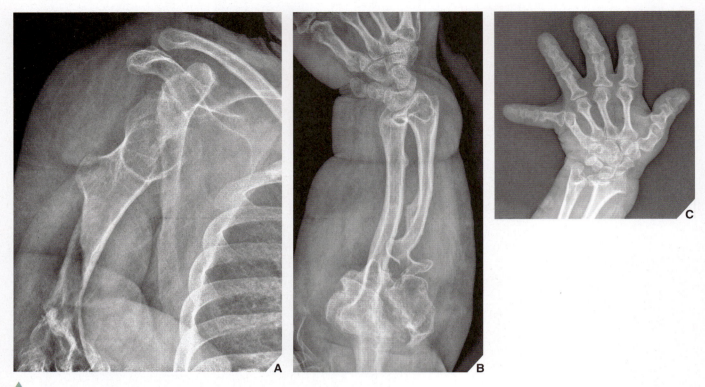

▲ **Figura 33.34 Doença de Morquio-Brailsford. A.** Radiografia anteroposterior do ombro e úmero direitos de uma mulher de 54 anos demonstrou deformidade da articulação do ombro e encurtamento do úmero. **B.** A radiografia anteroposterior do antebraço direito mostrou encurtamento semelhante dos ossos e deformidade da articulação do cotovelo, com aumento excessivo das partes moles. **C.** Radiografia dorsopalmar da mão direita evidenciou alterações displásicas dos ossos tubulares curtos e deformidades dos segmentos distais do rádio e da ulna.

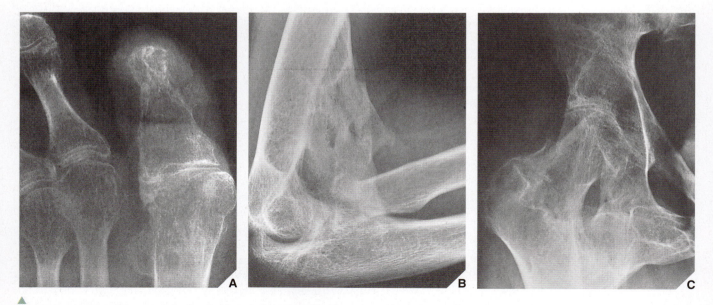

▲ **Figura 33.35 Fibrodisplasia ossificante progressiva.** Homem de 28 anos com o diagnóstico de fibrodisplasia ossificante progressiva desde a idade de 3 anos. **A.** Microdactilia do primeiro pododáctilo é uma anormalidade frequente dessa doença. **B.** Radiografia de perfil do cotovelo demonstrou ossificação extensa dos tecidos moles, que interligava o úmero distal ao rádio e à ulna. **C.** Ossificação maciça em torno do quadril acompanhava a anquilose dessa articulação.

Capítulo 33   Escoliose e Anomalias com Lesões Esqueléticas Generalizadas

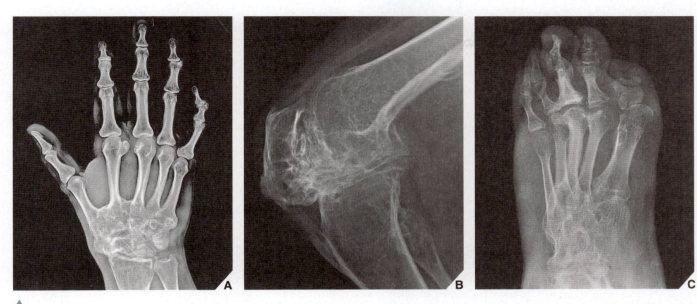

▲
Figura 33.36 Fibrodisplasia ossificante progressiva. A. Radiografia dorsopalmar da mão esquerda dessa mulher de 41 anos demonstrou ossificações e pontes ósseas entre os ossos do carpo. **B.** Radiografia de perfil do joelho mostrou ossificações extensas de partes moles com fechamento e anquilose dos espaços articulares. Observe a ossificação do tendão do quadríceps e do ligamento patelar. **C.** Radiografia anteroposterior do pé direito evidenciou ossificações e anquilose do terceiro pododáctilo. Observe a deformidade do primeiro pododáctilo, um sinal típico dessa doença.

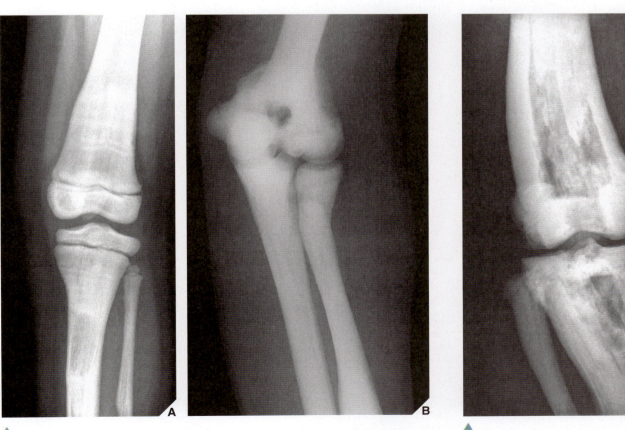

▲
Figura 33.37 Osteopetrose. A. Radiografia anteroposterior do joelho dessa menina de 6 anos e (**B**) outra anteroposterior do cotovelo de um homem de 24 anos demonstraram aspecto clássico das estruturas ósseas dessa displasia: os ossos eram homogeneamente densos e não havia contorno nítido do endocórtex.

▲
Figura 33.38 Osteopetrose. Radiografia anteroposterior do joelho direito desse homem de 28 anos demonstrou aspecto de "osso dentro de osso" no fêmur distal e tíbia proximal.

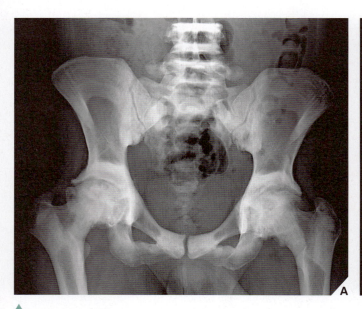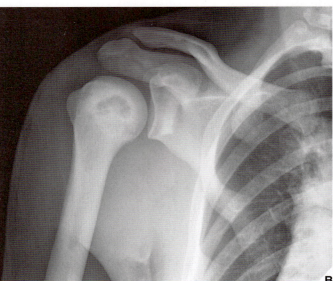

Figura 33.39 Osteopetrose. A. Radiografia anteroposterior da pelve desse homem de 28 anos demonstrou esclerose dos ossos ilíaco, ísquio e púbis, acetábulos e fêmures proximais. Observe o aspecto de sanduíche das vértebras L4 e L5 e "osso dentro de osso" nos ossos ilíacos. **B.** Radiografia anteroposterior do ombro direito mostrou esclerose do úmero, escápula e clavícula e aspecto de "osso dentro de osso" na cabeça do úmero.

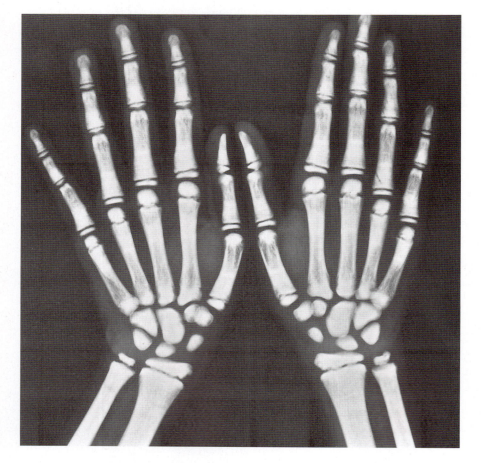

Figura 33.40 Osteopetrose. Radiografia dorsopalmar das mãos desse menino de 7 anos mostra ossos escleróticos densos, que não apresentavam diferenciação entre córtex e cavidade medular – uma anormalidade típica desse distúrbio. Metacarpos pareciam claviformes em razão da falha de remodelamento ósseo.

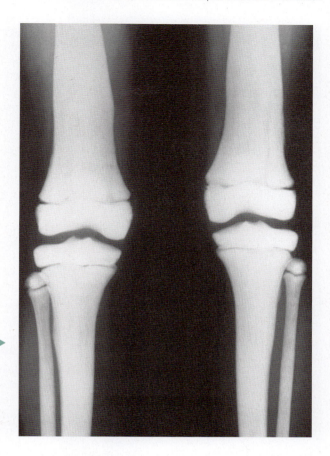

Figura 33.41 Osteopetrose. Radiografia anteroposterior das pernas dessa menina de 10 anos demonstrou aumento homogêneo de densidade óssea nas epífises, metáfises e diáfises com inexistência de contraste entre a cortical e a medular dos ossos. O padrão trabecular estava totalmente apagado por acúmulo de osso imaturo. Observe a deformidade de abaulamento dos fêmures distais e das tíbias proximais em consequência da falha de remodelamento.

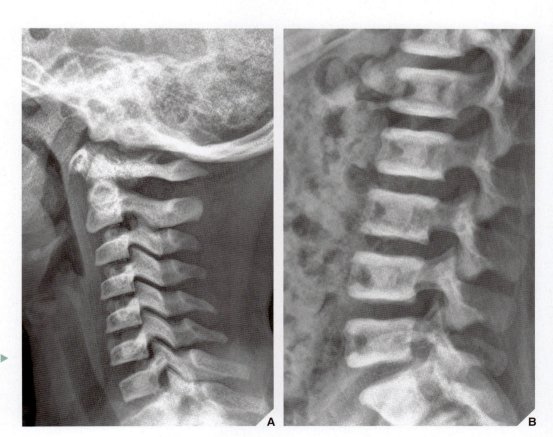

Figura 33.42 Osteopetrose. Radiografias de perfil das colunas cervical (**A**) e lombar (**B**) dessa menina de 6 anos demonstraram corpos vertebrais com aspecto típico de "sanduíche".

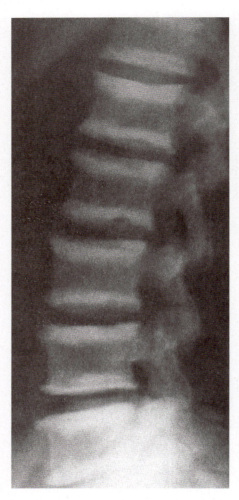

Figura 33.43 Osteopetrose. Radiografia de perfil da coluna toracolombar de um menino de 14 anos demonstrou aspecto típico de "sanduíche" ou "camisa de rúgbi". Observe o aumento difuso da densidade óssea.

catepsina K (*CTSK*) localizado no cromossomo 1q21, que resultam em substituição de arginina da posição 122 por glutamina (R122Q) em uma catepsina K de cistinoprotease lisossômica, cuja expressão é a redução da função reabsortiva óssea dos osteoclastos. Manifestações esqueléticas dessa displasia resultam de falhas de reabsorção da esponjosa primária. Pacientes com essa doença, exemplificados pelo pintor francês Toulouse-Lautrec, têm estatura desproporcionalmente baixa, que se torna evidente no início da infância. Contudo, ao contrário dos pacientes com osteopetrose, os indivíduos com picnodisostose geralmente são assintomáticos; em alguns casos, a fratura patológica pode levar ao diagnóstico da doença.

Manifestações radiológicas

Radiograficamente, os pacientes com picnodisostose têm hiperdensidade óssea comum a todas as displasias ósseas esclerosantes. Além disso, no crânio também há formação de bossas frontal e occipital, persistência das fontanelas anterior e posterior, ossos wormianos e ângulo obtuso no ramo da mandíbula (Figura 33.49). Outras anormalidades são falta de pneumatização e hipoplasia dos seios paranasais. Osteólise/erosões das extremidades distais da clavícula é uma alteração comum. Também pode haver anormalidades vertebrais: falhas de segmentação resultando em vértebras em bloco são observadas em alguns casos, especialmente nas regiões cervical superior e lombossacra. O aspecto que diferencia picnodisostose de osteopetrose é a reabsorção dos tufos terminais das falanges distais dos dedos das mãos e dos pés (Figura 33.50). Esta última anormalidade – conhecida como *acrosteólise* – pode ser encontrada em várias outras doenças (ver Tabela 14.3). Entretanto, alguns autores argumentaram que ela resulta, na verdade, de agenesia/aplasia parcial das falanges terminais, que estimularia acrosteólise verdadeira.

Patologia

Embora sejam histologicamente semelhantes, a picnodisostose e a osteopetrose têm algumas diferenças nos exames microscópico e ultraestrutural. Dentre essas diferenças, a mais significativa é a evidência de hematopoese nessa primeira doença, porque o canal medular – embora tenha diâmetro estreitado – ainda se encontra aberto. As atividades osteoblástica e osteoclástica podem estar reduzidas. O exame de microscopia eletrônica do osso com picnodisostose demonstra vacúolos citoplasmáticos grandes preenchidos com fibrilas de colágeno ósseo nos osteoclastos. Tal anormalidade sugere decomposição intracelular ou extracelular anormal de colágeno ósseo, talvez em consequência de alguma anormalidade da matriz óssea ou função dos osteoclastos.

Enostose, osteopoiquilose e osteopatia estriada

Quando a ossificação endocondral ocorre normalmente, mas as trabéculas ósseas maduras coalescem e não podem ser reabsorvidas e remodeladas, as anomalias do desenvolvimento resultantes são conhecidas como *enostose* (*ilha óssea*), *osteopoiquilose* ou *osteopatia estriada*. O padrão exato de transmissão hereditária de cada uma dessas doenças não é conhecido, mas todas as três provavelmente são transmitidas como traços autossômicos dominantes.

A mais comum e branda dessas três doenças é a *enostose*, que é assintomática; contudo, é importante diferenciá-la de osteoma osteoide (ver Figuras 16.26 e 17.16 B) e metástase óssea osteoblástica. Qualquer osso do esqueleto pode ser afetado. Nos exames radiológicos, a lesão aparece como foco esclerótico e homogeneamente denso de osso compacto dentro de osso esponjoso. O foco pode ser ovoide, redondo ou oblongo e, em geral, está orientado no eixo longitudinal do osso paralelo ao córtex. Na maioria dos casos, as ilhas ósseas medem entre 1 mm e 2 cm em seu maior diâmetro, embora tenham sido observadas ilhas ósseas "gigantes" (mais de 2 cm), geralmente com as mesmas características de seus correspondentes menores nos exames radiológicos. Um aspecto altamente característico dessa lesão é o padrão descrito como *radiação espinhosa* ou *pseudópodos*: trabéculas ósseas maduras e espessadas irradiam através da lesão e se alinham com os eixos das trabéculas normais circundantes, com as quais se misturam em padrão de plumas ou escova (Figuras 33.51 a 33.54). A maioria das ilhas ósseas representa episódios completos de remodelamento ósseo e, desse modo, não é metabolicamente ativa. Em geral, as ilhas não crescem ou demonstram atividade à cintilografia óssea, embora algumas possam mostrar hipercaptação do radiofármaco. De acordo com estudos realizados por Greenspan *et al.*, esse fenômeno pode estar relacionado com atividade osteoblástica e grau mais acentuado de remodelamento ósseo de algumas ilhas ósseas.

Osteopoiquilose (osteopatia condensante disseminada, ou doença do "osso manchado") também é um distúrbio assintomático, que se caracteriza por várias ilhas ósseas dispostas simetricamente e agrupadas nas proximidades das extremidades articulares do osso (Figura 33.55). Essa doença é transmitida como traço autossômico dominante e parece resultar de mutações da linhagem germinativa

Capítulo 33 Escoliose e Anomalias com Lesões Esqueléticas Generalizadas 1407

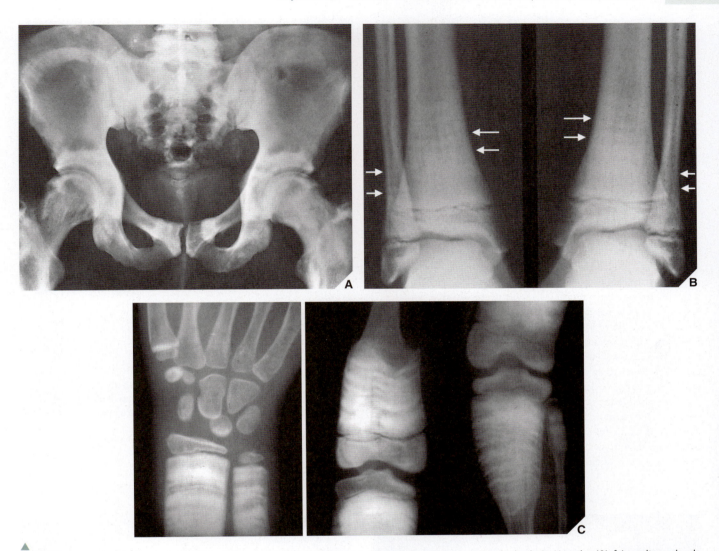

Figura 33.44 Osteopetrose. O exame radiográfico dessa menina de 12 anos demonstrou o padrão cíclico da displasia. Na pelve (**A**), faixas alternadas de osso normal (radiotransparente) e anormal (esclerótico) estavam dispostas em padrão anelar nas asas dos ossos ilíacos. Nas pernas (**B**), faixas radiotransparentes e escleróticas alternadas estavam evidentes nas diáfises distais e metáfises das tíbias e dos fêmures (*setas*). Em outro paciente (**C**), um menino de 3 anos, faixas escleróticas e radiotransparentes alternadas estavam localizadas no rádio e na ulna distais e ao redor da articulação do joelho.

heterozigótica com perda de função do gene *LEMD3* (também conhecido como *MAN1*), que codifica uma proteína da membrana nuclear interna. Em alguns casos, a osteopoiquilose está associada à doença dermatológica hereditária conhecida como dermatofibrose lenticular disseminada (síndrome de Buschke-Ollendorff), que se caracteriza pela presença de nevos elásticos de tecido conjuntivo na pele e fibromas papulosos no dorso, nos braços e nas coxas. Essa associação sugere que a osteopoiquilose seja uma manifestação de uma doença metabólica do tecido conjuntivo, que se evidencia por falha de remodelamento das trabéculas ósseas maduras. Os exames radiológicos demonstram condensações focais de osso lamelar compacto na esponjosa, que têm aspectos radiográficos típicos. Esses focos aparecem como radiopacidades dispersas simetricamente, cujo aspecto nas extremidades articulares dos ossos longos e ossos curtos do carpo e do tarso é patognomônico. As lesões também podem estar localizadas em outras áreas das articulações; por exemplo, em torno do acetábulo e da glenoide; embora raro, a coluna vertebral e as costelas também podem ser afetadas. Em geral, as lesões podem apresentar uma dentre três configurações: (a) redondas-lenticulares,

ovais ou nodulares; (b) lineares-estriadas ou oblongas; e (c) uma mistura dos dois tipos. Entretanto, as últimas duas configurações citadas não constituem uma única doença, mas a coexistência de osteopoiquilose com osteopatia estriada. Embora as radiografias geralmente sejam suficientes para estabelecer o diagnóstico de osteopoiquilose, casos duvidosos podem necessitar de cintilografia óssea, que confirma o diagnóstico. Nos casos de osteopoiquilose, a cintilografia óssea mostra relativa normalidade, ao contrário da doença metastática, que sempre demonstra hipercaptação do radiotraçador. A TC raramente é necessária, mas demonstra a distribuição das lesões em cortes transversais (Figuras 33.56 e 33.57).

Histologicamente, enostoses e lesões de osteopoiquilose caracterizam-se por focos de osso compacto dispersos na esponjosa com linhas cimentadas proeminentes e, ocasionalmente, sistemas haversianos de canais nutrientes. Clinicamente, a osteopoiquilose deve ser diferenciada de doenças mais graves como mastocitose e esclerose tuberosa, além de lesões metastáticas osteoblásticas.

Osteopatia estriada, também um distúrbio autossômico dominante, é a doença menos comum desse grupo e forma lesões assintomáticas marcadas por estrias lineares finas ou grosseiras, principalmente em ossos longos e áreas de crescimento rápido, inclusive joelhos (Figuras 33.58, 33.59 A e 33.60 A), ombros e punhos (Figura 33.60 B), embora outras áreas também possam ser afetadas (Figura 33.60 A e C). A cintilografia óssea sempre mostra normalidade. Os pacientes com a forma pura dessa doença não têm anormalidades associadas no exame físico ou alterações típicas dos exames laboratoriais. Vários autores sugeriram relação entre esse distúrbio e osteopoiquilose; alguns acreditam que, na verdade, ele seja uma variante de osteopoiquilose. Pesquisadores descreveram uma associação entre osteopatia estriada e esclerose craniana (síndrome de Horan-Beighton), assim como displasia óssea hereditária dominante ligada ao X causada por mutações do gene *WTX* (também conhecido como *FAM123B* e *AMER1*) desse cromossomo (proximal Xq11), que codifica um inibidor da sinalização WNT. Os pacientes podem ser assintomáticos, mas na maioria dos casos apresentam dismorfismo facial típico, déficits sensoriais, anomalias dos órgãos internos e retardo de crescimento e do desenvolvimento mental. Espessamento dos ossos cranianos responsável pela *fácies* típica e estrias lineares das metáfises dos ossos longos e pelve são características principais dessa displasia. Um estudo de pequeno porte com indivíduos portadores de hipoplasia dérmica focal (síndrome de Goltz-Gorlin) detectou incidência alta de osteopatia estriada coexistente – uma associação que pode ser mais que coincidência. Além disso, também foram descritas anormalidades cutâneas (pecilodermia com hipoplasia focal da derme); papilomas de mucosa; anormalidades oculares, renais e dentárias; e várias deformidades ósseas, inclusive sindactilia, oligodactilia, polidactilia e hipoplasia dos ossos craniofaciais. O padrão hereditário dessa doença é dominante ligado ao X ou esporádico.

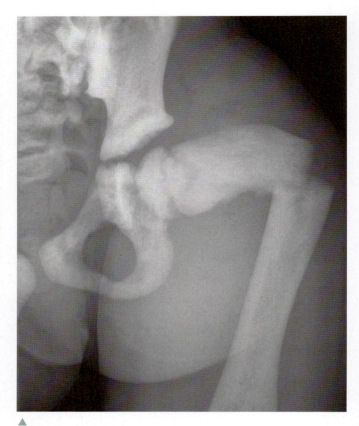

Figura 33.46 Osteopetrose. Radiografia anteroposterior do quadril esquerdo desse menino de 10 anos demonstrou alterações escleróticas na pelve e fêmur proximal associadas a uma fratura patológica.

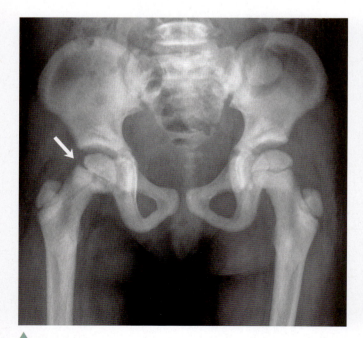

Figura 33.45 Osteopetrose. Radiografia anteroposterior da pelve dessa menina de 6 anos demonstrou esclerose difusa dos ossos radiografados. Havia fratura de Salter-Harris tipo II no fêmur proximal direito (*seta*).

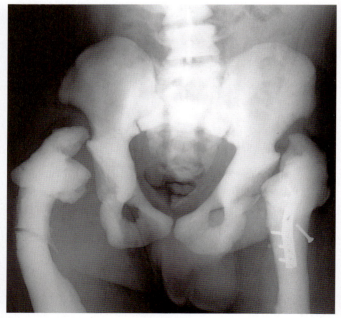

Figura 33.47 Osteopetrose. Radiografia anteroposterior da pelve desse homem de 33 anos demonstrou várias fraturas nos segmentos proximais dos fêmures. Observe luxação de quadril bilateral.

Capítulo 33 Escoliose e Anomalias com Lesões Esqueléticas Generalizadas 1409

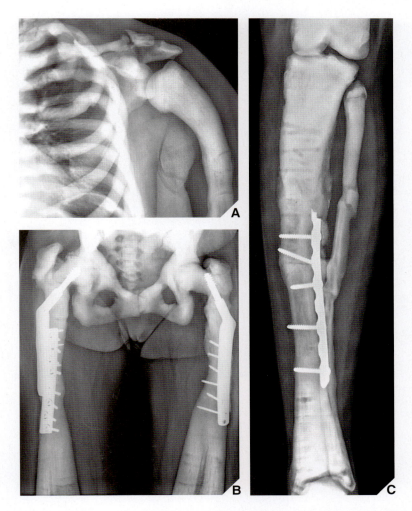

Figura 33.48 Osteopetrose. A. Radiografia anteroposterior do ombro esquerdo desse homem de 54 anos com diagnóstico de osteopetrose desde os primeiros anos da infância demonstrou várias fraturas em costelas, clavícula e úmero proximal. Também havia fraturas dos fêmures proximais (B) e tíbia e fíbula esquerdas (C).

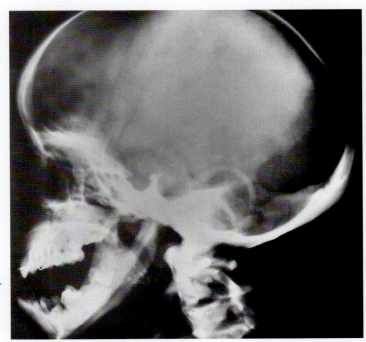

Figura 33.49 Picnodisostose. Essa radiografia lateral do crânio e ossos da face desse menino de 8 anos demonstrou persistência das fontanelas anterior e posterior e ângulo obtuso (fetal) da mandíbula - duas anormalidades comuns nessa doença. (Cortesia do Dr. W. E. Berdon, Nova York.)

1410 Parte 7 Anomalias Congênitas e do Desenvolvimento

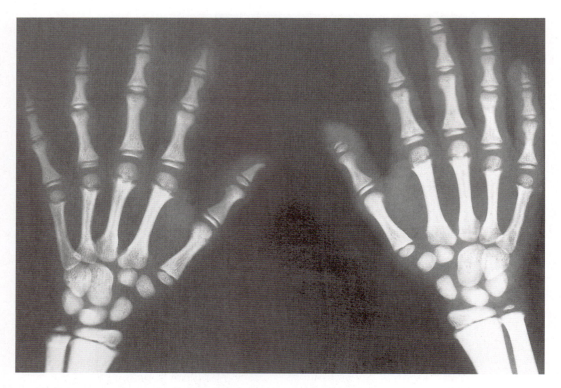

Figura 33.50 Picnodisostose. Radiografia dorsopalmar das mãos desse menino de 9 anos demonstrou reabsorção dos tufos das falanges distais (acrosteólise) – um sinal que ajuda a diferenciar picnodisostose de osteopetrose. (Cortesia do Dr. J. Dorst, Baltimore.)

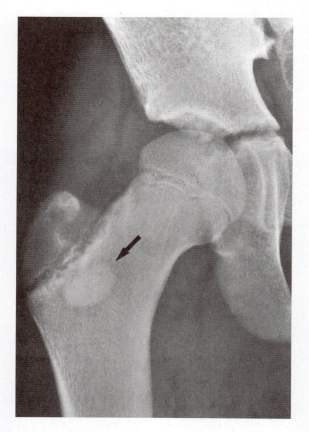

Figura 33.51 Enostose. Radiografia anteroposterior do quadril direito desse menino de 10 anos, que foi examinado após uma queda, demonstrou um achado incidental – uma ilha óssea grande no colo do fêmur (*seta*), que era absolutamente assintomática.

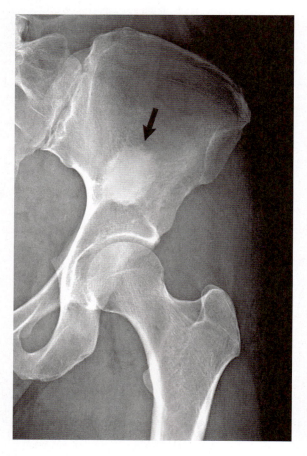

Figura 33.52 Enostose. Radiografia anteroposterior da pelve dessa mulher de 37 anos demonstrou ilha óssea gigante no ilíaco com borda irregular típica (*seta*).

Capítulo 33   Escoliose e Anomalias com Lesões Esqueléticas Generalizadas   **1411**

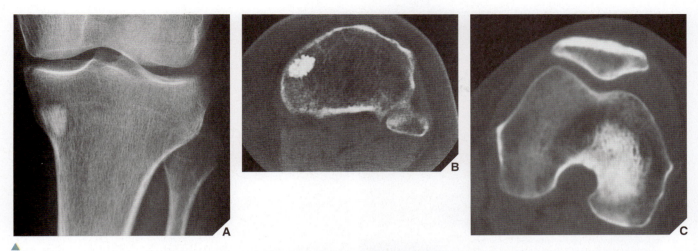

Figura 33.53 Imagens de TC de enostose. A. Radiografia anteroposterior do joelho e uma imagem de TC no nível da tíbia proximal (**B**) demonstraram ilha óssea, que apresentava borda escovada típica. **C.** Em outro paciente, a imagem de TC no nível do joelho evidenciou ilha óssea gigante no côndilo femoral medial.

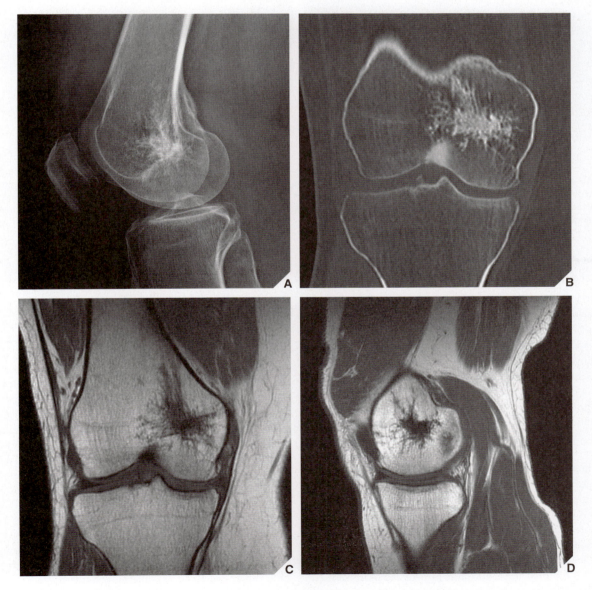

Figura 33.54 Imagens de TC e RM de enostose. Radiografia de perfil do joelho (**A**), imagem de TC reformatada no plano coronal (**B**) e imagens coronal (**C**) e sagital (**D**) de RM ponderadas em T1 demonstraram uma ilha de osso gigante no côndilo femoral medial, que continha pseudópodos típicos.

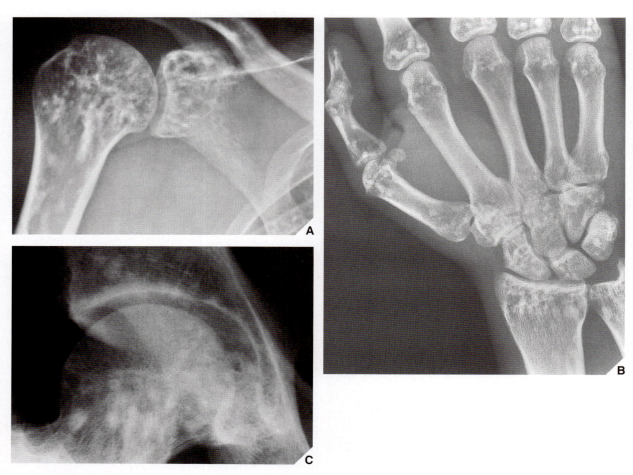

Figura 33.55 Osteopoiquilose. A. Radiografia anteroposterior do ombro direito desse homem de 34 anos com queixa de dor após um acidente automobilístico não demonstrou fratura ou luxação. Contudo, havia vários focos escleróticos representativos de lesões de osteopoiquilose, que estavam dispersos nas proximidades das extremidades articulares da escápula e do úmero. A cintilografia óssea subsequente mostrou acometimento extenso do esqueleto, principalmente mãos, punhos (**B**) e quadris (**C**).

Displasia diafisária progressiva (doença de Camurati-Engelmann)

Falha de reabsorção e remodelamento ósseos nas áreas de ossificação intramembranosa (inclusive córtex de ossos tubulares, calvária, mandíbula ou segmento intermediário da clavícula) é a anormalidade observada frequentemente em pacientes com displasia diafisária progressiva, também conhecida como *osteopatia hiperosteótica* e *doença de Camurati-Engelmann*. Em geral, essa doença evidencia-se na primeira década de vida e é mais comum no sexo masculino. Como a enostose, a osteopoiquilose e a osteopatia estriada, a doença de Camurati-Engelmann é um distúrbio autossômico dominante com variabilidade de expressão considerável. São descritos casos familiares e esporádicos. Alguns estudos sugeriram que essa doença resulte de mutações domínio-específicas (*R218 H*) do gene do fator beta-1 transformador do crescimento (*TGFB1*), com *locus* no cromossomo 19q13.1. A maioria dessas mutações é do tipo *missense* e envolve o éxon 4, resultando em substituições de um único aminoácido da proteína codificada. Clinicamente, a doença caracteriza-se por retardo mental, hipotrofia muscular, contraturas articulares, dor e fraqueza nos membros e marcha bamboleante. O nível urinário de hidroxiprolina é normal, indicando que o *turnover* ósseo também seja normal; além disso, a bioquímica do sangue e elementos sanguíneos medulares e periféricos também são normais, embora os níveis de proteína C reativa (PCR) possam estar elevados em alguns casos. A doença é autolimitada e geralmente regride até a idade de 30 anos.

Em razão de sua tendência marcante de formar lesões simétricas nos membros com característica preservação das epífises e metáfises (áreas de ossificação endocondral), a displasia diafisária progressiva é reconhecida radiograficamente por espessamento fusiforme simétrico dos córtices das diáfises de ossos longos, principalmente dos membros inferiores, embora membros superiores também possam ser afetados (Figura 33.61). O espessamento cortical, que representa acreções endosteais e periosteais, progride ao longo do eixo longitudinal do osso em direções proximal e distal. O contorno externo do osso geralmente é liso. Em alguns casos, o crânio apresenta hiperosteose do calvário, e também foram descritos alguns pacientes com bossas frontais e crescimento da mandíbula. Em alguns casos descritos por Neuhauser, havia alterações escleróticas na base do crânio. Esta última anormalidade é interessante, porque tais alterações da base craniana são típicas de falha da ossificação endocondral. Essa descoberta levou à especulação de que talvez existam dois tipos de displasia diafisária progressiva – a primeira evidenciada pela forma pura de falha da ossificação intramembranosa e a segunda com forma mista acrescida de componente endocondral.

No diagnóstico diferencial, devem-se incluir osteomielite crônica, hiperosteose cortical infantil, paquidermoperiostose, osteoartropatia hipertrófica, intoxicação por vitamina D, fluorose e doença vascular periférica.

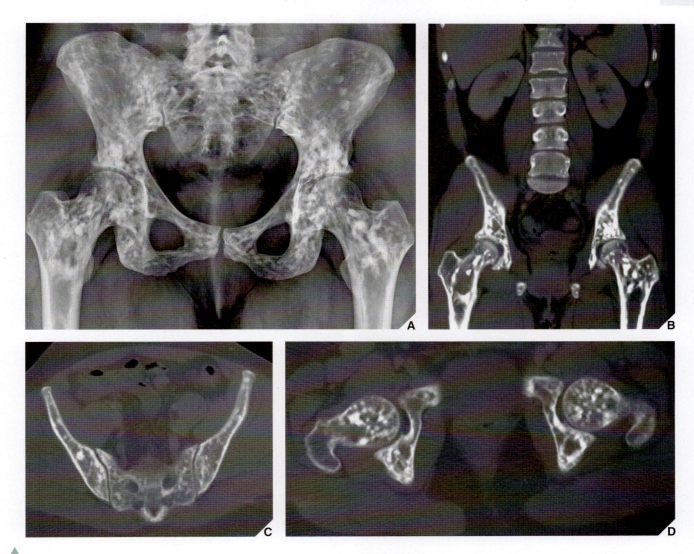

Figura 33.56 Imagens de TC de osteopoiquilose. A. Radiografia anteroposterior da pelve dessa mulher de 38 anos demonstrou incontáveis lesões escleróticas nos ossos da pelve e fêmures proximais. **B.** Imagem de TC reformatada no plano coronal mostrou acometimento de ossos ilíacos, fêmures e vários corpos vertebrais. Cortes axiais de TC obtidos no plano da pelve (**C**) e articulações dos quadris (**D**) evidenciaram a distribuição das lesões em corte transversal.

Esclerose diafisária múltipla hereditária (doença de Ribbing)

Descrita por Ribbing em 1949 e depois por Paul em 1953, essa doença familiar semelhante à displasia diafisária progressiva geralmente é assintomática e forma lesões assimétricas geralmente limitadas apenas aos ossos longos, especialmente tíbia e fêmur. Geralmente se acredita que esse distúrbio seja igual à doença de Camurati-Engelmann (Figura 33.62), embora alguns autores tenham sugerido padrão hereditário autossômico recessivo. A doença de Ribbing começa depois da puberdade e é mais comum em mulheres. Estudos sequenciados demonstraram que as lesões podem progredir lentamente ao longo dos anos e, por fim, entrar em estágio inativo. As radiografias demonstram esclerose focal causada principalmente por neoformação óssea endosteal e periosteal. Partes medulares dos ossos apresentam graus variados de constrição. Essas anormalidades podem ser confirmadas por TC. Estudos de pequeno porte utilizando RM demonstraram espessamento cortical e edema de medula óssea com edema mínimo de tecidos moles adjacentes. A cintilografia óssea demonstra hipercaptação de difosfato de metileno marcado com ^{99m}Tc nas áreas com anormalidades radiográficas, embora marcadores de formação óssea (p. ex., fosfatase alcalina e osteocalcina) e reabsorção óssea (p. ex., N-telopeptídeo, pirridinolina e desoxipirridinolina) estejam normais. Alterações histopatológicas são inespecíficas. Há espessamento cortical reativo com formação variável de osso entrelaçado e fibrose. Um estudo detectou quantidades aumentadas de osteócitos por unidade de superfície, em comparação com o osso normal, além de aumentos focais de desbaste osteoblástico arredondado. Os sistemas haversianos eram normais ou tinham tamanho acentuadamente reduzido. Ao contrário das evidências histológicas de reabsorção óssea progressiva em atividade e neoformação óssea por aposição na doença de Camurati-Engelmann, a doença de Ribbing tem indícios apenas de neoformação óssea. Embora geralmente sejam inespecíficas, alterações histopatológicas podem ajudar a excluir outros diagnósticos (p. ex., infecção).

Além de infecção (osteomielite), o diagnóstico diferencial da doença de Ribbing deve incluir doença de Chester-Erdheim, hiperosteose endosteal, osteosclerose intramedular, osteosclerose medular monomélica e alguns distúrbios metabólicos com hiperdensidade óssea associada.

1414 Parte 7 Anomalias Congênitas e do Desenvolvimento

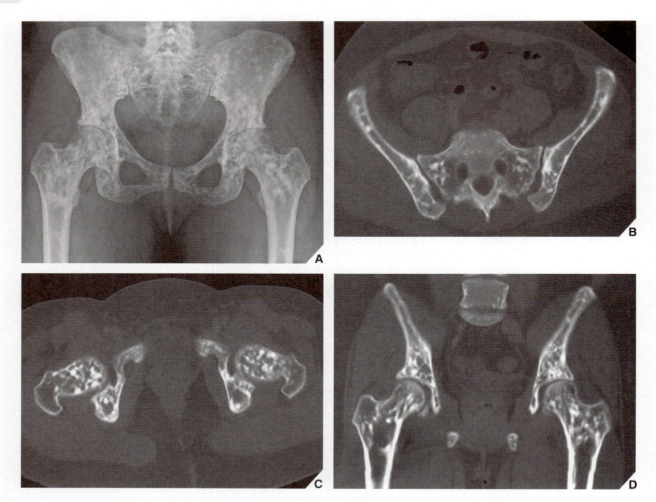

▲ **Figura 33.57 Imagens de TC de osteopoiquilose.** Radiografia anteroposterior da pelve (**A**), imagem axial de TC da pelve (**B**), imagem axial de TC dos quadris (**C**) e imagem de TC reformatada no plano coronal do quadril (**D**) dessa mulher de 48 anos demonstraram aspecto clássico dessa displasia esclerosante.

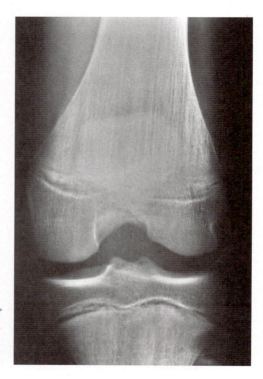

Figura 33.58 Osteopatia estriada. Radiografia anteroposterior do joelho direito dessa menina de 14 anos, com história de traumatismo, demonstrou como achado incidental estrias lineares finas na diáfise e metáfise do fêmur distal e tíbia proximal; contudo, as epífises estavam preservadas.

Capítulo 33 Escoliose e Anomalias com Lesões Esqueléticas Generalizadas 1415

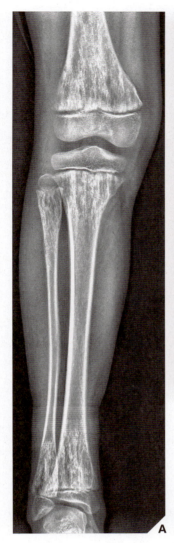
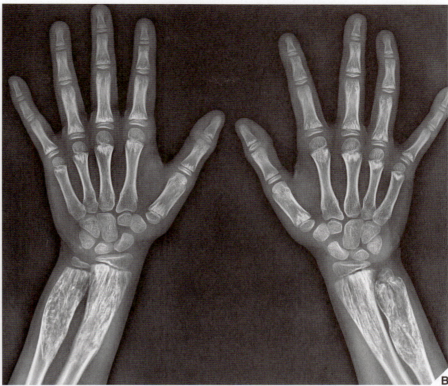

◀ **Figura 33.59 Osteopatia estriada. A.** Radiografia anteroposterior da perna e do joelho direitos dessa menina de 6 anos demonstrou estrias densas na metáfise do fêmur distal e segmentos proximais e distais da tíbia e da fíbula. **B.** Radiografia dorsopalmar das mãos mostrou estrias semelhantes nas metáfises distais do rádio e da ulna.

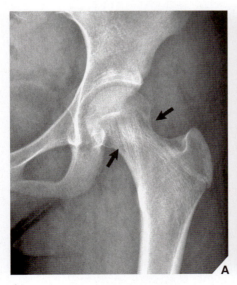
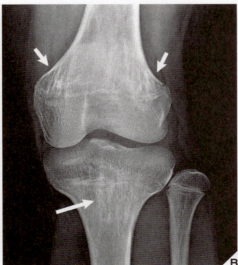
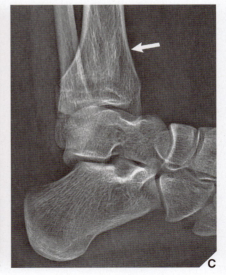

▲ **Figura 33.60 Osteopatia estriada.** Radiografias AP do quadril (**A**), anteroposterior do joelho (**B**) e perfil do tornozelo (**C**) dessa jovem de 15 anos demonstraram estrias grosseiras nas metáfises dos ossos afetados (*setas*).

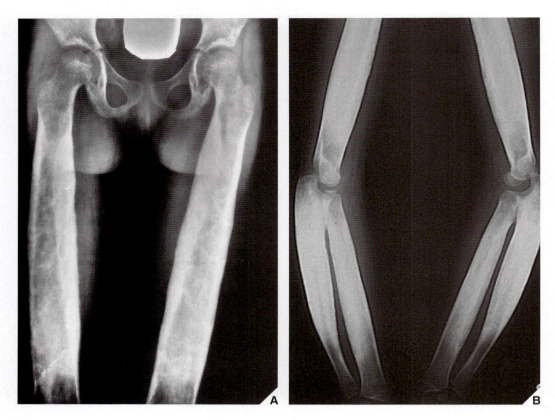

Figura 33.61 Doença de Camurati-Engelmann. A. Radiografia anteroposterior dos quadris e fêmures proximais desse menino de 8 anos demonstrou espessamento fusiforme simétrico dos córtices. Observe que apenas as áreas de ossificação intramembranosa estavam afetadas, enquanto as áreas de ossificação endocondral estavam preservadas. **B.** Radiografia anteroposterior dos membros superiores de outro paciente mostrou alterações semelhantes com esclerose fusiforme simétrica difusa dos ossos longos e preservação das epífises. (**A**, Cortesia do Dr. W. E. Berdon, Nova York.)

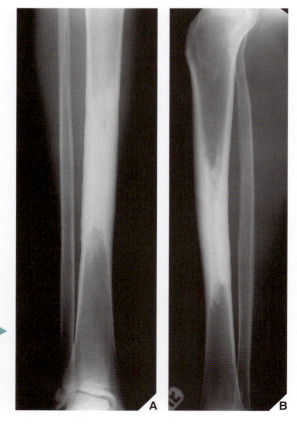

Figura 33.62 Doença de Ribbing. Radiografias nas incidências anteroposterior (**A**) e perfil (**B**) da perna direita desse homem assintomático de 32 anos demonstraram aspectos de esclerose diafisária múltipla hereditária. Observe que havia espessamento circunferencial ligeiramente irregular do córtex do terço médio da tíbia e esclerose endosteal associada.

Hiperosteose endosteal (hiperosteose cortical generalizada)

Com base no mecanismo de transmissão hereditária, essa displasia rara pode ser classificada em dois grupos abrangendo quatro tipos. *Doença de van Buchem* e *doença de Truswell-Hansen* (também conhecida como *esclerosteose*) são formas autossômicas recessivas de hiperosteose endosteal, enquanto *doença de Worth* e *doença de Nakamura* são formas autossômicas dominantes. Na verdade, alguns autores sugeriram que as formas autossômica dominante e autossômica recessiva da hiperosteose endosteal sejam classificadas separadamente. As manifestações radiológicas principais dessas doenças raras são espessamentos endosteais simétricos generalizados (osteosclerose) do córtex diafisário dos ossos longos associados a espessamento de ossos do crânio e da face (inclusive mandíbula) e todas as áreas de ossificação intramembranosa. O espessamento do córtex diafisário não está associado a aumento evidente do diâmetro dos ossos afetados, como se observa nos casos de displasia diafisária progressiva; pelo contrário, o espessamento cortical provoca estreitamento do canal medular. Lesão da mandíbula é um aspecto comum, embora mal descrito nesse grupo de doenças muito diferentes. A biopsia óssea não ajuda a diferenciar tais displasias porque, com exceção de espessamento endosteal, as alterações patológicas são inespecíficas. Contudo, considerando o fato de que a formação da cavidade medular é resultante da reabsorção endosteal por osteoclastos, a atividade reduzida dessas células pode ser responsável pelo espessamento do osso endosteal.

A doença de van Buchem é causada por deleção não codificadora, que remove um elemento regulador *SOST*-específico dos ossos. No osso, o gene *SOST* é expresso predominantemente por osteócitos e a glicoproteína esclerostina suprime a formação óssea por inibição da via de sinalização Wnt canônica. A esclerosteose é causada por mutações com perda de função do gene *SOST*, que codifica uma esclerostina secretada. Balemans *et al.* localizaram o *locus* dessa doença no cromossomo 17q12-q21 – mesma região geral do *locus* responsável pela doença de van Buchem.

A doença de van Buchem e a doença de Worth causam anormalidades semelhantes nos exames radiológicos, gerando confusão entre elas, até que Beals descobriu os mecanismos de transmissão hereditária diferentes entre essas duas condições. Assim como no primeiro caso descrito por van Buchem (irmão e irmã gêmeos), as duas doenças causam hiperosteose endosteal simétrica difusa do córtex diafisário de ossos tubulares longos e curtos (Figura 33.63 A) e mandíbula, além de esclerose do crânio, cinturas escapular e pélvica e gradil torácico. Contudo, dois aspectos associados à doença de van Buchem ajudam a diferenciá-la da doença de Worth: lesões mais graves na mandíbula, que pode aumentar expressivamente de tamanho (Figura 33.63 B), e pequenas excrescências periosteais originadas dos ossos longos afetados. Também foram descritas manifestações clínicas que ajudam a diferenciar as duas displasias. Em contraste com a doença de Worth, a doença de van Buchem caracteriza-se por déficits progressivos dos nervos cranianos (especialmente nervo facial) e níveis altos de fosfatase alcalina.

Nakamura *et al.* descreveram uma família japonesa com três casos de uma forma autossômica dominante de hiperosteose endosteal (hoje conhecida como *doença de Nakamura*), que eram diferentes da doença de Worth. Aparentemente, o elemento que diferenciava esses três casos e a doença de Worth eram manifestações incomuns de esclerose dos ossos mandibulares: a maxila e a mandíbula estavam aumentadas, mas as anormalidades escleróticas tinham aspecto mosqueado e os ramos mandibulares estavam preservados. Havia esclerose endosteal no neurocrânio e desintegração da díploe.

Esclerosteose é uma doença autossômica recessiva rara que mostra homozigose para a mesma anomalia genética associada à doença de van Buchem. A maioria dos pacientes tinha origem na comunidade africâner da África do Sul. Nos primeiros anos da infância, os pacientes com essa doença apresentaram sinais de crescimento exagerado e esclerose do esqueleto, principalmente crânio. A doença é progressiva e as complicações são atribuídas ao acometimento de nervos cranianos. A altura e o peso geralmente estão acima do normal, mas os homens adultos raramente têm estatura alta. O crescimento

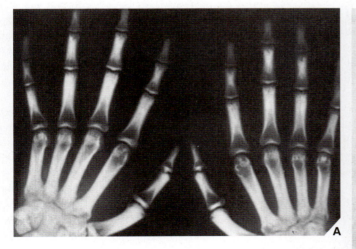
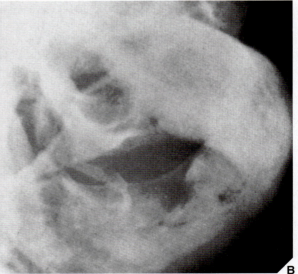

▲
Figura 33.63 Doença de van Buchem. A. Radiografia dorsopalmar das mãos demonstrou espessamento endosteal dos córtices de ossos tubulares curtos com fechamento quase completo do canal medular. Observe que as extremidades articulares dos ossos – áreas de ossificação endocondral – não estavam afetadas. **B.** A radiografia oblíqua da mandíbula mostrou alterações escleróticas associadas ao crescimento expressivo do osso. (Cortesia do Prof. P. Beighton, University of Cape Town, Rondebosch, República da África do Sul.)

exagerado do crânio e a hipertrofia da mandíbula e das regiões frontais são responsáveis pela hipoplasia mediofacial relativa e distorção facial. Sindactilia dos dedos indicador e médio é uma anormalidade comum. Esclerosteose é uma doença potencialmente fatal, e mortes ocorrem comumente nos primeiros anos da vida adulta em consequência de hipertensão intracraniana. Anormalidades radiológicas que ajudam a diferenciar a esclerosteose são aumentos extremos de tamanho e densidade das estruturas ósseas afetadas (principalmente crânio e ossos tubulares) e deformidades dispersas em todo o esqueleto, que refletem falhas de remodelamento ósseo. Alargamento grosseiro e alterações escleróticas são demonstrados frequentemente no crânio, que parece denso e espesso com o apagamento do espaço diploide. O corpo da mandíbula pode crescer exageradamente nos adultos e causar prognatismo. Nas clavículas, nas costelas e nos ossos da cintura pélvica, pode-se observar crescimento generalizado com espessamento cortical e hiperdensidade óssea. Anormalidades vertebrais estão restritas aos elementos posteriores, principalmente pedículos e lâminas das vértebras lombossacras. Os córtices dos ossos tubulares longos e curtos apresentam esclerose e hiperosteose com espessamentos periosteal e endosteal acentuados e evidências de anormalidades da remodelamento (Figura 33.64). Estudos neurogenéticos e fisiopatológicos de pacientes com esclerosteose, inclusive com análise histomorfométrica dos tecidos cranianos depois de marcação *in vivo* com tetraciclina, demonstraram que trabéculas densas e espessadas estavam associadas aos osteoblastos de aspecto ativo, volume ósseo total aumentado e ampliação da extensão linear de formação óssea e taxa de aposição. A reabsorção óssea osteoclástica parecia estar reduzida. Desse modo, as anormalidades observadas nos casos de esclerosteose parecem ser atribuíveis à hiperatividade osteoblástica e hipoatividade osteoclástica, resultando em falha de reabsorção óssea.

Disosteosclerose

Descrita primeiramente por Spranger *et al.* em 1974, essa displasia esclerosante é causada por mutações do gene *SLC29A33*, que codifica um transportador de nucleosídio. A doença é transmitida como traço autossômico recessivo, mas também existem relatos de genealogia associada ao cromossomo X. A disosteosclerose caracteriza-se por estatura baixa e fragilidade óssea. Os membros são curtos em comparação com o tronco, a mandíbula é pequena e a fronte e as regiões parietais são volumosas. A expansão das metáfises de ossos longos pode resultar em deformidade semelhante a um balão de Erlenmeyer (Figura 33.65 A). A proliferação óssea reduz a amplitude dos forames ópticos, e a compressão desses nervos causa cegueira. Em geral, alterações displásicas predominam nas áreas de formação de osso endocondral. Como ocorre na osteopetrose, os exames radiológicos demonstram esclerose generalizada do esqueleto, anormalidades do remodelamento das diáfises e metáfises de ossos longos e espessamento da base do crânio. Além disso, observa-se esclerose das mastoides e dos seios paranasais com estreitamento dos canais ópticos (Figura 33.65 B). Nos casos típicos, os pacientes têm platispondilia (achatamento das vértebras), hipoplasia da pelve e espessamento dos ossos cranianos. O exame microscópico de espécimes obtidos por biopsia das metáfises demonstra espículas mal reabsorvidas de cartilagem calcificadas cobertas irregularmente por borda fina de osteoide imaturo, ambos com aspecto profusamente mineralizado (explicando o aspecto radiológico de osteosclerose). Em algumas áreas, a matriz mostra-se desorganizada sugerindo osso esponjoso. Por outro lado, as cartilagens têm aspecto normal. As alterações metafisárias são

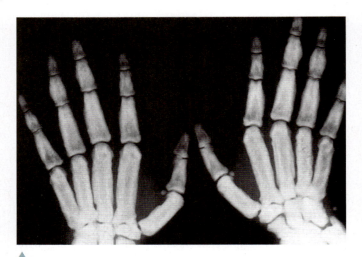

Figura 33.64 Esclerosteose. Radiografia dorsopalmar das mãos demonstrou hiperosteose periosteal e endosteal e falhas de remodelamento ósseo. (Cortesia do Prof. P. Beighton, University of Cape Town, Rondesboch, República da África do Sul.)

muito semelhantes às que ocorrem na osteopetrose e sugerem falha de formação óssea endocondral atribuível à reabsorção osteoclástica reduzida, que depois causa anormalidades na formação dos ossos. Em um estudo sobre heterogeneidade histológica das displasias ósseas hiperosteóticas, pesquisadores observaram semelhança entre histopatologia metafisária da disosteosclerose e intoxicação por chumbo, o que sugeriu que a causa básica dessa displasia fosse deficiência de uma enzima sensível ao chumbo. Contudo, lesões localizadas nos ossos membranosos do crânio de pacientes com disosteosclerose, que, ao exame histopatológico, parecem imaturos e esponjosos, em vez de compactos e lamelares, sugere outra anormalidade da ossificação intramembranosa como mecanismo patogenético dessa displasia óssea esclerosante.

Doença de Pyle

Também conhecida como *síndrome de Pyle-Cohn* e *displasia metafisária familiar*, essa doença autossômica recessiva causada por mutação do gene *SFRP4* (*secreted frizzled related protein 4*, em inglês) localizado no cromossomo 7 p14 faz parte do grupo das displasias esclerosantes mistas com predileção por formação óssea endocondral (predominante) e intramembranosa. Em 1931, Edwin Pyle (cirurgião ortopedista de Waterbury, Connecticut) publicou pela primeira vez um caso dessa doença em um menino de 5 anos, que tinha *geno valgo*, limitação discreta de extensão das articulações do cotovelo e alargamento palpável das clavículas – indícios sugestivos de remodelamento anormal das metáfises de ossos tubulares. Essa displasia caracteriza-se por adelgaçamento cortical; alargamento das metáfises de ossos longos resultando em deformidade semelhante a um balão de Erlenmeyer (Figura 33.66); expansão das extremidades mediais das clavículas e dos ossos púbico e ísquio; e esclerose da base do crânio. Os seios paranasais e mastoides podem ser subdesenvolvidos. Na coluna vertebral, observa-se platispondilia em alguns casos. Além dessas áreas típicas de formação óssea endocondral, os ossos do crânio (formação óssea intramembranosa) também são afetados. A manifestação clínica principal dessa doença é *geno valgo* suave detectável na infância. Má oclusão dentária e prognatismo suave também podem ser demonstrados. Essa displasia óssea esclerosante é benigna, a saúde em geral é preservada e a expectativa de vida é normal.

Capítulo 33 Escoliose e Anomalias com Lesões Esqueléticas Generalizadas **1419**

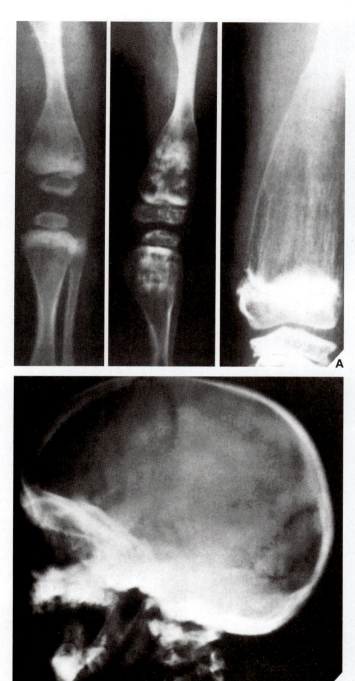

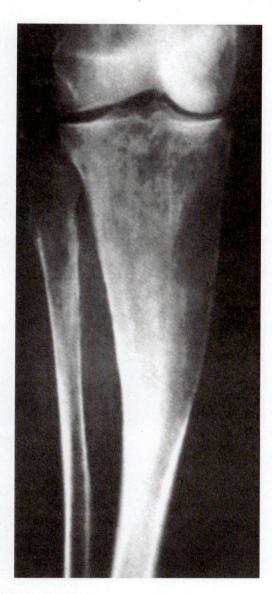

Figura 33.65 Disosteosclerose. A. Radiografias anteroposteriores dos membros inferiores de um paciente portador de disosteosclerose, com 20 meses (*à esquerda*), 5 anos (*ao centro*) e 15 anos (*à direita*) de idade. Observe a progressão do alargamento metafisário, que adquiriu configuração semelhante a um balão de erlenmeyer com 15 anos de idade. **B.** Radiografia de perfil do crânio mostrou esclerose da base, fechamento dos seios frontais e mastoides e espessamento da calota craniana. (Cortesia do Prof. P. Beighton, University of Cape Town, Rondesbosch, República da África do Sul.)

Displasia craniometafisária

Essa displasia esclerosante mista, que afeta predominantemente a ossificação endocondral e também é conhecida como *osteocondroplasia* ou displasia craniometafisária *tipo Jackson*, é um distúrbio genético autossômico dominante causado por mutação do gene *ANKH*

Figura 33.66 Doença de Pyle. Radiografia anteroposterior proximal da perna direita demonstrou expansão marcante da metáfise e diáfise proximal da tíbia, que resultou em deformidade semelhante a um balão de Erlenmeyer. Observe adelgaçamento dos córtices da tíbia e fíbula proximais. (Cortesia do Prof. P. Beighton, University of Cape Town, Rondesbosch, República da África do Sul.)

localizado no cromossomo 5 p15.2-p14.1. Alguns casos podem ter padrão hereditário autossômico recessivo e, nesses pacientes, o *locus* potencialmente afetado está no cromossomo 6q21-q22. A doença caracteriza-se por alargamento metafisário muito semelhante ao da doença de Pyle; mandíbula proeminente; hiperosteose difusa progressiva dos ossos craniofaciais, resultando no espaçamento amplo dos olhos; ponte nasal larga; e aspecto facial "leonino" (*leontíase óssea*). O espessamento progressivo dos ossos craniofaciais avança por toda a vida, resultando em estreitamento do forame magno. Exames radiológicos demonstram espessamento cortical e focos de radiotransparência nos ossos longos; alargamento e ampliação das metáfises (deformidade do balão de Erlenmeyer); e crescimento exagerado dos ossos do crânio, face e mandíbula (Figura 33.67). A compressão óssea dos nervos cranianos pode causar paralisia facial, surdez e cegueira.

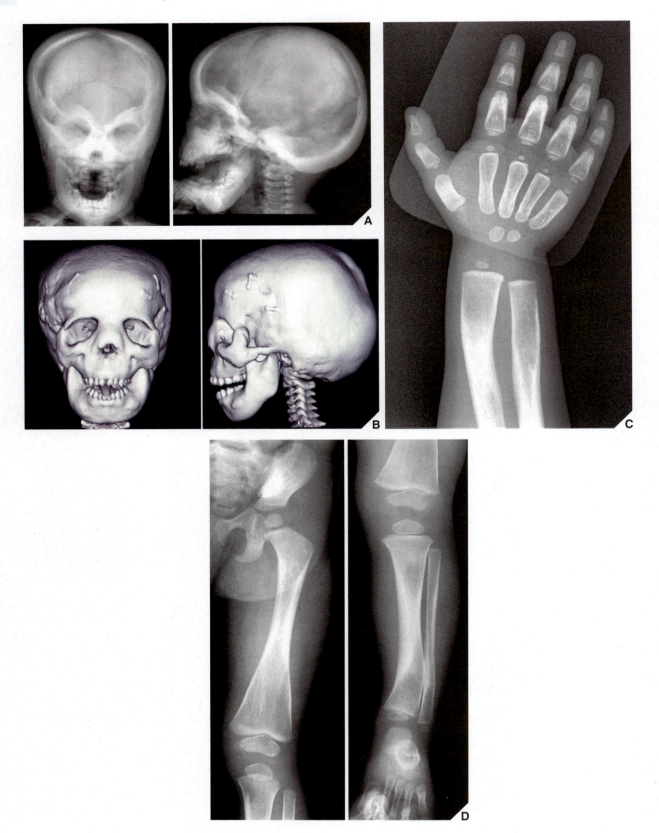

Figura 33.67 Displasia craniometafisária. Radiografias nas incidências anteroposterior (**A**) e perfil (**B**) do crânio e imagens de TC reconstruídas em 3D dessa menina de 2 anos demonstraram alterações hipertróficas dos ossos faciais e cranianos, conferindo aspecto facial leonino. Observe hipertrofia da mandíbula e crescimento excessivo dos arcos zigomáticos. Radiografias da mão (**C**) e membro inferior (**D**) mostraram espessamento cortical, radiotransparência justarticular dos ossos e alargamento das metáfises com deformidade em balão de Erlenmeyer no fêmur distal.

Melorreostose

Doença rara de causa desconhecida, a melorreostose (doença de Leri) não tem indícios de transmissão hereditária e faz parte de um grupo de distúrbios ósseos conhecidos como *displasias esclerosantes mistas*, que combinam características de falha de ossificação endocondral e intramembranosa. Alguns autores sugeriram que a doença de Leri é causada por mutação com perda de função do gene LEMD3. Esse gene, também conhecido como MAN1, codifica uma proteína integrante da membrana nuclear interna. Happle relacionou a melorreostose a um evento mutacional precoce com perda do alelo tipo "selvagem" correspondente do *locus* genético da osteopoiquilose. Contudo, recentemente, alguns pesquisadores concluíram que a mutação do gene LEMD3 não causa melorreostose isolada. Anormalidades laboratoriais incluem fator 2 específico dos osteoblastos (osf-2), fibronectina, TGF-beta e FGF-23. Como ocorre nos casos de osteopoiquilose, a melorreostose também pode estar associada em alguns casos à síndrome de Buschke-Ollendorff.

Manifestações clínicas

A queixa inicial é dor agravada por atividade física. Limitação da mobilidade e rigidez das articulações são comuns em razão de contraturas, fibrose dos tecidos moles e formação de osso periarticular em partes moles. A doença pode ser monostótica (*forma frustra*), quando acomete apenas um osso; monomélica, quando afeta um membro; ou poliostótica, quando há lesões esqueléticas generalizadas. Os ossos longos são afetados mais comumente, mas outras áreas acometidas são pelve e ossos tubulares curtos das mãos e dos pés. Costelas e ossos cranianos raramente são envolvidos. Recentemente, os autores descreveram casos de melorreostose das vértebras torácicas complicadas por destruição das facetas articulares.

Manifestações radiológicas

A radiografia convencional é suficiente para estabelecer o diagnóstico. A lesão caracteriza-se por hiperosteose ondulada semelhante a cera derretida escorrendo pelos lados de uma vela – aspecto que deu nome a essa doença (*melos*, do grego [membro] + *rhein* do grego [escorrer]); ademais, apenas um lado do osso geralmente é afetado (Figuras 33.68 a 33.70). Além desse padrão típico, outras anormalidades foram descritas, inclusive lesão semelhante a um osteoma (Figura 33.74), semelhante a osteopatia estriada e tipo misto. As radiografias convencionais mais bem demonstram outras anormalidades articulares. Lesões de partes moles não são raras, e massas ossificadas são encontradas frequentemente em torno das articulações dos quadris e joelhos (Figura 33.72). A TC demonstra lesões da cortical e cavidade medular e demarcação nítida entre ossos normal e anormal (Figura 33.73 A). A RM mostra sinal hipointenso localizado nas áreas afetadas em todas as sequências de pulso (Figuras 33.73 B e C e 33.74). Essa técnica também ajuda a avaliar lesões localizadas em partes moles. Em um estudo publicado por Judkiewicz et al., as massas de tecidos moles apresentam sinal heterogêneo em todas as sequências de pulso de RM, com ausência de sinal nas áreas correspondentes à mineralização demonstrada nas radiografias convencionais. A maioria das massas de tecidos moles tinha bordas mal definidas, estava localizada em contato direto ou nas proximidades das áreas de hiperosteose óssea e mostrava realce depois da infusão de Gd-DTPA (ácido dietilenotriaminopentacético de gadolínio). A cintilografia óssea sempre mostra hipercaptação do radiofármaco (Figura 33.75) e, assim, pode demonstrar outros focos de lesão esquelética (ver Figura 33.16). Fatores responsáveis pelo aumento de captação incluem ampliação da massa cortical, atividade osteoblástica e hiperemia local. O exame microscópico de espécimes obtidos de pacientes com melorreostose demonstra formação periosteal hiperosteótica inespecífica com trabéculas espessadas e alterações fibróticas nos espaços medulares. O osso parece primitivo e consiste principalmente em sistemas haversianos primários, principalmente na superfície periosteal, que estão praticamente fechados em razão da deposição de lamelas escleróticas, espessadas e relativamente irregulares. Alguns autores descreveram ilhas de cartilagem nas lesões periarticulares com evidência de ossificação endocondral e intramembranosa dentro do tecido fibrocelular e atividade osteoblástica ao longo das bordas dos ósteons. Em geral, elementos de tecidos moles consistem em tecidos fibrovasculares e fibroadiposos com quantidades variáveis de focos dispersos de metaplasia condroide e óssea. Estudos bioquímicos demonstraram níveis séricos normais de cálcio, fósforo e fosfatase alcalina.

O diagnóstico diferencial deve incluir osteoma, osteossarcoma parosteal e miosite ossificante, entre outras possibilidades.

Tratamento

A melorreostose é uma doença crônica, algumas vezes debilitante. O tratamento conservador com infusão de bifosfonatos (pamidronato) foi experimentado em alguns casos, mas os resultados foram variados. O tratamento cirúrgico consiste em cirurgias de liberação de partes moles, inclusive alongamento de tendões, excisão de tecidos osteofibrosos, fasciotomia e capsulotomia. Outros procedimentos cirúrgicos são osteotomias corretivas, excisão de osso hiperosteótico e até mesmo amputação de membros gravemente afetados e dolorosos em razão de isquemia vascular. Recidivas são frequentes.

Displasia craniodiafisária

A displasia craniodiafisária é uma doença autossômica recessiva rara que se caracteriza por hiperosteose e esclerose, com acometimento principalmente do crânio, da coluna vertebral e das costelas. A doença é progressiva e causa distorção facial evidente nos primeiros anos da infância, e alguns pacientes podem ter cegueira e surdez secundárias à compressão do segundo e do oitavo nervos cranianos. Embora a pelve possa estar alongada, não há esclerose. Anormalidades histopatológicas associadas a essa displasia óssea esclerosante sugerem falha da ossificação endocondral e intramembranosa. Além disso, ao contrário da displasia craniometafisária, a displasia craniodiafisária mostra *turnover* acelerado do osso lamelar e hiperatividade osteoclástica. O osso lamelar é mais maduro que normalmente se observa nos primeiros anos da infância e tem aspecto muito brilhante quando é examinado sob luz polarizada com sistemas haversianos complexos bem desenvolvidos.

Hiperosteose generalizada com estrias ósseas

Essa displasia tem aspectos característicos de alargamento dos ossos longos, espessamento cortical e estrias grosseiras no osso esponjoso. A doença foi descrita primeiramente por Fairbank em 1951 em um homem de 28 anos com estrias grosseiras no esqueleto apendicular e axial, hiperosteose nos ossos tubulares e esclerose dos ossos do crânio. Com variação ampla de idade por ocasião da apresentação inicial (o paciente mais jovem relatado tinha 6 anos; o mais velho, 80), a doença afeta predominantemente o sexo masculino. Em alguns dos casos publicados, os autores sugeriram causa hereditária, enquanto outros casos eram esporádicos. As anormalidades

1422 Parte 7 Anomalias Congênitas e do Desenvolvimento

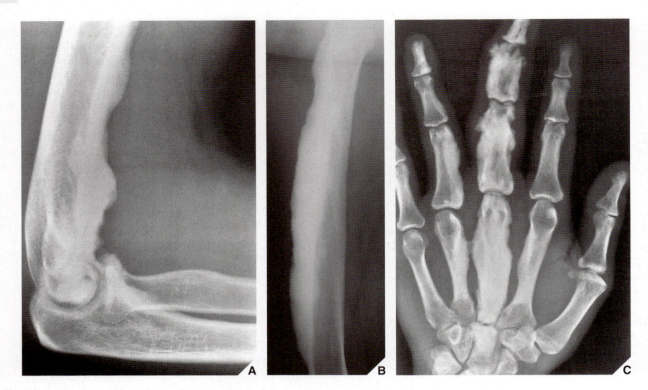

▲
Figura 33.68 Melorreostose. Homem de 28 anos referia dor no cotovelo direito e apresentava aumento volumétrico do dedo médio da mão direita. **A.** Radiografia de perfil do cotovelo demonstrou hiperosteose flutuante no córtex anterior do úmero distal – alteração típica de melorreostose. Observe a interligação da articulação pela lesão e a lesão no processo coronoide da ulna. **B.** A radiografia do fêmur direito mostrou lesão apenas na superfície anterolateral do osso. **C.** Radiografia dorsopalmar da mão direita evidenciou hipertrofia acentuada do dedo médio. Os córtices (áreas de ossificação intramembranosa) foram acometidos, assim como as extremidades articulares dos ossos (áreas de ossificação endocondral). Essas alterações são típicas das displasias esclerosantes mistas.

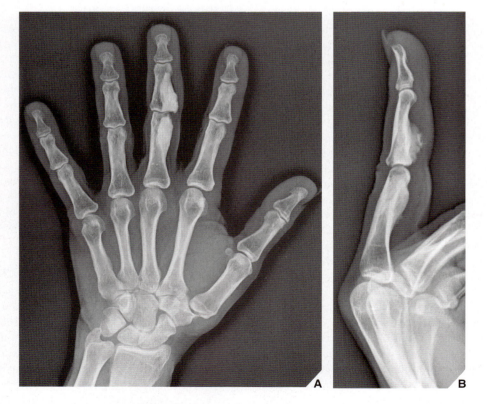

▲
Figura 33.69 Melorreostose. Radiografia dorsopalmar da mão direita (**A**) e outra de perfil do dedo médio (**B**) de uma mulher de 60 anos demonstraram hiperosteose flutuante nas superfícies radial e palmar das falanges média e proximal.

Capítulo 33 Escoliose e Anomalias com Lesões Esqueléticas Generalizadas   **1423**

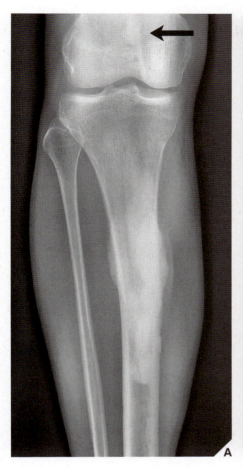
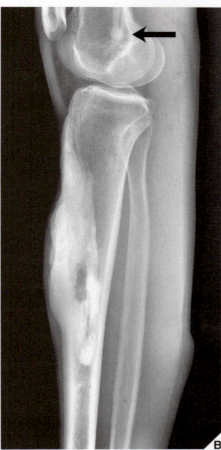

◀ **Figura 33.70 Melorreostose.** Radiografias nas incidências anteroposterior (**A**) e perfil (**B**) da perna direita de uma mulher de 31 anos demonstraram alterações escleróticas envolvendo predominantemente superfície anterior da tíbia. Observe o foco medular de melorreostose no fêmur distal (*setas*).

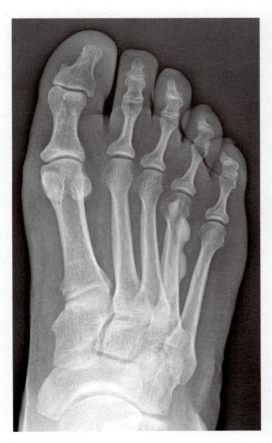

◀ **Figura 33.71 Melorreostose.** Radiografia anteroposterior do pé esquerdo dessa mulher de 65 anos demonstrou lesão "semelhante a um osteoma" no quarto metatarso.

1424 **Parte 7** Anomalias Congênitas e do Desenvolvimento

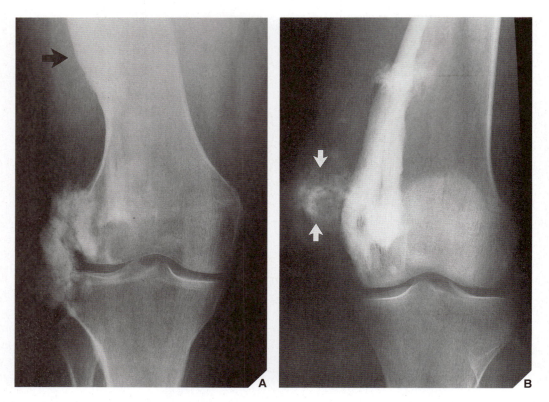

Figura 33.72 Melorreostose. A. Radiografia anteroposterior do joelho direito dessa mulher de 46 anos demonstrou ossificação de partes moles da superfície lateral da articulação do joelho. O córtex do fêmur também foi acometido (*seta*). **B.** Radiografia do joelho esquerdo dessa mulher de 25 anos mostrou lesão do córtex femoral medial, que se estendia aos tecidos moles adjacentes (*setas*).

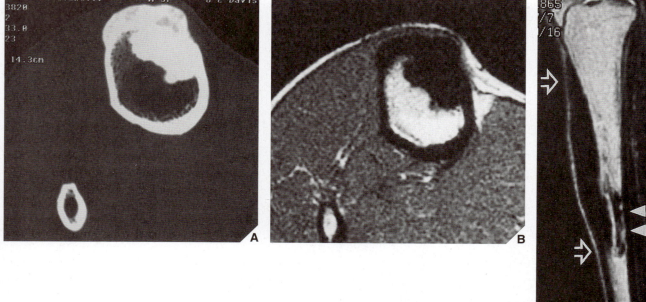
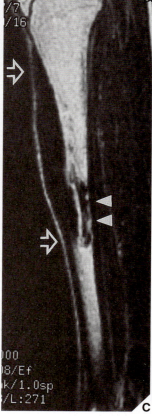

Figura 33.73 Imagens de TC e RM de melorreostose. A. Imagem de TC no nível do segmento médio da tíbia dessa mulher de 30 anos demonstrou lesão do córtex anterior e segmento anteromedial da cavidade medular. **B.** Imagem axial de RM ponderada em T1 (*spin echo* [SE]; tempo de repetição [TR] 800 ms/tempo de eco [TE] 16 ms) mostrou que a lesão tinha sinal hipointenso, ou seja, de mesma intensidade que a do osso cortical. A medula óssea normal mostrava sinal hiperintenso semelhante ao da gordura subcutânea. **C.** Imagem sagital de RM ponderada em T2 (*fast spin echo*; TR 3.000 ms/TE 108 ms Ef) evidenciou lesão com sinal hipointenso (*setas abertas*). As *pontas de seta* indicam lesão medular.

Capítulo 33 Escoliose e Anomalias com Lesões Esqueléticas Generalizadas **1425**

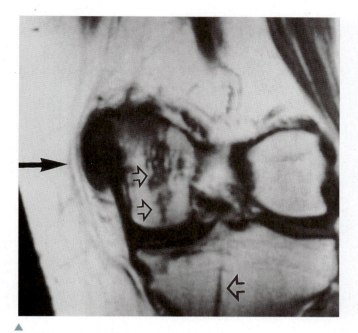

Figura 33.74 Imagem de RM de melorreostose. Imagem coronal de RM ponderada em T1 (*spin echo* [SE]; TR 800 ms/TE 20 ms) do joelho desse homem de 20 anos demonstrou sinal hipointenso na massa ossificada fixada ao côndilo femoral (*seta*), assim como focos medulares de melorreostose (*setas abertas*).

típicas dos exames radiológicos dessa displasia óssea esclerosante incluem alargamento e espessamento cortical dos ossos tubulares longos, estrias grosseiras nos ossos esponjosos (inclusive epífises e corpos vertebrais) e espessamento da base do crânio e esclerose da calota craniana. Ao exame microscópico, observam-se hiperosteose cortical, espessamento periosteal e proliferação capilar sem indícios de proliferação celular de osteoblastos ou osteoclastos.

Outras displasias esclerosantes mistas

Seis tipos gerais de síndrome sobreposta (caracterizada por coexistência de duas ou mais displasias osteoscleróticas) podem ser reconhecidos com base em seu padrão radiológico. A mais comum dessas síndromes é a coexistência de melorreostose, osteopatia estriada e osteopoiquilose. Os aspectos radiográficos dessa "síndrome sobreposta" consistem em uma combinação de todas as três displasias (Figura 33.76) – fenômeno que sugere um mecanismo patogenético único. Embora essas doenças possam não se apresentar exatamente como a descrição clássica de cada uma, as anormalidades morfológicas são suficientemente representativas para designá-las como uma mistura de displasias ósseas esclerosantes. Essas síndromes de sobreposição confirmam as observações de Abrahamson de que nem todas as displasias esclerosantes são doenças diferentes e que existem alguns fatores comuns ao seu desenvolvimento. Na verdade, praticamente todos os pesquisadores da área de displasias esclerosantes

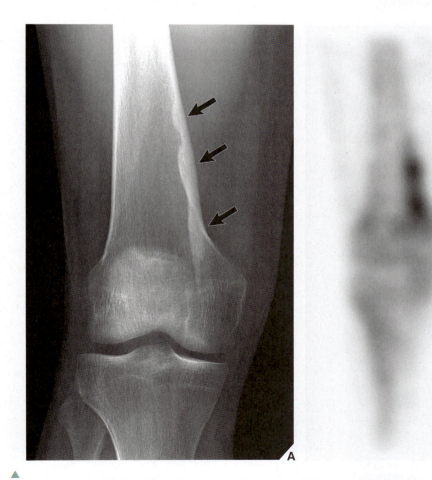
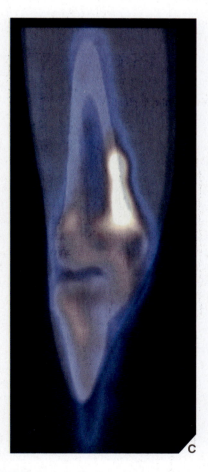

Figura 33.75 Imagens de cintilografia e tomografia computadorizada por emissão de fóton único (SPECT) de melorreostose. A. Radiografia anteroposterior do segmento distal do fêmur direito desse homem de 21 anos demonstrou lesão esclerótica na superfície endosteal do córtex medial (*setas*). **B.** Imagem de cintilografia óssea e uma imagem de SPECT sobreposta obtida depois da injeção intravenosa de 25 mCi de medronato de ^{99m}Tc (**C**) mostraram hiperatividade de radiofármaco na área da lesão.

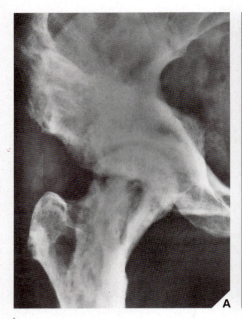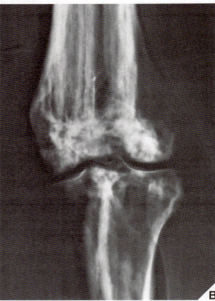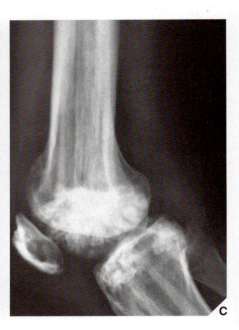

Figura 33.76 Displasia esclerosante mista ("síndrome sobreposta"). Os exames radiográficos de um homem de 18 anos demonstraram coexistência de melorreostose, osteopoiquilose e osteopatia estriada. **A.** Radiografia anteroposterior da hemipelve direita mostrou hiperostose ondulada típica de melorreostose, que afetava osso ilíaco e fêmur proximal. Outras radiografias nas incidências anteroposterior (**B**) e perfil (**C**) do joelho evidenciaram estrias lineares típicas de osteopatia estriada no fêmur distal e tíbia proximal, além de densidades focais consideradas características de osteopoiquilose. (Reproduzida, com autorização, de Greenspan A. Sclerosing bone dysplasias. In: Taveras JM, Ferrucci JT, eds. *Radiology: diagnosis, imaging, intervention*. Philadelphia: JB Lippincott; 1993:16; Figura 13 A e B.)

especularam uma relação entre melorreostose, osteopatia estriada e osteopoiquilose, ou entre outras displasias descritas. Osteopetrose, osteopoiquilose e osteopatia estriada são doenças comprovadamente hereditárias. Por outro lado, a melorreostose ocorre apenas em casos esporádicos, embora alterações osteoscleróticas de melorreostose, osteopatia estriada e displasia epifisária hemimélica tenham sido descritas em pacientes sem história familiar de anormalidades ósseas. Essa combinação de displasias não consiste apenas na coexistência de duas ou mais displasias, mas também em sobreposição de displasias, cada qual apresentando evidência de anormalidades da formação óssea endocondral ou intramembranosa, ou de ambas. Se houvesse algum fator comum em algum estágio de desenvolvimento da osteopatia estriada, osteopoiquilose e melorreostose, esse fator também apontaria para um mecanismo comum que afetasse a ossificação endocondral e intramembranosa e, assim, poderia sugerir a mesma patologia para a maioria das displasias ósseas esclerosantes.

ASPECTOS PRÁTICOS A SEREM LEMBRADOS

Escoliose

1. A escoliose congênita pode ser causada por:
   - Falha de formação das vértebras, que pode ser unilateral e parcial (vértebra cuneiforme) ou unilateral e completa (hemivértebra)
   - Falha de segmentação, que pode ser unilateral (corpo não segmentado) ou bilateral (vértebra em bloco)
   - Falhas de formação e segmentação.
2. A escoliose idiopática – tipo mais prevalente (70% dos casos) – pode ser dividida em tipos infantil (M > F), juvenil (M = F) e do adolescente (M < F). Neste último tipo, a curvatura estrutural (primária) se localiza no segmento torácico ou toracolombar e sua convexidade está voltada para a direita.
3. Na avaliação de escoliose, a configuração da curvatura geralmente indica a variante; por exemplo:
   - Curva em forma de S é comum com escoliose idiopática
   - Curva em forma de C indica variante neuromuscular
   - Escoliose evidenciada por segmento vertebral curto e extremamente angulado é mais comum com variante congênita (p. ex., neurofibromatose, hemivértebras).
4. A curvatura escoliótica é descrita pelos seguintes elementos:
   - Uma curva estrutural (primária ou principal) demarcada por vértebras terminais superior e inferior (transicionais)
   - Curvaturas compensatórias (secundárias) proximal e distal às vértebras de transição
   - Uma vértebra apical que apresenta mais rotação e encunhamento e cujo centro está mais desviado da linha vertebral central.
5. Há vários métodos disponíveis para medir a curvatura escoliótica:
   - Método de Lippman-Cobb, no qual o ângulo é determinado apenas pela inclinação das vértebras terminais da curvatura
   - Método de Risser-Ferguson, que utiliza três pontos para determinar a curvatura – os centros das vértebras terminais superior e inferior e da vértebra apical
   - Método do índice escoliótico, que mede os desvios de cada vértebra da curvatura escoliótica a partir da linha vertebral central.
6. De forma a assegurar precisão na medição do grau de correção necessária a uma curvatura escoliótica, os mesmos pontos de referência devem ser usados para comparar as curvaturas existentes antes e depois do tratamento, ainda que as vértebras terminais tenham mudado suas posições.
7. A rotação de um corpo vertebral pode ser avaliada na radiografia anteroposterior pelo:
   - Método de Cobb, que usa posição do processo espinhoso como ponto de referência

- Método de Nash-Moe, que se baseia nos pedículos como pontos de referência.
8. A determinação da maturidade óssea – um fator importante para definir prognóstico e tratamento da escoliose congênita – pode ser efetuada por:
    - Comparação de uma radiografia do punho e da mão do paciente com padrões definidos nos atlas radiográficos
    - Avaliação da ossificação da apófise anular das vértebras ou apófise da crista ilíaca.

Doenças com lesões esqueléticas generalizadas

1. As anormalidades ósseas encontradas frequentemente nos pacientes com neurofibromatose são:
    - Erosões corticais extrínsecas
    - Pseudoartroses, principalmente na tíbia e na fíbula
    - Cifoscoliose segmentar curta marcada por angulação aguda das colunas cervical inferior e torácica superior
    - Forames neurais alargados e entalhes na superfície posterior dos corpos vertebrais.
2. Transformação maligna em sarcoma é a complicação mais grave da variante plexiforme da neurofibromatose.
3. Anormalidades radiográficas típicas de OI – uma doença que se caracteriza por fragilidade excessiva dos ossos – são:
    - Osteoporose grave
    - Adelgaçamento dos córtices
    - Ossos suturais (wormianos)
    - Deformidades ósseas, inclusive metáfises em forma de trombeta
    - Calcificações de pipoca nas extremidades articulares de ossos longos
    - Cifoscoliose
    - Fraturas múltiplas.
4. Radiograficamente, a acondroplasia caracteriza-se por:
    - Nanismo rizomélico (desproporcional)
    - Hemipelve com configuração semelhante a uma raquete de pingue-pongue e contorno interno da pelve com aspecto de taça de champanhe
    - Estreitamento da distância interpedicular das vértebras lombares (estenose medular)
    - Entalhamento da superfície posterior dos corpos vertebrais
    - Mão com aspecto de tridente.
5. Os diversos distúrbios que constituem o grupo das mucopolissacaridoses (MPSs) compartilham de algumas anormalidades radiográficas, inclusive:
    - Osteoporose
    - Corpos vertebrais ovais ou em formato de gancho
    - Pelve com configuração anormal
    - Ossos tubulares encurtados.
6. Fibrodisplasia ossificante progressiva (miosite ossificante progressiva) caracteriza-se por ossificações extensas das estruturas musculares e tecidos subcutâneos, que acarretam anquilose articular e constrição da parede torácica. Anomalias congênitas dos primeiros quirodáctilos e pododáctilos (agenesia, microdactilia etc.) devem alertar o radiologista para a possibilidade desse distúrbio profundamente incapacitante.
7. As displasias ósseas esclerosantes têm em comum o aspecto de hiperdensidade óssea nas radiografias.
8. As anormalidades radiográficas típicas de osteopetrose e picnodisostose – distúrbios relacionados com falha de ossificação endocondral – são as seguintes:
    - Hiperdensidade óssea homogênea
    - Inexistência de remodelamento
    - Apagamento dos limites entre a cavidade medular e o córtex. Fraturas patológicas são comuns.
9. As alterações específicas típicas de picnodisostose são:
    - Acrosteólise
    - Ângulo mandibular obtuso
    - Falha de pneumatização e hipoplasia dos seios paranasais
    - Persistência das fontanelas
    - Ossos wormianos (suturais).
10. Enostose, osteopoiquilose e osteopatia estriada – distúrbios que também estão relacionados com falha de ossificação endocondral – caracterizam-se radiograficamente por:
    - Focos de osso esclerótico maduro na cavidade medular (enostose e osteopoiquilose)
    - Estrias lineares finas (osteopatia estriada) nas áreas de crescimento ósseo rápido.
11. Displasia diafisária progressiva e esclerose diafisária múltipla hereditária – distúrbios relacionados com falha de ossificação intramembranosa – são reconhecidas radiograficamente por espessamento dos córtices de ossos longos. Em geral, as extremidades articulares dos ossos não são afetadas.
12. Displasia craniometafisária caracteriza-se por hiperosteose dos ossos do crânio e face, aspecto facial leonino (leontíase óssea) e alargamento "claviforme" (deformidade semelhante a um balão de Erlenmeyer) das metáfises.
13. Melorreostose – uma displasia óssea esclerosante mista evidenciada por falhas de ossificação endocondral e intramembranosa – é diagnosticada radiograficamente por hiperosteose flutuante ("cera escorrendo") associada a lesões de partes moles e articulações adjacentes.
14. O termo *síndrome sobreposta* aplica-se à coexistência de duas ou mais displasias ósseas esclerosantes, mais comumente melorreostose, osteopoiquilose e osteopatia estriada.

LEITURAS SUGERIDAS

Abi-Ghanem AS, Asmar K, Boulos F, et al. Osteoma-like melorheostosis: a rare type of skeletal dysplasia depicted on FDG PET/CT. *Skeletal Radiol* 2019; 48:1299-1303.

Ablin DS, Greenspan A, Reinhart M, et al. Differentiation of child abuse from osteogenesis imperfecta. *AJR Am J Roentgenol* 1990; 154:1035-1046.

Abrahamson MN. Disseminated asymptomatic osteosclerosis with features resembling melorheostosis, osteopoikilosis, and osteopathia striata. Case report. *J Bone Joint Surg Am* 1968; 50:991-996.

Ahlawat S, Blakeley JO, Langmead S, et al. Current status and recommendations for imaging in neurofibromatosis type 1, neurofibromatosis type 2, and schwannomatosis. *Skeletal Radiol* 2020; 49:199-219.

Artner J, Cakir B, Wernerus D, et al. Melorheostosis: current concepts in diagnosis and treatment – a review of literature (313 cases). *J Musculoskeletal Res* 2012; 15:1230.

Ashish G, Shashikant J, Ajay P, et al. Melorheostosis of the foot: a case report of a rare entity with a review of multimodality imaging emphasizing the importance of conventional radiography in diagnosis. *J Orthop Case Rep* 2016; 6:79-81.

Aström E, Söderhäll S. Beneficial effect of long term intravenous bisphosphonate treatment of osteogenesis imperfecta. *Arch Dis Child* 2002; 86:356-364.

Balemans W, Patel N, Ebeling M, et al. Identification of a 52 kb deletion downstream of the SOST gene in patients with van Buchem disease. *J Med Genet* 2002; 39:91-97.

Balemans W, Van den Ende J, Paes-Alves AF, et al. Localization of the gene for sclerosteosis to the van Buchem disease-gene region on chromosome 17q12-q21. *Am J Hum Genet* 1999; 64:1661-1669.

Barbosa M, Perdu B, Senra V, et al. Osteopathia striata with cranial sclerosis. *Acta Med Port* 2010; 23:1147-1150.

Barnes PD, Brody JD, Jaramillo D, et al. Atypical idiopathic scoliosis: MR imaging evaluation. *Radiology* 1993; 186:247-253.

Bartuseviciene A, Samuilis A, Skucas J. Camurati-Engelmann disease: imaging, clinical features and differential diagnosis. *Skeletal Radiol* 2009; 38:1037-1043.

Baser ME. The distribution of constitutional and somatic mutations in the neurofibromatosis 2 gene. *Hum Mutat* 2006; 27:297-306.

Beals RK. Endosteal hyperostosis. *J Bone Joint Surg Am* 1976; 58:1172-1173.

Behninger C, Rott HD. Osteopathia striata with cranial sclerosis: literature reappraisal argues for X-linked inheritance. *Genet Couns* 2000; 11:157-167.

Beighton P. Pyle disease (metaphyseal dysplasia). *J Med Genet* 1987; 24:321-324.

Beighton P, Barnard A, Hamersma H, et al. The syndromic status of sclerosteosis and van Buchem disease. *Clin Genet* 1984; 25:175-181.

Beighton P, Cremin BJ, Hamersma H. The radiology of sclerosteosis. *Br J Radiol* 1976; 49:934-939.

Beighton P, Durr L, Hamersma H. The clinical features of sclerosteosis. A review of the manifestations in twenty-five affected individuals. *Ann Intern Med* 1976; 84:393-397.

Bhullar TPS, Portinaro NMA, Benson MKD. The measurement of angular deformity: an extended role for the "Cobbometer." *J Bone Joint Surg Br* 1995; 77B:506-507.

Bridges AJ, Hsu K-C, Singh A, et al. Fibrodysplasia (myositis) ossificans progressiva. *Semin Arthritis Rheum* 1994; 24:155-164.

Bridwell KH. Spinal instrumentation in the management of adolescent scoliosis. *Clin Orthop Relat Res* 1997; 335:64-72.

Brien EW, Mirra JM, Latanza L, et al. Giant bone island of femur. Case report, literature review, and its distinction from low grade osteosarcoma. *Skeletal Radiol* 1995; 24:546-550.

Brown RR, Steiner GC, Lehman WB. Melorheostosis: case report with radiologicpathologic correlation. *Skeletal Radiol* 2000; 29:548-552.

Brunkow ME, Gardner JC, Van Ness J, et al. Bone dysplasia sclerosteosis results from loss of the SOST gene product, a novel cystine knot-containing protein. *Am J Hum Genet* 2001; 68:577-589.

Campos-Xavier AB, Saraiva JM, Savarirayan R, et al. Phenotypic variability at the TGF-β_1 locus in Camurati-Engelmann disease. *Hum Genet* 2001; 109:653-658.

Camurati M. Di un raro caso di osteite simmetrica ereditaria degli arti inferiori. *Chir Organi Mov* 1922; 6:662-665.

Caron KH, DiPietro MA, Aisen AM, et al. MR imaging of early fibrodysplasia ossificans progressiva. *J Comput Assist Tomogr* 1990; 14:318-321.

Chanchairujira K, Chung CB, Lai YM, et al. Intramedullary osteosclerosis: imaging features in nine patients. *Radiology* 2001; 220:225-230.

Chitayat D, Silver K, Azouz EM. Skeletal dysplasia, intracerebral calcifications, optic atrophy, hearing impairment, and mental retardation: nosology of dysosteosclerosis. *Am J Med Genet* 1992; 43:517-523.

Cobb JR. Outline for the study of scoliosis. *AAOS Instr Course Lect* 1948; 5:261-275.

Coccia PF, Krivit W, Cervenka J, et al. Successful bone-marrow transplantation for infantile malignant osteopetrosis. *N Engl J Med* 1980; 302:701-708.

Connor J, Evans DA. Genetic aspects of fibrodysplasia ossificans progressiva. *J Med Genet* 1982; 19:35-39.

D'Addabbo A, Macarini L, Rubini G, et al. Correlation between bone imaging and the clinical picture in two unsuspected cases of progressive diaphyseal dysplasia (Engelmann's disease). *Clin Nucl Med* 1993; 18:324-328.

Damle NA, Patnecha M, Kumar P, et al. Ribbing disease: uncommon cause of a common symptom. *Indian J Nucl Med* 2011; 26:36-39.

Davis DC, Syklawer R, Cole RL. Melorheostosis on three-phase bone scintigraphy. Case report. *Clin Nucl Med* 1992; 17:561-564.

Del Fattore A, Cappariello A, Teti A. Genetics, pathogenesis and complications of osteopetrosis. *Bone* 2008; 42:19-29.

De Vits A, Keymeulen B, Bossuyt A, et al. Progressive diaphyseal dysplasia (Camurati-Engelmann's disease). Improvement of clinical signs and of bone scintigraphy during pregnancy. *Clin Nucl Med* 1994; 19:104-107.

Donáth J, Poór G, Kiss C, et al. Atypical form of active melorheostosis and its treatment with bisphosphonate. *Skeletal Radiol* 2002; 31:709-713.

Dorst JP. Mucopolysaccharidosis IV. *Semin Roentgenol* 1973; 8:218-219.

Drummond DS. Neuromuscular scoliosis: recent concepts. *J Pediatr Orthop* 1996; 16:281-283.

Eastman JR, Bixler D. Generalized cortical hyperostosis (Van Buchem disease): nosologic considerations. *Radiology* 1977; 125:297-304.

Elmore SM. Pycnodysostosis. A review. *J Bone Joint Surg Am* 1967; 49A:153-158.

Engelmann G. Ein Fall von Osteopathia hyperostotica (sclerotisans) multiplex infantilis. *Fortschr Geb Rontgenstr* 1929; 39:1101-1106.

Fairbank T, ed. Case 55: hyperostosis generalisata with striation of the bones. In: *An atlas of general affections of the skeleton*. Edinburgh, London: Livingstone; 1951:118-119.

Ferner RE. Neurofibromatosis 1. *Eur J Hum Genet* 2007; 15:131-138.

Fotiadou A, Arvaniti M, Kiriakou V, et al. Type II autosomal dominant osteopetrosis: radiological features in two families containing five members with asymptomatic and uncomplicated disease. *Skeletal Radiol* 2009; 38:1015-1021.

Fujimoto H, Nishimura G, Tsumurai Y, et al. Hyperostosis generalisata with striations of the bones: report of a female case and a review of the literature. *Skeletal Radiol* 1999; 28:460-464.

Furia JP, Schwartz HS. Hereditary multiple diaphyseal sclerosis: a tumor simulator. *Orthopedics* 1990; 13:1267-1274.

Gelb BD, Shi GP, Chapman HA, et al. Pycnodysostosis, a lysosomal disease caused by cathepsin K deficiency. *Science* 1996; 273:1236-1238.

Gelman MI. Autosomal dominant osteosclerosis. *Radiology* 1977; 125:289.

Ghai S, Sharma R, Ghai S. Mixed sclerosing bone dysplasia – a case report with literature review. *Clin Imaging* 2003; 27:203-205.

Glorieux FH, Rauch F, Plotkin H, et al. Type V osteogenesis imperfecta: a new form of brittle bone disease. *J Bone Miner Res* 2000; 15:1650-1658.

Glorieux FH, Ward LM, Rauch F, et al. Osteogenesis imperfecta type VI: a form of brittle bone disease with a mineralization defect. *J Bone Min Res* 2002; 17:30-38.

Gorlin RJ, Glass L. Autosomal dominant osteosclerosis. *Radiology* 1977; 125:547-548.

Greenspan A. Bone island (enostosis): current concept – a review. *Skeletal Radiol* 1995; 24:111-115.

Greenspan A. Sclerosing bone dysplasias – a target-site approach. *Skeletal Radiol* 1991; 20:561-583.

Greenspan A, Azouz EM. Bone dysplasia series. Melorheostosis: review and update. *Can Assoc Radiol J* 1999; 50:324-330.

Greenspan A, Pugh JW, Norman A, et al. Scoliotic index: a comparative evaluation of methods for the measurement of scoliosis. *Bull Hosp Joint Dis* 1978; 39:117-125.

Greenspan A, Stadalnik RC. Bone island: scintigraphic findings and their clinical application. *Can Assoc Radiol J* 1995; 46:368-379.

Greenspan A, Steiner G, Knutzon R. Bone island (enostosis): clinical significance and radiologic and pathologic correlations. *Skeletal Radiol* 1991; 20:85-90.

Greenspan A, Steiner G, Sotelo D, et al. Mixed sclerosing bone dysplasia coexisting with dysplasia epiphysealis hemimelica (Trevor-Fairbank disease). *Skeletal Radiol* 1986; 15:452-454.

Hagiwara H, Aida N, Machida J, et al. Contrast-enhanced MRI of an early preosseous lesion of fibrodysplasia ossificans progressiva in a 21-month-old boy. *AJR Am J Roentgenol* 2003; 181:1145-1147.

Happle R. Melorheostosis may originate as a type 2 segmental manifestation of osteopoikilosis. *Am J Med Genet A* 2004; 125A:221-223.

Heanney C, Shalev H, Elbedour K, et al. Human autosomal recessive osteopetrosis maps to 11q13, a position predicted by comparative mapping of the murine osteosclerosis (oc) mutation. *Hum Mol Genet* 1998; 7:1407-1410.

Hellemans J, Preobrazhenska O, Willaert A, et al. Loss-of-function mutations in LEMD3 result in osteopoikilosis, Buschke-Ollendorff syndrome and melorheostosis. *Nat Genet* 2004; 36:1213-1218.

Hopwood JJ, Morris CP. The mucopolysaccharidoses. Diagnosis, molecular genetics and treatment. *Mol Biol Med* 1990; 7:381-404.

Hui PKT, Tung JYL, Lam WWM, et al. Osteogenesis imperfecta type V. *Skeletal Radiol* 2011; 40:1609, 1633.

Irie T, Takahashi M, Kaneko M. Case report 546:endosteal hyperostosis (Worth type). *Skeletal Radiol* 1989; 18:310-313.

Jain VK, Arya RK, Bharadwaj M, et al. Melorheostosis: clinicopathological features, diagnosis, and management. *Orthopedics* 2009; 32:512.

Janssens K, Gershoni-Baruch R, Van Hul E, et al. Localisation of the gene causing diaphyseal dysplasia Camurati-Engelmann to chromosome 19q13. *J Med Genet* 2000; 37:245-249.

Joseph DJ, Ichikawa S, Econs MJ. Mosaicism in osteopathia striata with cranial sclerosis. *J Clin Endocrinol Metab* 2010; 95:1506-1507.

Judkiewicz AM, Murphey MD, Resnik CS, et al. Advanced imaging of melorheostosis with emphasis on MRI. *Skeletal Radiol* 2001; 30:447-453.

Kaitila L, Rimoin DL. Histologic heterogeneity in the hyperostotic bone dysplasias. *Birth Defects Orig Artic Ser* 1976; 12:71-79.

Kaplan FS, McCluskey W, Hahn G, et al. Genetic transmission of fibrodysplasia ossificans progressiva. Report of a family. *J Bone Joint Surg Am* 1993; 75:1214-1220.

Kennedy JG, Donahue JR, Aydin H, et al. Metastatic breast carcinoma to bone disguised by osteopoikilosis. *Skeletal Radiol* 2003; 32:240-243.

Kerkeni S, Chapurlat R. Melorheostosis and FGF-23:is there a relationship? *Joint Bone Spine* 2008; 75:486-488.

Kim H, Kim HS, Moon ES, et al. Scoliosis imaging:what radiologists should know. *Radiographics* 2010; 30:1823-1842.

Kiper POS, Saito H, Gori F, et al. Cortical-bone fragility – insights from sFRP4 deficiency in Pyle's disease. *N Engl J Med* 2016; 374:2553-2562.

Kleinman PK. Differentiation of child abuse and osteogenesis imperfecta: medical and legal implications. *AJR Am J Roentgenol* 1990; 154:1047-1048.

Kobayashi H, Kotoura Y, Hosono M, et al. A case of melorheostosis with a 14-year-old follow-up. *Eur Radiol* 1995; 5:651-653.

Korovessis PG, Stamatakis MV. Prediction of scoliotic cobb angle with the use of the scoliometer. *Spine (Phila Pa 1976)* 1996; 21:1661-1666.

Kotwal A, Clarke BL. Melorheostosis: a rare sclerosing bone dysplasia. *Curr Osteoporos Rep* 2017; 15:335-342.

Kozlowski K, Nicol R, Hopwood JJ. A clinically mild case of mucopolysaccharidosis type I – Scheie syndrome (case report). *Eur Radiol* 1995; 5:561-563.

Lachman RS, Burton BK, Clarke LA, et al. Mucopolysaccharidosis IVA (Morquio A syndrome) and VI (Maroteaux-Lamy syndrome): under-recognized and challenging to diagnose. *Skeletal Radiol* 2014; 43:359-369.

Lee RD. Clinical images of osteopathia striata. *Pediatr Radiol* 2004; 34:753.

Leisti J, Kaitila I, Lachman RS, et al. Dysosteosclerosis (case report). *Birth Defects* 1975; 11:349.

Lenke LG, Bridwell KH, Blanke K, et al. Radiographic results of arthrodesis with Cotrel-Dubousset instrumentation for the treatment of adolescent idiopathic scoliosis. A five to ten-year follow-up study. *J Bone Joint Surg Am* 1998; 80:807-814.

Léri A, Joanny J. Une affection non décrite des os. Hyperostose en coulée sur toute la longeur d'un membre ou mélorhéostose. *Bull Mem Soc Med Hop Paris* 1922; 46:1141.

Looser E. Zur Kenntnis der Osteogenesis Imperfecta Congenita et Tarda (sogenannte idiopatische Osteopsatyrosis). *Mittlg Grenzgebiete Med Chir* 1906; 15:161-207.

MacEwen GD, Conway JJ, Miler WT. Congenital scoliosis with a unilateral bar. *Radiology* 1968; 90:711-715.

Makita Y, Nishimura G, Ikegawa S, et al. Intrafamilial phenotypic variability in Engelmann disease (ED): are ED and Ribbing disease the same entity? *Am J Med Genet* 2000; 91:153-156.

Marchesi DG, Transfeldt EE, Bradford DS, et al. Changes in vertebral rotation after Harrington and Luque instrumentation for idiopathic scoliosis. *Spine (Phila Pa 1976)* 1992; 17:775-780.

Maroteaux P, Lamy M. La pycnodysostose. *Presse Med* 1962; 70:999-1002.

Maroteaux P, Lamy M. The malady of Toulouse-Lautrec. *JAMA* 1965; 191:715-717.

Menon AG, Anderson KM, Riccardi VM, et al. Chromosome 17p deletions and p53 gene mutations associated with the formation of malignant neurofibrosarcomas in von Recklinghausen neurofibromatosis. *Proc Natl Acad Sci U S A* 1990; 87:5435-5439.

Motyckova G, Fisher DE. Pycnodysostosis: role and regulation of cathepsin K in osteoclast function and human disease. *Curr Mol Med* 2002; 2:407-421.

Mumm S, Wenkert D, Zhang X, et al. Deactivating germline mutations in LEMD3 cause osteopoikilosis and Buschke-Ollendorff syndrome, but not sporadic melorheostosis. *J Bone Miner Res* 2007; 22:243-250.

Murray RO, McCredie J. Melorheostosis and the sclerotomes: a radiological correlation. *Skeletal Radiol* 1979; 4:57-71.

Nakamura K, Nakada Y, Nakada D. Unclassified sclerosing bone dysplasia with osteopathia striata, cranial sclerosis, metaphyseal undermodeling, and bone fragility. *Am J Med Genet* 1998; 76:389-394.

Nakamura T, Yamada N, Nonaka R, et al. Autosomal dominant type of endosteal hyperostosis with unusual manifestations of sclerosis of the jaw bones. *Skeletal Radiol* 1987; 16:48-51.

Nash CL Jr, Moe JH. A study of vertebral rotation. *J Bone Joint Surg Am* 1969; 51:223-229.

Neuhauser EBD, Schwachman H, Wittenberg M, et al. Progressive diaphyseal dysplasia. *Radiology* 1948; 51:11-22.

Norman A, Greenspan A. Bone dysplasias. In: Jahss MH, ed. *Disorders of the foot and ankle: medical and surgical management,* vol. 1, 2nd ed. Philadelphia: WB Saunders; 1991:754-770.

Ostrowski DM, Gilula LA. Mixed sclerosing bone dystrophy presenting with upper extremity deformities. A case report and review of the literature. *J Hand Surg Br* 1992; 17:108-112.

Park HS, Kim JR, Lee SY, et al. Symptomatic giant (10-cm) bone island of the tibia. *Skeletal Radiol* 2005; 34:347-350.

Paul LW. Hereditary multiple diaphyseal sclerosis (Ribbing). *Radiology* 1953; 60:412-416.

Pyle EL. A case of unusual bone development. *J Bone Joint Surg* 1931; 13:874-876.

Raad MS, Beighton P. Autosomal recessive inheritance of metaphyseal dysplasia (Pyle disease). *Clin Genet* 1978; 14:251-256.

Reichenberger E, Tiziani V, Watanabe S, et al. Autosomal dominant craniometaphyseal dysplasia is caused by mutations in the transmembrane protein ANK. *Am J Hum Genet* 2001; 68:1321-1326.

Rhys R, Davies AM, Mangham DC, et al. Sclerotome distribution of melorheostosis and multicentric fibromatosis. *Skeletal Radiol* 1998; 27:633-636.

Ribbing S. Hereditary, multiple, diaphyseal sclerosis. *Acta Radiol* 1949; 31:522-536.

Riccardi VM. The genetic predisposition to and histogenesis of neurofibromas and neurofibrosarcoma in neurofibromatosis type 1. *Neurosurg Focus* 2007; 22:E3.

Rucker TN, Alfidi RJ. A rare familial systemic affection of the skeleton: Fairbank's disease. *Radiology* 1964; 82:63-66.

Rutherford EE, Tarplett LJ, Davies EM, et al. Lumbar spine fusion and stabilization: hardware, techniques, and imaging appearances. *Radiographics* 2007; 27:1737-1749.

Scott H, Bunge S, Gal A, et al. Molecular genetics of mucopolysaccharidosis type I: diagnostic, clinical, and biological implications. *Hum Mutat* 1995; 6:288-302.

Sebastian A, Loots GG. Genetics of Sost/SOST in sclerosteosis and van Buchem disease animal models. *Metabolism* 2018; 80:38-47.

Seeger LL, Hewel KC, Yao L, et al. Ribbing disease (multiple diaphyseal sclerosis): imaging and differential diagnosis. *AJR Am J Roentgenol* 1996; 167:689-694.

Sillence DO. Osteogenesis imperfecta: an expanding panorama of variants. *Clin Orthop Relat Res* 1981; 159:11-25.

Sillence DO, Senn A, Danks DM. Genetic heterogeneity in osteogenesis imperfecta. *J Med Genet* 1979; 16:101-116.

Slone RM, MacMillan M, Montgomery WJ, et al. Spinal fixation. Part 2. Fixation techniques and hardware for the thoracic and lumbosacral spine. *Radiographics* 1993; 13:521-543.

Sobacchi C, Schulz A, Coxon FP, et al. Osteopetrosis: genetics, treatment and new insights into osteoclast function. *Nat Rev Endocrinol* 2013; 9:522-536.

Spieth ME, Greenspan A, Forrester DM, et al. Radionuclide imaging in forme fruste of melorheostosis. *Clin Nucl Med* 1994; 19:512-515.

Spranger JW, Langer LO Jr, Wiederman HR. *Bone dysplasias. An atlas of constitutional disorders of skeletal development.* Philadelphia: WB Saunders; 1974.

Stein SA, Witkop C, Hill S, et al. Sclerosteosis: neurogenetic and pathophysiologic analysis of an American kinship. *Neurology* 1983; 33:267-277.

Stokes IA. Three-dimensional terminology of spinal deformity. A report presented to the Scoliosis Research Society by the Scoliosis Research Society Working Group on 3-D terminology of spinal deformity. *Spine (Phila Pa 1976)* 1994; 19:236-248.

Suresh S, Muthukumar T, Saifuddin A. Classical and unusual imaging appearances of melorheostosis. *Clin Radiol* 2010; 65:593-600.

Thomsen MN, Schneider U, Weber M, et al. Scoliosis and congenital anomalies associated with Klippel-Feil syndrome types I-III. *Spine (Phila Pa 1976)* 1997; 22:396-401.

Tomatsu S, Yasuda E, Patel P, et al. Morquio A syndrome: diagnosis and current and future therapies. *Pediatr Endocrinol Rev* 2014; 12:141-151.

Truswell AS. Osteopetrosis with syndactyly: a morphological variant of Albers-Schönberg's disease. *J Bone Joint Surg Br* 1958; 40-B:209-218.

van Buchem FSP. Hyperostosis corticalis generalisata. Eight new cases. *Acta Med Scand* 1971; 189:257-267.

van Buchem FSP, Hadders HN, Hansen JF, et al. Hyperostosis corticalis generalisata. Report of seven cases. *Am J Med* 1962; 33:387-397.

van Buchem FSP, Hadders HN, Ubbens R. An uncommon familial systemic disease of the skeleton: hyperostosis corticalis generalisata familiaris. *Acta Radiol* 1955; 44:109-120.

van Dijk FS, Cobben JM, Kariminejad A, et al. Osteogenesis imperfecta: a review with clinical examples. *Mol Syndromol* 2011; 2:1-20.

Vanhoenacker FM, Balemans W, Tan GJ, et al. Van Buchem disease: lifetime evolution of radioclinical features. *Skeletal Radiol* 2003; 32:708-718.

Vanhoenacker FM, De Beuckeleer LH, Van Hul W, et al. Sclerosing bone dysplasias: genetic and radioclinical features. *Eur Radiol* 2000; 10:1423-1433.

Van Hul W, Balemans W, Van Hul E, et al. Van Buchem disease (hyperostosis corticalis generalisata) maps to chromosome 17q12-q21. *Am J Hum Genet* 1998; 62:391-399.

Voorhoeve N. L'image radiologique non encore decrit d'une anomalie du squelette; ses rapports avec la dyschondroplasie et l'osteopathia condensans disseminata. *Acta Radiol* 1924; 3:407-411.

Wallace SE, Lachman RS, Mekikian PB, et al. Marked phenotypic variability in progressive diaphyseal dysplasia (Camurati-Engelmann disease): report of a four-generation pedigree, identification of a mutation in TGFB1, and review. *Am J Med Genet A* 2004; 129A:235-247.

Ward LM, Rauch F, Travers R, et al. Osteogenesis imperfecta type VII: an autosomal recessive form of brittle bone disease. *Bone* 2002; 31:12-18.

Whyte MP, Murphy WA. Osteopetrosis and other sclerosing bone disorders. In: Avioli LV, Krane SM, eds. *Metabolic bone disorders,* 2nd ed. Philadelphia: WB Saunders, 1990:616-658.

Whyte MP, Murphy WA, Fallon MD, et al. Mixed-sclerosing-bone-dystrophy: report of a case and review of the literature. *Skeletal Radiol* 1981; 6:95-102.

Winter RB, Haven JJ, Moe JH, et al. Diastematomyelia and congenital spine deformities. *J Bone Joint Surg Am* 1974; 56:27-39.

Wise CA, Gao X, Shoemaker S, et al. Understanding genetic factors in idiopathic scoliosis, a complex disease of childhood. *Curr Genomics* 2008; 9:51-59.

Worth HM, Wollin DG. Hyperostosis corticalis generalisata congenita. *J Can Assoc Radiol* 1966; 17:67-74.

Zhang Y, Castori M, Ferranti G, et al. Novel and recurrent germline LEMD3 mutations causing Buschke-Ollendorff syndrome and osteopoikilosis but not isolated melorheostosis. *Clin Genet* 2009; 75:556-561.

Zheng H, Zhang Z, He JW, et al. A novel mutation (R122Q) in the cathepsin K gene in a Chinese child with pyknodysostosis. *Gene* 2013; 521:176-179.

Zicari AM, Tarani L, Perotti D, et al. WTX R353X mutation in a family with osteopathia striata and cranial sclerosis (OS-CS): case report and literature review of the disease clinical, genetic and radiological features. *Ital J Ped* 2012; 38:27.

Ziran N, Hill S, Wright ME, et al. Ribbing disease: radiographic and biochemical characterization, lack of response to pamidronate. *Skeletal Radiol* 2003; 31:714-719.

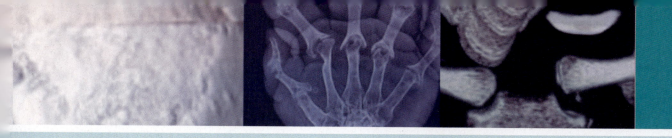

Índice Alfabético

A
Abaulamento do córtex, 75, 92
Abdução, 446
- do calcâneo, 446
Ablação percutânea por radiofrequência de osteoma osteoide dirigida por TC, 899
Abordagem de esperar e observar, 102
Abscesso(s)
- cortical, 894
- de Brodie, 884, 894, 895, 907, 1214
- de partes moles
- - ressonância magnética, 1204, 1240
- - tomografia computadorizada, 1238s, 1239
- frios, 1228
- de tuberculose, 1236
- ósseo, 857, 884, 895, 1209, 1215
- - /osteomielite, 1006
- - reação periosteal sólida, 857
- - semelhante a osteoma osteoide, 1220
- - tomografia computadorizada, 1201
Absorção intestinal inadequada, 1264
Absorciometria
- de fóton
- - duplo, 36, 1253
- - simples, 1253
- - único, 36
- de raios X de energia
- - dupla, 1252, 1255
- - simples, 1253
Ação de Fenton, 807
Acavalamento, 75
Acetábulo, lesões traumáticas, 334
Achatamento da vértebra, 5
Aclasia
- diafisária, 931, 940
- tarsoepifisária, 1361
Acometimento do corpo vertebral e disco intervertebral por processo infeccioso, 1231
Acondroplasia, 1392, 1397, 1398
Acrófise, 57
Acromegalia, 680, 781, 811, 1302, 1305
Acrômio, tipos de, 153
Acromioplastia com liberação do ligamento coracoacromial, 206
Acrosteólise, 754, 1406
- causas de, 755
Acumulação anormal de células, 104
Acunhamento anterior, 5
- do corpo vertebral e contorno ondulado dos platôs vertebrais, 5
Adalimumabe, 746
Adamantinoma(s), 1145
- atípicos, 1140
- cintilografia, 1146
- de ossos longos, 1136
- - manifestações clínicas e radiológicas, 1136

- - patologia, 1137
- - tratamento e prognóstico, 1140
- diferenciados (em regressão), 989
- semelhante ao sarcoma de Ewing, 1140
Adenoma paratireóideo ectópico, 1253
Adução, 446
- do calcâneo, 446
Afastamento, 75
Afrouxamento da prótese, 637
- de silicone, 645
- mecânico, 34, 35
- - cintilografia, 643
- - tomografia computadorizada por emissão de fóton único (SPECT), 34, 35
Agentes anti-TNF, 746
Agregados de PGS (agrecanos), 58
Água, 60
Alcaptonúria, 781, 809
Alinhamento
- da fratura, 75
- do eixo longitudinal, 302
Alterações
- artríticas do calcanhar, 617, 618
- radiográficas causadas por diversas artrites, 612
Amiloidose, 781, 812, 813
- familiar (hereditária), 812
- primária, 812
- secundária, 812
Amiotrofia neurálgica, 204
Anatomia
- normal
- - da mão e dos dedos, 318
- - do ombro à RM nos planos oblíquo, sagital oblíquo e posição de Aber, 156, 157
- - dos dedos da mão, 315
- - - à RM, 316
- - nas imagens de RM da articulação do cotovelo, 221
- óssea do tálus posterior, 497
- topográfica das vértebras
- - C1 e C2, 520
- - C4 e C5, 520
- vascular de um osso longo, 1198
Angiografia, 23, 69
- de lesão metastática, 1161
- de subtração digital, 14, 15
- demonstrando ruptura da artéria femoral, 70
- por ressonância magnética, 50
- - de arterite de Takayasu, 785
- por tomografia computadorizada de arterite de Takayasu, 784, 785
- radionuclídica, 32
Angiomatose, 1034
- cística, 1034, 1041
Angiorressonância magnética, 50
- radial do quadril, 51

Angiossarcoma, 1148
- ósseo, 1150, 1152
- patologia do, 1152
Angiotomografia computadorizada 3D, 20, 21
- de plasmocitoma solitário, 1141
- exostoses múltiplas hereditárias, 944
Angulação
- lateral, 75
- - do fragmento distal, 75
- medial, 75
- - do fragmento distal, 75
Ângulo(s)
- brilhantes, 618, 621, 747
- centro-borda (C-B) de Wiberg, 1341
- crítico, 455
- da diáfise e colo do fêmur, 328
- de Boehler, 453
- de carregar, 212, 215
- de congruência, 371
- de Gissane, 455, 456
- de Wiberg, 1343
- do sulco, 367, 371
- do túber, 455
- dorsal, 252
- metafisários irregulares, 92
- posterolateral, 423
- - ressonância magnética, 430, 431
- - do joelho, 373
- radial, 252
Anomalia(s)
- com lesões esqueléticas generalizadas, 1378, 1385
- combinadas da formação óssea, 1322
- congênitas
- - do sistema esquelético, 1320
- - e do desenvolvimento, 1317
- da cintura
- - escapular e dos membros superiores, 1334
- - pélvica e quadril, 1338
- da formação óssea, 1320, 1321
- da maturação modelamento dos ossos, 1320
- do crescimento dos ossos, 1320, 1323
- do desenvolvimento e maturação ósseos, 1324
- dos membros
- - inferiores, 1359
- - superiores, 1334
Anormalidade(s)
- associadas, 76
- da densidade óssea, 1248
- do crescimento, 117, 124, 742
- radiológicas associadas à AIJ, 742
- vertebrais associadas à APS, 761, 762
Anquilose articular, 728, 742
Antebraço distal, 252, 325
Antepé, 446
Anteversão da cabeça do fêmur, 1327

1432 Índice Alfabético

Anticorpos
- anti-MDA5, 775
- anti-Smith, 768
- antinucleares, 608, 768
- antipeptídeo citrulinado cíclico, 608

Apagamento ou deslocamento das faixas de gordura, 85

Aposição em baioneta, 75

Arcos do carpo, 303

Áreas
- de pouco estresse, 662
- desnudas, 609, 727

Arqueamento plástico agudo, 75

Artefato de ângulo mágico, 42, 43, 44

Arteriografia
- de condrossarcoma indiferenciado, 836
- de osteocondroma, 836
- infecções, 1202
- tumores e lesões pseudotumorais, 833
- vertebral e embolização de hemangioma, 836

Arterite de Takayasu
- angiografia por
- - ressonância magnética de, 785
- - tomografia computadorizada de, 784, 785
- - tomografia por emissão de pósitrons (PET)/TC com 18f-FDG, 786

Articulação(ões)
- acromioclavicular, 145
- adjacentes, 74
- de Charcot, 705
- diartrodial ou verdadeira, 610
- do cotovelo
- - artrotomografia computadorizada (Artro-TC) da, 220
- - marcas anatômicas da, 219
- - artrografia da, 186
- - artrorressonância magnética (Artro-RM) da, 186
- do quadril, 1338
- do tornozelo, 446
- glenoumeral, 145, 147
- neuropática, 617, 705, 706
- - ressonância magnética, 707
- - ressonância magnética das, 599
- sacroilíaca(s), 698
- - tomografia computadorizada, 332
- sinovial, 609
- - mista, 212

Artrite(s), 589
- associada à
- - AIDS, 819
- - coccidioidomicose, 1229
- classificação das, 592
- com entesite, 742
- complicações do tratamento cirúrgico, 634
- da coluna vertebral, 619
- - morfologia radiográfica das, 619
- dados clínicos, 605
- das faces articulares, 694
- de Jaccoud, 819
- de Lyme, 1225, 1230
- degenerativa, 617
- diagnóstico, 605
- do calcanhar, morfologia radiográfica das, 617
- e artropatias
- - do tecido conjuntivo, 769
- - metabólicas endócrinas e por deposição de cristais, 780
- - modalidades de exame radiológico, 591
- - tomografia computadorizada, 591
- - variadas, 768
- estruturas afetadas, 611
- exames radiológicos, 610
- gotosa, 608, 614, 616, 780, 788, 789, 791
- - ressonância magnética, 790
- idiopática juvenil, 740, 743, 744, 745, 746
- - com início oligoarticular (pauciarticular), 740
- - poliarticular, 740
- - tomografia computadorizada, 745
- infecciosa, 613, 615, 616, 821, 1197, 1221
- inflamatórias, 609, 613, 615, 616, 710, 712
- - manifestações clínicas e radiológicas típicas das, 711
- lúpica, 614
- metabólica(s), 613, 615
- - e endócrinas, 781
- mutilante, 714, 756
- neuropática, 613, 615
- patologia, 609
- pós-traumática, 117
- psoriática, 607, 614, 617, 619, 754, 756, 757, 758, 759
- - artrorressonância magnética (Artro-RM) de, 601
- - cintilografia, 599
- - juvenil, 742
- que acometem articulações
- - grandes da mão, 613
- - pequenas da mão, 614
- radioterapia, 624
- reativa, 623, 748, 753, 754
- - tomografia computadorizada, 753
- reumatoide, 593, 595, 605, 606, 613, 614, 616, 617, 619, 620, 715, 736, 737, 738
- - anormalidades radiológicas, 716
- - artrorressonância magnética (Artro-RM) de, 600
- - com alterações precoces, 730
- - com osteoartrite coexistente, 666
- - complicação da, 731
- - de articulações pequenas, 730
- - destruição do córtex articular, 732
- - do adulto, 715
- - do cotovelo, 720
- - - ressonância magnética, 721
- - do ombro, 719
- - - ressonância magnética, 719
- - do pé, 722
- - do quadril, 718, 720
- - - ressonância magnética, 722
- - do tornozelo, 719
- - dos joelhos, 717
- - - ressonância magnética, 717
- - erosões
- - - extra-articulares, 723
- - - nas áreas desnudas, 733
- - - ósseas, 724
- - - - extra-articulares, 723
- - - instabilidade de c1-2, 740
- - juvenil, 620, 740
- - manifestações clínicas, 716
- - na coluna cervical, 738, 739
- - - ressonância magnética, 739
- - - tomografia computadorizada, 739
- - nas mãos, 734
- - nos pés, 734
- - - ressonância magnética, 735
- - - tomografia computadorizada, 736
- - ressonância magnética, 600
- - soronegativa, 715, 728
- - tratamento da, 743
- séptica, 609, 1222, 1223
- - ressonância magnética, 1223, 1224
- soronegativa, 608
- tratamento
- - clínico, 624
- - ortopédico, 624
- tuberculosa, 1223, 1225, 1226, 1227
- - tomografia computadorizada, 1226

Artrofibrose, 645

Artrografia, 21, 63
- da articulação do ombro, 186
- da fratura osteocondral, 403
- da osteocondrite dissecante, 404
- da síndrome de impacção ulnar, 269
- de capsulite adesiva, 197
- de coxartropatia de postel, 669
- de displasia congênita do quadril, 1343
- de luxação congênita do quadril, 1344
- de quadril normal, 1343
- de ruptura
- - do CFCT, 270
- - do menisco medial, 69
- de sinovite vilonodular pigmentada, 1176
- de subtração digital, 14, 15
- do cotovelo, 220
- do joelho, 23
- do ombro, 23
- do polegar de guarda-caça (esquiador), 319
- do punho, 23, 256
- do quadril, 1342
- infecções, 1198
- na doença de Legg-Calvé-Perthes, 1351

Artropatia
- acromegálica, 812
- associada
- - à hemocromatose, 691, 807, 808
- - - ressonância magnética, 808
- - à hemofilia, 818, 819
- - - ressonância magnética, 820, 821
- - ao hiperparatireoidismo, 811
- do tecido conjuntivo, 768
- enteropáticas, 762
- hemofílica, 1179
- - ressonância magnética, 603, 604
- induzidas por cristais, 609
- por pirofosfato de cálcio, 798

Artroplastia(s)
- de Silastic de pequena articulação, 635, 636
- híbridas, 625
- infectadas, 36
- metálica de pequena articulação, 635
- total(is)
- - cimentada de joelho, 629
- - das articulações, 630
- - de cotovelo, 630, 633
- - de joelho, 625
- - - articulada, 630
- - - com prótese do tipo condilar, 628
- - de ombro, 629
- - de quadril, 625
- - - cimentada, 627
- - - com *resurfacing* metal sobre metal, 628
- - - desgaste do polietileno, complicação de, 647
- - - híbrida e zonas de Gruen, 628
- - - não cimentada, 627
- - - - tomografia computadorizada, 628
- - de tornozelo, 628, 632
- - unicompartimentar, 628
- - de joelho, 631
- - - lateral, 631

Artrorressonância magnética (Artro-RM), 24, 46, 50
- 3D, 53
- articulação do ombro, 186
- artrite
- - psoriática, 601
- - reumatoide, 600
- complexo de Buford, 195
- cotovelo, 222
- IFA tipo CAM, 674
- indireta, 49
- joelho, 372
- lesão
- - AULG, 196
- - GLAD, 194
- - LSAP, 192, 193

Índice Alfabético **1433**

- normal, 52
- obstrução arterial, 52
- ombro, 156
- osteocondrite dissecante de tálus, 500
- punho, 271, 279
- quadril e pelve, 333, 344
- reconstrução de ruptura recorrente do manguito rotador, 206
- ruptura(s)
- - completa do LCU, 247
- - do *labrum*
- - - acetabular, 343
- - - glenóideo, 50
- - - do manguito rotador, 71
- - labral após reconstrução artroscópica, 207
- síndrome de impacção ulnar, 269, 270
Artroscopia de fibrilação condral e condromalácia, 682
Artrotomografia computadorizada (Artro-TC), 24, 154
- articulação do cotovelo, 220
- joelho, 372
- osteocondrite dissecante, 404
Aspecto(s)
- da lesão, resultados do tratamento e complicações, 8
- de caixa vazia, 1258
- dos meniscos normais à RM, 374
- normal do recesso suprapatelar, 411
Assentamento cranial, 728
Astrágalo de aviador, 500
Atrofia
- de Sudeck, 100, 102, 1252, 1264
- dos músculos supraespinal e infraespinal, 187
- muscular, 189
- óssea, 99
Autoanticorpos, 768
Autotomografia, 549
Avaliação
- clínica radiológica e patologia das artrites e artropatias, 591
- das doenças endócrinas e metabólicas, 1247
- de artrites por TC, 595
- do exame de ressonância magnética do pé e do tornozelo, 460
- do ombro por ressonância magnética e artrorressonância magnética, 161
- radiográfica de fraturas, 74
- radiológica
- - de anomalias esqueléticas, 1319
- - de doenças metabólicas e endócrinas e distúrbios variados, 1247
- - de infecções musculoesqueléticas, 1197, 1198
- - de lesões traumáticas, 63
- - de tumores e lesões pseudotumorais, 827
- - escoliose, 1378
Avulsão
- da capa periosteal capsolabral posterior, 189
- do ligamento glenoumeral anterior (ALGUA), 195
- do tendão do músculo sartório esquerdo, 361

B

Balanite circinada, 752
Banda sagital do terceiro quirodáctilo (dedo médio), 324
Bico
- anterior central, 5
- anteroinferior, 5
- de papagaio, 415
- talar, 1369
Biopsia
- de aspiração guiada por tomografia computadorizada, 22
- óssea percutânea, 842

Bolsa(s)
- adiposa pré-calcânea, 480
- articulares do joelho, 406
- bicipitorradial, 247
- da pata de ganso, 411
- do tendão semimembranoso, 411
- infrapatelar
- - do joelho, 412
- - superficial, 411
- olecraniana, 247
- pré-patelar, 411, 412
Borda(s)
- da lesão, 845, 851
- da lesão benigna *versus* maligna, 852
- pendente, 615
- periférica da epífise, 57
- posterior recortada, 5
Borrelia burgdorferi, 1225
"Branqueamento" homogêneo, 6
Bursa exostótica, 938
Bursite, 247
- bicipitorradial, 248
- do obturador causando neuropatia do obturador, 364
- do trocanter maior, 360
- infectada, 413
- infrapatelar
- - ressonância magnética, 413
- - superficial, 414, 415
- olecraniana, 248
- pré-patelar, 412, 415
- tuberculosa, 1227

C

Cabo e crescente, 158
Cajado de pastor, 975
Calcificações de pipoca, 1392
Calcinose tumoral, 1309, 1310
- acometimento dos tecidos moles, 1311
Calos endosteais e periosteais, 96
Canal(is)
- cartilaginosos, 55
- de Guyon, 274, 313
- intracorticais, 57
- medular, 519
Candida albicans, 1221
Canelite, 138
Cápsula
- articular, 145
- da articulação do ombro, 158
Capsulite adesiva, 195
- artrografia de, 197
- ressonância magnética, 197
Capsulorrafia, 1345
Cartilagem(ns)
- articular, 55
- - histologia, formação e crescimento, 57, 59
- calcificada, 60
- D-Gemric, 45
- hialina articular, 57, 58
- ressonância magnética, 44
- semilunares, 372
Causa de sintomas sugestivos, 4
Causalgia, 1252
Cavidade de herniação sinovial, 669
Células
- de Gaucher, 1306
- de Langerhans, 1215
- de Touton, 1051
- fisalíforas, 1147
- osteoprogenitoras, 57
Celulite, 1197
Centros de ossificação
- do úmero distal, 215
- secundária, 578

Chama de vela e foice, 1279
Chlamydia trachomatis, 752
Cicatrização de fibroma não ossificante, 964
Cifoscoliose, 1378
- congênita, 1329
Cifose, 1379
- torácica juvenil, 575
Cintilografia, 63
- adamantinoma, 1146
- afrouxamento mecânico de prótese, 643
- artrite psoriática, 599
- cisto ósseo aneurismático, 1010, 1011, 1012
- coalizão calcaneonavicular, 1370
- com citrato de Gálio-67, 29
- condrossarcoma, 1099
- - periosteal, 1110
- displasia fibrosa, 969
- - poliostótica, 977
- do *pool* sanguíneo, 32
- doença de Paget
- - monostótica, 1293, 1294
- - poliostótica, 1292
- enostose, 841
- fratura de colo do fêmur, 68
- histiocitoma fibroso maligno, 1118
- linfoma, 1130, 1131
- melorreostose, 1330, 1425
- metástases, 1156
- - ósseas, 841
- - osteoblásticas, 1162
- miosite ossificante pós-traumática, 107, 108
- óssea, 29, 599, 1199
- - com radionuclídeos, 25, 28
- - doenças metabólicas e endócrinas, 1252
- - estática, 32
- - para diagnosticar infecção, 1201
- - radionuclídica de quatro fases, 32
- - tumores e lesões pseudotumorais, 841
- osteoartrite da articulação do joelho, 679
- osteoblastoma, 903
- osteoma osteoide, 889, 890, 892
- osteossarcoma, 1065, 1066
- sarcoma sinovial, 1187
- tecnécio e índio de prótese infectada, 639, 640
- tumor de células gigantes, 1023
Cintura
- escapular, 145
- - lesões traumáticas da, 145, 161, 162
- pélvica, 327
- - lesões traumáticas da, 327
Cirurgia
- da coluna lombar, 584
- de rotação externa ou osteoplastia rotacional, 1346
Cisalhamento
- anteroposterior, 566
- vertical, 334
Cisto(s)
- de Baker, 716
- - com fragmentos osteocondrais, 684
- - ressonância magnética, 601, 726, 741, 742
- - tomografia computadorizada, 741, 742
- - ultrassonografia, 726, 727
- de Eggers, 662
- degenerativos, 663
- ósseo
- - aneurismático, 907, 1000, 1007, 1008, 1009, 1010
- - - cintilografia, 1010, 1011, 1012
- - - mielografia, 837
- - - ressonância magnética, 1011, 1012, 1014, 1015, 1016
- - - secundário, 1008
- - - sólido, 1012, 1028
- - - tomografia computadorizada, 1010, 1011
- - - - 3D, 1011, 1012
- - - tratamento de, 1017

- - simples, 831, 845, 999, 1000, 1001
- - - com fratura patológica, 1004
- - - ressonância magnética, 1003, 1004
- - - semelhante a um cisto ósseo aneurismático, 1017
- - unicameral, 999
- parameniscal, 417
- poplíteo, 716
- - rompido
- - - ressonância magnética, 741, 742
- - - tomografia computadorizada, 741, 742
- - reumatoide, 726
- sinoviais, 716
Citrulina, 608
Classificação(ões)
- da ICRS das lesões osteocondrais, 408
- da morfologia acromial segundo Bigliani, 160
- da separação acromioclavicular, 199
- das artrites, 592
- das fraturas
- - - da clavícula, 165
- - - da patela, 391
- - - da pelve, 334
- - - de fêmur distal, 380
- - - de odontoide, 539
- - - de tornozelo, 461
- - - do acetábulo, 340
- - - do enforcado, 542
- - - do escafoide com base na localização, 281
- - - do olécrano, 235
- - - do pilão, 472
- - - intertrocantéricas, 355
- - - subtrocantéricas, 356
- das lesões
- - da placa de crescimento, 78
- - de menisco, 416
- - traumáticas de coluna cervical com base no mecanismo traumático e na estabilidade, 533
- das mucopolissacaridoses, 1399
- das rupturas do manguito rotador com base em seu formato, 207
- de Anderson
- - da osteocondrite dissecante do tálus, 502
- - e Montesano das fraturas de côndilos occipitais, 534
- de Boyd-Griffin das fraturas intertrocantéricas, 355
- de Fielding das fraturas subtrocantéricas, 356
- de Frykman das fraturas do rádio distal, 258, 259
- de Hawkins das fraturas verticais do colo talar, 495
- de Hohl, 381
- - das fraturas de platô tibial, 383
- de Mason para fraturas da cabeça do rádio, 228
- de Neer, 164
- de Pauwels das fraturas intracapsulares, 350
- de quatro segmentos das fraturas do úmero proximal, 164
- de Rowe das fraturas do calcâneo, 493
- de Russe para fraturas do escafoide, 280
- de Salter-Harris, 78
- de Schatzker das fraturas de platô tibial, 381, 385
- de tumores e lesões pseudotumorais, 827, 828
- de Zickel das fraturas subtrocantéricas, 356
- dos tipos de
- - condrossarcoma, 1092
- - osteossarcoma, 1061
- geral da escoliose, 1379
Claudicação neurogênica, 694
Clostridium
- *novyi*, 1235
- *perfringens*, 1235

Coalizão
- calcaneonavicular, 1367, 1369, 1370
- - cintilografia, 1370
- - ressonância magnética, 1370
- talocalcânea, 1325, 1368, 1372
- - ressonância magnética, 1373, 1374
- - computadorizada, 1372, 1373
- talonavicular, 1368
- - ressonância magnética, 1371
- - tomografia computadorizada, 1371
- tarsal, 1367
Coccidioides immitis, 1216
Coccidioidomicose
- da coluna vertebral, 1228
- - ressonância magnética, 1237
- - tomografia computadorizada, 1237
- óssea, 1217
- - ressonância magnética, 1217
- - tomografia computadorizada, 1218
Colapso
- avançado por não união do escafoide, 276
- do platô vertebral, 5
Colite ulcerativa complicada com sacroileíte, 762
Coloração(ões)
- com ácido periódico de Schiff, 854
- histológicas, 854
Coluna
- anterior, 557
- cervical, 519
- - artrite reumatoide na, 738, 739
- - incidência(s)
- - - anteroposterior da, 524
- - - lateral da, 519, 521, 522
- - - oblíquas da, 521, 526
- - lesões traumáticas da, 529, 533
- - mielografia, 531
- - normal, 530
- - radiografia anteroposterior da, 519
- - tomografia computadorizada, 529
- da pelve, 339
- de bambu, 618
- lombar
- - incidência
- - - anteroposterior da, 552
- - - lateral da, 552, 553
- - - oblíqua da, 554
- - lesões traumáticas da, 549
- - mielografia, 556
- - mielotomografia computadorizada (MTC), 557
- - tomografia computadorizada, 555
- - pós-fusão anterior e posterior da, 586
- média, 557
- posterior, 557
- torácica, 549
- - incidência
- - - anteroposterior da, 551
- - - lateral da, 551
- toracolombar, 549
- - lesões traumáticas da, 555
- vertebral, 519
- - acromegálica, 1306
- - lesão da, 728
Compartimentos do carpo, 274
Complexo(s)
- de Buford, 190
- - artrorressonância magnética (Artro-RM) de, 195
- de histocompatibilidade principal (MHC), 715, 768
- fibrocartilaginoso triangular (CFCT), 256
- ligamentar
- - colateral
- - - radial (CLCR), 243
- - - ulnar (CLCU), 243
- - posterior de Holdsworth, 529

Componente cristalino inorgânico, 1247
Composição e formação do osso, 56, 1247
Compressão, 76
- anteroposterior, 334
- do saco dural, 596
- lateral, 334
Condroblastoma, 850, 945, 947, 948, 949, 950
- de células claras, 1103
- predileção da lesão por área específica no osso, 850
- ressonância magnética, 951, 952, 953
- tomografia computadorizada, 950, 951
Condrocalcinose, 798, 811
Condrócitos, 57
Condroma(s), 911
- de partes moles, 1179
- intracortical, 914
- periosteal, 914, 918, 935
- - ressonância magnética, 919
- - semelhante a um osteocondroma, 920
- - tomografia computadorizada, 918, 919
- - - 3D, 919
Condromatose, 1168
- sinovial, 362, 1179
Condrometaplasia sinovial, 1168
Condrossarcoma(s), 1060, 1089, 1093, 1094
- associado à
- - doença de Ollier, 931
- - síndrome de Maffucci, 931
- central ou medular, 1091
- cintilografia, 1099
- complicação de, 1102
- convencional, 1091, 1093
- de células claras, 1092, 1102
- - tomografia computadorizada, 1103
- de grau baixo, 922
- de partes moles, 1086, 1098, 1112
- desdiferenciado, 1095, 1106
- - patologia do, 1107, 1108, 1109
- - ressonância magnética, 1107
- graduação histológica do, 1102
- indiferenciado arteriografia de, 836
- mesenquimal, 1093, 1104
- mixoide, 1095, 1105
- - espécime anatomopatológico, 1106
- patologia do, 1101
- periosteal (justacortical), 1097, 1109
- - cintilografia, 1110
- - ressonância magnética, 1110, 1111
- primários, 1091
- ressonância magnética, 837, 1098, 1099, 1100
- secundários, 1098
- sinovial, 1169, 1186
- tomografia computadorizada, 1095, 1096, 1097, 1098
Configuração
- em aros de roda, 1034
- em valgo, 75
- em varo, 75
Consolidação de fratura, 97
- complicações, 96
Contorno de arco de cupido, 552
Contratura isquêmica de Volkmann, 101, 102, 224
Contusão óssea, 69, 394, 402
- lesão trabecular, 47, 48
Corante
- de Gomori ou Novotny, 854
- de mucina, 854
- de van Gieson, 854
- Giemsa, 854
- tricromo, 854
- vermelho Congo, 854
Corcova(s)
- de Herndon, 670, 1354
- superficiais, 663

Cordoma, 1146, 1147
- complicações, tratamento e prognóstico, 1147
- condroides, 1146
- manifestações
- - clínicas, 1146
- - radiológicas, 1146
- patologia, 1147
Corpo(s)
- asteroides, 815
- de Russell, 1136
- de Schaumann, 815
- riziformes, 716, 727
- - ressonância magnética, 728, 729
- vertebral
- - bicôncavo, 5
- - esclerótico, aspecto de "osso dentro do osso", 6
Cortes coronais, 217
Córtex
- articular, 727, 732, 798
- subcondral, 798
Costa
- da Califórnia, 981
- do Maine, 981
Cotovelo, 212
- artrite reumatoide do, 720
- artrografia do, 220
- artrorressonância magnética (Artro-RM) do, 222
- considerações anatomorradiológicas, 212
- de arremessador de beisebol, 135, 137
- de goleiro, 135
- de golfista, 134, 136, 239
- de jogador da liga juvenil, 135, 136
- de tenista, 135, 136, 239
- estruturas ósseas do, 213
- incidência
- - anteroposterior do, 212, 214
- - de perfil do, 212
- - infantil, 216
- lesões traumáticas do, 212
- ressonância magnética do, 222
Coxa
- magna, 1350
- plana, 1346
- profunda, 669
- saltans, 360
Coxartropatia de Postel, 665, 666, 667, 668
- artrografia de, 669
- ressonância magnética, 669
Coxim gorduroso, 87
Crânio acromegálico, 1305
Crescimento, maturação e modelamento dos ossos, 1319
Cretinismo, 1312
Crioglobulinas, 608
Criptococose óssea, 1216
Crista óssea, 179
Cristais de hidroxiapatita de cálcio, 804
CRITOE (sequência e idade de aparecimento dos centros de ossificação na articulação do cotovelo), 216
Cúbito varo, 224
Cunha progressiva, 1279
Curvatura escoliótica, 1382

D

Dactilite, 607
- tuberculosa, 1215
Dedo(s), 252, 326
- da mão, 315
- de alpinista, 321, 323
- do pé de gramado, 141, 142
- duro, 689, 691
- em marreta, 322
Defeito fibroso cortical, 862, 959, 960
- e fibroma não ossificante, 960

Deficiência(s)
- de fator IX, 818
- focal femoral proximal, 1346, 1349
- - ressonância magnética, 1350
Deformação do platô vertebral, 5
Deformidade(s)
- articulares, 727
- de arqueamento fisiológico das pernas, 1363
- de Madelung, 1334, 1337, 1338
- de pé
- - chato, 1325
- - torto, 1366
- - - tratamento da, 1367
- de pescoço de cisne, 606
- de Sprengel, 1334, 1335, 1336
- do escafoide em corcova de camelo, 271, 275
- dos joelhos causadas por osteoartrite, 676
- em abotoadura, 606, 727
- em asa de gaivota, 615, 710
- em balão de Erlenmeyer, 1307
- em canela de sabre, 1219
- em corcova de camelo, 283
- em espinha de peixe, 1258
- em forma de H, 1259
- em pescoço de cisne, 727
- em valgo, 328
- em varo, 328
- em vidro de relógio, 1258
- ISIP, 311
Degeneração
- do ligamento redondo, 362
- hepatolenticular, 807
Densidade(s)
- de prótons ou spin, 40
- e textura do osso, 6
- escleróticas dispersas, 6
Dente, 519
Depressão, 76
- central em degrau no platô vertebral, 5
Dermatoartrite lipoide, 812
Dermatomiosite, 774, 775, 776
Derrame
- articular, 87, 716
- do joelho, 406, 411
- - e ruptura do retináculo patelar, 71
- - pós-traumático, 480
- pós-traumático na articulação do tornozelo, 483
Desbridamento dos tendões do manguito rotador, 205
Desdiferenciação, 1097
Desgaste dos componentes da prótese, 637
Deslizamento epifisário da cabeça do fêmur, 1354, 1355, 1356
- complicação do, 1358
- ressonância magnética, 1357
Desmineralização, 99
Desmoide periosteal, 965
- ressonância magnética, 966
- tomografia computadorizada, 966
Desossificação, 99
Destruição
- do córtex articular, 727
- óssea, tipo de, 846
Desvio
- lateral, 75
- medial, 75
- químico, 113
- ulnar, 272
Determinação
- da espessura cortical, 1249
- do ângulo de versão da cabeça do fêmur por meio da tomografia computadorizada, 1328
DEXA (absorciometria por raios x com dupla energia), 21, 1252, 1255

Diastematomielia, 1325
- ressonância magnética, 1332
Diferenciação óssea, 1319
Difosfonato de metileno, 29, 32
Dígito pélvico, 337
Dinâmica da água, 60
Direção da linha de fratura, 76
Discite tuberculosa, 1236
Disco abaulado, 575
Discografia, 24, 69
- lombar, 557
- por tomografia computadorizada, 24
- provocativa, 575
- ruptura do anel fibroso e hérnia de disco, 70
Discreto estiramento do ligamento acromioclavicular, 198
Disfunção do tendão tibial posterior, 507
- ressonância magnética, 510
Disosteosclerose, 1418, 1419
DISP (*fast imaging with steady procession*), 40
Displasia(s)
- congênita do quadril, 1338, 1340
- - artrografia de, 1343
- - ressonância magnética, 1345
- - tomografia computadorizada 3D, 1344
- - tratamento da, 1347
- - ultrassonografia, 1331, 1342
- craniodiafisária, 1421
- craniometafisária, 1419, 1420
- - tipo Jackson, 1419
- diafisária progressiva, 1412
- do desenvolvimento do quadril, 1338
- do quadril, 1342
- epifisária hemimélica, 1361
- esclerosantes mistas, 1421, 1425, 1426
- fibrocartilaginosa, 975, 983
- - focal de ossos longos, 980
- - ressonância magnética, 984
- fibrosa, 861, 967
- - cintilografia, 969
- - complicação de, 982, 983
- - monostótica, 967, 968, 969
- - - ressonância magnética, 974
- - - tomografia computadorizada, 971, 972, 973, 974
- - - - 3D, 972, 973
- - poliostótica, 970, 975, 976, 981
- - - cintilografia, 977
- - - ressonância magnética, 980, 981
- - - tomografia computadorizada, 978, 979
- - - - 3D, 979
- - tomografia computadorizada, 970, 971
- metafisária familiar, 1418
- ósseas esclerosantes, 1398
- osteofibrosa, 986, 987, 989, 990
- - complicação, tratamento, 989
- - ressonância magnética, 991, 992, 993
- - tomografia computadorizada, 991
Dispneia, 775
Disseminação
- de tumor maligno aos tecidos moles, 831
- hematogênica, 1197
Dissociação escafossemilunar, 294, 296, 297, 303
Distância
- coracoclavicular, 198
- TT-GT, 390
Distração, 75
Distribuição da lesão, 8
- articular, 618
- em diversas artrites, 623
Distrofia neuromuscular reflexa, 1252
Distúrbios dos túbulos renais, 1264
Divisão(ões)
- anatômicas do pé, 447
- da coluna vertebral em três colunas, 559

Doença(s)
- articular degenerativa, 659
- - manifestações clínicas e radiográficas típicas de, 661
- complexas, 980
- de Albers-Schönberg, 1398
- de Barlow, 1313
- de Bechterew, 747
- de Blount, 1326, 1359, 1360, 1361, 1362
- - ressonância magnética, 1361
- de cálculos e ossos, 1272
- de Calve, 1048
- de Camurati-Engelmann, 1412, 1416
- de Chester-Erdheim, 1052, 1056
- de Christmas, 818
- de Conradi, 1311
- de Crohn, 762
- de Ekman-Lobstein, 1389
- de Freiberg, 105
- de Gaucher, 1306, 1307, 1308
- - complicada por osteonecrose, 1309
- - ressonância magnética, 1254
- - tipo I, 1306
- - tipo II, 1306
- - tipo III, 1307
- de Gorham, 1039, 1042, 1043
- - óssea, 1038
- de Hand-Schüller-Christian, 1046
- de inclusão de partículas, 645
- de Kienböck, 117, 271, 291, 294, 298, 300, 301
- - ressonância magnética, 295, 296, 297, 299
- - tomografia computadorizada, 298
- de Kümmell, 703
- de Legg-Calvé-Perthes, 105, 1311, 1346, 1350, 1351, 1353
- - artrografia na, 1351
- - ressonância magnética na, 1352, 1353
- - tomografia computadorizada, 1352
- de Letterer-Siwe, 1046
- de Lyme, 1230
- de Marie-Strümpell, 747
- de Maroteaux-Lamy, 1401
- de Morquio, 5
- de Morquio-Brailsford, 1399, 1400, 1401, 1402
- de Nakamura, 1417
- de Ollier, 920, 923, 924, 925, 926, 927
- - complicação da, 923
- - ressonância magnética, 929, 930
- - tomografia computadorizada, 927, 928, 929
- de Osgood-Schlatter, 395, 398
- - ressonância magnética, 399, 400
- - ultrassonografia, 399
- de Paget, 6, 1153, 1279
- - coexistência de diferentes fases da, 1288
- - complicações, 1289
- - - neoplásicas, 1295
- - - neurológicas, 1289
- - diagnóstico diferencial, 1286
- - doença articular degenerativa e, 1289
- - fase
- - - fria da, 1285, 1286, 1287
- - - intermediária da, 1283, 1284
- - - osteolítica da, 1281, 1282
- - fisiopatologia e manifestações clínicas, 1279
- - fratura
- - - de estresse/insuficiência associadas à, 1296
- - - patológica associada à, 1289, 1296, 1298
- - juvenil, 1286, 1302
- - manifestações radiológicas, 1279
- - metástases da, 1300
- - monostótica
- - - cintilografia, 1293, 1294
- - - tomografia computadorizada, 1294
- - - osteoartrite secundária à, 1297
- - patologia, 1286, 1295
- - poliostótica, 1292
- - ressonância magnética, 1291, 1292
- - tomografia computadorizada, 1289, 1290
- - - 3D, 1290
- - - complicações vertebrais associadas à, 1298
- - - fratura patológica associada à, 1297
- - tratamento ortopédico e clínico, 1295
- de Panner, 234
- de partículas, 637, 645, 647
- - tomografia computadorizada, 648
- - - 3D, 648
- de Pellegrini-Stieda, 415
- de Pott, 1228
- de Preiser, 117
- de Pyle, 1418
- de *ribbing*, 1413, 1416
- de Scheuermann, 5, 575, 579
- - ressonância magnética, 580
- - tipo II, 575
- - tomografia computadorizada, 579
- de Sinding-Larsen-Johansson, 395, 397
- de Still, 740
- de Trevor-Fairbank, 926, 1361
- - no joelho, 1365
- - no tornozelo, 1363
- - - ressonância magnética, 1364
- - - tomografia computadorizada, 1364
- de Truswell-Hansen, 1417
- de van Buchem, 1417
- de von Recklinghausen, 1385
- de Vrolik, 1389
- de Whipple, 762
- de Wilson, 807
- de Worth, 1417
- degenerativa da coluna vertebral, 621, 693
- - complicação de, 701
- discal degenerativa, 693, 694, 695, 698
- - patologia da, 694
- - ressonância magnética, 699, 700
- do "osso manchado", 1406
- dos ossos marmóreos, 1398
- endócrinas e metabólicas, 1248
- equinocócica, 1225
- falciforme, 5
- metabólicas e endócrinas, 1245, 1302
- - ressonância magnética, 1252
- - tomografia computadorizada, 1252
- mista do tecido conjuntivo, 592, 777, 783
- óssea
- - constitucionais, 1320
- - de Recklinghausen, 810, 1271
- - evanescente, 1038
- - fantasma, 1038
- - metabólicas, 29
- por deposição de cristais de
- - di-hidrato de pirofosfato de cálcio, 781, 798, 799, 800, 801, 802, 803, 804
- - - na coluna vertebral, 804
- - - patologia da, 799
- - - ressonância magnética, 801
- - de hidroxiapatita de cálcio, 781, 804, 805
- - - ressonância magnética, 806
- que causam ou estão associadas à osteonecrose, 106
- reumatológicas, tratamento das, 624
- tumoral por deposição de pirofosfato de cálcio, 800
- vertebral degenerativa, 619
Dorsiflexão, 448

E

Eburnação, 660
Echinococcus granulosus, 1225
Eco
- duplo em estado de equilíbrio (DESS), 44
- equilibrado em campo rápido (BFFE), 44
EcoDoppler colorido
- de um paciente com trombose venosa profunda, 26
- na obstrução arterial, 27
Edema
- de partes moles, 84
- de tecidos moles, 720
- periepifisário focal, 84, 89
Efeito
- de suscetibilidade, 40
- de volume parcial, 21
Eficácia
- da PET/RM, 39
- da técnica de SPECT, 30
Elastofibroma dorsal, 874
Elementos especiais da fratura, 76
Elevação congênita da escápula, 1334
Embolias arteriais, 104
Encarceramento calcaneofibular, 515, 516
Encondroma(s), 907, 911, 912, 913, 914, 1179
- calcificantes, 911, 915
- complicação, 920
- da síndrome de Maffucci, 920
- de esterno, 913
- protuberante, 914, 917
- ressonância magnética, 915, 916, 917
Encondromatose, 920, 923, 924, 926
- ressonância magnética, 925
Encurtamento, 75
Endurecimento de feixe, 17
Enostose, 894, 895, 1406, 1410
- ressonância magnética, 1411
- tomografia computadorizada, 1411
Enrijecimento, 123
Enterobacter cloacae, 1221
Entesopatia patelar, 685
- ressonância magnética, 685
Epicondilite
- lateral, 135, 239, 243
- medial, 134, 239
Epítopo compartilhado, 715
Equinococose, 1225
Erosões
- articulares, 716, 727
- marginais, 727
- ósseas
- - extra-articulares, 716
- - ressonância magnética, 725
- - tomografia
- - - computadorizada, 724
- - - por emissão de pósitrons (PET)/TC com 18f-FDG, 724
- - ultrassonografia, 725
Escaneamento do desvio químico quantitativo (QCSI), 1307
Escanografia, 13
Escápula
- alada, 204
- denteada, 1334, 1337
Esclerodermia, 770, 773, 774
Esclerose
- diafisária múltipla hereditária, 1413
- reativa, 846
- sistêmica progressiva, 770
Esclerosteose, 1418
Escolha da modalidade de imagem, 12
Escoliose, 1378
- congênita, 1378, 1380, 1381
- idiopática, 1378, 1380
- - do adolescente, 1378
- juvenil, 1378
- tratamento de, 1386
- variadas, 1378
Escorbuto, 1313, 1314

Espaço articular radiográfico, 610
Espessura cortical da mão, 1249
Espeto de banana, 747
Espondilite
- anquilosante, 5, 617, 619, 747, 748, 750, 751
- - alterações
- - - avançadas, 622
- - - iniciais, 621
- - ressonância magnética, 751
- - sindesmófitos, 622
- - tomografia computadorizada, 749
- tuberculosa, 1228, 1234
- - patologia da, 1235
Espondiloartrite indiferenciada, 762
Espondiloartropatias soronegativas, 747
Espondilólise, 566, 567
- com espondilolistese, 572
- deformante, 693
- ressonância magnética, 571
- tomografia computadorizada, 571
Espondilolistese, 566, 567, 569
- degenerativa, 567, 701, 702
- mínima, 694
- tipos de, 569
- verdadeira, 570
Espondilose deformante, 574, 577, 694, 695, 700
Esqueleto
- apendicular, 848
- axial, 848
Esquema de pirâmide, 624
Estenose
- do canal
- - medular, 694
- - raquidiano, 596
- - vertebral, 702
- vertebral
- - mielografia, 703, 704
- - ressonância magnética, 704, 705
- - tomografia computadorizada, 703, 704
Estiramento
- do ligamento coracoclavicular, 198
- - e luxação subsequente da articulação acromioclavicular, 198
Estratégia de investigação radiológica, 11
Estreitamento do espaço articular, 610, 716
Estresse, 123
- da gaveta anterior, 378
- em inversão, 451
- em valgo, 378
- mecânico, 104
Estrias verticais, 6
Estudos de associação genômica ampla (GWAS), 780
Etanercepte, 746
Eversão, 446
Exames radiológicos
- de neoplasias musculoesqueléticas, 827
- de tumores, 830
- do tornozelo e do pé, 448
Exametilpropileno-amina-oxima, 29
Exostose(s)
- cartilaginosas múltiplas, anormalidade de crescimento, 866
- de Dupuytren, 926
- de Turret, 944, 947
- múltiplas hereditárias, 940, 941
- - anormalidade do crescimento, 945
- - angiotomografia computadorizada 3D, 944
- - ressonância magnética, 941, 942
- - tomografia computadorizada, 943
- - - 3D, 943, 944
- osteocartilaginosa(s), 923, 931
- - múltiplas, 931, 940
- subungueal, 947
Exposição à radiação, 105

Extensão aos tecidos moles, 851
Extravasamento
- de cimento acrílico, 634
- intrapélvico de cimento, 638
Extremidade articular do osso e diáfise, 827
Extrusão discal, 583

F
Faceamento palmar, 252
Faceta(s)
- articulares empilhadas, 549
- empilhadas bilateralmente, 545
- presa, 545, 550
- - bilateral, 548
- - unilateral, 545
Faixa(s)
- de gordura
- - do pronador quadrado, 85, 90
- - escafoide, 85, 90
- - escleróticas nos platôs superior e inferior, 6
Falência
- de artroplastia total
- - de joelho, 641
- - de quadril, 641
- - - cimentada, 640, 642
- - de tornozelo, 642
- de próteses de Silastic®, 649
Falha
- completa de formação de um osso, 1319
- de desenvolvimento das vértebras, 1378
- de segmentação vertebral, 1378
- de união, 96, 98
- localizada no platô vertebral, 5
- na *pars articularis*, 32
Fármacos bloqueadores de TNF, 746
Fascite plantar, 513, 514
Fase(s)
- esclerótica ou fria, 1280
- inflamatória, 96
- intermediária ou mista, 1279
- opostas, 42
- osteolítica ou quente, 1279
- remodeladora, 96
- reparadora, 96
Fator(es)
- de necrose tumoral, 624
- que afetam a consolidação de fraturas, 96
- reumatoide, 608, 715
Fêmur proximal, 327
- lesões traumáticas do, 346
Fenômeno
- de inversão zonal, 1083
- de Raynaud, 775
- de vácuo, 694, 695, 698, 574
- zonal, 101, 879, 1086
Fibras
- de colágeno do tipo
- - I, 58
- - II, 58
- de Sharpey, 694
Fibrilação condral e condromalácia, 682
Fibroblastos, 57
Fibrocondrodisplasia, 975
Fibrodisplasia ossificante progressiva, 1396, 1402, 1403
Fibroma(s)
- condromixoide, 952 954, 955
- - recidiva, 864
- - ressonância magnética, 956
- - semelhante a um cisto ósseo aneurismático, 957
- - desmoplásico, 990, 994, 995, 996
- - ressonância magnética, 995, 996
- - tomografia computadorizada, 995
- - não ossificante, 959, 960, 961
- - cicatrização de, 964

- - complicação de, 964
- - complicado por fratura patológica, 867
- - ressonância magnética, 962, 963
- - semelhante a um cos, 1006
- - tomografia computadorizada, 962
- ossificante, 986, 987
Fibromatose
- do espaço poplíteo, 874
- não ossificante disseminada, 959
Fibrossarcoma, 1117
- de partes moles, 870
- e histiocitoma fibroso maligno, 1116
- - complicações e tratamento, 1118
- - diagnóstico diferencial, 1117
- - manifestações
- - - clínicas, 1116
- - - radiológicas, 1116
- - patologia, 1116
- - secundários, 1116
Fibroxantoma, 959
Fíbula distais incidência anteroposterior, 448
Fisiologia do metabolismo de cálcio, 1271
Fístulas de osteomielite com drenagem crônica, 1152
Fistulografia de osteomielite, 1202
Flap osteocartilaginoso, 402
FLASH (*fast low-angle shot*), 40
Flebografia de trombose, 637
Flexão plantar, 448
Foco infeccioso adjacente, 1197
Forame ou orifício sublabral, 190
Forças
- compressivas, 123
- tensionais, 123
Forma e contorno do osso, 5
Formação
- de cão escocês, 553
- de osso endocondral, 56
- defeituosa de ossos, 1319
- e reabsorção ósseas, 1248
Fossa poplítea, ultrassonografia, 26, 28
Fotodensitometria, 1247
Fragilitas ossium, 1389
Fragmento osteocondral, 677
- deslocado, 402
- desprendido, 402
- *in situ*, 402
- ressonância magnética, 683, 684
Fratura(s), 71
- acetabular, 341, 342
- anguladas, 92
- ao redor de prótese, 645
- atravessando a placa de crescimento, 78
- - e epífise, 78
- - e metáfise, 78
- - - e epífise, 78
- basocervical, 347
- - tomografia computadorizada, 348
- - - 3D, 348
- bimaleolar, 462, 463
- - tomografia computadorizada, 464
- - - 3D, 464
- clinicamente unida, 96
- com avulsão, 504
- - da base do quinto metatarso, 496
- - da pelve, 335, 336
- - de processo espinhoso, 545, 547
- - - ressonância magnética, 548
- - - tomografia computadorizada, 548
- - do tubérculo sublime, 247
- - tomografia computadorizada, 504
- com compressão da placa de crescimento, 78
- com diástase associada, 76
- com luxação associada, 76

- cominutiva
- - da glenoide, 168
- - da patela, 393
- completa, 72, 462
- complicação de, 99
- compressiva, 549
- condral ou osteocondral, 78
- cuneiforme (compressiva) simples, 545, 548
- da cabeça do rádio, 231
- da escápula, 169
- da extremidade esternal da clavícula, 167
- de acetábulo, 67, 68, 338, 339
- - ao redor de prótese, 656
- - classificação das, 340
- de Barton, 259, 262
- - invertida, 259, 263
- de Bennett, 311, 312
- de borda glenoidal, 167
- de boxeador, 135
- de cabeça
- - do fêmur, tomografia computadorizada, 347
- - - 3D, 347
- - do rádio, 65, 91, 227, 228, 229, 231
- - - tomografia computadorizada, 230
- - - - 3D, 230
- de calcâneo, 486, 490
- - e de vértebra torácica, 493
- de Cedell, 494
- - do processo posteromedial do tálus, 498
- de Chance, 559, 564
- - tomografia computadorizada, 565
- de chofer, 259
- de cinto de segurança, 559
- de clavícula, 163, 166
- - classificação das, 165
- - tipos de, 165
- de Colles, 252, 257
- - complicações, 257
- - invertida, 259
- - ressonância magnética, 262
- - variações de alinhamento dos fragmentos, 257
- de colo do fêmur, 68
- - cintilografia, 68
- de coluna
- - toracolombar, 555
- - vertebral, 519
- de compressão, 558
- de côndilos occipitais, 533, 535, 536
- - tipo I, 533
- - tipo II, 533
- - tipo III, 533
- de corpo de C2, 541
- de Dupuytren, 470, 481
- de Duverney, 338
- de epicôndilo medial, 215
- de escafoide, 275, 280, 281
- - com base na localização classificação das, 281
- - complicações, 275
- - complicada com osteonecrose, 285
- - "oculta", 50
- - ressonância magnética, 284
- - tratamento cirúrgico de, 285
- de escápula, 65, 167, 168, 169
- - tipos de, 168
- - tomografia computadorizada, 170
- - - 3D, 170, 171, 172
- de estresse, 123, 126, 127, 862, 894
- - cortical, 895
- - demonstrada na tomografia por emissão de pósitrons (PET)/TC, 128
- - do calcâneo, 486, 494
- - - ressonância magnética, 494
- - e insuficiência, 365
- - imagem cintilográficas de, 127
- - /insuficiência associadas à doença de Paget, 1296

- - mecanismo patogênico da, 125
- - ressonância magnética, 129
- - tomografia computadorizada, 127
- de extremidade acromial e terço médio da clavícula, 166
- de fêmur, 94
- - ao redor da prótese, 652, 653, 654
- - distal, 375, 380
- - - classificação das, 380
- - - e tíbia proximal, complicação das, 384
- - proximal, 346, 349
- de fíbula, 470
- de fossa glenoidal, 167
- de hamato, 290
- de hâmulo do hamato, 291, 292
- de Hutchinson, 259, 263
- de insuficiência, 408
- - associada ao uso de difosfonatos, 132
- - do joelho, 409
- - ressonância magnética SONK, 410
- - subcondral, 406
- de Jefferson, 536, 537, 538
- de Jones, 505
- - do quinto metatarso, 496
- de Maisonneuve, 451 470, 482
- - baixa, 470, 482
- - clássica, 481
- de Malgaigne, 337
- de metacarpo de um adulto, 64
- de metáfise, 78
- de minerador de argila, 548
- de necessidade, 266
- de odontoide, 538
- - classificação das, 539
- - tipo I, 538
- - tipo II, 538
- - tipo III, 538
- de Ogden
- - tipo VII-A
- - - tomografia computadorizada, 86
- - - - 3D, 86
- - tipo VII-B, 87
- - tipo VIII, 88
- - - ressonância magnética, 88
- de olécrano, 230, 235
- - classificação das, 235
- - tomografia computadorizada, 236
- - - 3D, 236
- de osso(s)
- - capitato, 291, 294
- - do carpo, 275
- - escafoide, 275
- - osso hamato, 286
- - navicular, 495
- - piramidal, 276, 287
- - pisiforme, 291, 293, 294
- de para-choque ou para-lama, 375
- de patela, 387, 392
- - classificação das, 391
- de pelve, 335
- - classificação das, 334
- de Piedmont, 266, 267
- de pilão, 462, 466
- - classificação das, 472
- de piramidal, 290
- de platô tibial, 381
- - ressonância magnética, 389
- - tomografia computadorizada, 387, 388
- - - 3D, 387, 388
- de Pott, 470, 481
- de Pouteau, 252
- de prótese, 637, 646
- de quadril, 327, 346
- de rádio distal, 252, 258
- de Rolando, 312

- - tomografia computadorizada, 313
- - - 3D, 313
- de sacro, 67, 338
- - atravessando os forames neurais associada a uma fratura do forame obturador, 345
- - com envolvimento dos forames neurais, 345
- - sem envolvimento dos forames neurais, 344
- de Salter-Harris
- - tipo I
- - - com desvio, 80
- - - completa, 79
- - - incompleta, 79
- - - ressonância magnética, 80
- - tipo II
- - - com desvio, 80
- - - tomografia computadorizada, 81
- - - - 3D, 81
- - tipo III, 82
- - - tomografia computadorizada, 82
- - - - 3D, 82
- - tipo IV, 83, 478
- - - ressonância magnética, 85
- - - tomografia computadorizada, 83, 84, 85
- - - - 3D, 83, 84, 85
- - tipo V, 86
- de Segond, 387, 390
- - invertida, 391
- - ressonância magnética, 390
- de semilunar, 291
- de Shepherd, 494
- - do processo posterolateral do tálus, 498
- de Smith, 259, 263, 264
- de *snowboarder*, 141, 494, 498
- de tálus, 486
- - ressonância magnética, 497
- de tíbia
- - de uma criança, 64
- - distal, 466
- - proximal, 375
- de Tillaux, 466, 473
- - juvenil, 466, 475
- - - ressonância magnética, 476
- - - tomografia computadorizada, 475
- - tomografia computadorizada, 473, 474
- de tornozelo
- - classificação das, 461
- - complicação das, 500
- de úmero
- - ao redor de prótese, 655
- - distal, 222, 224, 225
- - proximal, 161, 163
- de vértebra, 66
- - C1 e C2, 536
- - intermediárias e inferiores da coluna cervical, 542
- - tomografia computadorizada, 66
- de Wagstaffe-Lefort, 466, 476
- - tomografia computadorizada, 476
- de Weber
- - tipo B, 483
- - tipo C, 483
- do acetábulo
- - tomografia computadorizada, 67
- - - 3D, 68
- do acrômio, 146
- do amante em fuga, 486
- do boxeador, 312, 314
- do calcâneo
- - tomografia computadorizada, 490, 491, 492
- - - 3D, 490, 491, 492
- do capítulo e processo coronoide, 233
- do corpo de C2, 543
- do córtex, 75
- do enforcado, 541, 542
- - classificação das, 542

- do escafoide
- - consolidada, 282
- - não unida, 283
- - tomografia computadorizada 3D, 282
- do hâmulo do hamato
- - ressonância magnética, 293
- - tomografia computadorizada, 292
- do homem enforcado, 541
- do minerador de argila, 545, 547
- do osso navicular
- - ressonância magnética, 503
- - tomografia computadorizada, 503
- - - 3D, 503
- do pé, 486
- do pilão
- - tomografia computadorizada, 467, 468, 469
- - - 3D, 467, 468, 469
- do piramidal
- - tomografia computadorizada, 288, 289
- - - 3D, 289
- do platô tibial, 383, 384, 385
- - ressonância magnética, 389
- - tomografia computadorizada, 386
- - - 3D, 386
- do processo
- - coronoide, 230, 232, 540
- - - tomografia computadorizada, 233, 234
- - - - 3D, 233, 234
- - odontoide, 536
- - - tomografia computadorizada, 541
- do sacro, 67
- do tálus
- - tomografia computadorizada, 495, 496
- - - 3D, 495, 496
- do tipo V de Hohl, 381
- do úmero distal, 226
- dos dedos da mão com avulsão, 319
- em alça de balde, 338
- em duas partes, 162
- em gota de lágrima, 542, 544, 545
- - por extensão, 546, 547
- - ressonância magnética, 546
- em praticante de *snowboarding*, 141
- em quatro partes do úmero proximal, 163, 165
- em sela, 338
- em torno
- - da articulação do tornozelo, 462
- - do cotovelo, 222
- - do joelho, 375
- - do ombro, 161
- - em toros, 92, 94
- em três partes, 163
- em uma parte, 162
- explosiva, 542, 543, 558, 562
- - mielografia, 564
- - ressonância magnética, 563
- - tomografia computadorizada, 562
- - - 3D, 562
- exposta composta, 77
- extra-articular, 311
- extracapsulares, 346, 352
- helicoidal, 76
- impactada ou abduzida, 350
- incompleta ("galho verde"), 72, 73
- - e completas, 75
- intertrocantérica, 352
- - classificação das, 355
- - tomografia computadorizada, 353, 354
- - - 3D, 353, 354
- intra-articular do rádio distal, 260
- - tomografia computadorizada, 260, 261, 262
- - - 3D, 260, 261
- intracapsulares, 346, 350
- longitudinal, 76
- mediocervical (terço médio do colo femoral), 347
- - tomografia computadorizada, 348
- - - 3D, 348
- oblíqua, 76
- oculta do capitato sem desvio, 295
- osteocondral artrografia da, 403
- patológica associada à doença de Paget, 1296, 1298
- - tomografia computadorizada, 1297
- pélvicas
- - diversas, 338
- - estáveis, 335
- - instáveis, 335
- por compressão, 5, 560
- - ressonância magnética, 561
- - tomografia computadorizada, 560
- por estresse, 76
- por insuficiência, 76, 126
- - associadas ao uso de difosfonato, 131
- - do sacro, 130
- - subcondral do joelho, 131
- secundária a uma anormalidade preexistente, 76
- subcapital, 351
- - ressonância magnética, 347
- subtrocantéricas, 352
- - classificação das, 356
- supracondilar, 380, 381
- - tomografia computadorizada, 382
- - - 3D, 382
- supraepicondilar, 218, 225
- - com desvio, 227
- - complicação de, 224
- - sem desvio, 227
- tibial "oculta", 49
- tipos especiais de, 76
- transepifisária, 1354
- transversal, 76
- - da patela, 392
- - de patela tomografia computadorizada, 393
- - de sacro, 346
- trimaleolares, 462, 464
- - tomografia computadorizada 3D, 465
- triplanar (Marmor-Lynn), 466, 477
- - tomografia computadorizada, 478, 479, 480
- - - 3D, 479, 480
- unimaleolares, 462
- - tomografia computadorizada, 462, 463
- - - 3D, 463
- *versus* centro de ossificação, 89
- vertical dupla contralateral, 338
Fratura-luxação, 312, 568, 569
- da articulação do cotovelo tomografia computadorizada 3D, 240
- da coluna vertebral, 565
- de Essex-Lopresti, 227, 232, 266
- de Galeazzi, 264
- - tipo I, 264, 265
- - tipo II, 266
- de Lisfranc, 506
- - divergente, 507
- - tipos de, 507
- - tomografia computadorizada, 508
- - - 3D, 508
- de Monteggia, 239, 241, 242
- do tipo flexão-distração, 566
- do tornozelo, 470
- - tomografia computadorizada, 471
- - - 3D, 471
- por cisalhamento, 566
- ressonância magnética, 568
- tipos de, 567
- tomografia computadorizada, 568
FRE (*flow-related enhancement*), 51
Fusão
- carpal limitada, 287
- de quatro ângulos, 276

G

Gadolínio, 36, 46
Galho verde, 75
Gálio 67, 32
Gânglio intraósseo, 1006
Gânglion, 867
- intraósseo, 1045, 1048
- - tomografia computadorizada, 1049
Gangrena de partes moles, 1238
Gargolismo, 5, 1399
Gene
- da proteína 1 morfogênica derivada da cartilagem, 659
- do fator beta de crescimento derivado das plaquetas (PDGF-β), 1117
Genética dos tumores ósseos, 856
Geno valgo, 1418
Geodos, 660
Glicosaminoglicanos, 58
Gomas, 1219
Gota, 613, 780, 781, 1179
- tofácea, 792
- - patologia da, 787
- - ressonância magnética, 797
- - tomografia computadorizada dupla energia, 22, 597, 598, 794, 795, 796, 797
- tomografia por emissão de pósitrons (PET)/TC com 18f-FDG, 797
Granuloma(s), 1215
- eosinofílico, 5, 843, 1046
- reparativo de células gigantes, 1012, 1028
Granulomatose
- agressiva, 645
- de células gigantes, 645
Grânulos de Birbeck, 1051
GRASS (*gradient-recalled acquisition in the steady state*), 40
Graus
- de espondilolistese, 574
- de separação acromioclavicular, 198

H

Hálux rígido, 689, 691, 692
Hamartoma fibrolipomatoso, 873
Hemangioendotelioma, 1148, 1150
- e sarcoma hemangioendotelial, 1148
- epitelioide, 1150
- - multifocal, 1150
- ósseo, 1151
Hemangioma(s), 6, 1032
- arteriografia vertebral e embolização de, 836
- arteriovenosos, 1033
- capilar, 871, 1033
- cavernosos, 1033, 1039
- de osso
- - e tecidos moles, 1038
- - tubular curto, 1037
- de quadril, 1035
- epitelioide, 1034
- histiocitoide, 1034
- intramuscular, 870
- sinovial, 1169, 1170, 1179, 1180, 1182
- - ressonância magnética, 1181, 1182
- - ultrassonografia, 1181
- venosos, 1033
- vertebral, 1036
- - ressonância magnética, 1037
- - tomografia computadorizada, 1036
Hemangiomatose, 1034
- de osso e tecidos moles, 1039, 1040
- de partes moles, 868
- esquelética difusa, 1034
Hemangiossarcoma, 1148
Hematofagocitária reativa, 743

Hematoma, 634
- de partes moles
- - radiografia de, 133
- - ressonância magnética, 133
- - tomografia computadorizada, 133
Hematoxilina e eosina (H&E), 854
Hemiartroplastia(s)
- do quadril, 626
- metálica de pequena articulação, 634
- totais das articulações, 630
Hemivértebra, 5
- congênita, 1329
Hemocromatose, 688, 781, 805
- secundária está relacionada com sobrecarga de ferro, 805
Hemofilia, 781, 818
Hemolinfangiomatose hamartomatosa, 1034
Hemorragias lineares, 607
Hérnia
- de disco, 575
- - intervertebral, espectro das, 576
- - lombar, 70
- - mielografia, 581
- - mielotomografia computadorizada (MTC), 581, 582
- - tomografia computadorizada, 581
- de esporte, 46, 137, 140, 365
- de hóquei, 137
Herniação
- de disco
- - anterior, 571, 577
- - de aspecto cístico sequestrado, 584
- - intravertebral, 574, 575, 693
- - - anterior (vértebra límbica), 578
- - recidivante
- - - depois de discectomia, 585
- - - ressonância magnética pós-laminectomia com discectomia para tratar, 584
- intraespinal, 575
- lateral do disco, 580
- posterior e posterolateral do disco, 575
Heterozigoto composto, 805
Hiato poplíteo, 372
Hidatidose, 1230
Hiperfosfatasia idiopática familiar, 1302, 1303, 1304
Hiperosteose
- anquilosante, 694
- cortical
- - deformante juvenil, 1302
- - generalizada, 1417
- - endosteal, 1417
- esquelética idiopática difusa (DISH), 693, 698, 701
- generalizada com estrias ósseas, 1421
Hiperparatireoidismo, 6, 781, 810, 1251, 1271
- autônomo, 1271
- primário, 1271, 1273, 1274
- secundário, 1271, 1274, 1275, 1276
- - ressonância magnética, 1277
- - tomografia computadorizada, 1277
- terciário, 1271
Hiperplasia angiolinfoide com eosinofilia, 1034
Hiperqueratose, 607
Hiperuricemia, 787
Hipervascularização do osso subcondral, 665
Hipocondroplasia, 1395
Hipoplasia
- da odontoide, 1331
- glenoidal, 1337
- glenóidea, 1334
Hipotireoidismo, 1310, 1312
- congênito, 1312
- juvenil, 1312
Histiocitoma
- de células gigantes, 812

- fibroso benigno, 962, 964, 965
- fibroso maligno, 1118, 1119
- - cintilografia, 1118
- - de partes moles, 869
- - e osteossarcoma, 839
- - induzido por radiação, 1154
- - nas partes moles, 834
- - originado de
- - - infarto ósseo, 1153
- - - osso pagético, 1154
- - ressonância magnética, 1118
Histiocitose
- de células de Langerhans, 5, 843, 1046, 1048, 1050, 1051, 1052
- - ressonância magnética, 1053, 1054, 1055
- - tomografia computadorizada, 1055
- de células gigantes, 812
- X, 1046
Hormônio paratireóideo, 1271

I

IFA (cálculo do ângulo alfa), 675
- tipo CAM, 673
- - artrorressonância magnética (Artro-RM) de, 674
- - tomografia computadorizada, 673
- - - 3D, 673
- tipo Pincer, 675
- - ressonância magnética, 675
Ilhota de osso compacto, 895
Imagem(ns)
- com supressão de gordura, 43
- em sequência STIR, 42
- ponderada(s)
- - em PD, 41
- - em T1, 41
- - em T2, 41
- utilizando aquisição em estado de equilíbrio (FIESTA), 42
Impacção, 76
- atlantoaxial, 728
Implantação direta, 1197
Impressão(ões), 162
- digitais da lesão vertebral, 529
Imuno-histoquímica, 856
Imunocintilografia por tomografia computadorizada por emissão de fóton único (SPECT) de artroplastias infectadas, 36
Imunoglobulinas, 35
Incidência(s)
- acromioclavicular, 152
- anteroposterior, 145
- - da coluna
- - - cervical, 524
- - - lombar, 552
- - - torácica, 551
- - da pelve e do quadril, 327, 328
- - do cotovelo, 212, 214
- - do joelho, 368
- - do ombro, 147
- - do pé, 455
- - do tornozelo, 449
- - tíbia e fíbula distais, 448
- axial da patela, 367
- axilar, 145
- - do ombro, 145, 148, 149
- - do *os acromiale*, 149
- com estresse, 13
- da cabeça-capítulo radial, 6
- da incisura, 367
- de Allstate ou catador de bola, 591
- de boca aberta, 525
- de Broden, 458
- de cabeça do radiocapítulo, 217, 219
- de Dunn do quadril em perfil, 327
- de encaixe, 448, 450

- de estresse
- - em inversão do tornozelo, 452
- - por tração anterior do tornozelo, 452
- de Ferguson, 327, 329
- de Fuchs, 521, 525
- de Grashey, 145, 148, 179
- - *os acromiale*, 145, 148, 149
- de Harris-Beath, 457
- de Judet, 327
- de Lawrence, 146, 150
- de Merchant, 371
- de Norgaard das mãos e do punho, 595
- de perfil
- - da virilha, 331
- - de joelho, 367, 369
- - do cotovelo, 212
- - do pé, 456
- - do punho e da mão, 254
- - do tornozelo, 448, 450
- - falso, 327, 332
- - de saída, 153
- - do ombro, 146
- de serendipidade, 200
- de sol nascente, 370
- de virilha em perfil, 327
- de West Point, 145, 150
- do catador de bola (boleiro), 594
- do cotovelo em perfil, 217
- do nadador, 528
- do pilar da coluna cervical, 527
- do sol nascente, 367
- do sulco bicipital, 151
- do túnel
- - do carpo, 273
- - do joelho, 370
- dorsopalmar (posteroanterior) do antebraço distal, punho e mão, 253
- em túnel, 367
- lateral
- - da coluna
- - - cervical, 519, 521, 522
- - - lombar, 552, 553
- - - torácica, 551
- - de Dunn, 331
- - em posição de rã, 327, 330
- - transtorácica, 146
- - - do úmero proximal, 151
- oblíqua
- - anterior
- - - interna, 327
- - - Judet da pelve, 329
- - da coluna
- - - cervical, 521, 526
- - - lombar, 554
- - do pé, 457
- - do tornozelo, 448
- - em pronação, 273
- - em supinação, 272
- - externa do tornozelo, 448, 451
- - interna do tornozelo, 450
- - posterior
- - - externa, 327
- - - Judet da pelve, 330
- panorâmica, 21
- radiográficas convencionais e especiais
- - para avaliar lesões
- - - da cintura escapular, 162
- - - do cotovelo, 223
- - - traumáticas
- - - - da pelve, acetábulo sacro e fêmur proximal, 333
- - - - do antebraço distal, 256
- - - - do joelho, 379
- - - - do punho e da mão, 279
- - - - do tornozelo e do pé, 460
- - - - da coluna cervical, 532
- - - - da coluna toracolombar, 559

Índice Alfabético **1441**

- tangencial do pé, 458
- trans oral, 521
- transescapular, 152
Inclinação
- palmar, 252, 255
- ulnar, 255
- - da superfície articular do rádio, 252
Índice
- acetabular, 1340, 1341
- de Griffith, 178
- escoliótico, 1383
Índio, 34
Índio-111, 29, 1199
Infarto ósseo, 863, 921
- encistado, 1056
- medular, 1054, 1152
Infecção(ões), 1195
- arteriografia, 1202
- articular(es)
- - após artroplastia total do joelho, 1206
- - causadas por fungos, 1225
- - não piogênicas, 1223
- - piogênicas, 1221
- artrografia, 1198
- da coluna vertebral, 1197, 1228
- da prótese, 637
- de implante de Silastic, 645, 651
- de partes moles, 1235, 1238
- do disco intervertebral, 1231, 1232
- - tomografia computadorizada, 1231
- do espaço
- - discal com osteomielite vertebral, 1233, 1234
- - intervertebral com osteomielite vertebral, 1233
- fúngicas, 1216
- mielografia, 1202
- musculoesqueléticas, 1197
- não piogênicas, 1214, 1228
- piogênicas, 1209, 1228
- radiografia convencional, 1198
- ressonância magnética, 1202
- tomografia computadorizada, 1198
- ultrassonografia, 1202
Infliximabe, 746
Informações específicas, 9, 11
Ingestão deficiente de vitamina D, 1264
Inibição da angiogênese, 104
Inserção(ões)
- capsular na borda glenoidal, 159
- da cápsula anterior, tipos de, 158
- do manguito rotador no úmero, 147
- tendineoligamentares da patela, 432
Instabilidade
- do carpo, 309
- rotatória
- - lateral posterior, 245
- - posterolateral do cotovelo, 243
Insuficiência subcondral do joelho, 127
Intensidade de sinal
- baixa, 46
- de vários tecidos em ressonância magnética, 46
- intermediária, 46
Interface de gordura-sangue, 87
Intervalo
- atlanto-odontoide, 519
- de Hill-Sachs, 179
Invasão de forames neurais, 695
- e saco tecal, 696
Inventário articular, 6
Inversão varo, 446
Invólucro, 1214
Iobenguano, 36
Iodo, 36
Iodo-125, 36
Iodo-131, 36
Irregularidades condrais, 70

Irrigação sanguínea do fêmur proximal, 349
Ixodes
- *dammini*, 1225
- *pacificus*, 1225
- *ricinus*, 1225

J
Joelho(s), 367
- artrite reumatoide dos, 717
- artrografia do, 23
- artrorressonância magnética (Artro-RM) do, 372
- artrotomografia computadorizada (Artro-TC) do, 372
- considerações anatomorradiológicas, 367
- de aplicador de carpete, 406
- de corredor, 137, 140
- de empregada doméstica, 406
- de ladrilheiro, 406
- de lutador, 413
- de monge, 406
- de saltador, 137, 140
- doença de Trevor-Fairbank no, 1365
- incidência
- - anteroposterior do, 368
- - de perfil de, 367, 369
- lesões traumáticas do, 367, 375
- pós-operatório, 429
- radiografia anteroposterior do, 367
- ressonância magnética, 47, 378
Junção discovertebral lesão da, 571

K
Klebsiella pneumoniae, 1221

L
Labrum
- acetabular, 339
- da fossa glenoidal, 339
- esfiapado, 343
- fibrocartilaginoso, 159, 339
- fibrocartilaginoso da glenoide, 159
Laceração(ões)
- anulares, 580
- de tendão do músculo
- - glúteo médio, 360
- - iliopsoas, 360
- - iliotibial, 360
- em bico de papagaio, 420
Lacuna, 918
- musculosa, 362
Lâmina
- esplende, 58
- intermediária ou de transição, 58
Leiomiossarcoma ósseo, 1149
- primário, 1147
- - diagnóstico diferencial, 1148
- - manifestações
- - - clínicas, 1147
- - - radiológicas, 1148
- - patologia, 1148
- ressonância magnética, 1149
- tomografia computadorizada, 1149
Leontíase óssea, 983, 1419
Lesão(ões)
- ACPCLP, 189
- - ressonância magnética, 189
- ACPLLA, 189
- - ressonância magnética, 189
- ambíguas, 863
- articular, 612
- associadas à
- - fratura de platô tibial, 390
- - prática de esportes, 130
- - vasculite asséptica com predomínio de linfócitos (LAVAP), 625, 649

- AULG(s), 195
- benigna(s), 1168
- - com aspectos agressivos, 861
- - com potencial de transformação maligna, 829, 1152
- - e malignas mais comuns de tecidos moles, 867
- - tomografia por emissão de pósitrons (PET)/TC com 18f-FDG, 38
- - *versus* malignas, 852, 861
- bipolar, 171
- com aspecto semelhante ao do osteocondroma, 935
- como metafisária, 827
- condrais, 396, 397, 401
- - aguda *versus* crônica, 402
- - pós-traumáticas, 397
- condroblásticas benignas, 911
- da cartilagem do joelho, 396
- da cintura escapular, 162
- da coluna vertebral, 728
- da junção discovertebral, 571
- da osteoartrite primária, 660
- da placa
- - de crescimento, 78
- - palmar, 321, 322
- de "desenluvamento" fechado, 365
- de ALGUA, 195
- - ressonância magnética, 196
- de articulações
- - grandes, 716
- - pequenas, 720
- de AULG
- - artrorressonância magnética (Artro-RM) de, 196
- - ressonância magnética, 195
- de AUOLG, 195
- de AUPLG, 195
- - ressonância magnética, 196
- de avulsão umeral do ligamento glenoumeral, 195
- de Bankart, 187
- - cartilaginosa, 177
- - óssea, 175, 178
- - - e cartilaginosa
- - - - tomografia computadorizada, 177
- - - - - 3D, 177
- - - ressonância magnética, 176, 177
- de Bennett, 190
- - ressonância magnética, 195
- de coluna lombar causadas por cintos de segurança, 565
- de Hill-Sachs, 170, 173, 178
- - e Bankart óssea
- - - tomografia computadorizada, 175, 176
- - - - 3D, 175, 176
- - engastada, 206
- - procedimentos de preenchimento, 208
- - ressonância magnética, 174
- - tomografia computadorizada, 173, 174
- de Kempson-Campanacci, 986, 987
- de ligamentos
- - e tendões, 415
- - glenoumerais, 195
- de menisco, 411
- - classificação das, 416
- - tipo I e tipo II, 411
- de Mogu, 190
- de Morel-Lavallée, 130, 365
- de Nora, 940
- de origem cartilaginosa, 911
- de ossos
- - da mão, 311
- - e tecidos moles dos dedos, 318

- de partes moles
- - da articulação radioulnar distal, 267
- - da coluna cervical, 550
- de Pellegrini-Stieda, 415, 425
- de Perthes, 189
- - ressonância magnética, 190
- de Romanus, 618, 621
- de Stener, 318
- - ressonância magnética, 321
- de tecidos moles, 128, 132, 239
- - da mão, 313
- - em torno da articulação do tornozelo e do pé, 470
- de tendões e músculos, 360
- de vasos sanguíneos principais, 117
- de Wolin, 485, 513, 515
- divergente, 506
- do ângulo posterolateral, 423
- do arco menor, 302
- do complexo fibrocartilaginoso triangular, 252
- do cotovelo, 222, 223
- do *labrum*
- - acetabular, 339
- - cartilaginoso, 187
- do ligamento colateral lateral, 321
- do manguito rotador, 185
- do menisco, 417
- do punho de ciclista, 138
- do tendão calcâneo, 487
- do tipo I, 198
- dolorosas variadas de tecidos moles do tornozelo e no pé, 506
- em biscoito mordido ou quebrado, 1156
- em dois níveis causada por cinto de segurança, 566
- estável em "gota de lágrima por extensão", 541
- fibro-óssea, 669
- fibrosas osteofibrosas e fibro-histiocíticas, 959
- flutuante
- - de LGUAI, 195
- - do LGUPI, 195
- GLAD, 190
- - artrorressonância magnética (Artro-RM) de, 194
- - ressonância magnética, 194
- grau 1 do ligamento colateral medial, 425
- grau 3 de ligamento colateral medial, 426
- homolateral, 506
- intercaladas, 30
- invertida do ALGUA, 195
- LSAP, 190
- - artrorressonância magnética (Artro-RM) de, 192, 193
- - com cisto paralabral volumoso, 194
- - ressonância magnética, 192
- - tipos de, 191
- meniscoide, 485
- não neoplásicas semelhantes a tumores, 1045
- não Stener, 321
- óssea
- - com bordas escleróticas, 853
- - de Bankart, 170
- - diagnóstico de, 843
- - sem bordas escleróticas, 853
- - osteoblásticas, 879
- - osteocondrais, 396, 400
- - classificação da ICRS das, 408
- - osteogênicas benignas, 879
- por avulsão do periósteo, 78
- por estresse de ossos esponjosos, 124
- por flexão-rotação, 565
- pseudotumorais, 825
- - arteriografia tumores e, 833
- - das articulações, 1168
- - radiografia convencional, 827
- que não devem ser tocadas, 9, 862

- subcondrais, 396, 400, 402
- traumáticas, 61
- - avaliação radiográfica de luxações, 94
- - da cintura
- - - escapular, 145, 161
- - - pélvica, 327
- - - cervical, 529, 533
- - - lombar, 549
- - - toracolombar, 555
- - da pelve e do acetábulo, 334
- - de tecidos moles em torno do joelho, 406
- - diagnóstico de, 74
- - do antebraço distal, 252
- - do cotovelo, 212
- - do fêmur proximal, 346
- - do joelho, 367, 375
- - do pé, 486
- - do punho, 275
- - do sacro, 344
- - do tornozelo e do pé, 446, 459
- - monitoramento dos resultados do tratamento, 94
- - sinais indiretos como indícios diagnósticos, 84
Leuconiquia, 607
Ligamento(s)
- arqueado, 249
- colateral
- - lateral, 373
- - medial, 373
- - ressonância magnética, 377
- cruzados, 375
- de Humphrey, 373
- de Wrisberg, 373
- do cotovelo, 214
- do ombro, 146
- do punho, 276
- do tornozelo, 447
- dorsais do punho, 276
- glenoumerais, 145
- meniscofemoral
- - anterior, 373
- - posterior, 373
- palmares do punho, 276
- radioescafocapitato, 277
- radioescafossemilunar, 277
- radiossemilunar-piramidal, 277
- sindesmóticos tibiofibulares anterior e posterior, 454
- talofibular
- - anterior, 480
- - - ressonância magnética, 454
- - posterior e calcaneofibular, 455
Limites da investigação radiológica não invasiva, 9
Linfangiectasia difusa, 1034
Linfoma, 1128, 1129, 1132, 1137
- cintilografia, 1130, 1131
- histiocítico ou de células grandes, 1127
- infantil, 1137
- maligno, 1127
- - diagnóstico diferencial, 1129
- - manifestações
- - - clínicas, 1127
- - - radiológicas, 1127
- - patologia, 1128
- - tratamento e prognóstico, 1129
- não Hodgkin, 1127
- ósseo, 1128
- ressonância magnética, 1130, 1131, 1134, 1135
- tomografia
- - computadorizada, 1133, 1134, 1135
- - por emissão de pósitrons (PET)/TC com 18f-FDG de, 1130, 1131, 1134, 1135
Linfossarcoma, 1127
Linha(s)
- brancas do escorbuto, 1313

- cortical dupla, 92
- de Andrén-von Rosen, 1341
- de Chamberlain, 523
- de Hilgenreiner, 1340, 1341
- de impacção deprimida, 181
- de McGregor, 523
- de McRae, 523
- de Perkins-Ombredanne, 1341
- de Shenton-Menard, 1341
- Y, 1340, 1341
Lipogranulomatose, 1052
Lipoma
- arborescente, 1169, 1170, 1183
- - ressonância magnética, 1184, 1185
- - ultrassonografia, 1185
- atípico, 872
- de partes moles, 868
- intraósseo, 1039, 1041, 1043, 1044
- - patologia do, 1048
- - ressonância magnética, 1046, 1047, 1048
- - tomografia computadorizada, 1045, 1046
- parosteal ossificado, 883, 884
Lipomatose sinovial, 1183
Lipossarcoma
- de grau baixo, 872
- de partes moles, 1086
- intra-articular, 1190
- mixoide, 866, 872
- parosteal de partes moles, 869, 871
Líquido sinovial exame do, 787
Lista de tarefas para avaliar a coluna cervical, 528
LML
- ressonância magnética, 134
- tomografia computadorizada, 134
Localização
- central da lesão intraóssea, 850
- da lesão, 849
- - óssea, 845
- - predileção por ossos específicos, 848
- das fraturas com avulsão, 336
- e extensão da fratura, 74
- específica do tumor, 830
- excêntrica da lesão intraóssea, 851
- mais comum de tumores ósseos no esqueleto, 847
Lordose, 1379
Lúpus eritematoso sistêmico, 768, 770, 771
- complicado com osteonecrose e proliferação sinovial, 772
Luxação, 71, 73, 95
- acromioclavicular, 199
- anterior
- - da articulação glenoumeral, 170
- - de quadril, 356
- - do cotovelo, 240
- - do ombro, 172, 173
- - - complicada por fratura do úmero, 178, 179
- - - tomografia computadorizada 3D, 173
- - do quadril, 357
- central do quadril, 356, 359
- congênita do quadril, 1326, 1327, 1338, 1340
- - artrografia de, 1344
- - tomografia computadorizada, 1344
- da articulação
- - do cotovelo, 236
- - do quadril, 352
- - glenoumeral, 170
- - interfalangiana, 323
- - subtalar, 500
- da patela, 390
- de escafoide, 306
- - com distorção do carpo axial, 310
- - isolada, 310
- de joelho, 393, 396
- - complicação de, 181, 397
- de ossos do carpo, 295

- de prótese, 637, 644
- - tomografia computadorizada, 645
- do pé, 500
- do tálus, 506
- do tendão fibular, 511
- - ressonância magnética, 512
- esternoclavicular, 200, 201
- - tomografia computadorizada 3D, 201
- facetária bilateral da coluna cervical, 548
- inferior
- - da articulação glenoumeral, 181
- - do ombro, 183
- lateral, 504
- - da patela, 393
- - transitória da patela, 395, 394
- medial, 500
- mediocarpal, 296, 306, 308
- occipitocervicais, 534, 536
- pélvicas, 338
- perissemilunar, 296, 304, 307, 308
- - transescafóidea, 306, 309
- peritalar, 500, 505
- posterior
- - da articulação glenoumeral, 179
- - de quadril, 356, 357
- - do cotovelo, 239
- - do ombro, 181, 182
- - - ressonância magnética, 183
- - - tomografia computadorizada 3D, 182
- - do quadril complicada com fratura
- - - de cabeça do fêmur, 358
- - - do acetábulo, 357
- - e anterior do pé, 504
- - e posterolaterais de rádio e ulna, 236
- semilunar, 296, 304, 306
- - transescafóidea, 307, 310
- - transpiramidal, 310
- - transradial, 310
- simples do cotovelo, 236
- subtalar ou subastragular, 500
- talar completa, 504
- tarsometatarsal, 506
- transitória, 390
- traumáticas de quadril, 358
Luxatio erecta humeri, 181

M

Malformações de tamanho ou formato dos ossos, 1319
Manguito rotador, 145, 147
- do ombro, 185
- do quadril, 360
- normal, 186
Mão(s), 252, 271, 325
- acromegálica, 1305
- artrite reumatoide nas, 734
- considerações anatomorradiológicas, 271
- de mecânico, 775
- incidência de perfil da, 254
Marca de maré, 60, 609
Massa de tecidos moles, 859
Matriz
- condroide, 854
- - ressonância magnética, 840
- dos tumores ósseos, tipo de, 845
- orgânica, 1247
- osteoblástica, 853
- tumoral, 845, 853
Maturidade óssea, 1382, 1384, 1385
Medição da densidade mineral óssea por meio da DEXA, 1255
Medidas
- de Kite, 1365
- úteis para avaliar relação entre cabeça do fêmur e acetábulo, 1341

Mediopé, 446
Medula
- fixada, 1332
- gordurosa amarela, 57
- hematopoética vermelha, 57
- mieloide ou celular, 57
Melorreostose, 879, 883, 884, 1421, 1422, 1423, 1424
- cintilografia, 1330, 1425
- ressonância magnética, 1424, 1425
- tomografia computadorizada, 1424
- - por emissão de fóton único (SPECT), 1425
Membrana sinovial, 609
Membro
- inferior, 137
- - cintura pélvica, 327
- - fêmur proximal, 327
- - joelho, 367
- - sacro, 327
- - tornozelo e pé, 446
- superior, 134
- - antebraço distal, 252
- - cintura escapular, 145
- - cotovelo, 212
- - mãos e dedos, 252
- - punho, 252
Meniscectomia parcial, 429
- ressonância magnética, 437
Menisco(s), 372
- discoide, 415, 422
- - ressonância magnética, 422, 423
Meralgia parestésica, 362, 364
Mesenquimoma fibrocartilaginoso, 1032
- com malignidade de baixo grau, 1032
- ressonância magnética, 1033
Metáfise, 827
Metalose, 645, 647
Metástase(s), 6
- cintilografia, 1156
- cortical
- - tomografia
- - - computadorizada, 1163
- - - por emissão de pósitrons (PET)/TC com 18f-FDG, 1163
- da doença de Paget, 1300
- intraósseas, 30
- ósseas, 1153, 1155, 1161
- - cintilografia, 841
- - complicações, 1161
- - - neurológica de, 1164
- - complicadas com fratura patológica, 1164
- - manifestações
- - - clínicas, 1153
- - - radiológicas, 1155
- - patologia, 1156
- - osteoblásticas, 1162
- - cintilografia, 1162
- - tomografia computadorizada, 1162
- - osteolítica, 1160, 1163
- - tomografia computadorizada, 1158, 1159
- - - 3D, 1159
- - ressonância magnética, 1156, 1157
- - tomografia por emissão de pósitrons (PET)/TC com 18f-FDG, 834, 1157, 1158
- vertebral, 1164
Método(s)
- da inversão-recuperação, 40
- de contraste de fase, 51
- de fases opostas, 40
- de Greenspan, 1383
- de imuno-histoquímica, 856
- de Lippman-Cobb, 1382
- de Nash-Moe, 1382, 1384
- de Ranawat, 523
- de Risser-Ferguson, 1383

- de saturação da gordura, 40
- do processo espinhoso de Cobb, 1384
- Pico, 178
Microangiite, 1219
Microfraturas, 123
- trabeculares, 125
Microscopia eletrônica, 856
Mielografia, 24, 69
- cisto ósseo aneurismático, 837
- coluna
- - cervical, 531
- - lombar, 556
- estenose
- - do canal raquidiano, 596
- - vertebral, 703, 704
- fratura explosiva, 564
- hérnia de disco, 581
- - lombar, 70
- infecções, 1202
- tumores e lesões pseudotumorais, 833
Mieloma, 1129, 1138
- complicações, tratamento e prognóstico, 1136
- diagnóstico diferencial, 1136
- manifestações
- - clínicas, 1129
- - radiológicas, 1132
- múltiplo, 1129, 1132, 1138, 1139, 1251
- - recidivante de tecidos moles, 1145
- - sinal do minicérebro, 1143
- - tomografia computadorizada, 1140
- - tomografia por emissão de pósitrons (PET)/TC com 18f-FDG, 1143
- - *versus* carcinoma metastático, 1144
- patologia, 1136
- plasmocitário, 1129
Mielomeningocele e medula ancorada, 1333
Mielotomografia computadorizada (MTC)
- coluna lombar, 557
- compressão do saco dural, 596
- hérnia de disco, 581, 582
Migração de cabeça do fêmur, 665
Miofibromatose infantil, 1052
Miosite ossificante, 102, 883, 935, 1056, 1057, 1083, 1084
- histopatologia da, 109
- justacortical, 884
- - circunscrita, 1056
- pós-traumática, 101, 103
- - cintilografia, 107, 108
- - ressonância magnética, 105, 106, 107, 108
- - tomografia computadorizada, 104, 105, 106, 107, 108
- - - 3D, 107, 108
- - - por emissão de fóton único (SPECT), 107, 108
- progressiva, 1396
Mitramicina, 1295
Modalidades de exame radiológico, 63
Moderado estiramento com ruptura do ligamento acromioclavicular, 198
"Moldura de quadro" no corpo vertebral e trabéculas grosseiras, 6
Monitoramento do tratamento e complicações infecciosas, 1205
Mosaicoplastia, 429, 442
Movimentos
- de flexão e extensão do cotovelo, 212
- de uma articulação, 1319
- do tornozelo e do pé, 449
MPGR (*multiplanar gradient recalled*), 40
Mucopolissacaridoses, 1395
- classificação das, 1399
Multiplicidade de lesões, 851, 860
- displasia fibrosa, 861

Músculos
- adutores e grácil, 335
- do cotovelo, 213
- do ombro, 146
- isquiotibiais, 335
- reto femoral, 335
- sartório e tensor da fáscia lata, 335
Mycobacterium
- *bovis*, 1223
- *tuberculosis*, 1214, 1223

N
Nanismo tanatofórico, 1395
Nanocoloide, 35
Não união, 96, 98
- causas de, 98
- infectada, 99, 100, 101
- não reativa, 99, 100
- reativa, 99, 100
Necrose
- caseativa (ou semelhante ao queijo), 1215
- isquêmica ou avascular, 102
Neisseria gonorrhoeae, 752, 1221
Neoplasia(s)
- maligna, 827
- musculoesqueléticas, 827
- osteogênicas, 879
Nervo
- cutâneo femoral lateral, 364
- de Baxter, 512
- femoral normal, 363
- obturador normal, 363
Neuroblastoma metastático, 33
- tomografia computadorizada por emissão de fóton único (SPECT) 33
Neurofibroma
- da coxa, 874
- do nervo tibial posterior, 874
Neurofibromatose, 5, 1385, 1390, 1391
- plexiforme, 1153
- ressonância magnética, 1388, 1389
- tipo 2, 1389
Neuroma de Morton, 512
- ressonância magnética, 514
Neuropatia(s)
- de Baxter, 512
- - ressonância magnética, 513
- do cutâneo femoral lateral, 364
- do obturador, 363
- de compressão e encarceramento, 362
- - no cotovelo, 248
- - no ombro, 202, 249
Nidus, 880
Nível intracapsular de gordura-líquido, 87
Nocardia asteroides, 1219
Nódulos
- de Bouchard, 605, 606, 680
- de Heberden, 605, 606, 680
- de Schmorl, 5, 575, 578
- reumatoides, 716, 729
Nodulose reumatoide, 738

O
Obstrução arterial, 52
Ocronose, 781, 809, 810
- patologia, 809
Ombro
- artrite reumatoide do, 719
- artrografia do, 23
- artrorressonância magnética (Artro-RM) do, 156
- congelado, 195
- de jogador da liga juvenil, 134, 136
- estruturas ósseas do, 146

- incidência
- - anteroposterior do, 147
- - axilar do, 149
- pós-operatório, 204
- ressonância magnética, 155
- ultrassonografia, 25
Ondulação meniscal, 372
Onicólise, 607
Operação
- de Bristow-Latarjet, 206, 208
- de Magnuson-Stak, 206
- de Mumford, 205
- de preenchimento, 207
- de Putti Platt, 206
- de Tommy John, 246
- - ressonância magnética depois de, 248
Os
- *acetabulum*, 669
- *acromiale*, 145, 145
- - incidência axilar do, 149
- *navicular*, 509
- *odontoideum*, 538
- *peroneum*, 511
- *tibiale externum*, 509
- *trigonum*, 515
Ossículo(s)
- acessórios, 459
- terminal de Bergman, 538
Ossificação
- endocondral, 55
- heterotópica, 634, 638
- intramembranosa, 55, 57
- - processo de, 58
Osso(s)
- azul, 944, 1007
- em excesso, 1247
- histologia, formação e crescimento, 55
- navicular
- - acessório, 509
- - do carpo, 275
- omovertebral, 1334
- partes do, 829
- semilunar tipo II, 295
- subcondral, 609
Osteíte
- deformante, 1279
- fibrosa
- - cística generalizada, 810
- - disseminada, 967
- - generalizada, 1271
(Osteo)condromatose
- secundária, 1174
- sinovial, 1168, 1169, 1170
- - ressonância magnética, 1171, 1173, 1174
- - tomografia computadorizada, 1171, 1172
- - ultrassonografia, 1172
Osteoartrite, 593, 612, 613, 614, 615, 659
- associada à acromegalia, 690
- complicada por fragmentos osteocondrais, 682, 683
- das facetas articulares, 695
- das primeiras articulações carpometacarpais, 689
- das sacroilíacas, 698
- de articulação(ões)
- - apofisárias, 697
- - do joelho
- - - cintilografia, 679
- - - patologia da, 677
- - - ressonância magnética, 681
- - do ombro, 686
- - do pé, 693
- - ETTS, 690
- - grandes, 660
- - interapofisárias lombares, 693
- - interfalangianas, 606, 689
- - pequenas, 680

- - sinoviais, 694
- de cotovelo, 687
- de joelho, 676, 678
- de outras articulações grandes, 680
- de quadril, 660, 662
- do pé, 689
- - ressonância magnética, 664, 665
- - tomografia computadorizada, 663, 664
- - - 3D, 664
- erosiva, 614, 615, 710, 712, 713
- - anormalidades radiológicas, 710
- - diagnóstico diferencial, 713
- - manifestações clínicas, 710
- - patologia, 710
- - tratamento, 714
- femoropatelar, 679
- inflamatória, 710
- interfalangiana, 710
- patologia da, 609, 610
- pós-traumática, 124, 358, 669
- - tomografia computadorizada, 670
- - - 3D, 670
- - primária da mão, 680
- ressonância magnética, 602
- secundária
- - à artrite inflamatória
- - - artrite reumatoide, 672
- - - psoríase, 672
- - à displasia do desenvolvimento dos quadris, 671
- - à doença de Paget, 1297
- - à infecção articular, 671
- - à osteonecrose, 671
- - ao deslizamento epifisário da cabeça do fêmur, 670
- - da mão, 680
- - de articulação
- - - do cotovelo, 687, 688
- - - do ombro, 686
- - de quadril, 668
- - de tornozelo, 688
- talonavicular, 1374
Osteoartropatia pulmonar hipertrófica, 857
- reação periosteal sólida, 857
Osteoblastoma, 885, 895, 899, 900, 904, 908
- agressivo, 905, 907, 908
- cintilografia, 903
- de coluna vertebral, 905
- diagnóstico diferencial de, 907
- insuflante semelhante ao cisto ósseo aneurismático, 907
- periosteal, 883, 884, 906, 907
- - tomografia computadorizada, 906
- ressonância magnética, 902, 903
- semelhante aos osteomas osteoides cortical e medular, 907
- tomografia computadorizada, 901, 904
- tóxico, 885
Osteoblastos, 57, 1247
Osteócitos, 1247
Osteoclastoma, 1013
Osteoclastos, 1247
Osteocondrite dissecante, 400, 403
- artrografia da, 404
- artrotomografia computadorizada (Artro-TC) de, 404
- de tálus, 494, 499
- - artrorressonância magnética (Artro-RM) de, 500
- - tomografia computadorizada, 499, 500
- do capítulo, 234, 237
- - ressonância magnética, 238
- do tálus
- - ressonância magnética, 501
- - tomografia computadorizada 3D, 499
- estágios da, 402
- ressonância magnética, 405, 406, 407

Osteocondroma, 923, 931, 935
- adquirido, 926
- arteriografia de 836
- causando erosão do osso adjacente, 867
- complicação, 927, 937, 938
- diagnóstico diferencial de, 935
- eficácia da TC 3D, 832
- epifisário ou intra-articular, 1361
- hereditários múltiplos, 931
- intra-articular, 926
- múltiplos, 940
- patologia do, 936
- pediculado, 932
- ressonância magnética, 936
- séssil, 883, 884, 932, 933
- tomografia computadorizada, 933, 934
- - 3D, 934
- tratamento, 927
Osteocondromatose
- familiar, 931, 1168
- sinovial, 1168
Osteocondroplasia, 1419
Osteocondrose lombar juvenil, 575
Osteodistrofia
- fibrosa, 967
- renal, 1264, 1268, 1269
Osteoectasia familiar, 1302
Osteófitos, 694
Osteogênese imperfeita, 1389, 1392, 1393, 1394, 1395
- ressonância magnética, 1394
- tomografia computadorizada, 1393
- tratamento da, 1396
Osteolinfoma, 1127
Osteólise
- massiva, 1038
- pós-traumática da clavícula
- - distal, 202
- - - anormalidades iniciais, 202
- - - anormalidades tardias, 203
- - esquerda, 203
Osteoma, 879, 881, 883
- justacortical, 935
- osteoide, 857, 863, 880, 884, 887, 890, 907
- - cintilografia, 889, 890, 892
- - complicação, 885, 895, 896, 897
- - cortical, 895
- - - e medular, diagnósticos diferenciais de, 893
- - diagnóstico diferencial de, 895
- - eficácia da cintilografia, 29
- - gigante, 900, 907
- - intracapsular (periarticular), 895
- - medular, 895
- - multicêntrico ou multifocal, 880
- - multifocal, 885
- - patologia do, 893
- - reação periosteal sólida, 857
- - recidiva de, 898
- - ressonância magnética, 890, 891, 892
- - subperiosteal, 895
- - tipos de, 886
- - tomografia computadorizada, 887, 888, 889, 891
- - tratamento cirúrgico de, 897
- parosteal, 879, 880, 884
- - diagnóstico diferencial de, 883, 884
Osteomalacia, 1249, 1250, 1266, 1267, 1268
- induzida por tumor, 1267
- oncogênica, 1267
- renal, 1266
Osteomielite, 843, 1197, 1209
- aguda, 1200, 1209, 1211
- - manifestações iniciais, 1210
- - ressonância magnética, 1203
- asséptica, 1307
- complicação de, 1207

- crônica, 863, 1200, 1209, 1212
- - /abscesso de Brodie, 1203
- - ressonância magnética, 1204, 1213, 1214
- - tomografia computadorizada, 1213
- em atividade, 1211
- - tomografia computadorizada, 1200, 1212
- inativa, 99
- multifocal recidivante crônica, 763, 1220
- - ressonância magnética, 765, 1221
- semelhante ao sarcoma de Ewing, 1220
- subaguda, 1214
- tratamento, 1205, 1206
Osteonecrose, 102
- bilateral de cabeça do fêmur, 113
- causas de, 104
- de cabeça do fêmur, 5, 109, 112, 113
- - com artroplastia total do quadril, 120
- - com enxerto
- - - de composto injetável Pro-Dense®, 118, 119
- - - ósseo fibular, 117
- - com hemiartroplastia
- - - bipolar, 120
- - - de *resurfacing*, 120
- - procedimento de descompressão central, 116
- - ressonância magnética, 115
- - tomografia computadorizada, 113, 114
- - - 3D, 114
- - tratamento da, 116
- de cabeça do úmero, 117, 121
- - e associada ao LES, 121
- de escafoide
- - do carpo, 117, 122
- - ressonância magnética, 122
- - tomografia computadorizada, 122
- do osso semilunar, 117
- espontânea, 105, 127
- - de joelho, 406, 408, 409
- patologia do estágio
- - inicial da, 110
- - tardio da, 110, 111
- pós-traumática de cabeça do úmero, 121
Osteopatia
- condensante disseminada, 1406
- estriada, 1406, 1407, 1414, 1415
- hiperosteótica, 1412
- urêmica, 1268
Osteopenia, 99, 1249, 1250
Osteopetrose, 6, 1398, 1403, 1404, 1405, 1407, 1408, 1409
Osteoplastia por balão, 207
Osteopoiquilose, 1406, 1412
- tomografia computadorizada, 1413, 1414
Osteoporose, 5, 716, 1249, 1258
- causas de, 1259
- circunscrita, 1279
- complicada por fratura, 1261
- dolorosa pós-traumática, 100
- estruturas afetadas pela, 1259
- generalizada, 1258, 1260
- iatrogênica, 1259
- induzida
- - pela heparina, 1259
- - por corticoides, 1259
- - por fenitoína, 1259
- involutiva, 1258, 1263
- juvenil idiopática, 1264
- localizada, 1259
- migratória regional, 1264
- patologia da, 1263
- periarticular, 1259
- por desuso, 99, 102
- regional transitória, 1259
- transitória do quadril, 1264
- - ressonância magnética, 1254

Osteossarcoma, 907, 1060, 1062
- após quimioterapia, eficácia da TC, 833
- aspecto pós-quimioterapia, 853
- central de baixo grau, 1067, 1073, 1074
- cintilografia, 1065, 1066
- com apresentação clínica incomum, 1087
- comum, 1060
- - apresentações de, 1063
- convencional, 1060, 1062
- - patologia do, 1072
- de pequenas células, 1072
- de tecidos moles, 935, 1083
- - patologia do, 1090
- - ressonância magnética, 1090
- - tomografia computadorizada, 1090
- eficácia da tomografia computadorizada, 833
- endoprótese, 865
- epitelioide, 1067
- extraesqueléticos ou de tecidos moles, 1060
- fibro-histiocítico, 1072
- gnático, 1074
- graduação histológica do, 1061
- hemorrágico, 1067
- intracortical, 895, 1073
- justacortical, 935
- multicêntrico, 1074, 1080
- - ressonância magnética, 1081
- parosteal, 849, 883, 884, 1080, 1081
- - desdiferenciado, 1081
- - - ressonância magnética, 1085
- - - tomografia computadorizada, 1085
- - patologia do, 1084
- - predileção da lesão por área específica no osso, 849
- - ressonância magnética, 838
- - tomografia computadorizada, 1083
- periosteal, 1082
- - ressonância magnética, 1088
- - tomografia computadorizada, 1086, 1087, 1088
- pós-irradiação, 1153
- pós-quimioterapia, 866
- primários, 1060
- reação periosteal em, 1064
- ressonância magnética, 1068, 1069, 1070, 1071
- rico em células gigantes, 1068
- - ressonância magnética, 1079
- secundários, 1060, 1089, 1091
- superficiais (justacorticais), 1080
- - de grau alto, 1082
- - - tomografia computadorizada, 1089
- telangiectásico, 1067, 1074, 1075
- - patologia do, 1078
- - ressonância magnética, 840, 1076, 1077
- tomografia computadorizada, 832, 1066, 1067
- tratamento, 1072
Osteotomia
- corretiva de valgo tibial alto, 626
- de Ganz, 1346
- de Pemberton, 1346
- de Salter, 1345, 1348
- desrotacional femoral em varo, 1345
- - e procedimento de cobertura acetabular, 1348
- inominada tríplice de Steele, 1346
- pélvica de Chiari, 1346
- periacetabular de Bernese, 1346

P

PACS (sistema de arquivamento e comunicação de imagens), 1198, 1249
Padrão(ões)
- bifásico, 1095
- complexos, 334
- de destruição óssea, 854, 855
- de favos-de-mel ou veludo cotelê, 6, 1034
- trabeculares do fêmur proximal, 1262

Pannus inflamatório, 609
Pano de veludo, 6
Pápulas de Gottron, 775
Paralisia
- da lua de mel, 248
- de guidão, 135
- do músculo serrátil anterior, 204, 205
- do sono, 249
Paratormônio (PTH), 1271
Patela
- alta, 367
- baixa, 367
- bipartida ou multipartida, 387, 392
- incidência axial da, 367
Pé(s), 446, 453
- acromegálico, 1306
- artrite reumatoide nos, 734
- de mecânico, 775
- diabético, 1241
- incidência
- - anteroposterior do, 455
- - de perfil do, 456
- - oblíqua do, 457
- lesões traumáticas do, 446, 459, 486
- talo vertical, 1363
Peitoral de levantador de peso, 134, 135
Pelve
- alargada (luxação bilateral), 337
- incidência anteroposterior da, 327, 328
- lesões traumáticas da, 334
Peptídeos quimiotáxicos, 35
Peritendinite, 804
- calcificada, 360
- - como causa da síndrome de dor no trocanter maior, 361
- do tendão do músculo sartório como causa de meralgia parestésica, 364
Perna de tenista, 138, 141
Pes
- *cavus*, 455
- *planus*, 455
Picnodisostose, 1401, 1409, 1410
Pilares articulares, 519
Pirofosfato de cálcio di-hidratado, 592
Plano(s)
- anatômicos e planos de varredura do tornozelo, 453
- axial, 470
- - do punho, 274
- coronal, 470
- - do punho, 274
- sagital do punho, 274
Plasmocitoma
- ressonância magnética, 1142
- solitário, 1129
- - angiotomografia computadorizada, 1141
Platô tibial, 373
Plexopatia braquial idiopática, 204
Podagra, 780
Poiquilodermia congênita, 1087
Polegar
- de caroneiro, 727
- de esquiador, 135, 139, 318
- de goleiro, 275
- de guarda-caça, 135, 318, 319
- - artrografia do, 319
- - ressonância magnética, 320
- de jogador de boliche, 137
- de mochileiro, 605
- do dançarino de break, 318
Polimiosite, 774
- ressonância magnética, 778, 779, 780, 782
Posição de abdução e rotação externa (ABER), 157, 189
Potencial de transformação maligna, 865

Predileção
- da lesão por área específica no osso, 849
- - condroblastoma, 850
- - osteossarcoma parosteal, 849
- - tumor de células gigantes, 849
- dos tumores por áreas específicas do esqueleto, 848
Pressão intraóssea elevada, 104
Primeiro ângulo intermetatarsal, 453
Procedimento(s)
- de preenchimento de uma lesão de Hill-Sachs, 208
- de sistema de transplante osteoarticular, 429
- intervencionistas, tumores e lesões pseudotumorais, 842
- não invasivos *versus* invasivos, 9, 10
Processos de formação óssea, 56
Progéria do adulto, 1087
Progressão de osteoartrite erosiva para artrite reumatoide, 714
Projeção de Grashey, 148
Proliferação
- osteocondromatosa parosteal bizarra, 940, 946
- periosteal ou endosteal, 123
- vilolipomatosa das membranas sinoviais, 1183
Pronação, 446
Proteoglicanos, 57, 59
Prótese(s)
- de artroplastia
- - invertida de ombro, 633
- - total de ombro, 633
- de escafoide, 286
- de ombro invertida, 629
- de Silastic de Swanson, 635
- *inbone*, 629
Protrusão
- acetabular, 669, 716
- central do quadril, 356
- discal, 583
Pseudoaneurisma de artéria poplítea, 123
Pseudoartrose, 96, 99
Pseudocisto(s), 663
- sinoviais, 716
Pseudoespondilolistese, 570
Pseudofraturas, 1252, 1266
Pseudogota, 798
- tumoral ou tofácea, 798
Pseudomonas aeruginosa, 1209, 1221
Pseudoneuroartropatia, 800
- da doença por deposição de cristais de DPFC, 805
Pseudópodos, 884, 1406
Pseudorraquitismo, 135
Pubalgia atlética, 137
Punho, 252, 271, 325
- artrografia do, 23, 256
- artrorressonância magnética (Artro-RM) do, 271, 279
- com CANUE, 287
- com CESA, 286
- de ciclista, 135
- de ginasta, 135, 138
- de remador, 135, 137
- e considerações anatomorradiológicas, 271
- incidência de perfil do, 254
- lesões traumáticas do, 275
- ressonância magnética, 275, 277, 278, 279

Q

Quadril
- angiorressonância magnética radial do, 51
- artrite reumatoide do, 718, 720
- artrografia do, 1342
- de dançarino, 360
- e pelve
- - artrorressonância magnética (Artro-RM) de, 344
- - ressonância magnética, 344

- incidência anteroposterior do, 327, 328
- marcos radiográficos do, 338
- normal
- - artrografia de, 1343
- - artrorressonância magnética (Artro-RM) do, 333
- tomografia computadorizada, 1342, 1344
Química de Fenton, 807

R

Rabdomiossarcoma, 867
Radiação
- espicular, 884
- espinhosa, 1406
Radiografia(s), 63
- ampliada, 13
- anteroposterior
- - da coluna cervical, 519
- - do cotovelo infantil, 216
- - do joelho, 367
- com ampliação, 591
- convencional, 12
- - artrites e artropatias, 591
- - doenças metabólicas e endócrinas, 1247
- - infecções, 1198
- - tumores e lesões pseudotumorais, 827
- de estresse
- - em inversão, 451
- - por tração anterior, 451
- de hematoma de partes moles, 133
- digital ou computadorizada, 13, 14
- do pé na incidência anteroposterior, 453
- oblíqua do pé, 455
- tangencial, 146
Radiogrametria radiográfica auxiliada por computador digital, 1256
Radiologista ortopédico, 3
Radioscopia, 63
- e gravações em vídeo, 13
Raquitismo, 1250, 1264, 1265, 1266
- clássico resistente à vitamina D, 1264
- e osteomalacia, 1264
- estruturas acometidas, 1265
- familiar resistente à vitamina D, 1264
- infantil, 1264
- por deficiência de vitamina D com glicosúria, 1265
- por resistência à vitamina D, 1264, 1267
Reabsorção
- dissecante, 1277
- osteoclástica, 123
Reação(ões)
- endosteais, 85
- inflamatória e pseudotumores, 645
- periosteal, 85, 742, 847
- - do tipo interrompido, 858
- - em osteossarcoma, 1064
- - sólida
- - - abscesso ósseo, 857
- - - osteoartropatia pulmonar hipertrófica, 857
- - - osteoma osteoide, 857
- - tipos de, 856
Realce tardio por gadolínio, 45
Receptor de sensibilização ao cálcio, 1271
Reconstrução
- de Bankart, 206
- de ligamento cruzado anterior, 429
- - ressonância magnética, 439, 440, 441
- dos tendões do manguito rotador, 205
- de inversão com tempo curto, 42
Região
- cromossômica de Langer-Giedion, 932
- radial, 58
Relação femoropatelar, 369
Remodelação intracortical, 125
Remodelagem simultânea, 55

Reparo
- de cartilagens, 429
- - obtidas depois de PSTO, 442
- do menisco, 429
- meniscal, 438
Ressalto periférico, 78
Ressecção da extremidade distal da clavícula, 205
Ressonância magnética, 37, 69
- abscesso de partes moles, 1204, 1240
- ângulo posterolateral, 430, 431
- APS, 755
- articulação neuropática, 707
- artrite
- - gotosa, 790
- - reumatoide, 600
- - - do cotovelo, 721
- - - do joelho, 717
- - - do ombro, 719
- - - do pé, 722
- - - do quadril, 722
- - - na coluna cervical, 739
- - - no pé, 735
- - séptica, 1223, 1224
- artropatia associada à
- - hemocromatose, 808
- - hemofilia, 603, 604, 820, 821
- atrofia muscular, 189
- banda sagital do terceiro quirodáctilo (dedo médio), 324
- bursite
- - bicipitorradial, 248
- - infectada, 413
- - infrapatelar, 413
- - - superficial, 414, 415
- - olecraniana, 248
- - pré-patelar, 412, 415
- - tuberculosa, 1227
- capsulite adesiva, 197
- cartilagem, 44
- - D-Gemric, 45
- cisto
- - de Baker, 601, 726
- - - e cisto poplíteo rompido, 741, 742
- - ósseo
- - - aneurismático, 1011, 1012, 1014, 1015, 1016
- - - simples, 1003, 1004
- coalizão
- - calcaneonavicular, 1370
- - talocalcânea, 1373, 1374
- - talonavicular, 1371
- coccidioidomicose
- - da coluna vertebral, 1237
- - óssea, 1217
- coluna cervical normal, 530
- com alterações precoces de artrite reumatoide, 730
- condroblastoma, 951, 952, 953
- - de células claras, 1103
- condroma periosteal, 919
- condrossarcoma, 837, 1098, 1099, 1100
- - desdiferenciado, 1107
- - periosteal, 1110, 1111
- corpos riziformes, 728, 729
- coxartropatia de Postel, 669
- das articulações, 599
- deficiência femoral focal proximal, 1350
- depois de operação de Tommy John, 248
- derrame articular e ruptura do retináculo patelar, 71
- deslizamento epifisário da cabeça do fêmur, 1357
- desmoide periosteal, 966
- diastematomielia, 1332
- disfunção do tendão tibial posterior, 510
- displasia
- - congênita do quadril, 1345

- - do quadril, 1342
- - fibrocartilaginosa, 984
- - fibrosa
- - - monostótica, 974
- - - poliostótica, 980, 981
- - osteofibrosa, 991, 992, 993
- do cotovelo, 222
- do joelho, 378
- do punho, 279
- doença
- - de Blount, 1361
- - de Gaucher, 1254
- - de Kienböck, 295, 296, 297, 299
- - de Lyme, 1230
- - de Ollier, 929, 930
- - de Osgood-Schlatter, 399, 400
- - de Paget, 1291, 1292
- - de Scheuermann, 580
- - de Trevor-Fairbank no tornozelo, 1364
- - discal degenerativa, 699, 700
- - metabólicas e endócrinas, 1252
- - por deposição de cristais
- - - de DPFC, 801
- - - de HAC, 806
- em equilíbrio flutuante (FEMR), 44
- em sequência *spin echo* dos ligamentos cruzados normais, 376
- encondroma, 915, 916, 917
- encondromatose, 925
- enostose, 1411
- entesopatia patelar, 685
- erosões ósseas, 725
- espondilite anquilosante, 751
- espondilólise, 571
- estenose vertebral, 704, 705
- exostoses múltiplas hereditárias, 941, 942
- extrusão discal, 583
- fibrilação condral e condromalácia, 682
- fibroma
- - condromixoide, 956
- - desmoplásico, 995, 996
- - não ossificante, 962, 963
- fragmento osteocondral, 683, 684
- fratura(s)
- - com avulsão
- - - de processo espinhoso (fratura de minerador de argila), 548
- - - do tubérculo sublime, 247
- - da cabeça do rádio, 231
- - de Colles, 262
- - de escafoide, 284
- - de estresse, 129
- - de estresse do calcâneo, 494
- - de Ogden tipo VIII, 88
- - de piramidal, 290
- - de platô tibial, 389
- - de Salter-Harris
- - - tipo I, 80
- - - tipo IV, 85
- - de Segond, 390
- - - invertida, 391
- - de tálus, 497
- - de Tillaux juvenil, 476
- - do hâmulo do hamato, 293
- - do osso navicular, 503
- - do platô tibial, 389
- - em gota de lágrima, 546
- - explosiva, 563
- - oculta do capitato sem desvio, 295
- - por compressão, 561
- - subcapital, 347
- - fratura-luxação, 568
- - gota tofácea, 797
- - hemangioendotelioma ósseo, 1151
- hemangioma

- - de osso e tecidos moles, 1038
- - sinovial, 1181, 1182
- - vertebral, 1037
- hemangiomatose de osso e tecidos moles, 1039, 1040
- hematoma de partes moles, 133
- herniação de disco
- - de aspecto cístico sequestrado, 584
- - intravertebral anterior (vértebra límbica), 578
- - recidivante depois de discectomia, 585
- hidatidose, 1230
- hiperparatireoidismo secundário, 1277
- hipoplasia da odontoide, 1331
- histiocitoma
- - fibroso maligno, 1118
- - e osteossarcoma, 839
- - de células de Langerhans, 1053, 1054, 1055
- IFA tipo Pincer, 675
- infecção, 1202
- - de prótese de Silastic®, 651
- - do espaço discal com osteomielite vertebral, 1233, 1234
- irregularidades condrais, 70
- joelho, 47
- - de lutador, 413
- leiomiossarcoma ósseo, 1149
- lesão
- - ACPCLP, 189
- - ACPLLA, 189
- - de ALGUA, 196
- - de AULG, 195
- - de AUPLG, 196
- - de Bankart
- - - cartilaginosa, 177
- - - óssea, 176, 177
- - de Bennett, 195
- - de Hill-Sachs, 174
- - de partes moles da coluna cervical, 550
- - de Perthes, 190
- - de Stener, 321
- - não Stener, 321
- - GLAD, 194
- - LSAP, 192
- - - com cisto paralabral volumoso, 194
- ligamentos
- - colaterais, 377
- - sindesmóticos tibiofibulares anterior e posterior, 454
- - talofibular
- - - anterior, 454
- - - posterior e calcaneofibular, 455
- linfoma, 1130, 1131, 1134, 1135
- - arborescente, 1184, 1185
- - intraósseo, 1046, 1047, 1048
- LML, 134
- luxação
- - dos tendões fibulares, 512
- - posterior do ombro, 183
- matriz condroide, 840
- medula fixada, 1332
- melorreostose, 1424, 1425
- meniscectomia parcial, 437
- menisco discoide, 422, 423
- mesenquimoma fibrocartilaginoso, 1033
- metástases, 1156, 1157
- mieloma múltiplo recidivante de tecidos moles, 1145
- mielomeningocele e medula ancorada, 1333
- miosite ossificante pós-traumática, 105, 106, 107, 108
- na doença de Legg-Calvé-Perthes, 1352, 1353
- neurofibromatose, 1388, 1389
- neuroma de Morton, 514
- neuropatia de Baxter, 513
- ombro, 155

- (osteo)condromatose sinovial, 1171, 1173, 1174
- osteoartrite, 602
- - de articulação do joelho, 681
- - do quadril, 664, 665
- osteoblastoma, 902, 903
- - de coluna vertebral, 905
- osteocondrite dissecante, 405, 406, 407
- - do capítulo, 238
- - do tálus, 501
- osteocondroma, 936
- osteogênese imperfeita, 1394
- osteólise pós-traumática da clavícula esquerda, 203
- osteoma osteoide, 890, 891, 892
- osteomielite
- - aguda, 1203
- - crônica, 1204, 1213, 1214
- - crônica/abscesso de brodie, 1203
- - multifocal recidivante crônica, 765, 1221
- osteonecrose
- - de cabeça do fêmur, 115
- - de escafoide, 122
- osteoporose transitória do quadril, 1254
- osteossarcoma, 1068, 1069, 1070, 1071
- - de tecidos moles, 1090
- - multicêntrico, 1081
- - parosteal, 838
- - - desdiferenciado, 1085
- - periosteal, 1088
- - rico em células gigantes, 1079
- - telangiectásico, 840, 1076, 1077
- pé diabético, 1241
- plasmocitoma, 1142
- polegar de guarda-caça, 320
- polimiosite, 778, 779, 780, 782
- pós-laminectomia
- - com discectomia para tratar herniação de disco recidivante, 584
- - descompressiva e fixação de parafusos transpediculares posteriores, 585
- protrusão discal, 583
- punho, 275, 277, 278
- quadril e pelve, 344
- reconstrução do LCA, 439, 440, 441
- reparo
- - de cartilagem obtidas depois de PSTO, 442
- - meniscal, 438
- ruptura
- - completa
- - - de LCA, 428
- - - de toda a espessura do tendão supraespinal, 187
- - - do LCU e tendão flexor comum, 248
- - - do manguito rotador, 188
- - - do tendão do bíceps, 243
- - de LCA, 427
- - de tendão do bíceps, 244
- - do CFCT, 271
- - do fibular curto, 511
- - do *labrum* acetabular, 343
- - do LCP, 429
- - do(s) ligamento(s)
- - - colaterais ulnar e radial do quinto quirodáctilo (dedo mínimo), 324
- - - de Lisfranc, 509
- - - deltóideo, 484
- - - patelar, 436
- - - talofibular anterior, 485
- - do menisco discoide, 424
- - do tendão
- - - calcâneo, 134, 488, 489
- - - do quadríceps, 434, 435
- - - do tríceps, 245
- - - fibular longo, 512
- - - flexores do quarto quirodáctilo (dedo anular), 324
- - parcial

- - - do LCA, 427
- - - do LCU, 246
- - - do ligamento patelar, 437
- - - do tendão distal da cabeça longa do bicipital, 244
- sarcoma
- - de Ewing, 1122, 1123, 1299
- - sinovial, 1187, 1188, 1189, 1190
- separação acromioclavicular no estágio III, 200
- síndrome
- - de impacção
- - - hamatossemilunar, 301, 302
- - - ulnar, 270
- - de Jaffe-Campanacci, 963
- - do canal de Guyon, 315
- - do NIA, 315
- - do pronador redondo, 249
- - do túnel
- - - do carpo, 275, 314
- - - - recidivante, 315
- - - do tarso, 509
- - - radial, 249
- - - ulnar causada por
- - - - músculo epitroclear ancôneo acessório, 250
- - - - um cisto ganglionar, 250
- - dolorosa do
- - - ossículo fibular acessório (*os peroneum*), 513
- - - osso navicular acessório, 511
- - sinovite vilonodular pigmentada, 1177
- - SONK/fratura de insuficiência, 410
- tendão(ões)
- - calcâneo, 454
- - fibulares curto e longo, 454
- - tenossinovite, 731
- - tofo gotoso, 793
- transplante
- - de condrócitos autólogos, 443
- - de menisco, 438
- transposição malsucedida do nervo ulnar, 250
- tumor(es)
- - de células gigantes, 1023, 1024, 1025, 1026
- - e lesões pseudotumorais, 837
Retículo-histiocitoma, 812
Retículo-histiocitose, 814
- multicêntrica, 781, 812, 813, 814
Reticuloendothelioses, 1046
Retináculo medial, 390
Retropé, 446
Reumatismo lipoide retículo-histiocitose de células gigantes, 812
Rituximabe, 746
Rosário raquítico, 1264
Rotação
- das vértebras, 1382
- externa, 75, 145
- interna, 75, 145
Rotadores do quadril, 335
Rotura dos ligamentos escafossemilunar e semilunar-piramidal, 304
Rugger jersey, 6
Ruptura(s)
- completa
- - de LCA, 428
- - de toda a espessura do tendão supraespinal, 187
- - do LCU
- - - artrorressonância magnética (Artro-RM) de, 247
- - - e tendão flexor comum, 248
- - do manguito, 186
- - - rotador
- - - - ressonância magnética, 188
- - - - ultrassonografia, 188
- - do tendão do bíceps, 243
- crônica do manguito rotador, 185, 187
- da raiz posterior do menisco medial, 421

- das bandas sagitais, 323
- de LCA, 427
- de polias dos tendões flexores, 323
- de tendão, 486
- - do bíceps, 239
- - - ressonância magnética, 244
- - do quadríceps e ligamento patelar, 425
- - do tríceps, 241
- do CFCT
- - artrografia de, 270
- - ressonância magnética, 271
- do complexo ligamentar colateral
- - radial (lateral), 243
- - ulnar (medial), 243
- do fibular
- - curto, 511
- - longo, 511
- do *labrum*, 343
- - acetabular
- - - artrorressonância magnética (Artro-RM) de, 343
- - - ressonância magnética, 343
- - glenóideo, 50
- do LCP, 429
- do ligamento
- - calcaneofibular, 487
- - colateral
- - - lateral, 66, 415, 426, 480
- - - medial, 415, 425, 480
- - cruzados, 419
- - de Lisfranc, 509
- - deltóideo, 484
- - escafossemilunar, 304
- - patelar, 433
- - - ressonância magnética, 436
- - talofibular anterior
- - - ressonância magnética, 485
- - - distal, 486
- do manguito rotador, 23, 69, 185
- - artrorressonância magnética (Artro-RM) de, 71
- - classificação com base em seu formato, 207
- - ultrassonografia, 187
- do menisco
- - discoide, 423
- - - ressonância magnética, 424
- - lateral, 422
- - medial, 69, 421
- - - artrografia de, 69
- do sistema de polias flexoras, 321
- do tendão
- - calcâneo, 488
- - - ressonância magnética, 134, 488, 489
- - do quadríceps, 432
- - - ressonância magnética, 434, 435
- - fibular longo, 512
- - tibial posterior, 507
- dos ligamentos colaterais ulnar e radial do quinto quirodáctilo (dedo mínimo), 324
- dos tendões flexores do quarto quirodáctilo (dedo anular), 324
- em alça de balde do menisco medial, 418
- em *flap*, 343, 414
- - do menisco medial, 419
- labral após reconstrução artroscópica, 207
- longitudinal
- - do fibular curto, 511
- - periférica, 343
- meniscais, tratamento cirúrgico das, 429
- parcial do
- - LCA, 427
- - LCU, 246
- - ligamento patelar, 437
- - manguito rotador, 186
- - tendão distal da cabeça longa do bicipital, 244
- radial(is), 414
- - dos meniscos lateral e medial, 420

- recorrente do manguito rotador, 206
- tendão do tríceps, 245
- tendíneas e ligamentares, 322

S

Sacro, 327
- lesões traumáticas do, 344
Sacroileíte, 742
- associada à APS, 761
- - tomografia computadorizada 3D, 760
Sarcoidose, 814, 815, 816
Sarcoma
- cordoide, 1095
- de células
- - de Langerhans, 1049
- - reticulares, 1127
- de Ewing, 843, 1119, 1120, 1126
- - diagnóstico diferencial, 1120
- - manifestações
- - - clínicas, 1119
- - - radiológicas, 1119
- - osteomielite semelhante ao, 1220
- - patologia, 1120
- - prognóstico, 1127
- - ressecção seguida de enxertia óssea, 865
- - ressonância magnética, 1122, 1123, 1299
- - tomografia
- - - computadorizada, 1121
- - - por emissão de pósitrons (PET)/TC com 18f-FDG, 1124, 1125
- - tratamento, 1127
- induzido por radiação, 1153
- osteogênico, 1060
- pagético, 1299
- pleomórfico indiferenciado de partes moles, 875
- sinovial, 1086, 1179, 1183, 1186
- - cintilografia, 1187
- - ressonância magnética, 1187, 1188, 1189, 1190
- - tomografia por emissão de pósitrons (PET)/TC com fluordesoxiglicose (PDG) de, 1188
Saturação de gordura em frequência seletiva (química), 42
Schannomina, 1389
Seio do tarso, 506
Separação
- acromioclavicular, 196, 198
- - classificação da, 199
- - no estágio III, 200
- da cabeça do úmero, 162
- localizada da margem anterior, 5
Sequência
- CHESS, 40
- de modalidades de exame radiológico, 7
- de pulso GRE, 207
- em tensor de difusão, 840
- lógica de investigação diagnóstica, 11
- ponderada em difusão (DWI), 839
- STIR, 207
Sequestro, 1214
- tomografia computadorizada, 1200
Serratia marcescens, 1221
Shouldering, 400
Sífilis, 1219
- adquirida, 1219
- congênita, 1219
- óssea
- - adquirida, 1220
- - congênita, 1219
Sinal(is)
- da bolsa adiposa, 219
- da corda frouxa, 1349
- da depressão, 181
- da faceta média ausente, 1369
- da interface gordura-sangue (FBI), 87, 92, 367

- - na RM, 92
- - na TC, 92
- da lâmpada de lava, 92
- - com fratura intra-articular imperceptível, 93
- da pera invertida, 206
- de David Letterman, 298
- de dupla densidade, 28
- de Gage, 1352
- de intensidade
- - alta, 46
- - tríplice de sinal, 1183
- de Macewan, 85
- de ressonância magnética dos tecidos, 532
- de Terry-Thomas, 297, 303, 728
- de vácuo, 678
- do anel
- - de sinete, 298, 304
- - de Wimberger, 1219, 1313
- do arco de cupido, 553
- do C, 1369
- do chapéu de napoleão invertido, 571, 573, 574
- do córtex cinzento, 124
- do coxim gorduroso, 87
- do crescente, 109
- do dente, 680, 685
- do fragmento solto, 1005
- do ligamento cruzado posterior duplo, 411
- do minicérebro, 1143
- do olho, 288
- do ombro alargado ou ombros de jogador de futebol americano, 812
- do processo espinhoso, 570
- do punhal, 747
- fantasma, 545
- hiperintenso, 532
- hipointenso, 532
- honda, 130
- intermediário, 532
- radiográficos de artrite, 611
- secundários de fratura, 91
- T, 245
- típico de afrouxamento da prótese de Charnley, 640
Síndrome(s)
- CREST, 771
- da criança espancada, 95
- da distrofia simpática reflexa, 100
- de ativação de macrófagos, 742
- de atrito da banda iliotibial, 137
- de Bertolotti, 571
- de Bloom, 1089
- de Bloom-German, 1089
- de Copenhagen, 752, 747
- de Cronkhite-Canada, 714
- de Crow-Fukase, 1136
- de Diferrante, 1399
- de dor
- - musculoesquelética ampliada, 1252
- - no trocanter maior, 361
- - regional complexa, 100, 1252
- de edema da medula óssea, 116
- de estalo patelar, 645
- de estresse tibial medial, 138
- de Fanconi, 1265
- de Gardner, 879, 882
- de hipofosfatemia adquirida, 1265
- de Hunter, 1399
- de Hurler, 5, 1399
- de Hurler-Scheie composta, 1399
- de IFA, 674
- de impacção
- - hamatossemilunar, 295, 301, 302
- - ulnar, 267, 268, 270
- - - artrografia da, 269
- - - artrorressonância magnética (Artro-RM) da, 269, 270

- de impacto, 513
- - anterior, 138, 513
- - anterolateral, 485, 513, 515
- - anteromedial, 513, 515
- - do ombro, 181
- - femoroacetabular, 343, 669
- - isquiofemoral, 361
- - osso trígono, 515
- - posterior, 515
- - posteromedial, 515
- - ulnossemilunar, 267
- de interseção, 135
- - distal, 135
- de Jaffe-Campanacci, 959
- - ressonância magnética, 963
- de Kiloh-Nevin, 314
- de Klinefelter, 768
- de Klippel-Feil, 1334, 1336
- de Langer-Giedion, 932
- de Li-Fraumeni, 1087
- de Maffucci, 920, 930
- de Majeed, 1221
- de Maroteaux-Lamy, 1399
- de Mazabraud, 981, 986, 987, 988
- de Mccune-Albright, 980, 981, 985
- de Milkman, 1267
- de Mueller-Weis, 496, 503
- de Natowicz, 1399
- de Parsonage-Turner, 204, 205
- de Potocki-Shaffer, 932
- de pseudogota, 624, 798, 804
- de Pyle-Cohn, 1418
- de Quervain, 322, 323
- de Reiter, 617, 619, 623, 748
- de ressalto do quadril (*coxa saltans*)
- - causada por ruptura do *labrum* acetabular, 361
- - de causa extrínseca, 361
- - de causa intrínseca, 362
- de Rothmund-Thompson, 1087
- de Sanfilippo, 1399
- de Scheie, 1399
- de Sly, 1399
- de sobrecarga de extensão em valgo (SSEV), 245
- de Stevens-Johnson, 793
- de Takatsuki, 1136
- de Werner, 1087
- distrófica simpática reflexa, 29
- do bebê sacudido, 92, 1313
- do canal de Guyon, 313
- - ressonância magnética, 315
- do espaço quadrilátero, 202, 204
- do ilíaco, 362, 363
- do impacto, 184
- - ulnar, 266, 268
- do músculo
- - pronador redondo, 248
- - supinador, 248
- do nervo
- - interósseo
- - - anterior, 314
- - - posterior, 248, 249
- - supraescapular, 202
- do NIA, 315
- do osso trígono, 515
- do piriforme, 362
- do pronador redondo, 249
- do retinoblastoma, 1087
- do seio do tarso, 506, 510
- do sulco anterolateral, 485
- do trauma paterno-materno filial, 92
- do traumatismo infantil paterno, 1313
- do túnel
- - do carpo, 313
- - - recidivante, 315
- - - ressonância magnética, 275, 314

- - do tarso, 506
- - - ressonância magnética, 509
- - radial, 248
- - - ressonância magnética, 249
- - ulnar, 249
- - - causada por músculo epitroclear ancôneo acessório, 250
- - - causada por um cisto ganglionar, 250
- dolorosa
- - do ossículo
- - - fibular acessório, 511
- - - - ressonância magnética, 513
- - do osso navicular acessório, 509
- - - - ressonância magnética, 511
- PEP, 1136
- POEMS, 1136
- SAPHO, 762, 763, 764
- sobreposta, 1426
- tricorrinofalangiana
- - tipo I (TRPS1), 932
- - tipo II (TRPS2), 932
Sinóvia, 609
Sinovite
- causada por silicone, 645, 650
- detrítica, 677
- proliferativa, 710
- vilonodular pigmentada, 870, 875, 1169, 1171, 1175
- - artrografia de, 1176
- - difusa, 1171
- - localizada, 1171
- - maligna, 1175, 1190
- - patologia da, 1179
- - ressonância magnética, 1177
- - ultrassonografia, 1176
Sintomas
- desconhecidos, causas de, 4
- radiculares, 579
Sinus tarsis, 506
Sistema
- de estadiamento de Garden das fraturas do colo femoral, 350
- de Gage e Winter, 1347
- de polias, 317
- urinário, 330
Sobrecarga ulnocarpal, 267
Spina ventosa, 1215
Staphylococcus aureus, 1209, 1214, 1221, 1235
Streptococcus, 1209
Subluxação, 71, 74
- congênita do quadril, 1340
- da articulação(ões)
- - esternoclavicular, 68
- - - tomografia computadorizada 3D, 68
- - interfalangianas, 323
- - de patela, 395
- - de prótese, 637, 644
- esternoclavicular
- - tomografia computadorizada, 201
- - - 3D, 201
Substituição rastejante, 112, 1349
Subtração de energia, 14
- dupla, 14
Supinação, 446

T

Tálipe equinovaro, 1362
Tálus vertical congênito, 1363, 1367, 1368, 1369
Tecido osteoide, 1247
Tecnécio-99m, 29
Técnica(s)
- de artrografia do ombro, 153
- de exame radiológico, 12
- de imagem em ortopedia, 12

- de medicina nuclear e radiográficas das doenças metabólicas e endócrinas, 1253
- de microfratura para tratar lesão condral, 441
- de Moss, 1349
- de posicionamento do paciente, 5
- de supressão de gordura, 42
- de varredura rápida *spin-echo*, 42
- de volume 2D ou 3D, 40
- invasivas, 9
- radiológicas complementares para avaliar lesões
- - da cintura escapular, 163
- - do cotovelo, 223
- - traumáticas
- - - do antebraço distal, 257
- - - do punho e da mão, 280
- - - da pelve, acetábulo e fêmur proximal, 334
- - - do joelho, 379
- - - de tornozelo e pé, 461
- - - de coluna cervical torácica e lombar, 532
- radiológicas para avaliar densidade mineral óssea, 1252
Tempos de consolidação das fraturas, 96
Tendão(ões)
- calcâneo, 454
- do músculo iliotibial, 335
- do ombro, 146
- do tornozelo e do pé, 448
- - no plano axial de RM, 454
- fibulares curto e longo, 454
Tendinite calcária, 804
Tendinopatias fibulares, 511
Tendinose, 486
- crônica do tendão tibial posterior, 507
- e ruptura do fibular longo, 511
Tenossinovite
- de Quervain, 322
- do flexor longo do polegar, 317
- ressonância magnética, 731
- ultrassonografia, 731, 732
Tensor da fáscia lata, 362
Terceiro maléolo, 448
Tíbia
- incidência anteroposterior, 448
- vara
- - congênita, 1359
- - do adolescente, 1359
- - infantil, 1359
Tibialgia, 138, 141
TOF (*time of flight*), 51
Tofo gotoso, 788, 792, 794
- ressonância magnética, 793
- tomografia computadorizada, 793
Tomodiscografia computadorizada (TDC) de hérnia de disco, 582
Tomografia computadorizada, 14, 16, 63
- abscesso
- - de partes moles, 1238s, 1239
- - ósseo, 1201
- aquisição de volume, 16
- articulações sacroilíaca e do quadril, 332
- artrite(s)
- - e artropatias, 591
- - idiopática juvenil, 745
- - reativa, 753
- - reumatoide
- - - na coluna cervical, 739
- - - no pé, 736
- - tuberculosa, 1226
- artroplastia total de quadril não cimentada, 628
- cisto
- - de Baker e cisto poplíteo rompido, 741, 742
- - ósseo aneurismático, 1010, 1011
- coalizão
- - talocalcânea, 1372, 1373
- - talonavicular, 1371

- coccidioidomicose
- - da coluna vertebral, 1237
- - óssea, 1218
- coluna
- - cervical, 529
- - lombar, 555
- complicações vertebrais associadas à doença de Paget, 1298
- condroblastoma, 950, 951
- condroma periosteal, 918, 919
- condrossarcoma, 1095, 1096, 1097, 1098
- - de células claras, 1103
- de energia dupla de gota tofácea, 22
- desmoide periosteal, 966
- displasia
- - fibrosa, 970, 971
- - - monostótica, 971, 972, 973, 974
- - - poliostótica, 978, 979
- - osteofibrosa, 991
- doença(s)
- - de Kienböck, 298
- - de Legg-Calvé-Perthes, 1352
- - de Ollier, 927, 928, 929
- - de Paget, 1289, 1290
- - - monostótica, 1294
- - de partículas (metalose), 648
- - de Scheuermann, 579
- - de Trevor-Fairbank no tornozelo, 1364
- - metabólicas e endócrinas, 1252
- dupla energia de gota tofácea, 597, 598, 794, 795, 796, 797
- enostose, 1411
- erosões ósseas, 724
- espondilite anquilosante, 749
- espondilólise, 571
- estenose vertebral, 703, 704
- exostoses múltiplas hereditárias, 943
- fibroma
- - desmoplásico, 995
- - não ossificante, 962
- fratura(s)
- - acetabular, 341, 342
- - basocervical, 348
- - bimaleolar, 464
- - com avulsão, 504
- - - de processo espinhoso (fratura do minerador de argila), 548
- - cominutiva da glenoide, 168
- - compressiva, 549
- - da escápula, 169
- - da extremidade esternal da clavícula, 167
- - de cabeça
- - - do fêmur, 347
- - - do rádio, 230
- - de Chance, 565
- - de escápula, 170
- - de estresse, 127
- - de Ogden tipo VII-A, 86
- - de olécrano, 236
- - de platô tibial, 387, 388
- - de rolando, 313
- - de Salter-Harris
- - - tipo II, 81
- - - tipo III, 82
- - - tipo IV, 83, 84, 85
- - de Tillaux, 473, 474
- - - juvenil, 475
- - de vértebra, 66
- - de Wagstaffe-Lefort, 476
- - do acetábulo, 67
- - do calcâneo, 490, 491, 492
- - do corpo de C2, 543
- - do escafoide
- - - consolidada, 282
- - - não unida, 283

- - do hâmulo do hamato, 292
- - do osso navicular, 503
- - do pilão, 467, 468, 469
- - do piramidal, 288, 289
- - do platô tibial, 386
- - do processo
- - - coronoide, 233, 234
- - - odontoide, 541
- - do sacro, 67
- - do tálus, 495, 496
- - explosiva, 562
- - exposta (composta), 77
- - intertrocantérica, 353, 354
- - intra-articular do rádio distal, 260, 261, 262
- - mediocervical, 348
- - patológica associada à doença de Paget, 1297
- - por compressão, 560
- - supracondilar, 382
- - transversal de patela, 393
- - triplanar, 478, 479, 480
- - unimaleolar, 462, 463
- fratura-luxação, 568
- - de Lisfranc, 508
- - do tornozelo, 471
- gânglion intraósseo, 1049
- hemangioma vertebral, 1036
- hematoma de partes moles, 133
- hérnia de disco, 581
- hiperparatireoidismo secundário, 1277
- histiocitoma fibroso maligno nas partes moles, 834
- histiocitose de células de Langerhans, 1055
- IFA tipo CAM, 673
- infecção, 1198
- - do disco intervertebral, 1231
- leiomiossarcoma ósseo, 1149
- lesões de Hill-Sachs e Bankart óssea, 173, 174, 175, 176
- linfoma, 1133, 1134, 1135
- - intraósseo, 1045, 1046
- LML, 134
- luxação
- - anterior do ombro complicada por fratura do úmero, 178
- - congênita do quadril, 1344
- - de prótese, 645
- - posterior do quadril complicada por fratura de cabeça do fêmur, 358
- melorreostose, 1424
- metástase(s)
- - cortical, 1163
- - osteoblásticas, 1162
- - osteolíticas, 1158, 1159
- mieloma múltiplo, 1140
- miosite ossificante pós-traumática, 104, 105, 106, 107, 108
- multiplanar, 17, 18
- (osteo)condromatose sinovial, 1171, 1172
- osteoartrite
- - das articulações do pé, 693
- - do quadril, 663, 664
- - pós-traumática, 670
- - secundária de articulação do cotovelo, 687, 688
- osteoblastoma, 901, 904
- - periosteal, 906
- osteocondrite dissecante de tálus, 499, 500
- osteocondroma, 933, 934
- osteogênese imperfeita, 1393
- osteoma osteoide, 887, 888, 889, 891
- osteomielite
- - crônica, 1213
- - em atividade, 1200, 1212
- - de cabeça do fêmur, 113, 114
- osteonecrose de escafoide, 122

- osteopoiquilose, 1413, 1414
- osteossarcoma, 832, 1066, 1067
- - de tecidos moles, 1090
- - parosteal, 1083
- - - desdiferenciado, 1085
- - periosteal, 1086, 1087, 1088
- - superficial de grau alto, 1089
- por emissão de fóton único (SPECT)
- - adenoma paratireóideo ectópico, 1253
- - afrouxamento mecânico de prótese, 34, 35
- - falha na *pars articularis*, 32
- - melorreostose, 1425
- - miosite ossificante pós-traumática, 107, 108
- - neuroblastoma metastático, 33
- - normal, 31
- pós-fusão anterior e posterior da coluna lombar, 586
- quadril, 1342, 1344
- reformatada, 16
- sarcoma
- - de Ewing, 1121
- - pagético, 1299
- sequestro, 1200
- subluxação esternoclavicular, 201
- tofo gotoso, 793
- transaxial, 16
- tumor(es)
- - de células gigantes, 1022, 1023, 1025, 1026
- - e lesões pseudotumorais, 829
- 3D, 18, 19
- - cifoscoliose congênita, 1329
- - cisto ósseo aneurismático, 1011, 1012
- - condroma periosteal, 919
- - da doença de Paget, 1290
- - displasia
- - - congênita do quadril, 1344
- - - fibrosa
- - - - monostótica, 972, 973
- - - - poliostótica, 979
- - doença de partículas (metalose), 648
- - exostoses múltiplas hereditárias, 943, 944
- - fratura(s)
- - - basocervical, 348
- - - bimaleolar, 464
- - - de cabeça
- - - - do fêmur, 347
- - - - do rádio, 230
- - - de escápula, 170, 171, 172
- - - de Ogden tipo VII-A, 86
- - - de olécrano, 236
- - - de platô tibial, 387, 388
- - - de Rolando, 313
- - - de Salter-Harris
- - - - tipo II, 81
- - - - tipo III, 82
- - - - tipo IV, 83, 84, 85
- - - do acetábulo, 68
- - - do calcâneo, 490, 491, 492
- - - do escafoide, 282
- - - do osso navicular, 503
- - - do pilão, 467, 468, 469
- - - do piramidal, 289
- - - do platô tibial, 386
- - - do processo coronoide, 233, 234
- - - do tálus, 495, 496
- - - do úmero distal, 226
- - - em quatro partes do úmero proximal, 165
- - - explosiva, 562
- - - intertrocantérica, 353, 354
- - - intra-articular do rádio distal, 260, 261
- - - mediocervical, 348
- - - supracondilar, 382
- - - trimaleolar, 465
- - - triplanar, 479, 480
- - - unimaleolar, 463

- - fratura-luxação
- - - da articulação do cotovelo, 240
- - - de Lisfranc, 508
- - - do tornozelo, 471
- - hemivértebra congênita, 1329
- - IFA tipo CAM, 673
- - lesões de hill-sachs e bankart óssea, 175, 176, 177
- - luxação
- - - anterior do ombro, 173
- - - - complicada por fratura do úmero, 178, 179
- - - esternoclavicular, 201
- - - posterior do ombro, 182
- - - posterior do quadril complicada com fratura
- - - - de cabeça do fêmur, 358
- - - do acetábulo, 357
- - - semilunar transescafóidea, 307
- - metástases osteolíticas, 1159
- - miosite ossificante pós-traumática, 107, 108
- - osteoartrite
- - - de cotovelo, 687
- - - dos quadris, 664
- - - pós-traumática, 670
- - - secundária de articulação do cotovelo, 687, 688
- - osteocondrite dissecante do tálus, 499
- - osteocondroma, 934
- - osteonecrose de cabeça do fêmur, 114
- - sacroileíte associada à aps, 760
- - subluxação
- - - da articulação esternoclavicular, 68
- - - esternoclavicular, 201
Tomografia por emissão de pósitrons (PET)/TC, 37
- com 18f-FDG, 37, 39
- - arterite de Takayasu, 786
- - erosões ósseas, 724
- - gota, 797
- - lesão benigna, 38
- - linfoma, 1130, 1131, 1134, 1135
- - metástase(s), 834, 1157, 1158
- - - cortical, 1163
- - mieloma múltiplo, 1143
- - para avaliar resposta ao tratamento para artrite reumatoide, 747
- - sarcoma de Ewing, 1124, 1125
- - tumor(es)
- - - e lesões pseudotumorais, 830
- - - maligno, 38
- - - primários de ossos e tecidos moles, 835
- com fluordesoxiglicose (PDG) de sarcoma sinovial, 1188
- metástases, 834
- tumores
- - e lesões pseudotumorais, 830
- - primários de ossos e tecidos moles, 835
Tornozelo, 446, 448
- artrite reumatoide do, 719
- de atleta, 138
- de jogador de futebol, 138, 141
- - americano, 513
- doença de Trevor-Fairbank no, 1363
- exames radiológicos do, 448
- incidência
- - anteroposterior do, 449
- - de perfil do, 448, 450
- - oblíqua, 448
- - - externa do, 448, 451
- - - interna do, 450
- lesões traumáticas do, 446, 459
Toros, 75
Trabéculas, 1262
- do quadril, 350
Trajeto glenoidal da lesão bipolar após luxação anterior do ombro, 180
Transformação
- de osteocondroma em condrossarcoma, 939

Índice Alfabético

- maligna, 945, 946
- - de osteocondroma, 939, 1112
- - de osteocondromatose sinovial em condrossarcoma sinovial, 1191
- - em condrossarcoma, 866
Transformada de Fourier derivada em equilíbrio, 44
Transplante
- de condrócitos autólogos, 443
- - ressonância magnética, 443
- de menisco, 429
- - ressonância magnética, 438
Transposição malsucedida do nervo ulnar, 250
Traumatismo
- da epífise, 78
- do pericôndrio com depressão da placa de crescimento, 78
Treponema pallidum, 1219
Tríade de O'Donoghue, 423
Triângulo de Ward, 350
Tromboflebite, 634
Trombose venosa, 634
Tuberculose
- cística, 1215
- da coluna vertebral, 1228
- óssea, 1214, 1216
Tumor(es), 825
- benignos e lesões pseudotumorais, 911, 959, 999
- - lesões osteoblásticas, 879
- de bainha tendínea de células gigantes, 1177
- de células gigantes, 849, 1013, 1018, 1019, 1020, 1021, 1025, 1030
- - cintilografia, 1023
- - complicação de, 1028, 1031
- - da bainha tendínea, 1171
- - patologia do, 1027
- - predileção da lesão por área específica no osso, 849
- - recidiva de, 1031
- - ressonância magnética, 1023, 1024, 1025, 1026
- - tomografia computadorizada, 1022, 1023, 1025, 1026
- - tratamento do, 1029, 1030
- de células redondas, 847, 1119
- de Codman, 945
- de partes moles, 865
- desmoide intraósseo, 990
- difuso de células gigantes, 1171, 1175
- e lesões pseudotumorais, 827
- - benignas e malignas picos de incidência por faixa etária, 844
- - das articulações, 1168
- - mielografia, 833
- - ósseas, 842
- - ressonância magnética, 837
- - tomografia
- - - computadorizada, 829
- - - por emissão de pósitrons (PET)/TC, 830
- e pseudotumores que podem formar lesões
- - radiodensas, 855
- - radiotransparentes, 855

- exames radiológicos de, 830
- lipomatosos benigno, 871
- localizado de células gigantes das bainhas tendíneas, 1171
- maligno, 827, 1183
- - tomografia por emissão de pósitrons (PET)/TC com 18F-FDG, 38
- marrons, 1272
- - do hiperparatireoidismo, 1013, 1045, 1049
- mixofibroso liposclerosante, 967
- neuroectodérmico primitivo, 1119
- ósseo(s)
- - malignos, 1060, 1116
- - - complicação, 865
- - primário, 860
- - pseudomaligno de partes, 1087
- - primário(s) de ossos e tecidos moles, 835, 860
- - radiografia convencional, 827
- - tenossinovial localizado de células gigantes, 1177
Túnel do tarso, 506
Tunelização, 1272, 1277
Turnover ósseo, 1252

U

Ultrassonografia, 24, 63
- cisto de Baker, 726, 727
- displasia congênita do quadril, 1331, 1342
- doença de Osgood-Schlatter, 399
- erosão óssea, 725
- fossa poplítea, 26, 28
- hemangioma sinovial, 1181
- infecções, 1202
- lipoma arborescente, 1185
- ombro, 25
- (osteo)condromatose sinovial, 1172
- para avaliar anormalidades articulares, 599
- quantitativa, 1256
- ruptura
- - completa do manguito rotador, 188
- - do manguito rotador, 187
- sinovite vilonodular pigmentada, 1176
- tenossinovite, 731, 732
- - do flexor longo do polegar, 317
Úmero
- distal, 223
- proximal, 145
Umeroplastia com um fragmento ósseo prensado, 207
União
- clínica *versus* radiográfica, 97
- primária, 96
- radiográfica, 96
- secundária, 96
- tardia, 96

V

Valgo, 446, 448
Variações
- de largura do espaço articular, 611
- de morfologia do acrômio, 160, 161

Variância
- de Hulten, 252
- ulnar, 252
- - negativa, 252, 255
- - neutra, 252, 255
- - positiva, 252, 255
Variante(s)
- de cisalhamento posteroanterior, 566
- de osteossarcoma justacortical, 1081
- sólida de cisto ósseo aneurismático, 1012, 1017
- ulna
- - *minus*, 252
- - *plus*, 252
Varo, 448
Vasculites, 104, 777
Vértebra(s)
- cervicais intermediárias e inferiores, 520
- de bacalhau, 1258
- de C3 a C7, 519
- de marfim, 6
- de peixe, 1258
- em boca de peixe, 5, 1258
- em camisa de rúgbi, 1272, 1275
- em espinha de peixe, 1258
- em rabo de peixe, 1258
- límbica, 5, 574, 575, 577
- lombossacra de transição, 571
- plana, 5, 1048
- quadradas, 5
Vesículas matriciais, 55
Vias de acesso dos agentes infecciosos
- à articulação, 1199
- à vértebra, 1199
- ao osso, 1198
VIPR-SSFP (*vastly undersampled isotropic projection steady-state free precession*), 45, 49
Virilha
- de Gilmore, 137
- de hóquei, 137
- incidência de perfil da, 331
Vista do pilar, 521

X

Xantogranuloma histiocítico, 959
Xantoma, 959

Y

Yersinia enterocolitica, 752

Z

Zona(s)
- branca, 372
- crítica, 185
- de Gruen, 625
- de Looser, 1252, 1266
- vermelha, 372, 429
- vulnerável, 295
- - do punho, 302